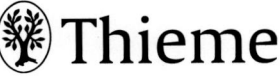

Orthopädie und Orthopädische Chirurgie

Herausgegeben von
Carl Joachim Wirth und Ludwig Zichner

Becken, Hüfte

Herausgegeben von
Christian Tschauner

Mit Beiträgen von

R. M. Aigner
F. Anderhuber
M. Beck
G. Bergmann
A. Bernau
R. Brunner
K. Buckup
W. Cordier
Ch. Czerny
M. Dienst
H. Effenberger
R. Elke
A. Engel
R. Forst
G. Fürst
R. Ganger
R. Ganz
R. Graf
F. Grill
K.-P. Günther
A. Heinecke

S. Hofmann
L. Hovy
M. Imhof
A. Ingenhorst
K. Kalchschmidt
B.-D. Katthagen
D. Kohn
W. Konermann
J. Kramer
R. Krauspe
V. Krenn
K. H. Kristen
M. Leunig
W. E. Linhart
H. D. Matthiessen
R. Mechtler
E. W. Morscher
J. Neidel
H. P. Nötzli
K. Parsch
H. Plenk jr.

M. Pothmann
K. Radermacher
G. Ranner
H. Reichel
A. Roposch
M. Salzer
Ch. A. Schwaller
N. Schwarz
K.-A. Siebenrock
V. Stein
J. Steinmeyer
H. Stiegler
W. Strobl
D. Tönnis
Ch. Tschauner
S. Werlen
R. Windhager
G. Wolf
W. Zimmerli

654 Abbildungen
114 Tabellen

Georg Thieme Verlag
Stuttgart · New York

Bibliografische Information der Deutschen Bibliothek
Die Deutsche Bibliothek verzeichnet diese Publikation in der Deutschen Nationalbibliografie; detailliertere bibliografische Daten sind im Internet über http://dnb.ddb.de abrufbar

Wichtiger Hinweis: Wie jede Wissenschaft ist die Medizin ständigen Entwicklungen unterworfen. Forschung und klinische Erfahrung erweitern unsere Erkenntnisse, insbesondere was Behandlung und medikamentöse Therapie anbelangt. Soweit in diesem Werk eine Dosierung oder eine Applikation erwähnt wird, darf der Leser zwar darauf vertrauen, dass Autoren, Herausgeber und Verlag große Sorgfalt darauf verwandt haben, dass diese Angabe **dem Wissensstand bei Fertigstellung des Werkes** entspricht.

Für Angaben über Dosierungsanweisungen und Applikationsformen kann vom Verlag jedoch keine Gewähr übernommen werden. **Jeder Benutzer ist angehalten**, durch sorgfältige Prüfung der Beipackzettel der verwendeten Präparate und gegebenenfalls nach Konsultation eines Spezialisten festzustellen, ob die dort gegebene Empfehlung für Dosierungen oder die Beachtung von Kontraindikationen gegenüber der Angabe in diesem Buch abweicht. Eine solche Prüfung ist besonders wichtig bei selten verwendeten Präparaten oder solchen, die neu auf den Markt gebracht worden sind. **Jede Dosierung oder Applikation erfolgt auf eigene Gefahr des Benutzers.** Autoren und Verlag appellieren an jeden Benutzer, ihm etwa auffallende Ungenauigkeiten dem Verlag mitzuteilen.

© 2004 Georg Thieme Verlag
Rüdigerstraße 14
D-70469 Stuttgart
Telefon: +49/0711/8931-0
Unsere Homepage: http://www.thieme.de

Printed in Germany

Zeichnungen: Piotr und Malgorzata Gusta, Paris
Umschlaggestaltung: Thieme Verlagsgruppe
Umschlaggrafik: Martina Berge, Erbach
Satz und Druck: Druckhaus Götz GmbH, D-71636 Ludwigsburg, System 3B2

ISBN 3-13-126221-4   1 2 3 4 5 6

Geschützte Warennamen (Warenzeichen) werden **nicht** besonders kenntlich gemacht. Aus dem Fehlen eines solchen Hinweises kann also nicht geschlossen werden, dass es sich um einen freien Warennamen handelt.

Das Werk, einschließlich aller seiner Teile, ist urheberrechtlich geschützt. Jede Verwertung außerhalb der engen Grenzen des Urheberrechtsgesetzes ist ohne Zustimmung des Verlages unzulässig und strafbar. Das gilt insbesondere für Vervielfältigungen, Übersetzungen, Mikroverfilmungen und die Einspeicherung und Verarbeitung in elektronischen Systemen.

Vorwort der Reihenherausgeber

Mit den acht Bänden Orthopädie und Orthopädische Chirurgie wird eine umfassende Übersicht über den gegenwärtigen Wissensstand der Orthopädie einschließlich ihrer Grenzgebiete angeboten. Der rasche Wissenszuwachs in vielen Bereichen der Orthopädie und die heutigen Möglichkeiten des Informationstransfers über wissenschaftliche Datenbanken scheinen den Wert der Handbücher einzuschränken. Andererseits können elektronische Datenträger keine kompetent ausgewählte, kritisch wertende und am Arbeitsplatz stets verfügbare Nachschlagequelle über das gesamte Gebiet der Orthopädie zur Verfügung stellen.

Dies waren die Gründe für Verlag und Herausgeber, eine Präsentationsform zu wählen, die das klassische Handbuch weiterführt. Entscheidend für Auswahl und Gewichtung des zu berücksichtigenden Stoffes war dessen aktuelle klinische Relevanz.

Die Dokumentation des Wissens auf dem Gebiet der Orthopädie ist bis etwa 1985 im deutschen Schrifttum in Handbüchern und ähnlichen Sammel- und Übersichtswerken in hervorragender Weise niedergelegt. Hauptanliegen der Beiträge des vorliegenden Werkes sollte es deshalb sein, besonderes Gewicht auf die Darstellung der neueren Entwicklung – etwa seit 1980 – zu legen. Älteres Wissensgut wurde dementsprechend weitgehend als bekannt vorausgesetzt, wenngleich gelegentlich seine Erwähnung notwendig war – sei es, dass sich dies im Interesse einer schlüssigen und geschlossenen Abhandlung als zweckmäßig erwies oder sei es, dass durch einen Mangel an neuen, weiterführenden Fakten zum Thema der Rückgriff auf Altwissen zur Abrundung des Gesamttextes erforderlich wurde.

Die zwei allgemeinen Bände der Reihe tragen zum Verständnis der System- und Stoffwechselerkrankungen sowie der Tumoren und der tumorähnlichen Erkrankungen bei. Die weiteren sechs Bände sind monothematisch geprägt und haben Anatomie und Biomechanik, Diagnostik und Therapie, Fehlbildungen und Deformitäten, entzündliche, rheumatische und degenerative Erkrankungen, neurogene und stoffwechselbedingte Störungen, Verletzungen und Verletzungsfolgen des gesamten Haltungs- und Bewegungsapparates zum Inhalt. Eigene Kapitel befassen sich mit Begutachtungsfragen. Ein übersichtliches Inhaltsverzeichnis, eine einheitliche Gliederung der regionenbezogenen Bände sowie ein ausführliches, im Internet abrufbares Sachverzeichnis dienen der klaren und raschen Orientierung.

Soweit in der vorliegenden Bandreihe Orthopädie und Orthopädische Chirurgie zu Operationen Stellung zu nehmen ist, geschieht dies lediglich in prinzipieller Weise mit wenigen Schemazeichnungen, ohne auf Operationsverfahren, -konzepte und -alternativen im Detail einzugehen.

Die Mitwirkung einer großen Zahl von Autoren bringt zwangsläufig eine gewisse Variationsbreite in der Form der Textgestaltung mit sich. Dies erhöht aber auch die Farbigkeit des Dargestellten und schafft eine reizvolle Meinungspalette. Die Vorteile dieser Stoffbewältigung dürften deren Nachteile aufwiegen, zumal es heute auf Schwierigkeiten stoßen würde, genügend Autoren zu finden, die in der Lage und willens wären, sehr große heterogene und möglicherweise auch komplizierte Themenkomplexe mit gleichbleibend hoher Kompetenz im Alleingang zu bearbeiten.

Den Herausgebern der Einzelbände gebührt unser besonderer Dank, denn ohne ihre Kooperation wäre das Gesamtwerk nicht realisierbar gewesen.

Für die Bereitschaft, ein derart weit gespanntes Vorhaben in Angriff zu nehmen, sind wir Herrn Albrecht Hauff und den Mitarbeitern des Georg Thieme Verlages, besonders Frau Silvia Buhl, für die stets gute Zusammenarbeit und die sachkundige Betreuung des Projektes zu großem Dank verpflichtet.

Wir hoffen, mit diesem Werk den konservativ und operativ tätigen Kollegen ein aktuelles und verlässliches Hilfsmittel für ihre tägliche Arbeit an die Hand geben zu können.

Hannover und Frankfurt, im Frühjahr 2002

Carl Joachim Wirth
Ludwig Zichner

Vorwort des Bandherausgebers

Nach kurzer Überlegung habe ich mit Freude die Einladung der Reihenherausgeber als große und ehrenvolle Herausforderung angenommen, ausgehend von meiner 1997 damals noch im Enke Verlag erschienenen Monographie „Die Hüfte" den entsprechenden Band „Becken, Hüfte" der neuen Handbuchreihe mit allen formalen Vorgaben und mit höchstem inhaltlichen Anspruch zu gestalten. Ich bin stolz, dass es aufgrund der wirklich bewundernswerten Termindisziplin der vielen beteiligten hochkarätigen Kapitelautoren aus dem ganzen deutschen Sprachraum und dank der enormen editorischen Erfahrung und Unterstützung durch den Thieme Verlag gelungen ist, alle relevanten orthopädisch-traumatologischen Aspekte von „Becken und Hüfte" innerhalb eines Jahres von der ersten Projektbesprechung bis zur Druckreife zu bringen. Dabei wurde nur etwa ein Drittel des Inhaltes aus dem Ausgangswerk lediglich aktualisiert; die übrigen zwei Drittel sind entweder ganz neu oder wurden von zum Teil neuen Autoren neu bearbeitet.

Die deutschsprachige Orthopädie hat in den letzten beiden Jahrzehnten grundlegende und bahnbrechende Beiträge zum Fortschritt in der Prophylaxe und in der (gelenkerhaltenden) chirurgischen Behandlung biomechanischer Baufehler des Hüftgelenks geliefert: Es war mir deshalb ein besonderes Anliegen, diese Themen von den Erstbeschreibern selbst – sozusagen „aus erster Hand" – darstellen zu lassen. Als Herausgeber bin ich deshalb besonders stolz darauf, dass es mir gelungen ist, alle diese „Stars" der deutschsprachigen Hüftorthopädie trotz deren enorm überstrapazierten Zeitbudgets motiviert zu haben, ihre Pionierleistungen als authentische Handbuchkapitel zu formulieren.

Auch wenn es sich vom Konzept her keineswegs um eine OP-Lehre handelt, sind in diesem Handbuchband insbesondere diese neuen und noch nicht so weit verbreiteten Operationstechniken in ihren Grundprinzipien soweit skizziert, dass sich der Leser selbst ein Bild machen und eine Meinung bilden kann. Ich hoffe, dass diese Mischung aus „klassischem" Handbuchwissen auf der einen und „pionierhaften" Impulsen auf der anderen Seite die Leser anregt, sich mit den Fortschritten in unserem Fach wohlwollend-kritisch auseinander zu setzen. In diesem Sinne wünsche ich den Kapitelautoren und mir ein großes interessiertes Leserpublikum.

Ich danke an dieser Stelle allen, die mich während meiner Herausgebertätigkeit fachlich und persönlich unterstützt haben und die mich dafür auf anderen Gebieten entbehren mussten: allen voran natürlich meiner Familie sowie meinem geschätzten Lehrer, Chef und Mentor Reinhard „SONO"-Graf von der Stolzalpe.

Stolzalpe, im Herbst 2003　　　　　　　Christian Tschauner

Anschriften

Reihenherausgeber

Wirth, C. J., Prof. Dr. med.
Orthopädische Klinik II
der Medizinischen Hochschule
im Annastift e.V.
A.-v.-Borries-Str. 3
30625 Hannover

Zichner, L., Prof. Dr. med.
Orthopädische Univ.-Klinik
und Poliklinik Friedrichsheim
Marienburgstr. 2
60528 Frankfurt/Main

Bandherausgeber

Tschauner, Ch., Priv.-Doz. Dr. med.
Allgemeines und orthopädisches LKH Stolzalpe
A-8852 Stolzalpe

Mitarbeiter

Aigner, Reingard M., Prof. Dr. med.
Univ.-Klinik für Radiologie
Auenbruggerplatz 9
A-8036 Graz

Anderhuber, F., Prof. Dr. med.
Institut für Anatomie
Karl-Franzens-Universität Graz
Harrachgasse 21
A-8010 Graz

Beck, M., Dr. med.
Univ.-Klinik für Orthopädische Chirurgie
Inselspital
Freiburgstr. 4
CH-3010 Bern

Bergmann, G., Prof. Dr.-Ing.
Biomechaniklabor
Univ.-Klinikum Benjamin Franklin
FU Berlin
Hindenburgdamm 30
12203 Berlin

Bernau, A., Prof. Dr. med.
Facharzt für Orthopädie
Ulrichstr. 1
72072 Tübingen

Brunner, R., Priv.-Doz. Dr. med.
Univ.-Kinderspital
Römergasse 8
CH-4000 Basel

Buckup, K., Dr. med.
Klinikum Dortmund GmbH
Orthopädische Klinik
Beurhausstr. 40
44137 Dortmund

Cordier, W., Dr. med.
Klinikum Dortmund GmbH
Orthopädische Klinik
Beurhausstr. 40
44137 Dortmund

Czerny, Ch., Univ.-Doz. Dr. med.
Allgemeines Krankenhaus Wien
Univ.-Klinik für Radiodiagnostik
Währinger Gürtel 18–20
A-1097 Wien

Dienst, M., Dr. med.
Orthopädische Klinik
Univ.-Kliniken des Saarlandes
Geb. 37
Kirrberger Str.
66421 Homburg

Effenberger, H., Priv.-Doz. Dr. med.
Rossmarkt 25
A-4710 Grieskirchen

Elke, R., Priv.-Doz. Dr. med.
Kantonsspital Olten
Orthopädische Klinik
Baslerstr. 150
CH-4600 Olten

Engel, A., Prof. Dr. med.
SMZO-Donauspital Wien
Orthopädische Abteilung
Langobardenstr. 122
A-1220 Wien-Donaustadt

Forst, R., Prof. Dr. med.
Waldkrankenhaus St. Marien
Orthopädische Univ.-Klinik
Rathsberger Str. 57
91054 Erlangen

Fürst, G., Dr. med.
Allgemeines und orthopädisches LKH Stolzalpe
A-8852 Stolzalpe

Ganger, R., Dr. med.
Orthopädisches Spital Speising
Speisinger Str. 109
A-1130 Wien

Ganz, R., Prof. Dr. med.
Univ.-Klinik für Orthopädische Chirurgie
Inselspital
Freiburgstr. 4
CH-3010 Bern

Graf, R., Univ.-Prof. Dr. med.
Allgemeines und orthopädisches LKH Stolzalpe
A-8852 Stolzalpe

Grill, F., Prof. Dr. med.
Orthopädisches Spital Speising
Speisinger Str. 109
A-1130 Wien

Günther, K.-P., Prof. Dr. med.
Orthopädische Klinik
Fetscherstr. 74
01307 Dresden

Heinecke, A., Dr. rer. nat.
Institut für Medizinische Informatik
und Biomathematik
Universität Münster
Domagkstr. 9
48149 Münster

Hofmann, S., Univ.-Doz. Dr. med.
Allgemeines und orthopädisches LKH Stolzalpe
A-8852 Stolzalpe

Hovy, L., Prof. Dr. med.
Städtische Kliniken Frankfurt-Höchst
Orthopädische Klinik
Gotenstr. 6–8
65929 Frankfurt/Main

Imhof, M.
Schöngrund 14
CH-6343 Rotkreuz

Ingenhorst, Anne, Dr. med.
Waldkrankenhaus St. Marien
Orthopädische Univ.-Klinik
Rathsberger Str. 57
91054 Erlangen

Kalchschmidt, K., Dr. med.
Klinikum Dortmund GmbH
Orthopädische Klinik
Beurhausstr. 40
44137 Dortmund

Katthagen, B.-D., Prof. Dr. med.
Klinikum Dortmund GmbH
Orthopädische Klinik
Beurhausstr. 40
44137 Dortmund

Kohn, D., Prof. Dr. med.
Orthopädische Klinik
Univ.-Kliniken des Saarlandes
Geb. 37
Kirrberger Str.
66421 Homburg

Konermann, W., Prof. Dr. med.
Orthopädische Klinik Hessisch Lichtenau GmbH
Am Mühlenberg
37235 Hessisch-Lichtenau

Kramer, J., Univ.-Doz. Dr. Dr. Mag. D. I.
Röntgeninstitut am Schillerpark
Rainerstr. 6–8
A-4020 Linz

Krauspe, R., Prof. Dr. med.
Orthopädische Univ.-Klinik
Moorenstr. 5
40225 Düsseldorf

Krenn, V., Prof. Dr. med.
Campus Charité Mitte
Institut für Pathologie
Schumannstr. 20–21
10117 Berlin

Kristen, K. H., Dr. med.
SMZ Ost-Donauspital Wien
Orthopädische Abteilung
Langobardenstr. 122
A-1220 Wien-Donaustadt

Leunig, M., Priv.-Doz. Dr. med.
 Univ.-Klinik für Orthopädische Chirurgie
 Inselspital
 Freiburgstr. 4
 CH-3010 Bern

Linhart, W. E., Prof. Dr. med.
 Univ.-Klinik für Kinderchirurgie
 Auenbruggerplatz 34
 A-8036 Graz

Matthiessen, H. D., Dr. med.
 Arzt für Orthopädie/Rheumatologie
 Orthopädische Praxis
 Köln-Berliner-Str. 20
 44287 Dortmund

Mechtler, Reli, Dr. med.
 Institut für Pflege- und Gesundheitssystemforschung
 Johannes-Kepler-Universität Linz
 Altenbergerstr. 69
 A-4040 Linz

Morscher, E. W., Prof. Dr. med.
 Labor für Orthopädische Biomechanik
 Felix-Platter-Spital
 LOB
 CH-4012 Basel

Neidel, J., Prof. Dr. med.
 Orthopädische Univ.-Klinik Charité
 Schumannstr. 20–21
 10117 Berlin

Nötzli, H. P., Dr. med.
 Universität Zürich
 Klinik für Orthopädische Chirurgie Balgrist
 CH-8008 Zürich

Parsch, K., Prof. Dr. med.
 Olgahospital
 Orthopädische Klinik
 Bismarckstr. 8
 70176 Stuttgart

Plenk, H., Univ.-Prof. Dr. med.
 Histologisch-embryologisches Institut
 Stützgewebe- und Biomaterialforschung
 Schwarzspanierstr. 17
 A-1090 Wien

Pothmann, M., Dr. med.
 Marienhospital Bottrop
 Orthopädische Klinik
 Josef-Albers-Str. 70
 46236 Bottrop

Radermacher, K., Dr.-Ing.
 Surgical Technology Lab
 des Instituts für Biomedizinische Technologien
 im Helmholtz Institut der RWTH Aachen
 Pauwelsstr. 20
 52074 Aachen

Ranner, G., Univ.-Prof. Dr. med.
 CT/MR-Zentrum Graz-Geidorf
 Kreuzgasse 35
 A-8010 Graz

Reichel, H., Prof. Dr. med.
 Univ.-Klinik und Poliklinik für Orthopädie
 Magdeburger Str. 22
 06112 Halle

Roposch, A., Dr. med.
 Hospital for Sick Children
 Division of Orthopaedic Surgery
 555 University Avenue
 CAN-Toronto, ON M5 G 1 X8

Salzer, M., Univ.-Prof. Dr. med.
 Herz Jesu KH
 Orthopädische Abteilung
 Baumgasse 20 A
 A-1030 Wien

Schwaller, Ch. A., Dr. med.
 Kantonsspital Olten
 Orthopädische Klinik
 Baslerstr. 150
 CH-4600 Olten

Schwarz, N., Univ.-Prof. Dr. med.
 Unfallkrankenhaus Klagenfurt
 Waidmannsdorferstr. 35
 A-9020 Klagenfurt

Siebenrock, K.-A., Priv.-Doz. Dr. med.
 Univ.-Klinik für Orthopädische Chirurgie
 Inselspital
 Freiburgstr. 4
 CH-3010 Bern

Stein, V., Priv.-Doz. Dr. med.
 Rehabilitationsklinik Bad Salzelmen
 Waldburg-Zeil-Kliniken
 Badepark 5
 39218 Schnebeck/Elbe

Steinmeyer, J., Priv.-Doz. Dr. med.
 Orthopädische Univ.-Klinik
 der Universität Gießen
 Paul-Meimberg-Str. 3
 35385 Gießen

Stiegler, H., Dr. med.
  SMZ Ost-Donauspital Wien
  Orthopädische Abteilung
  Langobardenstr. 122
  A-1220 Wien-Donaustadt

Strobl, W., Dr. med.
  Orthopädisches Spital Speising
  Speisinger Str. 109
  A-1130 Wien

Tönnis, D., Prof. Dr. med.
  Syburger Str. 14
  44265 Dortmund

Tschauner, Ch., Priv.-Doz. Dr. med.
  Allgemeines u. orthopädisches LKH Stolzalpe
  A-8852 Stolzalpe

Stefan Werlen, S., Dr. med.
  Klinik Sonnenhof
  Radiologische Abteilung
  Buchser Str. 30
  CH-3006 Bern

Windhager, R., o. Prof. Dr. med.
  Univ.-Klinik für Orthopädie
  Auenbruggerplatz 29
  A-8036 Graz

Wolf, G., Dr. med.
  Univ.-Klinik für Radiologie
  Auenbruggerplatz 9
  A-8036 Graz

Zimmerli, W., Prof. Dr. med.
  Kantonsspital Liestal
  Med. Univ.-Klinik
  Rheinstr. 26
  CH-4410 Liestal

Inhaltsverzeichnis

I Allgemeiner Teil

1 Entwicklungsgeschichte und Anatomie 3
F. Anderhuber

1.1	**Morphogenese**	4
1.1.1	Frühphase	4
1.1.2	Verknöcherung	5
1.2	**Anatomie des Hüftgelenks**	6
1.2.1	Gelenkpfanne	6
1.2.2	Gelenkkopf	9
1.2.3	Ausrichtung des Gelenks	10
1.2.4	Gelenkkapsel	10
1.2.5	Mechanik	11
1.2.6	Gefäßversorgung	12
1.2.7	Innervation	12
1.3	**Ärztliche Topographie und Zugänglichkeit** ..	13

2 Biomechanik 17
G. Bergmann

2.1	**Kontaktkraft im Hüftgelenk**	18
2.1.1	Das Rechenmodell von Pauwels	18
2.1.2	Einfluss von Anatomie und Muskelfunktion auf die Kontaktkraft	19
2.2	**Gelenkdruck**	20
2.3	**Knochenumbau**	21
2.4	**Endoprothesen**	21
2.5	**Belastung des Hüftgelenks bei komplexen Aktivitäten**	22
2.5.1	Kraftberechnung	22
2.5.2	Kraftmessung	22
2.6	**In vivo wirkende Kräfte im Hüftgelenk**	23
2.6.1	Stehen	23
2.6.2	Gehen und Joggen	24
2.6.3	Belastungsrichtungen	25
2.6.4	Treppensteigen	25
2.6.5	Krankengymnastik	26
2.6.6	Gehen mit Stockstützen	26
2.6.7	Stolpern	26
2.6.8	Fahrrad fahren	27
2.6.9	Einfluss von Schuh- und Bodenmaterial	27
2.6.10	Drehbelastung von Hüftimplantaten	27
2.7	**Erwärmung von Hüftimplantaten**	27

3 Terminologie, Befunddokumentation, Klassifikationen, Scores, Ergebnisbewertung und Outcome Research 29
Ch. Tschauner und N. Schwarz

3.1	**Einleitung**	30
3.2	**Klinische Aspekte**	30
3.3	**Röntgendokumentation**	33
3.3.1	Normalwerte und Abweichungsgrade mit Winkeldefinitionen	33
3.3.2	Graduierung der Gelenkkongruenz	33
3.3.3	Arthrosegrade (nach Tönnis 1984)	34
3.4	**Outcome Research**	34
3.4.1	Definition	35
3.4.2	Messinstrumente	35
3.4.3	Klinische Anwendung	36

4 Klinische und bildgebende Diagnostik ... 39

4.1	**Klinische Untersuchung** ...	40	4.4.5	Hüftgelenk anterior-posterior ...	62
	B.-D. Katthagen und K. Buckup		4.4.6	Hüftgelenk seitlich (Faux profil) ...	63
4.1.1	Anamnese ...	40	4.4.7	Hüftgelenk schräg im vertikalen Strahlengang	
4.1.2	Untersuchung im Stehen ...	40		(Lauenstein-Aufnahme) ...	64
	Beckenstellung ...	40	4.4.8	Hüftgelenk schräg (Ala-Aufnahme) ...	64
	Beinlängendifferenz ...	41	4.4.9	Hüftgelenk schräg (Obturator-Aufnahme) ...	64
	Trendelenburg-Duchenne-Zeichen ...	42	4.4.10	Hüftgelenk seitlich gehalten in 45° Abduktion	
4.1.3	Untersuchung im Gehen ...	43		und 90° Beugung ...	65
4.1.4	Untersuchung im Liegen ...	43	4.4.11	Hüftgelenk Antetorsionsaufnahme	
	Inspektion und Palpation ...	43		(Rippstein-2-Aufnahme) ...	65
	Thomas-Handgriff ...	44	4.4.12	Hüftgelenk mit Oberschenkel seitlich im	
	Bewegungsprüfung ...	44		Raster ...	66
	Flexion/Extension ...	44			
	Abduktion/Adduktion ...	46	**4.5**	**Computertomographie**	
	Außenrotation/Innenrotation ...	46		**und 3-D-Computertomographietechnik** ...	67
				G. Ranner	
4.2	**Sonographische Diagnostik des Hüftgelenks** .	48	4.5.1	Allgemeine Grundlagen ...	67
	W. Konermann		4.5.2	Mehrschicht-Spiral-Computertomographie ..	68
4.2.1	Einleitung ...	48		Untersuchungstechnik ...	69
4.2.2	Sonographische Untersuchungstechnik ...	48	4.5.3	3-D-Computer-tomographietechnik ...	69
	Ventrale Region ...	49	4.5.4	Klinische Anwendung ...	70
	Laterale Region ...	50			
4.2.3	Hinweise für die klinische Anwendung ...	51	**4.6**	**Magnetresonanztomographie** ...	70
				G. Ranner	
4.3	**Sonographie der Säuglingshüfte** ...	51	4.6.1	Allgemeine Grundlagen ...	70
	R. Graf		4.6.2	Untersuchungstechnik ...	71
4.3.1	Prinzipien des Luxationsvorganges und		4.6.3	Klinische Anwendung ...	72
	Fragen der Terminologie ...	52			
4.3.2	Grundprinzipien der Schnittebenentechnik ..	53	**4.7**	**Magnetresonanzarthrographie** ...	73
4.3.3	Sonometer und sonographische Typisierung .	53		Ch. Tschauner, Ch. Czerny, J. Kramer und S. Werlen	
	Hüftgelenke Typ I ...	53	4.7.1	Einleitung ...	73
	Hüftgelenke Typ IIa und IIb (physiologische			Ch. Tschauner	
	Unreife und Reifungsverzögerung) ...	54	4.7.2	MR-Arthrographie und Klassifikation	
	Hüftgelenke Typ IIa-plus und Typ IIa-minus .	54		der Läsionen des Labrum acetabulare ...	73
	Hüftgelenke Typ IIc (Gefährdungsbereich) ..	55		C. Czerny und J. Kramer	
	Hüftgelenke Typ D (Hüfte am Dezentrieren) .	55	4.7.3	MR-Arthrographietechnik ...	75
	Dezentrierte Gelenke Typ III und Typ IV ...	55		S. Werlen	
4.3.4	Stresstest (dynamische Untersuchung) ...	56			
4.3.5	Typische Fehler ...	56	**4.8**	**Arthroskopie** ...	78
	Anatomische Identifizierungsfehler ...	56		M. Dienst und D. Kohn	
	Verkippungseffekte ...	57	4.8.1	Einleitung ...	78
4.3.6	Standards (nach Graf) ...	59	4.8.2	Lagerung und Ausrüstung ...	78
	Abtasttechnik ...	59	4.8.3	Arthroskopie des zentralen Gelenkbereichs ..	79
	Die Bildprojektion ...	59	4.8.4	Arthroskopie des peripheren Gelenkbereichs	79
	Technische Ausrüstung ...	60			
	Dokumentation ...	60	**4.9**	**Szintigraphie** ...	82
				R. M. Aigner und G. Wolf	
4.4	**Röntgendiagnostik und Einstelltechniken**		4.9.1	Definition und Grundprinzipien ...	82
	beim Nativröntgen ...	61	4.9.2	Ganzkörperskelettszintigraphie ...	82
	A. Bernau		4.9.3	Die regionale Skelettszintigraphie ...	82
4.4.1	Indikation und Statik ...	61	4.9.4	Untersuchungsmethodik der regionalen	
4.4.2	Beckenübersicht im Stehen ...	61		Dreiphasenszintigraphie ...	82
4.4.3	Beckenübersicht im Liegen ...	62	4.9.5	Indikationen ...	83
4.4.4	Beckenübersicht beim Säugling ...	62		Koxarthrose ...	83

	Entzündungsprozesse im Hüft- und Beckenbereich	83
	Arthritis des Hüft- und Iliosakralgelenks	83
	Hüftkopfnekrose bei Erwachsenen und Kindern	84
4.10	**Navigation und Robotik**	85
	K. Radermacher	
4.10.1	Systeme auf der Basis präoperativer Bildgebung und Planung	86
	Informationsakquisition	86
	Intraoperative Planungsumsetzung mittels sensorbasierter Freihandnavigation	86
	Roboterunterstützte Planungsumsetzung . . .	88
	Schablonennavigation	89
4.10.2	Systeme mit intraoperativer Anatomieerfassung und Planung	89
	Informationsakquisition	89
	Visuell geführte Umsetzung	92

II Spezieller Teil

5 Angeborene Erkrankungen und Systemerkrankungen 95
A. Roposch und W. E. Linhart

5.1	**Einleitung**	96
5.2	**Skelettdysplasien**	96
5.2.1	Achondroplasie	97
5.2.2	Hypochondroplasie	98
5.2.3	Pseudoachondrodysplasie	98
5.2.4	Diastrophe Dysplasie	98
5.2.5	Metaphysäre Chondrodysplasie	99
5.2.6	Kniest-Syndrom	99
5.2.7	Spondyloepiphysäre Dysplasie	100
5.2.8	Multiple epiphysäre Dysplasie	100
5.3	**Syndrome**	102
5.3.1	Mukopolysaccharidosen (MPS)	102
	MPS I (Hurler-Syndrom)	102
	MPS IVA–C (Morquio-Syndrom)	102
5.3.2	Arthrogryposis multiplex congenita	103
5.3.3	Chrosomenaberrationen	104
	Down-Syndrom (Trisomie 21)	104
	Andere Chromosomenaberrationen	104
5.3.4	Kaudales Dysplasie-Syndrom	105
5.4	**Störungen des Knochenmetabolismus**	106
5.4.1	Osteogenesis imperfecta	106
5.4.2	Fibröse Dysplasie	107
5.4.3	Mineralisationsstörungen	108
	Vitamin-D-Mangel-Rachitis	108
	Vitamin-D-resistente Rachitis	109
	Juvenile idiopathische Osteoporose	109
	Transitorische Hüftosteoporose	109
5.4.4	Osteopetrose	110
5.4.5	Osteodystrophia fibrosa deformans Paget . . .	111
5.5	**Lokalisierte Erkrankungen**	112
5.5.1	Coxa vara	112
5.5.2	Proximaler kongenitaler Femurdefekt	113
5.5.3	Dysplasia epiphysealis capitis femoris	115
5.5.4	Dysplasia epiphysealis hemimelica	115
5.6	**Erkrankungen neuromuskulärer Genese**	116
5.6.1	Spinale Muskelatrophie	116
5.6.2	Hereditäre sensomotorische Neuropathie . . .	116

6 Hüftreifungsstörungen 119

6.1	**Wachstum und Reifung**	120
	H. D. Matthiessen	
6.1.1	Wachstum, Entwicklung und Reifung	120
6.1.2	Dynamik des Pfannendachwachstums	120
6.1.3	Histologie und Funktion der Pfannendachwachstumsfuge	120
6.1.4	Kompressions- und Stimulationsversuche an Wachstumsfugen	122
6.1.5	Morphologisch-histologische Veränderungen bei Druckbelastung	122
6.1.6	Biomechanik des Neugeborenenhüftgelenks .	124
6.1.7	Belastung des Neugeborenenhüftgelenks . . .	125
6.1.8	Wachstumskurven	125
6.1.9	Parametrisierung der Entwicklungs- und Wachstumskurve	128
6.1.10	Korrelation von Behandlungsergebnissen aus dem eigenen Krankengut mit Literaturangaben	128
6.1.11	Multicenterstudie unter dem Aspekt des „exponentiellen Formdifferenzierungswachstums"	129
6.1.12	Therapeutische Konsequenz	130

6.1.13	Differenzierung der endogenen von exogenen Dysplasien 130	6.5	**Antetorsion und Anteversion als pathogene Faktoren** 182	
6.1.14	Klassifizierung der Dysplasieverlaufsformen . 130		D. Tönnis und A. Heinecke	
6.1.15	Behandlungsstrategien 131	6.5.1	Einleitung 182	
6.1.16	Residualdysplasie 132	6.5.2	Allgemeine Diagnostik 182	
6.1.17	Klinische Konsequenzen aus den Befunden der Wachstumsforschung 132	6.5.3	Diagnostik durch Computertomographie ... 184	
		6.5.4	Torsionsanomalien 185	
		6.5.5	Häufigkeit von Torsionsanomalien 186	

6.2 Sonographiegesteuerte Therapie von Hüftreifungsstörungen 133
R. Graf

6.2.1 Behandlungsphasen 134
6.2.2 Versagen der konservativen Therapie 138
6.2.3 Maßnahmen beim Versagen der konservativen Therapie 139

6.5.6 Änderungen der Rotation des Hüftgelenks .. 187
6.5.7 Operative Korrektur der Femurtorsion 188
6.5.8 Operative Korrektur der Pfannenanteversion . 188
6.5.9 Fehlerhafte Retroversionsstellungen 189
6.5.10 Schlussfolgerungen 189

6.3 Protrahierte Hüftreifungsstörung im Kindesalter 141
M. Pothmann und W. Cordier

6.6 Femoroazetabuläres Impingement 191
R. Ganz, M. Beck, M. Leunig, H. P. Nötzli und K.-A. Siebenrock

6.6.1 Einleitung 191
6.6.2 Erscheinungsbild und Behandlung 192

6.4 Residuelle Hüftdysplasie 156
6.4.1 Restdysplasie und Dysplasiekoxarthrose 156
Ch. Tschauner und S. Hofmann
6.4.2 Dreifache Beckenosteotomie nach Tönnis nach Kalchschmidt 170
K. Kalchschmidt und D. Tönnis
6.4.3 Periazetabuläre Osteotomie (PAO) nach Ganz 177
M. Leunig, K.-A. Siebenrock und R. Ganz

6.7 Chirurgische Luxation des Hüftgelenks bei Erwachsenen 206
R. Ganz

6.7.1 Einleitung 206
6.7.2 Chirurgisches Prinzip 206
6.7.3 Operationstechnik 206

7 Morbus Perthes 213
W. Strobl, R. Ganger und F. Grill

8 Die septische Arthritis des Hüftgelenks (Coxitis septica) 229
K. Parsch

9 Epiphyseolyse 235
R. Krauspe

9.1	**Epiphyseolysis capitis femoris** 236	9.4	**Risiko der Erkrankung und der operativen Behandlung** 248	
9.2	**Folgezustände der Epiphyseolysis capitis femoris** 240	9.5	**Komplikationen** 249	
9.2.1	Epiphyseolysis capitis femoris acuta (ECFA) . 240			
9.2.2	Epiphyseolysis capitis femoris lenta (ECFL) . . 241	9.6	**Ergebnisse** 251	
9.2.3	Persistierende Funktionsstörung mit schwerer residueller Deformität 245	9.7	**Prognose** 251	
9.3	**Folgen der Epiphyseolysis capitis femoris und der operativen Behandlung in Abhängigkeit von der Implantatwahl** 248			

10 Neuromuskuläre Erkrankungen 253

10.1 Zerebralparesen 254
W. Strobl
10.1.1 Allgemeines 254
10.1.2 Pathomorphologie des Hüftgelenks bei Zerebralparesen 255
Natürlicher Entwicklungsverlauf 256
Neurogene Hüftluxation 256
10.1.3 Diagnostische Prinzipien bei Zerebralparesen 259
10.1.4 Behandlungsprinzipien bei Zerebralparesen . 261
10.1.5 Empfehlungen zur Behandlung des Hüftgelenks bei Patienten mit Zerebralparese . . . 274
Bedeutung der konservativen Behandlung . . 274
Bedeutung der kontinuierlichen Betreuung . . 275
Bedeutung der operativen Behandlung 275
Schlussbetrachtung 275

10.2 Myelomeningozele 278
R. Brunner
10.2.1 Kontrakturen 279
10.2.2 Dynamische Instabilität 280
10.2.3 Luxation 281

10.3 Duchenne-Muskeldystrophie 283
R. Forst und A. Ingenhorst

11 Die Osteonekrose im Erwachsenenalter 289
S. Hofmann, J. Kramer und H. Plenk jr.

12 Koxarthrose 307

12.1 Ätiologie, Pathogenese und Epidemiologie . . 308
K.-P. Günther

12.2 Konservative Therapie 312
G. Fürst
12.2.1 Symptomatik und Verlauf der Koxarthrose . . 312
12.2.2 Differenzierte Diagnostik 312
Zusatzbefunde 313
12.2.3 Allgemeine Maßnahmen 313
Aufklärung 313
Gelenkschutz (gelenkschonendes Verhalten) . 313
Sportberatung> 313
Schuhwerk> 313
Gehhilfen 313
Orthesen und Hilfsmittel 313
12.2.4 Grundsätze der physikalischen Therapie 313
12.2.5 Physikalische Schmerztherapie 314
Therapie nach individueller Schmerzanalyse . 314
Systematik der physikalischen Schmerztherapie 315
12.2.6 Funktionelle Bewegungstherapie 315
Charakteristische muskuläre Dysbalancen . . . 315
Optimierung der Bewegungskontrolle 316
Bewegungstherapie im Wasser 317
Verbesserung der Gelenkbeweglichkeit 317
12.2.7 Manuelle Therapie 317
12.2.8 Massagen und passive physikalische Anwendungen 318
12.2.9 Infiltrationstherapie 319

12.3 Medikamentöse Therapie 320
J. Steinmeyer
12.3.1 Indikationsstellung und therapeutische Ziele 320
12.3.2 Einteilung der derzeit verfügbaren Arzneistoffe 320
Analgetika 321
Nichtsteroidale Antiphlogistika (NSAR) 321
SADOAs 323
Diverse Pharmaka 323

12.4 Nichtendoprothetische operative Eingriffe . . 324
H. Reichel
12.4.1 Weichteileingriffe, arthroskopisches und offenes Gelenkdébridement 324
12.4.2 Hüftnahe Femurosteotomien 325
12.4.3 Azetabuläre Korrekturosteotomien 326
12.4.4 Hüftarthrodese 328

12.5 Primäre Hüftendoprothetik 330
H. Effenberger und M. Imhof
12.5.1 Hüftpfannen 330
Zementierte Hüftpfannen 330
Zementfreie Hüftpfannen 336
12.5.2 Hüftstiele 346
Zementierte Hüftstiele 346
Zementfreie Hüftstiele 355
Implantate 362

12.6 Revisionsprothetik 382
R. Elke, E. W. Morscher, Ch. A. Schwaller und W. Zimmerli
12.6.1 Befunderhebung und Indikationsstellung . . . 382
R. Elke
Befunderhebung 382
Indikationsstellung 383
12.6.2 Die Pfannenrevision 384
R. Elke und E. W. Morscher
Die Indikation zur Pfannenrevision 384
Wahl des Behandlungsweges und Defektklassifikationen 385

	Technisches Vorgehen 387
	Resultate der verschiedenen Rekonstruktionsprinzipien 388
12.6.3	Schaftrevision 391
	R. Elke und Ch. A. Schwaller
	Indikationen 391
	Wahl des Behandlungsweges und Defektklassifikationen 392
	Technisches Vorgehen 398
12.6.4	Behandlungsstrategien bei septischer Lockerung 401
	R. Elke, W. Zimmerli und E. W. Morscher
	Einleitung 401
	Verdachtsdiagnose 402
	Präoperative Diagnostik 404
	Intraoperative Diagnostik 404
	Therapeutische Prinzipien und Behandlungsentscheidungen 405
	Antibiotikatherapie 407
	Therapie ohne Implantatwechsel 408
	Einzeitiger Prothesenwechsel 408
	Zweizeitiger Implantatwechsel 409
	Stellenwert der Resektionsarthroplastik nach Girdlestone 409
	Behandlungsergebnisse und Prognose 409

12.7	**Fettembolie in der Hüftendoprothetik** 413
	S. Hofmann und M. Salzer
12.7.1	Klinische Bedeutung der Fettembolie 416
12.7.2	Prophylaxe 416
	Chirurgische Prophylaxe 416
	Anästhesiologische Prophylaxe 417
12.8	**Rehabilitation nach Hüft-TEP** 419
	G. Fürst und R. Graf
12.8.1	Rahmenbedingungen für die Rehabilitation . 419
12.8.2	Postoperative Phase und Frühmobilisation . . 420
	Leitlinien für die Mobilisation nach Hüft-TEP 420
12.8.3	Frührehabilitation 423
	Konzeptioneller Rahmen für die Rehabilitation: ICF 423
12.8.4	Weiterführende Rehabilitation 424
12.8.5	Klinische Gangbeobachtung und Gangschulung 424
	Ursachen für Hinkmechanismen nach Hüft-TEP 424
	Gangbeobachtung – Ganganalyse 425
	Rehabilitationsnachsorge 426
12.9	**Qualitätsmanagement in der Hüftchirurgie** . . 426
	H. Effenberger und R. Mechtler
12.9.1	Einleitung und methodische Grundlagen . . . 426
12.9.2	Dimensionen der Qualitätssicherung 427
12.9.3	Umsetzungsstrategien 429

13 Arthropathien 433
L. Hovy

13.1	**Einleitung** 434
13.2	**Stoffwechselbedingte Arthropathien** 434
13.2.1	Arthropathia urica 434
13.2.2	Chondrokalzinose 435
13.2.3	Dialysearthropathie 436

13.2.4	Ochronose 436
13.2.5	Hämochromatose 437
13.2.6	Seltene Arthropathien des Hüftgelenks 438
13.3	**Hämophile Arthropathie** 440

14 Entzündlich-rheumatische Erkrankungen des Hüftgelenks 443
J. Neidel und V. Krenn

15 Trauma des Beckens und Hüftgelenks 459
K.-A. Siebenrock, M. Leunig, M. Beck und R. Ganz

15.1	**Beckenringfrakturen** 460
15.2	**Azetabulumfrakturen** 467
15.2.1	Elementare Frakturen 471
	Hinterwand 471
	Hinterer Pfeiler 471
	Vorderwand 472
	Vorderer Pfeiler 472
	Transverse Frakturen 472

15.2.2	Assoziierte Frakturen 473
	Hinterer Pfeiler und Hinterwand 473
	Transvers mit Hinterwand 473
	T-förmige Frakturen 473
	Vorderer Pfeiler und hemitransvers im hinteren Pfeiler 473
	Zweipfeilerfraktur 473
15.3	**Femurkopffrakturen** 484

16 Sportorthopädische Probleme 491
A. Engel, H. Stiegler und K. H. Kristen

16.1	Einleitung 492		16.5	Insertionstendopathien der Hüfte und des Beckens 498
16.2	Apophysenschädigungen der Hüfte und des Beckens 492		16.6	Schnappende Hüfte 500
16.3	Bone Bruises 495		16.7	Stressfraktur am Schenkelhals 501
16.4	Epiphyseolysis capitis femoris 496		16.8	Osteitis pubis (Pubalgie) 502
			16.9	Weiche Leiste 506

17 Iliosakralsyndrom 507
D. Tönnis

18 Tumoren des Beckens und der Hüfte 513
R. Windhager

18.1	Einleitung 514	18.3.6	Indikationen und Auswahl adäquater Behandlungsmethoden 525
18.2	Diagnostik 514		Tumorsimulierende Veränderungen 525
18.2.1	Klinische Diagnostik 514		Benigne Tumoren 526
18.2.2	Bildgebende Diagnostik 515		Primär maligne Knochentumoren 526
			Sekundär maligne Knochentumoren 526
18.3	Therapeutische Prinzipien – Indikationen und Auswahl adäquater Behandlungsmethoden .. 519	18.4	Häufige Diagnosen, Behandlungsergebnisse und Prognosen 526
18.3.1	Biopsie 519	18.4.1	Primär maligne Knochentumoren 527
	Offene Biopsie 520		Chondrosarkom 527
	Nadelbiopsie 520		Osteosarkom 528
18.3.2	Tumorstaging 520		Ewing-Sarkom 528
18.3.3	Tumorresektion und Amputation 521	18.4.2	Tumorsimulierende Veränderungen 529
	Intraläsionale Resektion 521		Juvenile oder solitäre Knochenzyste 529
	Marginale Resektion 521		Kartilaginäre Exostose 529
	Weite Resektion 521		Fibröse Dysplasie 529
	Radikale Resektion 521		Synoviale Chondromatose 529
18.3.4	Rekonstruktion des Knochendefektes .. 522		Pigmentierte villonoduläre Synovitis (PVNS) . 530
	Defektrekonstruktion 522	18.4.3	Primär benigne Tumoren 530
	Osteosynthese 523		Osteoidosteom und Osteoblastom 530
	Endoprothetische Versorgung 523		
	Weichteilrekonstruktion 523		
18.3.5	Adjuvante Therapie 525	18.5	Erfahrungen und Empfehlungen für die klinische Praxis 531
	Lokal adjuvante Therapie 525		
	Systemisch adjuvante Therapie 525		

19 Begutachtung der Becken-Hüft-Region 535
V. Stein

19.1	Einleitung 536	19.4	Das Hüftgelenk in der sozialmedizinischen Bewertung 542
19.2	Korrelation von Funktionsstörungen und Körperstatik 536	19.5	Grundsätze der Begutachtung von Hüftpatienten 543
19.3	Methodische Varianten der unmittelbaren Befunddarstellung 536	19.5.1	Begutachtung in der gesetzlichen Rentenversicherung 543
		19.5.2	Begutachtung in der Unfallversicherung 544
		19.5.3	Begutachtung im Zivilrecht 546

Sachverzeichnis 549

I Allgemeiner Teil

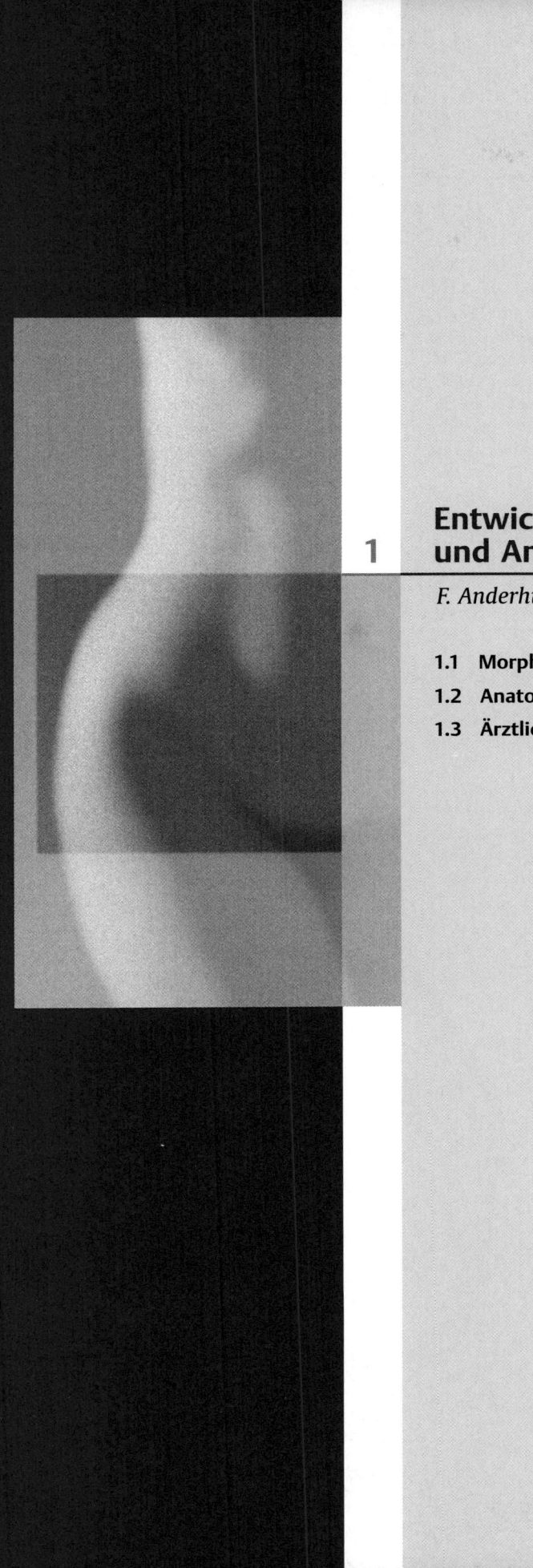

1 Entwicklungsgeschichte und Anatomie

F. Anderhuber

1.1 Morphogenese
1.2 Anatomie des Hüftgelenks
1.3 Ärztliche Topographie und Zugänglichkeit

1.1 Morphogenese

1.1.1 Frühphase

Im Laufe der 4. Schwangerschaftswoche treten am Embryo die knospenförmigen Extremitätenanlagen auf. Zuerst stülpt sich die Armknospe aus und einige Tage später, am Ende der 4. Woche, folgt die Beinknospe (Abb. 1.1 a). Die Beinanlage ist ein Auswuchs der nicht segmentierten anterolateralen Leibeswand in Höhe der Lumbal- und des ersten Sakralsegmentes. Bald danach, ungefähr in der 6. Woche, entsteht im distalen Bereich der Beinknospe die große paddelförmige Fußplatte, an der in der 7. Woche Furchen zur Abschnürung der Zehen erscheinen. Die Großzehe liegt entsprechend der Supination der Fußplatte kranial, das Knie zeigt nach kraniolateral (Abb. 1.1 b).

Mit Ende der 8. Woche ist die eigentliche Entwicklung, die „Embryologie", der unteren Extremität abgeschlossen. Es folgt die Fetalperiode mit der Ausreifung und dem weiteren Wachstum der Extremität.

Gleichzeitig mit der äußeren Differenzierung der Beinknospe entwickeln sich in ihrem Inneren die knorpeligen Skelettanlagen. Mit Ende der 8. Woche sind alle späteren Knochen als Knorpelanlagen ausgebildet, ebenso sind die Gelenke im Wesentlichen entwickelt.

Die am Ende der 4. Woche aussprossende Beinanlage besteht aus einem kapillarisierten Mesenchymkern als Abkömmling des Mesoderms der parietalen Seitenplatten und einem ektodermalen Mantel. Durch Beeinflussung des Extremitätenmesoderms bildet sich am distalen Rand der Knospe eine Ektodermverdickung, die Randleiste, welche im angloamerikanischen Schrifttum auch als Apical Ectodermal Ridge (AER) bezeichnet wird. Die AER induziert wiederum im Extremitätenmesenchym das weitere Wachstum und die Differenzierungen der Knospe. So verdichtet sich im proximalen Knospenabschnitt das Mesenchym und wird zum Vorknorpelblastem. In diesem differenzieren sich die Mesenchymzellen zu Chondroblasten, die nun hyalinen Knorpel zu bilden beginnen (Abb. 1.2 a).

Zwischen der 6. und 7. Woche sind bereits die ersten Knorpelanlagen vorhanden, das Gewebe zwischen diesen Anlagen bleibt aber zunächst als interzonales Bindegewebe erhalten. Am Hüftgelenk sind die 3 knorpeligen Hüftbeinanlagen zu einem einheitlichen Knorpel – „Hemipelvis" – verschmolzen und bilden an der Verschmelzungsstelle das flache Acetabulum. Zwischen dem Acetabulum und der knorpeligen Femuranlage befindet sich noch interzonales Bindegewebe, ein Gelenkspalt ist noch nicht vorhanden. Gleichzeitig wird das Labrum acetabulare, eine Verdichtung des interzonalen Bindegewebes, als frühe Gelenklippe bereits erkennbar (Abb. 1.2 b).

In der siebenten Woche kommt es zu besonderen Veränderungen des interzonalen Gewebes: Einerseits kommt es in seinem Inneren zu Auflockerungen und es entstehen Spalten, die allmählich zur frühen Gelenkhöhle zusammenfließen. Andererseits führen Verdichtungen dieses Gewebes zur Bildung des Lig. capitis femoris, des bindegewebigen Inhaltes der Fossa acetabuli und auch der Gelenkkapsel. Letztere überbrückt den Gelenkraum und setzt sich in das Perichondrium fort (Abb. 1.2 c).

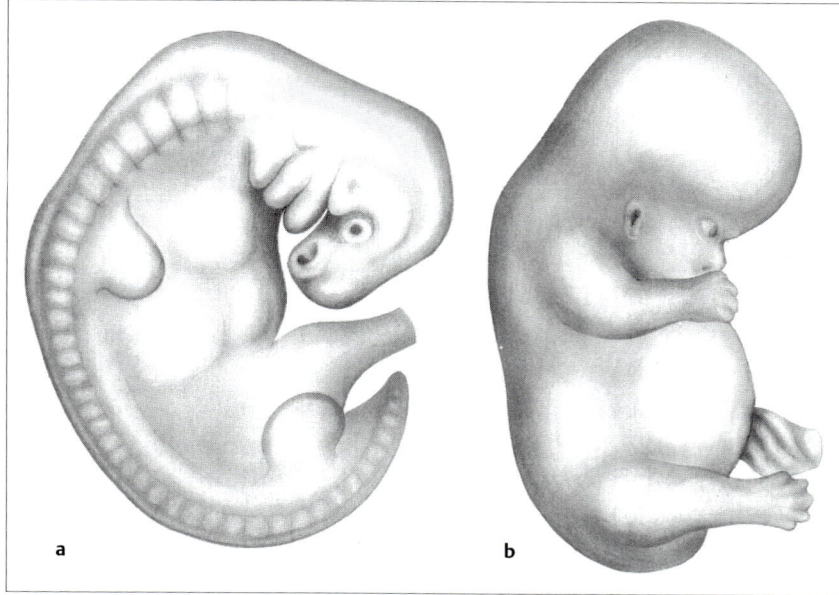

Abb. 1.1 a u. b Embryo am Ende der 4. Schwangerschaftswoche.
- **a** Stummelförmige Extremitätenknospen der anterolateralen Leibeswand.
- **b** Embryo am Ende der 8. Woche. Extremitäten zeigen bereits alle wesentlichen Merkmale.

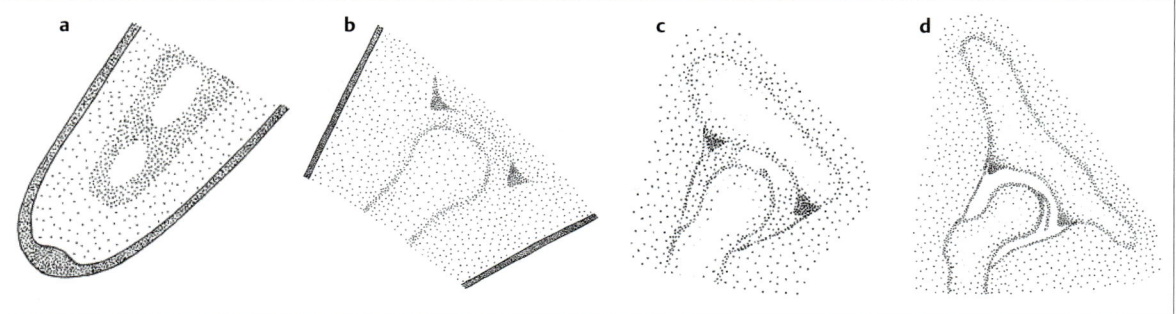

Abb. 1.2a–d Wachstumsvorgänge in der Extremitätenknospe.
a 5. Woche: zentrale Mesenchymverdichtung mit entstehender Knorpelanlage für Femur und Tibia, außen Ektodermmantel mit Randleiste.
b 6. Woche: Knorpelanlage von Hüftpfanne und Femur, dazwischen interzonales Bindegewebe, frühe Gelenklippe.
c 7. Woche: Gelenkspalt entsteht.
d 8. Woche: Alle Merkmale des Hüftgelenkes sind entwickelt.

Mit dem Ende der 8. Woche ist die frühe Entwicklung des Hüftgelenks abgeschlossen. Alle Gelenkbestandteile, wie die Gelenkkörper, die Kapsel und die Gelenkhöhle, aber auch die Gelenklippe und das Lig. capitis femoris sind deutlich ausgebildet. Am Femur beginnt sich der Trochanter major immer deutlicher zu erheben (Abb. 1.2d).

1.1.2 Verknöcherung

Die Verknöcherung der am Hüftgelenk beteiligten Knorpelanlagen findet von der Fetalperiode bis über die Geburt hinaus statt. Eine Ausnahme stellt nur der Femurschaft dar, der bereits ab der siebenten Embryonalwoche perichondral ossifiziert, wobei eine knöcherne Röhre um eine zentrale Markhöhle entsteht. Gegen Ende der 12. Schwangerschaftswoche ist die Schaftverknöcherung abgeschlossen und die proximale Femurepiphyse sitzt der diaphysären Knochenmanschette auf. Die Verknöcherung des Kopfes beginnt erst nach der Geburt mit dem Auftreten eines Knochenkerns zumeist in der zweiten Hälfte des ersten Lebensjahres. Als Rest des ursprünglich knorpeligen Oberschenkelknochens sind nunmehr nur der Gelenkknorpel und die Wachstumszone, die Epiphysenfuge, übrig geblieben. Die Wachstumszone besteht bis zu deren Schluss zwischen dem 16. und 20. Lebensjahr.

Schon am Ende der Embryonalperiode fällt eine starke Vaskularisation des Lig. capitis femoris auf. In der zehnten Woche dringen über das Band zahlreiche Blutgefäße in den Schenkelkopf ein und höhlen Gefäßkanäle aus (Abb. 1.3). Aber erst nach der Geburt wird über diese Gefäße der Knorpel zerstört und der Knochenkern aufgebaut.

Die Verknöcherung des Hüftbeines erfolgt in der Weise, dass hintereinander in jeder der 3 Anlagen ein Knochenkern auftritt. Der erste Knochenkern entsteht in der 10. Woche im Körper des Os ilium, dann folgt um die 16. Woche der Kern des Os ischii. Zuletzt bildet sich um die 20. Woche der Kern des Os pubis. Die drei knöchernen Anteile des Os coxae treffen in der Gelenkpfanne, dem Acetabulum, zusammen und sind in diesem Bereich durch die sog. Y-Fuge miteinander verbunden. Die knöcherne Pfanne besteht nun zu gleich großen Teilen einerseits aus dem Os ilium, welches das Dach des Gelenks beisteuert und andererseits dem Os ischii, das den hinteren Pfannenanteil mit der Fossa acetabuli bildet. Das Os pubis baut, gerade halb so groß wie jeder der beiden anderen Bestandteile, den vorderen Teil der Pfanne auf (Abb. 1.4). Mit dem Abschluss des Pfannenwachstums synostosiert die Y-Fuge meistens zwischen dem 14. und 16. Lebensjahr.

Bereits in der Fetalperiode und auch noch beim Säugling besteht die Hüftpfanne aus der knöchernen Grundlage des Acetabulum. Darüber hinaus besteht die Pfanne aus dem knorpeligen, noch nicht verknöcherten Acetabulum, das dem knöchernen aufgesetzt ist. Dieser knorpelige Anteil steht in breiter Verbindung mit der Y-Fuge und bildet eine dicke Auflagerung der knöchernen Pfanne, wodurch er vor allem am Aufbau des Pfannendaches beteiligt ist (s. Abb. 1.3). An diesem Knorpel befindet sich auch die eigentliche Gelenkfläche, die Facies lunata. Gegen die Peripherie wird das knorpelige Acetabulum durch das faserknorpelige Labrum acetabulare und an der Unterseite, wo die Gelenkfläche und die Gelenklippe unterbrochen sind, durch das Lig. transversum acetabuli vergrößert.

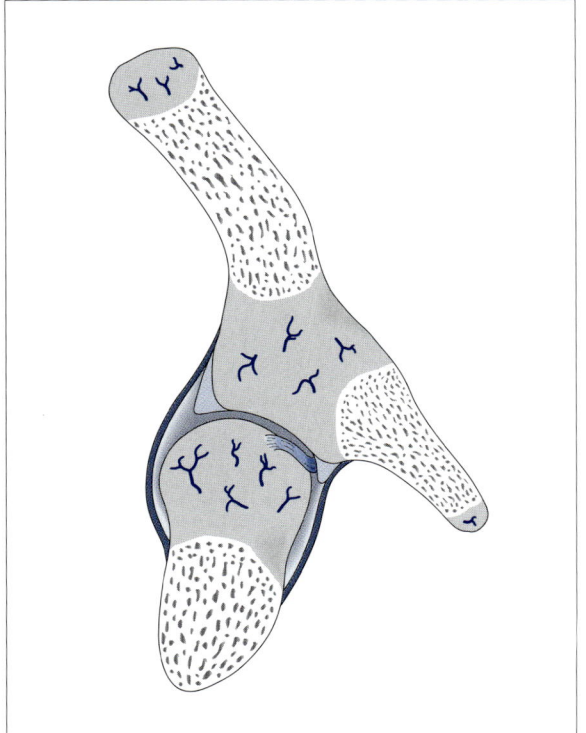

Abb. 1.3 Fetus 35. Woche. Frontalschnitt durch das Hüftgelenk: Darmbein, Schambein und Femurschaft verknöchert. Knorpeliges Acetabulum mächtig entwickelt. Gefäße vor allem im knorpeligen Femurkopf, die über das Lig. capitis femoris eingedrungen sind. Die Gelenkkapsel setzt sich außerhalb der Gelenklippe in das Perichondrium fort.

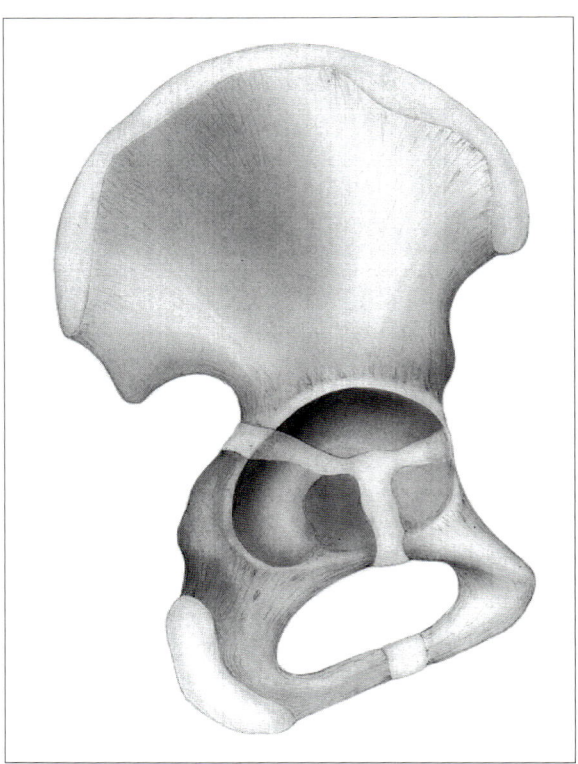

Abb. 1.4 Rechtes Hüftbein eines 7-jährigen Kindes. Y-Fuge und randständige Epiphysenfuge am Darmbeinkamm und am Sitzbeinknorren.

1.2 Anatomie des Hüftgelenks

Das Hüftgelenk, Articulatio coxae, ist die gelenkige Verbindung zwischen der Hüftpfanne, Acetabulum, und des Femurkopfes, Caput femoris. Die tiefe halbkugelige Pfanne schließt mehr als die Hälfte des Kopfes ein, so dass es sich bei dem Gelenk um eine Sonderform des Kugelgelenks, einem Nussgelenk, Enarthrosis, handelt. Die damit vorliegenden großen Kontaktflächen tragen der Tatsache Rechnung, dass im Hüftgelenk die größten Massen des Körpers, nämlich Rumpf und Bein, gegeneinander bewegt werden müssen, wobei besonders Schwer- und Fliehkräfte zur Wirkung kommen.

1.2.1 Gelenkpfanne

Die Pfanne wird zunächst aus der überknorpelten Gelenkfläche, Facies lunata, der „Mondsichelfläche" gebildet (Abb. 1.5). Diese C-förmige Gelenkfläche umschließt die zentrale, nicht überknorpelte Gelenkgrube, Fossa acetabuli, lässt aber an der Unterseite eine tiefe Kerbe frei, die Incisura acetabuli. Die Facies lunata hat einen nicht ganz kreisrunden, eher schraubenförmigen Außenrand und einen variantenreichen Innenrand. Die Mondsichelfläche endet vorn wie hinten mit einem Horn. Das vordere Horn (Schambeinhorn) ist schmal und spitz, während das hintere Horn (Sitzbeinhorn) breit und abgerundet ist. Am breitesten ist die Knorpelfläche nicht direkt am Pfannendach, sondern etwas davor. Die Dicke des Knorpelüberzuges ist

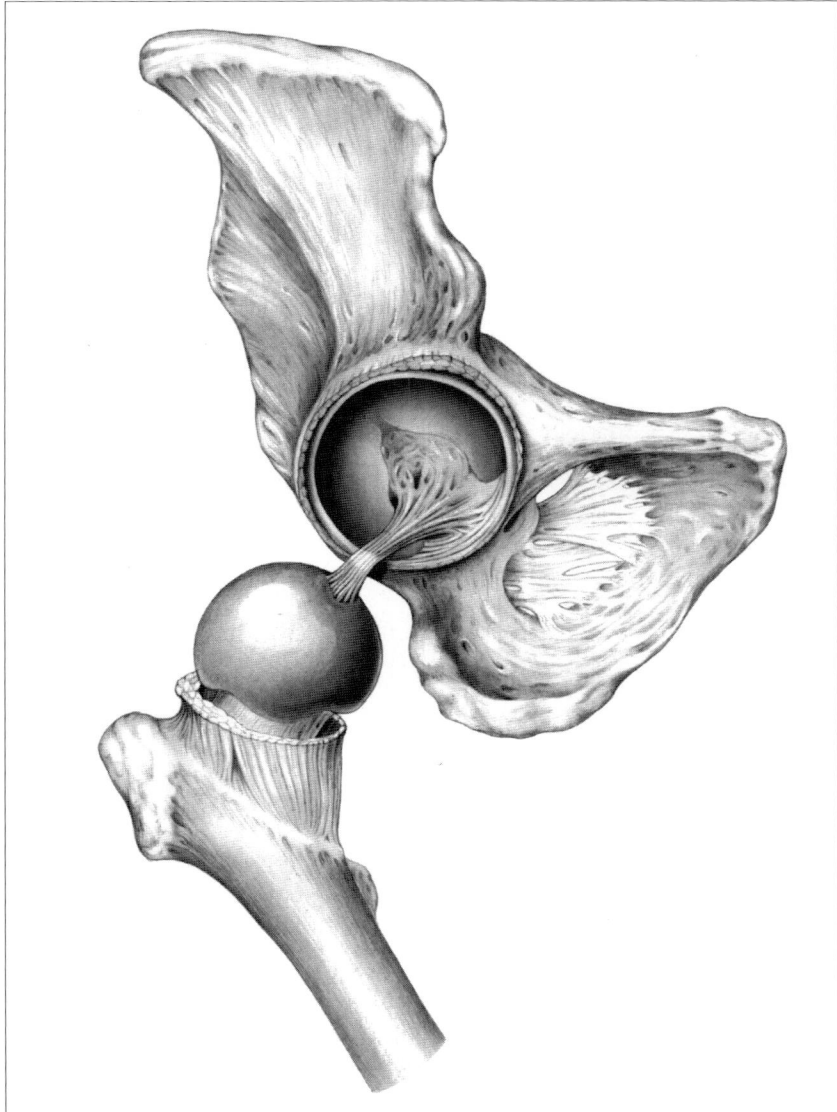

Abb. 1.5 Rechtes Hüftgelenk, Kapselmanschette zirkulär durchtrennt und Femurkopf aus der Pfanne gezogen. An der Pfanne sieht man die Facies lunata mit einer oberen Knorpelinzisur, peripherwärts davon das Labrum acetabulare. Zwischen Lippe und Kapsel liegt der Recessus perilimbicus. Unten überbrückt das Lig. transversum acetabuli die Incisura acetabuli. Der innere Synovialtrichter erhebt sich zeltförmig aus der Fossa acetabuli, bedeckt das Pulvinar acetabulare und zieht, das Lig. capitis femoris umhüllend, zum Femurkopf.

am Außenrand am größten, kann aber an manchen Stellen fehlen. Dann schneiden sich mehr oder weniger tiefe Inzisuren in die Gelenkfläche ein oder durchschneiden diese sogar. Solche Knorpelinzisuren finden sich in etwa 10% der Fälle, am häufigsten am Dach, seltener schneiden sie das Vorder- oder Hinterhorn ab. Eventuell können solche Inzisuren mit Knorpelrissen verwechselt werden.

Die überknorpelte Gelenkfläche wird peripherwärts noch durch eine faserknorpelige Lippe, dem Labrum acetabulare vergrößert. Diese Lippe wird im klinischen Sprachgebrauch fälschlicherweise oft als „Limbus acetabuli" bezeichnet. Dieser Limbus ist vielmehr der knöcherne Rand des Acetabulum, an dem die Lippe entspringt. Im Querschnitt stellt diese Lippe ein Dreieck dar, dessen Basis dem knöchernen Limbus zugewendet ist und dessen auslaufende Spitze frei in den Gelenkraum hineinragt (Abb. 1.6). Die Gelenklippe ist auch nicht gleichmäßig breit, sondern hat hinten und oben mit bis zu 1 cm ihre breiteste Ausdehnung, während sie vorn und unten nur etwa 0,5 cm erreicht.

Die Gelenkkapsel setzt außerhalb des Labrums am knöchernen Rand des Acetabulum an, wodurch zwischen der Lippe und Kapsel ein Spaltraum, Recessus supraarticularis oder perilimbicus entsteht. Dieser Recessus erreicht hinten und unten seine größte Tiefe, fehlt hingegen im Bereich des Lig. transversum acetabuli (s. Abb. 1.5).

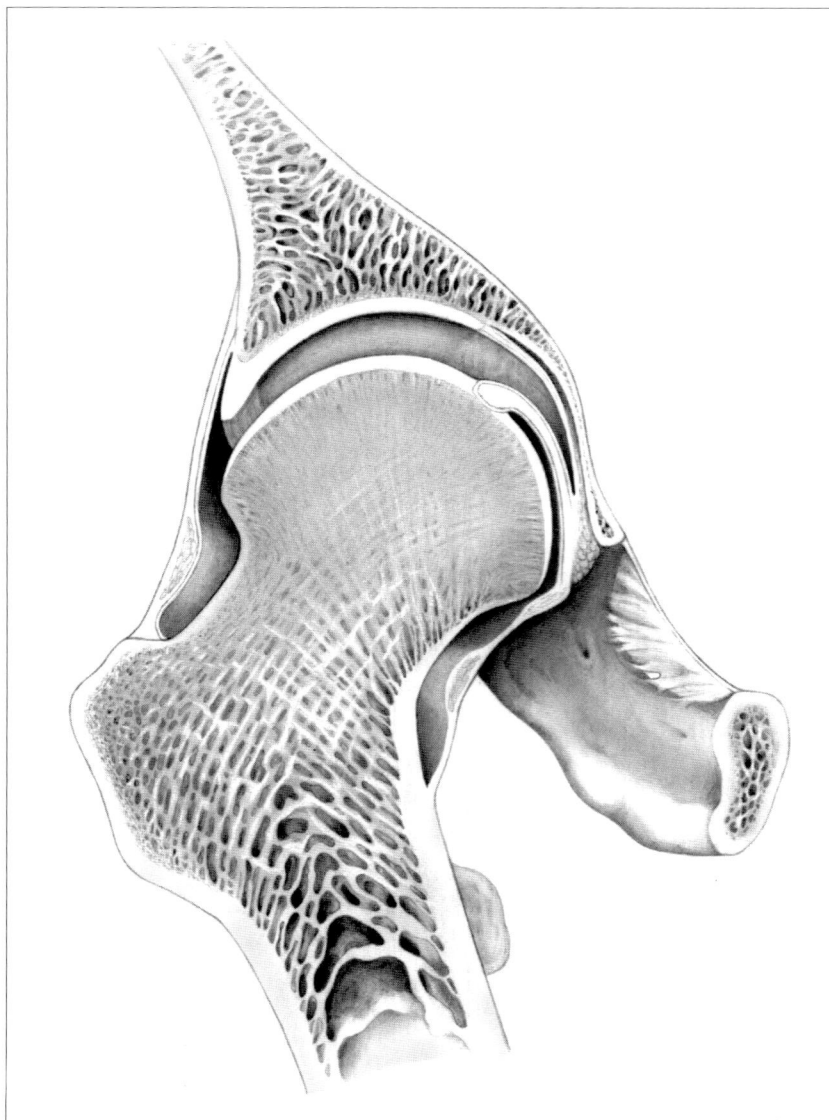

Abb. 1.6 Frontalschnitt durch ein rechtes Hüftgelenk, der Kopf etwas aus der Pfanne gehoben. Die Pfanne ist nach außen unten geneigt. Am Pfannendach sind die Facies lunata und das Labrum acetabulare geschnitten, Recessus perilimbicus zwischen Lippe und Kapsel sichtbar. Der Kapselursprung ist oben am knöchernen Pfannendach, unten am Lig. transversum acetabuli sichtbar. In Höhe des Femurhalses ist die Kapsel zur Zona orbicularis verdickt. Das Lig. capitis femoris entspringt am Lig. transversum acetabuli. Der innere Synovialtrichter bedeckt die Fossa acetabuli, das Fett des Pulvinar acetabulare und das Lig. capitis femoris.

An der Unterseite, wo die Mondsichelfläche unterbrochen ist, überbrückt das Pfannenquerband, Lig. transversum acetabuli, anstelle des Labrum acetabulare die Incisura acetabuli. Die äußeren Fasern des etwa 1 cm breiten Bandes verbinden die Enden der Pfannenlippe, während die inneren Fasern das Sitzbein- und das Schambeinhorn der Facies lunata verbinden. Am abgerundeten hinteren Horn entspringt das Band breitflächig, im Bereich des vorderen Horns tritt es eher an dessen Außenfläche heran.

Schließlich befindet sich im Zentrum der Pfanne die nicht überknorpelte Pfannengrube (Fossa acetabuli). Sie ist gegen die Knorpelfläche um 3–5 mm vertieft, 4–5 cm hoch und 2–3 cm breit. Zwischen dem Lig. transversum acetabuli und der Incisura acetabuli öffnet sie sich nach unten.

Die Grube ist von einem dünnen Periost ausgekleidet und von einem lockeren Fettgewebekörper (Pulvinar acetabulare) ausgefüllt. Das Fettkissen ist nur locker am Periost angeheftet und gelenkraumwärts von einer Synovialmembran des inneren Synovialtrichters bedeckt. In den oberen Grubenabschnitten kann die Fetteinlagerung fehlen, dort legt sich dann die Synovialis direkt an das Periost an, der Fettkörper selbst bleibt nur zentral in der Fossa acetabuli liegen.

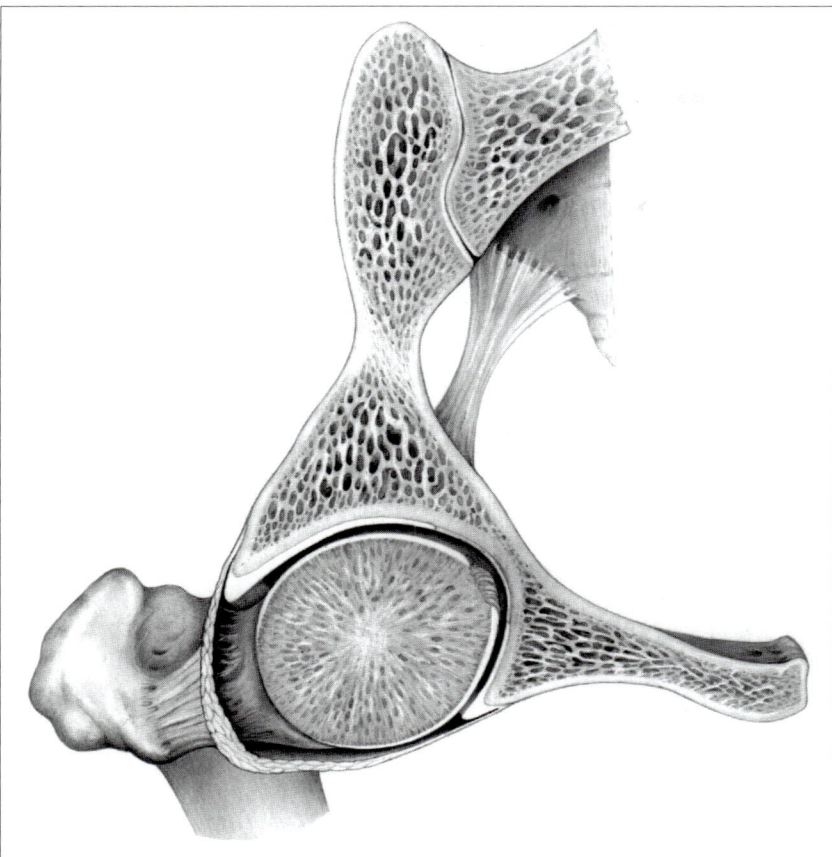

Abb. 1.7 Rechtes Hüftgelenk von oben, Schrägschnitt annähernd in der Horizontalebene. Die Pfanne schaut nach lateral und vorn. Facies lunata und Labrum acetabulare vorn und hinten geschnitten, zwischen Kapsel und Gelenklippe Recessus perilimbicus. Fovea capitis femoris und Lig. capitis femoris schauen in die Fossa acetabuli. Der intrakapsuläre Abschnitt des Femurhalses ist mit Membrana synovialis bedeckt. Antetorsion des Femurhalses ist angedeutet.

1.2.2 Gelenkkopf

Der Schenkelkopf, Caput femoris, entspricht etwa zwei Drittel einer Kugeloberfläche mit einem Radius von ca. 2,5 cm. Die knorpelige Kontaktfläche zwischen Kopf und Pfanne beträgt 14–16 cm^2, so dass bei geschlossenem Gelenkraum schon der Luftdruck allein die gesamte Schwere des Beines in der Pfanne halten kann. Der Knorpelüberzug des Kopfes ist in der Mitte am dicksten, wird gegen den Rand hin dünner und ist gegen den Femurhals unregelmäßig abgegrenzt. Im hinteren unteren Quadranten des Kopfes liegt eine knorpelfreie, meist dreieckige Grube, Fovea capitis femoris, in der das Lig. capitis femoris inseriert.

Das Lig. capitis femoris, auch Lig. teres femoris genannt, ist das Binnenband des Gelenks (s. Abb. 1.**5** u. 1.**6**). Es dehnt sich von der Pfanne bis zum Kopf aus, ist etwa 3,5 cm lang, bis zu 1 cm breit und von abgeplattetem bis dreieckigem Querschnitt. Das Band entsteht zumeist aus drei Wurzeln: Die vordere Wurzel entspringt am Schambeinhorn, die hintere Wurzel am Sitzbeinhorn der Facies lunata und die mittlere am Lig. transversum acetabuli. Die hintere Wurzel ist die konstanteste und zugleich auch die stärkste, die mittlere stets die schwächste Wurzel. Das Band steigt von der Incisura acetabuli zur Fovea capitis femoris auf. Seine Außenfläche lagert sich dabei dem Schenkelkopf, seine Innenfläche dem Pulvinar acetabulare an (s. Abb. 1.**6**, Abb. 1.**7**). Bei keiner Bewegung des Hüftgelenks gerät das Band zwischen die überknorpelten Gelenkflächen.

Das Binnenband kann nicht frei durch den Gelenkraum ziehen, sondern es wird von einer Synovialmembran, dem inneren Kapseltrichter, umhüllt. Dieser Trichter entspringt am Innenrand der Facies lunata und des Lig. transversum acetabuli, bedeckt das Pulvinar acetabulare und nimmt das Lig. capitis femoris auf, um mit ihm bis zur Fovea capitis femoris zu ziehen (s. Abb. 1.**5**). Durch diesen inneren Kapseltrichter ist die Gelenkhöhle gegen die Incisura acetabuli abgeschlossen.

Das Lig. capitis femoris selbst ist sehr variabel ausgebildet. Bei guter Entwicklung kann es bis zu 60 kg tragen. Sehr oft ist es aber wesentlich schwächer und besteht unter Umständen nur aus einer Wurzel. In seltenen Fällen besteht es nur aus lockerem Bindegewebe oder der innere Synovialtrichter liegt überhaupt nur als eine leere „Intimafalte" vor.

1.2.3 Ausrichtung des Gelenks

Die Gelenkpfanne ist nicht ausschließlich nach lateral gerichtet, sondern sie zeigt nach außen, vorn und unten. Am Frontalschnitt wird die Pfannenneigung gegen die Horizontale ersichtlich (s. Abb. 1.6). Die Pfanneneingangsebene (Ebene des Pfannenrandes) nimmt mit der Horizontalebene einen Winkel von ca. 50–60° ein. Dadurch überragt der Oberrand des Acetabulum als Pfannendach den Femurkopf sehr deutlich. Die Neigung nach vorn wird am Horizontalschnitt erkennbar. Die Pfanneneingangsebene schließt mit der Sagittalebene einen Winkel von ca. 30° ein (s. Abb. 1.7).

Der Kopf des Hüftgelenks ist durch den Femurhals nach medial und vorn aus der Schaftachse verlagert (s. Abb. 1.6). Die Verlagerung des Kopfes nach medial wird durch den sog. Kollodiaphysenwinkel aufgezeigt, der beim Erwachsenen im Schnitt 125° beträgt. Zeitlebens wirken auf diesen Winkel vergrößernde und verkleinernde Kräfte ein. Winkelvergrößernd, also valgisierend, wirken die Abduktoren und die proximalen Adduktoren, während winkelverkleinernd, also varisierend, das Körpergewicht, alle langen Adduktoren und die Beuger und Strecker des Kniegelenks wirken. Störungen des Kräftegleichgewichtes führen naturgemäß zu Veränderungen dieses Winkels.

Die Verlagerung des Kopfes nach vorn erklärt sich durch die Endstückverdrehung des Oberschenkelknochens, der Femurtorsion. Das proximale Femurende ist gegen sein distales Ende um ca. 12° nach vorn verdreht, daher auch „Antetorsion" genannt (s. Abb. 1.7). Beim Stand mit geschlossenen Beinen liegen die Femurhalsachsen in der Frontalebene, das heißt, die Querachsen beider Kniegelenke sind gegeneinander nach hinten abgewinkelt.

1.2.4 Gelenkkapsel

Membrana fibrosa

Die fibröse Gelenkkapsel, Membrana fibrosa, ist im Hüftgelenk besonders kräftig entwickelt. Sie entspringt am knöchernen Rand des Acetabulum sowie am Außenrand des Lig. transversum acetabuli und inseriert am Femur vorn an der Linea intertrochanterica und hinten proximal der Crista intertrochanterica zwischen lateralem und mittlerem Drittel des Femurhalses (s. Abb. 1.5, 1.6 u. 1.7).

Drei Bänder verstärken die fibröse Kapsel: Lig. iliofemorale Bertini, Lig. pubofemorale und Lig. ischiofemorale. Tiefe Faserzüge dieser Bänder umkreisen den Femurhals als Zona orbicularis, vergleichbar mit einem Knopfloch, durch das der Femurkopf durchgesteckt ist (s. Abb. 1.6).

Das stärkste Band des Menschen ist das Lig. iliofemorale, das von der Spina iliaca anterior inferior mit einem Querzug, Pars transversa, zum proximalen Ende der Linea intertrochanterica und mit einem Längszug, Pars descendens, zum distalen Ende dieser Linie zieht (Abb. 1.8).

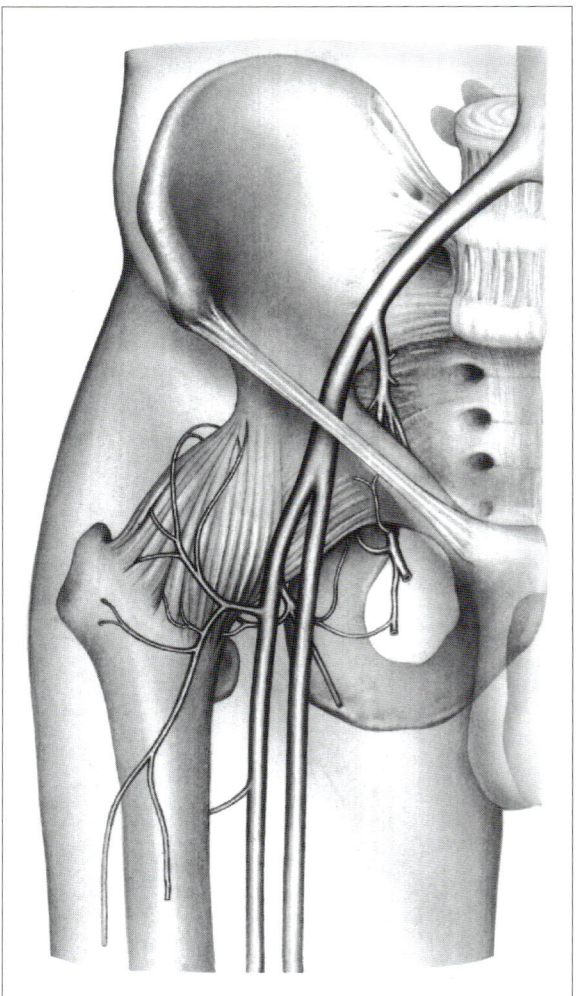

Abb. 1.8 Rechtes Hüftgelenk von vorn. An der Gelenkkapsel sind das Lig. iliofemorale und das Lig. pubofemorale erkennbar. Hinter dem Leistenband wird innerhalb der Lacuna vasorum die A. iliaca externa zur A. femoralis. Die A. femoralis entlässt am Bild die A. profunda femoris nach lateral. Aus der A. profunda femoris entspringt die A. circumflexa femoris lateralis, deren R. ascendens vor dem Gelenk aufsteigt. Aus der A. iliaca interna entspringt die A. obturatoria, die vor dem Foramen obturatum erscheint. Sie entlässt vorn einen Ast an das Acetabulum, außerdem den R. acetabularis, der gegen die Incisura acetabuli aufsteigt und einen Verbindungsast zur A. circumflexa femoris medialis. Aus letzterer entspringt ausnahmsweise ebenfalls ein R. acetabularis.

Das Lig. pubofemorale entspringt am oberen Schambeinast, der Crista obturatoria und der Membrana obturatoria und zieht mit dem Längszug des Lig. iliofemorale zur Linea intertrochanterica (s. Abb. 1.8). Es ist das schwächste Kapselband des Gelenks. Zwischen diesem Band und dem Lig. iliofemorale ist die Kapsel besonders dünn. Es ist jene Stelle, wo die Sehne des M. iliopsoas das Gelenk kreuzt und

Hemmung durch das Lig. pubofemorale, den Längszug des Lig. iliofemorale und teils durch das Lig. ischiofemorale, die Adduktion vor allem durch den Querzug des Lig. iliofemorale. Die Außenrotation wird durch die Anspannung des Lig. pubofemorale und des Querzuges des Lig. iliofemorale gehemmt, die Innenrotation durch die Anspannung des Lig. ischiofemorale und des Längszuges des Lig. iliofemorale.

Membrana synovialis

Die Membrana synovialis des Hüftgelenks besteht aus zwei getrennten Kapselschläuchen: einerseits aus dem schon besprochenen inneren Kapseltrichter, der das Lig. capitis femoris enthält und die Gelenkhöhle gegen die Fossa und Incisura acetabuli abschließt und andererseits aus dem äußeren Kapselschlauch, der den Gelenkraum nach außen abgrenzt. Der Ansatz des äußeren Kapselschlauches an der Pfanne liegt an der Basis des Labrum acetabulare und am Außenrand des Lig. transversum acetabuli. Sie folgt, innen direkt der Membrana fibrosa angelagert, bis zum Ansatz am Femurhals, wo sie sich auf den Oberschenkelhals umschlägt und bis zur Knorpelknochengrenze des Femurkopfes zurück aufsteigt. Am Femurhals finden sich Synovialfalten, Frenula capsulae, welche Blutgefäße zum Femurkopf führen.

1.2.5 Mechanik

Als Sonderform eines Kugelgelenks können am Hüftgelenk übereinkunftsgemäß drei Hauptachsen unterschieden werden.

Um die transversale Achse werden aus der Normal- oder Neutral-0-Stellung heraus Anteversion (Beugung) und Retroversion (Streckung) durchgeführt. Die Anteversion ist aktiv bis 130°–140°, passiv noch weiter bis zur Weichteilhemmung möglich. Die Weite der Streckung beträgt bis zur endgültigen Bandhemmung etwa 10–15°.

Um die sagittale Achse werden Abduktion (Spreizung) und Adduktion (Schließung) der Beine durchgeführt. Bei gleichzeitiger Streckung im Hüftgelenk ist die Abduktion maximal bis zu 50°, bei gleichzeitiger Beugung hingegen bis zu 80° möglich, weil in einer mittleren Beugestellung der Kapselbandapparat entspannt ist und somit das Gelenk für eine weitere Abduktion freigibt. Die Adduktion aus der Normalstellung heraus erfolgt bis zu 30° und ermöglicht das Übereinanderschlagen der Beine.

Um die vertikale Achse werden Längskreiselungen (Rotationen) durchgeführt. In Streckstellung lässt sich eine Außenrotation bis zu 50° und eine Innenrotation bis zu 40° erzeugen. In Beugestellung sind durch die Kapselentspannung auch die Rotationsbewegungen etwas weiter möglich.

Unter Zirkumduktion verstehen wir das Herumführen des Beines unter Ausnutzung des gesamten Bewegungsumfanges im Hüftgelenk. Dabei umschreibt das Bein an-

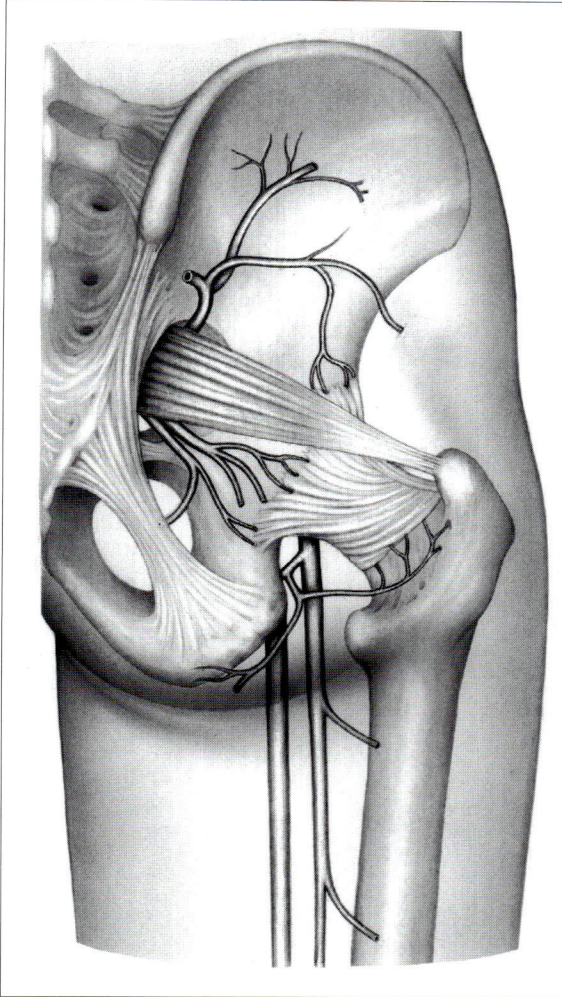

Abb. 1.9 Linkes Hüftgelenk von hinten. Die Kapsel zeigt die Strukturen des Lig. ischiofemorale. Durch das Foramen ischiadicum majus zieht der M. piriformis zum Trochanter major. Durch das Foramen suprapiriforme tritt die A. glutea superior aus. Im Foramen infrapiriforme erscheinen die A. glutea inferior und medial davon die A. pudenda interna. Unterhalb des Gelenks erscheint die A. profunda femoris, welche die A. circumflexa femoris medialis entlässt. Ihr R. ascendens steigt zum Trochanter major auf.

als Gleitlager die Bursa iliopectinea liegt, die in 10 % der Fälle mit der Gelenkhöhle kommuniziert.

Das Lig. ischiofemorale liegt hinten, entspringt vom Hinterrand des Acetabulum und zieht in einer Schraubentour um den Femurhals nach oben lateral, um gemeinsam mit dem Querzug des Lig. iliofemorale an der Linea intertrochanterica zu inserieren (Abb. 1.9).

Die Hemmfunktionen der Bänder können folgendermaßen zusammengefasst werden: Die Streckung wird durch alle drei Bänder gehemmt. Die Abduktion erfährt ihre nähernd eine Ellipse, deren Längsdurchmesser vertikal steht.

Zusammenfassend lässt sich feststellen, dass sich das Hüftgelenk in der Neutral-0-Stellung beinahe in einer Extremstellung, nämlich der Streckstellung, befindet. Der Kapsel-Band-Apparat ist so gebaut, dass er aus der Normalstellung heraus nur noch eine geringe Streckung zulässt, womit er gleichzeitig ein Hintenüberkippen des Beckens verhindert. Auf diese Art und Weise wird durch Verlagerung des Körperschwerpunktes hinter die transversale Achse im Hüftgelenk ein amuskulärer Stand ermöglicht.

In einer mittleren Beugestellung kommt es zur Entspannung der Gelenkkapsel, wodurch nun für die anderen Bewegungen des Hüftgelenks eine größere Exkursionsweite zur Verfügung steht.

Die Entspannungsstellung des Hüftgelenks tritt bei einer mäßigen Flexion, Abduktion und Außenrotation ein. In dieser Stellung sind nun tatsächlich alle Kapselanteile gleichmäßig entspannt. Diese Stellung wird auch dann eingenommen, wenn beispielsweise eine vermehrte Flüssigkeitsansammlung im Gelenkraum zur gleichmäßigen Anspannung der Kapsel führt.

1.2.6 Gefäßversorgung

Das Hüftgelenk wird rundum von einem mehrschichtigen Muskelmantel umhüllt, der von zahlreichen untereinander anastomosierenden Gefäßen versorgt wird. Diese Gefäße, die eine Verbindung zwischen der A. femoralis und der A. iliaca interna darstellen, versorgen nicht nur den Muskelmantel, sondern auch das Hüftgelenk selbst.

Der Femurkopf wird hauptsächlich über einen extrakapsulären, nicht immer geschlossenen Arterienkranz aus den Rr. ascendentes der Aa. circumflexae femoris lateralis et medialis versorgt (s. Abb. 1.8, Abb. 1.9). Von diesem Kranz steigen mehrere Äste, subsynovial in den Frenula capsulae entlang des Femurhalses auf, um nahe der Knochenknorpelgrenze in den Kopf einzudringen.

Weiter soll der Kopf auch über das Lig. capitis femoris versorgt werden. Bei Kindern dürfte diese Versorgungsweise tatsächlich bedeutsam sein, beim Erwachsenen spielt sie in der Regel eine untergeordnete Rolle. Meistens zieht im Lig. capitis femoris ein Ast des R. acetabularis der A. obturatoria femurkopfwärts. Er versorgt das Band selbst und, falls er so weit aufsteigt, noch den Bandansatz in der Fovea capitis femoris. Größere Kopfbezirke versorgt er kaum.

Die Pfanne des Hüftgelenks wird hauptsächlich von Ästen der A. iliaca interna, nämlich der A. obturatoria, den Aa. gluteae superior et inferior und der A. pudenda interna ernährt. Diese Gefäße, die über Kapseläste auch mit den Aa. circumflexae femoris anastomosieren, dringen am Rande des Acetabulum in den Hüftknochen ein. Die A. obturatoria schickt des Weiteren einen R. acetabularis, der in seltenen Fällen auch von der A. circumflexa femoris medialis entspringen kann, durch die Incisura acetabuli in die Fossa acetabuli zur Versorgung des Pulvinar acetabulare sowie auch der knöchernen Pfanne. Ein weiterer Ast des R. acetabularis folgt, wie schon erwähnt, dem Lig. capitis femoris.

Zusammenfassend kann festgehalten werden, dass der vordere Teil des Acetabulum und die Fossa acetabuli von der A. obturatoria, das Pfannendach von der A. glutea superior und der Sitzbeinteil des Acetabulum von der A. glutea inferior und zumeist auch von der A. pudenda interna versorgt werden.

Der venöse Abfluss erfolgt über die den Arterien folgenden gleichnamigen Begleitvenen.

1.2.7 Innervation

Nach der Hilton-Regel werden die Bestandteile eines Gelenks von jenen Nerven innerviert, die auch gleichzeitig die Muskeln innervieren, die in diesem Gelenk die Bewegungen durchführen. Damit wird eine „physiologische Harmonie" im Zusammenwirken dieser verschiedenen Strukturen gesichert. Schädigungen im Gelenkbereich führen zu entsprechender muskulärer Reaktion.

Für das Hüftgelenk kommen demnach vor allem folgende Nerven in Betracht:
- N. femoralis,
- N. obturatorius,
- N. ischiadicus,
- N. gluteus superior.

Dabei gelangen „primäre" Äste direkt an das Gelenk, während „sekundäre" Äste aus den Nervenästen der Muskeln hervorgehen. Ebenfalls kommen entlang der Blutgefäße reichlich sympathische Fasern an die Gelenkstrukturen. Vor allem der Kapsel-Band-Apparat enthält propriozeptive Nervenendigungen, die eine wichtige Rolle bei der bewussten und unbewussten Tiefensensibilität sowie für die Steuerung der Bewegungs- und Reflexaktivität spielen. In allen Gelenkstrukturen sind viele Schmerzrezeptoren vorhanden, die besonders durch Dehnung und Kompression erregt werden.

Am Hüftgelenk sind 4 Innervationsgebiete zu unterscheiden:
- ein **anteriorer Bezirk**, innerviert von tiefen Fasern des N. femoralis,
- ein **anteromedialer Bezirk**, innerviert von Ästen aus dem N. obturatorius,
- das **posterolaterale Areal**, das auch den oberen Gelenkbereich einschließt, wird aus dem N. gluteus superior versorgt,
- ein **posteromedialer Bezirk,** innerviert von tiefen Ästen des N. ischiadicus, die über die Muskeläste der Mm. gemelli und des M. quadratus femoris an das Gelenk herantreten.

1.3 Ärztliche Topographie und Zugänglichkeit

Wie kein anderes Gelenk des menschlichen Körpers wird das Hüftgelenk allseitig von einem dicken Weichteilmantel umhüllt. Daher ist es für eine palpatorische Untersuchung kaum zugänglich und es bedarf zur Orientierung der Hilfe von gelenknahen Skelettpunkten. Dazu werden die Spinae iliacae anterior superior et posterior superior, die Crista iliaca, der Trochanter major, das Tuber ischiadicum und auch das Lig. inguinale herangezogen (s. Abb. 1.**8** u. 1.**9**). Nur bei sehr abgemagerten Menschen können die Eminentia iliopectinea und unterhalb der lateralen Hälfte des Leistenbandes der Pfannenrand und der daran anschließende Teil des Femurkopfes ertastet werden. Der Trochanter minor lässt sich eventuell unterhalb der Mitte des Leistenbandes wahrnehmen. Unter einer Reihe von Hilfslinien ist eine der bekanntesten die Roser-Nelaton-Linie, die eine Verbindung der Spina iliaca anterior superior zum Tuber ischiadicum darstellt. Die Spitze des Trochanter major liegt auf dieser Linie und zeigt die Lage des Femurkopfes an, weil eine Horizontale durch die Trochanterspitze durch das Zentrum des Femurkopfes zieht.

Im Weichteilmantel ziehen die Gefäß-Nerven-Straßen über das Hüftgelenk: an der Vorderseite die Vasa femoralia und der gleichnamige Nerv, medial die A. und V. obturatoria, der N. obturatorius und die Äste der A. und V. circumflexa femoris medialis und dorsal der N. ischiadicus, der N. cutaneus femoris posterior sowie die Vasa glutea inferiora. Lediglich auf der lateralen Seite fehlen größere Leitungsstränge. Die Zugänglichkeit zum Hüftgelenk selbst ist daher von außen in einem Feld gegeben, das vorn vom N. femoralis und hinten vom N. ischiadicus begrenzt ist (Abb. 1.**10**).

Ventral ist das Hüftgelenk lateral vom vor dem Femurhals absteigenden M. rectus femoris, medial vom M. iliopsoas und dem M. pectineus bedeckt. Zwischen beiden letztgenannten Muskeln liegt die Fossa iliopectinea, bedeckt von der Fascia cribrosa mit dem Hiatus saphenus. In dieser Grube liegen die Vasa femoralia, die dort auch die A. und V. profunda femoris abgeben. Die A. femoralis liegt in der Mitte der Leistenbeuge, die V. femoralis befindet sich direkt medial von ihr (s. Abb. 1.**8**). Der N. femoralis liegt innerhalb der Iliopsoaskammer unmittelbar lateral der Arterie. Der Gefäß-Nerven-Strang ist also nur durch die dünne Muskelschicht vom Gelenk getrennt.

Die Zugänglichkeit von vorn ist unterhalb der Spina iliaca anterior superior zwischen den von ihr entspringenden Muskeln gegeben, dem lateral gelegenen M. tensor fasciae latae und dem medial von ihm gelegenen M. sartorius (s. Abb. 1.**10**). Das Gelenk wird erreicht, indem der M. rectus femoris nach medial vom Femurhals abgedrängt wird. Auf dem Weg dorthin kann man subkutan auf die A. und V. circumflexa ilium superficialis, unter der Fascia lata auf den N. cutaneus femoris lateralis, der in Höhe der Spina iliaca anterior superior durch die Lacuna musculorum auf den Oberschenkel übertritt und über dem M. tensor fasciae latae nach distal zieht, treffen. In der Tiefe stößt man auf Äste der A. circumflexa femoris lateralis und deren Begleitvenen (s. Abb. 1.**8**).

Lateral liegt der Trochanter major dicht unter der Haut. Er ist bedeckt vom Tractus iliotibialis, der besonderen Verstärkung der Fascia lata, in welchen von dorsal der proximale Teil des M. gluteus maximus und von vorn der M. tensor fasciae latae einstrahlen. Die Fascia lata bedeckt zwischen dem nach außen, unten und vorn verlaufenden Oberrand des M. gluteus maximus hinten, der Crista iliaca oben und dem M. tensor fasciae latae vorn, als Deltoideum pelvis Henry bezeichnet, als besonders straffe Struktur den M. gluteus medius. Unter ihm liegt der M. gluteus minimus, mit dem er gemeinsam den Trochanter major erreicht. Von lateral gelangt man nach Faszienspaltung entweder zwischen M. glutaus medius und M. tensor fas-

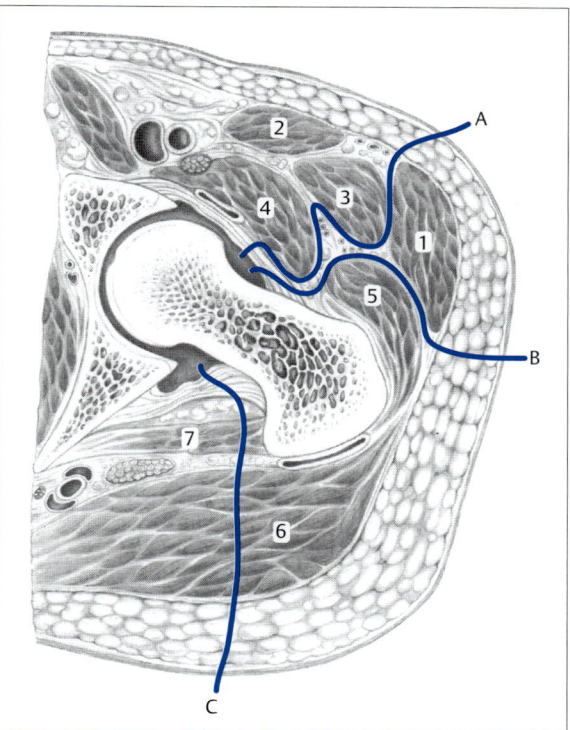

Abb. 1.10 Horizontalschnitt durch das Hüftgelenk.
1 M. tensor fasciae latae
2 M. sartorius
3 M. rectus femoris
4 M. psoas major
5 M. gluteus medius
6 M. gluteus maximus
7 M. triceps coxae
A ventraler Zugang
B lateraler Zugang
C dorsaler Zugang

ciae latae oder durch den M. gluteus medius selbst zum Hüftgelenk (s. Abb. 1.**10**). Auf diesem Wege werden keine größeren Leitungsbahnen getroffen. Nur der R. profundus der A. glutea superior mit den Begleitvenen zieht mit dem N. gluteus superior zwischen den kleinen Glutäalmuskeln nach vorn bis zum M. tensor fasciae latae. Diese Gebilde liegen im Bereich der Inzision weit oben und können daher geschont werden.

Dorsal wird das Hüftgelenk oben vom M. gluteus minimus und darunter von den tiefen Außenrotatoren, dem M. piriformis und unterhalb davon vom M. triceps coxae bedeckt. Ganz unten schlingt sich der M. obturatorius externus um den Femurhals, begleitet vom R. ascendens der A. circumflexa femoris medialis (s. Abb. 1.**9**). Der M. quadratus femoris schließt kaudal unmittelbar an den M. triceps coxae an, indem er die Sehne des M. obturatorius externus von hinten her zudeckt. Alle diese Strukturen werden dorsal noch vom M. gluteus maximus überlagert, der somit auch die so genannte Pfortenregion des Beckens bedeckt: Das Foramen ischiadicum majus wird vom durchtretenden M. piriformis in das Foramen supra- und infrapiriforme geteilt.

Das Foramen suprapiriforme liegt etwa unter dem mediokranialen Drittelpunkt der Spina-Trochanter-Linie, welche die Spina iliaca posterior superior mit der Trochanterspitze verbindet. Durch diese Öffnung betritt die A. glutea superior mit ihren Begleitvenen die Gesäßregion. Ihr R. superficialis versorgt den oberen Abschnitt des M. gluteus maximus, ihr R. profundus ernährt die kleinen Glutäalmuskeln, wobei er zwischen dem M. gluteus medius und M. gluteus minimus nach vorn bis zum M. tensor fasciae latae zieht. Der Nerv des Foramen suprapiriforme ist der N. gluteus superior, der die kleinen Glutäalmuskeln inneviert und sich dem R. profundus der gleichnamigen Arterie anschließt.

Das Foramen infrapiriforme liegt am Halbierungspunkt der Spina-Tuber-Linie, welche die Spina iliaca posterior superior mit dem Tuber ischiadicum verbindet (s. Abb. 1.**9**). Durch den mittleren Abschnitt dieser Pforte treten die Vasa glutea inferiora mit dem N. gluteus inferior aus, um an den M. gluteus maximus heranzutreten; ganz medial liegen die Vasa pudenda interna und der N. pudendus. Am weitesten lateral verlassen der N. ischiadicus und der N. cutaneus posterior diese Öffnung. Der N. ischiadicus läuft im subglutealen Bindegewebe nach distal, nur durch die dünne Schicht der Außenrotatoren vom Hüftgelenk getrennt. Er liegt dabei am medialen Drittelpunkt der Tuber-Trochanter-Linie, der Verbindungslinie der Außenfläche des Trochanter major mit dem Tuber ischiadicum, wo er sich auch unmittelbar unterhalb des Sulcus gluteus aufsuchen lässt. Der N. cutaneus femoris posterior liegt dort etwas medial und dorsal von ihm.

Der dorsale Zugang zum Hüftgelenk kann am Oberrand des M. gluteus maximus oder durch die Spaltung des Muskels selbst, parallel zu seinem Faserverlauf, beschritten werden, wobei auch seine Versorgung geschont wird (s. Abb. 1.**10**). Im subglutealen Bindegewebe werden der N. ischiadicus und der N. cutaneus femoris posterior identi-fiziert und am besten nach medial verlagert. Nach Abtragung des femoralen Ansatzes der kleinen Außenrotatoren und eventuell der Abduktoren ist das Hüftgelenk dorsal breit freigelegt.

Literatur

Anderhuber, F. (1993): Über die Blutversorgung des Hüftgelenkes. Verrenkungsbrüche der Hüftpfanne und Beckenverletzungen. Kongressbericht der 29. Jahrestagung der Österreichischen Gesellschaft f. Unfallchirurgie 1993. Huber, Bern: 23

Anderhuber, F., H. Hempfling (1998): Hüftgelenk. In: Kremer, K., W. Lierse, W. Platzer, H. Schreiber, S. Weller: Chirurgische Operationslehre. Bd. 10, Teil 2. Thieme, Stuttgart

Benninghoff, A. (1994): Anatomie: Makroskopische und mikroskopische Anatomie, Embryologie und Histologie des Menschen. Bd. 1, 15. Aufl. Urban Schwarzenberg, München

Birnbaum, K., A. Prescher, S. Hessler, K.D. Heller (1997): The sensory innervation of the hip-joint. An anatomical study. Surg Radiol Anat 19: 371–375

Braus, H., C. Elze (1954): Anatomie des Menschen. Bd. 1, 3. Aufl. Springer, Heidelberg

Breul, R., W. Oberländer, H.-J. Kurrat (1979): Eine morphologische und funktionelle Analyse der Ausdehnung der Knorpelbedeckungen am menschlichen Hüftgelenk. Gegenbaurs Morph Jahrb 125: 779–796

Broman, I. (1911): Normale und abnorme Entwicklung des Menschen. Bergmann, Wiesbaden

Fick, R. (1904): Anatomie und Mechanik der Gelenke. In: Fick, R., K. Eisler, K. von Bardeleben: Handbuch der Anatomie des Menschen. Gustav Fischer, Jena

Fritsch, H., L. Hegemann (1991): Die Entwicklung des Ligamentum capitis femoris und der gleichnamigen Arterie. Z Orthop Ihre Grenzgeb 129: 447–452

Golub, D.M., G.M. Bronovitskaia (1981): Development of the human hip joint and its innervation. Arkh Anat Gistol Embriol 80: 47–56

Graf, R. (1993): Sonographie der Säuglingshüfte und therapeutische Konsequenzen. In: Krämer, J., K.F. Schlegel: Bücherei des Orthopäden. Bd. 43. Enke, Stuttgart

Harty, M. (1992): Anatomy. In: Steinberg, M.: The hip and its disorders. Saunders, Philadelphia: 27–46

Hilton, J. (1863): Rest and pain. Bell, London

Hinrichsen, K. (1990): Humanembryologie: Lehrbuch und Atlas der vorgeburtlichen Entwicklung des Menschen. Springer, Heidelberg

Kapandji, I.A. (1985): Funktionelle Anatomie der Gelenke. Bd. 2: Untere Extremität. In: Otte, P., K.-F. Schlegel: Bücherei des Orthopäden. Enke, Stuttgart

Katthagen, B.D., H. Spieß, G. Bachmann (1995): Die arterielle Durchblutung der knöchernen Hüftgelenkspfanne. Z Orthop 133: 7–13

Lang, J., W. Wachsmuth (1972): Bein und Statik. In: Lanz, T., W. Wachsmuth: Praktische Anatomie. Bd. 1, 4. Teil. Springer, Heidelberg

McRae, R. (1990): Zugänge in der orthopädischen Chirurgie. Gustav Fischer, Stuttgart

Oberländer, W. (1977): Die Beanspruchung des menschlichen Hüftgelenkes. Die Verteilung der Knorpeldicke im Acetabulum und ihre funktionelle Bedeutung. Anat Embryol 150: 141–153

Oberländer, W., H.-J. Kurrat, R. Breul (1978): Untersuchungen zur Ausdehnung der knöchernen Facies lunata. Z Orthop 116: 675–682

Rauber, Kopsch (1998): Anatomie des Menschen. Bd. 1: Bewegungsapparat. 2. Aufl. Thieme, Stuttgart

Sadler, T.W. (1995): Langman`s Medical Embryology. 7 th ed. Williams Wilkins, Baltimore

Stanley, M., M.D. Chung (1992): Embryology, growth and development. In: Steinberg, M.: The hip and its disorders. Saunders, Philadelphia: 3–26

Tillmann, B. (1969): Die Beanspruchung des menschlichen Hüftgelenks. Z Anat Entwickl-Gesch 128: 329–349

Uhthoff, H.K. (1990): The embryology of the human locomotor system. Springer, Heidelberg

Williams, P. (1995): Gray`s Anatomy. 38 th ed. Churchill Livingstone, Edinburgh

2 Biomechanik

G. Bergmann

2.1 Kontaktkraft im Hüftgelenk
2.2 Gelenkdruck
2.3 Knochenumbau
2.4 Endoprothesen
2.5 Belastung des Hüftgelenks bei komplexen Aktivitäten
2.6 In vivo wirkende Kräfte im Hüftgelenk
2.7 Erwärmung von Hüftimplantaten

2 Biomechanik

2.1 Kontaktkraft im Hüftgelenk

2.1.1 Das Rechenmodell von Pauwels

Wie alle Gelenke der unteren Extremitäten ist auch das Hüftgelenk häufig durch große Kräfte belastet. Pauwels (1935, 1973) hat schon früh gezeigt, wie man die hüftgelenküberbrückenden Muskelkräfte und die Kontaktkräfte im Gelenk für den einbeinigen Stand abschätzen kann. Hierzu stellt man sich eine Waage vor, auf deren langer Seite die Kraft G wirkt (Abb. 2.1). G verursacht gegenüber dem Drehpunkt ein „Moment" Mg, welches gleich Kraft G mal Hebelarm lg ist: Mg = G × lg. Damit die Waage sich nicht dreht, muss am kurzen Hebelarm la die Kraft A wirken, deren Moment Ma = A × la genauso groß wie Mg ist, aber entgegengesetzt dreht. Bei bekannter Belastung G kann die stabilisierende Kraft A aus dem Verhältnis der Hebelarme lg und la berechnet werden: A = lg/la × G. Die Kraft A ist wegen des kürzeren Hebelarms la größer als G. Beide Kräfte zusammen müssen im Drehlager durch die Kraft F abgestützt werden. Diese kann graphisch so bestimmt werden, dass die Kraftpfeile (Vektoren) von G und A zusammen genauso groß sind wie der Kraftpfeil F, der aber in die Gegenrichtung zeigt.

Beim Hüftgelenk (Abb. 2.2) wird die Belastung beim einbeinigen Stand durch das Gewicht G von Oberkörper und Spielbein bewirkt. Es beträgt etwa $^5/_6$ des gesamten Körpergewichts KG. Die Kraft A wird durch die das Hüftgelenk überspannenden Abduktoren aufgebracht und wirkt, anders als in Abbildung 2.1, nicht senkrecht sondern schräg.

Um A berechnen zu können, müssen die Hebelarme von G und A bekannt sein. G wirkt etwas außerhalb der Körpermitte. A wirkt zwischen dem Ansatzpunkt T der Abduktoren am Trochanter major und dem Mittelpunkt U ihrer Ursprungsfläche am Becken: Der Hebelarm la steht dabei immer senkrecht auf der Kraft A. Schätzt man die Hebelarme lg/la als 2,5 : 1 ab, so ergibt sich die Muskelkraft der Abduktoren: A = 2,5 × G oder A = 2,1 × KG. Sie beträgt also das Zweifache des gesamten Körpergewichts (KG). Das Drehlager der Waage entspricht nun dem Hüftgelenk mit der dort wirkenden Kontaktkraft F zwischen Pfanne und Femur- oder Prothesenkopf. Aus den parallelen Kräften (s. Abb. 2.1) wird jetzt aber ein Dreieck (s. Abb. 2.2, rechts). Größe und Richtung von G und A sind bekannt, und die Kontaktkraft F muss nur noch so eingezeichnet werden, dass das Kraftdreieck geschlossen wird. So ergeben sich graphisch die Größe und die Richtung von F. Es zeigt sich, dass die Kontaktkraft F beim einbeinigen Stand etwa 3-mal so groß ist wie das Körpergewicht: F = 3 × KG. Sie wirkt unter einem Winkel von 25° schräg zur Längsachse des Femurs bzw. unter 16° gegen die Senkrechte. Diese Betrachtung des einbeinigen Standes ist stark vereinfacht und berücksichtigt nur die Situation in der Frontalebene. Nach Pauwels kann diese vereinfachte Betrachtung aber auch auf jenen Moment des langsamen Gehens übertragen werden, in dem die Kontaktkraft ihr Maximum erreicht, wenn man etwa 50 % für dynamische Kräfte addiert.

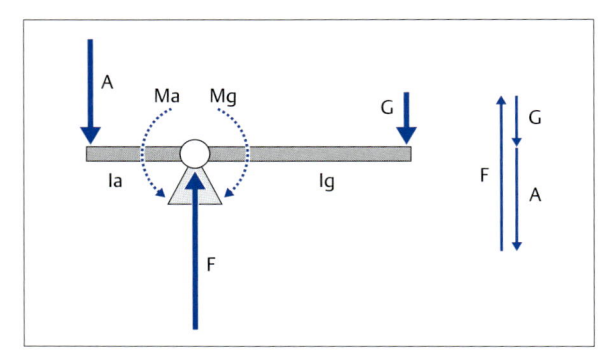

Abb. 2.1 Gleichgewicht der Kräfte und Momente einer Waage. Die Position ist stabil, wenn links eine Kraft A (kurzer Hebelarm la) wirkt, die lg/la-mal größer ist als die Kraft G (langer Hebelarm lg). Die Kraft F im Drehgelenk ist die Summe von G und A.

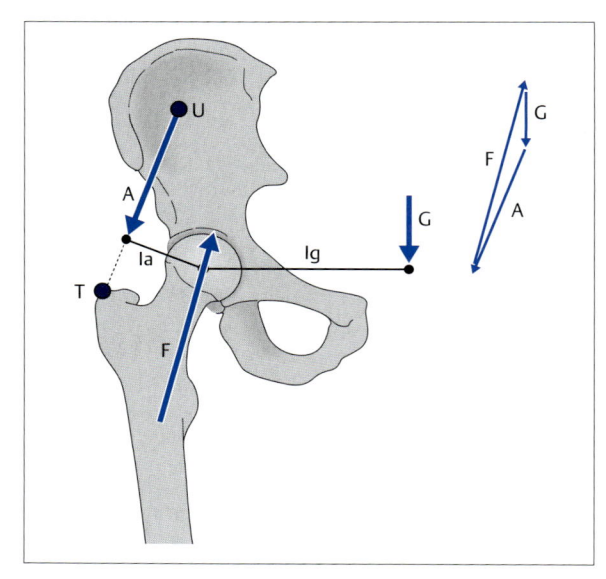

Abb. 2.2 Gleichgewicht am Hüftgelenk. Die Last G des Oberkörpers wird durch die größere Kraft A der Abduktoren im Gleichgewicht gehalten. Die Kontaktkraft F im Gelenk ergibt sich aus der Vektor-Summe von G und A (geschlossenes Kräftedreieck). Gezeigt sind die Kräfte am Becken, am Femur wirken A und F in Gegenrichtung.

2.1.2 Einfluss von Anatomie und Muskelfunktion auf die Kontaktkraft

Mit ähnlich vereinfachten Überlegungen und der ersten Gleichung für A lässt sich der Einfluss anatomischer Verhältnisse oder muskulärer Defizite auf die Größe der Gelenkbelastung abschätzen: Wenn sich der Hebelarm la der Abduktoren vergrößert oder der Hebelarm lg des Körpergewichts verkleinert, so verringert sich die Muskelkraft A und damit auch die Kontaktkraft F im Hüftgelenk. Umgekehrt vergrößern sich A und F, wenn lg größer oder la kleiner wird.

Eine Vergrößerung von la und damit Verkleinerung von A und F ergibt sich z.B. bei einem kleinen CCD-Winkel (Abb. 2.3), da dann der Ansatzpunkt T der Abduktoren am Becken weiter nach außen zu liegen kommt. Diese Veränderung ist das Ziel einer Umstellungsosteotomie im proximalen Femur, bei welcher der Schenkelhals eine flachere Richtung bekommt. Eine Vergrößerung ergibt sich auch bei Verwendung von Hüftendoprothesen mit langem oder flach stehendem Prothesenhals.

Die Stabilisierung einer Körperposition, im gezeigten Fall der waagerechten Position des Beckens, erfolgt im Prinzip immer durch den Muskel, welcher den größten Hebelarm hat (A in Abb. 2.4). Dieser Muskel kann die Stabilisierung mit der geringsten Kraft bewirken. Bei seinem Ausfall muss ein anderer Muskel kompensatorisch aktiv werden und wegen seines ungünstig kleinen Hebelarms lc eine größere Kraft C aufbringen (s. Abb. 2.4). Damit steigt auch die Kontaktkraft Fc.

Mit einer Betrachtung der Hebelverhältnisse lässt sich auch erklären, warum Patienten mit schmerzhafter Hüftgelenkarthrose oder reduzierter Muskelkraft hinken: Hierbei wird das Oberkörpergewicht zum tragenden Gelenk hin verschoben und damit der Hebelarm lg verkleinert. Somit reduzieren sich Abduktorenkraft, Kontaktkraft und als Folge der Gelenkdruck.

Größe und Richtung der Kontaktkraft F beeinflussen die mechanische Beanspruchung im Hüftgelenk selber und in dessen Umgebung. Einen alleinigen Einfluss hat F aber nur in den Bereichen zwischen dem Gelenkmittelpunkt und den Ursprungs- oder Ansatzflächen der benachbarten Muskeln, also auf den Gelenkknorpel, den Hüftkopf und Schenkelhals sowie in der direkten Umgebung des Acetabulum (s. Abb. 2.4, Kreis). Der Druck im Hüftgelenk, die Beanspruchung von Schenkelhalsfrakturen, die Fixation künstlicher Gelenkpfannen oder der Verschleiß von Hüftendoprothesen sind daher ausschließlich von der Kontaktkraft F abhängig.

Außerhalb der dem Hüftgelenk benachbarten Ursprungs- und Ansatzflächen bestimmen die Muskelkräfte die mechanischen Beanspruchungen im Knochen und in Implantaten maßgeblich mit. Dies gilt beispielsweise für

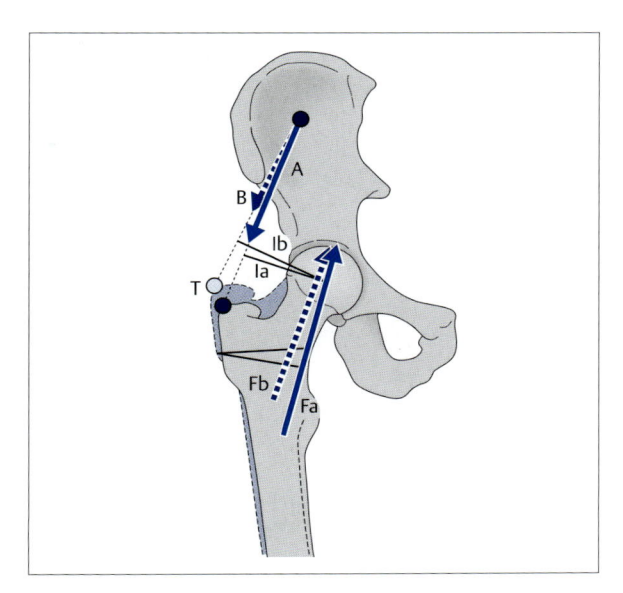

Abb. 2.3 Umstellungsosteotomie. Durch die Osteotomie (blau) wirken die Abduktoren B nicht mehr so steil wie ursprünglich (A). Die Abduktorenkraft B und die Kontaktkraft Fb verringern sich. Fb wirkt weniger steil, was die tragende Fläche des Gelenks vergrößert.

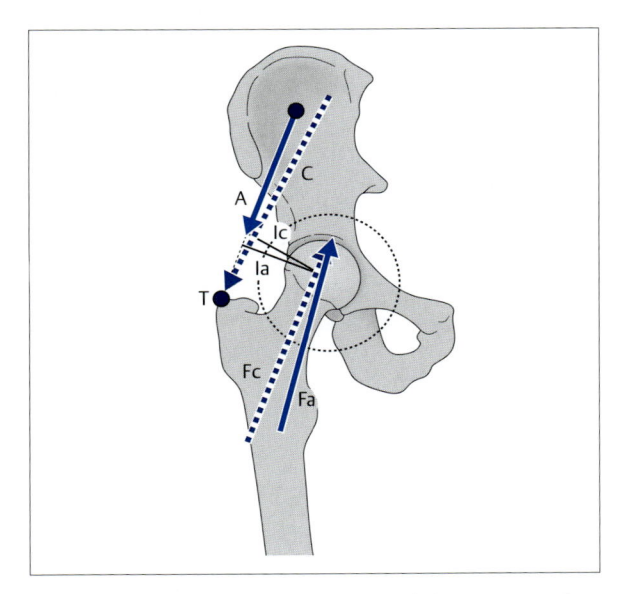

Abb. 2.4 Kompensation insuffizienter Muskeln. Muss ein näher beim Hüftgelenk liegender Muskel C die Beckenlage stabilisieren, so erfordert sein kürzerer Hebelarm lc eine größere Muskelkraft C und vergrößert die Kontaktkraft Fc im Gelenk.

Frakturen distal vom Schenkelhals. Es zeigt sich, dass die zusätzliche Wirkung der Muskeln zu einer Verringerung der mechanischen Belastung führen (Abb. 2.5a–c) (Duda u. Mitarb. 1998).

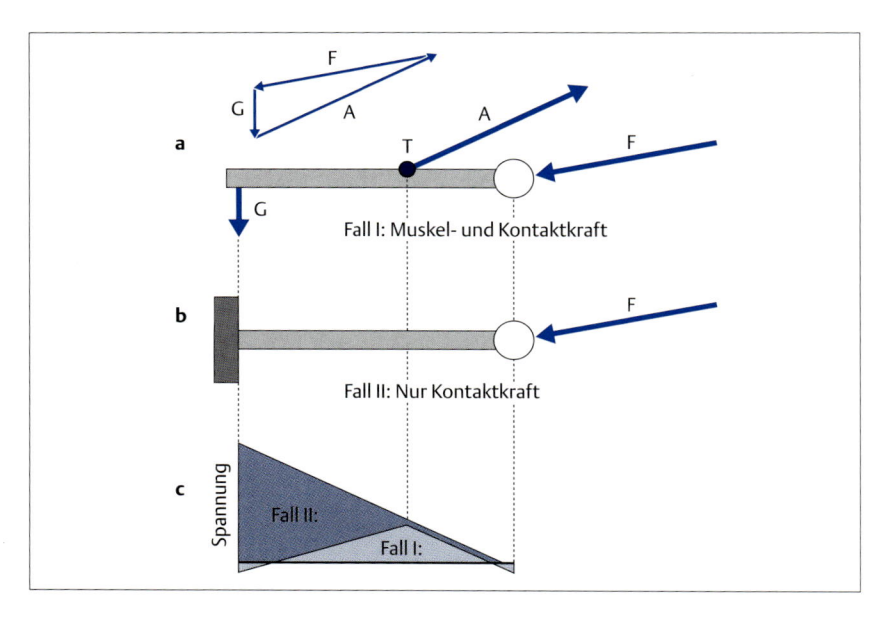

Abb. 2.5 a–c Spannungen an der Knochenoberfläche.
a Fall I: Auf den Knochen wirken die Muskelkraft A und die Kontaktkraft F.
b Fall II: Die Muskelkraft wird vernachlässigt.
c Wird die Muskelkraft vernachlässigt, so berechnet man fälschlicherweise eine wesentlich zu große Beanspruchung des Knochens distal vom Ansatzpunkt T des Muskels.

2.2 Gelenkdruck

Die Größe des Gelenkdrucks spielt bei Erkrankungen wie Arthrose oder Hüftkopfnekrose eine entscheidende Rolle. Wenn man die Berechnung des Drucks p extrem vereinfacht, kann man einen mittleren Wert aus der Kontaktkraft F im Gelenk und der tragenden Gelenkfläche FL berechnen: $p = F/FL$ (Abb. 2.6a). Dabei ist FL die Kontaktfläche senkrecht zur Richtung der Kraft F. In Wirklichkeit ist der Gelenkdruck nicht gleichmäßig verteilt, sondern in der Mitte größer als am Rand der tragenden Gelenkfläche (Abb. 2.6b). Außerdem bewirkt der steifere Knochen im Bereich des Pfannendacherkers dort eine Vergrößerung des Drucks. Die Fläche FL wird bei räumlicher Betrachtung ventral-lateral vom Pfannendachrand begrenzt. Zu Vergleichszwecken genügt es aber oft, den Druck aus F und FL abzuschätzen und sich FL dabei als Kreis senkrecht zu F vorzustellen, dessen Durchmesser durch den Pfannendacherker begrenzt wird. Der auf dem Knorpel des Hüftgelenks lastende Druck wird also größer, wenn sich die Gelenkkraft erhöht oder die tragende Gelenkfläche verkleinert. Einige Fälle mit vergrößerter Kraft F sind schon aufgeführt worden. Die tragende Gelenkfläche FL verringert sich dann, wenn die Kontaktkraft F mehr senkrecht wirkt, bei steil stehender Pfanne oder wenn diese nur flach ausgebildet ist sowie bei inkongruenten Flächen von Kopf und Pfanne (Abb. 2.6c). Erste Knorpelschäden bei Arthrose lassen den Gelenkdruck in den benachbarten Knorpelbereichen ansteigen und beschleunigen deren weitere Degeneration.

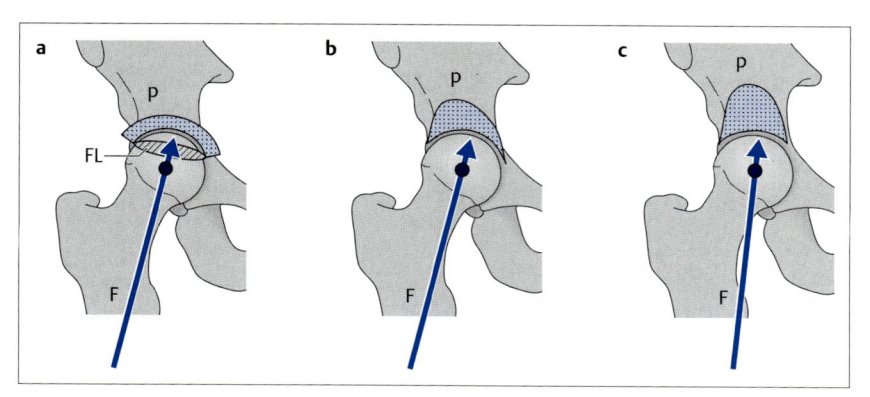

Abb. 2.6 Gelenkdruck. Der Gelenkdruck p ergibt sich aus der Kontaktkraft F und der tragenden Gelenkfläche FL. Links: Vereinfachter, gleichmäßiger Druck. Mitte: Realistischerer Druckverlauf mit Maximum in Nähe des Pfannendacherkers. Rechts: Erhöhter Druck bei steiler wirkender Gelenkkraft.

2.3 Knochenumbau

Die auf den Knochen wirkenden Belastungen (Kräfte und Momente) verursachen im Inneren Beanspruchungen, welche als mechanische Spannung ausgedrückt werden. Eine Spannung kann man sich als die in einer kleinen Querschnittsfläche des Knochens übertragene Teilkraft vorstellen; sie hat wie der Druck die Einheit Newton/mm^2. Der Knochen reagiert auf die Größe der in ihm wirkenden Beanspruchung mit Umbau (Weinans u. Mitarb. 1992, Kerner u. Mitarb. 1999). Das Gesetz von Wolff (Wolff 1884) postuliert, dass es einen optimalen Bereich der im Knochen wirkenden mechanischen Spannungen gibt. Auf zu geringe Spannungen reagiert der Knochen mit Abbau, was unnötiges Gewicht vermeidet. Sind die Spannungen zu groß, wird Knochen angebaut und somit die Gefahr einer Fraktur verringert. Die Abbildung 2.7 zeigt die Spannungen im Femur bei einer Beanspruchung durch ein Biegemoment M. Die Zug- und Druckspannungen liegen nach dem Wolff-Gesetz im optimalen Bereich. Wäre der Markkanal enger, würden die Spannungen an der Innenwandung unterhalb der optimalen Grenze liegen. Wird eine im Vergleich zum Knochen sehr steife Hüftendoprothese implantiert, so wird der umgebende Knochen vor allem im medial-proximalen Bereich zu stark entlastet (Huiskes u. Mitarb. 1992) und der Knochen resorbiert in diesem Bereich teilweise. Dies kann ein Faktor für die Lockerung des Implantats sein. Ähnlich nachteilig wirkt sich die Resorption bei zu steifen Frakturimplantaten aus.

Neben der Spannungsgröße und der Spannungsart (Druck, Zug oder Schub) spielt auch die Bewegung in den Grenzflächen des Knochens eine große Rolle für den Knochenumbau. Pfannen und Schäfte von Hüftimplantaten müssen beispielsweise so gestaltet sein, dass in den Grenzflächen zum Knochen bei hoher Belastung keine zu großen „Mikrobewegungen" entstehen. Die zulässige Bewegung liegt etwa im Bereich von einem zehntel Millimeter (Engh u. Mitarb. 1992). Durch poröse Beschichtungen der Implantatoberflächen und Einwachsen des Knochens in diese Struktur versucht man, die Mikrobewegungen klein zu halten.

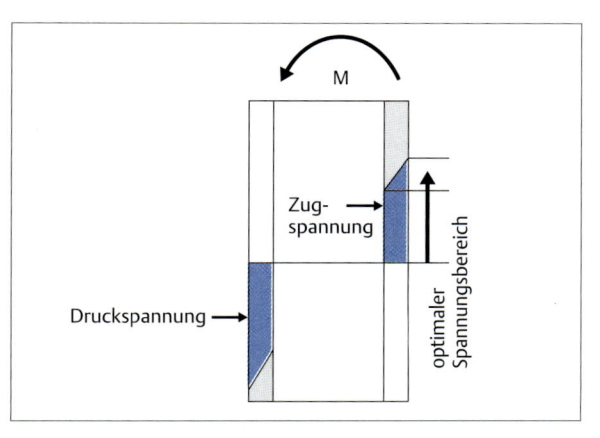

Abb. 2.7 Spannungen im Querschnitt des Femurs. Es wirkt ein Biegemoment M. Bei optimaler Größe und (räumlicher) Richtung von M liegen die Spannungen in einem Bereich, in dem Ab- und Anbau des Knochens im Gleichgewicht sind.

2.4 Endoprothesen

Die Implantation einer Endoprothese verursacht diverse biomechanische Probleme. Durch geeignete Formgebung und Materialwahl versucht man, unphysiologische Knochenspannungen mit nachfolgender Resorption ebenso zu vermeiden wie zu große Mikrobewegungen in den Grenzflächen zwischen Implantat und Knochen. Daneben spielt vor allem der Abrieb zwischen Pfanne und Kopf eine wichtige Rolle. Pfannen aus Polyäthylen verschleißen, was die Lebensdauer der Implantate herabsetzt (Chen u. Shih-Shyn Wu 2002). Zusätzlich bewirken die durch Mikrobewegungen in die Grenzflächen beförderten Abriebpartikel eine Lockerung der Implantate (Willert u. Mitarb. 1989). Neues, hoch vernetztes Polyäthylen mag hier Abhilfe bringen, längere klinische Resultate müssen aber noch abgewartet werden. Pfannen aus Keramik sind zwar verschleißfest, müssen jedoch in optimaler Position implantiert werden, um das Anschlagen des Halses am Pfannenrand zu vermeiden. Auch die reibungsbedingte Erwärmung der Implantate könnte bei einigen Materialpaarungen von Kopf und Pfanne problematisch sein (Bergmann u. Mitarb. 2001 a, c).

2.5 Belastung des Hüftgelenks bei komplexen Aktivitäten

Die geschilderten Überlegungen zur Berechnung der stabilisierenden Muskelkräfte und der Kontaktkraft im Hüftgelenk stellen sehr starke Vereinfachungen dar. Hierbei wird nur der Stand auf einem Bein in der Frontalebene analysiert, und es wird angenommen, dass ausschließlich die Abduktoren zur Stabilisierung des Beckens beitragen. Außerdem wird ein fester Angriffspunkt U der Abduktorenkraft A vorausgesetzt, was angesichts der großen Ursprungsflächen an der Beckenschaufel etwas willkürlich ist.

2.5.1 Kraftberechnung

Die Kontaktkraft kann auch berechnet werden. Wesentlich aufwendiger als beim einfachen Modell nach Pauwels (s. Abb. 1.**2**) müssen dazu bei komplexen Bewegungen die Positionen und Beschleunigungen aller Beinsegmente und des Beckens für jeden Zeitpunkt der Bewegung gemessen werden. Die Genauigkeit dieser „Ganganalyse" ist systembedingt beschränkt. Zusätzlich müssen die zeitabhängigen Auftrittskräfte sowie Gewicht und Schwerpunkt aller Segmente ermittelt werden. Diese Daten zusammen ermöglichen die Berechnung der an den Gelenken wirkenden Gesamtkräfte und -momente mit Hilfe der „inversen Dynamik" (Heller u. Mitarb. 2001). Die Kontaktkraft im Gelenk und die Summe der gelenküberbrückenden Muskelkräfte mit ihren entsprechenden Hebelarmen müssen diesen Belastungen entgegenwirken und ihnen ständig die Balance halten. Um diese Kräfte zu berechnen, muss ein möglichst realistisches Rechenmodell aller Muskeln vom Becken abwärts erstellt werden. Problematisch ist dabei, dass die Balance rein mathematisch durch unendlich viele Kombinationen von Kontakt- und Muskelkräften erreicht werden kann. Als realistischste Kombination in jeder Bewegungsphase wird daher jene angenommen, welche ein bestimmtes Kriterium optimal erfüllt. Beispielsweise wird verlangt, dass die Summe aller Muskelkräfte oder der Energieaufwand der Bewegung ein Minimum sein muss.

Anfangs lieferten derartige Kraftberechnungen unrealistisch hohe Kontaktkräfte im Hüftgelenk. Schon beim normalen Gehen wurden Kräfte bis zum siebenfachen Körpergewicht ermittelt (Crowninshield u. Mitarb. 1978). Durch realistischere Muskelmodelle und eine Verbesserung der Rechenmethoden anhand von Vergleichen mit in vivo gemessenen Kontaktkräften ist es mittlerweile möglich, für einfache Aktivitäten ohne antagonistische Muskelaktivitäten realistische Muskel- und Kontaktkräfte analytisch zu bestimmen (Heller u. Mitarb. 2001).

2.5.2 Kraftmessung

Die weltweite Zunahme der Hüftendoprothetik, die anfänglichen Probleme von Implantatbrüchen und die noch heute vorkommenden Lockerungen der Endoprothesen schufen einen Bedarf an realistischen Belastungsdaten zur Prüfung und Verbesserung der Implantate und ihrer Verankerung im Knochen. Sie konnten nur mit Hilfe von Endoprothesen mit eingebauter Elektronik zur Kraftmessung gewonnen werden.

Schon 1966 wurden erstmalig Kontaktkräfte mit Hilfe von instrumentierten Hüftendoprothesen gemessen (Rydell 1966). Die Ergebnisse waren aber – ebenso wie die Resultate späterer In-vivo-Messungen (Davy u. Mitarb. 1988) – auf wenige Patienten, Aktivitäten und kurze postoperative Zeitpunkte beschränkt. Aus diesem Grunde wurden neue instrumentierte Hüftendoprothesen entwickelt (Bergmann 1994). Dehnungssensoren und eine Mikroelektronik im Inneren sowie eine Energieversorgung von außen (Graichen u. Bergmann 1988) ermöglichten die telemetrische Messung der im Gelenk übertragenen Kontaktkraft F (Abb. 2.**8**). In einigen der Messprothesen konnte zusätzlich der Temperaturverlauf im Implantat bestimmt werden (Graichen u. Mitarb. 1999). Die Implantate hatten einen Keramik-Kopf und eine Polyäthylenpfanne. Sie wurden bei sieben Patienten implantiert (Alter 51–82 Jahre, Arthrose und Hüftkopfnekrose), in zwei Fällen bilateral. Bei einem Patienten wurde im zweiten Gelenk eine Pfanne aus Keramik verwendet, um die unterschiedliche Erwärmung beider Materialpaarungen zu untersuchen. Eine Patientin hatte ein leicht gestörtes Gangbild.

Messungen wurden bei verschiedenen Aktivitäten bis zu neun Jahre lang vorgenommen (Bergmann u. Mitarb. 1990, 1993a, b, 1995a, b, 1997, 2001a, b, c). Die nachfolgenden Ergebnisse fassen einige wichtige Erkenntnisse aus diesen Veröffentlichungen zusammen. Eine ausführliche Dokumentation der Kontaktkräfte bei Standardaktivitäten inklusive Videoaufnahmen und Gangdaten (Bergmann 2001) ist als Compact Disc über die Homepage: www.biomechanik.de erhältlich.

Die 3 Komponenten der Kraft wirken nach außen (Fx), hinten (Fy) und unten (Fz) auf den Hüftkopf ein (Abb. 2.**9**). Die Gesamtkraft F wird ebenso wie die Komponenten im Folgenden in Prozent vom Körpergewicht (BW = body weight) angegeben. 250% BW entsprechen z.B. dem zweieinhalbfachen Körpergewicht. Falls nicht Kraftverläufe besprochen werden, wird hier nur auf die maximale Gesamtkraft während eines Bewegungszyklus eingegangen.

Da die anatomischen Verhältnisse der Patienten durch die Implantation nicht wesentlich geändert wurden, kann davon ausgegangen werden, dass die mit den instrumentierten Prothesen gemessenen Belastungsdaten auch für das natürliche Gelenk gelten.

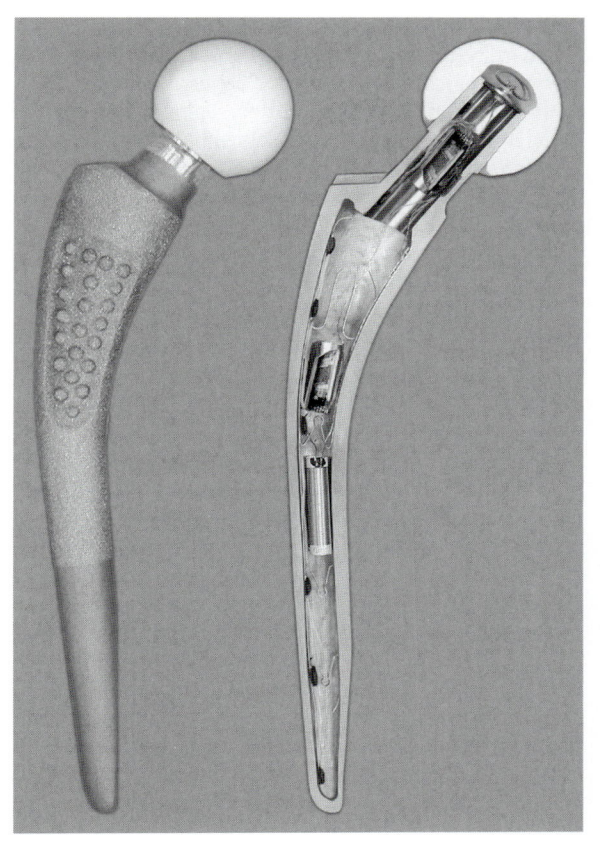

Abb. 2.8 Instrumentierte Hüftendoprothese. Implantat zur Messung von Kontaktkraft und Implantattemperaturen. Telemetrische Datenübertragung und Energieversorgung über Magnetfeld.

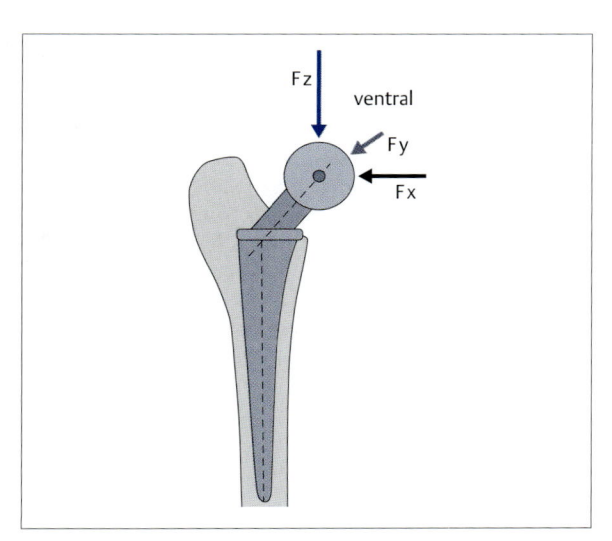

Abb. 2.9 Kontaktkraft im Hüftgelenk. Die räumlich auf den Prothesenkopf wirkende Kontaktkraft F hat 3 Komponenten (Fx, Fz, Fy). Die nach unten gerichtete Komponente (Fz) ist immer am größten. Die rückwärts gerichtete Komponente (Fy) bewirkt eine Drehbelastung der Implantate.

2.6 In vivo wirkende Kräfte im Hüftgelenk

2.6.1 Stehen

Beim beidbeinigen Stehen liegt die Kontaktkraft F im Bereich zwischen 70 und 100% BW (Abb. 2.10). Statisch wären nur ca. 33% BW erforderlich. Die erhöhte Kraft ist ein Resultat ständiger antagonistischer Muskelaktivitäten zur Aufrechterhaltung der instabilen Körperposition. Beim einbeinigen Stand beträgt F_{max} im Durchschnitt der Patienten etwa 250% BW. Dies ist etwas geringer als die von Pauwels ermittelten Werte.

Abb. 2.10 Kontaktkraft beim zwei- und einbeinigen Stand. Beim zweibeinigen Stand wirkt bei diesem Patienten das 0,75fache des Körpergewichts (75% BW) auf den Prothesenkopf ein. Beim einbeinigen Stehen sind es zwischen 250 und 300% BW.

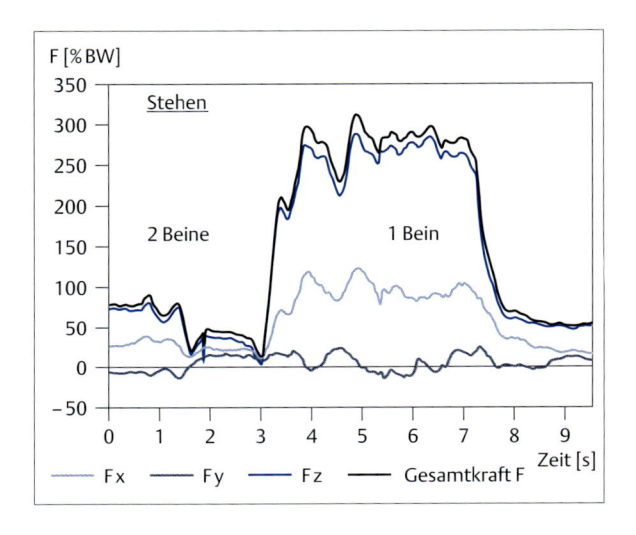

2.6.2 Gehen und Joggen

Die Kraft beim Gehen und Joggen ist stark von der Geschwindigkeit abhängig (Abb. 2.11). Beim langsamen Gehen ist die Kontaktkraft etwa genauso groß wie beim Stehen. Höhere Kräfte als ca. 500% BW beim langsamen Joggen wurden bei keiner Aktivität außer beim Stolpern beobachtet. Allerdings konnten bei den Patienten auch keine ausgesprochen sportlichen Aktivitäten untersucht werden.

Bei einer Mittelung der Daten von vier Patienten ergab sich der „typische" Verlauf der Kontaktkraft F während eines Doppelschrittes bei einer Gehgeschwindigkeit von 3–4 km/h (Abb. 2.12). Die mittlere Spitzenkraft lag bei 240% BW, die Werte der einzelnen Patienten streuten aber zwischen 210% BW und 330% BW. Interindividuelle Abweichungen sind wahrscheinlich teilweise auf die unterschiedlichen Hebelverhältnisse der Patienten (s. Abb. 2.2) und auf die Implantationsposition zurückzuführen.

Eine Patientin mit muskulären Störungen wies Spitzenkräfte von 409% BW auf. Das zeigt die krafterhöhende Kompensation durch Muskeln mit ungünstig kleinem Hebelarm (s. Abb. 2.4).

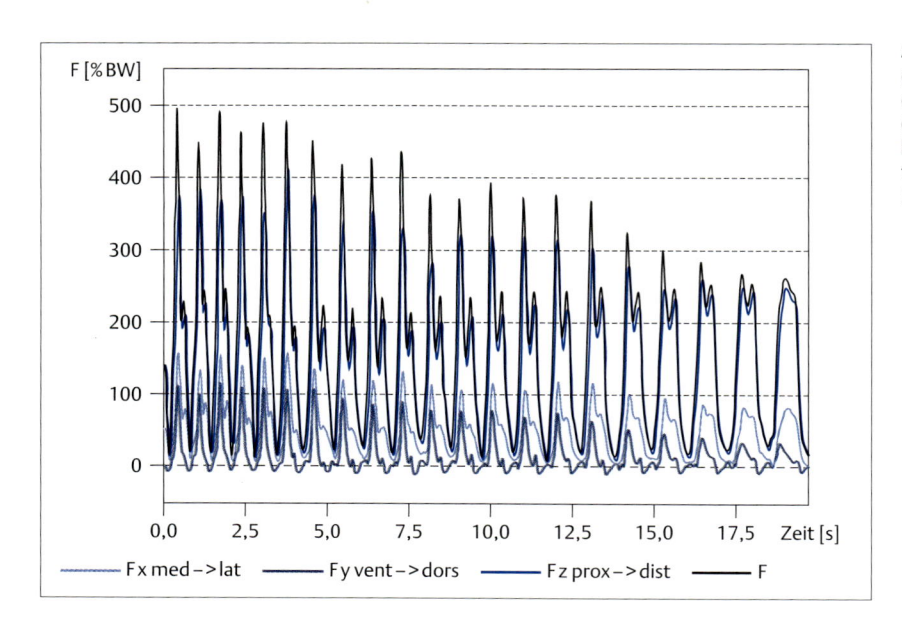

Abb. 2.11 Kontaktkraft beim Joggen und Gehen. Die Geschwindigkeit des Laufbands wird von 7 km/h (Joggen) auf 2 km/h (langsames Gehen) reduziert. Damit sinkt die Kontaktkraft bei diesem Patienten von 500% BW auf 260% BW.

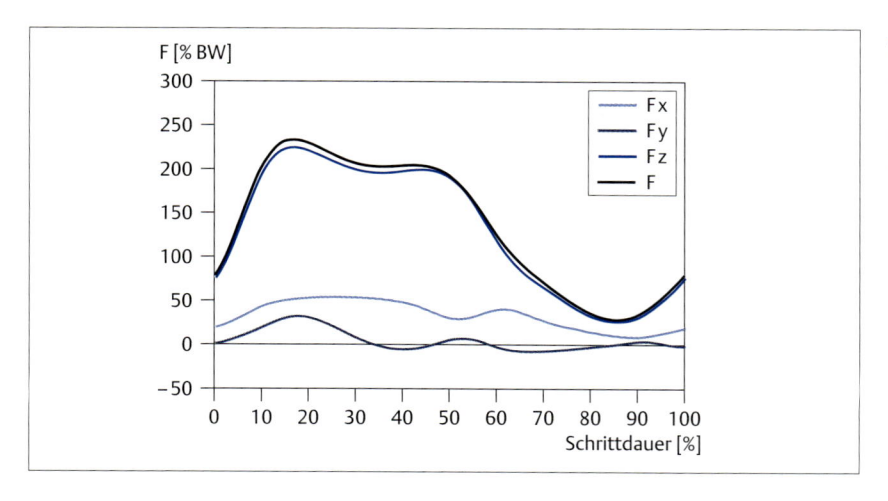

Abb. 2.12 Kontaktkraft beim Gehen. Mittelwert von 4 Patienten. Die Kurven von einem Schritt starten und enden mit dem Auftreten. Die Kraft F hat ein Maximum von 240% BW.

2.6.3 Belastungsrichtungen

Die Richtung der Kontaktkraft gegenüber dem Femur ist in der Frontalebene relativ konstant (Abb. 2.13). Dies ist vor allem bei großen Kräften zu beobachten und zwar nicht nur beim Gehen, sondern auch bei allen anderen Aktivitäten. Die Kontaktkraft behält ihre Richtung in etwa bei, auch wenn die Lage des Oberschenkels quer zum belastenden Körpergewicht ist, z. B. beim Aufstehen oder Treppensteigen. Dies bedeutet z. B., dass die hoch belasteten Knorpelbereiche des Femurkopfes relativ eng begrenzt sind, und so erklärt sich dort die relativ einheitliche Lage geschädigter Knorpelbereiche bei Arthrose.

Knochen- und Muskelanatomie sowie die Steuerung der Muskelaktionen scheinen bei jeder Aktivität und zu jedem Zeitpunkt so optimiert zu sein, dass Muskelkräfte und mechanische Knochenbeanspruchung möglichst gering sind, was geringe Massen und damit niedrigen Energieverbrauch erlaubt. Es lässt sich beispielsweise annehmen, dass der Schenkelhals anatomisch so gestaltet ist, dass seine mechanische Beanspruchung bei der bevorzugten Belastungsrichtung des Femurkopfes minimiert wird. Dafür spricht, dass sich die Belastungsrichtung in der Transversalebene des Femurs umso mehr der Schenkelhalsrichtung mit ihrer Antetorsion annähert, je größer die Kontaktkraft. Jede Änderung dieses ausbalancierten Systems bewirkt Störungen und damit eine Zunahme der mechanischen Belastungen. Solche Änderungen können beispielsweise Muskelfunktionsstörungen oder ungünstig implantierte Hüftendoprothesen sein. Auf der anderen Seite können operative Eingriffe wie Umstellungsosteotomien oder Muskelverlagerungen ein biomechanisch nicht optimales System auch verbessern und zu geringeren Muskel-, Knochen- oder Implantatbelastungen führen.

2.6.4 Treppensteigen

Das Treppensteigen fällt älteren Personen oft schwer. Trotzdem zeigt sich, dass die Kontaktkraft dabei kaum größer ist als beim normalen Gehen (Abb. 2.14). Allerdings sind die rückwärts gerichtete Kraftkomponente und dadurch die Torsionsbelastung eines Implantats erhöht, was eine Verdrehung von Hüftimplantaten nach hinten bewirken kann. Die mögliche Gefährdung von Implantatverankerungen durch häufiges Treppensteigen relativiert sich allerdings dadurch, dass ähnlich große Torsionsbelastungen auch beim schnellen Gehen auftreten.

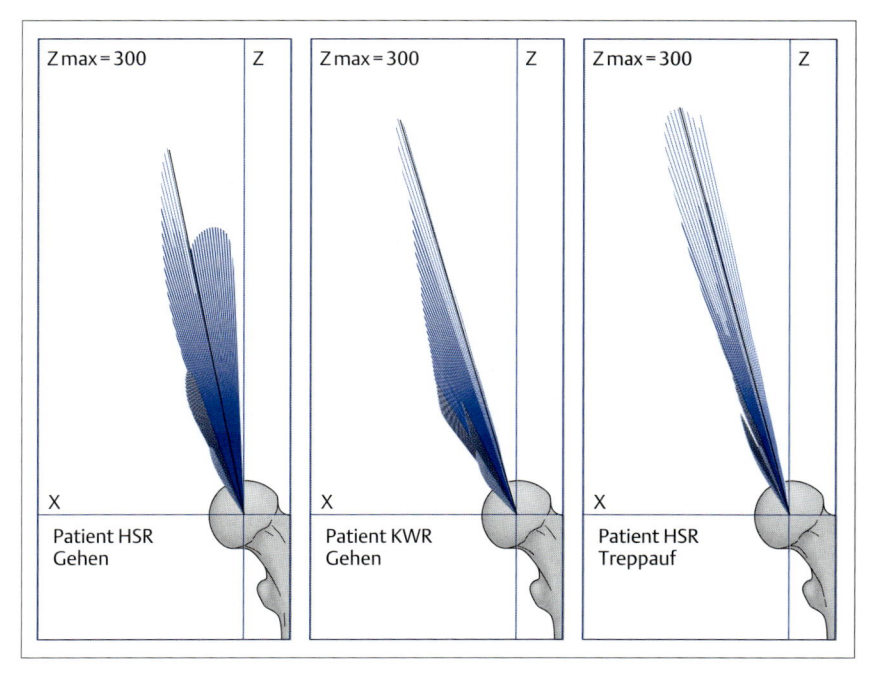

Abb. 2.13 Kraftrichtung in der Frontalebene. Vektoren der Kontaktkraft während eines Schrittes, 2 Patienten, 2 Aktivitäten. Ansicht in der Frontalebene. Die Belastungsrichtung ist für alle Patienten und Aktivitäten sehr ähnlich. Vertikale Skala bis 300% BW (dreifaches Körpergewicht).

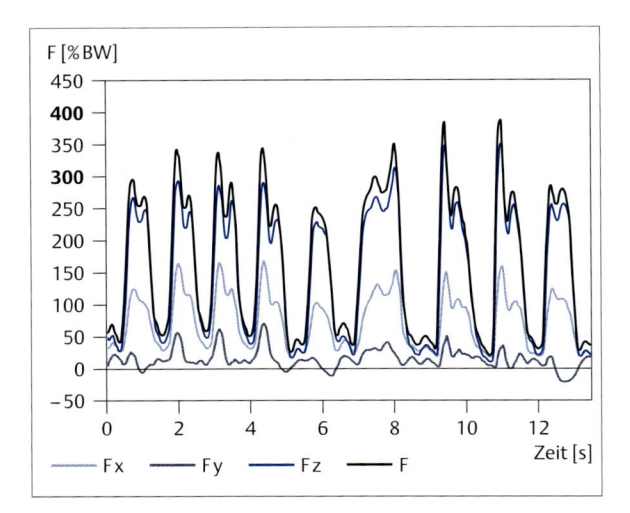

Abb. 2.14 Kontaktkraft beim Treppensteigen. Bewegungsablauf: 1 Schritt in Ebene, 3 Schritte treppauf, 2 Schritte umdrehen, 2 Schritte treppab, 1 Schritt in Ebene. Treppauf ist die Kraft nur wenig größer als auf ebenem Boden. Die rückwärts gerichtete Kraftkomponente (unterste Kurve) ist allerdings größer. Sie belastet die Implantate auf Verdrehung. Die hohen Kraftspitzen beim treppab Gehen sind durch hartes Auftreten bedingt.

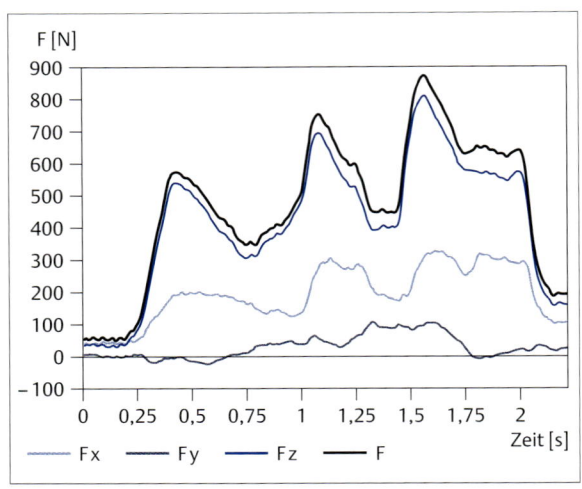

Abb. 2.15 Kontaktkraft beim Stolpern. Die Patientin stolpert leicht und macht drei kurze Schritte, um nicht zu fallen. Die Kontaktkraft erreicht den extremen Wert von 870 % BW.

2.6.5 Krankengymnastik

Schon das Anheben des gestreckten Beins in Rückenlage kann Kräfte von bis zu 300 % BW im Hüftgelenk verursachen. Das hohe Anheben des Beckens in Rückenlage kann sogar noch größere Belastungen hervorrufen. Die Ursachen dafür sind – ähnlich wie in den Abbildungen 2.**1** und 2.**2** für das Stehen gezeigt – die relativ langen Hebelarme des Bein- bzw. Oberkörpergewichts zum Hüftgelenk bei gleichzeitig kurzen Hebelarmen der stabilisierenden Muskeln. Auch Übungen gegen Widerstand können daher große Gelenkbelastungen bewirken. Beim Widerstand am Fuß muss größenordnungsmäßig mit Muskel- und Kontaktkräften gerechnet werden, die 20-mal so groß sind wie die Haltekraft, bei 50 N also mit Kräften von 1000 N im Gelenk, dem 1,5fachen Körpergewicht.

2.6.6 Gehen mit Stockstützen

Das Gehen mit Stützen entlastet das Hüftgelenk weniger stark als oft angenommen. Bei älteren Patienten und längeren Wegstrecken kann nicht damit gerechnet werden, Entlastungen von mehr als $1/4$ bis $1/3$ der Werte beim freien Gehen zu erreichen (Bergmann u. Mitarb. 1979, 1992). Auch das Trainieren der Patienten auf Badezimmerwaagen hat nur geringen Effekt, da die trainierten Auftrittskräfte allenfalls sehr kurzzeitig eingehalten werden können. Trotzdem haben Stockstützen nach operativen Eingriffen eine wichtige Funktion, da sie helfen, das Gangbild zu normalisieren und zum umsichtigen Gehen anhalten.

2.6.7 Stolpern

In zwei Fällen wurden extrem große Kräfte beim leichten Stolpern gemessen, in einem Fall 870 % BW (Abb. 2.**15**). Es gelang nicht, solche Ereignisse zu simulieren. Offensichtlich werden alle das Hüftgelenk überspannenden, antagonistisch wirkenden Muskeln bei überraschend auftretendem Stolpern reflektorisch maximal aktiviert, um das Gelenk zu fixieren. Bei sehr gut trainierten jüngeren Personen muss daher mit noch größeren Kontaktkräften gerechnet werden. Solch hohe Kräfte könnten bei Hüftendoprothesen gefährlich für die Fixation der Implantate im Knochen sein, besonders in den ersten postoperativen Wochen bei zementfreien Implantaten. In der ersten postoperativen Zeit nach Hüftgelenkersatz und bei nicht voll belastbaren Frakturen ist sicheres Gehen daher äußerst wichtig. Einmal Stolpern schädigt neu in poröse Implantatoberflächen eingewachsenen Knochen vermutlich so, dass der Effekt einer vorangegangenen Entlastung durch Stockstützen zunichte gemacht wird.

2.6.8 Fahrrad fahren

Selbst bei sehr starken Leistungen ist es Patienten kaum möglich, das Hüftgelenk auf einem Fahrrad-Hometrainer stärker zu belasten als beim normalen Gehen. Bei Leistungen um 100 Watt sind Belastungen typisch, die höchstens halb so groß sind wie beim Gehen. Auch die Drehbelastung von Hüftimplantaten ist geringer als beim Gehen. Für Patienten mit nicht voll belastbaren Frakturen oder mit Hüftendoprothesen sind Fahrrad-Hometrainer bei Leistungen bis maximal 100 Watt ideal zum Training geeignet.

2.6.9 Einfluss von Schuh- und Bodenmaterial

Beim schnellen Gehen oder Joggen wirken im Zeitpunkt des Auftretens kurze Kraftspitzen auf den Fuß ein. Diese Kraftspitzen werden auf dem Weg bis zum Hüftgelenk so stark gedämpft, dass sie dort nicht mehr messbar sind. Außerdem tritt die Maximalkraft im Gelenk zu einem Zeitpunkt auf, in dem das Standbein schon fast die Frontalebene erreicht hat, dass heißt wesentlich später während des Gangzyklus. Aus beiden Gründen kann die Spitzenkraft im Hüftgelenk durch weiches oder viskoelastisches Schuhwerk oder Bodenmaterial nicht verringert werden. Sie steigt manchmal sogar leicht an, weil das weiche Auftreten einen erhöhten muskulären Aufwand zur Stabilisierung des Bewegungsablaufs erfordert. Da die Kraftspitzen beim Auftreten nicht bis zum Hüftgelenk übertragen werden, können weiche Pfannenmaterialien bei Implantaten auch keine „schockabsorbierende" Wirkung haben.

2.6.10 Drehbelastung von Hüftimplantaten

Neben den extrem großen Kontaktkräften beim Stolpern muss der Drehbelastung des Schaftes von Hüftendoprothesen besondere Beachtung geschenkt werden. Durch die rückwärts gerichtete Kraftkomponente wird deren Fixation im Knochen mit einem Drehmoment beansprucht. Dieses Moment kann eine Größenordnung erreichen, bei welcher sich zementfreie Implantate im Knochenpräparat bereits lockern können. Da besonders hohe Kräfte in der Transversalebene typischerweise etwa in Richtung der präoperativen Antetorsion des Schenkelhalses wirken, hat die richtige Wahl des Antetorsionswinkels einen maßgeblichen Einfluss auf die Drehbelastung des Implantats. Insbesondere ein zu geringer Winkel erhöht das Risiko einer Implantatlockerung. Die hohe Drehbeanspruchung der Prothesenschäfte unterstreicht auch die Wichtigkeit einer möglichst verdrehsicheren Schaftform für die Verankerung der Prothesen.

2.7 Erwärmung von Hüftimplantaten

Wegen der im Vergleich zum natürlichen Gelenk höheren Reibung von Hüftimplantaten erwärmen sich diese besonders beim längeren Gehen. Die Erwärmung erreicht erst nach ca. einer Stunde ihren Höchstwert und die Abkühlung bei Ruhe dauert ebenso lange. Als Höchstwert von vier Patienten wurden 43,1 °C beobachtet. Dabei treten große Unterschiede auf. Es ist sehr wahrscheinlich, dass individuell abweichende Schmiereigenschaften und das Volumen der Synovialflüssigkeit diese Unterschiede bewirken. Insbesondere bei schwergewichtigen Patienten können noch höhere Gelenktemperaturen und damit eine thermisch induzierte Lockerung des Implantats im Knochen nicht ausgeschlossen werden. Eine Prognose, bei welchen Patienten mit hohen Temperaturen zu rechnen ist, ist nicht möglich. Beim Vergleich der Pfannenmaterialien zeigte sich eine wesentlich geringere Erwärmung von Keramik- im Vergleich zu Polyäthylenpfannen. Werden bei letzteren statt Keramikköpfen solche aus Metall verwendet, sind wegen der größeren Reibung noch höhere Temperaturen zu erwarten.

Literatur

Bergmann, G. (1994): In vivo Messung der Belastung von Hüftimplantaten. Habilitationsschrift, Freie Universität Berlin

Bergmann, G. (2001): HIP98 – Loading of the hip joint. Free University of Berlin. Compact disc, ISBN 3980784800

Bergmann, G., A. Rohlmann, F. Graichen (1990): Hip joint forces during physical therapy after joint replacement. Proc 36th Ann Meet ORS, New Orleans: 2

Bergmann, G., F. Graichen, A. Rohlmann (1992): Load reduction of hip joint implants by forearm crutches. Proc 8th Meet Europ Soc Biomech, Rom: 300

Bergmann, G., F. Graichen, A. Rohlmann (1993a): Hip joint forces during walking and running, measured in two patients. J Biomech 26: 969–990

Bergmann, G., F. Graichen, A. Rohlmann, R. Wolff (1993b): Loading of hip joint implants during cycling. Proc 39th Ann Meet Orthop Res Soc, San Francisco: 526

Bergmann, G., F. Graichen, A. Rohlmann (1995a): Is staircase walking a risk for the fixation of hip implants? J Biomech 28: 535–553

Bergmann, G., H. Kniggendorf, F. Graichen, A. Rohlmann (1995b): Influence of shoes and heel strike on the loading of hip implants. J Biomech 28: 817–827

Bergmann, G., F. Graichen, A. Rohlmann (1997): Hip joint forces during load carrying. Clin Orthop Rel Res 335: 190–201

Bergmann, G., F. Graichen, A. Rohlmann, N. Verdonschot, G.H. van Lenthe (2001a): Frictional heating in and around hip implants, Part 1: measurements in patients. J Biomech 34: 421–428

Bergmann, G., F. Graichen, A. Rohlmann, N. Verdonschot, G.H. van Lenthe (2001b): Frictional heating in and around hip implants, Part 2: finite element study. J Biomech 34: 429–435

Bergmann, G., F. Graichen, A. Rohlmann (2001c): Hip contact forces and gait patterns from routine activities. J Biomech 34: 859–871

Bergmann, G., R. Kölbel, A. Rohlmann, N. Rauschenbach (1979): Das Gehen mit Stockstütze. III. Kontrolle und Training der maximalen Auftrittskräfte mit einer instrumentierten Stütze. Z Orthop 117: 293–300

Chen, J.H., J. Shih-Shyn Wu (2002): Measurement of polyethylene wear – a new three-dimensional methodology. Comput Methods Programs Biomed: 117–127

Crowninshield, R.D., R.C. Johnston, J.G. Andrews, R.A. Brand (1978): A biomechanical investigation of the human hip. J Biomech 11: 75–85

Davy, D.T., G.M. Kotzar, R.H. Brown, K.G.S. R. Heiple, V.M. Goldberg, K.G. Heiple jr., J. Berilla, A.H. Burstein (1988): Telemetric force measurements across the hip after total arthroplasty. J Bone Joint Surg 70-A: 45–50

Duda, G.N., M. Heller, J. Albinger, O. Schulz, E. Schneider, L. Claes (1998): Influence of muscle forces on femoral strain distribution. J Biomech 31: 841–846

Engh, C.A., D. O'Connor, M. Jasty, T.F. McGovern, J.D. Bobyn, W.H. Harris (1992): Quantification of implant micromotion, strain shielding, and bone resorption with porous-coated anatomic medullary locking femoral prostheses. Clin Orthop 285: 13–29

Graichen, F., G. Bergmann (1988): Telemetrisches Übertragungssystem zur in vivo-Messung der Hüftgelenkkraft mit instrumentierten Prothesen. Biomed Technik 33: 305–312

Graichen, F., G. Bergmann, A. Rohlmann (1999): Hip endoprosthesis for in vivo measurement of joint force and temperature. J Biomech 32: 1113–1117

Heller, M.O., G. Bergmann, G. Deuretzbacher, L. Dürselen, M. Pohl, L. Claes, N.P. Haas, G.N. Duda (2001): Musculo-skeletal loading conditions at the hip during walking and stair climbing. J Biomech 34: 883–893

Huiskes, R., H. Weinans, B. van Rietbergen (1992): The relationship between stress shielding and bone resorption around total hip stems and the effects of flexible materials. Clin Orthop 274: 124–134

Kerner, J., R. Huiskes, G.H. van Lenthe, H. Weinans, B. van Rietbergen, C.A. Engh, A.A. Amis (1999): Correlation between preoperative periprosthetic bone density and post-operative bone loss in THA can be explained by strain-adaptive remodelling. J Biomech 32: 695–703

Pauwels, F. (1935): Der Schenkelhalsbruch. Ein mechanisches Problem. Beitr Orthop Chir 63: 1

Pauwels, F. (1973): Atlas zur Biomechanik der gesunden und kranken Hüfte. Springer, Berlin

Rydell, N.W. (1966): Forces acting in the femoral head-prosthesis. Acta Orthop Scand 37, Suppl 88

Weinans, H., R. Huiskes, H.J. Grootenboer (1992): The behavior of adaptive bone-remodeling simulation models. J Biomech 25: 1425–1441

Willert, H.G., G.H. Buchhorn, T. Hess (1989): The significance of wear and material fatigue in loosening of hip prostheses. Orthopade 18: 350–369

Wolff, J. (1884): Das Gesetz der Transformation der inneren Architektur der Knochen bei pathologischen Veränderungen der äußeren Knochenform. S-B Preuß Akad Wiss, 22. Sitzg, phys-math Kl

3 Terminologie, Befunddokumentation, Klassifikationen, Scores, Ergebnisbewertung und Outcome Research

Ch. Tschauner und N. Schwarz

3.1 **Einleitung**
3.2 **Klinische Aspekte**
3.3 **Röntgendokumentation**
3.4 **Outcome Research**

3.1 Einleitung

Eine im weitesten Sinne **„standardisierte" Befunddokumentation** ist die Basis, auf der die **Ausgangssituation** und das **Ergebnis** einer Behandlung nachvollziehbar und reproduzierbar beurteilt werden kann. Es ist wichtig zu wissen, wie **Normwerte** und **Normbereiche** definiert sind, um zum Beispiel anhand von „Abweichungsgraden" vom Normalen (Tönnis 1984) die Schwere einer Deformität oder Funktionseinschränkung beurteilen und vergleichen zu können. Eine datenbasierte und quantifizierende Befunddokumentation ist nicht nur ärztlich wünschenswert, sondern auch für eine **computergerechte** Datenverarbeitung unerlässlich: Werden klar definierte Parameter verwendet, sind bei EDV-konformer Datenerfassung Quer- und Längsschnittstudien auch an großen multizentrischen Studienkollektiven mit handelsüblichen Computern und Standardsoftware möglich.

So wichtig auch die Erfassung **„objektiver" Daten**, z. B. Bewegungsausmaß in Winkelgraden nach der Neutral-Null-Methode, absolute Gradwerte oder relative „Abweichungsgrade" bestimmter Winkelparameter auf Röntgenbildern für die Beurteilung eines Operationsergebnisses auch sein mag, das Hauptziel aller therapeutischen Bemühungen ist der **„zufriedene Patient"**! Deshalb treten Instrumente zur Erfassung und Bewertung der **„subjektiven" Zufriedenheit** des Patienten immer mehr in den Vordergrund. Neben dem Schmerz spielen auch häufige und wichtige Alltagsfunktionen in diesen als **„Outcome Research"** bezeichneten Beurteilungssystemen eine große Rolle. Das Schlagwort **„Der Patient bestimmt den Erfolg"** soll hervorheben, dass bei dieser Art der Ergebnisbewertung nicht nur technische Perfektion, sondern auch individuelle Patientenbedürfnisse das Anliegen eines jeden Arztes sein sollen, der ein optimales Behandlungsergebnis erzielen möchte.

Im vorliegenden Kapitel werden all jene **Normalwerte, Klassifikationen, Bewertungssysteme** und **Scores** zusammengefasst, die für die meisten Aspekte der Hüftorthopädie klinisch relevant und praktikabel sind. Andere, nur für spezielle Fragestellungen benötigte Bewertungen werden in den entsprechenden Kapiteln abgehandelt.

3.2 Klinische Aspekte

Bei der klinischen Beurteilung haben Bewegungsausmaß, Gehvermögen, Alltagsfunktionen und vor allem der Schmerz die größte praktische Bedeutung. Aus der Vielzahl der in der Literatur publizierten Möglichkeiten, diese Parameter zu dokumentieren und zu interpretieren, werden folgende Methoden angeführt:
- Neutral-Null-Methode,
- visuelle Analogskala,
- klinische Funktionsbeurteilung nach Tönnis und Tschauner,
- Harris-Hip-Score,
- Merle-d'Aubigné-Score (s. Kap. 19).

Neutral-Null-Methode. Sie ist die international am häufigsten verwendete Art der Dokumentation des Bewegungsausmaßes eines Gelenks (Baumgartner u. Mitarb. 1986, Debrunner 1978, Ryf u. Weymann 1995). Die Methodik der Bewegungsprüfung ist in Kapitel 4.1 beschrieben, in Tab. 3.1 sind die Normbereiche für die 3 Bewegungsebenen festgehalten.

Visuelle Analogskala. Sie dient zur Graduierung von Schmerzen durch den Patienten. Auf der Vorderseite einer Schiebeskala (**„Patientenseite"**) (Abb. 3.1 a) kann der Patient seine aktuelle Schmerzintensität zwischen null („schmerzfrei") und maximal („unerträglich") einstellen. Auf der Rückseite des Schiebers (**„Arztseite"**)

Tab. 3.1 Normalwerte der Beweglichkeit bei Erwachsenen in Winkelgraden nach der „Neutral-0-Methode"

Bewegungsebene	Grad (°)	Null	Grad (°)
EX/0/FL (Sagittalebene)	10–12	0	130–140
AB/0/AD (Frontalebene)	30–50	0	20–30
AR/–/IR (Rotation)	40–50	0	30–45

AR: Außenrotation in 90°-Beugung
IR: Innenrotation in 90°-Beugung
AB: Abduktion
AD: Adduktion
EX: Extension
FL: Flexion

(Abb. 3.1 b) entspricht dieser vorderseitigen kontinuierlichen Steigung der Intensitätslinie eine entsprechende Graduierung zwischen 0 und 100%. Der Patient kann also subjektiv unbeeinflusst von Prozentwerten seine aktuelle Schmerzintensität einstellen und der Arzt diese Schmerzintensität durch Ablesen des Prozentwertes auf der Rückseite „objektivieren".

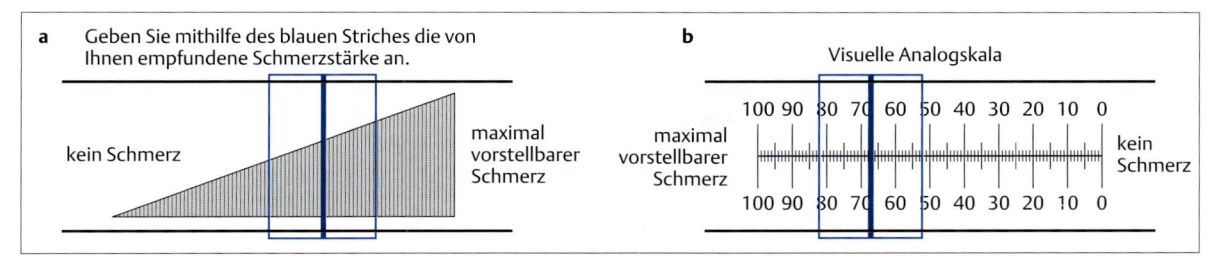

Abb. 3.1 a u. b Visuelle Analogskala (VAS) für die subjektive Graduierung der Schmerzintensität durch den Patienten.
a Vorderseite (Patientenseite).   **b** Rückseite (Arztseite).

Tab. 3.2 **Beweglichkeit (Neutral-0-Methode)**

Grad	Definition
0	frei
1	Flexion bis 110°; Abduktion und Rotation bis 30°
2	Flexion bis 90°; Abduktion 10°, Innenrotation 0°
3	Flexion < 90°; Außenrotations-Adduktions-Kontraktur
4	kontrakte Fehlstellung, Ankylose

Tab. 3.3 **Trendelenburg-Zeichen**

Grad	Definition
0	negativ
1	verminderte Kraft, aber kein wesentliches Absinken Ermüdungshinken bei längerem Gehen
2	mäßiges Absinken und deutliche Standunsicherheit
3	starkes Absinken mit Schwerpunktverlagerung des Oberkörpers über das Standbein (Duchenne-Zeichen) Unvermögen des Einbeinstandes

Klinische Funktionsbeurteilung. Tönnis hat eine einfache Abstufung und Graduierung objektiver und subjektiver klinischer Basisparameter für Beweglichkeit (Tab. 3.**2**), das Trendelenburg-Zeichen (Tab. 3.**3**), den Schmerz (Tab. 3.**4**), das Gehvermögen (Tab. 3.**5**) und für das Patientenurteil (Tab. 3.**6**) als Grundlage für Nachuntersuchungen angegeben (Tschauner u. Mitarb. 1992). Aufbauend auf diesen Basisparametern wurde eine Graduierung der **klinischen Gesamtbewertung** (Tab. 3.**7**) entwickelt (Tschauner u. Mitarb. 1992, Tönnis u. Mitarb. 1994).

Nach dieser Graduierung (s. Tab. 3.**7**) kann eine klinische Gesamtbeurteilung „sehr gut" nur dann vorhanden sein oder erreicht werden, wenn der Patient schmerzfrei, unbegrenzt gehfähig und subjektiv voll zufrieden ist.

Harris-Hip-Score (HHS). Für die funktionelle Beurteilung des Hüftgelenks ist der Harris-Hip-Score das international am weitesten verbreitete Nachuntersuchungsschema (Krämer u. Maichl 1993). Es handelt sich um einen klinisch-funktionellen Score mit 91 % subjektiven und 9 % objektiven Anteilen an der Gesamtpunktezahl von 100 (Tab. 3.**8**).

Merle-d'Aubigné-Score. Er wird besonders häufig für Begutachtungsfragen herangezogen und ist deshalb im Kapitel 19 näher erläutert.

Tab. 3.4 **Schmerz**

Grad	Definition
0	schmerzfrei
1	Schmerzen bei Gehstrecke > 1 Stunde
2	Schmerzen bei Gehstrecke < 1 Stunde
3	Dauerschmerz

Tab. 3.5 **Gehvermögen**

Grad	Definition
0	unbegrenzt
1	bis zu 1 Stunde
2	bis zu 15 Minuten
3	keine schmerzfreie Gehstrecke

Tab. 3.6 **Patientenurteil**

Grad	Definition
1	voll zufrieden
2	bedingt zufrieden
3	nicht zufrieden

Tab. 3.7 **Klinische Gesamtbewertung**

	Sehr gut	Gut	Befriedigend	Nicht befriedigend
Schmerz	0	1	2	3
Gehvermögen	0	1	2	3
Patientenurteil	1	2	2	3
Summe	1	2–4	5–6	7–9

Tab. 3.8 **Harris-Hip-Score (HHS) – Originalversion (Harris 1969)**

I. Pain (44 points possible)		
A. None or ignores it.		44
B. Slight, occasional, no compromise in activities.		40
C. Mild pain, no effect on average activities, rarely moderate pain with unusual activity, may take aspirin.		30
D. Moderate pain, tolerable but makes concessions to pain. Some limitations of ordinary activity or work. May require occasional pain medicine stronger than aspirin.		20
E. Marked pain, serious limitation of activities.		10
F. Totally disabled, crippled. Pain in bed, bedridden.		0

II. Function (47 points possible)

A. Gait (33 possible)

1. Limp	none	11
	slight	8
	moderate	5
	severe	0
2. Support	none	11
	cane for long walks	7
	cane most of the time	5
	one crutch	3
	two canes	2
	two crutches or not able to walk	0
3. Distance walked	unlimited	11
	six blocks	8
	two or three blocks	5
	indoors only	2
	bed and chair	0

B. Activities (14 possible)

1. Stairs	normally without using a railing	4
	normally using a railing	2
	in any manner	1
	unable to do stairs	0
2. Shoes and socks	with ease	4
	with difficulty	2
	unable	0
3. Sitting	comfortably in ordinary chair one hour	5
	on a high chair for one-half hour	3
	unable to sit comfortably in any chair	0
4. Enter public transportation	able	1
	unable	0

Fortsetzung ▶

Tab. 3.8 Fortsetzung

III. Absence of deformity points (4 points possible)

Are given if the patient demonstrates:

A. Less than 30° fixed contracture

B. Less than 10° fixed adduction

C. Less than 10° fixed internal rotation in extension

D. Limb-length discrepancy less than 3.2 cm

IV. Range of motion (*) (5 points possible)

A. Flexion	0–45°	× 1.0	**Rating:**	
	45–90°	× 0.6	90–100	excellent
	90–110°	× 0.3	80–90	good
	> 110°	× 0.0	70–80	fair
			< 70	poor
B. Abduction	0–15°	× 0.8		
	15–20°	× 0.3		
	over 20°	× 0.0		
C. External rotation in extension	0–15°	× 0.4		
	over 15°	× 0.0		
D. Internal rotation in extension	any	× 0.0		
E. Adduction	0–15°	× 0.2		
F. Extension	any	× 0.0		

(*) Index values are determined by multiplying the degrees of motion possible in each arc by the appropriate index. To determine the over-all rating for range of motion, multiply the sum of the index values × 0.05. (Zur genauen Berechnung siehe Harris 1969!) Record Trendelenburg test as positive, level or neutral.

3.3 Röntgendokumentation

3.3.1 Normalwerte und Abweichungsgrade mit Winkeldefinitionen

Für die in der klinischen Praxis wichtigsten Winkelparameter hat der frühere Arbeitskreis Hüftdysplasie (AKH) der heutigen Deutschen Gesellschaft für Orthopädie und orthopädische Chirurgie (DGOOC) (vormals Deutsche Gesellschaft für Orthopädie und Traumatologie: DGOT) **Referenzbereiche** ermittelt und festgelegt (Tönnis 1984). Um nicht immer mit Absolutwerten arbeiten zu müssen, wurden aufgrund von Nachuntersuchungsergebnissen und statistischen Berechnungen sog. **„Abweichungsgrade"** vom Normalen (Tönnis 1984) definiert, um die Ausgangssituation und die erreichten Korrekturergebnisse einfacher vergleichen zu können. Da diese Beurteilungsmethode vor allem bei der Klassifizierung und Ergebnisbewertung der residuellen Hüftdysplasie benötigt wird, sind die entsprechenden Tabellen im Kapitel 6.4.1 platziert.

3.3.2 Graduierung der Gelenkkongruenz

Tönnis (1984) unterscheidet in Anlehnung an die Einteilung von Bauer u. Kerschbaumer (1975) 4 Kongruenzstufen (Tab. 3.**9** u. Abb. 3.**2**).

Von einer „pathologischen" Kongruenz spricht man, wenn der Gelenkspalt auf dem Röntgenbild zwar noch einen parallelen Verlauf zeigt, der Hüftkopf aber flach-oval entrundet ist. Dabei wird zwischen einer noch ausreichenden Überdachung (Grad 2) und einer unvollständigen

Tab. 3.9 Kongruenzstufen

Kongruenz-stufen	Definition
Grad 1 (Norm)	physiologische sphärische Kongruenz
Grad 2	pathologische Kongruenz mit vollständiger Überdachung des Hüftkopfes
Grad 3	pathologische Kongruenz mit zu kurzer Überdachung des Hüftkopfes
Grad 4	Inkongruenz der Gelenkflächen

3.3.3 Arthrosegrade (nach Tönnis 1984)

Tönnis (1984) unterteilt die zunehmenden arthrotischen Veränderungen des Hüftgelenks im Verlauf des Abnutzungsprozesses in 4 Arthrosegrade (Tab. 3.**10**).

Tab. 3.10 Arthrosegrade nach Tönnis (1984)

Arthrosegrad	Definition
Grad 0 (keine)	keine Arthrosezeichen
Grad 1	vermehrte Sklerosierung von Kopf/Pfanne geringe Gelenkspaltverschmälerung geringe Randwulstbildung
Grad 2	kleine Zysten in Kopf/Pfanne zunehmende Gelenkspaltverschmälerung mäßige Kopfentrundung
Grad 3	große Zysten in Kopf/Pfanne starke Gelenkspaltverschmälerung bis zum völligen Aufbrauch starke Kopfentrundung Nekrosen

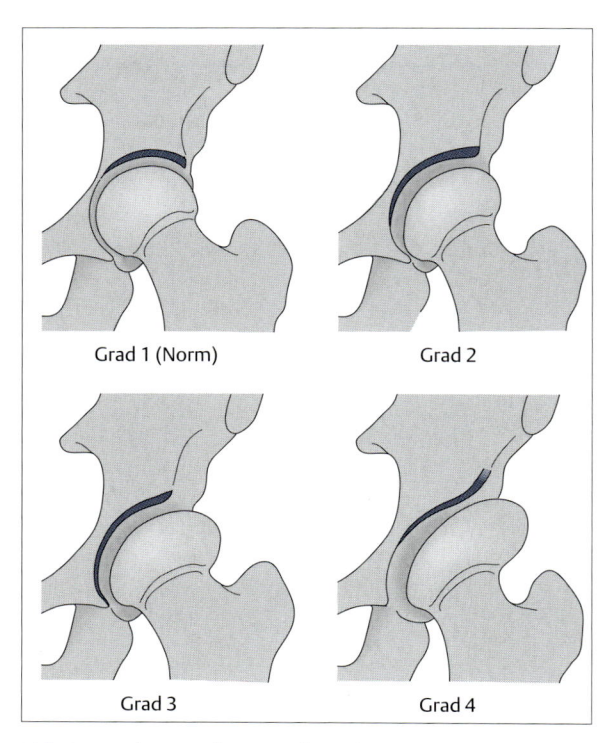

Abb. 3.2 Schematische Darstellung der Kongruenzstufen (nach Tönnis).
Grad 1 physiologische sphärische Kongruenz (Norm)
Grad 2 pathologische Kongruenz mit vollständiger Überdachung des Hüftkopfes
Grad 3 pathologische Kongruenz mit zu kurzer Überdachung des Hüftkopfes
Grad 4 Inkongruenz der Gelenkflächen

Überdachung (Grad 3), z. B. typischerweise bei einem Restzustand nach „Luxationsperthes" unterschieden. Die Situation der Inkongruenz (Grad 4) ist mit punktförmigem Kontakt und einer mechanischen Instabilität verbunden und stellt damit das größte Arthroserisiko dar.

3.4 Outcome Research

Orthopädische Verfahren wurden meist an Einzelserien von höchstens 100 Probanden getestet; ein Umstand, der Vergleiche zwischen einzelnen Serien praktisch unmöglich machte, weil sie aus unterschiedlichen Kliniken kamen, weil die Patientenauswahl differierte und weil die Ergebnisse auf unterschiedliche Weise erfasst und beurteilt wurden (Morris 1996). Derart akquirierte Daten sind für eine exakte klinische Forschung ungeeignet, wissenschaftlicher Fortschritt entspringt dann dem Zufallsprinzip und nicht einer systematischen Analyse. Die **Defizite orthopädisch-klinischer Forschung** beruhen neben dem Problem einer zu geringen Fallzahlgröße meist auf mangelhafter Irrtumsanalyse, auf Problemen mit Klassifikationen – differierende Zuordnung zur selben Einteilung bei unterschiedlichen Untersuchern – und auf verloren gegangenen Patienten (Madison 1997). Eine weitere systematische Irrtumsmöglichkeit bildet das sog. **Case-Mix**, d. h. der Vergleich grundsätzlich nicht vergleichbarer Patienten aufgrund von mangelhaften Auswahlkriterien. Werden Patienten mit Hüftendoprothesen getrennt evaluiert, je nachdem, ob sie eine einseitige oder beidseitige Hüftgelenkarthrose oder multiple Gelenkerkrankungen haben (Charnley-Kategorie A,B,C), reduziert das den Harris-Hip-Score von A nach C von 92 auf 76 Punkte oder den Western Ontario and McMaster University Osteoarthritis Index von 84 auf 49 Punkte (Söderman u. Mitarb. 2001 b).

3.4.1 Definition

Outcome ist nicht einfach das, was nach einer medizinischen Behandlung herauskommt und auch nicht nur das Resultat medizinischen Handelns gemessen an objektiven Parametern, wie Infektion, technische Qualität oder Röntgenresultat. **Outcome** ist das umfassende Behandlungsresultat, es ist der gesamte Gesundheitszustand des Patienten nach erfolgter Behandlung. Bei Planeingriffen wie in der Orthopädie, kommt dem Vergleich des Zustandes vor und nach dem Eingriff wesentliche Bedeutung zu. Weinstein (1996) erinnert zudem an die 3 **hippokratischen Prinzipien**:
* studiere eher den Patienten, als dessen Krankheit,
* beobachte alle,
* beurteile ehrlich.

Das impliziert die Hinwendung auf die Sichtweise des Patienten: **Patient-Oriented-Outcome** oder „Ask patients what they want" (Wright u. Mitarb. 1994).

3.4.2 Messinstrumente

In allen medizinischen Disziplinen gibt es 3 grundsätzliche Arten der **Information**:
* objektive Beurteilungsparameter,
* subjektive Parameter,
* Beurteilung der Kosten-Nutzen-Effizienz der Behandlung.

Welche Parameter für individuelle Fragestellungen relevant sind, ist durch spezielle Untersuchungen zu klären und die gewählten Parameter sind ebenso wie Scores zu **validieren**, d.h. es ist zu überprüfen, ob sie auch das messen, was sie vorgeben zu messen. Während Patienten, welche zur Hüftendoprothesenoperation vorgesehen waren, zu 72% der Fälle als zweithäufigste Störung Nachtschmerz angaben, ist dieses Symptom in den Scores vor 1990, darunter auch im häufig verwendeten Harris-Hip-Score, nicht enthalten (Wright u. Mitarb. 1994). Allen, auch spezifischen Scores gemeinsam ist, dass sie mit zunehmender Beobachtungsdauer einer Patientengruppe auf Grund der Alterung niedriger ausfallen und dass sie geschlechtsabhängig unterschiedlich werten (Brinker u. Mitarb. 1996). Umfangreiche Scores sind für routinemäßige klinische Kontrollen zu aufwendig und können von alten Patienten oft nicht verstanden werden (Franzen u. Mitarb. 1997).

Bei der differenzierteren Betrachtung der Ergebnisse orthopädischer Verfahren war zu erkennen, dass die **objektive** (Arzt) und die **subjektive** (Patient) Beurteilung voneinander abweichen können, und zwar umso mehr, je schlechter das Resultat ist (Tab. 3.11). Selbst bei einem idealen objektiven Ergebnis kann der Patient unzufrieden

Tab. 3.11 Diskrepanz zwischen objektiver und subjektiver Bewertungen nach Hüftgelenkersatz (Liebermann u. Mitarb. 1996); bei schmerzfreien und zufriedenen Patienten stimmen Arzt und Patient in ihrer Beurteilung überein, bei Schmerzen (> 4) oder Unzufriedenheit (< 7) treten Diskrepanzen in der Beurteilung zwischen Arzt und Patient auf

MW +/- STD	Parameter	Patient	Arzt	Statistische Signifikanz
Gesamt (n = 147)	Schmerz	1,7 +/− 2,6	1,1 +/− 1,8	p < 0,001
Gesamt (n = 147)	Zufriedenheit	8,6 +/− 2,1	8,8 +/− 1,7	p 0,07
> 4,0 (n = 30)	Schmerz	6,8 +/− 2,1	3,6 +/− 2,7	p < 0,001
< 7,0 (n = 19)	Zufriedenheit	3,8 +/− 2,0	6,5 +/− 2,8	p < 0,001

Bemerkungen zur verwendeten visuellen Analogskala: Werte in der Tabelle in cm angegeben.
Schmerz: 0 cm = keiner
 10 cm = maximal
Gesamtzufriedenheit: 0 cm = unzufrieden
 10 cm = zufrieden
MW: Mittelwert
STD: Standardabweichung
n: Größe des Gesamtkollektivs/der Teilkollektive

sein, so z. B. wenn einfach seine Erwartungen nicht getroffen wurden. Subjektive Parameter evaluieren das Resultat aus der Sicht des Patienten. Dazu gehören Schmerz, allgemeiner Gesundheitszustand, soziale Komponenten etc. Die Einbeziehung subjektiver Parameter in objektive Scores erhöht deren Sensitivität (Tschauner 1991).

Outcome-Messung basiert auf der Herstellung sog. **Tools** als validierte Messinstrumente. Gemessen wird entweder der **allgemeine Gesundheitszustand** oder **krankheitspezifische Parameter**. Zu ersteren zählen Short-Form-(SF-)36 oder Sickness-Impact-Profile. Der **SF-36** prüft anhand eines Fragebogens und kategorisiert die Antworten in 9 Subgruppen (Ware 1993). Es liegen geschlechts- und altersgenormte Werte vor. Es gibt eine deutsche Version. Zur Auswertung der Messdaten wird eine eigene Software benötigt. Am Beispiel des Hüftgelenkersatzes kann gezeigt werden, wie durch die Operation alle Parameter des SF-36 verbessert werden. Die positive Veränderung trifft in erster Linie die Subgruppe „Pain", dann „Physical-Functioning", „Social-Functioning", „Vitality" und „Emotional-Role" (Ware 1993). Der Gesundheitszustand speziell von Patienten mit orthopädischen Problemen kann im **„Musculoskeletal Function Assessment Questionnaire (MFA)"** erfasst werden (Martin u. Mitarb. 1997).

Erst in jüngster Zeit wurden Daten der nicht erkrankten Bevölkerung in großem Umfang zur Standardisierung von orthopädischen Normwerten, insbesondere auch nach Alter und Geschlecht und zur Validierung bestehender Scores erhoben (Hunsaker u. Mitarb. 2002). Klinisch praktikable, validierte und an Normen geprüfte Scores für spezifische Fragestellungen sind das Resultat jahrelanger Entwicklung und führen beispielsweise zum **Total-Hip-Replacement-Score** von Söderman u. Mitarb. (2001 a).

3.4.3 Klinische Anwendung

Der prothetische Hüftgelenkersatz verbessert die Lebensqualität (Laupacis u. Mitarb. 1993). Design und Material des Implantates, Verarbeitung, patientabhängige Faktoren sowie die Operationstechnik bestimmen allein oder zusammen den Outcome (Maloney 2001). Die angestrebte Funktionszeit des Implantates ist mit der Lebenszeit des Patienten nach dem Eingriff identisch, so dass ein Implantatwechsel oder eine ungeplante Reoperation ein negatives Ereignis darstellt und als Versager des Primärimplantates/-eingriffes zu bewerten ist. Die Revisionsoperation stellt einen definierten Endpunkt eines Gelenkimplantates dar. Es gibt jedoch auch Ergebnisse, welche nicht zufrieden stellend sind, obwohl keine weitere Operation indiziert ist. Klinische und röntgenologische Resultate sind ungleich schwieriger zu definieren, aber sie verfeinern die Outcomemessung ganz wesentlich. Die klinische Versagerrate bei Hüftendoprothesen liegt dementsprechend auch um das zwei- bis dreifache höher als die Rate an Revisionsoperationen (Södermann u. Mitarb. 2001 b). Garellick u. Mitarb. (2000) geben eine Revisionsrate nach 11 Jahren von 5.5 % bei klinisch zufrieden stellendem Resultat von 86.3 % an.

Die Anzahl der angebotenen und verwendeten **Implantate** ist nahezu unüberschaubar. Technische Änderungen werden in immer kürzeren Abständen durchgeführt, weshalb die jeweilige Beobachtungszeit eines einzigen Implantattyps praktisch immer zu kurz ist. So berichtete eine englische Studie 1995 über 62 verschiedene Hüftprothesen, von welchen 50 % eine Beobachtungszeit von weniger als 5 Jahren aufwiesen (Murray u. Mitarb. 1995). Die Resultate, die mit einem einzelnen Implantat erzielt werden, sind unter derartigen Voraussetzungen nicht zu erkennen.

Randomisierte klinische Studien als Gold-Standard der Evaluation sind aufgrund der notwendigen langen Beobachtungszeit nicht durchführbar, in **Metaanalysen** werden nur randomisierte Studien einbezogen, welche deshalb ebenfalls ausscheiden. So bleibt zur Implantatbeurteilung lediglich die **retrospektive Fallstudie**, deren Nachteile durch **nationale Registerstudien** eingeschränkt werden können.

Solche nationalen Registerstudien haben gegenüber Studien aus einzelnen Kliniken folgende Vorteile (Maloney 2001):

- Die Zahl der revidierten Hüftgelenke kann mit der Gesamtzahl der implantierten verglichen werden, wodurch Variationen zwischen einzelnen Kliniken/Operateuren ausgeglichen werden.
- Aufgrund großer Fallzahlen sind Risikofaktoren erheblich leichter und früher erkennbar.
- Die Resultate einzelner Kliniken können mit dem Gesamtkollektiv verglichen werden (sog. Benchmarking).
- Die Resultate sind jederzeit Online erfasst und es entsteht keine Verzögerung in der Erkennung von Problemfällen.

In Schweden erfolgt seit 1979 die landesweite Erfassung aller Hüftendoprothesen mit dem Endpunktkriterium der Revisionsoperation. Die Revisionsrate, zu $2/3$ bedingt durch aseptische Lockerungen, konnte innerhalb von 15 Jahren von rund 10 % auf weniger als 3 % gesenkt werden (Herberts u. Malchau 2000). In den USA liegt die Revisionsrate knapp unter 20 %, was auf das Fehlen eines Registers zurückgeführt wird (Weinstein u. Birkmeyer 2000).

Die Datenauswertung zahlreicher Patienten mit einem spezifischen Implantat erlaubt, Modelle mit generell schlechtem Resultat zu identifizieren, z. B. wurde nach 6 Jahren Beobachtungszeit erkennbar, dass die Christiansen-Prothese eine Versagerquote von 75 % aufwies (Arsrapport 1998).

Weitere nationale Prothesenregister wurden mittlerweile installiert, u. a. auch in Deutschland (Lang u. Willert 2001).

Das Ouctome nach hüftnahen Frakturen variiert zwischen einzelnen Kliniken beträchtlich (Treml u. Kroker

2000). In Zukunft ist in Europa mit einer beträchtlichen Zunahme derartiger Frakturen zu rechnen, weshalb im Rahmen der gesetzlich verbindlichen Qualitätssicherung Registerstudien nun auch zur Outcome-Registrierung von Frakturpatienten herangezogen werden (SAHFE). Benchmarking und die Erstellung von Guidelines sind die angestrebten Ziele der Untersuchungen.

Literatur

Arsrapport (1998): Nationalregistret för Höftledsplastiker i Sverige. Avdelningen för Ortopedi, Sahlgrenska Universitetssjukhuset

Bauer, R., F. Kerschbaumer (1975): Ergebnisse der Beckenosteotomie nach Chiari. Arch Orthop Traumat Surg 81: 301–314

Baumgartner, R., P.E. Ochsner, A. Schreiber (1986): Checkliste Orthopädie. 2. Aufl. Thieme, Stuttgart

Brinker, M.R., P.J. Lund, D.D. Cox, R.L. Barrack (1996): Demographic biases found in scoring instruments after total hip arthroplasty. J Arthroplasty 11: 820–830

Debrunner, H.U. (1978): Orthopädisches Diagnostikum. 3. Aufl. Thieme, Stuttgart

Franzen, H., R. Johnsson, L.T. Nilsson (1997): Impaired quality of life 10 to 20 years after primary hip arthroplasty. J Arthroplasty 12: 21–24

Garrelick, G., H. Malchau, P. Herberts (1998): Specific or general health outcome measures in the evaluation of total hip replacement. J Bone Joint Surg 80-B: 600–606

Garrelick, G., H. Malchau, P. Herberts (2000): Survival of hip replacements. Clin Orthop 375: 157–167

Harris, W.H. (1969): Traumatic arthritis of the hip after dislocation and acetabular fracture – Treatment by mold arthroplasty. J Bone Joint Surg 51-A: 737–755

Herberts, P., H. Malchau (2000): Long-term registration has improved the quality of hip replacement. Act Orthop Scand 71: 111–121

Hunsaker, F.G., D.A. Cioffi, P.C. Amadio, J.G. Wright, B. Caughlin (2002): The American Academy of Orthopaedic Surgeons outcomes instruments. J Bone Joint Surg 84-A 208–215

Injury vol. 26 (1): S-A1-S-A11

Krämer, K.L., F.P. Maichl (1993): Scores, Bewertungsschemata und Klassifikationen in Orthopädie und Traumatologie. Thieme, Stuttgart

Lang, I., H.G. Willert (2001): Erfahrungen mit dem Endoprothesenregister. Z Ärztl Fortbild 95: 193–198

Laupacis, A., R. Bourne, C. Rorabeck, D. Feeny, C. Wong, P. Tugwell, K. Leslie, R. Bullas (1993): The effect of elective total hip replacement on health-related quality of life. J Bone Joint Surg 75A: 1619–1626

Liebermann, J.R., F. Dorey, P. Shekelle, L. Schumacher, B.J. Thomas, D.J. Kilgus, G.A. Finerman (1996): Differences between patients and physicians evaluation of outcome after toal hip arthroplasty. J Bone Joint Surg 78-A: 835–839

Madison, M. (1997): Planning the design phase of a clinical study. J Orthop Traumat 11: 63–67

Maloney, W.J. (2001): National joint replacement registries – Has the time come? J Bone Joint Surg 83A: 1582–1585

Martin, D.P., R. Engelberg, J. Agel, M.F. Swiontkowski (1997): Comparison of the muskulo-skeletal function assessment questionnaire with the Short form 36, the Western Ontario and McMaster Universities Osteoarthritis Index, and the sickness impact profile-health status measures. J Bone Joint Surg 79-A: 1323–1335

Morris, R. (1996): Evidence-based choice of hip prosthesis. J Bone Joint Surg 78-B: 691–693

Murray, D.W., A.J. Carr, C.J. Bulstrode (1995): Which primary total hip replacement? J Bone Joint Surg 77-B: 520–527

Ryf, C., A. Weymann (1995): The neutral zero method – a principle of measuring joint function.

SAHFE: Standardised audit of hip fractures in Europe. (www.sahfe.ort.lu.se)

Söderman, P., H. Malchau, P. Herberts (2001a): Outcome of total hip replacement. Clin Orthop 390: 163–172

Söderman, P., H. Malchau, P. Herberts, R. Zügner, H. Regner, G. Garrelick (2001b): Outcome after total hip arthroplasty. Part II. Act Orthop Scand 72: 113–119

Tönnis, D. (1984): Die angeborene Hüftdysplasie und Hüftluxation im Kindes- und Erwachsenenalter. Springer, Berlin

Tönnis, D., A. Arning, M. Bloch, A. Heinecke, K. Kalchschmidt (1994): Triple pelvic osteotomy. J Pediatr Orthop Part B (3): 54–67

Treml, J., P.B. Kroker (2000): Hip fracture audit – time for standards to be evidenced. Int Orthop (SICOT) 24: 181–183

Tschauner, C. (1991): Neues Bewertungsschema für die standardisierte Nachuntersuchung von Hüftgelenkstotalendoprothesen. Med Orth Techn 111: 93–95

Tschauner, C., W. Klapsch, W. Kohlmaier, R. Graf (1992): Der Stellenwert der dreifachen Beckenosteotomie nach Tönnis im Rahmen der Spätdysplasie und frühen Sekundärarthrose des Hüftgelenkes. Orthop Praxis 28: 255–263

Ware, J.E. (1993): SF-36 health survey. Health Institute, New England Medical Center, Boston

Weinstein, J.N. (1996): The Hippocratic enigma. Spine 8: 905–909

Weinstein, J.N., J.D. Birkmeyer (2000): The Dartmouth atlas of musculoskeletal health care. AHA Press, Chicago: 68–69

Wright, J.G., N.L. Young (1997): The patient-specific index – Ask patients what they want. J Bone Joint Surg 79-A: 974–983

Wright, J.G., S. Rudicel, A.R. Feinstein (1994): Ask patients what they want. J Bone Joint Surg 76-B: 229–234

4 Klinische und bildgebende Diagnostik

4.1 Klinische Untersuchung
B.-D. Katthagen und K. Buckup

4.2 Sonographische Diagnostik des Hüftgelenks
W. Konermann

4.3 Sonographie der Säuglingshüfte
R. Graf

4.4 Röntgendiagnostik und Einstelltechniken beim Nativröntgen
A. Bernau

4.5 Computertomographie und 3-D-Computertomographietechnik
G. Ranner

4.6 Magnetresonanztomographie
G. Ranner

4.7 Magnetresonanzarthrographie
Ch. Tschauner, C. Czerny, J. Kramer und S. Werlen

4.8 Arthroskopie
M. Dienst und D. Kohn

4.9 Szintigraphie
R. M. Aigner und G. Wolf

4.10 Navigation und Robotik
K. Radermacher

4.1 Klinische Untersuchung

B.-D. Katthagen und K. Buckup

Die Untersuchung beginnt schon beim Eintreten des Patienten in das Untersuchungszimmer: Läuft der Patient z.B. mit einem Stock oder Unterarmgehstützen, bestehen Ausweichbewegungen des Rumpfes oder hinkt er. Die Untersuchung der Hüftgelenke soll am entkleideten Patienten erfolgen: zunächst im Stehen und Gehen, danach im Liegen. Bereits beim Auskleiden des Patienten ergeben sich oft schon Hinweise für die Leistungsfähigkeit des Bewegungsapparates. Da Schmerzen in der Hüftregion auch durch andere Erkrankungen, z.B. der Lumbosakralregion oder des Kniegelenks hervorgerufen werden können, muss bei Hüftbeschwerden der gesamte Bewegungsapparat einschließlich der Nachbargelenke untersucht werden.

4.1.1 Anamnese

Für die Diagnosefindung ist die sorgfältige Erhebung der Anamnese oft richtungsweisend. Anamnese und körperliche Untersuchung erlauben in der Mehrzahl der Fälle bereits eine Diagnose; insbesondere das Alter und Geschlecht engen den Kreis der möglichen bzw. wahrscheinlichen Diagnosen stark ein und lassen häufig schon eine Verdachtsdiagnose zu (Hüftluxation, Morbus Perthes, Epiphyseolyse, Hüftkopfnekrose, Koxarthrose). In der Tabelle 4.1 ist die Synopsis zur Anamnese dargestellt.

4.1.2 Untersuchung im Stehen

Im Stehen erfolgt die Inspektion von vorn, hinten und der Seite. Es wird beobachtet, wie der Patient steht sowie die Stellung der Beine, des Beckens, der Wirbelsäule und der Schultern beurteilt. Die Untersuchung im Stehen darf sich nicht allein auf die Inspektion beschränken. Die Untersuchung der Muskulatur im Stehen unter Anspannung auf Muskeltonus, Schmerzempfindung und Resistenzen durch Palpation ist wichtig. Die Achsen der Extremitäten werden unter Belastung betrachtet und die Beinlängen im Stand beurteilt.

Beckenstellung

Die Bestimmung der Beckenstellung ist von besonderem Interesse (Tab. 4.2). Da das Becken in seiner Normalstellung nach vorn geneigt ist, entsteht eine Lendenlordose. Die Spinae iliacae ventrales stehen in gleicher Höhe, ihre Verbindungslinie verläuft horizontal. Kontrakturen im Hüftgelenk haben eine pathologische Stellung der Beine,

Tab. 4.1 Synopsis der Anamnese

Geburts- und Familienanamnese	Schwangerschaftsverlauf, Hüftleiden angeboren, Stoffwechselkrankheiten
Gehbeginn – Wachstumsentwicklung („Meilensteine der Entwicklung")	altersentsprechendes Erlernen sitzen/stehen/laufen, Auffälligkeiten während des Wachstums
Vorerkrankungen Verletzungen Entzündungen Trauma	Operationen, regelmäßige Medikamenteneinnahme (Kortison: Hüftkopfnekrose)
Schmerzanamnese Gelenkschwellung Gelenksteife	Wo? Wann erstmalig aufgetreten? Belastungsabhängig? Intensität? Ausstrahlend? Tagesrhythmus?
Bisherige Diagnostik und Therapie	Dauer
Hilfsmittel	Stock, Rollstuhl, Orthese
Behindernde Funktionsstörungen im täglichen Leben	Gehstreckeneinschränkung, Gehhilfe, Treppen steigen (auf/ab) möglich, öffentliche Verkehrsmittel benutzbar, Abhängigkeit von fremder Hilfe, z.B. beim Aus- und Anziehen, Toilette, Bad, etc.?
Behindernde Funktionsstörungen im Beruf	
Behindernde Funktionsstörungen im Sport	Freizeit
Soziale Anamnese Beruf	Schul-/Berufsausbildung Schmerz-/Funktionsstörungen: wann – wie – wo? laufender Rentenantrag erteilte Rente
Freizeit (Sport)	Schmerz-/Funktionsstörungen: wann – wie – wo?
MdE/GdB	Grund, Höhe, Beginn, Dauer

Tab. 4.2 Beckenstellung

Normal	Becken nach vorn geneigt	Lendenlordose, ventrale und dorsale Spinae iliacae jeweils in gleicher Höhe
Pathologisch	verstärkte Kippung des Beckens nach vorn	Beugekontraktur der Hüftgelenke (Hüftluxation, Infekt, HKN, Arthrose), kompensatorisch verstärkte Lendenlordose bei Patienten mit Hüftdysplasie: bessere Überdachung nach vorn und damit Entlastung der Hüfte
	seitliche Neigung des Beckens	Ab-, Adduktionskontraktur, Beinverkürzung
	Beckenrotation	einseitige Hüftbeugekontraktur (die Beckenhälfte der kontrakten Seite rotiert nach dorsal)

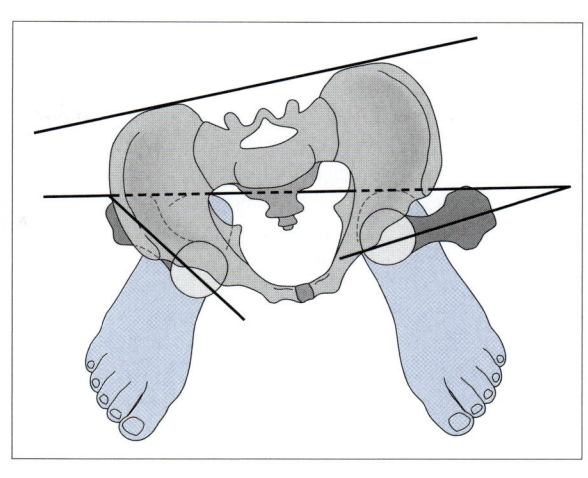

Abb. 4.1 Beckenrotation bei unterschiedlicher Antetorsion (von oben): Das Becken ist bei paralleler Fußstellung aufgrund der unterschiedlichen Antetorsion der Schenkelhälse rotiert. Die Beckenrotation täuscht unter Umständen zusätzlich einen Beckenschiefstand vor.

des Beckens und des Rückens zur Folge, die man beim Stehen meist deutlicher als beim Liegen wahrnehmen kann. Die verstärkte Lordose ist oft die Folge einer Flexionskontraktur der Hüfte, die durch eine vermehrte Vorwärtsneigung des Beckens und Verstärkung der Lordose kompensiert werden kann. Bei einer einseitigen Beinverkürzung erfolgt eine seitliche Neigung des Beckens. Häufige Ursache für eine Beckenrotation ist die unterschiedliche Torsion von Schenkelhals oder Hüftpfanne (Hefti 1998) (Abb. 4.1). Auf Atrophien (z.B. der Oberschenkel-/Gesäßmuskulatur) und Formveränderungen der Beckenkonfiguration und Weichteile muss ebenfalls geachtet werden.

Beinlängendifferenz

Die Messung einer **reellen Beinlängendifferenz** erfolgt orientierend im Stand durch Unterlage von unterschiedlich dicken (0,5 cm, 1 cm und 2 cm) Holzbrettchen unter das kürzere Bein bis zum Ausgleich des Beckenschiefstands (Abb. 4.2a–e). Der Ausgleich des Beckenschiefstands ist meist gut zu erkennen, vor allem wenn der Patient vorn übergeneigt steht. Bei horizontalem Becken entspricht die Beinlängendifferenz der Höhe des untergelegten Brettchenstapels. Die Beurteilung der Beinlängendifferenz über die Palpation beider Beckenkämme von dorsal ist oft ungenau. Häufig stehen die Darmbeinschaufeln (Beckenkämme) unterschiedlich hoch, bei röntgenologisch gleichlangen Beinen und senkrechter Wirbelsäule. Asym-

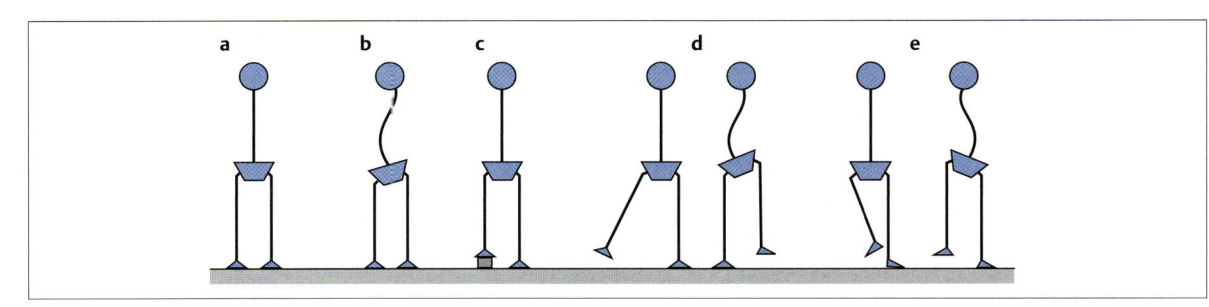

Abb. 4.2 a–e Reelle und funktionelle Beinlängendifferenz.
a Normalzustand ohne Beinlängendifferenzen.
b Reelle Beinverkürzung: Die Beine erscheinen im Stehen gleich lang. Die Verkürzung rechts ist durch Beckenschiefstand und skoliotische Haltung ausgeglichen.
c Durch Unterlage von Holzbrettchen in verschiedenen Höhen sind Beckenschiefstand und skoliotische Haltung ausgeglichen.
d Funktionelle Beinverlängerung (Abduktionskontraktur): Beckenneigung zur kranken Seite, das gesunde Bein erscheint verkürzt, das kranke Bein verlängert.
e Funktionelle Beinverkürzung (Adduktionskontraktur): Beckenneigung zur gesunden Seite, das gesunde Bein erscheint verlängert, das kranke Bein verkürzt.

metrische Darmbeinschaufeln sind z. B. häufig bei Dysplasiehüften zu finden. Die Darmbeinschaufel auf der Dysplasieseite ist meist kleiner, oft ermöglicht erst eine Röntgenbeckenübersicht im Stand mit sichtbarem Sakrum und unterer Lendenwirbelsäule eine absolut sichere Aussage über Art und Ausmaß der Beinlängendifferenz.

Kann der Beckenschiefstand durch Brettchenunterlage nicht ausgeglichen werden, so liegt eine fixierte Fehlstellung in einem oder mehreren Gelenken oder eine fixierte Skoliose vor und führt zu einer **funktionellen Beinlängendifferenz**. Sie entsteht durch eine Hüftbeuge- oder Adduktionskontraktur, das Becken neigt sich zur gesunden Seite, das gesunde Bein erscheint verlängert, das kranke verkürzt. Eine Abduktionskontraktur im Hüftgelenk verursacht eine funktionelle Beinverlängerung, das Becken neigt sich zur kranken Seite, das gesunde Bein erscheint verkürzt, das kranke verlängert.

Eine reelle Beinlängendifferenz lässt sich am besten im Stehen, eine funktionelle Beinlängendifferenz besser im Liegen beurteilen und messen.

Trendelenburg-Duchenne-Zeichen

Sehr wichtig ist die Feststellung des Trendelenburg-Duchenne-Zeichens bei der Untersuchung im Stehen (Abb. 4.3 a – c). Beim Einbeinstand kontrahiert sich die pelvitrochantäre Muskulatur (Mm. glutei medius und minimus) auf der Standbeinseite. Die pelvitrochantäre Muskulatur ermöglicht es, das nur einseitig gestützte Becken im Gleichgewicht zu halten, wobei es in nahezu horizontaler Stellung fixiert wird. Dieser Vorgang erlaubt ein harmonisches Gehen. Ist die pelvitrochantäre Muskulatur insuffizient, so kann sie das Becken nicht in horizontaler Stellung fixieren (Tab. 4.3). Das Becken neigt sich zur gesunden, nicht belasteten Seite (Trendelenburg-Zeichen positiv).

Hoppenfeld (1982) graduiert das Trendelenburg-Zeichen wie in der Tabelle 4.4 dargestellt.

Das Abkippen des Beckens zur gesunden Seite und damit auch des Körperschwerpunktes wird in der Regel dadurch kompensiert, dass der Oberkörper zur Standbeinseite verlagert wird (Duchenne-Zeichen).

Tab. 4.3 Insuffizienz der pelvitrochantären Muskulatur

- Echte „Schwäche" (Parese/Paralyse)
- Distanz Ursprung-Ansatz vermindert (Hüftluxation, Trochanterhochstand, Varusosteotomie, Morbus Perthes)
- Veränderte Hebelverhältnisse (Schenkelhalsverkürzung, erhöhte Antetorsion)
- Schmerzen

Tab. 4.4 Graduelle Einteilung des Trendelenburg-Zeichen (nach Hoppenfeld 1982)

-/-	negativ	Das Becken auf der Spielbeinseite kann kraftvoll angehoben werden.
-/+	schwach positiv	Das Becken auf der Spielbeinseite kann gerade noch gehalten, aber nicht mehr angehoben werden.
+/+	positiv	Das Becken auf der Spielbeinseite sinkt ab.

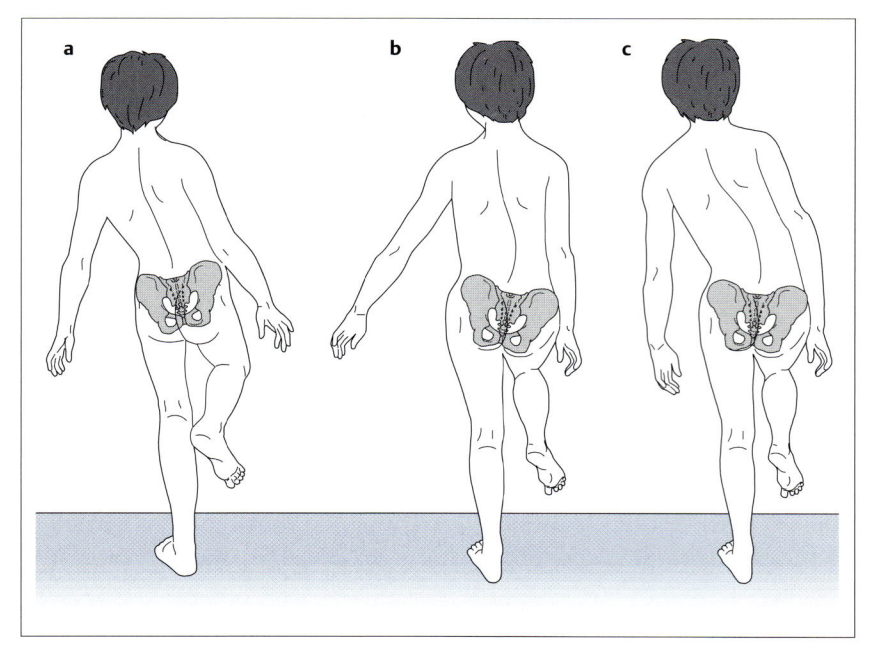

Abb. 4.3 a – c Trendelenburg-Duchenne-Zeichen.
a Normalzustand mit Anheben des Beckens durch Kontraktion der pelvitrochantären Muskulatur auf der Standbeinseite.
b Bei Insuffizienz der pelvitrochantären Muskulatur sinkt das Becken zur gesunden, nicht belasteten Seite (Trendelenburg-Zeichen positiv).
c Die Insuffizienz der pelvitrochantären Muskulatur kann teilweise durch Verlagerung des Körperschwerpunktes auf die Standbeinseite kompensiert werden (Duchenne-Zeichen).

4.1.3 Untersuchung im Gehen

Störungen des Gangablaufs haben vielfältige Ursachen, die in Erkrankungen der Hüftgelenke, der sie umgebenden Muskulatur oder der Nerven liegen können. Abhängig von der Ursache zeigen sich oft charakteristische Gangabweichungen, die bereits bei der Beobachtung eine Verdachtsdiagnose ermöglichen.

Dabei werden folgende Gesichtspunkte berücksichtigt:
- Ist das Gangbild harmonisch oder disharmonisch?
- Werden die Beine gerade, innen- oder außenrotiert geführt?
- Wie ist der Abrollgang der Füße?
- Werden das Hüft- und Kniegelenk im Übergang von der Spiel- zur Standbeinphase durchgestreckt geführt?
- Liegt ein Hinken oder Stolpern vor?

Das Hinken ist ein Symptom für unterschiedliche Erkrankungen (Tab. 4.5). Bei der Untersuchung muss gezielt darauf geachtet werden, ob es ein- oder beidseitig auftritt (z. B. „Watscheln").

Tab. 4.5 Differenzialdiagnose Hinken

Symptom	Differenzialdiagnosen
Schmerz-/Schonungshinken	Morbus Perthes, Epiphysiolyse, Arthritis, Koxarthrose, Tendopathien (Adduktoren, Außenrotatoren, kleine Gluteen, Rektus), fortgeleitet: Appendizitis, Psoasabszess
Insuffizienzhinken	Hüftluxation, Poliomyelitis, Zerebralparese, Myopathien, Neuropathien
Verkürzungshinken	Hüftluxation, Beinverkürzung, Kontrakturen (Hüfte, Knie)
Versteifungshinken	Ankylose (Morbus Bechterew), Arthrodese, Kontrakturen (Hüfte, Knie)
Intermittierendes Hinken	Gelenkblockierungen (Hüfte, Knie), vaskuläre oder spinale Erkrankungen
Psychogenes (hysterisches) Hinken	

4.1.4 Untersuchung im Liegen

Inspektion und Palpation

Das Hüftgelenk liegt tief in der Muskulatur eingebettet. Bei der Inspektion und Palpation der Hüftgegend können daher unmittelbar nur wenige Befunde über den Zustand des Gelenks ermittelt werden. Bevor sich der Patient üblicherweise flach auf die Untersuchungsliege legt, lässt sich zuvor im Sitzen bereits eine eingeschränkte Hüftbeugung erkennen. Bei Reizerscheinungen im Hüftgelenk sitzt der Patient zurückgelehnt, um die schmerzhafte Beugung im Hüftgelenk zu vermeiden und streckt das Bein außenrotiert und etwas abgespreizt nach vorn. Als anatomische Orientierungspunkte für die Untersuchung empfehlen sich vorderer Beckenkamm und die Spinae iliacae anterior superior, am Oberschenkel der Trochanter major sowie der Condylus lateralis und medialis femoris.

Aus der Beobachtung der Haltung der Beine, des Beckens und der Wirbelsäule ergeben sich Hinweise auf bestimmte **Funktionsstörungen**:
- Bei Neugeborenen/Kleinkindern können Stellungsabweichungen der Beine, Fehlbildungen der Beine und Fehlformen (Klumpfuß, Knick-Hackenfuß) auf eine mögliche Hüftgelenkerkrankung hindeuten.
- Beckenrotation und Beckenaufrichtung sind Zeichen für Kontrakturen (Koxarthrose, Hüftluxation, Epiphysiolysis capitis femoris).
- Verstärkte Lendenlordose ist ein Hinweis auf eine Hüftbeugekontraktur.
- Verstärkte Außenrotationsstellung der Beine ist ein Anzeichen für Koxarthrose, verminderte Antetorsion und verstärkte Tibiaaußenrotation.
- Verstärkte Innenrotation der Beine weist auf eine vermehrte Antetorsion sowie verminderte Tibiaaußenrotation hin.

Die **Palpation** ermöglicht, schmerzhafte artikuläre und periartikuläre Veränderungen zu erkennen. Reizerscheinungen des Hüftgelenks lassen sich am besten durch Druck mit dem Handballen knapp distal der Spina iliaca inferior diagnostizieren.

Folgende Kriterien sind bei der Palpation zu prüfen:
- Lokalisation des Schmerzes (Leiste, Trochanter, Oberschenkel)?
- Schwellungen (posttraumatisch, entzündlich, tumorös)?
- Druckdolenzen (Bursitis trochanterica, Gelenkerguss, Sehnenansatzschmerzen – M. gluteus medius, Adduktorenmuskulatur, M. piriformis, M. rectus femoris)?
- Hauttemperatur (Koxitis, AVK, Neuropathien)?
- Tonus der Muskulatur (funktionell schmerzbedingt, spastisch)?
- Narben/Fisteln (postoperativ – Infekt)?
- Instabilitäten (Hüftluxation – Ortolani-Ludloff-Zeichen)?

- Hüftstauchungs-/Hüftzugschmerz (Entzündung, TEP-Lockerung)?
- Krepitation (Arthrose, Fraktur, freier Gelenkkörper, Coxa saltans, Busitis trochanterica)?
- Beckenkompressionsschmerz (Fraktur, Tumor)?
- Nervenschmerzen (N. obturatorius, N. cutaneus femoris lateralis)?

Thomas-Handgriff

Die Bestimmung der Beugekontraktur der Hüfte ist durch den Thomas-Handgriff möglich. Geringere Grade einer Hüftbeugekontraktur werden meist durch eine leichte, nicht auffällige Lageveränderung des Beckens kompensiert. Stärkere Beugekontrakturen fallen durch eine verstärkte Lendenlordose auf. Um die Lordose aufzuheben und die Kontraktur sichtbar zu machen, dient der Thomas-Handgriff (Abb. 4.4a u. b). Hierbei wird das gesunde Bein im Hüftgelenk maximal gebeugt, bis die Lendenlordose völlig aufgehoben ist. Die erkrankte Hüfte, die eine Flexionskontraktur aufweist, folgt dabei der fortschreitenden Beckenbewegung. Die Beugekontraktur bzw. das Streckdefizit der Hüfte ist nun deutlich und kann bestimmt werden, indem man den Winkel misst, den das gebeugte, erkrankte Bein mit dem Untersuchungstisch bildet.

Bewegungsprüfung

Bei der Prüfung der **Hüftbeweglichkeit** müssen immer beide Seiten untersucht, gemessen und verglichen werden. Die Messung der Beweglichkeit erfolgt nach der Neutral-0-Methode. Die praktische Bedeutung der Bewegungsprüfung liegt zum einen in der Standardisierung der Untersuchung selbst, zum anderen in der Beurteilung der Funktions- und Leistungsfähigkeit des Hüftgelenks und der damit möglicherweise verbundenen Behinderung des Patienten. Die Ergebnisse der Bewegungsprüfung (Normwerte: s. Kap. 3, Tab. 3.1) ermöglichen weitergehende zielgerichtete diagnostische und therapeutische Überlegungen.

Flexion/Extension

Die Prüfung kann in Rückenlage und Seitenlage erfolgen (Abb. 4.5).

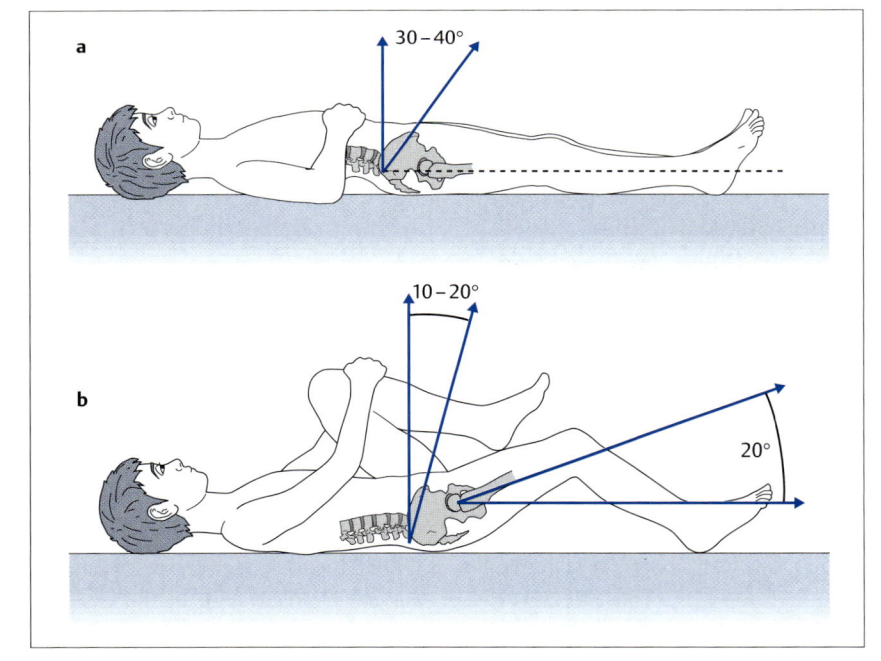

Abb. 4.4a u. b Thomas-Handgriff.
a Im Liegen kann eine vollständige „normale" Streckung des Hüftgelenks durch eine Hyperlordose der Lendenwirbelsäule und vermehrte Beckenkippung vorgetäuscht werden.
b Der Patient führt das gesunde Bein in eine maximale Hüftbeugung. Liegt eine Beugekontraktur vor, so wird das betroffene Bein im Kniegelenk angehoben.

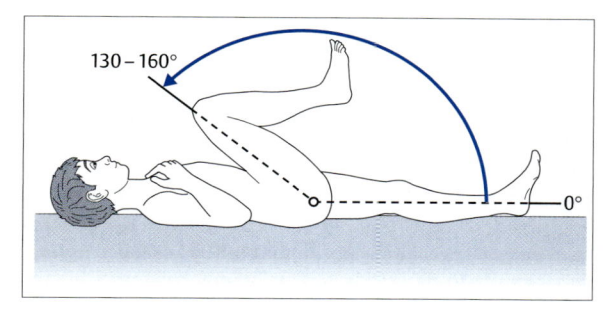

Abb. 4.5 Prüfung von Flexion/Extension.

Prüfung in Rückenlage

In Rückenlage kann am besten die **Flexion** gemessen werden. Das genaue Ausmaß der Extension lässt sich besser in Seiten- oder Bauchlage messen. Meist geht es darum, eine Flexionskontraktur richtig zu erkennen. Eine fehlende Extension im Hüftgelenk kann durch eine Hyperlordose der LWS kompensiert werden. Durch Anheben des gegenseitigen Beines gelingt es die Lendenlordose auszugleichen (s. Thomas-Handgriff). Liegt eine Hüftbeugekontraktur vor, kann an dem abgehobenen Oberschenkel des betroffen Beines das Ausmaß der Hüftbeugekontraktur direkt abgelesen werden. Von dieser Beckenstellung aus wird dann die weitere Flexion des Hüftgelenks gemessen. Der Endpunkt der Beugefähigkeit ist gegeben, wenn das Becken beginnt sich mitzubewegen (zur Beurteilung der Beckenbewegung muss der gegenüberliegende Beckenkamm mit einer Hand fixiert werden).

Die **Extension** kann ebenfalls über den Thomas-Handgriff gemessen werden. Die Extension ist bis zur Neutral-0-Stellung möglich, wenn der zu beurteilende Oberschenkel flach auf der Untersuchungsliege liegen bleibt. Durch eine zunehmende Hüftbeugung wird das Becken weiter aufgerichtet. Bleibt der zu untersuchende Oberschenkel dabei auf der Unterlage liegen, entspricht der Grad der zusätzlichen Hüftbeugung in etwa der Überstreckbarkeit des Hüftgelenks.

Flexion und Extension werden immer in neutraler Rotation geprüft. Gerät das Bein bei zunehmender Hüftflexion in eine immer stärkere Außenrotation, entsteht das Drehmann-Zeichen (Abb. 4.6 a u. b). Dieses Phänomen findet sich üblicherweise bei einer Epiphysiolyse, aber auch bei anderen Hüftgelenkerkrankungen, wie z. B. der Koxarthrose.

Prüfung in Seitenlage

Der Patient liegt auf dem gestreckten Bein der Gegenseite. Die Stellung des Beckens wird durch eine Hand des Untersuchers kontrolliert und fixiert. Die andere Hand beugt das Hüftgelenk bis sich das Becken mitbewegt. Für die **Extensionsprüfung** wird wieder das Becken fixiert, in dem die gegenseitige Hüfte über den Thomas-Handgriff vom Patienten fixiert wird (Abb. 4.7). Damit wird eine Hyperlordose der LWS vermieden. Das Ausmaß der Extension aus der 0-Stellung wird gemessen.

Die **Flexion** wird bei gebeugten Kniegelenken gemessen (Entspannung der ischiokruralen Muskulatur). Die volle Extension kann nur bei gestrecktem Kniegelenk erreicht werden (Entspannung des M. quadriceps). Ein gesundes Hüftgelenk lässt sich normalerweise um 10–15° überstrecken und bis 130°/140° beugen.

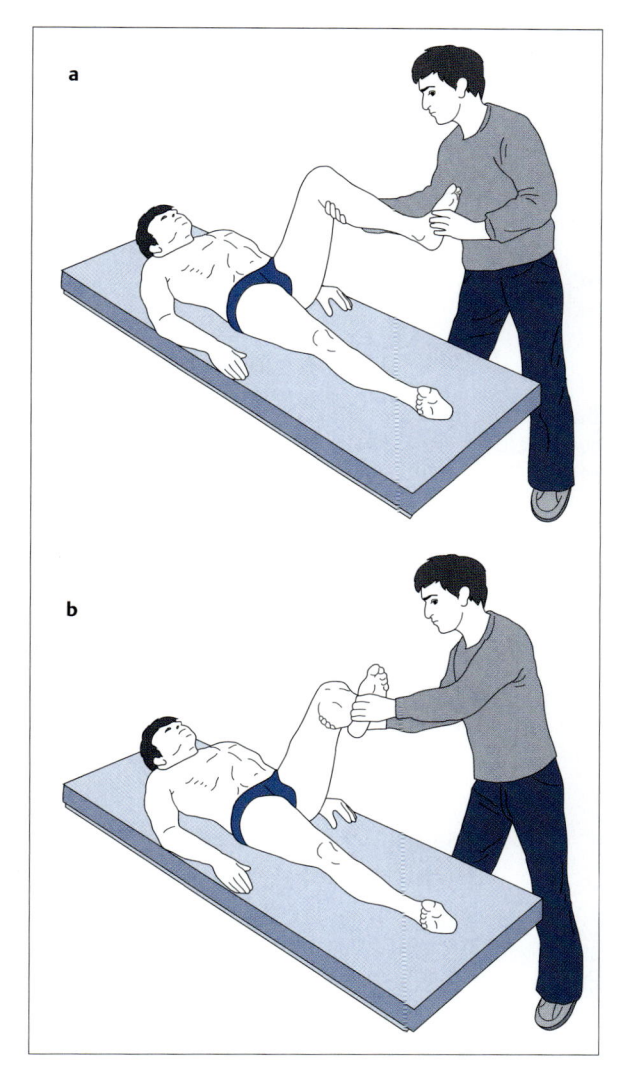

Abb. 4.6 a u. b Drehmann-Zeichen.
a Der Untersucher fasst das Bein am Fuß und in Höhe des Kniegelenks und beugt es zunehmend im Hüftgelenk.
b Kommt es bei der Beugung zu einer zunehmenden Außenrotation des Beines im Hüftgelenk, so liegt eine Hüftgelenkerkrankung vor (z. B. Epiphysiolyse). Die Bewegung kann schmerzfrei, aber auch schmerzhaft sein.

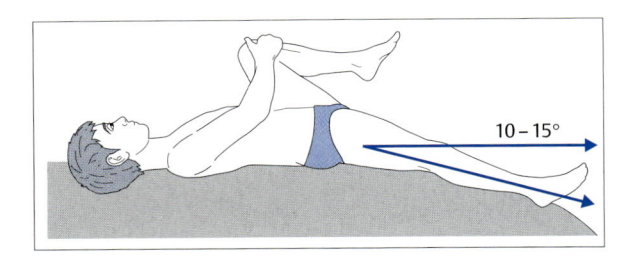

Abb. 4.7 Messung der Extension in Seitenlage.

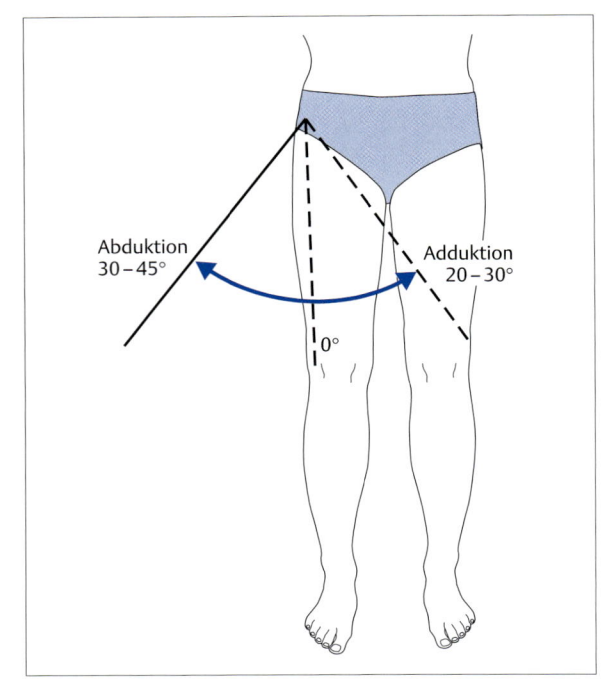

Abb. 4.8 Prüfung von Abduktion/Adduktion.

Abduktion/Adduktion

Die Prüfung erfolgt in Rückenlage (Abb. 4.8). Wichtig ist die genaue Markierung der Verbindungslinie zwischen den beiden Spinae iliacae anterior als Messgrundlage. Das Becken muss so gelagert werden, dass die Linie horizontal verläuft. Nur so lassen sich Kontrakturen und funktionelle und reelle Beinlängendifferenzen beurteilen.

Prüfung in Streckung

Das Bein liegt in Neutral-0-Streckung bei horizontal ausgerichtetem Becken. Um bei An- und Abspreizung eine Mitbewegung des Beckens zu erkennen, wird mit einer Hand der gegenseitige Beckenkamm fixiert. Ein gesundes Hüftgelenk lässt sich um 30–45° abspreizen und um 20–30° anspreizen.

Prüfung in Beugestellung von 90°

Hierbei dient ebenfalls die Verbindungslinie zwischen den beiden Spinae als Messgrundlage.

Bei Kontrakturen muss die Abduktion/Adduktion oft in einer mittleren Beugestellung geprüft werden. Dies ist entsprechend schriftlich zu vermerken. Beim Neugeborenen besteht physiologisch meist eine Flexionskontraktur von etwa 30–40°. Während bei Neugeborenen die Abspreizung bis zur Unterlage fast immer möglich ist, kommt es bei Luxation oder Subluxation der Hüfte im Laufe der nachfolgenden Monate zur Abspreizhemmung. Die Abspreizung ist dann nur noch bis auf weniger als 60° möglich (besonders im Seitenvergleich von Bedeutung).

Insgesamt nimmt die Abspreizfähigkeit mit zunehmendem Alter ab.

Außenrotation/Innenrotation

Die Messungen können in verschiedenen Flexionsgraden (0°, 45°, 90°) geprüft werden (Abb. 4.9 a u. b).

Messung in 45°- oder 90°-Flexion

Diese Messung kann in Rückenlage auf dem Untersuchungstisch erfolgen. Das Bein wird im Hüft- und Kniegelenk 45° oder 90° gebeugt (s. Abb. 4.9 a). Die Drehung wird in Bezug auf die quere Achse der Spinae gemessen. Das Ausmaß von Innen- zur Außenrotation sollte je etwa gleich groß sein. Bei Männern überwiegt meist die Außenrotation, bei Frauen die Innenrotation. Eine erhöhe Innenrotation spricht für eine erhöhe Antetorsion, eine verminderte Innenrotation für eine verminderte Antetorsion oder weist auf eine Hüftgelenkerkrankung, z. B. eine Hüftkopfnekrose, Koxarthrose oder eine Epiphysiolyse hin. Rotationskontrakturen können im Sitzen oder z. B. beim Fahrradfahren Probleme verursachen.

Messung in Streckstellung des Hüftgelenks

Das ist die wichtigere Untersuchung, weil sie in Funktionsstellung (Stehen, Gehen) erfolgt. Sie kann entweder in Rückenlage am Ende des Untersuchungstisches (die Unterschenkel hängen in diesem Fall über den Tischrand rechtwinklig nach unten) oder besser in Bauchlage (s. Abb. 4.9 b) erfolgen. In Streckstellung ist das Ausmaß der Außenrotation im Allgemeinen geringer als in Beugestellung. Je stärker z. B. die Koxarthrose ist, desto größer sind die Rotationsunterschiede zwischen Streckung und zunehmender Beugung im Hüftgelenk. In Streckstellung ist die Innenrotation im Hüftgelenk meist höher als in Hüftbeugestellung. Bei der Prüfung in Bauchlage fixiert eine Hand

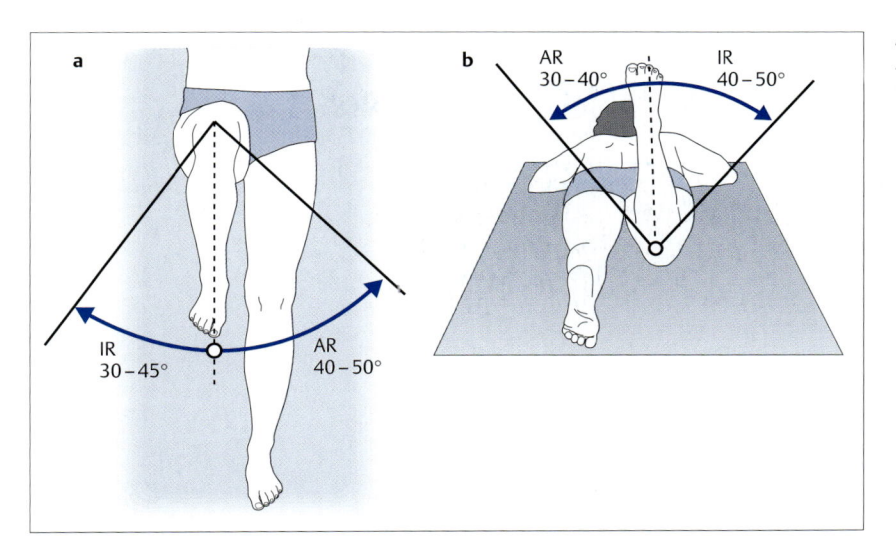

Abb. 4.9a u. b Innenrotation/Außenrotation. Prüfung in Rückenlage (**a**) und Bauchlage (**b**).

des Untersuchers die Beckenschaufel der Gegenseite, um eine Beckenrotation oder -verkippung zu erkennen. Das zu untersuchende Bein wird im Kniegelenk 90° gebeugt und über den Unterschenkel rotiert und die Ausschläge gemessen. Ein gesundes Hüftgelenk lässt sich um 30–40° außenrotieren und um 40–50° innenrotieren.

Bei Neugeborenen besteht physiologisch eine Flexionskontraktur. Die Prüfung der Rotationen ist in Streckstellung deshalb nicht möglich.

In Bauchlage lässt sich zusätzlich mit dem Rektuszeichen ein Reizzustand im Hüftgelenk (z. B. Gelenkerguss) nachweisen. Bei zunehmender Beugung des Kniegelenks über 90° drückt die ventrale Sehne des M. rectus femoris vermehrt auf die ventrale Hüftgelenkkapsel. Das Rektuszeichen ist auch in Rückenlage auslösbar (zwanghafte Hüftbeugung bei Beugung des Kniegelenks an der Kante des Untersuchungstisches am gestreckten Bein). Der Patient verspürt einen Schmerz und weicht reflektorisch mit einer Hüftbeugung und Außenrotation (Gesäßanhebung) aus. Aus dieser Stellung lässt sich ebenfalls der Hüftdysplasietest nach Kalchschmidt (Abb. 4.10) untersuchen. Unter Druck auf das Gesäß mit einer Hand des Untersuchers wird das im Kniegelenk 90° gebeugte Bein, mit der anderen Hand des Untersuchers mit langsam zunehmendem federnden Druck außenrotiert. Bei Hüftdysplasie bedingten Beschwerden, insbesondere bei unzureichender Pfannenüberdachung des Hüftkopfes nach vorn, gibt der Patient Schmerzen in der Leistenregion an (Buckup 2000).

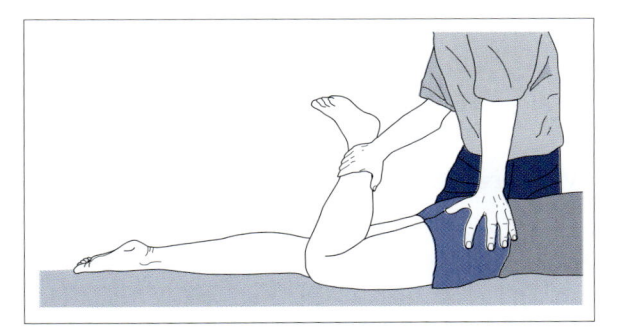

Abb. 4.10 Hüftdysplasietest nach Kalchschmidt: Der Patient liegt auf dem Bauch und unter Druck auf das Gesäß wird das im Knie rechtwinklig gebeugte Bein mit langsam zunehmendem, federndem Druck außenrotiert. Bei hüftdysplasiebedingten Beschwerden, vornehmlich bei fehlender Überdachung des Hüftgelenks nach vorn, gibt der Patient Schmerzen in der Leistenregion an.

Einschätzung der Antetorsion

Die Untersuchung erfolgt in Bauchlage. Mit einer Hand wird der Unterschenkel rotiert (Kniegelenk in Flexion). Die andere Hand des Untersuchers tastet den Trochanter major und spürt bei der Drehung, wann er lateral am stärksten vorsteht (Abb. 4.11). Bei maximaler Lateralisation des Trochanter major kann die Antetorsion anhand der Abweichung des Unterschenkels von der Senkrechten direkt abgelesen werden. In dieser Stellung liegt der Schenkelhals in der Horizontalebene, die Kniekondylen und der Unterschenkel zeigen den Antetorsionswinkel an. Die Genauigkeit dieser Messung ist in geübten Händen mit der Röntgenmessung vergleichbar (Jani u. Mitarb. 1979).

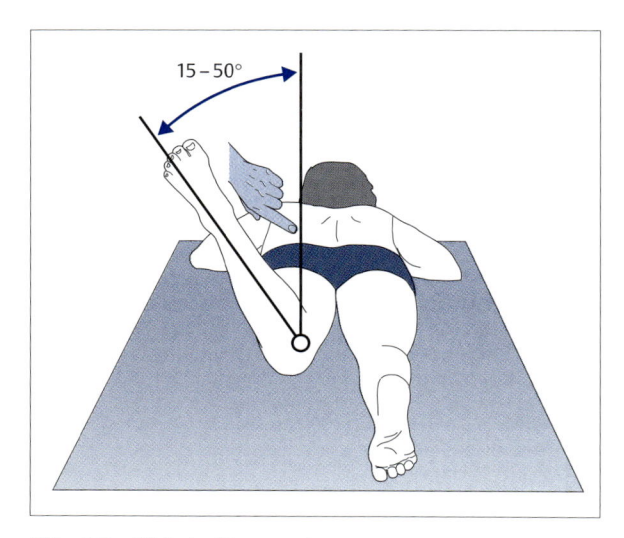

Abb. 4.11 Klinische Messung der Antetorsion.

Literatur

Buckup, K. (2000): Klinische Tests an Knochen, Gelenken und Muskeln. 2. Aufl. Thieme, Stuttgart
Hefti, F. (1998): Kinderorthopädie in der Praxis. Springer, Berlin
Hoppenfeld, S. (1982): Klinische Untersuchung der Wirbelsäule und der Extremitäten. Fischer, Stuttgart
Jani, L. u. Mitarb. (1979): Verlauf der idiopathischen Coxa antetorta. Orthopäde 8: 5–11

4.2 Sonographische Diagnostik des Hüftgelenks

W. Konermann

4.2.1 Einleitung

Die Einsatzmöglichkeiten der Ultraschalldiagnostik am Bewegungsapparat und insbesondere am Hüftgelenk sind erstmalig von Kramps u. Lenschow 1978 beschrieben worden. Seltzer u. Mitarb. (1980) wiesen auf die Möglichkeit hin, einen Hüftgelenkerguss sonographisch nachzuweisen. Egund u. Mitarb. (1986), Kallio u. Mitarb. (1985) und Wingstrand (1986) verdanken wir die ersten Untersuchungen an größeren Patientenserien, die die Zuverlässigkeit der Ultraschallmethode bestätigten. Harland (1986) berichtete über den Einsatz der Sonographie beim Morbus Perthes.

Die standardisierte sonographische Untersuchung des Hüftgelenks hat sich insbesondere bei Kindern als nichtinvasives, strahlungsfreies, kostengünstiges und beliebig wiederholbares Verfahren zur Diagnostik einer intraartikulären Volumenzunahme (Erguss, Synovialitis) sowie zur Beurteilung der periartikulären und knöchernen Strukturen in den letzten Jahren bewährt (Tab. 4.**6**).

So ist die Sonographie in der Leitlinie „Epiphyseolysis capitis femoris" und in der Leitlinie „Infiziertes Gelenk" als notwendige apparative Untersuchung aufgeführt (Dt. Ges. f. Orthopädie und Traumatologie und Berufsverbd. d. Ärzte f. Orthopädie 1999).

4.2.2 Sonographische Untersuchungstechnik

Zur Sonographie des Hüftgelenks werden die vom Arbeitskreis „Stütz- und Bewegungsorgane" der DEGUM (Arbeitskreis Stütz- und Bewegungsorgane der DEGUM 1996, Konermann u. Gruber 2000) und dem Arbeitskreis „Bildgebende Verfahren" der DGOOC empfohlenen Standardschnittebenen verwendet:
- ventrale Region: Transversal- und Longitudinalschnitt,
- laterale Region: Longitudinalschnitt.

Das Hüftgelenk wird in der ventralen und lateralen Region untersucht. Bezogen auf den Schenkelhals werden in der ventralen Gelenkregion 2 nahezu senkrecht zueinander stehende Schnittebenen (transversal und longitudinal) eingestellt, in der lateralen Region 2 Longitudinalschnitte.

Die Untersuchung erfolgt am liegenden Patienten, die Hüftgelenke befinden sich in Neutral-Null-Stellung (falls nicht möglich in seitengleicher Rotationsstellung), der Seitenvergleich ist obligat.

Die Sonographie wird mit einem handelsüblichen B-Mode-Ultraschallgerät vornehmlich mit einem 5- oder 7,5-MHz-Linearschallkopf durchgeführt.

4.2 Sonographische Diagnostik des Hüftgelenks

Tab. 4.6 Typische pathologische Befunde und Indikationen

- Ossäre Destruktion/Usur
- Osteophyt
- Freier Gelenkkörper
- Hüftreifungsstörung
- Koxarthrose
- Femurkopfnekrose
- Periartikuläre Ossifikation
- Intraartikuläre Volumenzunahme: Synovialitis, Erguss
- Koxitiden unterschiedlicher Genese
- Coxitis fugax
- Morbus Legg-Calvé-Perthes
- Epiphyseolysis capitis femoris
- Bursitis
- Glutealabszess
- Senkungsabszess
- Coxa saltans
- Veränderungen des Schenkelhalsantetorsionswinkels
- Muskuläre Veränderungen
- Verlaufskontrolle nach Endoprothesenimplantation
- Erkrankungen aus dem entzündlich-rheumatischen Formenkreis
- Fraktur
- Tumor

Ventrale Region

Erkrankungen des Hüftgelenks, die mit einer intraartikulären Volumenzunahme (Erguss oder Synovialitis) einhergehen, lassen sich in der ventralen Region besonders im Longitudinalschnitt sehr gut erfassen, da sich der Erguss bzw. die Synovialitis als Kapseldistension an der ventralen Seite des Schenkelhalses darstellt (Konermann u. De Pellegrin 1993, Konermann u. Gruber 1997, 2000, 2002, Parsch 1992). Eine Seitendifferenz zwischen Gelenkkapsel und Schenkelhals von mehr als 2 mm wird als signifikant gewertet und spricht für das Vorliegen einer intraartikulären Volumenzunahme. Eine Abgrenzung zwischen synovialitischem Gewebe und einem Gelenkerguss aufgrund unterschiedlicher Echogenität ist sonographisch nicht sicher möglich (Konermann u. De Pellegrin 1993, Konermann u. Gruber 1997, 2000, 2002, Parsch 1992).

Knöcherne Veränderungen der Hüftkopfkontur, unter anderem bei der Koxarthrose und der Hüftkopfnekrose, Stufenbildungen des Hüftkopfes zwischen der Epi- und Metaphyse bei der Epiphyseolysis capitis femoris sowie eine mangelnde ventrale Hüftkopfüberdachung bei einer Restdysplasie lassen sich im Longitudinalschnitt in der ventralen Region gut darstellen und beurteilen (Hien 1999, Kallio u. Mitarb. 1993, Konermann u. Gruber 2000, 2002).

Longitudinalschnitt

Der Schallkopf wird ventral der Schenkelhalslängsachse aufgesetzt. Die Oberflächenkonturen des ventralen Pfannenrandes, des halbkreisförmigen Hüftkopfes und des Schenkelhalses werden echogen mit Schallschatten dargestellt. Die echogene Oberfläche des Hüftkopfes ist beim Kind durch die echofreie Epiphysenfuge unterbrochen, eine Abgrenzung von Epi- und Metaphyse ist möglich. Die Gelenkkapsel verläuft parallel zu Hüftkopf und Schenkelhals. Bedingt durch die Membrana synovialis wird die Gelenkkapsel durch einen kleinen echoarmen Raum vom Schenkelhals getrennt. Am ventralen Pfannenrand kommt als echogene Kapselverstärkung das Lig. iliofemorale zur Darstellung. In den oberflächlichen Schichten liegen die hüftumgreifenden Muskeln: M. iliopsoas, M. rectus femoris, M. sartorius, M. vastus lateralis, M. tensor fasciae latae.

Durch Parallelverschieben des Schallkopfes nach medial und lateral sowie durch zusätzliche Rotation des Oberschenkels wird der Einblick auf das koxale Femur erweitert. Beim Verdacht auf einen Senkungsabszess wird der Schallkopf im Längsverlauf des M. iliopsoas nach proximal geführt (Abb. 4.12).

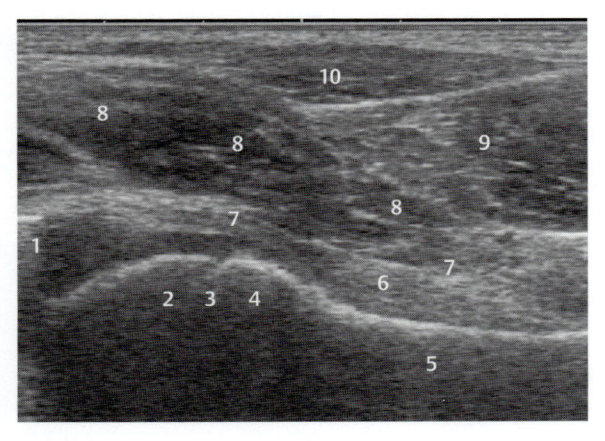

Abb. 4.12 Ventraler Longitudinalschnitt.
1 ventraler Pfannenrand
2 Epiphyse
3 Epiphysenfuge
4 Metaphyse
5 Schenkelhals
6 intraartikulärer Raum
7 Gelenkkapsel
8 M. iliopsoas
9 Mm. vastus lateralis et tensor fasciae latae
10 Mm. sartorius et rectus femoris

Transversalschnitt

Der Schallkopf wird quer über dem Hüftkopf und Schenkelhals aufgesetzt. Zusätzlich zum Longitudinalschnitt werden in dieser Schallkopfposition die Femoralgefäße medial des Hüftkopfes erfasst. Bei interventionellen Maßnahmen (Punktion, Injektion u. a.) wird dadurch die Wahl des Zugangsweges erleichtert (Abb. 4.13).

Laterale Region

In der lateralen Region gelingt nur bedingt eine Aussage zur Kapseldistension, jedoch kann der Femurkopf bezüglich seiner Kontur, Stufenbildung, Überdachung und Lateralisation beurteilt werden.

Longitudinalschnitt

Der Longitudinalschnitt erfolgt in der anatomischen Frontalebene, der Schallkopf liegt über dem Hüftkopf und dem lateralen Anteil des Os ilium. In den oberflächlichen Schichten liegt die Glutealmuskulatur (Abb. 4.14).

Zur Beurteilung des Trochanter major und der Bursa trochanterica wird der Schallkopf nach distal und dorsal geführt (Abb. 4.15).

Der Longitudinalschnitt in der lateralen Region ermöglicht auch nach dem 1. Lebensjahr die Beurteilung der lateralen Überdachung des Hüftkopfes beim Vorliegen einer Hüftdysplasie (Hien 1999).

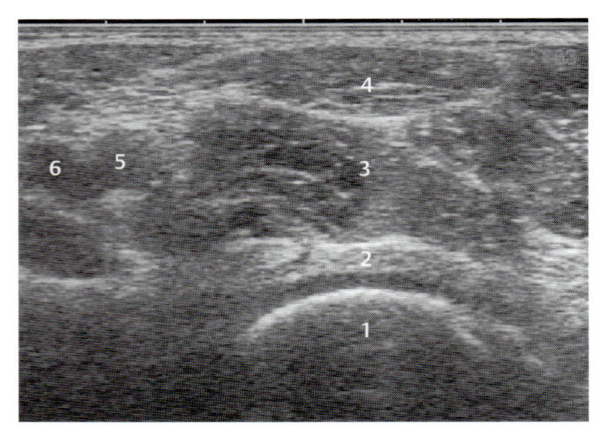

Abb. 4.13 Ventraler Transversalschnitt.
1 Femurkopf
2 Gelenkkapsel
3 M. iliopsoas
4 Mm. sartorius u. rectus femoris
5 A. femoralis
6 V. femoralis

Eine dynamische Untersuchung in Neutral-, Adduktions- und Abduktionsstellung, z. B. zur Beurteilung eines Hinge-Abduction-Phänomens bei lateralisiertem Hüftkopf beim Morbus Perthes ist möglich (Konermann u. Gruber 2000, 2002).

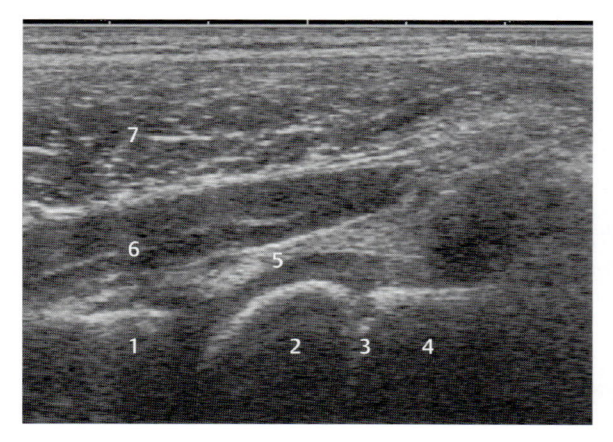

Abb. 4.14 Lateraler Longitudinalschnitt.
1 lateraler Pfannenrand
2 Epiphyse
3 Epiphysenfuge
4 Metaphyse
5 Gelenkkapsel
6 und 7 Mm. glutei

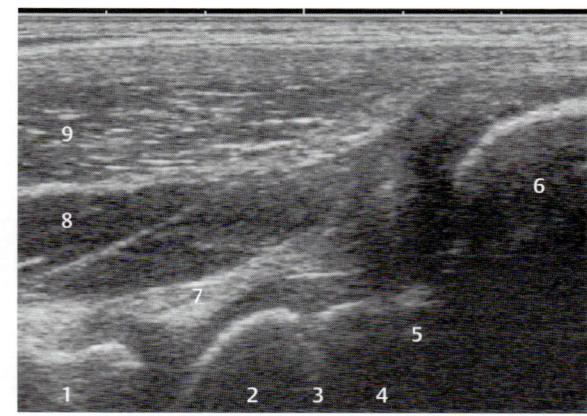

Abb. 4.15 Lateraler Longitudinalschnitt über dem Trochanter major.
1 lateraler Pfannenrand
2 Epiphyse
3 Epiphysenfuge
4 Metaphyse
5 Schenkelhals
6 Trochanter major
7 Gelenkkapsel
8 und 9 Mm. glutei

4.2.3 Hinweise für die klinische Anwendung

Die sonographische Untersuchung des schmerzhaften kindlichen Hüftgelenks ist eine äußerst zuverlässige Untersuchungsmethode zum Nachweis einer intraartikulären Volumenzunahme (Erguss, Synovialitis) sowie zur Beurteilung der Knochenoberfläche des Hüftkopfes.

Die Gelenkkapseldistension muss jedoch als ein unspezifisches sonographisches Zeichen angesehen werden, da sich unter der sonographischen Diagnose einer Kapseldistension ohne knöcherne Veränderungen verschiedene Krankheitsbilder verbergen können: Coxitis fugax, rheumatoide Koxitis, septische Koxitis, Morbus Perthes im Initialstadium. Auch andere seltenere Erkrankungen, z.B. die tuberkulöse Koxitis, weitere spezifische und unspezifische Koxitiden, Malignome u.a. müssen differenzialdiagnostisch berücksichtigt werden.

Entscheidend für die frühzeitige Diagnose bei klinischem Verdacht auf eine bakterielle Koxitis und sonographischem Nachweis einer Kapseldistension ist die Hüftgelenkpunktion, die unter direkter sonographischer Kontrolle mit hoher Validität erfolgen kann. Die Epiphyseolysis capitis femoris und der Morbus Perthes (Ausnahme Initalstadium) können aufgrund zusätzlicher knöcherner Veränderungen zur Kapseldistension von den spezifischen und unspezifischen Koxitiden abgegrenzt werden.

Literatur

Arbeitskreis Stütz- und Bewegungsorgane der DEGUM (Deutsche Gesellschaft für Ultraschall in der Medizin). Protokoll der Sitzung des Arbeitskreises Stütz- und Bewegungsorgane der DEGUM vom 20.01.1996

Dt. Ges. f. Orthopädie und Traumatologie und Berufsverbd. d. Ärzte f. Orthopädie (1999): Leitlinien der Orthopädie. Ärzte-Verlag, Köln: 33, 66

Egund, N., H. Wingstrand, L. Forsberg, H. Petterson, G. Sunden (1986): Computed tomography and ultrasonography for diagnosis of hip joint effusion in children. Acta Orthop Scand 57: 211–215

Harland, U. (1986): Sonographische Befunde an Hüftgelenken von Kindern, Jugendlichen und Erwachsenen. In: Henche, H.R., W. Hey: Sonographie in der Orthopädie und Sportmedizin. Medizinische Literarische Verlagsgesellschaft Uelzen: 47–53

Hien, N.M. (1999): Sonographische Beurteilung der knöchernen Femurkopfüberdachung nach dem 1. Lebensjahr. In: Konermann, W., G. Gruber, C. Tschauner: Die Hüftreifungsstörung. Steinkopff, Darmstadt: 238–256

Kallio, P., S. Ryöppy, S. Jäppinen, A. Siponmaa, J. Jääskeläinen, I. Kunnamo (1985): Ultrasonography in hip disease in children. Acta Orthop Scand 56: 367–371

Kallio, P.E., D.C. Paterson, B.K. Foster, G.W. LeQuesne (1993): Classification in slipped capital femoral epiphysis. Sonographic assessment of stability and remodeling. Clin Orthop 294: 196–203

Kallio, P.E., E.T. Mah, B.K. Foster, D.C. Paterson, G.W. LeQuesne (1995): Slipped capital femoral epiphysis. Incidence and clinical assessment of physeal instability. J Bone J Surg [Br] 77: 752–755

Konermann, W., G. Gruber (1997): Septische Koxitis im Kindesalter. Orthopäde 26: 830–837

Konermann, W., G. Gruber (2000): Ultraschalldiagnostik der Stütz- und Bewegungsorgane. Thieme, Stuttgart

Konermann, W., G. Gruber (2002): Hüftgelenkerkrankungen im Kindes- und Jugendalter – sonographische Differentialdiagnosen. Orthopäde 31: 288–292

Konermann, W., M. De Pellegrin (1993): Die Differentialdiagnose des kindlichen Hüftschmerzes im Sonogramm. Orthopäde 22: 280–287

Kramps, H.A., E. Lenschow (1978): Einsatzmöglichkeiten der Ultraschalldiagnostik am Bewegungsapparat. Z Orthop 117: 355–364

Parsch, K. (1992): Das schmerzhafte Hüftgelenk des Kindes: Differentialdiagnose und -therapie von Coxitis fugax, Morbus Perthes und eitriger Coxitis. Pädiatrie und Pädologie 27: 55, 61

Seltzer, S.B., H.J. Finberg, B.A. Weissman (1980): Arthrosonographytechnique. Sonographic anatomy and pathology. Invest Radiol 15: 19–28

Wingstrand, H. (1986): Transient synovitis of the hip in the child. Acta Orthop Scand 219: 57

4.3 Sonographie der Säuglingshüfte

R. Graf

Bildgebenden Verfahren zur Diagnose von Hüftreifungsstörungen sind die Sonographie, das Röntgen, die Computertomographie und die MRT. Zur Diagnostik von Hüftreifungsstörungen im 1. Lebensjahr steht hinsichtlich der Gewichtung die Sonographie als reproduzierbares, beliebig oft einsetzbares, nichtinvasives Verfahren ohne jegliche Strahlenbelastung an erster Stelle.

Die Säuglingshüfte ist vorwiegend hyalin knorpelig präformiert und nur zum kleineren Teil aus knöchernen Strukturen aufgebaut, die auch im Röntgenbild sichtbar sind. Vor allem die wesentlichen Strukturen für die Pathologie, wie die Veränderung des hyalin knorpelig präformierten Pfannendaches, das Verhalten des Labrum acetabulare und die Stellung des Hüftkopfes können sonographisch eindeutig diagnostiziert werden.

4.3.1 Prinzipien des Luxationsvorganges und Fragen der Terminologie

Kommt es aufgrund von „zu wenig" belastbarer knöcherner Hüftkopfüberdachung zu einer Dezentrierung des Hüftkopfes, weil der hyalin knorpelig präformierte Pfannendachanteil den Hüftkopf nicht mehr in der Urpfanne halten kann (Abb. 4.16), sind charakteristische Veränderungen („Schleifspuren") am knorpeligen Pfannendach die Folge (Abb. 4.17). Der an und für sich dynamische Luxationsprozess kann statisch in entsprechende Stadien, die ihren Ausdruck in der sonographischen Typologie finden, eingeteilt werden. Werden nun die Deformierungen an der knöchernen, aber noch viel mehr an der knorpeligen Pfanne entsprechend typisiert, geben sie ein charakteristisches Bild der pathoanatomischen Veränderungen, die während des Gleitprozesses des Hüftkopfes aus der Pfanne entstehen. Die sonographische Diagnostik ist daher eine Analyse des anatomischen, bzw. pathoanatomischen Zustandes der Hüftgelenkpfanne und analysiert direkt deren Veränderungen. Daraus ergibt sich, dass selbst bei einem Leichenpräparat, bei dem der Hüftkopf bereits entfernt wurde, eindeutige Aussagen über den jeweiligen Zustand des Hüftgelenks gemacht werden können.

Für die Diagnostik des Säuglingshüftgelenks ist eine exakte **Terminologie** der Strukturen erforderlich. Der Hüftkopf wird von der Hüftgelenkpfanne überdacht. Die Hüftgelenkpfanne besteht aus einem knöchernen und einem knorpeligen Anteil. Der knorpelige Anteil besteht aus dem faserknorpeligen Labrum acetabulare, das peripher dem noch nicht ossifizierten hyalin knorpelig präformierten Pfannendach aufsitzt. Beim Luxationsprozess kommt es durch den luxierenden Hüftkopf zu einer charakteristischen Deformierung des hyalin knorpelig präformierten Pfannendaches, wobei je nach Typ verschieden große Anteile des hyalin knorpelig präformierten Pfannendaches nach kranial oder nach kaudal in Richtung der Urpfanne gepresst werden. Der Begriff „Limbus" sollte in einer modernen Terminologie nicht mehr verwendet werden. Einerseits wird dieser Begriff für das Labrum acetabulare verwendet, andererseits nur für das hyalin knorpelig präformierte Pfannendach. Nicht selten werden aber beide Strukturen, nämlich Labrum und hyalin knorpelig präformiertes Pfannendach als Limbus bezeichnet. Beide Strukturen verhalten sich aber während des Dezentrierungsprozesses völlig verschieden. Auch die gängigen Begriffe „Luxation" oder „Subluxation" sollten in der heutigen wissenschaftlichen Terminologie, die sich die Analyse des pathoanatomischen Zustandes zum Ziel gesetzt hat, nicht mehr benutzt werden. Besser wäre es von zentrierten Gelenken, im Gegensatz zu dezentrierten Gelenken zu sprechen. Die Übergänge von zentriert zu dezentriert lassen sich sonographisch eindeutig typmäßig erfassen, so dass der Begriff „subluxiert" bestenfalls bei der klinischen Untersuchung zulässig ist.

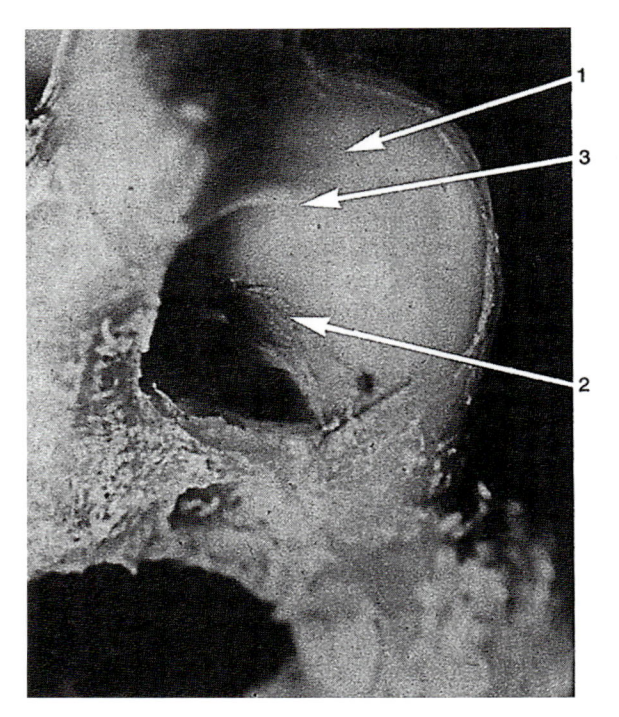

Abb. 4.16 Linkes, luxiertes Hüftgelenk eines 4 Wochen alten Kindes. Der Hüftkopf ist aus der Urpfanne (2) luxiert und hat das knorpelige Pfannendach vor sich her nach kranial gedrängt und eine Sekundärmulde (1) gebildet. Ein kleinerer Anteil des hyalin knorpelig präformierten Pfannendaches wurde in Richtung Urpfanne gedrängt (3) („Neolimbus").

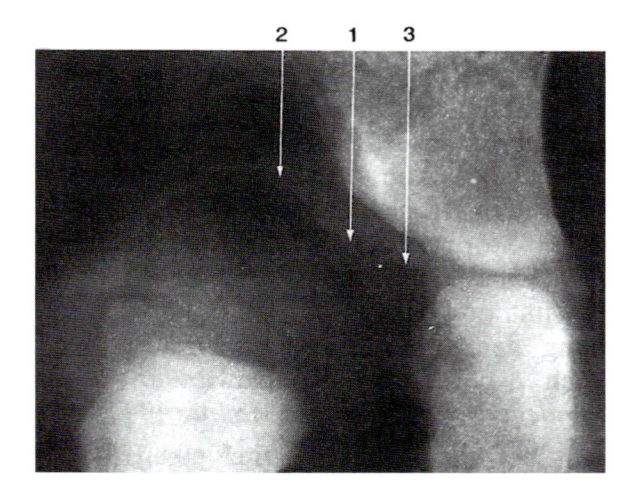

Abb. 4.17 Röntgenbild entsprechend der pathoanatomischen Situation in der Abb. 4.**16**. Der Hüftkopf liegt in der Sekundärmulde und hat das hyalin knorpelig präformierte Pfannendach nach kranial samt Labrum (2) abgedrängt. Ein kleinerer Teil des knorpeligen Pfannendaches (1) („Neolimbus") wird in Richtung Urpfanne (3), die leer ist, abgedrängt.

4.3.2 Grundprinzipien der Schnittebenentechnik

Von den verschiedenen möglichen sonographischen Zugangswegen (von dorsal, von lateral, oder der anterior-posteriore Einstrahlweg) wird heute bis auf wenige spezielle Fragestellungen nur noch der laterale Zugang (koronarer Schnitt) verwendet.

Das 3-dimensionale Gebilde des Hüftgelenks kann durch beliebige Schnittebenen darstellt werden (Graf 1993). Aus Gründen der Reproduzierbarkeit muss eine standardisierte Ebene, die sowohl die knöchernen, als auch die knorpeligen Verhältnisse darstellt, durch das Gelenk gelegt werden (Graf 1995):

Eine Ebene im Raum ist durch 3 Koordinaten (Landmarken) bestimmt. Die erste und wichtigste für die Hüftgelenksonographie relevante Struktur ist der Unterrand des Os ilium in der Fossa acetabuli. Diese Struktur liegt annähernd in der Mitte des Azetabulums und signalisiert bei Darstellung als scharfes, kräftiges Echo, dass die Schnittebene durch das „Zentrum" der Pfanne gelegt wurde. Die 2. Landmarke ist der Schnittebenenbereich in der Mitte des tragenden Pfannendachanteiles. Schnittebenen im ventralen oder im dorsalen Anteil des Pfannendaches dürfen aufgrund ihrer differenten Ausprägung des knorpeligen und knöchernen Pfannendaches nicht zur Diagnose herangezogen werden (Graf 1990). Um zu vermeiden, dass das Hüftgelenk schräg angeschallt wird, muss das Labrum acetabulare als 3. Landmarke dargestellt werden.

Fehlt nur eine der 3 Landmarken, so darf das Sonogramm für eine Beurteilung nicht herangezogen werden. Prinzipiell dürfen Hüftgelenke nur in der Standardebene (Messebene), die durch die 3 Landmarken definiert ist, beurteilt werden.

Genau genommen handelt es sich um keine „Ebene", sondern um einen Untersuchungssektor, der aus Praktikabilitätsgründen zur „Ebene" reduziert wird.

Bei **dezentrierten Gelenken** kann das Prinzip der Standardebene durchbrochen werden. Für die Therapie ist es bei diesen Gelenken wichtig zu wissen, ob der Hüftkopf das knorpelige Pfannendach nach kranial oder nach kaudal verdrängt hat. In diesen Fällen hat der Hüftkopf meist das Azetabulum so weit verlassen, dass er außerhalb der Standardebene liegt. In der Standardebene selbst kommt daher meist das Hüftkopf-Pfannen-System nicht mehr gänzlich und aussagekräftig zur Darstellung. Um die Beziehung des luxierten Hüftkopfes zur bereits deformierten Pfanne zu klären, muss mit der Schallebene dem luxierten Hüftkopf (meist mehr oder weniger nach dorsal) gefolgt werden. Dadurch verlässt man automatisch die Standardebene. Diese ist bei luxierten Gelenken nicht relevant, weil die Diagnose nun durch die Verdrängungsrichtung des Pfannendachknorpels und nicht durch eine Messung in der Standardebene festgelegt wird.

4.3.3 Sonometer und sonographische Typisierung

Grundlage der Typeneinteilung der Hüftgelenke ist die genaue Kenntnis und die morphologische Analyse der vorliegenden sonographischen Anatomie. Liegt ein kritischer Grad an knöcherner Unreife vor, ist die zusätzliche Beurteilung der sonographischen Instabilität durch einen Stresstest (dynamische Untersuchung) erforderlich (Graf 1993). Neben der Beurteilung von Morphologie und Stabilität fließt die messtechnische Absicherung der Befunde in die Typeneinteilung mit ein. Das Sonometer (Abb. 4.18) ist ein Hilfsmittel für die Praxis, mit dem die Winkelmessungen einfach und rasch durchgeführt und die einzelnen Hüfttypen direkt abgelesen werden können; außerdem erleichtern die auf dem Sonometer graphisch schematisiert abgebildeten Hüftsonogramme den Konnex zwischen Morphologie und Messtechnik. Das Sonometer lässt die Winkelbereiche der klassischen 4 sonographischen Grundtypen erkennen: links den Bereich der dezentrierten Gelenke (Typ III und IV), rechts den der reifen Gelenke (Typ I), dazwischen den breiten Bereich von zentrierten, aber verschieden stark verknöcherungsgestörten (radiologisch „dysplastischen") Gelenken (Typ II).

Hüftgelenke Typ I

Am rechten Ende des Sonometers liegen die reifen Typ-I-Hüftgelenke mit einem Alpha-Winkel über 60°. Die getroffene Unterteilung in 2 morphologische Varianten (Ia mit weit übergreifendem knorpeligen Pfannendach und einem Knorpelwinkel Beta kleiner als 55° sowie Ib mit relativ schmal aufsitzendem knorpeligen Pfannendach und einem Beta-Winkel größer als 55°) bei gleich guter Ausformung der knöchernen Pfanne wird möglicherweise

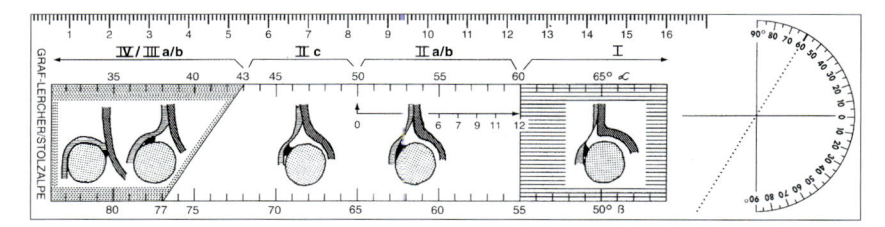

Abb. 4.18 Sonometer: schematische Darstellung der Hüfttypen und Zuordnung der Alpha- und Beta-Werte.

erst in der Zukunft Bedeutung erlangen. Vielleicht ergeben sich daraus verschiedene, für die Präarthrose bedeutende Pfannendachformen:
- Typ Ia: im Erwachsenenalter große, den Hüftkopf weit übergreifende Pfannen, die frühzeitig zu einem Impingement am Schenkelhals führen,
- Typ Ib: eher kurze Pfannen, die im Erwachsenenalter zu frühen Überlastungen des Pfannenerker-Labrum-Komplexes und zur Labrumdegeneration bzw. zu Rissen führen könnten.

Das arithmetische Mittel des Beta-Wertes bei Typ-I-Gelenken liegt bei 67°.

Für die Praxis bedeutsamer ist die Tatsache, dass der Mittelwert des Knochenwinkels Alpha in vielen großen Messserien ausgereifter Hüftgelenke bei knapp 65° liegt; Hüftgelenke mit einem Alpha-Wert von 60° werden deshalb als „normgrenzwertig" eingestuft. Mit Hilfe der spontanen Reifungskurve des Alpha-Winkels kann altersabhängig der Bereich solcher Normgrenzbefunde genauer abgegrenzt werden (Tschauner u. Mitarb. 1994).

Der unterste Wert des normalen Winkels (Alpha = 60°) darf nicht mit dem Mittelwert (Alpha ca. 65°) verwechselt werden. Hüftgelenke mit Alpha-Werten von 60° und größer gelten als ausgereift und können therapeutisch (biomechanische Nachhilfe) nicht beeinflusst werden: Therapiert oder nicht therapiert entwickeln sie sich weiter, oder bleiben im Grenzbereich stehen.

Nachträgliche Verschlechterung eines Typ-I-Hüftgelenks. Nach heutiger Erkenntnis kann eine dauerhafte Verschlechterung primär reifer Gelenke (Typ I) nur auf einer der folgenden Ursachen beruhen:
- primär falsche Klassifikation (häufigste Ursache!),
- neuromuskuläre Dysbalance (z.B. spastische Diplegie, Myelomeningozele etc.),
- im Rahmen einer septischen Koxitis (Distensionsluxation: der Hüftkopf wird durch den Erguss aus der Pfanne gedrängt),
- Sekundärdysplasie: Dezentrierte Gelenke können durch die Deformierung des Pfannendachknorpels eine Schädigung der Wachstumszone erleiden. Das Ossifikationspotential reicht zwar primär aus, um durch adäquate Therapie den Zustand eines Typ-I-Gelenks zu erreichen. Wird der Fortschritt über einen längeren Zeitraum verfolgt, so ist der Entwicklungsstand gegenüber einem gesunden Gelenk verzögert. Jahre später ist bei primär gutem „Ausheilungsergebnis" aufgrund des verlangsamten Ossifikationspotentials und der dadurch bedingten (mikroskopisch nachweisbaren) Schädigung der Pfannendachwachstumsfuge wieder ein dysplastisches Gelenk (Sekundärdysplasie) entstanden. Ehemals dezentrierte Gelenke müssen bis zum Wachstumsende kontrolliert werden! Die Aufklärung der Eltern darüber ist wichtig.

Hüftgelenke Typ IIa und IIb (physiologische Unreife und Reifungsverzögerung)

Als immer mehr Neugeborene und ganz junge Säuglinge untersucht werden konnten, wurde festgestellt, dass ein auffallend hoher Prozentsatz unter ihnen Hüftgelenke mit einer sonographisch nicht wirklich normalen „reifen" Morphologie (Typ I) aufwiesen. Die Hüftgelenke sahen aus wie Typ-II-Gelenke und sollten deshalb nach alter Vorstellung als dysplastisch und damit behandlungsbedürftig beurteilt werden; das stand im Widerspruch zu der früheren klinisch-orthopädischen Erfahrung! Allerdings zeigten Verlaufskontrollen, dass diese Gelenke fast alle spontan ausheilten. Aus dieser Erkenntnis heraus wurde erstmals der Faktor „Zeit" (Lebensalter) in die sonographische Typisierung einbezogen: Hüftgelenke im Typ-II-Bereich jünger als 3 Monate werden daher als „physiologisch unreif" (Typ IIa) klassifiziert, Hüftgelenke mit der gleichen sonographischen Morphologie jenseits des ersten Lebensquartals als „verknöcherungsverzögert" (Typ IIb). Typ-IIa-Hüften sind keine Dysplasien, die spontan ausheilen, sondern morphologische Varianten, die im Rahmen der normalen biologischen Streubreite noch nicht alle Formkriterien ideal reifer Gelenke erfüllen, aber in der Regel ganz normal weiter reifen und innerhalb weniger Wochen die sonomorphologischen Kriterien reifer Gelenke (Typ I) erreicht haben (Schilt 2001). Typ-IIb-Gelenke dagegen korrelieren mit den typischen röntgenologischen Kriterien der Dysplasie und werden deshalb auch wie diese biomechanisch behandelt.

Hüftgelenke Typ IIa-plus und Typ IIa-minus

In Längsschnittstudien (Graf u. Mitarb. 1987) fand man, dass manche Gelenke bereits innerhalb des Typ-IIa-Bereichs reifungsmäßig stehen blieben oder zurückfielen. Obwohl formal nur physiologisch unreif, blieben sie doch in Korrelation zum Lebensalter in der zu erwartenden Mindestreifung zurück. Sie wurden deshalb als „physiologisch unreif mit Reifungsdefizit" oder Typ IIa-minus klassifiziert (behandlungsdürftig!).

Die überwiegende Zahl der Typ-IIa-Gelenke wies jedoch Winkelwerte über der zu erwartenden Mindestreifung auf. Diese wurden deshalb als „physiologisch unreif altersentsprechend" oder Typ IIa-plus bezeichnet. Eine Ausreifung ohne Behandlung ist zu erwarten und nur in speziellen Fällen kontrollbedürftig. In der praktischen klinischen Routine ist diese Unterscheidung aus methodischen und organisatorischen Gründen erst um die 6. Lebenswoche möglich und sinnvoll.

Hüftgelenke Typ IIc (Gefährdungsbereich)

In der Frühzeit der Hüftsonographie trat immer wieder die anfänglich erschreckende Tatsache auf, dass sich primär als Typ II (verknöcherungsgestört, aber zentriert) klassifizierte Hüftgelenke bei Verlaufskontrollen deutlich verschlechterten oder sogar dezentrierten. Die retrospektive Analyse dieser Gelenke zeigte, dass es sich hierbei um Hüftgelenke mit einer primär hochgradig mangelhaften knöchernen Formsicherung (korreliert mit Alpha-Winkeln kleiner als 50°) gehandelt hat. Damit war eine weitere ganz wichtige Differenzierung innerhalb des Typ-II-Bereichs notwendig geworden. Unabhängig vom Lebensalter werden Hüftgelenke mit einem Alphawert unter 50° dem „Gefährdungsbereich" (critical range = Typ IIc) zugeordnet und müssen sofort behandelt werden, weil sie sich unbehandelt nicht weiter entwickeln oder sogar dezentrieren.

Gelenke im IIc-Bereich sind in der Regel klinisch stumm; sie können nur sonographisch festgestellt werden.

Hüftgelenke Typ D (Hüfte am Dezentrieren)

Weist ein Hüftgelenk mit einem Alphawert zwischen 43 und 49° Betawerte über 77° auf, so wird dieses Gelenk als Typ D oder „Hüfte am Dezentrieren" bezeichnet:

Alpha-Winkel zwischen 43 und 49° (Typ IIc) plus Beta-Winkel > 77° = Typ D.

Typ D ist der erste Grad einer Dezentrierung. Dieses Gelenk ist – als Ausdruck des ersten Stadiums einer Dezentrierung – sonographisch instabil, denn das knorpelige Pfannendach ist bereits gering- bis mäßiggradig verdrängt. Ein spezieller Stresstest ist daher zur Verifizierung einer sonographischen Instabilität nicht mehr nötig.

Dezentrierte Gelenke Typ III und Typ IV

Links am Sonometer befinden sich die Angaben für die dezentrierten Gelenke, die mit Alpha-Werten unterhalb von 43° korrelieren. In diesem Bereich ist eine weitere Ausmessung der knöchernen Formgebung mittels Alpha-Winkel nicht mehr sinnvoll. Entscheidend für die Therapie und Prognose ist in diesem Bereich das Verhalten des knorpelig präformierten Pfannendaches, das auf Röntgenbildern nicht beurteilbar ist:

- **Typ III** (Abb. 4.19):
  Wird das knorpelig präformierte Pfannendach vom dezentrierten Hüftkopf nach kranial „vor sich her geschoben" (Typ IIIa; sonographisch erkennbar am nach aufwärts verlaufenden Perichondrium), gelingt bei früher Diagnose die konzentrische Reposition meist problemlos unter adäquater konservativer Therapie. Durch

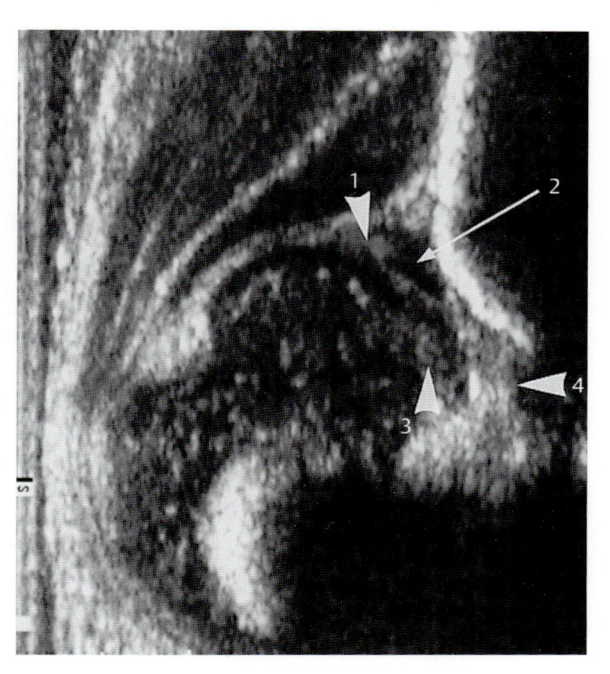

Abb. 4.19 10 Tage altes Neugeborenes mit Hüfttyp IIIa. Bemerkenswert ist das Auflösungsvermögen der neuen Ultraschallgeräte. Das hochgedrängte Labrum (1) ist eindeutig zu erkennen. Selbst der deformierte Pfannendachknorpel (2) kann eindeutig abgegrenzt werden (vgl. dazu Abb. 4.17) sowie das Lig. capitis femoris (3) und Pulvinar (4).

langfristige pathologische Druck- und Scherkräfte hervorgerufene pathologische Strukturstörungen des Knorpels (Typ IIIb) werden heute im Zeitalter des Neugeborenenscreenings kaum mehr beobachtet.

- **Typ IV** (Abb. 4.20):
  Wurde der Pfannendachknorpel jedoch zwischen Kopf und Os ilium in Richtung der ehemaligen Urpfanne „eingequetscht", sonographisch erkennbar an einer muldenfömigen Einziehung des Perichondriums, so liegt ein Typ-IV-Gelenk vor. Mit hoch auflösenden Schallköpfen (7.5–10 MHz) kann der zum Repositionshindernis gewordene Pfannendachknorpel sehr oft direkt identifiziert werden.

Anmerkung: Die frühe sonographische Diagnose von kritischen Vorläuferstadien (Typ IIc, Typ D) gleich nach der Geburt verhindert die postpartale Entwicklung zum Vollbild der Typ-IV-Gelenke. Sporadisch auftretende echte teratologische Luxationen ändern nichts an der Erkenntnis, dass die überwiegende Zahl der schweren Luxationen in der Vorsonographieära nicht kongenital, sondern „hausgemacht" war und sich postpartal mangels geeigneter Diagnosemethoden stillschweigend entwickeln konnte (neuer Terminus: DDH = Developmental Dislocation of the Hip anstelle von CDH = Congenital Dislocation of the Hip).

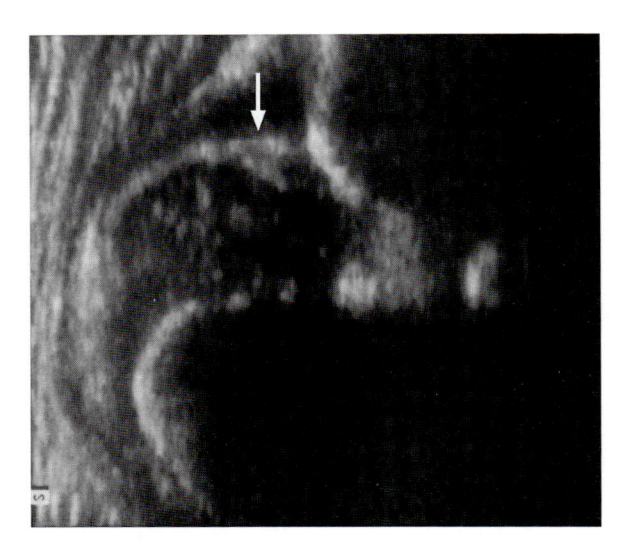

Abb. 4.20 Hüfttyp IV: erkennbar am Verlauf des Perichondriums (Pfeil). Der Hüftkopf hat bereits die Standardebene etwas verlassen, der Unterrand des Os ilium ist nicht mehr exakt darstellbar.

4.3.4 Stresstest (dynamische Untersuchung)

Aufgrund der Elastizität von Pfannendachknorpel, Labrum und Gelenkkapsel können bei jedem Gelenk unter Druck und Zug mehr oder weniger große Relativbewegungen zwischen Hüftkopf und Pfanne – von Wackelbewegungen bis zu Subluxationsphänomenen – ausgelöst werden.

Bei diesen Relativbewegungen sind die harmlosen (postpartale Gelenklaxizität, Elastizität des Labrum acetabulare) von den für die weitere Hüftgelenkentwicklung gefährlichen zu trennen.

Elastische Federung. Als elastische Federung werden Relativbewegungen des Hüftkopfes in der Pfanne bezeichnet, die für die weitere Hüftgelenkentwicklung hinsichtlich einer Dezentrierung ungefährlich sind. Sie umfassen Relativbewegungen beim Hüfttyp I sowie Hüfttyp IIa und IIb. Bei diesen Hüfttypen ist der Alpha-Wert mehr als 50° und signalisiert somit eine ausreichende knöcherne Überdachung, so dass durch die Relativbewegungen keine Scherkräfte auf die Epiphysenfuge zwischen knorpeligen und knöchernen Pfannendach auftreten.

Instabilität. Ist der Alpha-Wert im Typ-IIc-Bereich oder noch schlechter, ist die knöcherne Pfanne so flach, dass durch die Relativbewegungen des Hüftkopfes Scherkräfte auf das knorpelige Pfannendach bzw. dessen Wachstumszone zum knöchernen Pfannendach hin auftreten und diese schädigen und somit die weitere Pfannendachentwicklung infrage stellen.

Bei Hüftgelenken im IIc-Bereich besteht grundsätzlich die Möglichkeit einer sonographischen Instabilität:
- Kann ein Hüftgelenk im IIc-Bereich (Alpha = IIc, Beta < 77°) unter Druck soweit dezentriert werden, dass die Verbiegung des Pfannendaches zu einem Beta-Wert größer als 77° führt, dieses Gelenk also messtechnisch einem Hüfttyp D entsprechend würde (Alpha = IIc, Beta > 77°), wird dieses Gelenk als **Typ IIc-instabil** eingestuft.
- Gelingt diese Deformierung nicht, so dass der Beta-Wert kleiner als 77° bleibt (Alpha = IIc, Beta < 77°), ist es ein Gelenk **Typ IIc-stabil**.

Durch dieses System kann die harmlose elastische Federung von der echten Instabilität abgegrenzt werden. Bei der klinischen Untersuchung ist vor allem im Grenzbereich die elastische Federung nicht von der Instabilität zu unterscheiden. Die Hüfttypen D, Typ III und Typ IV als dezentrierte Gelenke verschiedenen Grades sind von Haus aus instabil und benötigen keine Provokations-Druck-Tests, höchstens einen Test unter Zug, um zu klären inwieweit der Hüftkopf vor bzw. in die Pfanne wieder eingestellt werden kann (Graf 2000).

4.3.5 Typische Fehler

Messtechnisch auswertbar sind nur Sonogramme mit korrekter Darstellung vom Unterrand des Os ilium, korrektem Pfannendachschnitt und Labrum acetabulare in der sog. „Standardebene" (Abb. 4.21a u. b). Ausgenommen von dieser Regel sind lediglich Sonogramme bei dezentrierten Hüftgelenken, bei denen die Morphologie des deformierten hyalin knorpelig präformierten Pfannendaches über den Typ entscheidet (Differenzierung Typ III, Typ IV).

Anatomische Identifizierungsfehler

Identifizierungsfehler kommen nicht nur durch mangelnde anatomische Kenntnisse, sondern meist durch schlechte Bildqualität zustande.

Klassische Fehler sind (Graf 2000):
- Verwechslung des Labrum acetabulare mit der Umschlagfalte, bzw. mit dem proximalen Perichondrium,
- Unkenntnis der sog. Standardsituation mit konsekutiver Fehlinterpretation des hyalin knorpelig präformierten Pfannendaches,
- Identifizierungsfehler des knöchernen Erkers,
- mangelnde Abgrenzung des Unterrandes des Os ilium vom Fett- und Bindegewebe und Verwechslung dieser Strukturen mit dem Lig. teres bzw. der Fovea centralis,
- Verwechslung von Strukturstörung und Nachverknöcherung,

4.3 Sonographie der Säuglingshüfte

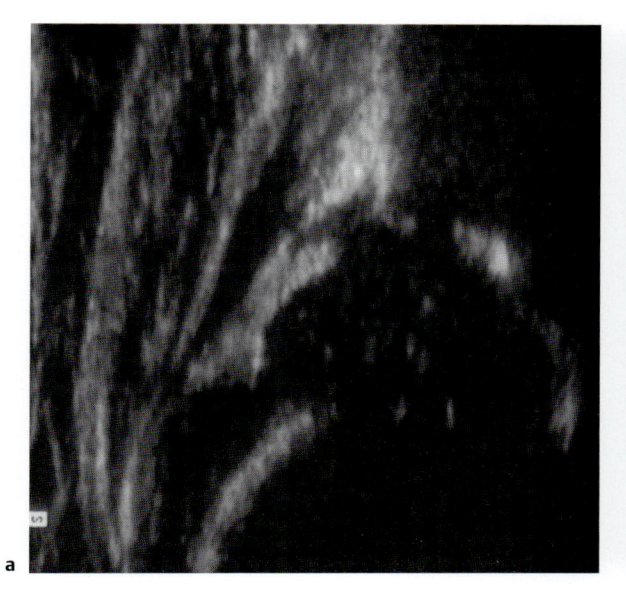

Abb. 4.21a Korrektes Sonogramm: Der Unterrand des Os ilium ist als klares Echo deutlich sichtbar, die Schnittebene ist korrekt und das Labrum acetabulare ist dargestellt.

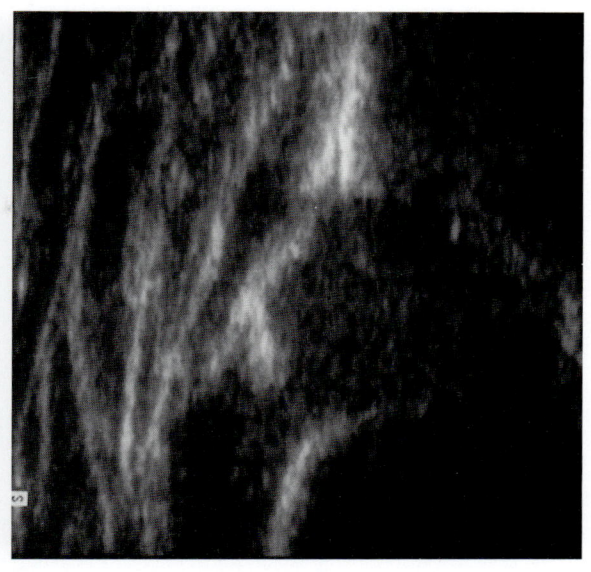

Abb. 4.21b Dasselbe Hüftgelenk wie in Abbildung 4.21a. Unbrauchbares Sonogramm: Der Unterrand des Os ilium ist nicht sichtbar, die Schnittebene ist nur scheinbar korrekt. Eine Diagnose darf nicht gestellt werden.

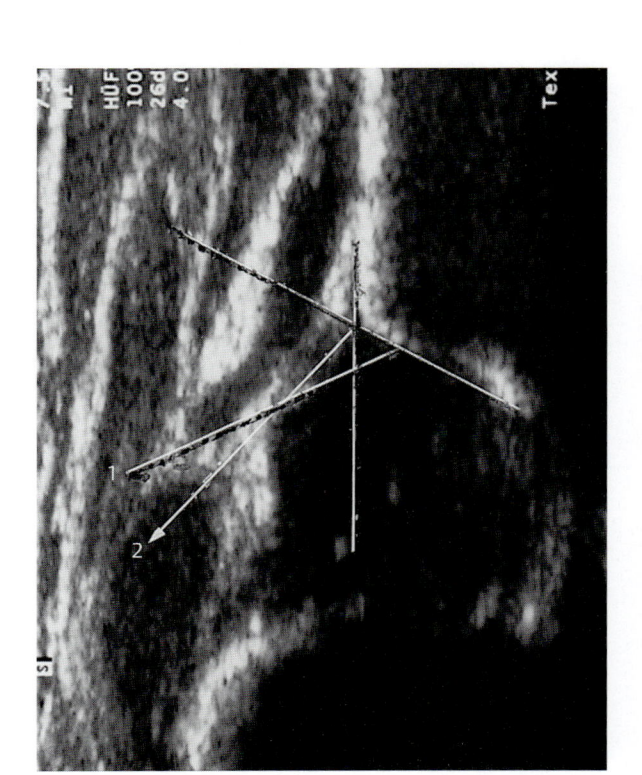

Abb. 4.22 Sonogramm mit Messlinien, zusätzlich Demonstration eines klassischen Messfehlers. Richtig wird die Ausstelllinie (1) vom Umschlagpunkt (Konkavität zu Konvexität) durch die Mitte des Labrums eingezeichnet. Falsch eingezeichnet wird sie vom Schnittpunkt der Grund- und Pfannendachlinie durch das Labrum (2).

- Unkenntnis der Differenzierungskriterien zwischen Typ III und Typ IV,
- falsche Messtechnik (Abb. 4.22).

Verkippungseffekte

Kippung in ventrodorsaler Richtung. Bei dieser Einstrahlrichtung wird zwar ein hüftähnliches Sonogramm produziert, eine korrekte Beurteilung des Erkers bzw. ein Einzeichnen der Grundlinie ist durch die Verbreiterung des Perichondriums und des Os ilium kaum möglich. Gleichzeitig kann der Unterrand des Os ilium nicht scharf dargestellt werden, ein „Verflattern" führt zu falsch eingezeichneten Grundlinien.

Kippung in dorsoventraler Richtung. Bei dieser Einstrahlrichtung wird ein scheinbar dorsaler Schnitt dargestellt (Abb. 4.23a–c). Zur Verwunderung der Untersucher verschwindet dieser auch dann nicht, wenn der Schallkopf am Pfannendach weiter nach ventral gedreht wird. Verschwindet der scheinbar dorsale Schnitt dann endlich doch und stellt sich scheinbar korrekt dar, verläuft der tatsächliche Schnitt an der Pfanne ventral: Eine Pfannendysplasie wird fälschlich diagnostiziert!

Kippung in kraniokaudaler Richtung. Bei dieser Einstrahlrichtung kann meist der Unterrand des Os ilium nicht scharf dargestellt werden. Meist kommt es zu unscharfer ausgefranster Echogebung, der Unterrand „verflattert".

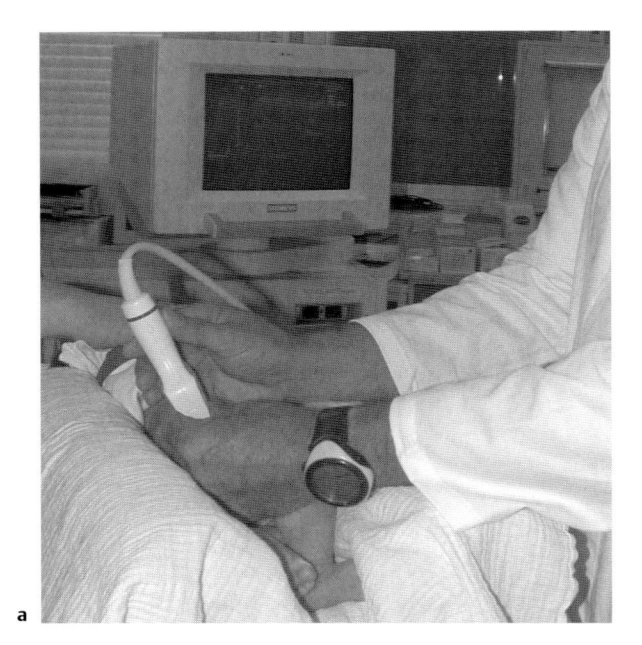

Abb. 4.23 a–c Untersuchungsvorgang in Aufsicht:
a Die Kippung des Schallkopfes in dorsoventrale Richtung ist deutlich erkennbar.
b In dorsoventrale Richtung (entsprechend Abb. 4.**23 a**) verkipptes Sonogramm. Die Schnittebene trifft das Hüftgelenk entsprechend der gekippten Schallebene am Pfannendach dorsal. Daraus resultiert die leichte muldenförmige Darmbeinsilhouette. Durch die Darstellung der dorsalen Pfannendachanteile wird die Kopfüberdachung scheinbar besser.
c Korrektes Sonogramm: Der Unterrand des Os ilium, die korrekte Schnittebene und das Labrum sind dargestellt, die Knorpelknochengrenze des koxalen Femurendes ist ebenfalls gut sichtbar.

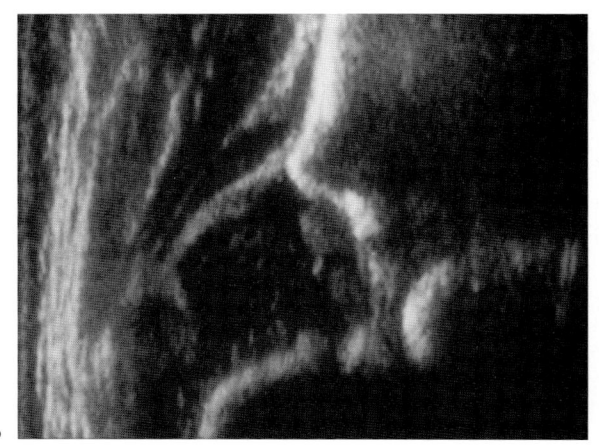

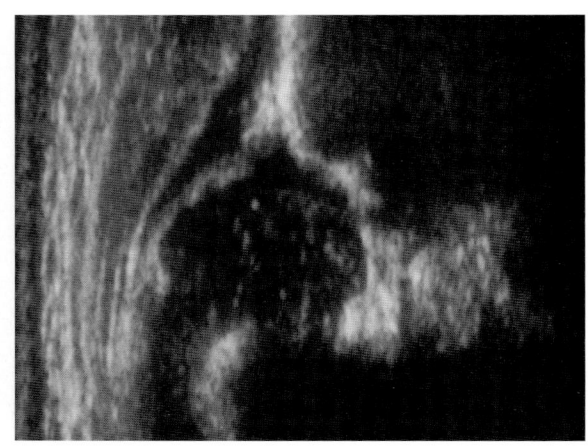

Kippung in kaudokranialer Richtung. Dies ist wohl der schwerwiegendste aller Fehler (Abb. 4.**24 a–c**). Dadurch, dass der Schallstrahl in diesem Fall eine lange Strecke durch knorpelig präformierte Strukturen läuft, kommt es zu erheblicher Bildverzerrung mit Darstellung einer scheinbar pathologischen Hüfte. Bei einer Schallkopfkippung bis ca. 10° kommt zunehmend ein scheinbar dysplastisches Gelenk zur Darstellung. Wird der Schallkopf ca. 20° gekippt, so kann sogar ein scheinbar dezentriertes Gelenk dargestellt werden. Diesen Verkippungsfehler erkennt man an der fehlenden Darstellung der Knorpel-Knochengrenze am Schenkelhals.

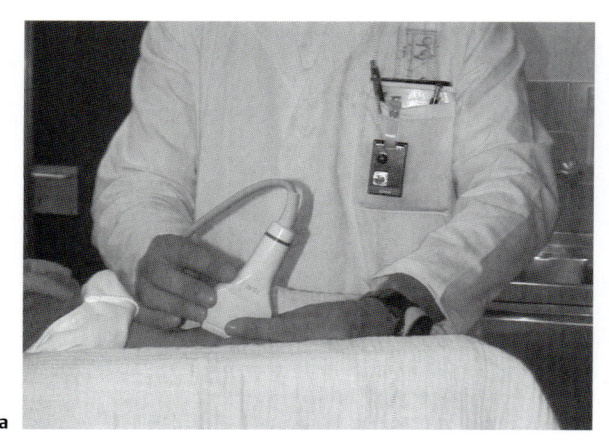

Abb. 4.24 a–c Verkippung in kaudokranialer Richtung (**a**). Durch die Verkippung des Schallstrahles und durch geänderte Schalllaufgeschwindigkeiten kommt es zur völligen Verzerrung des Hüftgelenks („Pseudodezentrierung"). Die Verkippung ist daran erkennbar, dass die Knorpelknochengrenze nicht mehr durch den schräg einfallenden Schallstrahl getroffen wird (**b**). Dasselbe Sonogramm, aber ohne Verkippungsfehler – die Knorpel-Knochen-Grenze ist sichtbar (**c**).

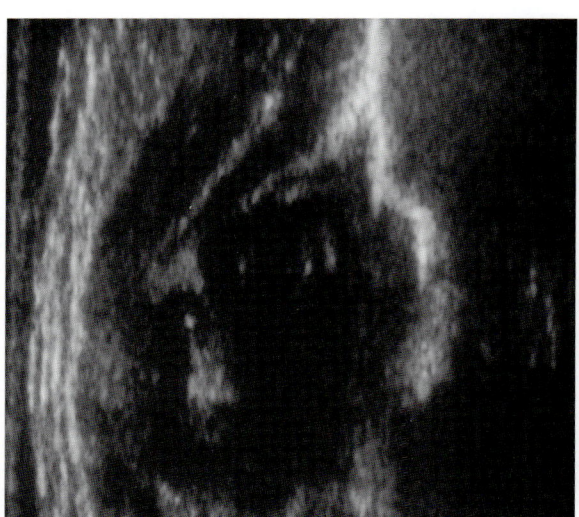

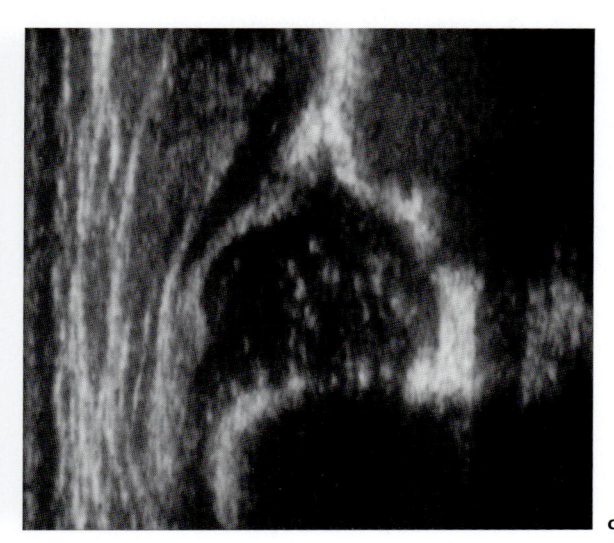

4.3.6 Standards (nach Graf)

Abtasttechnik

Mangelndes Handling während des Abtastvorganges kann die Bildqualität entscheidend verschlechtern. Die Untersuchung sollte nicht im Sitzen durchgeführt werden. Ein der Größe des Untersuchers angepasster Tisch mit darauf liegender Lagerungsschale ermöglicht auch bei unruhigen Säuglingen eine standardisierte Lagerung und Abtasttechnik (Abb. 4.25). Das Kind sollte in Spontanhaltung gelagert werden, die Beinchen können flektiert bleiben, sollten jedoch leicht nach innen rotiert werden. Eine Lagerungsschale („Sonofix") und die Schallkopfführungsapparatur („Sonoguide") für ein orthogrades Aufsetzen des Schallkopfes sind obligat. Freihändiges Schallen provoziert Verkippungsfehler und sollte heute nicht mehr durchgeführt werden. Ein exaktes und schrittweises Vorgehen bei der Darstellung der 3 bildwichtigen Landmarken ermöglicht auch in ungeübten Händen reproduzierbare und korrekte Standardsonogramme (Graf 1995).

Die Bildprojektion

In der Schnittbildtechnik wird – wie auch bei anderen bildgebenden Verfahren üblich – bei liegenden Patienten am Monitor kranial links, kaudal rechts dargestellt. Diese Darstellungsart würde beim Hüftgelenk ein linkes Hüftgelenk in liegender Projektion liefern. Diese Projektion ist im Vergleich zur Röntgenaufnahme ungewöhnlich und auch für Untersucher trotz Gewöhnungseffekt blickmäßig schwerer zu erfassen, als eine Darstellungsart ähnlich einem a.-p. Röntgenbild des Hüftgelenks. Es empfiehlt sich daher die Hüftsonogramme so zu drehen, dass sie einem rechten Hüftgelenk auf einer a.-p. Röntgenaufnahme ähnlich sind. Viele Geräte können die Bildprojektion

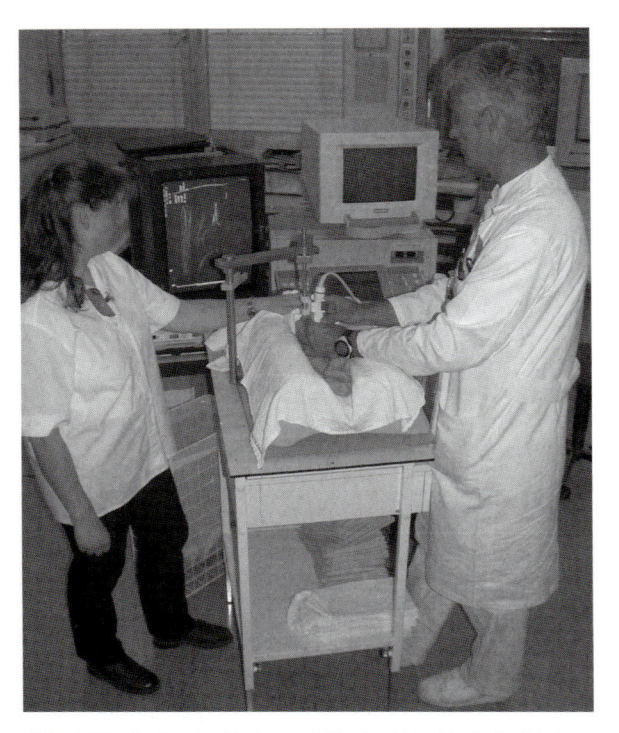

Abb. 4.25 Optimales Equipment für die Abtasttechnik: Die Untersuchung wird stehend durchgeführt, das Kind liegt in einer Lagerungsschale, die Mutter assistiert. Im Hintergrund ist der Zusatzmonitor sichtbar, um eine stehende Bildprojektion zu erhalten.

Dokumentation

Zur Dokumentation gehören das Sonogramm und die Befundung:
- **Sonogramm**:
  - Vergrößerungsmaßstab mindestens 1:1,7,
  - 2 Bilder in der Standardebene, davon 1 Sonogramm mit Grund-, Pfannendach- und Ausstelllinie; um Verkippungsfehler sicher auszuschließen wird die Darstellung der Knorpelknochengrenze am Schenkelhals empfohlen,
  - Angabe von Alpha- und Beta-Winkel.

  Anmerkung: Es ist unbedingt darauf zu achten, dass bei allen Hüfttypen auch der Beta-Wert angegeben wird. Um den Beta-Wert anzugeben ist es erforderlich, die Ausstelllinie einzuzeichnen. Voraussetzung ist die Identifizierung des knöchernen Erkers und das Labrum acetabulare. Wird der Beta-Wert nicht angegeben, bleibt der Untersucher die Dokumentation der korrekten anatomischen Identifizierung des knöchernen Erkers und des Labrum acetabulare schuldig. Typ Ia/b, IIc-stabil, IIc-instabil und Hüfttyp D können ohne Beta-Wert nicht identifiziert werden!

- **Befundung**:
  - personenbezogene Daten, insbesondere Angabe des Alters,
  - deskriptiver Befund entsprechend dem üblichen Schema (Graf 2000),
  - Typenangabe,
  - therapeutische Konsequenz.

elektronisch per Knopfdruck auf diese Darstellungsart umformen. Sind diese Zusatzeinrichtungen nicht vorhanden, empfiehlt sich ein Zusatzmonitor, der über den Videoausgang des Ultraschallgerätes angeschlossen werden kann und durch 90°-Kippung des Monitors die entsprechende „aufrechte" Projektion liefert.

Technische Ausrüstung

Zu verwenden ist ein 5- bzw. 7- oder 7,5-MHz-Lineartransducer. Sektorscanner, oder Anulararrays dürfen wegen der schräg einfallenden Schallstrahlen nicht verwendet werden (Verkippungsfehler). Lagerungsschale und Schallkopfführung sind obligat.

Literatur

Graf, R. (1990): Sonographie der Säuglingshüfte. Z Orthop 128: 355
Graf, R. (1993: Sonographie der Säuglingshüfte. Ein Kompendium. 4. Auflage. Enke, Stuttgart
Graf, R. (1995): Kursus der Hüftsonographie beim Säugling. Fischer, Stuttgart
Graf, R. (2000): Sonographie der Säuglingshüfte und therapeutische Konsequenzen. Thieme, Stuttgart
Graf, R., Ch. Tschauner, M. Steindl (1987): Ist die IIa-Hüfte behandlungsbedürftig? Monatsschr Kinderheilkd 135: 832
Schilt, M. (2001): Optimaler Zeitpunkt des Hüftsonographie-Screenings. Ultraschall in Med 22: 39–47
Tschauner, Ch., W. Klapsch, A. Baumgartner, R. Graf (1994): „Reifungskurve" des sonographischen Alpha-Winkels nach Graf unbehandelter Hüftgelenke im ersten Lebensjahr. Z Orthop 132: 502–504

4.4 Röntgendiagnostik und Einstelltechniken beim Nativröntgen

A. Bernau

4.4.1 Indikation und Statik

Auch in der Diagnostik des Hüftgelenks bleibt jenseits des Säuglingsalters die konventionelle Röntgentechnik das am häufigsten zur Anwendung kommende bildgebende Verfahren. Es vermittelt bei orthopädischen und traumatologischen Fragestellungen die Basisinformationen bei degenerativen, entzündlichen und neoplastischen Veränderungen sowie auch bei Verletzungen von Knochen und Gelenken. Das Röntgen ist darum bei allen Fragestellungen zum Skelett wegen seiner hohen Spezifität das diagnostische Verfahren der ersten Wahl und es sollte darum bei allen entsprechenden Fragestellungen vor Durchführung anderer bildgebender Verfahren auch ein entsprechendes Röntgenbild vorliegen.

Aufnahmen der Gelenke der unteren Extremität sollen möglichst im Stehen angefertigt werden, weil nur dadurch reproduzierbare Informationen über die Gelenkspaltweite, d. h. auch die Knorpeldicke und – im besonderen am Kniegelenk – über die Achsenverhältnisse gewonnen werden können.

Grundsätzlich sollten bei der Primärdiagnostik Aufnahmen in 2 möglichst senkrecht zueinander stehenden Ebenen angefertigt werden. So wird heute als zweite Standardebene zur Beckenübersicht die Faux-profil- der Lauenstein-Aufnahme vorgezogen, weil damit eine gegenüber der a.-p. Aufnahme annähernd seitliche Abbildung des proximalen Oberschenkels bzw. eine gegenüber der Filmebene 65° aufgedrehte Abbildung des Hüftgelenks mit Information über den vorderen Pfannenerker erhalten wird. Analog ist auch bei Hüfttotalendoprothesen die zweite Ebene als rein seitliche Aufnahme anzufertigen, was im Regelfall eine spezielle Kassettenplatzierung im Raster erforderlich macht.

Nachfolgend werden die häufigsten Einstellungen für das Becken beschrieben. Spezielle Fragestellungen können mit anderen Einstellungen beantwortet werden, die in der weiterführenden Literatur zu finden sind.

4.4.2 Beckenübersicht im Stehen

Format: 35/43, bei Kindern 24/30
   Folie: 400
   Aufbelichtung: L, stehend
   Lagerung: Patient steht teilweise entkleidet mit dem Rücken zum Stativ (Abb. 4.26), Kniegelenke gestreckt, Kniescheiben frontalisiert, dabei sind in der Regel die Füße leicht einwärts gestellt, die Großzehen berühren sich.

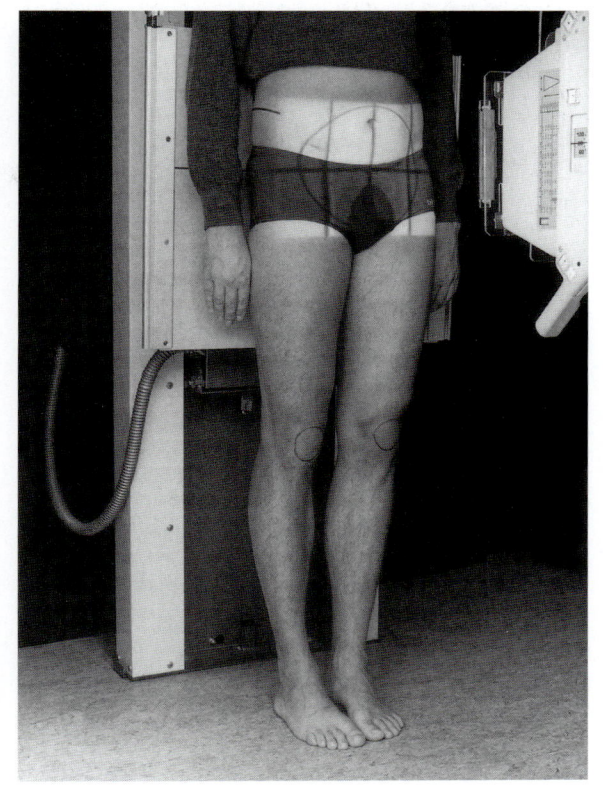

Abb. 4.26 Beckenübersicht im Stehen.

Alternativ:
1. Können wegen einer erheblichen **Beinlängendifferenz** beide Beine nicht gleichzeitig gestreckt und die Füße plantigrad aufgestellt werden, soll die Verkürzung durch Brettchenunterlage unter das kürzere Bein ausgeglichen werden. Der Verkürzungsausgleich muss dem Film aufbelichtet werden, z.B. „Unterlage links 3 cm". Rückschlüsse auf die Höhe des für die Korrektur von Fehlstellungen der Wirbelsäulenstatik notwendigen Verkürzungsausgleiches sind aus dieser Aufnahme nicht möglich (Bernau 1993).
2. Bei einliegendem Fremdmaterial, z.B. einer **Hüfttotalendoprothese,** muss diese vollständig mit abgebildet werden. Das erfordert eine entsprechend tiefere Zentrierung, ggf. schon als Planungsgrundlage vor solchen Eingriffen.

Gonadenschutz: Hodenkapsel oder Bleidreieck, sofern dadurch nicht wesentliche Informationen verdeckt werden.

4.4.3 Beckenübersicht im Liegen

Indikation:
1. Die Liegeaufnahme ist im Regelfall nur beim nicht stehfähigen Patienten, häufig bei traumatologischer Fragestellung, indiziert.
2. Eine definierte Rotation des proximalen Femurendes ist bei der Operationsplanung vor Osteotomien, z. B. bei Epiphysenlösung und im Hinblick auf prä- und postoperative Wiederholungsaufnahmen unverzichtbar.
3. Eine strenge definierte Rotationskontrolle gelingt mit am Ende des Rastertisches herabhängenden – bzw. auf einem Hocker aufgestellten – Beinen, analog „Rippstein 1" bei Kindern mit spezieller Fragestellung zur Antetorsion und bei so gewünschter Standardaufnahme von Patienten mit Hüfttotalprothesen. Dabei ist die Kassette nicht im Raster!

Format/Folie: wie bei der 1. Beckenübersicht im Stehen
Aufbelichtung: L, liegend
Lagerung:
1. Rückenlage mit gestreckten Beinen und frontalisierten Kniescheiben,
2. Lagerung am Tischende mit Kassette außerhalb des Rasters und filmparalleler Einstellung der Oberschenkel (Verbindungslinie zwischen Trochanter major und äußerem Gelenkspalt) und aufgestellten Füßen (Abb. 4.27).

Gonadenschutz: Hodenkapsel oder Bleidreieck, sofern dadurch nicht wesentliche Informationen verdeckt werden.

4.4.4 Beckenübersicht beim Säugling

Indikation: Bei der Säuglingshüfte ist die Ultraschalluntersuchung die Methode der ersten Wahl. Eine Röntgenaufnahme ist nur noch indiziert, wenn die Ultraschalluntersuchung nicht verfügbar ist, als weitere Dokumentation oder zum Abschluss einer Behandlung wegen Hüftdysplasie.
Format: 24/30 oder 18/24 quer
Folie: 400
Aufbelichtung: L, gehalten
Lagerung: Das Kind wird am Ende des Röntgentisches mit leicht angebeugten Oberschenkeln – bevorzugt von der Mutter – gehalten, um eine filmparallele Einstellung des Beckens zu erreichen (Abb. 4.28). Dadurch wird eine Falschprojektion der Pfannendachwinkel vermieden.
Strahlenbelastung: Die weibliche Gonadendosis bei einer Säuglingsbeckenaufnahme mit Gonadenschutz entspricht einer natürlichen Strahlenbelastung von 8–10 Tagen. Bei Jungen liegt sie analog in der Größenordnung von 2–3 Stunden. Die Flächendosis einer Beckenaufnahme entspricht in jedem Fall <1% der natürlichen Strahlenexposition pro Jahr (Schuster 1973).

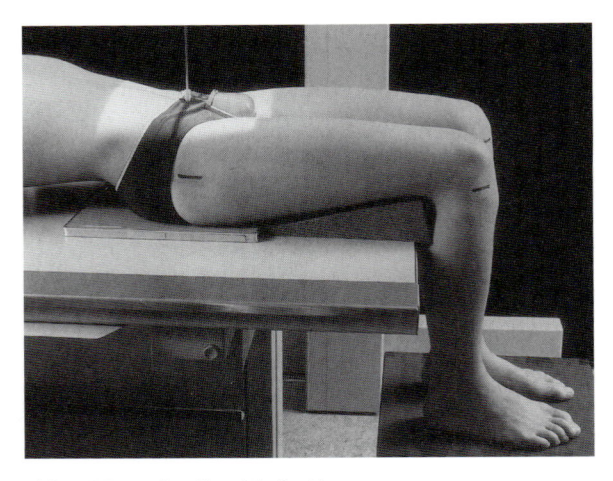

Abb. 4.27 Beckenübersicht im Liegen.

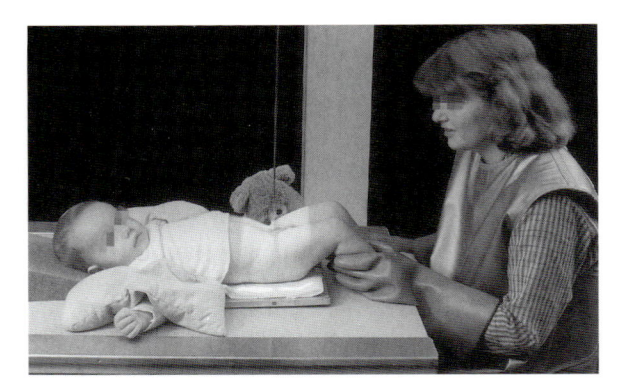

Abb. 4.28 Beckenübersicht beim Säugling gehalten.

4.4.5 Hüftgelenk anterior-posterior

Indikation: Während bei der Erstuntersuchung in der Regel seitenvergleichende Hüftaufnahmen (Beckenübersicht) erwünscht sind, kann bei Kontrolluntersuchungen allein die Aufnahme des betreffenden Hüftgelenks ausreichend sein. Bei Fragestellungen nach der Hüftprothetik sind Aufnahmen vom Hüftgelenk mit Oberschenkel erforderlich.
Format: 24/30 oder 20/40 oder 20/60 hoch
Folie: 400
Aufbelichtung: R/L, stehend oder liegend
Lagerung: Rückenlage, gestreckte Beine, frontalisierte Kniescheiben (Abb. 4.29)
Gonadenschutz: Hodenkapsel oder Bleidreieck

4.4.6 Hüftgelenk seitlich (Faux profil)

Indikation: Diese von Lequesne (1967) beschriebene „falsche Profilaufnahme" des Hüftgelenks ermöglicht die Beurteilung des proximalen Femurendes in der 2. Ebene, gegenüber der a.-p. Aufnahme des Beckens. Das Hüftgelenk mit vorderem Pfannenerker wird hingegen mit einem Winkel von 65° gegenüber der Filmebene abgebildet.
   Format: 18/24 oder 24/30 hoch
   Folie: 400
   Aufbelichtung: R/L, Faux profil
   Lagerung: Der Patient steht mit der aufzunehmenden Hüfte seitlich am Stativ, die gegenseitige Hüfte ist so weit zurückgenommen, dass der Rücken mit dem Becken in einem Winkel von 65° zum Stativ steht (Abb. 4.**30a**). Wenn der stativnahe Fuß exakt stativ- = filmparallel steht, lassen sich Rückschlüsse auf die Schenkelhalsstellung (Ante-/Retrotorsion) ziehen. Bei ausgeprägter Torsionsfehlstellung wählt man eine filmparallele **Knieeinstellung**, dabei steht die Kniescheibe senkrecht zum Stativ. Als zweckmäßig hat sich die für rechts und links verschieden-

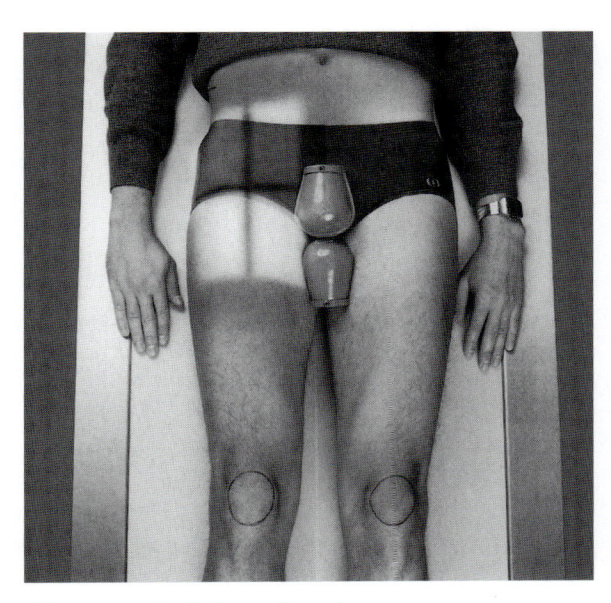

Abb. 4.29 Hüftgelenk a.-p. liegend.

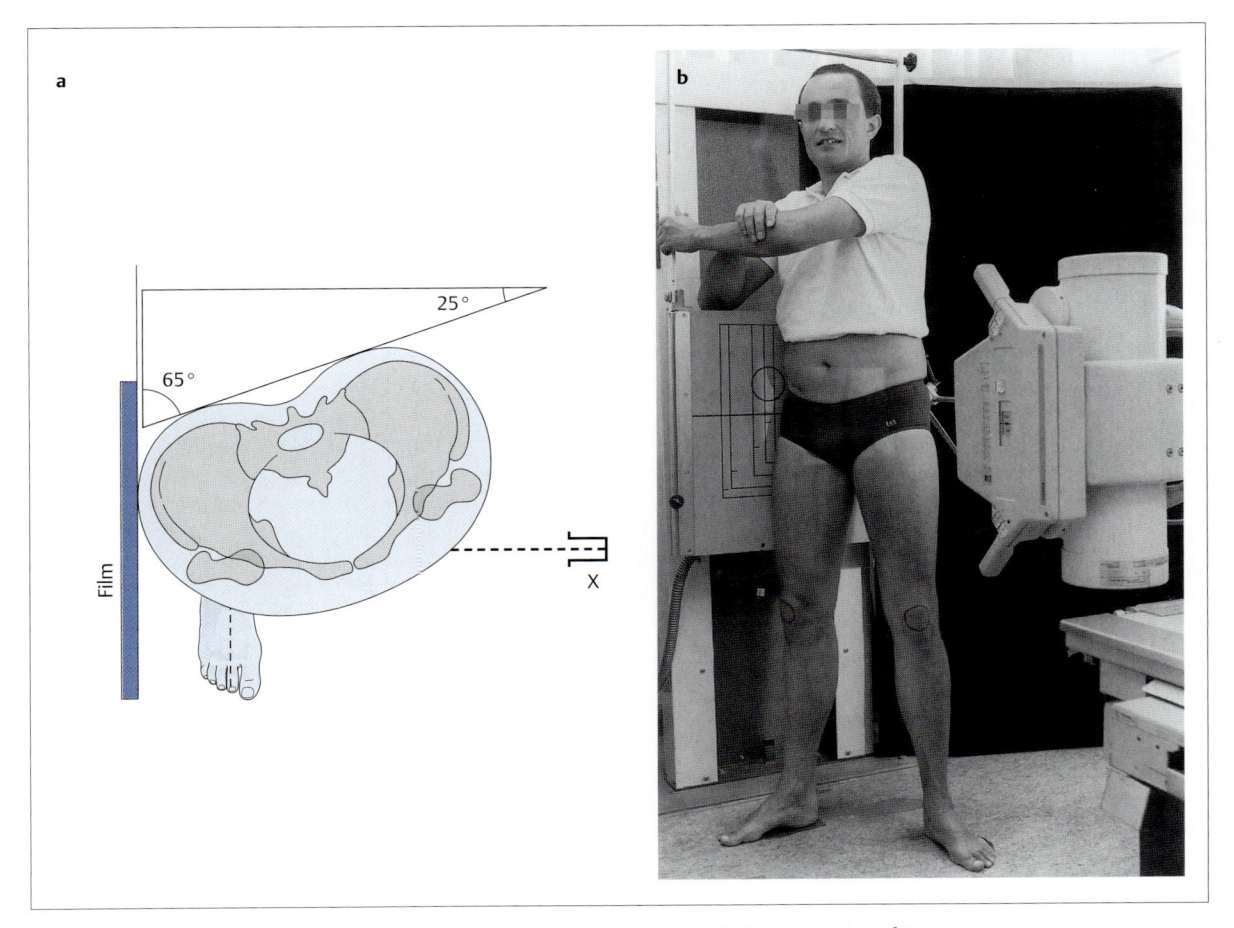

Abb. 4.30 a u. b Faux-profil-Aufnahme: Schematische Darstellung (**a**) und Aufnahme im Stehen (**b**).

farbige Aufzeichnung von „Füßen" auf dem Boden vor dem Rasterwandstativ bewährt (Abb. 4.30 b).
Gonadenschutz: nicht sinnvoll

4.4.7 Hüftgelenk schräg im vertikalen Strahlengang (Lauenstein-Aufnahme)

Indikation: Die bei belastungs- und bewegungsschmerzhaftem Hüftgelenk mit eingeschränkter Stehfähigkeit bevorzugte 2 Ebene, z.B. bei Morbus Perthes oder bei Hüftkopfnekrose.
Format: 24/30, quer
Folie: 400
Aufbelichtung: R/L, Lauenstein
Lagerung: In Rückenlage, aufzunehmendes Hüftgelenk je 45° gebeugt und abgespreizt (Abb. 4.31). Bei schmerzbedingt eingeschränkter Abspreizung muss die gegenseitige Hüfte entsprechend hochgelagert werden.
Gonadenschutz: Ist nur sinnvoll, wenn keine Überlagerung des aufzunehmenden Hüftgelenks erfolgt.

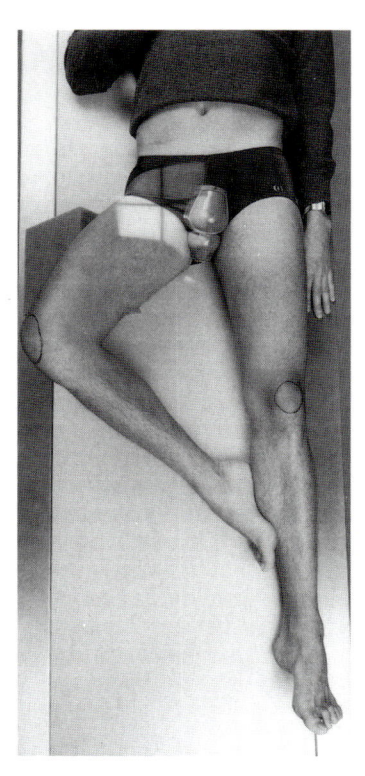

Abb. 4.31 Lauenstein-Aufnahme.

4.4.8 Hüftgelenk schräg (Ala-Aufnahme)

Indikation: Primärdiagnostik von Hüftpfannen- und Darmbeinbrüchen
Format: 24/30 hoch
Folie: 400
Aufbelichtung: R/L, 45° Außenrotation
Lagerung: Halbrückenlage mit gleichseitig gestrecktem Bein. Die gegenseitige Hüfte ist überstreckt und 45° gegenüber dem Tisch angehoben, sowie entsprechend an Hüfte und Schulterblatt mit einem 45°-Schaumstoffkeil (Bocollo) unterlagert (Abb. 4.32).
Gonadenschutz: nicht sinnvoll

4.4.9 Hüftgelenk schräg (Obturator-Aufnahme)

Indikation: Primärdiagnostik von Hüftpfannenbrüchen (Teufel 1938)
Format/Folie: 24/30 hoch
Aufbelichtung: R/L, 45° Innenrotation
Lagerung: Halbrückenlage mit gleichseitig gestrecktem und gegenseitig zur besseren Stabilisierung gebeugtem Bein. Die aufzunehmende Hüfte wird um 45° angehoben und mit 45°-Schaumstoffkeil (Bocollo) unterlagert (Abb. 4.33).

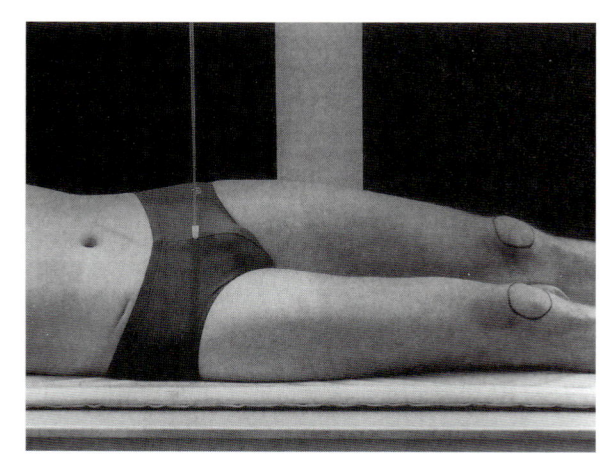

Abb. 4.32 Ala-Aufnahme.

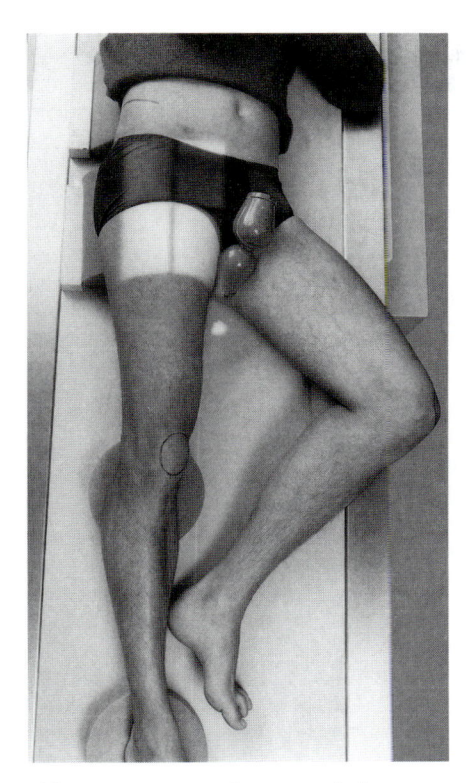

Abb. 4.33 Foramen Obturator-Aufnahme.

4.4.10 Hüftgelenk seitlich gehalten in 45° Abduktion und 90° Beugung

Indikation: Bei der Epiphysenlösung soll der Grad des Kopfabrutsches vom Schenkelhals in beiden Standardebenen beurteilt werden. Darum muss in dieser Einstellung der Schenkelhals möglichst filmparallel eingestellt und seitlich „orthograd" abgebildet werden (Gekeler 2002).
    Format: 20/40, quer
    Folie: Ausgleichsfolie Plus-Minus-Plus oder 400
    Aufbelichtung: R/L, 45°, gehalten
    Lagerung: In Rückenlage werden die Hüftgelenke 90° gebeugt und die Oberschenkel jeweils 45° abgespreizt, vereinfacht auf dem Rippstein-Gestell (Abb. 4.34a). Bei schmerzhaft behinderter Abspreizung muss die gegenseitige Beckenhälfte hochgelagert und die Aufnahme für jedes Hüftgelenk einzeln durchgeführt werden (Abb. 4.34b).
    Gonadenschutz: oft nur sinnvoll bei gerade liegendem Becken

4.4.11 Hüftgelenk Antetorsionsaufnahme (Rippstein-2-Aufnahme)

Indikation: Bestimmung des projizierten Antetorsionswinkels bei Kindern. Ausgehend von den projizierten AT- und CCD-Winkeln können anhand des von M.E. Müller veröffentlichten Diagramms die „echten" Winkelwerte ermittelt werden (Müller 1971). Auch für die Bestimmung posttraumatischer Drehfehler ist diese Einstellung wertvoll.

Abb. 4.34 a u. b Hüftgelenk seitlich gehalten in 90° Flexion und 45° Abduktion.
a Aufnahme beidseits.
b Einzelaufnahme (1 Hüfte).

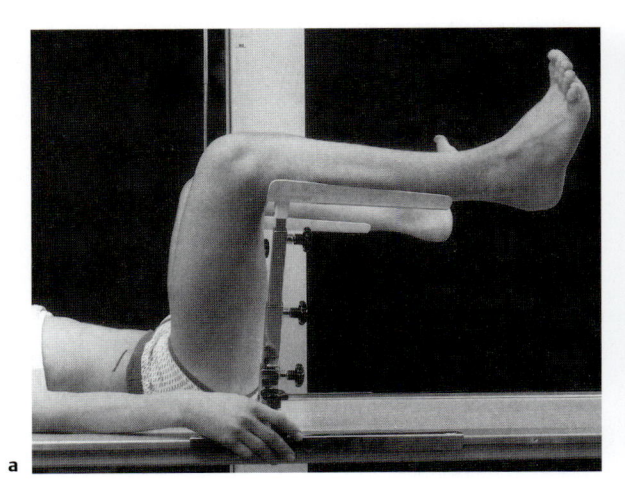

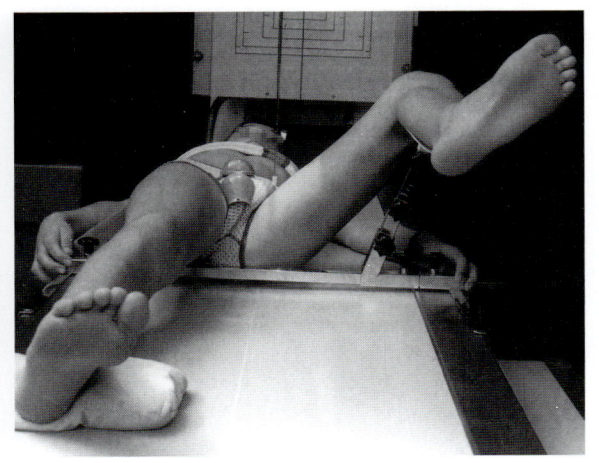

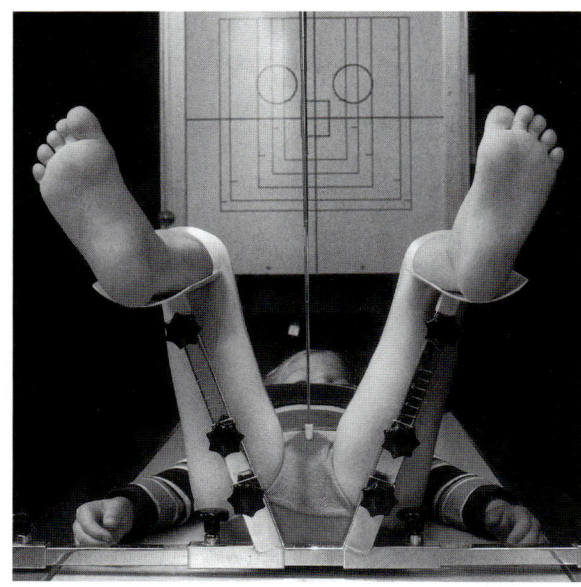

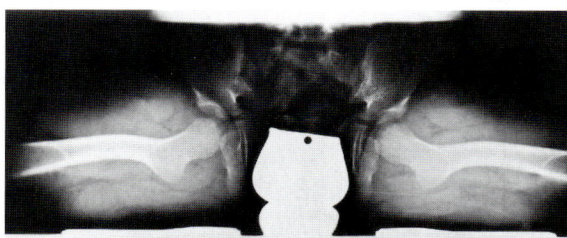

Abb. 4.35 a u. b Rippstein-2-Aufnahme.

Format/Folie: 20/40, quer
  Aufbelichtung: R/L, Rippstein
  Lagerung: In Rückenlage Hüftgelenke 90° gebeugt und Oberschenkel jeweils 20° abgespreizt auf einem Rippstein-Gestell. Der Querstab des Gestells muss als Bezugsgrundlinie für die Ermittlung des projizierten AT-Winkels mit abgebildet sein (Abb. 4.35 a u. b).
  Gonadenschutz: Hodenkapsel bzw. Bleidreieck

4.4.12 Hüftgelenk mit Oberschenkel seitlich im Raster

Indikation: Speziell bei Verlaufskontrollen von Hüftgelenken mit Totalendoprothesen ist eine kontrastreiche (Raster-)Aufnahme in der exakten 2. Ebene notwendig.
  Format: 20/40, hoch
  Folie: Verlaufsfolie Plus-Minus oder 400
  Aufbelichtung: R/L
  Lagerung: Leichte Schräglage auf dem Rastertisch, so dass der Oberschenkel exakt seitlich auf dem Tisch aufliegt, mit Hüftbeugung etwa 70° und Kniebeugung 90°. Das gegenseitige Bein wird dorsal hinter das aufzunehmende Bein gelagert (Abb. 4.36 a – c).
  Gonadenschutz: nicht sinnvoll

Quellennachweis für Abbildungen
Die Abbildungen 4.**26** bis 4.**35 b** sind mit freundlicher Genehmigung des Verlages Urban & Fischer aus dem Buch von A. Bernau: Orthopädische Röntgendiagnostik, Einstelltechnik. Urban & Schwarzenberg, 3. Aufl., München 1995 entnommen.

Literatur
Bernau, A. (1995): Orthopädische Röntgendiagnostik, Einstelltechnik. Urban & Schwarzenberg, München
Engelhardt, P., H. Roesler (1987): Radiometrie der Epiphyseolysis capitis femoris. Z Orthop 124: 177 – 182
Gekeler, J. (2002): Radiologie und Radiometrie der Epiphyseolysis capitis femoris adolescentium. Orthopäde 31: 841 – 850
Lauenstein, C. (1901): Nachweis der „Kocherschen Verbiegung" des Schenkelhalses bei der Coxa vara durch Röntgenstrahlen. Fortschr Röntgenstr 4: 61
Lequesne, M. (1967): Die Erkrankungen des Hüftgelenkes beim Erwachsenen. 3. Teil. Folia Rheumatologica Geigy 17 a: 61
Müller, M.E. (1971): Die hüftnahen Femorosteotomien. 2. Aufl. Thieme, Stuttgart
Rippstein, J. (1955): Zur Bestimmung der Antetorsion des Schenkelhalses mittels zweier Röntgenaufnahmen. Z Orthop 86: 345 – 360
Schuster, W. (1973): Röntgenologische Beurteilung der dysplastischen Hüftpfanne. Orthopäde 2: 219 – 225
Teufel, S. (1938): Eine gezielte Aufsichtsaufnahme der Hüftgelenkspfanne. Röntgenpraxis 10: 398 – 402

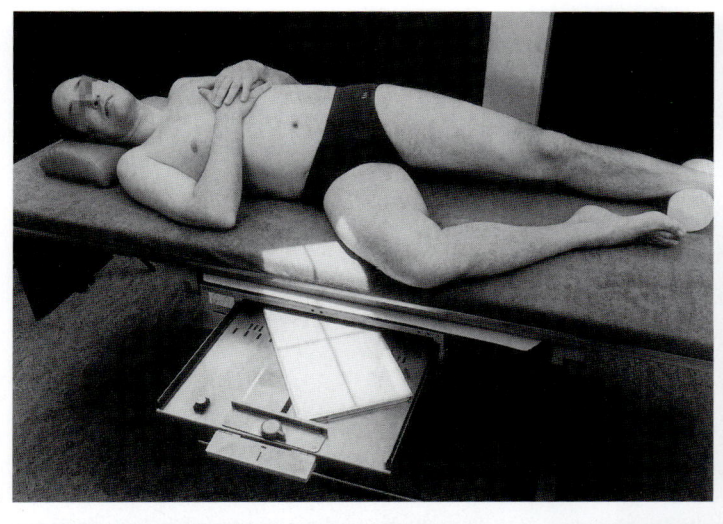

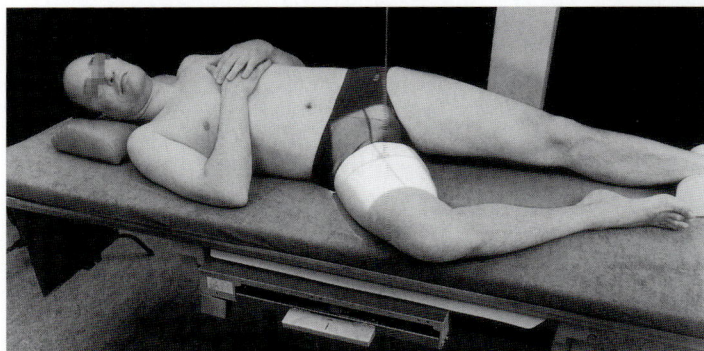

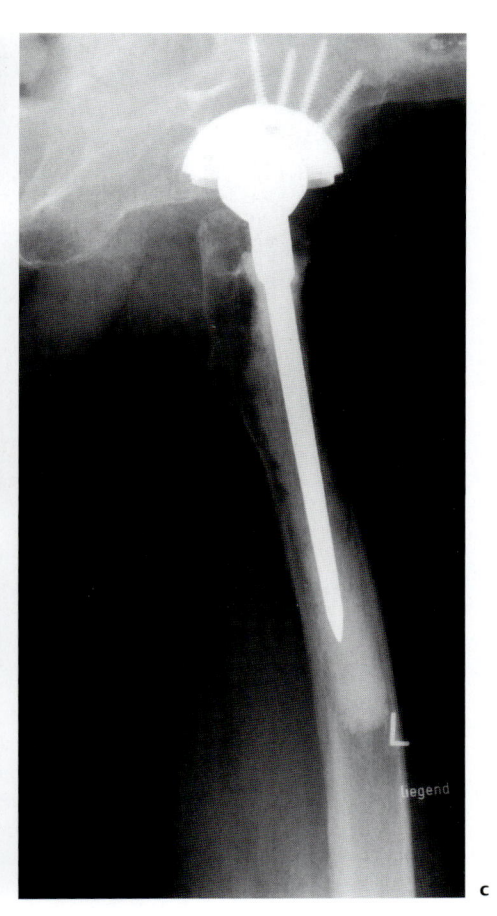

Abb. 4.36 a – c Hüftgelenk mit exakt seitlich liegendem Oberschenkel.

4.5 Computertomographie und 3-D-Computertomographietechnik

G. Ranner

4.5.1 Allgemeine Grundlagen

Die Computertomographie (CT) arbeitet mit Röntgenstrahlung und ermöglicht die überlagerungsfreie Darstellung von Transversalschnittbildern mit hoher geometrischer Auflösung. Ein mechanisch verbundenes Röntgendetektorsystem dreht sich kreisförmig um das Objekt. Die Detektoren messen die Strahlungsintensität nach Durchstrahlung des Objekts und bestimmen somit die Dichte der jeweiligen Gewebestruktur. Daraus wird mittels eines Computersystems ein anatomisches Bild bestehend aus Graustufen berechnet, wobei die Intensität des Grauwertes von der jeweiligen Dichte des durchstrahlten Gewebes abhängt. Die Dichtemessung erfolgt in Hounsfield-Einheiten (HE), die die Dichte der einzelnen Volumenelemente quantifizieren. Die reine Wasserdichte ist arbiträr mit 0 HE festgelegt. Die Luft hat eine Dichte von ca. -1000 HE und erscheint auf sämtlichen Tomogrammen schwarz, das Stratum compactum des Knochens mit etwa +1700 HE imponiert weiß. Sämtliche Strukturen mit Dichtewerten zwischen diesen Eckbereichen stellen sich mit den unterschiedlichen Graustufen dar. Benachbarte Teilbereiche (sog. Fenster) auf der Dichteskala können mit beliebiger

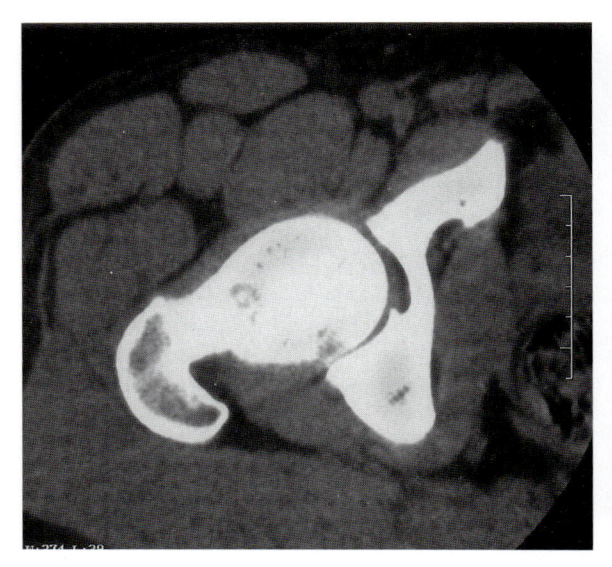

Abb. 4.37 MD-CT: Transversalschnitt durch die rechte Hüfte im Weichteilfenster.

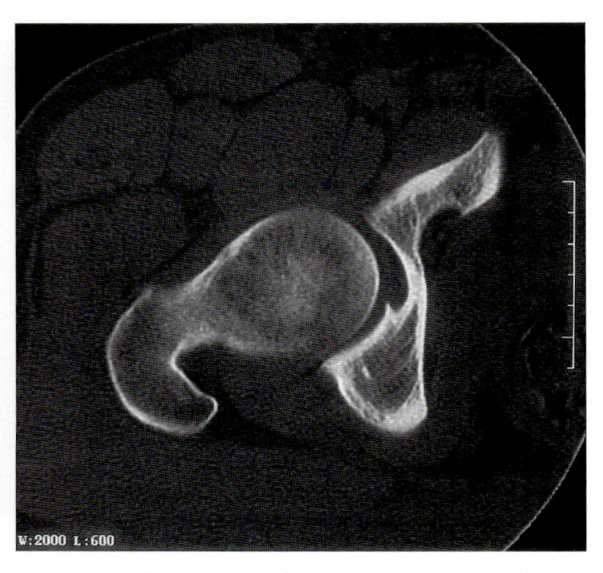

Abb. 4.38 MD-CT: Transversalschnitt durch die rechte Hüfte im Knochenfenster.

Weite und unter Zugrundelegung beliebig hoher mittlerer HE-Werte verschoben werden. Für die Darstellung des Hüftgelenks bedeutet dies, dass sowohl Bilder mit Betonung der Weichteile (Weichteilfenster) (Abb. 4.37) als auch solche, die selektiv die Knochenstruktur darstellen (Knochenfenster) (Abb. 4.38) ohne zusätzliche Untersuchung angefertigt werden können. Im Knochenfenster sind Stratum compactum und Stratum spongiosum voneinander gut differenzierbar und die Knochenmatrix damit im Detail beurteilbar, während die Weichteile in nur schlecht voneinander unterscheidbaren Grauschattierungen zur Darstellung gelangen. Umgekehrt ermöglichen die Weichteilfenster eine Unterscheidung zwischen flüssigen, fetthaltigen und parenchymatösen Strukturen, das Skelettsystem erscheint demgegenüber im Weichteilfenster homogen weiß; Veränderungen an der Trabekelstruktur gelangen daher in dieser Fenstereinstellung nicht zur Darstellung.

Seit Anfang der 90er Jahre wurden die konventionellen Schicht-für-Schicht-Computertomographen („Incremental CT") zunehmend durch die Spiral-Computertomographen ersetzt. Bei dieser Technologie erfolgt die Erfassung der Dichtewerte durch eine kontinuierliche Rotation des Röhrendetektorsystems mit gleichzeitigem kontinuierlichen, nicht mehr ruckweisem Tischvorschub. Dies bedeutet eine Verkürzung der Untersuchungszeit und eine im Vergleich zu den alten Geräten verlässlichere lückenlose Erfassung der untersuchten Region.

4.5.2 Mehrschicht-Spiral-Computertomographie

Die Mehrschicht-Spiral-Computertomographie (Abkürzung: MS-CT bzw. MD-CT) hält seit Beginn dieses Jahrtausends ihren Einzug in die klinische Routine. Die offizielle englische Bezeichnung „Multi Detector-row-Spiral-CT" beschreibt am besten das Besondere an der neuen Gerätekonfiguration, nämlich die Ausrüstung der Computertomographen mit zwei oder mit mehreren parallelen Detektorreihen. Die Röhre und sämtliche Detektorreihen drehen sich simultan um die zu untersuchende Region. In der klinischen Routine werden derzeit am häufigsten Systeme mit 2 und 4 sog. Detektorzeilen verwendet. Es existieren jedoch bereits Systeme mit 8, 12 oder sogar 16 Detektorreihen. Zum Ende des Jahres 2000 waren weltweit schon 1000 Multidetektor-(Mehrschicht-)Computertomographen in Gebrauch. Der praktische Fortschritt der Mehrschichttechnik liegt unter anderem in der kürzeren Untersuchungszeit mit Vorteilen für die Untersuchung von Kindern sowie Notfall- und Schmerzpatienten. Je nach Detektorenausrüstungen werden z. B. bei einem 4-Zeiler gleichzeitig 4 Schichten von 1,25 mm aufgenommen. Die Röhrenumdrehung dauert eine halbe Sekunde, das bedeutet eine 4–8mal schnellere Untersuchung im Vergleich zum herkömmlichen Spiral-CT. Die dünnen Schichten gestatten eine optimierte 3-D-Technik, womit sich die CT von der ursprünglich rein axialen Querschnittstechnik in eine Bildgebung in allen Raumrichtungen gewandelt hat.

Ein Nachteil der MD-CT liegt im großen Datenvolumen und damit vermehrtem Bildrauschen bei dünnen Schichten. Die geometrische Bildauflösung differiert zwischen den MD-CT niedrigerer Zeilenzahl nur gering und kann praktisch vernachlässigt werden. Ab einer Zeilenzahl von 16 kommt es auch zu einer weiteren Verbesserung der geometrischen Auflösung, in der Skelettbildgebung vermutlich ohne Relevanz.

Mit allen Computersystemen nutzbar ist die hochauflösende Dünnschicht-CT (HR-CT), die durch spezielle Bildrekonstruktionsalgorithmen im Skelettsystem eine besonders kontrastreiche Darstellung von Stratum spongiosum und Stratum compactum gewährleistet.

Untersuchungstechnik

Im Spiral-CT wird der Beckenring in der Transversalebene vorzugsweise mit einer Schichtdicke von 6 mm, verschmälert in der Azetabulumregion auf 3 mm, untersucht. Die Schichtuntersuchung sollte systematisch von kranial nach kaudal erfolgen und bei jeder Untersuchung prinzipiell die gesamte Region abdecken. Vereinbarungsgemäß wird die Schicht von unten betrachtet, so dass zur Linken des Betrachters die rechte Seite des Patienten sichtbar ist. Sind multiplanare Rekonstruktionen (MPR) oder ein anderes 3-D-Verfahren geplant, müssen allerdings auch im Spiral-CT die Schichten überlappend geführt werden (Conway u. Mitarb. 1996), was eine Erhöhung der Strahlenbelastung bedeutet.

Bei der MD-CT ist je nach Bedarf die Wahl unterschiedlicher Schichtdicken möglich. Beim 2-Zeiler wird als Schichtfolge am häufigsten 2 × 2 mm oder 2 × 3 mm, beim 4-Zeiler 4 × 1,5 mm angewendet. Unterschreitet man diese Schichtdicken, bedeutet das in der Regel eine Erhöhung der Strahlenbelastung, zumeist ohne wesentlichen Informationsgewinn. Eine suffiziente 3-D-Bildgebung ist bereits mit Schichtdicken von 2 oder 3 mm erreichbar.

Die Strahlendosis beträgt bei der herkömmlichen Spiral-CT für die untersuchte Körperschicht etwa 10 bis 20 mSv Oberflächendosis, wobei die gesamtabsorbierte Strahlung mit der Zahl der Schichten linear ansteigt (Rogalla u. Mitarb. 1995). Für die Routine-Spiral-CT-Untersuchung des Beckens ergibt sich beispielsweise bei einer Röhrenspannung von 130 kV und 70 mAs eine Effektivdosis von 9 mSv. Die Gonadendosis liegt bei Frauen durchschnittlich bei 12 mSv. Bei der Mehrschichttechnologie erhöht sich im direkten Vergleich zur herkömmlichen Spiral-CT die Strahlenbelastung, auch wenn idente mAs-Parameter verwendet werden. Dies bedeutet, dass z.B. ein in der Spiral-CT verwendetes mAs-Produkt von 160 (5 mm Kollimation, 8 mm Tischvorschub) beim Multislice-Scanner auf 100 mAs reduziert werden müsste, um mit der gleichen Strahlenbelastung auszukommen (Prokop 2002). Je dünner die gewählten Schichten sind desto größer ist das notwendige effektive mAs-Produkt, um das Bildrauschen einzudämmen. Eine verbindliche Angabe der Strahlenbelastung des Mehrschicht-Spiral-CT ist aufgrund der vielfältigen und unterschiedlichen Parameter nicht möglich.

4.5.3 3-D-Computertomographietechnik

Das Anfertigen von Rekonstruktionen der transversalen Schichten in unterschiedlichen Ebenen und die Wiedergabe in 3-D sind bereits mit der Spiral-CT-Technik möglich. Durch die Multidetektorentechnik konnte die 3-D-Bildgebung weiter optimiert werden und damit die CT-Technologie in die multiplanare Dimension gehoben werden. Die hauptsächlich verwendete Technik zur Darstellung von Skelett- und Gelenkstrukturen in verschiedenen Ebenen ist die multiplanare Reformation (MPR), bei der Tomogramme mit der Dicke einzelner Voxel jeweils Querschnittsflächen erzeugen. Diese Querschnittsflächen imponieren zweidimensional und sind für jede beliebige Schnittrichtung anwendbar (Abb. 4.39). Die typischen plastischen 3-D-Bilder (Abb. 4.40) werden dagegen durch die Oberflächengestaltungstechnik („shaded surface display") erzeugt. Dabei wird anhand der Bilddaten eine an der Arbeitskonsole selektierte Bildschwelle (zur Darstellung von Knochen etwa eine bestimmte hohe Hounsfield-Einheit) als Trennfläche benutzt, um eine einzige dreidimensional imponierende Oberfläche des Knochens zu erzeugen. Die übrigen bekannten 3-D-Techniken wie die „Maximum intensity Projections" oder das Volume-Rendering kommen zwar bei der virtuellen Endoskopie oder für CT-Angiographien zur Anwendung, sind aber für das Skelettsystem nicht notwendig. Aufgrund der verfeinerten multiplanaren Techniken sowie die 3-D-Technologie ist das in der Radiologie tätige Personal gezwungen, die große Datenflut für den Kliniker bereits vorzuselektieren, um es dann eventuell über innerklinische Informations-

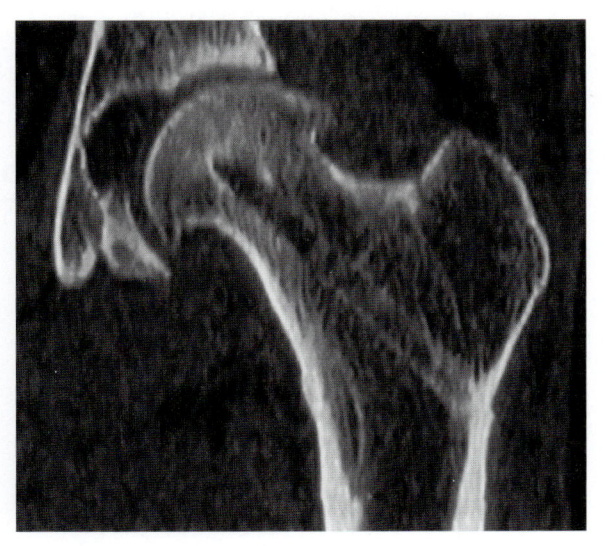

Abb. 4.39 Rekonstruktionen in koronaler Schnittführung einer Hüfte bei einem Patienten mit Zustand nach osteosynthetischer Versorgung und Arthrose.

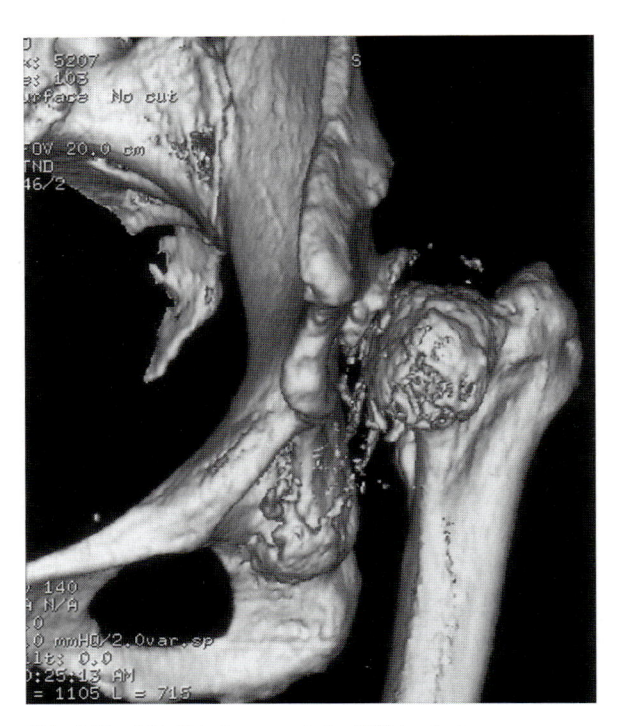

Abb. 4.40 3-D-CT bei ausgeprägter Hüftdysplasie (Oberflächengestaltungstechnik).

systeme weiter zu transportieren. Für ambulantes Krankengut wird man bis auf weiteres auf Bilddokumentation auf Papier und/oder Röntgenfilmen nicht ganz verzichten können. Die neuen CT-Techniken bedeuten eine gesteigerte Anforderung an das klinische und pathoanatomische Verständnis des radiologischen Bedienpersonals, was die Bedeutung des Radiologen als Interpreten der Bildinformation unterstreicht.

4.5.4 Klinische Anwendung

Traumafolgen und die Darstellung von Frakturen bleiben eine Domäne der CT. Das gilt vor allem für komplizierte Frakturverläufe und Kombinationsfrakturen (Albrechtsen u. Mitarb. 1994). Intraartikuläre ossäre oder andere röntgendichte Fremdkörper können am besten im CT topographisch zugeordnet werden. Auch die avaskuläre Knochennekrose lässt sich im CT quantifizieren wenn bereits eine Reaktion des Knochens vorliegt. Die verfeinerten 3-D-Techniken empfehlen sich besonders als Voruntersuchung für Osteotomien im Hüftbereich (Haddad u. Mitarb. 2001). Auch schlecht kooperative oder akut traumatisierte bzw. schmerzgeplagte Patienten sind für die CT gut geeignet, da die Untersuchung schnell durchgeführt und jede einzelne Schicht wiederholt werden kann, ohne dass die Qualität der Untersuchung leidet. Der Nachteil der CT liegt neben der Strahlenbelastung in einer gegenüber der MRT kontrastärmeren Wiedergabe der Weichteile.

Literatur

Albrechtsen, J., J. Hede, A.G. Jürick (1994): Pelvic fractures. Assessment by conventional radiography and CT. Acta Radiologica 35: 420

Conway, W.F., W.G. Totty, K.W. McErny (1996): CT and MR imaging of the hip. Radiology 198: 297

Haddat, F.S., T.S. Garbuz, C.P. Duncan (2001): Osteotomies around the hip: radiographic planning and postoperative evaluation. Instr Course Lect 50: 253

Prokop, M. (2002): General principals of MD-CT, 3rd Bracco Symposium on MDCT. Book of Abstracts: 1

Rogalla, P., S. Muze, B. Hamm (1995): CT-Untersuchungstechnik. Zuckschwerdt, München

4.6 Magnetresonanztomographie

G. Ranner

4.6.1 Allgemeine Grundlagen

Die Magnetresonanztomographie (MRT) beruht auf dem Magnetresonanzeffekt, einem vom Spin (Eigendrehung) von Protonen und Neutronen abhängigen quantenmechanischen Phänomen. Die medizinische Anwendung konzentriert sich auf die im Körper 70% der Atome ausmachenden Protonen (^{1}H) (von Schulthess 1996). Die unterschiedlichen Signalintensitäten am MR-Bild von schwarz (signallos) bis zu hellweiß (maximale Signalgebung) basieren im Wesentlichen, abgesehen von der Dichte der Protonen als der Informationsträger, auf dem Verhältnis von T_1- und T_2-Relaxationszeit der Gewebe. Die Relaxationszeiten wiederum sind im weitesten Sinne von der jeweiligen molekularen Struktur der untersuchten Gewebe abhängig (Tab. 4.7). Bei jeder MR-Untersuchung sind von der infrage stehenden Region daher solche Sequenzen, die die T_1-Eigenschaften und solche die die T_2-Eigenschaften der Gewebe wiedergeben, durchzuführen, d.h. T_1- bzw. T_2-gewichtet (s. Tab. 4.7). Um das Resonanzphänomen zu erzeugen, ist neben dem für die Ausrichtung der Spins wesent-

Tab. 4.7 **MRT: Signalintensitäten (Graugraduierungen) verschiedener Gewebe auf T_1- und T_2-gewichteter Sequenz**

Gewebe	T_1-gewichtet („Fettbild")	T_2-gewichtet („Wasserbild")
Fett (gelbes Knochenmark)	weiß	weiß bis grau
Muskel	grau	grau
Knochenkompakta	schwarz	schwarz
Spongiosatrabekel, blutbildendes Knochenmark	grau	grau
Hyaliner Knorpel	grau	hellgrau
Fibröser Knorpel	schwarz	schwarz
Sehnen, Bänder, Labrum	schwarz	schwarz
Ödem, Synovia, Erguss	grau	hellweiß
Häufigste Tumorgewebe, entzündliche Infiltrate	grau	weiß

Anmerkung: In den häufig verwendeten, sog. schnellen Sequenzen für die T_2-Gewichtung (z. B. TSE-T_2) imponiert das Fettgewebe hellweiß. Zur besseren Differenzierung werden dann meist zusätzlich Fettsuppressionssequenzen in T_1- und/oder T_2-Gewichtung angefertigt.

lichen hohen Magnetfeld (bei der medizinischen Bildgebung meist 0,5–1,5 Tesla) auch ein hochfrequenter Radioimpuls notwendig. Wenn dieser abgeschaltet wird, entspricht die Intensität der vom untersuchten Körpervolumen abgestrahlten Signale der Größe und dem Verhältnis der genannten MR-Parameter. Die Signale werden dann ähnlich der Entstehungsweise des CT-Bildes in Form von Graustufen auf den MR-Querschnittsbildern den einzelnen Schichten zugeordnet. Die räumliche Zuordnung erfolgt mittels eines komplizierten Computerverfahrens, einerseits durch schichtselektive Anregung der Spins, andererseits durch frequenz- bzw. phasenabhängiges Auslesen der Signale.

Die Gabe eines MR-Kontrastmittels (z. B. Gadolinium-DTPA) erfolgt analog zum CT, um einen vaskularisierten Prozess (z. B. vaskularisierter Tumor oder entzündliche Infiltration) hervorzuheben. Da eine Ansammlung des Kontrastmittels eine Verkürzung der T_1-Relaxationszeit hervorruft, resultiert auf der T_1-Sequenz eine höhere Signalintensität, dort wo Kontrastmittel aufgenommen wurde. Bewegt sich der Patient während der Untersuchung, werden dadurch Artefakte auf den MR-Bildern induziert. Der Patient muss deshalb für die Dauer der Untersuchung (meist 15–30 Minuten) vollkommen ruhig liegen. Das bedeutet für Kinder oder klaustrophobisch veranlagte Personen zuweilen die Notwendigkeit einer Sedierung oder Narkotisierung. Die schon seit längerer Zeit verfügbaren sog. offenen Systeme sollen durch ihre Bauweise mit einer freien plattenförmigen Konstruktion für die Patientenlagerung gewährleisten, dass es zu weniger bewegungsinduzierten Artefakten kommt. Da diese Geräte aber mit niedrigen Feldstärken arbeiten, bedeutet das häufig eine Einschränkung in der Bildqualität und längere Untersuchungsdauer. Bei jeder MR-Untersuchung ist sorgfältig darauf zu achten, dass potentiell mobile Metallteile nicht in den Untersuchungsraum gelangen, was den Einsatz der MRT in Notfallsituationen relativiert.

4.6.2 Untersuchungstechnik

Für die Untersuchung der Hüften bieten sich sämtliche Schnittebenen zur Verdeutlichung der räumlichen Situation von morphologischen Veränderungen an. Am häufigsten jedoch wird die koronale (frontale) Schnittebene angewählt, da diese Projektion sich gut mit den zumeist vorliegenden Beckenübersichtsröntgenaufnahmen und den Szintigrammen vergleichen lässt (Conway u. Mitarb. 1996). Ergänzend können je nach Fragestellung transversale und/oder sagittale, gegebenenfalls auch oblique Bildsequenzen hergestellt werden. Eine vollständige Hüftuntersuchung umfasst sowohl T_1- als auch T_2-gewichtete Schichten (Abb. 4.41), wobei die sog. schnellen Sequenzen sich für beide Gewichtungen bewährt haben mit dem Nachteil, dass Fettgewebe auf der T_2-gewichteten schnellen TSE-Sequenz eine hohe Signalintensität wie Flüssigkeiten aufweist. Um daraus resultierenden Irrtümern zu begegnen, gelangen auch bei der Hüfte Fettsuppressionssequenzen zum Einsatz, die selektiv Flüssigkeit aufgrund ihrer hohen Signalintensität gegenüber dem restlichen eher dunklen Hintergrund hervorheben (Abb. 4.42 u. 4.43). Die Schichtdicke für die Untersuchung der Hüfte beträgt 4–5 mm, bei Kleinkindern sollte über eine 3 mm Schichtdicke nicht hinausgegangen werden. Das gewählte Sichtfeld wird je nach Fragestellungen variabel eingestellt. Die Anzahl der Akquisitionen (NSA) und die gewählte Bildmatrix richten sich danach, wie lange die Untersuchung dauert und inwieweit durch die Zuweisung eine möglichst detailgetreue Darstellung gefordert wird. 3-D-Volumensequenzen mit ihrer dünnen Schichtführung von 1–1,5 mm empfehlen sich für die Darstellung chondraler Läsionen etwa am Femurkopf. Die MR-Untersuchung nach intraartikulärer Installierung eines Kontrastmittels wird unter der Bezeichnung MR-Arthrographie bereits sehr häufig bei Fragen nach Labrum- und Knorpelläsionen bzw. bei Fandung nach intraartikulären freien Körpern durchgeführt (Palmer 1998).

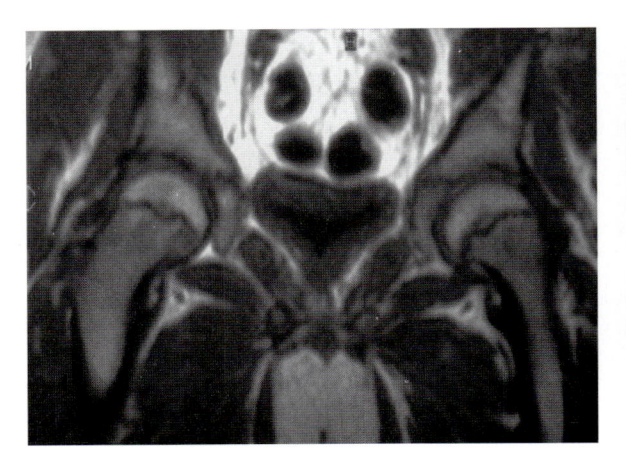

Abb. 4.41 MRT beider Hüften in koronaler Schnittführung, T_1-gewichtet (zehnjähriger Junge, Epiphyseolysis capitis femoris links).

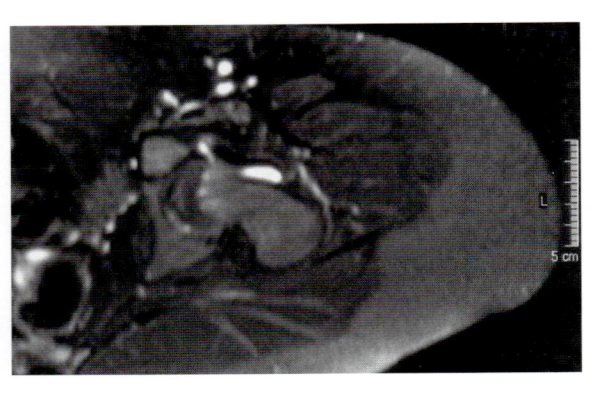

Abb. 4.43 MRT des linken Hüftgelenkes in oblique transversaler Schnittführung, T_2-gewichtet mit Fettsuppression (gleicher Patient wie Abb. **4.41** und **4.42**).

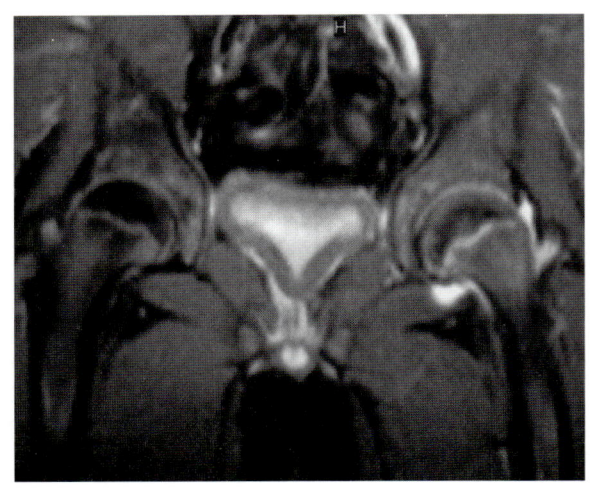

Abb. 4.42 MRT beider Hüften in koronaler Schnittführung, T_2-gewichtet mit Fettsuppression (gleicher Patient wie Abb. **4.41**). Das Fettgewebe weist intermediäre Signalgebung (grau) auf. Der Erguss im linken Hüftgelenk stellt sich mit hoher Signalintensität (weiß) dar.

4.6.3 Klinische Anwendung

Die MRT ermöglicht bei der Hüfte eine optimierte und im Vergleich zur Sonographie auch die tieferen Strukturen eindrucksvoll darstellende Diagnostik der Binnenstrukturen des Gelenks und der extraartikulären Weichteile einschließlich der Bursen und Bänder sowie des Knochenmarkraums. Sie ist damit im Algorithmus der Untersuchungen bereits frühzeitig einzusetzen, da bei Schmerzzuständen im Hüftgelenk mithilfe der MRT verlässlich zwischen einer artikulären und einer extraartikulären Ursache differenziert werden kann (Shin 1996). Je exakter die Zuweisung durch den Kliniker erfolgt, umso besser kann die Methodik der MR-Untersuchung auf den jeweiligen Patienten und dessen Krankheitsbild zugeschnitten werden.

Literatur

Aldinger, G., A. Weipert (1991): 3 D-basierte Herstellung von Hüftgelenken: Das Aldinger-System. Radiologe 31: 474
Conway, W.F., W.G. Totty, K.W. McErny (1996): CT and MR imaging of the hip. Radiology 198: 297
Erb, R.E. (2001): Current concepts in imaging the adult hip. Clin Sports Med 20: 661
Palmer, W.E. (1998): MR arthrography of the hip. Semin Musculoskeletal Radiol 2: 349
von Schulthess, G.K. (1996): Magnetresonanztomographie. In: Fuchs, W.A.: Radiologie – Diagnostik durch bildgebende Verfahren. Huber, Bern
Shin, A.Y., W.D. Morin, J.D. Gorman, S.B. Jones, A.S. Lapinsky (1996): The superiority of magnetic resonance imaging in differentiating the cause of hip pain in endurance athletes. Am J Sports Med 24: 168

4.7 Magnetresonanzarthrographie

Ch. Tschauner, C. Czerny, J. Kramer und S. Werlen

4.7.1 Einleitung

Ch. Tschauner

Die **Magnetresonanzarthrographie** (MR-Arthrographie) stellt die derzeit beste Möglichkeit dar, **Binnenveränderungen** im Hüftgelenk bildgebend darzustellen und damit zu lokalisieren und in ihrem Schweregrad zu differenzieren. Im Folgenden werden die Möglichkeiten und Grenzen von zwei in ihrer „Philosophie" und Technik etwas unterschiedlichen Untersuchungstechniken von ihren jeweiligen Erstbeschreibern dargestellt. Während Czerny u. Mitarb. (Kap. 4.7.2) ihre Methodik an einem Krankengut von Pfannendysplasien entwickelt haben, beschäftigten sich Werlen u. Mitarb. (Kap. 4.7.3) besonders mit impingementbedingten Gelenkknorpel- und Labrumschäden.

4.7.2 MR-Arthrographie und Klassifikation der Läsionen des Labrum acetabulare

C. Czerny und J. Kramer

Indikationen

Die Hauptindikation zur MR-Arthrographie des Hüftgelenks ist die klinisch vermutete Läsion des Labrum acetabulare (Czerny u. Mitarb. 1996, 1999). Bei der klinisch-orthopädischen Untersuchung kann es schwierig sein, eine Labrumläsion von anderen Krankheitsbildern zu unterscheiden. Eine MR-Arthrographie sollte allerdings nur nach einer genauen fachärztlichen Untersuchung mit gezielter Fragestellung durchgeführt werden (Czerny u. Mitarb. 1996, 1999, 2001, Hodler u. Mitarb. 1995, Leunig u. Mitarb. 1997).

Weitere Indikationen zur MR-Arthrographie sind unter anderem der Verdacht auf Knorpelschädigungen oder freie Gelenkkörper, also Entitäten, die sich mit anderen bildgebenden Methoden nur schwer oder nicht nachweisen lassen (Kramer u. Mitarb. 1992, 1994, Neuhold u. Mitarb. 2002).

Untersuchungstechnik

Nach einer intraartikulären Kontrastmittelgabe von etwa 10–20 ml einer 2 mmol Gadoliniumlösung werden im Rahmen der MR-Arthrographie T_1-gewichtete Spinechosequenzen und/oder 3-D-T_1-gewichtete Gradientenechosequenzen verwendet (Czerny u. Mitarb. 1996, 1999, 2001, Hodler u. Mitarb. 1995, Leunig u. Mitarb. 1997, Petersilge u. Mitarb. 1996, Petersilge 1997, 2001). Um Fehlinterpretationen – hervorgerufen durch Fettgewebe – zu vermeiden, sind Sequenzen mit Fettunterdrückung sehr vorteilhaft. Diese Sequenzen werden in koronaler, axialer oder in **schräg-koronaler** und **schräg-sagittaler** Ebene angefertigt (Czerny u. Mitarb. 1996, 1999). Die Positionierung der koronalen und axialen Schichten erfolgt parallel der Körperhauptachsen. Die Positionierung der schräg-koronalen Schichten erfolgt senkrecht auf die Azetabulumöffnung und der schräg-sagittalen Schichten parallel zum Femurhals (Abb. 4.44 a u. b) (Czerny u. Mitarb. 1996).

In der konventionellen MRT werden das Knochenmark und Gelenkveränderungen dargestellt.

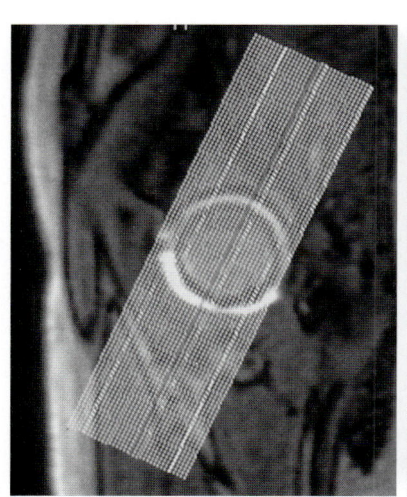

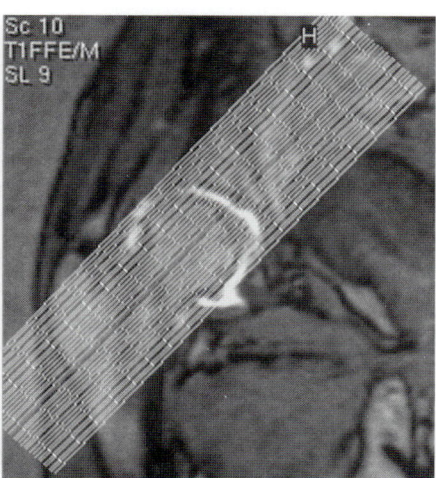

Abb. 4.44 a u. b MR-Arthrographie des Hüftgelenks mit Positionierung der schräg-koronalen (**a**) und der schräg-sagittalen Schichten (**b**).

Auf den MR-arthrographischen Sequenzen lassen sich Knorpeldefekte durch eine in dem Defekt gelegene Kontrastmittelansammlung erfassen. (Kramer u. Mitarb. 1992, 1994). Freie Gelenkkörper werden von Kontrastmittel umspült und sind dadurch leichter zu diagnostizieren (Kramer u. Mitarb. 1992, 1994, Neuhold u. Mitarb. 2002).

Klassifikation

Ein **normales Labrum** zeigt eine dreieckige Form (Abb. 4.45 a), imponiert manchmal aber auch flach oder rundlich. Es ist von homogen niedriger Signalintensität und direkt am seitlichen Rand des Azetabulums befestigt. Zwischen Labrum und Gelenkkapsel befindet sich der Recessus labralis.

Grundsätzlich ist zwischen der **Labrumform Typ A** und der **Labrumform Typ B** zu unterscheiden: Beim Typ A imponiert das Labrum dreieckig und eher zart, beim Typ B ist es verplumpt, so dass der Rezessus nicht entsprechend entfaltbar ist.

Sowohl beim Labrum Typ A als auch beim Typ B lassen sich die Labrumläsionen in 3 Grade einteilen (Abb. 4.45 b–d):
- Grad I: Degeneration,
- Grad II: Einriss,
- Grad III: Abriss.

Bei der **Labrumläsion Grad I** (Labrumdegeneration) zeigen sich mukoide Veränderungen entsprechend einer zentralen Signalanhebung (Abb. 4.46 b).

Die **Labrumläsion Grad II** (Labrumeinriss) ist in der MRT durch eine lineare Signalanhebung, welche bis an den Rand des Labrums verfolgbar ist, charakterisiert. Auf MR-arthrographischen Bildern lässt sich in diesen Fällen eine schmale Kontrastmittelansammlung, die vom Rand bis in das Labrum verfolgbar ist, erkennen (Abb. 4.46 c).

Bei der **Labrumläsion Grad III** (Labrumabriss) findet sich in der MRT eine lineare Signalanhebung, welche das Labrum vom Azetabulum trennt. MR-arthrographisch wird das Labrum von Kontrastmittel umspült und ist vom Azetabulum distendiert (Abb. 4.46 d).

Ergebnisse

Die konventionelle MRT zeigt labrale Veränderungen deutlich schlechter als die MR-Arthrographie (Czerny u. Mitarb. 1996, 1999, 2001, Hodler u. Mitarb. 1995). Die Degeneration des Labrums (Labrumläsion Grad I) stellt sich sowohl in der MRT als auch in der MR-Arthrographie als intralabrale Signalinhomogenität dar und entspricht pathohistologisch einer mukoiden Verquellung. Der Einriss (Labrumläsion Grad II) stellt sich als Flüssigkeitsmarkierung dar, welche MR-arthrographisch deutlich besser erkennbar ist als mit der konventionellen MRT, da durch die intraartikuläre Kontrastmittelgabe eine Distension des Gelenks erfolgt und das Kontrastmittel den Einriss markiert (Czerny u. Mitarb. 1996, 1999). Das abgerissene Labrum

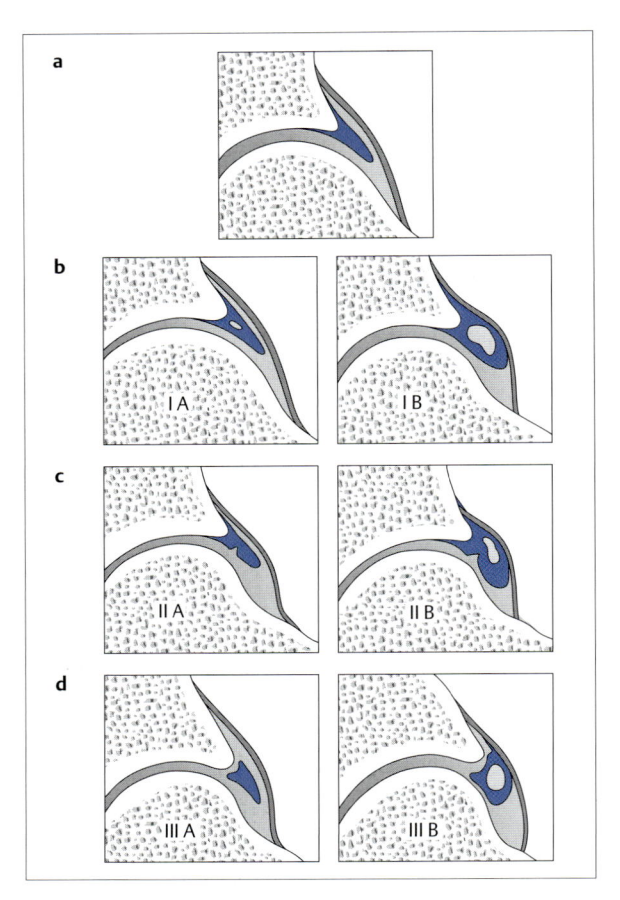

Abb. 4.45 a–d Schemazeichnung des normalen Labrums (**a**) und der Labrumveränderungen Typ IA und IB (**b**), Typ IIA und IIB (**c**) und Typ IIIA und IIIB (**d**).

(Labrumläsoin Grad III) wird durch Flüssigkeit (Gelenkerguss bzw. intraartikuläres Kontrastmittel) vom knöchernen Azetabulum abgegrenzt bzw. umspült.

Wie bereits in den zurzeit noch laufenden Studien erkennbar ist, wird die MR-Arthrographie des Hüftgelenks hinsichtlich der Detektion freier Gelenkkörper (Abb. 4.47) eine ähnliche Sensitivität aufweisen wie bei anderen Gelenken (Kramer u. Mitarb. 1992, Neuhold u. Mitarb. 2002).

Unter dem Blickwinkel der klinischen Fragestellungen kann festgestellt werden, dass die MR-Arthrographie des Hüftgelenks trotz ihrer Invasivität eine relativ einfache und effektive Methode zur Erfassung von Labrumläsionen und freien Gelenkkörpern ist. Die Sensitivität des Nachweises von Labrumläsionen im Vergleich mit den operativen Ergebnissen wird mit 92–95 % bei der MR-Arthrographie bzw. mit ungefähr 65 % bei der konventionellen MRT angegeben (Czerny u. Mitarb. 1996, 1999, 2001, Petersilge u. Mitarb. 1996). Die MR-Arthrographie rechtfertigt somit ihren etwas höheren Aufwand, die Invasivität und die etwas höheren Kosten.

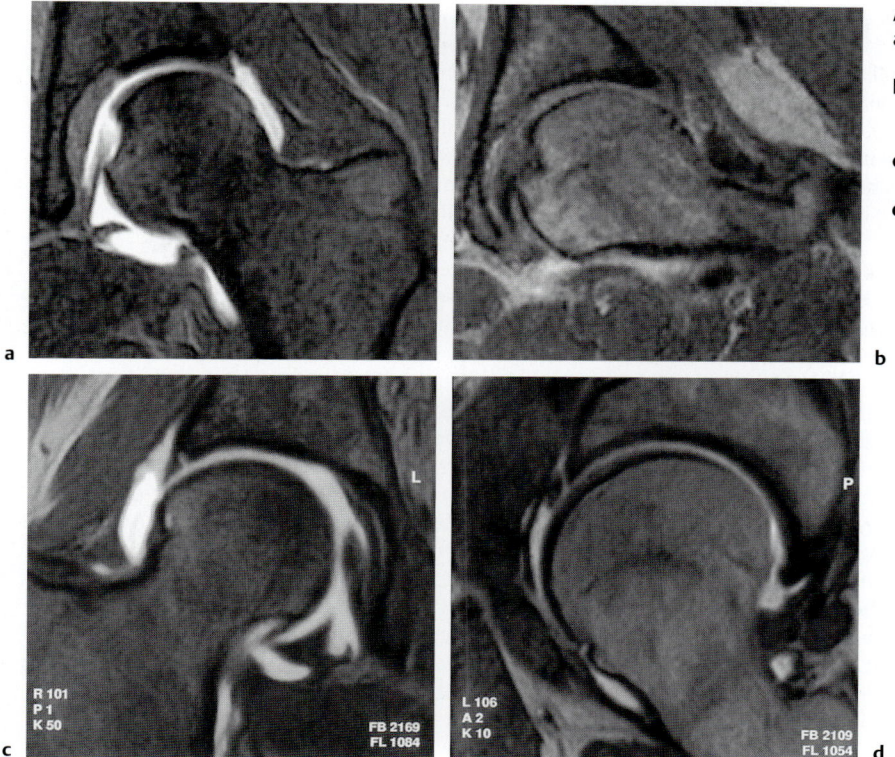

Abb. 4.46 a – d MR-Arthrographie.
a Koronale MR-Arthrographie eines normalen Labrums.
b Koronale MR-Arthrographie eines degenerativ veränderten Labrums.
c Koronale MR-Arthrographie eines eingerissenen Labrums.
d Schräg-sagittales MR-Arthrographie eines abgerissenen Labrums.

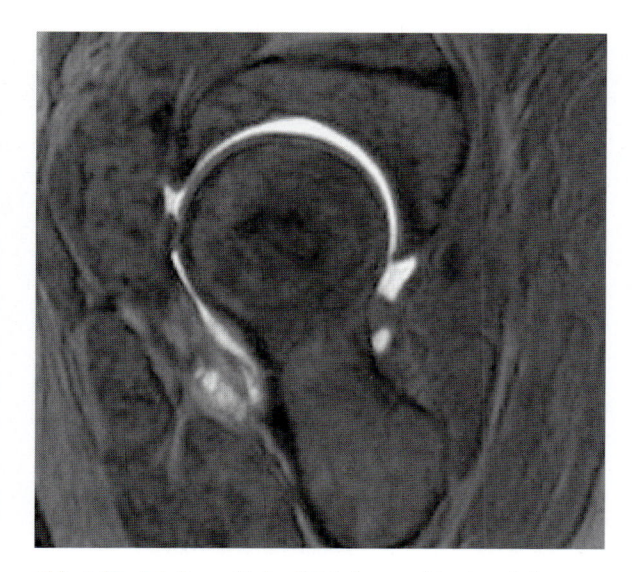

Abb. 4.47 Schräg-sagittales MR-Arthrographie eines freien Gelenkkörpers und eines normalen Labrums.

4.7.3 MR-Arthrographietechnik

S. Werlen

Grundlagen

Die MR-Arthrographietechnik beruht auf verschiedenen technischen Voraussetzungen:
- intraartikuläre Injektion von modifiziertem Kontrastmittel,
- Untersuchung mit einem Hochfeldsystem, d. h. Magneten mit 1,5 Tesla Feldstärke,
- Verwendung einer flexiblen Oberflächenspule,
- Anwendung spezieller Untersuchungssequenzen.

Im Gegensatz zu der MR-Gelenkuntersuchung ohne Kontrastmittel oder der indirekten Arthro-MRT, bei der intravenös injiziertes Gadolinium nach Latenz ins Gelenk diffundiert, wird bei der MR-Arthrographie Gadolinium **intraartikulär** verabreicht.

Durch die Injektion des Kontrastmittels wird das Gelenk **distendiert**. Dies erlaubt eine exakte Evaluation der unterschiedlichen Gelenkanteile der Hüfte, weil diese nun räumlich durch Kontrastmittel voneinander getrennt sind. Diese Technik kommt daher vor allem bei klinischen Fragestellungen die das Labrum und Knorpel betreffen zum Einsatz. Diese Strukturen sind vor allem beim femoroazetabulären Impingement oder bei einer Pfannendysplasie betroffen.

Bei einer Labrumunterflächenläsion gelangt Kontrastmittel in den Spalt zwischen Knochen und Limbus, das im Gegensatz zum Knochen und Knorpel weiß erscheint, so dass eine exakte Aussage über das Ausmaß der Ruptur möglich ist. Liegt eine **Knorpelläsion** vor, gelangt das Kontrastmittel in den Defekt und dieser kann genau ausgemessen werden.

Die Verwendung eines **Hochfeld-MRT-Gerätes** mit einer Feldstärke von **1,5 Tesla** ist eine unabdingbare Voraussetzung für eine qualitativ gute Gelenkuntersuchung. Zum einen erlaubt erst die hohe Feldstärke die Durchführung jener speziellen Sequenzen, die zur Diagnostik notwendig sind. Zum anderen ist die Untersuchungsdauer bedeutend kürzer als bei Niederfeldgeräten von 0,2–0,5 Tesla und auch gegenüber dem 1-Tesla-Gerät. Diese kürzere Untersuchungsdauer minimiert die Bewegungsartefakte. Schließlich können dünnere Schichten und ein kleineres FOV (Field of View) verwendet werden, was die Auflösung verbessert.

Die Anwendung von **Oberflächenspulen** ist ebenfalls eine wichtige Voraussetzung. Diese kleinen Spulen haben räumlich zwar eine geringere Ausleuchtung, sind aber bezüglich Auflösung und Kontrast den großflächigen Spulen überlegen. Bei sehr voluminösen Patienten kann dies aber ein Problem darstellen. Das Hüftgelenk liegt dann von der Spule aus gesehen weit entfernt, was einen empfindlichen Signalabfall und somit eine Qualitätsminderung der Bilder zur Folge hat (sie werden sehr dunkel).

Es kommen weiter spezielle **Untersuchungssequenzen** zur Anwendung, die es erlauben, die verschiedenen Gewebearten mit höherem Kontrast darzustellen und geringere Schichtdicken sowie spezielle Ebenen im Körper zu erzeugen. So werden beispielsweise für die Knorpeldiagnostik modifizierte protonengewichtete Untersuchungssequenzen verwendet. Zur Evaluation des Labrums kommen **radiäre Sequenzen** zum Einsatz.

Indikationen

Die von uns entwickelte MR-Arthrographie des Hüftgelenks (Leunig u. Mitarb. 1997, Locher u. Mitarb. 2002) kommt vor allem bei Gelenkproblemen zur Anwendung, die entweder durch eine **Dysplasie** bedingt sind oder bei einer **femoroazetabulären Impingementsituation**. Das Sequenzdesign und die Größe des Field of View sind genau auf diese Fragestellungen abgestimmt. Für die Beurteilung weiter vom Gelenk entfernter Strukturen, wie etwa der Adduktorenmuskulatur oder intrapelviner Organe, sind ein anderes Sequenzdesign und vor allem größere Spulen erforderlich, die eine Ausleuchtung des gesamten Beckenbereichs erlauben. Auch für seitenvergleichende Untersuchungen oder zur Abklärung von Knochenmarkprozessen kommen größere Spulen zur Anwendung.

Aus diesem Grund muss die klinische Indikation zur MR-Arthrographie exakt gestellt werden.

Untersuchungstechnik

Die Untersuchung dauert inklusive intraartikuläre Injektion etwa 1 Stunde. Der Patient wird auf dem Durchleuchtungstisch in Rückenlage positioniert, die Hüfte zur Entspannung der Kapsel leicht außenrotiert. Nach Hautdesinfektion und sterilem Abdecken werden mittels einer 22-Gauge-Spinalnadel 10–20 ml 1:200 verdünntes Gadolinium (1,88 mg/ml = 2,5 mM Gd-DOTA/l in NaCl 9 g/l) direkt ins Hüftgelenk injiziert. Bei starker Synovitis entsprechend weniger, weil die Patienten durch den Druck sofort Schmerzen bekommen. Anschließend Transfer zum MR-Gerät. Die Patienten werden mit einem 1,5-Tesla-Gerät untersucht. Die Position des Patienten ist die Rückenlage mit 25° innenrotiertem Oberschenkel (Standardsituation). Eine flexible Oberflächenspule wird zentriert auf das Gelenk positioniert. Nach einer kurzen Lokalisationssequenz, die zum Planen der weiteren Untersuchung dient, wird eine hochauflösende T_1-gewichtete Sequenz (TR 650, TE 20, FOV 200 × 200, Matrix 224 × 512, Schichtdicke 4 mm, Distant-Faktor 0,2, 17 Schichten) in axialer Richtung aquiriert. Diese dient der Beurteilung der knöchernen Veränderungen am Schenkelhals, der Gelenkkapsel und der periartikulären Weichteile (Abb. 4.**48**).

Anschließend wird eine zweite, axiale FLASH-Dünnschichtsequenz (TR 550, TE 10, FLIP Angle 90°, Matrix 256 × 256, FOV 120 × 120, Schichtdicke 2 mm, Distant-Faktor 0,1, 11 Schichten) über den oberen Pfannenrand zur Beurteilung der Azetabulumversion durchgeführt.

Danach folgen 2 protonengewichtete Sequenzen (TR 3200, TE 15, Matrix 256 × 256, FOV 120 × 120, Schichtdicke 2 mm, Distant-Faktor 0,1 (cor) 0,2 (sag), 23 Schichten) jeweils in sagittaler und koronarer Richtung. Diese Messungen erzeugen 2 mm dicke Schichten mit sehr kleinem FOV und symmetrischer 256-Pixel-Matrix. Die beiden Sequenzen dienen zur Evaluation des Knorpels und des Limbus (Abb. 4.**49**).

Die letzte Messung ist eine doppelt oblique radiäre protonengewichtete Sequenz senkrecht zur Pfannenebene. Dabei wird zuerst ein Localizer senkrecht zur Pfanneneingansebene gelegt. Auf diesen folgt ein zweiter Localizer parallel zur Pfanneneingangsebene. Die daraus resultierende Schicht liegt nun parallel zum Pfannenrand. Auf diesen doppelt obliquen Localizer werden die radiären Schichten senkrecht auf den Pfannenrand gelegt (Abb. 4.**50**). Durch die streng senkrechten Schichten durch den Pfannenrand kann das Vorhandensein und das genaue Ausmaß von Limbusrissen festgestellt werden (Abb. 4.**51**).

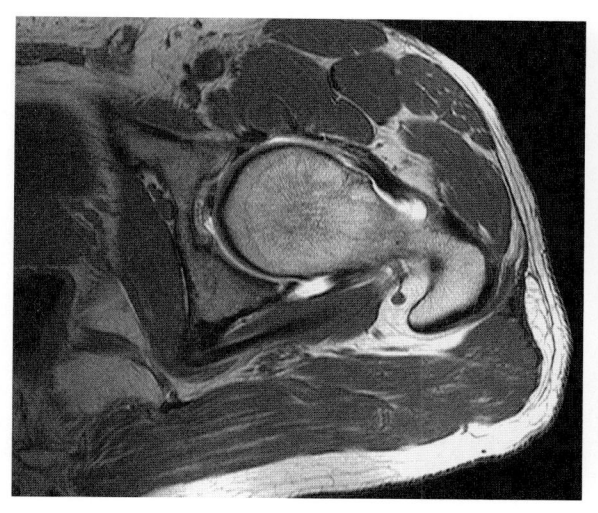

Abb. 4.48 T₁-gewichtete axiale Sequenz. Impingementsituation mit anterolateralem Schenkelhalsosteophyt.

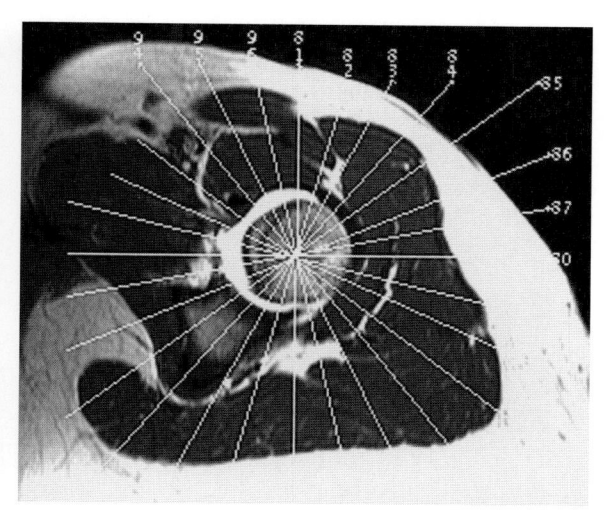

Abb. 4.50 Radiärsequenz auf doppelt obliquem Localizer.

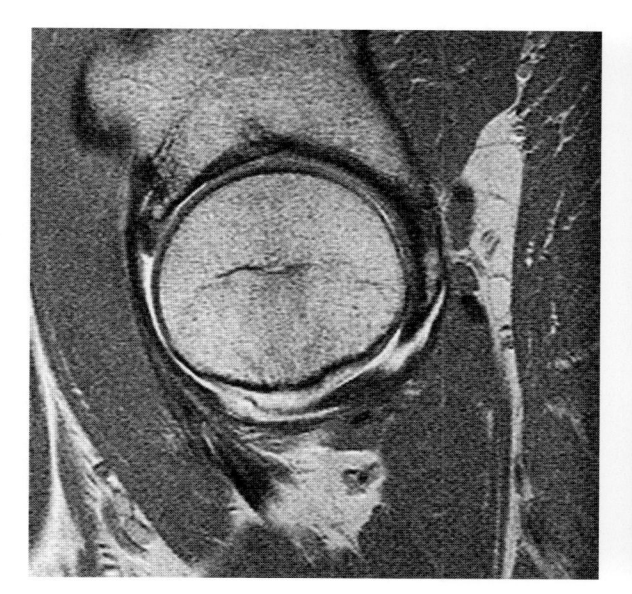

Abb. 4.49 Protonengewichtete sagittale Dünnschichtsequenz: Knorpeldefekt am vorderen Pfannenrand.

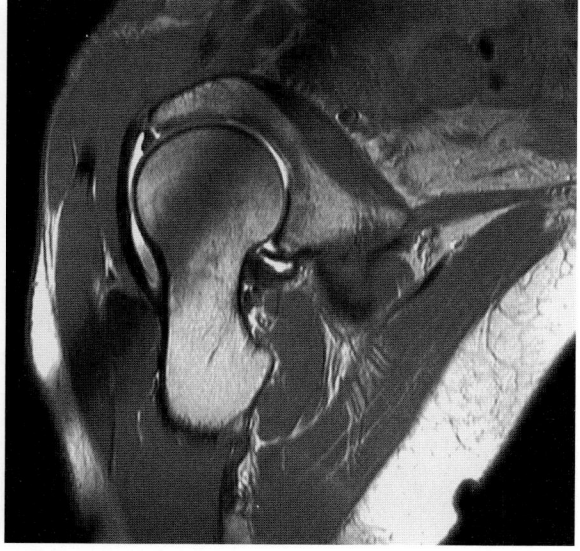

Abb. 4.51 Radiärschnitt mit Labriumriss bei 12 Uhr (Schicht 81 auf Abb. 4.50).

Literatur

Czerny, C., J. Kramer, A. Neuhold, M. Urban, C. Tschauner, S. Hofmann (2001): Magnetresonanztomographie und Magnetresonanzarthrographie des Labrum acetabulare: Vergleich mit operativen Ergebnissen. Rö Fo Fortschr Röntg 173: 702–707

Czerny, C., S. Hofmann, A. Neuhold, C. Tschauner, A. Engel M.P. Recht, J. Kramer (1996): Lesions of the acetabular labrum: accuracy of MR imaging and MR arthrography in detection and staging. Radiology 200: 225–230

Czerny, C., S. Hofmann, M. Urban, C. Tschauner, A. Neuhold, M. Pretterklieber, M.P. Recht, J. Kramer (1999): MR arthrography of the adult acetabular capsular-complex: correlation with surgery and anatomy. Amer J Roentgenol 173: 345–349

Hodler, J., J.S. Yu, D. Goodwin, P. Haghigi, D. Trudell, D. Resnick (1995): MR arthrography of the hip: improved imaging of the acetabular labrum with histologic correlation in cadavers. Amer J Roentgenol 165: 887–891

Kramer, J., M.P. Recht, H. Imhof, R. Stiglbauer, A. Engel (1994): MR arthrography in assessment of cartilage lesions. J Comput Assist Tomogr 18: 218–224

Kramer, J., R. Stiglbauer, A. Engel, L. Prayer, H. Imhof (1992): MR contrast arthrography (MRA) in osteochondrosis dissecans. J Comput Assist Tomogr 16: 254–260

Leunig, M., S. Werlen, A. Ungersböck, K. Ito, R. Ganz (1997): Evaluation of the acetabular labrum by MR arthrography. J Bone Joint Surg Br 79 (2): 230–234

Locher, S., S. Werlen, M. Leunig, R. Ganz (2002): Arthro-MRI mit radärer Schnittsequenz zur Darstellung der präradiologischen Hüftpathologie. Z Orthop 140: 52–57

Neuhold, A., C. Czerny, l. Wicke, M. Liederer (2002): Detektion freier Gelenkskörper mit der MR-Arthrographie. Abstract ESSR, Valencia

Petersilge, C.A. (1997): Current concepts of MR arthrography of the hip. Semin Ultrasound CT and MR 18: 291–301

Petersilge, C.A. (2001): MR arthrography for evaluation of the acetabular labrum. Skeletal-Radiol 30 (8): 423–430

Petersilge, C.A., M.A. Haque, W.J. Petersilge, J.S. Lewin, J.M. Lieberman, R. Buly (1996): Acetabular labral tears: evaluation with MR arthrography. Radiology 200: 231–235

4.8 Arthroskopie

M. Dienst und D. Kohn

4.8.1 Einleitung

Die Hüftarthroskopie (HA) liefert mit der **direkten Gelenkinspektion** eine wichtige Ergänzung zur Diagnostik des erkrankten oder verletzten Hüftgelenks (Baber u. Mitarb. 1999). Bei intraartikulären Läsionen besteht die Möglichkeit zur **minimalinvasiven Behandlung** (Byrd 1998, Villar 1992).

4.8.2 Lagerung und Ausrüstung

Der Patient wird auf dem Rücken (Byrd 1994) oder der Seite (Glick u. Mitarb. 1987) gelagert. Zur **Rückenlagerung** wird ein röntgendurchlässiger Extensionstisch verwendet (Abb. 4.52), während zur **Seitenlagerung** in der Regel besondere Extensionsgeräte benutzt werden. Der **Gegenzugstab** muss ausreichend, aber nicht zu weich gepolstert sein. Das Becken ist so zu platzieren, dass der Gegenzugstab lateralisiert und gegen den proximalen Oberschenkel der zu operierenden Hüfte gepresst wird. Der **Fuß** wird mit 1–2 Wattebinden gepolstert und straff im Traktionsschuh fixiert. Als **Stellung des Hüftgelenks** während der Arthroskopie des zentralen Gelenkbereichs empfiehlt sich eine leichte Flexion von 20° ohne Abduktion des Beins. Zur Anlage der Portale zum Hüftgelenk sollte das Gelenk neutral rotiert werden, um die anatomischen Verhältnisse nicht zu verändern und die Gefäß-Nerven-Bündel nicht in die Nähe der Portale zu drehen (Griffin u. Villar 1999). Das **Bein der Gegenseite** wird bei Rückenlagerung leicht abduziert und mit dem Extensionsholm nach kräftigem manuellen Zug gehalten. In Seitenlagerung wird es ohne zusätzliche Fixierung auf dem Tisch abgelegt. Das **Instrumentarium** erfordert über die Standardausrüstung für die Kniegelenkarthroskopie hinaus lange Punktionskanülen, flexible, nichtbrechbare Führungsdrähte, Dilatationshülsen, lange Wechselstäbe, überlange Arthroskope, flexible und starre Portalhülsen in unterschiedlicher Länge und überlange hand- und motorbetriebene Instrumente.

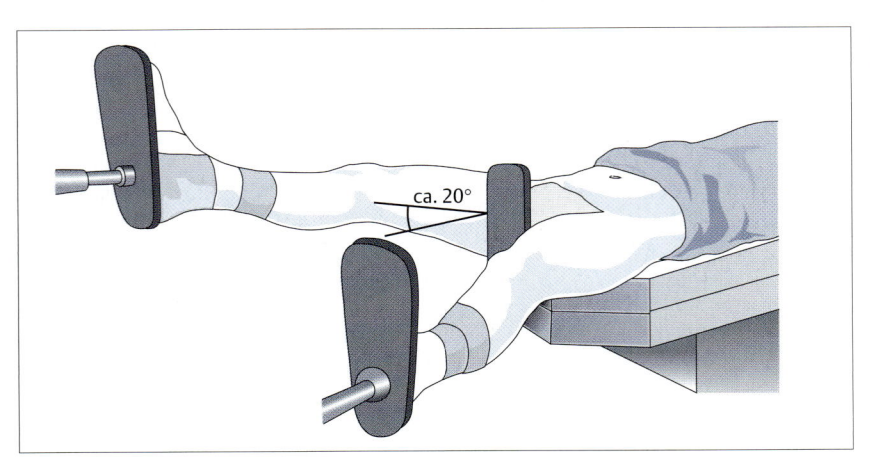

Abb. 4.52 Lagerung zur Arthroskopie des zentralen Gelenkbereichs.

4.8.3 Arthroskopie des zentralen Gelenkbereichs

Der Eingriff beginnt mit der Arthroskopie des zentralen Gelenkbereichs. Das Gelenkvakuum wird durch die Auffüllung des Gelenks mit Flüssigkeit (Distension) aufgehoben und unter Traktion mit 300–500 N durch die Erweiterung des Gelenkspalts im Röntgenbildverstärker kontrolliert (Dienst u. Mitarb. 2002).

Zur Anlage des **ventrolateralen Erstportals** zum zentralen Gelenkbereich wird die optimale Einstichstelle mit dem Röntgenbildverstärker überprüft (Abb. 4.53). Danach folgen die Arthrographie zur Darstellung der Knorpelfläche des Femurkopfes und des Labrum acetabulare, die Punktion des zentralen Gelenkbereichs unter Röntgenkontrolle und das Einbringen des Arthroskops über einen Führungsdraht und ein Dilatations-Hülsen-System (Byrd 2000, Byrd u. Mitarb. 1995). Die 30°-Optik zeigt die korrekte intraartikuläre Lage mit Sicht auf die Fossa acetabuli. Die Anlage des **dorsolateralen Zweitportals** und **ventralen Portals** wird mit dem Röntgenbildverstärker und über das Erstportal arthroskopisch mit der 70°-Optik kontrolliert (Dienst u. Kohn 2001).

Der **diagnostischer Rundgang durch den zentralen Gelenkbereich** mit der 30°- und 70°-Optik erfolgt über alle 3 Portale (Abb. 4.54). Unabhängig vom Portal gewährt die 30°-Optik vornehmlich die Inspektion der Fossa acetabuli mit zentralem Belastungsbereich des Femurkopfes. Erst der Einsatz der 70°-Optik ermöglicht eine Inspektion der zirkulär an die Fossa angrenzenden Facies lunata, des Labrum acetabulare, des perilabralen Rezessus und der mehr äquatorialen Anteile des Femurkopfes. Die **Fossa acetabuli** ist auf Veränderungen der synovialen Auskleidung, Rupturen des Lig. capitis femoris und freie Körper zu untersuchen. Das dorsolaterale Portal bietet den besten Zugang zur Fossa für Instrumente zur Biopsie, Synovektomie, Entfernung freier Körper und Debridément. Der **Knorpel** des Femurkopfes und der Facies lunata ist mit einem überlangen Tasthaken über alle Portale zu palpieren. Lokalisierte Knorpelschäden können mikrofrakturiert werden. Besonders die knorpelseitigen ventralen und lateralen **Labrumanteile** müssen auf Einrisse inspiziert und diese von Variationen abgegrenzt werden. Zur partiellen Resektion oder Glättung werden gerade oder gebogene antero- und retrograde Stanzen sowie gerade und gebogene Motorfräsen (Shaver) über oben beschriebene Portale eingeführt. Freie Körper und Chondrome finden sich nicht selten im Bereich der **perilabralen Rezessus**.

4.8.4 Arthroskopie des peripheren Gelenkbereichs

Zur Arthroskopie des peripheren Gelenkbereichs wird der Zug am Bein vollständig nachgelassen, der Fuß aus dem Traktionsschuh herausgenommen und steril abgedeckt. Der Gegenzugstab wird entfernt. Das frei beweglich abgedeckte Bein kann nun zur Entspannung der jeweiligen Kapselanteile gebeugt, seitwärts bewegt und rotiert werden (Abb. 4.55). Über die bereits bestehende Inzision für das **ventrolaterale Portal** wird der periphere Gelenkbereich ventral am Übergang zwischen Schenkelhals und Femurkopf punktiert (Dorfmann u. Boyer 1999). Über Führungsdraht und Dilatationshülsen wird das Arthroskop eingebracht. Ein zusätzliches, distales ventrolaterales Arbeitsportal wird unter Triangulation und arthroskopischer Kontrolle parallel zur Schenkelhalsachse angelegt.

Der **diagnostische Rundgang** (Dienst u. Mitarb. 2001) erfolgt unter Wechsel der 30°- und 70°-Optik (Abb. 4.56 a–g). Die **ventrale und mediale Schenkelhalsregion** wird insbesondere auf freie Körper, synoviale Veränderungen und Fisteln der Bursa iliopectinea untersucht. Bei dem Verdacht auf eine Chondromatose ist die sorgfältige Inspektion der medialen und distalen Gelenktaschen auf freie Körper obligat. Das Arthroskop wird in die **mediale Kopfregion** vorgeschoben. Hier gelingt in der Regel ein Blick auf das Lig. transversum, unter dem sich nicht selten freie Körper befinden. Zur Entfernung können überlange Instrumente über das distale ventrolaterale Arbeitsportal bis zum Lig. transversum vorgeschoben werden. Unter Zurückziehen des Arthroskops wird die synoviale Seite des Labrum acetabulare und die Knorpelfläche des Femurkopfes im Bereich der medialen, **ventralen und lateralen Kopfregion** inspiziert. Gefäßinjektionen des Labrum acetabulare und synoviale Reaktionen im Bereich des perilabralen Rezessus sind indirekte Zeichen einer La-

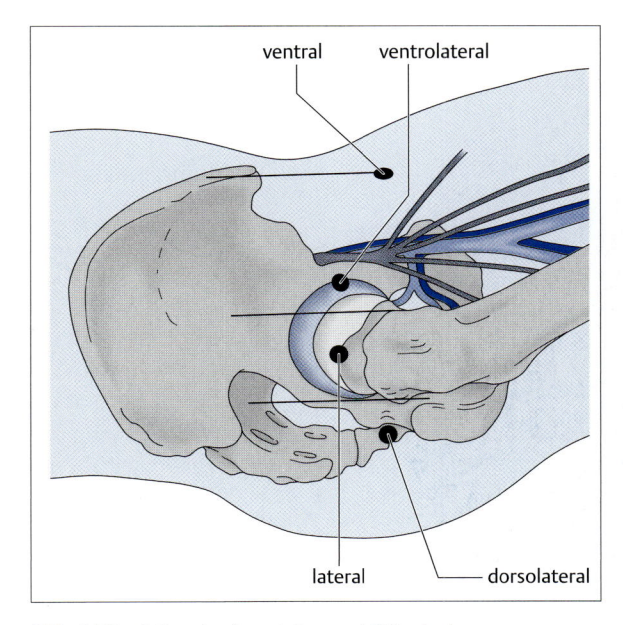

Abb. 4.53 Arthroskopieportale zum Hüftgelenk.

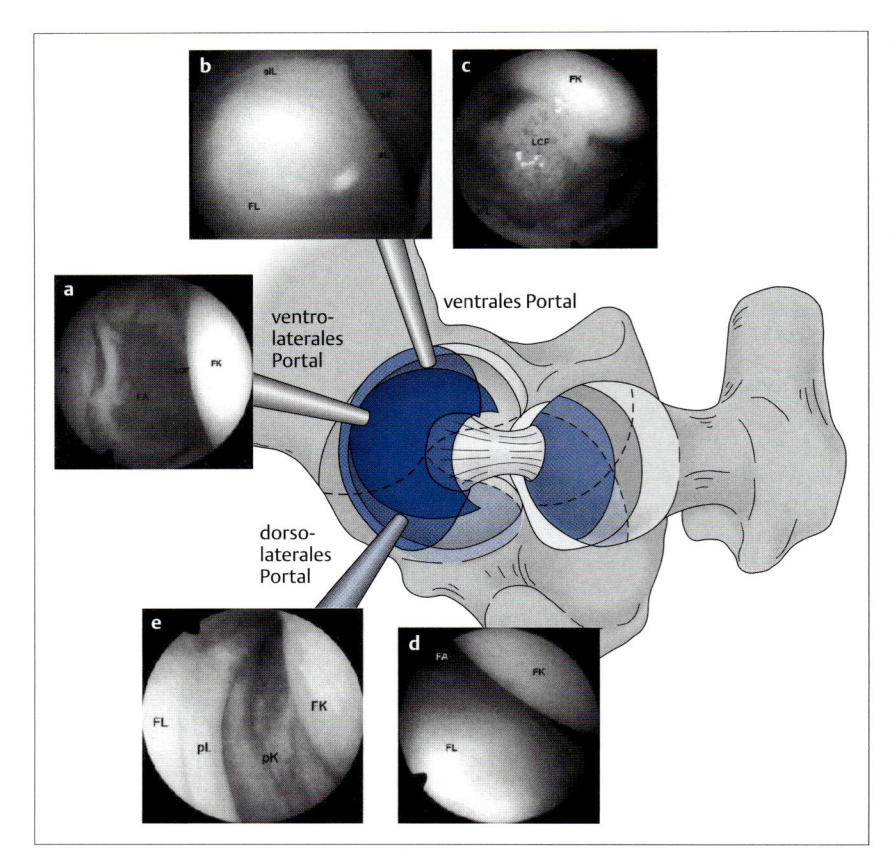

Abb. 4.54 Diagnostischer Rundgang durch den zentralen Hüftgelenkbereich: Fossa acetabuli (FA), Facies lunata (FL), anteriore (aFL) und laterale Facies lunata (lFL), Lig. capitis femoris (LCF), Femurkopf (FK), anteriores (aL), superolaterales (slL) und posteriores Labrum acetabulare (pL), dorsale Gelenkkapsel (pK) (nach Dienst, M. u. Mitarb.: Operat Orthop Traumatol 1 [2002] 1–15).

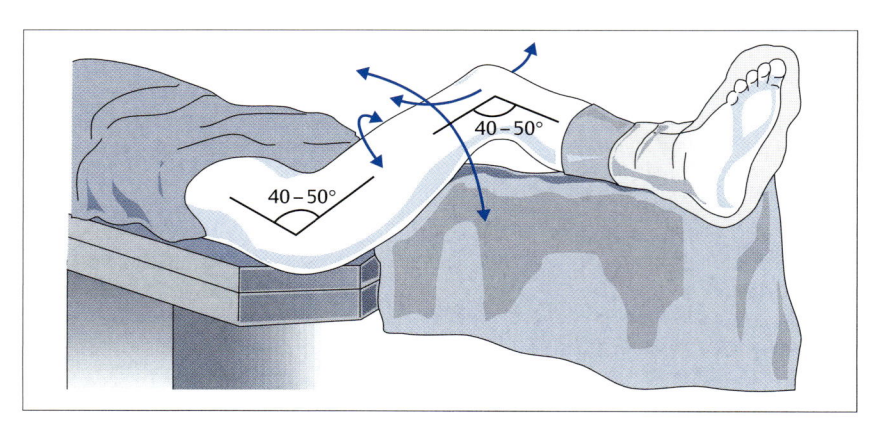

Abb. 4.55 Lagerung zur Arthroskopie des peripheren Gelenkbereichs (Assistent hält das Bein).

brumläsion. Eine Verplumpung des Labrums findet sich typischerweise bei Labrumzysten, die mit einer über ein zusätzliches ventrales Portal eingeführten langen Metallkanüle dekomprimiert und mit einer Motorfräse debridiert werden. Bei weiterem Zurückziehen und Rotation der Optik nach lateral gelingt die Inspektion der **lateralen Schenkelhalsregion**. Bei weiter Gelenkhöhle kann man mit dem Arthroskop vorbei am lateralen Schenkelhalsrand in die **dorsale Region** gleiten. Freie Körper können durch manuelles Ballottement und Einsatz einer Motorfräse oder einer Saugstanze entfernt werden.

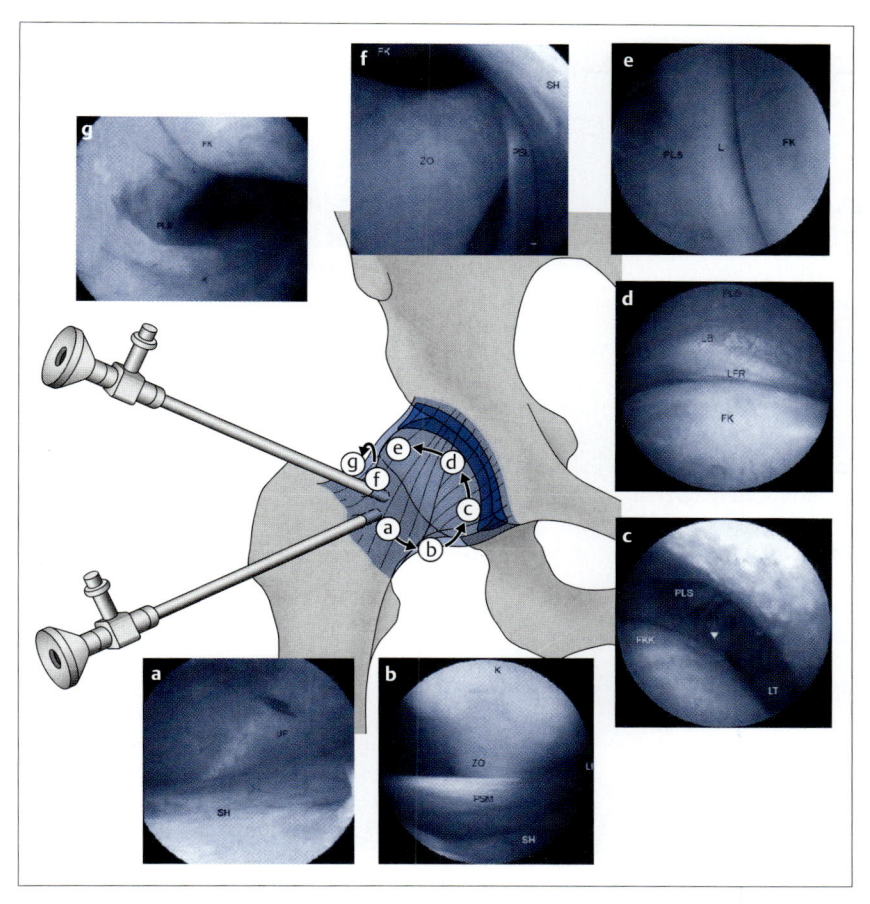

Abb. 4.56 a–g Diagnostischer Rundgang durch den peripheren Hüftgelenkbereich:

a Ventrale Schenkelhalsregion: Ventraler Schenkelhals (SH) mit adhärenten ventralen Synovialfalten und Umschlagfalte (UF) auf Höhe der Linea intertrochanterica.

b Mediale Schenkelhalsregion: periphere mediale Gelenkhöhle mit Schenkelhals (SH), kräftiger Plica synovialis medialis (PSM), Zona orbicularis (ZO), ventromedialer Gelenkkapsel (K), Umschlagfalte auf Höhe der Linea intertrochanterica (LI)

c Mediale Kopfregion: Knorpelfreier und knorpelbedeckter Femurkopf (FKK), Labrumvorderhorn (Pfeil), perilabraler Sulcus (PLS) und Übergang zum Lig. transversum (TL)

d Ventrale Kopfregion: Femurkopfknorpel (FK), freier Rand des Labrum acetabulare (LFR), Basis des Labrum (LB) und perilabraler Sulcus.

e Laterale Kopfregion: Femurkopfknorpel (FK), laterales Labrum acetabulare (L) und perilabraler Sulcus (PLS)

f Laterale Schenkelhalsregion: lateraler Anteil des Schenkelhalses (SH) und des Femurkopfes (FK), zarte Plica synovialis lateralis (PSL), die mit dem Schenkelhals typischerweise eine kleine Tasche bildet (T) und Zona orbicularis (ZO)

g Dorsale Region: dorsale Flächen des Femurkopfes (FK) und Schenkelhalses (SH), Labrum acetabulare (L), perilabraler Sulcus (PLS) und dorsale Kapsel (K) (nach Dienst, M. u. Mitarb.: Operat Orthop Traumatol 1 [2002] 1–15).

Literatur

Baber, Y.F., A.H.N. Robinson, R.N. Villar (1999): Is diagnostic arthroscopy of the hip worthwhile? A prospective review of 328 adults investigated for hip pain. J Bone Joint Surg 81: 600–603

Byrd, J.W.T. (1994): Hip arthroscopy utilizing the supine position. Arthroscopy 10: 275–280

Byrd, J.W.T. (1998): Operative hip arthroscopy. Thieme, New York: 1–5

Byrd, J.W.T. (2000): Avoiding the labrum in hip arthroscopy. Arthroscopy 16: 770–773

Byrd, J.W.T., J.N. Pappas, M.J. Pedley (1995): Hip arthroscopy: An anatomic study of portal placement and relationship to the extra-articular structures. Arthroscopy 11: 418–423

Dienst, M., D. Kohn (2001): Hüftarthroskopie – Minimal-invasive Diagnostik und Therapie des erkrankten oder verletzten Hüftgelenks. Unfallchirurg 104: 2–18

Dienst, M., S. Goedde, R. Seil, D. Hammer, D. Kohn (2001): Hip arthroscopy without traction: in vivo anatomy of the peripheral hip joint cavity. Arthroscopy 17: 924–931

Dienst, M., S. Goedde, R. Seil, D. Kohn (2002): Diagnostische Arthroskopie des Hüftgelenks. Operativ Orthop Traumatol 14: 1–15

Dorfmann, H., T. Boyer (1999): Arthroscopy of the hip: 12 years of experience. Arthroscopy 15: 67–72

Glick, J.M., T.G. Sampson, J.T. Behr, E. Schmidt (1987): Hip arthroscopy by the lateral approach. Arthroscopy 3: 4–12

Griffin, D.R., R.N. Villar (1999): Complications of arthroscopy of the hip. J Bone Joint Surg 81: 604–606

Villar, R.N. (1992): Hip arthroscopy. Butterworth Heinemann, Oxford

4.9 Szintigraphie

R. M. Aigner und G. Wolf

4.9.1 Definition und Grundprinzipien

Unterschiede in der Pathophysiologie des Knochengewebes führen zu Unterschieden in der lokalen Anreicherung der verschiedenen radioaktiven Tracer. Die diagnostische Wertigkeit der Skelettszintigraphie ist begründet durch die Osteotropie bestimmter radioaktiver Stoffe und durch die Eigenschaft des Knochengewebes, auf diverse Noxen unterschiedlich schnell und empfindlich mit Durchblutungsänderung und Osteoblastenaktivierung zu reagieren. Mit der Skelettszintigraphie werden somit pathophysiologische Vorgänge unmittelbar dargestellt, wodurch die Dynamik der lokalisierten Skelettpathologie erfasst wird. Die erhöhte oder verminderte Indikatorraffung, die topographische Ausdehnung, die Lokalisation und Zahl der Läsionen, das Verteilungsmuster des osteotropen Radiopharmakons sowie der Vergleich mit dem offensichtlich gesunden Analogon bestimmen die Diagnostik im Sinne einer „Funktionstopologie".

Als Tracer für die Skelettszintigraphie werden Chelate des ^{99m}Technetiums verwendet; sie bewirken keine pharmakodynamischen Effekte und systemische Nebenwirkungen sind bislang nicht bekannt geworden (Delaloye u. Mitarb. 1985, Duzee u. Mitarb. 1984, Fogelman u. Mitarb. 1979).

Die Ganzkörperstrahlenexposition ist mit 0,0007 rem/mCi so niedrig, dass die Indikation zur Skelettszintigraphie dadurch auch bei Kindern legitim ist (Kriegel 1978).

4.9.2 Ganzkörperskelettszintigraphie

Die Ganzkörperskelettszintigraphie ist zum Screening bei generalisierter oder polytoper Skelettpathologie indiziert, insbesondere zum Metastasennachweis (s. Kap. 18), zur Darstellung diverser metabolischer endokriner Osteopathien und Knochenmarkaffektionen (Fueger u. Aigner 1987, Seibel u. Stracke 1997) sowie myeloproliferativer oder myelotrop disseminierter Prozesse. Die Ganzkörperskelettszintigraphie ersetzt als **Screeninguntersuchung** den Ganzkörperröntgenskelettstatus und indiziert gezielte Röntgenuntersuchungen pathologischer Befunde. Szintigraphisch pathologische Herde sind aber nicht notwendigerweise in der Röntgenuntersuchung pathologisch. Die Ganzkörperskelettszintigraphie ist unverändert die **Methode der Wahl** für Screening, Staging, Restaging sowie zur Therapie- und Verlaufskontrolle von Krankheitsbildern, bei denen eine **multifokale** oder **systemische Knochen**- und/oder **Gelenkaffektion** vermutet wird.

4.9.3 Die regionale Skelettszintigraphie

Die regionale Skelettszintigraphie dient der **gezielten Darstellung** eines Skelettabschnitts und folgt in der Regel einer Röntgenuntersuchung. In der Diagnostik regional begrenzt auftretender pathologischer Skelettveränderungen bzw. zu deren Ausschluss oder zur Lokalisationsdiagnostik wird die Skelettszintigraphie auch weiterhin herangezogen.

4.9.4 Untersuchungsmethodik der regionalen Dreiphasenszintigraphie

Die klassische Untersuchungstechnik der Dreiphasenszintigraphie ist die Kombination von Radionuklidangiographie, Früh- und Spätszintigraphie:

- Die **Radionuklidangiographie** (RNA) ist die dynamische Szintigraphie (schnelle Bildsequenz) des initialen Indikatortransits und dient zur Darstellung der Durchblutung des affizierten Bereiches; sie dauert etwa 1 Minute.
- Die **Frühszintigraphie** („frühstatische" Untersuchung) folgt der RNA zwischen 2–5 Minuten post injectionem. Sie stellt die Weichteilvaskularität und, sofern vorhanden, die frühzeitige Indikatorextraktion ossär-pathologischer Veränderungen dar. Eine ausgeprägte lokale Osteoblastenreaktion zeigt eine fokale, initial stark ansteigende Indikatorextraktion.
- Die **Spätszintigraphie** („spätstatische" Untersuchung) wird 2–5 Stunden nach Injektion des osteotropen Indikators durchgeführt. Sie ist gemeint, wenn ohne nähere Qualifikation von Knochen- bzw. Skelettszintigraphie die Rede ist. Die **Osteoszintimetrie** ist die computergestützte Quantifizierung der relativen Speicherintensität der spätstatischen Indikatoranreicherung (2–5 h p.i.) einer lokalisierten pathologischen Skelettveränderung. Sie ist unverzichtbar, um die Veränderung (Progression, Stagnation, Regression) der Skelettaffektion (Krankheitsaktivität) im zeitlichen Verlauf beurteilen zu können (Lammer u. Mitarb. 1982).

Begleitende (mitgebrachte) oder ergänzende (im Zusammenhang mit der Szintigraphie durchgeführte) diverse Röntgenuntersuchungen sind für die synoptische Diagnose obligat und in vielen Fällen notwendige Voraussetzung für die differenzierte Interpretation nuklearmedizinischer Untersuchungen des Skelettsystems.

Abschließend wird noch auf die **Entzündungssuchszintigraphie mittels radioaktiv markierter Leukozyten** hingewiesen. Die Leukozytenszintigraphie ist nach wie vor kein Ersatz für die Dreiphasenskelettszintigraphie, sondern eine wertvolle weiterführende Untersuchung zur Beurteilung der biologischen Aktivität und zur Differenzierung zwischen einem septischen und aseptischen Entzündungsprozess. Der Einsatz der Leukozytenszintigraphie mittels autologer Granulozyten oder von ^{99m}Tc-HMPAO ist die derzeit wohl beste Modifikation dieser diagnostischen Modalität (F. Wolf u. Mitarb. 1990, G. Wolf u. Mitarb. 2001).

4.9.5 Indikationen

Einen ausführlichen Überblick über die Möglichkeiten der Szintigraphie in der Orthopädie generell geben Hain u. Mitarb. (2002) in ihrer Übersichtsarbeit. Für den Hüft- und Beckenbereich seien nachfolgend 4 Entitäten beispielhaft erwähnt.

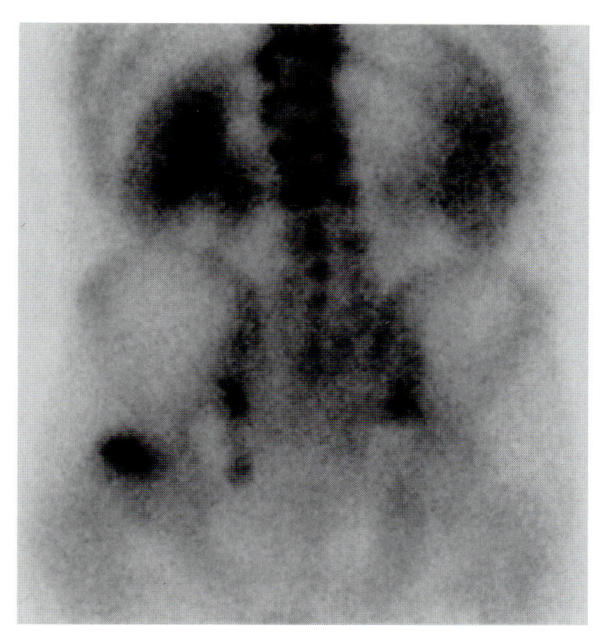

Abb. 4.57 Aktivierte Koxarthrose links, außerdem Harnstauungsniere und Harnstauungsureter links.

Koxarthrose

Die Skelettszintigraphie ist nach wie vor die wichtigste Untersuchung zur Unterscheidung zwischen aktivierter und ruhender Arthrose, zur Darstellung akuter Reizzustände bei denen kein radiologisch fassbarer Unterschied gegenüber den schmerzarmen Intervallen nachzuweisen ist (Abb. **4.57**). Kombinierte Früh- und Spätszintigramme ermöglichen die Artdiagnostik zwischen entzündlichen und degenerativen Gelenkerkrankungen. Die Skelettszintigraphie spiegelt bei bekannter Pathologie die metabolisch-funktionelle Dynamik wider: Sie bildet Knochenumbauvorgänge ab, die sich vorerst im mikroskopischen Bereich abspielen, erfasst ein akut entzündliches Geschehen, gibt Auskunft über die Progredienz bzw. das Übergreifen auf benachbarte Knochenabschnitte im Sinne einer Osteoarthropathie.

Entzündungsprozesse im Hüft- und Beckenbereich

Die klinische Bedeutung der Szintigraphie bei entzündlichen Veränderungen im Beckenbereich, bei vagen Hüft- und Kreuzbeinbeschwerden, ischialgiformen Schmerzen, Entzündungs- bzw. Infektionszeichen sowie Fieber unbekannter Genese resultiert aus ihrer Einsetzbarkeit zur Lokalisations- und Frühdiagnostik sowie zur Verlaufskontrolle (Greenspan 2000). Die Diagnose der **Osteomyelitis** bei atypischer initialer klinischer Manifestation bei Kleinkindern sowie bei Kindern, deren klinische Symptomatik sich durch vorangegangene inadäquate Antibiotikatherapie atypisch präsentiert, ist unumstritten: Wichtige diagnostische Zeichen sind der Nachweis der arteriellen fokalen Hyperperfusion bei akutem Beginn oder bei Exazerbation und die deutlich ausgeprägte fokale Indikatorraffung im Spätszintigramm. Nur gelegentlich findet man Aktivitätsdefekte, sog. „Cold Lesions" als Ausdruck einer schweren Durchblutungsstörung mit drohender oder bestehender Nekrose. Die lokalisierte Mehrspeicherung der spätstatischen Knochenszintigraphie tritt bereits 16 Stunden nach Erkrankungsbeginn auf, während die Röntgenuntersuchung erst nach der ersten Krankheitswoche Veränderungen zeigt. In Verlaufskontrollen zeigt sich ein Persistieren der lokalisierten Mehrspeicherung bei schleichender Revaskularisation von nekrotischen Knochenabschnitten und Sequestern. Die Szintimetrie ergibt im akuten Stadium hohe Speicherwerte, die sich mit fortschreitender Abheilung konsequent vermindern und bei Chronifizierung in der frühzeitigen Verlaufsbeobachtung keine fallende, manchmal sogar eine steigende Tendenz erkennen lassen.

Arthritis des Hüft- und Iliosakralgelenks

Für die Darstellung eines – möglicherweise bakteriell-entzündlich bedingten – Hüftgelenkergusses ist in der Notfalldiagnostik (Tschauner 1997) heute die Sonographie die Untersuchungsmethode der ersten Wahl, weil sie rasch und ubiquitär verfügbar ist (s. Kap. 8). Die klinische Bedeutung der Szintigraphie besteht in der Frühdiagnostik des entzündlich-rheumatischen Geschehens (s. Kap. 14), insbesondere bei unklarem klinischen Bild mit uneindeutiger Schmerzsymptomatik sowie in der Beurteilung des Therapierespons. Die Unterscheidung zwischen Synovitis, periartikulärem Weichteilaffekt und Osteochondritis ist möglich. Die Skelettszintigraphie hat sich als wesentlicher Bestandteil zur Diagnostik arthritischer Affektionen bewährt, einerseits als Ganzkörpergelenkstatus, andererseits als lokalisierte Mehrphasenuntersuchung diverser Gelenke oder von Wirbelsäulenabschnitten. Der negative Szintigraphiebefund hat eine herausragende und für die Therapie entscheidende Bedeutung.

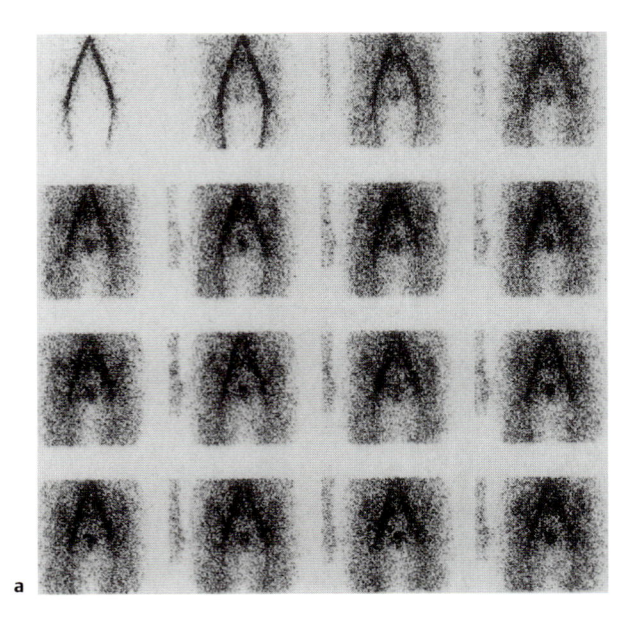

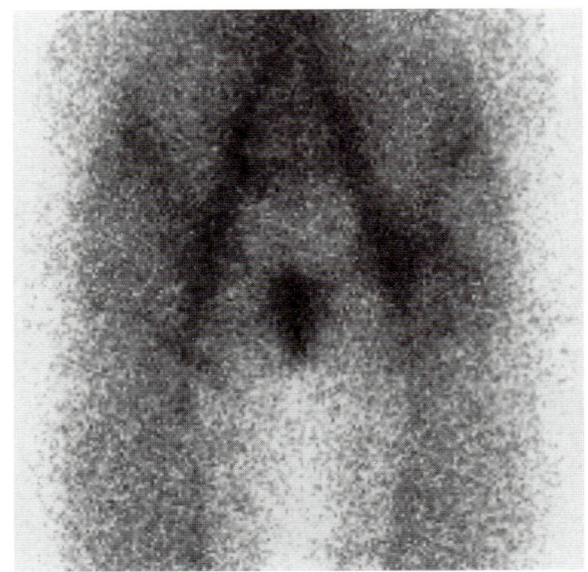

Hüftkopfnekrose bei Erwachsenen und Kindern

Die Diagnose der fokalen Knochennekrose am Hüftgelenk ist weitgehend in den Bereich der Magnetresonanztomographie (MRT) gefallen und hat nur noch in Einzelfällen zusätzlich zur MRT für die Therapieentscheidung Bedeutung. Laut Ranner u. Mitarb. (1989) ist die MRT – unter Zurückstellung psychologischer, ökonomischer und organisatorischer Erwägungen – somit prinzipiell beim Morbus Legg-Calve-Perthes sowohl für die Frühdiagnose als auch im Rahmen von Kontrolluntersuchungen neben der Szintigraphie und in Ergänzung zum konventionellen Röntgen indiziert. Zur Bestimmung des therapeutisch wesentlichen Zeitpunkts der beginnenden Revitalisierung ist die Skelettszintigraphie nach wie vor die verlässlichste Methode (Abb. 4.58 a–c).

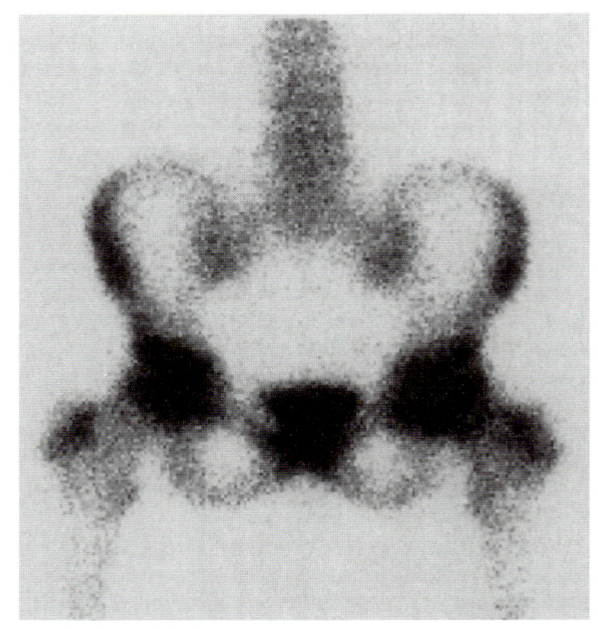

Abb. 4.58 a–c Dreiphasenszintigraphie. RNA (**a**) und Weichteilphase (**b**): kein pathologischer Befund; spätstatische Szintigraphie (**c**): pathologische Mehrspeicherung über beiden Hüftgelenken, die noch offenen Epiphysenfugen nur bedingt abgrenzbar.

Literatur

Aigner, R., G.F. Fueger, G. Ritter (1989): Die Manifestation der akuten hämatogenen Osteomyelitis an 30 Neugeborenen und Säuglingen in klinischen Daten, Röntgenbefunden und Szintigrammen. In: Feine, U., W. Müller-Schauenburg: Skelettszintigraphie, Knochendiagnostik mit neuen Verfahren. D.E. Wachholz KG, Nürnberg: 148–153

Bohndorf, K., H. Imhof (1998): Ischämische Knochenerkrankungen – Osteonekrose. In: Radiologische Diagnostik der Knochen und Gelenke. Thieme, Stuttgart: 218–223

Delaloye, B., A. Delaloye-Bischof, R. Dudczak u. Mitarb. (1985): Clinical comparison of ^{99m}Tc-MDP, a multi-center study. Eur J Nucl Med 11: 182–195

van Duzee, B.F., J.A. Schaefer, J.D. Ball u. Mitarb. (1984): Relative lesion detection ability of ^{99m}Tc-HMDP. J Nucl Med 25: 166–169

Fogelman, I., D.L. Citrin, J.H. McKillop, J.G. Turner, R.G. Bessent, W.R. Greig (1979): A clinical comparison of ^{99m}Tc-HEDP and ^{99m}Tc-MDP in the detection of bone metastases. J Nucl Med 20: 98–101

Fueger, G.F. (1973): Nuklearmedizinische Untersuchungen an Frakturen. In: Glauner, R., A. Rüttimann, P. Thurn, M. Viamonte, E. Vogler: Ergebnisse der medizinischen Radiologie. Thieme, Stuttgart: 1–54

Fueger, G.F., R. Aigner (1987): Systemische und polytope Skelett-Pathologie: Ergebnisse nuklearmedizinischer Untersuchungen. Der Nuklearmediziner: 23–46

Greenspan, A. (2000): Osteoarthritis of the hip. In: Orthopedic radiology – a practical approach. 3rd ed. Lippincot Williams Wilkins: Baltimore: 429–432

Hain, S.F., M.J. O'Doherty, M. Smith (2002): Functional imaging and the orthopaedic surgeon. J Bone Joint Surg (Br) 84-B: 315–21

Holder, L.E., I. Fogelman, D. Collier (2000): Osteoarthritis. In: Holder, L.E., I. Fogelmann, D. Collier: An atlas of planar and SPECT bone scans. 2nd ed. Martin Dunitz, London.: 303–304

Kriegel, H. (1978): Radiopharmaka in der Skelettszintigraphie: Pharmakologie, Biokinetik und Strahlenbelastung. Nuklearmediziner 1: 6–12

Lammer, J., G.F. Fueger, R. Fotter, R. Nicoletti (1982): Computermakroprogramm zur Osteoszintimetrie mit Aktivitätsprofilen bei Morbus Perthes. RöFo: 1–20

Letts, R.M., J.B. Sutherland (1975): Technetium bone scanning as an aid in the diagnosis of a typical acute osteomyelitis in children. Surg Gynecol Obstet 40: 899–902

Majd, M. (1978): Bone scintigraphy in children with obscure skeletal pain. Am Radiol 22: 85–95

Nikpoor, N., K.J. Donohoe (2000): Skeletal scintigraphy. In: Donohoe, K.J., A.D. van den Abbeele: Teaching atlas of nuclear medicine. Thieme, Stuttgart: 76–77

Ranner, G., F. Ebner, G.F. Fueger, R. Fotter, W. Linhart, E. Justich (1989): Der Stellenwert der MR-Tomographie in der Diagnostik der juvenilen Hüftkopfnekrose (Morbus Perthes) im Vergleich zu Knochenszintigraphie und konventionellem Röntgen. In: Feine, U., W. Müller-Schauenburg: Skelettszintigraphie, Knochendiagnostik mit neuen Verfahren. D.E. Wachholz K.G., Nürnberg: 211–217

Rau, W.S. (1997): Bildgebende diagnostische Verfahren bei metabolischen Osteopathien. In: Seibel, M.J., H. Stracke: Metabolische Osteopathien. Schattauer, Stuttgart: 62–64

Resnick, D. (1988): Dermatomyositis and polymyositis in diagnosis of bone and joint disorders. In: Resnick and Niwayama. Saunders, Philadelphia: 1319–1331

Resnick, D. (1988): Reiter's syndrome in diagnosis of bone and joint disorders. In: Resnick and Niwagama. Saunders, Philadelphia: 1199–1217

Tschauner, C. (1997): Der hüftchirurgische Notfall: Die septische Säuglingscoxitis. In: Tschauner, C.: Die Hüfte. Enke, Stuttgart: 41–44

Wolf, F., J. Marienhagen, B. Briele, J. Mahlstedt, A. Hotze (1990): Entzündungslokalisation mit radioaktiv markierten Granulozyten. In: Brussatis, F., K. Hahn: Nuklearmedizin in der Orthopädie. Springer, Berlin: 23–30

Wolf, G., R.M. Aigner, T. Schwarz (2001): Diagnosis of bone infection using ^{99m}Tc-HMPAO labelled leukocytes. Nucl Med Commun 22: 1201–1206

4.10 Navigation und Robotik

K. Radermacher

Der Einsatz moderner **Bildgebungs-, Computer- und 3-D-Koordinatenmeßtechnologie** eröffnet neue Möglichkeiten der minimalinvasiven Erfassung von individueller Anatomie und Biomechanik. Auf der Basis von Referenzierungsprozeduren können multimodale Informationen in ein **einheitliches computergestütztes Planungsmodell** zusammengeführt sowie für die bild- bzw. planungsgeführte intraoperative Orientierung genutzt werden. Ausgehend von der bildgestützten stereotaktischen Operationstechnik in der Neurochirurgie wurden Anfang der 90er Jahre erste Systeme in der orthopädischen Hüft- und Beckenchirurgie klinisch erprobt. Die Evaluierung der unterschiedlichen Ansätze und die Ermittlung der Indikationen sowie des klinischen Stellenwertes der bisher realisierten Applikationen ist immer noch Gegenstand laufender klinischer Studien und wissenschaftlicher Diskussionen. Ebenso ist die technische Entwicklung zunächst aus industriell verfügbaren Technologien entstanden und erfährt eine zunehmend auf die spezifischen Belange der medizinischen Anwendung zugeschnittene Weiterentwicklung. Vor diesem Hintergrund können nachfolgend nur grundlegende technische Elemente der Navigation und Robotik in der Hüft- und Beckenchirurgie sowie einige exemplarische Realisierungen beschrieben werden.

4.10.1 Systeme auf der Basis präoperativer Bildgebung und Planung

Informationsakquisition

Als Informationsquelle für die Planung und Ausführung dienen insbesondere **präoperative CT-Bilddaten** zur Abbildung von Knochenstrukturen. Die **3-D-Rekonstruktion** sowie beliebige Schnitte durch das Grauwertdatenvolumen erlauben eine präzise Analyse der individuellen Anatomie und die präoperative Operationsplanung. Zusätzlich können Informationen aus statistischen 3-D-Knochenmodellen, digitalen Atlanten und Implantatdatenbanken mit dem rechnerbasierten Planungsmodell maßstabsgerecht zusammengeführt werden. Um diese präoperative Planung mit dem Operationssitus korrelieren und für die Ausführung nutzen zu können, müssen im virtuellen Planungsmodell wie im Situs gleichermaßen identifizierbare **Referenzstrukturen räumlich vermessen** werden. Vorimplantierte **Referenzschrauben** (Pins) sind im Datensatz während der Planung wie auch im Operationssitus mit intraoperativer 3-D-Lagesensorik sicher und mit hoher Präzision identifizierbar, erfordern jedoch einen chirurgischen Vorabeingriff. Die aus diesem Grund zu bevorzugenden **anatomischen Landmarken** sind zumeist nicht punktgenau erfassbar. Daher wird heute zur rechnerbasierten Referenzierung standardmäßig diese erste Näherung einer anatomischen „**Punkt-zu-Punkt-Referenzierung**" (Paired-Point-Matching) durch eine nachfolgende Lageerfassung und der computergestützten Zusammenführung von Flächenpunkten des Planungsmodells und der realen knöchernen Strukturen optimiert („**flächenbasierte Referenzierung**").

Bei den meisten Navigationssystemen spielt die intraoperative **3-D-Lagesensorik** eine besondere Rolle. Sie erlaubt die Erfassung der Referenzstrukturen und die rechnerbasierte Korrelation des 3-D-Planungsmodells mit der **3-D-Lokalisierung von Instrumenten, Implantaten und Knochenstrukturen im Operationssitus**.

Die heute am weitesten verbreitete und genaueste Methode ist die optische Lageerfassung mit kalibrierten stereoskopen Infrarotkameras mit einer Genauigkeit von 0,1–1 mm. Am zu lokalisierenden Objekt (Knochen, Instrument, Implantat) müssen sog. „**Dynamische Referenzbasen**" (DRB: Dynamic Reference Base) **starr fixiert** werden („dynamisch" da diese Referenzkörper mit dem zu lokalisierenden Objekt mitbewegt werden). Diese sind entweder mit aktiven Infrarotsendern (Energiezuführung über Kabel oder integrierte Batterie) oder mit passiven Infrareflektoren (kabellos) ausgestattet. Für die Lageerfassung muss **direkter Sichtkontakt** zu den Kameras bestehen. Die Position und Orientierung dieser DRB in Relation zueinander wird optisch vermessen und kann rechnerbasiert verarbeitet und visualisiert werden.

CAVE: Die Genauigkeit eines Messtasters oder Bearbeitungsinstrumentes hängt entscheidend von der **geometrischen Kalibrierung** nach starrer Befestigung einer DRB ab. Auch zur präzisen Lageerfassung des Knochens muss intraoperativ eine **zuverlässige Fixierung der DRB im Knochen** gewährleistet werden. Eine Lockerung oder Verbiegung der DRB führt zwangsläufig zu einer fehlerhaften Darstellung. Daher muss neben einer generellen Plausibilitätsprüfung (Abb. 4.59) auch die Kalibrierung bzw. **Referenzierung vor kritischen Operationsschritten** zwingend durch Ausmessen von gespeicherten Konfidenzmarken am Knochen sowie an anderen DRB kontrolliert werden.

Intraoperative Planungsumsetzung mittels sensorbasierter Freihandnavigation

Bei **sensorbasierten Navigationssystemen** wird der Operateur intraoperativ passiv **bildbasiert visuell geführt**. Hierzu wird die **freie manuelle Bewegung** eines Instrumentes oder Implantates mit Hilfe eines **Lokalisierungssystems** erfasst. Auf Basis der Kalibrierungs- und Referenzierungsinformation kann die **Bewegung** von **Instrumenten** und **Implantatkomponenten** in Relation zueinander sowie zur ebenfalls lokalisierten Knochenstruktur in den **präoperativen Bilddaten** angezeigt werden. Alternativ ist auch eine vereinfachte Darstellung der aktuellen **Lage des Instrumentes** bzw. **Implantates in Relation zur geplanten Sollposition** zum Beispiel durch Soll-Ist-Fadenkreuze möglich. Werden die Fadenkreuze zur Deckung gebracht, ist die geplante Position und Orientierung erreicht.

Das von Di Gioia u. Mitarb. (1998) erstmals für die Hüftendoprothetik vorgeschlagene und klinisch erprobte Verfahren der navigierten Pfannenimplantation beruht auf einer CT-basierten Planung. Der durch die Kombination von Pfannenorientierung und ausgewählter Femurkomponente resultierende Bewegungsumfang kann am präoperativen Planungsmodell simuliert werden. Intraoperativ wird für die Referenzierung eine DRB mit Schrauben oder Klemme am Beckenkamm fixiert. Zusätzlich werden Tastsonden sowie Implantationswerkzeuge in der beschriebenen Weise mit DRB ausgestattet und kalibriert. Für eine initiale Punkt-zu-Punkt-Referenzierung werden üblicherweise die Spinae iliacae anteriores superiores, die Tubercula ossis pubis (transkutan), die Fossa acetabuli und prominente Punkte im Bereich des Pfannenrandes digitalisiert. Weitere Oberflächenpunkte im Bereich der Spina iliaca sowie Pfannenrand und Pfanne werden für die anschließende flächenbasierte Nachreferenzierung erfasst. Nachfolgend kann der Operateur die Position der freihändig geführten Pfannenbearbeitungs- und -implantationswerkzeuge in Relation zur CT-Bild- und Planungsinformation verfolgen sowie anhand von Fadenkreuzdarstellungen das Implantat entsprechend der Planung aus-

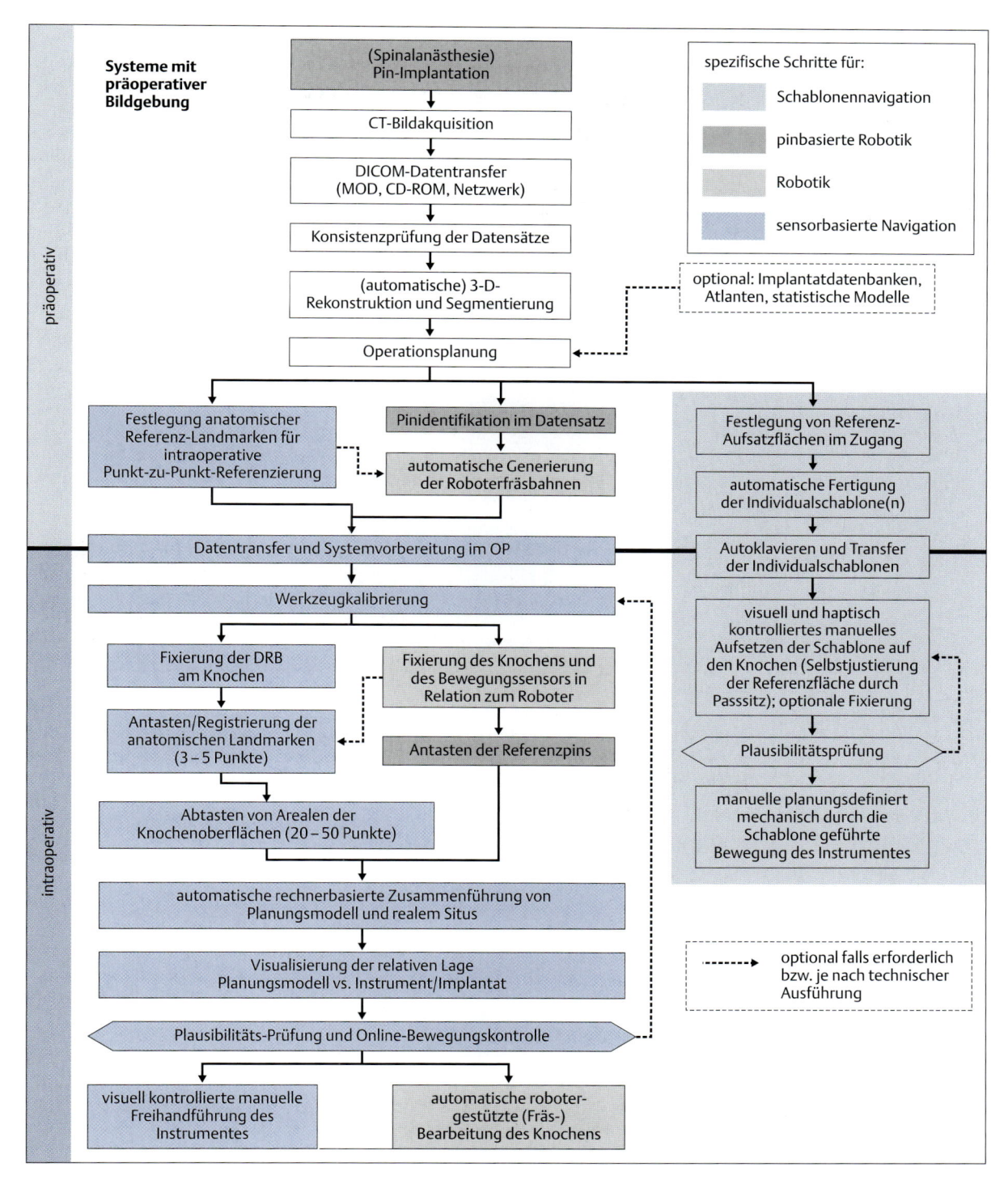

Abb. 4.59 Schematische Darstellung des prä- und intraoperativen Ablaufes bei unterschiedlichen Lösungsansätzen auf Basis präoperativer Bildgebung.

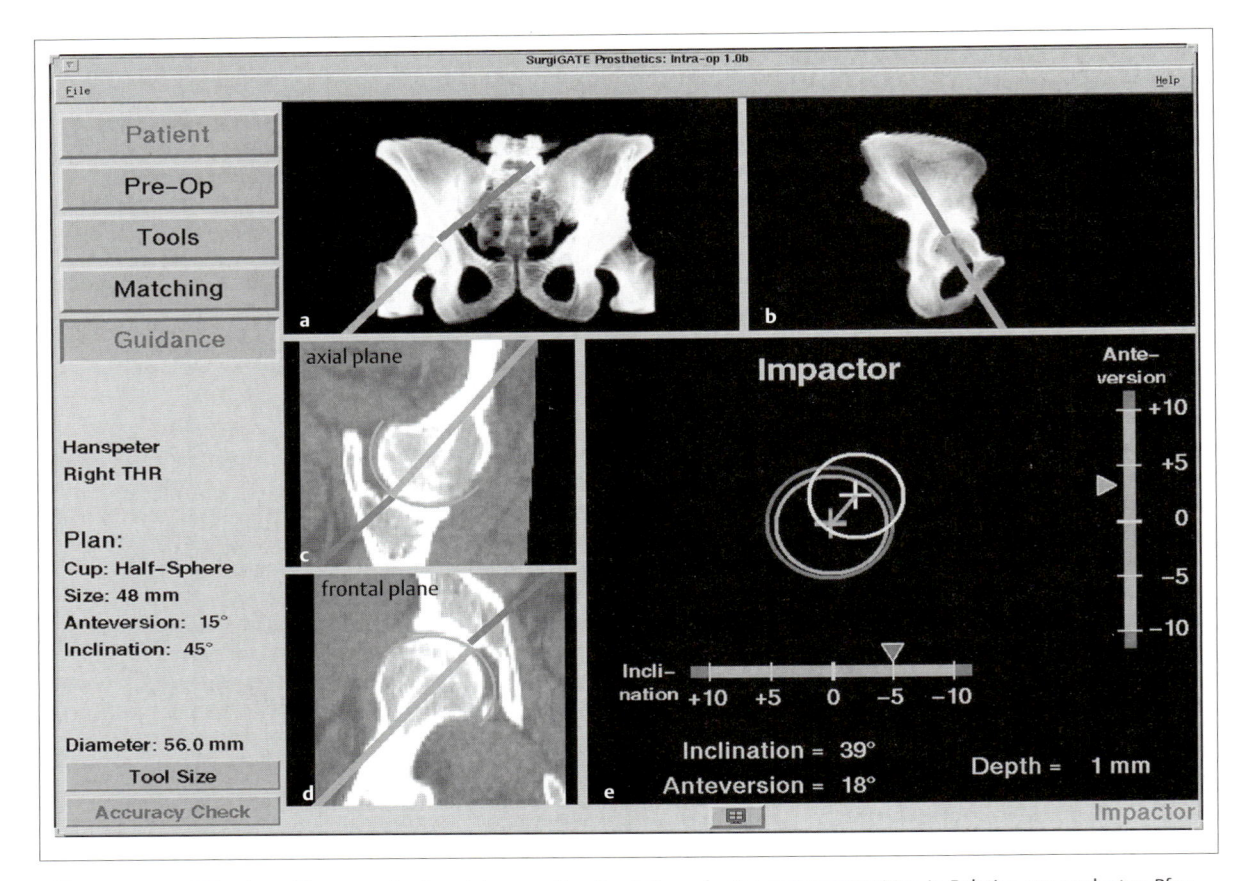

Abb. 4.60 a–e CT-basierte Pfannennavigation: Intraoperative Darstellung der Instrumentenposition in Relation zur geplanten Pfannenposition und -orientierung (dunkel die geplante Position – hell die aktuelle Position) (Quelle: M.E. Müller-Institut, Bern).
a u. b Darstellung in CT-basierten Integralprojektionen in unterschiedlicher Richtung („rechnerbasierte Röntgenbildrekonstruktionen").
c u. d Darstellung in orthogonalen Schnitten durch den CT-Grauwertbilddatensatz.
e kompensatorische Fadenkreuz-Darstellung von geplanter Soll-Ausrichtung zur aktuellen Ist-Orientierung.

richten (Abb. 4.60 a–e). Inklination und Anteversion können je nach Pfannentyp mit einer Genauigkeit von ca. 3° entsprechend der Planung eingestellt werden. Kubiak-Langer u. Mitarb. (2002) berichten von der Erweiterung dieses Ansatzes um die navigierte Schaftimplantation.

Langlotz u. Mitarb. (1998) stellten ein CT- und sensorbasiertes Navigationssystem zur Unterstützung von **periazetabulären Beckenumstellungsosteotomien** vor. Die Referenzierung des CT-Bilddatensatzes erfolgt nach Fixierung einer DRB am Beckenkamm intraoperativ anhand entsprechender Referenzstrukturen des Beckens. Bei der Durchführung der Osteotomien kann der Operator die Position der DRB-bestückten Meißel im CT-Bilddatensatz verfolgen. Außerdem kann durch eine am Azetabulumfragment fixierte DRB auch die Umstellung im CT-Bilddatensatz kontrolliert werden.

Roboterunterstützte Planungsumsetzung

Insbesondere für **3-D- bzw. 5-D-Fräsbearbeitungsprozesse** (Bewegung in 3 translatorischen Freiheitsgraden bei konstanter Fräserorientierung bzw. bei 5-D-Prozessen mit Anpassung der Fräserachse durch zusätzliche Kippung in 2 Ebenen) bietet ein robotisches System gegenüber der manuellen Bearbeitung potentiell den Vorteil einer **zeiteffizienten, präzisen Bearbeitung** auch ohne direkte Sicht. Paul u. Mitarb. (1992) berichten erstmals über den Einsatz eines modifizierten Industrieroboters für die CT-basierte **Implantation einer zementfreien Femurschaftprothese** mit gegenüber der konventionellen Präparation wesentlich vergrößertem Implantat-Knochen-Kontaktbereich. Die Schaftimplantation wird präoperativ am CT-Datensatz geplant und simuliert. Dadurch werden verbesserte Möglichkeiten der Größenanpassung und Platzierung bereitgestellt. Intraoperativ wird der Knochen durch eine Klemme möglichst starr in Relation zum Roboter fixiert. Zur Überwachung von Knochenbewegungen während der Bearbeitung werden zusätzlich mechanische oder optische Bewegungs- bzw. Lagesensoren eingesetzt. Bearbeitungskräfte sowie unbeabsichtigte Kollisionen werden durch Kraftmomentsensoren überwacht und das Robotersystem notfalls automatisch gestoppt. Die Referenzierung erfolgt über vorimplantierte Markierungsschrauben, bei neueren Ansätzen teilweise auch anatomiebasiert.

CAVE: Die Präzision der robotischen Ausführung hängt von einer gültigen Referenzierung und Kalibrierung der Einzelkomponenten ab. Das am Monitor dargestellte Kontrollbild wie auch das berechnete Fräsprogramm des Roboters ist ungültig, sobald eine **Lockerung oder Verbiegung der Instrumente oder DRB** erfolgt ist. Eine direkte visuelle Kontrolle der Bearbeitung durch den Operateur ist aufgrund der eingeschränkten Sicht sowie der Dynamik des Fräsprozesses objektiv nur sehr bedingt möglich.

Ein positiver Einfluss der neuen Techniken auf die Langzeitergebnisse konnte bislang nicht bewiesen werden. Bargar u. Mitarb. (1998) stellen in ihrer Studie nach 24 Monaten keine signifikanten Unterschiede zwischen den Patientengruppen mit konventionell versus roboterunterstützt implantierten Endoprothesen fest. Eine signifikant höherer Blutverlust (180%) und eine längere Eingriffsdauer (150%) waren bei den roboterunterstützten Implantationen zu verzeichnen. Dem erheblichen Zusatzaufwand durch Voroperation bei pinbasierter Referenzierung und durch CT-Bildgebung sowie die hohen Kosten von Material, Organisation und Infrastruktur steht trotz erwiesenermaßen höherem Implantat-Knochen-Kontakt bisher kein nachgewiesener adäquater klinischer Nutzen gegenüber.

Bargar u. Mitarb. (1998) berichteten auch von der robotergestützten Fräsbearbeitung in der Revisionsendoprothetik mit potentiellen Vorteilen bei der schonenderen präzisen und zeiteffizienten Entfernung des femoralen Knochenzementes. Neuartige, besser an die intraoperative Anwendung adaptierte robotische Systeme sind Gegenstand weltweiter Forschungs- und Entwicklungsaktivitäten.

Schablonennavigation

Gegenüber den bisher genannten Referenzierungs- und Navigationstechniken wird bei der Technik der **Individualschablonen** intraoperativ auf jegliche 3-D-Lagesensorik sowie Computertechnik verzichtet. Präoperativ wird am CT-basierten 3-D-Planungsmodell der Knochenstruktur ein Oberflächenareal festgelegt. Dieses wird anschließend als individueller **„digitaler 3-D-Abdruck"** des Knochens mit Hilfe einer am Planungsrechner angeschlossenen Fräsvorrichtung in einen autoklavierbaren Kunststoffrohling eingraviert. Bei der Festlegung des Oberflächenareals wird diese Individualschablone bereits virtuell im präoperativen 3-D-Planungsmodell so ausgerichtet, dass spezifische Referenzstrukturen der Schablone wie z.B. Eck- oder Markierungspunkte, Kanten oder integrierte bzw. adaptierte Werkzeugführungen an den geplanten Bohrungen, Osteotomien oder Implantatpositionierungen ausgerichtet sind. Durch den passgenauen 3-D-Referenz-Abdruck justiert sich die intraoperativ manuell auf den Knochen aufgesetzte autoklavierte Schablone in der geplanten Position. Sie kann somit im Operationssitus als Navigationsreferenz zur Umsetzung der Planung genutzt werden. **Manuell eingesetzte Instrumente** (oder auch Implantate) können an der Schablone entsprechend der Planung ausgerichtet bzw. durch integrierte oder adaptierte Werkzeugführungen ohne weitere Hilfsmittel **direkt mechanisch geführt** werden.

CAVE: Eine Plausibilitätskontrolle mit einer **visuellen und haptischen Kontrolle von Position und Passsitz** ist notwendig, da diese automatische Feinjustierung nur bei plausibler Vorpositionierung im geplanten Bereich funktioniert. Bei leichtem Andruck der Schablone an den Knochen sollte kein merkliches Spiel zwischen Schablone und Knochen bestehen und die Schablone im Referenzbereich auf dem Knochen aufliegen. Andernfalls sollte die Vorpositionierung überprüft werden.

Radermacher u. Mitarb. (1994) berichteten erstmals von der klinischen Erprobung der CT-basierten computerunterstützten Planung und Umsetzung der **Tripelbeckenumstellungsosteotomie mittels Individualschablonen** (Abb. 4.61). Portheine u. Mitarb. (2000) zeigen neue Möglichkeiten der präoperativen Osteotomieplanung und Simulation des Eingriffes auf. Staudte u. Mitarb. (2002) berichten von signifikanter Verkürzung der Operations- und Röntgenzeiten, minimierten Operationszugängen und reduziertem Blutverlust. Bei planbaren Eingriffen wie z.B. der Tripelosteotomie mit einem Bedarf an dreidimensionaler Analyse und Optimierung der individuellen operativen Strategie und Biomechanik, insbesondere bei vom Normalfall abweichenden Deformitäten, stellt die CT-basierte 3-D-Planung und Schablonennavigation eine sinnvolle Ergänzung des chirurgischen Therapieplanungs- und Ausführungs-Instrumentariums dar.

4.10.2 Systeme mit intraoperativer Anatomieerfassung und Planung

Informationsakquisition

Neben der intraoperativen **C-Arm-Fluoroskopie** spielen 3-D-Lokalisierungssysteme auch bei diesen Systemen eine zentrale Rolle. Durch eine Lageerfassung des C-Arm-Fluoroskops sowie eine Kalibrierung der Projektionsgeometrien können **sequentiell multiplanare Röntgenaufnahmen intraoperativ räumlich korreliert** und zur direkten räumlichen Erfassung des Operationssitus genutzt werden. Wird die Lage der Röntgenprojektionen von Kno-

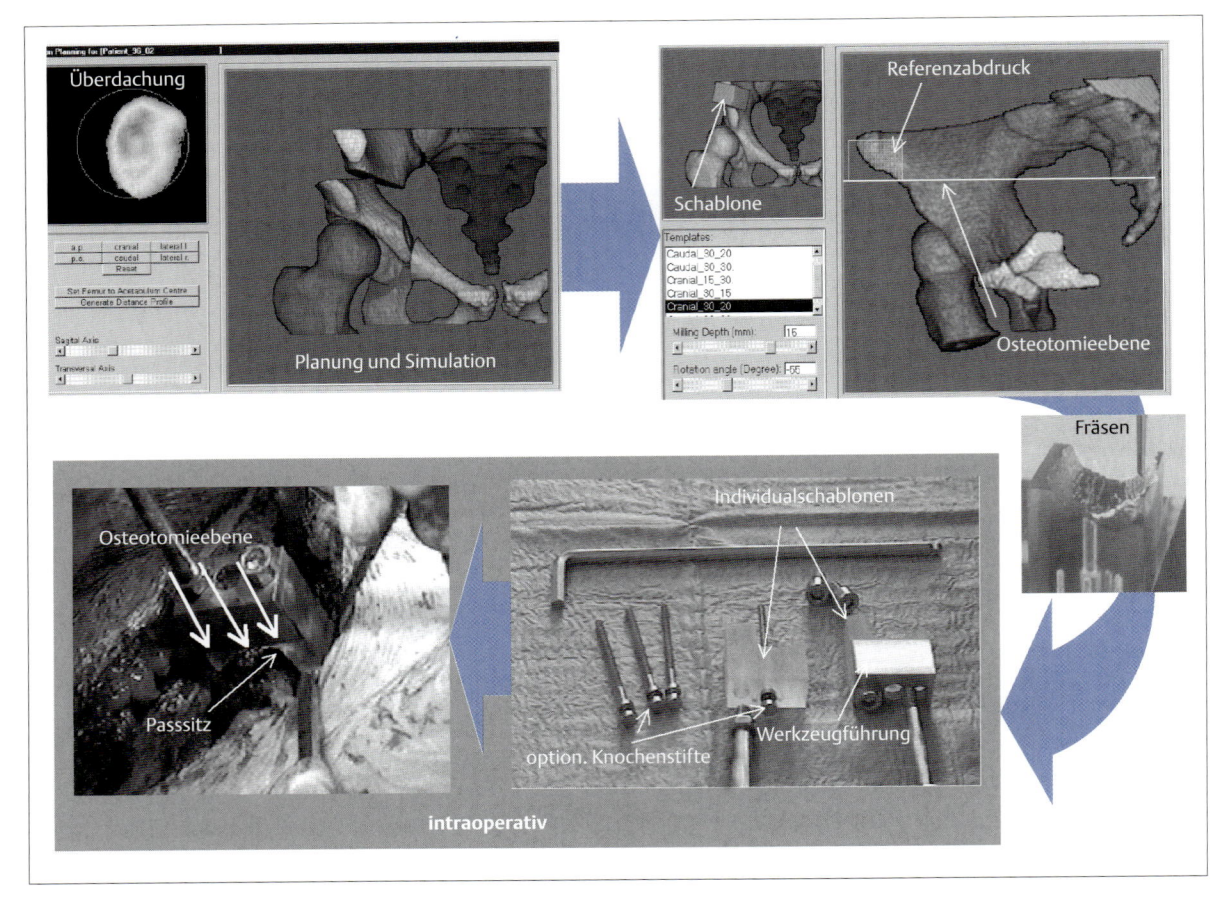

Abb. 4.61 Prinzip einer CT-basierten Planung und Ausführung einer Tripelumstellungsosteotomie mittels Schablonennavigation.

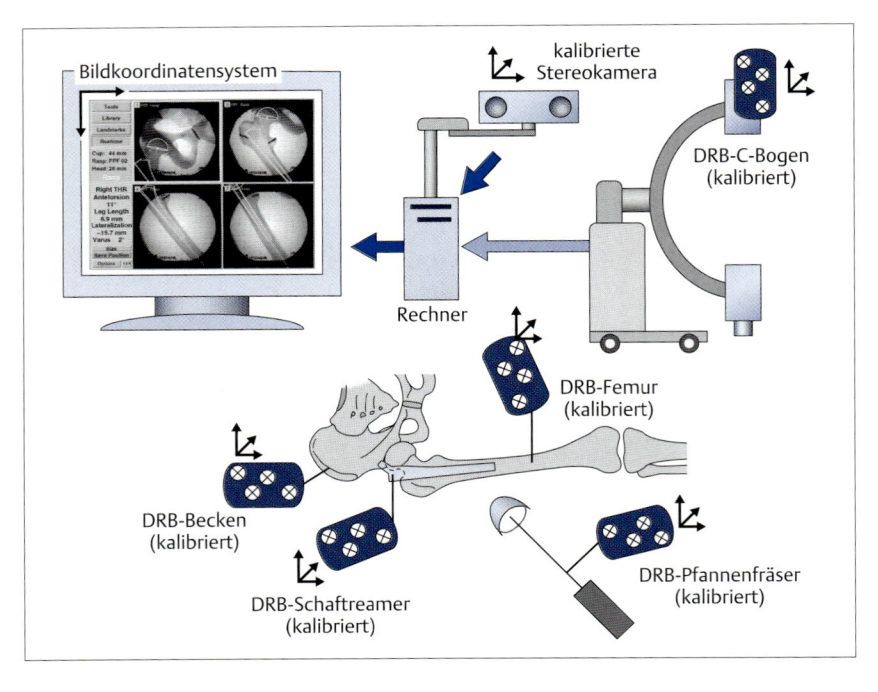

Abb. 4.62 Schematische Darstellung der Komponenten der Navigation auf Basis von Lokalisierungssensor und C-Arm-Fluoroskopie.

4.10 Navigation und Robotik

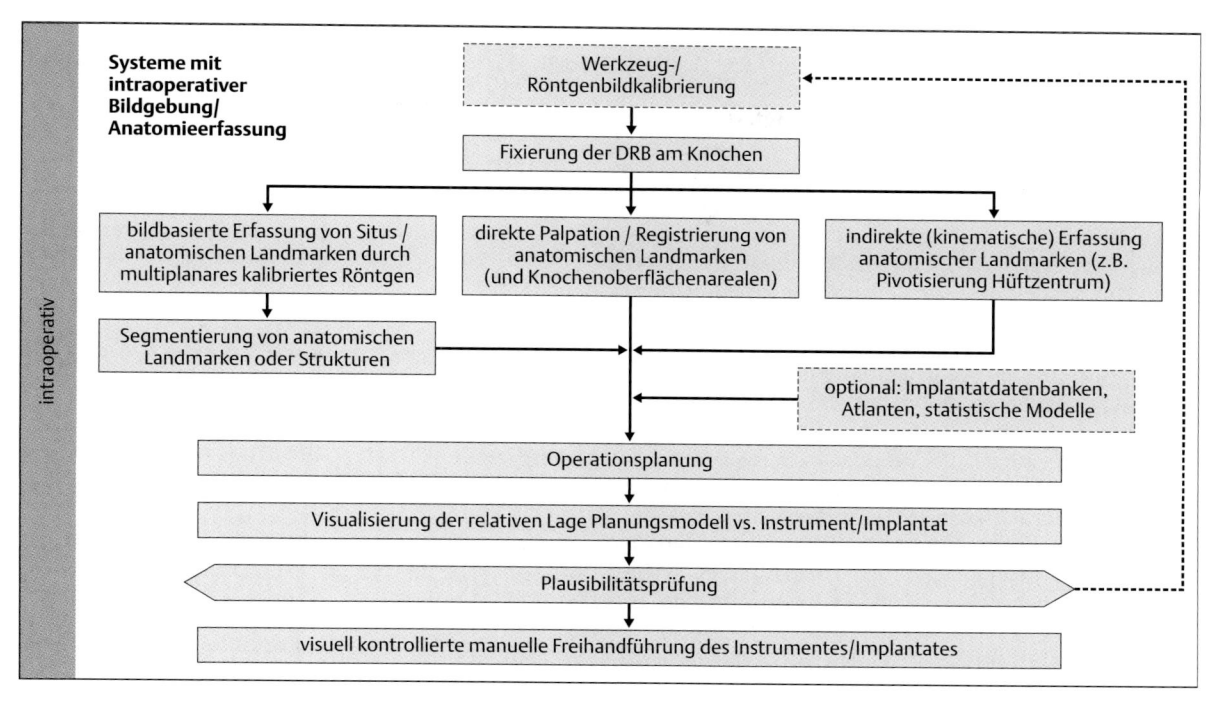

Abb. 4.63 Schematische Darstellung zur Navigation allein auf Basis einer intraoperativen Erfassung der individuellen Anatomie.

chenstrukturen und Instrumenten durch jeweils starr fixierte DRB laufend erfasst (Abb. 4.62), kann eine nachträgliche Referenzierung (wie für die Korrelation präoperativen Bildmaterials nötig) entfallen. Eine Korrelation und Darstellung der Lage von Instrumenten und Knochenstrukturen in den einmal aufgenommenen Röntgenbildern kann zur interaktiven Instrumentenführung und Implantatplatzierung genutzt werden, wie sie konventionell nur unter permanenter Röntgendurchleuchtung möglich wäre.

CAVE: Zum einen gilt auch hier, dass die Darstellung nur so lange gültig ist, wie die DRB auf jeder einzelnen relativ zueinander dargestellten Komponente (Röntgenprojektion, Instrument, Implantat, Knochen) in unveränderter Lage starr fixiert ist. Zum anderen werden selbstverständlich im Gegensatz zur realen „On-line"-Fluoroskopie Veränderungen an den dargestellten Strukturen selbst (z. B. Umstellungen oder entferntes Knochenmaterial) nicht räumlich dargestellt. Hierzu sind wiederholte Aufnahmen zur Erfassung der realen Ist-Situation nötig.

Ohne radiologische Bildgebung arbeitende Systeme verwenden die 3-D-Lagesensorik zur intraoperativen Erfassung weniger anatomischer Landmarken. Die relative Lageerfassung von Knochenstrukturen, Instrumenten und Implantaten basiert wiederum auf der Fixierung von Referenzbasen (DRB) an jeder beweglichen Komponente. Durch direkte Antastung bestimmter Punkte sowie eine **kinematische Vermessung** impliziter Landmarken wie Gelenkbewegungszentren wird schrittweise ein vereinfachtes Modell der individuellen Anatomie aufgebaut.

Zur Ausrichtung eines Pfannenimplantates in Relation zur Beckenanatomie werden z. B. die Spinae iliacae anteriores superiores sowie die Tubercula ossis pubis perkutan erfasst und hierdurch eine **anatomische Bezugsebene** zur Justierung von **Inklination und Anteversion des Pfannenimplantates** definiert. Zusätzlich kann die Fossa acetabuli digitalisiert und das Hüftgelenkzentrum durch Pivotisierung eines speziellen Probeinstrumentes bestimmt werden. Bei Dysplasiekoxarthrose sind dieser Methode Grenzen gesetzt, da in diesem Fall das physiologische Drehzentrum **neu** festgelegt und auch das insbesondere medial und kranial noch verfügbare Knochenlager bewertet und ggf. rekonstruiert werden muss. Hier kann die radiologische Bildgebung und 3-D-Planung, insbesondere auf Basis der präoperativen CT, Vorteile bringen.

Ein **hybrides System** aus bildloser und röntgenbasierter intraoperativer Anatomieerfassung wurde von Zheng u. Mitarb. (2002) vorgestellt. Bei adipösen Patienten können die genannten Beckenlandmarken intraoperativ teilweise nicht zuverlässig palpiert werden. Kalibrierte multiplanare Röntgenaufnahmen erlauben hier die Erfassung der tiefliegenden Landmarken, die nicht direkt transkutan getastet werden können. Zur Ausrichtung der Femurkomponente wird ein Bezugssystem durch die Erfassung der posterioren Kondylen, der femoralen anatomischen Achse des Markkanals sowie des Femurkopfzentrums in insgesamt 3 paarigen (biplanarer) Röntgenprojektionen definiert. Die knöcherne Positionierung von Pfannen- und Schaftimplantat wird anhand der korrelierten Röntgenprojektionen geplant. Die Abbildung 4.**63** stellt den Ablauf der intraoperativen Informationsakquisition für die Operationsplanung dar.

Visuell geführte Umsetzung

Durch die Erfassung und Darstellung der Lage von Instrumenten bzw. Implantaten und Knochenstrukturen in Relation zum Modell kann eine **interaktive Instrumentenführung und Implantatplatzierung am Bildschirm visuell kontrolliert** werden. Neben Winkel und Längenangaben sowie einfachen grafischen Darstellungen von anatomischen Bezugsebenen und -linien können Implantatgeometrien und einfache 3-D-Modelle des Knochens die Orientierung unterstützen. Bei hybriden bzw. röntgenbasierten Systemen ist eine interaktive Kontrolle auch anhand der kalibrierten und korrelierten multiplanaren Projektionsbilder möglich. Die Abbildung 4.**62** stellt schematisch die beteiligten Komponenten und Bezugssysteme sowie die Visualisierung der korrelierten Lageinformation in den Röntgenprojektionsaufnahmen dar.

CAVE: Bei allen Ansätzen auf der Basis von Lokalisierungssystemen gilt, dass die Darstellung der relativen Lage zweier Objekte nur bei konstanter kalibrierter Lagebeziehung der Referenzbasen (DRB) gültig ist.

Literatur

Bargar, W., A. Bauer, M. Börner (1998): Primary and revision total hip replacement using the ROBODOC system. Clin Orthop 354: 82–91

Di Gioia, A., B. Jaramaz, B.D. Colgan (1998): Computer assisted orthopaedic surgery. Clinical orthopaedics and related research 354: 8–9

Kubiak-Langer, M., F. Langlotz, R. Bächler, J. Richolt, L.-P. Nolte, F. Kerschbaumer (2002): A computer guidance system for preoperative planning and intraoperative placement of the femoral component during total hip replacement surgery. Proc. 2nd Ann. Int. Symposium Computer Assisted Orthopaedic Surgery, June 19–22, 2002, Santa Fe, USA: 200–202

Langlotz, F., R. Bächler, U. Berlemann, L.-P. Nolte, R. Ganz (1998): Computer assistance for pelvic osteotomies. Clin Orthop Rel Research 354: 92–102

Paul, H.A., W.L. Bargar, B. Mittelstadt, B. Musits, R.H. Taylor, P. Kazanides, J. Zuhars, B. Williamson, W. Hanson (1992): Development of a surgical robot for cementless total hip arthroplasty. Clin Orthop Rel. Research 285: 57–66

Portheine, F., K. Radermacher, H.-W. Staudte (2000): Potentiale der CT-basierten Planung und schablonengestützten Ausführung in der Hüft- und Kniechirurgie. Orthop Praxis 36: 786–791

Radermacher, K., F. Portheine, M. Anton, A. Zimolong, G. Kaspers, G. Rau,. H.-W. Staudte (1998): Computer assisted orthopaedic surgery with image-based individual templates. J Clin Orthop Rel Research 354: 28–38

Radermacher, K., H.-W. Staudte, G. Rau (1994): Computer assisted orthopaedic surgery by means of individual templates. In: Di Gioia III, A. u. Mitarb.: Medical robotics and computer assisted surgery. Carnegie Mellon University, Pittsburgh: 451–463

Staudte, H.-W., E. Schkommodau, M. Honscha, F. Portheine, K. Radermacher (2002): Beckenosteotomie mit Schablonennavigation. In: Konermann, W., R. Haaker: Navigation und Robotik in der Gelenk- und Wirbelsäulenchirurgie. Springer, Berlin: 356–364

Zheng, G., A. Marx, U. Langlotz, K.-H. Widmer, M. Buttaro, L.-P. Nolte (2002): A hybrid CT-free navigation system for total hip arthroplasty. J Comp Aid Surg 7: 129–145

II Spezieller Teil

5 Angeborene Erkrankungen und Systemerkrankungen

A. Roposch und W. E. Linhart

5.1 Einleitung
5.2 Skelettdysplasien
5.3 Syndrome
5.4 Störungen des Knochenmetabolismus
5.5 Lokalisierte Erkrankungen
5.6 Erkrankungen neuromuskulärer Genese

5.1 Einleitung

Angeborene Erkrankungen und Systemerkrankungen umfassen eine Gruppe von Entitäten, die sich im klinischen Gesamtbild deutlich unterscheiden, deren Manifestation an der Hüfte in vielen Fällen aber keine sehr markanten Unterschiede aufweisen. Das Gemeinsame vieler dieser Erkrankungen – die nahezu alle eine Hüftgelenkbeteiligung zeigen – ist, dass sie mit Dezentrierungen unterschiedlichen Grades und mit Dysplasien des Azetabulums bzw. des proximalen Femurs einhergehen. Durch die Einführung der Hüftultraschalluntersuchung und die Fortschritte der Perinatalmedizin in der jüngeren Zeit haben zum einen die „einfachen" Hüftluxationen abgenommen und zum anderen die sog. „syndromassoziierten" Hüfterkrankungen zugenommen. Die Behandlung dieser „assoziierten" Dysplasien und Luxationen (auch als sog. teratogene Luxationen bezeichnet) unterscheidet sich wesentlich von der Behandlung der einfachen Hüftreifungsstörungen (DDH). Das betrifft sowohl das Behandlungsziel als auch den Zeitpunkt und die Methoden. Neben der lokalen Pathoanatomie müssen die Grunderkrankung, damit verbundene Auswirkungen auf die Gelenke und der zu erwartende Krankheitsverlauf berücksichtigt werden.

Die im Folgenden dargestellten Entitäten sind seltene Erkrankungen des Skelettsystems. Sie sind genetischer Natur und somit durch eine permanente Veränderung der DNA in allen Zellen verursacht. Genloci vieler dieser Entitäten konnten inzwischen bestimmt werden – die Genetik der meisten hereditären orthopädischen Erkrankungen ist heute bekannt. Das Verständnis der Pathogenese hat enorm zugenommen und präzisere Diagnosen können gestellt werden. Das wiederum eröffnet völlig neue Wege in der Therapie. Basierend auf der Kenntnis der genetischen Ursachen einzelner Erkrankungen können diese nach der „Funktion" des betroffenen Gens in 6 große Gruppen unterteilt werden: Strukturstörung, Tumor- und Zellregulation, Entwicklung, Nerven- und Muskelfunktion, Proteinregulation und Chromosomenanomalien (Tab. 5.1).

Aus der Vielzahl der verschiedenen Erkrankungen können hier lediglich die wichtigsten zusammengefasst dargestellt werden. Ein Teil des Kapitels befasst sich mit den Störungen des Knochenmetabolismus, wobei nur auf die orthopädisch relevanten Aspekte der Manifestation und der Therapie eingegangen werden kann. Stoffwechselbedingte Arthropathien werden umfassend im Kapitel 13 dargestellt. Zur besseren Übersicht für den klinisch tätigen Orthopäden basiert die Einteilung der nachfolgenden Entitäten auf Krankheitsgruppen.

Tab. 5.1 Klassifikation orthopädisch relevanter genetisch bedingten Erkrankungen (nach Alman 2002)

Gruppe	Repräsentative Entitäten
Struktur: Strukturgene kodieren Proteine, die am Aufbau von Knochen, Knorpel, Bänder, Sehnen beteiligt sind	Osteogenesis imperfekta, spondyloepiphysäre Dysplasie, Kniest-Syndrom, multiple epiphysäre Dysplasie
Tumor- und Zellregulation: Genprodukte dieser Gruppe kontrollieren das Zellwachstum	multiple hereditäre Exostosen, Neurofibromatose
Entwicklung: Genprodukte dieser Gruppe regulieren die Zell- bzw. Organentwicklung	metaphysäre Dysplasie, Achondroplasie
Nerven- und Muskelfunktion: Gene kodieren Proteine, die wesentlich die Regulation von Nerv- u. Muskelfunktion beeinflussen	spinale Muskelatrophie, hereditäre sensomotorische Neuropathie, Duchenne Museldystrophie
Protein Processing (Enzyme): Protein processing Genes kodieren Proteine, die intrazelluläre Regulationen beeinflussen	Osteopetrose, Mukopolysaccharidosen, diastrophe Dystrophie
Chromosomenanomalien: Ausgedehnte Gendefekte durch komplette Veränderung eines ganzen Chromosoms	Down Syndrom (Trisomie 21)

5.2 Skelettdysplasien

Skelettdysplasien (Osteochondrodysplasien) sind seltene, angeborene, hereditäre Veränderungen des Knochens und des Knorpels. Die Gemeinsamkeit der über 200 Entitäten besteht in einem gestörten Skelettwachstum, wobei Kopf, Rumpf und Achsenskelett unterschiedlich betroffen sind. Die daraus resultierenden Veränderungen können sich in der Körpergröße (z.B. Minderwuchs), den Proportionen (z.B. Rhizomelie) oder in den Formen der Gliedmaßen (z.B. Cubitus varus, Genu valgum) manifestieren. Durch die Fortschritte der Molekularbiologie konnten inzwischen bei vielen dieser Entitäten Genloci bestimmt werden. Nachfolgend werden die häufigsten Osteochondrodysplasien dargestellt. Sie zeigen alle eine (potenzielle) Beteiligung des Beckens und der Hüfte, wobei es sich sehr oft um Hüftdysplasien und Achsabweichungen des proximalen Femurs bzw. der Extremitäten handelt.

5.2.1 Achondroplasie

Definition

Es liegt eine Störung des enchondralen Wachstums vor, woraus das Hauptmerkmal, der dysproportionierte Minderwuchs, resultiert. Die Achondroplasie ist die häufigste Skelettdysplasie und die gemeinhin bekannteste Ursache des Minderwuchses.

Ätiologie

Die Ätiologie der Erkrankung liegt in einer Mutation im Gen FGFR3 (fibroblast growth factor receptor-3) (Shiang u. Mitarb. 1994). Dieses Gen liegt im Chromosom 4 und die Mutation betrifft interessanterweise immer das gleiche Nukleotid 1138. FGFR3 bremst das enchondrale Wachstum in der Proliferationszone (gain-of-function mutation). Die Achondroplasie wird autosomal-dominant vererbt. In 80 % der Fälle handelt es sich um Spontanmutationen (Wynne-Davies u. Lloyd-Roberts 1976).

Epidemiologie

Die Inzidenz der Achondroplasie liegt in Europa bei 2–3:100.000 (Wynne-Davies u. Lloyd-Roberts 1976).

Diagnostik

Klinische Diagnostik
Der Gesichtsschädel (enchondrales Wachstum) ist charakterisiert durch eine Hypoplasie des Mesokraniums, dadurch imponieren ein hervorspringendes Stirnbein und ein prominenter Unterkiefer (Bailey 1970). Der dysproportionierte Minderwuchs steht im Vordergrund. Im Erwachsenenalter erreichen die Betroffenen eine Größe von 125–135 cm. Der Stamm ist in der Regel annähernd normal ausgebildet, alle vier Extremitäten sind verkürzt. Besonders betroffen sind dabei die proximalen Anteile der Gliedmaßen. Sehr auffallend ist die rhizomele Hypoplasie an der oberen Extremität. Der Ellenbogen weist eine milde Beugekontraktur auf. Die Finger reichen typischerweise nur bis zum Trochanter major, was zu Schwierigkeiten bei der Körperpflege führen kann (Bailey 1970). Genua vara sind typisch und in der Regel mittelgradig, seltener wird ein Genu valgum beobachtet. Am Becken fällt ein ausladendes Gesäß auf, bedingt durch Beugekontrakturen der Hüftgelenke und die verstärkte Lendenlordose. Im Kleinkindesalter besteht eine ausgeprägte Bandlaxizität, vor allem am Knie und Sprunggelenk. Die Betroffenen sind von normaler kognitiver Entwicklung und haben keine signifikant eingeschränkte Lebenserwartung.

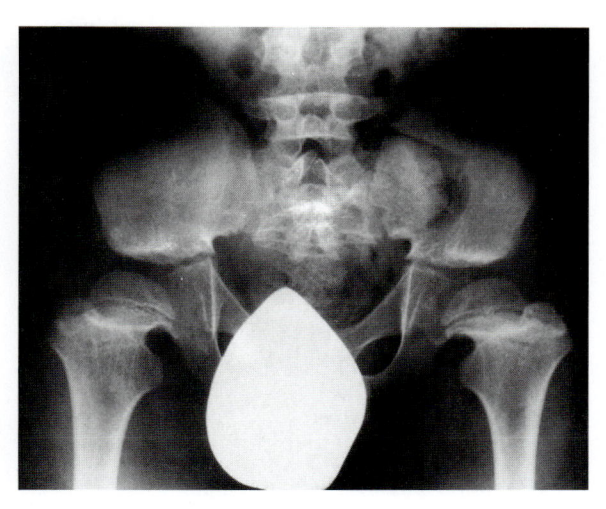

Abb. 5.1 Achondroplasie. Die Darmbeine sind kurz und breit, die Beckeninnenkontur ist breiter als lang und zeigt die typische „Champagnerglas-Konfiguration".

Bildgebende Diagnostik
Anhand des Nativröntgenbildes ist die Diagnose schon nach der Geburt möglich. Die röntgenologischen Charakteristika sind immer dieselben (Langer u. Mitarb. 1967), lediglich die Qualität der einzelnen Veränderungen variiert mit dem Lebensalter (Abb. 5.1). Das Becken erscheint breit und kurz mit einer tief zwischen den Beckenschaufeln artikulierenden Lendenwirbelsäule. Die Pfannendächer sind horizontal gestellt. Im Standardhüftsonogramm nach Graf kann deshalb in diesen Fällen der Unterrand des Os ilium nicht dargestellt werden. Ein bei korrekter Schalltechnik nicht einstellbarer Unterrand des Os ilium sollte deshalb an eine Achondroplasie denken lassen (De Pellegrin u. Mitarb. 2000). Eine ergänzende Röntgenaufnahme kann diesen Verdacht klären. Die Metaphysen der langen Röhrenknochen sind ausladend und die Diaphysen kurz und verdickt infolge der subperiostalen Knochenapposition. Der Trochanter major ist prominent und hoch stehend, die Epiphysen sind unauffällig. Die Betroffenen können im Erwachsenenalter frühe Arthrosen entwickeln.

Therapie

Die Spinalkanalstenose, thorakolumbale Kyphose und Achsfehlstellungen der unteren Extremitäten sind die drei wichtigsten orthopädischen Veränderungen bei Kindern mit Achondroplasie. Die Bandlaxizität im Kleinkindesalter bessert sich mit Gehbeginn zunehmend. Ein Genu varum kann Korrekturosteotomien erforderlich machen. Extremitätenverlängerungen von bis zu 50 % werden an Tibia und Femur, sowie am Humerus erfolgreich angewendet (Aldigheri 1999), deren Indikation jedoch kontrovers diskutiert.

5.2.2 Hypochondroplasie

Ätiologie

Diese autosomal-dominante Erkrankung ist pheno- und genotypisch ähnlich der Achondroplasie. Die Mutation betrifft ebenso das FGFR3-Gen (Horton 1997).

Epidemiologie

Die Inzidenz beträgt 3–4:1 Mio. (Wynne-Davies u. Mitarb. 1981).

Diagnostik

Diese Skelettdysplasie ist sehr subtil ausgeprägt. Das klinische Bild ist mild und wird oft bis zur Pubertät nicht erkannt, da die Körperproportionen annähernd normal sind. Der Minderwuchs – eher mesomel als rhizomel – steht im Vordergrund. Körpergrößen werden mit 118–160 cm angegeben (Wynne-Davies u. Mitarb. 1981, Beals 1969). Die Achsfehlstellungen, wenn überhaupt vorhanden, zeigen meist nur ein geringes Genu varum.

Therapie

Meist nicht erforderlich.

5.2.3 Pseudoachondrodysplasie

Ätiologie

Die Erkrankung resultiert aus einer Mutation im COMP (cartilage oligomeric matrix protein), welches auch im Zusammenhang mit der multiplen epiphysären Dysplasie steht (Deere u. Mitarb. 1999). COMP ist ein extrazelluläres Matrixprotein des Chondrozyten. Die Erkrankung wird autosomal-dominant vererbt.

Epidemiologie

Die Inzidenz beträgt 4:1 Mio.

Diagnostik

Klinische Diagnostik
Die Pseudoachondrodysplasie manifestiert sich an den Metaphysen, Epiphysen und an der Wirbelsäule. Es besteht eine deutliche Bandlaxizität, die sich eindrucksvoll an den Kniegelenken manifestiert (windswept knees). Klinisch imponieren X- oder O-Beinstellung und überstreckbare Gelenke. Der mesomele Minderwuchs manifestiert sich im 2. oder 3. Lebensjahr, dies ist auch das typische Alter der Diagnosestellung. Im Erwachsenenalter beträgt die Gesamtgröße 80–130 cm.

Bildgebende Diagnostik
Im Röntgenbild sind Deformitäten des Beckens typisch. Unregelmäßigkeiten in der subenchondralen Begrenzung mit hypoplastischen und unregelmäßig gestalteten Femurköpfen, Wachstumsverzögerungen und verschieden ausgeprägte Unregelmäßigkeiten im Sitz- und Schambein prägen das Bild. Die Darmbeinschaufeln sind auffallend schmal, das Pfannendach ist unregelmäßig begrenzt. Die Metaphysen sind unregelmäßig und hypoplastisch. Hüftdysplasie und -luxation können sich bedingt durch die Knorpeldeformation (Azetabulum) sowie die Adduktionskontrakturen entwickeln.

Therapie

Eingriffe an der Hüfte zur Korrektur der Dysplasie bzw. Luxation können erforderlich werden. Osteotomien zur Korrektur der Achsenfehlstellungen sollten nur bei schweren Fehlstellungen erfolgen, da Rezidive häufig sind.

5.2.4 Diastrophe Dysplasie

Ätiologie

Die diastrophe Dysplasie (DD) ist eine extrem seltene autosomal-rezessive Erkrankung. Der Gendefekt liegt im Chromosom 5, das Gen DTDST kodiert für ein Sulfat-Transport-Protein (Hastbacka u. Mitarb. 1994). Bei der DD konnte ein Mangel an Sulfat im Knorpel nachgewiesen werden. Es wird angenommen, dass dadurch die Fähigkeit der Kraftübernahme des Knorpels (axial loading) eingeschränkt ist (Qureshi u. Mitarb. 1995).

Diagnostik

Klinische Diagnostik
Das klinische Bild kann sehr unterschiedlich ausgeprägt sein. Die mediane Körperendgröße wird mit 129–136 cm angegeben (Makitie u. Kaitila 1991). Es handelt sich dabei um einen rhizomelen Minderwuchs. Häufig sind Radiusköpfchenluxation (Ulnahypoplasie) und Klumpfüße. Die Hände sind kurz und nach ulnar deviiert. Pathognomonisch (95%) sind die abgespreizten Daumen (hitchhicker thumb). Im Neugeborenenalter sind die Hüften klinisch noch unauffällig. Das anfangs physiologische Streckdefizit der Hüften entwickelt sich zur persistierenden und rigiden Flexionskontraktur. Die Bewegung ist entsprechend dem Ausmaß der sich entwickelnden Hüftdeformität eingeschränkt. Häufig ist eine sog. Hinge-Abduction zu beobachten (Vaara u. Mitarb. 1998). Frühe und schwere arthrotische Veränderungen prägen das klinische Bild des jungen Erwachsenen. In diesem Alter ist es schwierig, zwischen primärer und sekundärer Deformität zu unterscheiden.

Bildgebende Diagnostik

MRT-Studien von betroffenen Neugeborenen zeigen normale Hüftgelenke (Vaara u. Mitarb. 1998). Im Röntgen werden erste Veränderungen im Alter von 2–4 Jahren sichtbar und nehmen mit zunehmenden Alter an Ausmaß zu: Verkürzung und Verbreiterung des Schenkelhalses, Abflachung der Femurepiphyse mit verzögerter Ossifikation, extremer Trochanterhochstand. Letztlich kommt es zur schweren, deformierenden Koxarthrose (Peltonen u. Mitarb. 1999).

Therapie

Das Augenmerk soll früh auf die Hüften gelenkt und entsprechende Behandlungen zur Prävention der Luxation eingeleitet werden. Es gibt keine Evidenz, dass die das Containment verbessernden Eingriffe am proximalen Femur und/oder Azetabulum den Verlauf der Erkrankung positiv beeinflussen. Die meisten Patienten sind Kandidaten für einen Gelenkersatz im mittleren Erwachsenenalter. Dabei sind in der Regel Weichteileingriffe und Tenotomien zusätzlich erforderlich. Die Komplikationen umfassen aseptische Pfannenlockerungen, perioperative Frakturen des proximalen Femurs und Femoralisparesen (Peltonen u. Mitarb. 1999).

5.2.5 Metaphysäre Chondrodysplasie

Ätiologie

Diese heterogene Gruppe fasst Skelettdysplasien zusammen, die röntgenologisch charakterisiert sind durch Veränderungen an den Metaphysen mit Aussparung der Epiphysen (Kozlowski 1976). Die Veränderungen an den Metaphysen sind Ausdruck eines pathologischen Prozesses in den Wachstumsfugen. Die Mutationen betreffen u.a. das COL2 A1-Gen (Tiller u. Mitarb. 1995).

Diagnostik

Klinische Diagnostik

Es gibt eine Reihe von unterschiedlichen Formen (Typ Schmid, Typ McKunsick, Typ Jansen, Typ Kozlowski sind die häufigsten). Dysproportionierter Minderwuchs, Achsdeformitäten und Gangauffälligkeiten sind Merkmale der metaphysären Chondrodysplasie.

Bildgebende Diagnostik

Im Hüftsonogramm nach Graf ist der Unterrand des Os iliums nicht einstellbar (De Pellegrin u. Mitarb. 2000). Das Röntgenbild zeigt vergrößerte und verdickte Darmbeinschaufeln mit Auftreibungen an den Femurmetaphysen. Coxa vara bzw. varische Beinachsen sind Ausdruck der Wachstumsstörungen.

Therapie

Korrekturosteotomien sind bei ausgeprägten Fehlstellungen indiziert. Ziel ist das Realignment und ein gutes Containment der Hüftgelenke.

5.2.6 Kniest-Syndrom

Ätiologie

Das Kniest-Syndrom ist charakterisiert durch schwere Kontrakturen und hypertrophe Gelenke. Sowohl das spinale als auch epiphysäre Wachstum ist gestört. Diesem X-chromosomal dominant vererbten Leiden liegt ein Typ-II-Kollagendefekt zugrunde, Ort der Mutation ist das COL2 A1-Gen (Cole 1997). Meist liegen Neumutationen vor. Die Histomorphologie zeigt desorganisiertes Kollagen und hypertrophe, aufgequollene Chondrozyten.

Diagnostik

Klinische Diagnostik

Minderwuchs (106–145 cm Endkörpergröße) kombiniert mit schweren Kontrakturen der großen und kleinen (Hand, Finger) Gelenke. Prominente Augen und prominente Stirn bei sonst flachem Gesicht (Kniest u. Leiber 1977). Myopie und Schwerhörigkeit vervollständigen das klinische Erscheinungsbild.

Bildgebende Diagnostik

Das Röntgenbild zeigt eindrucksvolle Hüftgelenkveränderungen. Eine ausgeprägte Verzögerung der Ossifikation der Femurepiphysen (meist erst ab dem 18. Lebensjahr), kurze und breite Schenkelhälse mit einem pilzförmigen und übergroßen Hüftkopf und einem flachen und schrägen Azetabulum sind typisch (Abb. 5.2). Die Darmbeinschaufeln sind breit und ihre kaudalen Anteile hypoplastisch, der kraniale Anteil breit (Dessertschalen-Form). Generalisierte Osteopenie.

Therapie

Die Gelenkkontrakturen, Hinge-Abduction der Hüfte und mögliche Hüftluxation erfordern mitunter eine operative Behandlung. Die Erhaltung der Mobilität steht im Vordergrund.

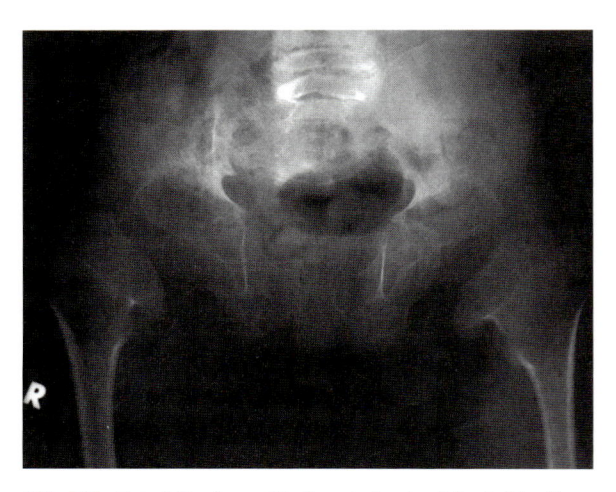

Abb. 5.2 Kniest-Syndrom. Die Darmbeinschaufeln sind breit ausladend, ihre kaudalen Anteile jedoch hypoplastisch. Die Epiphysen sind aufgetrieben und ohne Ossifikation, das Azetabulum ist dysplastisch und flach.

5.2.7 Spondyloepiphysäre Dysplasie

Ätiologie

Die kongenitale Form der spondyloepiphysären Dysplasie (SED) ist sehr selten (3–4:1 Mio.) und betrifft hauptsächlich die Wirbelsäule und Epiphysen, ohne metaphysäre Veränderungen oder Gelenkkontrakturen (Cole u. Mitarb. 1993). Die zweite Form, SED tarda, wird oft erst im Erwachsenenalter klinisch manifest. Beiden Formen liegt eine Störung des Typ-II-Kollagens (COL2 A1-Gen) zugrunde (Harrod u. Mitarb. 1984).

Diagnose

Klinische Diagnostik
Die Hüften zeigen häufig eine Coxa vara, die mit einer Retrotorsion des Femurs einhergeht und hochgradig und progredient ist. Schwere Beugekontrakturen der Hüften vervollständigen das Bild. Das Becken ist extrem nach vorn verlagert. Das Ausmaß dieser Fehlstellung steht im Zusammenhang mit dem Schweregrad des Phänotyps (Wynne-Davies u. Hall 1982). Die SED tarda zeigt eine mildere Verlaufsform und sollte nicht als bilateraler Morbus Perthes fehldiagnostiziert werden (Crossan u. Mitarb. 1986).

Bildgebende Diagnostik
Im Hüftsonogramm nach Graf ist der Unterrand des Os iliums nicht einstellbar (De Pellegrin u. Mitarb. 2000). Die Ossifikation des Os pubis ist im Röntgenbild verzögert. Der Femurkopf ossifiziert nicht vor dem 9. Lebensjahr (Wynne-Davies u. Hall 1982). Die Coxa vara ist hochgradig und progredient, im weiteren Verlauf kann es zu einer Extrusion des Femurkopfes kommen.

Therapie

Valgisierende Umstellungsosteotomien sind bei einem Schenkelhalswinkel unter 100° indiziert. Eine Unterkorrektur führt zum Rezidiv. Dabei müssen auch die bestehende Retrotorsion des proximalen Femurs sowie die Beugekontraktur einbezogen werden. Gegebenenfalls ist ein das Pfannendach verbessernder Eingriff notwendig.

5.2.8 Multiple epiphysäre Dysplasie

Ätiologie

Die multiple epiphysäre Dysplasie (MED) ist eine der häufigsten Osteochondrodysplasien. Der Erkrankung liegt eine in den Epiphysen lokalisierte Ossifikationsstörung zugrunde, die sich polytop manifestiert. Es handelt sich um eine heterogene Erkrankung. Mutationen liegen im COMP, aber auch im COL9 A2-Gen, das für Typ-IX-Kollagen kodiert (van Mourik u. Mitarb. 1998).

Diagnostik

Klinische Diagnostik
Die Gelenke der unteren Extremität sind klinisch im Vordergrund. Schmerzen und eingeschränkte Beweglichkeit, Coxa vara, Genu varum, Genu valgum, Gelenkkontrakturen und akromele Hypo- und Dysplasien sind evident. Das Wachstum der Wirbelsäule ist nur gering betroffen. Im Erwachsenenalter kann ein Kleinwuchs bestehen, die Körperendgrößen werden mit 145–170 cm angegeben. Die Symptome können sich in früher Kindheit oder aber erst im frühen Erwachsenenalter manifestieren. Eine mildere Verlaufsform, **Typ Ribbing**, wird von einer schwereren, **Typ Fairbank**, mit hochgradigen Deformierungen im Bereich der großen Gelenke und Früharthrosen abgegrenzt.

Bildgebende Diagnostik
Der Femurkopf ossifiziert verspätet, ist schmal, klein, zerklüftet und in Haupt- und Nebenkerne zerfallen (Abb. 5.3). Trotz Fragmentation besteht im Kindesalter meist eine glatte Knorpeloberfläche mit erhaltener Kongruenz (Lachmann u. Mitarb. 1975). Extrusionen treten früh auf. Die Progression führt zu Wachstumsstörungen des gesamten proximalen Femurs mit Coxa vara, Subluxation und Hinge-Abduction. Das Azetabulum ist ebenso betroffen (Differenzialdiagnose: Morbus Perthes, bei dem das Azetabulum primär nicht betroffen ist) und zeigt irreguläre Ossifikationen bis hin zur Dysplasie. Avaskuläre Nekrosen (ggf. erstes klinisches Symptom) können mit MED assoziiert sein (MacKenzie u. Mitarb. 1989). Röntgenaufnahmen der großen Gelenke sind angezeigt. Die MRT ist bei Verdacht auf AVN indiziert. Im Erwachsenenalter zeigt sich dementsprechend das Bild einer schweren Arthrose.

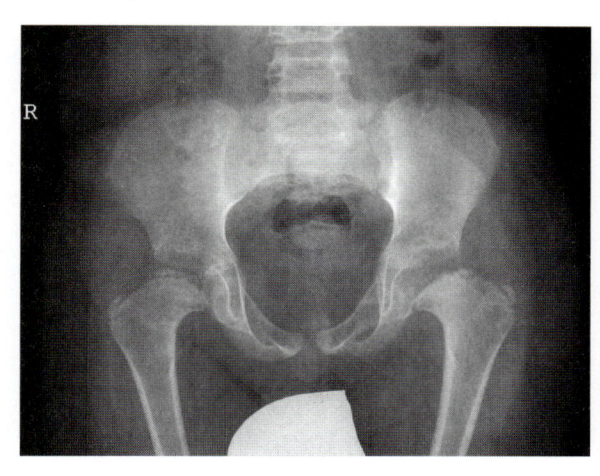

Abb. 5.3 Multiple epiphysäre Dysplasie.

Therapie

Das Problem der Extrusion und des Containmentverlusts stehen im Vordergrund. Häufig besteht eine Coxa vara, daher sind varisierende Umstellungsosteotomien zur Verbesserung des Containments nicht indiziert. Augmentationsplastiken können in Erwägung gezogen werden (Kruse u. Mitarb. 1991).

Literatur

Aldigheri, R. (1999): Distraction osteogenesis for lengthening of the tibia in patients who have limb-length discrepancy of short stature. J Bone Joint Surg Am 81: 624
Alman, B.A. (2002): A classification for genetic disorders of interest to orthopaedists. Clin Orthop Rel Res 401: 17
Bailey, J.A. (1970): Orthopaedic aspects of achondroplasia. J Bone Joint Surg Am 52: 1285
Beals, R.K. (1969): Hypochondroplasia: a report of five kindreds. J Bone Joint Surg Am 51: 728
Cole, W.G. (1997):Abnormal skeletal growth in Kneist dysplasia caused by type II collagen mutations. Clin Orthop 341: 169
Cole, W.G., R.K. Hall, J.G. Rogers (1993): The clinical features of spondyloepiphyseal dysplasia congenita resulting from the substitution of glycine 997 by serin in the alpha1(II) chain of type II collagen. J Med Genet 30: 27
Crossan, J.F., R. Wynne-Davies, G.E. Fulford (1986): Bilateral failure of the capital femoral epiphysis: bilateral Perthes disease, multiple epiphyseal dysplasia, pseudoachondroplasia, and spondyloepiphyseal dysplasia. Pediatr Orthop 8: 197
De Pellegrin, M.P., W.G. MacKenzie, H.T.Harcke (2000): Ultrasonographic evaluation of hip morphology in osteochondrodysplasias. J Pediatr Orthop 20 (5): 588
Deere, M., T. Sanford, C.A. Francomano u. Mitarb. (1999): Identification of nine novel mutations in COMP in patients with pseudoachondroplasia and multiple epiphyseal dysplasia. Am J Med Genet 85: 486
Harrod, M.J., J.M. Friedman, G. Currarino u. Mitarb. (1984): Genetic heterogeneity in spondyloepiphyseal dysplasia congenita. Am J Med Genet 18: 311
Hastbacka, J., A. De la Chapelle, M.M. Mahtani u. Mitarb. (1994): The diastrophic dysplasia gene encodes a novel sulfate transporter. Cell 78: 1073
Horton, W.A. (1997): Fibroblast growth factor receptor 3 and the human chondrodysplasias. Curr Opin Pediatr 9: 437
Kniest, W., B. Leiber (1977): Kniest Syndrom. Mschr Kinderheilk 125: 970
Kozlowski, K. (1976): Metaphyseal and spondylometaphyseal chondrodysplasia. Clin Orthop 114: 83
Kruse, R.W., J.T. Guille, J.R. Bowen (1991): Shelf arthroplasty in patients who have Legg-Calvé-Perthes disease. J Bone Joint Surg Am 73: 1338
Lachmann, R.S. , D.L. Rimoin, J.G. Hall, K. Kozlowski, L.O. Langer, C.I. Scott, J. Springer (1975): Difficulties in the classification of the epiphyseal dysplasia.In: D. Bergsma: Birth, Defects: Original article series. Bd. XI No. 6, National Foundation, New York: 231
Langer, L.O., P.A. Baumann, R.J. Gorlin (1967): Achondroplasia. Am J Roentgenol 100: 2
MacKenzie, W.G., G.S. Gassett, G.A. Mandell u. Mitarb. (1989): Avascular necrosis of the hip in multiple epiphyseal dysplasia. J Pediatr Orthop 9: 666
Makitie, O., I. Kaitila (1991): Growth in diastrophic dysplasia. J Pediatr 130: 641
van Mourik, J.B., B.C. Hamel, E.C. Mariman (1998): A large family with multiple epiphyseal dysplasia linked to COL9 A2 gene. Am J Med Genet 77: 234
Peltonen, J.L., V. Hoikka, M. Pussa, T. Paavilainen, I. Kaitila (1999): Cementless hip arthroplasty in diastrophic dysplasia. J Arthroplasty 7 (Suppl): 369
Qureshi, F., S. M. Jacques, S. F. Johnson u. Mitarb. (1995): Histopathology of fetal diastrophic dysplasia. Am J Med Genet 56: 300
Shiang, R., L.M. Thompson, Y.-Z. Zhu u. Mitarb. (1994): Mutations in the transmembrane domain of FGFR3 cause the most common genetic form of dwarfism, achondroplasia. Cell 78: 335
Tiller, G.E., P.A. Polumbo, M.A. Weis u. Mitarb. (1995): Dominant mutations in the type II collagen gene, COL2 A1, produce spondyloepimetaphyseal dysplasia, Strudwick type. Nat Genet 11: 87
Vaara, P., J. Peltonen, M. Poussa u. Mitarb. (1998): Development of the hip in diastrophic dysplasia. J Bone Joint Surg Br 80: 315
Willet, K., I. Hudson, A. Catterall (1992): Lateral shelf acetabuloplasty: an operation for older children with Perthes disease. J Pediatr Orthop 12: 563
Wynne-Davies, R., G.C. Lloyd-Roberts (1976): Arthrogryposis multiplex congenita: search for prenatal factors in 66 sporadic cases. Arch Dis Child 51: 618
Wynne-Davies, R., C. Hall (1982): Two clinical variants of spondyloepiphyseal dysplasia congenita. J Bone Joint Surg Br 64: 435
Wynne-Davies, R., W.K. Walsh, J. Gormley (1981): Achondroplasia and hypochondroplasia: clinical variation and spinal stenosis. J Bone Joint Surg Br 63: 508

5.3 Syndrome

Ein Syndrom umfasst eine bestimmte Kombination von angeborenen Fehlbildungen, die sich bei unterschiedlichen Individuen gleich oder ähnlich manifestieren. Nahezu immer ist mehr als ein Organsystem involviert. Die Ursachen können vielfältig sein und sind oft nicht genau bekannt: genetische Faktoren (z. B. Chromosomenaberrationen), teratogene Noxen (Embryonal- oder Fetalperiode) u. a. m. sind mögliche Auslöser. Der Name eines Syndroms lässt meist keinen Rückschluss auf die Ursache oder Pathologie zu. Diese Informationen sind heute am besten über Datenbanken (z. B. Online Mendelian Inheritance in Man: http://www.ncbi.nlm.nih.gov/omim) zu beziehen. Sie liefern chronologisch neue Erkenntnisse. Ein gemeinsames Merkmal der orthopädisch relevanten Syndrome ist, dass sie zu sog. syndromassoziierten Hüftdysplasien führen. Das Besondere daran ist die häufig bestehende Bandlaxizität, die eine kapsuloligamentäre Instabilität der Hüfte verursacht. Diese geht meist mit einem Entwicklungsdefizit des Azetabulums einher. Letzteres kann oft nur subtil ausgeprägt sein (Down-Syndrom) oder von Anfang an deutlich in Erscheinung treten (Morquio-Syndrom). Andere Syndrome weisen hingegen äußerst rigide Weichteile auf, die zu steifen Gelenken führen (Arthrogrypose). Grundsätzlich zeigen diese Hüften, im Gegensatz zur einfachen Hüftreifungsstörung, nur wenig bis keine Remodellingpotenz. Alle Faktoren gemeinsam – pathologische Veränderungen der Weichteile und knöcherne Dysplasien ohne wesentliche Remodellingpotenz – sind wesentlich für der Pathogenese und Therapie der syndromassoziierten Hüftdysplasie.

5.3.1 Mukopolysaccharidosen (MPS)

Diese Speicherkrankheiten sind eine Gruppe hereditärer Störungen im Mukopolysaccharidstoffwechsel mit Ablagerung von sauren Mukopolysacchariden und deren Metaboliten im Stützgewebe und in parenchymatösen Organen. Nach Enzymdefekt und Ausscheidungsmuster saurer Mukopolysaccharide im Harn werden mindestens 13 Typen unterschieden (Hopwood u. Morris 1990). Zwei davon zeigen häufig Becken- und Hüftgelenkveränderungen, ihre Morphologie soll im Folgenden kurz dargestellt werden:

MPS I (Hurler-Syndrom)

Die Darmbeinschaufeln sind ausladend, das Azetabulum ist flach ausgeprägt. Das Os pubis und Os ischii zeigen eine unregelmäßige Form. Hüftgelenkluxationen sind durch die verzögerte Ossifikation des Femurkopfes und das flache Azetabulum häufig. Neben Coxa valga treten Fußdeformitäten (Platt- oder Klumpfuß) auf, die Betroffenen sind oftmals minderwüchsig.

MPS IVA–C (Morquio-Syndrom)

Das Morquio-Syndrom tritt klinisch meist zu Beginn des 2. Lebensjahres in Erscheinung. Am Becken fällt ein nur schwach entwickeltes Azetabulum mit einer progressiven Dysplasie auf. Die Ossifikation des Femurkopfes ist verzögert, was bei diesem Typ im Zusammenhang mit der bestehenden Bandlaxizität auch Dezentrierungen begünstigt. Coxa vara oder valga mit Fragmentation des Femurkopfes sowie epiphysäre Wachstumsstörungen der großen Gelenke sind ebenso typisch (Abb. 5.4). Das klassische Morquio-Syndrom (schwere Form, Typ IVA) ist klinisch auffällig durch einen dysproportionierten Minderwuchs und eine ausgeprägte Skoliose. Die geistige Entwicklung der Kinder ist bei allen Formen des Typs IV normal. Die Hüften entwickeln früh eine Arthrose.

Therapie

Die Therapie ist symptomatisch. Weder Medikamente noch chirurgische Interventionen haben zu einer Verbesserung der Prognose geführt (Bassett 1990a, Goldberg 1976, Kopits 1976). An der Hüfte steht die Behandlung der manifesten oder drohenden Luxation im Vordergrund.

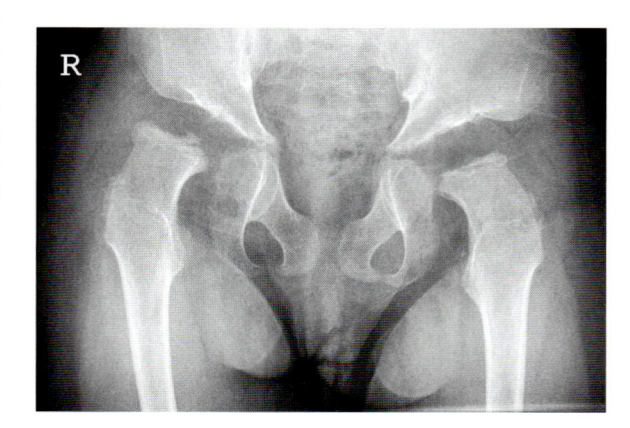

Abb. 5.4 Morquio-Syndrom.

5.3.2 Arthrogryposis multiplex congenita

Synonyme

Amioplasie, multiple angeborene Kontrakturen.

Ätiologie

Die Arthrogryposis multiplex congenita (AMC) zählt zur Gruppe der Kontraktursyndrome. Die Ätiologie ist nach wie vor unbekannt. Ungünstige intrauterine Faktoren, die eine frühembryonale Muskelentwicklungsstörung mit einer postnatalen Spinalatrophie und fortschreitender Degeneration der Muskelfasern verursachen, werden diskutiert. Bislang konnten keine Teratogene sicher bestimmt werden (Sarwark u. Mitarb. 1990, Fahy u. Hall 1990, Hall u. Reed 1982). Maternale Antikörper gegen fetale Anticholinrezeptoren konnten jüngst nachgewiesen werden (Jacobson u. Mitarb. 1999). Histologisch finden sich ausgedehnte Muskelfibrosen mit Myopathien und Neuropathien. Die Vorderhornzellen sind vermindert. Diese Beeinträchtigung der Motorneurone korreliert mit den peripher betroffenen Muskeln, so dass eine primär nervale Ursache diskutiert wird (Brown u. Mitarb. 1980).

Epidemiologie

Die Erkrankung tritt sporadisch auf (Weil 1959, Wynne-Davies u. Lloyd-Roberts 1976).

Diagnostik

Klinische Diagnostik

Die AMC grenzt sich allein durch das klinische Bild von anderen Entitäten ab. Die „arthogrypotische Starre" oder „Grypose" der großen Gelenke ist das Hauptmerkmal. Sie betrifft Arme und Beine gleichzeitig (tetramele Form) oder nur die unteren Extremitäten (kaudale oder bimele Form). Immer sind die Gelenke symmetrisch betroffen, der Bewegungsumfang ist deutlich vermindert, eine geringe Restbeweglichkeit bleibt immer erhalten. Die Konturen der Gelenke sind unphysiologisch, zylindrisch-tubulär mit fehlender Hautfältelung. Manifeste Hüftluxationen bei Geburt und besonders rigide AMC-Klumpfüße stehen neben den Kontrakturen im Vordergrund. Zwei Drittel aller Betroffenen zeigen zumindest eine Hüftdysplasie.

Bildgebende Diagnostik

Neugeborenen-Hüftultraschall sowie Röntgenaufnahmen der großen Gelenke und Wirbelsäule (Abb. 5.5).

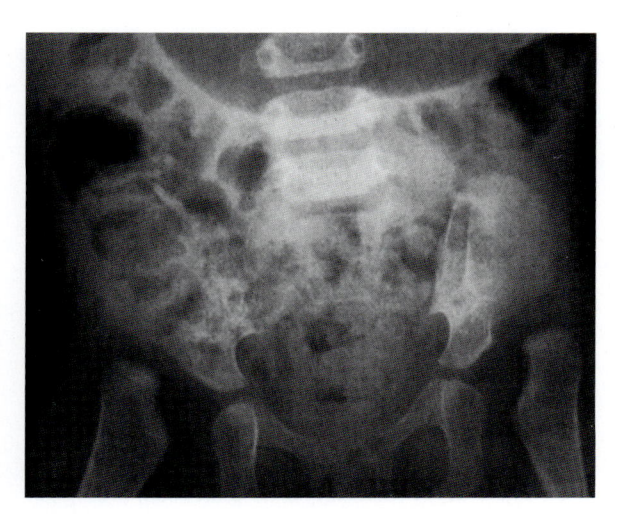

Abb. 5.5 Arthrogrypose mit Hüftluxation rechts.

Therapie

Ziel der symptomatischen Therapie ist die Gewährleistung der Mobilität bzw. Stehfähigkeit (stabile Hüfte, Beinachsen, schuhtauglicher Fuß) und die Beweglichkeit der oberen Extremitäten für die Eigenpflege. Die Behandlung der Hüftdysplasie bzw. -luxation ist kontrovers. Bilaterale Luxationen zeigen unbehandelt eine bessere Beweglichkeit und mehr Mobilität als unilaterale (Huurman u. Jacobson 1985, Williams 1978). Die Einschränkung der Mobilität ist letztlich mehr von den Kontrakturen als von den luxierten Hüften abhängig (Sarwark u. Mitarb. 1990). Verzögerte offene Repositionen beidseitiger Luxationen (ab dem 1. Lebensjahr) haben keinen großen Erfolg in Hinblick auf die Beweglichkeit, Mobilität und Schmerzen gezeigt (St. Clair u. Zimbler 1985, Williams 1978). Über gute klinische Ergebnisse wurde bei frühen offenen Repositionen über den anterolateralen Zugang berichtet (Akazawa u. Mitarb. 1998). Andere Autoren empfehlen die frühe operative Reposition über den medialen Zugang (Staheli u. Mitarb. 1987, Szoke u. Mitarb. 1996). Da es im Neugeborenenalter nicht absehbar ist, welches Kind gehfähig ist und welches nicht, erscheint es sinnvoll, alle Maßnahmen in Hinblick auf die Mobilität zu ergreifen. Als erster Schritt ist eine intensive Physiotherapie der großen Gelenke (Hüfte, Knie und Sprunggelenk sind eine funktionelle Einheit) erforderlich. Ziel der konsequenten Heilgymnastik ist vor allem die Verbesserung der Rotation, die vor Beginn der Behandlung in nahezu allen Fällen wackelsteif ist. Operative Behandlungen sollten sich nach der allgemeinen Prognose richten. Wenn eine Hüfte operativ eingestellt werden soll, muss das Gelenk durch physiotherapeutische Maßnahmen zumindest Teilbeweglichkeit haben.

5.3.3 Chrosomenaberrationen

Durch Chromosomenanomalien bedingte Syndrome zeigen meist eine Veränderung am Becken. Im Folgenden werden die häufigsten numerischen Chromosomenaberrationen mit Hüftveränderungen kurz dargestellt. Das Behandlungskonzept ist individuell.

Down-Syndrom (Trisomie 21)

Das Down-Syndrom ist die häufigste numerische Chromosomenaberration. Die Inzidenz der Erkrankung steigt mit dem Alter der Schwangeren (über 45 Jahre, Inzidenz 1 : 50; unter 30 Jahre, 1 : 1.500). Durch die Involvierung der Kollagen-Typ-6-Gene bestehen eine Reihe von orthopädischen Problemen beim Down-Syndrom.

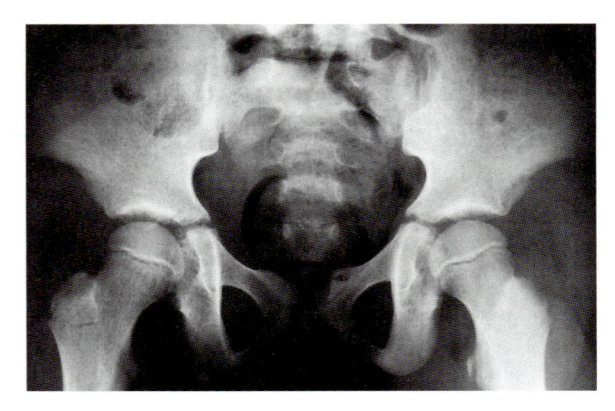

Abb. 5.6 Down-Syndrom.

Diagnostik

Klinische Diagnostik
Eine manifeste Hüftluxation bei Geburt ist selten. Hüftdysplasien sind häufiger (5 % aller Patienten) und entwickeln sich im Kindesalter (Gipfel 2–10 Jahre). Nach Bennet u. Mitarb. (1982) entwickelt jedes 20. betroffene Kind bis zum 10. Lebensjahr eine Hüftluxation. Diese zeigt einen progressiven Verlauf und kann zur chronischen Instabilität und fixierten Luxation führen (Bennet u. Mitarb. 1982, Gore 1981, Greene 1998, Shaw u. Beals 1992). Auch nach Wachstumsabschluss bzw. im späten Erwachsenenalter können noch Hüftluxationen auftreten (Gore 1999). Pathogenetisch bedeutend sind die allgemein ausgeprägte Hypermobilität und Bandlaxizität (die Gelenkkapsel ist elongiert, dünn und hypoplastisch) sowie das oft dysplastische Azetabulum (Shaw u. Beals 1992). Selbst zugefügte, willkürliche Luxationen sind möglich. Die Epiphyseolysis capitis femoris und die avaskuläre Hüftkopfnekrose sind weitere mit Down-Syndrom assoziierte Hüfterkrankungen (Nogi 1985, Berghof u. Carstens 1992). Bei ersterer liegt meist eine Schilddrüsendysfunktion vor.

Bildgebende Diagnostik
Im Röntgenbild ist der Beckenkamm relativ lang (ausladend) und wenig gebogen. Das Os ischii ist hypoplastisch, das Azetabulum dysplastisch. Eine Coxa valga vervollständigt das Bild (Abb. 5.6).

Therapie

Die Behandlung der Hüftdysplasie und -luxation gestaltet sich wegen der kapsuloligamentären Instabilität schwierig und führt zu häufigen Rezidiven. Meist ist ein operatives Vorgehen notwendig, um eine gute Stabilität des Gelenks zu erzielen (Bennet u. Mitarb. 1982, Gore 1981). Dabei ist die Kapselraffung von größter Bedeutung. Besteht ein dysplastisches Azetabulum, ist eine Pfannendachplastik (Pemberton, Dega) notwendig. Ist das Azetabulum normal entwickelt, so ist eine varisierende Umstellungsosteotomie mit Derotation zur Korrektur des valgischen Schenkelhalswinkels und der erhöhten Femurantetorsion ausreichend, um das Gelenk zu zentrieren. Nach einem solchen Eingriff ist ein vollkommen stabiles Hüftgelenk von entscheidender Bedeutung. Die Rezidivrate nach rekonstruktiven Eingriffen ist hoch (Aprin u. Mitarb. 1985, Gore 1981). In der Behandlung der luxierten Hüfte vor dem 6. Lebensjahr wurde über den Erfolg der geschlossenen Reposition und Nachbehandlung mittels Abduktionsorthesen (über 12 Monate) berichtet (Greene 1998). Die Behandlung der Epiphyseolysis capitis femoris ist im Kapitel 9 ausführlich dargestellt.

Andere Chromosomenaberrationen

Trisomie 8

Minderwuchs, Kyphoskoliosen, Hallux valgus, Krallenzehen und Bewegungseinschränkung der großen Gelenke prägen das klinische Bild. Das Becken ist schmal und hoch mit ausladenden Darmbeinschaufeln und Iliakalhörnern. Das proximale Femurende zeigt eine Valgusdeformität.

Trisomie 9

Eine Ossifikationsverzögerung des Os pubis ist erkennbar. Die Tibia ist hypoplastisch, die Fibula fehlt ganz.

Trisomie 13 (Pätau-Syndrom)

Das Becken ist schmal mit verkleinertem Azetabulumwinkel. An den Gliedmaßen bestehen eine Polydaktylie, Syndaktylie und schmale Endphalangen.

Trisomie 18 (Edwards-Syndrom)

Das Becken weist antimongoloide Zeichen auf: ventrale Rotation der Beckenschaufeln, diese erscheinen dadurch schmal. Das Pfannendach ist steil mit luxierten hypoplastischen Femurköpfen.

5.3.4 Kaudales Dysplasie-Syndrom

Synonyme

Kaudales Regressionssyndrom.

Definition

Es handelt sich um eine Sequenz aus Hypo- und Aplasie der kaudalen Wirbelsäule unterschiedlichen Ausmaßes, kombiniert mit Hypo- und Dysplasie des Beckens und eventuell der unteren Extremität (Price u. Mitarb. 1970).

Ätiologie

Die Ätiologie der Erkrankung ist ungeklärt, sie ist bei Geburt manifest.

Diagnostik

Klinische Diagnostik
Deutlich dysproportionierter Zwergwuchs: Der Stamm bzw. der untere Rumpfabschnitt erscheint verkürzt, die Extremitäten sind relativ überlang. Hüftdysplasien bzw. Hüftluxationen können vorkommen. Rigide, arthrogrypotische Klumpfüße sind häufig.

Bildgebende Diagnostik
Im Röntgenbild ist die Pathologie deutlich zu erkennen: lumbosakrokokzygeale Wirbeldefekte und Engstand beider Darmbeine. Diese sind hypoplastisch und berühren sich mitunter dorsal (Abb. 5.7).

Therapie

Die Therapie ist symptomatisch. Hüftrekonstruktive Eingriffe müssen individuell entschieden werden.

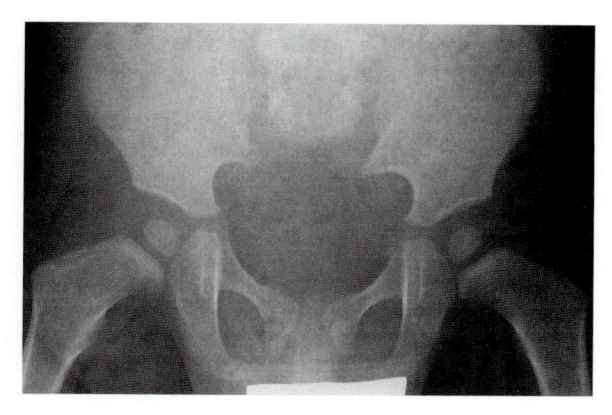

Abb. 5.7 Kaudales Regressions-Syndrom. Sakrumaplasie und eng stehende Darmbeine.

Literatur

Akazawa, H., K. Oda, S. Mitani (1998): Surgical management of hip dislocation in children with arthrogryposis multiplex congenita. J Bone Joint Surg Br 80: 636

Aprin, H., W.P. Zink, J.E. Hall (1985): Management of dislocation of the hip in Down syndrome. J Pediatr Orthop 5: 428

Bassett, G.S. (1990a): Orthopaedic aspects of skeletal dysplasias. Instruct Course Lect AAOS 39: 389

Bassett, G.S. (1990b): Lower-extremity abnormalities in dwarfing conditions. Instruct Course Lect 39: 389

Bennet, G.C., M. Rang, D.P. Roye, H. Aprin (1982): Dislocation of the hip in trisomy 21. J Bone Joint Surg 64-B: 289

Berghof, R., C. Carstens (1992): Hüftprobleme bei Patienten mit Down-Syndrom. Z Orthop Grenzgeb 130: 136

Brown, L.M., M.J. Robson, W.J.W. Sharrard (1980): The pathology of arthrogryposis multiplex congenita neurologica. J Bone Joint Surg Br 62: 291

Fahy, M.J., J.G. Hall (1990): A retrospective study of pregnancy complications among 828 cases of arthrogryposis. Genet Couns 1: 3

Goldberg, M.J. (1976): Orthopaedic aspects of bone dysplasia. Orthop Clin North Am 7: 445

Gore, D.R. (1981): Recurrent dislocation of the hip in a child with Down's syndrome. J Bone Joint Surg Am 63: 823

Gore, D.R. (1999): Recurrent dislocation of the hip in a child with Down's syndrome: a 20-year follow-up. J South Orthop Assoc 8 (1): 67

Greene, W.B. (1998): Closed treatment of hip dislocation in Down syndrome. J Pediatr Orthop 18: 643

Hall, J.G., S.D. Reed (1982): Teratogens associated with congenital contractures in humans and animals. Teratology 25: 173

Hopwood, J.J., C.P. Morris (1990): The mucopolysaccharidoses. Diagnosis, molecular genetics and treatment. Mol Biol Med 7: 381

Huurman, W.W., S.T. Jacobsen (1985): The hip in arthrogryposis multiplex congenita. Clin Orthop 194: 81

Jacobson, L., A. Polizzi, G. Morriss-Kay (1999): Plasma from human mothers of fetuses with severe arthrogryposis multiplex congenita causes deformities in mice. J Clin Invest 103: 1038

Kopits, S.E. (1976): Orthopaedic complications of dwarfism. Clin Orthop 114: 153

Nogi, J. (1985): Hip disorders in children with Down's syndrome. Dev Med Child Neurol 27: 86

Price, D.L., E.C. Dooling, E.P. Richardson jr. (1970): Caudal dysplasia. Arch Neurol 23: 212
Sarwark, J.F., G.D. MacEwen, C.I. Scott (1990): Current concepts review. Amyoplasia (a common form of arthrogryposis). J Bone Joint Surg Am 72: 465
Shaw, E.D., R.K. Beals (1992): The hip joint in Down's syndrome. A study of its structure and associated disease. Clin Orthop Rel Res 278: 101
St. Clair, H.S., S. Zimbler (1985): A plan of management and treatment results in the arthrogryptotic hip. Clin Orthop 194: 74
Staheli, L.T., D.E. Chow, J.S. Elliott u. Mitarb. (1987): Management of hip dislocations in children with arthrogryposis. J Pediatr Orthop 7: 681
Szoke, G., L.T. Staheli, K. Jaffer u. Mitarb. (1996): Medial-approach open reduction of hip dislocation in amyoplasia-type arthrogryposis. J Pediatr Orthop 16: 127
Weil, S. (1959): Das Pterygium. Die A.m.c. Die angeborene Subluxation und Luxation der Schultergelenke. Die angeborenen Mißbildungen des Ellenbogengelenkes. In: von Hohmann, Hackenbroch, Lindemann: Handbuch der Orthopädie, Bd. III, Thieme, Stuttgart: 16, 19, 29, 325
Williams, P. (1978): The management of arthrogryposis. Orthop Clin North Am 9: 67
Wynne-Davies R., G.C. Lloyd-Roberts (1976): Arthrogryposis multiplex congenita: search for prenatal factors in 66 sporadic cases. Arch Dis Child 51: 618

5.4 Störungen des Knochenmetabolismus

Der Knochen als Organ unterliegt einem ständigen Umbauprozess (Remodelling), welcher sich im Kindesalter durch Wachstum und Formung (Genu varum, Genu valgum, Femurantetorsion etc.) manifestiert. Nach Wachstumsabschluss findet weiterhin Knochenumbau statt, der Knochen reagiert auf äußere Krafteinwirkung nach dem Wolff-Gesetz. Mineralisation, Resorption und Knochenneubildung umschreiben grob diesen Prozess. Diese einzelnen Phasen unterliegen einer Vielzahl von Steuerungsmechanismen, die auf unterschiedlichen Ebenen gestört sein können: genetisch (Konstitution, Mutation), hormonell, exogen (Infektion, Trauma). Solche Regulationsstörungen haben unterschiedliche Auswirkungen auf die einzelnen Phasen des Knochenmetabolismus.

Im Folgenden werden die Erkrankungen des Knochenmetabolismus grob unterteilt in: Störungen des Knochenaufbaus (Osteogenesis imperfecta, fibröse Dysplasie), Störungen der Mineralisation (Rachitis, Osteomalazie) und Störungen des Knochenumbaus (Osteopetrose, Morbus Paget).

Die hier dargestellten Entitäten spiegeln die wichtigsten angeborenen Erkrankungen des Knochenmetabolismus mit Hüftgelenkbeteiligung wider. Trotz neuer Kenntnisse der Pathophysiologie und Genetik ist die systemische Therapie dieser Erkrankungen noch nicht in der Lage, diese so weit zu beherrschen, dass auf orthopädische Maßnahmen verzichtet werden kann.

5.4.1 Osteogenesis imperfecta

Ätiologie

Der Knochen besteht zu 20% aus organischer Substanz, davon sind 90% Kollagen. Typ-I-Kollagen ist der häufigste Typ und dieser ist im Knochen, den Sehnen und der Haut zu finden. Die Genetik und das klinische Bild der einzelnen Formen der Osteogenesis imperfecta (OI) sind heterogen. In 80% der Fälle besteht ein Typ-I-Kollagen-Defekt, der autosomal-dominant vererbt wird, wobei die Expression innerhalb einer Familie variabel ist. Die Mutationen betreffen eines der beiden Gene, die für Typ-I-Kollagen kodieren: COL1 A1 und COL1 A2 (Cole 1993). Sillence (1979, 1981) hat ursprünglich 4 klinische Typen beschrieben. Man kennt heute 7 Typen, die unterschieden werden können (Tab. 5.2). Osteogenesis Typ I ist die häufigste Form und stellt den klassischen Typ dar. Dabei besteht eine Reduktion des Typ-I-Kollagens auf 50% (Cole 1993).

Tabelle 5.2 **Klassifikation der Osteogenesis imperfecta (nach Sillence 1979, 1981)**

Typ	Vererbung	Klinik
I	autosomal-dominant	Klassischer Typ: blaue Skleren, Beginn der Frakturen im Vorschulalter Prognose: gut
II	autosomal-rezessiv	Prognose: infaust, perinatale Letalität
III	autosomal-rezessiv	Progressiver Typ: Skleren normal, Frakturen schon bei Geburt, ausgeprägte Progredienz und Frakturbereitschaft, Betroffene sind typischerweise nur im Rollstuhl mobil
IV	autosomal-dominant	Skleren normal, Frakturen häufig, nicht so progredient wie Typ III
V	autosomal-dominant	Typisch sind Pseudotumore, die sich nach an Frakturstellen entwickeln. Radius und Ulna zeigen typisches Wachstum in die Membrana interossea hinein.
VI	unbekannt	Zusätzliche bestehende und ausgeprägte Mineralisationsstörungen prägen das klinische Bild.
VII	autosomal-rezessiv	Auffallend sind rhizomele Hypoplasien der Extremitäten, die das klinische Gesamtbild prägen.

Diagnostik

Klinische Diagnostik

Im Vordergrund stehen Osteoporose, pathologische Frakturen und der Minderwuchs. Milde Verlaufsformen zeigen anfangs noch gute Mobilität, die durch rezidivierende Frakturen (Zunahme der Frakturen mit dem Alter) zunehmend eingeschränkt sein kann. Zur Klinik der einzelnen Typen siehe Tabelle 5.**2**. Differenzialdiagnostisch abzugrenzen sind das Cole-Carpenter-Syndrom, das Bruck-Syndrom und das OOPG-(Osteoporosis-Optic-Pseudoganglioma-)Syndrom.

Bildgebende Diagnostik

Im Nativröntgenbild zeigt sich eine hochgradige Osteopenie (Abb. 5.**8**). Daneben imponieren unterschiedlich alte abgelaufene Frakturen. Durch die Kallusbildung erscheinen die Knochen plump und aufgetrieben. An den unteren Extremitäten kommen 70 % der Frakturen vor. Die langen Röhrenknochen zeigen Deformierungen. Das Becken zeigt oft eine Kleeblatt-Form mit Protrusio acetabuli. An den Hüftgelenken kann es, wie an allen anderen Gelenken, durch die schlaffen Gelenkbänder bedingt, zu einer Lockerung des Gelenks kommen. Auch habituelle Luxationen sind möglich. Intrauterine Frakturen können sonographisch diagnostiziert werden.

Therapie

Eine kausale Therapie ist nicht möglich. Bisphosphonate führen zu einer Minderung der Osteoklastenaktivität und gehören heute bei Patienten mit OI zur Standardtherapie. Der Kollagendefekt jedoch bleibt bestehen (Glorieux u. Mitarb. 1998). Die Stammzellentherapie könnte mittels Knochenmarktransplantation ein Schritt zur kausalen Behandlung sein (Marini 1998). Das Ziel der orthopädischen Maßnahmen ist es, die Gehfähigkeit zu ermöglichen und eine gute Funktion zu erhalten. Zu den weiteren Aufgaben gehören die Prävention und Behandlung von Frakturen. Grundsätzlich sollten Kinder mit OI nicht immobilisiert werden. Dies bedeutet, dass Frakturen der unteren Extremitäten vorzugsweise operativ statt konservativ zu behandeln sind. Intramedulläre Nägel sind die Therapie der Wahl, sie schienen den Knochen und ermöglichen dem Kind die Vertikalisierung ohne rezidivierende Knochenbrüche (Ryoppy u. Mitarb. 1987). Unterschiedliche Nägel – elongierbar und nicht elongierbar – finden Verwendung (Nicholas u. James 1990, Gamble u. Mitarb. 1988, Williams 1965). Korrekturosteotomien sind vor allem dann indiziert, wenn immer sie für eine intramedulläre Schienung einer Fraktur erforderlich sind.

5.4.2 Fibröse Dysplasie

Bei der fibrösen Dysplasie ist die normale Knochenstruktur durch fibröses Gewebe ersetzt, in das Faserknochenbälkchen eingelagert sind. Die Erkrankung tritt meist im Kindes- und Jugendalter auf und ist während der Wachstumsperiode aktiv. Die polyostotische Form mit Café-au-lait-Flecken und Pubertas praecox wird als **McCune-Albright-Syndrom** bezeichnet (Danon u. Crawford 1987).

Diagnostik

Klinische Diagnostik

Die klinische Manifestation ist sehr variabel (Harris u. Mitarb. 1962). Polyostotische Formen in früher Kindheit können zu schweren Deformierungen führen. Die Herde können isoliert (monostotische Variante) oder multipel im gesamten Skelett (polyostotische Variante) vorkommen. Die Herde führen zu pathologischen Frakturen, insbesondere im aktiven Stadium der Erkrankung. Progressive Deformierungen durch Frakturen bzw. Wachstumsstörungen sowie Beinlängendifferenzen sind nicht selten. Herde im proximalen Femur verursachen häufig pathologische Frakturen, einhergehend mit einer progressiven Coxa vara und sog. Hirtenstab-Deformität.

Bildgebende Diagnostik

Besonders im Frühstadium ist die Erkrankung nicht leicht zu diagnostizieren. Im Röntgenbild des Beckens fällt häufig ein in den Beckenschaufeln liegendes Zystenfeld auf. Die einzelnen Zysten sind rundlich bis oval und durch glattrandige Sklerosezonen voneinander getrennt. Die restlichen Beckenknochen sind nicht verändert. Bei totalem Befall der Darmbeine kann es zur Impression der Pfannen kommen. Meist ist nur eine Beckenhälfte betroffen. Die Hüfte zeigt ausgeprägte Coxa vara mit typisch hirtenstabartiger Einrollung des Schenkelhalses und polyzystischer Auflockerung (Abb. 5.**9a** u. **b**). Die Kortikalis ist generell sehr aufgebraucht.

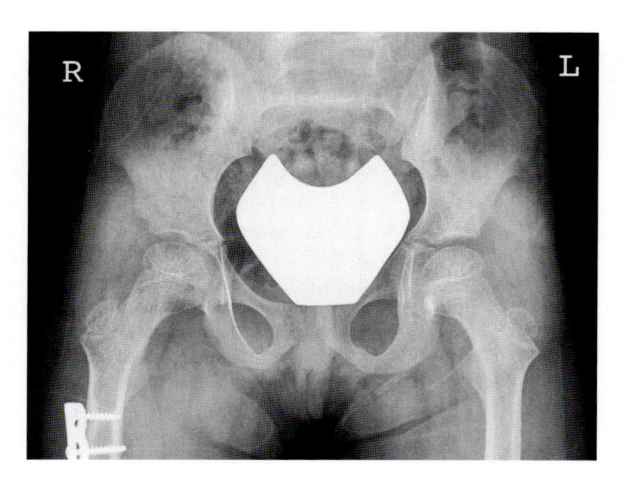

Abb. 5.8 Osteogenesis imperfecta. Generalisierte Osteopenie, der Schenkelhals verjüngt sich nach distal, es besteht eine leichte Protrusio acetabuli.

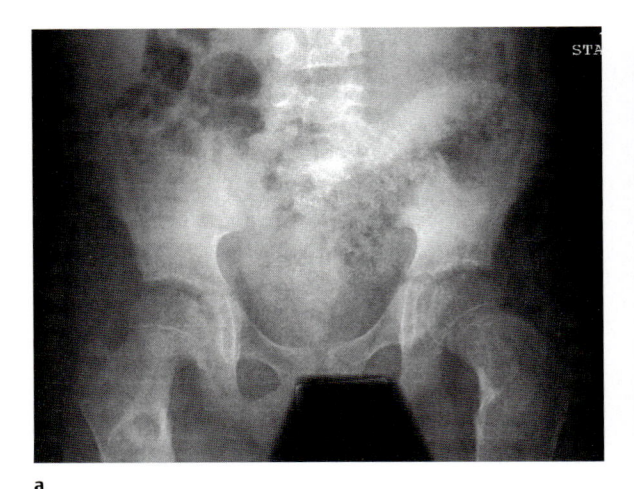

Abb. 5.9 a u. b Fibröse Dysplasie. Die Beckenübersicht zeigt einen ausgedehnten Herd im proximalen Femur links und einen kleineren rechts (**a**). In der 2. Ebene ist die Verbiegung des linken Femurs deutlich zu erkennen (**b**).

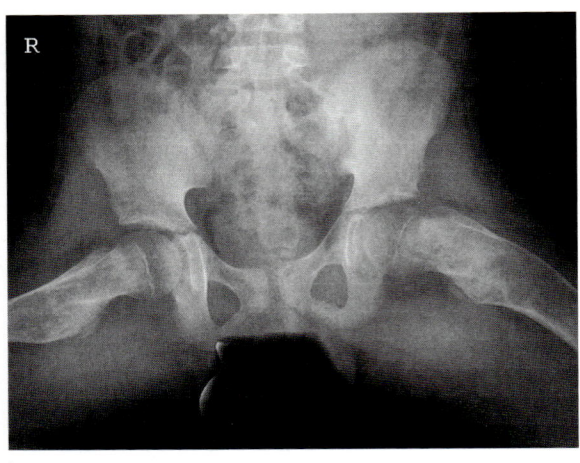

Therapie

Ausgedehnte Herde, die das gesamte proximale Femur einnehmen, sind eine therapeutische Herausforderung. Hier gilt es, eine Fraktur zu verhindern bzw. zu behandeln und den Knochen zu stabilisieren. Dies kann mittels Herdausräumung ohne (Enneking u. Gearen 1986) und mit Auffüllung (Allograft-Struts, autologes Fibulagraft) erreicht werden (Jofe u. Mitarb. 1988, Guille u. Mitarb. 1998). Valgisierende Umstellungsosteotomien mit interner Fixation ohne Kürettage haben gute Ergebnisse gezeigt (Guille u. Mitarb. 1998). Marknägel sind eine weitere Alternative zur Stabilisierung der langen Röhrenknochen mit oder ohne pathologischer Fraktur. Über die systemische Anwendung von Bisphosphonaten (orale und parenterale Anwendung) wurde mehrfach berichtet. Die klinischen Ergebnisse werden als gut angegeben, eine Reduktion der Schmerzen und ein geringeres Auftreten von pathologischen Frakturen soll dabei erzielt werden. Prospektiv randomisierte Studien dazu liegen bislang nicht vor und die Fallzahlen der publizierten Studien sind gering (Pfeilschifter u. Ziegler 1998, Isaia u. Mitarb. 2002).

5.4.3 Mineralisationsstörungen

Der Knochen besteht aus 80% anorganischem Material, das in Form von Hydroxyapatit vorliegt. Der Mineralisationsprozess ist ein wesentlicher Teil des Knochenumbaues, der letztlich für die Stabilität verantwortlich ist. Störungen der Kalzium- und Phosphathomöostase können verschiedenste Ursachen haben. Die Behandlung dieser Patienten erfordert ein interdisziplinäres Vorgehen, wobei die medikamentöse endokrinologische Therapie im Vordergrund steht.

Vitamin-D-Mangel-Rachitis

Definition

Die Rachitis ist eine vor dem Wachstumsabschluss auftretende Störung mit unzureichender Mineralisation des Osteoids. Daraus resultiert eine allgemeine Knochenerweichung.

Ätiologie

Vitamin D ist für die Kalziumresorption im Darm und die Mineralisation nötig. Sein Metabolit 1,25-Dihydroxycholecalciferol fördert die enterale Kalzium- und Phosphatresorption und hat auch einen direkt lokalen Einfluss auf den Mineralisationsprozess im Skelett.

Ursache für einen Vitamin-D-Mangel bei Säuglingen und Kleinkindern ist der nicht ausreichende Vitamin-D-Gehalt der Milch, daher ist die gezielte Vitamin-D-Prophylaxe (ab 2. Lebenswoche 500–1000 I.E. täglich für 12 Monate) erforderlich. Außerdem kann eine mangelhafte Vitamin-D-Bildung in der Haut bei unzureichender UV-Bestrahlung vorliegen. Auch Vitamin-D-Stoffwechselstörungen bei Leber- und Nierenerkrankungen können einen Vitamin-D-Mangel verursachen.

Die Formen der **Vitamin-D-Mangel-Osteomalazie** des Erwachsenen haben an Bedeutung verloren, sie sind heute nahezu verschwunden.

Diagnostik

Klinische Diagnostik
Orthopädisch relevant sind schwere Achsdeformitäten, die ligamentär und knöchern bedingt sind. Die Röhrenknochen sind leicht verkürzt, Varusdeviation an Humerus

und Unterarm, Genua vara und valga sowie Auftreibungen an den Epiphysenfugen. Durch Störung der enchondralen Ossifikation kommt es zu Wachstumsretardierung bis hin zum dysproportionierten Kleinwuchs. Vitamin-D-Mangel-Osteomalazie: Der Knochen ist abnorm weich, neigt zu Deformierungen und Frakturen. Multiple, schleichende Mikrofrakturen führen zu Deformitäten.

Bildgebende Diagnostik

Die ersten Zeichen im Röntgenbild sind eine unscharfe Knochenstruktur (verminderter Mineralgehalt) mit verbreiterten und unregelmäßigen, becherförmigen Epiphysenfugen. Beckenveränderungen bei der Vitamin-D-Mangel-Osteomalazie: Das Promontorium ist vorgewölbt, das Os coccygis nach vorn gekippt, die Femurköpfe können eingestaucht erscheinen (Kartenherzbecken). Verkrümmungen des Femurs sowie anderer langer Röhrenknochen sind häufig. Typische Mikrofrakturen mit folgenden nicht mineralisierten Mikrokallusbildungen (Looser-Umbauzonen) treten am Schenkelhals, am Sitzbein und Ramus ossis pubis auf. Sie erscheinen als quer zum Knochen verlaufende Aufhellungslinien.

Therapie

Orthopädisch stehen die Achsendeformitäten der langen Röhrenknochen im Vordergrund, die frühe Korrekturosteotomien notwendig machen. Je besser ein Patient auf die medikamentöse Behandlung anspricht, umso geringer ist die Notwendigkeit für einen operativen Eingriff.

Vitamin-D-resistente Rachitis

Sie ist meist Folge einer renal-tubulären Funktionsstörung. Diese kann angeboren und mit einer Phosphatrückresorptionsstörung verbunden sein (renale tubuläre Rachitis). Erworben tritt dieses Krankheitsbild bei chronischer Niereninsuffizienz (renale Osteodystrophie) auf. Die Epiphyseolysis capitis femoris bei renaler Osteodystrophie ist nicht selten (Floman u. Mitarb. 1975, Mehls u. Mitarb. 1975).

Juvenile idiopathische Osteoporose

Die juvenile idiopathische Osteoporose tritt bei Kindern 2–5 Jahre vor der Pubertät aus unbekannter Ursache auf und ist eine Ausschlussdiagnose. Es handelt sich um eine sehr seltene Erkrankung, die ansonsten gesunde Kinder betrifft und eine Spontanrückbildung innerhalb von 2–4 Jahren oder nach Beginn der Pubertät zeigt (Cloutier u. Mitarb. 1967, Fanconi u. Mitarb. 1966). Endokrine Ursachen werden angenommen (Gallagher u. Mitarb. 1979, Marder u. Mitarb. 1980).

Diagnostik

Klinische Diagnostik

Allgemeine Knochenschmerzen, Hüft- und Kreuzschmerzen sind erste Symptome. Pathologische Frakturen betreffen in erster Linie die Wirbelkörper und die Metaphysen der langen Röhrenknochen, sind aber selten.

Bildgebende Diagnostik

Im Röntgenbild des Beckens ist eine Auflockerung der trabekulären Strukturen besonders im Sitz- und Schambein zu erkennen (Ausschlussdiagnose). Wirbelkörpereinbrüche sind häufig, Kyphosen können auftreten, sind aber seltener.

Therapie

Über die systemische Behandlung mit Bisphosphonaten gibt es bislang keine kontrollierten Studien, einzelne Fallstudien berichten über gute Erfolge (Shaw u. Mitarb. 2000).

Transitorische Hüftosteoporose

Diese Sonderform der Osteoporose, deren Ursache noch unbekannt ist, tritt vorwiegend bei Schwangeren im letzten Trimenon und bei Kindern mit der Gefahr lokaler Wachstumsstörungen auf (Hunter u. Mitarb. 1968). Auch familiäres Auftreten wird beobachtet (Alberts u. Ott 1983).

Diagnostik

Klinische Diagnostik

Belastungsschmerzen der Hüfte mit Bewegungseinschränkung ohne Ursache oder nach banalem Trauma. Die Symptomatik bessert sich 3–4 Monate nach der Erstmanifestation (Remineralisation). Nach etwa einem Jahr kommt es zur spontanen Ausheilung.

Bildgebende Diagnostik

Das Röntgenbild zeigt eine Demineralisation des Hüftgelenks, besonders im Femur-Kopf-Hals-Bereich. Gewöhnlich ist auch die subchondrale Grenzlamelle der Epiphyse von den Veränderungen betroffen. Die Epiphysenkontur erscheint unscharf und verschwommen bei normal weitem Gelenkspalt.

Therapie

In erster Linie medikamentös. Orthopädisch relevant sind pathologische Frakturen.

5.4.4 Osteopetrose

Der Osteopetrose liegt eine verminderte osteoklastäre Knochenresorption zugrunde. Die Ursache der Osteoklastendysfunktion ist nicht bekannt. Über Autoimmunreaktionen zusammenhängend mit einem Thymusdefekt als mögliche Ursache wurde berichtet (Milhaud u. Labat 1979). Osteoklasten fehlen nahezu komplett. Der unresorbierte, mineralisierte Knochen und dessen Vorstufen häufen sich an und führen zu einer Verdrängung des Markraumes und zur Einengung der Foramina. Mineralisierte knorpelige Vorstufen bilden Stränge aus, die bis zur Diaphyse reichen (Shapiro u. Mitarb. 1980). Diese Stränge zeigen zentrale ossäre Metaplasien. Der Knochen ist in seiner Stabilität anfällig, Frakturen sind häufig.

Diagnostik

Klinische Diagnostik
Die 3 Verlaufsformen nach Shapiro (1993) sind in der Tabelle 5.3 dargestellt.

Bildgebende Diagnostik
Das Röntgenbild zeigt eine generalisiert verdichtete Knochenstruktur (Marmorknochen). Metaphysär sind horizontale, diaphysär longitudinale Trabekel abzugrenzen. Typisch sind diametaphysär gelegene flaschenartige Konfigurationen (distales Femur, proximale Tibia, proximaler Humerus). Das Becken weist eine generalisiert verdichtete Struktur auf, wobei ein „Becken im Becken" imponiert (Abb. 5.10). Pathognomonisch sind quere Frakturen der Röhrenknochen ohne wesentliche Dislokation. Eine residuelle Coxa vara nach Femurfraktur ist häufig.

Therapie

Die Frakturen werden grundsätzlich konservativ behandelt. Eine längere Heilungszeit muss dabei bedacht werden (Milgram u. Jasty 1982). Rückenschmerzen sind häufig und werden nach Ausschluss einer Fraktur am besten mittels Mieder, Antiphlogistika und physikalischer Therapie behandelt. Die systemische Therapie (Knochenmarktransplantation) ist bei der malignen Form indiziert.

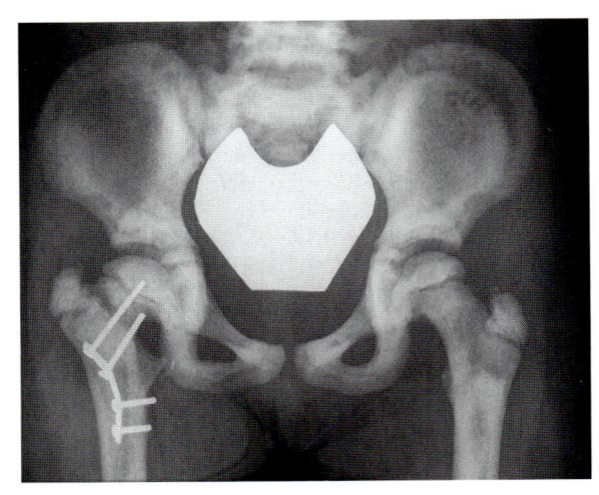

Abb. 5.10 Osteopetrose. Die Knochenstruktur ist verdichtet, trabekuläre Strukturen fehlen. Verfolgt man die innere Sklerosierung des Darmbeines nach distal, hat man den klassischen Eindruck eines „Beckens im Becken". Zustand nach Versorgung einer Schenkelhalsfraktur (auf eine Entfernung der Implantate wurde verzichtet).

Tab. 5.3 Verlaufsformen der Osteopetrose

Verlaufsform	Vererbung	Klinik
Maligne	autosomal-rezessiv	Diagnose: Kleinkindalter. Dichte, wenig remodellierte Knochen mit Verdrängung des Markraumes. Myeloblastische Anämie, Thrombozytopenie, Hepatosplenomegalie, Lymphadenopathie, Blutungsneigungen, multiple Spontanfrakturen. Foramineneinengung führt zu zerebralen Störungen (akustisches, optisches und olfaktorisches System), faziale Paresen. Prognose ist fatal – Tod vor dem 20. Lebensjahr (Infektionen, Blutungen).
Intermediär	autosomal-rezessiv	Diagnose: Kindesalter. Die Probleme der malignen Form können auch bei dieser Verlaufsform auftreten, sind aber viel milder ausgeprägt. Im Vordergrund stehen die Frakturen. Hörstörungen (Taubheit) durch Foramineneinengung möglich.
Benigne (Albers-Schönberg-Krankheit, Mamorknochenkrankheit)	autosomal-dominant	Diagnose: Kindesalter, Erwachsenenalter. Milde Anämien ohne wesentliche klinische Relevanz als Ausdruck der Markraumeinengung möglich. Keine wesentlichen Allgemeinsymptome. Rezidivierende Frakturen (sekundäre Deformitäten häufig) stehen im Vordergrund. Knocheninfektionen sind häufiger als bei normalen Frakturen (verminderte Vaskularisierung des Knochens, Schwächung der Immunabwehr).

5.4.5 Osteodystrophia fibrosa deformans Paget

Ätiologie

Der Morbus Paget ist eine mono- oder polyostotische metabolische Knochenerkrankung mit gestörtem Knochenremodelling, deren Ursache noch unbekannt ist. Es wird eine benigne Neoplasie mesenchymaler Zellen angenommen (Rasmussen u. Bordier 1973), eine „Slow-Virus Infection" als Ursache wird diskutiert (Mee 1999). Männer sind weit häufiger betroffen als Frauen. Der Altersgipfel liegt bei über 40 Jahren. In der Frühphase der Erkrankung kommt es zu einer unkontrollierten Stimulation des Knochenabbaues. In dieser osteolytischen Phase stehen Dichteminderung und Härteverlust des Knochens im Vordergrund. In der Spätphase setzt eine überschießende Osteoblastenaktivität ein, die Mineralisation ist insuffizient und der Knochen abnorm weich. In dieser Umbauphase kommt es zur zunehmenden Verdichtung des Knochens mit Einengung des Markraumes.

Diagnostik

Klinische Diagnostik

Belastungsabhängige Gelenkschmerzen stehen im Vordergrund. Arthrotische Veränderungen der Hüft- und Kniegelenke mit Varusfehlstellungen des Femurs, Antekurvation der Tibia (Säbelscheidentibia) und Außenrotation des Beines sind typisch. Pathologische Frakturen sind sehr häufig (10–30%) und oft erstes Symptom. Das proximale Femur ist häufig betroffen (Verinder u. Burke 1979). Maligne Transformationen in unterschiedliche Tumore sind möglich.

Bildgebende Diagnostik

Im Röntgenbild sind die Knochenbälkchen hypoplastisch und hypertroph, was sich in der sog. hyperostotischen Spongiosasklerose manifestiert. Sie führt vom Beckenkamm in den Traktionslinien verlaufend zur Pfanne. Dort bildet sie ein Band, welches sich wieder in zwei Bündel im Sitz- und Schambein auflöst. Pathognomonisch ist eine starke Verdichtung des Pfannenbodens mit einer Protrusio acetabuli (Abb. 5.11).

Therapie

An der Hüfte steht die Frakturversorgung im Vordergrund. Arthrosen erfordern mitunter einen frühen Gelenkersatz.

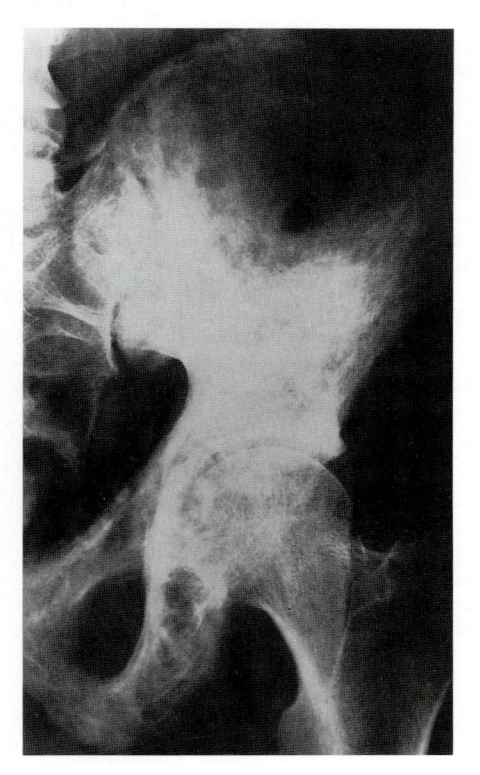

Abb. 5.11 Morbus Paget.

Literatur

Alberts, J., H. Ott. (1983): Three brothers with algodystrophy of the hip. Ann rheum Dis 42: 421

Cloutier, M.D., A.B. Hayles, B.L. Riggs u. Mitarb. (1967): Juvenile osteoporosis: report of a case including a description of some metabolic and microradiographic studies. Pediatrics 40: 649

Cole, W.G. (1993): Etiology and pathogenesis of heritable connective tissue diseases. J Pediatr Orthop 13: 392

Danon, M., J.D. Crawford (1987): The McCune-Albright syndrome. Ergeb Inn Med Kinderheilkd 55: 81

Enneking, W.F., P.F. Gearen (1986): Fibrous dysplasia of the femoral neck. Treatment by cortical bone-grafting. J Bone Joint Surg Am 68 (9): 1415

Fanconi, A., R. Illig, I.R. Poley, A. Prader, M. Francillon, M. Labhart, E. Uehlinger (1966): Idiopathische, transitorische Osteoporose im Pubertätsalter. Helv Paediatr Acta 29: 187

Floman, Y., Z. Yosipovitch, A. Licht u. Mitarb. (1975): Bilateral slipped upper femoral epiphysis: a rare manifestation of renal osteodystrophy. Case report with discussion of its pathogenesis. Isr J Med Sci 11: 15

Gallagher, C.J., B.L. Riggs, J. Eisman (1979): Intestinal calcium absorption and serum vitamin D metabolites in normal subjects and osteoporotic patients. J Clin Invest 64: 729

Gamble, J.G., W.J. Strudwick, L.A. Rinsky u. Mitarb. (1988): Complications of intramedullary rods in osteogenesis imperfecta: Bailey-Dubow rods versus nonelongating rods. J Pediatr Orthop 8: 645

Glorieux, F.H., N.J. Bishop, H. Plotkin u. Mitarb. (1998): Cyclic administration of pamidronate in children with severe osteogenesis imperfecta. N Engl J Med 339: 947
Guille, J.T., S.J. Kumar, G.D. MacEwen (1998): Fibrous dysplasia of the proximal part of the femur. J Bone Joint Surg Am 80: 648
Harris, W.H., H.R. Dudley, R.J. Barry (1962): The natural history of fibrous dysplasia. J Bone Joint Surg Am 44: 207
Hunter, G., P.J. Kelly (1968): Roentgenologic transient osteoporosis of the hip. A clinical syndrome? Ann intern Med 68: 539
Isaia, G.C., R. Lala, C. Defilippi, P. Matarazzo, M. Andreo, C. Roggia, G. Priolo, C. Sanctis (2002): Bone turnover in children and adolescents with McCune-Albright syndrome treated with pamidronate for bone fibrous dysplasia. Calcif Tissue Int 71(2): 121
Jofe, M.H., M.C. Gebhardt, W.W. Tomford u. Mitarb. (1988): Reconstruction for defects of the proximal part of the femur using allograft arthroplasty. J Bone Joint Surg Am 70: 507
Marder, H.K., R.C. Tsang, G. Hug u. Mitarb. (1980): Calcitriol deficiency in idiopathic juvenile osteoporosis in the young. J Bone Joint Surg Br 62: 417
Marini, J.C. (1998): Osteogenesis imperfecta: managing brittle bones. N Engl J Med 339: 986
Mee, A.P. (1999): Paramyxoviruses and Paget's disease: the affirmative view. Bone May 24 (5): 19
Mehls, O., E. Ritz, B. Krempien u. Mitarb. (1975): Slipped epiphyses in renal osteodystrophy. Arch Dis Child 50: 545
Milgram, J.W., M. Jasty (1982): Osteopetrosis. J Bone Joint Surg Am 64: 912
Milhaud, G., M.L. Labat (1979): Osteopetrosis reconsidered as a curable immune disorder. Biomedicine 30: 71
Nicholas, R.W., P. James (1990): Telescoping intramedullary stabilization of the lower extremities for severe osteogenesis imperfecta. J Pediatr Orthop 10: 219
Pfeilschifter, J., R. Ziegler (1998): Effect of pamidronate on clinical symptoms and bone metabolism in fibrous dysplasia and McCune-Albright syndrome. Med Klin 93 (6): 352
Rasmussen, H., P. Bordier (1973): The physiological cellular basis of metabolic bone disease. N Engl Med 184: 32–35
Ryoppy, S., A. Alberty, I. Kaitila (1987): Early semiclosed intramedullary stabilization in osteogenesis imperfecta. J Pediatr Orthop 7: 139
Shapiro, F. (1993): Osteopetrosis: current clinical considerations. Clin Orthop 294: 34
Shapiro, F., M.J. Glimcher, M.E. Holtrop u. Mitarb. (1980): Human osteopetrosis: a histological, ultrastructural, and biochemical study. J Bone Joint Surg Am 62: 384
Shaw, N.J., C.M. Boivin, N.J. Crabtree (2000): Intravenous pamidronate in juvenile osteoporosis. Arch Dis Child 83 (2): 143–145
Sillence, D.O. (1981): Osteogenesis imperfecta: an expanding panorama of variance. Clin Orthop Rel Res 159: 11
Sillence, D.O., A. Senn, D.M. Danks (1979): Genetic heterogeneity in osteogenesis imperfecta. J Med Genet 16: 101
Verinder, D.G., J. Burke (1979): The management of fractures in Paget's disease of bone. Injury 10: 276
Williams, P.F. (1965): Fragmentation and rodding in osteogenesis imperfecta. J Bone Joint Surg 47-B (1): 23

5.5 Lokalisierte Erkrankungen

5.5.1 Coxa vara

Ätiologie

Die Coxa vara des Kindes- und Jugendalters kann verschiedene Ursachen haben (Tab. 5.4). Sie kann als **sekundäre Form** ein Ausdruck von Wachstumsstörungen des proximalen Femurs (Morbus Perthes, Frakturen, fibröse Dysplasie und andere metabolische Erkrankungen) sein sowie im Rahmen der Osteochondrodysplasien (SED, MED) auftreten.

Die **angeborene Form**, Coxa vara congenita, ist schon bei Geburt manifest, zeigt aber nur eine geringe Progression im weiteren Wachstum. Die Deformität liegt im Schenkelhals und nicht subtrochantär (Differenzialdiagnose: proximaler Femurdefekt Aitken A bzw. Pappas VII).

Die **infantile Form** (developmental coxa vara) (Duncan 1938) tritt erst im Kleinkindalter auf. Sie ist bei Geburt nicht präsent und ist progressiv. Weitere muskuloskelettale Abnormalitäten sind nicht vorhanden. Die Inzidenz wird mit 1:25.000 angegeben. Die Ursache ist unbekannt. Ein primärer Ossifikationsdefekt im kaudalen Anteil des Schenkelhalses mit lokaler Knochendystrophie wird postuliert (Pylkkanen 1960, Bos u. Mitarb. 1989).

Tab. 5.4 Formen der Coxa vara

Form	Ursachen
Kongenital	Erstmanifestation bei Geburt, Progression gering, Fehlstellung im Schenkelhals
Infantil	Erstmanifestation im Kleinkindalter, progressiv, keine weiteren muskuloskelettalen Anomalien
Sekundär	Wachstumsstörung durch AVN (Trauma, DDH), Morbus Perthes, primär traumatisch (Schenkelhalsfraktur, Hüftluxation), Epiphysiolysis capitis femoris, metabolische Erkrankungen (Fibröse Dysplasie, Osteogenesis imperfecta, Osteopetrose, renale Osteodystrophie)

Diagnostik

Klinische Diagnostik

Die infantile Form wird nur selten vor Gehbeginn bemerkt. Bei **unilateralem Befall** tritt aufgrund der Abduktoreninsuffizienz und Beinverkürzung Hinken auf. Die Hüfte ist in allen Ebenen, am meisten jedoch bei der Innenrotation und Abduktion eingeschränkt (Pylkkanen 1960). Bei beidseitiger verminderter artikulotrochantärer Distanz und daraus resultierender Abduktorenschwäche ist ein beidseitiges Insuffizienzhinken auffällig. Der **bilaterale Befall** zeigt eine erhöhte Lendenlordose und Beckenkippung (Fairbank 1928, Blockey 1969).

Bildgebende Diagnostik

Das Röntgenbild zeigt einen verminderten Schenkelhalswinkel (90° und weniger) und vertikale Orientierung der Wachstumsfugen. Oft findet sich ein dreieckiges metaphysäres Fragment im kaudalen Anteil des Schenkelhalses, das von einer Y-förmigen Aufhellungslinien umgeben wird (Pavlov u. Mitarb. 1980). Das Azetabulum kann dysplastisch sein. Im Ultraschall können die Veränderungen früher erkannt werden (Abb. 5.12).

Therapie

Konservative Methoden zur Rekonstruktion der Hüfte haben heute ihre Bedeutung verloren. Über den Zeitpunkt des operativen Eingriffs gibt es in der Literatur unterschiedliche Angaben. Über operative Eingriffe unmittelbar nach Diagnosestellung im Kleinkindalter (Weinstein u. Mitarb. 1984, Weighill 1976) und die verspätete Operation im Alter von 6 Jahren wurde berichtet (Weinstein u. Mitarb. 1984). Beide Varianten liefern gute Ergebnisse. Eine andere Überlegung ist, dass nicht das Alter, sondern die Deformität entscheidend für den Zeitpunkt der Operation ist. Erreicht die Fehlstellung einen Schenkelhalswinkel von 100° und weniger bzw. treten klinische Symptome auf, sollte operiert werden. Dabei ist es notwendig, nicht den Zeitpunkt zu verpassen, in dem noch eine gute Korrektur erzielt werden kann, ohne dass bereits sekundäre Schäden an Epiphyse und Azetabulum eingetreten sind. Unterschiedliche valgisierende Ostotomien wurden beschrieben. Sub- und intertrochantäre Osteotomien sind Schenkelhalsosteotomien vorzuziehen. Die intertrochantären Varianten sind die Osteotomien nach Langenskjöld und die nach Pauwels (Cordes u. Mitarb. 1991, Pylkkanen 1960). Subtrochantäre Osteotomien (Borden u. Mitarb. 1966) erlauben, im Gegensatz zur Pauwells-Osteotomie, eine Korrektur der Rotation. Diese ist erforderlich, da die Coxa vara mit einer verminderten Antetorsion bzw. Retrotorsion des Schenkelhalses einhergeht. Eine Adduktorentenotomie vor der Osteotomie wird empfohlen. Ziel ist neben der Reorientierung der Wachstumsfuge die Balancierung der Hüftmuskulatur (Weighill 1976). Es sollte immer eine Überkorrektur in den Valgus angestrebt werden. Unabhängig vom Alter werden Schenkelhalswinkel von 160° und mehr gefordert, da eine Tendenz zur Revarisierung besteht (Weinstein u. Mitarb. 1984, Cordes u. Mitarb. 1991, Desai u. Johnson 1993). Die Beinlängendifferenzen sind nur gering und meist durch die Umstellungsostomie am proximalen Femur ausgleichbar.

5.5.2 Proximaler kongenitaler Femurdefekt

Synonyme

PFFD (proximal femoral focal deficiency), CFD (congenital femoral deficiency).

Definition

Der proximale Femurdefekt ist eine angeborene Fehlbildung ohne hereditäres Muster, der mit einer Hypoplasie des Femurs unterschiedlichen Ausmaßes und einem knöchernen Defekt zwischen Schenkelhals und Schaft einhergeht.

Ätiologie

Die Ursache ist ungeklärt. Es gibt eine Reihe von Klassifikationen (Pappas, Gillespie, Fixsen, Hamanishi, Paley), die am häufigsten verwendete stellt die nach Aitken (1969) dar. Sie orientiert sich in erster Linie an der Pathologie des Hüftgelenks und beschreibt die Beziehung zwischen Hüftpfanne, Hüftkopf und Femur. Nach der Situation zwischen Femurkopf, Azetabulum und proximalem Femursegment werden 4 Typen unterschieden (Tab. 5.5).

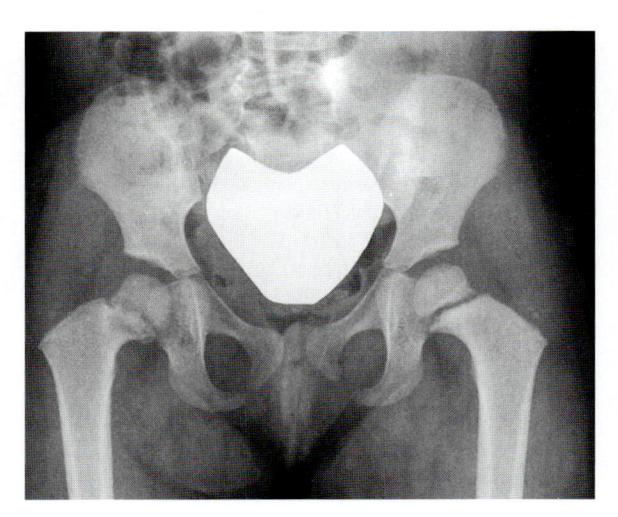

Abb. 5.12 Coxa vara. Rechts liegt eine entwicklungsbedingte Coxa vara milder Ausprägung bei einem 3 Jahre alten Mädchen vor.

Tab. 5.5 Aitken-Klassifikation des kongenitalen Femurdefektes

Typ	Hüftkopf	Hüftpfanne	Femursegment	
A	vorhanden (ggf. verspätete Ossifikation)	gut ausgebildet, Kopf in Pfanne	hypoplastisch; geringer Knochendefekt subtrochantär, der spontan heilen kann; ggf. Varus und Pseudoarthrose	
B	vorhanden (ggf. verspätete Ossifikation)	dysplastisch	proximales Femur weist ausgeprägten Defekt auf, der keine spontane Heilung zeigt; keine knöcherne Verbindung Femurschaft-Hüftkopf	
C	fehlend (ggf. Ossikel)	schwer dysplastisch, keine Artikulation mit Femur	gesamtes proximales Femur zeigt keine Ossifikation; Femur verjüngert sich nach proximal	
D	fehlend	fehlend	hochgradig hypoplastisch, meist nur Ossikel proximal der distalen Epiphyse	

Diagnostik

Klinische Diagnostik

Der Oberschenkel ist verkürzt und dick, die Extremitätenlänge variiert. Die Hüfte ist in Flexion, Abduktion und Außenrotation. Bei Bewegungsprüfung ist es oft schwer, die Bewegung dem Hüftgelenk, der Schenkelhalspseudarthrose oder dem Kniegelenk zuzuordnen. Das Muskeldefizit um die Hüfte verursacht ein typisches „Taumeln" der Extremität am Becken. Das Knie zeigt eine Beugekontraktur mit einem bestimmten Ausmaß an Instabilität. Die Gelenkausrichtung und Gelenkorientierung ist vor allem in der Sagittalebene gestört, Knie und Fuß liegen ventral der Körperachse.

Bildgebende Diagnostik

Das Röntgenbild gibt Aufschluss über den Typ. Die Ultraschalluntersuchung kann im Säuglingsalter hilfreich sein, um die knorpeligen Anlagen zu evaluieren.

Therapie

Grundsätzlich sind die Veränderungen im Hüftgelenk nur Teil einer komplexen Deformität. Daher müssen Maßnahmen an der Hüfte immer dem Gesamtbehandlungskonzept angepasst werden. Sind Verlängerungsoperationen geplant, so ist eine stabile Hüfte mit guter Überdachung eine Voraussetzung. Dabei adressieren hüftrekonstruktive Eingriffe die luxierte Hüfte, Pseudoarthrose und Varusdeformität (Goddard u. Mitarb. 1995, Tönnis u. Stanitski 1997). Das Management der Instabilität des proximalen Femurs bei Kindern mit Prothesenversorgung ist kontrovers. In vielen Fällen wird das proximale Femur mit zunehmendem Wachstum stabiler, so dass keine Eingriffe erforderlich sind. Die Indikation zur Stabilisierung besteht bei progressiver Instabilität. Andere Autoren empfehlen die frühe Stabilisierung ohne Zuwarten (Kruger 1992). Das Problem der Hüftinstabilität führt zur Gangstörung, die knöcherne und muskuläre Ursachen (besonders Abduktoren) hat. Iliofemorale Arthrodesen werden beschrieben, um dieses Problem zu adressieren. In der Methode nach Steel wird das Femur lotrecht zur Körperachse in Beugestellung am Ilium fixiert, das Knie übernimmt dabei die Funktion der Hüfte. Das Femur wird verkürzt und die proximale Epiphyse samt Epiphysenfuge in die Arthrodese mit einbezogen (Steel 1998). Brown beschreibt diese Arthrodese in Kombination mit einer 180°-Rotation des distalen Femurs. Dabei wird das Hüftgelenk durch das Knie ersetzt und das obere Sprunggelenk zu einem funktionellen Kniegelenk (Brown 1998). Die Kurzzeitergebnisse zeigen eine Verbesserung der Funktion, Langzeitresultate fehlen.

5.5.3 Dysplasia epiphysealis capitis femoris

Synonyme

Meyer-Dysplasie.

Definition

Umschriebene Dysplasie der proximalen Femurepiphyse ungeklärter Ätiologie (Meyer 1964).

Diagnostik

Klinische Diagnostik

Die Erkrankung verläuft symptomarm und wird daher häufig nur als Zufallsbefund entdeckt. Häufigste Diagnosestellung im frühen Kindesalter vom 2.–5. Lebensjahr. In 40% der Fälle sind beide Hüftgelenke betroffen. Die Veränderungen bilden sich entweder vollständig zurück oder es bleiben diskrete Abflachungen des Femurkopfes bestehen. Differenzialdiagnostisch abzugrenzen ist vor allem ein Morbus Perthes; Übergänge zu diesem sind nach Batory (1982) in 20% der Fälle möglich.

Bildgebende Diagnostik

Der dysplastisch veränderte Hüftkopf zeigt im Röntgenbild eine verzögerte, unregelmäßige Ossifikation mit einem, zwei oder mehreren Ossifikationszentren (Abb. 5.**13**). Die Szintigraphie weist im Gegensatz zum frühen Morbus Perthes ein normales Speicherverhalten auf (Tröger 1983). Das MRT bringt keine wesentliche Zusatzinformation (Ranner u. Mitarb. 1989).

Therapie

In der Mehrzahl der Fälle ist kein aktives Vorgehen notwendig. Wichtig ist, dass die korrekte Überdachung des Hüftkopfes erhalten bleibt. Sollte es in seltenen Fällen zu einem Containmentverlust kommen, sind verbessernde Eingriffe am Pfannendach bzw. am proximalen Femur notwendig.

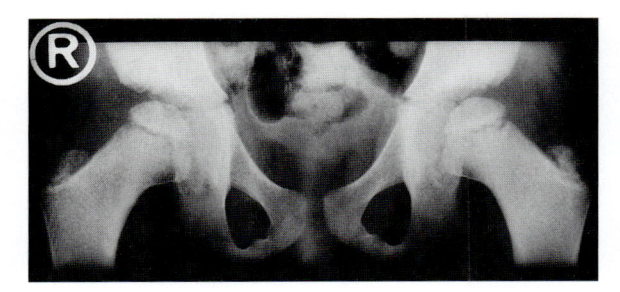

Abb. 5.13 Dysplasia epiphysealis capitis femoris (Meyer-Dysplasie). Symmetrische, zentrale radioluzente Zonen mit Abflachung der Femurepiphysen bds.

5.5.4 Dysplasia epiphysealis hemimelica

Synonyme

Trevor's disease, epiphysäre Aklasie.

Ätiologie

Diese seltene Erkrankung ist von ungeklärter Ursache und histologisch identisch mit dem Osteochondrom. Diese Entität liegt nicht meta- bzw. diaphysär wie das Osteochondrom, sondern epiphysär-intraartikulär. Die Veränderung nimmt die Hälfte der Epiphyse ein (hemimelica) und ist häufiger medial lokalisiert. Femurkondylus, distale Tibia und Sprungbein sind die häufigsten und typischen Lokalisationen (Fairbank 1956, Trevor 1950). Über ein Auftreten der Dysplasia epiphysealis hemimelica an der proximalen Femurepiphyse (Mendez u. Mitarb. 1988), am Azetabulum (Skaggs u. Mitarb. 2000) und im Iliosakralgelenk (Segal u. Mitarb. 1996) wurde berichtet. Diese Lokalisationen sind extrem selten.

Diagnostik

Klinische Diagnostik

Die Dysplasia epiphysealis hemimelica des Hüftgelenks manifestiert sich klinisch unspezifisch. Intermittierende Schmerzen und Hinken sind Ursache der Erstvorstellung.

Bildgebende Diagnostik

Solange keine Ossifikation eingetreten ist, kann die Veränderung im Röntgenbild nicht direkt gesehen werden. Indirekte Zeichen sind ein erweiterter Gelenkspalt, Abflachung der Femurepiphyse (bedingt durch Verdrängung eines vom Azetabulum ausgehenden Herdes) oder Subluxation. Sekundäre Ossifikationskerne der Hüfte bzw. ein MRT sollten letztlich zur Diagnose führen (Abb. 5.**14**).

Therapie

Die wenigen Fallberichte zur Behandlung der Dysplasia epiphysealis hemimelica des Hüftgelenks sind kontrovers. Kuo u. Mitarb. (1998) empfehlen konservatives Vorgehen bei diesen intraartikulären Läsionen, um eine iatrogene Gelenkschädigung und Früharthrose zu vermeiden. Woodward u. Mitarb. (1999) und Skaggs u. Mitarb. (2000) berichten über symptomatische Subluxationen und favorisieren die Exzision der intraartikulären Herde, um eine weitere Dislokation zu verhindern. Dabei kann eine chirurgische Hüfluxation mitunter erforderlich sein (Skaggs u. Mitarb. 2000). Läsionen des Azetabulums lassen eher eine Subluxation erwarten als Läsionen am Femur. Letztere haben eine bessere Prognose, wenn die gesamte Epiphyse betroffen ist (Mendez u. Mitarb. 1988).

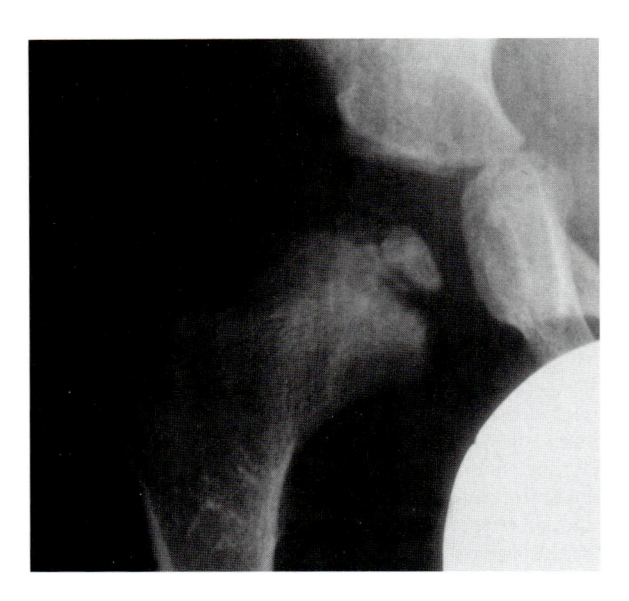

Abb. 5.14 Dysplasia epiphysealis hemimelica. A.-p. Röntgenbild des rechten Hüftgelenks eines 1-jährigen Knaben mit einer voll ausgebildeten Ausprägung der Erkrankung mit Beteiligung der lateralen Anteile der Epiphysen des proximalen Femurendes, des Kniegelenks und des Sprunggelenks der rechten unteren Extremität. Die Strukturstörungen mit Ausbildung einer lateralen „Hemi-coxa-magna" sind nativradiologisch gut erkennbar.

5.6 Erkrankungen neuromuskulärer Genese

Nahezu alle neuromuskulären Erkrankungen zeigen Auswirkungen auf das Hüftgelenk im Sinne einer Coxa valga, Dysplasie oder Luxation. Ausmaß und der Zeitpunkt der Manifestation variieren. Kapitel 10 liefert Informationen zum komplexen Gebiet der Hüfte bei Zerepralparesen sowie bei der Duchenne-Muskeldystrophie. Die kongenitale Myopathie, Poliomyelitits und Friedreich-Ataxie sind Erkrankungen mit großer Wahrscheinlichkeit einer Hüftbeteiligung wie auch die spinale Muskelatrophie und die hereditäre sensomotorische Neuropathie, die im Folgenden beschrieben sind.

5.6.1 Spinale Muskelatrophie

Die spinale Muskelatrophie (SMA) manifestiert sich typischerweise auch an den Hüften, besonders Typ II und III. Kinder mit SMA erreichen oft keine Gehfähigkeit oder verlieren sie sehr früh. Progressive Muskeldegeneration und -fibrosen sowie mangelnde Bewegung durch ständiges Sitzen im Rollstuhl führen u.a. zu Hüftbeugekontrakturen. Wachstumsstörungen des proximalen Femurs mit Coxa valga, Hüftextrusion bis hin zur Luxation sind häufig. Das therapeutische Ziel ist der Erhalt der komfortablen Sitzfähigkeit (Beckenschiefstand verhindern), der notwendigen Beweglichkeit der großen Gelenke (tägliche Pflege) und eine schmerzfreie Hüfte. Im Bereich der Hüfte sind Weichteileingriffe (Adduktoren, Psoas, Hamstrings) in Kombination mit einer Derotations-Varisations-Osteotomie und Beckenosteotomie (Azetabuloplastik) erforderlich. Das Pfannendachdefizit liegt in der Regel posterior (Shapiro u. Specht 1993). Redislokationen treten trotz operativer Eingriffe auf, jährliche Kontrollen sind daher erforderlich (Thompson u. Larsen 1990).

5.6.2 Hereditäre sensomotorische Neuropathie

Die hereditäre sensomotorische Neuropathie (HSMN, Charcot-Marie-Tooth-Erkrankung) zeigt in 6–8% der Fälle Veränderungen an der Hüfte (Kumar u. Mitarb. 1985). Diese werden typischerweise erst im Jugendalter diagnostiziert, wobei Hüftschmerzen die erste klinische Manifestation darstellen. Es handelt sich mitunter um schwere Dysplasien, die operative Eingriffe erforderlich machen (Abb. 5.15). Die Wahl des Eingriffes (Beckenosteotomie, Umstellungsosteotomie proximales Femur) ist abhängig von der Schwere der Dysplasie, den Arthrosezeichen und dem Alter des Patienten.

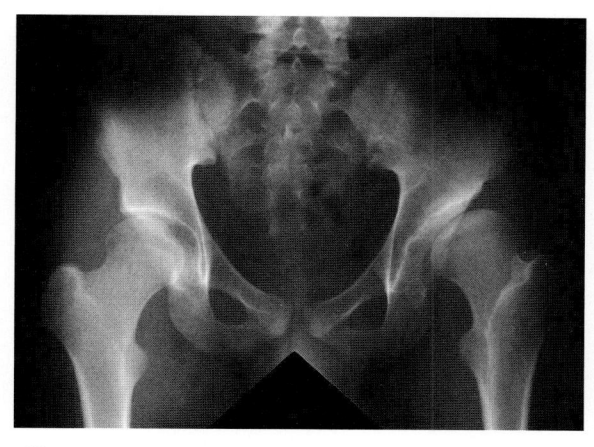

Abb. 5.15 Neurogene Hüftdysplasie bei HSMN. Beckenübersicht eines 16-jährigen Patienten mit schwerer Dysplasie des Azetabulums und Femurs links bei milder Form einer HSMN. Der Patient war bis bislang klinisch beschwerdefrei.

Literatur

Aitken, G.T. (1969): Proximal femoral deficiency. In: A symposium on proximal femoral focal deficiency – a congenital anomaly. National Academy of Sciences, Washington, DC

Batory, I. (1982): Die Ätiologie des Morbus Perthes und seine Beziehung zur Dysplasia capitis femoris. Z Orthop 120: 833–849

Bean, W. (1955): Dyschondroplasia and hemangiomata (Maffucci's syndrome). Arch Intern Med 95: 767

Blockey, N.J. (1969): Observations on infantile coxa vara. J Bone Joint Surg Br 51: 106

Borden, J., G.E. Spencer, C.H. Herndon (1966): Treatment of coxa vara in children by means of a modified osteotomy. J Bone Joint Surg Am 48: 1106

Bos, C.F.A., R.J.B. Sakkers, J.L. Bloem u. Mitarb. (1989): Histological, biochemical and MRI studies of the growth plate in congenital coxa vara. J Pediatr Orthop 9: 660

Brown, K.L.B. (1998): Rotationplasty with hip stabilization in congenital femoral deficiency. In: Herring, J.A., J.G. Birch: The child with a limb deficiency. American Academy of Orthopaedic Surgeons, Rosemont: 103

Cannon, S.R., D.R. Sweetnam (1985): Multiple chondrosarcomas in dyschondroplasia (Ollier's disease). Cancer 55: 836

Cordes, S., D.R.V. Dickens, W.G. Cole (1991): Correction of coxa vara in childhood. The use of Pauwels' Y-shaped osteotomy. J Bone Joint Surg Br 73: 3

Desai, S., L. Johnson (1993): Long-term results of valgus osteotomy for congenital coxa vara. Clin Orthop 294: 204

Duncan, G.A. (1938): Congenital and developmental coxa vara. Surgery 3: 741

Duraiswami, P.K. (1952): Experimental Causation of congenital skeletal Defects and its Significance in orthopaedic Surgery. J Bone Joint Surg 34-B: 646

Fairbank, H.A.T. (1928): Infantile or cervical coxa vara. In: Milford, H.: The Robert Jones birthday volume, a collection of surgical essays. Oxford University Press, London: 225

Fairbank, T.J. (1956): Dysplasia epiphysialis hemimelica. J Bone Joint Surg Br 32: 237

Goddard, N.J., A. Hashemi-Nejad, J.A. Fixsen (1995): Natural history and treatment of instability of the hip in proximal femoral focal deficiency. J Pediatr Orthop B 4: 145

Kruger, L. (1992): Congenital limb deficiencies. In: Bowker, J., J. Michael: Atlas of lim prosthetics: surgical. prosthetic, and rehabilitation principles. Year Book. Mosby, St. Louis: 802

Kumar, S.J., H.G. Marks, J.R. Bowen, G.D. MacEwen (1985): Hip dysplasia assiciated with Charcot-Marie-Tooth disease in the older child and adolecent. J Ped Orthop 5: 511

Kuo, R.S., M.C. Bellemore, F.P. Monsell u. Mitarb. (1998): Dysplasia epiphysealis hemimelica: clinical features and management. J Pediatr Orthop 18: 543

Lewis, R.J., A.S. Ketcham (1973): Maffucci's syndrome: functional and neoplastic significance. Case report and review of the literature. J Bone Joint Surg Am 55: 1465

Masciocchi, C., L. Sparvoli, A. Barile (1998): Diagnostic imaging of malignant cartilage tumors. Eur J Radiol 27 (1): 86

Mendez, A.A., D. Keret, G.D. MacEwen (1988): Isolated dysplasia epiphysealis hemimelica of the hip joint. J Bone Joint Surg Am 70: 921

Meyer, J. (1964): Dysplasia epiphysealis capitis femoris: A clinical-radiological syndrom and its relationship to Legg-Calve-Perthes disease. Acta Orthop Scand 34: 183

Ollier, M. (1898): Exostoses osteogeniques multiples. Lyon Med 88: 484

Pavlov, H., B. Goldman, R.H. Freiberger (1980): Infantile coxa vara. Pediatr Radiol 135: 631

Pylkkanen, P.V. (1960): Coxa vara infantum. Acta Orthop Scand 48: 1

Ranner, G., F. Ebner, R. Fotter, W. Linhart, E. Justich (1989): Magnetic resonance imaging in children with acute hip pain. Pediatr Radiol 20: 67

Segal, L.S., M.S. Vrahas, E.P. Schwentker (1996): Dysplasia epiphysealis hemimelica of the sacroiliac joint. Clin Orthop Rel Res 333: 202

Shapiro, F., L. Specht (1993): Current concepts review. The diagnosis and orthopaedic treatment of childhood spinal muscular atrophy, peripheral neuropathy, Friedreich ataxia and arthrogryposis. J Bone Joint Surg Am 75: 1699

Skaggs, D.L., N.M. Charles, R.M. Kay, H.A. Peterson (2000): Dysplasia epiphysealis hemimelica of the acetabulum. A report of two cases. J Bone Joint Surg 82-A: 409

Steel, H.H. (1998): Iliofemoral fusion for proximal femoral focal deficiency. In: Herring, J.A., J.G. Birch: The child with a limb deficiency: American Academy of Orthopaedic Surgeons, Rosemont: 99

Thompson, C.E., L.J. Larsen (1990): Recurrent hip dislocation in intermediate spinal atrophy. J Pediatr Orthop 10: 638

Tönnis, D., D.F. Stanitski (1997): Early conservative and operative treatment to gain early normal growth in proximal femoral focal deficiency. J Pediatr Orthop B 6: 59

Trevor, D. (1950): Tarso-epipysial aclasis. A congenital error of epiphysealis development. J Bone Joint Surg Br 32: 204

Tröger, J. (1983): Besonderheiten der Röntgendiagnostik der Synchondrosis ischiopubica und des Femurkopfes beim Kind. Radiologe 23: 59

Weighill, F.J. (1976): The treatment of developmental coxa vara by abduction subtrochanteric and intertrochanteric femoral osteotomy with special reference to the role of adductor tenotomy. Clin Orthop 116: 116

Weinstein, J.N., K.N. Kuo, E.A. Millar (1984): Congenital coxa vara. A retrospective review. J Pediatr Orthop 4: 70

Woodward, N.M., K.E. Daly, R.D. Doods, J.A. Fixsen (1999): Subluxation of the hip joint in multiple hereditary osteochondromatosis: report of two cases. J Ped Orthop 19: 119

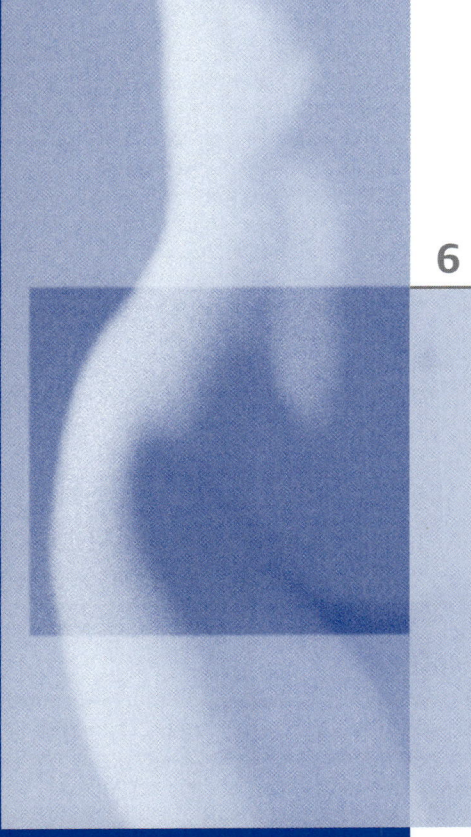

6 Hüftreifungsstörungen

6.1 Wachstum und Reifung
H. D. Matthiessen

6.2 Sonographiegesteuerte Therapie von Hüftreifungsstörungen
R. Graf

6.3 Protrahierte Hüftreifungsstörung im Kindesalter
M. Pothmann und W. Cordier

6.4 Residuelle Hüftdysplasie
Ch. Tschauner, S. Hofmann, K. Kalchschmidt, D. Tönnis, M. Leunig, K.-A. Siebenrock und R. Ganz

6.5 Antetorsion und Anteversion als pathogene Faktoren
D. Tönnis und A. Heinecke

6.6 Femoroazetabuläres Impingement
R. Ganz, M. Beck, M. Leunig, H. P. Nötzli und K.-A. Siebenrock

6.7 Chirurgische Luxation des Hüftgelenks bei Erwachsenen
R. Ganz

6.1 Wachstum und Reifung

H. Dieter Matthiessen

6.1.1 Wachstum, Entwicklung und Reifung

Wachstum, Entwicklung und Reifung wurden von Matthiaß (1980) definiert. Unter **„Wachstum"** wird die messbare Zunahme der physischen Masse des Körpers oder seiner Teile verstanden. Es handelt sich um eine rein quantitative Aussage. Mit dem Begriff **„Entwicklung"** wird die zunehmende skeletogene Differenzierung in Form und Funktion beschrieben und sie wird als Erfüllung des genetisch festgelegten Planes angesehen. Unter der **„Reifung"** wird der Prozess der Annäherung an den erblichen und umweltlich bestimmten Endzustand der Entwicklung bezeichnet.

Das Wachstum des Neugeborenenhüftgelenks zeigt in seiner Entwicklungsphase bei hoher Wachstumsgeschwindigkeit bis zum Ende des 3. Lebensmonats die entscheidend wichtige Formdifferenzierung des Azetabulums (enchondrale Ossifikation in den lateral hyalinknorpelig präformierten Pfannenerker hinein) mit fließendem Übergang in eine Reifungsphase, die jenseits des 3. Lebensmonats durch proportionales Größenwachstum von Hüftkopf und Pfanne bestimmt wird (Abb. 6.**1**). Die formdifferenzierende Entwicklungsphase wird vornehmlich endogen gesteuert. Entwicklungshemmende biomechanische Kräfte, wie z. B. die Verminderung der physiologischen Beugehaltung, führen durch Hemmung der Pfannendachossifikation zu einer empfindlichen Wachstumsretardierung. Während des proportionalen Wachstums beeinflussen sich Hüftkopf und Pfanne gegenseitig im Sinne der „umwegigen" Entwicklung der Gelenkkörper.

6.1.2 Dynamik des Pfannendachwachstums

Die Dynamik der Formdifferenzierung des Azetabulums wird von der genetisch bestimmten Planung, den anatomischen Strukturen (knorpeliges und knöchernes Pfannendach, koxales Femurende) sowie von der biologischen Antwort des wachsenden Gewebes auf „exogen" einwirkende Kräfte von den beteiligten Wachstumsfugen gesteuert. Reguläres Wachstum setzt empfindliche Rückkopplungsmechanismen voraus, welche die Formdifferenzierung und das „integrierte" Wachstum zwischen Hüftkopf und Pfanne garantieren. Eine einmal eingetretene Desintegration des Hüftgelenkwachstums durch „endogene" Faktoren oder „exogene" Fehlbelastung kann nur im Rahmen des Remodeling durch biomechanische Wachstumslenkung korrigiert werden (Tschauner u. Hofmann 1997).

6.1.3 Histologie und Funktion der Pfannendachwachstumsfuge

Histologie

Der mikroskopische Aufbau der Wachstumsfugen ist bei den verschiedenen Spezies recht einheitlich (Abb. 6.**2**). Durch genetisch determinierte, unterschiedliche Wachstumsgeschwindigkeiten ergeben sich spezies- und lokalisationstypische Unterschiede. Die relative Höhenausbil-

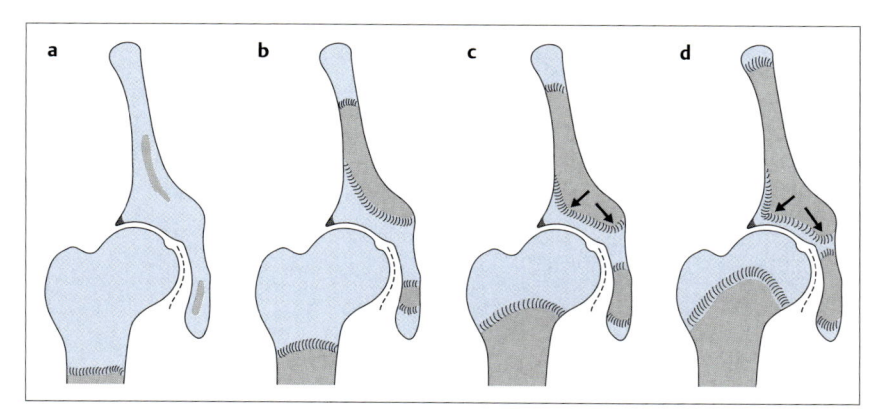

Abb. 6.1 a–d Enchondrale Ossifikation des Hüftpfannendaches (nach Schilt). Der Verlauf der Pfannendachwachstumsfuge (////) wurde zusätzlich eingezeichnet. Die „fließende" Verknöcherung, ausgehend vom primären Knochenkern des Os ilium und des Os ischii zum lateralen knorpeligen Pfannendach und zur Y-Fuge (Pfeile) wird deutlich.

dung der einzelnen Zonen zeigt in Abhängigkeit von der Wachstumsintensität Veränderungen, jedoch für eine spezifische Fuge zu einem bestimmten Zeitpunkt typische Verhältnisse (Skelettalterbestimmung).

Die Enddifferenzierung der Chondrozyten von der Germinativ- bis zur Eröffnungszellzone zeigt ortsständige Zellstruktur- und Funktionsänderungen (Matthiessen 1993a, 1999a). Die histogenetischen Prozesse der Zellproliferation, Matrix-Synthese, Zelldifferenzierung, Mineralisation sowie die enchondrale Ossifikation in der Eröffnungszellzone setzen allgemeine und lokale Regulationsmechanismen voraus, die für ein harmonisches Wachstum entscheidend sind. Regulation und Synchronisation des Knorpelwachstums als Funktion der Wachstumsfuge einerseits sowie Eröffnungsvorgänge als Funktion der metaphysären Primärspongiosa andererseits stehen physiologisch im Gleichgewicht. Die Veränderungen der Wachstumsrate sind daher als Variation der Intensität beider Teilprozesse anzusehen.

Mikrobiomechanische Stabilisierung

Die mikrobiomechanischen Stabilisierung des Überganges zwischen **weicher Wachstumsfuge** und **harter metaphysärer Primärspongiosa** erfolgt unter Ausbildung von mineralisierten Longitudinal- und Transversalsepten in der Wachstumsfuge (Abb. 6.3). Die Longitudinalsepten reichen zur Stabilisierung und Kompartimentierung der Eröffnungsvorgänge (Schenk 1978) sowie als Leitschiene für die nachfolgende Ossifikation in die metaphysäre Primärspongiosa hinein und werden metaphysenwärts osteoklastisch abgebaut. Die wesentliche Kinetik der enchondralen Ossifikation erfolgt in der Eröffnungszellzone. Ergebnisse experimenteller Untersuchungen haben an der 6 Wochen alten proximalen Ulnawachstumsfuge des Landschweines gezeigt, dass bei einer täglichen Wachstumsrate von 140–180 µm $^1/_3$ „neues Gewebe" in der metaphysären Primärspongiosa aufgebaut wird, was einer täglichen Eröffnung von 6–8 Chondronen in der Hypertrophiezellzone entspricht. Nach Umrechnung der Untersuchungsergebnisse auf die Pfannendachwachstumsfuge eines 3 Monate alten Säuglings besteht in diesem Alter eine Wachstumsgeschwindigkeit von etwa 40 µm pro Tag. Die endogen vorbestimmte Formdifferenzierung der Hüftpfanne wird durch hochdynamische Ossifikationspotentiale von der Pfannendachwachstumsfuge garantiert (Matthiessen 1980, 1993a, 1997b, 1999a).

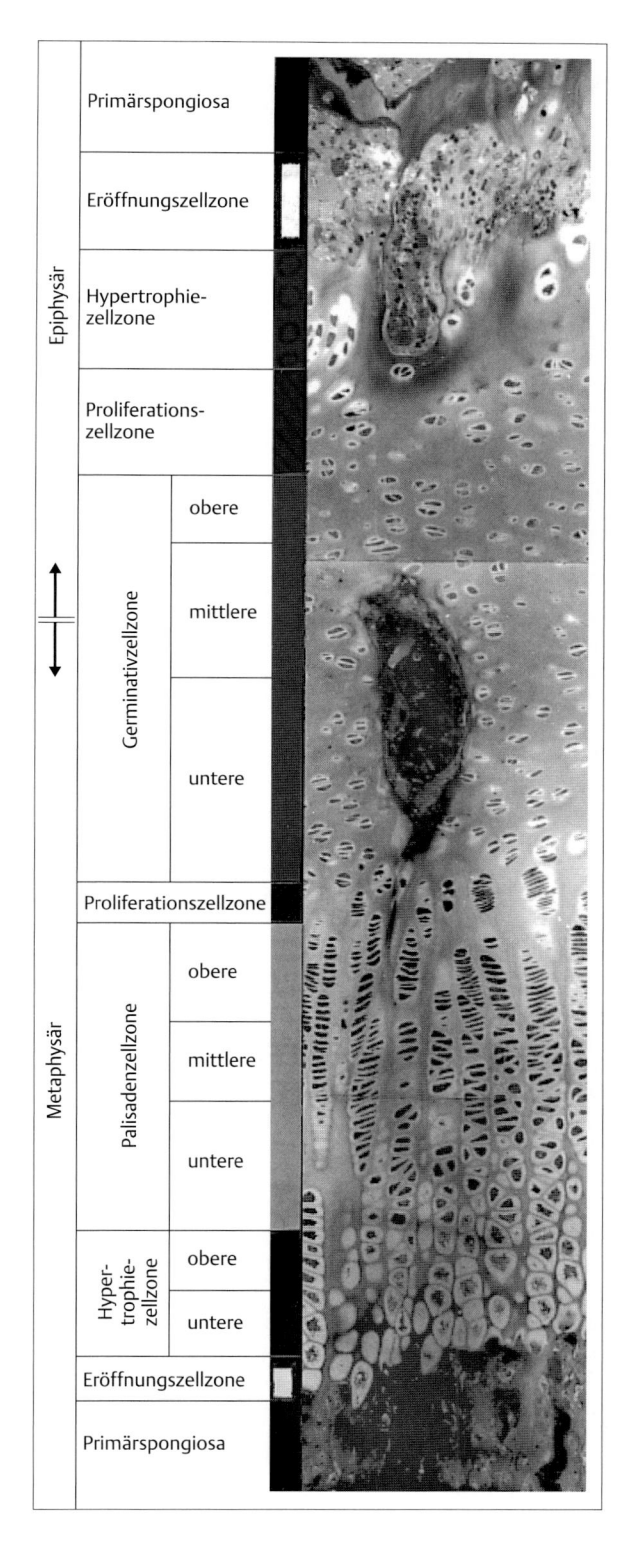

Abb. 6.2 Zoneneinteilung der „bipolaren" proximalen Ulnawachstumsfuge des deutschen Landschweins nach morphometrischen, histologischen und elektronenoptischen Befunden.

6.1.4 Kompressions- und Stimulationsversuche an Wachstumsfugen

Verschiedene experimentelle Grundlagenforschungen im Zeitraum 1971–1980 von Buddecke, Matthiaß, Rodegerdts, Matthiessen und Henning (Matthiessen 1999a) konnten Fragen der Wachstumskinetik aufklären, die zur prognostischen Einschätzung des Therapieverlaufes bei Hüftdysplasien von grundsätzlicher Bedeutung sind: Durch mechanische Beeinflussung (Druck- und Zugkräfte) lässt sich die Wachstumsgeschwindigkeit von Wachstumsfugen verändern (Hueter-Volkmann-Gesetz 1862). Zur Stimulation von Wachstumsfugen musste die Größenordnung der Kräfte, die maximal oder minimal einwirken dürfen ohne irreversible Schäden hervorzurufen, bestimmt werden. Dieser **Schwellendruck**, bei dem gerade noch bzw. nicht mehr eine Wachstumsrate (Calceinmarkierung) nachweisbar ist, beträgt 0,3–0,4 N/mm². Der an der proximalen Ulnawachstumsfuge experimentell gewonnene Schwellendruckwert gilt universell und ist somit auch für die menschliche Pfannendachwachstumsfuge relevant. Rhythmische Be- und Entlastung, z.B. das Strampeln der Säuglinge in Hüftbeugung (Human-Position nach Salter) gilt als Stimulus für die enchondrale Ossifikation. Die histologische Antwort auf diese Kräfte besteht in einer fortschreitenden Proliferation (Verlängerung der Säulenformation) bei gleichzeitig lebhaft ablaufenden Eröffnungsvorgängen (Ossifikation) (Matthiessen 1993a, 1999a).

6.1.5 Morphologisch-histologische Veränderungen bei Druckbelastung

Beispielhaft werden die Veränderungen der Wachstumsfuge bei Druckbelastung zwischen 2 Kirschner-Drähten dargestellt (Abb. 6.**3**).

Bei Belastung der epiphysär und metaphysär eingebrachten Kirschner-Drähte konnten Druckverteilungskurven approximiert werden. Der maximale Druck besteht zwischen den Kirschner-Drähten, er vermindert und neutralisiert sich im Gewebe nach peripher. Zwischen 2 angenommenen Punkten auf der Druckverteilungskurve besteht eine Druckdifferenz. Deshalb wirken unterschiedliche Kräfte auf benachbart gelegene Bereiche der Wachstumsfuge ein und induzieren **Scherspannungen in horizontaler Richtung**, die im Druckmaximum am höchsten sind und sich gleichfalls nach peripher vermindern: Das Maximum der Scherspannung liegt in der „Neutralebene", das Minimum an der Oberfläche. Diese Dehnungen können bildhaft mit der Biegung einer nicht gebundenen laminierten Struktur, z.B. mit einem Telefonbuch verglichen werden. Bei der Biegung rutschen die Seiten aneinander vorbei, die Scherspannung ist klein. Werden z.B. zwei Seiten zusammengeklebt, entwickelt sich zwischen diesen Seiten eine Scherspannung (Abb. 6.**4**).

Als morphologische Antwort druckbelasteter Wachstumsfugen zeigen sich neben Adaptationsmechanismen und Umbauvorgängen zwischen Germinativ- und Hypertrophiezellzone elastisch-plastische Deformierungen des hyalinen Knorpelgewebes sowie eine Verminderung der Wachstumsrate (Calceinmarkierung) mit Maximum im Bereich höchsten Druckes zwischen den Kirschner-Drähten. Da die Wachstumsfuge unterschiedliche „Gewebesteifigkeit" aufweist (starres, mineralisiertes hartes Wabengerüst der unteren Hypertrophie- und Eröffnungszellzone gegenüber dem weichen hyalinen Knorpel der Fuge), liegt die **biomechanische „Neutralebene"** mit **maximaler Scherspannung** nicht in der Mitte der Wachstumsfuge, sondern in der Ebene der unteren Hypertrophiezellzone, d.h. an der Grenze der beiden Zonen differenter Gewebesteifigkeit. Diese Ebene entspricht im Telefonbuchbeispiel den verklebten Seiten. Die Säulenstruktur der Fuge mit geringerer Steifigkeit erfährt unter Druckbelastung gegenüber der unteren Hypertrophiezellzone und dem metaphysären Gewebe mit höherer Steifigkeit eine **spannungsinduzierte Deviation**. Im dargestellten experimentellen Befund scheint daher eine Deviation des metaphysären Gewebes in die Peripherie vorzuliegen, der primäre Effekt besteht jedoch immer in einer Verschiebung des Gewebes geringerer Steifigkeit gegenüber dem Gewebe mit höherer Steifigkeit (Abb. 6.**5**). In der dreidimensional gekrümmten unipolaren Wachstumsfuge eines dysplastischen Hüftgelenks „verschiebt" sich dementsprechend die mittlere Hypertrophiezellzone einschließlich der Säulenformation gegenüber der unteren Hypertrophiezellzone, der Eröffnungszellzone, den mineralisierten Septen sowie den Kapillarsprossen und -schlaufen in die Richtung der einwirkenden Scherkraft nach kraniolateral. Da die Scherkräfte zum lateral dysplastischen Pfannenrand hin zunehmen (Abb. 6.**6a–c**), zeigen sich, wie bei experimentell zunehmender Druckapplikation, typische morphologische Veränderungen bis hin zur Epiphyseolyse (in der Neutralebene, nicht an der Knorpel-Knochen-Grenze!) mit vollständigem Wachstumsverlust. Physiologische vertikale Druckapplikation bewirkt eine Wachstumsstimulation, unphysiologische Drucksteigerung eine Wachstumsminderung. Die bei Drucksteigerung entsprechend zunehmende **Scherspannung** führt durch Funktionsverlust der Eröffnungszellzone zu vollständigem Ossifikationsverlust (Matthiessen 1999a).

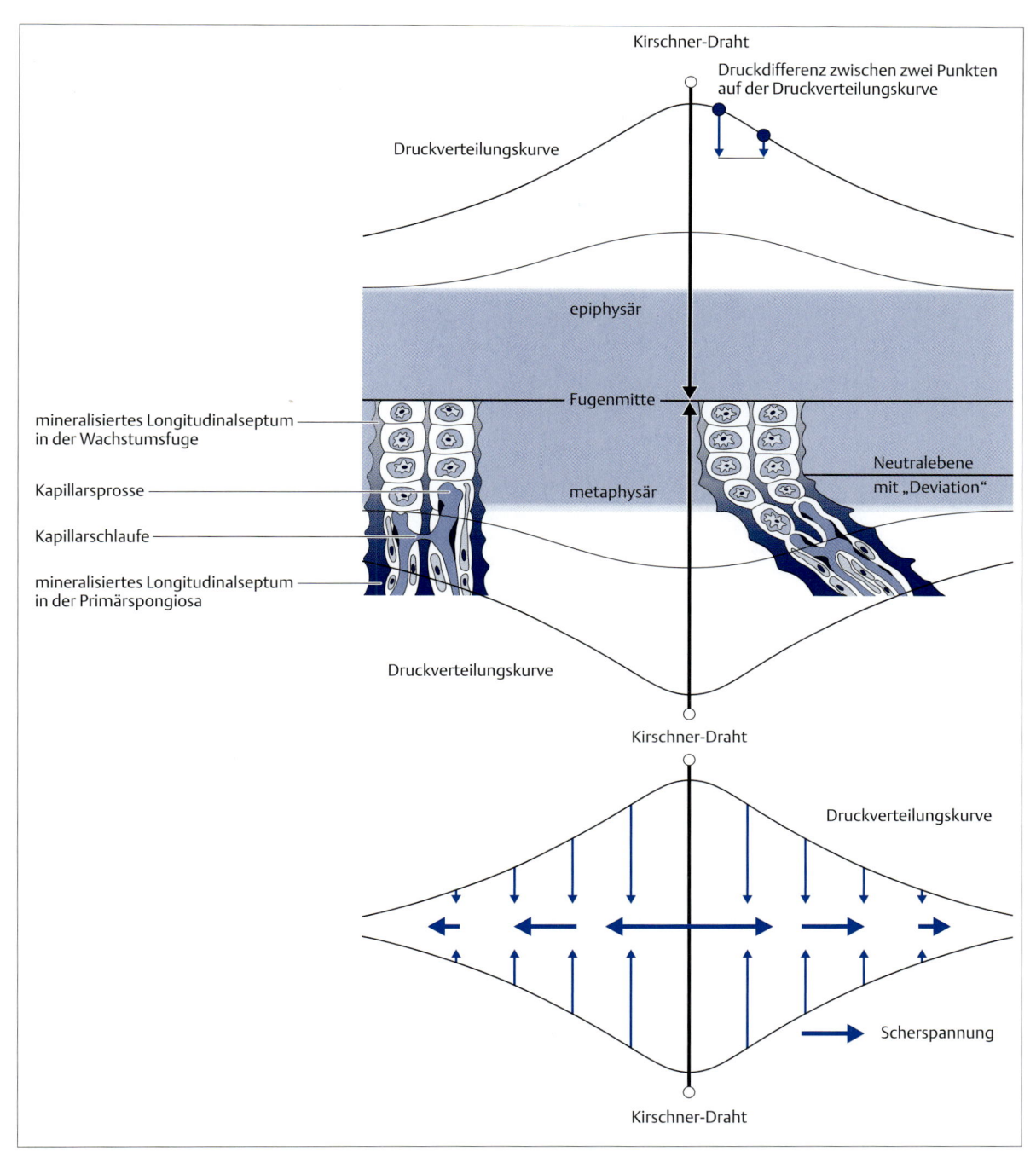

Abb. 6.3 Vereinfachte schematisierte Darstellung der Druck- und Spannungsverhältnisse von histologischen Wachstumsfugenpräparaten nach Druckapplikation über zwei metaphysär und epiphysär eingebrachte Kirschner-Drähte.
Die halbschematische histologische Zeichnung mit „Deviation in der Neutralebene" (rechts im Bild) ist gemessen an der Wachstumsfugenhöhe vergrößert wiedergegeben.
Zur Chondroneröffnung sprießen Endothelien mit Kapillarschlaufen und -sprossen umgeben von Perivaskularzellen mit lytischen Enzymen an das letzte Transversalseptum heran und „eröffnen" nach Auflösung der kalzifizierten Septen die Chondronhöhlen der hypertrophierten Chondrozyten. Die Anzahl der eröffneten Chondrone pro Zeiteinheit entspricht im Rahmen der enchondralen Ossifikation der Wachstumsrate einer Wachstumsfuge.

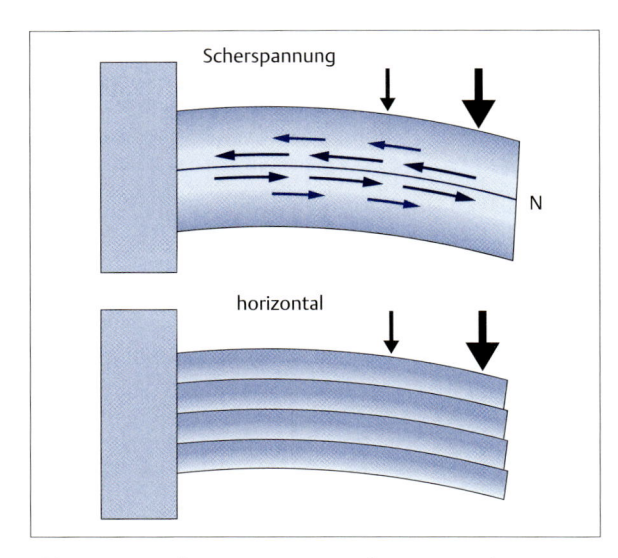

Abb. 6.4 Die Scherspannung entspricht einer gewebeinternen Kraft, die versucht, der von außen einwirkenden Kraft zu widerstehen. Telefonbuchbeispiel: obere Darstellung zeigt verklebte Seiten mit Scherspannungsentwicklung und die untere eine laminierte Struktur mit nur geringer Scherspannungsentwicklung. Das Maximum der Scherspannung liegt in der Neutralebene (N), das Minimum an der Oberfläche (nach Cochran).

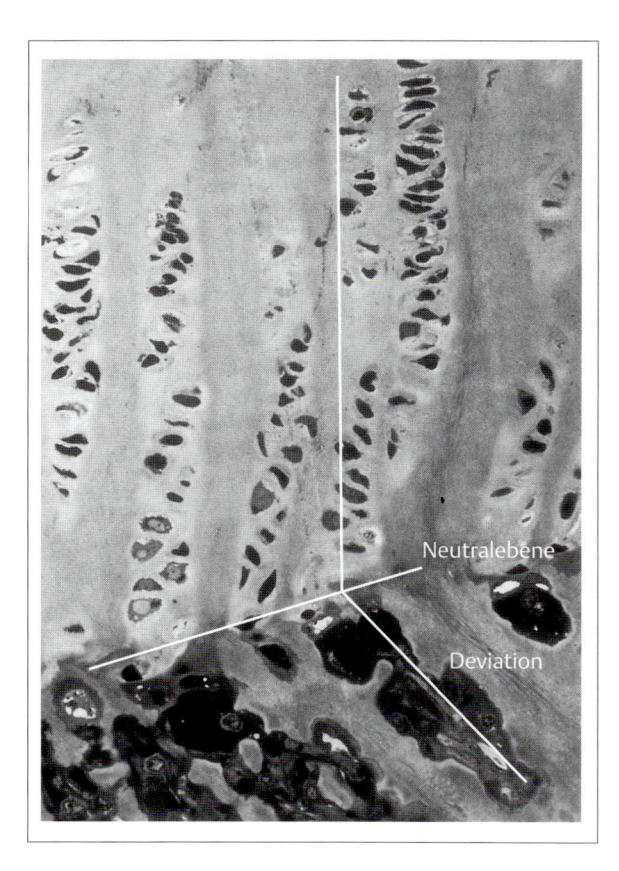

6.1.6 Biomechanik des Neugeborenenhüftgelenks

Die Synopsis der Befunde aus der Wachstumsfugenforschung (insbesondere die in Kompressionsversuchen nachgewiesenen druckabhängig unterschiedlichen Wachstumsraten) mit den biomechanisch bekannten Daten ausgewachsener Hüftgelenke veranschaulicht die beim Säuglingshüftgelenk möglichen Störungen der Formentwicklung bis hin zu schwersten pathomorphologischen Veränderungen und resultierenden präarthrotischen Deformitäten.

Alle vom Pauwels-Modell (1973) (s. Kap. 2) ausgehenden Belastungsberechnungen (Matthiessen 1999a) beziehen sich auf ausgewachsene Hüftgelenke und gehen zudem von reibungsfreien Kugelgelenken aus. Da die Gesamtüberdachung des Neugeborenenhüftgelenks aus einem kleineren knöchernen **„festen"** sowie aus einem größeren knorpeligen **„weichen"** Anteil besteht, müssen biomechanische Berechnungen **Gewebe mit unterschiedlicher Elastizität** berücksichtigen, die völlig verschieden auf von außen applizierte Kräfte reagieren. Zudem ist die einzigartige Fähigkeit lebenden Gewebes hinsichtlich Selbstadaptation und Selbstreparatur besonders in der Pfannendachwachstumsfuge und der Eröffnungszellzone zu berücksichtigen. Deshalb sind die Ergebnisse der experimentellen Wachstumsfugenforschung für die Interpretation der Wachstums- bzw. Fehlwachstumsvorgänge im kindlichen Hüftpfannendach unverzichtbar. Obwohl die experimentellen Untersuchungen an der bipolaren Ulnawachstumsfuge des Schweines durchgeführt wurden, gelten diese Gesetzesmäßigkeiten grundsätzlich auch für die dreidimensional gekrümmte unipolare Pfannendachwachstumsfuge des Säuglings. Da zudem die Knorpeldicke der Pfannendachwachstumsfuge (weich, hyalin) nach lateral zum knorpeligen Pfannenerker stark zunimmt, kommen die Effekte der Scherspannung besonders stark zum Tragen.

Nach Brinckmann u. Mitarb. (1980, 1981) unterscheiden sich die Druckverteilungen in Kugelgelenken verschiedener Überdachungsgrade (Abb. 6.**6a–c**):

- Bei einem vollständig überdachten Kugelgelenk liegt das Druckmaximum (P_{max}) beim Durchstoßpunkt der Kraft (R) und vermindert sich peripher auf der Kugel.

Abb. 6.5 Histologisches Präparat nach Druckapplikation mit „Deviation" in der „biomechanischen Neutralebene" in Höhe der unteren Hypertrophiezellzone. In einem dysplastischen Hüftgelenk wird der weiche Pfannendachknorpel gegenüber der härteren Ossifikationsfront in die Richtung der einwirkenden Scherkraft nach kraniolateral verschoben. Infolge gestörter Eröffnungsvorgänge ist die Proliferations-, Palisaden- und Hypertrophiezellzone elongiert. Mit Beginn der „biomechanischen Behandlung" steht somit ein großes Zellreservoir zur Eröffnung bereit, welches den rapiden Anstieg der Nachverknöcherung (enchondrale Ossifikation) (Abb. 6.**10**) erklärt.

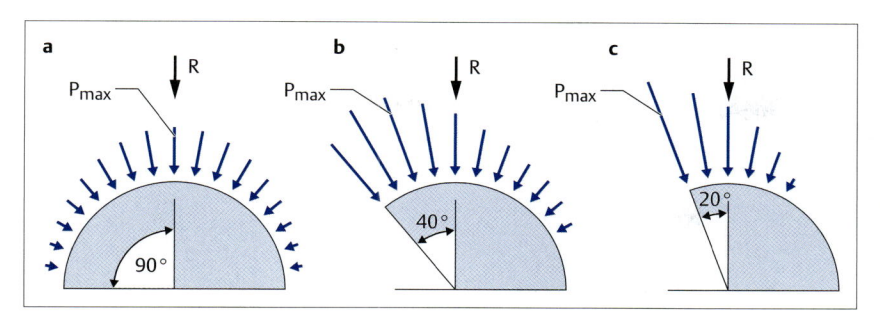

Abb. 6.6 a–c Druckverteilung über einem vollständig (**a**) bzw. unvollständig (**b** u. **c**) überdachten Kugelgelenk. Bei einem unvollständig überdachten Kugelgelenk ist das Druckmaximum der Kosinusverteilung von der Richtung der Kraft zum lateralen Pfannenerker hin verschoben (nach Brinckmann).

- Bei einem unvollständig überdachten Kugelgelenk ist das Druckmaximum der Kosinusverteilung (abhängig vom Grad des Überdachungsdefizites) zum Pfannenerker hin verschoben und liegt in extremen Fällen sogar außerhalb der tragenden Gelenkfläche: Der maximale Druck sowie die maximale Scherspannung im Gelenk tritt am Pfannenrand auf.

Da das laterale Pfannendach des Säuglingshüftgelenks vom knorpeligen Pfannenerker gebildet wird, ist der maximale Druck (ganz besonders in dysplastischen Gelenken) auf den „weichen" hyalinen Knorpel gerichtet.

6.1.7 Belastung des Neugeborenenhüftgelenks

Zur Darstellung der biomechanischen Belastung der Pfannendachwachstumsfuge wird eine „gedachte Ebene" (E1) in die dreidimensional gekrümmte Wachstumsfuge gelegt. Selbst bei einer optimal entwickelten Neugeborenenhüfte (Abb. 6.**7**), bei der die Schenkelhalsachse senkrecht auf die knöcherne Pfanneneingangsebene gerichtet ist, wird deutlich, dass das Druckmaximum der Kosinusverteilung zum Pfannenerker hin verschoben ist und somit im lateralen „weichen" knorpeligen Pfannenerker wirkt. Deshalb ist die Neugeborenenhüfte gegenüber exogen-mechanischen Kräften sehr empfindlich, weshalb post partum die physiologische Beuge- und leichte Abduktionseinstellung unbedingt erhalten bzw. gefördert werden sollte.

Bei einem unvollständig überdachten dysplastischen Gelenk (Abb. 6.**8**) ist das Druckmaximum der Kosinusverteilung noch weiter zum lateralen, breit übergreifenden knorpeligen Pfannenerker hin verschoben, so dass sich ohne Einleitung einer biomechanischen Behandlung ein weiterer dysplastischer Verlauf bis hin zur Luxation ergibt. Bei Wachstumsverzögerung mit primärer Entwicklungshemmung oder sekundärer Verformung des knöchernen Pfannenerkers ergibt sich neben der Ebene (E1) eine weitere gedachte Ebene (E2), die die laterale knöcherne dysplastische Überdachung bezeichnet. Bei unveränderter Größe der Resultierenden (R) erhöht sich **additiv zur Kosinusdruckverteilung** die Scherkraft (SK2) im lateralen Anteil der Pfannendachwachstumsfuge erheblich gegenüber der Scherkraft (SK1).

Druck- und scherspannungsinduzierte pathomorphologische Veränderungen sind die weitere Folge und führen über einen Wachstumsstopp zu fortschreitender Pfannendachabflachung. Durch einseitige Verknöcherungsverzögerung der Pfanne entwickelt sich im Rahmen der Desintegration eine Dysbalance zwischen Hüftkopf und Pfanne, so dass infolge „exogen-mechanischer" additiver Druckbelastung eine weitere Reduzierung der tragenden knöchernen Pfanne resultiert. Unter weiterer Deformierung des verformbaren knorpeligen Pfannendaches tritt die Dezentrierung des Hüftkopfes unausweichlich ein. Klisic (1989) prägte den dieser Entwicklung entsprechenden Begriff Developmental Dysplasia of the Hip (**DDH**), der nach heutigem Verständnis anstelle von Congenital Dislocation of the Hip (**CDH**) Verwendung finden sollte.

6.1.8 Wachstumskurven

Unter der Voraussetzung eines Mindestmaßes der enchondralen Ossifikation entwickelt sich bei hoher Wachstumsgeschwindigkeit in der postpartalen Phase nach Sonometerwerten von Graf u. Heuberer (1985) und Graf (2000) eine „lineare" Reifung, ausgehend von der Geburt mit einem Minimal-α-Wert von 50,8°, bis zum 3. Lebensmonat mit einem α-Winkel von minimal 60° (Abb. 6.**9**).

Statistische Untersuchungen von Tschauner u. Mitarb. (1990, 1994) haben gezeigt, dass der α-Mittelwert bei Typ-I-Hüftgelenken im 3. Lebensmonat bei 64,4° liegt. Unter der Voraussetzung einer „linearen" Reifung (schlechteste Annahme, um auf jeden Fall auf der sicheren Seite zu liegen) errechnet sich daraus der optimale α-Wert bei der Geburt mit 55,1°. Tschauner u. Mitarb. (1994) konnten durch retrospektive Auswertung nicht behandelter als gesund klassifizierter Säuglinge eine „Reifungskurve" des sonographischen α-Winkels erstellen. Dabei zeigt sich, dass der Mittelwert spontan ausreifender unbehandelter Hüftgelenke in der 4. Lebenswoche bereits 59,7° erreicht. Zwischen der 4. und 16. Lebenswoche steigen die Mittelwerte nur um 4° an. Nach dem 4. Lebensmonat erkennt man das typische „Tschauner-Plateau" mit nur minimalen Oszilla-

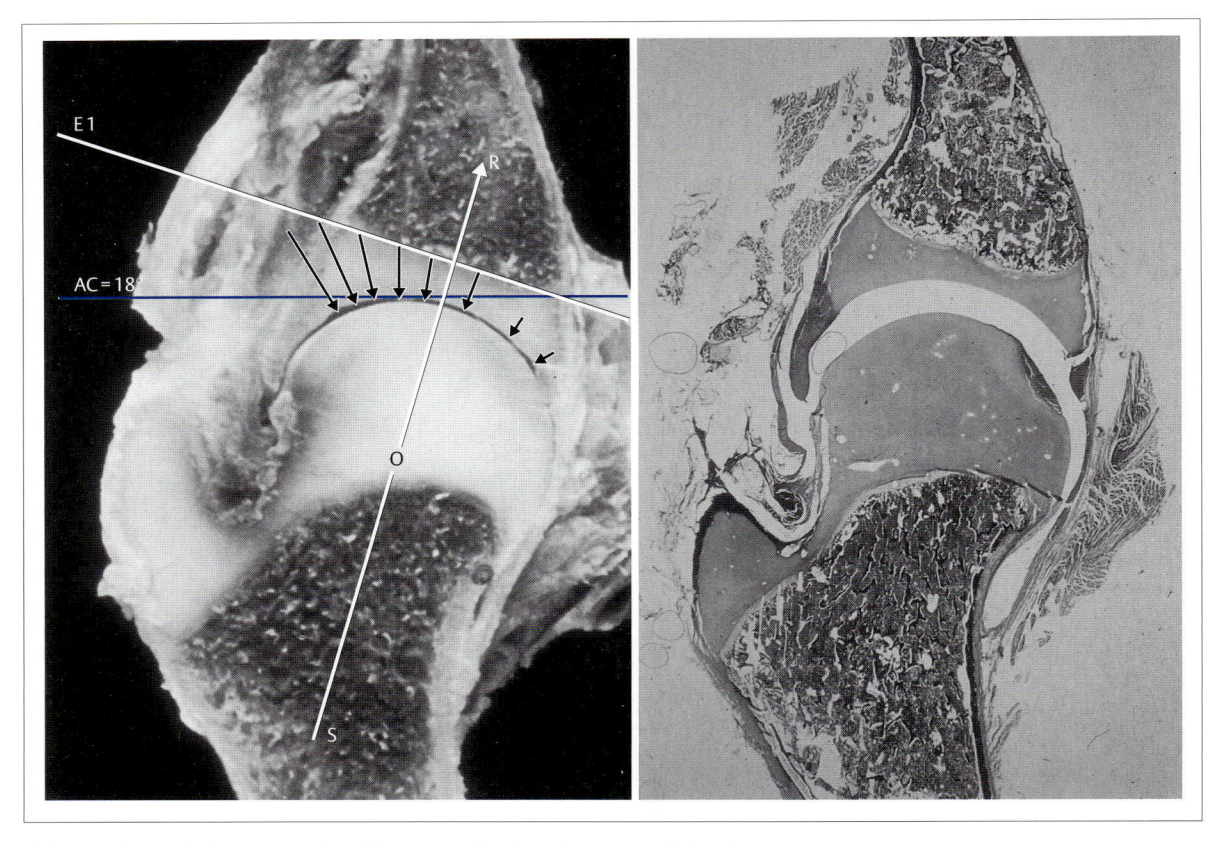

Abb. 6.7 Optimale Entwicklung der Hüfte eines 8 Wochen alten Säuglings. Das Druckmaximum der Kosinusverteilung (↓ ↓ ↓) ist noch zum lateralen, weichen knorpeligen Pfannenrand verschoben (Für die makroskopischen Präparate danke ich Herrn Prof. M. Immenkamp, Markgröningen).

O Hüftkopfzentrum
S Schenkelhalsachse
R Resultierende
E 1 „gedachte" Ebene in der dreidimensional gekrümmten Pfannendachwachstumsfuge

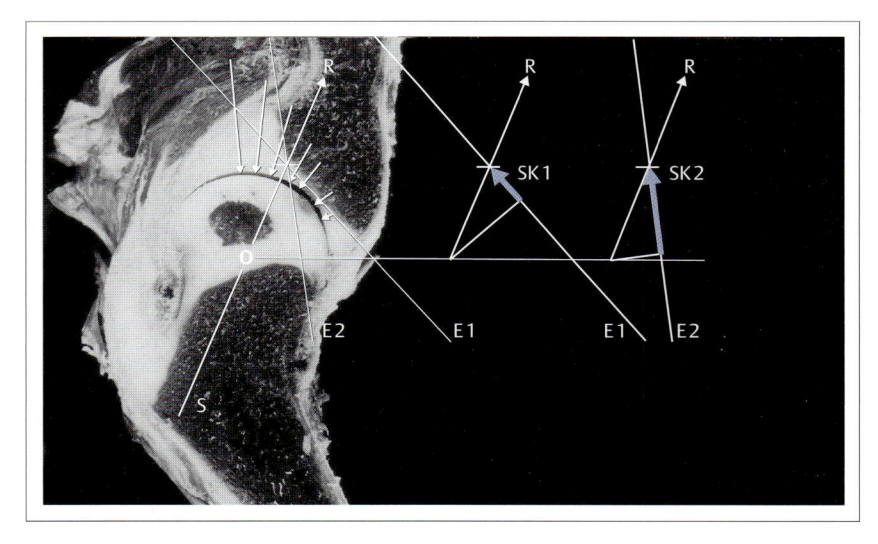

Abb. 6.8 Dezentriertes Hüftgelenk (Luxationsgrad 3 nach Tönnis) mit unvollständiger Überdachung. Das Druckmaximum der Kosinusverteilung (Pfeile) wirkt maximal auf den breit übergreifenden weichen knorpeligen Pfannenerker ein. Die Konstruktion der einwirkenden Scherkräfte erfordert für die im lateralen Pfannenerker noch stärkere dysplastische Überdachung eine weitere „gedachte" dysplastische Ebene E 2. Bei unveränderter Größe der Resultierenden (R) erhöht sich die Scherkraft (SK 2) im lateralen dysplastischen Pfannendach erheblich gegenüber der Scherkraft (SK 1).

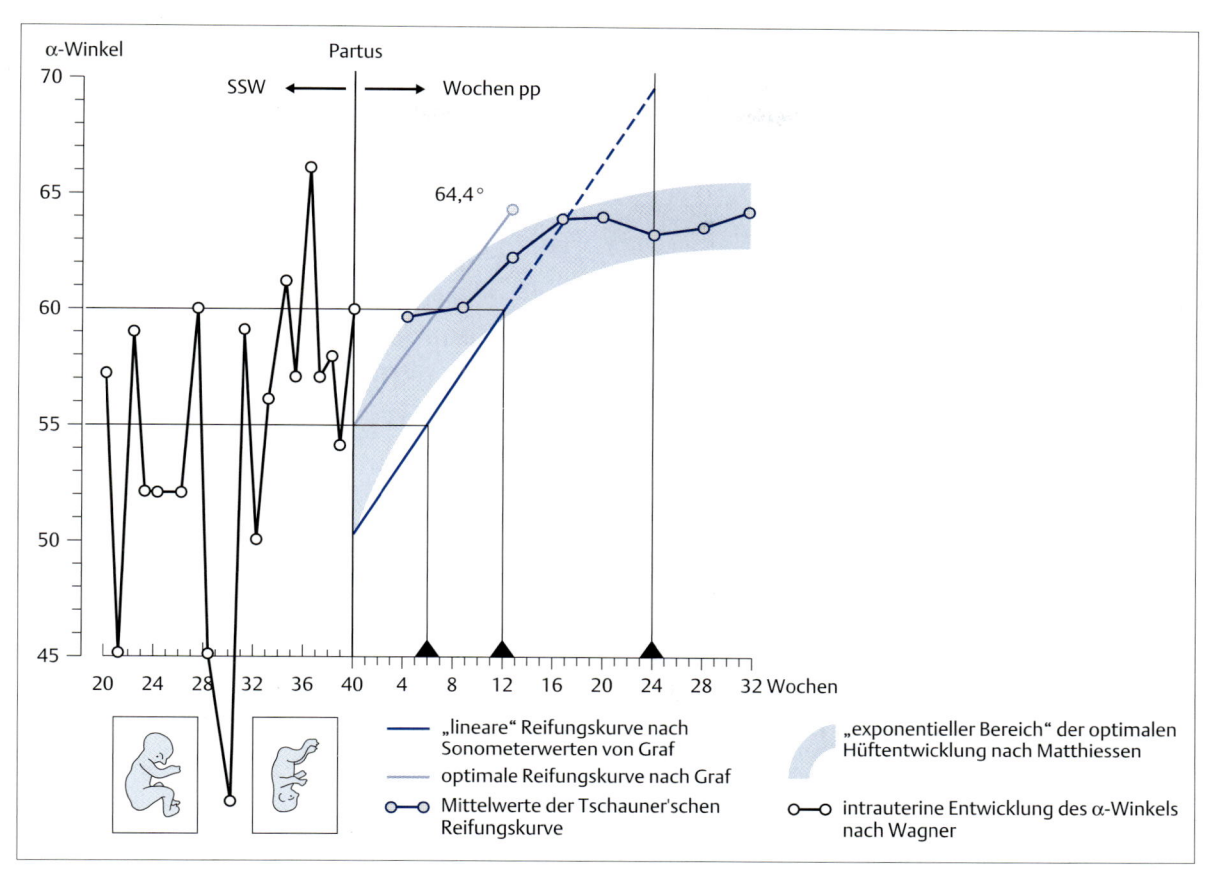

Abb. 6.9 Zusammenfassende Darstellung der Wachstumskurven von Graf, Tschauner, Matthiessen sowie intrauterine Kurve nach Wagner.

tionen zwischen 64 und 65°, welches bis zum 11. Lebensmonat verbleibt. Die weitere Reifung des Pfannendaches wird danach durch den röntgenologischen AC-Winkel von Tönnis (1984) beschrieben.

Durch Integration der linearen Hüftreifung nach Graf, der Reifungskurve nach Tschauner sowie eigener Wachstumsbeobachtungen ergibt sich für die Formdifferenzierung des Neugeborenenpfannendaches ein **„exponentieller Bereich der optimalen Hüftentwicklung"**. Bei hoher Wachtumspotenz ist die **Formdifferenzierung in den ersten 6 Lebenswochen** extrem hoch, flacht bereits bis zur 12. Lebenswoche ab und pendelt sich mit der 16. Lebenswoche auf ein **proportionales Größenwachstum** von Hüftkopf und Pfanne ein.

Unter Berücksichtigung der intrauterinen Entwicklung des α-Winkels zwischen 20.– 40. SSW (Wagner u. Mitarb. 1996, 1999) (s. Abb. 6.9) zeigt sich (die Messwerte wurden den postpartalen Reifungskurven vorangestellt) eine naturgemäß große Schwankungsbreite. Ab der 20. SSW besteht bereits eine gute Ausformung des Hüftgelenks, die bei Abnahme des intrauterin verfügbaren Raumes um die 30. SSW eine Abnahme des α-Winkels erkennen lässt.

Nach der Wendung des Feten in die Schädellage (Druckentlastung des lateralen Pfannenerkers!) ergibt sich eine zunehmend verbesserte Ossifikation mit entsprechender Steigerung des α-Winkels von 39 auf 59°. Mit Beginn der 36. SSW (zunehmende Raumnot durch Wachstum des Feten!) erfolgt erneut ein Abfall des α-Winkels auf 54°, um unmittelbar präpartal Normwerte zu erreichen, die Tschauner u. Mitarb. (1994) in der 4. Lebenswoche mit 59,7° angegeben haben.

6.1.9 Parametrisierung der Entwicklungs- und Wachstumskurve

Um über einen naturwissenschaftlich-mathematischen Ansatz weitere Wachstumsgesetzmäßigkeiten eruieren zu können, wurden die Mittelwerte des **„exponentiellen Bereiches der optimalen Hüftentwicklung"** parametrisiert (Matthiessen u. Heinzmann 1995). Dabei ergibt sich eine e-Funktion, die in der Natur alle Wachstums- und Zerfallsprozesse beschreibt. Charakteristisch für diese Funktion ist, dass sich die Änderung einer Größe stets proportional zum momentanen Wert dieser Größe verhält (Prototyp: radioaktiver Zerfall). Dies bedeutet, dass sich das endogen vorbestimmte Wachstum immer am Zielwert orientiert. Darum verhält sich der Zuwachs des α-Winkels pro Zeiteinheit stets proportional zur Entfernung vom Zielwert. Um einen von der Natur vorgegebenen Zielwert zu erreichen, muss das, was noch „klein" ist, schneller wachsen als das, was bereits „groß" ist. Für die Gelenkpfanne bedeutet das: Je weiter die Formdifferenzierung der Pfanne von der endgültigen Differenzierung entfernt ist, desto schneller muss das Wachstum erfolgen. Die mathematische Ableitung der Exponentialfunktion ist bei Matthiessen (1997 b, 1999a) beschrieben. Danach beträgt die **Halbwertszeit** rechnerisch **6 Wochen**. Sie beschreibt immer diejenige Zeit, nach der das Wachstumsziel halb erreicht worden ist, so dass jeweils 6 Wochen nach Erstbefund eine pathologische Entwicklungsabweichung ersichtlich wird. Die Proportionalitätskonstante von 6 Wochen entspricht darüber hinaus den von Graf empirisch gefundenen Nachuntersuchungsintervallen, d. h. den in den Nachuntersuchungen gemessenen α-Winkeldifferenzen.

So erklärt sich auch das Phänomen, dass im Fall einer einseitigen Dysplasiebehandlung die dysplastische Hüfte exponentiell schnell wächst, während die nicht dysplastische gegenseitige Hüfte unter der Behandlung ein reguläres, zeitentsprechendes Wachstum zeigt. Dieses Phänomen konnte auch Tönnis (1999) in seiner Multicenterstudie statistisch belegen.

Aus den Ergebnissen der Parametrisierung der Wachstumskurve ergeben sich folgende Untersuchungs- und Therapiekonzepte:
- Der α-Wert sollte zweimal in zeitlichem Abstand von 6 Wochen gemessen werden (das erste Mal unmittelbar postpartal, das zweite Mal im Screening (4.–**6. Woche**).
- Die anlässlich der zweiten Untersuchung ermittelte α-Winkeldifferenz wird dem Messergebnis der zweiten Untersuchung hinzuaddiert und ergibt den endogen geplanten Endwert.
- Ist der errechnete vorgesehene Endwert zu klein (α < 64,4°), sind therapeutische Konsequenzen dringend erforderlich.
- Bei primär dysplastischen und behandlungsbedürftigen Gelenken werden Kontrolluntersuchungen in Abständen von 2 Wochen empfohlen, bis nach einer histologischen Aufbauphase (Reorganisationszeit der gestörten Eröffnungsvorgänge, je nach Ausgangsbefund ca. 1–2 Wochen) die Wachstumsgeschwindigkeit im Rahmen der Nachverknöcherung stark ansteigt, um den exponentiellen Verlauf der Wachstumskurve wieder aufzunehmen.

6.1.10 Korrelation von Behandlungsergebnissen aus dem eigenen Krankengut mit Literaturangaben

Im eigenen Krankengut wurden 8.738 Kinder im Zeitraum von Februar 1985 – März 1991 untersucht (Hopf u. Matthiessen 1994). Bei 65 Kindern mit Typ-IIIa-Hüftgelenken gelang bereits damals eine erstaunlich rasche Ausheilung bis zum 6. Lebensmonat, wenn die Behandlung spätestens vor der 6. Lebenswoche begonnen wurde. Mit Anstieg des Lebensalters bei Behandlungsbeginn wurde eine erheblich längere Behandlungsdauer, in der Regel bis zum Laufbeginn, erforderlich. Demgegenüber lassen sich in der heutigen täglichen Praxis unter der Voraussetzung einer postpartal exakten Diagnostik, z. B. im Fall einer Typ-IIIa-Hüfte durch sofort eingeleitete Behandlungsmaßnahmen Verbesserungen der enchondralen Ossifikation innerhalb der ersten 3 Lebensmonate bis zum Typ Ia erreichen. Entsprechend gute Behandlungsergebnisse wurden auch von Braukmann u. Halbhübner (1998) mitgeteilt. Bereits Schultheiß (1965) wies darauf hin, dass es bei Therapieeinleitung auf jede Woche ankommt, da die Ergebnisse umso besser sind, je früher die Behandlung einsetzt.

Da sich im eigenen Krankengut aber auch Kinder fanden, bei denen trotz intensiver Therapiemaßnahmen der erwünschte Behandlungserfolg ausblieb, musste davon ausgegangen werden, dass es offenbar „therapieresistente" Kinder mit „persistierender" Dysplasie gibt. Gerade diese Kinder gaben Anlass für gutachterliche Auseinandersetzungen (Matthiessen 1996, 1999b). Für diese Verläufe konnte in der zur Verfügung stehenden Literatur keine ausreichende Erklärung gefunden werden. Auch unter dem Begriff „teratologischer Fall" subsummiert sich häufig die ohnmächtige Situation des Behandlers, wenn eine Erklärung für den therapeutischen Misserfolg gesucht wird. Im Verlaufe der Dysplasiebehandlung konnten **endogene** von **exogenen Verläufen** unterschieden werden, was sich für das heute gültige Behandlungskonzept bereits bewährt hat (Tab. 6.**1** u. 6.**2**).

In jüngster Zeit haben sich erneut mehrere Autoren mit der Frage auseinandergesetzt, ob endogene Wachstumsfaktoren die Ursache für eine verzögerte Dynamik in der Entwicklung des Hüftpfannendaches sind. Arnold u. Mitarb. (2002) berichten von einem „Luxationsnest" in Oberfranken: Hier konnte mit 4,64 % (Vergleichskollektiv 0,97 %,

Konermann 1999) eine statistisch signifikante Häufung von Dysplasien diagnostiziert werden. Nach Behandlung mit der Tübinger Beugebandage verbesserten sich alle Kinder auf Hüfttyp Ia bzw. Ib. Bei der Nachuntersuchung von 20 ehemals 29 behandlungsbedürftiger Kinder lagen im Alter von 1 bis 2 1/2 Jahren bei 6 Kindern mit 9 Hüftgelenken erneut pathologische AC-Winkel oberhalb 25° vor. Die Autoren unterstreichen das Konzept endogener Dysplasieverläufe. Küllmer u. Mitarb. (2002) verglichen bei der Nachuntersuchung von 30.718 Hüften anamnestische Risikofaktoren (Beckenendlage versus familiäre Dysplasieanamnese) mit der Behandlungsdauer. Bei therapiebedürftigen IIa-Hüftgelenken kommt die familiäre Dysplasieanamnese gegenüber nicht therapiebedürftigen deutlich gehäuft vor. Bei kurzer Behandlungsdauer von Kindern mit IIc- bis IV-Hüftgelenken (< 4,5 Monate) wiesen 9,5%, bei längeren Behandlungszeiten (> 6,5 Monate) bereits 17,5% der Kinder positive Familienanamnesen auf. Bei den „Relapses" (erneute Verschlechterung nach regulärer Behandlungsausleitung) waren jedoch 24,6% mit einer positiven Familienanamnese assoziiert. Die Autoren bestätigen aus den statistischen Daten das Vorliegen einer **endogenen** und **exogenen Verlaufsform** bei der Therapie der Hüftdysplasie, wobei die endogene Form mit gehäuftem Vorkommen positiver Familienanamnesen, die exogene mit den Geburten aus Beckenendlage verbunden ist.

6.1.11 Multicenterstudie unter dem Aspekt des „exponentiellen Formdifferenzierungswachstums"

Die Ergebnisse einer Multicenterstudie des Arbeitskreises für Hüftdysplasie der DGOT hat Tönnis (1997) zusammengestellt und über vergleichende Untersuchungen der Wirksamkeit von Orthesen und Gipsverbänden berichtet. Das „exponentielle Formdifferenzierungswachstum" konnte auch in dieser Arbeit belegt werden. Die Verbesserung des α-Winkels unter Spreizhosentherapie bei Behandlungsbeginn im 1. Lebensmonat zeigt bei unterschiedlich pathologischen Ausgangswerten typische Entwicklungen, die in der Abb. 6.10 beschrieben sind. Die Kurve der Typ-D-Hüftgelenke unter Therapie mit der Tübinger Beugebandage zeigt nach einer histologischen Reorganisationsphase der gestörten Eröffnungsvorgänge in der Pfannendachwachstumsfuge zwischen der 1. bis maximal 3. Woche in Abhängigkeit vom Ausgangsbefund und besonders vom Behandlungsbeginn ein hohes Ossifikationspotential mit rapidem Anstieg der Wachstumskurve bis zur 16. Lebenswoche, wobei allerdings über einen Typ IIb in der 17. Lebenswoche Normgrenzwerte erzielt werden. Nach Erreichen des für das Hüftwachstum optimalen exponentiellen Bereiches vermindert sich der Anstieg der

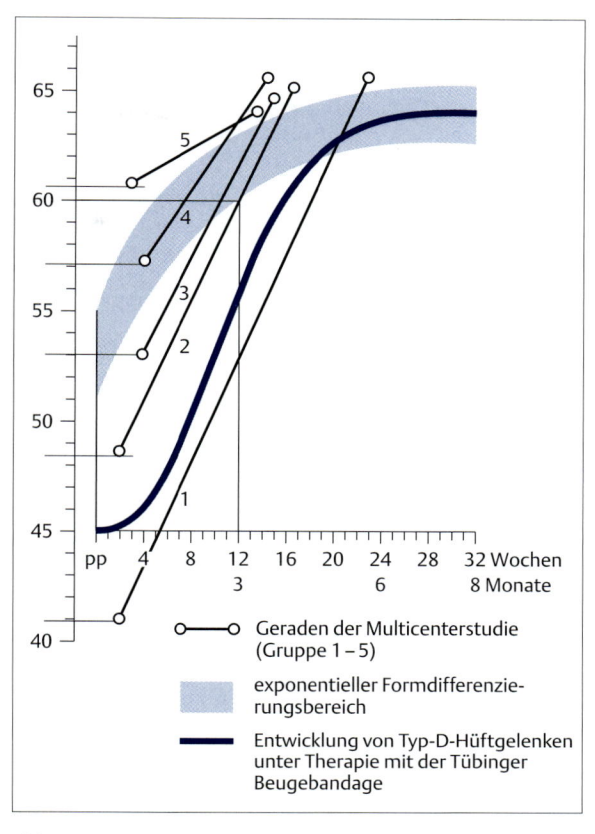

Abb. 6.10 In die Entwicklungskurve der exponentiellen Formdifferenzierung des Pfannendaches sind entsprechend der Multicenterstudie nach Tönnis (1997) die Verbesserungen des α-Winkels unter Spreizhosentherapie eingetragen. Die Geraden definieren die Ausgangswerte des Dysplasiegrades bei Behandlungsbeginn im 1. Lebensmonat. (Gruppe **1**: α = < 45°, Gruppe **2**: α = 45°–50°, Gruppe **3**: α = 50°–55°, Gruppe **4**: α = 55°–59°, Gruppe **5**: α = 59°–63°). Das schnellere Wachstum der α-Mittelwerte (Anstieg der Geraden) in den Gruppen 1–4 beweist das exponentielle Wachstum unter der Therapie. Die Gruppe 5 zeigt deshalb einen vergleichsweise geringeren Anstieg der Geraden, weil postnatal bereits eine altersentsprechende Entwicklung der Pfanne bestand und daher auch unter der Therapie kein schnelleres Wachstum erforderlich ist, um zeitentsprechend die Normentwicklung zu erreichen. Wenn der Anstieg der Geraden der Gruppe 1 geringer ausfällt, so ist bei der Spreizhosentherapie eine unzureichende biomechanisch korrekte Einstellung zu diskutieren, weil die für den optimalen Therapieeffekt erforderliche Beugung – Sitz-Hock-Stellung nach Fettweiss (1968), Human-Position nach Salter (1968) sowie Kopftiefeinstellung nach Graf (2000) und Tschauner u. Mitarb. (2001) – nicht erreicht werden kann. Eigene Untersuchungen der α-Mittelwerte instabiler Typ-D-Hüftgelenke (n = 42) zeigen unter der Therapie mit der Tübinger Beugebandage nach Bernau ein der exponentiellen Funktion zeitentsprechendes Ausheilungsergebnis (Bernau u. Matthiessen, 2002).

Kurve bis zum Einmünden in das altersentsprechende Normwachstum. Die Idealkurve (unter Herausnahme endogener Dysplasien) der in zweiwöchigem Abstand gemessenen α-Mittelwerte ist neben den Werten der Multicentergeraden in der Abbildung 6.**10** dargestellt.

Tönnis (1997, 1999) bestätigte, dass das Alter bei Beginn der Behandlung, unabhängig vom Ausgangsbefund, von erstrangiger Bedeutung ist. Dies konnte auch von Hopf u. Matthiessen (1994) nachgewiesen werden, die unabhängig von der eingeleiteten Therapieart eine umso schnellere Ausheilung sahen, je eher die Behandlung begonnen wurde. Auch Schilt (2001) stellte bei ca. 15.000 selbst untersuchten, sonographisch verfolgten und behandelten Fällen eine erstaunlich kurze Ausheilungszeit fest und fordert aus den Ergebnissen ein generelles Neugeborenenscreening. Tönnis wies zudem nach, dass bei Behandlungsbeginn jenseits des 3. Lebensmonats die α-Mittelwerte keine Normgrenzwerte erreichen und eine Residualdysplasie resultiert. Tönnis schließt folgerichtig, dass Misserfolge konservativer Therapien nicht nur in inadäquaten, zu spät begonnenen oder zu früh ausgeleiteten Behandlungsmaßnahmen zu suchen sind, sondern auch im „**vermeintlichen Rettungsanker" der endogenen Dysplasie**.

Als **Unterscheidungskriterium endogener** von **exogenen Dysplasien** lässt sich unter der Behandlung die Entwicklung des AC- und des CE-Winkels anführen: Bei endogenen Dysplasien ist der AC-Winkel jeweils befriedigend, der CE-Winkel jedoch immer zu klein. Die Pfannen sind für das nachfolgende proportionale Größenwachstum zu kurz, so dass sich über eine zunehmende Horizontalisierung der Wachstumsfuge eine „Hüftkopf in Nackenposition" mit weiterer defizitärer Pfannenentwicklung ergibt.

6.1.12 Therapeutische Konsequenz

Der „exponentielle Formdifferenzierungsbereich" innerhalb der ersten 3 Lebensmonate muss für die biomechanische Behandlung genutzt werden. Die therapeutischen Maßnahmen eliminieren mechanische Störfaktoren (Scherkräfte) und leiten zu individuell unterschiedlicher endogener Wachstumsgeschwindigkeit zurück. Nach kurzer Reorganisationszeit der gestörten Eröffnungsvorgänge steigt die Wachstumsgeschwindigkeit im Rahmen der Nachverknöcherung stark an, um die endogen vorbestimmte Formdifferenzierung zeitentsprechend zu erreichen, denn das, was klein ist, muss schneller wachsen als das, was bereits groß ist (s. Parametrisierung)!

Als morphologischer Ausdruck einer raschen Nachverknöcherung wird die im lateralen knöchernen Pfannendach röntgenologisch sichtbare stärkere Mineralisation des „neu gebildeten Osteoids" gewertet. So kann im Röntgenbild die **temporäre Aktivität der Ossifikation** direkt gesehen werden, und sie gibt zudem wertvolle prognostische Hinweise. Diese verstärkte Osteoblastenaktivität mit Osteoidbildung und Mineralisation darf nicht mit der druckinduzierten vermehrten Sklerose, z. B. bei der Ausbildung einer Sekundärpfanne, verwechselt werden (Matthiessen 1997b, 1999a).

6.1.13 Differenzierung der endogenen von exogenen Dysplasien

Bei den in der Literatur beschriebenen Ursachen der Hüftdysplasie werden **exogene** (mechanische, prä- und postpartale) von **endogenen** Faktoren abgegrenzt, die als primäre Entwicklungshemmung beschrieben werden (Tönnis 1984). Die Gesamtheit aller Hemmfaktoren wird von Immenkamp (1978) treffend als **Dysplasiefaktor** beschrieben. Es hat sich jedoch bewährt, den Begriff „Dysplasiefaktor" ausschließlich für die im Verlauf einer Behandlung nachgewiesene endogene Dysplasie zu verwenden. Bei der endogenen Dysplasie besteht infolge primär verzögerter Wachstumsgeschwindigkeit (verminderte Chondroneröffnung, Proliferation und Mineralisation) eine **schleichend fortschreitende geringere Formdifferenzierung** der knöchernen Pfanne. Dies entspricht der in der Literatur bekannten primären Entwicklungshemmung. Das Wesen der endogenen Dysplasie ist in einer primär verminderten Wachstumsrate zu finden und entspricht der genetisch determinierten Wachstumspotenz (vererbte Materialqualität). Bei exogenen Dysplasien bestehen prä- oder postpartal mechanisch bedingte Störfaktoren.

6.1.14 Klassifizierung der Dysplasieverlaufsformen

Unter Berücksichtigung endogener und exogener Dysplasien lassen sich mehrere Verlaufsformen unterscheiden:

1. **Verlaufsform**: **Sekundäre Dysplasie** durch **exogene Störfaktoren**, z. B. Beckenendlage, vorzeitiger Blasensprung, intrauterine Lageanomalie, Hydramnion etc. Diese Dysplasieformen verbessern sich rasch nach Einleitung der biomechanischen Behandlung. Im weiteren Verlauf ist keine Residualdysplasie nachweisbar. Diese Verlaufsform wird als erste genannt, weil sie glücklicherweise die weitaus häufigste ist.

2. **Verlaufsform**: **Primäre Dysplasie** aufgrund **endogener** Faktoren **mit Dysplasiefaktor**. Bei dieser Verlaufsform verbleibt trotz intensiver Therapiemaßnahmen bereits primär eine Residualdysplasie. Bei frühester Diagnostik und Therapie kann bei noch hoher Wachstumsgeschwindigkeit innerhalb der ersten 3 Monate eine Verbesserung der Formdifferenzierung bis zum altersentsprechenden Normalbefund erfolgen. Nach Therapieausleitung kehrt die Fuge zu ihrer endogen verminderten Wachstumspotenz zurück. Meist schleichend vollzieht sich erneut eine Wachstumsverzögerung bis zu pathologischen Überdachungsverhältnissen. Diese Be-

handlungverläufe geben Anlass für forensische Auseinandersetzungen mit den Gutachterkommissionen (Matthiessen 1996, 1999b)!
3. **Sonderverlaufsform**: Alle Erkrankungen, die über exogene mechanische Ursachen vornehmlich im Kleinkindes- und Kindesalter Reifungsverzögerungen induzieren, werden subsummiert. Diese Dysplasien betreffen primär nicht die Neugeborenenhüftgelenke:
    - **neuromuskuläre Dysbalancen**: frühkindlicher Hirnschaden, Muskelhypotonie mit oder ohne schlaffer Lähmung, Muskelhypertonie, Coxa valga spastica, Bindegewebeerkrankung mit lockeren Gelenken oder Instabilitäten, Morbus Down mit Hypotonie und Gelenküberdehnbarkeit, Myelodysplasie, Poliomyelitis etc.,
    - **weitere Erkrankungen mit exogenen Faktoren**: Fehlstatik, einseitige Hüftversteifung, enchondrale Dysostose, Entzündung, Folge von Knochenerkrankungen etc.

Die unter der Sonderverlaufsform angegebenen Zweiterkrankungen können die unter der 1. und 2. Verlaufsform genannten Dysplasieverläufe additiv erheblich negativ beeinflussen. Hier sind besonders Hypotonien mit Instabilitäten oder Hypertonien im Säuglings- bzw. Kleinkindesalter zu nennen.

6.1.15 Behandlungsstrategien

Zur Differenzierung der Behandlungsverläufe sowie zur prognostischen Einschätzung wird dem **Dysplasiefaktor**, der die verminderte Wachstumsrate bei endogenen Dysplasien ausdrückt, gedanklich der **Therapiefaktor** als maximal möglicher Behandlungserfolg gegenübergestellt (Matthiessen 1997a) (s. Tab. 6.1).

Ist der Therapieerfolg im Verlauf einer Behandlung verzögert, wird zunächst eine **protrahierte Hüftentwicklungsverzögerung** diagnostiziert. In diesem Fall sind folgende Fragen zu klären:
- Noncompliance der Eltern?
- Wurden bei ambulanter Therapie die empfohlenen Maßnahmen exakt durchgeführt?
- Liegt eine insuffiziente Hüfteinstellung z.B. bei Instabilität vor?
- Bestehen anamnestische Daten für eine familiäre Dysplasieanamnese?

Noncompliance der Eltern sowie insuffiziente Behandlung können erkannt, umgestellt und behandelt werden. Bei der endogenen Dysplasie besteht keine ursächliche Behandlungsmöglichkeit! Ist der Therapieerfolg nach Umstellung der Behandlungsmaßnahmen weiterhin verzögert, so ist der Dysplasiefaktor nachgewiesen. Die endogene Verlaufsform erscheint dann gesichert.

Bei frühem Behandlungsbeginn kann der Dysplasiefaktor erst im Verlauf der Dysplasiebehandlung erkannt werden, wenn der erwartete Therapieerfolg ausbleibt (s. Tab. 6.2). Dem Dysplasiefaktor wird gedanklich der Therapiefaktor entgegengehalten, der, ausgehend vom Ausgangsbefund und der Art der durchgeführten Behandlung, dem Therapieerfolg entspricht. Ist der Therapieerfolg im Verlauf einer Behandlung vergleichsweise verzögert, wird zunächst eine protrahierte Hüftentwicklungsverzögerung diagnostiziert. Ist der Therapieerfolg weiterhin verzögert, so ist der Dysplasiefaktor nachgewiesen. Die endogene Verlaufsform erscheint dann gesichert.

Bei **frühem Behandlungsbeginn** ist der Therapiefaktor aufgrund der noch hohen Wachstumsgeschwindigkeit größer als der Dysplasiefaktor einzuschätzen, so dass eine Verbesserung der Pfannendachossifikation erfolgt. Da die Wachstumsrate jedoch endogen vermindert bleibt, kann mit einer Residualdysplasie gerechnet werden.

Bei **spätem Behandlungsbeginn** und altersentsprechend verminderter Wachstumsgeschwindigkeit ist der Therapiefaktor kleiner als der Dysplasiefaktor zu bewerten, so dass mit einer zeitlich verzögerten Ausheilung zu rechnen ist. Nach einer protrahierten Hüftentwicklungsverzögerung verbleibt immer eine Residualdysplasie mit mäßigem AC-Winkel und generell kleinerem CE-Winkel.

Bei frühem Behandlungsbeginn einer endogenen Dysplasie kann eine Verbesserung der Formdifferenzierung des Pfannendaches erreicht werden, bei spätem Behandlungsbeginn verbleibt immer eine Residualdysplasie.

Tab. 6.1 Behandlungserfolge bei endogener Dyplasie

1. Therapieerfolg ↓
    - Noncompliance (Eltern?)
    - insuffiziente biomechanische Behandlung (Therapeut?)
    - endogene Dysplasie?
    - Diagnose: protrahierte Hüftentwicklungsverzögerung
2. Therapieerfolge weiterhin ↓
    - Dysplasiefaktor plus endogene Verlaufsform gesichert!

Tab. 6.2 Verzögerte Hüftentwicklung unter konsequenter Therapie, Diagnostik des „Dysplasiefaktors".

„Endogene" Dysplasie (Wachstumsrate WR ↓)

Früher Behandlungsbeginn

Therapiefaktor > Dysplasiefaktor
▸ Ausheilung möglich

WR konstant ↓ ▸ „Residualdysplasie"
AC ⇥ gut
CE ⇥ kleiner

Später Behandlungsbeginn

Therapiefaktor < Dysplasiefaktor
WR ↓ ▸ protrahierte Hüftentwicklungsverzögerung

WR weiterhin ↓ ▸ „Residualdysplasie"
= „endogene" Dysplasie
AC ⇥ gut
CE ⇥ kleiner

6.1.16 Residualdysplasie

Große Irritationen bestehen, wenn nach indizierter und fachgerecht durchgeführter Behandlungsausleitung später eine sekundäre Pfannendachverschlechterung ensteht, d. h. wenn sich trotz korrekter Behandlung eine Residualdysplasie entwickelt (Matthiessen 1999b, Halbhübner u. Mitarb. 2001).

Maronna (1995) hat eine Definition der Restdysplasie erarbeitet. Besonders aus forensischen Gründen sollte der für den Therapeuten sich negativ auswirkende Aspekt dieser Definition geändert werden. Somit empfehle ich folgende Definition:

Bei der Residualdysplasie handelt es sich trotz adäquater und konsequenter Behandlung von Hüftdysplasien oder Hüftluxationen immer um ein verbleibendes Defizit in der Pfannenentwicklung bei zentrierter Position des Hüftkopfes, was biomechanisch als präarthrotische Deformität gewertet werden muss. Dieses Defizit trotz korrekter Behandlung muss als Ausdruck des endogenen Dysplasiefaktors bewertet werden.

6.1.17 Klinische Konsequenzen aus den Befunden der Wachstumsforschung

Die **Formdifferenzierung** (Entwicklungsphase) erfolgt beim Neugeborenen in den ersten 3 Monaten **sehr rasch exponentiell**, nach dem 3. Lebensmonat überwiegt ein weitgehend **proportionales Größenwachstum** (Reifungsphase) von Hüftkopf und Hüftpfanne.

Die Frühestdiagnostik, nach Möglichkeit postpartal, ist deshalb so entscheidend wichtig, um die sonograpisch gesteuerte Therapie (s. Kap. 6.2) noch **in der Phase höchsten exponentiellen Wachstums** innerhalb der ersten 6 Wochen zur Wirkung bringen zu können.

Deshalb ist die Hüftsonographie in der standardisierten Technik nach Graf (s. Kap. 4.2) ab der Geburt der **goldene Standard** für die Diagnostik von Hüftentwicklungs- und Hüftreifungsstörungen.

Für den Therapieerfolg ist in der Regel der frühe Behandlungsbeginn entscheidender als die Schwere des Ausgangsbefundes. **Exogene Dysplasien** oder Dezentrierungen können bei früh einsetzender biomechanischer Behandlung vollständig zur Ausreifung gebracht werden.

Endogenen Dysplasien liegt eine verminderte Formdifferenzierung des knöchernen Pfannendaches zugrunde (verminderte Wachstumsrate = Dysplasiefaktor). Auch konsequente und adäquate konservativ-orthopädische Therapiemaßnahmen können, insbesondere bei Behandlungsbeginn jenseits des 3. Lebensmonats, keinen ausreichenden Therapieeffekt erzielen. Die Weiterbeobachtung ist bis zum Vorschulalter zwingend geboten, um vor dem Schluss der Y-Fuge die Azetabuloplastik (s. Kap. 6.3) als erforderliches operatives Behandlungskonzept nicht zu versäumen.

Weitere Kontrolluntersuchungen sind in der 3. Wachstumsphase (Krisenzeit der Skelettentwicklung), vor Beginn des präpuberalen Wachstumsschubes sowie zum Wachstumsabschluss vor Beginn der Berufsausbildung zu empfehlen.

Literatur

Arnold, H., J. Weber, J.U. Tauchert (2002): Entwicklungsverzögerungen der Hüftpfanne beim Kleinkind – Messfehler oder Ausdruck einer endogenen Dysplasie? Z Orthop 140, S1 – 198, F100

Bernau, A., H.D. Matthiessen (2002): Zur Behandlung der Hüftdysplasie. 15 Jahre Tübinger Hüftbeugeschiene. Orthop Praxis 38: 1 – 12

Braukmann, K., K. Halbhübner (1998): Das ABC der konservativ ambulanten Therapie der Hüftgelenksdysplasie. In: Grifka, J., J. Ludwig: Kindliche Hüftdysplasie. Thieme, Stuttgart: 83 – 98

Brinckmann, P., W. Frobin, E. Hierholzer (1980): Belastete Gelenkfläche und Beanspruchung des Hüftgelenkes. Z Orthop 118: 107 – 115

Brinckmann, P., W. Frobin, E. Hierholzer (1981): Stress on the articular surface of the hip joint in healthy adults and persons with idiopathic osteoarthrosis of the hip joint. J Biomech 143: 149 – 156

van Cochran, B. (1988): Orthopädische Biomechanik. Bücherei des Orthopäden. Bd. 51. Enke, Stuttgart

Fettweis, E. (1968): Sitz-Hock-Stellung bei Hüftgelenksdysplasie. Arch Orthop Trauma Surg 63: 38 – 51

Graf, R. (2000): Sonographie der Säuglingshüfte und therapeutische Konsequenzen. Ein Kompendium. 5. Aufl. Thieme, Stuttgart

Graf, R., I. Heuberer (1985): Zur Problematik der Hüftsonographie. Z Orthop 123: 127 – 135

Halbhübner, K., H.D. Matthiessen, K. Braukmann (2001): Die Behandlung von Hüftreifungsstörungen in der Kassenpraxis – Probleme, Tips und Tricks. Med Orthop Tech 121: 30 – 35

Hopf, W., H.D. Matthiessen (1994): Ergebnisse der Behandlung von dezentrierten Hüftgelenken. Eine Studie verschiedener Methoden. Orthop Praxis 30: 89 – 92

Immenkamp, M. (1978): Die operative Behandlung der sog. angeborenen Hüftluxation mit Berücksichtigung der Indikation, Methodik und Langzeitergebnisse der operativen Hüftgelenksreposition. Habilitationsschrift, Münster

Klisic, P.J. (1989): Congenital dislocation of the hip - a misleading term: brief report. J Bone Jt Surg 71-B: 136

Konermann, W. (1999): Sonographisches Hüftgelenk-Screening. In: Konermann, W., G. Gruber, C. Tschauner: Die Hüftreifungstörung. Steinkopff, Darmstadt: 137 – 153

Küllmer, K., C. Theis, S. Peetz, A. Meurer, J. Heine (2002): Hinweise für eine endogene und eine exogene Verlaufsform der Hüftdysplasie des Neugeborenen. 50. Jahrestagung der Vereinigung Süddeutscher Orthopäden, 1. – 4. Mai 2002. Vortrag 17. In: Kurzreferate der Vorträge. Medizinisch literarische Verlagsgesellschaft mbH, Uelzen

Maronna, U. (1995): Restdysplasie: Operative Therapie versus Spontanheilung. In: Hoffstetter, I., J. Jerosch: „Kontroverses in der Orthopädie". Münsteraner Frühjahrs-Symposium, Mai 1994. Shaker, Aachen

Matthiaß, H.H. (1980): Entwicklung, Wachstum und Reifung des Haltungs- und Bewegungsapparates. In: Witt, A.N., H. Rettig, K.F. Schlegel, M. Hackenbroch, W. Hupfauer: Orthopädie in Praxis und Klinik. Bd. I: Allgemeine Orthopädie. 2. Aufl. Thieme, Stuttgart

Matthiessen, H.D. (1980): Transport von Nährsubstanzen im Rahmen der enchondralen Ossifikation. Z Orthop 118: 656

Matthiessen, H.D. (1993a): Dynamik des Wachstums im Pfannendach. In: Schilt, M.: Angeborene Hüftdysplasie und -luxation vom Neugeborenen bis zum Erwachsenen. SGUMB-SVUPP-Eigenverlag, Zürich: 19–46

Matthiessen, H.D. (1993b): Die „endogene" Hüftdysplasie. In: Schilt, M.: Angeborene Hüftdysplasie und -luxation vom Neugeborenen bis zum Erwachsenen. SGUMB-SVUPP-Eigenverlag, Zürich: 117–133

Matthiessen, H.D. (1996): Forensische Probleme bei der Behandlung von Hüftdysplasien und -luxationen. Z Orthop 134: 10–12

Matthiessen, H.D. (1997a): Dysplasie- und Therapiefaktor bei der Hüftreifungsstörung. Z Orthop 135: 12–13

Matthiessen, H.D. (1997b): Das Problem der „endogenen" Dysplasie. In: Tschauner, C.: Die Hüfte. Enke, Stuttgart: 45–57

Matthiessen, H.D. (1999a): Wachstum, Reifung und Dynamik im Säuglingshüftpfannendach – Experimentelle Untersuchungen an Wachstumsfugen. In: Konermann, W., G. Gruber, C. Tschauner: Die Hüftreifungsstörung. Steinkopff, Darmstadt: 37–89

Matthiessen, H.D. (1999b): Forensische Probleme bei der Behandlung von Hüftreifungsstörungen unter Berücksichtigung der „endogenen" Dysplasie. In: Konermann, W., G. Gruber, C. Tschauner: Die Hüftreifungsstörung. Steinkopff, Darmstadt: 413–421

Matthiessen, H.D., U. Heinzmann (1995): Die Parametrisierung der Hüftentwicklungs- und Reifungskurve. Persönliche Mitteilung

Salter, R.B. (1968): Etiology, pathogenesis and possible prevention of congenital dislocation of the hip. Canad Med Ass J 98: 933–945

Schenk, R. (1978): Histomorphologische und physiologische Grundlagen des Skelettwachstums. In: Weber, Brunner, Freuler: Die Frakturenbehandlung bei Kindern und Jugendlichen. Springer, Berlin

Schilt, M. (1993): Das Entstehen der angeborenen Pfannendachdysplasie und Luxation (Morphogenese). In: Schilt, M., C. Lüdin: Angeborene Hüftdysplasie und -luxation vom Neugeborenen bis zum Erwachsenen. SGUMB-SVUPP-Eigenverlag, Zürich: 13–16

Schilt, M. (2001): Optimaler Zeitpunkt des Hüftsonographie-Screenings. Ultraschall in Med 22: 39–47

Schultheiß, H. (1965): Die Frühbehandlung der Hüftdysplasie durch atraumatische Spreizung. Z Orthop 100, Beilagenheft

Tönnis, D. (1984): Die angeborene Hüftdysplasie und Hüftluxation im Kindes- und Erwachsenenalter. Springer, Berlin

Tönnis, D. (1997): Vergleichende Untersuchungen der Wirksamkeit von Orthesen und Gipsverbänden bei Hüftdysplasie – Multicenterstudie des Arbeitskreises Hüftdysplasie der DGOT. Dreiländertreffen der DEGUM, OEGUM und SGUMB, Ulm 1997. Vortrag 21

Tönnis, D. (1999): Vergleichende Untersuchungen zur Wirksamkeit von Orthesen und Gipsverbänden bei Hüftdysplasie – Multicenterstudie des Arbeitskreises für Hüftdysplasie der DGOT. In: Konermann, W., G. Gruber, C. Tschauner: Die Hüftreifungsstörung. Steinkopff, Darmstadt: 370–400

Tschauner, C., S. Hofmann (1997): Restdysplasie und Dysplasiecoxarthrose – Biomechanische Prinzipien und Entscheidungshilfen zur gelenkserhaltenden orthopädisch-chirurgischen Behandlung. In: Tschauner, C.: Die Hüfte. Enke, Stuttgart: 92–112

Tschauner, C., W. Breitenhuber, B. Geigl, F. Sodia, H. Steffan (2001): Sonographiegesteuerte Behandlung von Hüftreifungsstörungen – Biomechanische Grundlagen und Konsequenzen. Med Orthop Tech 121: 40–46

Tschauner, C., W. Klapsch, A. Baumgartner, R. Graf (1994): „Reifungskurve" des sonographischen Alpha-Winkels nach Graf unbehandelter Hüftgelenke im ersten Lebensjahr. Z Orthop 132: 502–504

Tschauner, C., W. Klapsch, R. Graf (1990): Wandel der Behandlungsstrategien und Behandlungsergebnisse im Zeitalter des sonographischen Neugeborenenscreenings. Orthop Praxis 26: 693–698

Wagner, U.A., U. Gembruch, O. Schmitt, M. Hansmann (1996): Sonographische Normwerte für die intrauterine Hüftentwicklung. Z Orthop 134: 337–340

Wagner, U.A., U. Gembruch, O. Schmitt, M. Hansmann (1999): Pränatale sonographische Untersuchungen des Hüftgelenkes. In: Konermann, W., G. Gruber, C. Tschauner: Die Hüftreifung. Steinkopff, Darmstadt: 180–188

6.2 Sonographiegesteuerte Therapie von Hüftreifungsstörungen

R. Graf

Die Suffizienz eines Behandlungsmittels wird am Therapieerfolg gemessen. Da jedes Behandlungsmittel biomechanisch ganz verschieden auf das Hüftgelenk wirkt, kann die Wirkungsweise (Therapieerfolg oder -misserfolg) letztendlich nur überprüft werden, wenn vergleichbare pathoanatomische Ausgangssituationen vorliegen. Mit den diagnostischen Möglichkeiten der vorsonographischen Ära konnte eine exakte pathoanatomische Bestandsaufnahme des Hüftgelenks meist nicht erhoben werden. Dementsprechend sind die Behandlungsergebnisse auch schwer vergleichbar, weil nicht bekannt ist, welche pathoanatomische Situation mit welchem Behandlungsmittel therapiert wurde. Es geht deshalb nicht darum, herauszufinden welches Behandlungsmittel das Beste ist, sondern welches Behandlungsmittel in welcher pathoanatomischen Situation am besten (biomechanisch) wirksam ist.

Therapieziele:
- Rückführung der pathoanatomischen Veränderungen in den altersentsprechenden anatomischen Normalzustand.
- Nutzung des altersabhängigen Ossifikationspotentials des Hüftgelenks (Reifungskurve). Entsprechend diesen Erkenntnissen sollte der Therapiebeginn, wenn not-

wendig, gleich nach der Geburt, spätestens aber bis zu **Beginn der 5. Lebenswoche** durchgeführt werden.
- Vermeidung von Schädigungen bestehender Strukturen, insbesondere der Wachstumszonen an der Hüftpfanne, sowie Vermeidung von Hüftkopfnekrosen.

Die im Folgenden beschriebenen Behandlungsphasen müssen für neurogene Luxationen unter Berücksichtigung der neuromuskulären Imbalance individuell adaptiert werden. Teratologische Luxationen (Hüftgelenkfehlanlage bedingt durch Zelldifferenzierungsstörungen) unterliegen ebenfalls individuellen Behandlungsgesichtspunkten (z. B. bei Arthrogryposis multiplex) (Tschauner 1997).

6.2.1 Behandlungsphasen

In Tab. 6.**3** sind die einzelnen Behandlungsphasen als Übersicht dargestellt.

Repositionsphase

Dezentrierte Gelenke, entsprechend den sonographischen Typen D, IIIa, IIIb und Typ IV müssen reponiert werden. Welches Therapiemittel zur Anwendung kommt, ist irrelevant, wenn das Grundprinzip – durch den Behandlungsmechanismus den Hüftkopf wieder in der Urpfanne zentrisch einzustellen – eingehalten wird. Einige Repositionsmittel sind dafür besser, einige wahrscheinlich weniger gut geeignet. Prinzipiell muss es sich jedoch im weitesten Sinne des Wortes um eine Repositionsorthese handeln.

Anmerkung: Durch die sonograpische Frühestdiagnose sind die pathoanatomischen Veränderungen in der Gelenkpfanne meist noch nicht so gravierend, so dass eine manuelle Reposition (Spontanreposition) ohne Traumatisierung des Gelenks in den meisten Fällen möglich ist. Bei älteren Kindern und bei jenen, bei denen sich die Reposition nicht sofort manuell erzielen lässt, leistet eine Extensionsbehandlung gute Dienste. Die Overheadextension ist das Mittel der Wahl, da sie vom kleinen Patienten meist besser als die Längsextension toleriert wird. Vom biomechanischen Standpunkt aus dient die Extension nur zur Lockerung des Hüft-Pfannen-Systems und zur Dehnung der verkürzten Muskeln, um anschließend in einer Kurznarkose manuell den Hüftkopf zu reponieren und sicher zentrisch einzustellen. Aus diesen Gründen reichen meist 4–8 Tage Overheadextension aus (max. Abduktion 50°!). Den gleichen Zweck der Dehnung der verkürzten Muskulatur kann eine physiotherapeutische Vorbehandlung erzielen (Niethard 1997). Sie dient wie die Extensionsbehandlung zur **Vorbereitung** einer nachfolgenden Reposition. Die vorbereitende physiotherapeutische Behandlung darf nicht zum Umkehrschluss führen, dass durch sie allein eine Hüftluxation zu behandeln möglich sei.

Durch die dynamische sonographische Untersuchung (Stressuntersuchung) unter Zug, leichter Abduktion und Innenrotation kann in Zweifelsfällen leicht abgeschätzt werden, ob eine primäre manuelle Reposition möglich ist oder doch extendiert werden muss.

Bevorzugt man ein dynamisches Behandlungsprinzip zur Reposition in Form einer Pavlik-Bandage, ist darauf zu achten, dass die Zügelchen derart angelegt werden, dass durch die Eigenbewegungen des Kindes auch ein Repositionsvorgang ausgelöst werden kann.

Zu beachten ist, dass bedingt durch die pathoanatomischen Verformungen des hyalinknorpeligen präformierten Pfannendaches in Abhängigkeit des sonographischen Typs eine formschlüssige Einstellung des Hüftkopfes in der Urpfanne nicht immer möglich ist (Abb. 6.**11 a – c**). Der je nach Hüfttyp mehr oder weniger nach kaudal gepresste Anteil des hyalinknorpeligen präformierten Pfannendaches (Neolimbus nach Ortolani) kann manchmal das Eintreten des Hüftkopfes in die Tiefe der Urpfanne blockieren. Arthrographisch sieht man daher in diesen Fällen in der Tiefe der Urpfanne einen verstärkten Kontrastmittelsee (Tönnis 1984). Forcierte Repositionsmanöver oder aber auch eine Abduktion über 45–50°, die eine axiale Drucksteigerung mit sich bringen würde, sind zu vermeiden. Dieser axiale Druck führt zu einem Kollaps der Kopfsinusoide mit konsekutiver Kopfnekrose (Graf 2000).

Die zentrische Einstellung des Hüftkopfes in die Tiefe der Urpfanne ist in diesen Fällen ein dynamischer Prozess, bei dem der Hüftkopf den nach kaudal gedrückten hyalinknorpeligen präformierten Pfannendachanteil vorsichtig durch Mikrobewegungen wieder remodelliert, ohne die Wachstumszone an der Knorpelknochengrenze des Azetabulums zu zerstören. Auf das Problem der Repositionshindernisse wird im Kapitel 6.2.3 eingegangen.

Retentionsphase

Ist der Hüftkopf sicher in der Urpfanne platziert oder zumindest zentrisch vor dem Eingang der Urpfanne, gilt es diese Stellung in der Retentionsphase zu halten. Die pathobiomechanische Situation zeigt sich wie folgt: Das hyalinknorpeligen präformierte Pfannendach ist deformiert. Das Kopf-Pfannen-System ist inkongruent. Die Gelenkkapsel ist ausgeweitet und schlaff. Das inkongruente, deformierte, hyalinknorpelig präformierte Pfannendach und der schlaffe Gelenkkapselsack können den Hüftkopf nicht in der Primärpfanne fixieren (Abb. 6.**12**). Der Hüftkopf neigt zur Reluxation in die Sekundärmulde. Das Gelenk ist instabil. Das Behandlungsprinzip muss darin bestehen, den Hüftkopf sicher in der Primärpfanne zu platzieren. Auf keinen Fall darf er reluxieren, da ansonsten durch die Druck- und Scherkräfte auf das knorpelige Pfannendach die Reorganisation des hyalinknorpelig präformierten Pfannendaches nicht möglich ist (Matthiessen 1993). Scherdruckkräfte auf das knorpelige Pfannendach, die in kaudokranialer Richtung wirken, sind daher strikt zu vermeiden. Sie würden zur Reluxation mit allen Konsequenzen führen. Der Hüftkopf muss in der Pfanne in eine pfannendachentlastende Stellung gebracht werden (s. Abb. 6.**11 a u. b**). Zu vergleichen ist die optimale Pfannen-

Tab. 6.3 Übersichtstabelle über die sonographische Typisierung und die Behandlungsmöglichkeiten

Phase	Typ	Behandlung	Alternative	Bemerkung
1. Reposition: (luxierte Gelenke)	III–IV Typ D	Overheadextension oder manuelle Reposition Differenzialdiagnose durch Sonographie	**Repositionsorthese**: Pavlik-Bandage Hanausek-Apparat Düsseldorfer Schiene Fettweis-Schiene	Compliance der Eltern? Kontrollmöglichkeit?
2. Retention: (ehemals luxierte, reponierte und/oder instabile Gelenke)	instabile IIc-Gelenke und alle reponierten Gelenke Ausnahme: instabile IIc-Gelenke beim Neugeborenen siehe Nachreifungsphase	Sitz-Hock-Gips (für 4 Wochen)	**Retentionsorthese**: Pavlik-Bandage Gipslade Fettweis-Orthese Düsseldorfer Schiene	Compliance der Eltern? Kontrollmöglichkeit?
3. Nachreifung: (stabile, dysplastische Gelenke)	IIa(-)-Gelenke IIb-Gelenke stabile IIc-Gelenke	Mittelmeier-Graf-Spreizhose (Größe I–III)	**Nachreifungsorthese**: Schienen Pavlik-Bandage, Spreizhosen Tübinger Beugebandage	
	Sonderstellung: instabile IIc-Gelenke beim Neugeborenen	Behandlungsversuch mit Mittelmeier-Graf-Spreizhose für 4 Wochen		bei Verbesserung: weiter Spreizhose bei Verschlechterung oder Reifungsstillstand: Sitz-Hock-Gips (s. Retentionsphase)

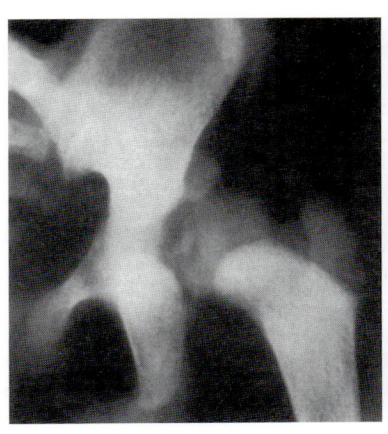

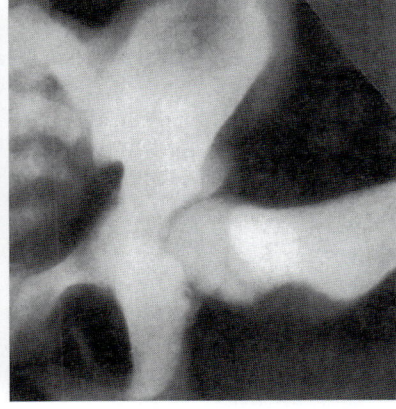

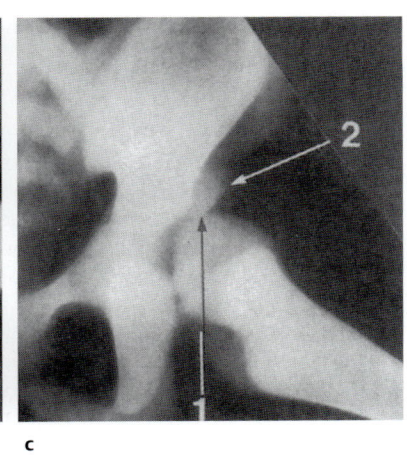

Abb. 6.11 a–c Einstellung des Hüftkopfes in die Urpfanne.

a Der Hüftkopf ist reponiert, das Beinchen ist aber gestreckt. Deutlich sichtbar ist, wie sich der Hüftkopf gegen den nach kaudal gepressten Pfannendachanteil stemmt. Bei einer eventuellen Arthrographie würde in der Tiefe der Pfanne ein deutlicher Kontrastmittelsee zu sehen sein.
b Reposition des Hüftkopfes in Sitz-Hock-Stellung. Der Hüftkopf tritt gegenüber der in Abbildung 6.**11 a** gezeigten Position deutlich tiefer in die Pfanne ein. Es kommt zu einer vollständigen Druckentlastung des hyalinknorpeligen deformierten Pfannendaches.
c Bei ungenügender Flexion und reiner Abduktion besteht ein deutlich schlechteres Repositionsergebnis gegenüber der Sitz-Hock-Stellung in Abbildung 6.**11 b**.
1 nach kaudal gepresster Anteil des hyalinknorpeligen präformierten Pfannendaches
2 Labrum acetabulare

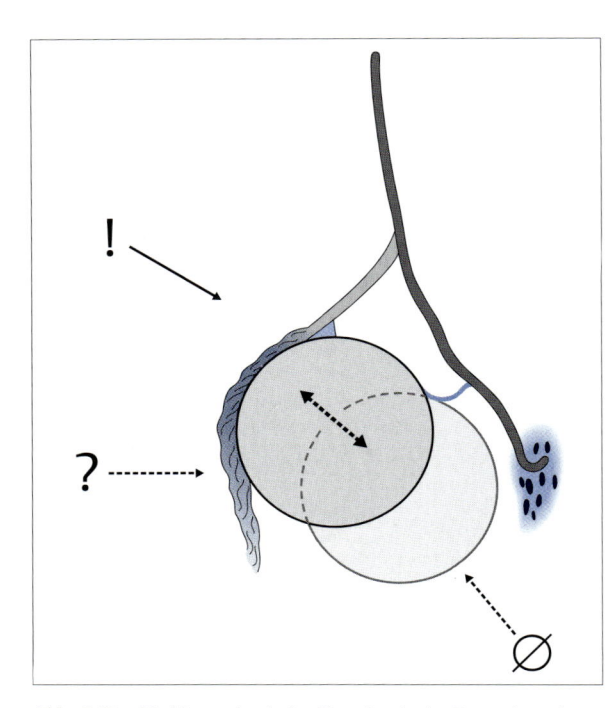

Abb. 6.12 Die biomechanische Situation in der Retentionsphase. Der Hüftkopf steht vor der Urpfanne, ist aber instabil und neigt zur Reluxation. Das Pfannendach ist deformiert, die Gelenkskapsel ausgedehnt. Die Krafteinwirkung muss hauptsächlich von kraniokaudal (!) und weniger von axial (?) erfolgen. Keinesfalls darf die Kraft von kaudokranial einwirken (Ø).

dachentlastung durch Flexion-Abduktion (Sitz-Hock-Position) in Abbildung 6.**11 b** mit der inkorrekten Position in Abbildung 6.**11 c**. Eine Flexion im Hüftgelenk von mindestens 90°, besser 100–110° ist notwendig. Die Stabilisierung des Hüftkopfes in der Pfanne erfolgt durch eine Abduktion bis 45°, maximal 50°. Ein Mehr an Abduktion sollte unbedingt vermieden werden, weil sonst der axiale Druck des Hüftkopfes auf die Pfanne ansteigt und der Druck die Blutversorgung im Knorpel durch direkte Druckeinwirkung auf die Knorpelsinusoide oder durch die Zerrung der Schenkelhalsgefäße beeinträchtigen kann.

Neben dieser pfannendachentlastenden Stellung durch Kopftiefeinstellung muss die Reluxation des Hüftkopfes in die Sekundärmulde strikt vermieden werden. Anderenfalls hat nicht nur das deformierte hyalinknorpelig präformierte Pfannendach keine Chance sich kongruent über den Hüftkopf zu legen, sondern auch die ausgeweitete Gelenkkapsel kann nicht schrumpfen und so zur Stabilität des Gelenks beitragen. Es ist daher eine stabile Retention mit relativer Ruhe im Kopf-Pfannen-System erforderlich. Es ist verständlich, dass gerade in dieser heiklen Retentionsphase ein ständiges Hin- und Hergleiten des Kopfes von der Primär- in die Sekundärmulde eine Remodellierung des deformierten Knorpeldaches und den Schrumpfungsprozess der Gelenkkapsel nicht zulässt (Tönnis 1984).

Sowohl die Remodellierung des deformierten hyalinknorpelig präformierten Pfannendaches als auch der Schrumpfungsprozess der Gelenkskapsel bedarf Zeit. Der Zeitraum für die Retentionsphase beträgt in Abhängigkeit der Deformierung des Pfannendaches und des Alters des Patienten erfahrungsgemäß 2–4 Wochen.

Zusammenfassung der **Behandlungsgrundsätze** in der Retentionsphase:
- Sitz-Hock-Stellung: Flexion 100°, Abduktion 45–50°,
- Ruhe: Fixation des reponierten Gelenks in der Sitz-Hock-Stellung,
- Zeit: Fixation über 2–4 Wochen.

Retentionsbedürftige Gelenke sind alle instabilen Gelenke wie reponierte Gelenke vom Typ D, IIIa, IIIb, Typ IV und der Typ IIc-instabil.

Behandlung mit Retentionsorthesen. Die Sitz-Hock-Stellung mit Kopftiefeinstellung und sichere Stabilisierung muss gewährleistet sein. Aus später noch zu erläuternden Gründen sind wir Verfechter einer sicheren Retention und verwenden für diesen Zweck den Sitz-Hock-Gips. Dieser Fettweis-Gips (Abb. 6.**13 a** u. **b**) (Fettweis 1992) wurde etwas modifiziert, so dass die Unterschenkel und die Kniegelenke nicht mitfixiert sind. Dadurch sind außer dem Hüftgelenk alle anderen Gelenke frei beweglich. Durch das Herabhängen der Beinchen stellt sich im Hüftgelenk spontan eine Innenrotation ein. Diese erhöht die Stabilität des Gelenks, da der Hüftkopf gegen den hinteren unteren knöchernen Pfannendachrand, der immer noch besser als der mittlere oder vordere ist, rotiert wird und somit eine relativ gute Abstützung erfährt. Durch die Polsterung des Gipsverbandes sind somit auch kleine Mikrobewegungen zur Knorpelernährung im Hüftgelenk möglich. Selbst Neugeborene werden mit diesem Gips versorgt, wobei die Retentionsphase bei Neugeborenen meist nur 2 Wochen beträgt, bei älteren Kindern aber bis zu 4 Wochen dauern kann. Während dieser Zeit ist ein Gipswechsel nicht erforderlich. Die Gipsapplikation erfolgt ambulant in Sedierung mit Kinderzäpfchen. Bei älteren Kindern in Kurznarkose ebenfalls ambulant oder in Form einer Tagesklinik, wenn nicht zuvor eine stationäre Overheadextension notwendig war. Die **Überprüfung** der korrekten Stellung des Hüftkopfes im Gips kann sonographisch durch ein entsprechendes Gipsfenster erfolgen, wobei in besonderen Fällen auch andere bildgebende Methoden herangezogen werden können. Bis auf wenige Ausnahmen genügt es, in gehaltener reponierter Stellung (Sitz-Hock-Position) eine a.-p. Übersichtsröntgenaufnahme beider Hüftgelenke anzufertigen, das mit jenem, das nach Anlegen des Gipsverbandes angefertigt wurde, verglichen wird. So kann ein unbeabsichtigtes Herausrutschen des Hüftkopfes während des Eingipsens erkannt werden.

Es können auch andere Orthesen zur Retention benutzt werden, sofern sie eine sichere Fixierung in Sitz-Hock-Stellung über 4 Wochen gewährleisten. Auch bei Benutzung einer Pavlik-Bandage muss in der Retentionsphase

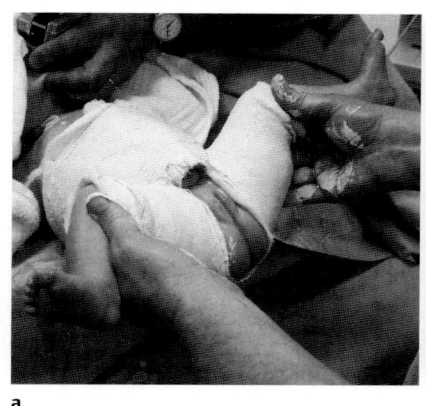

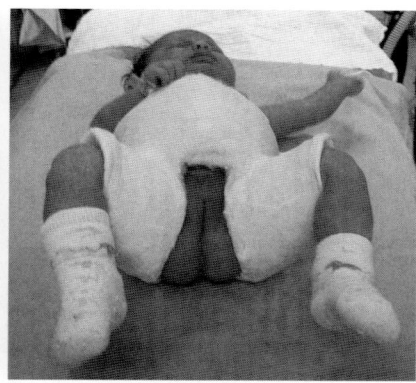

Abb. 6.13 a u. b Fettweis-Gips.
a Anlegen eines Fettweis-Gipses: Die Beinchen werden in Repositionsstellung gehalten.
b Modifizierter Fettweis-Gips: Sitz-Hock-Gips. Die Beinchen sind in mäßiger Abduktion und in Flexionsstellung, die Kniegelenke bleiben frei.

die Bandage straff zur Fixierung in Sitz-Hock-Stellung angezogen werden. Cave: Keinesfalls darf das Kind in dieser Phase strampeln, die Abduktion über 45–50° provoziert oder die Stellung der Zügelchen durch die Eltern verändert bzw. die Bandage gar kurzfristig abgenommen werden!

Ausnahmen bei instabilen Typ-IIc-Neugeborenengelenken. Bei instabilen Typ-IIc-Gelenken innerhalb der 1. Lebenswoche verwenden wir eine straff sitzende Spreizhose vom Typ Mittelmeier-Graf mit parallel eingestellten Zügelchen in Sitz-Hock-Stellung (Abb. 6.14). Durch die geringe Eigenmotorik des Kindes in diesem Alter erscheint eine straff sitzende Spreizhose zur sicheren Retention ausreichend. Die Kontrolle erfolgt bereits nach 3–4 Wochen. Sollte sich nach diesem Zeitraum das Hüftgelenk nicht stabilisiert und zumindest in einen Typ IIc-stabil übergegangen sein, erfolgt die sofortige Fixierung im Sitz-Hock-Gips noch vor der kritischen Zeitgrenze der 5. Lebenswoche. Hat sich das Gelenk stabilisiert und ist mindestens in einen Typ IIc-stabil übergegangen, kann die Spreizhosentherapie entsprechend Tabelle 6.3 weitergeführt werden.

Nachreifungsphase
Nach der abgeschlossenen Retentionsphase ist das Gelenk stabil und tritt in die Nachreifungsphase ein. Vom pathoanatomischen Standpunkt ist der Hüftkopf tief in der Pfanne eingestellt, das hyalinknorpelige Pfannendach hat sich „entfaltet" und seine ursprüngliche Form wieder erlangt und liegt kongruent über dem Hüftkopf. Die Gelenkkapsel ist straff und das Hüftgelenk stabil. Das Pfannendach ist aber noch nicht ausreichend ossifiziert. Druck- und Scherkräfte auf das knorpelige Pfannendach in kaudokranialer Richtung würden eine neuerliche Deformierung des Pfannendaches und somit eine Reluxation provozieren. Es müssen pfannendachentlastende Maßnahmen durchgeführt werden, wobei Strampelbewegungen in einem bestimmten Umfang, soweit sie nicht Druck- und Scherkräfte auf das Pfannendach ausüben, zugelassen werden können. Es gilt daher weiterhin das Sitz-Hock-Prinzip mit Beweglichkeit der Beinchen.

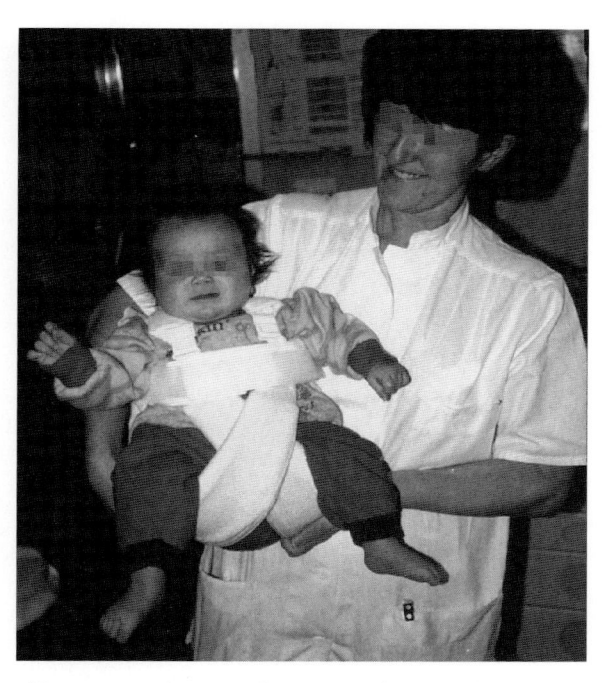

Abb. 6.14 Mittelmeier-Graf-Spreizhose als Beispiel für eine Nachreifungsorthese. Um die Abduktion nicht zu forcieren, wurde in diesem Falle die gekreuzte Stellung der Zügelchen gewählt. Ist eine stärkere Abduktion oder straffere Fixierung notwendig, werden die Zügelchen parallel in ungekreuzte Position gebracht.

Nachreifungsbedürftige Gelenke sind Hüftgelenke, die stabil, aber noch nicht völlig ausgereift, das heißt, noch nicht sonographisch Typ I sind. Es sind dies Hüftgelenke vom Typ IIc-stabil, IIb und IIa(-).

Behandlung mit Nachreifungsorthesen. Typische Nachreifungsbehelfe, die eine Flexion bei mittelgradiger Abduktion und gleichzeitigen Strampelbewegungen ermöglichen, sind zahlreich, wobei sämtliche Spreizhosen und Splints im Wesentlichen diesen Bedürfnissen entsprechen, soweit sie Strampelbewegungen in einer Sitz-Hock-Stellung ermöglichen. Da durch die sonographische Frühestdiagnostik die zu behandelnden Kinder meist innerhalb der ersten 3 Lebensmonate sind, hat sich zu diesem Zweck die Mittelmeier-Graf-Spreizhose (s. Abb. 6.**14**) mit verschiedenen Graden der Fixiermöglichkeiten, auch aus Gründen der Elterncompliance bestens bewährt.

Alternativ werden auch oft die Pavlik-Bandage (Zügelchen für Strampelbewegungen locker lassen!) oder die Tübinger Schiene angewendet.

Häufige Fehlerquellen:
- Die Orthese wird zu fest angelegt: Strampelbewegungen sind in Sitz-Hock-Stellung nicht möglich.
- Die Abduktion beträgt mehr als 45–50°.
- Die Orthese ist zu locker: Die Sitz-Hock-Stellung wird zu stark aufgelöst und dadurch eine Extension möglich.

Was eine Frühestdiagnose mit adäquater sonographiegesteuerter Therapie leistet, ist aus der Verlaufsserie in der Abbildung 6.**15 a–e** ersichtlich.

6.2.2 Versagen der konservativen Therapie

Die Analyse von „Therapieversagern" hat folgende Ursachen ergeben:
- **Zu späte Diagnose mit konsekutiv verspätetem Therapiebeginn**: Das Hüftgelenk reift in den ersten 4–6 Wochen sehr gut, wobei die Wachstumspotenz am Ende des 3. Monats einen deutlichen plateauartigen Verlauf einnimmt. Dies bedeutet aber, je später die Diagnose gestellt wird, desto kürzer ist die verbleibende optimale Wachstumspotenz bis zum Ende des 3. Monats. Je früher die Diagnose gestellt wird, desto früher kann die Therapie einsetzen und für das Hüftgelenk steht mehr Zeit zur Korrektur pathologischer Veränderungen zur Verfügung (s. Abb. 6.**15**). Nach bisherigen Erkenntnissen dürfte der kritische Zeitpunkt um die 4., spätestens zu Beginn der 6. Lebenswoche liegen.
- **Mangelnde Elternkompliance**: Zweifellos stellt ein therapiebedürftiges Hüftgelenk für die Eltern des Kindes eine nicht zu unterschätzende psychische Belastung dar. Die Aufgeklärtheit unserer Zeit führt nicht selten zur kritischen Einstellung gegenüber dem Behandler und zum „Change Doctors". Nicht immer ist das den Eltern am komfortabelsten scheinende Therapiemittel das für das Hüftgelenk am besten wirksame! Die Retentionsphase ist sicherlich biomechanisch am heikelsten: Jedes Therapiemittel, das die sichere Retention infrage stellt, das heißt, von den Eltern abgenommen, verstellt oder in irgend einer anderen Weise manipuliert werden kann, stellt in unseren Augen ein hohes Risiko dar. Dies ist der Grund, warum wir wieder zur sicheren Fixierung im Gipsverband, allerdings nicht

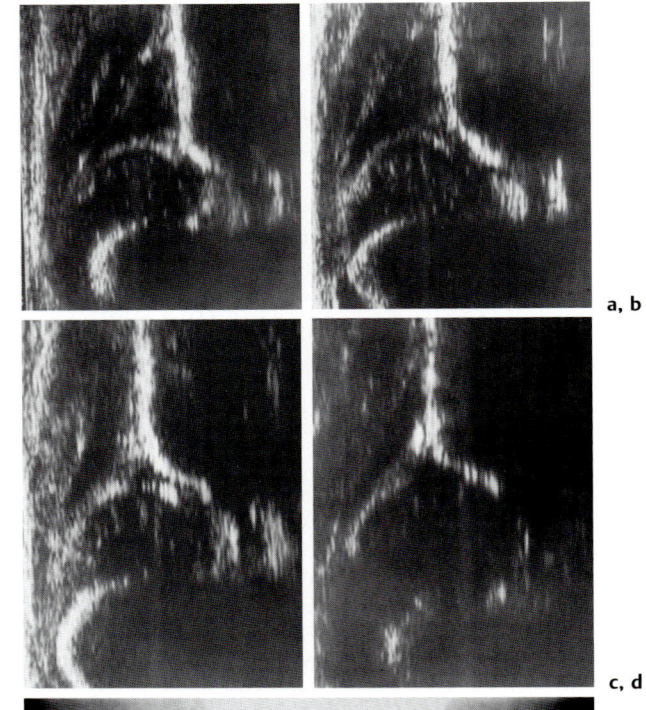

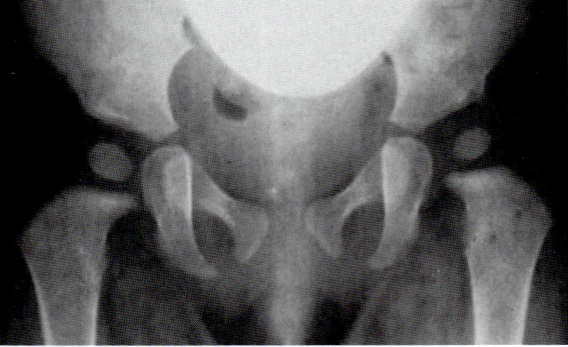

Abb. 6.15 a–e Verlaufsserie eines 10 Tage alten Säuglings entsprechend dem vorgestellten Behandlungsschema: linkes Hüftgelenk.
a Typ IV-Gelenk, Erstdiagnose mit 10 Tagen.
b Nach 4 Tagen Overheadextension: Typ IIIa. Das Hüftgelenk wurde in Narkose reponiert und für 4 Wochen im Sitz-Hock-Gips retiniert.
c Nach 4 Wochen Sitz-Hock-Gips. Das Hüftgelenk ist zentriert, stabil, Typ IIa(-). Die Weiterbehandlung erfolgt mit einer Mittelmeier-Graf-Spreizhose.
d Das Hüftgelenk im Alter von 10 Wochen nach 4-wöchiger Behandlung mit einer Mittelmeier-Graf-Spreizhose, entsprechend dem Status in Abb. 6.**15 c**. Völlig ausgereiftes altersentsprechendes Hüftgelenk, die Behandlung kann beendet werden. Wegen der Gefahr einer Restdysplasie (primär dezentriertes Gelenk!) Kontrolle in 1 Jahr empfohlen.
e Röntgenkontrolle 1 Jahr später: Restdysplasie und Erkerdefekt links.

im althergebrachten Lorenz-, sondern in der modernen Sitz-Hock-Stellung nach Fettweis (Fettweis 1992) zurückgekehrt sind. Werden abnehmbare Therapiemittel, wie die Pavlik-Bandage verwendet, so muss gewährleistet sein, dass der Behandler sie nicht nur an die Größe des Kindes anpasst, sondern auch der Behandlungsphase entsprechend einstellt und durch Aufklärung vorsorgt, dass die Angehörigen nicht etwa aus falsch verstandenem Mitleid die Orthese abnehmen und womöglich gar nicht oder in falscher Position wieder anlegen.

- **Keine stadiengerechte Wahl des Therapiebehelfs**: Ein wesentliches Problem besteht darin, dass ein Therapiemittel gewählt wurde, das in der jeweilig pathoanatomischen Situation, das heißt, dem jeweiligen sonographischen Typ entsprechend, von seinem mechanischen Wirkungsprinzip einfach nicht funktionieren kann. So ist eine Spreizhose ein typischer Nachreifungsbehelf, der aufgrund seiner biomechanischen Konzeption eine Reposition nicht durchführen oder ein Repositionsergebnis nicht halten kann. Eine Spreizhosenapplikation wird daher höchstwahrscheinlich bei dezentrierten Gelenken zum Versagen der Therapie führen müssen. Die fallweise vorgebrachte Argumentation, dass in bestimmten Fällen ein Typ-III-Gelenk sehr wohl mit einer Spreizhose zu einem guten Ergebnis gebracht worden sei, müsste mit der Frage der Risikofreudigkeit des Behandlers beantwortet werden. Wie bereits beschrieben, ist das Zeitlimit zu kurz, um ein „Herumprobieren" zu gestatten, das heißt, bei einem anfänglichen Therapieversagen auf ein anderes biomechanisch sicher wirksames Therapiemittel umzusteigen. Der durch das Probieren aufgetretene Zeitverlust wird sich im Endergebnis bitter rächen.

6.2.3 Maßnahmen beim Versagen der konservativen Therapie

Offene Reposition
Die Indikation stellt sich unter folgenden Bedingungen: Bei verschleppten und nicht rechtzeitig diagnostizierten Hüftluxationen (alle dezentrierten Hüfttypen) mit Erstdiagnose im Alter von 6 Monaten und älter. Wenn sich das Hüftgelenk über diesen Zeitraum in die Pathologie „hineinentwickelt" hat, ist immer eine hochgradige Pathologie im Bereich der hyalinknorpeligen präformierten Pfanne vorhanden. Durch den luxierten Hüftkopf wurde das knorpelige Pfannendach dermaßen deformiert und komprimiert, dass bei weiterer konservativer Therapie eine zusätzliche Schädigung der knorpeligen Strukturen zunehmend wahrscheinlich wird. Von weiteren konservativen Repositionsversuchen wird abgeraten.

Kinder, die jünger als 6 Monate sind, werden **offen reponiert**, wenn mit einem Retentionsversuch über 8 Wochen (2-malige Sitz-Hock-Gips-Versorgung über eine Periode von je 4 Wochen) keine Hüftgelenkstabilität zu erzielen ist. In diesen Fällen ist immer das hyaline Pfannendach so deformiert, dass es sich durch die Zentrierungsversuche nicht mehr kongruent über den Hüftkopf entfaltet und das Hüftgelenk dadurch nicht stabil werden kann! Eine hochgezogene Iliopsoassehne mit Lig. transversum, ein elongiertes Kopfband und hypertrophe Pulvinarfettpolster sind oft zusätzliche Repositionshindernisse.

Ein weiteres konservatives Vorgehen würde den Hüftkopf nur noch mehr gegen den nach kaudal gequetschten hyalinen Pfannendachknorpel pressen und sowohl den Hüftkopf hinsichtlich einer Kopfnekrose, als auch das Pfannendachwachstum wegen Beeinträchtigung der Wachstumszone durch Druck- und Scherkräfte zusätzlich gefährden. Im Gegensatz zu früheren, vor allem angloamerikanischen Ansichten, (nach Tönnis 1984) sollte nicht das Alter allein, sondern dieses in Kombination mit der biomechanischen Situation zur Indikationsstellung herangezogen werden. Wenn ein Hüftgelenk nach 2×4 Wochen konservativen Behandlungsversuch irreponibel ist, liegt immer ein Repositionshindernis vor, das vom Hüftkopf nicht weggedrängt werden kann. Daher sind weitere Repositionsversuche für den Hüftkopf immer gefährlich.

Arthrographie und NMR bei Repositionshindernissen
Die Indikation zur Arthrographie relativiert sich durch die sonographischen Möglichkeiten den Repositionsversuch direkt am Monitor zu verfolgen. Bei irreponiblen Hüftgelenken und den heutigen sonographischen Möglichkeiten halten wir es für nicht notwendig mit einer relativ aggressiven Diagnostik ein Repositionshindernis, das ja **immer vorliegen muss**, wenn das Hüftgelenk einem 8-wöchigen konservativen Behandlungsversuch getrotzt hat, nochmals zu identifizieren. Beim erfolglosen konservativen Repositionsversuch und konsekutiv gestellter Operationsindikation hat die Kenntnis des tatsächlich verantwortlichen Repositionshindernisses keine therapeutische Konsequenz.

Operationstechnik
Wir bevorzugen den anterolateralen Zugang, eröffnen die Gelenkkapsel, der Hüftkopf wird zur Seite gehalten, so dass anhand des Lig. teres die Orientierung leicht fällt und die Urpfanne, deren Eingang meist „phimotisch" verengt ist, dargestellt werden kann. Das Ligamentum wird reseziert, das Fettgewebe, das meist hypertroph die Urpfanne zusätzlich noch ausfüllt, wird ebenfalls vorsichtig entfernt. Die manchmal hochgeschlagene Iliopsoassehne wird eingekerbt oder teilreseziert, ein fallweise vorhandener enger Kapselschlauch wird eröffnet. Unter Abduktion und Innenrotation gelingt es nun den Hüftkopf, trotz Missverhältnis der Größe von Hüftkopf zur Pfanne, in die Pfanne einzustellen. Die Abduktion und Innenrotation stabilisiert den Hüftkopf, gleicht sie doch die meist mehr oder weniger immer vorhandene Valgus- und vermehrte Antetorsionsstellung aus. In der zitierten Hüftkopfpositionierung stützt sich dieser an dorsalen, auch bei Luxations-

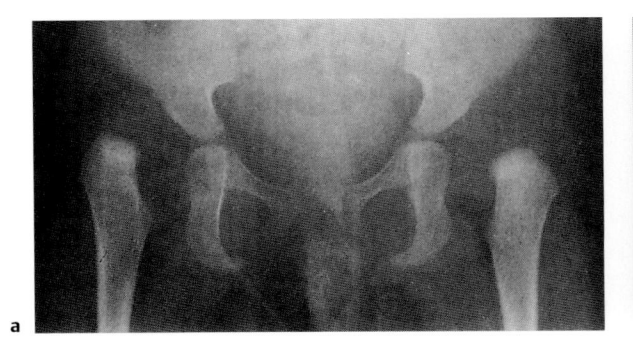

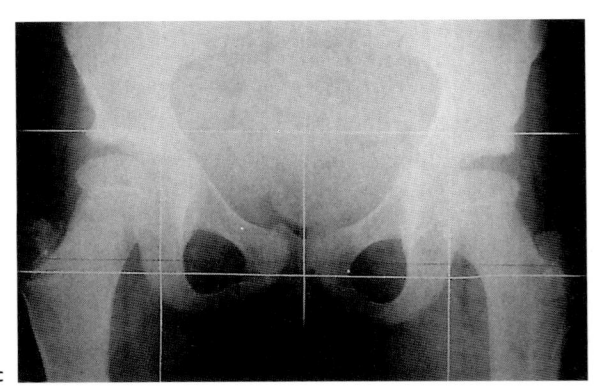

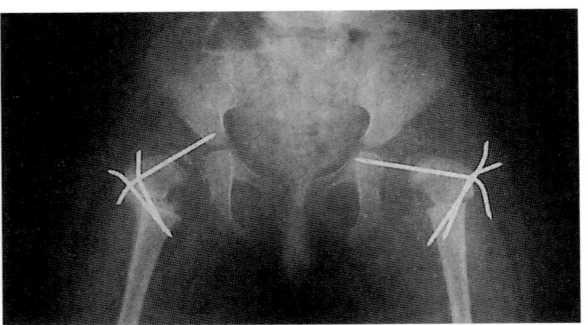

Abb. 6.16 a–c 6 Monate alter Säugling mit beidseitiger Hüftluxation. Eine Behandlung wurde auswärts mit dem Hinweis, das Kind sei wegen der Gefahr der Hüftkopfnekrose für eine Behandlung noch zu jung, abgelehnt.
a Ausgangsbefund.
b Zustand nach offener Einrichtung. Die temporäre axiale Fixierung des Hüftkopfes und die intertrochantäre Geradestellung sind deutlich sichtbar.
c 8 Jahre postoperativ nach offener Einrichtung und Azetabulumplastik beidseits.

pfannen immer noch besser ausgebildeten Pfannendachanteilen ab, während die dorsosuperioren und anterioren Pfannendachanteile meist dem Hüftkopf nicht genügend Widerlager bieten können. Der deformierte Pfannendachknorpel, der vordergründig ein Repositionshindernis darstellt, darf nicht reseziert werden, da es ansonsten zu schweren Wachstumsstörungen an der Pfanne kommt. Der reponierte Hüftkopf wird durch einen Kirschner-Draht, der unter Bildwandlerkontrolle durch den Schenkelhals eingebracht wird, im Azetabulum transfixiert und das Beinchen durch eine intertrochantäre Osteotomie ohne Keilentnahme geradegestellt, wobei die Osteotomie mit 2 Kirschner-Drähten ausreichend fixiert ist. Die Muskulatur wird nur adaptiert, auf eine Redon-Drainage kann verzichtet werden. Die Fixierung erfolgt im Becken-Bein-Gips. Nach 5 Wochen werden sämtliche Drähte entfernt und meist gleichzeitig eine Azetabulumplastik durchgeführt (Graf u. Roth-Schiffl 2001).

Diese Operationstechnik fixiert den Hüftkopf in stabilster Stellung, so dass eine Reluxation nicht zu befürchten ist. Die Varusstellung gleicht sich im Laufe des Wachstums ebenso wie die meist auftretende primäre leichte Retrotorsion spontan aus. Kopfnekrosen konnten durch die temporäre Transfixation nicht beobachtet werden. Sie traten nur auf, wenn überlange konservative frustrane Behandlungsversuche vor der Operation durchgeführt wurden.

Die Ergebnisse der offenen Reposition mit dieser Technik sind gut (Graf 1981). Die Vorteile gegenüber anderen in der Literatur beschriebenen Techniken (Tönnis 1984) liegen darin, dass nicht nur der Hüftkopf wieder reponiert wird und die Fixierung desselben nicht allein einer Kapselplastik überlassen wird, sondern dass grundsätzlich die gesamte Mechanik und Morphologie des Hüftgelenks weitgehend normalisiert wird (Abb. 6.16 a–c).

Vorgehen bei Restdysplasie

Ist beim Aufstehen des Kindes aus welchen Gründen auch immer kein Typ-I-Gelenk vorhanden, spricht man von einer Restdysplasie. Ist das Gelenk belastungsstabil, so dass mit einer Reluxation nicht zu rechnen ist, kann eine Spontanreifung bis zum Ende des 2. Lebensjahres abgewartet werden. Manche Autoren empfehlen, mit einer Azetabuloplastik länger zu warten. Generell gilt aber die Empfehlung, die Restdysplasie bis zum 6. Lebensjahr operativ zu korrigieren (Lenz 1997). Droht die Reluxation, ist eine sofortige Azetabuloplastik indiziert. Im Aufstehalter bzw. zu Gehbeginn sollte das Kind von Orthesen befreit sein, daher empfiehlt sich eher die **frühe Azetabuloplastik**.

Eine Therapie mit Abspreizschienen zur Behandlung der Pfannendachdysplasie bis in das 2. Lebensjahr hinein sollte heute dem Patienten und seiner Familie nicht mehr zugemutet werden.

Literatur

Fettweis, E. (1992): Das kindliche Hüftluxationsleiden – Die Behandlung in Sitzhockstellung. Fortschr Orthop Traumatol. Ecomed, Landsberg

Graf, R. (1981): Die operative Behandlung der congenitalen Hüftluxation. Kongressband Orthop Tagung Prag: 24

Graf, R. (2000): Sonographie der Säuglingshüfte und therapeutische Konsequenzen. Thieme, Stuttgart

Graf, R., E. Roth-Schiffl (2001): Open reduction for developmental dysplasia of the hip. Orthop Traumatol 1: 39–48

Lenz, G.P., M. Mourani (1997): Operative Therapie im Kindesalter. In: Tschauner, Ch.: Die Hüfte. Enke, Stuttgart: 79–91

Matthiessen, H.D. (1993): Dynamik des Wachstums im Pfannendach. In: Schilt, M.: Angeborene Hüftdysplasie und -luxation vom Neugeborenen bis zum Erwachsenen. Symposium Zürich

Niethard, F.U. (1997): Kinderorthopädie. Thieme, Stuttgart

Tönnis, D. (1984): Die angeborene Hüftdysplasie und Hüftluxation im Kindes- und Erwachsenenalter. Springer, Berlin

Tschauner, Ch. (1997): Die Hüfte. Enke, Stuttgart

6.3 Protrahierte Hüftreifungsstörung im Kindesalter

M. Pothmann und W. Cordier

Definition

Die protrahierte Hüftentwicklungsverzögerung im Kindesalter ist gekennzeichnet durch Rezidiv, Persistenz oder Sekundärentwicklung (neuromuskuläre Dysbalance) einer **Wachstumsstörung der Hüftpfanne**, die über das Säuglingsalter hinausgeht.

Jenseits des 1. Lebensjahres schwinden die konservativen Behandlungsmöglichkeiten der Hüftdysplasie. Die entscheidende Bedeutung einer frühzeitigen, suffizienten und konsequenten konservativen Hüftdysplasietherapie wird jedem Behandler gerade bei der Konfrontation mit älteren Dysplasiekindern, bei denen die „goldene Zeit der Therapie" innerhalb der ersten 3 Lebensmonate bereits verpasst wurde, bewusst.

Noch Ende der 80er Jahre wies Katthagen (1988) an 63 % aller Kliniken auf die erschreckend hohe Zahl von 888 Kindern innerhalb nur eines Jahres in Deutschland hin, die erst nach dem 9. LM mit der Diagnose **Hüftluxation** in eine Klinik zur Therapie aufgenommen wurden.

Trotz des Rückgangs einer verspäteten Diagnose von Hüftdysplasie und Luxation und der Anzahl daraus resultierender operativer Eingriffe (Graf 1998, Tschauner 1990, Niethard u. Günther 2000) nach Einführung des **Hüftdysplasiescreenings** in Österreich 1992 und Deutschland 1996 müssen wir weiterhin feststellen, dass immer wieder verspätet oder auch als Rezidiv am Ende des 1. und auch erst im 2. Lebensjahr die Diagnose einer Hüftdysplasie gestellt werden muss (Tab. 6.4). Dieses Faktum stellt den Behandler oft vor ein großes therapeutisches Problem.

Es sollen deshalb die **differenzierten Möglichkeiten einer konservativen und operativen Behandlung** dieser Kinder mit einer protrahierten Hüftreifungsstörung jenseits des 1. Lebensjahres dargestellt werden.

Tab. 6.4 Mögliche Ätiopathogenese einer Hüftdysplasie nach Beendigung des 1. Lebensjahres

- Kein bisheriges Ultraschallscreening
- Keine bisherige klinische Untersuchung
- Fehlinterpretation des Sonogramms
- Insuffiziente, nicht phasengerechte Behandlungsart im Vorfeld
- Noncompliance der Eltern
- Frühzeitige Behandlungsausleitung durch Fehlinterpretation des Sonogramms
- Therapieresistenz trotz frühzeitiger, konsequenter und langfristiger Behandlung „protrahierte Hüftentwicklungsverzögerung"
- Endogene Dysplasie (Matthiessen 1996)
- Einstellung einer Rezidivdysplasie nach vormals korrekter Behandlungsbeendigung
- Erkrankungen, die zur neuromuskulären Dysbalancen führen

Ätiopathogenese

Unterschiedliche exogene und endogene Bedingungen (s. Tab. 6.4) können im Wachstumsverlauf ungünstige Auswirkungen auf die differenzierte Entwicklung von Hüftkopf und Pfanne haben und somit zu einer **protrahierten Hüftreifungsstörung im Kindesalter** führen (s. Kap. 6.1).

Epidemiologie

In Deutschland beträgt die **Hüftdysplasierate** der Neugeborenen je nach Region 2–5 %, d.h., dass durchschnittlich etwa 30.000 Hüftdysplasien bei Neugeborenen jedes Jahr diagnostiziert werden (Pothmann 1999). Als höhergradige Dysplasien müssen etwa 1–2 % eingestuft werden. Epidemiologische Daten über die Inzidenz der behandlungsbedürftigen Hüftdysplasie über das 1. Lebensjahr hinaus liegen kaum vor und sind meist aufgrund inhomogener Untersuchungskriterien nicht aussagekräftig. Eine Studie der Universitätsklinik Kiel (Falliner u. Mitarb. 1998) an 470 Kindern, deren Hüftgelenke sonographisch und klinisch im Wachstumsverlauf überprüft wurden, ergab bei 5,9% eine behandlungsbedürftige Hüftdysplasie. Sonographie- und Röntgenkontrollen zum Abschluss der ausnahmslos konservativen Therapie, spätestens nach 80 Tagen, zeigten für alle Gelenke regelrechte Hüftwerte. Bei 25% dieser Kinder musste zur röntgenologischen Einjahreskontrolle eine Verschlechterung der Pfannendachwinkel verzeichnet werden. Ähnliche Angaben machen Löwe u. Mitarb. (1996) und Tönnis (1984) gibt an, dass sich immerhin 20% dieser Hüftgelenke weiter verschlechtern werden.

Diagnostik

Klinische Diagnostik

Jeder klinischen Untersuchung sollte eine **genaue Anamnese** der bisherigen kindlichen Entwicklung durch Befragung der Eltern vorausgehen. Sollte es sich nicht um die Erstdiagnose einer Hüftdysplasie handeln, so ist Beginn, Art, Dauer und Intensität einer möglichen **Vorbehandlung** von großem Interesse. Insbesondere sollte der Verlauf der Geburt kritisch bezüglich Geburtsverzögerungen oder einer eventuellen peripartalen Asphyxie angesprochen werden. Ein deutlich verspäteter Laufbeginn oder eine Bewegungsunlust kann auf eine neuromuskuläre Erkrankung Hinweis geben (s. auch Kap. 4.1 und 6.4).

Zur klinischen Beurteilung der Hüftgelenke im sog. Lauflernalter kommt zunächst der Inspektion der spontanen Bewegung des entkleideten Kindes große Bedeutung zu. Bereits dabei lassen sich insbesondere bei Kindern mit einem **Hüftdysplasierezidiv** nicht selten asymmetrische Bewegungsmuster erkennen, die einer weiteren neuropädiatrischen Untersuchung und gezielten Erhebung des statomotorischen Funktionsstatus bedürfen (Stotz 1997). Die entscheidende Untersuchung ist die Überprüfung der Hüftgelenke auf Instabilität, Kapselhyperlaxität, Bewegungsabnormitäten, **Muskeltonusdysbalancen**, Sehnenverkürzung und Schmerzhaftigkeit unter Berücksichtigung der Rotationverhältnisse der unteren Extremitäten. Der weitaus überwiegende Anteil der Kleinkinder mit einer schweren Hüftdysplasie klagt über keinerlei Schmerzen, auch nicht nach Belastung. Mit Hilfe der dysplasiespezifischen Schmerzprovokationstests nach Kalchschmidt (Springorum u. Mitarb. 1998) kann auch im Kindesalter, bei ansonsten überwiegend schmerzlosen, selbst schweren Dysplasien, eine Schmerzreaktion ausgelöst werden.

Bildgebende Diagnostik

Zur Röntgendiagnostik der Hüftdysplasie sind eine exakte **a.-p. Beckenübersichtsaufnahme** und die **Faux-Profil-Aufnahme** (insbesondere ab dem Jugendlichenalter) bedeutsam. Eine ausführliche Beschreibung der Einstelltechniken ist dem Kapitel 4.4 zu entnehmen. Der wichtigste und streng altersabhängige Winkel zur Beurteilung der Hüftpfannenentwicklung bis zum Verschluss der Y-Fuge ist der Pfannendachwinkel nach Hilgenreiner (**AC-Winkel**). Die Konstruktion dieses Winkels erfolgt an der Beckenübersichtsaufnahme in Anterior-posterior-Projektion. Vom Schnittpunkt zwischen Hilgenreiner-Linie und Unterrand des Darmbeins aus wird eine Linie durch den am weitesten lateral gelegenen Punkt des Erkers gelegt. Der Winkel zwischen dieser Linie und der Hilgenreiner-Linie ergibt den AC-Winkel.

Die normalen **Grenzen der AC-Winkel** wurden vom Arbeitskreis Hüftdysplasie zusammengefasst (Tab. 6.5).

Insbesondere nach **Verschluss der Y-Fuge** kommt dem **LCE-Winkel** die größte Bedeutung zu. Der CE-Winkel wird

Tab. 6.5 Grenzwerte normaler AC-Winkel (aus: Grifka, J., J. Ludwig: Kindliche Hüftdysplasie. Thieme, Stuttgart, 1998)

Alter (Jahre/Monate)	Mädchen leicht dysplastisch (s)		schwer dysplastisch (2 s)		Jungen leicht dysplastisch (s)		schwer dysplastisch (2 s)	
	rechts	links	rechts	links	rechts	links	rechts	links
0/1 + 0/2	36	36	41,5	41,5	29	31	33	35
0/3 + 0/4	31,5	33	36,5	38,5	28	29	32,5	33,5
0/5 + 0/6	27,5	29,5	32	34	24,5	27	29	31,5
0/7 – 0/9	25,5	27	29,5	31,5	24,5	25,5	29	29,5
0/10 – 0/12	24,5	27	29	31,5	23,5	25	27	29
0/13 – 0/15	24,5	27	29	31,5	23	24	27,5	27,5
0/16 – 0/18	24,5	26	29	30,5	23	24	26,5	27,5
0/19 – 0/24	24	25,5	28	30,5	21,5	23	26,5	27
2/0 – 3/0	22	23,5	25,5	27	21	22,5	25	27
3/0 – 5/0	18	21	22,5	25,5	19	20	23,5	24
5/0 – 7/0	18	20	23	23,5	17	19	21	23

aus einem durch den Hüftkopfmittelpunkt fallenden Lot und einer Tangente, die vom Hüftkopfmittelpunkt aus sich an den lateralen Pfannenerker anlegt, gebildet. Er beschreibt das Ausmaß der lateralen Hüftkopfüberdachung durch die Pfanne. Mit der **Faux-Profil-Aufnahme** wird das Ausmaß der ventralen Hüftkopfüberdachung durch die Pfanne dargestellt. Zur Beurteilung dieser Aufnahme wird der vordere Pfannendachwinkel (ACE- bzw. VCA-Winkel) analog zum LCE-Winkel mit einer Tangente an den am weitesten ventral abgebildeten Pfannenrand konstruiert.

Therapie

Konservative Therapie

Die vollständige Ausheilung einer dysplastischen Hüftpfanne mit biomechanisch-konservativen Maßnahmen ist nach dem 18. Lebensmonat nicht mehr wahrscheinlich. Auch mehrmonatige alleinige Gips- oder Schienenbehandlungen sind bei einer Hüftdysplasie im schwer dysplastischen Bereich nach dem 12. Lebensmonat nur bedingt erfolgreich. Matthiessen postuliert besonders im Hinblick auf die **endogene Dysplasie**: „Bei spätem Behandlungsbeginn einer endogenen Dysplasie jenseits des 3. Lebensmonats verbleibt immer eine **Restdysplasie**" (Matthiessen 1997, Halbhübner u. Mitarb. 2001) (s. Kapitel 6.1).

Die Kombination einer Schienenbehandlung mit einer besonders intensiven Physiotherapie nach Vojta hat im eigenen Krankengut (Pothmann 1999) bei als besonders hartnäckig zu bezeichnenden Dysplasierezidiven (s. auch endogene Dysplasien) bzw. Spätdiagnosen einer Hüftdysplasie jenseits des 9. Lebensmonats zu besseren Ergebnissen als bei alleiniger Schienenbehandlung geführt. Evident ist neben der korrekt eingestellten Schiene, mit etwa 110° Hüftbeugung und 45° Abspreizung, eine mindestens 4-mal pro Tag durchzuführende **Vojta-Physiotherapie** (Vojta u. Peters 1997, Müller 1998). Gerade bei dieser Therapiekombination kommt der intensiven Aufklärung der Eltern, die ein hohes Maß an Compliance besitzen müssen, eine große Bedeutung zu. Sollte bis zum 18. Lebensmonat bzw. nach 6 Monaten Therapie (Beginn nach dem 9. Lebensmonat) trotz intensiver **konservativer Kombinationsbehandlung** keine deutliche Besserung erzielt worden sein, so ist auch bei dieser Therapiekombination von keiner weiteren wesentlichen Verbesserung auszugehen.

Bei einer persistierenden dysplastischen Pfannensituation jenseits des 1. Lebensjahres muss den Eltern neben den möglichen konservativen Therapieverfahren auch die **operative Therapieoption** eines pfannendachverbessernden Eingriffs dargelegt werden.

In den überwiegenden Fällen einer nach Beendigung des 1. Lebensjahres persistierenden Dysplasie, bei der die Eltern eine weitere konservative Behandlung nicht durchführen wollen oder können, kann zunächt in 6 Monaten eine Röntgenkontrolle erfolgen. Besteht weiterhin keine zwingende Operationsindikation (schwere Dysplasie mit Befundverschlechterung, weiterer Lateralisation), so kann das weitere **Natural Healing** abgewartet werden. Sollte sich nach dem 4. Lebensjahr eine progrediente Pfannendachdysplasie zeigen, so besteht die Indikation zu einer Azetabuloplastik. Bei deutlicher Befundverschlechterung unter der Kontrolle sollte nicht weiter gewartet, sondern der pfannendachverbessernde Eingriff durchgeführt werden.

Bei 10 dokumentierten eigenen noch nicht publizierten Fällen, die überwiegend als **endogene Dysplasien** jenseits des 2 s-Bereichs und des 6. Lebensmonats (schwere Hüftdysplasierezidive, persistierende schwere Dysplasien trotz Behandlung sowie verspätete Hüftdysplasiediagnostik) eingeordnet wurden, konnte durch eine konsequente Therapie nach dem Schema in Tab. 6.6 die Hüftdysplasie in einem Zeitraum von maximal 7 Monaten ausgeheilt werden.

Tab. 6.6 Schema zur möglichen konservativen Kombinationshandlung bei schwerer Hüftdysplasie und Restdysplasie jenseits des 6. Lebensmonates

1. Behandlung bis zum ca. 12. Lebensmonat: Tübinger Hüftbeugeschiene (ca. 22 h/Tag) **und** Krankengymnastik nach Vojta (4–5 × tgl.)
2. Behandlung ab dem ca. 12. Lebensmonat: Düsseldorfer Schiene (ca. 22 h/Tag) **und** Krankengymnastik nach Vojta (4–5 × tgl.)

Operative Therapie

Zur operativen Korrektur der dysplastischen Hüftpfanne existieren mehr als 30 teils sehr unterschiedliche Verfahren von inkompletten oder kompletten ein-, zwei- und dreifachen Beckenosteotomien. In diesem Kapitel sollen insbesondere die **operative Hüfteinstellung** und die **Azetabuloplastik** in einer modifizierten Technik neben der **Tripleosteotomie nach Tönnis und Kalchschmidt** vor Wachstumsabschluss dargestellt werden, die sich aus unserer Erfahrung im eigenen Wirkungskreis zur Behandlung der schweren Hüftdysplasie im Kindes- und Jugendlichenalter bewährt haben. Diese Operationsverfahren wurden durch langfristige Nachkontrollen in ihrer Wirksamkeit belegt (Cordier u. Mitarb. 1997, Bonmann u. Mitarb. 2002, Tönnis u. Mitarb. 1994b, Küppers u. Mitarb. 2002). Neben diesen Techniken werden die **Salter-Beckenosteotomie** als weitere kausale Operation sowie die **Chiari-Beckenosteotomie** und die **Schanz-Angulationsosteotomie** (Pothmann u. Mitarb. 2002) als **symptomatische Operationen** zur Behandlung der schweren Hüftdysplasie bzw. Luxation in dieser Altersgruppe aufgezeigt und kurz erläutert.

Mit der flächendeckenden Einführung des Hüftsonographiescreenings 1996 in Deutschland, hat sich die Zahl der Hüftgelenkluxationen verringert, sodass deren Versorgung entsprechenden Zentren vorbehalten bleiben sollte.

Eine länger bestehende Hüftluxation führt zu sekundären Formveränderungen von Hüftkopf und Hüftpfanne, die letztendlich in eine irreponible Situation münden. Das Prinzip „Form follows Function" wird außer Kraft gesetzt und es entstehen folgende Sekundärveränderungen:

- Ausdehnung und Einengung der Gelenkkapsel durch das Höhertreten des Hüftkopfes,
- Elongation des Lig. teres capitis,
- Vakatwucherung von Binde- und Fettgewebe in der leeren Pfanne,
- Verkürzung des Lig. transversum acetabuli mit Verkleinerung des Pfannendurchmessers,
- Kapseleinengung durch Verlagerung des M. iliopsoas,
- Auswalzen des Labrums mit Einengung des Pfanneneinganges,
- Deformierung des Hüftkopfes,
- unzureichendes Wachstum der Primärpfanne.

Alle diese sekundären Hüftgelenkveränderungen führen zu einer konservativ nicht beherrschbaren Luxationssituation, so dass operative Behandlungsstrategien indiziert sind.

Über **Indikation**, Zeitpunkt, Vorbehandlung sowie Technik der offenen Reposition besteht kein klarer Konsens.

Nachfolgende **Kriterien** finden bei der Indikationsstellung und Therapieplanung Berücksichtigung:
- palpatorische Gelenkbeurteilung (gescheiterter geschlossener Repositionsversuch),
- arthrographische dynamische Gelenkdiagnostik,
- Sonographie (dynamische Beurteilung),
- Kernspintomographie (selten),
- Alter.

Zur Objektivierung der **Reponibilität** haben Leveuf u. Bertrand (1937), später insbesondere Tönnis (1984) eine differenzierte Indikationsstellung zur Methodenwahl und Risikoabschätzung anhand des Arthrographiebefundes beschrieben. Nachfolgende Details können **arthrographisch** beurteilt werden:
- Gelenkkapselverhältnisse mit relativen Einengungen,
- Labrumveränderungen (Wulstungen, Pfannenrandeinengungen),
- Lig. capitis femoris und Lig. transversum,
- Repositionstiefe und Stabilität bei geschlossener Reposition (dynamische Untersuchungskomponente),
- andere Repositionshindernisse.

Hinsichtlich des optimalen **Zeitpunkts** zur offenen Reposition besteht Uneinigkeit. Einige Autoren sehen das Ende des 1. Lebensjahres (Berkeley u. Mitarb. 1984, Dhar u. Mitarb. 1990, Fengler u. Tomaschevski 1976) andere (Ferguson 1973, Mau u. Mitarb. 1987) das 2. bis 3. Lebensjahr (Caterall 1990, Gabuzda u. Renshaw 1992) als idealen Zeitpunkt an. Zur zeitlichen Differenzierung wird das Erscheinen des knöchernen Hüftkopfkernes herangezogen. Segal u. Mitarb. (1999) berichten über ein Absinken des Nekroserisikos, wenn der Operationszeitpunkt vor Erscheinen des Hüftkopfkernes liegt, wohingegen Dhar u. Mitarb. (1990) einen genau gegensätzlichen Zusammenhang aufzeigen. Wir verfolgen die Strategie, den Zeitpunkt der operativen Einstellung nach Erscheinen des knöchernen Kernes zu legen, zumal zuvor häufig noch ein geschlossenes Repositionsverfahren zur Gelenkzentrierung führt.

Eigene Vorgehensweise: Nach Diagnosestellung der Hüftluxation erfolgt bei Kindern **über 1,5 Jahren** primär die offene Reposition ohne weitergehende Vorbehandlung.

Bei Kindern **unter 1,5 Jahren** trägt die manuelle Narkoseuntersuchung, häufig mit zusätzlicher dynamischen Arthrographie, zur Differenzierung des Befundes bei. In gleicher Narkose erfolgt die schonende geschlossene Reposition mit einem Fettweis-Hock-Gips (Fettweis 1968), sofern eine entsprechende Repositionstiefe und Stabilität in Gipsposition gegeben ist.

Im Falle der Irreponibilität bei Kindern **unter 1,5 Jahren** wird eine Pavlik-Bandage angelegt (Repositionsorthese) und mit einer Physiotherapie nach Vojta kombiniert (Niethard 1987). Nach ca. 3 Monaten schließt sich ein erneuter geschlossener Repositionsversuch an. Bei auch im Weiteren irreponibler Luxationsstellung erfolgt nach radiologischem Erscheinen des Hüftkopfkernes die offene Reposition (Segal u. Mitarb. 1999).

Die Bedeutung der vielerorts angewendeten Extensionsbehandlung ist fragwürdig, zumal der wissenschaftliche Nachweis weder im Hinblick auf eine verbesserte Reponibilität noch auf eine signifikante Verringerung des Hüftkopfnekroserisikos je geführt werden konnte (Morcuende u. Mitarb. 1997, Quinn u. Mitarb. 1994, Thomas u. Mitarb. 1989, Weinstein 1997).

Folgende **Zugangswege** zur offenen Hüftgelenkreposition haben praktische Relevanz:
- medialer Zugang nach Ludloff (cave Nekroserisiko),
- ventraler Zugang nach Smith-Petersen oder über Leistenschnitt,
- anterolateraler Zugang.

Medialer Zugang nach Ludloff. Im Jahre 1908 findet dieser Zugang, erstmals von Ludloff beschrieben, Erwähnung und wird auch heute noch vielerorts verwendet (Kalamachi u. Mitarb. 1982, Mankey u. Mitarb. 1993, Mau u. Mitarb. 1987).

Bei flektiertem und abduziertem Oberschenkel erfogt die Präparation zwischen M. pectineus und M. iliopsoas. Sowohl Psoas als auch die großen Gefäße verbleiben lateral. Die dem M. pectineus aufliegenden Äste der A. circumflexa müssen geschont werden. So gelangt man auf die Gelenkkapsel, die T-förmig eröffnet wird, danach Reposition. Bei hoher dorsokranialer Luxationssituation ist dieser Zugang nicht unproblematisch, zumal das Hüftkopfnekroserisiko bei dem medialen Zugang vergleichsweise als signifikant erhöht eingestuft wird (Tönnis 1978, 1984).

Ventraler Zugang und Kombinationseingriffe. Der Hautschnitt erfolgt in der Regel in der von Smith-Petersen angegebenen Verlaufsrichtung, d.h. er wird von der Mitte des Leistenbandes nach kaudal in Längsrichtung auf die Mitte des Oberschenkels gezogen. Diese Schnittführung führt aufgrund der Hautspannungsverhältnisse jedoch

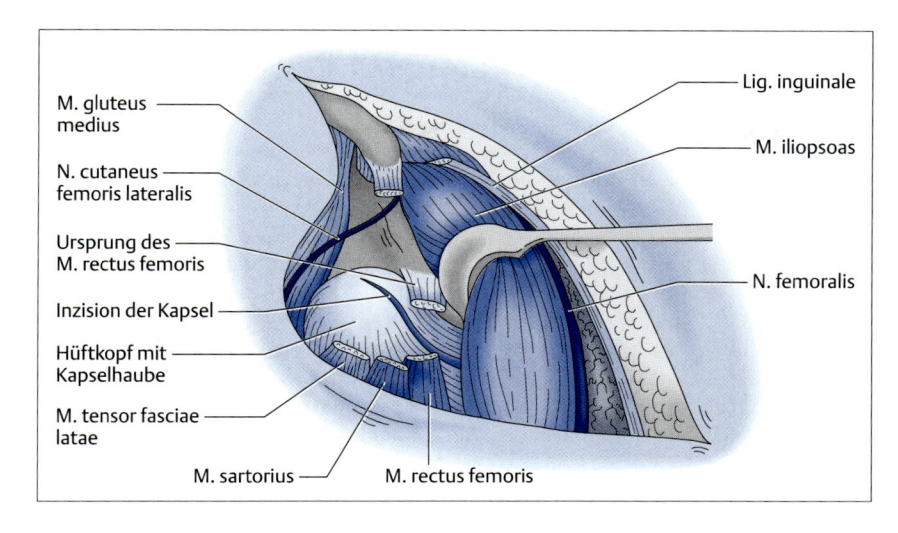

Abb. 6.17 Darstellung des im Kapselschlauch befindlichen Hüftkopfes in Luxationsstellung.

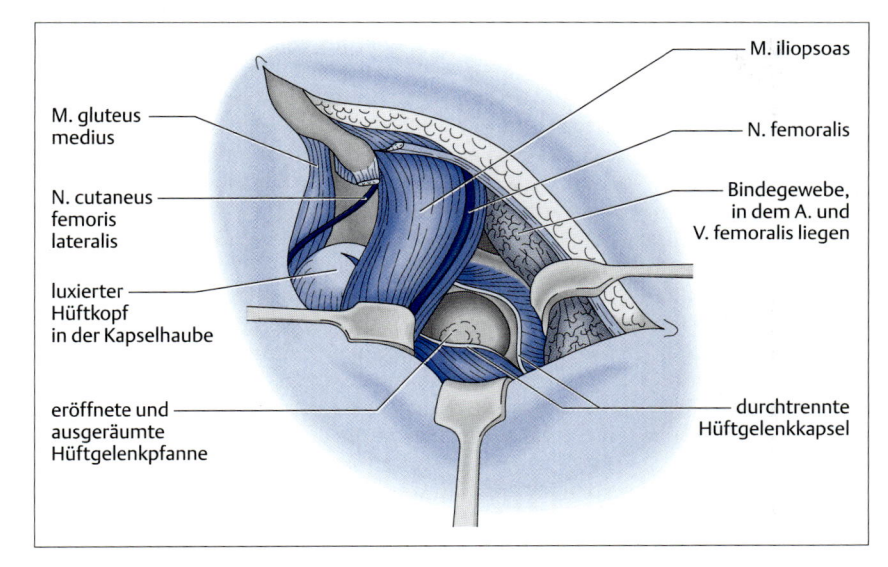

Abb. 6.18 Inguinaler Zugang mit Darstellung der leeren Primärpfanne bis zum medialen Pfannengrund vor dem Repositionsmanöver.

langfristig zu einer verbreiterten Narbenbildung im Oberschenkelbereich, so dass hier der Leistenschnitt in der Beugefalte, wie von Tönnis (1982, 1990) angegeben, zu bevorzugen ist. Über diesen erhält man eine ausgezeichnete Übersicht zur Reposition bei auch kosmetisch günstigem Ergebnis. Nach Ablösen der an der Spina iliaca anterior superior ansetzenden Spinamuskulatur und kurzstreckigem Ablösen des vorderen M.-gluteus-medius- und M.-iliacus-Anteil folgt die Präparation des im ausgedehnten Kapselschlauch befindlichen luxierten Hüftkopfes (Abb. 6.17). Nach Kapseleröffnung wird nun das Lig. capitis femoris vom Kopf ansatznah abgelöst, welches elongiert und verbreitert ist und somit ein Repositionshindernis darstellt. Daran schließt sich der inguinale Zugang zwischen A. femoralis und dem – auf dem M. iliacus anliegenden – N. femoralis mit Präparation auf die medialen Gelenkanteile an und Vervollständigung der Kapsulotomie bis tief zum Pfannengrund als elementare Voraussetzung zur sicheren und tiefen Reposition (Abb. 6.18).

Beurteilt werden die Retentionssicherheit sowie insbesondere die Gelenkspannung. Bei zu hoher Gelenkspannung (Hüftkopfnekroserisiko) in Repositiosstellung, was gehäuft bei älteren Kindern (über 2 Jahre) der Fall ist, sollte zusätzlich eine Verkürzungsosteotomie zur Spannungsreduktion erfolgen (Galpin u. Mitarb. 1989). Der Verkürzungszylinder sollte im Bereich des proximalen Drittels des Femurs subtrochantär entnommen werden, da eine höher gelegene, intertrochantäre Entnahme das Hüftkopfnekroserisiko erhöhen würde. Zahlreiche Studien belegen die Reduktion des Hüftkopfnekroserisikos durch die simultan durchgeführte Verkürzungsosteotomie (Gabuzda u. Renshaw 1992).

Die zeitgleiche Derotations-Varisierungs-Osteotomie ist meist unnötig, weil sich ein normaler CCD-Winkel und normale Antetorsion (Cordier u. Katthagen 2000) bei tiefer Hüfteinstellung und vollständiger Überdachung langfristig meist spontan einstellt und eine frühe Derotations-Varisierungs-Osteotomie häufig in einer ungünstigen „Kopf in Nackenlage" sowie Revalgisierung mündet (Tönnis 1984).

Bei mangelhafter Retention und ausgeprägter Dysplasiesituation erfolgt zusätzlich eine Azetabuloplastik (Brüning u. Mitarb. 1990, Ekkernkamp u. Katthagen 1997, Tönnis und Mitarb. 1994b). Hierbei muss ebenfalls Berücksichtigung finden, dass pfannendachverbessernde Eingriffe mit einer Gelenkdruckerhöhung einhergehen und somit situationsabhängig eine zusätzliche femurale Verkürzung erforderlich machen. Eine Labrumresektion sollte unterbleiben, da diese die Entwicklung einer Coxa magna langfristig begünstigt (Imatani u. Mitarb. 1995, O'Brien u. Salter 1985).

Das Lig. transversum wird optional eingekerbt. Die Notwendigkeit einer Kapselplastik zur Repositionssicherung wird in der Literatur kontrovers diskutiert (Lejmann u. Mitarb. 1995).

Das postoperative Regime beinhaltet eine in der Regel 2- bis 3-monatige Immobilisierung im Becken-Bein-Fuß-Gips in modifizierter Lange-Stellung (30° Abduktion und 15° Flexion/Innenrotation in den Hüftgelenken bei 15° Kniebeugung). Im angloamerikanischen Sprachraum wird in Human Position (Fettweis-Position) immobilisiert. Hieran schließt sich dann die Remobilisierung unter zunehmender Vollbelastung an. Alternativ werden auch Verfahren mit frühfunktioneller Nachbehandlung in Schienen oder Pavlik-Bandage angegeben (Szepesi u. Mitarb. 1995). Obwohl das Prinzip der frühfunktionellen Nachbehandlung vorteilhaft erscheint, impliziert es ein erhöhtes Reluxationsrisiko und sollte deshalb zurückhaltend angewendet werden.

Anterolateraler Zugang. Graf u. Roth-Schiffl (2001) berichteten über ihre Erfahrungen mit der offenen Reposition über den anterolateralen Zugang und haben in ihrer Patientenserie keine erhöhte Komplikationsrate bei ein- oder zweizeitigen Kombinationseingriffen (Varus-Derotations-Osteotomie, Azetabuloplastik) registriert.

Als **Risiken** der **operativen Hüftgelenkeinstellung** sind folgende **Komplikationen** zu nennen:
- Hüftkopfnekrose,
- Reluxationen,
- Persistenz der Pfannendysplasie,
- Coxa-magna-Entwicklung,
- Wundheilungsstörungen (oberflächliche bzw. tiefe Infektionen),
- Frakturen aufgrund einer Inaktivitätsosteoporose.

Die Entwicklung einer **Hüftkopfnekrose** nach einer operativen Hüftgelenkeinstellung bedarf in ihrer Analyse einer differenzierten Betrachtung. Deren Beurteilung und Quantifizierung erfolgt nach den Klassifikationen von Kalamachi u. MacEwen (1980), Hirohashi u. Mitarb. (1987) und gelegentlich auch nach Buchholz u. Ogden (1978).

Berücksichtigung muss die präoperative Vorbehandlung, das Alter zum Operationszeitpunkt, der gewählte operative Zugangsweg sowie die Durchführung von Kombinationseingriffen finden.

Das präoperative Therapieregime muss in der Kausalanalyse der Hüftkopfnekrose bedacht werden. Die Zunahme des Grades der Abspreizung im Rahmen der konservativen Abspreiztherapie korreliert mit der Risikoerhöhung der Entwicklung einer Durchblutungsstörung (Tönnis 1978).

Die Durchführung von Kombinationseingriffen im Zusammenhang mit der operativen Gelenkzentrierung hat ebenfalls Einfluss auf das Nekroserisiko. Tönnis berichtet (1978) in der Analyse von 730 operativ eingestellten Gelenken ohne Vorbehandlung über eine Hüftkopfnekroserate von:
- 8,4% bei **alleiniger** operativer Einstellung,
- 10,3% bei operativer Einstellung **mit** Azetabuloplastik,
- 22,2% bei operativer Einstellung **mit** Azetabuloplastik **und** intertrochantärer Umstellung.

Eine langfristige **Persistenz der Pfannendachdysplasie** macht Folgeeingriffe erforderlich. Das zu erwartende spontane Nachreifungspotential ist initial in Abhängigkeit von Dysplasieausmaß, Gelenkstabilität und Alter zum Operationszeitpunkt abzuschätzen (Akagi u. Mitarb. 1998). Eine tiefe und stabile Gelenkzentrierung (Chen u. Mitarb 1994, Harris u. Mitarb. 1975) sind unabdingbare Vorraussetzung für die Nutzung der spontanen Pfannendachnachreifung. Radiologische Verlaufskontrollen dienen der Überwachung und ggf. der Indikationsstellung für einen sekundären Pfannendacheingriff. Die Entscheidung für oder gegen eine Pfannendachkorrektur sollte möglichst bis zum 6. Lebensjahr, d. h. noch vor der Einschulung fallen, da zu diesem Zeitpunkt durch isolierte Iliumosteotomien (Tönnis u. Mitarb 1994b, Ekkernkamp u. Katthagen 1997) eine Korrektur der schweren Restdysplasie erfolgen kann, wohingegen später komplexere Dreifachbeckenosteotomien (Tönnis u. Mitarb. 1994a) erforderlich werden.

Auch die Entwicklung einer **Coxa magna** kann langfristig zu einer „relativen Dysplasie" im Sinne eines Größenmissverhältnisses zwischen Kopf und Pfanne führen. Als Coxa magna wird in der Literatur eine signifikante Größendifferenz im Seitenvergleich von mehr als 20% Kopfdurchmesser bezeichnet (Imatani u. Mitarb. 1995, O'Brien u. Salter 1985). Pathophysiologisch werden für die Entwicklung der Coxa magna initiale Limbusresektionen sowie eine postoperative Synovialitis verantwortlich gemacht.

Langzeitergebnisse: Das Dortmunder Patientenklientel (117 operative Hüftgelenkeinstellungen) haben wir 1997 – durchschnittlich 15 Jahre und 3 Monate postoperativ – nachuntersucht (Cordier u. Mitarb. 1997). Nahezu ausschließlich handelte es sich primär um hohe 3°- und 4°-Luxationen nach Tönnis (1984). Nach subjektiven Selbsteinschätzungen gaben 90% der Patienten gute und sehr gute Ergebnisse an. Die klinische sowie radiologische

Auswertung zum Nachuntersuchungszeitpunkt erfolgte entsprechend der Kriterien nach Severin (1941). Dem Severin-Score folgend, konnte sowohl klinisch wie auch radiologisch in über 95 % der Fälle ein gutes bis sehr gutes Ergebnis erreicht werden (Abb. 6.19, 6.20 u. 6.21). Die Rate der Komplikationen wie Hüftkopfnekrosen (7,7 %), Reluxationen und oberflächliche Wundheilungsstörungen war im Literaturvergleich als niedrig einzuordnen. Restdysplasien (CE-Winkel < 20°) fanden sich lediglich in 7,7 % der Fälle.

Aus unserer Langzeitnachuntersuchung lassen sich nachfolgende Aussagen von praktisch klinischer Relevanz treffen: Die **Nachreifung des dysplastischen Pfannendaches** nach operativer Hüftgelenkeinstellung variiert in Bezug auf das Alter zum Operationszeitpunkt, d. h. bei sicherer operativer Gelenkzentrierung reift das Pfannendach bei Patienten unter 1,5 Jahren häufig spontan nach, so dass auf einen primären Pfannendacheingriff in der Regel verzichtet werden kann.

Das **Hüftkopfnekroserisiko** wird vermindert durch:
- Vermeidung einer agressiven Vorbehandlung (cave Abduktion > 50°),
- Vermeidung von Kombinationseingriffen, insbesondere intertrochantären Osteotomien,
- frühzeitige Durchführung einer subtrochantären Verkürzungsosteotomie bei intraartikulärer Druckerhöhung,
- Wahl des inguinalen Zugangs mit vergleichsweise geringem Nekroserisiko bei optimaler Gelenkübersicht, inbesondere auch der medialen tiefen Gelenkanteile als Voraussetzung zur sicheren tiefen Gelenkzentrierung sowie einer kosmetisch günstigen Narbenbildung.

Die Pfannendachplastik (Azetabuloplastik). Die historische Entwicklung der Azetabuloplastiken, die als eine Weiterentwicklung der **extraartikulären Appositionsplastiken** zu verstehen sind, reichen in das ausgehende vorletzte Jahrhundert zurück. Die Tabelle 6.7 soll einen historischen Überblick über die Entwicklung der Pfannendachplastiken geben.

Die Indikation zur Pfannendachplastik besteht bei der schweren konservativ nicht mehr verbesserbaren Pfannendysplasie außerhalb der zweifachen Standardabweichung (Tönnis u. Brunken 1968), insbesondere bei zunehmender Subluxation des Hüftkopfes. Dabei ist die Beurteilung des Verlaufs der Hüftgelenkentwicklung entscheidend. Liegt neben einer schweren Hüftdysplasie eine Erkrankung vor, die mit einer **neuromuskulären Dysbalance** einhergeht oder besteht der Verdacht auf eine **endogenen Dysplasie**, entwickelt sich häufiger eine ungünstige Hüftgelenksituation (Staheli 1990). Die Indikation zur Azetabuloplastik stellen wir daher in diesen Fällen früh. Bei einer **persistierenden Restdysplasie** im Schulalter stellen wir die Indikation zur Azetabuloplastik auch knapp unterhalb der 2 s-Grenze, da eine Ausheilung unwahrscheinlich ist.

Das Alter zur Operation sollte zwischen 18 Monaten und 8 Jahren liegen. Bei der Altersbegrenzung ist nicht so

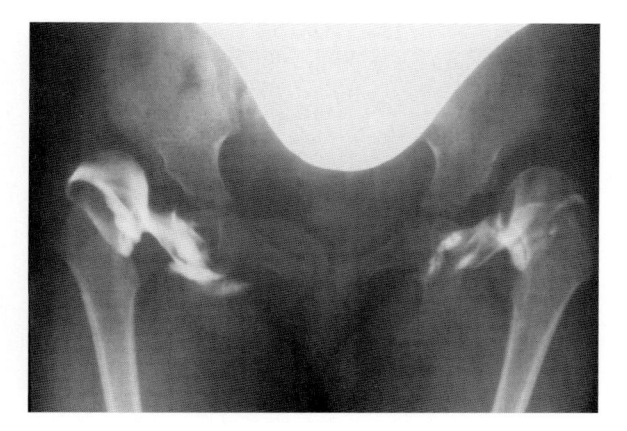

Abb. 6.19 Arthrogramm einer hohen Hüftluxation 4° beidseits. im Alter von 1 Jahr und 11 Monaten.

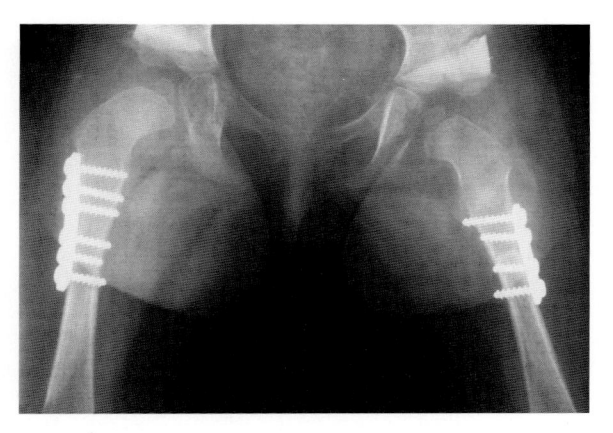

Abb. 6.20 Gleiche Patientin wie auf der Abb. 6.19 postoperativ nach operativer Hüftgelenkeinstellung in Kombination mit Azetabuloplastik und subtrochantärer Verkürzungsosteotomie beidseits.

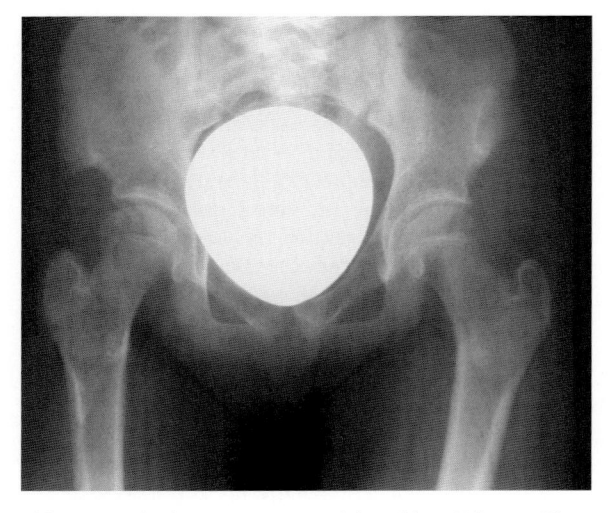

Abb. 6.21 Gleiche Patientin wie auf den Abb. 6.19 bzw. 6.20 im Alter von 14 Jahren.

Tab. 6.7 Historische Entwicklung der Pfannendachplastiken

Autor	Methode	Publikationsjahr
König	Herabbiegen eines Periostknochenlappens der lateralen Iliumkortikalis	1891
Albee	Herunterhebeln des kranialen Pfannenrandes, kurze laterale Osteotomie	1915
Jones	Herunterhebeln des kranialen Pfannenrandes, kurze laterale Osteotomie	1920
Schede	Herunterhebeln des kranialen Pfannenrandes, kurze Osteotomie, Einführung der Operation in Deutschland	1920 (1932)
Spitzy	Fixation eines Tibiaspans am oberen Pfannenrand	1924
Lance	Herunterhebeln des kranialen Pfannenrandes	1925
Wiberg	Osteotomie bis an Y-Fuge/Incisura ischiatica, bessere Korrekturmöglichkeit der Pfanne	1944 (1953)
Dega	Osteotomie bis an die Incisura ischiadica, Pfannendachschwenkung nach lateral	1964 (1973)
Chapal	Osteotomie bis an die Incisura ischiadica, bessere Korrektur möglich	1965
Pemberton	perikapsuläre, bogenförmige Osteotomie von ventral bis zur Incisura ischiadica, oberhalb der Y-Fuge	1965
Tönnis	laterale Osteotomie des gesamten Pfannendachs bis zur Incisura ischiadica, AC-Winkel auf 5–10°	1973 (1977, 1994)

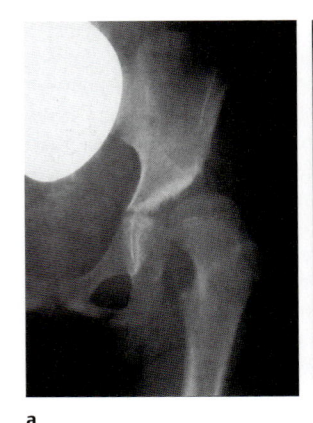

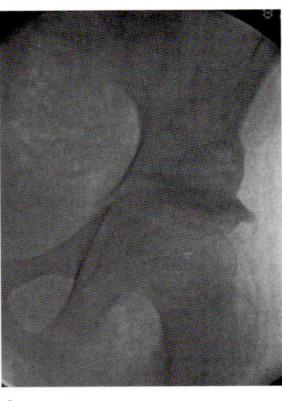

Abb. 6.22 a u. b Röntgenverlauf nach Pfannendachplastik mit 11 $\frac{1}{2}$ Jahren: präoperativ (**a**) und $\frac{1}{4}$ Jahr postoperativ (**b**).

sehr das kalendarische, sondern eher das biologische Alter bzw. die noch **offene Y-Fuge** für die Operationsindikation entscheidend. Wir haben die Azetabuloplastik in seltenen Fällen auch im 11. Lebensjahr, bei noch weitgehend offener Y-Fuge durchgeführt (Abb. 6.22 a u. b) (Pothmann u. Mitarb. 2001b). Bei überwiegend **verschlossener Y-Fuge** und schweren oder **subluxierenden Dysplasien** sollte in diesem Alter schon die **Dreifachbeckenosteotomie nach Tönnis und Kalchschmidt** ggf. mit kombinierten intertrochantären Eingriffen erfolgen (Schürmann u. Mitarb. 1999).

Das **optimale Alter** zur Azetabuloplastik ist aus unserer Erfahrung das 4.–5. Lebensjahr mit ausreichender Zeit vor der Einschulung. Die Kinder setzen in der Regel in diesem Alter die erforderliche Entlastung nach der Gipsabnahme 6 Wochen postoperativ bis zur 10. Woche auf dem Schede-Rad bzw. Münster-Pferdchen folgsam um. Kinder, bei denen wir im 7. und 8. Lebensjahr die Operation durchgeführt haben, gaben im Rahmen einer Nachuntersuchung nach Wachstumsabschluss überwiegend an, dass sie den operativen und postoperativen Verlauf im Gips als psychisch belastend und beängstigend empfunden hätten. Die Kinder dieser Altersgruppe waren daher überwiegend nur sehr schwer zu einer Nachuntersuchung zu bewegen. Kleinkinder, bei denen wir im Vorschulalter die Operation durchführten, klagten auch auf gezieltes Nachfragen später nie über solche psychischen Belastungen (Bonmann u. Mitarb. 2002).

Mit äußerster Zurückhaltung sollte die Indikation zur Azetabuloplastik bei **peripher sensiblen Polyneuropathien** gestellt werden. Wir führen bei der peripher sensiblen Polyneuropathie vom Typ 4 trotz schwerer Dysplasie keine pfannendachverbessernden Eingriffe und keine operativen Einstellungen mehr durch. Im eigenen Krankengut mussten wir bei 3 von 3 Fällen sehr ungünstige Verläufe mit erheblichen Wundheilungsstörungen und kurzfristigem kompletten Korrekturverlust bzw. erneuter Luxation hinnehmen.

Bei der **Pfannendachplastik in der modifizierten Dortmunder Technik** handelt es sich um eine extraartikuläre und periazetabuläre Osteotomie, die zu einer Veränderung des Pfannenneigungswinkels und damit zur Verbesserung der Hüftkopfüberdachung führt. Die Operationsmethode basiert auf einer Modifikation der Techniken von Albee (1915), Lance (1925) und Wiberg (1953) (Tönnis u. Mitarb. 1994b).

Prinzip der operativen Technik: Zur Operation erfolgt ein 7–10 cm langer Hautschnitt, der kosmetisch günstig in der Leistenfalte und parallel zum Leistenband in Verlängerung zum vorderen Beckenkamm verläuft. An der medialen Seite der Crista iliaca werden die Bauchmuskeln auf einem kurzen Stück abgelöst. Der N. cutaneus femoris lateralis wird aufgesucht, angeschlungen und mit einem stumpfen Haken geschont. Beim Umschneiden der Spina iliaca anterior superior wird ein kleiner Teil des Leisten-

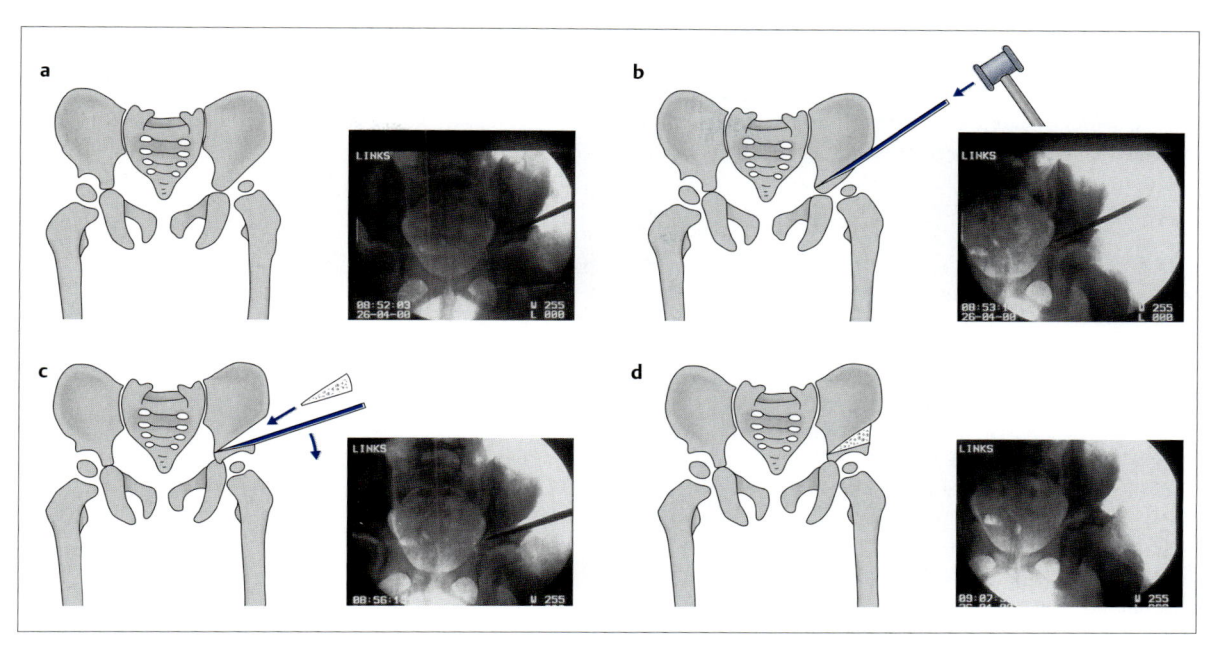

Abb. 6.23 a–d Schematische Skizze und intraoperativer Bildwandlerbefund der modifizierten Pfannendachplastik.
a Ausgangsbefund mit schwerer Pfannendysplasie links.
b Das Pfannendach wurde bereits bis einige mm vor die Y-Fuge von lateral osteotomiert.
c Das Bild zeigt das vorsichtig heruntergebogene Pfannendach und den entsprechend angepasst gesägten Fremdknochenkeil, direkt vor dem Einbringen.
d Operationsergebnis: Der Fremdknochenkeil zeigt eine regelrechte Position.

bandes diszidiert und der ventrale Anteil des M. gluteus medius mit einer wenige Millimeter breiten Knorpelansatzleiste vom Os ilium abgelöst. Der M. gluteus medius wird nun supperiostal mit einem scharfen breiten Rasparatorium kranial des Hüftgelenkkapselansatzes und kranial des breiten Ansatzes am M. rectus femoris in Richtung Foramen ischiadicum abgeschoben. Ein stumpfes Rasparatorium wird bis in das Foramen ischiadicum vorgebracht und die Muskulatur etwas zurückgedrängt, um mit dem Zeigefinger das Osteotom nachfolgend digital zu kontrollieren. Die Osteotomie (Abb. 6.23 a–d) erfolgt unter Bildwandlerkontrolle mit einem flachen, breiten Lexer-Meißel. Der Meißel wird unter sorgfältiger Bildwandlerkontrolle bis zum hintersten Punkt der Y-Fuge vorgetrieben, jedoch nicht in diese hinein. Soweit möglich wird zunächst ventral und dann dorsal die Meißelkante digital kontrolliert. Mit einem pfannendachbreiten Lambot-Meißel wird das Pfannendach soweit seitlich herabgebogen, dass der Hüftkopf dem Pfannenboden gut anliegt und der **AC-Winkel 5–10°** beträgt, was zwar einer Überkorrektur entspricht, aus unserer Sicht jedoch von entscheidender Bedeutung ist. Die Größe der Osteotomiefläche wird ausgemessen und ein entsprechender thermoinaktivierter, ausgetesteter, tiefgefrorener halbierter Hüftkopf von der Knochenbank zurechtgesägt und in den entstandenen Osteotomiespalt eingebracht (Ekkernkamp u. Katthagen 1997). Verklemmt sich der Knochenkeil nicht fest genug, so sollte dieser mit einem Kirschner-Draht gesichert werden. Bei regelrechtem Korrektureffekt und gewünschter Keillage erfolgen die Refixation der abgelösten Muskulatur und der schichtweise Wundverschluss. Postoperativ wird auf dem Operationstisch ein Röntgenbild angefertigt und ein Becken-Bein-Fuß-Gips in modifizierter Lange-Position angelegt, der für 6 Wochen verbleibt. Zeigt die anschließende Röntgenkontrolle nach 6 Wochen einen regelrechten Heilverlauf, können die Kinder auf einem Münster-Pferdchen oder Schede-Rad, ältere Kinder auch im Rollstuhl, unter noch weitgehender Entlastung für weitere 4 Wochen teilmobilisiert werden. Zehn Wochen postoperativ erfolgen eine abschließende Röntgenkontrolle und der weitere Belastungsaufbau.

Langzeitergebnisse der Azetabuloplastik aus der Dortmunder Klinik stellten bereits Brüning u. Mitarb. (1988) und Tönnis u. Mitarb. (1994b) vor. Bis Ende der 80er Jahre wurden in Dortmund xenogene Knochenkeile benutzt. Da gegen die in den Transplantaten noch vorhandenen Resteiweiße immunologische Abwehrreaktionen nachgewiesen wurden (Katthagen 1986), richtete man eine Knochenbank ein und ersetzte die xenogenen Keile gegen **allogene, autoklavierte, kortikospongiöse Knochenkeile**. Als Spenderknochen kommen seitdem überwiegend Hüftköpfe von Patienten mit Hüfttotalendoprothesen zur Anwendung. Ekkernkamp u. Katthagen (1997) berichteten über erste Dortmunder Ergebnisse und führten zusätzlich kraftgeregelte Druckschwellenversuche an den allogenen, autoklavierten, kortikospongiösen Knochenkeilen durch und konnten keine signifikanten Unterschiede zur Festigkeit von nativen Knochenkeilen nachweisen. Auch **Knochenersatzmaterialien** z. B. aus Hydroxylapatit kommen als Azetabuloplastikkeile zum Einsatz, haben jedoch u. a. den Nachteil der fehlenden Resorption. Bei gleichzeitigen, nur noch in Ausnahmefällen durchgeführten intertrochantären Korrekturosteotomien verwenden wir, soweit möglich, den eigenen Knochen als Transplantat. Oft ist das körpereigene Transplantat jedoch unpassend und zu klein. Da die optimale Passgenauigkeit entscheidender ist, verwenden wir bei nicht passendem körpereigenem Knochenmaterial einen Fremdknochenkeil. Eine **Derotations-Varisierungs-Osteotomie** führen wir generell nicht mehr durch (Brüning u. Mitarb. 1988, Reichel u. Hein 1996). Sollte bei subluxierter Gelenkstellung durch die Azetabuloplastik ein deutlich **vermehrter Gelenkdruck** und damit eine erhöhte **Hüftkopfnekrosegefährdung** zustande kommen, besteht die gleichzeitige Indikation zu einer entsprechenden **subtrochantären Verkürzung**.

Während der letzten 15 Jahre wurden in der Dortmunder Klinik etwa 1200 Azetabuloplastiken im Kindesalter durchgeführt. Trotz **Hüftultraschallscreening** waren in den vergangenen Jahren noch ca. **60 Azetabuloplastiken pro Jahr** erforderlich.

Im Jahre 2000 wurden im Rahmen einer Nachuntersuchung 125 reine Azetabuloplastiken ohne Kombinationseingriffe klinisch und radiologisch überprüft. Bei 52 Hüftgelenken (32 Kinder) dieses Kollektivs war zum Zeitpunkt der Nachuntersuchung, die bei dieser Subgruppe durchschnittlich 9 Jahre und 2 Monate postoperativ war, die Y-Fuge geschlossen. Die Ergebnisse (Tab. 6.8) sind Gegenstand früherer Publikationen (Pothmann u. Mitarb. 2001b).

Präoperativ lagen sämtliche Hüftgelenke **im schwer dysplastischen Bereich**. Die Erstdiagnose wurde in 11,5 % der Fälle erst nach dem 6. Lebensjahr gestellt. Bei 48 % der Kinder war eine Operation beidseitig erforderlich. Das durchschnittliche Alter zur Operation lag bei der Subgruppe mit 5 Jahren und 2 Monaten knapp 2 Jahre höher als beim Gesamtnachuntersuchungskollektiv. Zum Operationszeitpunkt waren 10,8 % der Kinder älter als 6 Jahre. Zur klinischen und radiologischen Nachuntersuchung waren die Jugendlichen durchschnittlich 14 Jahre und 3 Monate alt. Die subjektive Zufriedenheit der Patienten mit dem Operationsergebnis wurde nur in einem Fall (bei Zustand nach Voroperation) mit „schlecht" angegeben und bei über 95 % mit sehr gut und gut bewertet. Die Bewertung mit „schlecht" betraf eine Patientin mit einer Hüftdysplasie, die erst im Alter von 6,5 Jahren festgestellt und in einer auswärtigen Klinik im Vorfeld eine Derotations-Varisierungs-Osteotomie durchgeführt wurde. Bei allen 52 Azetabuloplastiken konnte durch die Operation postoperativ eine regelrechte Hüftüberdachung außerhalb des pathologischen Bereichs festgestellt werden. Zum

Tab. 6.8 Ergebnisse der klinischen und radiologischen Nachuntersuchung nach Azetabuloplastik

Patientenkollektiv		
Geschlechterverteilung	85 % Mädchen	15 % Jungen
Operationsseite	48 % beidseitig	52 % einseitig
Alter zur Operation	im Durchschnitt: 5, 2 Jahre	10,8 % > 6 J.
Hüften präoperativ schwer dysplastisch	100 %	
Subjektive Ergebnisse		
Durchschnittliches Alter bei der Nachuntersuchung	14 Jahre, 3 Monate	
Patientenurteil	schlecht: 1,9 %, befriedigend: 2,8 %, sehr gut/gut: 95,3 %	
Schulsportfähigkeit	bei 100 %	
Klinische Ergebnisse		
Hüftgelenkbeweglichkeit	Grad 0 (frei): 91 % Grad 1: 9 % Grad 2–4: 0 %	
Harris-Hip-Score	sehr gut: 48 (92 %) gut: 4 (8 %) befriedigend bis schlecht: 0	
Radiologische Ergebnisse		
Durchschnittlicher AC-Winkel	postoperativ: 9,6° 10 Wochen postoperativ: 10,6°	
Verbesserung des AC-Winkels durch die Operation	20,4°	
Durchschnittlicher CE-Winkel	postoperativ: 31,8° bei Nachuntersuchung: 34,8°	
Verbesserung des CE-Winkels durch die Operation	26°	
Radiologische Hüftmesswerte bei der Nachuntersuchung	normal 94 % leicht pathologisch 4 % schwer pathologisch 2 %	

Zeitpunkt der Nachuntersuchung lagen nur die Werte des eben erwähnten voroperierten Einzelfalles im „schwer pathologischen" Bereich. Zwei weitere Patientinnen wiesen radiologisch „leicht pathologische" Pfannendächer auf. Die Hüftgelenkbeweglichkeit in der Einteilung nach Tönnis (1984) war zur Nachuntersuchung in 91 % der Fälle vollkommen frei und in 9 % geringgradig eingeschränkt (Grad 1), wobei Bewegungseinschränkungen der Grade 2, 3 und 4 nicht vorlagen.

An **Komplikationen** mussten wir bei einer Patientin eine Fremdknochenkeilsinterung verzeichnen. Weitere schwerwiegende Komplikationen konnten nicht beobachtet werden. Bei 5 Mädchen zeigten sich leichte Labienschwellungen, die sich innerhalb von 2 Wochen zurück-

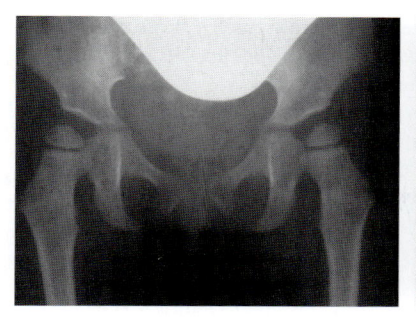

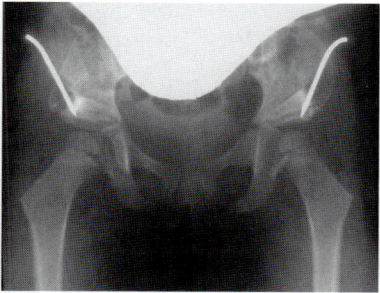

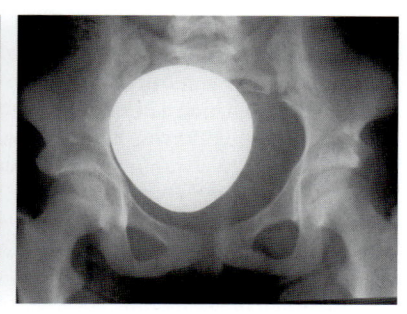

Abb. 6.24 a–c Röntgenverlauf nach Pfannendachplastik.
a Präoperativ im 3. Lebensjahr. **b** Postoperativ. **c** 10 Jahre postoperativ.

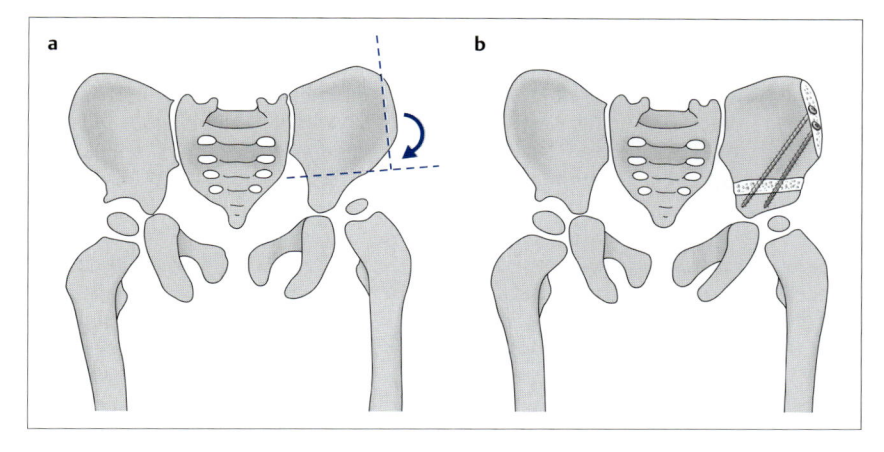

Abb. 6.25 a u. b Schematische Skizze der Salter-Osteotomie.
a Ausgangsbefund mit schwerer Hüftdysplasie links.
b Abschlussbefund nach Schwenkung und Rotation des Darmbeins und Transfixation mit 2 langen Schrauben.

gebildet hatten. Es stellten sich keine Wundheilungsstörungen, keine Infektionen und keine Hüftkopfnekrosen ein. Wachstumsstörungen im Bereich des Hüftpfannendaches nach Azetabuloplastik, wie es Weber u. Mitarb. (1998) bei 51 % der Fälle mit extrem pathologischen CE-Winkel 11 Jahre postoperativ feststellten, konnten wir in unserem Gesamtkollektiv von 125 Hüftgelenken nur in 2,6 % der Fälle verzeichnen. Eine wesendlichen Schädigung der Wachstumsfuge im Pfannenerkerbereich ist in unserem Kollektiv daher nicht eingetreten.

Die Azetabuloplastik in der modifizierten Dortmunder Technik ist ein ausgezeichnetes Verfahren zur Korrektur dysplastischer Hüftpfannen im Kindesalter und eine der Salter-Osteotomie (Heine u. Felske-Adler 1985, Eckardt u. Mitarb. 1995) überlegene Operation. Die Korrektur des **AC-Winkels auf 5–10°** mit regelrechter Gelenkzentrierung sichert neben einer differenzierten Operationstechnik und langjährigen Erfahrung des Operateurs ein gutes Langzeitergebnis (Abb. 6.24 a–c).

Die Salter-Beckenosteotomie. Die von Salter in Nordamerika inaugurierte „**Innominate Osteotomy**" ist auch in Europa zur operativen Behandlung des dysplastischen Hüftgelenks sehr verbreitet. Von Salter u. Dubos (1974) wird ein Alter zwischen 15 Monaten und 6 Jahren zur Operation als ideal angesehen. Über gute Ergebnisse wird auch nach Operationen im jungen Erwachsenenalter berichtet (Salter u. Mitarb. 1984).

Zur Operation wird ein ca. 12–20 cm großer Hautschnitt ventral des erkrankten Hüftgelenks vom Darmbeinkamm bis zur Leistenregion gesetzt. Es folgt die Darstellung des Darmbeins direkt kranial der Spina iliaca anterior inferior. Mit einem Meißel wird ein Teil des Darmbeinkammes abgetrennt (Abb. 6.25 a u. b). Dieser dient nachfolgend als **autologes Knochentransplantat**, das in den erzeugten Spalt nach einer Pfannenschwenkung eingesetzt wird. Das Darmbein wird mit einer Drahtsäge (Gigli-Säge) von dorsal nach ventral osteotomiert. Das Pfannenfragment wird dann um die Symphyse, die als Drehpunkt dient, nach ventral, nur diskret nach lateral, geschwenkt. In den entstandenen Osteotomiespalt wird der bikortikale autologe Knochenkeil eingebracht und mit kräftigen Gewindedrähten oder Schrauben fixiert (Bauer u. Mitarb. 1994).

Durch die Drehung der Hüftpfanne nach ventral hat der Hüftkopf eine bessere Überdachung erhalten. Das Korrekturpotential dieser Operation ist durch den pfannenfernen Drehpunkt grundsätzlich geringer einzustufen als das einer pfannennahen Azetabuloplastik. Weiterhin kommt es entsprechend dem Korrekturprinzip zu einer Lateralisierung und Ventralisierung der Hüftpfanne. Da es durch diese **Verdrehung im Symphysenbereich** zu einer Veränderung des Geburtskanals kommen kann, muss bei Frauen, bei denen eine Salter-Beckenosteotomie mit deutlicher Schwenkung durchgeführt wurde, im Vorfeld einer möglichen Geburt abgeklärt werden, ob eine Geburt per Sectio erfolgen muss (Loder u. Mitarb. 1993). Erfolgt die Osteotomie im Vorschulalter, lässt sich im weiteren Wachstumsverlauf in der Regel eine Wiederaufrichtung des intraoperativ verkippten Foramen obturatorium erkennen. Durch die Abtragung des Knochenspans vom oberen Beckenkamm können sich äußere Veränderungen der Beckensilhouette ergeben und der Ursprung der ventralen Fasern des M. gluteus medius wird geschädigt.

Mit dieser Operation kann die Überdachung nach lateral weniger gut verbessert werden als die Überdachung nach ventral. Das Nachreifungspotential der Hüftpfanne soll im weiteren Wachstum durch die Salter-Osteotomie verbessert werden (Hansen u. Mitarb. 1990). Die Nachbehandlung erfolgt analog zur Pfannendachplastik.

Zusammenfassend ist die Einsatzbreite der Salter-Osteotomie im Vergleich zur Pfannendachplastik besonders unterhalb des 8. Lebensjahres aus unserer Sicht geringer. Insbesondere laterale und höhergradige Dysplasien können mit der Azetabuloplastik besser therapiert werden. Wir sehen daher in unseren Kliniken mit jährlich ca. 100 operativen rekonstruktiven Eingriffen am kindlichen Hüftgelenk nur sehr selten noch die Indikation zur Salter-Osteotomie. Bei einem auf die Salter-Beckenosteotomie gut zugeschnittenem Ausgangsbefund (nicht zu steiler AC-Winkel, vor allem ventrale Dysplasie, gute Gelenkbeweglichkeit, Alter zwischen 1,5 und 6 Jahren) sind jedoch in der Hand des geübten Operateurs zufriedenstellende Langzeitergebnisse zu erwarten.

Die Dreifachbeckenosteotomie nach Tönnis und Kalchschmidt im Kindes- und Jugendlichenalter. Bei überwiegend verschlossener Y-Fuge und schweren oder subluxierenden Dysplasien im Alter von 8–12 Jahren lässt sich mit der Azetabuloplastik und Salter-Osteotomie keine ausreichende Korrektur der Pfanne mehr erzielen. Mit der Dreifachbeckenosteotomie nach Tönnis und Kalchschmidt (s. Kap. 6.4.2) besteht bereits im **fortgeschrittenem Kindesalter** eine hervorragende Möglichkeit zur biomechanischen Korrektur dieser Deformität. Zwischen 1987 und 1994 wurden in der Orthopädischen Klinik der Städtischen Kliniken Dortmund ca. 700 Dreifachbeckenosteotomien durchgeführt. Bei 8 Kindern mit noch **offener Y-Fuge** und einem Alter zwischen 9 und 13 Jahren erfolgten in diesem Zeitraum insgesamt 10 Dreifachbeckenosteotomien (Tab. 6.9). Im Rahmen einer klinischen und radiologischen Nachuntersuchung (Schürmann u. Mitarb. 1999), durchschnittlich 6,1 Jahre postoperativ nach Abschluss der Skelettreife, konnten folgende Daten erhoben werden: Die Dreifachbeckenosteotomie nach Tönnis und Kalchschmidt bei noch nicht geschlossener Y-Fuge im Kindesalter zeigt bis zum Wachstumsabschluss einen **bleibenden Korrektureffekt** und hat keinen negativen Einfluss auf das Pfannenwachstum. Die Indikation zur Dreifachbeckenosteotomie sollte bei der schmerzhaften, subluxierenden, radiologisch sich verschlechternden Pfannendysplasie auch im Kindesalter, insbesondere bei beginnendem oder fortgeschrittenem Verschluss der Y-Fuge gestellt werden. Zu bedenken ist, dass die Dreifachbeckenosteotomie **technisch schwierig** und in der Hand des nicht mit der Operation vertrauten Operateurs komplikationsträchtig ist.

Symptomatische Eingriffe. Zu den symptomatischen (palliativen) Eingriffen zählen die Chiari-Beckenosteoto-

Tab. 6.9 Ergebnisse der klinischen und radiologischen Nachuntersuchung nach Dreifachbeckenosteotomie bei offener Y-Fuge

Patientenkollektiv	durchschnittliches Alter zum Zeitpunkt der Operation	11 Jahre, 2 Monate
	durchschnittliches Alter bei der Nachuntersuchung	17 Jahre, 3 Monate
	voroperierte Hüftgelenke	60% (ACE 2×, DVO 2×, operative Einstellung 2×)
	präoperative Hüftluxationen	60%
	präoperative Hüftschmerzen	100%
Klinische Ergebnisse nach Harris-Hip-Score	sehr gut: 6 gut: 2 befriedigend: 1 schlecht: 1	
Radiologische Ergebnisse	durchschnittlicher VCA-Winkel	präoperativ: 16,6° postoperativ: 23,0° bei Nachuntersuchung: 23,0°
	durchschnittlicher CE-Winkel	präoperativ 4,5° postoperativ 25,2° bei Nachuntersuchung 24°

mie und die Schanz-Angulationsosteotomie, die zur Behandlung der hohen Hüftluxation angewendet werden:

- **Chiari-Beckenosteotomie**: Sie gehört nicht zu den Regeleingriffen im Kindes- und Jugendlichenalter bei Hüftdysplasie. Luxationshüften und höhergradigen Deformitäten, die eine anatomische Wiederherstellung der normalen Morphologie nicht zulassen (Tschauner u. Hofmann 1997), können mit der Chiari-Osteotomie günstig beeinflusst werden. Langzeitstudien, die beispielsweise Ergebnisse der Salter-Osteotomie direkt mit denen von Chiari-Osteotomien vergleichen, stellen die Überlegenheit der Salter-Osteotomie dar und grenzen die Indikation zur Chiari-Osteotomie deutlich ein (Mellerowicz u. Mitarb. 1998). In der Literatur wird bei geeigneter Indikation und korrekter Technik über zufriedenstellende mittelfristige Resultate berichtet (Lack u. Mitarb. 1991, Windhager u. Mitarb. 1991).
- **Schanz-Angulationsosteotomie**: Sie gehört wie die Chiari-Osteotomie zur Gruppe der symptomatischen (palliativen) Operationsverfahren zur Behandlung der schmerzhaften hohen Hüftluxation mit deutlicher Deformität, wenn eine anatomische **Wiederherstellung der normalen Morphologie unmöglich** ist. Wird erst im späten Kindes- oder Jugendlichenalter eine hohe und schmerzhafte Hüftluxation mit Ausbildung einer Sekundärpfanne zur operativen Versorgung vorgestellt, so kann mit den im Vorfeld beschriebenen Operationsverfahren, auch mit intertrochantären Korrekturkombinationen, eine anatomische Wiederherstellung der normalen Gelenkmorphologie oft nicht erreichen werden. Für solche sehr seltenen, veralteten hohen (nicht neurogenen) Luxationen, die im Dortmunder Krankengut fast ausnahmslos bei zugezogenen Kindern aus dem Ausland verzeichnet werden mussten, existiert mit der Angulationsosteotomie nach Schanz ein in Erwägung zu ziehendes „palliatives" Operationsverfahren. Diese Osteotomie findet ansonsten überwiegend bei **neurogenen Luxationen** Anwendung. Im Gegensatz zu den bisher genannten Osteotomien, handelt es sich bei dieser Operation um eine **subtrochantäre Hypervalgisierung** um ca. 30–35°. Ziel der Operation ist eine Verbesserung und Vergrößerung der Abstützungsfläche zwischen Hüftkopf und Trochanter minor auf der einen und der Primär- und Sekundärpfanne auf der anderen Seite, wobei sich insbesondere der Trochanter minor an der Primärpfannenregion abstützt.

Ergebnisse. Zwischen 1969 und 1996 führten wir in der Orthopädischen Klinik der Städtischen Kliniken Dortmund bei 22 Patienten eine Angulationsosteotomie nach Schanz durch. Im Rahmen einer Nachuntersuchung durchschnittlich 11,8 Jahre postoperativ konnten wir die Ergebnisse bei 15 Patienten mit 18 Osteotomien kritisch beurteilen (Pothmann u. Mitarb. 2003). Sieben Patienten waren zum Operationszeitpunkt im Kindes- oder Jugendlichenalter mit durchschnittlich 13,5 Jahren und sollen hier als Subgruppe betrachtet werden (Tab. 6.10). Bei 2 Patienten lag eine neurogene Hüftluxation vor. Etwa $1/3$ der Patienten gab an, dass sich nach mehreren Jahren zeitweise Schmerzen im Kniegelenk der operierten Seite bei valgischer Beinachse eingestellt hätten. Führt die Angulationsosteotomie zu einer deutlich **valgischen Beinachse**, so sollte gleichzeitig eine **suprakondyläre Varisierungsosteotomie** erfolgen. Insgesamt waren 85,7 % der Patienten mit dem Operationsergebnis zufrieden und würden die Operation retrospektiv erneut durchführen lassen.

In der Literatur wurden keine größeren Fallzahlen im Jugendlichenalter als der hier vorgestellten dokumentiert und es liegen weltweit keine Ergebnisse größerer Kollektive vor. Die Angulationsosteotomie nach Schanz ist damit **kein Standardverfahren**, jedoch bei der schmerzhaften hohen Hüftluxation mit deutlicher Deformität im Jugendlichenalter ein in Erwägung zu ziehendes Operationsverfahren.

Die Implantation moderner **Hüftendoprothesen** bei Dysplasiekoxarthrose nach Hüftluxation im jüngeren Lebensalter muss bei der Erwägung der möglichen Therapieoptionen, insbesondere aufgrund der überwiegend hervorragenden Ergebnisse und längeren Standzeiten der Prothesen bei der Diskussion mit in Betracht gezogen werden (Pothmann 2002).

Tab. 6.10 Ergebnisse der Nachuntersuchung nach Schanz-Angulationsosteotomie im Jugendlichenalter (n = 7)

Operationsergebnisse	Positive Ergebnisse (bejaht)		Negative Ergebnisse (verneint)	
	Patienten (n)	In Prozent (%)	Patienten (n)	In Prozent (%)
Verringerung der Beschwerden	6	85,7	1	14,3
Verlängerung der schmerzfreien Gehstrecke	5	71,4	2	28,6
Veränderung eines Hüfthinkens	3	besser 42,8	3	schlechter 42,8
Operation erneut durchführen lassen	6	85,7	1	14,3

Literatur

Akagi, S., T. Tanabe, R. Ogawa (1998): Acetabular development after open reduction fordevelopmental dislocation of the hip. Acta Orthop Scand 69 (1): 17–20

Bauer, R., F. Kerschbauer, F. Poisel (1994): Orthopädische Operationslehre 2/I. Thieme, Stuttgart: 93–96, 105–109

Berkeley, M.E., J.H. Dickson, T.E. Cain, M.M. Donovan (1984): Surgical therapy for congenital dislocation of the hip in patients who are twelve to thirty-six months old. J Bone Joint Surg 66-A: 412–420

Bonmann, R., M. Pothmann, B.D. Katthagen (2003): Ergebnisse der Azetabuloplastik in der modifizierten Dortmunder Technik mit allogenen, autoklavierten Knochenkeilen in einem postoperativen Zeitraum von acht bzw. neun Jahren. Med. Diss. Universität Gießen

Brüning, K., A. Heinecke, D. Tönnis (1988): Langzeitergebnisse der Azetabuloplastik. Z Orthop 126: 266–273

Brüning, K., A. Heinecke, D. Tönnis (1990): Technique and long term results of acetabuloplasty. Acta Orthop Belg 56: 287–292

Buchholz, R.W., J.A. Ogden (1978): Pattern of ischemic nekrosis of the proximal femur – nonoperativ treated congenital hip disease. In: The hip. Proceedings of the sixth open scientific meeting of the hip society. St. Louis, Mosby: 43–63

Caterall, A. (1990): Congenital dislocation of the hip: the indication and technik of open reduction. Acta Orthop 10: 335–403

Chen, I.H., K.N. Kuo, J.P. Lubicky (1994): Prognosticating factors in acetabular development following reduction of developmental dysplasia of the hip. J Pediatr Orthop 14: 3–8

Cordier, W., B.D. Katthagen (2000): Femorale Torsionsfehler. Orthopäde 29: 795–801

Cordier, W., K. Kalchschmidt, D. Tönnis (1997): Langzeitergebnisse nach operativer Hüftgelenkseinstellung bei angeborener Hüftluxation. Vortrag 46. Jahrestagung der Norddeutschen Orthopädenvereinigung, Bremen, Juni 1997

Dhar, S., J.F. Taylor, W.A. Jones, R. Owen (1990): Early open reduction for congenital dislocation of thr hip. J Bone Joint Surg 72-B (2): 188–192

Eckhardt, A., A. Meurer, C. Felske-Adler (1995): Korrektur der Pfannendysplasie durch die Innominatumosteotomie nach Salter. Orthop Praxis 31: 78–83

Ekkernkamp, M., B.D. Katthagen (1997): Die Azetabuloplastik. Orthopäde 26: 75–80

Falliner, A., H.J. Hahne, J. Hassenpflug (1998): Verlaufskontrolle und sonographisch gesteuerte Frühbehandlung der Hüftgelenksdysplasie. Z Orthop 136: 18–25

Fengler, F., R. Tomaschevski (1976): Unsere Erfahrungen mit der operativen Reposition der Hüftgelenksluxation nach Ludloff. Beitr Orthop Traumatol 23: 208–215

Ferguson, A.B. (1973): Primary open reduction of congenital dislocation of the hip using a medial adductor approach. J Bone Joint Surg A-55: 671–689

Fettweis, E. (1968): Sitz-Hockstellungsgips bei Hüftdysplasien. Arch Orthop Trauma Surg 63: 38–51

Gabuzda, G.M., T.S. Renshaw (1992): Reduction of congenital dislocation of the hip. Current concepts review. J Bone Joint Surg A-74: 624–631

Galpin, R.D., J.W. Roach, D.R. Wenger, J.A. Herring, J.G. Birch (1989): One stage treatment of congenital dislocation of the hip in older children, including femoral shortening. J Bone Joint Surg 71-A: 734–741

Graf, R. (1998): Klinische Untersuchung – Hüftsonographie – derzeitiger Stand und Ausblicke. In: Grifka, J., J. Ludwig: Kindliche Hüftdysplasie. Thieme, Stuttgart: 43–81

Graf, R., E. Roth-Schiffl (2001): Die offene Repostion der sog. kongenitalen Hüftluxation. Operat Orthop Trauma 13: 43–53

Halbhübner, K., H.D. Matthiessen, K. Braukmann (2001): Die Behandlung von Hüftreifungsstörungen in der Kassenpraxis. Med Orthop Tech 121: 30–35

Hansen, R., J. Rütt, M.H. Hackenbroch (1990): Die Restdysplasie der Hüftpfanne – Indikation zum pfannendachergänzenden Eingriff nach Salter. In: Willert, Pieper: Korrektureingriffe am wachsenden Skelett. Springer, Berlin: 210–216

Harris, N.H., G.C. Lloyd-Roberts, R. Gallien (1975): Acetabular development in congenital dislocation of the hip. J Bone Joint Surg B-57 (1): 46–52

Heine, J., C. Felske-Adler (1985): Ergebnisse der Behandlung der kongenitalen Hüftluxation durch offene Reposition und Beckenosteotomie nach Salter. Z Orthop 123: 273–277

Hirohashi, K., T. Kambara, M. Narushima, Y. Lee, A. Shimazu (1987): A radiographic study of ischemic nekrosis following the treatment of CDH. J Japan Orthop Assoc 56: 927–928

Imatani, J., Y. Miyake, Y. Nakatsuka, H. Akazawa, S. Mitani (1995): Coxa magna after open reduction for development dislocation of the hip. J Pediatr Orthop A-15 (3): 337–341

Kalamachi, A., G.D. MacEwen (1980): Avascular necrosis following treatment of congenital dislocation of the hip. J Bone Joint Surg A-62: 6

Kalamachi, A., T.L. Schmidt, G.D. MacEwen (1982): Congenital dislocation of the hip. Open reduction by the medial approach. Clin Orthop 169: 127–132

Katthagen, B.D. (1986): Knochenregeneration mit Knochenersatzmaterialien. Eine tierexperimentelle Studie. Unfallhlkd 178: 94–99

Katthagen, B.D., H. Mittelmeier, D. Becker (1988): Häufigkeit und stationärer Behandlungsbeginn kindlicher Hüftgelenksluxationen in der Bundesrepublik Deutschland. Z Orthop 126: 475–483

Küppers, A., K. Kalchschmidt, B.D. Katthagen (2002): Mittelfristige Ergebnisse der Dreifachbeckenosteotomie nach Tönnis. Med. Diss. Universität Gießen

Lack, W., R. Windhager, H.P. Kutscherra, A. Engel (1991): Chiari pelvic osteotomy for osteoarthritis secundary to hip dysplasia. J Bone Joint Surg (Br) 73-B: 229–234

Lejman, T., M. Strong, P. Michno (1995): Capsulorraphy versus capsulectomy in open reduction of the hip for developmental dysplasia. J Pediatr Orthop 15: 98–100

Leveuf, J., P. Bertrand (1937): Lrthroraphie dans la luxation congenitale de la hanche. Press Med 45: 437–444

Loder, R.T., L.A. Karol, S. Johnson (1993): Influence of pelvic osteotomy on birth canal size. Arch Orthop Trauma Surg 112: 210

Löwe, A., K. Küllmer, P. Eysel (1996): Hüftdysplasierezidive nach konservativer Behandlung im Neugeborenenalter und Erfahrungen in der Behandlung dezentrierter Neugeborenenhüften ohne Gipsretention. Vortrag Deutscher Orthopädenkongress, Wiesbaden

Mankey, M.G., C.T. Arntz, L.T. Staheli (1993): Open reduction through a medial approach for congenital dislocation of the hip. J Bone Joint Surg (Am) 75: 1334

Matthiessen, H.D. (1996): Forensische Probleme bei der Behandlung von Hüftdysplasien und -luxationen. Z Orthop 134/6: 10–12

Matthiessen, H.D. (1997): Das Problem der „endogenen" Dysplasie. In: Tschauner, C.: Die Hüfte. Enke, Stuttgart: 45–57

Mau, H., A. Ode, J. Gekeler (1987): Nachuntersuchungsergebnisse der offenen Hüftreposition nach Ludloff und der geschlossenen Reposition bei angeborener Huftluxation. Z Orthop 125: 401–404

Mellerowicz, H.H., J. Mattussek, C. Baum (1998): Long-term results of Salter and Chiari hip osteotomies in developmental hip dysplasia. Arch Orthop Trauma Surg 117: 222–227

Morcuende, J.A., M.D. Meyer, L.A. Dolan, S. Weinstein (1997): Longterm outcome after open reduction through an anteromedial approach for congenital dislocation of the hip. J Bone Joint Surg 79-A: 810–817

Müller, W. (1998): Krankengymnastische Aspekte zur Hüftgelenkbehandlung bei unterschiedlichen kinderorthopädischen Krankheitsbildern aus Sicht der Vojta-Therapie. Krankengymnastik 50/8: 1353–1366

Niethard, F.U. (1987): Die Vorbehandlung der kongenitalen Hüftgelenksluxation mit krankengymnastischer Therapie auf neurophysiologischer Basis. Z Orthop 125: 28–34

Niethard, F.U., K.P. Günther (2000): Klinisches und sonographisches Screening der Säuglingshüfte. Deutsches Ärzteblatt 97/23: B1349–B1354

O'Brien, T., R.B. Salter (1985): Femoral head size in congenitaldislocation of the hip. J Pediatr Orthop 5 (3): 299–301

Pothmann, M. (1999): Hüftdysplasie – Leitfaden für Eltern, Betroffene, Physiotherapeuten und Ärzte. Poli-Med, Unna: 72–73

Pothmann, M. (2002): Hüftdysplasie – Leitfaden für Eltern, Betroffene, Physiotherapeuten und Ärzte. 2. Aufl. Poli-Med, Unna: 110

Pothmann, M., A. Ryborz, W. Cordier, B.D. Katthagen (2003): Die Schanz'sche Angulationsosteotomie zur Behandlung der hohen Hüftluxation. Langzeitergebnisse in der Hüftdysplasiebehandlung. Vortrag Bottroper Orthopädietag 2003.

Pothmann, M., R. Bonmann, B.D. Katthagen (2001a): Langzeitergebnisse der Acetabuloplastik. Vortrag Dortmunder Orthopädie Symposium, Juni 2001

Pothmann, M., R. Bonmann, B.D. Katthagen (2001b): Ergebnisse der Acetabuloplastik mit autoklavierten allogenen kortikospongiösen Knochenkeilen nach neun Jahren mit geschlossener Y-Fuge. Langzeitergebnisse in der Kinderorthopädie. Vortrag Jubiläumssymposium der Orthopädischen Universitätsklinik Halle, November 2001

Quinn, R.H., T.S. Renshaw, P.A. De Luca (1994): Preliminary traction in the treatment of developmental dislocation of the hip. J Pediatr Orthop 14: 636–742

Reichel, H., W. Hein (1996): Dega acetabuloplaty combined with intertrochanteric osteotomies: Long-term results. Clin Orthop 323: 234–242

Salter, R.B., G. Hannson, G.H. Thompson (1984): Innominate osteotomy in the management of residual congenital subluxation of the hip in young adults. Clin Orthop 182: 53

Salter, R.B., J.P. Dubos (1974): The first fifteen years' personal experience with innominate osteotomy in the treatment of congenital dislocation and subluxation of the hip. Clin Orthop 98: 104

Schürmann, N., K. Kalchschmidt, B.D. Katthagen (1999): Mittelfristige Ergebnisse der Dreifachen Beckenosteotomie im Kindesalter. Vortrag 48. Jahrestagung der Norddeutschen Orthopädenvereinigung, Münster, Juni 1999

Segal, L.S., D.K. Boal, L. Borthwick, M.W. Clark, A.R. Localio, E.P. Schwentker (1999): Avascular necrosis after treatment of DDH: The protective influence of the ossific nucleus. J Pediatr Orthop 19: 177–184

Severin, E. (1941): Contribution of the knowledge of conginital dislocation of the hip. Late results of closed reduction and arthrographic studies of recent cases. Acta Chir Scand 63: 53–54

Springorum, H.W., A. Trutnau, K. Braun (1998): Fachlexikon Orthopädie – Hüfte. ecomed, Landsberg: 117

Staheli, L.T. (1990): Surgical management of acetabular dysplasia. Clin Orthop 264: 111

Stotz, S. (1997): Therapie und Prophylaxe von Funktions- und Entwicklungsstörungen bei ICP. In: Tschauner, C.: Die Hüfte. Enke, Stuttgart: 139–148

Szepesi, K., B. Biro, K. Fazekas, G. Szucs (1995): Prliminary results of early open reduction by an anterior approach for congenitasl dislocation of the hip. J Pediatr Orthop B-4 (2): 171–178

Thomas, I.H., A.J. Dunin, W.G. Cole, M.B. Menelaus (1989): Avascular nekrosis after open reduction for congenital dislocation of the hip: analysis of causative factors and natural history. J Pediatr Orthop 5: 525–531

Tönnis, D. (1978): Hüftluxation und Hüftkopfnekrose. 1. Sammelstatistik des Arbeitskreises für Hüftdysplasie der DGOT. Bücherei des Orthopäden, Bd. 21. Stuttgart, Enke

Tönnis, D. (1982): Der Leistenschnitt als Zugang zur operativen Hüftreposition. Z Orthop 116: 130–132

Tönnis, D. (1984): Die angeborene Hüftdysplasie und Hüftluxation im Kindes- und Erwachsenenalter. Heidelberg, Springer

Tönnis, D. (1990): Surgical treatment of congenital dislocation of the hip. Clin Orthop 258: 33–40

Tönnis, D., A. Arning, M. Bloch, A. Heinecke, K. Kalchschmidt (1994a): Triple pelvic osteotomy. J Pediatr Orthop B-3 (1): 54–67

Tönnis, D., D. Brunken (1968): Eine Abgrenzung normaler und pathologischer Hüftpfannendachwinkel zur Diagnose der Hüftdysplasie. Arch Orthop Trauma 64: 197–228

Tönnis, D., K. Brüning, A. Heinecke (1994b): Lateral acetabuloplasty. J Pediatr Orthop B-3 (1): 340–345

Tönnis, D., K. Itoh, A. Heinecke, K. Behrens (1984): Die Einstellung der angeborenen Hüftluxation unter Arthrographiekontrolle, eine individuelle, risikoverringernde und zeitsparende Methode. Z Orthop 122: 50–61

Tschauner, C. (1990): Die Bedeutung des Ultraschallscreenings von Hüftreifungsstörungen im Rahmen der Vorsorgemedizin. Prakt Arzt 44: 776

Tschauner, C. S. Hofmann (1997): Restdysplasie und Dysplasiecoxarthrose. In: Tschauner, C.: Die Hüfte. Enke, Stuttgart: 92–112

Vojta, V., A. Peters (1997): Das Vojta Prinzip. Springer, Heidelberg

Weber, M., D. Wirtz, C. Jaeschke, F.U. Niethard (1998): Wachstumsstörungen des Hüftpfannendaches nach Acetabuloplastik bei angeboerner Hüftdysplasie. Z Orthop 136: 525–533

Weinstein, S. L. (1997): Traction in developmental dislocation of the hip is its use justified. Clin Orthop 338: 79–85

Windhager, R., N. Pongracz, W. Schönecker, R. Kotz (1991): Chiari osteotomy for congenital dislocation and subluxation of the hip. J Bone Joint Surg (Br) 73-B: 890–895

6.4 Residuelle Hüftdysplasie

6.4.1 Restdysplasie und Dysplasiekoxarthrose

Ch. Tschauner und S. Hofmann

Synonyme

Residuelle Pfannendysplasie, Residual Acetabular Dysplasia (RAD).

Definition

Unter dem Begriff **Restdysplasie** versteht man einen bei Wachstumsabschluss von der Norm abweichenden biomechanischen Fehlbau auf der Grundlage einer Hüftreifungsstörung. Dabei ist das Pfannendach zu kurz ausgebildet, räumlich fehlorientiert und überdacht den Hüftkopf nur unvollständig. Bei grundsätzlich gleichartiger Pathomorphologie kann man nach dem Zeitpunkt der Diagnose 2 Untergruppen unterscheiden:
- Restzustände nach im Säuglingsalter und in der Kindheit **vorbehandelter** Hüftreifungsstörung (Mau 1988),
- röntgenologische Zufallsbefunde oder aufgrund von Schmerzen **erstmals** im Erwachsenenalter entdeckte – vorher nicht bekannte und daher auch nicht vorbehandelte – Fehlbaugelenke.

Forensisch-gutachterlicher Hinweis: Der Begriff der „Restdysplasie" bedeutet in diesem Zusammenhang keineswegs, dass die Vorbehandlung nicht lege artis durchgeführt worden wäre (Matthiessen 1996, 1997a), sondern ist in der Regel Ausdruck eines schweren pathoanatomischen Ausgangsbefundes oder von im Laufe der Behandlung aufgetretenen Wachstumsstörungen.

Ausgehend von der klinischen Erfahrung, dass mechanische Fehlbaugelenke frühzeitig verschleißen, wurde der Begriff der „**Präarthrose**" oder „**präarthrotischen Deformität**" (Hackenbroch 1937) geprägt. Man sollte sich aber vor Augen halten, dass der „biomechanische Fehlbau" zwar den entscheidenden Hauptfaktor für die frühzeitige Abnutzung darstellt, aber, wie früh dieser biomechanische „**Fehlbau**" klinisch zum Tragen kommt, wird im Einzelfall unter anderem auch von der ererbten „**Materialqualität**" (Gelenkkörper, periartikuläres Gewebe) und vom „**Lebensstil**" (Beruf, Hobbies, Sport, Übergewicht etc.) als „modulierende" Begleitfaktoren beeinflusst. Ein rein mechanistisches oder „röntgenkosmetisches" Denken sollte deshalb bei der verantwortungsvollen Beratung des/der einzelnen Patienten/-in bezüglich oft aufwendiger und nicht ganz risikoloser Rekonstruktionseingriffe vermieden werden.

Unter dem Begriff „**Sekundärarthrose**" versteht man eine (meist vorzeitig eintretende) Gelenkabnutzung aufgrund **bekannter** (primärer) Ursachen. Bezüglich des mechanischen Fehlbaues (Tschauner u. Mitarb. 2002) als Ursache für eine sekundäre Koxarthrose kann man 2 Hauptgruppen unterscheiden:
- die **Restdysplasie** (Tschauner u. Reichel 2003) als „Minusvariante",
- das **femoroazetabuläre Impingement** (Ganz 2000) als „Plusvariante" von Überdachung und Gelenkkörperkontakt (s Kap. 6.6).

Die Behandlung sekundärer Arthrosen richtet sich zunächst auf die zugrundeliegenden pathogenetischen („primären") Ursachen; erst in zweiter Linie, wenn eine Behandlung der Ursache nicht möglich ist oder erfolglos bleibt, kommt eine symptomatische Therapie in Betracht. Im weiteren Verlauf dieses Kapitels beziehen sich alle Überlegungen und Aussagen auf die Entstehungsmechanismen der **Dysplasiekoxarthrose** als Folgeerscheinung einer Restdysplasie, die überhaupt nicht, zu spät oder inadäquat behandelt wurde.

Ätiopathogenese

Für eine regelrechte Entwicklung der Gelenkkörper zu einem **sphärisch-kongruenten und voll überdachten** Hüftgelenk mit impingementfreiem Gelenkspiel ist während des gesamten Wachstums ein zeitlich und räumlich fein abgestimmtes (synchronisiertes) Zusammenspiel aller Wachstumsfugen im Bereich des proximalen Femurendes und des Azetabulums notwendig. Kopf und Pfanne beeinflussen sich in diesem Prozess gegenseitig (so genannte „umwegige" Entwicklung der Gelenkkörper). Je nachdem, wann und wo dieser Prozess gestört wird, gibt es verschiedene Schädigungsmuster und davon abgeleitete Deformitäten. Bei zu spät entdeckter oder inadäquat behandelter Hüftreifungsstörung im Säuglingsalter kann das hyalinknorpelig präformierte Pfannendach (d.h. die Pfannendachepiphyse) zweifach geschädigt werden:
- mechanisch-**plastische Deformierung**, im Sinne einer „Verbiegung" nach kraniolateral,
- **Wachstumsstörung** durch vermehrte „Scherspannungen" (Matthiessen 1997b, 1999).

Unbehandelt, d.h. ohne konsequente konzentrisch-tiefe Kopfeinstellung und dadurch bedingte Pfannendachentlastung (Scherspannungsentlastung nach Matthiessen 1997b, 1999), endet dieses progrediente Fehlwachstum bei Wachstumsabschluss in der typischen ventrokraniolateral geneigten und häufig in ihrer Konkavität stark abgeflachten und elliptisch ausgezogenen **Dysplasiepfanne**.

Normomorphologisches Hüftgelenk. Die Hüftpfanne (Azetabulum) besteht aus der mit Gelenkknorpel überzogenen Gelenkfläche (Facies lunata) und der mit Bindegewebe und dem Lig. capitis femoris ausgefüllten Fossa acetabuli. Die Hüftpfanne wird nach peripher durch einen faserknorpeligen „Dichtungsring", das **Labrum acetabulare** (kaudal ergänzt durch das Lig. transversum), abgeschlossen. Die Fossa acetabuli bildet die mediale Wand des Azetabulums und ist in ihrer Gesamtausrichtung vertikal orientiert. Die eigentliche hyalinknorpelig überzogene **Gelenkfläche (Facies lunata)** liegt annähernd in der Sagittalebene – mit einer Anteversion von durchschnittlich 15–20° (Tönnis u. Heinecke 1997, 1999a, 1999b), d.h. von leicht dorsal-lateral nach ventral-medial – und umgreift den Hüftkopf von ventral(-medial), **kranial** und dorsal(-lateral) wie ein Hufeisen. Deren kranialer Anteil stellt sich auf dem Beckenübersichtsröntgen als gleichmäßig schmale **horizontal** (Bombelli 1993, Tschauner 1995) orientierte Verdichtungszone der subchondralen Spongiosa dar. Pauwels (1973) hat dieses Phänomen als **„Sourcil"** (Augenbraue), Bombelli (1993) als „Weight Bearing Surface" bezeichnet; im Deutschen werden die Termini „Belastungszone" (Tönnis u. Kalchschmidt 1998) oder „Tragfläche" (Tschauner 1995) gebraucht. Eine anschauliche Vorstellung von der dreidimensionalen räumlichen Lage („Orientierung") der Facies lunata und des Labrum acetabulare beim aufrecht stehenden Menschen gibt das Tennisball-Modell (Abb. 6.26).

Stark vereinfachend ausgedrückt besteht im normalen Hüftgelenk eine „sphärische" Kongruenz zwischen dem annähernd sphärischen Hüftkopf und der hufeisenförmigen Facies lunata, während die mit fettigem Bindegewebe ausgepolsterte Fossa acetabuli kaum zur Kraftübertragung beiträgt. Tatsächlich besteht aber eine so genannte **„physiologische (kongruente) Inkongruenz"** (Greenwald u. Haynes 1972): Der Radius des Hüftkopfes ist eine Spur größer als derjenige der Facies lunata, so dass unter den Bedingungen eines Normalbaugelenks und normaler Knorpelfunktion bei geringer und mittlerer Belastung vorwiegend die „Flanken" (Vorderhorn und Hinterhorn der hufeisenförmigen Facies lunata) zur Kraftübertragung herangezogen werden (Eisenhart-Rothe u. Mitarb. 1997, Müller-Gerbl u. Mitarb. 1992, 1993, Löhe u. Mitarb. 1994, Putz u. Müller-Gerbl 1992); erst unter Maximalbelastung bzw. bei Knorpelfunktionsstörungen (im höheren Lebensalter, bei metabolischen Störungen, bei chronischer Fehlbelastung) auch schon bei geringeren Belastungen, verschiebt sich das Maximum der Kraftübertragung in den kranialen Polbereich. Wäre eine vollständige geometrische Kongruenz gegeben, würde ständig eine eng umschriebene Konzentration der Kräfteübertragung nur im kranialen Polbereich der Facies lunata stattfinden. Auch Engelbert u. Witte (1998) liefern überzeugende Argumente für die Hypothese der „Elastizität des Hüftgelenks", nach der die C-Form der Facies lunata mit der Zuggurtung durch das Lig. transversum als evolutionäre Anpassung an den bipedalen aufrechten Gang des Menschen interpretiert wird.

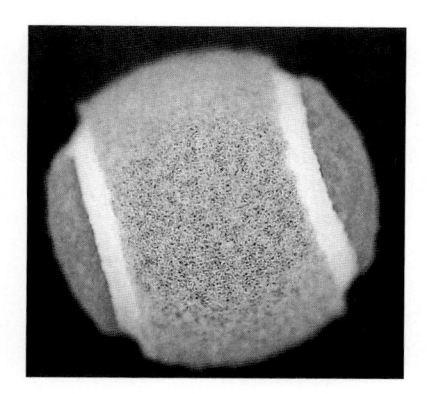

Abb. 6.26 Tennisball-Modell eines gesunden Hüftgelenks mit Blick von oben (entlang der vertikalen Raumkoordinate) auf ein rechtes Hüftgelenk (oben = ventral, rechts = lateral): Die Zentrierung der kranialen Anteile der Facies lunata, der sog. Tragfläche und ihre Anteversion von etwa 15–20° sind gut erkennbar. Die laterale (rechte) Begrenzung der Facies lunata entspricht der räumlichen Position des Labrum acetabulare; lateral davon ist ein kleines nur von Kapsel bedecktes Areal des Hüftkopfes gerade noch tangential erkennbar. Medial (links) ist das Areal der Fossa acetabuli gerade noch tangential erkennbar.

Pathomorphologisches (dysplastisches) Hüftgelenk. Beim **dysplastischen** Gelenk hat sich im Laufe des Wachstums aus der Verknöcherungsstörung des Erkerbereiches eine nach ventrokraniolateral gerichtete **Dysplasierinne** entwickelt: Die Facies lunata ist dadurch stärker nach ventral-kranial-lateral „geöffnet", ihre Tragfläche ist nun nicht mehr symmetrisch-horizontal über dem Hüftkopf zentriert. Durch diese exzentrische Lage der Facies lunata ist das Containment des Hüftkopfes gestört und der Mechanismus der Kraftübertragung vorwiegend über die Flanken funktioniert nicht mehr regelrecht: Es besteht eine latente Instabilität des Hüftkopfes, der entlang der zwar in sich noch konkaven, aber nach ventrokraniolateral „geneigten" Facies lunata zum Erkerbereich „gedrängt" wird. Daraus resultiert eine Stresskonzentration im Erkerbereich und am Ursprung des Labrum acetabulare, das dadurch zu einem sekundären Stabilisator („Leitplanke") umfunktioniert wird: Diese Leitplankenfunktion des Kapsel-Labrum-Komplexes erklärt, warum bei Pfannendysplasien ein hoher Prozentsatz an schmerzhaften Labrumproblemen (Acetabular Rim Syndrome, Klaue u. Mitarb. 1991) bis hin zum vollständigen Abriss erwartet werden muss. Das Tennisball-Modell (Abb. 6.27) veranschaulicht das. Röntgenologisches Korrelat dieser pathomorphologischen Situation mit nach kraniolateral ansteigender Tragfläche und Erkerüberlastung ist eine zum Erker hin sich verbreiternde Sklerosezone (dreieckige Sourcil nach Pauwels).

Biomechanische Aspekte. Um die röntgenmorphologischen Veränderungen von Fehlbaugelenken – die sich bei aufmerksamer Betrachtung beobachten und verfolgen lassen – besser zu verstehen, müssen die zugrundeliegenden Kräfte **vektorgraphisch** analysiert werden. Dabei sollte

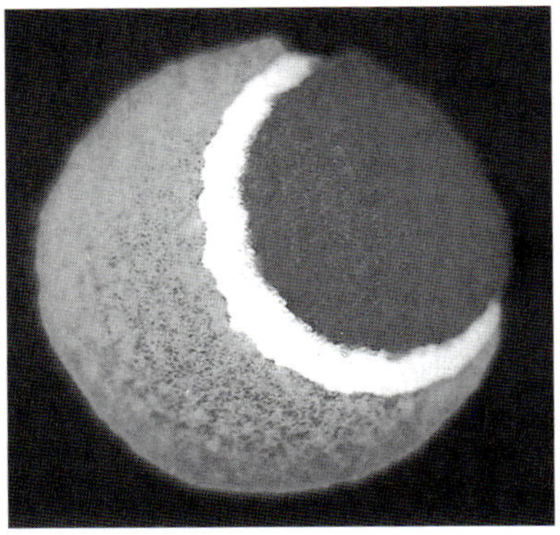

Abb. 6.27 Tennisball-Modell eines dysplastischen Hüftgelenks mit gleicher Blickrichtung von oben (entlang der vertikalen Raumkoordinate) wie in Abb. 6.26 auf ein rechtes Hüftgelenk (oben = ventral, rechts = lateral): Die unvollständige und exzentrische Überdachung des Hüftkopfes durch die Tragfläche der Facies lunata mit dem nicht überdachten ventrolateralen Quadranten ist gut erkennbar. Die laterale (rechte) Begrenzung der Facies lunata entspricht wieder der räumlichen Position des Labrum acetabulare, das hier genau am kranialen Pol, d. h. in der Hauptbelastungszone zu liegen kommt; lateral davon ist ein großes nur von Kapsel bedecktes Areal des Hüftkopfes sichtbar. Medial (links) ist das Areal der Fossa acetabuli nicht mehr sichtbar (vgl. Abb. 6.26).

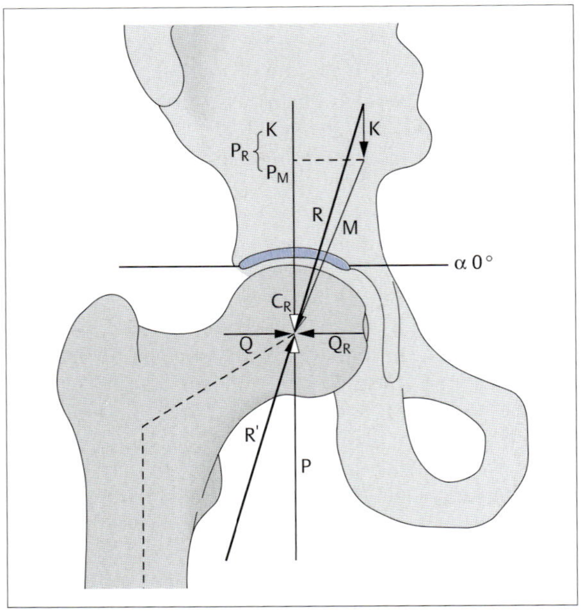

Abb. 6.28 Vektorgraphische Schemazeichnung eines normal gebauten Hüftgelenks mit horizontaler Tragfläche: Die Gegenresultierende R' und ihre Komponenten (Querkomponenete Q, Längskomponente P) sind eingezeichnet (nach Tschauner).

man sich von der idealisierten Vorstellung lösen, die Hüfte wäre ein Kugelgelenk mit gleichmäßig über die ganze Oberfläche übertragenen Kräften. Vielmehr hängt die Verteilung des Kraftflusses beim aufrecht stehenden und gehenden Menschen von der **Richtung der resultierenden Gelenkkraft R und ihrer Komponenten** und von der **räumlichen Orientierung der kraftübertragenden Gelenksflächenanteile** ab.

Für die Zwecke der biomechanischen Grundlagenforschung gibt es heute hervorragende Methoden einer **dreidimensionalen computersimulierten** bzw. **computergestützten Analyse** der resultierenden Gelenkkraft (Bergmann u. Mitarb. 1989, Breitenhuber u. Mitarb. 1995, Sodia u. Mitarb. 1995, Steffan u. Mitarb. 1997) und ihrer Relevanz für die Methoden des künstlichen Hüftgelenkersatzes (s. Kap. 2). Diese Methoden wurden auch benutzt, um die klassischen zweidimensionalen vektorgraphischen Berechnungen in der Frontalebene (Pauwels 1973, Kummer 1985, Bombelli 1993, Tschauner 1995) für die praktischen klinischen Belange zur Planung von Osteotomien auf ihre klinische Brauchbarkeit hin zu überprüfen. Dabei zeigte sich, dass auch mit diesen **vereinfachten vektorgraphischen Modellen** die biomechanischen Verhältnisse in der vorwiegend betroffenen Frontalebene mit ausreichender Genauigkeit berechnet werden können. Damit lassen sich die **Erfolgsaussichten von hüftgelenknahen Osteotomien** aus biomechanischer Sicht realistisch abschätzen (Tschauner 1995).

Stellt man die vektorgraphische Kräfteanalyse in der Frontalebene (Bombelli 1993, Kummer 1985, Pauwels 1973, Tschauner 1995) der Morphologie des Azetabulums bzw. dessen Projektion auf einer a.-p. Beckenübersichtsaufnahme gegenüber, so ist es offensichtlich, dass die Längs- bzw. Vertikalkomponente gegen die „Tragfläche", die Quer- bzw. Horizontalkomponente vorwiegend gegen die Fossa acetabuli und zum Teil auch gegen die antero- bzw. posterokaudalen Abschnitte der Facies lunata gerichtet sind (Abb. 6.28). Die **Vertikalkomponente** („Längskomponente L" von Pauwels 1973) ist die im Einbeinstand wirksame Kraft innerhalb der „Tragfläche" und erhält die Bezeichnung „P" (s. Abb. 6.28). Ihre biomechanische Wirkungsweise hängt von der **räumlichen Orientierung der Tragfläche** ab: Ist die Tragfläche horizontal und symmetrisch über dem Rotationszentrum des Femurkopfes zentriert, wirkt P ausschließlich orthograd als reine Druckkraft. Ist die „Tragfläche" gegen die Horizontale nach kraniolateral geneigt (Tragflächenwinkel „TF"), wird P vektorgraphisch (Abb. 6.29) und nach folgenden Formeln in seine Komponenten „N" und „S" zerlegt:

Normalkomponente „N": $N = P \times \cos \text{TF-Winkel}$
Tangentialkomponente „S": $S = P \times \sin \text{TF-Winkel}$

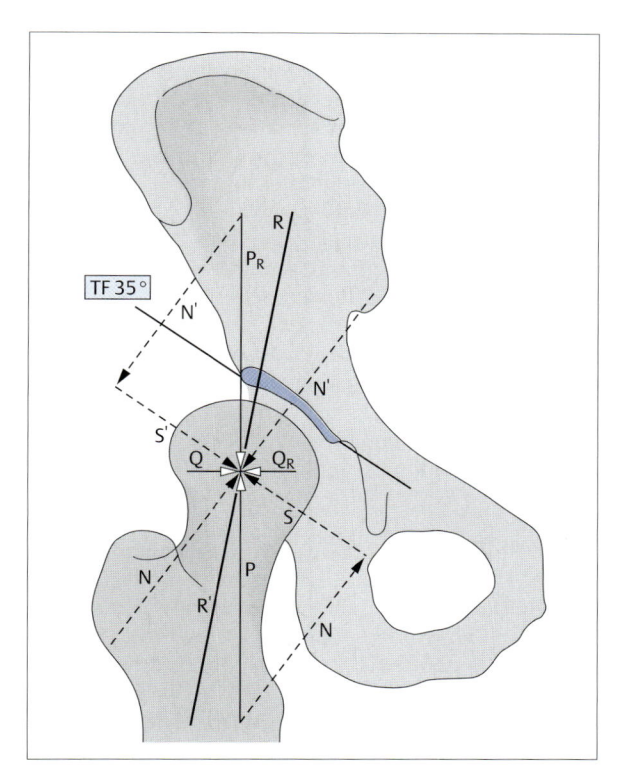

Abb. 6.29 Vektorgraphische Schemazeichnung eines dysplastischen Hüftgelenks mit 35° kraniolateral geneigter Tragfläche (TF = 35°) und zusätzlicher Coxa valga. Ergänzend zur Gegenresultierenden R' und ihren Komponenten (Querkomponente Q, Längskomponente P) ist noch die vektorgraphische Zerlegung der vertikal gerichteten Längskomponente P in Bezug auf die (in diesem Beispiel) 35° geneigte Tragfläche eingezeichnet. Die Normalkomponente N ist senkrecht, die Tangentialkomponente S parallel zur Tragfläche ausgerichtet (nach Tschauner).

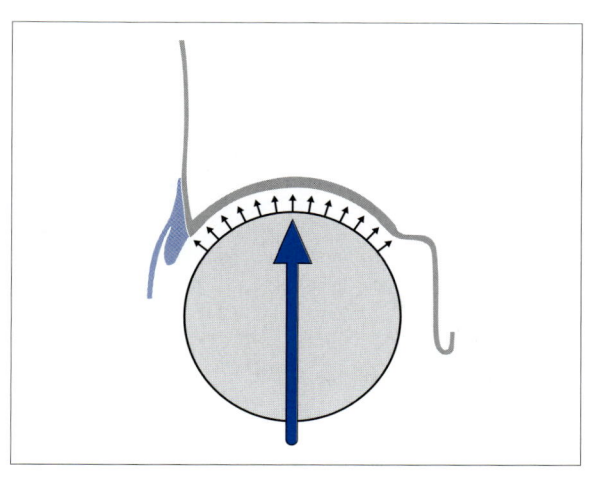

Abb. 6.30 Schematischer zentraler Frontalschnitt durch ein gesundes Hüftgelenk: Die Facies lunata ist horizontal getroffen; medial (rechts) davon befindet sich die Fossa acetabuli, lateral (links) wird die Facies lunata vom Labrum acetabulare begrenzt.

Vektorgraphische Kräfteverhältnisse bei normaler Pfannenmorphologie. Bei normal ausgebildeter horizontal übergreifender Tragfläche wird die Vertikalkraft P vollkommen **konzentrisch** (orthograd) in die Tragfläche eingeleitet und beansprucht diese daher ausschließlich auf Druck (s. Abb. 6.28). Da der Knorpel zwar in der Lage ist Druckkräfte auszugleichen, aber auf Scherkräfte mit strukturellen Änderungen, die bis zur Degeneration des Knorpels führen, reagiert, ist die orthograde Krafteinleitung von entscheidender praktischer Bedeutung. Bei einer normal gebauten Hüftpfanne mit horizontaler Tragfläche der Facies lunata verteilt sich die **Druckbeanspruchung** gleichmäßig innerhalb der Tragfläche und des sie lateral begrenzenden Kapsel-Labrum-Komplexes (Abb. 6.30). Es tritt keine Stresskonzentration im Erker auf und das Labrum wird nicht auf Zug und Scherung beansprucht.

Vektorgraphische Kräfteverhältnisse bei der dysplastischen Pfanne. Bei einer dysplastischen Pfanne mit ihrer typischerweise ventrokraniolateral gerichteten Tragfläche trifft dagegen die Vertikalkomponente **exzentrisch** („schräg") auf die Tragfläche. Da nach Pauwels (1973) „die Längskomponente…den Schenkelkopf…in vertikaler Richtung nach aufwärts zu verschieben trachtet", entsteht hier ein **Problem der schiefen Ebene**. Den Gesetzen der graphischen Statik entsprechend wird die nun auf die geneigte Tragfläche „schräg" einwirkende Vertikalkomponente in eine orthograd wirkende Normalkomponente (Druck) und eine parallel wirkende Tangentialkomponente (Scherung) zerlegt. Je steiler die Tragfläche, d. h. der Tragflächenwinkel TF, umso größer die Tangentialkomponente, die den Kopf entlang der Tragfläche nach ventrokraniolateral zu verschieben trachtet (s. Abb. 6.29). Sie ist somit jene Kraftkomponente, die nach Dekompensation der den Gelenkschluss sichernden Strukturen (Labrum, Kapsel, Unterdruck) die zunehmende Dezentrierung des Hüftkopfes bewirkt. Aber schon im Stadium des makromorphologisch noch erhaltenen Gelenkschlusses tritt bei jedem Schritt durch eine gewisse elastische Federung der Gelenkkapsel tendenziell eine scherende Mikrobewegung des Hüftkopfes auf, die bewirkt, dass es zu einer Stresskonzentration im Erkerbereich kommt. Dadurch wird das **Labrum acetabulare** zunehmend auf **Zug** und **Scherung** (Abb. 6.31) beansprucht. Schließlich kommt es zu schmerzhaften inkompletten Ein- und vollständigen Abrissen. Des Weiteren können sich intra- und extraossäre **Ganglien** entwickeln, die entweder als Gelenkaussackung durch das abgerissene Labrum hindurch außerhalb des Knochens oder als Pfannendachzyste, die mit dem Gelenk kommuniziert, innerhalb des knöchernen Azetabulums liegen. Durch einen „**Ventilmechanismus**" kommt es zu Drucksteigerungen in diesen mit dem Gelenk kommunizierenden Ganglien, die eine zusätzliche Schmerzursache darstellen (Abb. 6.32).

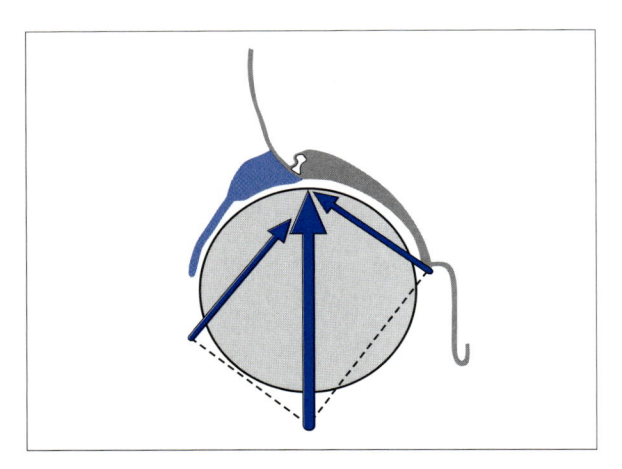

Abb. 6.31 Schematischer zentraler Frontalschnitt durch ein dysplastisches Hüftgelenk. Im Schnittbild ist analog zur Abb. 6.**27** die extreme Zug- und Scherbelastung des Labrum acetabulare gut erkennbar.

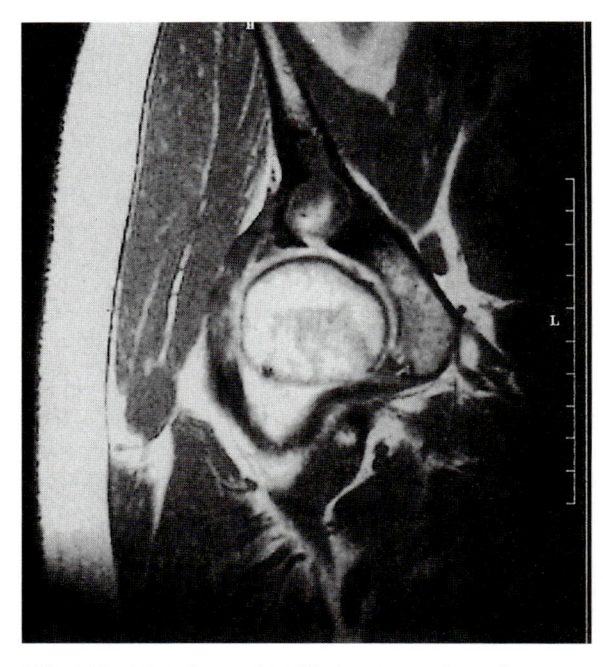

Abb. 6.32 MR-Arthrographiebild eines intraossären Pfannendachganglions.

Epidemiologie

Gesicherte epidemiologische Daten über die Inzidenz der Dysplasiekoxarthrose liegen nicht vor bzw. die Literaturangaben sind aufgrund der unterschiedlichsten Voraussetzungen und Definitionen vielfältig und nicht selten widersprüchlich. Geht man von der aktuellen Datenlage aus dem sonographischen Neugeborenenscreening im deutschen Sprachraum aus, so ist mit 1–2% hochgradigen und sofort biomechanisch behandlungsbedürftigen Hüftreifungsstörungen zu rechnen. Der größte Teil dieser primär pathologischen Neugeborenenbefunde heilt unter früher und adäquater konservativer Behandlung aus. Daher ist mit einer Rate an Restdysplasien im Promillebereich oder Zehntelpromillebereich bezogen auf die Gesamtpopulation zu rechnen.

Umgekehrt ist die Angabe richtig, dass der Hauptanteil der Hüftendoprothesen im jungen und mittleren Erwachsenenalter durch präarthrotische Deformitäten bedingt und damit zu einem großen Prozentsatz auf die Gruppe der Restdysplasien zurückzuführen ist.

Bezüglich der Restdysplasie gibt es eine wichtige Studie (Murphy u. Mitarb. 1995), die das sekundäre Arthroserisiko mit pathomorphologischen Winkelparametern korreliert: Es gab eine statistisch hochsignifikante Differenz zwischen den Werten der Arthrosegruppe und der Kontrollgruppe.

Der Mittelwert des LCE-Winkels in der Kontrollgruppe lag bei 34° und keine Hüfte der Kontrollgruppe hatte einen LCE-Winkel unter 16°, während der Mittelwert des LCE-Winkels in der Arthrosegruppe 7° betrug. Trotz aller methodischen Einschränkungen dieser retrospektiven Studie bestätigt sich der Trend, dass statistisch betrachtet mit zunehmender Pathomorphologie die Dysplasiekoxarthrose erwartungsgemäß in immer jüngerem Lebensalter auftritt.

Diagnostik

Klinische Diagnostik

Eine Restdysplasie verläuft oft lange Zeit stumm und mit anfänglich relativer Beschwerdearmut. Auch schwerste Formen mechanischen Fehlbaues können, wenn es sich nicht um seit dem Säuglingsalter bekannte und behandelte Fälle handelt, bis zum Wachstumsabschluss völlig unbemerkt ohne klinische Symptome verlaufen. Meist werden solche lange Zeit stummen Dysplasien anlässlich eines Bagatelltraumas beim Sport oder während der ersten Schwangerschaft erstmals manifest: In der Regel treten belastungsabhängige, eher dumpfe und diffuse Leistenschmerzen oder Schmerzen im Bereich des Trochanter major (Muskelkraft-Hebelarm!) auf.

Manchmal äußert sich eine bisher stumme Hüftdysplasie allerdings mit einer perakuten **Labrumsymptomatik**: stechende, „messerscharfe", mit der Fingerspitze genau lokalisierbare Leistenschmerzen und unerwarteten Attacken von plötzlichen Gelenkblockaden oder unerwartetem Einknicken (giving way).

Neben einem unspezifischen „Kapselmuster" sind häufig die sog. **Labrum-Provokations-Tests** (Leunig u. Ganz 1998) positiv:

- **Einklemmtest (Impingement)**: Forcierte **Beugung-Adduktion-Innenrotation** bringt den Schenkelhals in Kontakt mit dem ventrolateralen Pfannenerker (Kapandji 1985), der häufigsten Lokalisation von Labrumläsionen bei der Hüftdysplasie. Durch dieses Manöver wird die Ansatzzone des Labrums unter starke Scher-

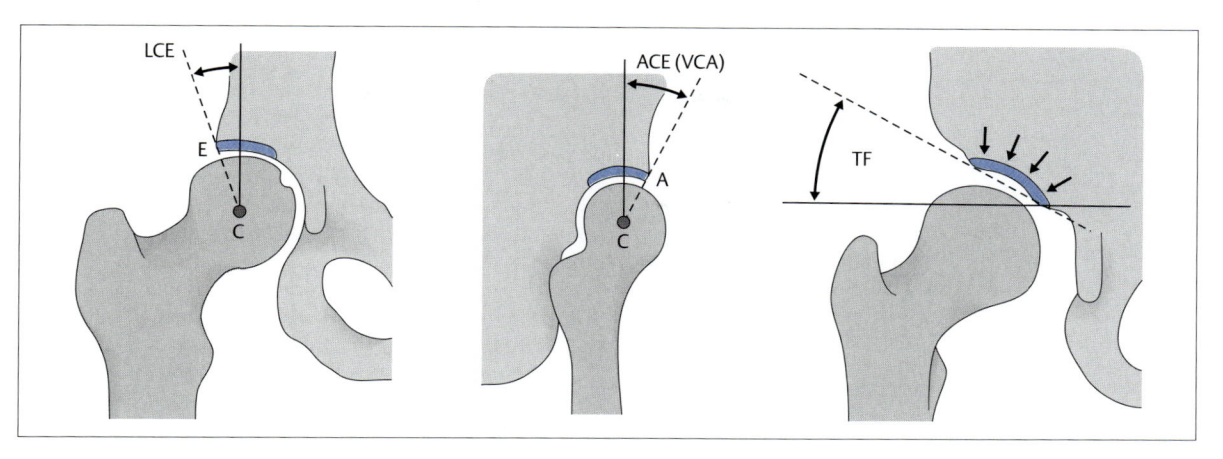

Abb. 6.33 Schematische Darstellung der 3 wichtigsten Röntgen-Winkel-Parameter (Details im Text).

beanspruchung gesetzt und eventuell vorhandene extraartikuläre Ganglien werden komprimiert.
- **Abwehrtest (Apprehension):** Forcierte passive **Hyperextension-Außenrotation** führt zu einer schmerzhaften und mit einem Schnappen verbundenen ventralen Subluxation des Hüftkopfes im Bereich des ein- oder abgerissenen Labrums.

Es muss betont werden, dass die klinischen Tests **sehr sensibel**, aber **wenig spezifisch** sind: Alle Pathologien, die in der ventralen Erkerregion lokalisiert sind, können dieses relativ monotone klinische Erscheinungsbild verursachen. Eine **ergänzende bildgebende Abklärung** (s. Kap. 4.7) zur Differenzierung der zugrundeliegenden pathoanatomischen Substrate ist deshalb notwendig.

Eine wichtige klinische Zusatzinformation kann ein sog. **Simulationsversuch** geben, wenn es darum geht abzuschätzen, ob eine reorientierende Pfannenosteotomie noch erfolgversprechend sein könnte:

Prüft man in etwa 20–30° Abduktion und etwa 20° Flexion unter leichtem Längszug die Rotationsfähigkeit, so ist bei verbessertem Containment die Innenrotation weniger schmerzhaft und oft auch leichter möglich. Verstärkt sich hingegen in dieser simulierten Korrekturstellung die Schmerzsymptomatik und Bewegungseinschränkung, dann „klemmt" das Gelenk fest. Betrachtet man gleichzeitig dieses Bewegungsspiel im Bildwandler, ist häufig ein „Hinging" oder eine verstärkte Inkongruenz sichtbar.

Bildgebende Diagnostik
Röntgendiagnostik. Ziel der röntgenmorphologischen Analyse ist die biomechanische Gesamtbeurteilung des Hüftgelenks und seiner Korrekturbedürftigkeit. Die Standardtechnik sollte eine a.-p. Beckenübersichtsaufnahme, eine LWS-Aufnahme im Stehen (zur Beurteilung der Beinlängen und WS-Statik), Funktionsaufnahmen in Abduktion (und Adduktion) sowie eine Aufnahme in Faux-profil-Projektion (Becken 65° zur Ebene der Röntgenfolie gedreht) beinhalten (s. Kap. 4.4). Beurteilt werden die Gelenkkongruenz und der Arthrosegrad (s. Kap.3) sowie eventuelle röntgenologisch erkennbare Begleitveränderungen (intraossäres Pfannendachganglion, verkalktes Labrum, „Os acetabuli" oder Stressfraktur). Folgende **3 Winkelwerte** (Abb. 6.33) charakterisieren den Dysplasiegrad (Tönnis 1984) und die pathomorphologisch-biomechanische Situation als Messparameter für die präoperative Operationsplanung und postoperative Ergebnisbewertung:
- **LCE**-Winkel,
- **ACE**-Winkel,
- **TF**-Winkel.

LCE-angle (**L**ateral-**C**enter-**E**dge-Angle, CE-Winkel nach Wiberg) und **ACE**-angle (**A**nterior-**C**enter-**E**dge-Angle, VCA-Winkel nach Lequesne u. de Seze) beschreiben und vermessen die laterale bzw. anterolaterale Überdachung des Hüftkopfes, der **TF**-Winkel (**Tr**ag**f**lächenwinkel nach Tschauner, AC-Winkel der Belastungszone nach Tönnis u. Kalchschmidt bzw. Weight-Bearing-Surface-Angle nach Bombelli) misst die Neigung der Sklerosezone (Tragfläche) zur Horizontalen (Tschauner 1995). Zur Standardisierung und einfacheren Vergleichbarkeit werden die Wertebereiche dieser 3 Winkelparameter als **Abweichungsgrade** vom Normalen (Tönnis 1984) klassifiziert (s. Tab. 6.**15**).

Computertomographie. Besonders in dreidimensionaler Rekonstruktion (3-D-CT) kann die Computertomographie in schwierigen Fällen die räumliche Beurteilung der Kongruenz erleichtern. Beim Vorhandensein einer entsprechenden Software können die erwünschten postoperativen Kongruenz- und Überdachungsverhältnisse präoperativ **simuliert** und die **Operationsplanung** dadurch **optimiert** werden (Klaue u. Ganz 1993).

Bei entsprechender Fragestellung können die **Antetorsion** des Schenkelhalses und die **Anteversion** der Pfanne

Tab. 6.11 Biomechanische Interpretation der Labrumpathologien

MRA-Stadium	Pathoanatomie	Biomechanische Phase
1	verdickt und Signalalteration	Adaptation, Kompensation
2	verdickt und Einriss	beginnende Dekompensation
3	verdickt und Abriss	Funktionsverlust, Fremdkörper

(Tönnis u. Heinecke 1997, 1999a, 1999b) am genauesten mit der CT bestimmt werden (s. Kap. 6.5).

Arthrographie. In schwierigen Grenzfällen kann eine Arthrographie unter Röntgenbildverstärkerkontrolle die **Beurteilung der „dynamischen Kongruenz"** erleichtern: Am Übergang von pathologischer Kongruenz zur Inkongruenz kann entschieden werden, ob überhaupt und – wenn ja – in welcher Position die Kongruenz und Rotationsfähigkeit des Hüftkopfes in der Pfanne verbessert werden können.

MR-Arthrographie. Für die Darstellung der intraartikulären Strukturen – speziell zur Beurteilung der Oberflächenkonturen und zur Abklärung eines klinischen Verdachtes auf eine Labrumläsion – ist die MR-Arthrographie die aussagekräftigste bildgebende Methode (s. Kap. 4.7). Bei der **Dysplasiehüfte** ist das Labrum **morphologisch alteriert**, d.h. verdickt und verplumpt (Typ B nach Czerny u. Mitarb. 1996) und die Läsionen sind, wie von der biomechanischen Analyse her zu erwarten, überwiegend ventrokraniolateral lokalisiert (Tab. 6.11). Neben Grad und Lokalisation der Labrumläsionen können durch die MR-Arthrographie **weitere pathoanatomische Befunde** dargestellt und lokalisiert werden (Hofmann u. Mitarb. 1998, 1999): intraossäre und extraossäre Ganglien sowie (bereits in der konventionellen MRT darstellbare) Stressknochenmarködeme. Die MR-Arthrographie erweitert in klinisch relevanter Weise die differenzialdiagnostischen Möglichkeiten und ermöglicht eine differenziertere und zielgenauere präoperative Planung. Die **Sensitivität** der MR-Arthrographie (90%) in Bezug auf Labrumläsionen ist dreimal höher, wenn man sie mit der konventionellen MRT (30%) vergleicht. Die **Treffsicherheit** der MR-Arthrographie liegt mit 91% sehr hoch (Czerny u. Mitarb. 1996).

Therapie

Grundsätzliche biomechanische Überlegungen zur Therapieplanung. An der **Hüftpfanne** kann durch eine reorientierende Operation die Stabilität, das morphologische Containment und eine möglichst gleichmäßige großflächige Kraftübertragung wieder hergestellt werden.

Am **koxalen Femurende** kann durch eine operative Änderung der Hebelverhältnisse die Größe und Richtung der resultierenden Gelenkkraft R beeinflusst werden. Damit wird die vertikale Druckbelastung gesenkt und die Zentrierung des Hüftkopfes verbessert.

Hochgradige **kombinierte** Deformitäten **beider Gelenkpartner** erfordern einen komplexen korrigierenden Kombinationseingriff zur Wiederherstellung einer regelrechten Morphologie.

Biomechanische Korrekturmöglichkeiten:
- **Hüftpfanne:** Die räumliche „Orientierung" der Facies lunata und ihrer kranial gelegenen Tragfläche bestimmt, in welcher Weise die **Vertikalkraft P** wirksam wird: physiologisch als reine Druckkraft oder pathologisch als Druck- und Scherkomponente mit kraniolateraler Luxationstendenz, Erkerüberlastung und Labrumläsion. Diese Pathomorphologie kann **kausal** nur durch eine dreidimensionale **reorientierende Osteotomie** normalisiert werden.
- **Koxales Femurende:** Die **Hebelverhältnisse** am koxalen Femurende (Coxa valga/vara) bestimmen zusammen mit dem Körpergewicht und der Richtung der Abduktoren die Größe und Richtung der (Gegen-)Resultierenden R(R') und damit der globalen Beanspruchung des Hüftgelenks:
  – Eine **Varisierung** bewirkt neben einer Größenabnahme auch eine mehr horizontale Verlaufsrichtung der (Gegen-)Resultierenden und damit eine relative Verminderung der Vertikalkomponente P (und damit auch eine relative Vergrößerung der zentrierenden Horizontalkomponente). Insgesamt wird die Vertikalbelastung der Tragfläche damit reduziert und die Zentrierung gegen den Pfannenboden verstärkt.
  – Eine **Valgisierung** bewirkt neben einer Größenzunahme auch eine mehr vertikale Verlaufsrichtung der (Gegen-)Resultierenden und damit eine Vergrößerung der Vertikalkomponente P (mit gleichzeitiger Abnahme der zentrierenden Horizontalkomponente). Insgesamt wird die Vertikalbelastung der Tragfläche verstärkt und die zentrierende Vorspannung des Gelenks vermindert.

Wechselseitige Beeinflussung azetabulärer und femuraler Korrekturen. Durch eine getrennte Analyse der pathomorphologischen Veränderungen am **Femur** (Hebelverhältnisse und damit Gesamtbeanspruchung) und an der **Pfanne** (räumliche Orientierung und damit Spannungsverteilung innerhalb der Tragfläche) kann beurteilt werden, welche Komponente im Vordergrund steht und primär korrigiert werden muss, oder ob beide Komponenten annähernd gleich pathologisch ausgeprägt sind und deshalb kombiniert korrigiert werden sollen. Bei gleichem Pfannendysplasiegrad (Tragflächenneigungswinkel TF) ist eine **Coxa valga** wesentlich ungünstiger als eine Coxa vara, denn bei einer Coxa valga ist nicht nur die Vertikalbelastung und damit auch die Druck- und Scherkomponente stark erhöht, sondern auch die zentrierende Horizontalkomponente deutlich vermindert, so dass die Erkerüberlastung und Luxationstendenz besonders stark ausgeprägt sind.

Biomechanische Indikationen zur Labrumchirurgie bei einer Restdysplasie. Grundsätzlich sollte eine **Labrumläsion** jeglichen Schweregrades als **Symptom** der fehlbaubedingten biomechanischen **Fehlbeanspruchung** erkannt und interpretiert werden. Besteht klinisch ein „**Acetabular Rim Syndrome**" (Klaue u. Mitarb. 1991) und ist MR-arthrographisch eine Labrumläsion nachgewiesen, so bedeutet das nichts anderes, als dass eine chronische Mikroinstabilität des Hüftgelenks mit Überbeanspruchung der ventrokraniolateralen stabilisierenden Erkerstrukturen (Kapsel-Labrum-Komplex) vorliegt. Nach derzeitigem Wissensstand ist kausal konsequenterweise die zugrunde liegende Pfannenpathologie durch eine **reorientierende Osteotomie der Hüftpfanne** zu korrigieren (Tschauner u. Mitarb. 1998a–c). Selbst radiologisch lediglich als Grenzdysplasien imponierende geringgradige Fehlbaugelenke haben durch die Labrumläsion zum Ausdruck gebracht, dass innerhalb der fehlorientierten Tragfläche ein latentes chronisches **Instabilitätsproblem** vorliegt, das nur durch chirurgische Wiederherstellung der normalen Orientierung der Tragfläche im Raum gelöst werden kann.

Die Analyse der Operationsergebnisse und der biomechanischen Grundlagen lässt klar erkennen, dass in diesem Fall eine alleinige symptomatische Korrektur der Hebelverhältnisse mittels intertrochantärer Varisierung in den seltensten Fällen mittelfristig erfolgreich ist. Eine **intertrochantäre Varisierung** bessert zwar die Voraussetzungen für eine längere Kompensation (Vertikalkomponenten gesenkt und Horizontalkomponenten relativ vergrößert), ändert aber nichts an der grundsätzlich asymmetrischen Spannungsverteilung innerhalb einer schrägen Tragfläche, selbst wenn die absoluten Größen der Kraftkomponenten wertemäßig verringert wurden. Außerdem besteht bei jeder Varisierung das potentielle Risiko eines sekundären femoroazetabulären Impingements (s. Kap. 6.6).

Auf gar keinen Fall darf bei einer bestehenden Pfannendysplasie das geschädigte **Labrum isoliert**, also ohne biomechanisch kausale Korrektur des zugrunde liegenden Fehlbaues **reseziert** werden, das würde bedeuten, dem bereits latent instabilen Fehlbaugelenk den letzten Stabilisator (die „Leitplanke") wegzuschneiden!

Konservative Therapie
Die konservative Therapie der Restdysplasie und Dysplasiekoxarthrose ist grundsätzlich als eine symptomatische anzusehen, weil sie am zugrunde liegenden Problem der Pathomorphologie nichts ändert. Selbstverständlich ist sie dann indiziert, wenn sich der/die Patient/-tin nicht operieren lassen möchte oder wenn die Dysplasiekoxarthrose bereits progredient fortschreitet. In beiden Fällen können konservative Maßnahmen die Gehfähigkeit erhalten und die Beschwerden lindern bzw. erträglich halten, so dass der künstliche Gelenkersatz bei diesem/dieser Patienten/-in im jungen oder mittleren Alter noch etwas hinausgezögert werden kann.

Operative Therapie
Grundsätzlich lassen sich nach der Zielsetzung und Prognose 2 Gruppen gelenkerhaltender Operationen unterscheiden (Millis u. Mitarb. 1995):
- **kausale** (korrektive) Operationen,
- **symptomatische** (palliative) Operationen.

Kausale (korrektive) Eingriffe. Ihr Ziel ist die weitestmögliche Wiederherstellung der normalen Morphologie unter Benutzung des körpereigenen hyalinen Gelenkknorpels (chirurgische Heilung): Unter der Prämisse „normalisierte Form = normalisierte Funktion" kann mittel- bis langfristig eine zufriedenstellende Funktion und Lebensdauer des rekonstruierten Gelenks erwartet werden (Tönnis u. Mitarb. 1994, Tschauner 1995).

Gängige Operationstechniken am Becken sind:
- **periazetabuläre Osteotomie** nach **Ganz** (Ganz u. Mitarb. 1988, Klaue u. Ganz 1993, Leunig u. Mitarb. 2001, Siebenrock u. Mitarb. 2001, Weber u. Ganz 2002) (s. Kap.6.4.3),
- **dreifache Beckenosteotomie (Pfannenschwenkosteotomie)** nach **Tönnis** (Tönnis u. Mitarb. 1981, 1994, Macnicol 1996, Tönnis u. Kalchschmidt 1998) (s. Kap.6.4.2),
- **sphärische Pfannenosteotomie** nach **Wagner** (Wagner u. Wagner 1994).

Diese Operationsverfahren sind die heute weltweit am meisten verbreiteten Techniken zur Realisierung des Prinzips der **Reorientierung** der dysplastischen Hüftpfanne. Sie haben den Vorteil stufenlos dosierbarer freier dreidimensionaler Korrekturpotenzen und sind damit Prototypen kausaler Korrekturprinzipien.

Selbstverständlich sind bei der grundsätzlich **individuell** zu stellenden Operationsindikation für einen gelenkerhaltenden Korrektureingriff neben den röntgenologisch dokumentierten Winkelparametern und den MR-arthrographisch klassifizierten Labrumläsionen auch noch andere Überlegungen zu berücksichtigen: Alter, Körpergewicht, berufliche Belastungen und sportliche Ansprüche, Leidensdruck, Beeinträchtigung der Arbeits- und Sportfähigkeit (Lebensqualität). Erfolgsaussichten, Risiken und Alternativen müssen im Einzelfall richtig gegeneinander abgewogen (**Nutzen-Risiko-Analyse**) und auf die **individuellen Bedürfnisse und Erwartungen** des Patienten abgestimmt werden (Tab. 6.**12**). Ein solches Aufklärungsgespräch erfordert Zeit und sollte zur forensischen Absicherung ausreichend **dokumentiert** werden.

Symptomatische (palliative) Eingriffe. In manchen Fällen wird die Hüftproblematik erst entdeckt, wenn bereits Deformierungen und sekundär-arthrotische Veränderungen eingetreten sind. In solchen Fällen können manchmal Interventionen notwendig werden, die den üblichen bio-

Tab. 6.12 Checkliste für eine differenzierte gelenkerhaltende operative Therapie

1. Sorgfältige Anamnese
   - Schmerz- und Funktionsanalyse
   - individuellen Erwartungen
   - Erfolgsaussichten (Nutzen-Risiko-Analyse)
2. Gezielte klinische Untersuchung
   - Schmerzhinken?, Trendelenburg?
   - Prüfung der Rotationsmittellage
   - Bewegungseinschränkungen?
   - pathologische Bewegungsmuster?
   - ausreichende Abduktion und Rotation in Korrekturstellung?
   - Stellung der schmerzärmsten und besten Rotation?
3. Röntgenfunktionsaufnahmen
   - a.-p. Beckenübersichtsaufnahme
   - Faux-profil-Aufnahme
   - Abduktionsaufnahme, (Adduktionsaufnahme)
   - Aufnahme der Lendenwirbelsäule a.-p. im Stehen
   - vorwiegend azetabuläre Pathomorphologie?
   - vorwiegend femurale Pathomorphologie?
   - kombinierte azetabulär-femurale Pathomorphologie?
   - (Beweglichkeits- und Kongruenzprüfung unter Bildwandler)
   - (3-D-CT)
4. Biomechanische Analyse durch Beckenübersichtsröntgen:
   - Balance von vorderem und hinterem Pfannenrand
   - Sourcil: Richtung (Bombelli) und Struktur (Pauwels)
   - vektorgraphische Komponentenzerlegung der Hüftgelenkresultierenden R (Pauwels, Bombelli, Tschauner): Vertikalkomponente (P), Horizontalkomponente (Q), Tangentialkomponente (S)
   - Winkelwerte (LCE, TF)
5. MR-Arthrographie
   - Labrumläsion? (Anamnese plus positive Provokationstests)
   - Begleitläsionen? (intra-/extraossäre Ganglien?, Stressknochenmarködem?)
   - Oberflächenkonturen (Kopf-Hals-Offset)

mechanischen Grundsätzen scheinbar widersprechen, die aber trotzdem wichtige und sinnvolle **Palliativeingriffe** darstellen. Ihr Ziel ist die Verbesserung der Gelenkfunktion und Verzögerung des Verschleißprozesses bei jungen Erwachsenen, wenn eine volle anatomische Wiederherstellung der normalen Morphologie aufgrund hochgradiger Deformitäten und Degenerationen nicht mehr möglich ist und gleichzeitig der Wunsch nach Hinauszögerung des künstlichen Gelenkersatzes besteht (s. Kap. 6.3 und 12.4).

Prinzipien gängiger **Operationstechniken**:

- **Intertrochantäre Valgisierungsosteotomien**: Sie bringen durch Einstellung noch normaler Knorpelareale in die Hauptbelastungszone und durch eine Drehpunktverlagerung oft erstaunlich lange Erleichterung (Bankes u. Mitarb. 2000, Bombelli 1993, Gotoh u. Mitarb. 1997, Tönnis 1984), obwohl die Vertikalbelastung des Gelenks selbst eher erhöht wird.

- **Chiari-Beckenosteotomie** (Chiari 1953): Sie ermöglicht in Fällen deutlicher Inkongruenz durch Änderung der Hebelarme und Schaffung einer durch Knorpelmetaplasie remodellierenden Pseudopfanne eine breitere Abstützung und stoppt die progrediente Subluxationen. In der Literatur (Hoegh u. Macnicol 1987, Lack u. Mitarb. 1991, Windhager u. Mitarb. 1991) wird bei geeigneter Indikation und korrekter Technik über einen hohen Prozentsatz mittelfristig zufriedenstellender Resultate berichtet.

- Bei schweren Sekundärarthrosen mit starker funktioneller Beeinträchtigung muss aber heute auch beim jungen Erwachsenen die zementfrei implantierte **Totalendoprothese** kritisch in die therapeutischen Überlegungen einbezogen werden. Es hat wenig Sinn, große und risikoreiche gelenkerhaltende Rekonstruktionen durchzuführen, wenn der zu erwartende Zeitgewinn bis zur Endoprothese durch die gelenkerhaltende Korrektur nicht entscheidend vergrößert werden kann.

- Beim heutigen Standard der Endoprothetik und beim Anspruch der Patienten haben bei der Indikation Dysplasiekoxarthrose andere, sog. **Rückzugsmethoden** wie z.B. die Arthrodese, die Angulationsresektion oder die Girdlestone-Hüfte ihre klinische Bedeutung eingebüßt und werden nur noch der historischen Vollständigkeit halber erwähnt.

Operative Differenzialindikationen. Bei der **Indikationsstellung und Zuordnung** zu einer der beiden großen Gruppen (korrektiv/palliativ) können die beiden zusätzlichen Aspekte Kongruenz/Inkongruenz und Labrumläsionen/Begleitläsionen Entscheidungshilfen geben:

- **Kongruenz** bzw. **Inkongruenz**:
  - Ein dysplastisches Hüftgelenk kann noch **sphärisch-kongruent** sein. Eine oft schmale (kurze) kraniale Facies lunata mit „schräg" überdachender Tragfläche artikuliert mit einem noch sphärischen Hüftkopf. Diese Morphologie ist ideal für die **operative Reorientierung** geeignet (**klassische Indikation**).
  - Manchmal liegt bereits eine **pathologische Kongruenz** vor. Der Hüftkopf ist elliptisch verformt und wird von einer nach kraniolateral verbreiterten Tragfläche „schräg" überdacht; die Krümmungsradien von Kopf und Pfanne im kranialen Kontaktbereich sind aber annähernd gleich (pseudokonzentrisch), so dass man von einer pathologischen Kongruenz spricht. Diese Pathomorphologie, die besonders beim sog. Luxationsperthes beobachtet wird, kann in manchen Fällen noch für eine erfolgreiche operative Reorientierung geeignet sein (erweiterte Indikation). Meist ist dann ein **Kombinationseingriff** mit gleichzeitiger valgisierender intertrochanterer Osteotomie die beste Vorgehensweise, denn dadurch wird die aneinander angepasste pathologisch-kongruente Konfiguration der Gelenkkörper **als Ganzes** in eine biomechanisch günstigere Richtung geschwenkt (Abb. 6.34 a u. b).

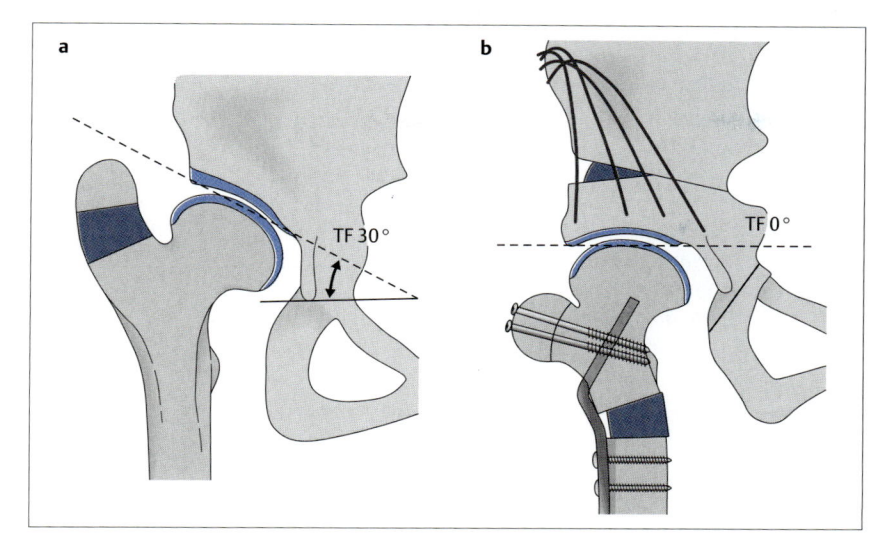

Abb. 6.34a u. b Operationsprinzip bei Pfannendysplasie und femuraler Wachstumsstörung (typische Deformität nach sog. Luxationsperthes) mit pathologischer Kongruenz und Beinverkürzung: valgisierende verlängernde intertrochantäre Osteotomie mit Trochanterdistalisierung (Graf u. Mitarb. 1992) kombiniert mit dreidimensionaler Pfannenschwenkosteotomie (Tönnis u. Mitarb. 1981). Die ursprünglich adaptierte pathologische Kongruenz bleibt erhalten, aber die Druckübertragung in der nun wesentlich weniger geneigten Tragfläche wird optimiert.

- Schließlich können die Gelenkpartner soweit verformt und/oder gegeneinander verschoben sein, dass eine echte **Inkongruenz** und/oder **Dezentrierung** mit punktförmigen Belastungsspitzen vorliegt. Diese extreme Pathomorphologie ist für eine operative Reorientierung nicht geeignet. Hier kommt nur noch ein Palliativeingriff, z. B. Chiari-Beckenosteotomie, evtl. kombiniert mit Valgisierung (Scher u. Jakim 1991) oder gleich der künstliche Gelenkersatz in Betracht.
- Einfluss der **Labrumläsion** auf die operative Differenzialindikation: Nach dem derzeit vorliegenden Wissensstand können folgende orthopädisch-chirurgische **Behandlungsstrategien** bei **Pfannendysplasien** mit **MR-arthrographisch** nachgewiesener **Labrumläsion** als erfolgversprechend angesehen werden:
    - möglichst optimale biomechanische Korrektur der Pfannenpathologie durch Wiederherstellung eines kongruenten Containments mit horizontaler Tragfläche, physiologischer Anteversion und normalen LCE- und ACE-Winkeln und Wiedererlangung eines harmonischen Muskelgleichgewichtes durch postoperativ frühe intensive funktionelle Krankengymnastik und Gangschulung,
    - generelle (Leunig u. Ganz 1998) oder selektive (Tschauner u. Mitarb. 1998a–c) simultane Arthrotomie bei MR-arthrographisch nachgewiesener Labrumpathologie und/oder Offsetproblematik.

Individuelle Indikationsstellung. Das bisher erarbeitete Know-why und Know-how kann Antwort auf die 2 grundlegenden Fragen geben und ein rationales und rationelles Vorgehen in der komplexen Indikationsstellung erleichtern:
- wie: korrektiv oder palliativ,
- wo: azetabulär, femural oder kombiniert.

Für die Entscheidungsfindung und als roter Faden durch das Labyrinth der vielen Optionen gelenkerhaltender Operationen (s. Tab. 6.12) sollten folgende Fakten und Strategien beachtet werden:
- In der Mehrzahl der Fälle liegt bei der sog. **Restdysplasie** des Hüftgelenks eine isolierte Pfannendysplasie mit entsprechender Druckverteilungsstörung vor; viel seltener ist diese Druckverteilungsstörung kombiniert mit einer absoluten Erhöhung der vertikalen Druckkomponente P bei einer Coxa valga.
- Die **kausale Therapie** der Restdysplasie korrigiert orthopädisch-chirurgisch die Pathobiomechanik nach biomechanischen Gesichtspunkten in technisch adäquater Weise:
    - **Störungen der Druckverteilung** durch eine **Pfannendysplasie** können kausal nur durch eine operative Reorientierung der Pfanne behoben werden. Operatives Ziel ist die **horizontale** Ausrichtung der **Tragfläche** bei **balanciertem** vorderen und hinteren Pfannenrand (Anteversion) mit resultierender gleichmäßiger Druckverteilung symmetrisch zur Vertikalkraft P.
    - Ist die **spezifische Druckbelastung** der Tragfläche (P/cm^2) zu hoch (sehr hoher Wert von P durch extreme **Coxa valga** bei normal breiter Tragfläche, oder normaler Wert von P bei zu schmaler horizontaler Tragfläche) kann die Größe der Vertikalkraft P durch eine **intertrochantäre Varisierung** und eventuell zusätzliche Trochanterosteotomie reduziert werden.
    - Liegt eine **kombinierte Pathologie** (zu hohe Gesamtbelastung durch Coxa valga plus Druckverteilungsstörung durch geneigte Tragfläche) vor, so kann diese kombinierte Pathobiomechanik nur durch einen **kombinierten femuralen** und **azetabulären Korrektureingriff** behoben werden.

- **Labrumläsionen** im Rahmen der **Hüftdysplasie** werden durch Korrektur der zugrundeliegenden Fehlbeanspruchung behandelt und gegebenenfalls simultan reseziert (oder refixiert). Eine isolierte Labrumresektion **ohne** Behebung der zugrunde liegenden Pathomorphologie ist **kontraindiziert**.

Nach kritischer Nutzen-Risiko-Analyse aller relevanten Fakten ist die **individuelle Indikation** für eine gelenkerhaltende Operation eine persönliche und einvernehmliche Vereinbarung zwischen einem mündigen Patienten und einem kompetenten Operateur (Tschauner u. Reichel 2003).

Literatur

Abel, M.F., D.H. Sutherland, D.R. Wenger, S.J. Mubarak (1994): Evaluation of CT-scans and 3-D reformatted images for quantitative assessment of the hip. J Pediatr Orthop 14: 48–53

Anda, S., T. Terjesen, K.A. Kvistad, S. Svenningsen (1991): Acetabular angles and femoral anteversion in dysplastic hips in adults: CT investigation. J Comput Assist Tomogr 15: 115–120

Bankes, M.J.K., A. Catterall, A. Hashemi-Nejad (2000): Valgus extension osteotomy for „hinge abduction" in Perthes' disease. J Bone Joint Surg (Br) 82-B: 548–554

Bauer, R., F. Kerschbaumer (1975): Ergebnisse der Beckenosteotomie nach Chiari. Arch Orthop Trauma Surg 81: 301–314

Benazzo, F., L. Pedrotti, L. Giorgi, R. Mora, L. Ceciliani (1996): Chiari's pelvic osteotomy in the adult. A long term clinical, radiological and statistical evaluation. Hip International 6 (1): 13–23

Bennett, J.T., R.T. Mazurek, J.D. Cash (1991): Chiari's osteotomy in the treatment of Perthes' disease. J Bone Joint Surg (Br) 73-B: 225–228

van Bergayk, A.B., D.S. Garbuz (2002): Quality of life and sports-specific outcomes after Bernese periacetabular osteotomy. J Bone Joint Surg (Br) 84-B: 339–343

Bergmann, G., A. Rohlmann, F. Graichen (1989): In vivo Messung der Hüftgelenkbelastung. Z Orthop 127: 672–679

Bläsius, K. (1990): Intertrochantäre Osteotomien zur Behandlung der Coxarthrose. Thieme, Stuttgart

Böhler, N. (1995): Pelvic osteotomies. EFORT – European instructional course lectures. Vol. 2: 128–131

Bombelli, R. (1993): Structure and function in normal and abnormal hips. How to rescue mechanically jeopardized hips. Springer, Berlin

Bombelli, R., J. Aronson (1984): Biomechanical classification of osteoarthritis of the hip with special reference to treatment techniques and results. In: Schatzker, J.: The intertrochanteric osteotomy. Springer, Berlin: 67–134

Bombelli, R., N. Kuller, M. Bombelli (1991): A new look at the forces acting on the hip joint. Hip International 1 (1): 7–16

Brand, R.A., A. Iglic, V. Kralj-Iglic (2001): Contact stresses in the human hip: Implications for disease and treatment. Hip International 11 (3): 117–126

Brand, R.A., D.R. Pedersen, D.T. Davy, G.M. Kotzar, K.G. Heiple, V.M. Goldberg (1994): Comparison of hip force calculations and measurement in the same patient. J Arthroplasty 9 (1): 45–51

Breitenhuber, W., H. Steffan, C. Tschauner, R. Graf, F. Sodia, R. Reimann (1995): 3 D-Computermodell zur Berechnung von Muskelgleichgewichtszuständen und den resultierenden Reaktionskräften im Hüftgelenk. Biomed Technik 40 (2): 81–83

Brossmann, J., G.M.J. Plötz, J.C. Steffens, J. Hassenpflug, M. Heller (1999): MR-Arthrographie des Labrum acetabulare – Radiologisch-anatomische Korrelation an 20 Leichenhüften. Fortschr Röntgenstr 171: 143–148

Bücheler, E., S.W. Dihlmann, W. Dihlmann (1990): Supercilium acetabuli: Streßindikator des Hüftgelenkknorpels. Fortschr Röntgenstr 152 (6): 639–643

Chiari, K. (1953): Beckenosteotomie zur Pfannendachplastik. Wiener Med Wochenschr 103: 707–714

Crawford, R.W., G.A. Gie, R.S.M. Ling, D.W. Murray (1998): Diagnostic value of intra-articular anaesthetic in primary osteoarthritis of the hip. J Bone Joint Surg (Br) 80-B: 279–281

Crutcher, J.P., L.T. Staheli (1992): Combined osteotomy as a salvage procedure for severe Legg-Calvé-Perthes disease. J Pediatr Orthop 12: 151–156

Czerny, C., S. Hofmann, A. Neuhold, C. Tschauner, A. Engel, M.P. Recht, J. Kramer (1996): Lesions of the acetabular labrum: Accuracy of MR imaging and MR arthrography in detection and staging. Radiology 200: 225–230

Czerny, C., S. Hofmann, M. Urban, C. Tschauner, A. Neuhold, M. Pretterklieber, M.P. Recht, J. Kramer (1999): MR arthrography of the adult acetabular capsular-labral complex: Correlation with surgery and anatomy. AJR 173: 345–349

De Kleuver, M., M.A.P. Kooijman, J.M.G. Kauer, M. Kooijman, C. Alferink (1998): Anatomic basis of Tönnis' triple pelvic osteotomy for acetabular dysplasia. Surg Radiol Anat 20: 79–82

Dihlmann, S.W., W. Dihlmann (1994): The supercilium acetabuli score: An additional criterion for estimating the biomechanics of the hip joint. Z Rheumatol 53: 351–356

Eckstein, F., B. Merz, P. Schmid, R. Putz (1994): The influence of geometry on the stress distribution in joints – a finite element analysis. Anat Embryol 189: 545–552

Edwards, D.J., D. Lomas, R.N. Villar (1995): Diagnosis of the painful hip by magnetic resonance imaging and arthroscopy. J Bone Joint Surg (Br) 77-B: 374–376

Eisenhart-Rothe, R., F. Eckstein, M. Müller-Gerbl, J. Landgraf, C. Rock, R. Putz (1997): Direct comparison of contact areas, contact stress and subchondral mineralization in human hip joint specimens. Anat Embryol 195: 279–288

Engelbert, S., H. Witte (1998): Morphologie und Biomechanik des Hüftgelenks unter Berücksichtigung der perinatalen Entwicklung. In: Grifka, J., J. Ludwig: Kindliche Hüftdysplasie. Thieme, Stuttgart: 29–41

Engelhardt, P. (1988): Die Bedeutung des Zentrumeckenwinkels zur Prognose der Dysplasiehüfte 50 Jahre nach Erstbeschreibung durch G. Wiberg. Orthopäde 17: 463–467

Faciszewski, T., S.S. Coleman, G. Biddulph (1993): Triple innominate osteotomy for acetabular dysplasia. J Pediatr Orthop 13: 426–430

Ferguson. S.J. u. Mitarb. (2000): The acetabular labrum seal. Clin Biomechan 15: 463–468

Fitzgerald, R.H., jr (1995): Acetabular labrum tears: Diagnosis and treatment. Clin Orthop Rel Res 311: 60–68

Flückiger, G., S. Eggli, J. Kosina, R. Ganz (2000): Geburt nach periazetabulärer Osteotomie. Orthopäde 29: 63–67

Ganz, R. (1993): Conservative reconstructive surgery of the dysplastic acetabulum. E.F.O.R.T 1993 – Post Graduate Lectures 1. Masson, Paris: 74–77

Ganz, R. (2000): Berner Hüftsymposium 2000 und verschiedene mündliche Mitteilungen

Ganz, R., J.W. Mast (1997): Alternatives to THA: Pelvic and femoral osteotomies in the treatment of early OA in the hip of the young adult. Seminars in Arthroplasty 8/1: 1–117

Ganz, R., K. Klaue, T.S. Vinh, J.W. Mast u. Mitarb. (1988): A new periacetabular osteotomy for the treatment of hip dysplasia. Clin Orthop 232: 26–36

Gotoh, E., S. Inao, T. Okamoto, M. Ando (1997): Valgus-extension osteotomy for advanced osteoarthritis in dysplastic hips. J Bone Joint Surg (Br) 79-B: 609–615

Graf, R. (1981): Die Mehrfachkorrekturosteotomie am coxalen Femurende mit gleichzeitiger Verlängerung bei Dysplasiehüften. Orthop Praxis 17: 643–647

Graf, R., C. Tschauner, W. Klapsch (1992): Dreifachosteotomie des proximalen Femurendes bei Coxa vara mit Hochstand des Trochanter major und Beinverkürzung. Operat Orthop Traumatol 4 (1): 50–62

Greenwald, A.S., D.W. Haynes (1972): Weight bearing areas in the human hip joint. J Bone Joint Surg (Br) 54-B: 157–163

Grifka, J., J. Ludwig (1998): Kindliche Hüftdysplasie. Thieme, Stuttgart

Guenther, K.P., R. Tomczak, S. Kessler, T. Pfeiffer, W. Puhl (1995): Measurement of femoral anteversion by magnetic resonance imaging – evaluation of a new technique in children and adolescents. Europ J Radiol 21: 47–52

Guille, J.T., E. Forlin, S.J. Kumar, G.D. MacEwen (1992): Triple osteotomy of the innominate bone in treatment of developmental dysplasia of the hip. J Pediatr Orthop 12: 718–721

Hackenbroch, M. (1937): Die kongenitale Minderwertigkeit des Hüftgelenkes. Verh Dtsch Orthop Ges, 31. Kongr 1936. Z Orthop 66 (Beilage): 117

Haddad, F.S., D.S. Garbuz, C.P. Duncan, D.L. Janzen, P.L. Munk (2000): CT evaluation of periacetabular osteotomies. J Bone Joint Surg (Br) 82-B: 526–531

Hijikata, H., S. Umehara (1995): Long-term follow up study (> 10 years) of rotational acetabular osteotomy for the dysplastic hip: Re-examination of the technique and indications. Orthop 3 (4): 327–331

Hodler, J., J.S. Yu, D. Goodwin, P. Haghighi, D. Trudell, D. Resnick (1995): MR arthrography of the hip: Improved imaging of the acetabular labrum with histologic correlation in cadavers. AJR 165: 887–891

Hoegh, J., M.F. Macnicol (1987): The Chiari pelvic osteotomy – a long-term review of clinical and radiographic results. J Bone Joint Surg (Br) 69-B: 365–373

Hofmann, S., C. Tschauner, C. Czerny (1999): MR-Arthrographie der Labrumläsion und therapeutische Konsequenzen. In: Konermann, W., G. Gruber, C. Tschauner: Die Hüftreifungstörung – Diagnostik und Therapie. Steinkopff, Darmstadt: 276–303

Hofmann, S., C. Tschauner, M. Urban, T. Eder, C. Czerny (1998): Klinische und bildgebende Diagnostik der Labrumläion des Hüftgelenks. Orthopäde 27: 681–689

Horii, M., T. Kubo, Y. Hirasawa (2000): Radial MRI of the hip with moderate osteoarthritis. J Bone Joint Surg (Br) 82-B: 364–368

Innocenti, M., A. Capone, R. Passalacqua, G. Scoccianti (1995): Chiari osteotomy of the pelvis for residual hip dysplasia in adults. Hip International 5 (3/4): 108–112

Jingushi, S., Y. Sugioka, Y. Noguchi, H. Miura, Y. Iwamoto (2002): Transtrochanteric valgus osteotomy for the treatment of osteoarthritis of the hip secondary to acetabular dysplasia. J Bone Joint Surg (Br) 84-B: 535–539

Kapandji, I.A. (1985): Funktionelle Anatomie der Gelenke. Bd. 2: Untere Extremität. Enke, Stuttgart

Katthagen, B.D., H. Spies, G. Bachmann (1995): Die arterielle Durchblutung der knöchernen Hüftgelenkspfanne. Z Orthop 133: 7–13

Kim, H.T., D.R. Wenger (1997): The morphology of residual acetabular deficiency in childhood hip dysplasia: Three-dimensional computed tomographic analysis. J Pediatr Orthop 17: 637–647

Kim, Y.T., H. Azuma (1995): The nerve endings of the acetabular labrum. Clin Orthop Rel Res 320: 176–181

Kirschner, S., P. Raab, A. Wild, R. Krauspe (2002): Kurz- bis mittelfristige klinische und radiologische Ergebnisse nach der dreifachen Beckenosteotomie nach Tönnis im Jugend- und Erwachsenenalter. Z Orthop 140: 523–526

Klaue, K., A. Wallin, R. Ganz (1988): CT-evaluation of coverage and congruency of the hip prior to osteotomy. Clin Orthop 232: 15–25

Klaue, K., C. Durnin, R. Ganz (1991): The acetabular rim syndrome. A clinical presentation of dysplasia of the hip. J Bone Joint Surg (Br) 73-B: 423–429

Klaue, K., M. Sherman, S.M. Perren, A. Wallin, C. Looser, R. Ganz (1993): Extra-articular augmentation for residual hip dysplasia – radiological assessment after Chiari osteotomies and shelf procedures. J Bone Joint Surg (Br) 75-B: 750–754

Klaue, K., R. Ganz (1993): Pelvic osteotomies in the adult. In: Michael, W., Chapman: Operative orthopaedics. 2nd ed. vol. 3. J.B. Lippincott, Philadelphia: 1835–1844

Kotz, R., Th. DàVid, D. Uyka (1989): Polygonale Pfannenschwenkosteotomie – eine Möglichkeit im Behandlungsplan der Hüftdysplasie. Orthop Praxis 25: 147–152

Kotz, R., Th. DàVid, D. Uyka, U. Helwig, A. Wanivenhaus, R. Windhager (1992): Polygonal triple osteotomy of the pelvis. A correction for dysplastic hip joints. Int Orthop 16 (4): 311–316

Krauspe, R. (1998): Hüftpfannenschwenkung durch Dreifachosteotomie des Beckens nach Tönnis. In: Konermann, W., G. Gruber, C. Tschauner: Die Hüftreifungstörung – Diagnostik und Therapie. Steinkopff, Darmstadt: 459–478

Kummer, B. (1985): Einführung in die Biomechanik des Hüftgelenks. Springer, Berlin

Lack, W., R. Windhager, H.P. Kutschera, A. Engel (1991): Chiari pelvic osteotomy for osteoarthritis secondary to hip dysplasia. J Bone Joint Surg (Br) 73-B: 229–234

Langlotz, F. u. Mitarb. (2000): Computer assisted periacetabular osteotomy. Oper Techn Orthop 10: 14–19

Lequesne, M., S. de Seze (1961): Le faux profil du bassin. Nouvelle incidence radiographique pour l'etude de la hanche. Rev Rhum Mal Osteoartic 28: 643–652

Leunig, M., K.A Siebenrock, M.N. Mahomed, R. Ganz (1999): Bernese periacetabular osteotomy: technical aspects and clinical results. Hip International 9/3: 119–126

Leunig, M., K.A. Siebenrock, R. Ganz (2001): Rationale of periacetabular osteotomy and background work. AAOS instructional course lecture. J Bone Joint Surg 83-A: 438–448

Leunig, M., R. Ganz (1998): Das Berner Konzept – Die Reorientierung der dysplastischen Hüftpfanne durch die Berner periazetabuläre Osteotomie nach Ganz. Orthopäde 27: 743–750

Leunig, M., S. Werlen, A. Ungersböck, K. Ito, R. Ganz (1997): Evaluation of the acetabular labrum by MR arthrography. J Bone Joint Surg (Br) 79-B: 230–234

Lin, C.J., B. Romanus, D.H. Sutherland, K. Kaufman, K. Campbell, D.R. Wenger (1997): Three-dimensional characteristics of cartilaginous and bony components of dysplastic hips in children: 3 D-CT quantitative analysis. J Pediatr Orthop 17: 152–157

Locher, S., S. Werlen, M. Leunig R. Ganz (2001): Mangelhafte Erfassbarkeit von Frühstadien der Koxarthrose durch konventionelle Röntgenbilder. Z Orthop 139: 70–74

Locher, S., S. Werlen, M. Leunig, R. Ganz (2002): Arthro-MRI mit radiärer Schnittsequenz zur Darstellung der präradiologischen Hüftpathologie. Z Orthop 140: 52–57

Löhe, F., F. Eckstein, R. Putz (1994): Die Beanspruchung des Ligamentum transversum acetabuli unter physiologischer Belastung des Hüftgelenkes. Unfallchirurg 97: 445–449

MacDonald, S.J., K. Klaue, R. Ganz (1997): The acetabular rim syndrome. Seminars in arthroplasty 8: 82–87

Macnicol, M.F. (1996): Osteotomy of the hip. Color atlas and textbook. Mosby-Wolfe, London

Matthiessen, H.D. (1996): Forensische Probleme bei der Behandlung von Hüftdysplasien und -luxationen. Z Orthop 134: 10–12

Matthiessen, H.D. (1997a): Dysplasie- und Therapiefaktor bei der Hüftreifungsstörung. Z Orthop 135: 12–13

Matthiessen, H.D. (1997b): Das Problem der „endogenen" Dysplasie. In: Tschauner, C.: Die Hüfte. Enke, Stuttgart: 45–57

Matthiessen, H.D. (1999): Wachstum, Reifung und Dynamik im Säuglingshüftpfannendach – Experimentelle Untersuchungen an Wachstumsfugen. In: Konermann, W., G. Gruber, C. Tschauner: Die Hüftreifungsstörung. Steinkopff, Darmstadt: 37–89

Mau, H. (1988): Sekundäre Abflachungen der Hüftpfannen bei Kindern. Z Orthop 126: 377–386

Maxian, T.A., T.D. Brown, St.L. Weinstein (1994): Chronic stress tolerance levels for human articular cartilage: two nonuniform contact models applied to long-term follow-up of CDH. J Biomechanics 28 (2): 159–166

Millis, M.B., A.J. Kaelin, K. Schluntz, B. Curtis, L. Hey (1994): Spherical acetabular osteotomy for the treatment of acetabular dysplasia in adolescents and young adults. J Pediatr Orthop B-3: 47–53

Millis, M.B., S.B. Murphy (1992): Use of computed tomographic reconsruction in planning osteotomies of the hip. Clin Orthop 274: 154–159

Millis, M.B., S.B. Murphy (1998): Das Bostoner Konzept – Die periazetabuläre Osteotomie mit simultaner Arthrotomie über den Abduktoren-schonenden direkten vorderen Zugang. Orthopäde 27: 751–758

Millis, M.B., S.B. Murphy, R. Poss (1995): Osteotomies about the hip for the prevention and treatment of osteoarthrosis. J Bone Joint Surg (Am) 77-A (4): 626–647

Morita, S., H. Yamamoto, S. Hasegawa, S. Kawachi, K. Shinomiya (2000): Long-term results of valgus-extension femoral osteotomy for advanced osteoarthritis of the hip. J Bone Joint Surg (Br) 82-B: 824–829

Müller-Gerbl, M., R. Putz, R. Kenn (1992): Demonstration of subchondral bone density patterns by three-dimensional CT osteoabsorptiometry as a noninvasive method for In vivo assessment of individual long-term stresses in joints. J Bone Miner Res 7 (2): 411–418

Müller-Gerbl, M., R. Putz, R. Kenn, R. Kierse (1993): People in different age groups show different hip-joint morphology. Clin Biomech 8: 66–72

Murphy, S.B., P.K. Kijewski, M.B. illis, A. Harless (1990): Acetabular dysplasia in the adolescent and adult. Clin Orthop 261: 213–222

Murphy, S.B., R. Ganz, M.E. Müller (1995): The prognosis in untreated dysplasia of the hip. A study of radiographic factors that predict the outcome. J Bone Joint Surg (Am) 77-A (7): 985–989

Myers, S.R., H. Eijer, R. Ganz (1999): Anterior femoroacetabular impingement after periacetabular osteotomy. Clin Orthop Rel Res 363: 93–99

Nishii, T. u. Mitarb. (1996): Acetabular labral tears: contrast-enhanced MR imaging under continuous leg traction. Skelet Radiol 25: 349–356

Nishina, T., S. Saito, K. Ohzono, N. Shimizu, T. Hosoya, K. Ono (1990): Chiari pelvic osteotomy for osteoarthritis: the influence of the torn and detached acetabular labrum. J Bone Joint Surg (Br) 72-B: 765–769

Nötzli, H.P., S.M. Müller, R. Ganz (2001): Die radiologische Beziehung der Fovea capitis femoris zur azetabulären Belastungszone bei der normalen und dysplastischen Hüfte des Erwachsenen. Z Orthop 139: 502–506

Nozawa, M., K. Shitoto, K. Matsuda, K. Maezawa, H. Kurosawa (2002): Rotational acetabular osteotomy for acetabular dysplasia. J Bone Joint Surg (Br) 84-B: 59–65

Ogata, S., H. Moriya, K. Tsuchiya, T. Akita, M. Kamegaya, M. Someya (1990): Acetabular cover in congenital dislocation of the hip. J Bone Joint Surg (Br) 72-B: 190–196

Ohashi, H., K. Hirohashi, Y. Yamano (2000): Factors influencing the outcome of Chiari pelvic osteotomy: a long-term follow-up. J Bone Joint Surg (Br) 82-B: 517–525

Ohsawa, S., Y. Inamori, S. Matsushita, H. Norimatsu, R. Ueno (2000): Factors influencing joint-preserving operations in the treatment of the late stages of osteoarthritis of the hip. J Bone Joint Surg (Br) 82-B: 369–374

Pauwels, F. (1965): Gesammelte Abhandlungen zur funktionellen Anatomie des Bewegungsapparates. Springer, Berlin

Pauwels, F. (1973): Atlas zur Biomechanik der gesunden und kranken Hüfte. Springer, Berlin

Pitto, R.P., K. Klaue, R. Ganz (1996): Labrumläsionen und acetabuläre Dysplasie bei Erwachsenen. Z Orthop 134: 452–456

Pitto, R.P., K. Klaue, R. Ganz, S. Ceppatelli (1995): Acetabular rim pathology secondary to congenital hip dysplasia in the adult. A radiographic study. Chir Organi Mov LXXX: 361–368

Plötz, G.M.J., J. Brossmann, M. Schünke, M. Heller, B. Kurz, J. Hassenpflug (2000): Magnetic resonance arthrography of the acetabular labrum. Macroscopic and histological correlation in 20 cadavers. J Bone Joint Surg (Br) 82-B: 426–432

Putz, R., M. Müller-Gerbl (1992): Morphologische Aspekte der Spannungsverteilung in den großen Gelenken. Med Orthop Tech 112: 309–317

Reichel, H. (2000): Hüftgelenkarthrosen. Prävention, Diagnostik und Therapie. Enke-Thieme, Stuttgart

Reynolds, D., J. Lucas, K. Klaue (1999): Retroversion of the acetabulum. A cause of hip pain. J Bone Joint Surg (Br) 81-B: 281–288

Roach, J.W., M.C. Hobatho, K.J. Baker, R.B. Ashman (1997): 3 D-computer analysis of complex acetabular insufficiency. J Pediatr Orthop 17: 158–164

Scher, M.A., I. Jakim (1991): Combined intertrochanteric and chiari pelvic osteotomies for hip dysplasia. J Bone Joint Surg (Br) 73-B: 626–631

Schramm, M., D. Hohmann, E. Rohm, H. Kraus, R.P. Pitto (2000): 20-Jahre-Follow-up nach sphärischer Pfannenosteotomie bei residueller Hüftdysplasie. Orthop Praxis 36 (11): 667–670

Schramm, M., R.P. Pitto, E. Rohm, D. Hohmann (1999): Long-term results of spherical acetabular osteotomy. J Bone Joint Surg (Br) 81-B: 60–66

Schüle, B., J. Strauss, A. Baltzer, C. Liebau, K.P. Schulitz, H. Merk (1999): Prä- und postoperative biomechanische Analyse operativer Eingriffe am Hüftgelenk bei Hüftdysplasie. Orthop Praxis 35: 621–626

Schulitz, K.P., G. Roggenland (1991): Die Dreifach-Osteotomie des Beckens bei dysplastischen Hüftpfannen im Kindes- und Erwachsenenalter. Z Orthop 129: 209–216

Siebenrock, K.A., E. Schöll, M. Lottenbach, R. Ganz (1999): Bernese periacetabular osteotomy. A minimal follow-up of 10 years. Clin Orthop Rel Res 363: 9–20

Siebenrock, K.A., M. Leunig, Ganz R (2001): Periacetabular osteotomy: the bernese experience. AAOS instructional course lecture. J Bone Joint Surg 83-A: 449–455

Sodia, F. (1995): Bewegungs- und Krafteinflußgrößen des menschlichen Hüftgelenks. Diplomarbeit. Institut für Mechanik der Technischen Universität Graz

Sodia, F., R. Reimann, W. Breitenhuber, H. Steffan, C. Tschauner, R. Graf (1995): Ermittlung von Krafteinflußgrößen des menschlichen Hüftgelenks. Biomed Tech. Bd. 40 (2): 72–74

Steffan, H., W. Breitenhuber, F. Sodia, R. Reimann, A. Moser (1997): Angewandte Biomechanik – Dreidimensionale Kräfteanalyse und interaktive Operationsplanung. In: Tschauner, C.: Die Hüfte. Enke, Stuttgart: 13–19

Tönnis, D. (1984): Die angeborene Hüftdysplasie und Hüftluxation. Springer, Berlin: 312–321

Tönnis, D. (1987): Congenital dysplasia and dislocation of the hip. Springer, Berlin: 370–381

Tönnis, D. (1993): Treatment of residual dysplasia after developmental dysplasia of the hip as a prevention of early coxarthrosis. J Pediatr Orthop B-2: 133–144

Tönnis, D., A. Arning, M. Bloch, A. Heinecke, K. Kalchschmidt (1994): Triple pelvic osteotomy. J Pediatr Orthop B-3: 54–67

Tönnis, D., A. Heinecke (1991): Diminished femoral antetorsion syndrome: a cause of pain and osteoarthritis. J Pediatr Orthop 11: 419–431

Tönnis, D., A. Heinecke (1997): Verringerte oder vermehrte Antetorsion und Anteversion – präarthrotische Deformitäten in der dritten Dimension. In: Tschauner, C.: Die Hüfte. Enke, Stuttgart: 112–122

Tönnis, D., A. Heinecke (1999a): Verringerte Pfannenanteversion und Schenkelhalsantetorsion verursachen Schmerz und Arthrose. Teil 1: Statistik und klinische Folgen. Teil 2: Ätiologie, Diagnostik und Therapie. Z Orthop 137: 153–159, 160–167

Tönnis, D., A. Heinecke (1999b): Acetabular and femoral anteversion: relationship with osteoarthritis of the hip. Current Concepts Review. J Bone Joint Surg A-12: 1747–1770

Tönnis, D., K. Behrens, F. Tscharani (1981): A modified technique of the triple pelvic osteotomy. Early results. J Pediatr Orthop 1: 241–249

Tönnis, D., K. Kalchschmidt (1991): Die Hüftpfannenschwenkosteotomie nach Tönnis. In: Hackenbroch, M.H., J. Rütt: Die Behandlung der Hüftdysplasie durch Beckenosteotomien. Symposium Köln 1990. Thieme, Stuttgart: 93–96

Tönnis, D., K. Kalchschmidt (1998): Die Hüftpfannenschwenkung durch dreifache Beckenosteotomie. In: Grifka, J., J. Ludwig: Kindliche Hüftdysplasie. Thieme, Stuttgart: 191–214

Tönnis, D., K. Kalchschmidt, A. Heinecke (1998): Hüftpfannenschwenkung durch Dreifachosteotomie des Beckens nach Tönnis. Orthopäde 27: 733–742

Tönnis, D., K. Kalchschmidt, A. Heinecke (1999): Die Hüftpfannenschwenkung durch Dreifachosteotomie des Beckens – Stellenwert und Indikation in der Vielfalt operativer Korrekturen der Dysplasiehüfte. Orthop Praxis 35: 607–620

Tönnis, D., W.J. Kasperczyk, K. Kalchschmidt (1988): Hüftdysplasie im Jugendlichen- und Erwachsenenalter: dreifache Beckenosteotomie. Orthop Praxis 24 (4): 225–229

Tschauner, C. (1995): Neues optimiertes biomechanisches Konzept zur Wirkungsweise der operativen Reorientierung der dysplastischen Hüftpfanne unter besonderer Berücksichtigung der Dreifachbeckenosteotomie nach Tönnis. Habilitationsschrift, Humboldt-Universität Berlin

Tschauner, C. (1997): Befunddokumentation und Ergebnisbewertung. In: Tschauner, C.: Die Hüfte. Enke, Stuttgart: 34–40

Tschauner, C. (1999a): Morphologie, Pathomorphologie, Biomechanik und Klassifikation von Hüftreifungsstörungen. In: Konermann, W., G. Gruber, C. Tschauner: Die Hüftreifungstörung – Diagnostik und Therapie. Steinkopff, Darmstadt: 12–36

Tschauner, C. (1999b): Biomechanik und operative Therapie der Hüftdysplasie in der Adoleszenz. In: Imhoff, A.B.: Fortbildung Orthopädie I: Schulter – Ellbogen – Hüfte – Stoßwelle. Die ASG-Kurse der DGOT. Steinkopff, Darmstadt: 161–173

Tschauner, C. (1999c): Indikationen, Planung und Ergebnisse der periazetabulären Osteotomien. In: Imhoff, A.B.: Fortbildung Orthopädie I: Schulter – Ellbogen – Hüfte – Stoßwelle. Die ASG-Kurse der DGOT. Steinkopff, Darmstadt: 214–225

Tschauner, C., H. Reichel (2003): Behandlung der Hüftdysplasie in der Adoleszenz: Biomechanische Grundlagen und operative Therapieprinzipien. In: Reichel, H., R. Krauspe: Langzeitergebnisse in der Kinderorthopädie. Steinkopff, Darmstadt: 193–210

Tschauner, C., S. Hofmann (1997): Restdysplasie und Dysplasiecoxarthrose – Biomechanische Prinzipien und Entscheidungshilfen zur gelenkserhaltenden orthopädisch-chirurgischen Behandlung. In: Tschauner, C.: Die Hüfte. Enke, Stuttgart: 92–112

Tschauner, C., S. Hofmann (1998): Labrumläsion bei der Restdysplasie des Hüftgelenks. Biomechanische Überlegungen zur Pathogenese und Behandlung. Orthopäde 27: 725–732

Tschauner, C., S. Hofmann, C. Czerny (1997): Hüftdysplasie. Morphologie, Biomechanik und therapeutische Prinzipien unter Berücksichtigung des Labrum acetabulare. Orthopäde 26: 89–108

Tschauner, C., S. Hofmann, C.M. Fock, J. Raith, R. Graf (2002): Mechanische Ursachen der Koxarthrose bei jungen Erwachsenen. Orthopäde 31: 1094–1111

Tschauner, C., S. Hofmann, R. Graf, A. Engel (1998a): Labral lesions in acetabular dysplasia. Hip International 8: 233–238

Tschauner, C., S. Hofmann, M. Urban, S. Jaros, T. Eder, C. Czerny (1998b): Das Donauspital-Stolzalpe-Konzept: Die Korrekturosteotomie mit selektiver Labrumchirurgie nach präoperativer MR-Arthrographie. Orthopäde 27: 765–771

Tschauner, C., S. Hofmann, R. Graf, A. Engel (1998c): Labrumläsion und Restdysplasie des Hüftgelenks: Standortbestimmung und Zukunftsperspektiven. Orthopäde 27: 772–778

Tschauner, C., W. Breitenhuber (2000): Biomechanik des gesunden und kranken Hüftgelenkes – seit Pauwels nichts Neues? In: Reichel, H.: Hüftgelenkarthrosen. Diagnostik, Prävention und Therapie. Bücherei des Orthopäden 73. Enke, Stuttgart: 1–19

Tschauner, C., W. Klapsch, W. Kohlmaier, R. Graf (1992): Der Stellenwert der dreifachen Beckenosteotomie nach Tönnis im Rahmen der Spätdysplasie und frühen Sekundärarthrose des Hüftgelenkes. Orthop Praxis 28 (4): 255–263

Urban, M., S. Hofmann, C. Tschauner, C. Czerny, A. Neuhold, J. Kramer (1998): MR-Arthrographie bei der Labrumläsion des Hüftgelenks: Technik und Stellenwert. Orthopäde 27: 691–698

Visser, J.D., A. Jonkers, B. Hillen (1982): Hip joint measurements with computerized tomography. J Pediatr Orthop 2: 143–146

Wagner, H. (1978): Experiences with spherical acetabular osteotomy for the correction of the dysplastic acetabulum. Progress Orthop Surg 2: 131–145

Wagner, H., M. Wagner (1994): Sphärische Pfannenosteotomie. In: Bauer, R., F. Kerschbaumer, S. Poisel: Orthopädische Operationslehre. Bd. II/1. Becken und untere Extremität. Thieme, Stuttgart: 82–92

Weber, M., R. Ganz (2002): Die Berner periazetabuläre Osteotomie. Operat Orthop Traumatol 14: 99–121

Wiberg, G. (1939): Studies on dysplastic acetabulum and congenital subluxation of the hip joint with special reference to the complication of osteoarthritis. Acta Chir Scand 83 (58)

Windhager, R., N. Pongracz, W. Schönecker, R. Kotz (1991): Chiari osteotomy for congenital dislocation and subluxation of the hip. J Bone Joint Surg (Br) 73-B: 890–895

Wolff, J. (1892): Das Gesetz von der Transformation der Knochen. Hrsg.: Wessinghage, D. Reprint 1992

6.4.2 Dreifache Beckenosteotomie nach Tönnis nach Kalchschmidt

K. Kalchschmidt und D. Tönnis

Für die Behandlung der Hüftdysplasie gibt es 2 Möglichkeiten:
- **Varisierung**: Sie verringert den Schenkelhalswinkel, um eine bessere Zentrierung des Hüftkopfes in der Pfanne zu erreichen.
- **Veränderung der Stellung der Hüftpfanne**: Schaffung einer physiologischen Überdachung des Hüftkopfes. Dieses Prinzip ist das erfolgreichere.

Eine Indikation zur Varisierung sehen wir selten, auch deswegen, weil es keine anerkannten und gesicherten Empfehlungen gibt, um wieviel Grad in Abhängigkeit von der Steilstellung der Pfanne varisiert werden soll. Es gibt aber Patienten mit Hüftschmerzen, bei denen das betroffene Bein bei grenzwertiger Pfannendysplasie und überdurchschnittlich hohem CCD-Winkel länger ist. Hier kann eine Varisierung mit Einstellung der Antetorsion auf 20° sinnvoll sein.

Bei schwerer, meist voroperierter Hüftdysplasie die seit der Kindheit besteht und zur Subluxation oder Luxation geführt hat, bestehen manchmal sehr steile CCD-Winkel bis 180°. Neben der Korrektur der Hüftpfannenstellung ist in solchen Fällen eine Verkürzung mit Varisierung in den oberen Normbereich des Schenkelhalswinkels notwendig.

Mit unserer Technik der dreifachen Beckenosteotomie ist fast jede Hüftpfanne frei schwenkbar, weil sie die Hüftpfanne durch die schräge Sitzbeinosteotomie von den Bändern trennt, die Kreuzbein und Sitzbein miteinander verbinden. Eine Ausnahme bilden lediglich Gelenke mit einem sehr niedrigen Schenkelhalswinkel nach Varisierung oder mit hochstehendem Trochanter, wo es durch die Abduktion zum Anschlag an den Schenkelhals und Trochanter major kommt. Hier muss bei der Operation zuerst eine Valgisierungsosteotomie erfolgen. Danach kann die Pfanne weiter seitlich rotiert werden (Abb. 6.**35 a** u. **b**). Falls nur ein sehr hochstehender Trochanter behindert, sollte er nach lateral, nicht wesentlich nach distal, versetzt werden. Dadurch verlängert sich der Hebelarm der Abduktoren, wodurch weniger Kraft beim Gehen erforderlich ist. Überdehnung kann auch die Muskulatur schädigen.

Die vor der Operation bestehende Beweglichkeit lässt keinen Rückschluss auf die intraoperative Drehbarkeit der Pfanne und die Beweglichkeit des Hüftgelenks nach der Operation zu. Bei länger bestehenden Schmerzen sind häufig die Adduktoren verkürzt und die Gelenkkapsel geschrumpft. Nach Diszision der medialen Gelenkkapsel und Ablösung der angespannten Adduktoren lässt sich die Hüftpfanne beliebig über den Hüftkopf drehen und das Bein auch frei abspreizen.

Manche Operateure kompensieren eine ungenügende Pfannendrehung durch eine Varisierung. Die Ergebnisse sind aber schlechter als nach vollständiger Pfannenschwenkung ohne Varisierung.

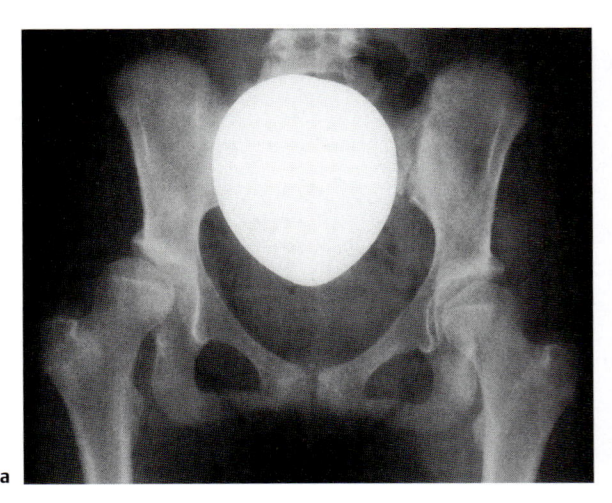

Abb. 6.35 a u. b Röntgenbilder eines 14-jährigen Mädchens.
a Der Hüftkopf steht lateral und kranial verschoben in einer flachen ovalären Pfanne, Dezentrierungsgrad 2. Das schmale Becken ist stärker aufgerichtet. Daher weist der vordere und hintere Pfannenrand beiderseits durch erhöhte Anteversion einen größeren Abstand voneinander auf.

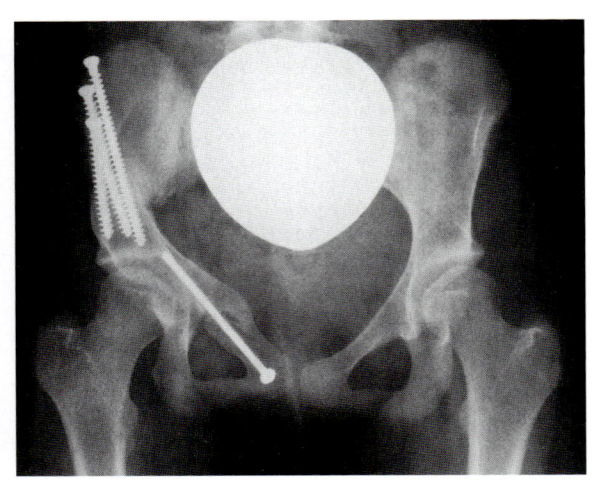

b Nach der Pfannenschwenkung ist der Hüftkopf regelrecht in die Pfanne tiefer eingestellt und physiologisch überdacht. Das Bild zeigt auch die verwendete Schraubentechnik und die starke, gut verheilte Schambeinrotation.

Wichtig sind eine exakte physiologische Überdachung zur Seite und nach vorn und die Horizontalstellung der Belastungszone in der Ansicht von vorn (Abb. 6.36a u. b). Ein Resultat von 5° Überdachung zuviel oder zu wenig kann schon zu einem nicht genügenden Ergebnis führen. Ebenso wichtig ist, dass nach der Hüftpfannendrehung das neu geschaffene Rotationszentrum dem physiologischen Rotationszentrum des Hüftgelenks weitgehend entspricht. Eine geringe Verschiebung des Rotationszentrums nach kranial oder kaudal hat bei passender Beinlänge keine negativen Folgen. Eine Lateralisation des Rotationszentrums darf nicht erfolgen, weil das nahezu immer mit Hinken und rascher Ermüdung verbunden ist. Bei mehrfach voroperierten Hüftgelenken mit entsprechend schwachen Abduktoren kann es dagegen sinnvoll sein das Rotationszentrum etwa 1 cm zu medialisieren.

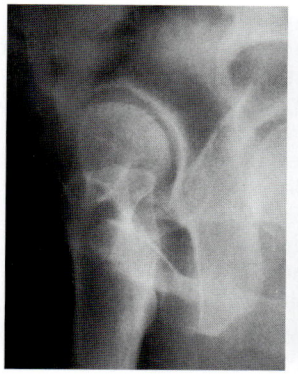

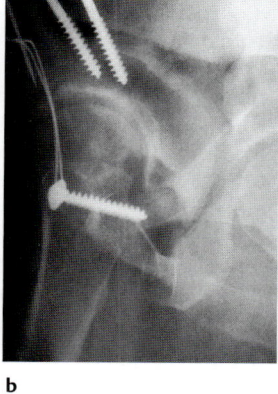

Indikationen für eine dreifache Beckenosteotomie sind:
- Hüftdysplasien jeder Ausprägung. Dazu gehören auch in Sekundärpfannen stehende Hüftköpfe (Dezentrierungsgrad 3) (Abb. 6.37 a u. b) und hochstehende Hüftköpfe, die sich erst durch Abspreizung in die Pfanne einstellen lassen (Dezentrierungsgrad 4),
- Hüftdysplasien und Hüftluxationen nach Morbus Perthes, Poliomyelitis, beim Down-Syndrom und bei spastischen Paresen,
- Hüftdysplasien mit den Arthrosegraden 1 und 2 (Busse u. Mitarb. 1972, Tönnis 1984, 1987) operieren wir, um ein Fortschreiten der Arthrose zu verhindern. Bei jungen und schlanken Patienten operieren wir auch bei fortgeschrittener Arthrose. Dabei ist die horizontale Überdachung wichtiger als die volle Kongruenz. Bei Patienten mit erheblichem Übergewicht ist eine Operation auch bei Arthrosegrad 2 nicht zu empfehlen.

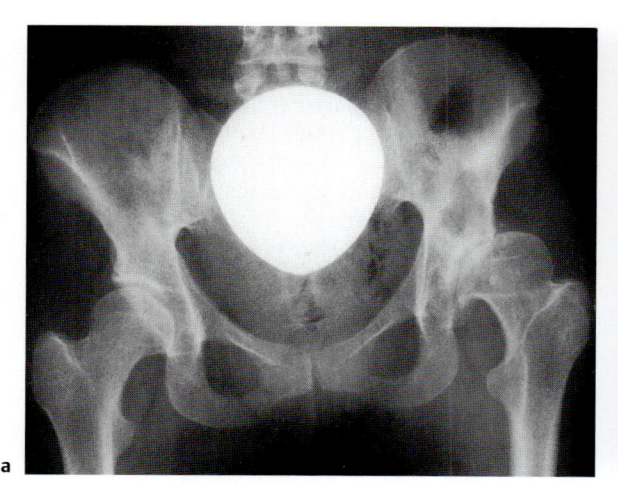

Abb. 6.36 a u. b Faux-profil-Aufnahme (**a**) eines anderen Patienten zeigt das Hüftgelenk in Seitenansicht. Die untere Begrenzung des Hüftkopfes steht höher als der Unterrand der Pfanne. Der Hüftkopf ist nur dorsal bedeckt, da die Sklerosierungslinie ventral nach dem Knick in der Frontalebene weiter verläuft. Nach der Ventralrotation der Pfanne (**b**) ist die Kuppe des Hüftkopfes horizontal überdacht. Das untere Ende des Pfannenfragmentes ist an der Fläche der Sitzbeinosteotomie dorsal-kranial hochgerückt. Die Durchbauung ist hier noch nicht vollzogen.

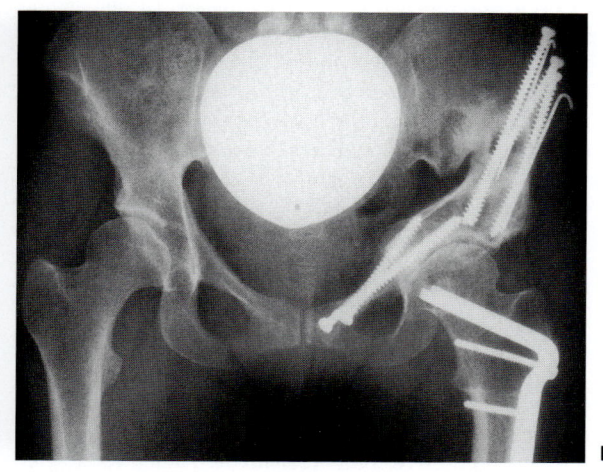

Abb. 6.37 a u. b Eine 28-jährige Patientin mit einem Gewicht von 48 kg, die nur unter Schmerzen maximal bis zu 500 m laufen kann, sich aber nie behandeln ließ, meint jetzt eine zunehmende Beinverkürzung zu beobachten. Diese wird durch eine Adduktionskontraktur bewirkt.
a Der Hüftkopf links ist in der Sekundärpfanne stabil eingestellt, der Gelenkspalt lateral aufgerieben. Beweglichkeit B/St 100/0/0°, I/A 10/0/30°, Ab/Ad 10/0/40°.
b Nach der ausgiebigen Pfannenschwenkung steht die Sklerosierungslinie der Belastungszone horizontal und voll über dem Hüftkopf. Es bewährt sich, in solchen Fällen eine Verkürzungsosteotomie zur Druckentlastung des Hüftgelenks vorzunehmen, in diesem Fall von 1,5 cm, das entspricht etwa der Verschiebung des Hüftkopfes nach unten. Beweglichkeit jetzt B/St 90/0/0°, I/A 20/0/30°, Ab/Ad 30/0/30°. Das Gangbild ist unauffällig. Sie selbst gibt an, ihre Gehstrecke sei jetzt unbegrenzt. Später kann unter erheblich verbesserten Bedingungen eine Hüftprothese implantiert werden.

Operationstechnik

In abgestützter Seitlage 10 cm langer Schnitt lateral des tastbaren Lig. sacrotuberale. Stumpfe Aufspreizung des M. gluteus maximus in einem Muskelseptum. Darstellung des Lig. sacrotuberale und beidseitige Umschneidung des Bandes im unteren Anteil. Nach Perforation der Membrana obturatoria werden 2 speziell geformte Hebel in das Foramen obturatum eingesetzt. Ein 3. Hebel kranial der Spina ischiadica, dem Ansatz des Lig. sacrospinale, hält die oberen kleinen Außenrotatoren zurück. Die Sitzbeinosteotomie ist im oberen Abschnitt auch an der Unterseite tastbar. Ihre Richtung ist nahezu frontal, darf aber nicht viel weniger als 20° und nicht viel mehr als 30° nach vorn gerichtet sein, um Komplikationen zu vermeiden.

In der gleichen Abdeckung wird der Patient nun exakt horizontal auf den Rücken gedreht, und es erfolgt als zweiter Schritt die Osteotomie des oberen Schambeinastes. Ein 8 cm langer Schnitt erfolgt ventral des oberen Schambeinastes, der subperiostal dargestellt wird. Doppelt schräge Schambeinosteotomie nach lateral-dorsal, um möglichst große tennischlägerartige Osteotomieflächen zu bekommen.

Diese Schambeinosteotomie, die eine freie Drehung und Verschiebung des Pfannenfragmentes unter Knochenkontakt erlaubt, ist von großer Bedeutung. Sie ermöglicht die nach der Pfannendrehung oft notwendige Medialisierung der Pfanne, darüber hinaus die gewünschte Einstellung der Beinlänge über eine Anhebung oder Senkung der medialen Pfanne. Außerdem kann die Rotation der Pfanne in allen Ebenen durchgeführt werden, auch um die vertikale Achse, um Anomalien der Anteversion der Pfanne zu beseitigen.

Der dritte Schritt der Dreifachosteotomie ist die Darmbeinosteotomie über einen modifizierten vorderen Zugang zum Hüftgelenk. Wir führen die Darmbeinosteotomie von der Innenseite des Beckens aus und lösen die Gluteusmuskulatur nicht ab. Nach Abmeißeln einer ca. 1 cm dicken Knochenschuppe von der Spina iliaca anterior superior mit dem Ursprung des M. sartorius wird der M. iliacus von der Beckenschaufel abgelöst. Die Darmbeinosteotomie beginnt etwas oberhalb der Mitte der Incisura ischiadica und zielt auf einen Punkt auf der Crista iliaca, der 5 cm dorsal der Spina iliaca anterior superior liegt. Etwa 3–4 cm bevor dieser Punkt erreicht wird, schwenkt die Osteotomie um ca. 90° nach ventral und endet knapp oberhalb der Spina iliaca anterior inferior. Diese Osteotomie soll mindestens 3 cm oberhalb der Pfanne verlaufen.

Mit einer Schanz-Schraube, die von ventrolateral ca. 1 cm oberhalb des Pfannendaches eingesetzt wird, kann die Stellung des Pfannenfragmentes jetzt beliebig korrigiert werden. Wenn der Drehpunkt des Hüftkopfes nicht verlagert werden soll, muss eine Rotation der Pfanne am Ort mit Hochdrücken des lateralen Schambeinanteils und Herabziehen des lateralen Pfannenrandes erfolgen. Das Schwenken nach vorn muss durch ein Hochdrücken der Schanz-Schraubenspitze dorsal erfolgen, womit die Pfanne vorn gesenkt wird. Ein Herabdrehen der Pfanne nur seitlich mit Drehpunkt in der Schambeinosteotomie verlängert das Bein und verlagert auch das Hüftkopfzentrum seitlich. Ein Herabziehen nur vorn mit Drehpunkt am Unterrand der Sitzbeinosteotomie verlagert den Hüftkopf nach vorn und distal. Der Hinterrand des Pfannenfragmentes muss sich auf der schrägen Sitzbeinosteotomie nach dorsal-kranial bei der Rotation verschieben und Kontakt halten, sonst kommt es zu Pseudarthrosen (Abb. 6.38a–d).

Wird eine ausgiebige Ventralrotation durchgeführt, so kommt es dadurch zu einer Verringerung der Pfannenanteversion (Visser u. Jonkers 1980, Anda u. Mitarb. 1990) und Einschränkung der Innenrotation des Hüftgelenks. Deshalb muss zusätzlich auch etwa 10–15° innengedreht werden. Auch ein versehentliches Außenrotieren der Pfanne ist zu vermeiden. Das Ausmaß der Rotation wird mit Hilfe des Röntgenbildwandlers festgelegt. Die Belastungszone soll bei physiologischer Überdachung waagerecht verlaufen. Der vordere Pfannenrand darf den hinteren nicht überlappen, sonst ist entweder zu weit ventral geschwenkt oder die Pfanne ist in eine Retroversion gebracht worden.

Zunächst wird eine provisorische Fixation der Pfanne mit Kirschner-Drähten vorgenommen und eine Kontrollröntgenaufnahme angefertigt. Außerdem sollte geprüft werden, ob die Innenrotation nicht eingeschränkt ist. Danach erfolgt die endgültige Fixation mit meist 2 Schrauben vom Beckenkamm her und einer Schraube, die von medial-vorn durch die Schambeinosteotomie nach lateral-kranial geführt wird (s. Abb. 6.35a u. b).

Ergebnisse

Die Entwicklung des Operationsverfahrens begann 1976. Erste Veröffentlichungen erfolgten 1978 und 1979, erste Nachuntersuchungen 1981 (Tönnis u. Mitarb. 1981a, b). Schon zuvor und auch später wurden Operationsmethoden mit gleichem Ziel, aber zum Teil sehr verschiedenem Vorgehen beschrieben, die die Pfanne sphärisch ummeißelten (Wagner 1973), eine Zweifachosteotomie unter Durchtrennung der Tränenfigur vornahmen (Hopf 1966, Eppright 1975) oder in größerer Entfernung medial in Symphysennähe das Scham- und Sitzbein osteotomierten (Le Coer 1965, Sutherland u. Greenfield 1977) oder in mäßiger Entfernung vor dem Tuber ossis ischii (Steel 1973) oder unmittelbar hinter ihm (Carlioz 1982). Nur die Darmbeinosteotomie blieb einheitlich. Die Hüftpfannenrotation wird erschwert, je weiter die Scham- und Sitzbeinosteotomie von der Pfanne entfernt sind. Vor allem aber hindern das Lig. sacrotuberale und das Lig. sacrospinale ausgiebigere Schwenkungen. Auch wenn die Osteotomie oberhalb des Tuber ossis ischii erfolgt – aber noch unterhalb der Spina ischiadica – kann das hier ansetzende Band hindern. Nur Ganz u. Mitarb. (1988) übernahmen unsere Technik insofern, als sie die Pfanne auch vor den Kreuzbeinbänderansätzen mobilisierten.

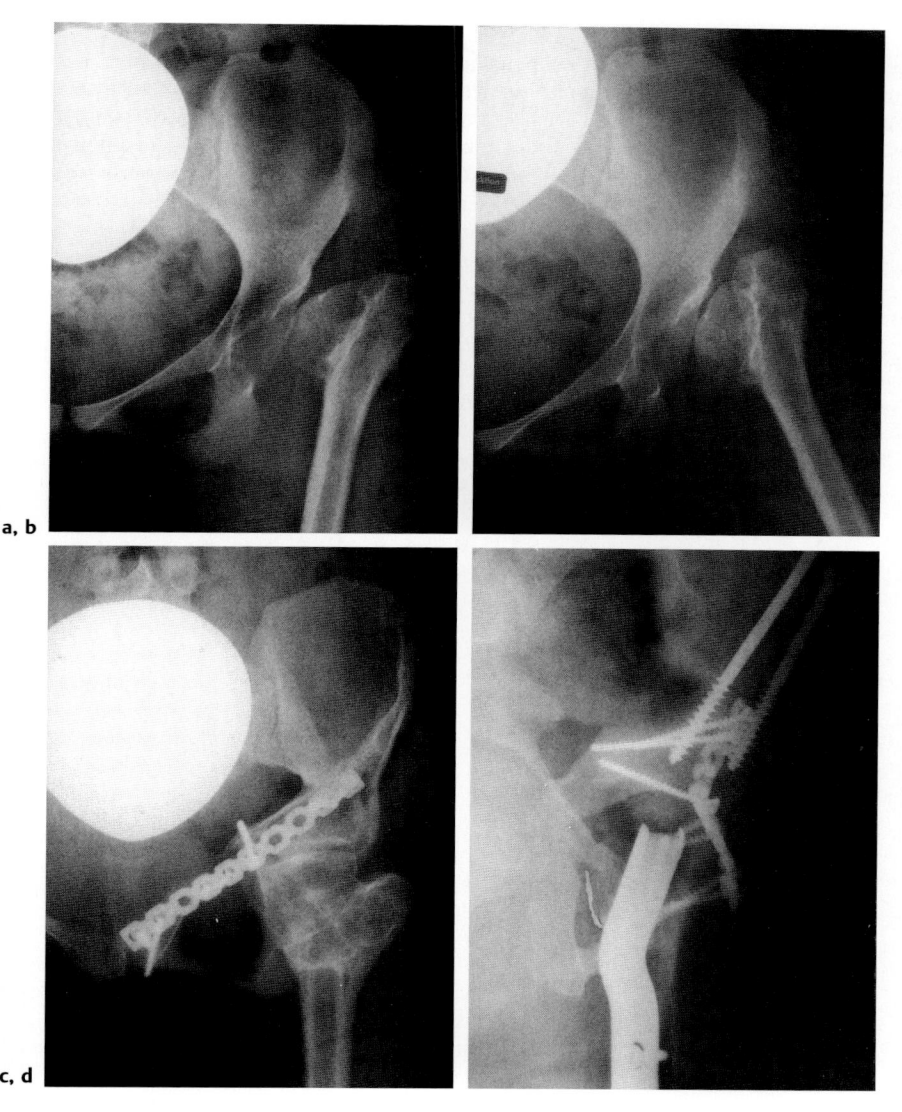

Abb. 6.38 a–d Bei der zum Zeitpunkt der Operation 19-jährigen Patientin wurden beidseitige Hüftluxationen im Alter von 5 Monaten manuell eingestellt und im Lorenz-Gips, später Lange-Gips fixiert. Danach offensichtlich schwere Hüftkopfnekrose links. Mit 2 Jahren Detorsionsvarisierungsosteotomie.
a Der Hüftkopf ohne Schenkelhals steht an einer kleinen Sekundärpfannenfläche. In seinem unteren Anteil weist er noch eine Rundung auf.
b Bei Abduktion lässt sich der Hüftkopf nicht mehr in die Pfanne rotieren, auch durch den hochstehenden Trochanter major. Die Patientin läuft nur unter Schmerzen und mit einer Gehstütze. Körpergewicht 50 kg. Beweglichkeit nur endgradig eingeschränkt.
c Durch eine Valgisierung des Femurs von 50° und Verkürzung von 2,5 cm vor der Dreifachosteotomie ließen sich Pfannenfläche und Kopfoberfläche in eine Horizontalstellung und gute Überdachung bringen. Eine Kleinfragmentrekonstruktionsplatte fixiert das sehr dünne Schambein.
d Auch die Seitenaufnahme zeigt eine gute Überdachung des Hüftkopfes und eine dorsal gute Rundung des Kopfes. 7 Jahre nach der Operation läuft die Patientin unter leichtem Hinken ohne Stock bis zu 3 km. Die Beweglichkeit ist verblüffend: B/St 120/0/0°, I/A 50/0/40°, Ab/Ad 40/0/40°.

Eine längerfristige Nachuntersuchung unseres frühen Krankengutes erfolgte zwischen 5 und 16 Jahren (Mittelwert 7,7 Jahre) an 216 von 351 Patienten und wurde 1994 veröffentlicht (Tönnis u. Mitarb.); das Operationsalter lag zwischen 6 und 55 Jahren. Den präoperativen Befund teilten wir nach Dezentrierungsgraden ein (Tab. 6.13). Die besten Ergebnisse sind selbstverständlich bei Grad 1, d.h. bei den ausreichend zentrierten, nur ungenügend überdachten Gelenken zu erwarten. Dem Grad 2 wurden die in einer nach kranial ausgedehnten ovalen Pfanne subluxiert stehenden Hüftköpfen zugewiesen und dem Grad 3 die in einer Sekundärpfanne stabil eingestellten Hüftköpfen. Zum Grad 3 gehörten $^1/_4$ aller Patienten. Grad 4 umfasste luxiert stehende Hüftköpfe, die sich aber durch Abduktion tief einstellen ließen. Die klinische Auswertung erfolgte nach einem Score von Tschauner (1992), der Schmerz, Gehfähigkeit und Urteil des Patienten zusammenfasste (Tab. 6.14). Ein gutes und sehr gutes Ergebnis wurde in 85% der Fälle erreicht. Für die Beurteilung der Pfannenform und Hüftkopfstellung führten wir schon früher Normwerte und Abweichgrade von 2–4 als Score ein, die man vor und nach einer Operation vergleichen kann (Tab. 6.15). Wir testeten die Normwerte auch bezüglich des Prozentsatzes ihrer Schmerzfreiheit in verschiedenen Winkel- und Messwertgruppen (Tab. 6.16). Ober- oder unterhalb dieser Werte stieg der Schmerz wieder an, wenn eine Überkorrektur erfolgte. Auch diese Grenze muss beachtet werden (Tab. 6.17). Die Belastungszone hatte beispielsweise ihre maximale Schmerzfreiheit bei 75% der Gelenke innerhalb der Winkelspanne von -5° bis +5°. Aber schon Lingg und von Torklus (1981) hatten als Grenzen des Normalen die Winkelspannen von -9° bis +9° ermittelt. In unserem Score

Tab. 6.13 Dezentrierungsgrade von Hüftgelenken vor Dreifachosteotomie des Beckens (n = 216)

Grad	Zentrierung	Prozent
1.	ausreichend zentriert	29,6
2.	Hüftkopf verschoben in verlängerter Pfanne	41,7
3.	Kopf in Sekundärpfanne stabil eingestellt	25,9
4.	hohe Luxation, in Abduktion einstellbar	2,8

Tab. 6.14 Klinische Ergebnisse nach Dreifachosteotomie des Beckens

Grade	Gelenke	Prozent (%)
Sehr gut	90	42,7
Gut	89	42,2
Genügend	26	12,3
Ungenügend	6	2,8

Tab. 6.15 Normalwerte und Abweichungsgrade von Hüftwerten (Alter > 18 Jahre)

Winkel und Messwerte	Grad 1 normal	Grad 2 leicht pathologisch	Grad 3 stark pathologisch	Grad 4 extrem pathologisch
CE-Winkel	> 30	20 – 29	5 – 19	< 5
VCA-Winkel	> 25	20 – 24	5 – 19	< 5
Belastungszonenwert	< 9	10 – 15	16 – 25	> 25
Migrationsprozent	< 15	16 – 25	26 – 40	> 40
Hüftwert	< 16	16 < 21	21 < 31	> 31

Tab. 6.16 Maximale Schmerzfreiheit nach Dreifachosteotomie bei folgenden Winkeln

CE-Winkel	30 – < 35°
VCA-Winkel	30 – < 35°
BLZ-Winkel	-5 bis + 5°
Migration %	10 – 15 %

Tab. 6.17 Überkorrektur bei Dreifachosteotomie ab folgenden Winkeln

CE-Winkel	> 40°
VCA-Winkel	> 40°
BLZ-Winkel	< -10°
Migration %	< 10 %

Tab. 6.18 Normalwerte und Abweichgrade nach Operation bei zentrierten Hüftgelenken (n = 64)

Winkel und Messwerte	Grad 1 normal	Grad 2 leicht	Grad 3 stark pathologisch	Grad 4 extrem pathologisch
CE-Winkel	65,5	29,1	–	5,5
VCA-Winkel	74,5	9,1	10,9	5,5
Belastungszonenwinkel	78,2	16,4	1,8	3,6
Migrationsprozent	52,7	36,4	7,3	3,6

Tab. 6.19 Normalwerte und Abweichgrade nach Operation bei dezentrierten Hüftgelenken (n = 90)

Winkel und Messwerte	Grad 1 normal	Grad 2 leicht pathologisch	Grad 3 stark pathologisch	Grad 4 extrem pathologisch
CE-Winkel	42,3	32,1	20,5	5,1
VCA-Winkel	43,6	16,7	28,2	11,5
Belastungszonenwert	51,3	17,9	25,6	5,1
Migrationsprozent	33,3	47,4	15,4	3,8

postoperativ (Tab. 6.**18**) war der Winkel der Belastungszone bei zentrierten Gelenken in 78 % der Fälle normalisiert, bei dezentrierten Gelenken (Grad 2) in 51 % (Tab. 6.**19**). Das lag teilweise an der Pfannenverformung. Die Ergebnisse wurden mit durchgehend stärkerer Schwenkung später immer besser. Für den CE-Winkel wurde die Normgrenze oberhalb 30° festgesetzt, da wir die größte Schmerzfreiheit bei 30–35° ermittelten. Nach Wiberg (1939) wird sie meist bei 25° gewählt. Für den vorderen Überdachungswinkel VCA wählten wir nach Lequesne u. de Seze (1961) dagegen 25°. Doch stellte sich auch hier die maximale Schmerzfreiheit bei 30–35° heraus. Für den Migrationsprozentsatz (Überdachungsquotient) nach Reimers (1980) wurde die Grenze wahrscheinlich zu eng gewählt, so dass hier die Besserungsrate niedriger liegt.

Zu berücksichtigen ist, dass es Faktoren gibt, die wir nicht oder nur begrenzt beeinflussen können. Dazu gehören sehr ausgeprägte Abflachungen der Pfanne und eine stärkere Kopfentrundung gemessen an den konzentrischen Kreisen im Abstand von 2 mm nach Mose (1980), ferner stärkere Arthrosegrade. Gelenke ohne Arthrose waren in 70 % der Fälle, Gelenke der Grade 1 und 2 nach Mose (also bis 4 mm Abweichung von der Kreisform) in 71 % der Fälle schmerzfrei.

Die Ergebnisse lassen sich auch so zusammenfassen: 74,5 % der Gelenke waren ganz schmerzfrei oder hatten eine anhaltende Besserung und bei 82 % zeigte sich kein

Fortschreiten der Arthrose. Nachoperationen waren selten. Nur bei 9 Patienten (4%) wurde später das Einsetzen einer Totalprothese erforderlich. Das dürfte eine gute Bilanz sein.

Eine Nachuntersuchung der Ergebnisse von 10 Jahren (gesamter Jahrgang 1988) hat Küpper (2003) jetzt vorgenommen. Extreme Fälle wie sie in dem früheren Krankengut in größerer Zahl vorkamen, wurden allerdings ausgeschlossen. Ausgewertet wurden nur die Dezentrierungsgrade 1 und 2, auch nur Hüften mit den Arthrosegraden 0 und 1 und der Klassifikation 0–2 nach Mose. Damit schrumpfte die Anzahl der Gelenke allerdings auf 56. Für eine Überlebenskurve wurden Gelenke der Gegenseite eingeschlossen, wenn sie früher oder kurz nach der Erstoperation mit einer Dreifachosteotomie versorgt wurden.

Damit ergaben sich 77 Langzeitbeobachtungen. In den Abbildungen 6.**39** und 6.**40** wird an dem früheren und dem späteren Krankengut untersucht, wann und in welchem Maße nach der Operation wieder Schmerzen auftraten. Der Schmerz wurde nach Harris (1969) klassifiziert. In dem Krankengut von 7,7 Jahren mittlerer Beobachtungszeit waren 49% ganz schmerzfrei. Nach 10 Jahren waren es 39%. In langsam zunehmendem Maße hatten leichten und gelegentlichen Schmerz 43% und 51%, was nach Harris noch zu den guten Ergebnissen gezählt wird. Nur jeweils 8% und 10% hatten stärkere Schmerzen auf Dauer. Die 8 als stark schmerzhaft eingestuften Gelenke des 2. Krankengutes hatten zu unserer Überraschung alle normale Hüftmesswerte und litten an Iliosakral- und Lumbalschmerzen.

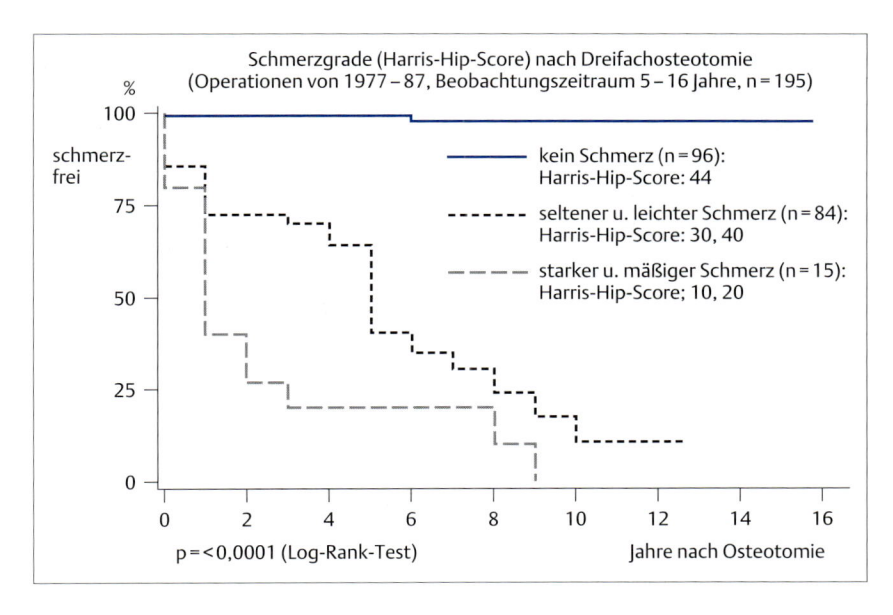

Abb. 6.39 Überlebenszeitanalysen nach Dreifachosteotomien. Kriterium ist das Auftreten der Schmerzgrade nach Harris. Operationen von 1977–87 (nach Tönnis u. Mitarb.).

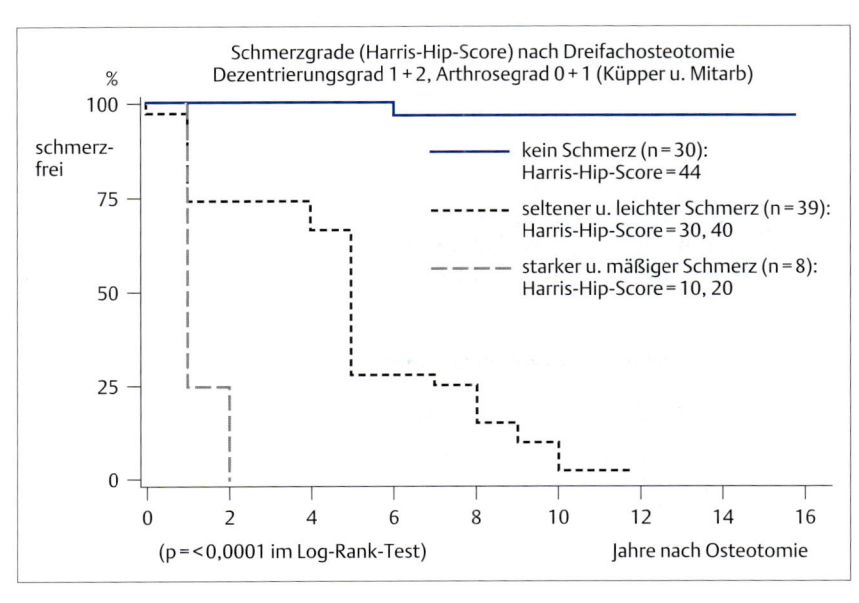

Abb. 6.40 Überlebenszeitanalysen nach Dreifachosteotomien. Kriterium ist das Auftreten der Schmerzgrade nach Harris. Operationen von 1988 (Küpper 2003).

Eine Statistik über die Komplikationen der 251 Hüftgelenke, die 1999 operiert wurden, erstellten Katthagen u. Mitarb. (2001). Pseudarthrosen kamen in 4,4% der Fälle vor, hauptsächlich am Schambein sowie verzögerte Durchbauungen von Osteotomien in 10,8%. Meist vorübergehende Paresen des N. peroneus oder N. ischiadicus kamen bei Dreifachosteotomie ohne Zusatzeingriff in 2,1% der Fälle vor, bei gleichzeitiger Femurosteotomie in 4,8%. In dem ersten Krankengut waren es 1%.

Die Vorteile der dreifachen Beckenosteotomie sind:

- In allen Phasen der Operation ist eine ausgezeichnete Übersicht möglich. Alle 3 Osteotomien sind optisch zu kontrollieren.
- Die freie Beweglichkeit des Azetabulums ist in allen Richtungen gewährleistet. Eine freie Beweglichkeit ist notwendig bei schweren Dysplasien, Sekundärpfannen und Korrekturoperationen nach Pfannendrehungen mit anderen Operationstechniken.
- Die Gluteusmuskulatur wird bei der von der Beckeninnenseite aus durchgeführten Darmbeinosteotomie nicht mehr traumatisiert und die Durchblutung der Beckenschaufel von der Außenseite bleibt erhalten.
- Stabile Osteosynthese ohne Korrekturverlust an der Darmbein- und der Schambeinosteotomie mit Schrauben.
- Bei allen 3 Osteotomien erfolgt eine schnelle und gleichmäßige knöcherne Ausheilung.
- Es tritt keine Einengung des Geburtskanals ein. Ein zunächst vorragendes Schambeinfragment rundet sich später ab und tritt zurück.
- Nach wenigen Tagen ist die Gehfähigkeit an Gehstützen erreicht.

Literatur

Anda, S., S. Svenningsen, T. Grontvedt, P. Benum (1990): Pelvic inclination and spatial orientation of the acetabulum. A radiographic, computed tomographic and clinical investigation. Acta Radiol 31: 389–394

Bombelli, R. (1979): Klassifikation der Coxarthrosen als Grundlage operativer Gelenkerhaltung. Biomechanik der kranio-lateralen Hüftarthrosen. Orthopäde 8: 245–263

Busse, J., W. Gasteiger, D. Tönnis (1972): Eine neue Methode zur röntgenologischen Beurteilung eines Hüftgelenkes – Der Hüftwert. Arch Orthop Trauma Surg 72: 1–9

Carlioz, H., N. Khouri, P. Hulin (1982): Ostéotomie triple juxta-cotyloidienne. Rev Chir Orthop 68: 497–501

Eppright, R.H. (1975): Dial osteotomy in the treatment of dysplasia of the hip. Am J Bone Joint Surg 57: 1172

Ganz, R., K. Klaue, T.S. Vinh, J.W. Mast (1988): A new periacetabular osteotomy for the treatment of hip dysplasia. Technique and preliminary results. Clin Orthop 232: 26–36

Harris, W.H. (1969): Traumatic arthritis of the hip after dislocation and acetabular fractures. Treatment by mold arthroplasty. Am J Bone Joint Surg 51: 737–751

Hopf, A. (1966): Hüftpfannenverlagerung durch doppelte Beckenosteotomie zur Behandlung der Hüftdysplasie und Subluxation bei Jugendlichen und Erwachsenen. Z Orthop 101: 55–86

Katthagen, B.D., D. Tönnis, K. Kalchschmidt (2001): Complications and technical failures of triple pelvic osteotomy. EPOS Annual Meeting, April 2001, Montpellier

Küpper, A. (2003): Mittelfristige Ergebnisse der dreifachen Beckenosteotomie nach Tönnis. Med. Diss., Universität Gießen

Le Coer, P. (1965): Correction des defauts d'orientation de l'isthme iliaque. Rev Chir Orthop 51: 211–212

Lequesne, M., S. de Seze (1961): Le faux profil du bassin. Nouvelle incidence radiographique pour l'etude de la hanche. Rev Rhum Mal Osteoartric 28: 643–652

Lingg, G., D. von Torklus (1981): Röntgenzeichen der azetabulären Hüftdysplasie bei Erwachsenen. Radiologe 21: 291–295

Mose, K. (1980): Methods of measuring in Legg-Calve-Perthes disease with special regard to prognosis. Clin Orthop 150: 103–109

Reimers, J. (1980): The stability of the hip in children. Acta Orthop Scand 184

Steel, H.H. (1973): Triple osteotomy of the innominate bone. Clin Orthop 122: 116–127

Sutherland, D.H., R. Greenfield (1977): Double innominate osteotomy. Am J Bone Joint Surg 59: 1082–1091

Tönnis, D. (1978): A new technique of triple osteotomy for acetabular dysplasia in older children and adults. Abstracts 14th World Congr Soc Int Chir Orthop Trauma, Kyoto 1978: 192

Tönnis, D. (1979): Eine neue Form der Dreifachosteotomie zur Ermöglichung späterer Hüftprothesenversorgung. Orthop Praxis 15: 1003–1005

Tönnis, D. (1984): Die angeborene Hüftdysplasie und Hüftluxation im Kindes- und Erwachsenalter. Springer, Heidelberg

Tönnis, D. (1987): Congenital dysplasia and dislocation of the hip in children and adults. Springer, Heidelberg

Tönnis, D., A. Arning, M. Bloch, A. Heinecke, K. Kalchschmidt (1994): Triple pelvic osteotomy. J Pediatr Orthop 3-B: 54–67

Tönnis, D., K. Behrens, F. Tscharani (1981a): A modified technique of triple osteotomy. J Pediatr Orthop 1: 241–249

Tönnis, D., K. Behrens, F. Tscharani (1981b): Eine neue Technik der Dreifachosteotomie zur Schwenkung dysplastischer Hüftpfannen bei Jugendlichen und Erwachsenen. Z Orthop 119: 253–265

Tönnis, D., K. Kalchschmidt, A. Heinecke (1998): Hüftpfannenschwenkung durch Dreifachosteotomie des Beckens nach Tönnis. Orthopäde 27: 733–742

Tschauner, C., W. Klapsch, W. Kohlmeier, R. Graf (1992): Die dreifache Beckenosteotomie nach Tönnis im Rahmen der Spätdysplasie und frühen Sekundärarthrose des Hüftgelenks. Orthop Praxis 28: 255–263

Visser, J.D., A. Jonkers (1980): A method for calculating acetabular anteversion, femur anteversion and the instability index of the hip joint. Neth J Surg 32: 146–149

Visser, J.D., A. Jonkers, B. Hillen (1982): Hip joint measurements with computerized tomography. J Pediatr Orthop 2: 143–146

Wagner, H. (1973): Erfahrungen mit der Pfannenosteotomie bei der Korrektur der dysplastischen Hüftgelenkspfanne. Orthopäde 2: 253–259

Wiberg, G. (1939): Studies on dysplastic acetabula and congenital subluxation of the hip joint. Acta Chir Scand 83 (58): 5

6.4.3 Periazetabuläre Osteotomie (PAO) nach Ganz

M. Leunig, K.-A. Siebenrock und R. Ganz

Pathogenese der Dysplasiearthrose

Degenerative Veränderungen des Hüftgelenks bei der Hüftdysplasie sind meist eine Folge der insuffizienten anterolateralen Überdachung des koxalen Femurendes (Pauwels 1976, Harris 1986), während die Orientierung des Femurkopfes eine nur untergeordnete Rolle spielt (Kitaoka u. Mitarb. 1989). Die aus dem Überdachungsdefizit resultierende Instabilität und Migrationstendenz des Hüftkopfes führt zu einer Überbelastung zumeist des Pfannenrands, d. h. des Labrums und des azetabulären Knochens. Bei etwa 20% der Dysplasiehüften liegt im Gegensatz zu einer anterolateralen eine posterolaterale Insuffizienz des Azetabulums vor (Li u. Ganz 2003). In der azetabulären Hauptbelastungszone kommt es zu einer vermehrten Sklerosierung (Pauwels 1976). Das Labrum reagiert initial mit einer Hypertrophie respektive Metaplasie auf den überhöhten Druck und die Scherkräfte. Im weiteren Krankheitsverlauf kommt es zu einem Versagen dieser „Weichteilkompensation" bis zum Abscheren des Labrums vom Pfannenrand.

Durch die chronische Schädigung kann das Labrum seine physiologischen Funktionen nicht mehr erfüllen. Neben der Abdichtung des Gelenks zur suffizienten Lubrikation der artikulierenden Knorpelflächen und der Verteilung der Druckbelastung durch Erhalt der intraartikulären Flüssigkeitssäule (Nötzli u. Clark 1997) deutet die dreieckige Struktur dieses innervierten Faserknorpelrings (Kim u. Azuma 1995) auf eine Funktion als „sensible Stoßstange" zum Schutze des Pfannenrandes hin. Ist das Labrum und der angrenzende Knorpel geschädigt, geht das klinisch mit einem „Pfannenrandsyndrom" (Klaue u. Mitarb. 1991) einher, welches die drohende Arthrose ankündigt (Harris 1986). Nahezu alle klinisch symptomatischen Dysplasien befinden sich zumindest in diesem Stadium, wenn sie zur Behandlung kommen.

Therapie

Operative Therapie

Operative Strategien. Operationen zur Verbesserung der insuffizienten Überdachung des Femurkopfes werden in 2 Gruppen unterteilt. Zum einen in Techniken, welche das Azetabulum in seiner Ausrichtung zum Ileum reorientieren und zum anderen in Techniken, welche das Azetabulum durch eine zusätzliche, extraartikuläre Abstützung augmentieren. Bei Reorientierungstechniken wird ausschließlich der verfügbare hyaline Knorpel des Azetabulums benutzt, um eine Stabilisation des Hüftgelenks durch eine verbesserte Überdachung zu erreichen. Bei diesen Verfahren werden der Pfannenrand und damit das Labrum entlastet. Bei den heute weniger attraktiven Augmentationstechniken, wie z. B. der Chiari-Osteotomie (Chiari 1953) oder den Pfannendachplastiken (Lance 1925) werden die Druckbelastung und Scherkräfte auf den Gelenkknorpel durch die Vergrößerung der Hauptbelastungszone des Hüftgelenks reduziert. Das vorgeschädigte Labrum bleibt jedoch in der Hauptbelastungszone und wird somit weiterhin chronischer Überbelastung ausgesetzt, was ursächlich für die unbefriedigenden Verläufe von Chiari-Osteotomien bei einem vorgeschädigtem Labrum gemacht wird (Nishina u. Mitarb. 1990). Bei der Berner periazetabulären Osteotomie (PAO) handelt es sich um eine Reorientierungstechnik zur Behandlung der residuellen Hüftdysplasie des jungen Erwachsenen mit dem Ziel, die sekundäre Koxarthrose zu verhindern oder zumindest aufzuhalten.

Präoperative Abklärung. Messerstichartigen Leistenschmerzen können durch Flexion, Adduktion und Innenrotation, dem sog. Impingment-Test, ausgelöst werden. Bei einer ausgeprägten anterolateralen Gelenkinstabilität ist der Apprehension-Test positiv, welcher durch Hyperextension und Außenrotation eine Subluxation des Femurkopfes provoziert. Nahezu bei allen Patienten tritt eine Irritation des Trochanter major als Ausdruck der mechanischen Überbelastung der Abduktoren auf (MacDonald u. Mitarb. 1997). Bildgebend gehören eine orthograde Beckenübersichtsaufnahme mit einer Kokzygprojektion auf die Symphyse (Siebenrock u. Mitarb. 2003) sowie die Faux-profil-Darstellung (Lequesne u. de Seze 1961) zur unverzichtbaren Standardabklärung (Trousdale u. Mitarb. 1997). Da sich die Pathomechanik der azetabulären Dysplasie zuerst am Labrum manifestiert, hat sich bei uns zur Beurteilung dieser Weichteilstruktur das Arthro-MRI bewährt (Leunig u. Mitarb. 1997, Czerny u. Mitarb. 1999).

Indikationstellung. Während die Diagnose und Indikationsstellung bei Patienten mit fortgeschrittenem klinischen und radiologischen Befund eindeutig ist, fällt die Beurteilung der Grenzfälle schwerer. Dennoch sind es gerade diese Patienten, die wegen der noch nicht fortgeschrittenen sekundären Arthrose von einem gelenkerhaltenden kurativen Eingriff am meisten profitieren. Andererseits weiß man nicht, wie lange asymptomatische Pfannendysplasien stumm (Murphy u. Mitarb. 1995, Murphy u. Deshmukh 2002), also in einem Stadium bleiben, in dem beim jungen Erwachsenen eine Korrektur nur dann zu verantworten ist, wenn eine Restitutio ad integrum erwartet werden kann. Der optimale Spielraum ist eng und Standardröntgenaufnahmen sind nur bedingt geeignet, den intraartikulären Befund wiederzugeben.

Die häufigste Indikation für eine PAO ist die klinisch symptomatische Hüftdysplasie des Adoleszenten oder Erwachsenen. Dabei können die radiologischen Zeichen von einer fast unauffälligen Beckenübersichtsaufnahme und Faux-profil-Darstellung bis zur Subluxation des Femurkopfes mit oder ohne radiologische Arthrosezeichen

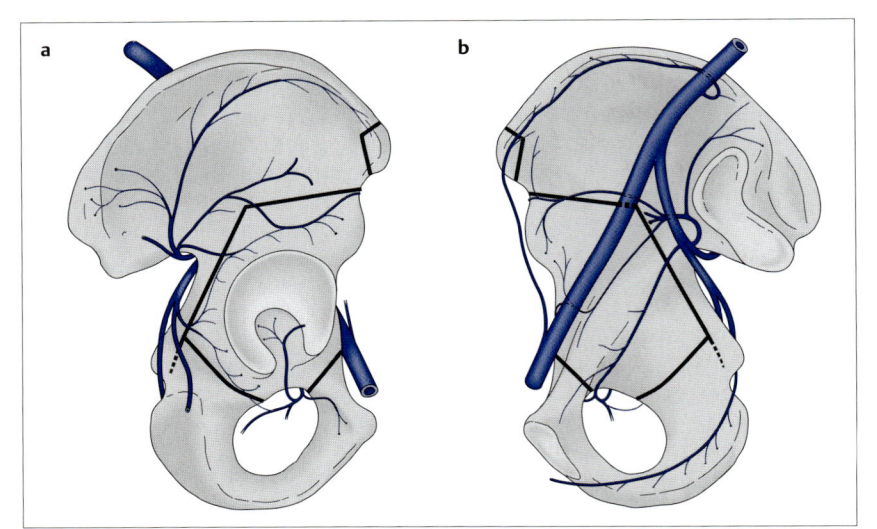

Abb. 6.41 a u. b Zeichnung der Innenfläche (**a**) sowie Außenfläche (**b**) eine rechten Beckenhälfte. Neben den als Linien eingezeichneten Osteotomien sind die Hauptäste der das Azetabulum versorgenden Blutgefässe dargestellt.

(Grad 1–2) reichen (Tönnis 1987). Als untere Altersgrenze gilt die noch offene Y-Fuge des Beckens, als obere das Ausmaß der sekundären Arthrose. **Kontraindikationen** sind hohe Luxationen mit sekundärem Azetabulum, fortgeschrittene Arthrosen (Grad 3) (Tönnis 1987), ein Radius des Azetabulums, der kleiner als der des Femurkopfes ist, sowie eine durch den Eingriff zu erwartende Verschlechterung der Kongruenz. Letzteres kann durch eine präoperative Abduktionsaufnahme abgeschätzt werden, eventuell ist als Folge die Indikation zu einer intertrochanteren Osteotomie zu stellen. Zu beachten sind auch funktionelle Inkongruenzen, die beispielsweise bei fehlendem Offset des Kopf-Hals-Übergangs nach einer Überdachungsverbesserung am ventralen Pfannenrand zu einem Impingement führen könnten (Myers u. Mitarb. 1999).

Technik der PAO. Es wurden verschiedene Verfahren zur Reorientierung des azetabulären Fragments beschrieben (Ganz u. Mitarb. 1988), die im Allgemeinen mehrere Inzisionen und Lagerungswechsel des Patienten benötigen. Die PAO verbindet komplette und inkomplette Osteotomien mit einer definierten, kontrollierten Fraktur des Ischiums (Abb. 6.**41 a** u. **b**) mit dem Vorteil, dass nur ein Zugang benötigt wird (Leunig u. Mitarb. 2001). Dies kommt der Gefäßversorgung des Fragments zugute, die erhalten bleibt und damit eine anteriore Kapsulotomie ohne Restriktionen ermöglicht (s. Abb. 6.**41 a** u. **b**). Für die PAO sind der ilioinguinale, der direkte anteriore und der modifizierte Smith-Petersen-Zugang beschrieben worden (Hussel u. Mitarb. 1999a). Der von uns heute verwendete operative Zugang entspricht einem modifizierten Smith-Petersen-Zugang (Weber u. Ganz 2002), der seit 1993 nach Erfahrungen mit dem direkten anterioren Zugang auf eine Freilegung der Ileumaußenseite verzichtet (Leunig u. Mitarb. 2001).

Sind Pubis, Ischium und Ileum dargestellt bzw. palpiert, so können die 5 Schritte der PAO durchgeführt werden. Der 1. Schritt ist die inkomplette Osteotomie des Ischiums. Bei flektierter Hüfte wird ein speziell gebogener Meißel infraazetabulär zwischen Gelenkkapsel und Psoassehne bzw. M. obturator externus 15–25 mm tief eingeschlagen ohne das Ischium vollständig zu durchtrennen. Der 2. Schritt ist die komplette Osteotomie des Pubis. Die Hüfte bleibt dabei leicht flektiert und adduziert, um die neurovaskulären Strukturen des Femurs zu schützen. Nach subperiostaler Darstellung des Pubis werden 2 Haken zum Schutz des N. obturatorius eingesetzt und eine nach medial gerichtete quere Osteotomie medial der Eminentia ileopectinea mit dem Meißel durchgeführt. Als 3. Schritt wird bei flektierter und leicht abduzierter Hüfte supraazetabulär osteotomiert. Diese Osteotomie erfolgt heute im Vergleich zur Erstbeschreibung (Ganz u. Mitarb. 1988) etwas weiter proximal und ohne Ablösung der Abduktoren. Die Osteotomie besitzt 2 Schenkel, einen proximalventralen, der mit einer oszillierenden Säge durchgeführt wird, nach dorsal bis über die Begrenzung der Gelenkkapsel reicht und etwa 1 cm vor der Linea arcuata endet. Der nach inferior gerichtete dorsale Schenkel, der mit einem Meißel durchgeführten Ileumosteotomie steht in einem Winkel von etwa 110–120° zur ventralen Osteotomie und ist auf die Spina ischiadica gerichtet; der verbleibende nicht osteotomierte Teil wird später kontrolliert frakturiert. Anschließend wird als 4. Schritt die als Hebel zur Mobilisation des Fragments dienende Schanz-Schraube in die Spina iliaca anterior superior platziert. Als 5. Schritt (5. Osteotomie) wird die infraazetabuläre Osteotomie nach subperiostaler Darstellung der quadrilatären Fläche 4 cm unterhalb der Linea arcuata in einem Winkel von etwa 30° zur quadrilatären Fläche durchgeführt. Hierzu wird ein weiterer spezieller Meißel verwendet. Unter stetigem Zug über die Schanz-Schraube und Spreizung der supraazetabulären Lücke kommt es zur kompletten, kontrollierten Fraktur, die in die unvollständige Ischiumosteotomie (1. Osteotomie) ausläuft. In einer kombinierten gegenläufigen Drehbewegung von Knochenspreizzange und Schanz-Schraube wird das azetabuläre Fragment vollständig mobilisiert und danach die erforderliche Korrektur eingestellt. Nach provisorischer Fixation des Fragments mit Kirschner-Drähten wird eine orthograde Beckenübersichtsaufnahme zur Kontrolle der Korrektur durchgeführt. Bildwandler- oder Röntgenkontrolle der operierten Seite allein genügen nicht. Es werden radiologische Landmarken, wie die Orientierung des Pfannendachs (Sourcil), die Beziehung des Kopfes zur ilioischiadischen Linie, die Position der Tränenfigur, der vordere sowie hintere Pfannenrand sowie die Shenton-Linie herangezogen. Die korrekte Einstellung des azetabulären Fragments repräsentiert den anspruchsvollsten Schritt der Operation. Während der röntgentechnisch bedingten Unterbrechungen (Entwicklung der Aufnahmen) wird eine anteriore Kapsulotomie durchgeführt. Das Gelenk wird auf intraartikuläre Pathologien inspiziert und gegebenenfalls behandelt. Noch wichtiger ist die Überprüfung der Beweglichkeit, die mit ausreichender Amplitude für Flexion und Flexion-Innenrotation impingementfrei sein muss. Falls notwendig, wird das anterolaterale Offset des Kopf-Hals-Übergangs durch eine entsprechende Vertiefung optimiert. Die definitive Fixation des Fragments wird mit drei 3,5-mm-Schrauben im supraazetabulären Bereich durchgeführt, welche das azetabuläre Fragment in einer dreieckförmigen Anordnung an das Os ileum fixieren.

Charakteristika der PAO. Bei der Konzipierung der PAO stand die Erhaltung der Blutversorgung des azetabulären Fragments (Howe u. Mitarb. 1950, Damsin u. Mitarb. 1992, Beck u. Mitarb. 2003) im Vordergrund. Die Durchblutung der periazetabulären Region entstammt 3 Gefäßsystemen: Der R. acetabularis der A. obturatoria versorgt die Fossa acetabuli, den gesamten subchondralen Knochen, die Vorderwand sowie das Labrum. Der R. inferior der A. glutea superior zieht unter dem M. gluteus minimus hindurch und versorgt das Dach des Azetabulums, die obere Hinterwand sowie Teile der Gelenkkapsel. Endäste der A. glutea inferior und der A. pudenda interna versorgen das Os ischii und die untere Hinterwand der Hüftpfanne. Um die Äste der A. glutea superior nicht zu gefährden, wird der M. gluteus minimus nicht abgelöst. Die Osteotomie des Ischiums kann das Fragment vom Versorgungsgebiet der A. glutea inferior separieren, jedoch bleiben Anastomosen mit der A. obturatoria und der A. circumflexa medialis erhalten.

Die bei der PAO durchgeführten Osteotomien nahe dem Gelenk erlauben eine große azetabuläre Reorientierung ähnlich juxtaartikulären Tripleosteotomien (Carlioz u. Mitarb. 1982, Tönnis 1987). Zusätzlich kann die Anteversion und Medialisierung bzw. Lateralisierung des Rotationszentrums mit nur minimaler Veränderung der Form des Beckens korrigiert werden. Entsprechend steht bei jungen Patientinnen einer natürlichen Geburt „nichts im Wege". Der partiell erhaltene und damit mechanisch intakte hintere Beckenpfeiler, die polygonale Form der Osteotomie und die weitgehende Vermeidung der Weichteilablösung sind vorteilhaft für die Stabilisation des reorientierten Fragments. Deshalb ist eine frühe Mobilisation erlaubt; zudem ist der N. ischiadicus durch dieses Vorgehen vor iatrogener Schädigung geschützt.

Nachbehandlung

Während der ersten 48 Stunden bleiben die Patienten im Bett und erhalten eine Lagerungsschiene zur antalgischen Stellungskontrolle der operierten Extremität. Anschließend werden die Redon-Drainagen gezogen und es wird begonnen, den Patienten an 2 Gehstützen mit einer Maximalbelastung von 5–10 kg zu mobilisieren. Während der ersten 8 Wochen ist die aktive Flexion, d. h. das aktive Heben des Beins verboten. Es wird eine Thromboseprophylaxe mit niedermolekularem Heparin durchgeführt. Nach 8 Wochen werden die Patienten klinisch und radiologisch nachkontrolliert und bei unveränderter Stellung und Konsolidierung des Fragments wird die Belastung während einer Woche normalisiert und mit dem Abduktorentraining begonnen.

Komplikationen

Die meisten der großen Komplikationen sind während der Behandlung unserer ersten 18 Patienten aufgetreten (Hussell u. Mitarb. 1999b, Siebenrock u. Mitarb. 1999, 2001). Dabei handelte es sich um 2 intraartikuläre Osteotomien, 3 Patienten mussten wegen sekundären Korrekturverlustes revidiert werden. Anteriore Überkorrekturen und die damit verbundene posteriore Subluxation des Femurkopfes mussten mittels dorsaler Pfannenrandaugmentation behandelt werden. Daneben mussten wir feststellen, dass bereits relative geringe anteriore Überkorrekturen zu einem sekundären femoroazetabulären Impingement führen können. Es trat bis heute eine transiente Femoralisparese auf. Schädigungen des N. ischiadicus sind ebenfalls sehr selten und deutlich unter 1 %, jedoch wenn vorhanden, ist es eine schwerwiegende Komplikation. Bis heute haben wir keine Verletzung eines großen Gefäßes beobachtet. Als weitere Komplikationen sind ektope Ossifikationen zu erwähnen, die heute durch den modifizierten Smith-Petersen Zugang mit minimaler Ablösung des Abduktoren ebenfalls kaum noch gesehen werden (< 1 %). Pseudarthrosen, vor allem des Ischiums und/oder Pubis, sind bei kleinen Korrekturen und Primäreingriffen kaum vorhanden. Durch die inzwischen erreichte Standardisierung der Berner periazetabulären Osteotomie werden heute an den darauf spezialisierten Kliniken kaum noch Komplikationen gesehen.

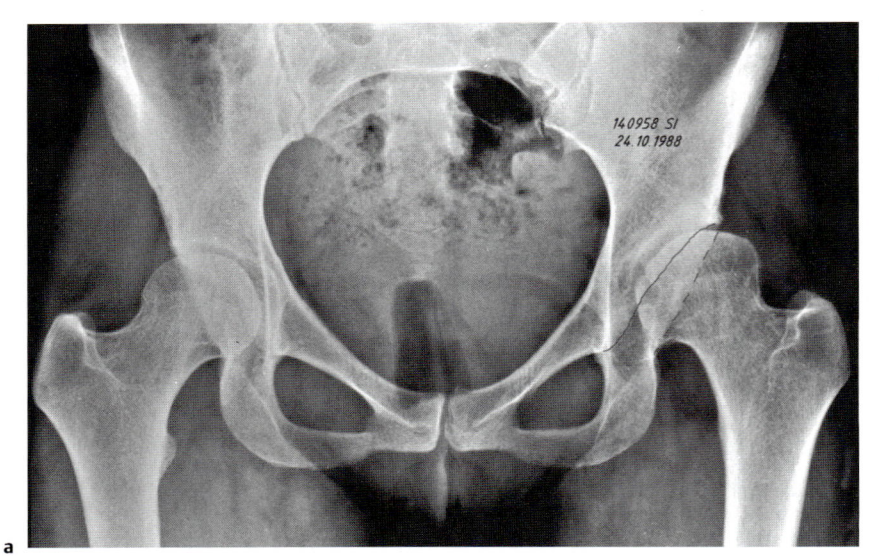

Abb. 6.42 a u. b Radiologischer Langzeitverlauf nach PAO bei ausgeprägter anterolateraler Überdachungsinsuffizienz und entsprechender Migration des Femurkopfes sowie bereits bestehender Gelenkspaltverschmälerung (**a**). 14 Jahre postoperativ zeigt das Gelenk noch eine gute Gelenkspaltweite (**b**).
Durchgezogene Linie: vorderer Pfannenrand
Gestrichelte Linie: hinterer Pfannenrand

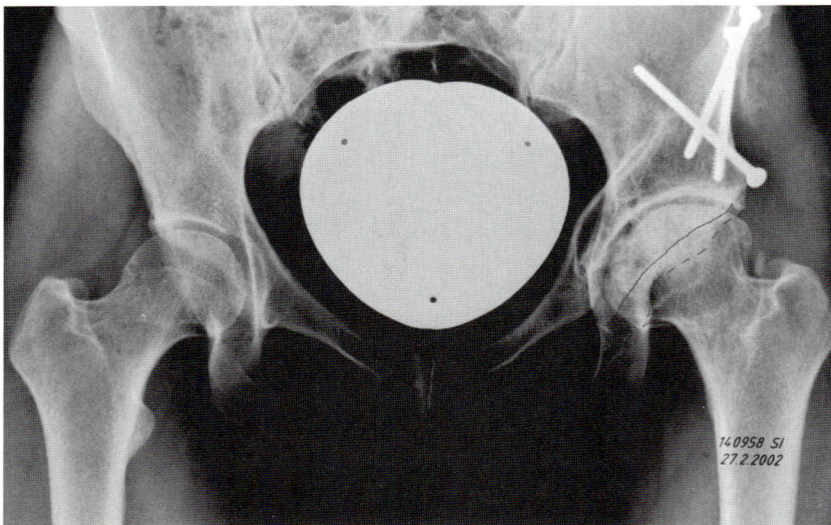

Ergebnisse

Seit der Einführung der PAO vor knapp 20 Jahren wurden etwa 1000 Beckenosteotomien durchgeführt. Die längste Nachkontrollstudie dieser noch jungen Osteotomieform beträgt etwas mehr als 10 Jahre (Siebenrock u. Mitarb. 1999, 2001) und bestätigt im Wesentlichen die Ergebnisse der Studien mit kürzerer Nachkontrollperiode (Ganz u. Mitarb. 1988, Klaue u. Ganz 1993, Trousdale u. Ganz 1994, Trousdale u. Mitarb. 1995, Pitto u. Mitarb. 1996). Bei über 80% der behandelten Patienten konnte das Hüftgelenk mit gutem bis sehr gutem Resultat bis zur letzten Nachkontrolle erhalten werden (Abb. 6.42 a u. **b**). Schlechte Resultate korrelieren mit dem Alter der Patienten, dem Ausmaß der präarthrotischen Veränderungen, Pathologien des Labrums und dem Ausmaß der femoralen Überdachungskorrektur.

Literatur

Beck, M., M. Leunig, T. Ellis, J. Sledge, R. Ganz (2003): The acetabular blood supply. Implications to surgery around the acetabulum. Surg Radiol Anat (in press)

Carlioz, H., N. Khouri, P. Hulin (1982): Ostéotomie triple juxtacotyloidienne. Rev Chir Orthop Reparatrice Appar Mot 68: 497–501

Chiari, K. (1953): Beckenosteotomie zur Pfannendachplastik. Wien Med Wochenschr 103: 707–714

Czerny, C., S. Hofmann, M. Urban, C. Tschauner, A. Neuhold, M. Pretterklieber, M. Recht, J. Kramer (1999): MR arthrography of the adult acetabular capsular-labral complex. Correlation with surgery and anatomy. Am J Roentgenol 173: 345–349

Damsin, J.P., J.Y. Lazennec, M. Gonzalez, H. Guerin-Surville, L. Hannoun (1992): Arterial supply of the acetabulum in the fetus. Application to periacetabular surgery in childhood. Surg Radiol Anat 14: 215–221

Ganz, R., K. Klaue, T.S. Vinh, J.W. Mast (1988): A new peri-acetabular osteotomy for the treatment of hip dysplasia. Technique and preliminary results. Clin Orthop 232: 26–36

Harris, W.H. (1986): Etiology of osteoarthritis of the hip. Clin Orthop 213: 20–33

Howe, W.W., T. Lacey, R.P. Schwartz (1950): A study of the gross anatomy of the arteries supplying the proximal portion of the femur and acetabulum. J Bone Joint Surg 32-A: 856–866

Hussel, G., J.W. Mast, D. Howie, S.D. Murphy, R. Ganz (1999a): A comparison of different surgical approaches for the periacetabular osteotomy. Clin Orthop 363: 64–72

Hussell, J., J. Rodriguez, R. Ganz (1999b): Technical complications of the Bernese periacetabular osteotomy. Clin Orthop 363: 81–92

Kim, Y.T., H. Azuma (1995): The nerve endings of the acetabular labrum. Clin Orthop 320: 176–181

Kitaoka, H.B., D.S. Weiner, A.J. Cook, W.A. Hoyt, M.J. Askey (1989): Relationship between femoral anteversion and osteoarthritis in the hip. J Pediatr Orthop 9: 396–404

Klaue, K., C.W. Durnin, R. Ganz (1991): The acetabular rim syndrome. A clinical presentation of dysplasia of the hip. J Bone Joint Surg 73-B: 423–429

Klaue, K., R. Ganz (1993): Pelvic osteotomies in the adult. In: Chapman, M.W.: Operative Orthopaedics. J.B. Lippincott, Philadelphia: 1839–1844

Lance, M. (1925): Constitution d'une butrée ostéoplastique dans les luxations et subluxations congénitales de la hanche. Presse Med 33: 945–948

Lequesne, M., S. de Seze (1961): Le faux profil du bassin: Nouvelle incidence radiographique pour l'étude de la hanche. Son utilité dans les dysplasies et les differentes coxopathies. Rev Rhum 28: 643–652

Leunig, M., K. Siebenrock, R. Ganz (2001): Rationale of periacetabular osteotomy and background work. Instr Course Lect 50: 229–238

Leunig, M., S. Werlen, A. Ungersbock, K. Ito, R. Ganz (1997): Evaluation of the acetabular labrum by MR arthrography. J Bone Joint Surg 79-B: 230–234

Li, P., R. Ganz (2003): Morphological features of congenital acetabular dysplasia. One in six is retroverted. Clin Orthop (in press) not published yet

MacDonald, S.J., D. Garbuz, R. Ganz (1997): Clinical evaluation of the symptomatic young adult hip. Sem Arthroplast 8: 3–9

Murphy, S.B., R. Ganz, M.E. Müller (1995): The prognosis in untreated dysplasia of the hip. A study of radiographic factors that predict outcome. J Bone Joint Surg 77-A: 985–989

Murphy, S., R. Deshmukh (2002): Periacetabular osteotomy. Preoperative radiographic predictors of outcome. Clin Orthop 405: 168–174

Myers, S.R., H. Eijer, R. Ganz (1999): Anterior femoroacetabular impingement after periacetabular osteotomy. Clin Orthop 363: 93–99

Nishina, T., S. Saito, K. Obzono u. Mitarb. (1990): Chiaric pelvic osteotomy for osteoarthritis: The influence of the torn and detached acetabular labrum. J Bone Joint Surg 72-B: 765–769

Nötzli, H., J. Clark (1997): Deformation of loaded articular cartilage prepared for scanning electron microscopy with rapid freezing and freeze-substitution fixation. J Orthop Res 15: 76–86

Pauwels, F. (1976): Biomechanics of the normal and diseased hip. Theoretical foundation, technique and results of treatment. An atlas. Springer, New York

Pitto, R.P., K. Klaue, R. Ganz (1996): Labrumläsionen und azetabuläre Dysplasie bei Erwachsenen. Z Orthop 134: 452–456

Siebenrock, K., D. Kalbermatten, R. Ganz (2003): Effect of pelvic inclination on determination of acetabular retroversion. A study on cadaver pelves. Clin Orthop (in press)

Siebenrock, K., M. Leunig, R. Ganz (2001): Periacetabular osteotomy: The Bernese experience. Instr Course Lect 50: 239–245

Siebenrock, K.A., E. Schöll, M. Lottenbach, R. Ganz (1999): Periacetabular osteotomy. A minimal follow-up of 10 years. Clin Orthop 363: 9–20

Tönnis, D. (1987): Congenital dysplasia and dislocation of the hip. Springer, Berlin

Trousdale, R., A. Ekkernkamp, R. Ganz (1997): Plain radiographs of the adult hip. Sem Arthroplasty 8: 10–19

Trousdale, R.T., A. Ekkernkamp, R. Ganz, SL. Wallrich (1995): Periacetabular and intertrochanteric osteotomy for the treatment of osteoarthrosis in dysplastic hips. J Bone Joint Surg 77-A: 73–85

Trousdale, R.T., R. Ganz (1994): Posttraumatic acetabular dysplasia. Clin Orthop 305: 124–132.

Weber, M., R. Ganz (2002): Die Berner periazetabuläre Osteotomie. Operat Orthop Trauma 14: 99–121

Weber, M., R. Ganz (2002): Der vordere Zugang zu Becken und Hüftgelenk. Modifizierter Smith-Petersen-Zugang sowie Erweiterungsmöglichkeiten. Operat Orthop Trauma 14: 265–279

6.5 Antetorsion und Anteversion als pathogene Faktoren

D. Tönnis und A. Heinecke

6.5.1 Einleitung

Anomalien der Femurtorsion und der Pfannenanteversion haben in der orthopädischen Literatur lange Zeit nur geringe Beachtung gefunden. Crane beschrieb 1959, dass erhöhte Innenrotation des Hüftgelenks mit erhöhter Antetorsion des Femurs einhergehe und verringerte die Antetorsion mit einer verringerten Innenrotation und erhöhten Außenrotation. Das seien die Ursachen des „Toeing-in"- oder „Toeing-out"-Ganges (Charly-Chaplin-Ganges). Entsprechende Messwerte wurden aufgeführt.

Die Antetorsion des Femurs (AT) wird von der queren Knieachse und der Achse des Schenkelhalses bestimmt. Sie umfasst also die Torsion des ganzen Femurs, nicht nur des Schenkelhalses gegenüber dem Schaft. Die Anteversion der Pfanne (AV) ist durch den Winkel zwischen der Pfanneneingangsebene (Tangente am vorderen und hinteren Pfannenrand auf CT-Schnitten durch die Pfanne) und der sagittalen Körperachse (Parallele zu einer anterior-posterior gerichteten Linie genau in der Mitte zwischen beiden Beckenschaufeln) definiert. Darauf wird im Folgenden noch eingegangen.

Das innenrotierte Gangbild kleiner Mädchen ist jedem Orthopäden als Problem bekannt. Detorsionsosteotomien wurden nur kurze Zeit vorgenommen, da Statistiken die spontane Normalisierung der Femurtorsion im Wachstum in hohem Prozentsatz zeigten (Scheier 1967, Scholder 1967, Schwarzenbach 1971). Untersucht wurde auch, ob erhöhte Antetorsion zur Hüftarthrose führt. Das wurde teils bejaht (Giunti u. Mitarb. 1985, Reikeras u. Hoiseth 1982, Reikeras u. Mitarb. 1983, Terjesen u. Mitarb. 1982), teils verneint (Hubbard u. Mitarb. 1988, Kitioka u. Mitarb. 1989, Wedge u. Mitarb. 1989).

Ein anderes Problem ist, dass bei erhöhter Antetorsion sich oft eine Tibiaaußentorsion und auch Lockerung der Kniegelenkbänder in dieser Richtung finden. Umgekehrt beobachteten wir bei verringerter Antetorsion und Außenrotationsstellung des Femurs Anzeichen von Tibiainnentorsion.

6.5.2 Allgemeine Diagnostik

Über die verringerte Femurtorsion gab es bisher nur wenige Untersuchungen (Crane 1959, Huguenin u. Bensahel 1980, 1982, Swanson u. Mitarb. 1963, Tönnis u. Heinecke 1991). Wenn wir das Röntgenbild in Abbildung 6.**43 a** betrachten, möchten wir zunächst nicht annehmen, dass der Patient Schmerzen verspürt. Es besteht keine Hüftdysplasie. Der Hüftkopf ist gut zentriert und nicht deformiert. Er wurde bisher bei den idiopathischen Arthrosen eingeordnet, deren Ursache nicht bekannt ist. Die Aufnahme nach Rippstein (1955) und Müller (1957) lässt jedoch eine auf 0° verringerte Antetorsion erkennen (Abb. 6.**43 b**). Ein gewisser Hinweis im Röntgenbild ist oft nur, dass der Trochanter major ganz seitlich steht und der Schenkelhals sich in voller Länge darstellt (s. Abb. 6.**43 a**). Auch eine leichte Coxa vara kann vorhanden sein oder eine diskrete Verschiebung der Hüftkopfepiphyse, bei der es nicht zur vollen Epiphysiolyse kam. Findet sich nach unseren Untersuchungen noch eine Verringerung der Pfannenanteversion, dann treten schon zwischen 20 und 30 Jahren Hüftschmerzen auf. Das typische klinische Zeichen ist die auf 10–30° eingeschränkte Innenrotation und eine auf das Doppelte gesteigerte Außenrotation bei Prüfung in Rückenlage und Beugung des Oberschenkels auf 45°. Damit bekommen wir einen Mittelwert zwischen Streckung und starker Beugung und können den Winkel am Unterschenkel gut ablesen (Abb. 6.44). Natürlich ist darauf zu achten, dass es nicht zu einer Drehung des Beckens zur Seite kommt.

In unsere Untersuchungen bezogen wir auch die Anteversion der Pfanne mit ein. Auch hier kann man einen gewissen Hinweis aus dem Röntgenbild des Beckens erhalten, nur darf das Becken nicht seitlich gedreht bzw. stärker ventral gekippt oder aufgerichtet sein. Das sieht man an den Foramina obturatoria und der Beckenlichtung.

Der vordere und hintere Pfannenrand haben nach unseren Erfahrungen in Pfannenmitte einen Abstand von etwa 1,5 cm (Abb. 6.45). Überdecken sich beide Ränder, ist die Anteversion aufgehoben (Abb. 6.**46 a**). Ist der Abstand wesentlich größer, dann weist die Pfanne wahrscheinlich eine stärkere Anteversion auf (Abb. 6.**46 b**).

Die Überlappung des vorderen Pfannenrandes kann aber auch erst kurz vor dem Pfannenerker auftreten (Abb. 6.**46 c**). Dann liegt nur in den höheren Hüftkopfschnitten des Tomogramms eine verringerte Anteversion vor. Diese Beobachtung hat Bedeutung für die Frage, in welcher Höhe wir im Computertomogramm die Anteversion messen sollen. Sie muss nach unserer Auffassung dort bestimmt werden, wo der Pfannenrand die Rotationsänderung und auf die Dauer das Impingement des Labrums und den arthrotischen Abrieb erzeugt.

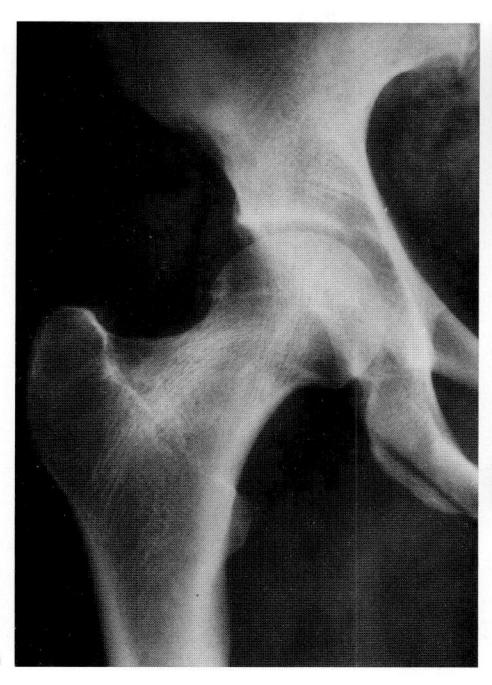

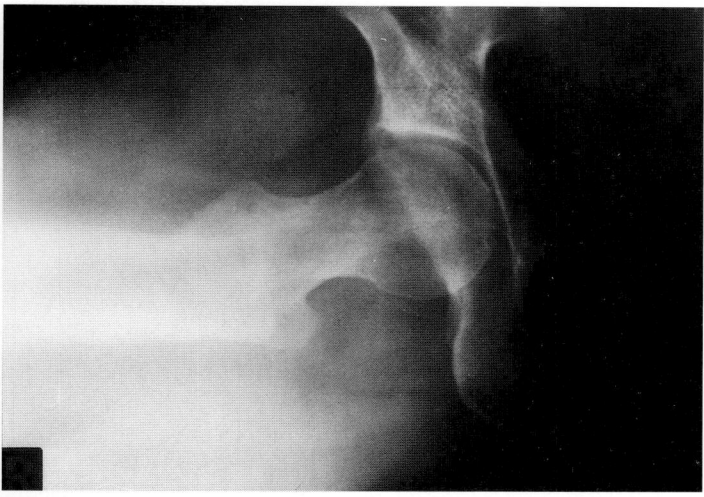

6.5 Antetorsion und Anteversion als pathogene Faktoren

Abb. 6.43 a u. b Röntgenbefunde bei verringerter Femurantetorsion: 41-jährige Patientin mit Hüftgelenkschmerzen.
a Im a.-p. Röntgenbild leichte Coxa vara, sonst keine Deformierungen.
b Aufnahme nach Rippstein u. Müller. Die Antetorsion ist auf wenige Grad erniedrigt und muss als Schmerzursache angesehen werden (Behandlung in Abb. 6.**49**).

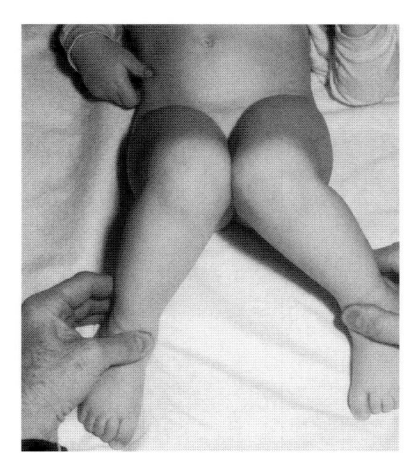

Abb. 6.44 Prüfung der Hüftinnenrotation bei verringerter Femurantetorsion bei 45° Beugung, rechts stark eingeschränkt auf 18 °, links auf 40 °.

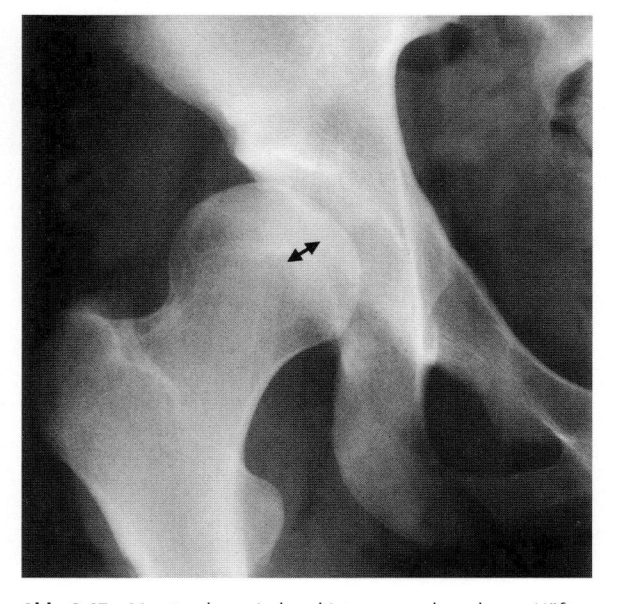

Abb. 6.45 Messtrecke zwischen hinterem und vorderem Hüftpfannenrand auf einer Linie vom Hüftkopfzentrum senkrecht auf die Pfannenränder zu. Die Distanz zwischen vorderem und hinterem Pfannenrand ist normal.

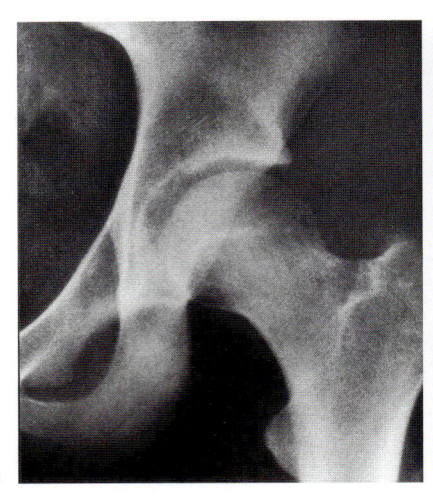

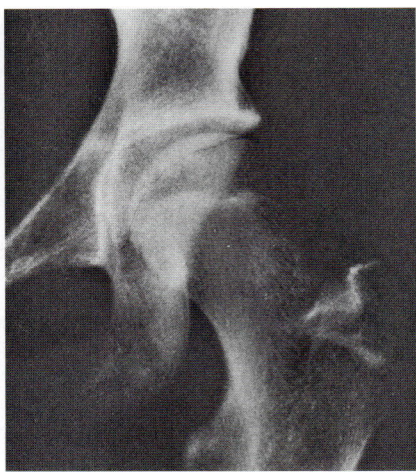

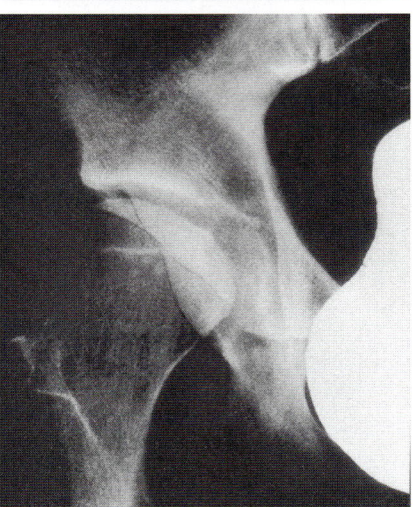

Abb. 6.46 a–c Messtrecke zwischen hinterem und vorderem Hüftpfannenrand auf einer Linie vom Hüftkopfzentrum senkrecht auf die Pfannenränder zu.
a Auf der Röntgenaufnahme überdecken sich die Pfannenränder, ein Hinweis auf das Fehlen der Anteversion, wenn das Becken korrekt gelagert ist. Die Distanz zwischen vorderem und hinterem Pfannenrand ist verringert.
b Auf dieser Aufnahme weisen die Pfannenränder einen größeren Abstand auf, Verdacht auf erhöhte Anteversion. Messtrecke zwischen hinterem und vorderem Hüftpfannenrand auf einer Linie vom Hüftkopfzentrum senkrecht auf die Pfannenränder zu. Die Distanz zwischen vorderem und hinterem Pfannenrand ist erhöht.
c Der vordere Pfannenrand überdeckt erst kurz vor dem Pfannenerker den hinteren, so dass erst in höheren Gelenkabschnitten eine verringerte Pfannenanteversion besteht. Distanz zwischen vorderem und hinterem Pfannenrand teilweise verringert, kranial im negativen Bereich.

6.5.3 Diagnostik durch Computertomographie

Beim Vergleich von höheren mit tieferen CT-Schnitten des Hüftkopfes ist zu sehen, dass sich der vordere Pfannenrand nach unten immer weiter zurückbildet (Abb. 6.47 a u. b). Wirklich umfasst ist der Hüftkopf nur dort, wo er ventral noch einen spitz ausgezogenen Rand und eine genügend breite und kongruente Anlagefläche aufweist. Hier entstehen die Rotationsverschiebung und ihre Folgen. Dieser CT-Schnitt liegt meist etwas oberhalb des größten Kopfdurchmessers. Das ist bei der Bestimmung der Anteversion durch das CT unbedingt zu berücksichtigen. Ferner sollte nach Visser u. Jonkers (1980) und Visser u. Mitarb. (1982) das CT in Bauchlage angefertigt werden, weil dann eine weitgehend normale und einheitliche Beckenkippung gewährleistet ist. Die Füße werden am Sprunggelenk parallel auf eine weiche Rolle gelegt. Dann kann man indirekt auch die Tibiatorsion angenähert ermitteln.

Zur Bestimmung der Femurtorsion sollten Summationsbilder des Schenkelhalses aus den verschiedenen Schnitten angefertigt werden, um ein falsches Einzeichnen der Schenkelhalsachse bei einem Schnitt durch die oben liegende Fossa trochanterica zu vermeiden (Abb. 6.48 a). Die Antetorsion wird dann zwischen einer Tangente an die maximal erfassten Femurkondylen und der Schenkelhalsachse bestimmt (Abb. 6.48 b). In der Praxis misst man aber die Bilder einzeln. Liegt das Knie innenrotiert, muss der Winkel zu dem Antetorsionswinkel des Schenkelhalses – gemessen zur Frontalebene – hinzugezählt und bei Außenrotation abgezogen werden.

6.5 Antetorsion und Anteversion als pathogene Faktoren | 185

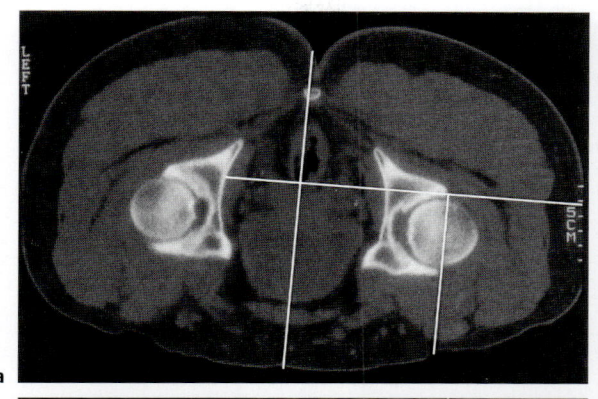

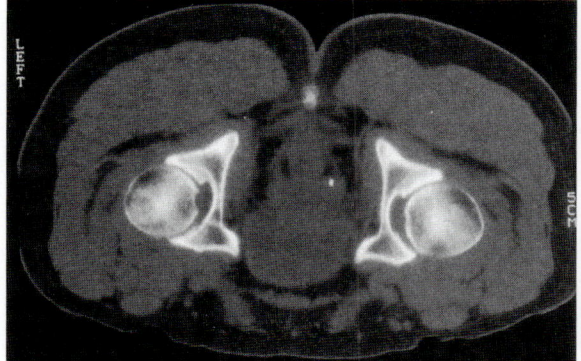

Abb. 6.47 a u. b In den CT-Schnitten des Hüftkopfes zieht sich der vordere Pfannenrand von den höheren Schnitten (**a**) zu den tieferen (**b**) immer weiter zurück. Wirklich umfasst ist der Hüftkopf nur dort, wo er wie in Abbildung (**a**) noch einen spitz ausgezogenen Rand und eine genügend breite und kongruente vordere Anlagefläche aufweist. Hier muss die Anteversion gemessen werden.

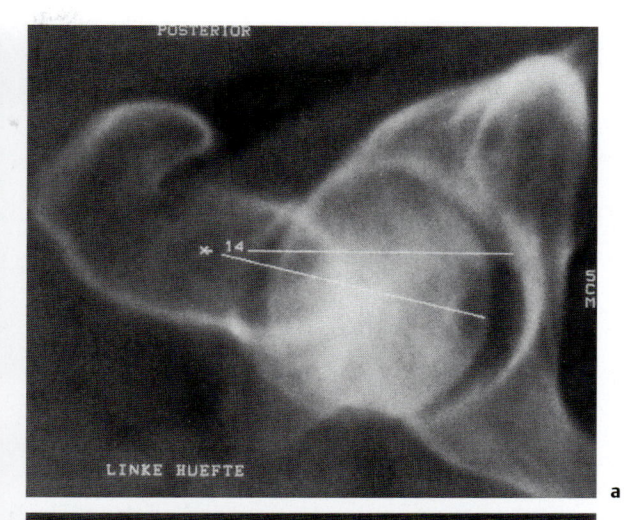

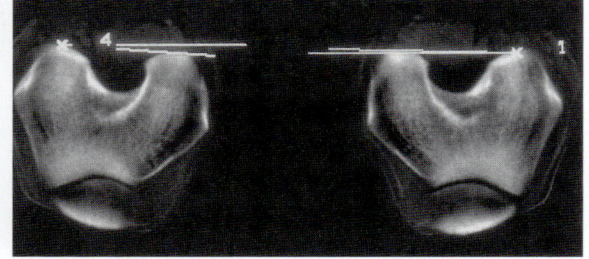

Abb. 6.48 a u. b Summationsbild der CT-Schnitte am Schenkelhals (**a**). Damit wird auch der oberste Abschnitt mit der Fossa trochanterica einbezogen und nur in diese volle Breite kann die Schenkelhalsachse korrekt eingezeichnet werden. Anlegen einer Tangente an die Kniegelenkkondylen, wo sie voll erscheinen (**b**). Messung der Antetorsion zwischen dieser Tangente und der Schenkelhalsachse (siehe Text).

6.5.4 Torsionsanomalien

Die Auswirkung der Torsionsanomalien auf die Entstehung von Schmerz und Arthrose ist auch davon abhängig, ob an der Pfanne sowie dem Femur eine sehr niedrige Antetorsion gegen 0° vorliegt. Denn eine erhöhte Antetorsion des Femurs kann eine verringerte Pfannenanteversion kompensieren, die erhöhte Pfannenanteversion kann das nicht in gleichem Maße. Das ist bei der Indikation von Operationen zu berücksichtigen.

Unsere **Untersuchungen** (Tönnis u. Heinecke 1999 a, b, c) hatten das Ziel, die Korrelation zwischen den Torsionswinkeln und den Bewegungsgraden des Hüftgelenks, dem Schmerz und dem Auftreten von Arthrose zu prüfen. Dazu wurden von 181 Personen im Alter zwischen 7 und 71 Jahren die Computertomogramme von 356 Hüftgelenken ausgewertet. Der höchste Anteil lag dabei zwischen 20 und 30 Jahren. Alle Patienten wurden aufgrund von Beschwerden vorstellig. Unauffällige Gelenke der Gegenseite wurden mit erfasst. Besondere Deformitäten oder Krankheitsbilder wiesen 223 Gelenke auf (Tab. 6.**20**), ohne auffallenden Befund waren 133. Gelenke mit deutlichen Deformierungen bei Hüftdysplasie, tiefer Pfanne und Protrusio acetabuli wurden messtechnisch ausgegliedert (s. Tab. 6.**20**) und nicht in die Korrelationsuntersuchungen von Beweglichkeit, Schmerz und Arthrose einbezogen, sondern nur in die Torsionsbestimmungen.

Für Antetorsion und Anteversion wurden Winkel von 15–20° als Normwert zunächst festgelegt und dann geprüft. Es zeigte sich, dass sie mit der niedrigsten Schmerzrate und einer freien und ausgeglichenen Beweglichkeit korreliert waren. Für die weiteren Untersuchungen wurden Winkel von 15–20° Antetorsion und Anteversion als Grad 1 eingestuft, 10–14° als Abweichgrad -2, Winkel unter 10° als Grad -3. Ähnlich wurden die erhöhten Grade definiert (Tab. 6.**21**). McKibbin (1970) addierte die erhöhten Torsionswerte von Pfanne und Femur und gab

Tab. 6.20 Grenzziehungen für verschiedene Krankheitsbilder

Krankheitsbild	CE	VCA	BZ
Hüftdysplasie	< 20°	< 20°	> 14°
Tiefe Pfanne	39–44°	39–44°	< −5°
Protrusio acetabuli	> 44°	> 44°	
Coxa vara	CCD-Winkel (M. Müller) < 126°		
Coxa valga	CCD-Winkel (M. Müller) > 139°		

Tab. 6.21 Abweichgrade zu geringer und zu hoher Pfannenanteversion und Schenkelhalsantetorsion mit vermutetem Normalbereich

Grad −3	< 10°	stark verringerte AV und AT
Grad −2	10–14°	mäßige Verringerung
Grad 1	15–20°	vermuteter Normalbereich
Grad +2	21–25°	leicht erhöhte AV und AT
Grad +3	> 25°	starke Erhöhung

Tab. 6.22 Einteilung und Prozentsätze der Abweichgrade des Instabilitätsindexes nach McKibbin (n = 290)

Instabilitätsindex (AT und AV)	Grad	Prozentsatz
< 20	−3	37,9
20–< 30	−2	24,5
30–40	1	23,5 (Norm)
> 40–50	+2	8,6
> 50	+3	5,5

einen Instabilitätsindex des Hüftgelenks ab Additionswerten von 60 an. In der Tabelle 6.22 benutzten wir die Addition der verringerten Torsionswerte, um die klinischen Folgen zu untersuchen, die umso markanter sind, wenn beide geringe Werte aufweisen und von keiner Seite eine Kompensation auftritt. Die Grade −2 und −3 und die positiven Grade wurden durch Addition der Werte von Tabelle 6.21 erstellt. Der Normwert liegt hier bei 30–40. Der Grad −3 wurde in fast 38% der Fälle gefunden, der Grad −2 in 24,5%. Die Gesamtsumme beträgt also 62% verglichen mit nur 14% erhöhten Winkeln. Das zeigt wie häufig verringerte Torsionswerte zu finden sind, wenn man die Anomalie kennt und diagnostiziert.

6.5.5 Häufigkeit von Torsionsanomalien

Torsionsfehler kommen angeboren vor allem bei Jungen vor, verlieren sich aber zum Teil (Pitkow 1975). Sie sind bei dem Grad −3 in 77% der Fälle ein Faktor der Epiphysiolysis am Femur und in 27% am Azetabulum (Tab. 6.23). Auch bei leichten, subklinischen Formen der Epiphysiolysis sind AT und AV verringert, ebenfalls bei Coxa vara in 77% der Fälle bei Grad −3 am Femur und in 5% am Azetabulum, in geringerem Prozentsatz sogar bei Coxa valga. Selbst bei Hüftdysplasie (Abgrenzung s. Tab. 6.20) war der schwere Abweichgrad −3 in fast 60% der Fälle am

Tab. 6.23 Häufigkeit der Abweichgrade (%) der Pfannenanteversion (AV) und der Schenkelhalsantetorsion (AT) bei verschiedenen Deformitäten

Deformität		Gelenke					Häufigkeit in %
		−3	−2	1	+2	+3	
Hüftdysplasie	AV	29,0	16,1	35,5	3,2	16,1	31
	AT	59,4	6,3	9,4	3,1	21,9	32
Tiefe Pfanne	AV	25,0	20,0	22,5	12,5	20,0	40
	AT	61,1	13,9	5,6	5,6	13,9	36
Protrusio	AV	16,7	16,7	16,7	16,7	33,3	12
	AT	16,7	16,7	8,3	25,0	33,3	12
Epiphysiolysis	AV	27,3	21,2	12,1	21,2	18,2	33
	AT	77,4	12,9	6,5	3,2	–	31
Coxa vara	AV	5,1	23,1	33,3	25,6	12,8	39
	AT	76,9	5,1	7,7	2,6	7,7	39
Coxa valga	AV	28,6	28,6	9,5	14,3	19,0	21
	AT	33,3	14,3	28,6	14,3	9,5	21

Femur und in 29% – also fast 30% – an der Pfanne festzustellen. Erstaunlicherweise waren die Prozentsätze bei tiefen Pfannen (Abgrenzung s. Tab. 6.20) ebenso hoch, geringer nur bei Protrusio acetabuli.

Schmerzen und Arthrosen traten nach Detorsionsosteotomien auf, wenn die AT bis auf 0° weggenommen wurde und sich im Kindesalter nicht mehr normalisierte. Auch bei Erwachsenen wurde früher bei Varisierungsosteotomien manchmal generell eine Detorsion vorgenommen. War die Antetorsion zu stark verringert, beobachteten wir auch in solchen Fällen wieder Schmerzen.

6.5.6 Änderungen der Rotation des Hüftgelenks

Die Tabelle 6.24 stellt die Verschiebungen der Innen- und Außenrotation des Hüftgelenks bei den addierten Torsionswinkeln dar. Bei den Normwerten 30–40 ist die Beweglichkeit ausgeglichen (IR/AR = 33°/36°), bei den erniedrigten Werten ist die Innenrotation gering, die Außenrotation stark erhöht. Bei den erhöhten Torsionswerten, die wegen der kleineren Zahl schon zusammengefasst sind, ist es umgekehrt, aber nicht so erheblich und deshalb nicht signifikant.

Aufschlussreich ist noch das Studium der Tabelle 6.25, in der untersucht wird, wie sich positive und negative Pfannenanteversion und Schenkelhalsantetorsion gegenseitig beeinflussen. Die Femurtorsion setzt sich in der Beeinflussung der Beweglichkeit stärker durch als die Pfannenanteversion. Die Normwertgruppe 7 Abweichgrad 1 AV/1 AT ist ausgeglichen in Innen- und Außenrotation. Die einheitlich stark in AV und AT verringerte Gruppe 1 und geringer verringerte Gruppe 2 weisen nur geringe Innen- und starke Außenrotation auf. Ist die Femurtorsion erhöht auf +2 +3 in Gruppe 3, so setzt sie sich auch gegenüber der auf -2 und -3 verringerten Pfannenanteversion in der Verschiebung zu höherer Innenrotation durch (IR 50°/AR 30°). Weist die Antetorsion in der Gruppe 5 aber nur den Normwert 1 auf, so reicht es nicht gegenüber der auf -2 und -3 veringerten Pfannenanteversion die Innenrotation zu erhöhen und die Außenrotation zu verringern. Bei den erhöhten Torsionswerten sind die Zahlen zu klein für die Signifikanzprüfung. Ihre Rotationswerte sind aber ausgeglichen.

Nach diesen Untersuchungen ist der Einfluss der verringerten Torsionswerte an Pfanne und Femur auf Beweglichkeit, aber auch Schmerz (Tab. 6.26) und Arthroseentstehung (Tab. 6.27) nicht zu bezweifeln. An diese Deformität muss immer gedacht werden, wenn es um die Ursache von Hüftschmerzen geht. Der Blick des Orthopäden für die nur indirekt im Röntgenbild abzulesende Deformität schärft sich auf die Dauer. Die Prüfung der Innen- und Außenrotation bei 45° Beugung sollte immer zu jeder Untersuchung gehören und sorgfältig vorgenommen werden. Eine Aufnahme zur Antetorsionsbestimmung nach Rippstein u. Müller kann auch in der Praxis gemacht werden, verlangt aber geschultes Personal. Vor Operationen ist ein CT anzufertigen und die Indikation abzuwägen.

Tab. 6.24 Mittelwerte der Innen- und Außenrotation (IR und AR) der Hüftgelenke bei verschiedenen Graden des Instabilitätsindexes

Grad	Index	Gelenke	Rotation	MW	Wilcoxon-p-Wert
-3	< 20	82	IR AR	17,2 46,0	< 0,001
-2	20 – < 30	40	IR AR	17,9 39,1	< 0,001
1	30 – 40 (Norm)	35	IR AR	33,3 36,1	0,0414
+2 +3	über 40	32	IR AR	42,3 36,7	0,161

Tab. 6.25 Mittelwerte der Innen- und Außenrotation der Hüftgelenke (Grad) bei den Gruppen mit verschieden kombinierten Abweichgraden der Pfannenanteversion und Schenkelhalsantetorsion

Gruppe	AV/AT	Gelenke	IR/AR	Mittelwert	Wilcoxon-p-Wert
1	-3/ -3	20	IR AR	17/40	0,00001
2	-2 -3/ -2 -3	59	IR AR	18/44	0,00000
3	-2 -3/ +2 +3	13	IR AR	50/30	0,00684
4	+2 +3/ -2 -3	30	IR AR	25/40	0,00067
5	-2 -3/ 1	9	IR AR	21/44	0,05469
6	1/ 2 -3	28	IR AR	18/46	0.00000
7	1/ 1	3	IR AR	22/23	–
8	+ 3/ + 3	5	IR AR	46/42	–
9	-2 +3/ +2 +3	11	IR AR	42/43	0,97656

Tab. 6.26 Abhängigkeit der Schmerzen (%) von verschiedenen Instabilitätsindices und Angabe der 95% Konfidenzgrenzen. Chi-Quadrat-Wert 10,633 (p = 0,01) Konfidenzgrenzen mit nur sehr geringer Überlappung zwischen Index < 20 sowie > 40 gegenüber 30–40

Index	Gelenke	Gelenk schmerzfrei	Gelenk schmerzhaft	Untere Grenze	Obere Grenze
< 20	102	27,5	72,6	62,8	80,9
20 – < 30	62	45,2	54,8	41,7	67,5
30 – 40	54	48,2	51,9	37,8	65,7
über 40	32	25,0	75,0	56,6	88,5
Gelenke	250	90	160		

Tab. 6.27 Abhängigkeit der Arthrose (%) von verschiedenen Instabilitätsindices und Angabe der 95%-Konfidenzgrenzen. Chi-Quadrat-Wert 5.254 (p = 0,154), die Konfidenzgrenzen liegen zwischen Index < 20 und 30–40 (normal) mit nur sehr geringer Überlappung, daher signifikant

Index	Gelenke	Ohne Arthrose	Mit Arthrose	Untere Grenze	Obere Grenze
< 20	103	59.2	40.8	31,2	50,9
20 – < 30	71	70.4	29.6	19,3	41,6
30 – 40	65	75.4	24.6	14,8	36,9
über 40	36	66.7	33.3	18,6	51,0
Gelenke	275	184	91		

6.5.7 Operative Korrektur der Femurtorsion

Die sicherste Therapie besteht in einer Normalisierung der AV und AT auf 15–20° (Abb. 6.49 a u. b). Damit wird der Bewegungsradius normalisiert. Schmerzen werden beseitigt. Die Erhöhung der Antetorsion des Femurs allein kann bei mäßiger Verringerung der Pfannenanteversion aber auch schon eine weitgehende Besserung erzielen, da die Femurtorsion auf die Beweglichkeit des Hüftgelenks einen höheren Einfluss hat, als die Pfannenanteversion. Das zeigt Tabelle 6.**25**. Besteht aber gleichzeitig eine Hüftdysplasie, ist es natürlich sicherer die Hüftpfannenrotation durch Dreifachosteotomie hinzuzunehmen.

Die Rotation des Schenkelhalses im Rahmen der intertrochantären Osteotomie ist nicht problematisch (s. Abb. 6.**49 a u. b**). Nur das Erreichen der genau ausgewogenen Stellung mit leichtem Überwiegen der Innenrotation in 45° Beugestellung verlangt oft mehrere Anläufe. Deshalb sollte für die 4 Schrauben der Winkelplatte auch zunächst nur für eine Schraube ganz durchgebohrt werden und für eine nur durch die äußere Kortikalis. Kurze Kirschner-Drähte, gerichtet auf die Schaftachse ober- und unterhalb der Osteotomie und kleine Winkelplättchen ermöglichen mehr Genauigkeit. Aber entscheidend ist immer die Bewegungsprüfung.

6.5.8 Operative Korrektur der Pfannenanteversion

Die Rotation der Hüftpfanne lässt sich durch die dreifache Beckenosteotomie unseres Typs (Tönnis u. Mitarb. 1981, 1994) in der 3. Ebene, der Horizontalen, gut durchführen, wenn man die Iliumosteotomie etwas flacher oder horizontaler vornimmt. Zu berücksichtigen ist auch, dass durch die Ventralrotation bei Hüftdysplasie Anteversion verloren geht. Deshalb muss auch bei der Dreifachosteotomie wegen Hüftdysplasie das Pfannenfragment 10–15° innengedreht werden. Nach der Pfannenrotation ist sofort zu prüfen, ob die Innenrotation des Hüftgelenks frei ist und gegenüber der Außenrotation leicht überwiegt.

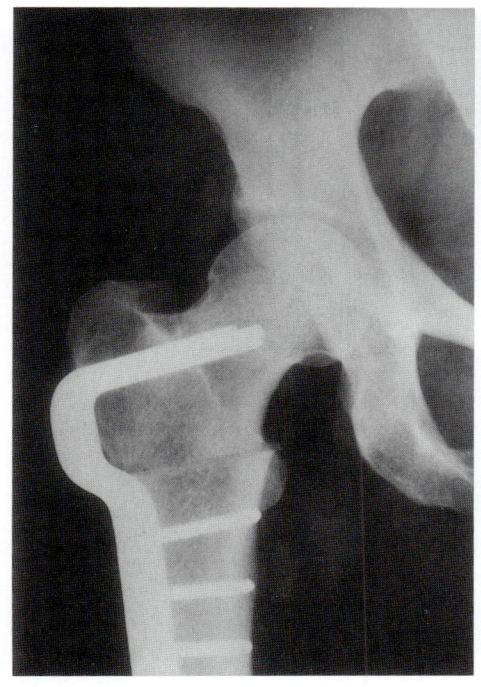

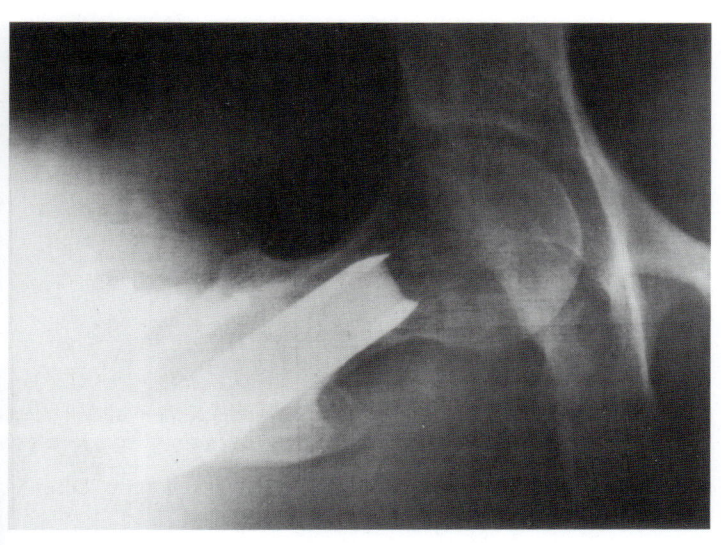

Abb. 6.49 a u. b Postoperative Bilder der Patientin von Abb. 6.43. Der Schenkelhals wurde auf einen normalen Antetorsionswinkel gedreht: a.-p. Röntgenbild (**a**) und Aufnahme nach Rippstein u. Müller (**b**).

6.5.9 Fehlerhafte Retroversionsstellungen

Fehlerhafte Retroversionsstellungen kommen in der Lernkurve manchmal vor und sind zu vermeiden. Im a.-p. Bild und der Seitenaufnahme (Faux-profil-Aufnahme) erscheint die Überdachung meist gut. Es fällt aber auf, dass der vordere Pfannenrand weit herabgezogen ist. Das CT ergibt dann eine Retroversionsstellung der Pfanne. Der vordere Pfannenrand darf bei korrekter Beckenlage den hinteren nicht überdecken. Durch Innenrotation der Pfanne von 10–15° ändert sich das.

Die **Indikation zur Operation** wird an folgendem Beispiel geschildert: Eine 42-jährige Lehrerin klagte über Belastungsschmerzen des rechten Hüftgelenks bei geringradiger Hüftdysplasie (Abb. 6.**50 a**) und zeitweilig über ein Giving-way-Syndrom als Ausdruck einer Labrumschädigung. Im CT war der Gelenkspalt ventral schon verringert (Abb. 6.**50 b**). Die Anteversion der Pfanne war nur gering auf 10° erniedrigt. Der Femur wies dagegen eine Retrotorsion von -7° auf (Abb. 6.**50 c**). Hier schien es uns doch richtiger – auch im Hinblick auf die leichte Hüftdysplasie und das Labrumsyndrom – neben der Femurrotation auch die Hüftpfannenschwenkung vorzunehmen (Abb. 6.**50 d**). Die Lehrerin ist seitdem wieder arbeitsfähig und nahezu beschwerdefrei.

6.5.10 Schlussfolgerungen

Die Ursache eines innenrotierten Gangbildes im Wachstumsalter, die erhöhte Femurantetorsion, ist jedem Orthopäden bekannt. Sie bessert sich bei der Mehrzahl der Kinder. Jetzt müssen wir hinzulernen, dass der außenrotierte Gang und die Einschränkung der Innenrotation – auch schon vom frühesten Kindesalter an – Hinweise auf Torsionsanomalien von Hüftpfanne und Femur sind. Aus ihnen kann sich wahrscheinlich auch eine Epiphysiolysis entwickeln (Galbright u. Mitarb. 1987, Gelberman u. Mitarb. 1986). In unserem Krankengut fand sich eine verringerte Torsion an Pfanne und Femur gegenüber einer erhöhten im Verhältnis von 62 % zu 15 %. Das zeigt die praktische Bedeutung. Je niedriger der Torsionswinkel von Pfanne und Femur ist, umso früher treten Beschwerden auf. Die Diagnose ist durch eine Rotationsprüfung in 45° Beugestellung und durch indirekte Hinweise im Röntgenbild nicht schwer, man muss nur daran denken.

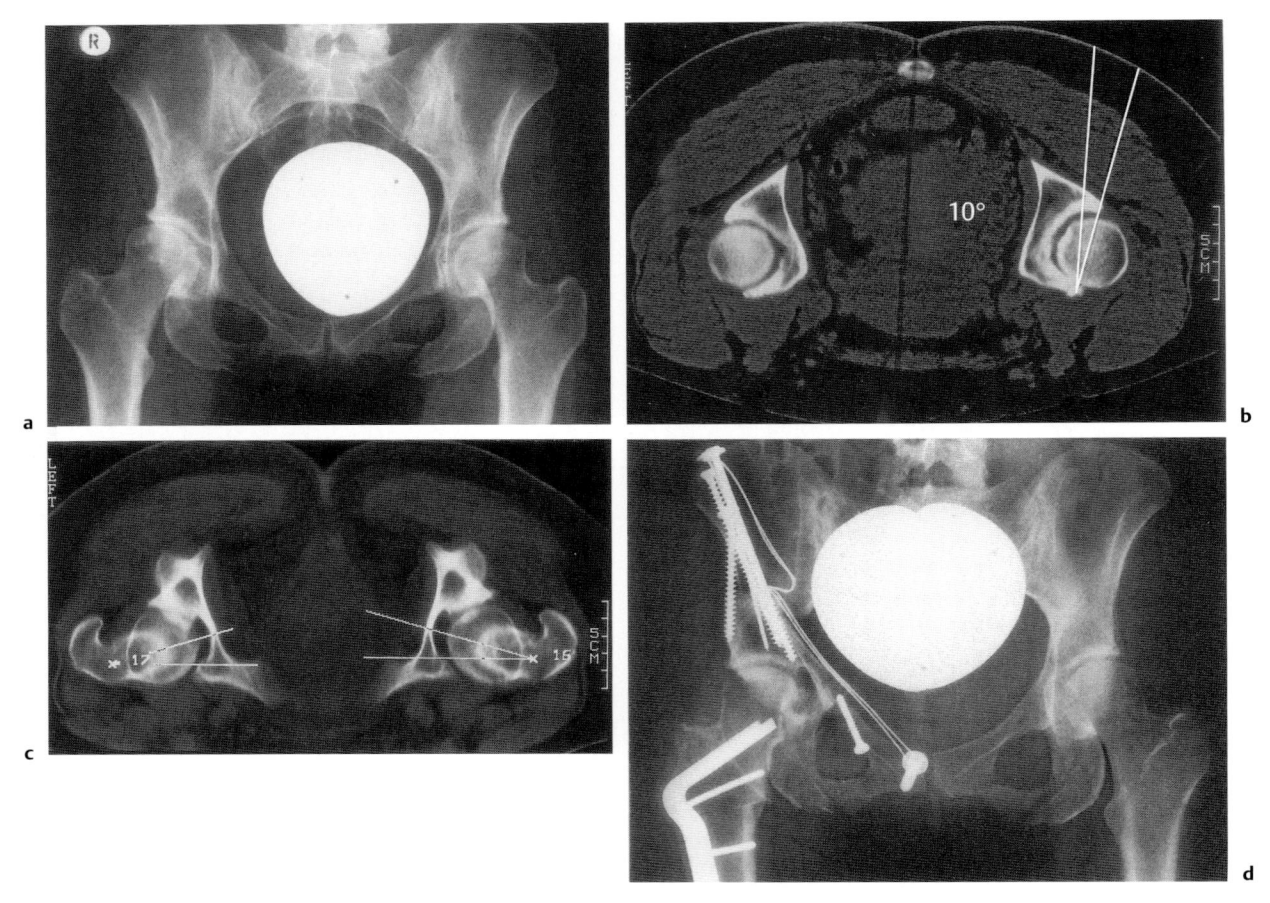

Abb. 6.50 a–d Eine 42-jährige Frau mit Schmerzen im rechten Hüftgelenk und Giving-way-Syndrom durch Labrumschädigung.
a In der Beckenübersicht ist eine Hüftdysplasie nur mäßigen Grades zu erkennen.
b Die Anteversion der Pfanne ist mit 10° mäßig verringert, Arthrose am vorderen Gelenkspalt.
c Am Femur besteht nach Umrechnung eine Retrotorsion von 7°.
d Die operative Therapie besteht in der Rotation der Pfanne durch Dreifachosteotomie und des Femurs durch Rotationsosteotomie auf 15–20° Anteversion. Danach ist die Patientin nahezu beschwerdefrei.

Literatur

Crane, L.A. (1959): Femoral torsion and its relation to toeing-in and toeing out. J Bone Joint Surg 41: 421–428

Galbraith, R.T., R.H. Gelberman, P.C. Hajek, L.A. Baker, D.J. Sartoris, G.T. Rab, M.S. Cohen, P.P. Griffin (1987): Obesity and decreased femoral anteversion in adolescence. J Orthop Res 5: 523–528

Gelberman, R.H., M.S. Cohen, B.A. Shaw, J.R. Kasser, P.P. Griffin, R.H. Wilkinson (1986): The association of femoral retroversion with slipped capital femoral epiphysis. J Bone Joint Surg 68-A: 1000–1007

Giunti, A., A. Moroni, E. Olmi, E. Rimondi, D. Soldati, G. Vicenzi (1985): The importance of the angle of anteversion in the development of arthritis of the hip. Ital J Orthop Trauma 11: 23–27

Grote, R., H. Elgeti, D. Saure (1980): Bestimmung des Antetorsionswinkels am Femur mit der axialen Computertomographie. Röntgenblätter 33: 31–42

Hubbard, D.D., L.T. Staheli, D.E. Chew, V.S. Mosca (1988): Medial femoral torsion and osteoarthritis. J Pediatr Orthop 8: 542–542

Huguenin, P., H. Bensahel (1980): Les anomalies de la rotation de la hanche chez l'enfant. Chir Pediatr 21: 231–237

Huguenin, P., H. Bensahel (1982): Les retroversions du col femoral. Chir Pediatr 23: 277–281

Kitioka, H.B., D.S., Weiner, A.J. Cook, W.A. Hoyt jr., M.J. Askew (1989): Relationship between femoral anteversion and osteoarthritis of the hip. J Pediatr Orthop 9: 396–404

McKibbin, B. (1970): Anatomical factors in the stability of the hip joint in the newborn. J Bone Joint Surg 52-B: 148–159

Menke, W., B. Schmitz, H. Schild, C. Köper (1991): Transversale Skelettachsen der unteren Extremität bei Coxarthrose. Z Orthop 129: 255–259

Müller, M.E. (1957): Die hüftnahen Femurosteotomien. 1. Aufl. Thieme, Stuttgart

Pitkow, R.B. (1975): External rotation contracture of the hip. A common phenomena of infancy obscuring femoral neck anteversion and the most frequent cause of out-toeing gait in children. Clin Orthop 110: 139–145

Reikeras, O., A. Hoiseth (1982): Femoral neck angles in osteoarthritis of the hip. Acta Orthop Scand 53: 781–784

Reikeras, O., I. Bjerkreim, A. Kolbenstvedt (1983): Anteversion of the acetabulum and femoral neck in normals and in patients with osteoarthritis of the hip. Acta Orthop Scand 54: 18–23

Rippstein, J.C. (1955): Zur Bestimmung der Antetorsion des Schenkelhalses mittels zweier Röntgenaufnahmen. Z Orthop 86: 345–360

Scheier, H. (1967): Einwärtsgang und Rückbildung der Antetorsion des Schenkelhalses. Arch Orthop Trauma Surg 61: 262–266

Scholder, P. (1967): Measures de l`antetorsion du col femoral et evolution de la coxa antetorsa pura. Chir Repar Trauma 9: 126–144

Schwarzenbach, U. (1971): Die Rückbildungstendenz der idiopathisch vermehrten Antetorsion des Schenkelhalses. Arch Orthop Trauma Surg 70: 230–242

Swanson, A.B., P.W. Greene, H.D. Allis (1963): Rotational deformities of the lower extremity in children and their clinical significance. Clin Orthop 27: 157–175

Terjesen, T., P. Benum, S. Anda, S. Svenningsen (1982): Increased femoral anteversion and osteoarthritis of the hip. Acta Orthop Scand 53: 571–575

Tönnis, D., A. Arning, M. Bloch, A. Heinecke, K. Kalchschmidt (1994): Triple pelvic osteotomy. J Pediatr Orthop Part B-3: 54–67

Tönnis, D., A. Heinecke (1991): Diminished femoral antetorsion syndrome: a cause of pain and osteoarthritis. J Pediatr Orthop 11: 419–431

Tönnis, D., A. Heinecke (1999a): Verringerte Pfannenanteversion und Schenkelhalsantetorsion verursachen Schmerz und Arthrose. Teil 1: Statistik und klinische Folgen. Z Orthop 137: 153–159

Tönnis, D., A. Heinecke (1999b): Verringerte Pfannenanteversion und Schenkelhalsantetorsion verursachen Schmerz und Arthrose. Teil 2: Ätiologie, Diagnostik und Therapie. Z Orthop 137: 160–167

Tönnis, D., A. Heinecke (1999c): Acetabular and femoral anteversion: Relation-ship with osteoarthritis of the hip. Current concepts review. J Bone Joint Surg 81-A: 1747–1770

Tönnis, D., K. Behrens, F. Tscharani (1981): Eine neue Technik der Dreifachosteotomie zur Schwenkung dysplastischer Hüftpfannen bei Jugendlichen und Erwachsenen. Z Orthop 119: 253–263

Visser, J.D., A. Jonkers (1980): A method for calculating acetabular anteversion, femur anteversion and the instability index of the hip joint. Neth J Surg 32: 146–149

Visser, J.D., A. Jonkers, B. Hillen (1982): Hip joint measurements with computerized tomography. J Pediatr Orthop 2: 143–146

Wedge, J.H., I. Munkacsi, D. Loback (1989): Anteversion of the femur and idiopathic osteoarthritis of the hip. J Bone Joint Surg 71-A: 1040–1043

6.6 Femoroazetabuläres Impingement

R. Ganz, M. Beck, M. Leunig, H. P. Nötzli und K.-A. Siebenrock

6.6.1 Einleitung

Für die Entstehung der Arthrose werden vornehmlich biomechanische Faktoren verantwortlich gemacht und an der Hüfte in erster Linie eine Überlastung diskutiert (Müller 1971, Pauwels 1973, Bombelli 1976). Die morphologische Voraussetzung der residuellen Pfannendysplasie bietet sich hierfür in anschaulicher Weise an, und es ist nicht bestritten, dass die überhöhte Belastung pro Flächeneinheit zu einer früh einsetzenden Koxarthrose führt (Murray 1965, Solomon 1976, Murphy u. Mitarb. 1990).

Für die Arthroseentstehung der nicht dysplastische Hüfte wird ebenfalls eine vertikale Überlastung angenommen. Primäre wie sekundäre abnorme Morphologien z.B. des proximalen Femurendes begünstigen eine frühe Arthroseentstehung, sie werden deshalb als präarthrotische Deformität bezeichnet (Hackenbroch 1961). Das erscheint vor allem dann einleuchtend wenn eine Inkongruenz der Gelenkflächen zu umschriebenen Spitzenbeanspruchungen führt. Im angelsächsischen Sprachraum sind in gleichem Zusammenhang die Begriffe „Pistol grip deformity" (Stuhlberg u. Mitarb. 1975) oder „Retrotilt" (Resnick, 1975) in Gebrauch. Demgegenüber blieb es schwierig die Arthrose von Hüften ohne sichtbare morphologische Besonderheiten zu erklären, wenn auch diese Gruppe der idiopathischen bzw. primären Koxarthrosen in den Statistiken der letzten Jahre stetig abgenommen hat (Flores und Hochberg, 1998).

Für die Initierung und den Ablauf des Arthroseprozesses bei der nicht dysplastischen Hüfte wurde eine Reihe von Hypothesen diskutiert, wie immunreaktive Veränderungen (Cooke, 1986), Störungen der Zellsynthese (Treadwell u. Mankin 1986) oder genetische Ursachen (Ingvarson, 2000). Radin und Rose (1986) haben postuliert, dass zuerst eine Sklerosierung des subchondralen Knochens entsteht, dessen Versteifung dann unter Last zu Fissuren des wesentlich elastischeren Knorpels führt. Ein Hintergrund für die Stagnation greifender pathomechanischer Erklärungen ist darin zu suchen, dass Hüftgelenke notorisch nur mit einem anteroposterioren Röntgenbild beurteilt und MRI- sowie CT-Bilder kaum zur Arthroseerforschung herangezogen werden. Interessanterweise brachten auch weder die Vielzahl zum künstlichen Ersatz resezierter Hüftgelenke noch die zunehmend durchgeführten Hüftarthroskopien neue Einsichten. Der entscheidende Grund war jedoch das Festhalten am Konzept der ursächlichen Lastübertragung ohne die wichtige Funktion der Bewegung des Hüftgelenks ernsthaft auf ihre mögliche pathomechanische Einflussnahme zu überprüfen. Dies wurde allerdings erst möglich, als mit der gefahrlos durchführbaren Luxation der Hüfte (Ganz u. Mitarb. 2001) am offenen Gelenk die Bewegungsabläufe auf pathologische Besonderheiten und deren Folgen überprüft werden konnten.

Mit dieser Erfahrung über mehr als ein Jahrzehnt können wir heute formulieren, dass die Koxarthrose am Azetabulumrand beginnt, während der tragende Teil des Hüftkopfknorpels noch lange unberührt bleibt. Die Schädigung wird durch Bewegungen ausgelöst, die ein femoroazetabuläres Impingement bewirken. Die disponierenden Faktoren für ein Impingement sind dabei mit den üblichen diagnostischen Verfahren und den bisherigen Einsichten nicht ohne weiteres zu erkennen (Eijer u. Mitarb. 2001a, Ito u. Mitarb. 2001, Nötzli u. Mitarb. 2002, Locher u. Mitarb. 2001, 2002). Intraoperativ lässt sich nachweisen, dass es bereits bei geringen morphologischen Besonderheiten und im normalen Nutzungsbereich zu einem mechanischen Konflikt zwischen Pfannenrand und proximalem Femur kommen kann. Wird die Impingementbewegung mit hoher Geschwindigkeit ausgeführt, wie etwa bei sportlicher Aktivität, kommt es schon früh zu wesentlichen azetabulären Knorpelschädigungen. Bei ausgeprägteren morphologischen Veränderungen, wie etwa bei der Epiphysiolysis capitis femoris oder dem Morbus Perthes, ist das Ausmaß der Schädigung entsprechend größer. Auffallend ist, dass das Schmerzausmaß zunächst nicht unbedingt korreliert. Die Wirkung der vertikalen Belastung setzt erst dann ein, wenn Ausmaß und Ausdehnung des azetabulären Knorpelschadens eine Migration des Hüftkopfes in diesen Defektbereich bewirkt haben. Erst dann lassen sich auch Schädigungen des Hüftkopfknorpels im tragenden Bereich nachweisen, der vorher selbst bei massiven azetabulären Knorpelschäden eine integre Oberfläche behielt.

Im Folgenden wird das klinische Erscheinungsbild, die Befunde gezielter Bildgebung sowie das Schädigungsmuster am offenen Gelenk dargelegt und die sich unterscheidenden Typen des femoroazetabulären Impingement sowie die Mechanik ihrer Einwirkung beschrieben (Ganz u. Mitarb. 2003). Im Weiteren werden die chirurgischen Möglichkeiten der Behandlung skizziert, wie sie an inzwischen mehr als 700 Fällen durchgeführt wurden.

6.6.2 Erscheinungsbild und Behandlung

Diagnostik

Das femoroazetabuläre Impingement wird vornehmlich, wenn auch nicht ausschließlich, bei Jugendlichen und jungen Erwachsenen mit hohem Bewegungsanspruch an die Hüften gesehen. Erste Leistenschmerzen werden häufig als Muskelbeschwerden, insbesondere als Adduktorenprobleme fehlinterpretiert; nicht selten wird der Beginn mit einem Bagatelltrauma in Verbindung gebracht. Hinterfragt man die Hüftbeweglichkeit, so ist eine Einschränkung vor allem für die Innenrotation in Beugung schon früh bekannt oder es bestand große Mühe mit Dehnungsübungen im Vorfeld sportlicher Aktivität. Anfänglich sind die Schmerzen inkonstant und werden nur durch stärkere Beanspruchung ausgelöst. Gelegentlich werden nur chronische Schmerzen über dem Trochanter major mit Ausstrahlung nach distal angegeben. Häufig werden Schmerzen ausschließlich mit längerem Sitzen in Verbindung gebracht. Eine Verkürzung der Schrittlänge oder lästige Nachtschmerzen weisen auf ein posteroinferiores Impingement hin. Belastungsabhängige Schmerzen lassen auf ein fortgeschritteneres Stadium der azetabulären Knorpelschädigung schließen. Nicht selten hat das Röntgenbild einer „normalen" Hüfte bereits zu ausgedehnten diagnostischen Abwegen und entsprechenden therapeutischen Eingriffen wie Revision wegen Leistenhernie, Dekompression des Spinalkanales und Kniearthroskopie geführt. Abgesehen von Patienten mit Status nach Morbus Perthes oder nach Epiphysiolysis capitis femoris, d.h. mit Morphologien, welche nahezu regelmäßig zu einem Impingement führen, ist der typische männliche Impingementpatient zwischen 20 und 30 Jahre alt, in der Regel sehr sportlich oder körperlich schwer arbeitend. Der typische weibliche Impingementpatient ist ein Jahrzehnt älter, zeichnet sich durch eine gewisse Laxität der Gelenke aus und gibt im Zusammenhang mit dem Beschwerdebeginn eine Wiederaufnahme von sportlichen Aktivitäten wie Joggen oder Aerobic an.

Klinische Diagnostik

Bei einer auf ein Impingement verdächtigen Hüfte ergibt die Überprüfung der Hüftbeweglichkeit sehr häufig eine deutliche Einschränkung der Innenrotation in Beugung, der Adduktion in Beugung, gelegentlich aber auch der Abduktion in Beugung. Weniger häufig ist die Außenrotation in Streckung eingeschränkt. Praktisch immer positiv, d.h. mit Schmerzen verbunden ist dann der sog. Impingement-Provokations-Test in Flexion-Innenrotation (MacDonald u. Mitarb. 1997). Der Test erfolgt in Rückenlage; bei Hüftbeugung von etwa 90° wird provokativ innenrotiert und adduziert (Abb. 6.**51 a**). Diese Bewegung bringt den Schenkelhals dem Pfannenrand näher und führt zum Anschlag oder zum Einfressen eines nichtsphärischen Kopfes in die Pfanne. Dabei wird bei bestehender Labrum- und/oder Knorpelläsion ein Schmerz ausgelöst. Der dorsokaudale Impingementtest erfolgt in Rückenlage und überhängendem Bein mit forcierter Außenrotation (Abb. 6.**51 b**), Er löst am dorsokaudalen Pfannenrand einen eher tief im Gelenk empfundenen Schmerz aus. Obwohl gleich ausgeführt wie der Apprehension-Test bei der residuellen Pfannendysplasie (Klaue u. Mitarb. 1991), ist der Charakter des ausgelösten Schmerzes unterschiedlich.

Bildgebende Diagnostik

Bei Verdacht auf ein femoroazetabuläres Impingement wird zunächst routinemäßig ein orthogrades a.-p. Beckenröntgenbild sowie eine seitliche, sog. Cross-table Lateral-

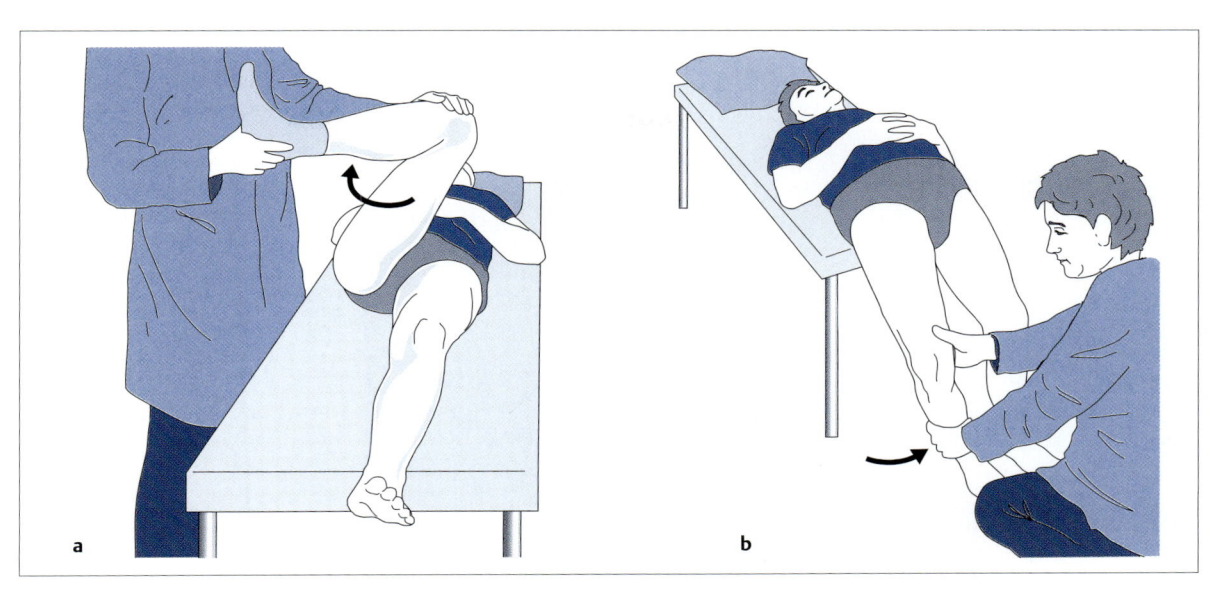

Abb. 6.51 a u. b Impingementtests (McDonald u. Mitarb. 1997).
a Provokationstest in Flexion mit schnell ausgeführter Innenrotation bzw. Adduktion-Innenrotation.
b Provokationstest in Hyperextension mit schnell ausgeführter Außenrotation.

aufnahme der Hüfte erstellt (Eijer u. Mitarb. 2001a). Die optimale a.-p. Beckenübersicht zeigt die Coccyx-Spitze ca. 1,5 cm oberhalb der Symphyse, während ihre verlängerte Achse durch die Symphyse verläuft. Ähnlich informativ wie die erwähnte seitliche Aufnahme, aber besser standardisierbar ist die Dunn-Aufnahme (Nötzli u. Mitarb. 2002).

A.-p. Röntgenbilder können zunächst den Anschein einer unauffälligen Hüftmorphologie ergeben und die für das Impingement relevanten Besonderheiten werden erst bei genauer Betrachtung und mit Kenntnis der Morphologien des Krankheitsbildes ersichtlich. Das a.-p. Röntgenbild mag auf der azetabulären Seite eine Retroversion (Reynolds u. Mitarb. 1999, Siebenrock u. Mitarb. 2003), eine relative anteriore Über-Überdachung, eine Coxa profunda (Gekeler 1978) oder eine eigentliche Protrusio acetabuli zeigen. Besonders bei der Coxa profunda sucht man nach Doppelkonturen des Pfannenrandes, die am häufigsten entlang dem dorsalen Rand zu erkennen sind (Abb. 6.**52**). Hüftpfannen mit Retroversion aber auch Coxaprofunda-Hüften zeigen nicht selten einen negativen AC-Winkel. Ist eine Retroversion der Pfanne mit einem teilweise asphärischen Hüftkopf verbunden, was auffallend häufig bei athletischen jungen Männern gesehen wird, dann kann die vordere Über-Überdachung pseudarthrotisch verbunden sein (Abb. 6.**53**). Besonders zu beachten sind Pfannendysplasien mit geringem lateralen Überdachungsdefizit und einer Retroversion, die dann bei weiterer Abklärung eher wegen eines Impingement durch anteriore Über-Überdachung symptomatisch sind, (Myers u. Mitarb. 1999). Auf der femoralen Seite lassen sich laterale Ausziehungen des Hüftkopfes, eine mangelnde Kopf-Hals-

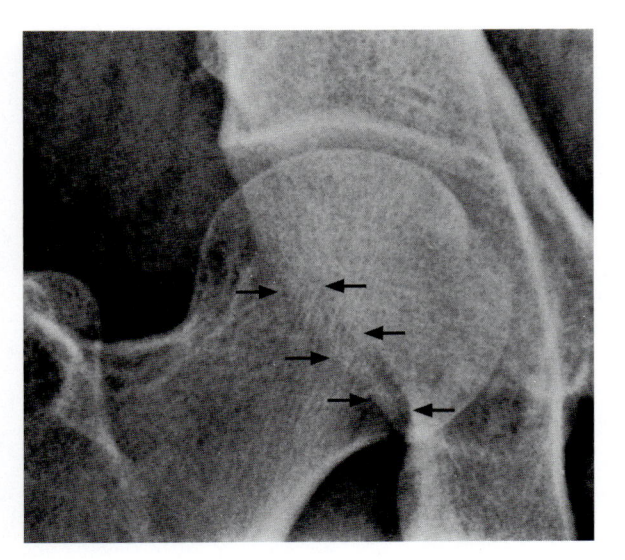

Abb. 6.52 Coxa profunda mit Doppelkontur des hinteren Pfannenrandes als Ausdruck einer reaktiven knöchernen Randapposition bei einer 40-jährige Patientin (s. auch Abb. 6.57). Innere Pfeilreihe zeigt auf den ursprünglichen Pfannenrand, die äußere Pfeilreihe auf den neuen, vorgeschobenen Pfannenrand.

Taillierung, eine primäre oder sekundäre Coxa vara, eine Coxa valga oder ein Caput valgum erfassen, die alle ein Impingement begünstigen können. Dazu kommen Morphologien mit kurzem, dickem Schenkelhals, dem ein vergleichsweise kleiner Kopf aufsitzt. Die gezielte Betrachtung des Kopf-Hals-Überganges mag eine durchhängende

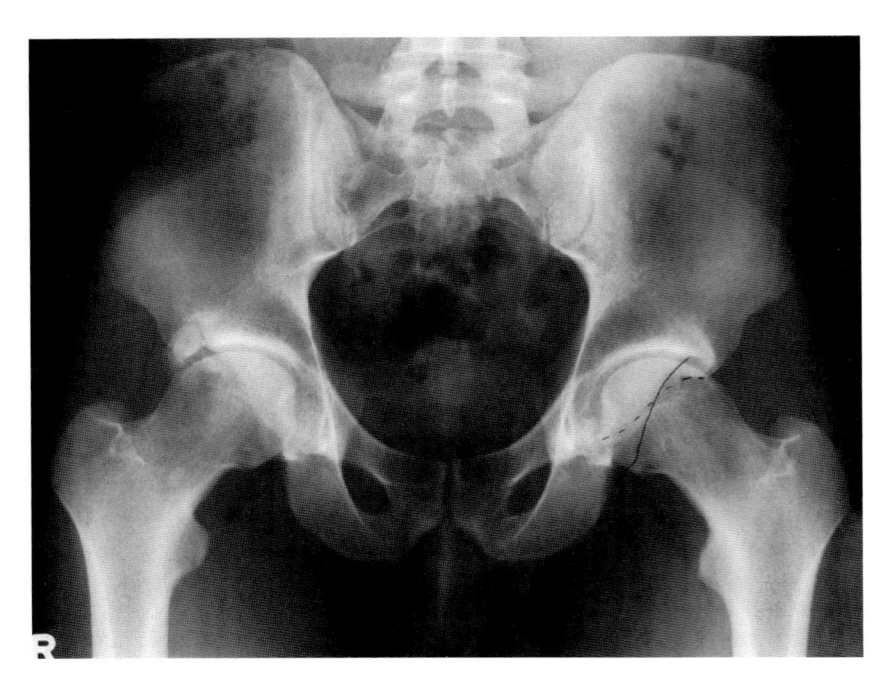

Abb. 6.53 Kombination einer Pfannenretroversion mit anterolateraler asphärischer Kopfausziehung bei einem 26-jährigen Patienten. Der AC-Winkel beträgt 0°. Auf der rechten (dominanten) Seite ist die anteriore Über-Überdachung pseudarthrotisch (ausgezogene Linie: hinterer Pfannenrand; gepunktete Linie: vorderer Pfannenrand).

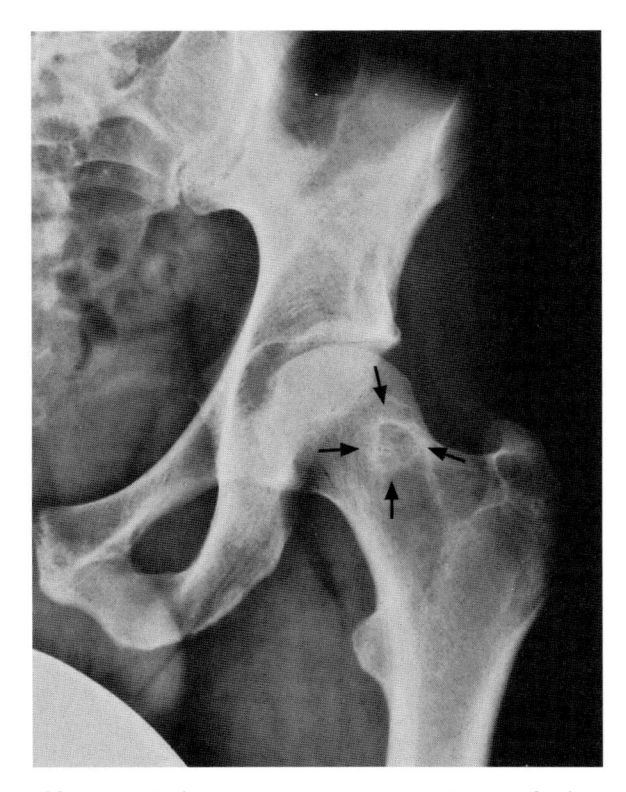

Abb. 6.54 31-jähriger Patient mit einer „Zyste" am Kopf-Hals-Übergang (Pfeile), die einem intraossären Ganglion entspricht und den Ort des maximalen Impingement darstellt.

Skleroselinie, hinweisend auf einen über den Schenkelhals hinabziehenden vorderen Kopfrand oder aber eine „Zyste" am Kopf-Hals Übergang, erkennen lassen. Letztere wurde als gutartiges „Herniation pit" (Pitt u. Mitarb. 1982) beschrieben, ist aber nach unserer Erkenntnis ein intraossäres Ganglion und für ein chronisches Impingement beweisend (Abb. 6.54). Das laterale Bild oder die Dunn-Aufnahme werden auf anteriore Kopfausziehungen (Abb. 6.55 a u. b), eine primäre oder sekundäre Offset-Minderung des Kopf-Hals-Überganges oder eine Retrotorsion des Kopfes überprüft.

Die aussagekräftigste Kernspintomographie ist ein Arthro-MRI mit radialen Sequenzen in der Pfanneneingangsebene. Diese erlaubt eine vertiefte Analyse von Impingementursachen, der Pfannenrandpathologie sowie des azetabulären Knorpelschadens (Leunig u. Mitarb. 1997, Locher u. Mitarb. 2002). Es ermöglicht insbesondere die Erfassung eines nichtsphärischen Teiles des Hüftkopfes bzw. eines verminderten Kopf-Hals-Offset (Siebenrock u. Mitarb. 2004) (Abb. 6.56). Azetabulär lassen sich knöcherne Appositionen des Pfannenrandes nachweisen, die das Labrum vor sich herschieben und zu dessen Ausdünnung bis zum vollständigen Verschwinden führen können (Abb. 6.57). Bereits recht gut bekannt sind Unterflächeneinrisse an der Verbindungsstelle zwischen Labrum und Pfannenknorpel, wenn sie auch häufig in Anlehnung an die Ruptur bei der Dysplasie und damit fälschlicherweise als Abrisse bezeichnet werden. Häufig sind sie mit Labrumdegenerationen und Ganglionbildungen im Labrum, den angrenzenden Weichteilen und im subchondralen Knochen verbunden. Labrumhypertrophien wie sie typisch für die Pfannendysplasie sind, finden sich bei der Im-

6.6 Femoroazetabuläres Impingement

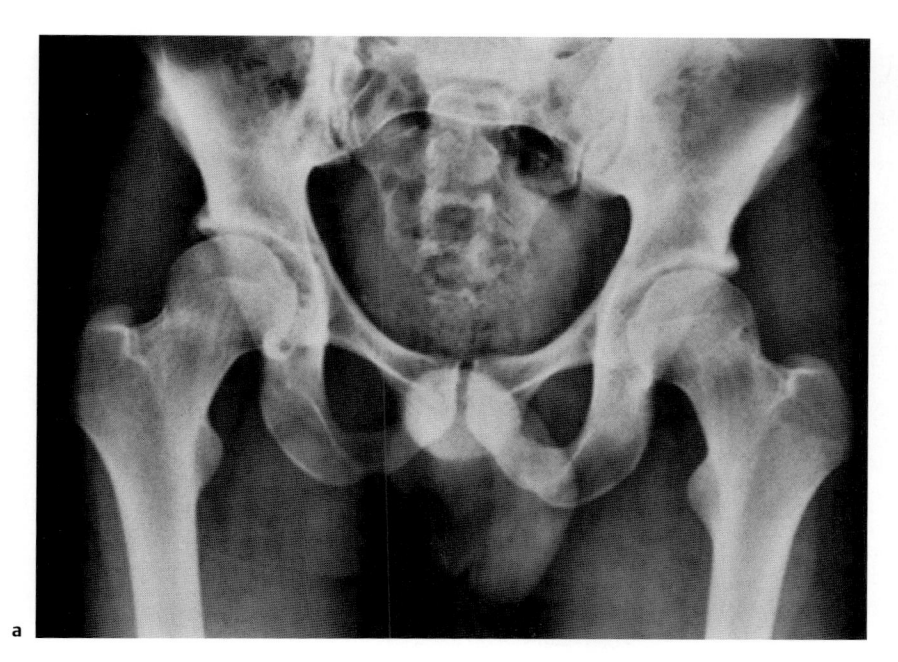

Abb. 6.55 a u. b Röntgenbilder einer Hüfte eines 29-jährigen Patienten a.-p. (**a**) und seitlich (**b**) deren anteriore Kopf-Ausziehung nur im Seitenbild zu erkennen ist.

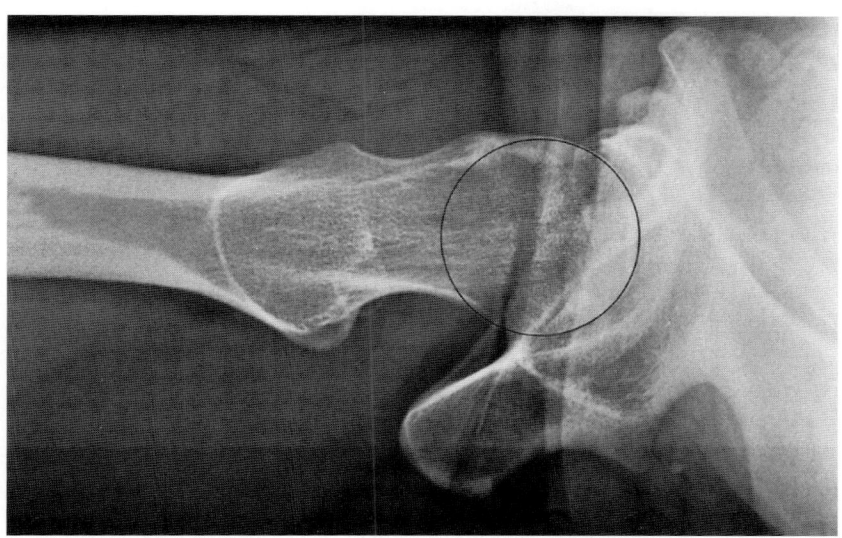

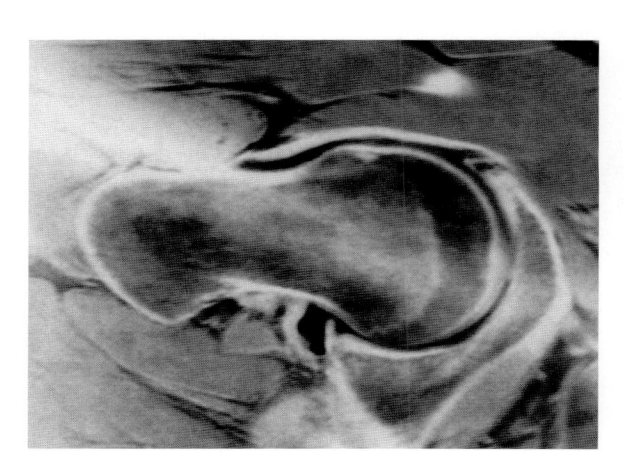

Abb. 6.56 MRI-Bild einer anterioren Kopfausziehung von einem 29-jährigen Patienten. Mit zunehmender Beugung nimmt der Radius des Hüftkopfes zu. Andererseits kann er dorsal nicht ausweichen, was schließlich unter hohem Druck- und Scherkräften zu einem „Einfressen" in die Pfanne führt. Das kranioventrale Labrum ist weitgehend degeneriert. Die angrenzende subchondrale Sklerose deutet auf eine Pathologie des darunter liegenden Knorpels hin.

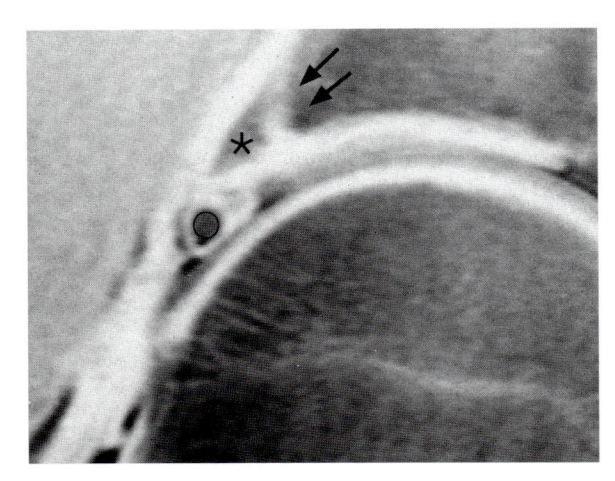

Abb. 6.57 Frontaler MR-Schnitt bei Coxa profunda bei einer 17-jährigen Patientin.
→ primärer knöcherner Pfannenrand
* Knochenapposition durch Impingement
O Ganglionbildung im vorgeschobenen Labrum

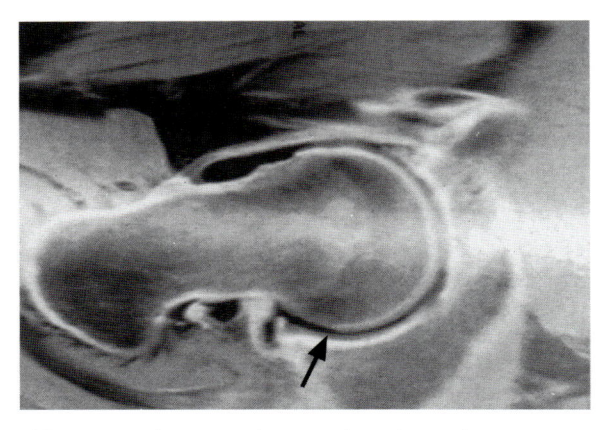

Abb. 6.58 Radiärer MR-Schnitt mit kranial-ventraler Migration des Hüftkopfes als Ausdruck des entsprechenden azetabulären Knorpelverlustes bei einem 32-jährigen Patienten. Entsprechende Gelenklücke dorsokaudal (Pfeil).

pingementhüfte außer beim Morbus Perthes nicht, was im Grenzbereich zur Differenzierung herangezogen wird (Leunig u. Mitarb. 2004). Czerny u. Mitarb. (1996) haben eine Einteilung der Labrumläsionen vorgeschlagen, deren prognostische und therapeutische Nutzung allerdings aussteht. Ausgeprägte und ausgedehnte Knorpelläsionen lassen sich an der Inhomogenität der Knorpelschicht oder an Defekten erkennen. Der subchondrale Knochen ist dann bereits verdichtet und die Lücke zum subchondralen Femurknochen verschmälert. Kaum erkennbar sind reine Malazien des Knorpels sowie subchondrale Ablösungen. Ganglienbildungen im knorpelnahen Knochen sprechen für eine Knorpelzerstörung in diesem Bereich. Am ventralen Schenkelhals finden sich gelegentlich knöcherne Wulstbildungen, die sekundäre Appositionen als Folge des chronischen Impingement sind und dieses akzentuieren. Eine Migration des Hüftkopfes in den vorwiegend kranial-ventral gelegenen Bereich der azetabulären Knorpelschädigungen ist im MR gut erkennbar und stellt eine ungünstige Voraussetzung für gelenkerhaltende Maßnahmen dar (Abb. 6.58). Bei der Coxa profunda stellen sich im Verlauf dorsokaudale Knorpelschäden an Pfanne und/oder am Hüftkopf dar.

Intraoperativ sind die azetabulären Knorpelschäden in der Regel noch etwas ausgedehnter als in der Magnetresonanzdarstellung. Ihre routinemäßig Topographierung in einer schematischen Skizze und der Rückvergleich mit den MR-Befunden erlaubt eine sukzessive Optimierung der Bildinterpretation (Leunig u. Mitarb. 1997).

Intraoperativ-visuelle Diagnostik

Die intraoperative visuelle Überprüfung des Impingementvorganges und die Analyse der vielfältigen Labrum- und Knorpelveränderungen, die anlässlich der routinemäßig durchgeführten chirurgischen Dislokation der Hüfte zu beobachten sind, lassen 2 Impingementtypen unterscheiden: das Nockenwellen- oder Cam-Impingement und das Beißzangen- oder Pincer-Impingement.

Das sog. **Nockenwellen-** oder **Cam-Impingement** findet sich vornehmlich beim männlichen Geschlecht (Abb. 6.59). Es entsteht, wenn ein vorwiegend anterolateral gelegener nichtsphärischer Anteil des Hüftkopfes, insbesondere bei Flexion/Innenrotation in das Azetabulum hineingezwängt wird (Abb. 6.60 a). Der langsam anstei-

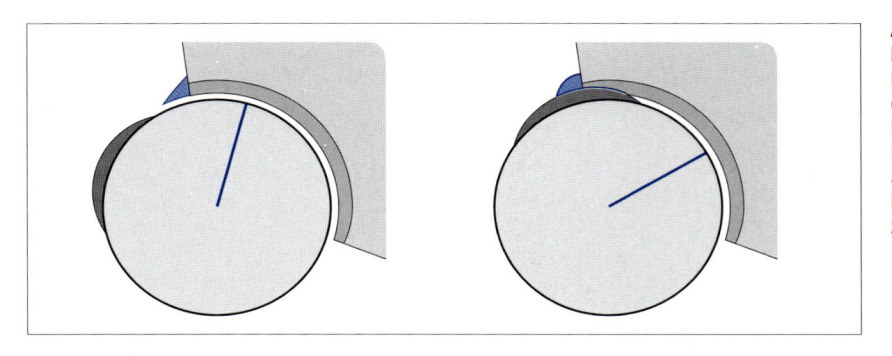

Abb. 6.59 Schematische Darstellung des Cam-Impingement. Bei Beugung wird eine Kopfausziehung (schwarz) oder ein verminderter Kopf-Hals-Offset in die gut fassende Pfanne eingepresst, wobei es zur azetabulären Knorpelschädigung kommt. Das Labrum bleibt dabei zunächst intakt.

6.6 Femoroazetabuläres Impingement

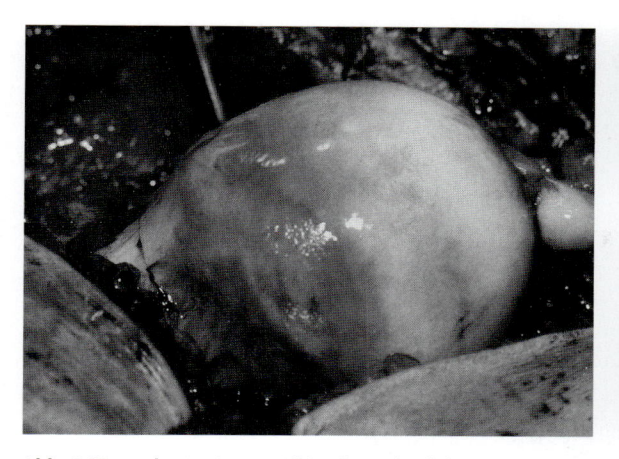

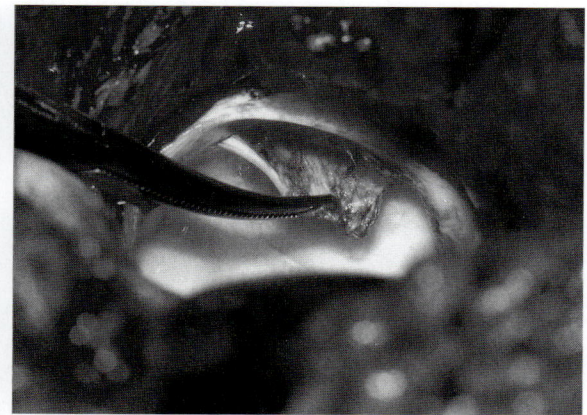

Abb. 6.60 a u. b Luxierter Hüftkopf mit deutlicher anterolateraler Ausziehung bei einem 29-jährigen Patienten.
a Der sphärische Kopfanteil ist am weißen integren Knorpel zu erkennen, während der Knorpel der Kopfausziehung rötlich verfärbt, rau und erweicht ist.
b Dazugehöriger azetabulärer Befund eines kranial-ventral gelegenen Knorpellappens mit von außen nach innen verlaufender Ablösung vom subchondralen Knochen. Das Labrum ist in diesem Stadium in Form und Beschaffenheit noch unauffällig.

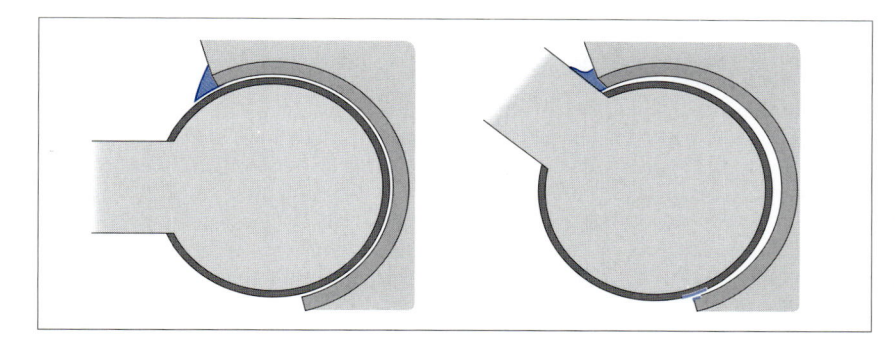

Abb. 6.61 Schematische Darstellung des Pincer-Impingement. Bei Beugung schlägt der Kopf-Hals-Übergang am Pfannenrand an. Die chronische Stauchung betrifft zuerst das Labrum, das entsprechend degeneriert. Auch der angrenzende Knorpel wird in einer schmalen Zone in diese Degeneration einbezogen. Der inferiore Rand des azetabulären Hinterhornes erhält durch Hebelwirkung einen Contre coup mit entsprechend häufigen Knorpelabrasionen.

gende Radius des Kopfes verursacht dabei ansteigende Scherkräfte, die zu einer von außen nach innen laufenden Abrasion des azetabulären Knorpels und/oder zu dessen Avulsion von Labrum und subchondralem Knochen führen (Abb. 6.**60 b**). Entsprechend ist die hauptsächliche Knorpelschädigung im Azetabulum kranioventral lokalisiert, sie kann je nach der Fehlform des Kopfes aber auch kraniodorsal liegen. Bei dieser häufigsten Impingementform wird also nicht das Labrum abgerissen, wie man vom MRI her vermuten könnte, sondern der azetabuläre Knorpel vom zunächst intakten Labrum. Gelegentlich ist der Hüftkopf sphärisch aber die anterolaterale Taille zum Schenkelhals ist nicht oder zu gering ausgebildet. In diese Kategorie fallen auch die Kalottenabrutsche nach Epiphysiolysis capitis femoris (Leunig u. Mitarb. 2002) oder residuelle Retrotorsionen des Hüftkopfes nach geheilter Schenkelhalsfraktur (Eijer u. Mitarb. 2001b). Konstante Beobachtung ist, dass der Knorpel des sphärischen Hüftkopfanteiles trotz massiver Schäden am Pfannenknorpel lange unauffällig bleibt.

Beim sog. **Beißzangen-** oder **Pincer-Impingement** entsteht ein linearer Kontakt zwischen Azetabulumrand und der femoralen Kopf-Hals-Region (Abb. 6.**61**). Die hauptsächliche morphologische Normabweichung liegt azetabulär, sei es zirkumferenziell bei Coxa profunda und Protrusio acetabuli oder regional bei einer anterioren Über-Überdachung etwa bei der azetabulären Retroversion (Abb. 6.**62**). Die Morphologie des proximalen Femurendes ist bei der reinen Form zunächst normal, d. h. die Schenkelhalstaille ist ringsum gut ausgebildet. Sekundär bilden sich reaktive Knochenappositionen vornehmlich kranial-ventral am Ort des maximalen Impingement. Eine Ausnahme bildet die extreme Coxa valga verbunden mit relativ hoher Pfannenanteversion. Beide begünstigen einen dorsokaudalen Pfannenrandanschlag bei Extension bzw. Extension-Außenrotation. Im Gegensatz zum Nockenwellen-Impingement ist bei dem Beißzangen-Impingement das Labrum acetabulare die erste Struktur, die durch den Anschlag in Mitleidenschaft gezogen wird. Der chronische Anschlag führt zunächst zur Verplumpung und dann zur Degeneration des Labrums. Entsprechend häufig

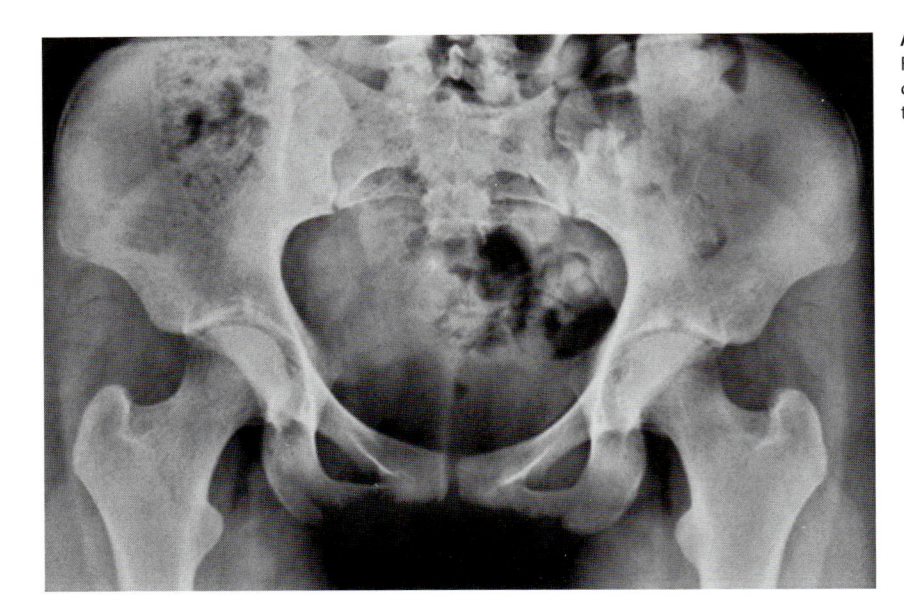

Abb. 6.62 Coxa profunda mit Retroversion des oberen Pfannendrittels bei einer 16-jährigen Patientin. Der AC-Winkel beträgt 0°.

finden sich Ganglien innerhalb des Labrums. Charakteristische Knochenappositionen des knöchernen Pfannenrandes schieben das Labrum vor sich her und führen zur weiteren Vertiefung des Azetabulums mit konsekutiver Akzentuierung des Impingement. Im Endzustand ist das Labrum durch eine knöcherne Kante ersetzt. Am ventralen Schenkelhals engt mit der Zeit eine sattelförmige Knochenapposition den kritisch gewordenen Bewegungsspielraum weiter ein. Der Hüftkopfknorpel ist auch beim Pincer-Impingement im tragenden Bereich lange intakt. Mit der Zeit führt die chronische Hebelung des Hüftkopfes im Azetabulum zu einer contrecoupartigen Knorpelabrasion im dorsokaudalen Azetabulum und/oder am dorsalen Hüftkopf.

Azetabuläre Knorpelläsionen beim Beißzangen-Impingement sind lange Zeit auf einen schmalen Streifen des Azetabulumrandes begrenzt. Sie sind damit gutartiger als die Läsionen des Nockenwellen-Impingement, decken aber einen größeren Teil der Randzirkumferenzen ab.

Beide Impingementtypen sind in der reinen Form selten, mehrheitlich finden sich Mischformen aus azetabulären und femoralen Ursachen. Die Schädigungsmuster variieren je nach Dominanz der pathologischen Morphologie. Zu beachten sind auch iatrogene Ursachen des Impingement, und zwar nach Reorientierung des Azetabulums aber auch nach intertrochantären Osteotomien, wenn diese das freie Bewegungsspiel des Gelenks reduzieren. Besonders kritisch sind anteriore Überkorrekturen bei Pfannenreorientierungen (Dora u. Mitarb. 2002) sowie varisierende, derotierende und extendierende Osteotomien, wobei nicht selten ein Intervall von mehreren Jahren bis zum Beginn der Symptome zu beobachten ist (Siebenrock u. Mitarb. 1999).

Therapie

Die meisten Patienten haben bereits eine längere, zum Teil mehrjährige konservative Behandlung hinter sich und berichten nahezu einstimmig, dass Bewegungstherapie oder Dehnungsübungen die Beschwerden verstärkt hätten. Streng genommen sollte mit Diagnosestellung kein Versuch einer konservativen Therapie unternommen werden; allenfalls ist bei gering ausgeprägter Pathomorphologie ein Versuch berechtigt, die sportliche Beanspruchung zu reduzieren. Die kausale chirurgische Therapie des Impingement sollte bei diesen meist jungen Patienten früh einsetzen, d. h. bevor wesentliche Schäden am Knorpel eingetreten sind. Arthroskopische Therapieversuche zielten gemäß dem bisherigen Verständnis auf ein Débridement des geschädigten Labrums ab (McCarthy u. Mitarb. 2001) und waren damit mehrheitlich palliative Maßnahmen. Arthroskopisch ist es wegen des jeweils begrenzten Blickfeldes eher schwierig, Typ und Ausmaß des Impingement genügend zu erfassen. Die ursächlichen Formabweichungen können selten genügend angegangen werden und der Erfolg der Maßnahmen ist ohne intraoperative Überprüfung des impingementfreien Bewegungsspieles nicht gesichert. Mit vertiefter Kenntnis und genauer präoperativer Evaluation der individuellen Problematik ist jedoch zu erwarten, dass sich ausgewählte Fälle arthroskopisch auch kausal behandeln lassen.

Der Zugang zur offenen intraoperativen Überprüfung und Behandlung des femoroazetabulären Impingement ist im Kapitel 6.7 beschrieben. Es handelt sich dabei um eine anteriore chirurgische Luxation des Hüftgelenks nach Trochanter-Flip-Osteotomie, die eine nahezu zirkumferenzielle Übersicht des Hüftkopfes und eine vollständige Übersicht des Azetabulums ohne das Risiko einer avaskulären Hüftkopfnekrose erlaubt (Ganz u. Mitarb. 2001).

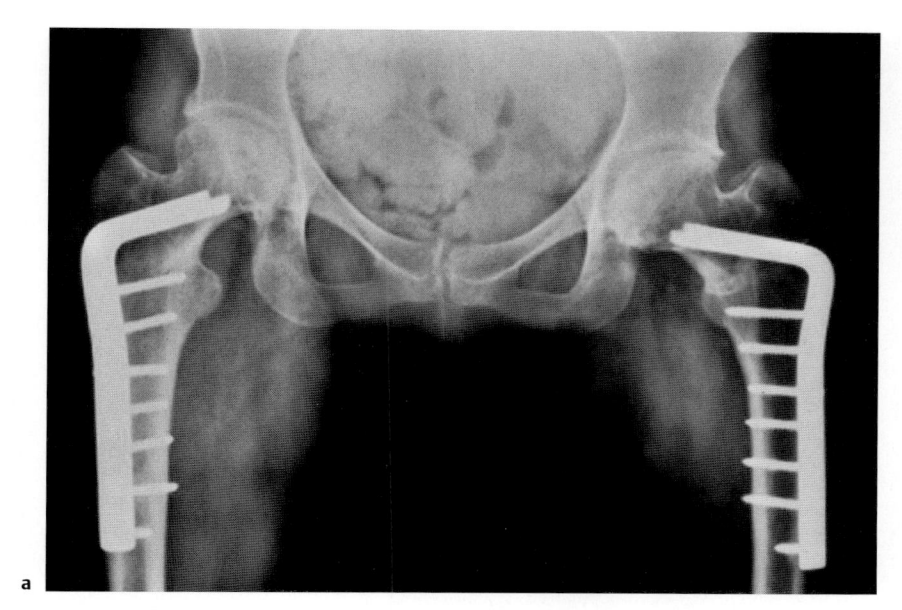

Abb. 6.63 a u. b 30-jährige Patientin mit Coxa profunda und Zustand nach beidseitiger Varisationsosteotomie. Dadurch dramatische Verstärkung der Impingementproblematik sowohl intra- als auch extraartikulär (**a**). Patientin ist 3 Jahre nach Trimmen von Pfannenrand und Hüftkopf sowie relativer Schenkelhalsverlängerung beidseits beschwerdefrei (**b**).

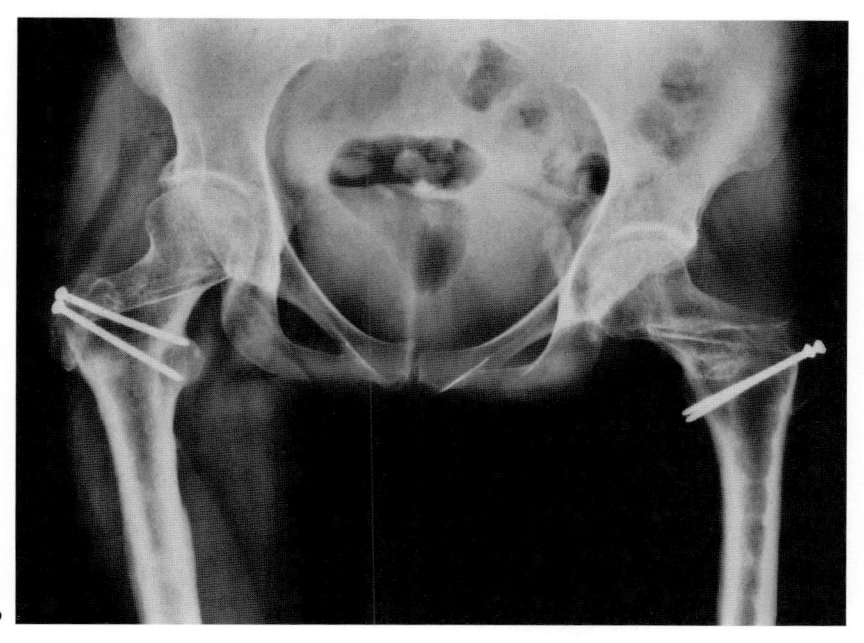

Operative Therapie

Die offene Chirurgie ermöglicht sowohl die azetabulären als auch femoralen Pathologien in notwendigem Ausmaß zu korrigieren. Bereits bestehende Knorpelschäden können aber bislang nicht rückgängig gemacht werden, weshalb, wie oben erwähnt, die chirurgische Behandlung früh einsetzen soll. Das Ziel der Maßnahme ist ein impingementfreies Bewegungsspiel des Gelenks nach allen Richtungen, was intraoperativ zu überprüfen ist (Lavigne u. Mitarb. 2004).

Auf der azetabulären Seite kann die lokale oder globale Über-Überdachung durch Resektion des exzessiven Pfannenrandes angegangen werden. Bei Retroversionshüften mit im MRI noch intaktem azetabulärem Knorpel und einer hinteren Wandbegrenzung, die innerhalb des Kopfzentrums liegt, ist die Möglichkeit einer periazetabulären Osteotomie mit Korrektur der Pfannenversion zu bedenken (Siebenrock u. Mitarb. 2003).

Auf der femoralen Seite kann der Bewegungsspielraum durch Trimmen des nichtsphärischen Kopfanteiles bzw. Optimierung des anterolateralen Kopf-Hals-Offsets verbessert werden. Selten und in der Regel nur nach varisierenden bzw derotierenden oder extendierenden Osteotomien ist zusätzlich eine intertrochantäre Valgisations-

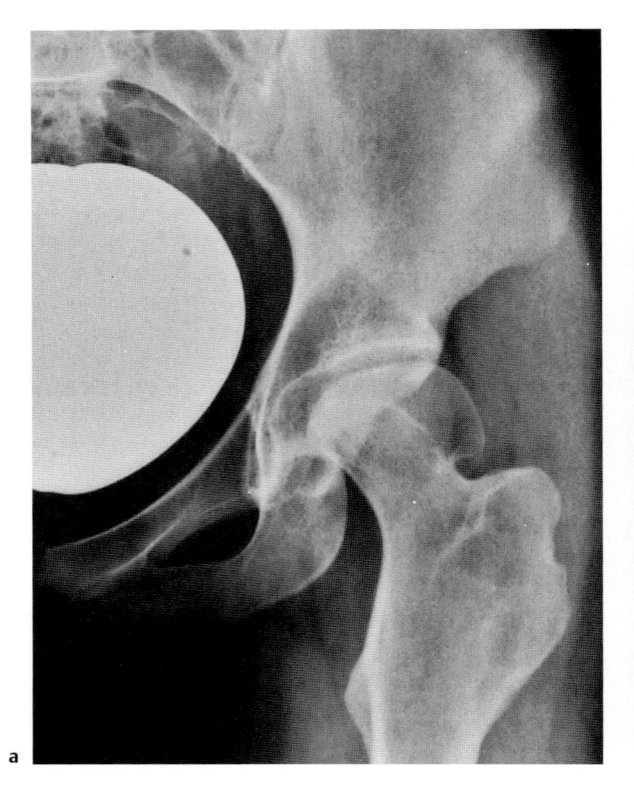

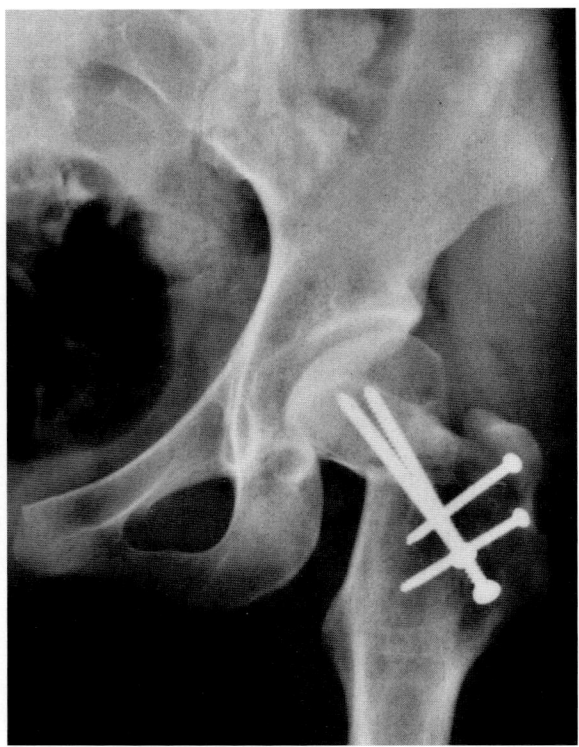

Abb. 6.64 a–c 22-jährige Patientin.
a Impingement durch asphärisches Caput valgum nach intertrochantärer Osteotomie im Kleinkindalter.
b Operationssitus mit luxiertem, anterolateral getrimmtem Hüftkopf und noch unvollständiger Keilentnahme zur Schenkelhals-Varisations-Osteotomie.
c Nahezu beschwerdefreie Hüfte 2 Jahre nach der varisierenden Schenkelhalsosteotomie.

und/oder Flexionsosteotomie notwendig. Die relative Schenkelhalsverlängerung mit Trochanterdisalisierung stellt eine weitere Möglichkeit dar, den Bewegungsspielraum zu verbessern und die auch ein extraartikuläres Impingement anzugehen erlaubt (Abb. 6.63 a u. b). Bei der Epiphysiolysis capitis femoris ist an die Möglichkeit der subkapitalen Reorientierung und beim Caput valgum mit gleicher Operationstechnik an die der Schenkelhalsosteotomie zu denken (Abb. 6.64 a–c).

Technik der Pfannenrandtrimmung. Die Reduktion des Pfannenrandes hat eine regionale oder zirkumferenzielle Erweiterung des Bewegungsspieles der Hüfte zum Ziel. Das Labrum wird mit resiziert, wenn es vollständig ossifi-

ziert ist oder seine Degeneration bzw. Vernarbung keine sinnvolle Refixation mehr erlaubt. Sofern es hingegen eine morphologische Integrität aufweist, soll es wegen seiner Bedeutung für die Gelenkfunktion (Ferguson u. Mitarb. 2000) erhalten werden. Hierzu wird es sorgfältig von dem zu trimmenden Pfannenrand abgelöst, wobei in der Regel ein mehr oder weniger großer Korbhenkel entsteht. Der exzessive knöcherne Rand wird dann mit einem dünnen, gebogenen Meißel abgetragen (Abb. 6.65). Dieser Vorgang geschieht schrittweise mit wiederholter Überprüfung des Gelenkspiels. Soweit möglich wird die Resektion bis auf den gesunden Pfannenknorpel ausgedehnt, allerdings darf kein Fassungsdefizit mit der Gefahr einer eventuellen Destabilisierung des Kopfes entstehen. Bei der

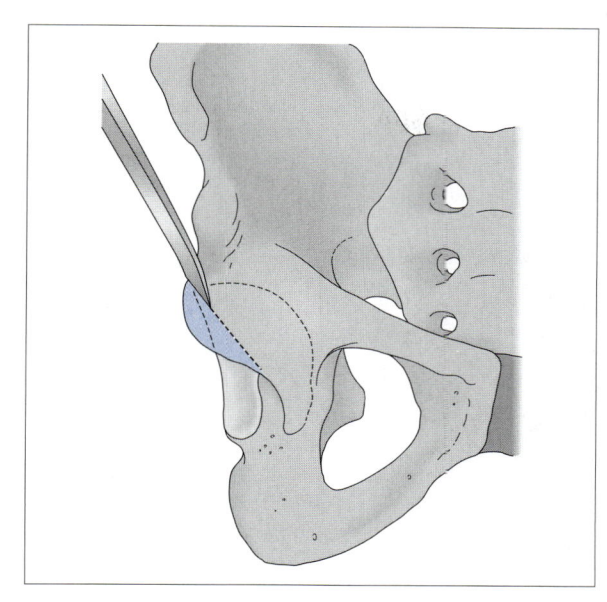

Abb. 6.65 Schematische Darstellung einer umschriebenen Pfannenrandtrimmung bei proximaler Retroversion (Lavigne u. Mitarb. 2004).

Coxa profunda und der Protrusio coxae kann die Resektion des Pfannenrandes die ganze Zirkumferenz des Randes betreffen. Nach ausreichender Trimmung wird das erhaltene Labrum über Knochenanker mit nicht resorbierbaren Einzelknopfnähten refixiert (Abb. 6.**66a** u. **b**). Bei zweijähriger Erfahrung mit der Labrumrefixation erscheinen die bisherigen Resultate tendenziell besser als bei der früheren Serie mit geopfertem Labrum. Die bisher nur vereinzelt möglichen Kontroll-Arthro-MRI zeigen eine überraschend homogene Einheilung des refixierten Labrums.

Technik der Kopfreduktion und Offset-Optimierung. Die Grenze zwischen sphärischem und nichtsphärischem Kopfanteil ist in der Regel durch eine raue Oberfläche mit samtartiger Konsistenz und rötliche Verfärbung des nichtsphärischen Anteils gut gekennzeichnet (Siebenrock u. Mitarb. 2004). Mit einem dünnen gebogenen Meißel wird an dieser Grenze ansetzend der nichtsphärische Anteil mit leicht konkav geschwungenem Übergang zum Schenkelhals abgetragen (Abb. 6.**67**). Dieser Schritt ist anterior und anterolateral für die Hüftkopfdurchblutung nicht gefährlich. Bei lateraler bis posterolateraler Ausziehung des Hüftkopfes müssen bei der Modellierung die Eintrittsstellen der retinakularen Gefäße in den Hüftkopf beachtet werden (Abb. 6.**68a–c**). Diese Gefäße treten knapp distal des gut palpierbaren Kopfüberhanges in den Knochen ein (Gautier u. Mitarb. 2000), sie lassen sich bei sorgfältigem Vorgehen kontrolliert schützen. Die erhaltene Kopfperfusion ist an den Blutaustritten der freigelegten Spongiosa, an der Blutung aus der Resektionsfläche des Lig. rotundum oder durch Laser-Doppler-Flussmessung (Nötzli u. Mitarb. 2002) zu kontrollieren.

Am Anfang und am Ende der Modellierung wird die Sphärizität des Restkopfes mit einer durchsichtigen Plastikschablone überprüft und danach alle blutenden Spongiosaflächen mit Wachs abgedeckt, um ein Anwachsen der Kapsel bis an den knorpeligen Kopfrand zu verhindern. Danach wird noch einmal visuell die impingementfreie Beweglichkeit in den kritischen Richtungen überprüft. Eine relative Schenkelhalsverlängerung und/oder intratrochantäre Osteotomie wird, wenn notwendig, angeschlossen.

Die Nachbehandlung richtet sich nach den durchgeführten Maßnahmen und berücksichtigt in erster Linie die ungestörte Konsolidierung der digastrischen Trochanterosteotomie. Die Entlastungsphase an 2 Stöcken mit Fußabrollen beträgt hierfür 8 Wochen, bei einer intratrochantären oder Schenkelhalsosteotomie 12 Wochen. In dieser Zeit sollen keine speziellen Maßnahmen, insbesondere keine zur Förderung der Beweglichkeit erfolgen. Gelenkeinsteifungen sind dennoch nicht zu befürchten. Nach Konsolidierung der Osteotomie ist ein gezieltes Training des M. gluteus medius zu instruieren und vom Patienten möglichst in Eigenregie und täglich durchzuführen. Auch jetzt sind Bewegungsübungen nicht zu forcieren. Die überwiegende Mehrzahl unserer Patienten benötigt keine physiotherapeutische Führung oder Behandlung.

Ergebnisse

Die chirurgische Behandlung des femoroazetabulären Impingement mit ihren verschiedenen Ausführungsschritten an Azetabulum und proximalem Femur wurde bisher in über 700 Fällen durchgeführt. Dabei zeigte sich trotz klassierbarer Impingementmuster eine hohe Variabilität in Ausmaß und Kombination der zugrunde liegenden Morphologien. Während die Impingementursachen in nahezu allen Fällen sicher beseitigt werden können, hängt das weitere Schicksal der Hüfte maßgeblich vom Ausmaß des bereits bestehenden azetabulären Knorpelschadens ab. Wenn der Hüftkopf im MRI bereits in die kranial-ventrale Zone der Knorpelschädigung migriert ist, muss die Indikation für eine Gelenkerhaltung mit Reserve gestellt werden. Ein wesentlicher Schritt in der Resultatverbesserung konnte mit der seit 2 Jahren durchgeführten Refixation eines noch erhaltenswerten Labrums erreicht werden. Die bisherigen Verläufe zeigen, dass bei korrekter Indikation und sorgfältig durchgeführter Chirurgie getrimmte Pfannenränder und Kopfkonturen nicht wieder „nachwachsen". In keinem der bisher operierten Fälle ist es zu einer Hüftkopfnekrose oder einer Schenkelhalsfraktur gekommen. Bei den radiologischen Nachkontrollen fällt eine rasche Rekortikalisierung der modellierten Kopf-Hals-Kontur auf.

Eine kürzlich abgeschlossene Nachkontrollstudie (Beck u. Mitarb. 2004) erfasst die Ergebnisse bei 19 konsekutiven Hüften nach einer Beobachtungszeit von knapp 5 Jahren. Fünf dieser Hüften, alle mit ausgedehnten initialen Knorpelschäden, hatten zwischenzeitlich eine Totalprothese erhalten. Von den übrigen 14 Hüften war das kli-

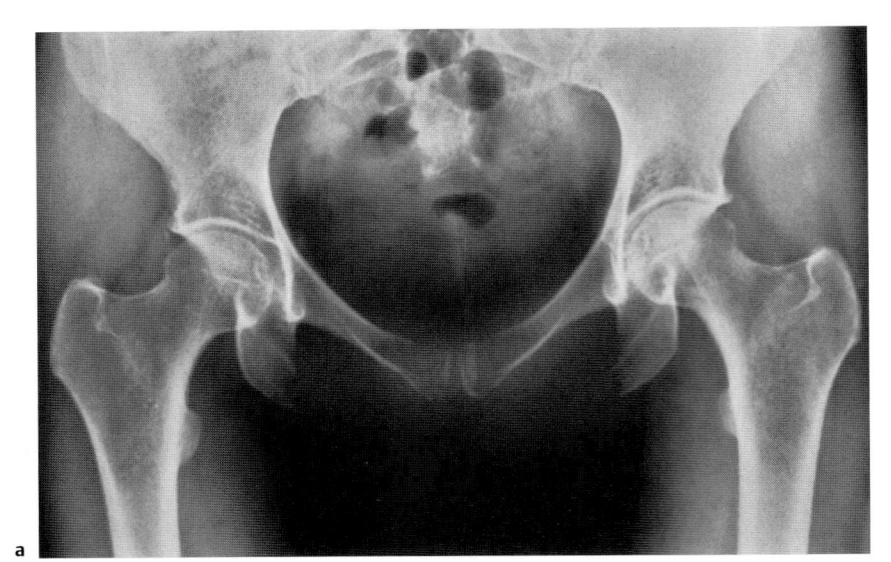

Abb. 6.66 a u. b 43-jährige Patientin mit Coxa profunda und impingementbedingter Labrumossifikation (**a**). Zustand nach zirkumferenziellem Trimmen des Pfannenrandes und Refixation des Labrums über Knochenanker (**b**).

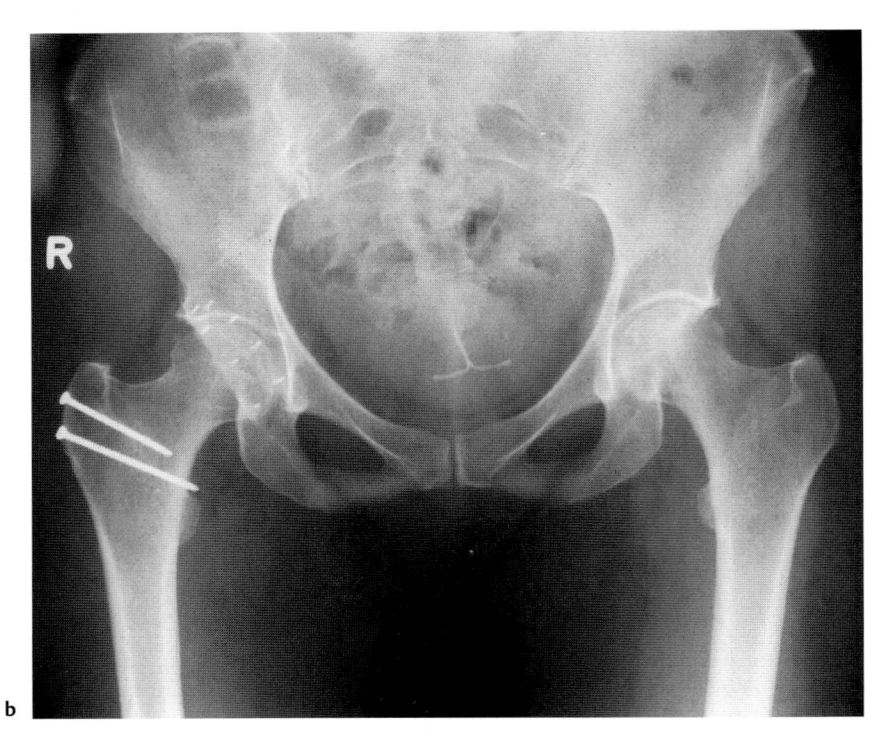

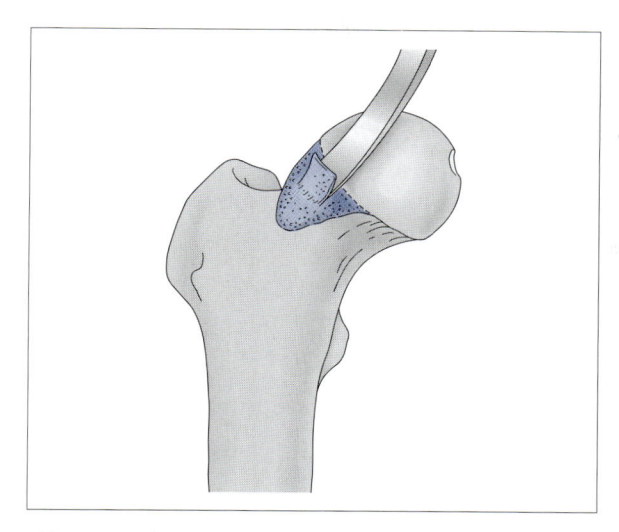

Abb. 6.67 Schematische Darstellung der Modellierung eines Hüftkopfes mit anterolateraler Ausziehung (Lavigne u. Mitarb. 2004).

nische und radiologische Ergebnis in 13 Fällen ausgezeichnet. Daraus lässt sich folgern, dass mit den beschriebenen Maßnahmen bei korrekter Indikation und präziser Ausführung Impingementbeschwerden beseitigt und das natürliche Gelenk erhalten werden kann.

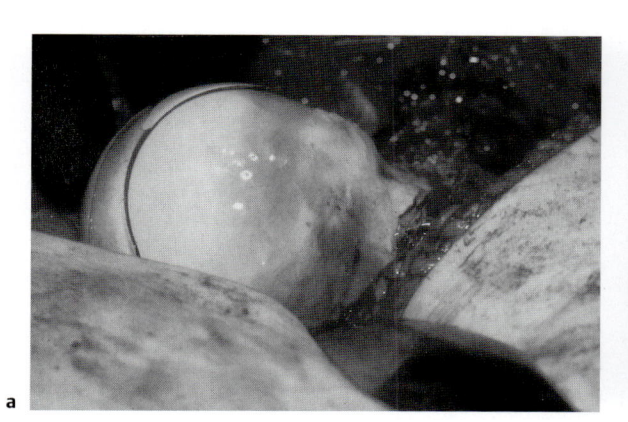

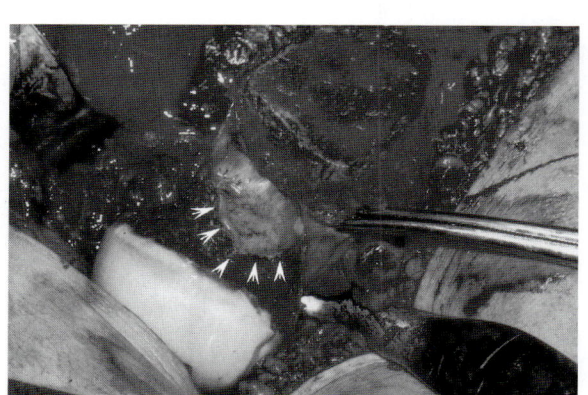

Diskussion

Das femoroazetabuläre Impingement ist definiert als pathologischer, intrakapsulärer Kontakt zwischen Azetabulum und proximalem Femur, verursacht durch eine abnorme Morphologie des proximalen Femurs und/oder des Azetabulums. Ein Impingement ist grundsätzlich ebenfalls möglich, wenn bei normalen oder nahezu normalen anatomischen Verhältnissen eine supraphysiologische Beweglichkeit, etwa von Balletttänzern, beansprucht wird. Sehr häufig ist das Impingement multifaktoriell und die impingementfreie Beweglichkeit wird umso geringer, je ausgeprägter die abnorme Morphologie ist. Daneben gibt es das extrakapsuläre Impingement, am häufigsten zwischen einem hochstehenden Trochanter und der Pfannenwand. Im Gegensatz zur Hüfttotalprothese, bei der die Problematik des Impingement zunehmend beachtet wird (Morrey 1997, Siebenrock u. Ganz 2001), ist die natürliche Hüfte mechanisch sehr gut geführt und hat praktisch keine Ausweichmöglichkeit durch Subluxation oder Luxation. Deshalb haben die Impingementkräfte, insbesondere ihr Anteil an Scherkräften, bei einem asphärisch auslaufenden Hüftkopf gravierende Folgen für den azetabulären Knorpel (Flachsmann u. Mitarb. 2002). Entsprechend typisch ist bei dieser Impingementform das von außen nach innen verlaufende Schädigungsmuster. Der Knorpel des sphärischen Hüftkopfanteiles bleibt bei beiden Impingementformen, selbst wenn massive Knorpelschäden auf der azeta-

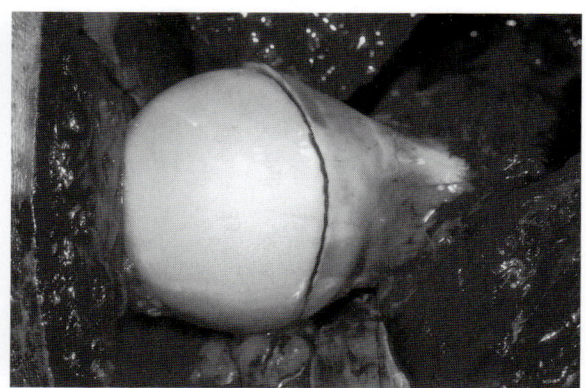

Abb. 6.68 a–c 34-jähriger Patient mit Cam-Impingement
a Deutliche anterolaterale Ausziehung des Hüftkopfes. Die Schablone liegt über dem sphärischen Kopfanteil.
b Markierter Trimm-Rand zwischen sphärischem und nichtsphärischem Hüftkopfanteil. Die Linie reicht über den Retinakulumbereich nach dorsal.
c Endresultat des Trimmens. Obere Retinakulumbegrenzung mit den Eintrittstellen der kopfernährenden Gefäße (Pfeile).

bulären Seite vorliegen, lange vollständig intakt (Ganz u. Mitarb. 2003), was nicht mit einer Arthroseentstehung durch vertikale Überlastung in Einklang gebracht werden kann.

Die Vorstellung, wonach Abweichungen von der morphologischen Norm zur Arthrose des Hüftgelenks führen, ist nicht neu. Die deutschsprachige Literatur kennt den Begriff der präarthrotischen Deformität (Hackenbroch 1961). In der angelsächsischen Literatur sind in diesem Zusammenhang die Begriffe der Pistol grip Deformity und des Retrotilt gebräuchlich (Stuhlberg u. Mitarb. 1975, Resnick 1975). Goodman u. Mitarb. (1997) haben unter dem Begriff subklinische Epiphysiolyse die geringen Abrutsche der Epiphyse als wesentlichen Faktor für eine frühe Arthroseentstehung erkannt und die Ausmuldung des entsprechenden Pfannenrandes beschrieben. Rab (1999) hat die theoretischen Bestätigungen geliefert wie und in welchem Ausmaß bei der Epiphysiolysis capitis femoris ein Kontakt zwischen prominenter Metaphyse und Azetabulum entsteht. Tönnis und Heinecke (1999) haben eine Beziehung von reduzierter Antetorsion des Schenkelhalses und Hüftproblemen mit Arthrosetendenz beschrieben. Schließlich haben Byers u. Mitarb. (1970) bei postmortem Studien eine bevorzugte Knorpelschädigung in der Pfannenperipherie gefunden. Auch azetabuläre Formvarianten wurden mit der Arthroseentstehung in Verbindung gebracht, z. B. die Coxa profunda (Gekeler 1978) und die Retroversion (Reynolds u. Mitarb. 1999). Dennoch stellen alle diese Studien das Konzept der Koxarthroseentstehung durch vertikale Lastaufnahme nicht in Frage, obwohl Übergewicht wohl eine Gonarthrose, nicht aber eine Koxarthrose nachweislich begünstigt (Lawrence u. Mitarb. 1966). Die Analyse unserer Einzelbeobachtungen lässt den Schluss zu, dass die Bewegung für die Initiierung der Koxarthrose entscheidend ist und die vertikale Belastung erst nach gesetztem Pfannenrandschaden die Progredienz der Arthrose mitbestimmt, eine Überlegung die bereits Preiser (1911) machte, ohne dass sie nachfolgend übernommen wurde. Er hatte sich bereits mit der funktionellen Gelenkflächeninkongruenz beschäftigt und eine reduzierte Innenrotation als frühes Zeichen angegeben. Selbst das schwer einzuordnende Malum coxae senile (Hackenbroch 1961) lässt sich heute letztlich als Impingementfolge deuten (Leunig u. Mitarb. 2003).

Schlussfolgerungen

Das femoroazetabuläre Impingement ist häufig, ja sogar sehr häufig. Es initiiert eine Koxarthrose. Die überwiegende Mehrzahl der Patienten ist zwischen 20 und 30 Jahre alt. Die Möglichkeit eines Impingement muss auch bei symptomatischen Hüften und „Normalbefunden" im konventionellen Röntgenbild in Betracht gezogen werden. Beste weiterführende diagnostische Maßnahme ist ein radiales Arthro-MRT. Obwohl Langzeitresultate noch ausstehen, sind die mit der beschriebenen gelenkerhaltenden Chirurgie erreichbaren Resultate viel versprechend. Wesentlich ist die frühe Diagnosestellung, um sportliche und berufliche Weichen zu stellen und die therapeutischen Maßnahmen zeitgerecht mit dem Ziel einzuleiten, das Vollbild der Koxarthrose bei diesen jungen Patienten hinauszuschieben.

Literatur

Beck, M., J. Parvizi, V. Boutier, D. Wyss, M. Leunig, R. Ganz (2004): Anterior femoro-acetabular impingement. Clinical midterm results of joint debridement. Clin Orthop (zur Publikation angenommen)

Bombelli, R. (1976): Osteoarthritis of the hip. Pathogenesis and consequent therapy. Springer, Berlin

Byers, P.D., C.A. Contepomi, T.A. Farkas (1970): A postmortem study of the hip joint including the prevalence of the features of the right side. Ann Rheum Dis 29:15–21

Cooke, T.D.V. (1986): Immune pathology in polyarticular osteoarthritis. Clin Orthop 213: 41–49

Czerny, C., S. Hofmann, A. Neuhold, C. Tschauner, A. Engel, M.P. Recht, J. Kramer (1996): Lesions of the acetabular labrum: accuracy of MR imaging and MR arthography in detection and staging. Radiology 200: 225–230

Dora, C., E. Mascard, K. Mladenov, R. Seringe (2002): Retroversion of the acetabular dome after Salter and triple pelvic osteotomy for congenital dislocation of the hip. J Pediatr Orthop 11-B: 34–40

Eijer, H., M. Leunig, N. Mahomed, R. Ganz (2001a): Cross-table lateral radiographs for screening of anterior femoral head-neck offset in patients with femoro-acetabular impingement. Hip International 11: 37–41

Eijer, H., S.R. Myers, R. Ganz (2001b): Anterior femoro-acetabular impingement after femoral neck fractures. J Orthop Trauma 15: 475–481

Ferguson, S.J., J.T. Bryant, R. Ganz, K. Ito (2000): The acetabular labrum: a poroelastic finite element model. Clin Biomech 15: 463–468

Flachsmann, R., N.D. Broom, A.E. Hardy, G. Moltschaniwskyi (2002): Why is the adolescent joint particularly susceptible to osteochondral shear fracture? Clin Orthop 381: 212–221

Flores, R.H., M.C. Hochberg (1998): Definition and classification of osteoarthritis. In: Brandt, K.D., M. Doherty, L.S. Lokmander: Osteoarthritis. Mosby Publishers: 6–18

Ganz, R., T.J. Gill, E. Gautier, K. Ganz, N. Krügel, U. Berlemann: (2001): Surgical dislocation of the adult hip. A technique with full access to femoral head and acetabulum without the risk of avascular necrosis. J Bone Joint Surg 83-B: 1119–1124

Ganz, R., J. Parvizi, M. Beck, M. Leunig, H.P. Nötzli, K.A. Siebenrock (2003): Femoro-acetabular impingement. An important cause of early osteoarthritis of the hip. Clin Orthop (in Druck)

Gautier, E., K. Ganz, N. Krügel, T.J. Gill, R. Ganz (2000): Anatomy of the medial femoral circumflex artery and its surgical implications. J Bone Joint Surg 82-B: 679–83

Gekeler J. (1978): Die Coxarthrose bei tiefer Pfanne. Z Orthop Grenzgeb 116: 454

Goodman, D.A., J.E. Feighan, A.D. Smith, B. Latimer, R.L. Buly, D.R. Cooperman (1997): Subclinical slipped capital femoral epiphysis. Relationship to osteoarthritis of the hip. J Bone Joint Surg 79-A: 1489–1497

Hackenbroch, M. (1961): Die degenerative Erkrankung des Hüftgelenkes. In: Hohmann, G., M. Hackenbroch, K. Lindemann: Handbuch der Orthopädie Bd. IV, Teil I, Thieme, Stuttgart: 321–364

Ingvarson, T. (2000): Prevalence and inheritance of hip osteoarthritis in Iceland. Acta Orthop. Scand 71: Suppl 298

Ito, K., M.A. Minka II., M. Leunig, S. Werlen, R. Ganz (2001): Femoro-acetabular impingement and the Cam-effect. A MRI-based quantitative study of the femoral head-neck offset.J Bone Joint Surg 83-B: 171–176

Klaue, K., C.W. Durnin, R. Ganz (1991): The acetabular rim syndrome. A clinical presentation of dysplasia of the hip. J Bone Joint Surg 73-B: 423–429

Lavigne, M., J. Parvizi, M. Beck, K.A. Siebenrock, R. Ganz, M. Leunig (2004): Anterior femoro-acetabular impingement. Techniques of joint preserving surgery. Clin Orthop (zur Publikation angenommen)

Lawrence, J.S., J.M. Brenner, F. Bier (1966): Osteoarthritis. Prevalence in the population and relationship between symptoms and x-ray changes. Ann Rheum Dis 25: 1

Leunig, M., C.R. Fraitzl, R. Ganz (2002): Frühe Schädigung des acetabulären Knorpels bei der Epiphysiolysis capitis femoris. Orthopäde 31: 894–899

Leunig, M., D. Podeszwa, M. Beck, S. Werlen, R.Ganz (2004): Magnetic resonance arthography of labral disorders in dysplasia and impingement hips. Clin Orthop 418 (zur Publikation angenommen)

Leunig, M., S. Werlen, A. Ungersböck, K. Ito, R. Ganz (1997): Evaluation of the acetabular labrum by MR arthrography.J Bone Joint Surg 79-B: 230–234

Leunig, M., M. Beck, A. Woo, C. Dora, M. Kerboull, R. Ganz (2003): Acetabular rim degeneration: a constant finding in the aged hip. Clin Orthop (in Druck)

Locher, S., S. Werlen, M. Leunig, R. Ganz (2001): Mangelhafte Erfassbarkeit von Frühstadien der Coxarthrose mit konventionellen Röntgenbildern. Z Orthop 139: 70–74

Locher, S., S. Werlen, M. Leunig, R. Ganz (2002): Arthro-MRI mit radiärer Schnittsequenz zur Darstellung der präradiologischen Hüftpathologie. Z Orthop 140: 1–5

McCarthy, J., P.C. Noble, M.R. Schuck, J. Wright, J. Lee (2001): The role of labral lesions to development of early degenerative hip disease. Clin Orthop 393: 25–37

McDonald, S.J., D. Garbuz, R. Ganz (1997): Clinical evaluation of the symptomatic young adult hip. Sem Arthroplasty 8: 3–9

Morrey, B.F. (1997): Difficult complications after hip joint replacement. Dislocation. Clin Orthop 344: 179–187

Müller, M.E. (1971): Die hüftnahen Femurosteotomien unter Berücksichtigung der Form, Funktion und Beanspruchung des Hüftgelenkes. Thieme, Stuttgart

Murphy, S.B., P.K. Kijewski, M.B. Millis, A. Harless (1990): Acetabular dysplasia in the adolescent and young adult. Clin Orthop 261: 214–223

Murray, R.O. (1965): The aetiology of primary osteoarthritis of the hip. Brit J Radiol 38: 810–824

Myers, S.R., H. Eijer, R. Ganz (1999): Anterior femoro-acetabular impingement after periacetabular osteotomy. Clin Orthop 363: 9–20

Nötzli, H.P., K.A. Siebenrock, A. Hempfing, L.E. Ramseier, R. Ganz (2002): Perfusion of the femoral head during surgical dislocation of the hip. Monitoring by laser-Doppler flowmetry. J Bone Joint Surg 84-B: 300–304

Nötzli, H.P., T.F. Wyss, C. Stoecklin, R. Schmid, K. Treiber, J. Hodler (2002): The contour of the femoral head neck junction as a predictor for the risk of anterior impingement. J Bone Joint Surg 84-B: 556–560

Pauwels, F. (1973): Atlas zur Biomechanik der gesunden und kranken Hüfte. Springer, Berlin

Pitt, M.J., A.R. Graham, J.H. Shipman, W. Birkby (1982): Herniation pit of the femoral neck. Am J Roentgenol 138: 1115–1121

Preiser, G. (1911): Statische Gelenkerkrankungen. Enke, Stuttgart

Rab, G.T. (1999): The geometry of slipped capital epiphysis: implications for movement, impingement and corrective osteotomy. J Pediatr Orthop 19: 419–424

Radin, E.L., R.M. Rose (1986): Role of subchondral bone in the initiation and progression of cartilage damage. Clin Orthop 213: 34–40

Resnick, D. (1975): Patterns of migration of the femoral head in osteoarthritis of the hip. Roentgenographic pathologic correlation and comparison with rheumatoid arthritis. Am J Roentgenol 124: 62–71

Reynolds, D., J. Lucas, K. Klaue (1999): Retroversion of the acetabulum. A cause of hip pain. J Bone Joint Surg 81-B: 281–288

Siebenrock, K.A., E. Scholl, M. Lottenbach, R. Ganz (1999): Bernese periacetabular osteotomy. Clin Orthop 363: 9–20

Siebenrock, K.A., R. Ganz (2001): The impingement problem in total hip arthroplasty. In: Rieker, C., S. Oberholzer, U. Wyss: World Tribology Forum in Arthroplasty. Huber, Bern: 47–52

Siebenrock, K.A., R. Schöniger, R. Ganz (2003): Anterior femoroacetabular impingement due to retroversion and its treatment by periacetabular osteotomy. J Bone Joint Surg 85-A: 278–286

Siebenrock, K.A., K.H.A. Wahab, S. Werlen, M. Kalhor, M. Leunig, R. Ganz (2004): Abnormal epiphyseal extension of the femoral head as a cause of femoro-acetabular impingement. Clin Orthop (zur Publikation angenommen)

Solomon, L. (1976): Patterns of osteoarthritis of the hip. J Bone Joint Surg 58-B: 176–184

Stuhlberg, S.D., L.D. Cordell, W.H. Harris, P.L. Ramsey, G.D. McEwen (1975): Unrecognized childhood hip disease: a major cause of idiopathic osteoarthritis of the hip. In: The Hip. Proceedings of the Third Meeting of the Hip Society :212–228

Tönnis, D., A. Heinecke (1999): Acetabular and femoral anteversion: relationship with osteoarthritis of the hip. J Bone Joint Surg 81-A: 1747–1770

Treadwell, B.V., H.J. Mankin (1986): The synthetic processes of articular cartilage. Clin Orthop 213: 50–61

6.7 Chirurgische Luxation des Hüftgelenks bei Erwachsenen

R. Ganz

6.7.1 Einleitung

Obwohl ein Bedürfnis nach ungehinderter intraartikulärer Chirurgie des Hüftgelenks besteht, wird bisher die dazu notwendige Luxation eher selten durchgeführt. Anekdotische Berichte betreffen die Behandlung der rheumatoiden Arthritis (Albright u. Mitarb. 1975, Mogensen u. Mitarb. 1982), der Chondromatose (Postel u. Mitarb. 1987), der villonodulären Synovitis (Gitelis u. Mitarb. 1989) sowie eine Mitteilung über ein Débridement der Hüfte bei Osteochondritis dissecans des Hüftkopfes (Guilleminet u. Barbier 1957, Hallel u. Mitarb. 1976, Bowen u. Mitarb. 1986, Wood u. Mitarb. 1995). Als Grund für die Zurückhaltung wird jeweils die mögliche Gefährdung der Durchblutung des Hüftkopfes angeführt; konkrete Hinweise, wie diese Gefahr vermieden werden kann, werden allerdings nicht angegeben.

Eine chirurgische Ausrenkung der Hüfte kann sowohl durch einen vorderen, seitlichen oder hinteren Zugang erfolgen. Epstein (Epstein u. Mitarb. 1985) fand für den vorderen Zugang die höchste Nekroserate. Demgegenüber haben Trueta u. Harrison (1953) gezeigt, dass die ventral verlaufenden Endäste der A. circumflexa femoris lateralis die Epiphyse kaum mit Blut versorgen, was in einer eigenen Studie (Gautier u. Mitarb. 2000) bestätigt wurde.

Im Folgenden beschreiben wir eine Technik der chirurgischen Dislokation des Hüftgelenks, die auf detaillierten Untersuchungen der vaskulären Anatomie des Hüftgelenks beruht (Gautier u. Mitarb. 2000). Sie kombiniert Aspekte bereits beschriebener Zugänge und ist prinzipiell eine vordere Ausrenkung über einen dorsalen oder lateralen Zugang mit einer Trochanter-Flip-Osteotomie (Mercati u. Mitarb. 1972). Der Eingriff wird routinemäßig seit 10 Jahren durchgeführt. In keinem der bisher ca. 600 Eingriffe kam es postoperativ zu einer avaskulären Nekrose des Hüftkopfes (Ganz u. Mitarb. 2001, Ganz u. Mitarb. 2003).

6.7.2 Chirurgisches Prinzip

Die Epiphyse des Hüftkopfes wird vornehmlich über die Endäste des R. profundus der A. circumflexa femoris medialis (ACFM) durchblutet (Trueta u. Harrison 1953, Gautier u. Mitarb. 2000), die auch ohne die Zusatzquellen aus dem Lig. teres und über die Metaphyse eine ausreichende Perfusion gewährleisten (Sevitt u. Thompson 1965, Nötzli u. Mitarb. 2002). Während der Dislokation des Gelenks wird der Ramus profundus der ACFM durch den intakten M. obturator externus geschützt (Gautier u. Mitarb. 2000).

Mit einem Trochanter-Flip-Zugang (Mercati u. Mitarb. 1972, English 1975) kann die Hüftgelenkskapsel ventral, kranial und dorsal dargestellt und nach ihrer Inzision der Hüftkopf nach ventral luxiert werden. Dabei bleiben alle Außenrotatoren am stabilen Trochanter haften. Der Hüftkopf kann bis zu 11 cm aus der Pfanne herausgehoben werden, was eine nahezu 360° umfassende Übersicht des Hüftkopfes und eine volle Einsicht auf das Azetabulum erlaubt (Ganz u. Mitarb. 2001).

6.7.3 Operationstechnik

Der Patient befindet sich in Seitenlage mit steril verpackter, beweglicher Extremität. Man hat die Wahl zwischen einer Kocher-Langenbeck-Inzision (Letournel u. Judet 1993) oder einem Gibson-Zugang (Gibson 1950), den wir in letzter Zeit bevorzugen, da er unter anderem die Muskelmasse des M. gluteus maximus intakt lässt. Bei letzterem Zugang wird die Fascia lata ventral des M. gluteus maximus inzidiert und danach dessen Muskelmasse nach dorsal mobilisiert. Mit leicht innenrotiertem Bein wird die Darstellung des Hinterrandes des M. gluteus medius erleichtert; allerdings wird zu diesem Zeitpunkt weder der M. gluteus medius mobilisiert noch die Sehne des M. piriformis dargestellt. Als nächster Schritt folgt eine plane Trochanterosteotomie mit einer oszillierenden Säge, und zwar entlang einer Linie zwischen dorsokranialer Spitze des Trochanter major und Tuberculum innommatum, dem Ursprung des M. vastus lateralis.

Das Trochanterfragment soll eine maximale Dicke von 1,5 cm aufweisen. Proximal endet die Osteotomie knapp ventral der am weitesten dorsalen Insertionsfasern des M. gluteus medius (Abb. 6.**69**). Diese Schnittführung und Osteotomietechnik schützen den R. profundus der ACFM, welcher etwa auf Höhe des M. gemellus superior die Kapsel perforiert (Gautier u. Mitarb. 2000).

Das Trochanterfragment wird zusammen mit den anhaftenden M. vastus lateralis und M. gluteus medius schrittweise nach ventral mobilisiert. Dabei müssen die lateralen Verbindungen des M. vastus lateralis bis auf mittlere Höhe der Sehne des M. gluteus maximus vom Femurknochen gelöst werden. Die am stabilen Trochanter verbliebenen Fasern des M. gluteus medius werden ebenfalls durchtrennt, damit das Trochanterfragment vollständig nach ventral umgeklappt werden kann. Die Osteotomie ist korrekt, wenn nur wenige Fasern der Sehne des M. piriformis am mobilen Fragment haften bleiben. Sie werden bei der weiteren Mobilisation dicht am hochgeklappten Trochanterfragment durchtrennt. Jetzt wird mit weiterer Beugung in der Hüfte und leichte Außenrotation des

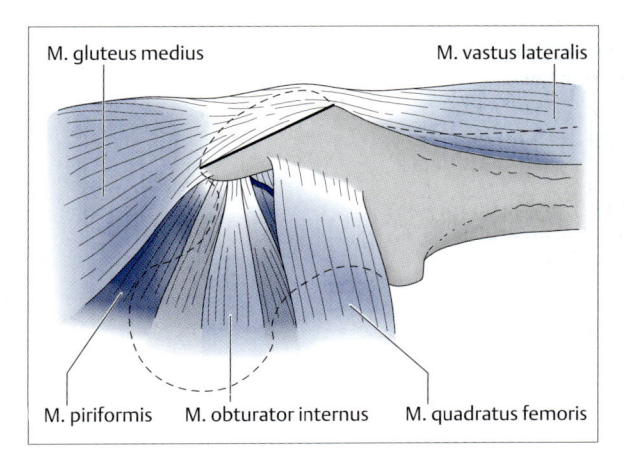

Abb. 6.69 Skizze mit Trochanterosteostomie. Proximal endet die Osteotomie knapp innerhalb der dorsalsten Ansatzfasern des M. gluteus medius. Distal verbleibt der ganze Ursprung des M. vastus lateralis am Trochanterfragment.

Beines der M. vastus lateralis von der vorderen Fläche des proximalen Femurs abgelöst. Proximal der Trochanterbasis wird die Sehne des M. piriformis in ihrer ganzen Länge sichtbar, wenn der dorsokaudale Rand des M. gluteus medius nach kranial-ventral gehalten wird. In Außenrotation ist die Sehne des M. piriformis entspannt und kann nach kaudal weg gehalten werden, was die Identifizierung des dorsokaudalen Randes des M. gluteus minimus vereinfacht. Schrittweise wird nun der M. gluteus minimus von der Kapsel gelöst und nach kranial weg gehalten (Abb. 6.70). Mit diesem Vorgehen wird die konstante Anastomose zwischen A. glutea inferior und R. profundus der ACFM, welche entlang dem Unterrand des M. piriformis verläuft, erhalten (Gautier u. Mitarb. 2000). Weiter dorsal muss die Nähe des N. ischiadicus beachtet werden, der im Regelfall unter dem M. piriformis aus dem Beckeninneren hervortritt. Gelegentlich ist der Nerv doppelläufig, dann kann der M. piriformis zwischen beiden Nervensträngen verlaufen. In diesem Fall sollte die Piriformissehne vom stabilen Trochanter abgelöst werden, um während der Dislokation Zug oder Druck auf den Nerv zu vermeiden. Mit fortschreitender Darstellung der Gelenkkapsel wird der Lappen, bestehend aus M. vastus lateralis, Trochanter, M. gluteus minimus und medius, immer weiter nach ventral weggehalten, was durch weitere Beugung und Außenrotation in der Hüfte erleichtert wird. Damit sind ventrale, kraniale und dorsokraniale Kapsel vollständig einsehbar (Abb. 6.71).

Die Inzision der Hüftgelenkskapsel beginnt ventral entlang der Schenkelhalsachse mit Beginn an der entsprechenden Ecke der Trochanterbasis. Damit kann eine Verletzung des kraniodorsal am Schenkelhals verlaufenden Retinakulums, das die kopfernährenden Endäste des R. profundus der ACFM enthält, verhindert werden. Die Inzision wird vorerst nicht bis zum Pfannenrand geführt, sondern entlang der ventralen Schenkelhalsbasis nach kaudal fortgesetzt. Dabei ist es vorteilhaft, einen kurzen Stumpf an der Schenkelhalsbasis zu belassen, was die spätere Naht der Kapsel vereinfacht. Die Kapsulotomie im distalen Bereich wird ventral des Trochanter minor beendet, um eine allfällige Schädigung des Hauptastes der ACFM zu vermeiden, welcher knapp proximal des Trochanter minor dorsal um die Schenkelhalsbasis verläuft. Jetzt kann der vordere Kapsellappen angehoben werden, wodurch das Labrum acetabulare sichtbar wird. Die erste Kapselinzision kann jetzt ohne Gefahr für Hüftkopfknorpel und Labrum bis über dem Pfannenrand noch kranial vervollständigt werden. Danach lässt sich die Kapselinzision spitzwinklig nach dorsal entlang dem Pfannenrand weiterführen. Sie endet unter dem mit einem stumpfen Haken weggehaltenen M. piriformis.

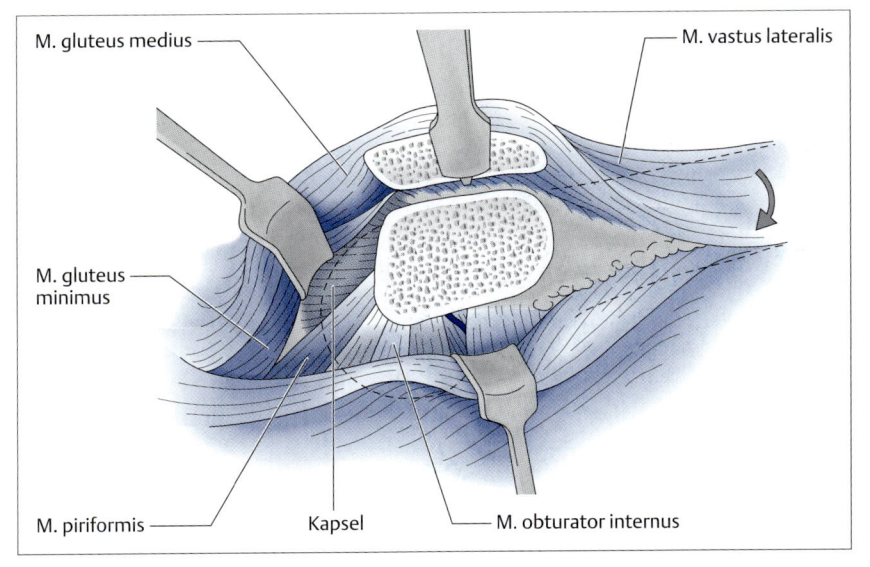

Abb. 6.70 Mit geringer Flexion und Außenrotation des Femurs (Pfeil) sowie nach ventral aufgeklapptem Trochanterfragment mit anhaftenden M. gluteus medius und M. vastus lateralis erfolgt die Darstellung der Kapsel zwischen M. piriformis und M. gluteus minimus. Die von der Kapsel abgelöste Muskelmasse des Gluteus minimus wird mit einem Weichteil-Haken nach kranial gehalten.

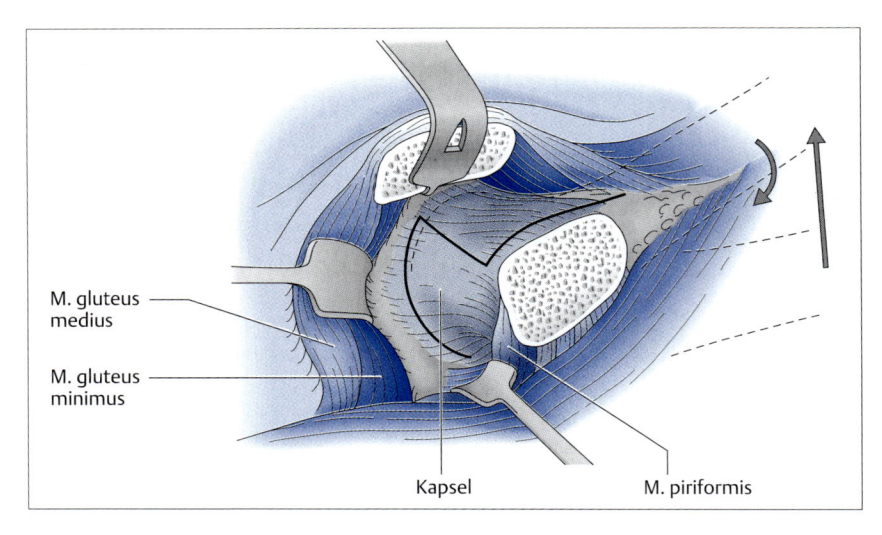

Abb. 6.71 Z-förmige Kapsulotomie wofür das Femur weiter gebeugt und außenrotiert wird (Pfeile). Trochanterfragment, M. gluteus medius und minimus sowie die entspannten, aber nicht abgelösten Außenrotatoren werden mit Hebeln weg gehalten.

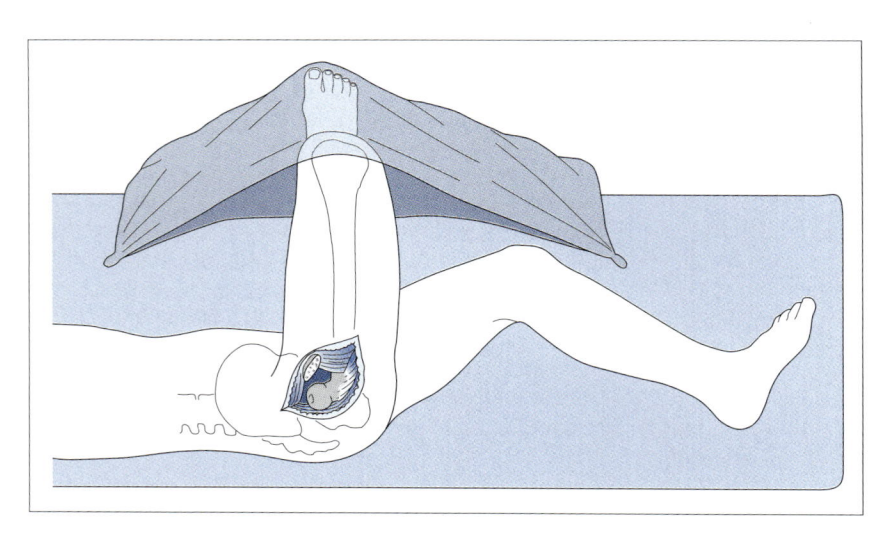

Abb. 6.72 Für die Hüftgelenksluxation kommt der Unterschenkel in einen sterilen Sack auf der Seite des Op-Tisches. Die Luxation erfolgt mit Flexion und sukzessiver Außenrotation in der Hüfte (nach Ganz u. Mitarb. 2001).

Das Hüftgelenk ist nun für das Dislokationsmanöver vorbereitet. Dazu wird das Bein gebeugt, außenrotiert und nach ventral über den Operationstisch in einen sterilen Sack geführt (Abb. 6.72). Mit einem Knochenhaken, der am Calcar femoris ansetzt, sowie einer weiteren Außenrotation wird der Unterdruck im Gelenk überwunden und es entsteht eine Subluxation. Bei chronischer Erkrankung des Hüftgelenkes kann das Lig. teres spontan reißen, andernfalls wird es mit einer stark gebogenen Schere durchtrennt. Danach lässt sich der Hüftkopf durch weitere Außenrotation vollständig aus der Pfanne luxieren. Der am Hüftkopf verbleibende Stumpf des Lig. teres wird reseziert. In der Regel blutet es aus der Resektionsfläche, dennoch ist die Arterie des Lig. teres keine entscheidende Blutquelle für den Hüftkopf (Sevitt u. Thompson 1965, Nötzli u. Mitarb. 2002). Hüftkopf und Azetabulum lassen sich durch Manipulation des Beines gesondert darstellen.

Bestehen wesentliche Weichteilvernarbungen um die Hüfte, z.B. posttraumatisch oder nach früheren Eingriffen, ist es vorteilhaft, den N. ischiadicus vor der Luxation darzustellen und aus möglichen Adhäsionen zu befreien.

Für eine vollständige Inspektion des Azetabulums wird zunächst das Knie angehoben und mäßiger koaxialer Druck auf das Femur ausgeübt, um den Kopf über den dorsalen Pfannenrand zu schieben. Danach werden 3 Hebel eingesetzt (Abb. 6.73). Zur Darstellung des Femurkopfes sind keine speziellen Hebel notwendig, ein Absenken des Knies genügt, um den Hüftkopf aus der Zugangswunde herauszuheben. Zur Darstellung der dorsalen Aspekte des Hüftkopfes sind abgerundete Hebel und Rotationsbewegungen des Oberschenkels hilfreich. Das die Endäste der ACFM schützende Retinakulum wird an der kraniodorsalen Kontur des Schenkelhalses deutlich sichtbar. Zur Überprüfung der Durchblutung des Hüftkopfes

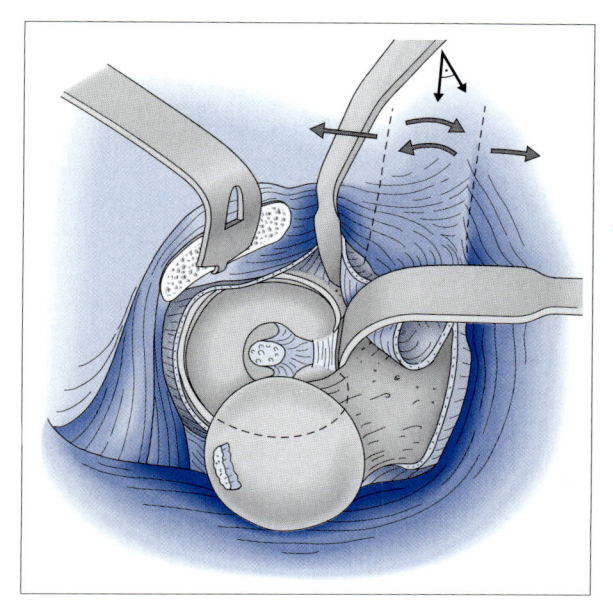

Abb. 6.73 Zur Darstellung der Hüftpfanne wird ein spitzer Hebel kranial und ein weiterer ventral über den Pfannenrand angesetzt. Ein dritter Hebel setzt unterhalb des Lig. transversum an der Incisura acetabuli an und drückt den Schenkelhals nach distal. Für die Darstellung des hinteren unteren Pfannenrandes wird der ventrale Hebel entfernt und der Hüftkopf mit vermehrtem Druck gegen das angehobene Knie über den dorsalen Pfannenrand geschoben. Stellungsänderungen des Oberschenkels (Pfeile) erleichtern die jeweilige Übersicht. Die Darstellung des Hüftkopfes erfolgt durch Absenken des Knies und Rotationen des Oberschenkels (nach Ganz u. Mitarb. 2001).

kann ein 2,0-mm-Bohrloch in den Kopf angelegt werden (Gill u. Mitarb. 1998) Die blutenden Spongiosaflächen nach Trimmen des Kopf-Hals-Überganges sind weitere Zeichen der erhaltenen Perfusion. Ein dynamisches Perfusionsprofil ergibt die Laserdoppler-Flussmessung (Nötzli u. Mitarb. 2002).

Während der Exposition des Gelenkknorpels sollte dieser ständig mit Ringer-Lösung vor dem Austrocknen bewahrt werden (Speer u. Mitarb. 1990). Inspektion und Befunderhebung von Pfanne und Hüftkopf werden gefolgt von einer Probereposition zur visuellen Überprüfung der verschiedenen Impingementmöglichkeiten, wie sie für den individuellen Fall aus klinischer Untersuchung, konventioneller Radiologie und radialem Arthro-MRI (Locher u. Mitarb. 2002) vermutet wurden. Vorteilhaft ist die erhobenen Befunde kartographisch zu dokumentieren, was den Rückvergleich mit dem MRI erleichtert, der Patienteninformation dient und für eine wissenschaftliche Auswertung verwendet werden kann. Die therapeutischen Möglichkeiten der chirurgischen Hüftgelenksluxation reichen vom Gelenkdébridement für ein impingementfreies Gelenkspiel (Lavigne u. Mitarb. 2004) über die Kontrolle der Reposition bei Azetabulumfrakturen (Siebenrock u. Mitarb. 2002) bis zur Hüfttotalprothesenoperation bei schwieriger Morphologie.

Die Wiedereinrenkung des Gelenks ist durch Zug am gebeugten Knie, gefolgt von leichter Innenrotation sehr einfach zu erreichen. Die Hüftgelenkskapsel wird fortlaufend genäht. Dabei ist auf eine lockere Naht zu achten, da sich Spannungen der Kapsel auf das Retinakulum fortleiten und zu einer Perfusionsstörung des Hüftkopfes führen können (Nötzli u. Mitarb. 2002). Das Trochanter-major-Fragment wird mit einem Knochenhaken reponiert und mit zwei bis drei 3,5er-Kortikalisschrauben refixiert. Eine Trochanterdistalisierung ist möglich. Wird gleichzeitig eine intertrochantäre Osteotomie durchgeführt, lässt sich das Trochanterfragment auf die Klinge aufladen. Die Operationszeit von Hautinzision bis Dislokation beträgt 25 bis 40 Minuten und der durchschnittliche Blutverlust für diese Phase liegt bei 300 ml. Bei sorgfältiger, atraumatischer Operationstechnik ist eine Prophylaxe gegen heterotope Ossifikationen nicht notwendig (Ganz u. Mitarb. 2001).

Der Krankenhausaufenthalt nach chirurgischer Hüftluxation beträgt in der Regel 5 Tage. Das operierte Bein wird an 2 Stöcken während einer Periode von 8 Wochen entlastet, danach ist der Trochanter in der Regel geheilt. Außer selbstverabreichtem, niedermolekularem Heparin zur Thromboseprophylaxe ist keine spezielle postoperative Behandlung vorgesehen. Die Rehabilitation beginnt erst 8 Wochen nach dem Eingriff bzw. wenn der Trochanter sicher konsolidiert ist. Sie besteht in einem Eigentraining des M. gluteus medius nach entsprechender Instruktion. Zusätzlich wird schwimmen und Fahrrad fahren empfohlen. Nach der 8-Wochen-Periode entspricht die Abduktorenkraft in der Regel einem M 4 und erreicht 4–6 Wochen später ein M 5.

Komplikationen

Mit bisher 4 Fällen einer Teilneurapraxie des N. ischiadicus liegt diese Komplikation unter 1%. In allen Fällen erholte sich der Nerv vollständig innerhalb von 6 Monaten. Alle 4 Patienten waren früher an der Hüfte operiert worden, weshalb es nahe liegend erscheint, dass Vernarbungen um den Nerv zu interoperativer Zug- oder Druckschädigung beigetragen haben. Vor der Ausrenkung wird deshalb bei ähnlich gelagerten Fällen die Dissektion des N. ischiadicus empfohlen.

Postoperative Lockerungen der Trochanterfixation mussten in knapp 2% (11 Fälle) beobachtet und deswegen reoperiert werden. Seit einem Release der langen Sehne des M. gluteus minimus am Trochanterfragment sind keine derartigen Komplikationen mehr aufgetreten. Die Häufigkeit von limitierenden heterotopen Ossifikationen betrug in einer ersten Serie knapp 1% (Ganz u. Mitarb. 2001). Mit verfeinerter Operationstechnik wurden keine ektopen Ossifikationen mehr beobachtet, obwohl keine Routineprophylaxe durchgeführt wird.

Sieben Patientinnen mit einer Kocher-Langenbeck-Inzision unterzogen sich einer kosmetischen Operation wegen einer störenden Fettgewebevorwölbung im dorsokaudalen Bereich der Operationsnarbe. Diese Komplikation ist mit

Verwendung einer geraden Längsinzision des Gibson-Zugangs (Gibson 1950) nicht mehr beobachtet werden.

Bei etwa 30% unserer Patienten wurde später eine Schraubenentfernung vornehmlich wegen lokaler Druckbeschwerden durchgeführt.

Ergebnisse

Seit 1992 wurden ca. 600 chirurgische Dislokationen der Hüfte durchgeführt. Sie erfolgten mehrheitlich zur Behandlung eines femoroazetabulären Impingement, bei ähnlich gelagerter Problematik nach Epiphyseolysis capitis femoris oder Morbus Perthes sowie für andere intraartikuläre Pathologien wie Chondromatose, villonoduläre Synovitis oder intrakapsuläre kartilaginäre Exostose (Siebenrock u. Ganz 2002). Weitere Indikationen sind bestimmte Azetabulumfrakturen (Siebenrock u. Mitarb. 2002) und Femurkopf-Frakturen (Kloen u. Mitarb. 2002). Die postoperative Hüftbeweglichkeit wird durch den Eingriff selbst nicht ersichtlich beeinträchtigt, obwohl bewusst auf ein Bewegungsprogramm zunächst verzichtet wird.

In der bisherigen Erfahrungszeit ist es zu keiner Hüftkopfnekrose gekommen und unsere Serie ist durch keine postoperative Infektion belastet.

Schlussfolgerung

Obwohl über befriedigende Resultate mit der Hüftarthroskopie bei intraartikulären Pathologien wie Labrumläsion, Osteochondritis dissecans sowie bei der frühen Arthrose berichtet wird (Fitzgerald jr. 1995, Ide u. Mitarb. 1991, Schindler u. Mitarb. 1995, Glick u. Mitarb. 1987, Villar 1992), bleibt diese Technik in der überwiegenden Mehrzahl der so behandelten Fälle eine palliative Maßnahme. Arthroskopisch sind Impingementüberprüfungen nicht möglich, ebenso sind die Maßnahmen zur Beseitigung der Impingementursachen aufwendig und fraglich genügend; eine intraoperative Erfolgskontrolle ist nicht möglich. Die hier vorgestellte Technik der chirurgischen Luxation des Gelenks erlaubt eine vollständige visuelle Darstellung von Femurkopf und Azetabulum mit gleichzeitiger Überprüfung des Gelenkspiels bzw. seiner Behinderung. Obwohl die Konsequenzen der Durchtrennung des Lig. rotundum nicht erforscht sind, konnten bisher keine nachteiligen Folgen gesehen werden. Mit zunehmender Erfahrung lassen sich einige Pathologien auch mit einer Subluxation, d.h. ohne Durchtrennung des Ligamentes angehen.

Mit der beschriebenen Technik lässt sich eine sichere intraartikuläre Chirurgie ohne die Limitierungen und das kartilaginäre Verletzungspotenzial einer Hüftarthroskopie oder Arthrotomie ohne Dislokation durchführen. Die Technik erfüllt eine Voraussetzung für weitergehende, gelenkerhaltende Maßnahmen wie etwa die Knorpeltransplantation.

Literatur

Albright, J.A., J.P. Albright, J.A.Ogden (1975): Synovectomy of the hip in juvenile rheumatoid arthiritis. Clinic Orthop 106: 48–55

Bowen, J.R., V.P. Kumar, J.J. Joyce, J.C.Bowen (1986): Osteochondritis dissecans following Perthes disease: arthroscopic operative treatment. Clin Orthop 209: 49–56

English, T.A. (1975): The trochanteric approach to the hip for prosthetic replacement. Am J Bone Joint Surg 57-A: 1128–1133

Epstein, H.C., D.A. Wiss, L. Cozen (1985) Poterior fracture dislocation of the hip with fractures of the femoral head. Clin Orthop 201: 9–17

Fitzgerald jr., R.H. (1995): Acetabular labrum tears: diagnosis and treatment. Clin Orthop 311: 60–68

Ganz, R., T.J. Gill, E. Gautier, K. Ganz, N. Krügel, U. Berlemann (2001): Surgical dislocation of the adult hip. A technique with full access to the femoral head and acetabulum without the risk of avascular necrosis. J Bone Joint Surg 83-B: 1119–1124

Ganz, R., J. Parvizi, M. Beck, M. Leunig, H. Noetzli, K.A. Siebenrock (2003): Femoro-acetabular impingement. An important cause of early osteoarthritis of the hip. Clin Orthop (in Druck)

Gautier, E., K. Ganz, N. Krügel, T. Gill, R. Ganz (2000) Anatomy of the medial femoral circumflex artery and its surgical implications. J Bone Joint Surg 82-B: 679–683

Gibson, A. (1950): Posterior exposure of the hip joint. J Bone Joint Surg 32-B: 183–186

Gill, T.J., J.B. Sledge, A. Ekkernkamp, R. Ganz (1998): Intraoperative assessment of femoral head vascularity after femoral neck fracture. J Ortho Trama 12: 474–478

Gitelis, S., D. Heliman, T. Morton (1989): The treatment of pigmented villonodular synovitis of the hip: a case report and literature review. Clin Orthop 239: 154–160

Glick, J.M., T.G. Sampson, R.B. Gordon, J.T. Behr, E. Schmidt (1987): Hip arthroscopy by the lateral approach. Arthroscopy 3: 4–12

Guilleminet, M., J.M. Barbier (1957): Osteochondritis dissecans of the hip. J Bone Joint Surg 39-B: 268–277

Hallel, T., E.A. Salvati (1976): Osteochondritis dissecans following Legg-Calve-Perthes disease: report of three cases. J Bone Joint Surg 58-A: 708–711

Ide, T., N. Akamatsu, I. Nakajima (1991): Arthroscopic surgery of the hip joint. Arthroscopy 7: 204–211

Lavigne, M., J. Parvizi, M. Beck, K.A. Siebenrock, R. Ganz, M. Leunig (2004): Anterior femoroacetabular impingement. Part 1: Techniques of joint preserving surgery. Clin Orthop (zur Publikation angenommen)

Kloen, P., K.A. Siebenrock, E.L.F.B. Raaymaker, R.K. Marti, R. Ganz (2002): Femoral head fractures revisited. Eur J Trauma 4: 221–433

Letournel, E., R. Judet (1993): Fractures of the acetabulum. 2. Aufl. Springer, Berlin: 364–73

Locher, S., S. Werlen, M. Leunig, R. Ganz (2002): Sequenz zur Darstellung der praeradiologischen Hüftpathologie. Z Orthop 140: 1–5

Mercati, E., A. Guary, C. Myquel, A. Bourgeon (1972): A postero-external approach to the hip joint; value of the formation of a digastric muscle. J Chir (Paris) 10: 499–504

Mogensen, B., H. Brattstrom, L. Ekelund, H. Svantesson, L. Lidgren (1982): Synovectomy of the hip in juvenile chronic arthritis. Br J Bone Joint Surg 64-B: 295–299

Noetzli, H., K.A. Siebenrock, A. Hempfing, L. Ramseier, R. Ganz (2002): Monitoring of femoral head perfusion during surgical dislocation of the by laser Doppler flowmetry. Br J Bone Joint Surg 84-B: 300–304

Postel, M., J.P. Courpied, L.W. Augouard (1987): Synovial chondromatosis of the hip: value of dislocation of the hip for complete removal of pathological synovial membranes. Rev Chir Orthop Reparatrice Appar Mot 79: 539–543

Schindler, A., J.J. Lechevallier, N.S. Rao, J.R. Bowen (1995): Diagnostic and therapeutic arthroscopy of the hip in children and adolescents: evaluation of results. J Pediatr Orthop:15: 317–321

Sevitt, S., R.G. Thompson (1965): The distribution and anastomoses of arteries supplying the head and neck of the femur. J Bone Joint Surg 47-B: 560–573

Siebenrock, K.A., R. Ganz (2002): Osteochondroma of the femoral neck. Clin Orthop; 394: 211–218

Siebenrock, K.A., E. Gautier, A.K.H. Woo, R. Ganz (2002): Surgical dislocation of the femoral head for joint debridement and acurate reduction of the acetabulum. J Orthop Trauma 16:543–552

Speer, K.P., J.J. Callaghan, A.V. Seaber, J.A. Tucker (1990): The effect of exposure of articular cartilage to air: a histochemical and ultrastructural investigation. J Bone Joint Surg 72-A: 1442–1450

Trueta, J., M.H.N. Harrison (1953): The normal vascular anatomy of the femoral head in adult man. J Bone Joint Surg 35-B: 442–461

Villar, R.N. (1992): Complications of hip arthroscopy. In: Villar, R.N.: Hip Arthroscopy. Butterworth-Heineman, Oxford: 55–67

Wood, J.B., R.A. Klassen, H.A. Peterson (1995): Osteochondritis dissecans of the femoral head in children and adolescent: a report of 17 cases. J Pedatr Orthop 15: 313–316

7 Morbus Perthes

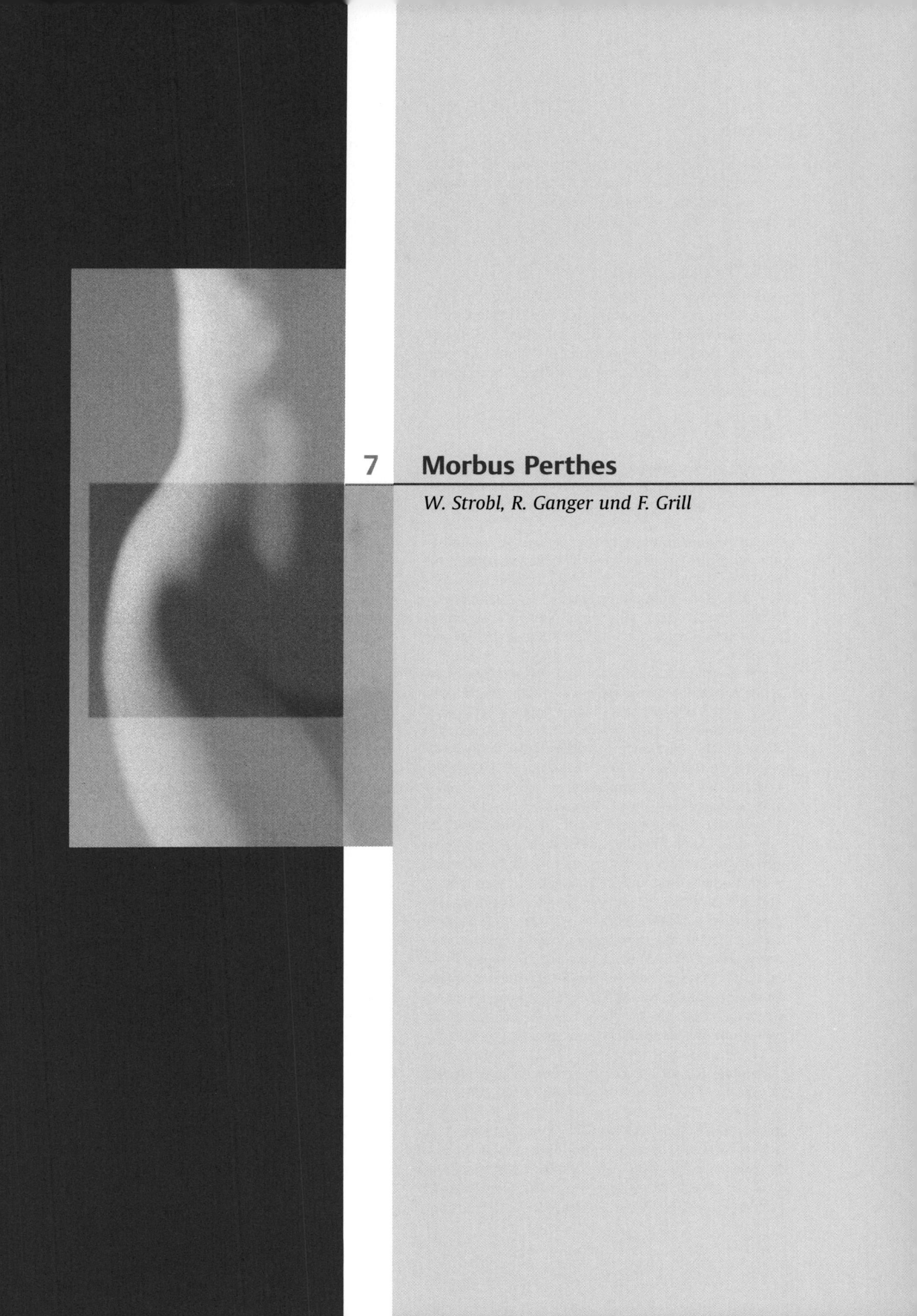

W. Strobl, R. Ganger und F. Grill

Synonyme

Coxa plana Waldenström, Osteochondrosis deformans coxae juvenilis, idiopathische kindliche Hüftkopfnekrose und in der englischsprachigen Literatur: Legg-Calvé-Perthes-Disease (LCP).

Definition

Das Krankheitsbild wird definiert als idiopathische juvenile aseptische Osteochondrose der Femurkopfepiphyse, die innerhalb von etwa 2–4 Jahren selbstheilend abläuft, jedoch eine irreversible Schädigung im Sinne einer verschieden schwer ausgeprägten Präarthrose des Hüftgelenks verursachen kann.

Ätiologie und Pathogenese

Die genaue Ätiologie der Erkrankung ist trotz zahlreicher Studien bis heute nicht vollständig geklärt und ist vermutlich heterogen, wobei derzeit folgende **Theorien** diskutiert werden:
- Durchblutungsstörungen mit rezidivierenden Infarkten werden als Folge einer **erhöhten Blutviskosität** beschrieben. Glück u. Mitarb. (1994) zeigten, dass 70% der Patienten Normabweichungen im Bereich des Thrombolysesystems aufwiesen, die in der Durchschnittsbevölkerung nur im Verhältnis 1:15.000 vorkommen.
- Durch eine unbekannte Noxe kann eine latent bestehende Minderdurchblutung manifest werden. Ursache können eine geringer ausgebildete vordere Gefäßanastomose besonders zwischen dem 3. und 10. Lebensjahr (Trueta 1957) oder andere **Gefäßanomalien** sein, die bei Knaben häufiger auftreten (Chung 1976). Die Folge sind Durchblutungsstörungen der Femurkopfepiphyse mit mehrfachem Mikroinfarktgeschehen.
- Eine weitere Theorie basiert auf der klinischen Beobachtung, dass Kinder mit Morbus Perthes kleiner sind, dass eine Disproportion zwischen unterer Extremität und Wirbelsäule besteht und dass eine Skelettalterretardierung von etwa 2 Jahren vorliegt. Die Skelettalterretardierung ist nur passager (Harrison u. Mitarb. 1976, Burwell u. Mitarb. 1978). Der präossifizierende Knorpel bietet zu wenig Schutz für die Gefäße, die zur Epiphyse verlaufen. Durch den Druck des Körpergewichtes reduziert sich der Blutfluss und führt dadurch zu rezidivierenden ischämischen Infarkten. Als Ursache wird eine genetische oder erworbene **Skelettdysplasie** angenommen.

Der **typische Verlauf** der Erkrankung kann in **4 Stadien** gegliedert werden, die sich über einige Jahre erstrecken (Abb. 7.1):
- **Initialstadium**: Kurze ischämische Episoden können zu Mikroinfarkten führen, die unter optimalen Bedingungen eine Erholung des Femurkopfes nach etwa 4–6 Wochen ohne radiologische Veränderungen zulassen (Calvert u. Mitarb. 1984). Treten jedoch mehrere und länger dauernde ischämische Phasen durch Knocheninfarkte auf, so ist ein längerer Revaskularisierungsprozess notwendig und es erfolgt eine pathologische biomechanische Schädigung des Knochens, die zu einer Fraktur der subchondralen Trabekelstruktur führen kann. Diese radiologisch zu diagnostizierende subchondrale Fraktur wird mit dem Auftreten erster, zumindest vorübergehender Schmerzen in Verbindung gebracht.
- **Kondensationsstadium**: Durch das Kollabieren der nekrotischen Teile des Femurkopfes erscheint dieser radiologisch kleiner, abgeflacht und sklerosiert. Diese als Kondensationsstadium beschriebene Zeitspanne dauert etwa 6–12 Monate. In dieser Zeit besteht eine Plastizität des Femurkopfknorpels. Wird in dieser Phase der noch plastisch formbare Hüftkopf durch eine normale Belastung des Gelenks aus der Pfanne gedrängt (sog. **Extrusion**), so wird diese durch den Rand des Azetabulums deformiert. Außerdem kann eine sekundäre Schädigung der Femurkopfepiphyse und der Wachstumsfuge auftreten.
- **Fragmentationsstadium**: Im Fragmentationsstadium wird der avaskuläre Knochen zunehmend resorbiert und durch fibrokartilaginäres Gewebe ersetzt. In diesem Stadium mit einer Dauer von etwa 1,5–2 Jahren vergrößert sich die Gefahr der Extrusion und somit der Kopfdeformierung. Radiologisch können im Bereich der lateralen Epiphyse Kalzifikationsinseln entstehen, die als Risikofaktoren für diesen Deformierungsvorgang gewertet werden können. Radiologisch zeigt sich eine fleckige Entkalzifizierung der Femurkopfepiphyse, im MRI ist nun deutlich eine Demarkation des Nekroseareals zu erkennen. Mit Beginn der Reossifizierung als Zeichen der Ausheilung gegen Ende dieses Stadiums kommt es zu einer raschen Abnahme der Plastizität der Femurkopfepiphyse. Aber nicht nur der Femurkopf zeigt Plastizität, sondern auch die Pfanne passt sich bis zu einem gewissen Grad der geänderten Form des Femurkopfes an. Die Perthespfanne ist immer größer als die Pfanne auf der kontralateralen Seite.
- **Spät-** oder **Reparationsstadium**: Es ist gekennzeichnet durch die Reossifizierung des fibrokartilaginären Gewebes. Es erfolgt nun die Knochenneubildung, wobei eine persistierende Extrusion der Femurkopfepiphyse zur Bildung einer Coxa magna führen kann. In diesem Stadium erfolgt entweder eine **Restitutio ad integrum** oder es ist bereits eine irreversible **Deformierung** des Femurkopfes eingetreten, die während des Wachstums noch weiter zunimmt. Sie kann als runde oder ovale Deformation mit pathologischer Kongruenz klinisch stumm verlaufen oder als flache oder walzenförmige Kopfentrundung mit Inkongruenz eine Präarthrose darstellen. Klinisch ist diese meist durch eine Bewegungseinschränkung gekennzeichnet, wobei vor allem die Rotationsbewegungen betroffen sind. Eine fixierte Subluxation, Coxa magna oder sattelförmige Kopfdeformität kann eine „**Hinge Abduction**", ein Hebeln über den Pfannenrand, verursachen (Abb. 7.2).

Gliederung	Frühstadien		mittl. Stadium	Spätstadium
radiol. Stadien Dauer	Initialstadium 1–3 Wochen	Kondensationsstadium 6–12 Monate	Fragmentationsstadium 18–24 Monate	Reparationsstadium, Ausheilung
Pathophysiologie	Ischämie ↳ Infarkt – kurz: Erholung – lang: verzögerte Revaskularisierung ↳ biomechanische Schwächung ↳ nekrot. Teile des Kopfes kollabieren/kondensieren ↳ beginnendes Abflachen		Resorption des avaskulären Knochens ↳ Ersatz durch Fibrokartilago durch das Azetabulum: evt. beginnende Kopfdeformierung	Fibrokartilago wird ↳ reossifiziert Knochenneubildung evt. beginnende Coxa magna
Klinik	Synovitis (asymptomatisch)	Steifheit, Hinken (Schmerzen)		a) gute Beweglichkeit b) Add. kontraktur, Beweglichkeitseinschränkung (Schmerzen)
Sonographie Röntgen	Gelenkerguss evt. Gelenkspalterweiterung evt. Weichteilschwellung	evt. subchondrale Fraktur später: Kopf kleiner, dichter, sklerosiert „head in head"	fleckige Entkalzifizierung (Deossifizierung der Femurkopfepiphyse)	Wiederaufbau des Femurkopfes a) physiolog. Kongruenz b) patholog. Kongruenz c) asphärische Inkongruenz
MRI	diffuse Signalverminderung (Ödem, reakt. Veränd.)	diffuse Signalverminderung T 2-gewichtet	Demarkation des Nekroseareals	
Szintigraphie	vermind. Speicherung (vor klin./radiol. Zeichen)	vermind. Speicherung im lateralen Kopfkern	vermind. Speicherung im Nekroseareal	
	Plastizität des Femurkopfknorpels		**Ausheilungsphase**	

Abb. 7.1 Überblick über den Verlauf des Morbus Perthes.

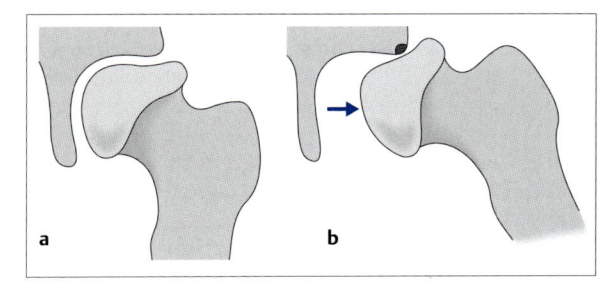

Abb. 7.2 a u. b Hinge Abduction.

Eine Schlüsselrolle bei der Entstehung der Coxa magna kommt der Epiphysenfuge zu. Ein Fugenschluss im Zuge des Krankheitsprozesses im Hauptbelastungsbereich (lateraler Pfeiler) führt zu einer Bremsung des Längenwachstums des Schenkelhalses und in der Folge zu einer Coxamagna-Bildung, die auch dann noch zunimmt, wenn der prozesshafte Verlauf der Perthes-Erkrankung selbst bereits knöchern abgeheilt, das Wachstum aber noch nicht abgeschlossen ist.

Epidemiologie

Epidemiologisch liegen charakteristische Unterschiede der Inzidenz vor: Mit 12:100.000 sind Knaben 4-mal häufiger betroffen als Mädchen (3:100.000); in unteren sozialen Schichten liegt die Häufigkeit mit 26:100 000 wesentlich höher als in gehobeneren sozialen Schichten mit 4:100.000. In der Literatur wird eine höhere Inzidenz der Erkrankung in städtischer Umgebung und geographisch in Zentraleuropa, Japan und unter Eskimos angegeben. Über eine familiäre Häufung wird berichtet (Barker u. Hall 1986).

Der **Altersgipfel** für das Auftreten der Erkrankung liegt zwischen dem 4. und 8. Lebensjahr, d. h. im Kindergarten- und Grundschulalter. Einzelfälle sind aber bereits mit 18 Monaten und ein spätes Auftreten erst präpubertär beschrieben worden. Beim Auftreten nach dem 10. Lebensjahr spricht man vom sog. Spät-Perthes, einem Krankheitsbild, das besser als juvenile Hüftkopfnekrose bezeichnet wird.

In etwa 10% der Fälle tritt die Erkrankung auch an der kontralateralen Hüfte nach einem symptomfreien Intervall auf. Relativ häufig findet sich ein klinisch stummer Verlauf der kontralateralen Hüfte, der durch Szintigraphie und Magnetresonanztomographie nachgewiesen werden kann und sich nur in Form von geringen radiologischen Veränderungen manifestiert. Der beidseitige Morbus Perthes scheint sich an beiden Hüften unabhängig zu entwickeln (Guille u. Mitarb. 2002).

Diagnostik

Klinische Diagnostik

Das typische **Erstsymptom** ist ein **schmerzloses Hinken**, vorzugsweise bei **3–7-jährigen Knaben**. Häufiger sind diese Knaben kleiner als der Altersdurchschnitt, außerdem zeigen sie bei genauer Reifungsbestimmung ein etwa um 2 Jahre retardiertes Skelettalter. Jeder unklare Hüftbefund im Prädilektionsalter ist verdächtig und abklärungsbedürftig! **Seltener** treten frühzeitig **Schmerzen** auf, wobei diese häufig im Kniegelenk und in der Leiste lokalisiert werden. Manchmal werden Kinder im Prädilektionsalter auch wegen ausschließlich **im Kniebereich** angegebener Beschwerden vorstellig. Bei nicht eindeutig verifizierbarer Pathologie im Kniegelenkbereich sollte daher in jedem Fall ein Hüftröntgen und eine sonographische Ergussdiagnostik vorgenommen werden. Selten tritt der Beginn der Symptomatik bereits mit 18–24 Monaten auf. Nur in etwa 3% der Fälle geht eine abgelaufene Coxitis fugax einem Morbus Perthes voraus. Mädchen sind etwa 4-mal seltener betroffen als Knaben, weisen jedoch in der Regel eine schwerere Verlaufsform des Krankheitsbildes auf. Eine Erklärung für den schwereren Krankheitsverlauf bei Mädchen kann darin gesehen werden, dass sie bezüglich ihres Skelettalters im Vergleich zu den Knaben reifer sind. Eigene Untersuchungen zeigen, dass aufgrund der minimalen klinischen Symptomatik und der Schmerzfreiheit zwischen der ersten Beobachtung des Hinkens durch die Eltern bis zur ersten Röntgenuntersuchung bzw. Diagnosestellung in 80% der Fälle ein Zeitintervall von mehr als 3 Monaten liegt.

Bei der klinischen Untersuchung zeigt sich im Frühstadium eine **Einschränkung der Innenrotation** der betroffenen Hüfte. Im weiteren Verlauf kann der Bewegungsumfang der Hüfte insgesamt deutlich abnehmen, wobei vor allem die Abduktionseinschränkung und die Streckhemmung funktionell behindernd sind und zu einer **Adduktions-** und **Beugekontraktur** führen können. Als Frühzeichen für eine ungünstige Entwicklung der Femurkopfform kann die Abduktion des Oberschenkels bei Hüftflexion gewertet werden (Catterall 1971).

Im Spätstadium kommt es je nach dem Ausheilungszustand des Femurkopfes zu einer guten Hüftbeweglichkeit, wenn die Kongruenz zwischen Pfanne und Kopf gewahrt bleibt oder zu einer Abduktions- und Rotationseinschränkung (seltener Adduktionsfehlstellung) bei walzenförmigem bzw. ellipsoidem Femurkopf. Dabei kann es bei der Abduktion der Hüfte zu einer Dezentrierung vom Pfannengrund kommen, wobei der Pfannenrand als Hypomochlion für den aus der Pfanne hebelnden Femurkopf dient (Hinge Abduction, s. Abb. 7.**2**) (Reinker 1996).

Bildgebende Diagnostik

Als Standard in der Diagnostik des Morbus Perthes gilt das Nativröntgen in Verbindung mit einer MR-Tomographie beider Hüftgelenke (Ranner u. Mitarb. 1994). Für die prognostische Beurteilung des Nativröntgens wurden bereits mehrere Klassifikationen entwickelt, für die MR-Tomographie werden solche derzeit diskutiert (Cho u. Mitarb. 2002).

Nativröntgen. Beim Verdacht auf Vorliegen eines Morbus Perthes werden Röntgenaufnahmen beider Hüften durch die Hüftvergleichsaufnahme im anteroposterioren Strahlengang und axial angefertigt. Bei der Beurteilung der Röntgenaufnahme geht es vor allem um das Feststellen des radiologischen **Stadiums** und des **Schweregrades** der Erkrankung. Funktionsaufnahmen sind präoperativ zur Beurteilung des erreichbaren „Containments" erforderlich.

- **Feststellen des radiologischen Stadiums**: Zu Beginn des Frühstadiums (Initialstadium) sind, wenn überhaupt, nur diskrete radiologische Veränderungen sichtbar. Es können eventuell eine Gelenkspalterweiterung sowie eine Weichteilschwellung erkennbar sein. Das Erkennen einer **subchondralen Fraktur**, die zu Beginn meist im anterioren Anteil erfolgt und daher besser auf axialen Aufnahmen zu sehen ist, ist das erste sichere radiologische Zeichen für das Vorliegen der Erkrankung (Abb. 7.**3**).

Im Verlauf des Kondensationsstadiums, etwa 6 Monate nach der Ischämie, wird der Kopf zunehmend dichter, er erscheint deutlich **sklerosiert**. Das „Head-in-head"-Zeichen tritt auf, wenn die Demarkierung zwischen Kopfkern und subchondralem Epiphysenbereich radiologisch fassbar wird. Es wird als Risikofaktor gewertet.

7 Morbus Perthes

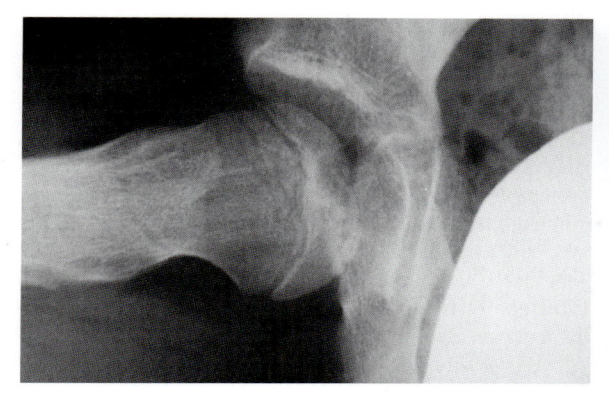

Abb. 7.3 Röntgenbild einer subchondralen Fraktur.

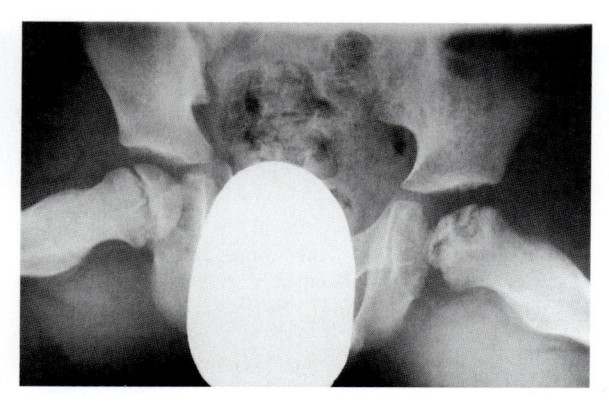

Abb. 7.5 Röntgenbild einer Totalnekrose.

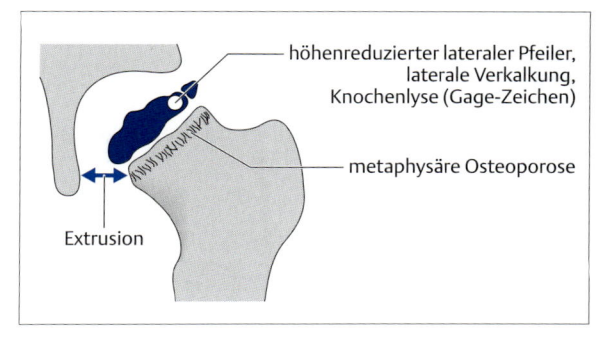

Abb. 7.4 „Head-at-Risk"-Zeichen.

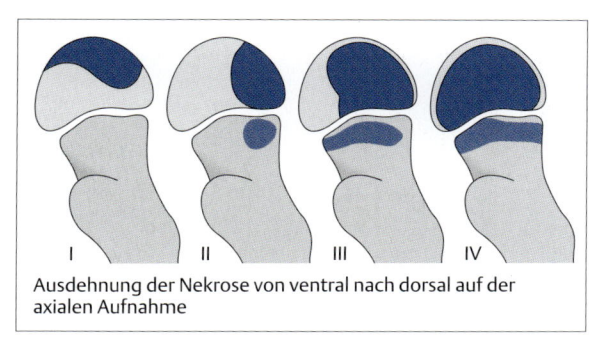

Abb. 7.6 Radiologische Klassifikation nach Catterall (1971).

Im mittleren Stadium der Resorption und Fragmentation findet sich die typische **fleckige Entkalzifizierung** der Femurkopfepiphyse. Eine laterale Kalzifizierung kann als Risikofaktor in Erscheinung treten. Eine synoptische Zusammenstellung der sog. Head-at-Risk-Zeichen zeigt die Abbildung 7.4.

Im Spät- oder Reparationsstadium kann die Kopfform (sphärisch-asphärisch) Aufschluss über die Langzeitprognose geben.

- **Beurteilung des Schweregrades**: Sie entspricht der Beurteilung der Ausdehnung des Nekroseareals im Femurkopf (Abb. 7.5). Bei 2 der häufig verwendeten Klassifikationen muss der Patient das **Fragmentationsstadium erreicht** haben, um eine Beurteilung zu ermöglichen:
  - **Catterall** (1971) beschreibt in seiner Klassifikation den prozentuellen Anteil der Femurkopfepiphyse, der nativradiologisch auf dem axialen Röntgenbild im Fragmentationsstadium von der Nekrose sichtbar betroffen ist. Weiter werden das Auftreten einer Sklerose, einer subchondralen Fraktur, einer metaphysären Mitbeteiligung und das dreiecksförmige Erscheinungsbild der medialen und lateralen Epiphysenregion als Faktoren für die Zuteilung zu einer von 4 Gruppen (Abb. 7.6) berücksichtigt. Nachteil dieser Stadieneinteilung ist ein hoher Inter- und Intraobserver Error (Hardcastle u. Mitarb. 1980).
  - **Herring u. Mitarb.** (1992) verwenden für die Einteilung in 3 Gruppen (A–C) das Ausmaß der Höhenreduzierung des lateralen Pfeilers der Femurkopfepiphyse („lateral pillar classification"). Die Zuordnung zur **Gruppe A** erfolgt bei normaler Höhe; es besteht eine gute Prognose. **Gruppe B**: Mehr als 50% der Höhe sind erhalten; gute Prognose beim Alter unter 9 Jahren. **Gruppe C**: Weniger als 50% der Höhe sind erhalten – es besteht eine schlechte Prognose (Abb. 7.7).

Wenn eine subchondrale Fraktur erkennbar ist, kann eine Klassifizierung bereits im **Frühstadium** erfolgen. **Salter u. Thompson** (1984) teilen die Patienten in 2 Gruppen ein, entsprechend dem Ausmaß der subchondralen Fraktur (Abb. 7.8):
  - Gruppe 1: bei weniger als 50% Ausmaß ist die Prognose gut, entspricht etwa dem Catterall-Stadium I und II,
  - Gruppe 2: nimmt die subchondrale Fraktur mehr als 50% der Epiphyse ein, ist die Prognose schlecht, entspricht etwa dem Catterall-Stadium III und IV.

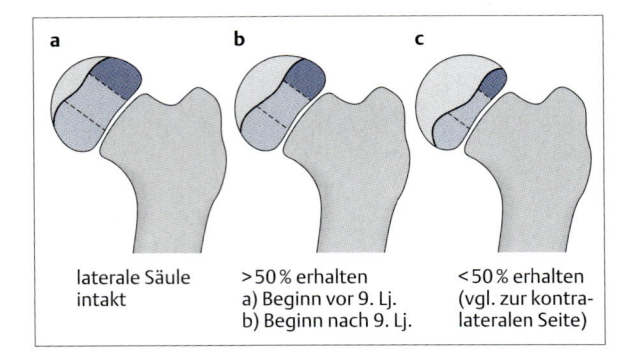

a	b	c
laterale Säule intakt	>50% erhalten a) Beginn vor 9. Lj. b) Beginn nach 9. Lj.	<50% erhalten (vgl. zur kontralateralen Seite)

Abb. 7.7 Radiologische Klassifikation nach Herring (1992).

Ausdehnung der subchondralen Fraktur: a) <50% b) >50%

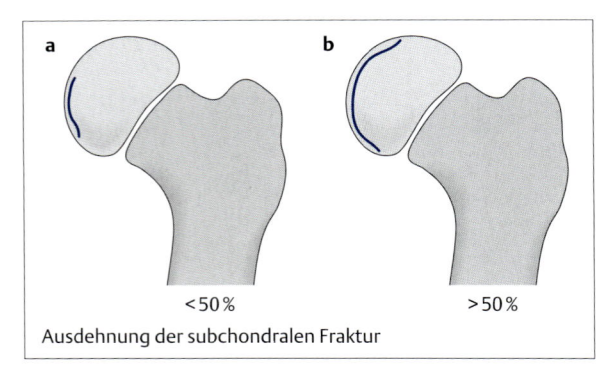

Abb. 7.8 Radiologische Klassifikation nach Salter und Thompson (1984).

Der Nachteil dieser Klassifizierung besteht darin, dass die subchondrale Fraktur nur bei einem Teil der Patienten sichtbar ist. Nach Angaben der Literatur ist dies bei etwa einem Drittel der Patienten der Fall.

Magnetresonanztomographie. Sie ist eine ideale Methode zur Beurteilung der osteonekrotischen Veränderungen beim Morbus Perthes. Im Frühstadium können schon vor dem Auftreten von Auffälligkeiten im Nativröntgenbild diskrete Signalverminderungen (T_1-gewichtet) aufgrund des Ödems und reaktiver Veränderungen beobachtet werden (Ranner u. Mitarb. 1994). Die erkennbare epiphysäre Ischämie ermöglicht bereits in frühen Stadien eine Differenzialdiagnose zu klinisch ähnlich verlaufenden Krankheitsbildern wie der Coxitis fugax und der epiphysären Dysplasie. Die Diagnose Morbus Perthes kann somit **früher** und mit **höherer Spezifität** gestellt werden.

Die Ausdehnung der Epiphysennekrose und die Veränderungen der Metaphyse können besser beurteilt werden als es radiologisch möglich ist und ebenso gut wie in der Szintigraphie.

Eine entsprechende Analyse der verschiedenen Revaskularisierungsmuster der Epiphyse ermöglicht eine prognostisch wertvolle Klassifikation und erlaubt daher eine Beeinflussung der therapeutischen Indikationsstellung (Lamer u. Mitarb. 2002).

Szintigraphie. Sie hat wie die MRT einen hohen Stellenwert im Rahmen der Frühdiagnostik des Morbus Perthes. Die szintigraphische Untersuchung zeigt eine verminderte Aufnahme der Speichersubstanz (Tachdijan 1980). Besonders gut kann mit diesem Verfahren die Revaskularisierung der Epiphyse dargestellt werden. Die Ausdehnung der Epiphysennekrose und Veränderungen der Metaphyse können ähnlich gut wie in der MRT beurteilt werden (Lamer u. Mitarb. 2002).

Ultraschall-Diagnostik. Die Ultraschall-Diagnostik kann im Rahmen der Frühdiagnostik eingesetzt werden. Verdächtig ist eine länger als 2 Wochen persistierende Ergussbildung.

Arthrographie. Ihr kommt nach wie vor Bedeutung bei der präoperativen Indikationsstellung von schweren Deformitäten in ausgewählten Einzelfällen zu.

Differenzialdiagnose

Häufige Differenzialdiagnosen sind in der Tabelle 7.1 zusammengefasst.

Tab. 7.1 Differenzialdiagnose des Morbus Perthes

Auftreten	Im Initialstadium	Ab Kondensationsstadium
Einseitig	Coxitis fugax, septische Coxitis, retardierte Ossifikation der Femurkopfepiphyse	sekundäre Hüftkopfnekrose z. B. nach Abspreizbehandlung, Status post Trauma
Doppelseitig	retardierte Ossifikation der Femurkopfepiphyse, Hypophysenunterfunktion (hypophysärer Kleinwuchs, Kretinismus), Hypothyreose	Skelettdysplasien (multiple epiphysäre Dysplasie, Morbus Meyer, spondyloepiphysäre Dysplasie, Achondroplasie), Skelettdystrophien (Morbus Morquio, Morbus Gaucher), Sichelzellenanämie, Hämophilie, Status post Cortisontherapie

Multiple epiphysäre Dysplasie (Morbus Meyer) und spondyloepiphysäre Dysplasie. Diese kongenital auftretenden Skelettdysplasien sind relativ häufig und stellen nach Angaben der Literatur etwa 20% der Morbus-Perthes-Erkrankungen dar. Ein Morbus Perthes ist durch typische radiologische Veränderungen charakterisiert; treten diese Veränderungen symmetrisch, in weniger ausgeprägter Form und **ohne klinische Symptomatik**, jedoch mit anderen Zeichen einer epiphysären Dysplasie wie familärer Kleinwuchs auf, so kann die Diagnose gestellt werden. Ein Morbus Perthes findet sich sehr selten im gleichen radiologischen Stadium symmetrisch an beiden Hüften. Verschiedene Dysmorphien, Skelettdysplasien und

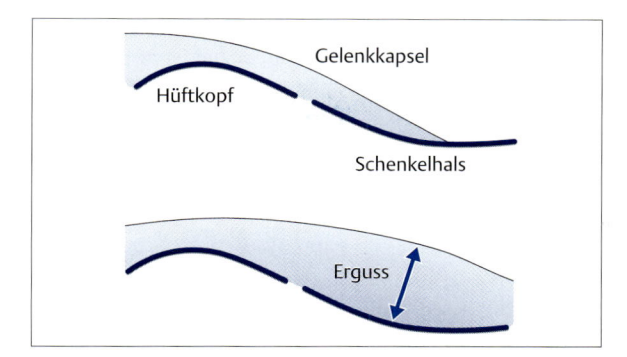

Abb. 7.9 Sonographie: Diagnostik eines Gelenkergusses.

auch der Morbus Meyer sind durch deren **negativen MRT-Befund** von der Perthes-Erkrankung eindeutig abgrenzbar.

Coxitis fugax. Eine abakterielle entzündliche Reizarthritis des Hüftgelenks bei meist 3–8-jährigen Kindern wird als Coxitis fugax oder „Hüftschnupfen" bezeichnet (Bernd u. Mitarb. 1992).

Das klinische Bild wird charakterisiert durch:
- Leisten- oder Knieschmerzen mit fehlender aktiver Hüftbeweglichkeit, die Symptome können manchmal sehr ausgeprägt sein und zur Gehunfähigkeit führen,
- keine Gewichtsübernahme am betroffenen Bein,
- eine eingeschränkte passive Hüftbeweglichkeit, insbesondere der Innenrotation,
- fehlendes Fieber bzw. fehlende Zeichen eines schwereren Allgemeininfektes,
- Wohlbefinden des Kindes; es isst und spielt im Sitzen oder Liegen.

Die **Ätiologie** der Coxitis fugax ist nicht geklärt, sie wird jedoch häufig in Zusammenhang mit Allgemeininfektionen, besonders viralen Infektionen der oberen Luftwege gebracht (sog. Infektrheumatoid). Die **Diagnose** erfolgt klinisch und wird bildgebend durch die Sonographie abgesichert: Im Ultraschall ist ein Erguss nachweisbar (Abb. 7.**9**). Das Hüftröntgen ist unauffällig.

Bei der **Sonographie** des Hüftgelenks wird der Schallkopf von ventral entsprechend der Kollumachse von mediokranial nach laterokaudal unter Verwendung von reichlich Kontaktgel aufgesetzt. Beurteilt wird die Distanz der schallgebenden Kapsel zur Knochenoberfläche im Übergangsbereich zwischen Caput und Collum als Parameter für die Größe eines Gelenkergusses. Es ist unbedingt ein Vergleich zur Gegenseite durchzuführen, da nur eine Kapselabhebung mit einer Differenz von mindestens 2 mm diagnostisch signifikant ist (Knochen-Kapsel-Distanz-Differenz > 2 mm). In der Regel zeigt die Coxitis fugax einen benignen und selbstheilenden Spontanverlauf. In seltenen Fällen kann die Coxitis fugax aber auch einen protrahierten Verlauf über mehrere Wochen zeigen. **Differenzialdiagnostisch** muss in solchen Fällen ein Morbus Perthes und eine Monarthritis als Initialsymptom einer juvenilen chronischen Arthritis (ICA) ausgeschlossen werden.

Mehrere Studien zeigen, dass im Langzeitverlauf nur etwa 1–3 % der Coxitis-fugax-Fälle in einen Morbus Perthes übergehen. Taylor u. Clarke (1995) fanden auch nach Rezidiven keine gehäuften Folgeerkrankungen. Beim Vorliegen einer Skelettalterretardierung wird jedoch der Ausschluss eines Morbus Perthes im Rahmen einer klinisch-radiologischen Nachkontrolle empfohlen (Keenan u. Clegg 1996).

In unserem kinderorthopädischen Zentrum hat sich folgender **diagnostischer Algorithmus** bewährt:
- Primärdiagnostik: Klinik und Ultraschall.
- Bei raschem Abklingen ohne Rezidive (Sonographiekontrolle) erscheinen weitere Routinekontrollen nicht erforderlich.
- Verläuft der Erguss protrahiert oder rezidivierend, ist eine weitere Abklärung erforderlich (Röntgen bzw. Rheumaserologie).
- Kinder mit massiven Ergüssen, starken Schmerzen oder unsicheren Allgemeinsymptomen werden punktiert (Entlastung, Bakteriologie), um keinesfalls eine subakut verlaufende septische Coxitis (s. Kap. 8) zu übersehen.

Therapie

Unbehandelt führt die Erkrankung zu sehr unterschiedlichen Langzeitergebnissen. Etwas mehr als die Hälfte der Patienten haben im Erwachsenenalter keine wesentlichen Probleme zu erwarten, bei knapp 50 % entsteht jedoch nach gelegentlichen Beschwerden im Jugend- und frühen Erwachsenenalter eine schwere sekundäre Koxarthrose um das 50. Lebensjahr (McAndrew u. Weinstein 1984). Nur in wenigen, schweren Fällen führt die Deformierung des Hüftgelenks bereits im jugendlichen Alter zu einer schweren Körperbehinderung (Abb. 7.**10**).

Nach Mose (1980) stellt die **Kopfentrundung** den bedeutendsten Präarthrosefaktor dar. Ziel jeder Behandlung des Morbus Perthes ist daher der Wiederaufbau eines run-

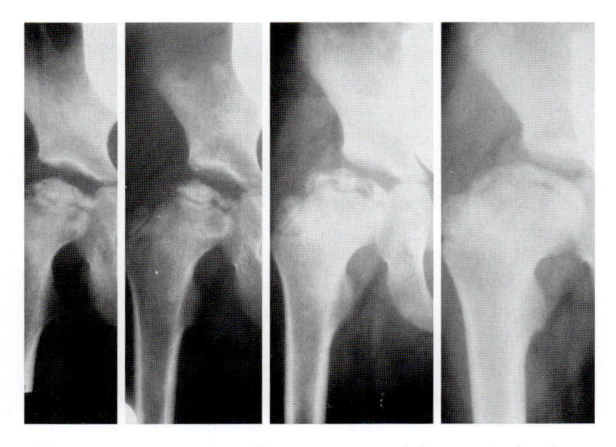

Abb. 7.10 Röntgendarstellung eines natürlichen Verlaufes des Morbus Perthes mit der Entstehung einer Coxa magna.

den Femurkopfes am Ende der Heilungsphase. Aber welcher Patient braucht eine Therapie? Welcher Patient kann von einer Therapie nicht profitieren? Und welches Therapieverfahren kann als zufrieden stellend bezeichnet werden?

Die zentrale Schwierigkeit in der Behandlung des Morbus Perthes besteht darin, dass es bis heute nicht gelungen ist, eindeutige Prognosekriterien für die frühzeitige Zuordnung der Kinder zu einer der beiden Gruppen aufzustellen:
- gute Prognose auch ohne Therapie,
- schlechte Prognose ohne Therapie.

Um jene Patienten, die zu knapp 50% einen ungünstigen Krankheitsverlauf haben werden, zu erfassen und rechtzeitig zu behandeln, ist die Frühdiagnose und -prognose wesentlich für die Beeinflussung des Krankheitsverlaufs während der aktiven Phasen der Krankheit, in denen der Femurkopf noch eine ausreichende Plastizität aufweist und die Epiphysenfuge noch nicht geschädigt ist. Von Catterall (1971) wurden solche Kriterien als „**Head-at-Risk-Signs**" aufgestellt (s. Abb. 7.**4**). Als klinisches Zeichen gilt die progrediente Bewegungseinschränkung im Hüftgelenk. Radiologisch werden das Gage-Zeichen (Auftreten von Knochenlysen in der lateralen Epiphysen- und Metaphysengegend) sowie Kalzifikationen der lateralen Epiphyse als Zeichen eines lateral verstärkten Wachstums des Gelenkknorpels bewertet. Die metaphysäre Mitbeteiligung ist ein Hinweis auf eine Wachstumsstörung im Bereich des Kollums und somit auf eine sekundäre Epiphysenfugenschädigung. Das gelegentlich erwähnte Auftreten einer horizontalen Wachstumsfuge beim Morbus Perthes konnte in einer Arbeit von Loder u. Mitarb. (1995) nicht bestätigt werden.

Es hat sich jedoch gezeigt, dass weder eine fehlende klinische Bewegungseinschränkung noch fehlende radiologische Head-at-Risk-Zeichen ein gutes Ausheilungsergebnis garantieren.

Als wertvolle Hinweise auf die **Frühprognose** haben sich folgende Parameter aus einer Reihe von statistischen Studien herauskristallisiert:
1. **Alter bei Krankheitsbeginn**: Dieser Faktor korreliert besser mit dem Endergebnis als jeder andere Parameter (Rang 1993). Je jünger das Kind bei Krankheitsbeginn ist, umso besser ist das zu erwartende Ausheilungsergebnis. Bis zu einem Alter von 4 Jahren kann das Risiko für ein ungünstiges Langzeitergebnis bei unbeeinflusstem Verlauf als niedrig, über dem Alter von 4 Jahren als erhöht angegeben werden. Catterall (1971) berichtet beim Vorliegen einer Totalnekrose bereits im Alter von 4,5 Jahren von 40% mäßig bis schlechten Ergebnissen, im Alter von 6,6 Jahren von 90% mäßig bis schlechten Ergebnissen.
2. **Geschlecht**: Bei den häufiger betroffenen Knaben ist die Prognose generell günstiger als bei Mädchen, wenn man gleichaltrige Knaben und Mädchen vergleicht. Die Ursache dafür könnte die größere Plastizität aufgrund des bei Knaben häufig retardierten Skelettalters sein.
3. **Beweglichkeit des Hüftgelenks**: Je besser die Beweglichkeit im Hüftgelenk ist, desto besser ist die Prognose.
4. **Lokale Ausdehnung der Femurkopfnekrose**: Entsprechend dem Infarktgebiet, wie es in den radiologischen Klassifikationen von Catterall, Salter u. Herring beschrieben wird. Es wird dabei versucht die Größe des Infarktgebietes zu schätzen und verschiedene radiologische Merkmale in Epi- und Metaphyse zu berücksichtigen. Catterall (1971) berichtet bei Patienten mit dem Schweregrad I und II von 92% guten und bei Kindern mit Schweregrad III und IV von 91% schlechten Ergebnissen. Der Interobserver Error sollte jedoch nicht unterschätzt werden; die Catterall-Klassifikation hat ihre Bedeutung vor allem in der retrospektiven Beurteilung von Verläufen.
5. **Stadium der Erkrankung bei Beginn der Behandlung**: Die Plastizität des Femurkopfes ist in früheren Stadien größer und nimmt mit der knöchernen Ausheilung im Fragmentations- und Reparationsstadium rasch ab. Es ist daher wichtig, noch während des aktiven Krankheitsverlaufes durch therapeutische Maßnahmen die sekundäre Kopfdeformierung so gering wie möglich zu halten. Ist eine radiologisch nachweisbare Heilung eingetreten, kann eine korrigierende Veränderung der Femurkopfform nicht mehr erreicht werden. Je größer die Deformierung des Femurkopfes ist, desto schlechter ist die Prognose. Da eine Prävention nicht möglich ist, muss das Kind im Rahmen von regelmäßigen Verlaufskontrollen beobachtet werden, um einen günstigen von einem ungünstigen Verlauf rechtzeitig unterscheiden und adäquate Therapiemaßnahmen einleiten zu können. Die Kontrollfrequenz ist vom Stadium der Erkrankung abhängig. In den frühen aktiven Stadien wird eine ambulante Kontrolluntersuchung aller 3 Monate, nach Abheilung und Ende der Plastizität des Femurkopfes alle 6–12 Monate bis zum Wachstumsabschluss empfohlen (Abb. 7.11 u. 7.12).

Die **Behandlungsprinzipien** können in 3 Kategorien eingeteilt werden:
- Versuch einer **medikamentösen Revaskularisation** und somit Verkürzung der Phase der Ischämie mittels vasoaktiver Substanzen.
- **Physiologische Beweglichkeit des Hüftgelenks**: Die normale Gelenkbeweglichkeit ist für eine günstige Biomechanik notwendig, es können dadurch die asymmetrischen Kraftspitzen im Hüftgelenk minimiert werden (Heikkinen u. Puranen 1980). Weiter ist durch eine optimale Überdachung des Femurkopfes eine Reduktion der lokalen Kraftentfaltung auf den geschädigten Knochen des Femurkopfes und des Pfannenrandes gewährleistet.
- **Containment**: Das Prinzip des Containments beruht auf der Erkenntnis, dass die Pfanne einen formativen Reiz auf das Wachstum des Femurkopfes darstellt und versa vice der Hüftkopf einen formativen Reiz für die Pfanne. Kamegaya u. Mitarb. konnten 1992 zeigen, dass

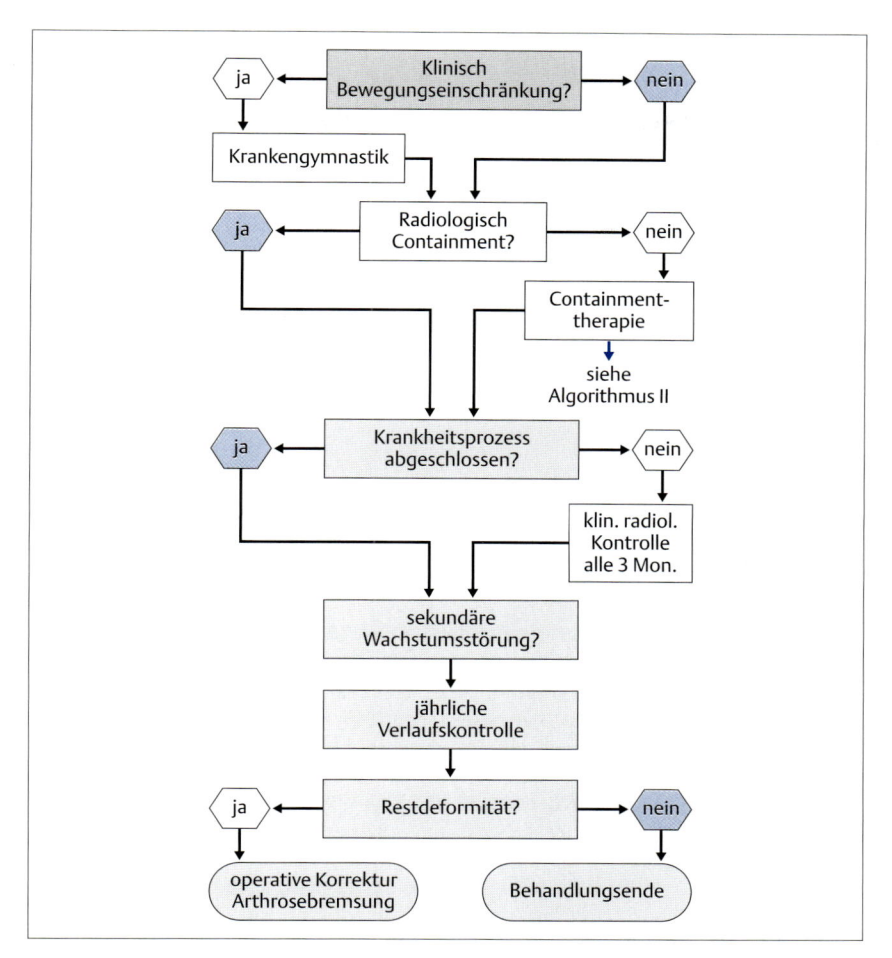

Abb. 7.11 Algorithmus über das therapeutische Management des Morbus Perthes.

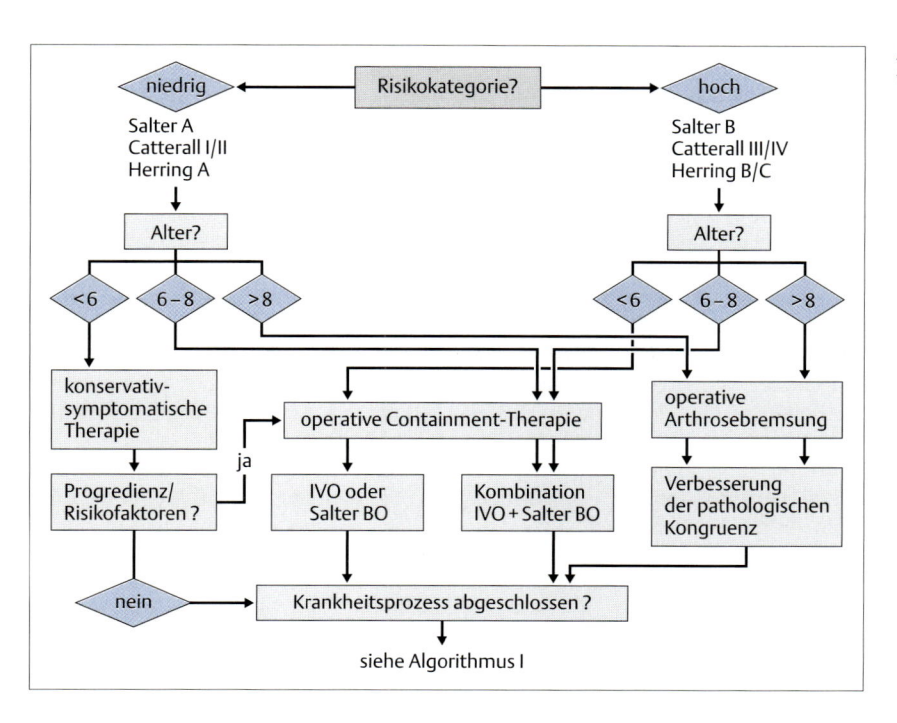

Abb. 7.12 Algorithmus zur Containment-Therapie.

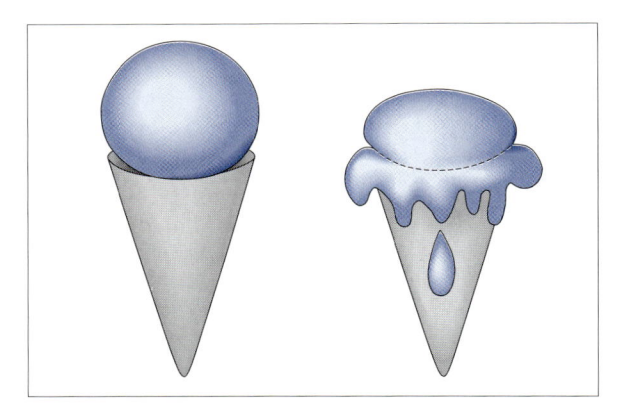

Abb. 7.13 Containment: die „Eisstanitzeltheorie".

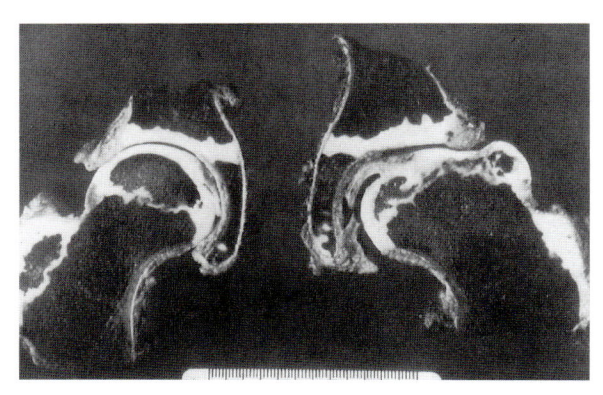

Abb. 7.14 MRT einer sekundären Epiphysenschädigung.

die Position des Femurkopfes einen wichtigeren Faktor für das Pfannenwachstum darstellt als die Sphärizität. Aufgrund einer Extrusion des Kopfes aus der Pfanne kann dieser physiologische Wachstumsreiz bereits in den aktiven Stadien des Krankheitsverlaufes für beide Gelenkanteile gestört werden. Der noch plastisch formbare Femurkopf kann durch den Pfannenrand deformiert werden und es entsteht eine zusätzliche sekundäre Epiphysenfugenschädigung („Eis-Stanitzel-Theorie") (Rang 1993) (Abb. 7.**13** u. 7.**14**). Durch die operative und konservative Containment-Therapie kann die Extrusion des Kopfes aus der Pfanne beseitigt werden. Ein gegenseitiges kongruentes Modellieren von Hüftkopf und Pfanne soll ermöglicht werden.

Konservativ können Abduktionsschienen die Hüfte in der beschriebenen Einstellung halten. Allerdings zeigen zahlreiche Arbeiten die begrenzte Wirksamkeit der Schienen (siehe Abschnitt Ergebnisse).

Rekonstruktiv-operativ kann das Containment durch eine intertrochantäre Femurosteotomie, azetabuläre Osteotomie oder eine Kombination beider Verfahren verbessert werden.

Jede Containment-Therapie ist nur effektiv, solange der Kopf noch plastisch formbar ist, das bedeutet, bis ins Fragmentationsstadium. Später sind nur palliative chirurgische Eingriffe zur Verbesserung der Kongruenz von Pfanne und deformiertem Hüftkopf möglich, um zu versuchen die Sekundärarthrose so gering wie möglich zu halten.

Die Therapieprinzipien können wie folgt zusammengefasst werden:
- **Frühstadien**: Versuch einer medikamentösen Behandlung der Ischämie und Erhalten oder Herstellen der vollen Bewegungsfreiheit im Hüftgelenk. **Containment-Therapie** in der Hoffnung, dass es zu einer Ausheilung mit sphärischer Kongruenz des Femurkopfes kommt.
- Im Spätstadium: Wiederherstellen einer weitgehend uneingeschränkten Beweglichkeit im Hüftgelenk mit einem **kongruenten Gelenk** in neutraler Position bei Gewichtsübernahme.

Ergebnisse

Therapiemaßnahmen in Frühstadien oder aktiven Krankheitsphasen

Medikamentöse Revaskularisation der Epiphyse. Mit den Therapieerfolgen beim sog. reversiblen Knochenmarködemsyndrom mit vasoaktiven Prostacyclin-Analoga, wie Iloprost durch Aigner u. Mitarb. (2001 u. 2002), nimmt zusätzlich zu den bekannten konservativen Therapieschemata diese medikamentöse Revaskularisierungstherapie (Petje u. Mitarb. 2002) einen neuen Stellenwert im Therapiekonzept des Morbus Perthes ein. Mittlerweile liegen Langzeitresultate der bislang durchgeführten operativen Interventionen beim Morbus Perthes vor. Sie werden als Maßstab für dieses neu eingeführte Verfahren herangezogen.

Das an unserer Abteilung durchgeführte Pilotprojekt, bei dem 10 Patienten (6 Mädchen und 4 Knaben) mit einem durchschnittlichen Alter von 6 Jahren (von 4–8 Jahren) mit der Diagnose Morbus Perthes mit einer medikamentösen Revaskularisierungstherapie behandelt wurden, bestätigte die bereits bei Erwachsenen gesammelten Erfahrungen von Aigner u. Mitarb. (2001 und 2002), dass es im MRT-verifizierten Frühstadium einer avaskulären Nekrose mit Ödembildung rasch zu einer restitutio ad integrum kommt. Ist die Osteonekrose bereits radiologisch sichtbar, ist eine solche Ausheilung nicht möglich. Die Revaskularisierungstherapie bewirkt jedoch eine sofortige Schmerzlinderung und Verbesserung der Gelenkbeweglichkeit. Eine Verkürzung des Erkrankungszeitraumes konnte aufgrund der geringen Fallzahlen, des kurzen retrospektiven überschaubaren Zeitraumes von 2 Jahren und vor allem aufgrund der meist individuell ablaufenden Erkrankungsstadien und -zeiträume bis zur Genesung nicht nachgewiesen werden. Viel versprechend ist die Entwicklung einer oralen Form des Medikamentes Ilomedin, das derzeit in einem weiteren klinischen Pilotversuch getestet wird.

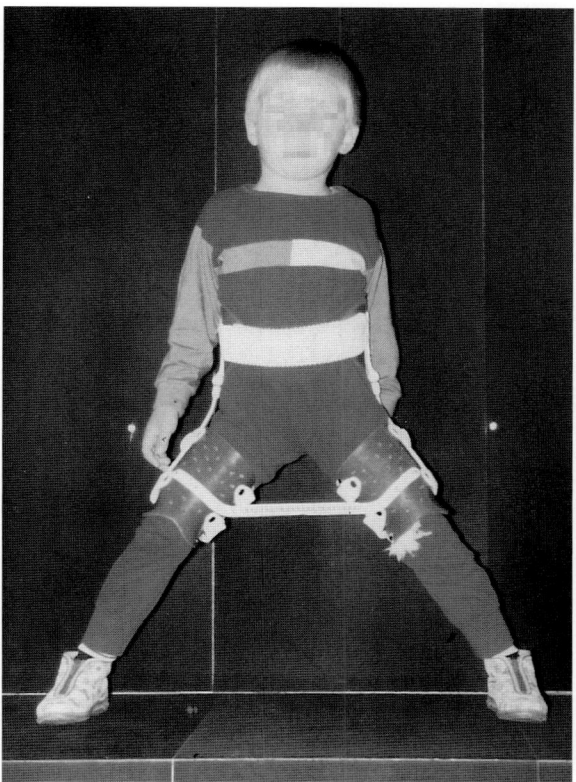

Abb. 7.15 Kind mit einer Atlanta-Schiene.

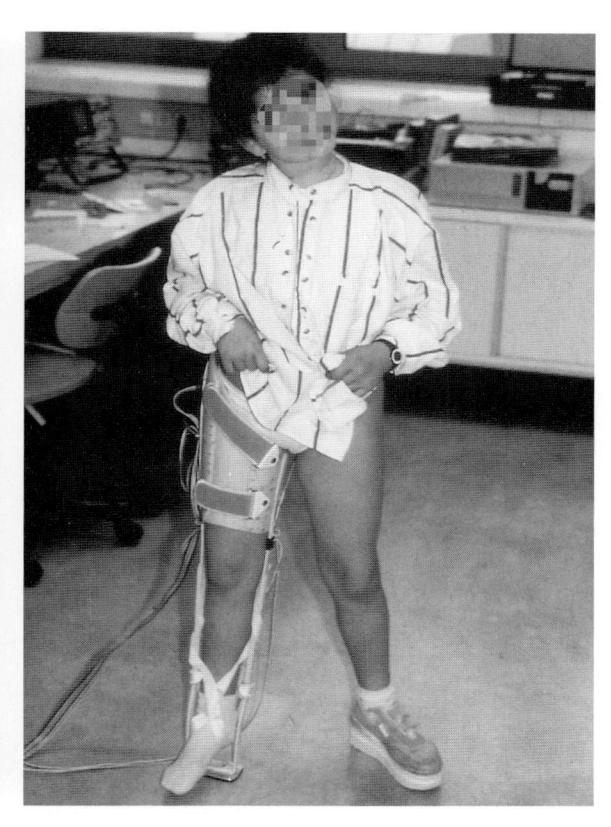

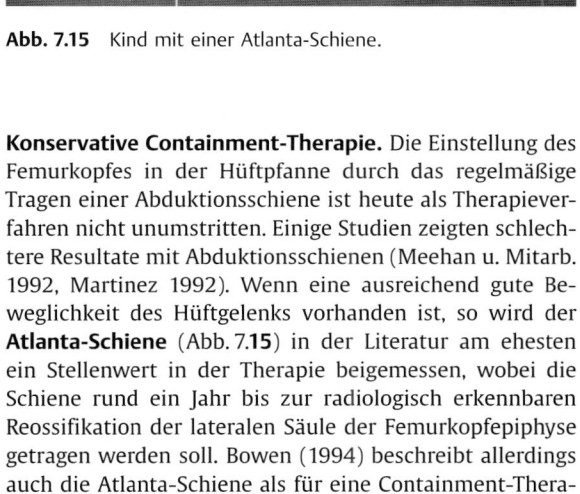

Abb. 7.16 Kind mit einem Thomas-Splint.

Konservative Containment-Therapie. Die Einstellung des Femurkopfes in der Hüftpfanne durch das regelmäßige Tragen einer Abduktionsschiene ist heute als Therapieverfahren nicht unumstritten. Einige Studien zeigten schlechtere Resultate mit Abduktionsschienen (Meehan u. Mitarb. 1992, Martinez 1992). Wenn eine ausreichend gute Beweglichkeit des Hüftgelenks vorhanden ist, so wird der **Atlanta-Schiene** (Abb. 7.15) in der Literatur am ehesten ein Stellenwert in der Therapie beigemessen, wobei die Schiene rund ein Jahr bis zur radiologisch erkennbaren Reossifikation der lateralen Säule der Femurkopfepiphyse getragen werden soll. Bowen (1994) beschreibt allerdings auch die Atlanta-Schiene als für eine Containment-Therapie nicht ausreichend.

Schienen, die nicht auf dem Containment-Prinzip basieren, wie etwa die Thomas-Schiene, wurden bereits zu einem früheren Zeitpunkt als therapeutisch wenig wirksam bewertet. Mittels einer instrumentierten Endoprothese, aber auch durch biomechanische Analysen (Keppel u. Grill 1990) konnte nachgewiesen werden, dass durch das Tragen eines Thomas-Splints der intraartikuläre Druck im Hüftgelenk nicht reduziert werden kann (Abb. 7.16).

Generell kann mit einer Abduktionsschiene in leichteren Fällen, d.h. bei geringerer Ausdehnung der Nekrosezone und bei jüngeren Kindern eine Operation vermieden werden. Als Nachteil der Schiene führt Rang (1993) die lange Therapiedauer mit entsprechenden psychischen Nebeneffekten an. Weiter wird auch darauf hingewiesen, dass durch eine Schiene bei mangelnder Krankengymnastik ein erhöhtes Risiko für eine Beweglichkeitseinschränkung besteht.

Operative Containment-Therapie. Durch die operative Einstellung des Femurkopfes in der Pfanne kann auf Dauer eine konzentrische Position erreicht werden. Wenn die Operation früh genug erfolgt, können die Sekundärschäden der Epiphyse, die durch die Belastung des lateralen Pfeilers auftreten und zur Extrusion führen, d.h. neuerliche Trabekelfrakturen und Epiphysenfugenschädigungen verhindert werden:

- Die **intertrochantäre varisierende Femurosteotomie** (IVO) als Einzeleingriff ist besonders bei jüngeren Kindern günstig, da die notwendige Übervarisierung eine gute Modellierung des Kopfes in der Pfanne ermöglicht und die aufgrund des Alters noch mögliche allmähliche Revalgisierung des Femurs die negativen Nebeneffekte der Übervarisierung, wie Beinlängendifferenz und Muskelinsuffizienz egalisiert (Abb. 7.17). Eine Langzeitnachuntersuchung von Coates u. Mitarb. (1990) wies die Effektivität der Operationsmethode im Hinblick

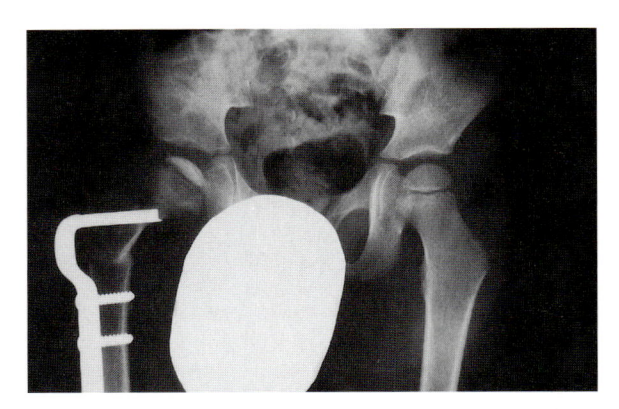

Abb. 7.17 Röntgenbild einer operativen Versorgung mit IVO.

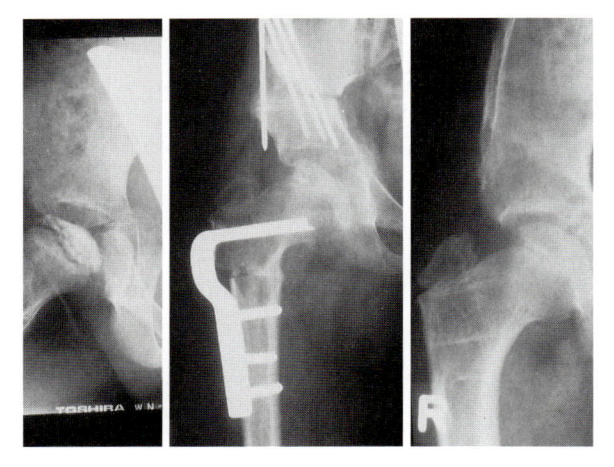

Abb. 7.18 Röntgendarstellung eines Kombinationseingriffes BO und IVO-Verlauf (geringere Varisierung erforderlich).

- Der **Kombinationseingriff IVO und Salter-BO** (auch als **Supercontainment** bezeichnet): Der Vorteil dieses Verfahren liegt darin, dass aufgrund der pfannen- und femurkopfseitigen Verbesserung des Containments eine geringere Varisierung des Femurs ausreicht, um ein günstiges Endresultat zu erzielen (Crutcher u. Staheli 1992) (Abb. 7.18). Eigene noch nicht publizierte mittelfristige Ergebnisse zeigen verbesserte Resultate des Kombinationseingriffes insbesondere im Alter zwischen 6–8 Jahren. Im Alter unter 6 Jahren konnten die Resultate gegenüber Einzeleingriffen nicht verbessert werden. In dieser Altersgruppe konnte bei geringer Nekroseausdehnung (Salter A) mit keinem operativen Verfahren das Ergebnis gegenüber einer konservativen Behandlung verbessert werden; bei Kindern unter 6 Jahren mit geringer Nekroseausdehnung erscheint daher eine abwartend beobachtende Vorgangsweise indiziert.

Die **postoperative Nachbehandlung** aller Kinder mit einem femoralen und/oder azetabulären Eingriff besteht in einer Ruhigstellung des Hüftgelenks im Becken-Bein-Gips mit Einschluss des operierten Beines für 6 Wochen. Nach Gipsabnahme und radiologischer Kontrolle der Osteotomieheilung erfolgt eine intensive heilgymnastische Mobilisierung mit Bewegungsübungen und Unterwassertherapie. Postoperativ ist es häufig erforderlich, die Beweglichkeit in der Abduktion durch forcierte Krankengymnastik zu verbessern. Dies kann etwa bis zu 6 Monate postoperativ dauern. Bei der präoperativen Aufklärung der Eltern ist daher auf ein Hinken in diesem Zeitraum hinzuweisen. Nach der Ruhigstellung und Frühmobilisierungszeit sind alle Bewegungen außer Springen erlaubt. Eine Verlaufskontrolle während des noch aktiven Remodellierungsprozesses ist in einem Rhythmus von 3 Monaten zu empfehlen.

Hüftdistraktion mittels externer Fixation. In der Altersgruppe über 8 Jahre stellt die Hüftdistraktion mittels externer Fixation eine Therapieoption dar. Dabei wird ein unilateraler Fixateur mit 3 Schrauben am Os ileum und 2 Schrauben am proximalen Femur montiert, ein Psoas- und Adduktorrelease wird dabei stets durchgeführt. Es erfolgt eine graduelle Distraktion des Gelenks um 5–10 mm, die Apparattragedauer beträgt 3 Monate. Das Hüftgelenk kann im Apparat bis etwa 60° gebeugt werden, Heilgymnastik wird regelmäßig durchgeführt. Ziel ist es dabei, den Druck auf den geschädigten Hüftkopf zu reduzieren, eine Knorpelregeneration im unbelasteten Zustand zu ermöglichen und damit die Sphärizität des Hüftkopfes zu erhalten (Paley 2002, Kucukkaya u. Mitarb. 2000).

Therapiemaßnahmen im Spätstadium

Rekonstruktiv-operative Eingriffe. Wenn eine Containment-Therapie wegen einer knöchernen deformierten Kopfform nicht mehr möglich ist, und besonders bei Hinge Abduction oder Schmerzen, kann zur Bremsung einer vorzeitigen Arthroseentwicklung ein gelenkerhalten-

auf eine gute Kopfform und Hüftgelenkfunktion nach, zeigte jedoch, dass aufgrund einer fehlenden spontanen Revalgisierung in der Altersgruppe über 8 Jahren häufiger persistierende muskuläre Insuffizienzen im Hüftbereich und Beinlängendifferenzen in Kauf genommen werden müssen.

- Die **Beckenosteotomie (BO) nach Salter** als Einzeleingriff wurde im Rahmen einer Nachuntersuchung von Salter beurteilt (1980). Er fand 77% gute und 6% schlechte Ergebnisse, wohingegen Stevens u. Mitarb. 1981 50% gute und 27% schlechte Hüftgelenke beobachteten und somit keine wesentliche Verbesserung der Beckenosteotomie gegenüber der intertrochantären varisierenden Femurosteotomie feststellen konnten.

Bei der differenzierten Methodenauswahl zwischen Salter-BO und IVO sollte auch die knöcherne Anlage Berücksichtigung finden, so dass bei eher dysplastischem Acetabulum die Beckenosteotomie und bei einem höheren CCD-Winkel die Varisierung indiziert sind.

aus der Pfanne bei Abduktion zu einem Hebeln über den Pfannenrand führt.

Eine Verbesserung der Biomechanik des Gelenks ist durch einen femoralen Eingriff (z. B. Umstellungsosteotomie mit Valgisierung oder Cheilektomie des proximalen Femurs) und/oder eine azetabulär verbessernde Operation (z. B. Chiari-Becken-Osteotomie) möglich (Abb. 7.19a u. b). Die Auswahl des Operationsverfahrens muss individuell nach Analyse der Pathomorphologie erfolgen.

Matan u. Mitarb. 1996 schlagen eine zusätzliche Blockierung der Apophyse des Trochanter major als Prophylaxe gegen ein übermäßiges Größenwachstum vor.

Prognose

Bis zum Alter von 50 Jahren entwickelt sich bei knapp 50% der Patienten mit Morbus Perthes ohne Behandlung eine sekundäre Koxarthrose (McAndrew u. Weinstein 1984), im Alter von 65 Jahren wird der Prozentsatz mit 86% angegeben. Die Häufigkeit von späteren rekonstruktiv-chirurgischen Maßnahmen wird im Alter von 35 Jahren mit 9% beschrieben (Catterall 1971), im Alter von 50 Jahren mit 40%. Nur etwa 33% der Patienten verbessern sich nach Abheilen der Erkrankung ohne Folgeschäden in den folgenden Lebensjahrzehnten.

Risikofaktoren für schlechte Langzeitverläufe sind vor allem der späte Krankheitsbeginn und der verzögerte Heilungsprozess mit schwerer Deformität des Femurkopfes (Yrjönen 1992). Eine starke Einschränkung der Abduktion und ein frühzeitiger Schluss der Femurkopfepiphyse mit sekundärer Wachstumsstörung und Coxa brevis sind weitere ungünstige Faktoren für die Langzeitprognose. Nach Wachstumsabschluss dienen die Kriterien nach Mose (1980) und Stulberg u. Mitarb. (1981) zur Beurteilung der Sphärizität bzw. Deformation der Gelenkkörper. Die Form des Hüftkopfes zum Zeitpunkt des Wachstumsabschlusses ist der wichtigste prognostische Indikator für die langfristige Entwicklung der Hüfte, wie zuletzt Lecuire (2002) in 50-Jahres-Ergebnissen zeigen konnte.

Den Leser der einschlägigen Literatur werden die widersprüchlichen Therapierezepte und die extrem divergierenden Prozentsätze an Behandlungsresultaten bei Morbus Perthes anfänglich verwirren. Diese Problematik kann eine der Ursachen dafür sein, dass auch heute noch die Ansichten zur Behandlung der Perthes-Erkrankung sehr divergieren und von einem therapeutischen Nihilismus bis zu einem auf rein mechanistischen Vorstellungen beruhenden generell-operativen Vorgehen reichen.

So können für die Behandlungsstrategie zwar prinzipielle Richtungsentscheidungen angegeben werden (s. Algorithmen in Abb. 7.11 u. 7.12), die definitive Entscheidung muss aber im Einzelfall individuell getroffen werden.

Zusammenfassend wollen wir daher folgende Feststellung treffen: Aufgrund unserer Erfahrungen und der Literaturangaben scheint neben der Ausdehnung der Nekrose (Catterall 1971) vor allem die Erhaltung oder therapeutische Wiederherstellung einer **sphärischen Kongruenz**

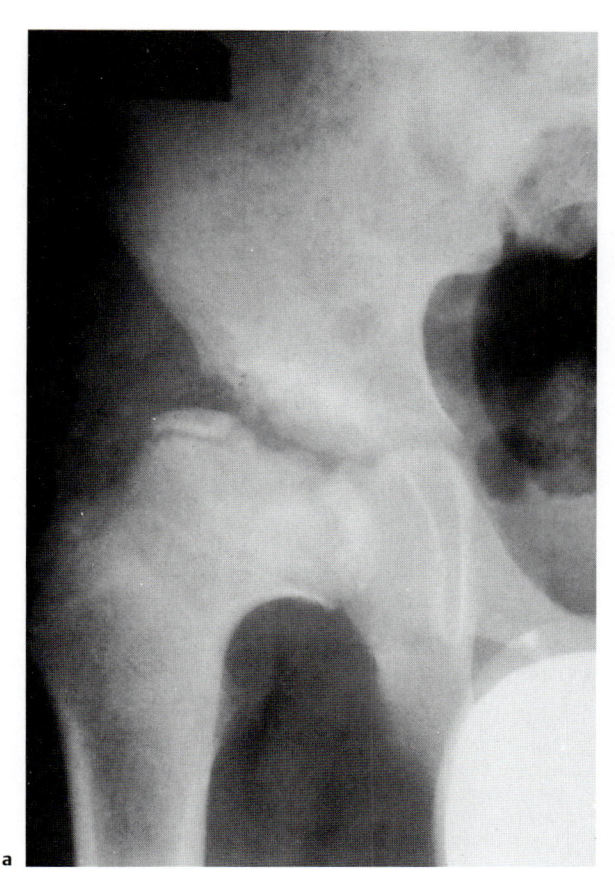

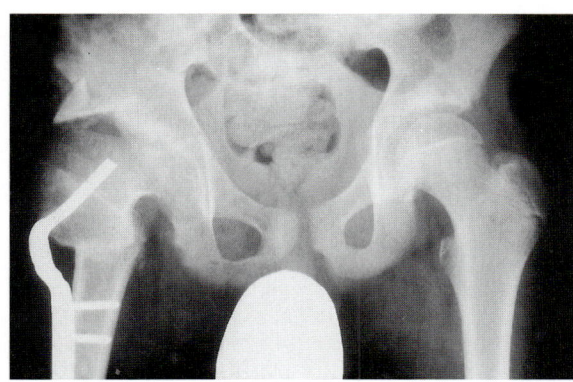

Abb. 7.19a u. b Röntgenbilder eines rekonstruktiven Eingriffes bei Coxa magna und SH-Verbreiterung.

der Eingriff mittels **Pfannendachplastik** und **Femurosteotomie** sinnvoll sein.

Beim Phänomen der Hinge Abduction (s. Abb. 7.2) kommt es bei Hüftabduktion zu einem Dezentrieren des Femurkopfes aus der Pfanne mit konsekutiver schwerer Schädigung des Gelenkknorpels. Ursache dafür ist die nicht ausreichend überdachte Coxa magna oder sattelförmige Femurkopfdeformität, die durch die Lateralisierung den wichtigsten prognostischen Faktor darzustellen. Von orthopädischer Seite kann versucht werden durch medikamentöse Revaskularisation die Ischämiephase zu verkürzen, durch Krankengymnastik die Beweglichkeit zu beeinflussen und durch Orthesen oder operative Maßnahmen ein möglichst optimales **Containment** zu erhalten bzw. zu erzielen. Wenn das Containment bereits durch ossäre Deformierung verloren gegangen ist (Coxa magna, Hinge Abduction), ist eine anatomische Wiederherstellung nicht mehr möglich. Hauptaufgabe der orthopädischen Betreuung ist es daher, den optimalen Zeitpunkt für die notwendige Containment-Therapie nicht zu übersehen.

Literatur

Aigner, N., G. Petje, G. Steinböck, W. Schneider, C. Krasny, F. Landsiedl (2001): Treatment of bone marrow oedema of the talus with the prostacycline analogue ilioprost – an MRI controlled investigationof a new method. JBJS (Br) 83 (6)-B: 855–858

Aigner, N., W. Schneider, G. Petje, G. Steinböck, C. Krasny, F. Landsiedl (2002): Juvenile bone marrow edema of the acetabulum: treatment with Iloprost – a case report JBJS (Br): 84 (7): 1050–52

Barker, D.J., A.J. Hall (1986): The epidemiology of Perthes' disease. Clin Orthopaedics and Related Research: 89–94

Bennett u. Mitarb. (1991): Chiari's Osteotomy in the treatment of Perthes' disease. JBJS 73-B: 225–228

Bernd, L., F.U. Niethard, L. Graf, H.P. Kaps (1992): Die flüchtige Hüftgelenksentzündung (Coxitis fugax). Z Orthop 130: 529–535

Bowen, J.R. (1994): Persönl. Mitteilung (EPOS, Porto)

Burwell, R.G. u. Mitarb. (1978): Perthes' disease. An anthropometric study revealing impaired and disproportionate growth. JBJS 60-B: 461–477

Calvert, P.T. u. Mitarb. (1984): Effect of vascular occlusion on the femoral head in growing rabbits. Acta Orth Sand 55: 526–530

Catterall, A. (1971): The natural history of Perthes' disease. JBJS 53-B: 438–440

Cho, T.J. u. Mitarb. (2002): Femoral head deformity in Catterall groups III and IV Legg-Calvé-Perthes disease: Magnetic Resonance Image analysis in coronal and sagittal planes. J Ped Orthop 22: 601–606

Chung, S.M.K. (1976): The arterial supply of the developing proximal end of the human femur. JBJS 58-A: 961–970

Coates, C. u. Mitarb. (1990): Femoral osteotomy in Perthes' disease – results at maturity. JBJS 72-B: 582–585

Crutcher, J.P., L.T. Staheli (1992): Combined osteotomy as a salvage procedure for severe Legg-Calvé-Perthes disease. J Pediatric Orthopaedics 12: 151–156

Dias, L. (1995): Persönl. Mitteilung (POSNA, Bal Harbour)

Engelhardt, P. (1988): Das Risiko der sekundären Koxarthrose. Thieme, Stuttgart

Erken, H.W., K. Katz (1990): Irritable hip and Perthes' disease. J Pediatric Orthopaedics 10: 322–326

Fulford, G.E. u. Mitarb. (1993): A prospective study of nonoperative and operative management for Perthes' disease. J Pediatric Orthopaedics 13: 281–285

Glück u. Mitarb. (1994): Protein C and S deficiency, thrombophilie, and hypofibrinolysis: pathophysiologic causes of LPD. PedRes 35: 383–8

Guille, J.T. u. Mitarb. (2002): Bilateral Legg-Calvé-Perthes disease: presentation and outcome. J Pediatr Orthop 22: 458–463

Hardcastle, P.H. u. Mitarb. (1980): Catterall grouping of Perthes' disease. An assessment of observer error and prognosis using the Catterall classification. JBJS 62-B: 428–431

Harrison, M.H. u. Mitarb. (1976): Skeletal immaturity in Perthes' disease. JBJS 58: 37–40

Heikkinen, E., J. Puranen (1980): Evaluation of femoral osteotomy in the treatment of Legg-Calvé-Perthes disease. Clin Orth and Related Research 150: 60–68

Herring, J.A. u. Mitarb. (1992): The lateral pillar classification of Legg-Calvé-Perthes disease. J Pediatric Orthopaedics 12: 143–150

Herring, J.A. (1994): The treatment of Legg-Calvé-Perthes disease. JBJS 74-A: 448–458

Kamegaya, M. u. Mitarb. (1992): Acetabular remodelling in Perthes' disease after primary healing. J Pediatric Orthopaedics 12: 308–314

Keenan, W.N.W., J. Clegg (1996): Perthes disease after „Irritable hip": Delayed bone age shows the hip is a „Marked man". J Pediatric Orthopaedics 16: 20–23

Keppel, A., F. Grill u. Mitarb. (1990): Zur Entlastung der Hüfte durch den Thomas Splint – eine biomechanische Analyse unter besonderer Berücksichtigung der Anwendung beim M. Perthes. Orthop Praxis 26: 280

Kesteris, U. u. Mitarb. (1996): The effect of arthrocentesis in transient synovitis of the hip in the child: A longitudinal sonographic study. J Pediatric Orthopaedics 16: 24–29

Klisic, P., R. Bauer, H. Bensahel, F. Grill (1985): Chiari's pelvic osteotomy in the treatment of Legg-Calvé-Perthes disease. Bull of the Hosp Joint Disease, Orthop Inst New York 42/5: 111–118

Kucukkaya, M., Y. Kabukcuoglu, I. Ozturk, U. Kuzgun (2000): Avascular necrosis of the femoral head in Childhood: the results of treatment with articulated distraction method. J Pediatr Orthop 2000 (Nov-Dec) 20 (6): 722–728

Lamer, S. u. Mitarb. (2002): Femoral head vascularisation in Legg-Calvé-Perthes disease: comparison of dynamic gadolinium-enhanced subtraction MRI with bone scintigraphy. Pediatr Radiol 32: 580–585

Lecuire, F. (2002): The longterm outcome of primary osteochondritis of the hip (Legg-Calvé-Perthes disease). JBJS Br 84: 636–640

Loder, R.T. u. Mitarb. (1993): Behavioral characteristics of children with Legg-Calvé-Perthes disease. J Pediatric Orthopaedics 13: 598–601

Loder, R.T. u. Mitarb. (1995): Physeal slope in Perthes disease. JBJS 77-B: 736–738

Martinez, A.G. (1992): The weight-bearing abduction brace for the treatment of Legg-Perthes disease. JBJS 74-A: 12–21

Matan, A.J. u. Mitarb. (1996): Combination trochanteric arrest and intertrochanteric osteotomy for Perthes' disease. J Pediatric Orthopaedics 16: 10–14

McAndrew, M., A.L. Weinstein (1984): A long-term follow-up of Legg-Calvé-Perthes disease. JBJS 66-A: 860–869

Meehan, P.L. u. Mitarb. (1992): The Scottish Rite abduction orthosis for the treatment of Legg-Perthes disease. A radiographic analysis. JBJS 74-A: 2–12

Mose, K. (1980): Methods of measuring in Legg-Calvé-Perthes disease with special regard to the prognosis. Clinical Orthopaedics and Related Research 150: 103–109

Paley, D. (2002): Principles of deformity correction. Springer, Heidelberg: 684–685

Paley, D., E. Segev (2002): Treatment of Perthes disease and adolescent avascular necrosis of the hip by soft tissue release and joint distraction. Paper annual meeting AAOS 2002, Dallas

Perthes, G.C. (1910): Über die Arthritis deformans juvenilis. Z Chirurgie 107: 111–159

Petje, G., Ch. Radler, N. Aigner, G. Kriegs-Au, R. Ganger, F. Grill (2002): Aseptische Knochennekrosen im Kindesalter. Orthopäde 31 (10): 1027–36

Rang, M. (1993): Perthes' disease. In: Wenger, D.R., M. Rang: The art and practice of children's orthopaedics. Raven Press, New York: 297–330

Ranner, G., R. Fotter, W. Linhart, F. Ebner (1994): Radiologische Diagnostik des Morbus Perthes. Radiologe 34: 21–29

Reinker, K.A. (1996): Early diagnosis and treatment of hinge abduction in Legg-Perthes disease. J Pediatric Orthopaedics 16: 3–9

Ritterbusch, J.F. u. Mitarb. (1993): Comparison of lateral pillar classification and Catterall classification of Legg-Calvé-Perthes' disease. J Pediatric Orthopaedics 13: 200–202

Salter, R.B., G.H. Thompson (1984): Legg-Calvé-Perthes' disease. The prognostic significance of the subchondral fracture and a two group classification of the femoral head involvement. JBJS 66-A: 479–489

Salter, R.B. (1980): The scientific basis for the rnethods of treatment and their indications. Clin Orthop and Rel Research 150: 8–11

Stevens, P.M. u. Mitarb. (1981): Innominate osteotomy in Perthes disease. J Pediatric Orthopaedics 1: 47–54

Stulberg, S. D. u. Mitarb. (1981): The natural history of Legg-Calvé-Perthes disease. JBJS 63-A: 1095–1108

Szepesi, K. u. Mitarb. (1974): Tragfähigkeit des Femurkopfes nach experimenteller ischämischer Nekrose der Epiphyse. Arch Orthop Unfall-Chirurgie 80: 283–306

Tachdjian, M. (1980): 99 m technetium diphosphonate bone imaging in Legg-Calvé-Perthes' disease. Acta Orth Belgica 46: 366–370

Taylor, G.R., N.M.P. Clarke (1995): Recurrent irritable hip in childhood. JBJS 77-B: 748–751

Trueta, J. (1957): The normal vascular anatomy of the human femoral head during growth. JBJS 39-B: 358–394

Willett, K. u. Mitarb. (1992): Lateral shelf acetabuloplasty: An operation for older children with Perthes' disease. J Pediatric Orthopaedics 12: 563–568

Yrjönen, T. (1992): Prognosis in Perthes' disease after noncontainment treatment. 106 hips followed for 28–47 years. Acta Orth Scand 63 (5): 523–526

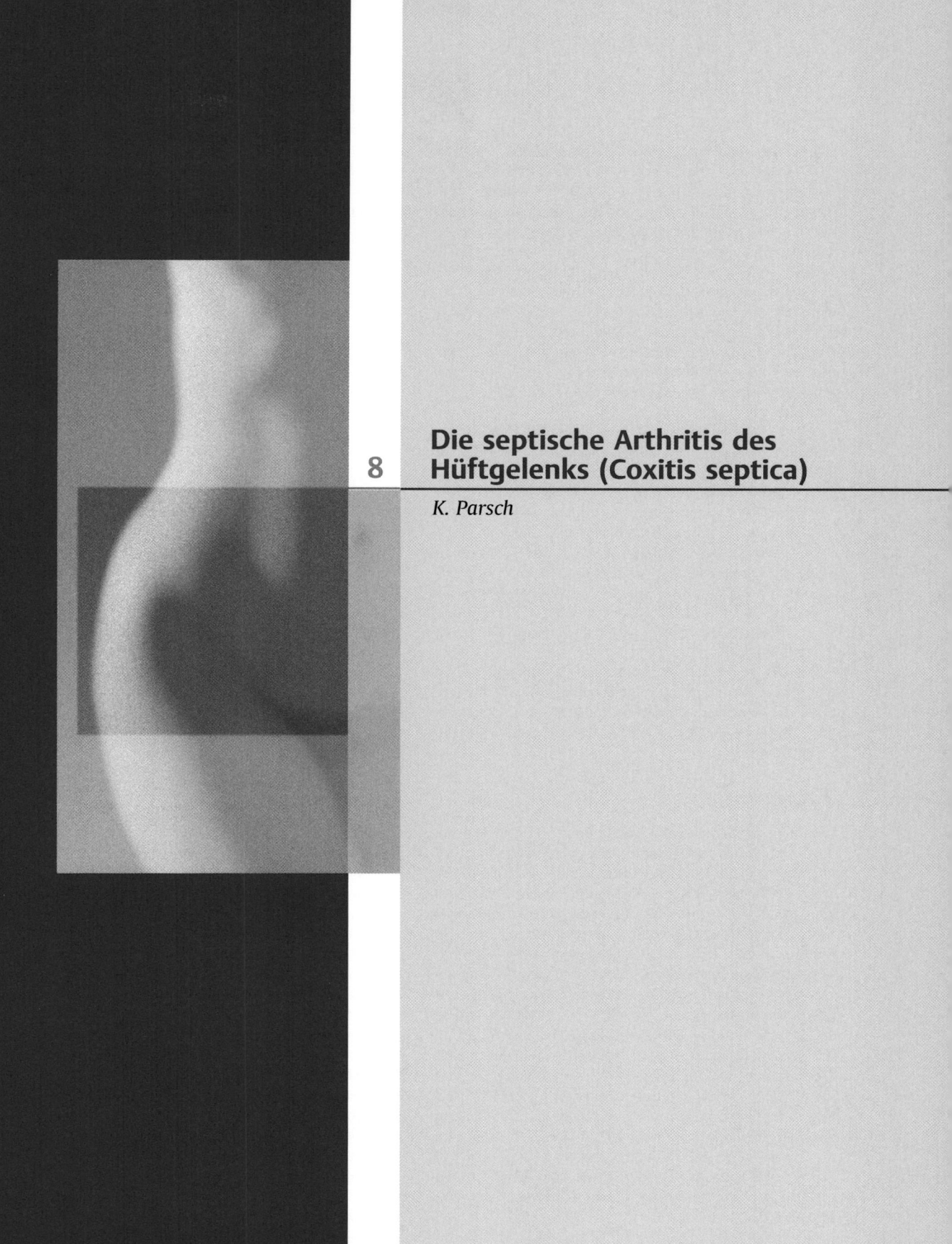

8 Die septische Arthritis des Hüftgelenks (Coxitis septica)

K. Parsch

Ätiologie

Die hämatogene bakterielle Entzündung des Knochens und der Gelenke spielt vor allem aufgrund mangelhafter Hygiene und unzureichender Ernährung eine große Rolle in der orthopädischen Chirurgie der Entwicklungsländer. Aber auch in unseren Breiten mit guten Hygiene- und Ernährungsbedingungen können die hämatogene septische Arthritis und die Osteomyelitis beim Kind auftreten. Wenn die Koxitis rechtzeitig diagnostiziert wird, kann sie durch die chirurgische Ausräumung und die moderne antibiotische Therapie überwunden werden, ohne Folgen zurückzulassen. Bei verspäteter Diagnose können sich leichte, mittlere und schwere Residuen ergeben, die zu einer dauerhaften Beeinträchtigung oder gar Zerstörung des Gelenks führen.

Zwei Entitäten müssen unterschieden werden, die Koxitis des Neugeborenen und Kleinkindes sowie die des größeren Kindes und Adoleszenten:
- **Koxitis des Neugeborenen und Kleinkindes**: Aufgrund der Gefäßversorgung in dieser Altersgruppe kommt es relativ rasch, d. h. innerhalb von 3–5 Tagen zu einer Mitinfektion des Schenkelhalses und der Hüftkopfkappe mit der Folge einer Durchblutungsstörung und Destruktion bis hin zum völligen Verlust der Hüftkopfes und des Schenkelhalses. Die frühzeitige Diagnose und qualifizierte Therapie ermöglicht eine komplette Ausheilung.
- **Koxitis des größeren Kindes**: Bei rechtzeitiger Diagnose und Therapie ist eine folgenlose Ausheilung erreichbar. Bei verspäteter Diagnose kann als Folge der Arthritis eine Chondrolyse mit nachfolgender Ankylose eintreten.

Pathogenese

Die für eine hämatogene Entzündung verantwortlichen Bakterien stammen von ihren primären Besiedelungsstellen, das sind die Haut, die Schleimhäute und der Darm. Wenn der Körper lokal oder insgesamt abwehrschwach ist, können die auf der Haut oder Schleimhaut harmlosen Erreger die natürliche Barriere überspringen und sich im Blut ausbreiten. Aufgrund der besonders guten Durchblutungssituation der wachstumsfugennahen Metaphyse kommt es dort zuerst zur Besiedelung. Über die beim Neugeborenen noch intakten transepiphysären Gefäße können die Bakterien in das Gelenk einwandern und sich dort auf der Synovialis ansiedeln. Als Reaktion kommt es zu einer Anschoppung und zur Empyembildung. Die dabei frei werdenden Enzyme zerstören den hyalinen Knorpel und öffnen den subchondralen Knochen. Die Bakterien breiten sich nachfolgend in der Metaphyse des Schenkelhalses aus. Der Druck der Flüssigkeitsansammlung innerhalb des Gelenks kann den Hüftkopf herausdrängen (Distensionsluxation) und im weiteren Verlauf ganz zerstören (Destruktionsluxation).

Die für die septische Arthritis verantwortlichen Erreger sind überwiegend grampositive Kokken, wie Staphylokokken (aureus und epidermidis), Streptokokken, vereinzelt Enterokokken und Mykobakterien, deutlich seltener gramnegative Erreger wie Escherichia coli und Haemophilus influencae.

Diagnostik

Die Diagnose der septischen Arthritis des Hüftgelenks ruht auf 3 Säulen:
- Klinik,
- bildgebende Verfahren,
- Labordiagnostik.

Klinische Diagnostik

Beim **Neugeborenen** und **Kleinkind** ist die klinische Diagnose der Koxitis am ehesten über die Allgemeinsymptome zu stellen. Der Säugling macht den Eindruck, dass er „richtig krank" ist. Fieber kann vorhanden sein, tritt aber nicht bei jedem Fall auf. Das Beinchen wird in Entlastungsstellung nach außen gedreht und flektiert gehalten. Beim Bewegen des Beines treten Schmerzen auf sowie eine Pseudolähmung des Beines aufgrund der Schmerzen. Eine Schwellung, Rötung oder gar Perforation von Eiter in der Leiste ist nur nach tage- oder wochenlangem Nichtbehandeln der Koxitis denkbar.

Beim **Kindergarten-** und **Schulkind** sind die klinischen Symptome einfacher zu erkennen: Die septische Arthritis erzeugt stärkste Schmerzen, die innerhalb von Stunden zum Verlust der Gehfähigkeit führen.

Bildgebende Diagnostik

Röntgen. Beim **Neugeborenen** und **Kleinkind** mit Verdacht auf septische Arthritis des Hüftgelenks zeigt das Nativröntgenbild in der Frühphase lediglich eine vermehrte Weichteilzeichnung. Im weiteren Verlauf lassen sich metaphysäre Destruktionen, auch eine eventuell eingetretene Hüftkopflateralisation erkennen (Abb. 8.1). Beim **älteren Kind** sollte neben der Beckenübersicht, immer eine axiale Aufnahme von beiden Seiten angefertigt werden. Zum Nachweis einer akuten septischen Arthritis des Hüftgelenks ist das Röntgenbild wenig hilfreich, allenfalls wird die Schonposition dokumentiert (Abb. 8.2). Differenzialdiagnostisch lassen sich mithilfe der Röntgenaufnahmen eine Fraktur, eine pathologische Fraktur durch eine juvenile Zyste und auch eine Epiphysenlösung ausschließen.

Ultraschall. Beim **Neugeborenen** und **Kleinkind** mit Verdacht auf eine septische Arthritis ist die Ultraschalldiagnostik optimal zur Frühdiagnose und in ihrer Qualität vergleichbar mit der viel aufwendigeren Kernspintomographie. Wie bei Hüftreifungsstörung bietet der **laterale Zugang nach Graf** die idealen Voraussetzungen eine septische Arthritis in der Frühphase zu diagnostizieren. Schon Stunden nach Infektionsbeginn ist eine Synovialisverdickung im Ultraschallbild erkennbar (Abb. 8.3). Im wei-

8 Die septische Arthritis des Hüftgelenks (Coxitis septica)

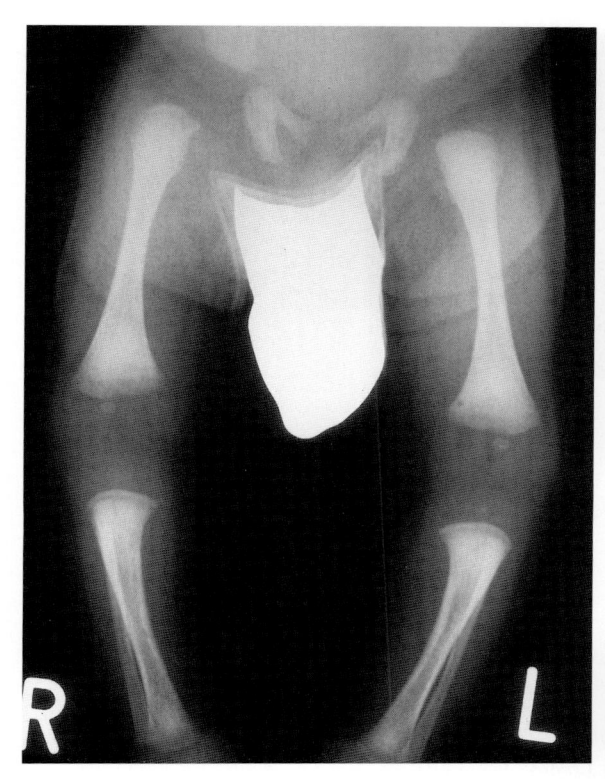

Abb 8.1 Ein 23 Tage altes Kind mit Verdacht auf septische Arthritis rechts. Im Röntgenbild ist rechts eine vergrößerter Abstand des Femurs von der Pfanne zu erkennen.

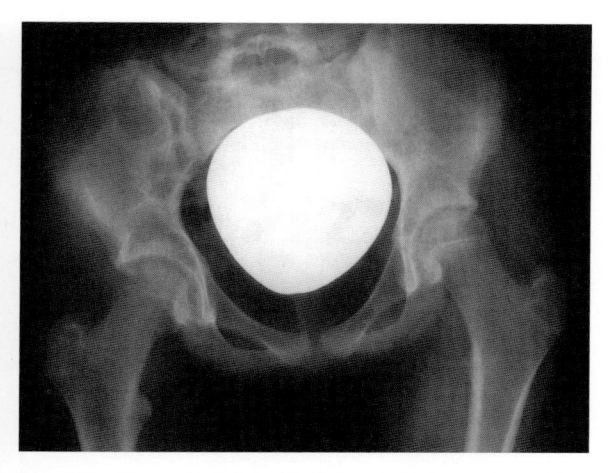

Abb. 8.2 Röntgenbild eines 14-jährigen Mädchens mit Koxitis links, die durch Staphylococcus aureus verursacht wurde. Anamnese: Schmerzen seit 4 Tagen, Beugeadduktionsstellung und vermehrte Weichteilzeichnung links. Nach Arthrotomie und Antibiose für 3 Wochen Resititutio ad integrum.

teren Verlauf kommt es zur Zunahme der Synovialisdicke mit intraartikulärer aber auch extraartikulärer Flüssigkeit. Innerhalb von 3–5 Tagen nimmt die Ballonierung des Gelenks weiter zu, der knorpelige Hüftkopf lateralisiert und der Schenkelhals kann durch die dazukommende Osteomyelitis wie „angenagt" erscheinen (Parsch u. Savvidis 1997).

Beim **Kind jenseits des 1. Lebensjahres** mit mineralisertem Hüftkopf ist der ventrale Zugang ideal zur Darstellung eines Gelenkergusses (Wingstrand u. Mitarb. 1987, Zieger u. Mitarb. 1987) (Abb. 8.**4**). Neben der Darstellung der Flüssigkeitsansammlung im Gelenk lässt sich auch eine Kapselverdickung bei chronischer Entzündung nachweisen.

Knochenszintigraphie. Seit der Einführung der Sonographie für die Ergussdiagnostik und insbesondere seit der Einführung einer Kernspintomographie hat die Skelettszintigraphie zur Diagnose der septischen Koxitis nur noch historische Bedeutung.

Computertomographie. Die CT-Untersuchung eines auf septische Arthritis verdächtigen Hüftgelenks hat wie die Szintigraphie heute ihre Bedeutung eingebüßt. Die Ergussbildung ist ebenso gut darstellbar, wie bei der Sonographie, die Knochendestruktion durch Osteomyelitis ist bes-

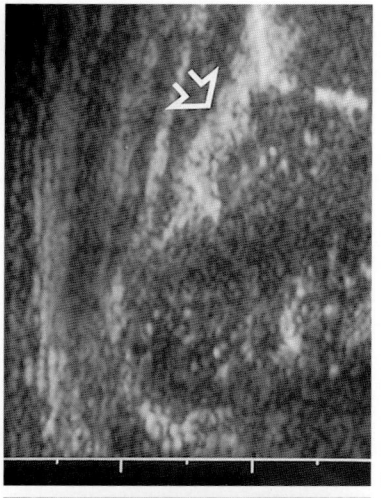

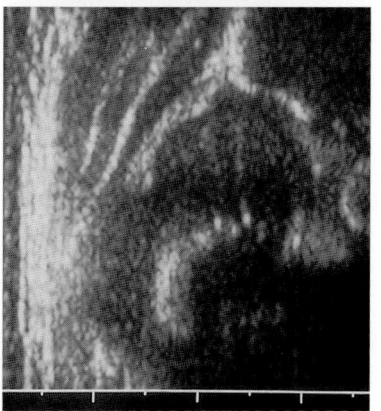

Abb. 8.3 a u. b Ultraschallbilder der Hüfte eines 3 Wochen alten Säuglings.
a Rechte Hüfte mit verdickter Gelenkkapsel (Pfeil) durch Entzündung.
b Linke Hüfte mit Normalbefund.

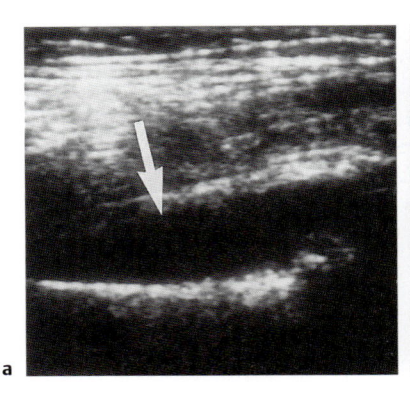

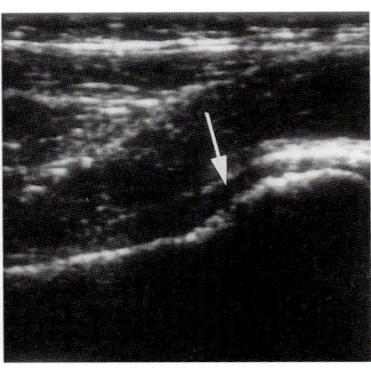

Abb. 8.4 a u. b Sonogramm der Hüfte der Patientin von Abb. 8.2 mit septischer Arthritis der linken Hüfte.
a Linke Hüfte mit Erguss (dicker Pfeil).
b Rechte Hüfte normaler Befund (dünner Pfeil).

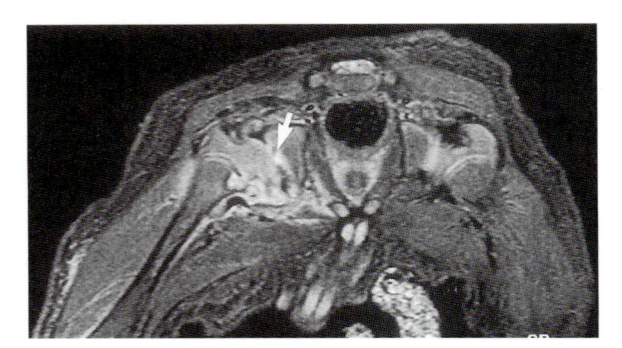

Abb. 8.5 MRT des 3 Wochen alten Kindes von Abb. 8.1 mit Koxitis rechts: Erguss (Pfeil) und Metaphyseninfektion.

ser erkennbar als bei konventioneller Radiographie. Die modernen Verfahren wie Ultraschall und MRT haben das CT als Diagnosehilfe bei Koxitisverdacht verdrängt.

Magnetresonanztomographie. Sie ermöglicht schon ganz früh die Diagnose einer septischen Gelenkerkrankung (Mazur u. Mitarb. 1995). In den ersten Stunden der septischen Arthritis kann durch die MRT die Flüssigkeitsansammlung sowie eine Mitbeteiligung der Epi- oder Metaphyse nachgewiesen werden (Abb. 8.5).

Labordiagnostik

Das quantitativ gemessene **C-reaktive Protein (CRP)** ist der wichtigste Laborparameter bei der septischen Arthritis des Kindes. Wenn der Standardgrenzwert von 1,0 mg/dl überschritten wird, kann von einer entzündlichen Erkrankung ausgegangen werden. In der akuten Phase können die CRP-Werte innerhalb von wenigen Stunden bis zu 20 mg/dl steigen, womit das Ausbreiten der Sepsis bestätigt wird.

Die **Blutkörperchensenkungsgeschwindigkeit (BSG)** ist die traditionelle Methode zur Bestimmung einer Entzündungsreaktion im Körper. Initial niedrige Werte können im Verlauf der septischen Erkrankung auf über 100 mm in der ersten Stunde ansteigen.

Eine **Leukozytenzahl** von über 10.000 pro mm^3 ist hinweisend auf eine entzündliche Veränderung.

Die Bestimmung des **Antistaphylolysin** und **Antistreptolysintiters** hat eine begrenzte Aussagefähigkeit.

Blutkulturen mit nachfolgendem Antibiogramm stellen eine wertvolle Ergänzung zur Bestimmung der Bakterien aus dem gewonnen Punktat dar.

Differenzialdiagnose

Beim **schwer kranken Neugeborenen und Säuglingen** kommt es vor allem darauf an, überhaupt an die Möglichkeit einer septischen Arthritis des Hüftgelenks zu denken. Die allgemeine Sepsis kann so gravierend sein, dass abdominale und pulmonale Symptome so stark führend sind, dass sie den Blick auf das Bein bzw. die Hüfte verhindern. Die Schonung sowie die Schmerzhaftigkeit auf Berührung und Bewegung bis hin zur Pseudoparalyse lassen das Problem erkennen.

Bei entsprechend verändertem CRP und BSG und sonographischem Nachweis einer Synovialitis mit Gelenkkapselverdickung und Erguss ist in dieser frühen Altersgruppe die septische Koxitis wahrscheinlich. Die Coxitis fugax oder der Morbus Perthes kommt nicht in Betracht.

Beim **älteren Kind** jenseits des 1. Lebensjahres kann die Differenzialdiagnose schwierig werden. Die Coxitis fugax, die beim älteren Kind ebenfalls mit einer Schonung einhergeht, zeigt einen Erguss, hat aber im Normalfall keine pathologischen Entzündungswerte. Besonders schwierig wird die Unterscheidung, wenn ein Kind nach einer eindeutigen septischen Erkrankung, wie z. B. einer Mittelohrentzündung oder einer Angina tonsillaris, mit Hüftbeschwerden zur Vorstellung kommt. Die Ergussbildung im Sonogramm ist nicht differenzierbar. Die Coxitis fugax, die parallel zu oder nach einer Angina oder Otitis media auftritt, verursacht eine Hüftschonung mit aushaltbaren Beschwerden. Die bakterielle Koxitis erzeugt dagegen starke bis allerschlimmste Schmerzen. Die Tabelle 8.1 gibt eine Übersicht über die verschiedenen Differenzialdiagnosen.

8 Die septische Arthritis des Hüftgelenks (Coxitis septica)

Tab. 8.1 Differenzialdiagnosen der Coxitis septica beim älteren Kind

Krankheits-bilder	Klinik	Röntgen	Sono-graphie	Labor
Septische Arthritis	sehr schmerzhaft	negativ	positiv	positiv
Coxitis fugax	wenig schmerzhaft	negativ	positiv	negativ
Morbus Perthes	wenig schmerzhaft	positiv	positiv	negativ
Juvenile Arthritis	schmerzhaft	(positiv)	positiv	positiv
Epiphyseo-lysis acuta	sehr schmerzhaft	positiv	positiv	negativ
Trauma, Fraktur	sehr schmerzhaft	positiv	(positiv)	negativ

Therapie

Bei der septischen Koxitis des Säuglings, aber auch bei der des Schulkindes handelt es sich um einen **absoluten Notfall**. Sobald durch Klinik, Labor und Bildgebung feststeht, dass es sich um eine septische Arthritis handelt, muss sofort die Klinikeinweisung erfolgen, um die chirurgische und antibiotische Therapie unmittelbar zu beginnen.

In der vergangenen Zeit bevor es Ultraschall und MRT gab, wurde in der Regel eine Punktion oder Aspiration als erste Notfallmaßnahme propagiert und erst beim Nachweis von Eiter die weitere Strategie entwickelt. Mit den heutigen diagnostischen Möglichkeiten, insbesondere der Sonographie, sollte diese zeitliche Verzögerung nicht mehr riskiert werden.

Chirurgische Therapie

In Allgemeinnarkose ist unter sterilen Kautelen das Hüftgelenk zu punktieren und anschließend von ventral zu arthrotomieren. Nach Abstrichnahme und Biopsie aus der Gelenkkapsel wird das Gelenk ausgiebig gespült und dabei durchbewegt, um möglichst alle Anteile der Gelenkentzündung auszuspülen. Eine gleichzeitige Synovialektomie ist nicht zu empfehlen. Nach Einlegen einer Redovac-Drainage wird das Gelenk offen gelassen, Subkutangewebe und Haut aber verschlossen (Parsch u. Wiedmann 1990). Vor allem bei größeren Kindern wird heute vereinzelt auch die arthroskopische Lavage des septischen Hüftgelenks angeboten.

Antibiotische Therapie

Unmittelbar nach Abstrichentnahme beginnt über einen parenteralen Zugang die Therapie mit hochdosierten Antibiotika, im Standardfall mit einem Cephalosporin der 2. Generation. Das intravenös applizierte Cefuroxim hat sich schon seit 15 Jahren gegen alle grampositiven Kokken als Erreger der septischen Arthritis bewährt. Die Dauer der antibiotischen Therapie wird von dem Verlauf der Laborparameter, insbesondere des CRP abhängig gemacht. Üblicherweise sind bei rechtzeitiger Diagnose 3 Wochen Antibiose parenteral, gefolgt von 2 Wochen oral ausreichend.

Neugeborene und Kleinkinder mit septischer Arthritis werden entweder im Becken-Bein-Fuß-Gips oder einer Hüftbeuge-Abduktions-Schiene für ca. 3–5 Wochen ruhig gestellt.

Ältere Kinder werden frühzeitig mobilisiert, dürfen aber die Belastung erst beginnen, wenn die Laborparameter eine Abheilung des septischen Geschehens signalisieren.

Komplikationen

Folgen einer verspätet behandelten Koxitis im Säuglingsalter. Durch Ausbreitung der Koxitis in die Epiphyse kommt es zu einer Vergrößerung und Auflockerung des Hüftkopfes (Coxa magna). Bei Mitbeteiligung des Schenkelhalses entsteht eine Teildestruktion des Schenkelhalses mit Coxa-vara-Deformität. Im ungünstigeren Fall wird der Hüftkopf durch das septische Geschehen aus der Pfanne gedrängt, es entsteht eine Distensionsluxation. In vereinzelten Fällen gelingt es, nach Abklingen der Entzündung die Reste des Hüftkopfes zu reponieren und die Teildestruktion des Schenkelhalses zu rekonstruieren (Abb. 8.**6** bis 8.**9**).

Im allerschlimmsten Fall kommt es zu einer unwiederbringlichen Destruktion des Hüftkopfes und des Schenkelhalses mit Übrigbleiben eines funktionsunfähigen Stummels als Residuum.

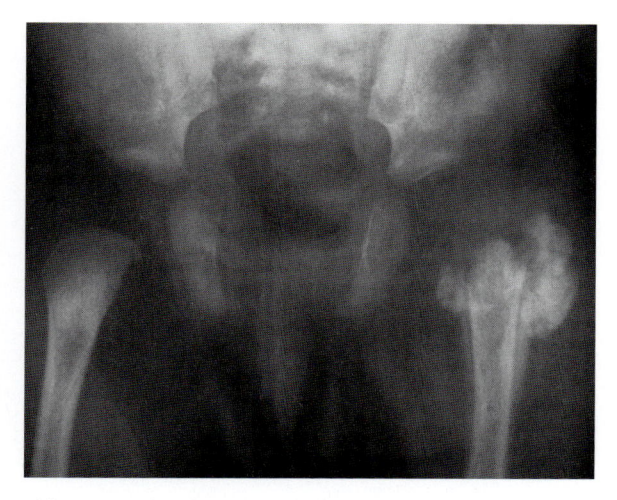

Abb. 8.6 Beckenübersichtsaufnahme von einer septischer Koxitis links, die seit 14 Tagen konservativ mit Antibiotika behandelt wurde. Beginnende Distensionsluxation und Kalluswolke um den Schenkelhals links.

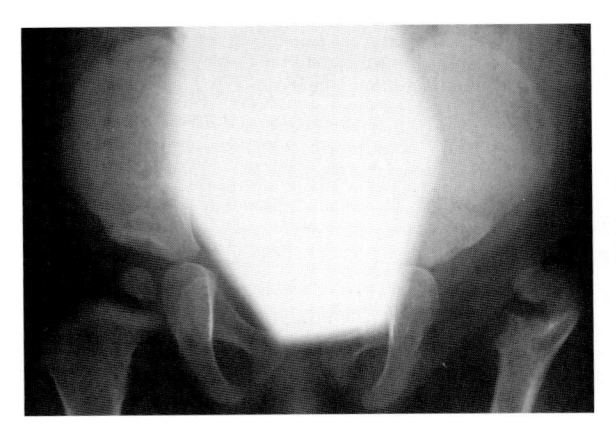

Abb. 8.7 Distensionsluxation mit partieller Schenkelhalsnekrose links bei dem 11 Monate alten Kind von Abb. 8.6. Der nicht mineralisierte Hüftkopf steht außerhalb der Pfanne.

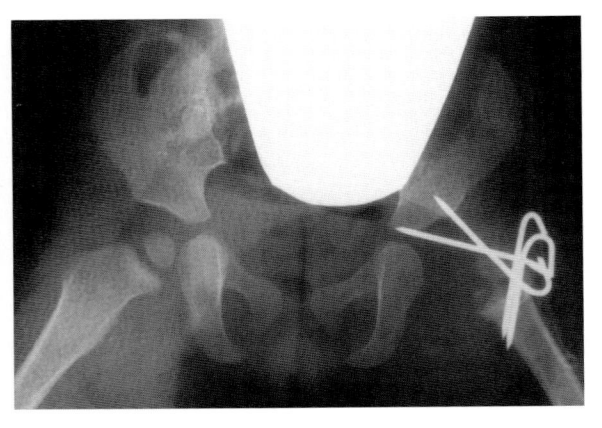

Abb. 8.8 Beckenübersichtsaufnahme des Kindes von Abb. 8.7. Nach offener Reposition und Valgusosteotomie ist der Hüftkopf mit 2 transartikulären Drähten fixiert. Die beiden lateralen Kirschner-Drähte stabilisieren die Valgusosteotomie.

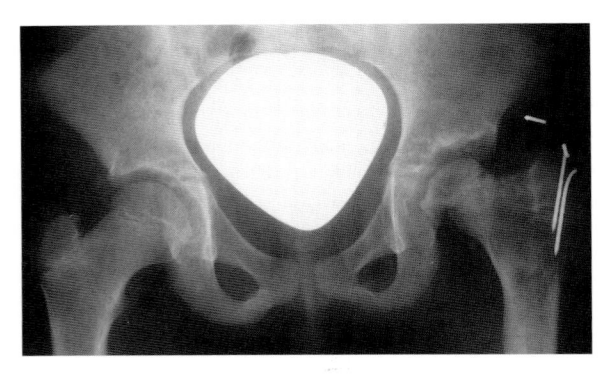

Abb. 8.9 Beckenübersichtsaufnahme des Kindes von Abb. 8.7. Zustand 8 Jahre nach offener Hüftreposition und Valgisierung des Schenkelhalses links. Die zum Teil gebrochenen Kirschner-Drähte liegen noch ein. Gute Belastbarkeit beim Gehen, Längenminus von 1 cm links.

Folgen einer verspätet behandelten Koxitis beim älteren Kind. Durch rasch durchgeführte Arthrotomie oder Arthroskopie gefolgt von einer wirksamen antibiotischen Therapie gelingt es, die Koxitis folgenlos auszuheilen. Bei verspäteter Diagnose und Therapie ist die Gefahr einer Chondrolyse und anschließenden Gelenkteilankylose gegeben (Abb. 8.**10**). Die versteifte Hüfte ist meist jahrelang beschwerdearm. Auf lange Sicht bot sich früher eine Arthrodese an, heute wird man eher zur zementfreien Endoprothese tendieren.

Literatur

Bergdahl, S., K. Ekengren, M. Eriksson (1985): Neonatal hematogenous osteomyelitis: risk factors for long-term sequelae. J Pediatr Orthop 5: 564–568

Gordon, J.E., M. Huang, M. Dobbs, S.J. Luhmann, D.A. Szymanski, P.L. Schoenecker (2002): Causes of false-negative ultrasound scans in the diagnosis of septic arthritis of the hip in children. J Pediatr Orthop 22: 312–316

Kocher, M.S., D. Zurakowski, J.R. Kasser (1999): Differentiation between septic arthritis and transient synovitis of the hip in children: an evidence based clinical prediction algorithm. J Bone Joint Surg (Am) 81: 1662–1670

Mazur, J.M., G. Ross, R.J. Cummings, G.A. Hahn, W.P. McClusky (1995): Usefullness of magnetic resonance imaging for the diagnosis of acute muskuloskeletal infections in children. J Pediatr Orthop 15: 144–147

Parsch, K., E. Savvidis (1997): Die Koxitis beim Neugeborenen und Säugling. Orthop 26: 838–847

Parsch, K., H. Wiedmann (1990): Diagnose und Therapie der septischen Arthritis (Coxitis). Z. Orthop 128: 396–403

Wingstrand, H., N. Egund, L. Lindgreen, T. Sahlstrand (1987): Sonography in the septic arthritis of the hip in the child. J Pediatr Orthop 7: 206–209

Zieger, M., U. Dörr, R. Schulz (1987): Ultrasonography of hip joint effusion. Skeletal Radiol 16: 607–611

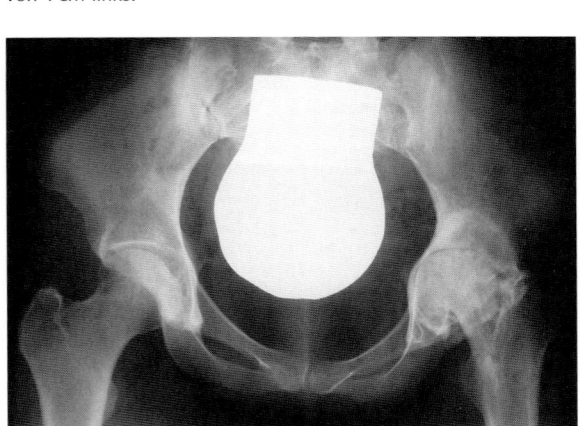

Abb. 8.10 Beckenübersichtsaufnahme 12 Jahre nach septischer Arthritis durch Staphylokokken links, die sowohl zu spät erkannt als auch zu spät operiert wurde. Ankylose der linken Hüfte mit schlechter Beweglichkeit. Die Streckung zeigt ein Defizit von 20°, die Beugung gelingt bis 60°. Die Rotation ist aufgehoben.

9 Epiphyseolyse

R. Krauspe

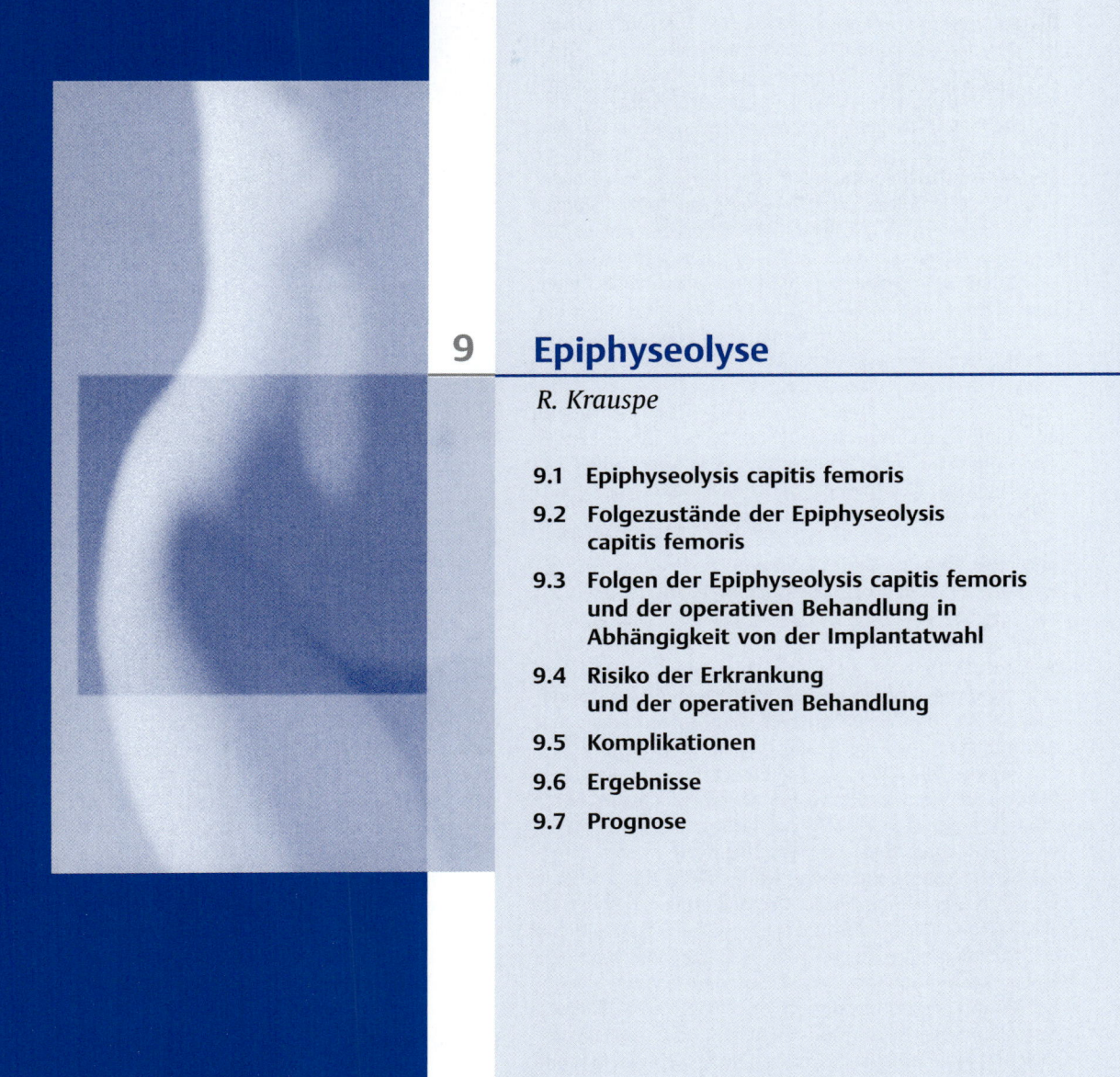

9.1 Epiphyseolysis capitis femoris

9.2 Folgezustände der Epiphyseolysis capitis femoris

9.3 Folgen der Epiphyseolysis capitis femoris und der operativen Behandlung in Abhängigkeit von der Implantatwahl

9.4 Risiko der Erkrankung und der operativen Behandlung

9.5 Komplikationen

9.6 Ergebnisse

9.7 Prognose

9.1 Epiphyseolysis capitis femoris

Ätiologie und Pathogenese

Die Epiphyseolysis capitis femoris (ECF) ist die typische Hüftgelenkerkrankung des **Adoleszentenalters**. Als Folge einer multifaktoriell bedingten Gefügelockerung der proximalen Wachstumsplatte des Femurs ist diese gegen mechanische Belastungen weniger widerstandsfähig. Zu den Faktoren, welche diese Prozesse an der Wachstumsplatte beeinflussen, zählen Hormone wie Thyroxin, Testosteron und Östrogen sowie eine verminderte Antetorsion (relative Retrotorsion) des Schenkelhalses. Darüber hinaus beträgt die Anteversion bei adipösen Adoleszenten durchschnittlich 0,4° gegenüber 10,6° bei normalgewichtigen Jugendlichen und mehr als 50% der Patienten mit einer ECF sind übergewichtig (jenseits der 95. Perzentile). Die Hüftgelenkpfanne weist dagegen in der Regel keine Winkelveränderungen ihrer Anteversion auf (Weiner 1996, Stanitski u. Mitarb. 1996a, b). Ambrose Paré soll bereits im Jahr 1572 als erster die ECF beschrieben haben, seither sind zahlreiche Untersuchungen zur Ätiologie, Pathogenese, Diagnostik und Therapie berichtet worden. Die Ätiologie ist bis heute ungeklärt (Tachdjian 1990).

Die metabolischen Veränderungen der Chondrozyten und ihrer Produkte in der extrazellulären Matrix sind als wesentliche pathogenetische Faktoren anzusehen, woraus die Desintegration der Epiphyse von der Metaphyse in Höhe der Wachstumsplatte resultiert. Die Zellzahl nimmt ab und die physiologische Anordnung der Knorpelzellen geht verloren. Ebenso werden histochemische Veränderungen der Matrix beschrieben, nämlich Störungen der Akkumulation und Verteilung von Glykoproteinen und Proteoglykanen. Auch die Quervernetzung der Kollagenfibrillen ist gestört. Neben der Wachstumsplatte selbst trägt der perichondrale Ring (fibrokartilaginäres Band) wesentlich zur Resistenz der Wachstumsfuge gegen Scherkräfte bei. Dieser perichondrale Ring soll bei der ECF keine wesentlichen pathologischen Veränderungen aufweisen. Die Neigung der Wachstumsplatte selbst weist während der Pubertät eine zunehmende Schrägstellung auf, was biomechanisch ungünstiger ist, Scherkräften zu widerstehen. Somit liegen bei der ECF histologische (zelluläre), histochemische (grundsubstanzielle) und pathoanatomische Veränderungen (Schrägstellung der Wachstumsplatte, relative Retrotorsion des Schenkelhalses) vor, die zu einer Desintegration zwischen Epi- und Metaphyse in Höhe der Wachstumsplatte prädisponieren. Während der **Pubertät** treffen diese Störungen zusammen. Hormonelle Faktoren sind bei diesen Prozessen stark involviert. Die meisten ECF-Patienten sind großwüchsig und fettleibig (**Phänotyp** des **adiposogenitalen Syndroms**). Die erhöhte Körpermasse führt aufgrund der genannten Veränderungen schließlich zu einem Ungleichgewicht zwischen den Scherkräften und deren Widerständen. Ein mehr oder weniger progredienter Abrutsch der Epiphyse in Höhe der

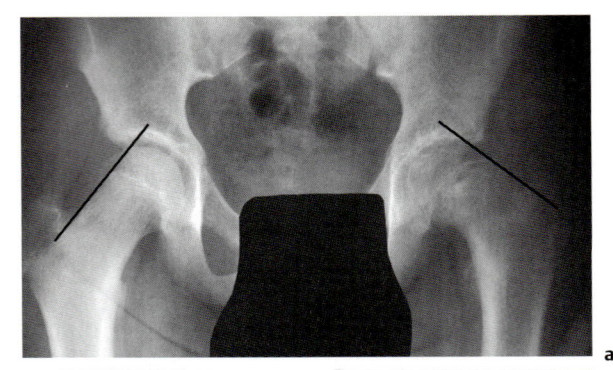

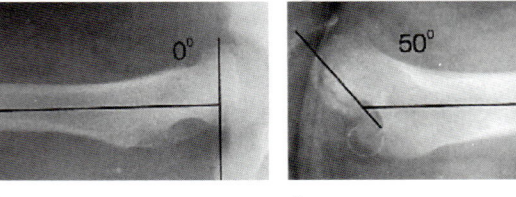

Abb. 9.1a–c Schwere ECFL des linken Hüftgelenks bei einem 11-jährigen Mädchen.
a Beckenübersichtsaufnahme. Die Tangente am lateralen Schenkelhals schneidet die Epiphyse nicht (s. Abb. 9.**3**).
b, c Die seitliche Darstellung nach Imhäuser zeigt den typischen Abrutsch der Epiphyse nach dorsomediokaudal (**c**) und erlaubt eine Quantifizierung des Schweregrades.

Epiphysenfuge, der klinisch stumm verlaufen kann, resultiert. Die Abrutschrichtung ist aufgrund der Schrägstellung der Wachstumsplatte und der relativen Retrotorsion des Schenkelhalses regelmäßig **dorsomediokaudal** (Abb. 9.1a–c). Bei fixierter Epiphyse in der Pfanne und gegebener Stellung der Wachstumsplatte sowie der relativen Retrotorsion kommt es zu einer Desintegration der Metaphyse von der Epiphyse in Höhe der Epiphysenfuge und zu einer Verschiebung der **Metaphyse** nach **ventrolaterokranial,** oder vice versa formuliert zu einem Abrutsch der **Epiphyse** nach **dorsomediokaudal.**

Epidemiologie

Die Epiphyseolysis capitis femoris tritt bei Adoleszenten mit einer Inzidenz von 1–4 : 100.000 auf. Obwohl diese Erkrankung insgesamt eher selten vorkommt, ist sie die typische Hüftgelenkerkrankung im Adoleszentenalter (Kelsey u. Mitarb. 1979). Der Habitus dieser Patienten entspricht typischerweise dem großwüchsiger fettleibiger Adoleszenten und es sind bevorzugt männliche (60% männlich, 40% weiblich) sowie polynesische und schwarze Patienten betroffen (Weiner 1996).

Neben diesen typischen Fällen von ECF in der Adoleszenz kann selten eine geburtstraumatisch bedingte Epiphysenlösung des proximalen Femurs beim Neugeborenen auftreten (Prevot u. Mitarb. 1989). Bei metabolischen Erkrankungen wie bei der renalen Osteopathie oder dem Schwachman-Syndrom sind multiple Epiphyseolysen (proximales Femur, proximaler Humerus) möglich. Bei sehr seltenen hormonellen Erkrankungen wie dem Panhypogonadismus mit persistierenden offenen Epiphysenfugen kann ein Abrutsch auch nach dem 20. Lebensjahr auftreten. Patienten mit Hypothyreose und solche unter Wachstumshormonbehandlung tragen ein erhöhtes ECF-Risiko und sollten diesbezüglich regelmäßig fachorthopädisch untersucht und überwacht werden.

Klassifikation

Neben der Einteilung in akute, akut auf chronische und chronische Epiphysenlösungen wird von Autoren aus den USA in Anlehnung an Loder u. Mitarb. (1993) eine Einteilung der ECF in stabile (stable) und instabile (unstable) Epiphyseolysen vorgenommen. Dabei sind die akuten und akut auf chronischen Fälle mit dem klinischen Bild einer Schenkelhalsfraktur (Patient ist unfähig das Bein zu belasten) der Gruppe der instabilen ECF zuzuordnen. Alle chronischen Fälle mit erhaltener Steh- und Gehfunktion gehören zur Gruppe der stabilen ECF. Neben diesen klinischen Parametern gelten röntgenologische Kriterien zur Klassifikation der stabilen und instabilen ECF (Davidson u. Mitarb. 1994). Röntgenologische Nachweise der Reponierbarkeit des Abrutsches durch Extension oder Lagerung auf dem Operationstisch werden als Parameter **für** die Klassifikation als instabile ECF definiert. Chronische Fälle (stable slip) können dagegen nicht durch Lagerung oder Repositionsmanöver, sondern nur mittels Osteotomie korrigiert werden. Die Indikation zu einer Korrekturosteotomie wird in Abhängigkeit vom Alter, von der Funktion und dem Ausmaß des Abrutsches gestellt. Dafür sind unterschiedliche Messmethoden des Abrutsches angegeben worden. Am gebräuchlichsten sind heute Angaben in Winkelgraden und nicht mehr in Zentimetern (Billing u. Mitarb. 1996a, Imhäuser 1977). In der Literatur wird ein Abrutsch bis 30° als gering (Grad I), von 30–60° als mäßig (Grad II) und > 60° als schwer (Grad III) klassifiziert (Bellemans u. Mitarb. 1996). Einige Autoren klassifizieren Fälle mit einem Abrutsch > 50° bereits als schwer (Rao u. Mitarb. 1996). In Übereinstimmung mit den meisten Publikationen verwenden wir die Einteilung der ECF in gering (< 30°), mäßig (30–60°) und schwer (> 60°) sowie akut, akut auf chronisch und chronisch (Tab. 9.**1**).

Tab. 9.1 Schweregrade der Epiphyseolysis capitis

Abrutschwinkel < 30°	leichter Abrutsch Grad 1
Abrutschwinkel 30–60°	mäßiger Abrutsch Grad 2
Abrutschwinkel > 60°	schwerer Abrutsch Grad 3

Diagnostik

Klinische Diagnostik

Die Symptomatologie bei der ECF ist vielfältig und insgesamt uncharakteristisch. Neben der **Epiphyseolysis capitis femoris lenta** tritt der Abrutsch in wenigen Fällen **akut** oder, nachdem durch den chronischen Prozess bereits eine fortgeschrittene Epiphyseolysis eingetreten ist, **„akut auf chronisch"** auf. Diese akuten Formen der ECF zeigen klinisch das Bild einer Schenkelhalsfraktur (unstable hip). Die Patienten sind steh- und gehunfähig und weisen eine mehr oder weniger verkürzte und außenrotierte Stellung des Beins auf.

Bei der klinischen Untersuchung finden sich eine druckschmerzhafte Schwellung über dem Hüftgelenk und ein ausgeprägter Bewegungsschmerz. Bei den Akut-auf-chronisch-Fällen sind nicht selten Episoden von Hüft- oder Knieschmerzen anamnestisch zu erheben. Diese Symptome weisen auf einen vor dem akuten Ereignis bereits länger bestehenden chronischen Abrutsch der proximalen Femurepiphyse hin.

Die Symptome der chronischen ECF sind uncharakteristisch. Es werden Hüft-, aber auch nicht selten Knieschmerzen, die meist medial lokalisiert sind, angegeben. Des Weiteren wird über Hüfthinken, „Gehmüdigkeit" oder Bewegungseinschränkungen geklagt. Alle Symptome können episodisch mit längeren beschwerdefreien Intervallen auftreten. In etwa 50% der Fälle wird ein Trauma, Sturz vom Fahrrad oder beim Gehen, Anpralltrauma u.a. angegeben. Bei genauer Bewertung des angegebenen Ereignisses ist dieses in den seltensten Fällen geeignet, eine traumatische Epiphysenlösung zu verursachen. Bei der klinischen Untersuchung werden die Beinlängen, Becken- und Schultersymmetrie, mögliche Wirbelsäulendeformitäten und das Gangbild beurteilt. Über den Hüft- und Kniegelenken wird nach druckschmerzhaften Regionen gesucht sowie eine Messung der Gelenkbeweglichkeit nach der Neutral-0-Methode durchgeführt. Dabei soll die Rotation der Hüftgelenke routinemäßig in Streckung (Bauchlage) und in 90°-Beugung (Rückenlage) durchgeführt werden. Das charakterische Zeichen der ECF ist das **Drehmann-Zeichen**. Bei passiver Überführung des Beines von der Streckung in die Beugung nimmt das Hüftgelenk dabei eine fixierte Außenrotation ein (Abb. 9.**2a** u. **b**). Je schwerer der Abrutsch der Epiphyse nach dorsomediokaudal ist, desto ausgeprägter ist die Außenrotationskontraktur und das Drehmann-Zeichen. Stärkere Abrutschgrade zeigen darüber hinaus einen anterolateralen metaphysären Knochenbuckel (bony hump), der die Flexion zusätzlich behindert.

Bei der Diagnosestellung liegt bei 10–50% der Fälle eine doppelseitige ECF vor. Bei der Nachuntersuchung derselben Patienten steigt die Rate der doppelseitigen Fälle auf bis zu 63% an (Jerre u. Mitarb. 1996b). Das bedeutet, dass bei einseitiger ECF in mehr als 50% der Fälle mit einem Abrutsch der **Gegenseite** im weiteren Verlauf gerechnet werden muss.

9 Epiphyseolyse

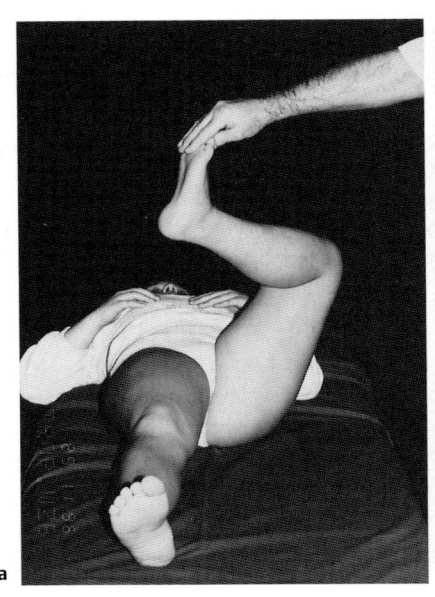

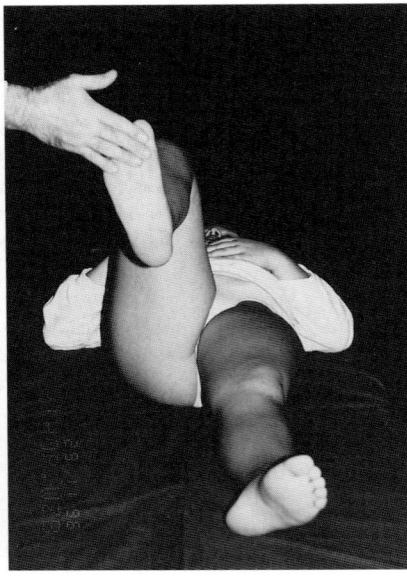

Abb. 9.2 a u. b 11-jähriges Mädchen mit schwerer ECFL des linken Hüftgelenks (gleiche Patientin von Abb. 9.1).
a Bei der klinischen Untersuchung zeigt sich das typische **Drehmann-Zeichen**. Bei Überführung von der Streckung in die Beugung nimmt das erkrankte Hüftgelenk bedingt durch den Epiphysenabrutsch zwangsläufig eine Außenrotationsstellung ein.
b Das kontralaterale gesunde Hüftgelenk kann in Neutralrotation von der Streckung in die Beugung überführt werden.

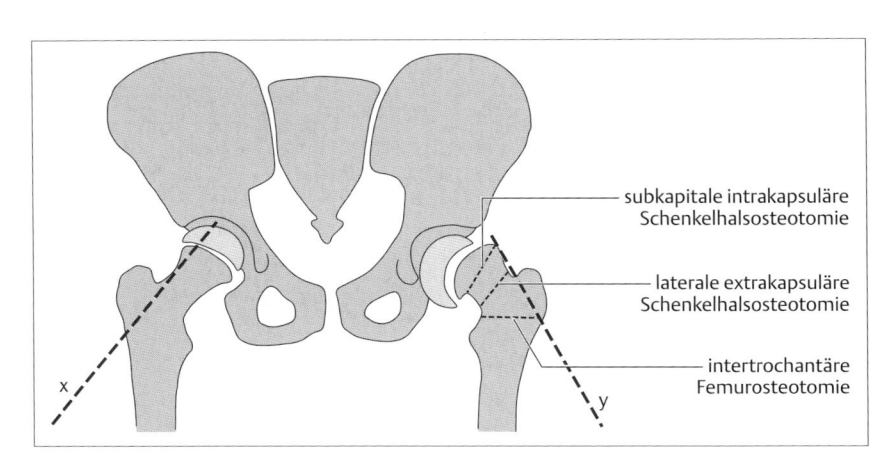

Abb. 9.3 Schematische Darstellung der normalen Projektion des proximalen Femur im Wachstumsalter mit einer Tangente am lateralen Schenkelhals, die die Epiphyse schneidet (x). Bei einer ECF schneidet die Tangente (y) diese bedingt durch den dorsomediokaudalen Abrutsch der Epiphyse nicht. Außerdem schematische Darstellung der subkapitalen intrakapsulären und der lateralen extrakapsulären Schenkelhalsosteotomie sowie der intertrochantären Femurosteotomie.

Labordiagnostik

Laboruntersuchungen sind für die Diagnose der ECF nicht konklusiv, aber für die Differenzialdiagnose, z. B. einer rheumatoiden Arthritis von Bedeutung (C-reaktives Protein, Blutsenkungsgeschwindigkeit, Differenzialblutbild, Rheumafaktoren u. a.).

Bildgebende Diagnostik

Röntgendiagnostik. Nach der klinischen Untersuchung werden beide Hüftgelenke in 2 Ebenen röntgenologisch untersucht. Die Beckenübersichtsaufnahme (BÜS-Aufnahme) zeigt die Darstellung der Hüftgelenke in der Frontalebene und erlaubt die Messung des projizierten Caput-Collum-Diaphysenwinkels (CCD-Winkel). Bereits die Beurteilung der BÜS-Aufnahme kann den Verdacht auf eine Epiphyseolyse erhärten. Legt man die **Tangente** an den lateralen Schenkelhals, so sollte diese im Normalfall die Epiphyse schneiden. Wenn die Tangente die Epiphyse nur berührt oder überhaupt nicht schneidet, so ist wahrscheinlich eine Epiphyseolysis capitis femoris für diese geometrische Veränderung des proximalen Femurs verantwortlich (Abb. 9.3). Die Quantifizierung des Abrutsches ermöglicht die sog. **Imhäuser-Aufnahme**. In Rückenlage wird das Hüftgelenk 90° gebeugt und um das Winkelmaß abduziert/außenrotiert, das sich aus dem projizierten CCD-Winkel minus 90° ergibt. Die so erzielte Darstellung der 2. Ebene erlaubt, den Abrutsch der ECF zu quantifizieren. Der Abrutschwinkel wird von der Epiphysenbasislinie und der projizierten Femurschaftachse gebildet (Imhäuser 1987). Der durchschnittliche Wert des normalen Winkels beträgt 0°, Winkel bis 8° werden noch als Normwertbereich akzeptiert. Es ist zu empfehlen, diese Röntgenauf-

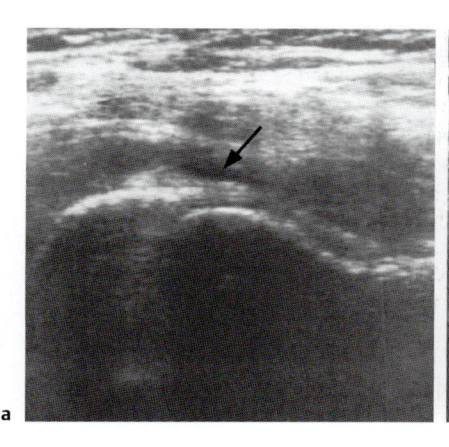

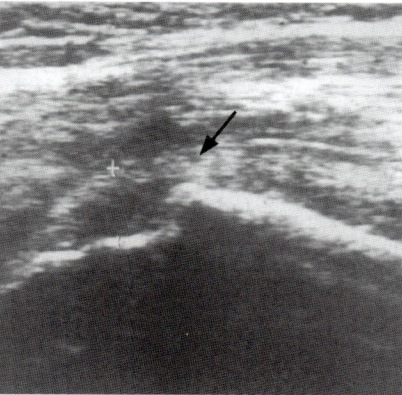

Abb. 9.4a u. b Sonographische Darstellung des Hüftgelenks bei ECF.
a Der Normalbefund bei schenkelhalsparalleler Schallkopflage zeigt die Hüftgelenkkapsel harmonisch am Schenkelhals anliegend.
b Bei der ECF kommt die „Stufe" in Höhe der Fuge zur Darstellung mit entsprechender Abhebung der Gelenkkapsel, was durch einen intraartikulären Erguss noch verstärkt sein kann.

nahmen stets von beiden Hüftgelenken anzufertigen, um einen möglichen Abrutsch der Gegenseite nachzuweisen bzw. auszuschließen. Eine Lauenstein- oder axiale Projektion ist unzureichend standardisiert und liefert keine ausreichend vergleichbaren Projektionen.

Bei einer akuten ECF sind die Röntgenaufnahmen zur Quantifizierung des Abrutsches äußerst schmerzhaft und sollten unterbleiben. Neben der BÜS kann die 2. Ebene in einer Seitenlage, die der Patient ohne wesentliche Schmerzen einnehmen kann, dargestellt werden.

Sonographie. Die sonographische Untersuchung der Hüftgelenke von ventral zur Darstellung des Ausmaßes des intraartikulären Hüftgelenkergusses (Hämarthros) sollte dagegen regelmäßig durchgeführt werden (Abb. 9.4a u. b). Bei einer ECF in einem untypischen Lebensalter (Knaben unter 9 oder über 18 Jahren, Mädchen unter 8 und über 16 Jahren) muss eine vollständige pädiatrische/internistische endokrinologische Diagnostik erfolgen.

Differenzialdiagnose

Die anamnestischen Angaben, Untersuchungsbefunde sowie die Röntgenaufnahmen des Hüftgelenks in 2 Ebenen sind meist ausreichend aussagekräftig, um die Diagnose einer ECF zu stellen. Tumoren, insbesondere maligne Tumoren, die gerade in der Adoleszenz einen Häufigkeitsgipfel haben, müssen bei fehlendem Nachweis einer Epiphyseolyse ausgeschlossen werden. Weitere Differenzialdiagnosen sind der Tabelle 9.2 zu entnehmen (Krauspe u. Eulert 1991).

Tab. 9.2 Wichtige und häufige Differenzialdiagnosen von Hüftgelenkerkrankungen im Adoleszentenalter

1. Maligne Tumoren
2. Benigne Tumoren
3. Arthritiden
   - Rheumatoide Arthritis
   - Monarthritis bei Spondylarthropathie, Morbus Bechterew
4. Para- und postinfektiöse Arthritiden
5. Sekundäre Koxarthrosen nach
   - Hüftgelenkluxation/-dysplasie
   - Morbus Perthes
   - Arthritis

Therapie

Die Therapie der ECF und ihrer Folgezustände ist operativ. Die Ziele einer Operation sind:
- Verhinderung eines drohenden Abrutsches,
- ein geringer Abrutsch soll gestoppt werden,
- Korrektur eines schweren Abrutsches.

Eine mehrmonatige Immobilisation im Gipsverband ist obsolet und zudem mit dem höheren Risiko einer Chondrolyse behaftet. Auch das hohe Risiko eines bilateralen Befalls im Verlauf spricht gegen eine unilaterale Langzeitimmobilisation des primär betroffenen Hüftgelenks im Gipsverband. Folgezustände bedürfen der Korrektur in Abhängigkeit vom Schweregrad des Abrutsches (Grad II und III) sowie bei persistierenden funktionellen Einschränkungen, da diese als präarthrotische Deformität anzusehen sind.

9.2 Folgezustände der Epiphyseolysis capitis femoris

9.2.1 Epiphyseolysis capitis femoris acuta (ECFA)

Bei der akuten ECF kann eine Extension des Beines mit 2–5 kg und konsequenter Bettruhe für wenige Tage zu einer weitgehenden Reposition führen. Durch vorsichtigen Zug auf dem Operationstisch mit schonender Beugung, Abduktion und Innenrotation kann ebenfalls eine Reposition erzielt werden. Eine weite operative Darstellung von Schenkelhals und Epiphyse mit forcierter manueller oder instrumentierter Reposition erhöht das Risiko einer avaskulären Knochennekrose bei der akuten ECF (Davidson u. Mitarb. 1994). Dagegen erlaubt die Eröffnung der Hüftgelenkkapsel von ventral eine risikoarme Druckentlastung des Gelenks durch intraoperative Lavage des Hämarthros, unterstützt durch eine 24-stündige postoperative Redon-Drainage. Ob die Drainage eines serösen Ergusses bei der ECFL die Endergebnisse verbessert, ist bis heute nicht nachgewiesen. In jedem Fall kann der intraartikuläre Druck bei einem ausgeprägten Erguss durch eine Drainage desselben gesenkt und damit der venöse Abfluss für die Knochen- und Gelenkdurchblutung verbessert werden (Kesteris u. Mitarb. 1996). Die Frage der Notfalloperation bei der ECFA wird bis heute kontrovers diskutiert. Eine sorgfältige Analyse der Angaben und Therapieergebnisse aus der Literatur lässt folgende Konklusionen zu: Die Zeitdauer bis zur Aufnahme in einer Spezialklinik ist in der Regel länger als die Zeitdauer von der Aufnahme in der Spezialklinik bis zur definitiven Operation. Die Zahl der avaskulären Osteonekrosen der Epiphyse war in einigen Studien größer nach der operativen Behandlung innerhalb von 48 Stunden nach der stationären Aufnahme im Vergleich zur Operation nach 2–6 Tagen (Loder u. Mitarb. 1993). In anderen Studien traten keine avaskulären Osteonekrosen der Epiphyse auf, wenn innerhalb von 24 Stunden nach stationärer Aufnahme operiert wurde. Wolff u. Mitarb. kommen zusammenfassend zu dem Schluss, dass das Zeitintervall zwischen Beginn der Symptome und Aufnahme in der Spezialklinik, bzw. der definitiven Operation keinen Einfluss auf die Rate avaskulärer Osteonekrosen der Epiphyse hat. Es ist daher zu empfehlen, die ECFA unter optimalen Operationsbedingungen durch das erfahrenste Team, wenn notwendig unter aufgeschobener Dringlichkeit, operativ zu behandeln.

Die Reposition kann in der Regel durch Zug am Bein mit gleichzeitiger Abduktion, Innenrotation und Beugung erreicht werden. Über einen lateralen Zugang wird die Transfixation durchgeführt. Zur Fixation der Epiphyse bei einer ECFA empfehlen wir 3–4 2 mm starke Kirschner-Drähte (Abb. 9.5 a–d). Eine regelmäßige Kapseleröffnung

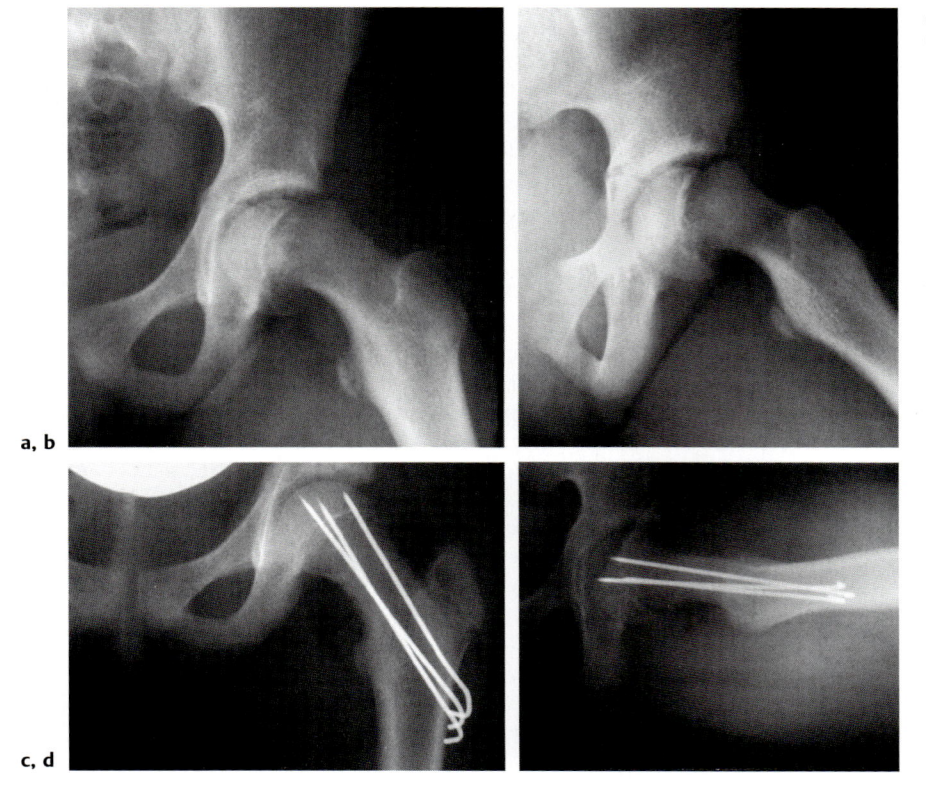

Abb. 9.5 a–d Röntgenaufnahmen des linken Hüftgelenks von einer 12-jährigen Patientin mit akuter ECF und einem unauffälligen Nachuntersuchungszeitraum von inzwischen 6 Jahren.
- **a** u. **b** Die a.-p. Aufnahme zeigt bereits die Dislokation der Epiphyse von der Metaphyse, was deutlich in der 2. Ebene (**b**) zur Darstellung kommt.
- **c** u. **d** Röntgenaufnahmen a.-p. und nach Imhäuser: Nach Reposition und Fixation mit 3 Kirschner-Drähten zeigt sich nach einem Jahr ein optimales Ergebnis ohne Zeichen einer avaskulären Osteonekrose der Epiphyse oder Chondrolyse und einer nahezu physiologischen Kopf-/Schenkelhalskonfiguration mit gutem femoralen Offset.

mit Gelenklavage gehört bei uns zum Standardverfahren. In den Jahren von 1990–1999 wurden bei 30 Patienten 33 Hüften mit akuter ECF nach dem diesem Behandlungsverfahren therapiert. Eine Chondrolyse trat bei keinem Patienten auf, ein Patient entwickelte eine vollständige und ein weiterer Patient eine partielle avaskuläre Osteonekrose der Epiphyse. Davidson u. Mitarb. (1994) fanden in 13 % der Fälle avaskuläre Osteonekrosen ohne Reposition bei akuter ECF, dagegen traten avaskuläre Nekrosen in 38 % der Fälle nach Reposition einer akuten ECF auf. Noch deutlicher war der Unterschied in der Untersuchung von Carney u. Mitarb. (1991), sie fanden eine avaskuläre Nekrose in 41 % der Fälle nach Reposition, dagegen nur in 6 % bei Fixation in situ bei der ECFA. Insgesamt wird das Risiko, eine avaskuläre Osteonekrose bei einer akuten ECF zu erleiden, mit 0–50 % angegeben, meist zwischen 20–50 %. Unsere Osteonekrose-Rate liegt mit 6,8 % in einem günstigen Bereich, Chondrolysen haben wir gar nicht beobachtet, was erlaubt, diese Methode zu empfehlen und weiter zu entwickeln (Seller u. Mitarb. 2002).

9.2.2 Epiphyseolysis capitis femoris lenta (ECFL)

Bei der ECFL besteht keine sofortige Operationsindikation, jedoch sind die Langzeitergebnisse umso besser, je geringer der Abrutsch bei der definitiven Therapie war. Somit ist die frühzeitige Diagnosestellung und operative Behandlung von besonderer Bedeutung für eine optimale Erhaltung des Hüftgelenks.

Therapie

Operative Therapie
Fixation in situ. Erstes Ziel der operativen Behandlung der drohenden oder eingetretenen ECFL ist die Transfixation der Epi- und Metaphyse, um den Abrutschprozess zu stoppen (Aronson u. Carlson 1992, Aronson u. Mitarb. 1992, Morrissy 1990, Weiner u. Mitarb. 1984, Seller u. Mitarb. 2001). Bei einer chronischen ECF mit Ergussbildung kann eine symptomatische Therapie mit Entlastung/Bettruhe und antiphlogistischen Medikamenten einer operativen Behandlung vorangestellt werden. Für die operative Behandlung werden offene und perkutane Techniken empfohlen. Zur Transfixation von Epi- und Metaphyse stehen Kirschner-Drähte, „Knowles-Pins", Schrauben und kanülierte Schrauben zur Verfügung (Nguyen u. Morrissy 1990, Nonweiler u. Mitarb. 1996, Stevens u. Mitarb. 1996, Ward u. Mitarb. 1992). Die 3-Lamellen-Nägel wurden früher angewandt und sollen nur noch aus historischen Gründen erwähnt werden. Sowohl bei den 3-Lamellen-Nägeln als auch bei der Schraubenfixation finden sich ausgeprägtere Wachstumsstörungen am proximalem Femur als bei den Kirschner-Drähten (König u. Mitarb. 1996).

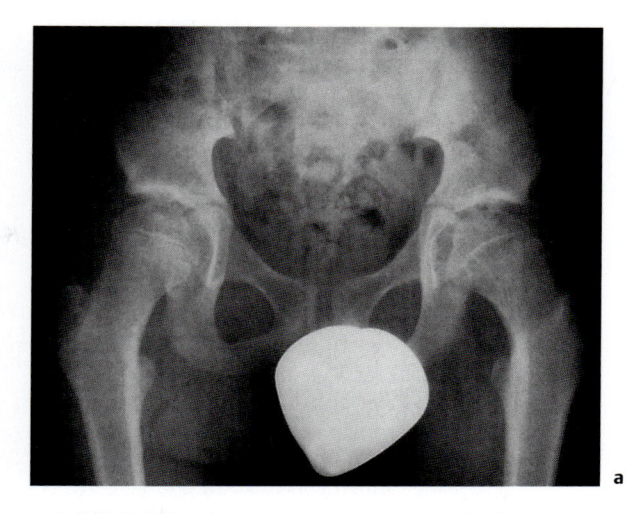

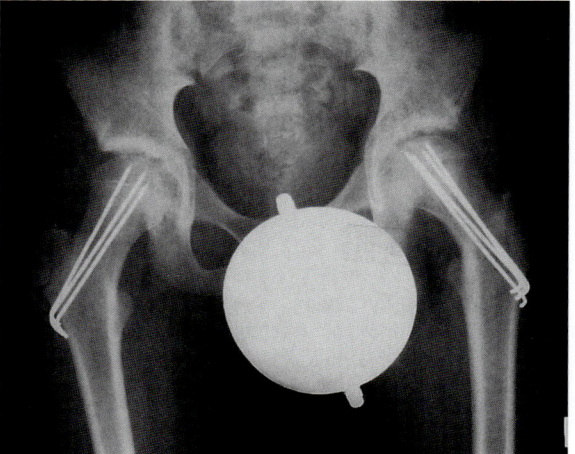

Abb. 9.6 a u. b Typische ECF des linken Hüftgelenks (**a**) und die Transfixation der Epiphyse mit 4 sowie einer prophylaktischen Fixation der Gegenseite mit 3 Kirschner-Drähten (**b**). Die extraossären Drahtenden werden umgebogen und in der Kortikalis abgestützt, was eine Migration der Drähte in Richtung Gelenk verhindert.

Daher empfehlen wir wie Schai u. Mitarb. (1996) und Strong u. Mitarb. (1996) die Fixation mit 3–4 Kirschner-Drähten (flexible Steinman-Pins) (Abb. 9.6 a u. b). Eine Reposition beim chronischen Abrutsch ist nur durch eine Osteotomie möglich. Ein akuter Abrutsch, der sich zusätzlich zu einer chronischen ECF ereignet hat, kann bis auf das Ausmaß, welches durch den chronischen Abrutsch eingetreten ist, reponiert werden. Der verbliebene chronische Abrutsch sollte bei einer akut auf chronisch eingetretenen ECF nicht durch eine zusätzliche Schenkelhalsosteotomie in gleicher Sitzung korrigiert werden, da ohnehin ein hohes Risiko für eine avaskuläre Knochennekrose besteht, das durch die Schenkelhalsosteotomie noch erhöht würde (Crawford 1996).

Korrekturosteotomie. Die Notwendigkeit einer primären oder sekundären Korrekturosteotomie bei der ECFL ergibt sich aus dem Ausmaß des Abrutsches und der Funktionsstörung (Imhäuser 1977, Southwick 1967). Ein weiterer Parameter ist das Skelettalter des Patienten. Je länger die verbleibende Wachstumsphase nach einem Epiphysenfugenabrutsch andauert, um so aussichtsreicher ist die Remodellierung des proximalen Femurs in Bezug auf die Gelenkkongruenz und Funktion. Ein Abrutschwinkel von bis zu 30° (Grad I) kann meist ohne Korrektur belassen werden. Bei Abrutschgraden von 30–60° (Grad II) müssen Gelenkfunktion, Alter des Patienten und methodenimmanente Risiken abgewogen werden. Bei einem Abrutschwinkel > 60° (Grad III) besteht meist eine ausgeprägte Funktionsminderung, insbesondere eine Außenrotationskontraktur und Beugehemmung (ventraler Knochenbuckel), so dass die primäre Korrekturosteotomie in der Regel zu empfehlen ist. Neben der Transfixation von Epi- und Metaphyse, bevorzugterweise mit Kirschner-Drähten, kann beim mäßigen Abrutsch primär oder sekundär nach Wachstumsabschluss eine Korrekturosteotomie notwendig sein. Vorteile der primären Korrektur sind der sofortige Funktionsgewinn und die damit günstigeren Voraussetzungen für die Remodellierung des proximalen Femurs in der verbliebenen Wachstumsperiode (Bellemans u. Mitarb. 1996). Bei einer intertrochantären Korrekturosteotomie ist die interne Fixation mit einer Winkelplatte bei gleichzeitig im Schenkelhals einliegenden Drähten oder Schrauben operationstechnisch anspruchsvoll. Neben den intertrochantären Korrekturosteotomien werden subkapitale intrakapsuläre und laterale extrakapsuläre Schenkelhalsosteotomien angegeben, deren Fixation zugleich auch die Epiphyse miteinbezieht (s. Abb. 9.3).

Operationstechnik:

- Die Operationstechnik zur Transfixation von Epi- und Metaphyse ohne Osteotomie mit 3–4 Kirschner-Drähten erfolgt über einen kurzen lateralen Zugang zum subtrochantären Femur. Nachdem die Drähte eindeutig subchondral liegen, wird das Hüftgelenk in beiden Ebenen unter BV-Kontrolle durchbewegt, um eine „versteckte" Perforation eines Drahtes zu erkennen. Dabei wird der den Draht verdeckende Hüftkopfanteil so weggedreht („Withdrawal-Maneuver"), dass eine mögliche Drahtperforation zur Darstellung kommt (Abb. 9.7 a u. b). Dieses „Withdrawal-Maneuver" sollte bei allen Fixationen der Epiphyse mit äußerster Sorgfalt durchgeführt werden, da versteckte Knorpelperforationen durch Metallimplantate eine Knorpelnekrose (Chondrolyse) verursachen können, die neben der avaskulären Knochennekrose das zweite wesentliche Risiko bei der ECF, insbesondere der operativen Behandlung der ECF darstellt. Um eine postoperative Penetration (Migration) der Kirschner-Drähte zu verhindern und die spätere Metallentfernung zu erleichtern, werden die Kirschner-Drähte mit einem Überstand von 2 cm abgeschnitten, die Drahtenden umgebogen und ggf. durch Rotation stabil in der Kortikalis abgestützt (s. Abb. 9.6 a u. b). Ein Tiefertreten des Drahtes wird so zuverlässig verhindert, und das hervorstehende stumpfe „Knie" des Drahtes erleichtert das Aufsuchen, Fassen und Herausziehen der Drähte bei der Metallentfernung.
- Die Operation zur intratrochantären Korrekturosteotomie erfolgt über den typischen lateralen Zugang zum proximalen Femur. Der Klingensitz wird unter Berücksichtigung des Korrekturwinkels und der gewählten Winkelplatte vorbereitet. Wie bei allen flektierenden intratrochantären Osteotomien muss der Eintrittspunkt der Klinge soweit wie möglich dorsal liegen, damit nach Umstellung des Schenkelhalswinkels ein ausreichender Kontakt der Osteotomieflächen realisiert werden kann. Dabei können Winkelplatten mit einem Winkel von 90°, aber auch solche mit einem größeren Winkel gewählt werden. Letztere erlauben einen längeren und damit stabileren Sitz der Klinge im Schenkelhals. Die in Deutschland von Imhäuser geprägte intratrochantäre Korrekturosteotomie zur Behandlung von Deformitäten nach ECF ist eine technisch anspruchsvolle Operation, sie erlaubt gute Korrekturen bei mäßiggradigen Deformitäten und kann bei geeigneten Fällen auch als Salvage-Operation zur Behandlung von partiellen epiphysären Osteonekrosen angewendet werden (Abb. 9.8 a–f).

Die Operationstechnik der medialen Schenkelhalsosteotomie wird unter Kap. 9.2.3 beschrieben.

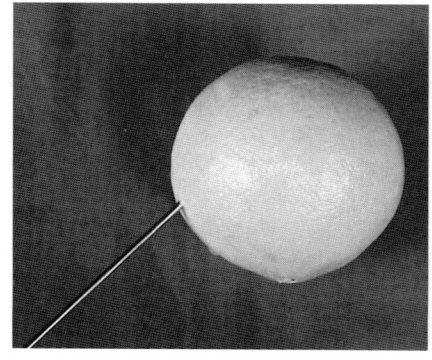

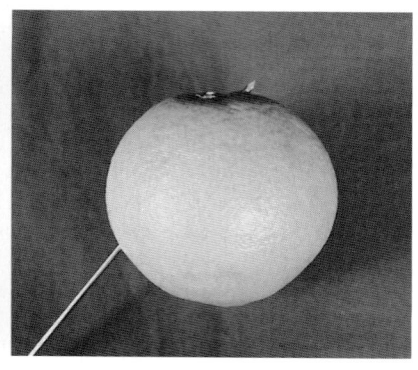

Abb. 9.7 a u. b Modellhafte Darstellung einer möglichen Drahtperforation des Hüftkopfes, welche projektionsbedingt verborgen bleiben kann (**a**). Durch Wegdrehen („withdraw") des verbergenden Knochenareals, Bewegen des Beines unter Bildverstärkerkontrolle oder Änderung des Strahlengangs kann eine Fehllage von Osteosynthesematerial erkannt werden (**b**).

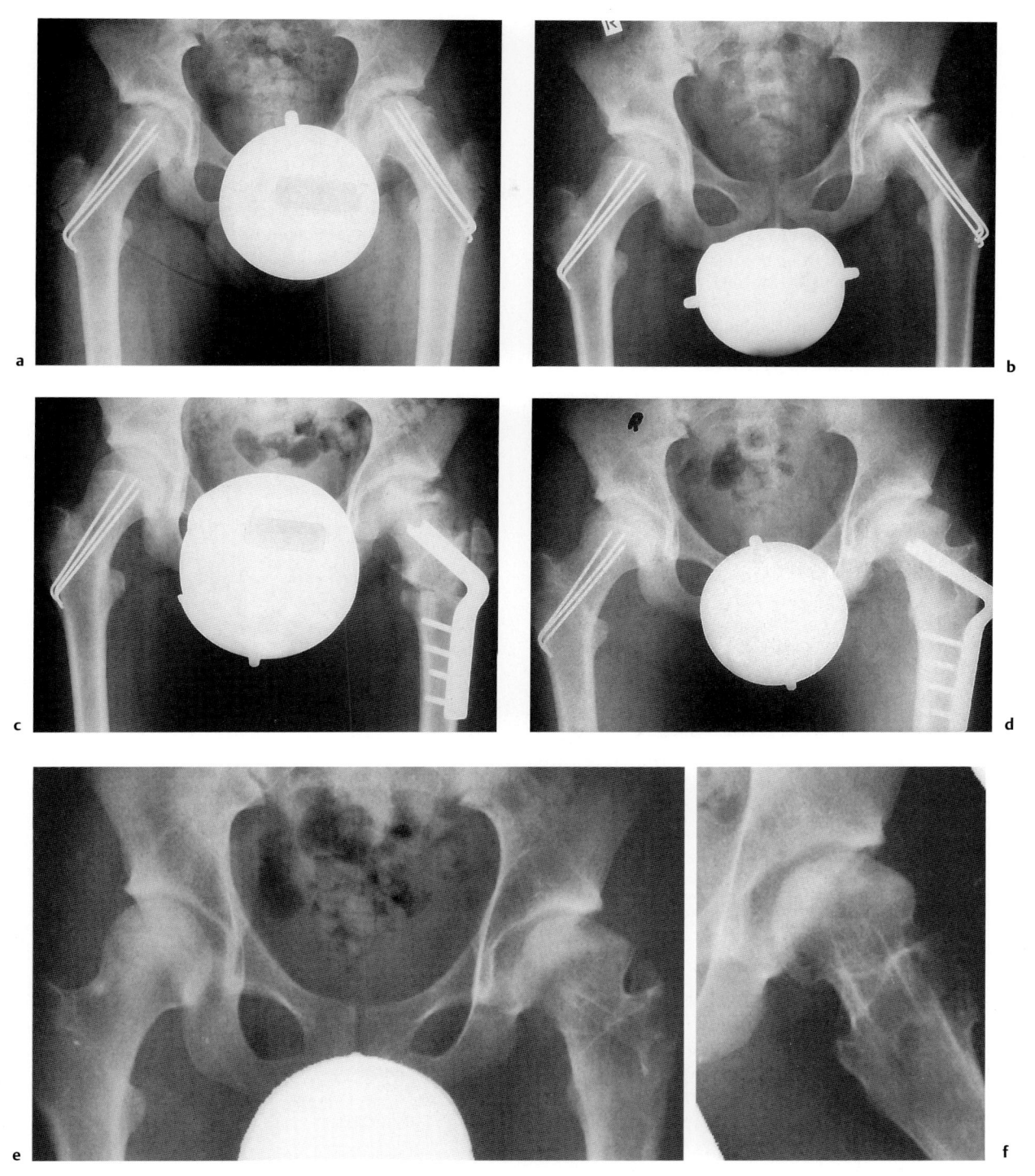

Abb. 9.8 a–f Partielle Epiphysennekrose nach Transfixation einer akut auf chronischen ECF links und prophylaktischer Fixation der Gegenseite.

a u. **b** Ohne Perforation eines Drahtes entwickelt sich innerhalb von 8 Monaten eine schwere Partialnekrose.
c Als „Salvage-Procedure" wird eine Flexions-Valgisations-Rotations-Osteotomie (Imhäuser-Osteotomie) mit Versetzung des Trochanter major durchgeführt.
d Nach einem Jahr zeigt sich eine günstige Remodellierung des Hüftkopfes mit vollständiger knöcherner Durchbauung der Osteotomien. Klinisch weist das Gelenk eine schmerzfreie und gute Funktion auf mit unbegrenzter Gehstrecke. Auf der Gegenseite lässt sich ein geringes Wachstum des Schenkelhalses anhand der Lagebeziehung der Drahtspitzen zur Epiphysenfuge ablesen.
e u. **f** Nach 7 Jahren postoperativ zeigt sich ein persistierend gutes Ergebnis mit erhaltenem Gelenkspalt. Der Patient ist beschwerdefrei und voll arbeitsfähig.

Nachbehandlung

Nach der Transfixation von Epi- und Metaphyse bei der ECFL in situ empfehlen wir eine sofortige Bewegungstherapie, z. B. die CPM-(continuous passive motion-)Maschine sowie die Entlastung des betroffenen Gelenks für 6 Wochen an Unterarmgehstützen. Die krankengymnastische Behandlung soll die Beweglichkeit des Gelenks erhalten bzw. wiederherstellen und zur Muskelkräftigung beitragen. Nach Abschluss der Wundheilung gestatten wir eine Abrollbelastung mit 15–20 kg. Bei völliger Beschwerdefreiheit und lockerem Gelenkspiel kann in der Regel ab der 7. Woche eine zunehmende Vollbelastung gestattet werden. Sollte eine Ergussbildung und/oder Bewegungseinschränkung bestehen, wird die Teilentlastung für weitere 6 Wochen empfohlen (Tab. 9.**3**).

Bei der intertrochantären Osteotomie sollte mindestens über 3 Monate eine Entlastung mit Beistellen und Abrollen des Beines ohne Gewichtsübernahme durchgeführt werden. Erst bei vollständiger Durchbauung der Osteotomie und wiederum lockerem Gelenkspiel ohne jeglichen Reizzustand (Erguss) wird eine langsam steigernde Belastung in den nächsten 2–4 Wochen gestattet (Tab. 9.**4**).

Sämtliche Gelenke mit einem akuten Abrutsch und Hämarthros sollten postoperativ für mindestens 3–6 Monate entlastet werden. Für diese Fälle empfehlen wir zur besseren Kontrolle der überwiegend selbstständigen jugendlichen Patienten die Anpassung einer Orthese (Thomas-Splint). Damit wird der Patient stets an die Notwendigkeit erinnert, sein Hüftgelenk zu schonen und es unterbleiben Extrembewegungen (Tab. 9.**5**). Die streng biomechanische Entlastung des Gelenks ist bei allen Hüftorthesen geringer als die diesbezügliche Erwartung des Therapeuten (Bergmann u. Mitarb. 1994).

Die prophylaktisch operierte Gegenseite kann unmittelbar postoperativ vollbelastet werden. Eine Röntgenkontrolle sollte routinemäßig nach 3, 6 und 12 Monaten postoperativ erfolgen. Jede postoperative Bewegungseinschränkung oder ein „zähgängiges" Gelenkspiel wie auch ein persistierender postoperativer Erguss sind verdächtig auf eine Chondrolyse und/oder avaskuläre Knochennekrose. In diesen Fällen muss eine engmaschige klinische Kontrolle erfolgen und eine prolongierte Entlastung auch über den 6. Monat hinaus eingehalten werden. Je nach Klinik und Verlauf muss eine konventionelle Röntgenuntersuchung oder eine Computertomographie (CT) des Hüftgelenks angefertigt werden, um Osteonekrosen und/oder Chondrolysen nachzuweisen. Die Kernspintomographie erlaubt bei eingebrachtem Osteosynthesematerial keine ausreichend

Tab. 9.3 Nachbehandlungsschema nach operativer Fixation in situ bei chronischer Epiphyseolysis capitis femoris

Nachbehandlung und Kontrolle	Dauer
Bettruhe, Motorschiene, Krankengymnastik (KG)	2–3 Tage
Entlastung an Unterarmgehstützen, KG	14 Tage
Teilbelastung mit 20 kg Körpergewicht, KG	6 Wochen
Bei freier Beweglichkeit und fehlenden Symptomen Übergang zur Vollbelastung, ggf. KG	7.–8. Woche
Klinische Kontrolluntersuchungen	nach 2 und 6 Wochen sowie nach 3, 6 und 12 Monaten
Röntgenkontrollen	nach 2 Wochen, 3 und 12 Monaten anschließend jährlich bis zum Wachstumsabschluss

Tab. 9.4 Nachbehandlungsschema nach intertrochantärer Umstellungsosteotomie (Schenkelhalsosteotomie) bei chronischer Epiphyseolysis capitis femoris

Nachbehandlung und Kontrolle	Dauer
Bettruhe, Motorschiene, Krankengymnastik (KG)	2–3 Tage
Entlastung an Unterarmgehstützen, KG	14 Tage
Teilbelastung mit 20 kg Körpergewicht, KG	3 Monate
Bei freier Beweglichkeit, fehlenden Symptomen und röntgenologisch nachgewiesener Osteotomieheilung Übergang zur Vollbelastung, ggf. KG	3.–6. Monat
Klinische und röntgenologische Kontrolluntersuchungen	nach 2 Wochen, 3, 6 und 12 Monaten, anschließend jährlich bis zum Wachstumsabschluss

Tab. 9.5 Nachbehandlungsschema nach operativer Behandlung bei akuter Epiphyseolysis capitis femoris

Nachbehandlung und Kontrolle	Dauer
Bettruhe, Motorschiene, Krankengymnastik (KG)	2–3 Tage
Entlastung an Unterarmgehstützen, KG	14 Tage
Teilbelastung mit 20 kg Körpergewicht, KG (evtl. Hüftorthese)	3 Monate
Bei freier Beweglichkeit, fehlenden Symptomen Übergang zur Vollbelastung, ggf. KG	3.–6. Monat
Klinische und röntgenologische Kontrolluntersuchungen	nach 2 Wochen, 3, 6 und 12 Monaten, anschließend jährlich bis zum Wachstumsabschluss

gute Beurteilung ossärer Veränderungen in der Nachbarschaft von Metallimplantaten, bei geeigneten Fällen kann sie für den Nachweis einer Chondrolyse einer CT überlegen sein. Die CT bietet außerdem eine gute Basis für die optimale Planung einer Korrekturosteotomie, wo immer diese bei einer avaskulären Knochennekrose eine Verbesserung der Gelenkstellung noch gesunder Anteile verspricht.

9.2.3 Persistierende Funktionsstörung mit schwerer residueller Deformität

Während des Wachstums sind durch klinische und röntgenologische Verlaufsuntersuchungen sowohl die Wiederherstellung der Beweglichkeit bei günstiger Remodellierung des Schenkelhalses, aber auch mögliche persistierende Deformitäten zu erfassen und zu dokumentieren. Bei Patienten mit massivem Abrutsch und einem geringen Remodellierungspotential bei einem Restwachstum von weniger als einem Jahr oder mit einer persistierenden Funktionsstörung bei residueller Deformität vor oder nach Wachstumsabschluss sind korrigierende Schenkelhalsosteotomien indiziert. Da nach Stabilisierung eines Epiphysenfugenabrutsches zunächst keine Schmerzen in der 2. und 3. Lebensdekade zu erwarten sind, ist es die vorrangige Aufgabe des Orthopäden, das Ausmaß der Restdeformität zu erkennen und den Patienten über diese präarthrotische Deformität und deren Auswirkungen aufzuklären. Das Hüftimpingementsyndrom tritt in besonders typischer Weise bei der ECF auf. Diese Erkrankung ist das Paradebeispiel für ein fehlendes Schenkelhals-Offset (Abb. 9.9a–g und s. 9.10a–d), ausgelöst durch den Abrutsch und die resultierende knöcherne Prominenz („Schenkelhals-Bump"). Die präarthrotische Deformität erfährt noch eine Verstärkung durch die bei der ECF regelmäßig nachsweisbare relative Retrotorsion des Schenkelhalses, welche für sich genommen schon eine präarthrotische Deformität darstellt.

Die intertrochantäre Osteotomie kann Funktionsstörungen bei mäßigen Deformitäten günstig beeinflussen (s. Tab. 9.1). Bei schweren Schenkelhalsdeformitäten ist sie jedoch ungeeignet, da keine ausreichende Stellungskorrektur erzielt, die knöchern bedingte Funktionsstörung nicht beseitigt und damit die Deformität als Präarthrosefaktor nicht ausgeschaltet wird.

Im Vergleich zu den konservativ behandelten und über einen langen Zeitraum dokumentierten Fällen von Engelhardt zeigen die Ergebnisse nach intertrochantärer Osteotomie günstigere Verläufe, wenngleich schwere Arthrosen Grad III und IV auch zwischen 15 und 30% zu verzeichnen waren (Tab. 9.6).

Daher erscheint uns die subkapitale Osteotomie in ihren verschiedenen Modifikationen besser geeignet die schwere Deformität bei/nach ECF zu korrigieren als die intertrochantäre Osteotomie. Dabei kann die von Dunn beschriebene Methode zur Anwendung kommen oder via Trochanter-Flip-Osteotomie und chirurgischer Hüftgelenkluxation nach Ganz eine vollständige Wiederherstellung der Anatomie und eine Verbesserung des Schenkelhals-Offset realisiert werden.

Da die typische Buckelbildung (cervical femoral bump) regelmäßig anterolateral liegt, kann über eine alternative operative Methode mit einem intertrochantären und einem zweiten ilioinguinalen Zugang eine ebenso vollständige Korrektur ohne Luxation des Gelenks erzielt werden.

Wir haben die Methode wie folgt standardisiert (s. Abb. 9.9 u. 9.10):

1. Intertrochantärer Zugang mit Platzierung von Kirschner-Drähten für kanülierte Schrauben bis zur Osteotomie-Region
2. Ilioinguinaler Zugang mit Darstellung des pathologisch konfigurierten Schenkelhalses.
3. Keilförmige subtraktive Osteotomie, wenn nötig unter Bildverstärker-Kontrolle (BV).

Tab. 9.6   Ergebnisse von konservativer Therapie und intertrochantärer Osteotomie in der Literatur

Literatur	Fälle (n)	Therapie	Follow-up	Arthrosegrad (%)			
				0	I	II	III
Engelhardt 1984	108	konservativ	41 Y	17	29	17	37
Gilg u. Mitarb. 1990	18	IO	15 Y	50	33	6	11
Imhäuser 1977	55	IO	11–22 Y	73		27	
Viernstein u. Mitarb. 1969	44	IO	10 Y	73		27	
Schai u. Mitarb. 1996	51	IO	24 Y	59	25	10	6

IO: intertrochantäre Osteotomie

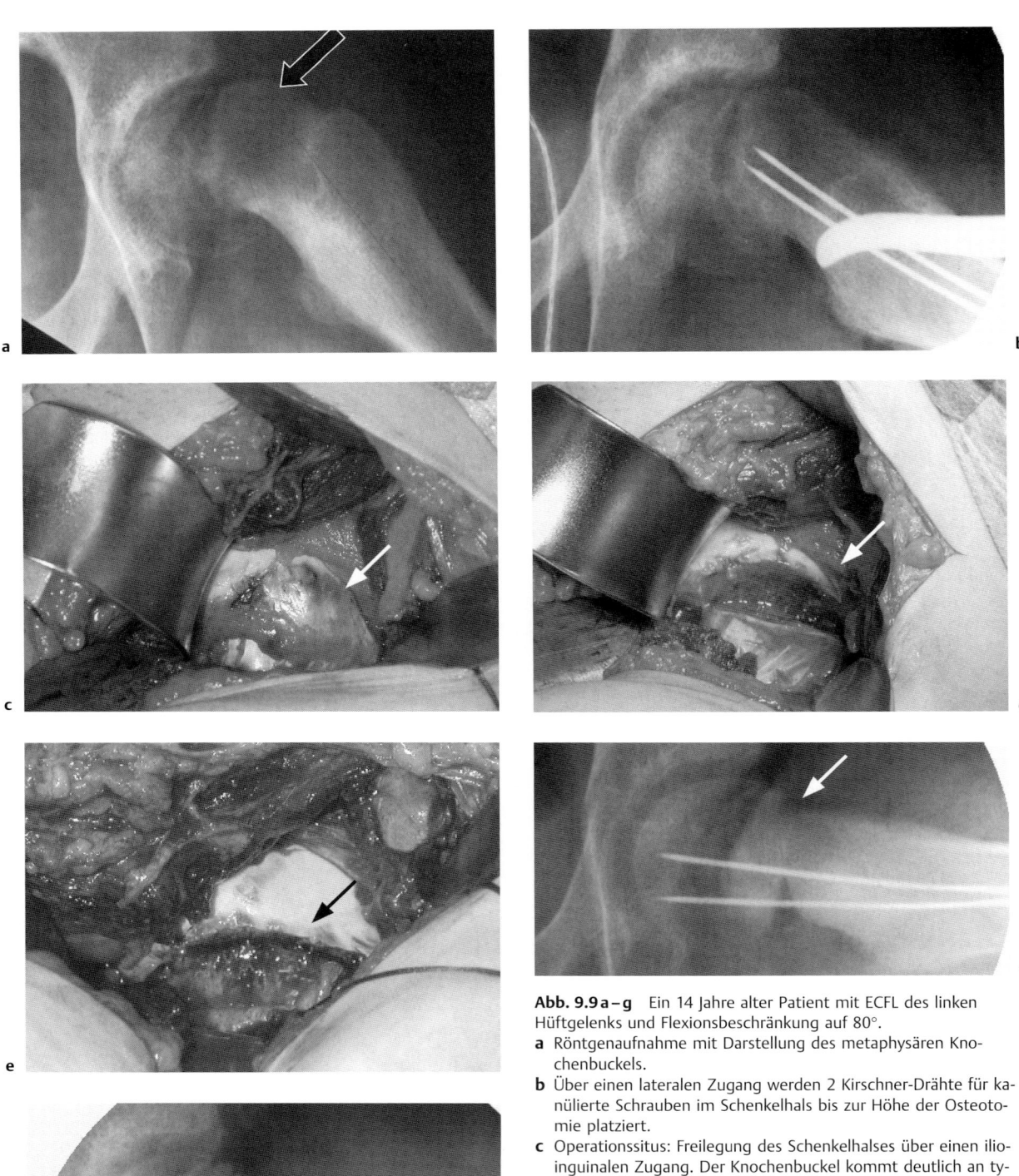

Abb. 9.9 a–g Ein 14 Jahre alter Patient mit ECFL des linken Hüftgelenks und Flexionsbeschränkung auf 80°.
a Röntgenaufnahme mit Darstellung des metaphysären Knochenbuckels.
b Über einen lateralen Zugang werden 2 Kirschner-Drähte für kanülierte Schrauben im Schenkelhals bis zur Höhe der Osteotomie platziert.
c Operationssitus: Freilegung des Schenkelhalses über einen ilioinguinalen Zugang. Der Knochenbuckel kommt deutlich an typischer Region zur Darstellung.
d u. e Nach subtraktiver Schenkelhalsosteotomie bei bereits liegenden Kirschner-Drähten (d) ist eine vollständige Reposition in Abduktion, Flexion und Innenrotation möglich (e) und die Schenkelhalstaille (offset) ist wieder hergestellt.
f Nach Reposition ist die Wiederherstellung der Schenkelhalstaille auch röntgenologisch zu erkennen und die Kirschner-Drähte werden vorgetrieben.
g Abschließend übungsstabile Osteosynthese mit zwei kanülierten Schrauben 7,0 mm.

4. Indirekte Reposition durch Abduktion, Flexion und Innenrotation des Beines unter klinischer Kontrolle über den ilioinguinalen Zugang ggf. unter BV-Kontrolle.
5. Vorschieben der Kirschner-Drähte ohne das Gelenk zu perforieren, Osteosynthese mit entsprechend gemessenen kanülierten Schrauben. In der Regel sind 2 Schrauben ausreichend.
6. Typischer Wundverschluss mit Wiederherstellung der Gelenkkapsel und Sehen einschließlich temporärer Wunddrainage für 24–48 Stunden.

Die subkapitale Schenkelhalsosteotomie (via Trochanter-Flip-Osteotomie und chirurgischer Hüftluxation oder wie dargestellt über zwei Zugänge ohne Hüftgelenkluxation) erlaubt eine ausgezeichnete Wiederherstellung der Anatomie (Abb. 9.10 a–d) und damit der Funktion. Der positive Einfluss zur Arthroseprophylaxe sowie das methodentypische Risikopotential werden erst in größeren Serien und nach längerer Nachbeobachtungszeit zu definieren sein.

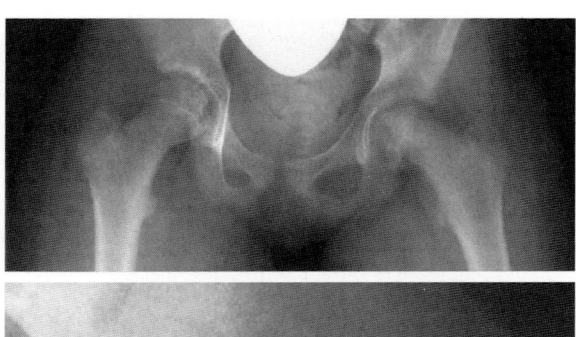

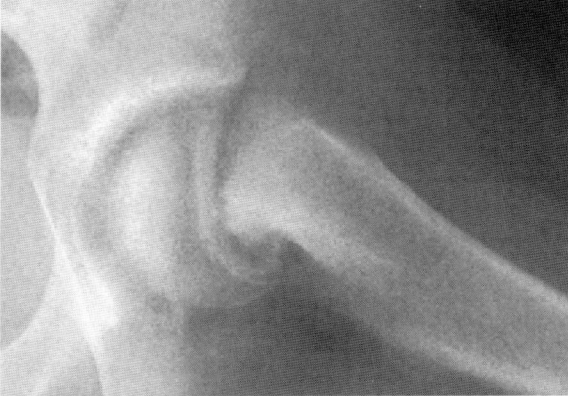

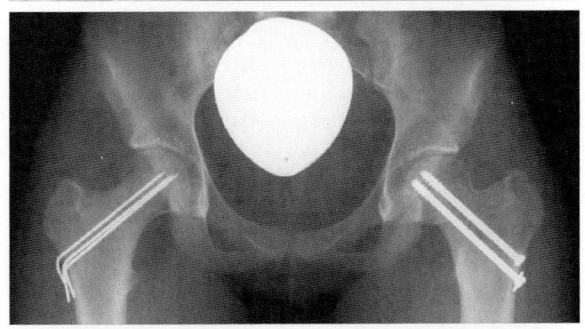

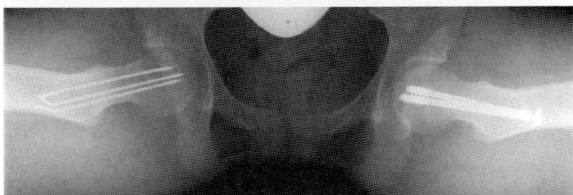

Abb. 9.10 a–d Röntgenaufnahmen eines 11 Jahre alten Mädchens: Pubertätsstadium Tanner 4 mit maximaler Hüftflexion von nur 60°. Die Beckenübersichtsaufnahme (**a**) zeigt im Seitenvergleich den pathologischen Befund an der linken Hüfte, welcher noch deutlicher in der 2. Ebene (**b**) zur Darstellung kommt. Nach operativer Behandlung und vollständiger Korrektur der Deformität (vgl. Abb. 9.**9**) zeigt sich postoperativ nach 2 Jahren und 6 Monaten eine geringgradige Verkürzung des Schenkelhalses. Das Schenkelhals-Offset ist wieder hergestellt, die Beweglichkeit ist seitengleich frei, keine Zeichen von Hüftkopfnekrose oder Chondrolyse (**c** u. **d**).

9.3 Folgen der Epiphyseolysis capitis femoris und der operativen Behandlung in Abhängigkeit von der Implantatwahl

Bei Verwendung von Schrauben oder Nägeln ist das Wachstum des proximalen Femurs in einem stärkeren Ausmaß pathologisch verändert als bei Verwendung von Kirschner-Drähten. In unserer Untersuchung konnte aufgezeigt werden, dass mit stärkerer Entrundung des Hüftkopfes und reduzierter Länge des Schenkelhalses weniger günstige Spätergebnisse resultieren, wenn 3-Lamellen-Nägel oder Schrauben verwendet wurden. Bei den Kirschner-Drähten fanden sich 93,3% sphärische (< 2 mm Abweichung nach Mose) und nur 6,7% gering entrundete (2–4 mm Abweichung nach Mose), aber keine stark entrundeten Hüftköpfe. Dagegen zeigten sich bei Verwendung von 3-Lamellen-Nägeln und Schrauben nur jeweils 80,8 bzw. 84,6% sphärische, 12,3 bzw. 15,4% gering entrundete und 6,9 bzw. 0% stark entrundete Hüftköpfe (> 4 mm nach Mose). Die Ergebnisse nach dem Harris-Score zeigten entsprechend sehr gute und gute Ergebnisse bei 92,6% der Kirschner-Draht-Gruppe, 83,3% der Nagel-Gruppe und 80,9% der Schrauben-Gruppe. Mäßige bis schlechte Ergebnisse fanden sich nur in 7,4% der „Kirschner-Draht-Fälle", aber in 16,7% der „Nagel"- sowie 19,1% der „Schrauben-Fälle" (König u. Mitarb. 1996).

9.4 Risiko der Erkrankung und der operativen Behandlung

Das Risiko einer avaskulären Knochennekrose bei der ECF ist abhängig vom Ausmaß des Abrutsches, von der Akuität und vor allem von der Therapie (Davidson u. Mitarb. 1994, Lubicky 1996). Dabei sind die iatrogenen Schäden äußerst schwerwiegend. Eine Außendrehstellung des Beines mit schmerzfreier Funktion kann den Patienten über Jahrzehnte eine ausreichend gute Steh- und Gehfunktion ermöglichen, eine avaskuläre Nekrose des Hüftkopfes muss für den Patienten als Desaster und schwerste Funktionsstörung angesehen werden, die den Alltag und das Berufsleben wesentlich belasten. Das Risiko einer avaskulären Knochennekrose und einer sekundären Osteoarthrose bei der ECF steigt mit dem Ausmaß des Abrutsches. So konnten Maussen u. Mitarb. 1990 darstellen, dass im Langzeitverlauf nur 1 von 10 Hüften mit einem Abrutsch von weniger als 40° Arthrosezeichen aufwiesen, wohingegen 15 von 16 Hüften mit einem Abrutschwinkel über 40° Zeichen einer Arthrose entwickelten. Sämtliche Gelenke waren in demselben Zeitraum identisch mit einer intertrochantären Osteotomie behandelt worden. Die Autoren schließen daraus, dass nicht die Therapie, sondern das primäre Ausmaß des Abrutsches ein wesentlicher Prädiktor für das Auftreten einer sekundären Arthrose ist.

Die Gesamtrate avaskulärer Nekrosen kann für alle Fälle von Epiphyseolysis capitis femoris mit ca. 20% angegeben werden, dabei haben Knaben und schwarze Patienten ein höheres Risiko, welches bei einer reinen Fixation in situ („pinning in situ") deutlich unter 10% sinkt. Das Risiko einer Hüftkopfnekrose bei akuter ECF steigt insbesondere bei Repositionen auf bis zu 47% (Loder u. Mitarb. 1993). Der behandelnde Orthopäde muss die Therapierisiken kennen, um je nach Ausmaß des Abrutsches, des Alters des Patienten und des Funktionsverlustes die adäquate Therapie durchführen zu können. Bei einem geringen Abrutsch sollte eine Fixation in situ durchgeführt werden. Aufgrund der berichteten Nachuntersuchungsergebnisse und der Wahrscheinlichkeit von ca. 50%, einen Abrutsch auf der kontralateralen Seite zu erleiden, wird die **Transfixation der Gegenseite** in gleicher Sitzung empfohlen (Hägglund 1996, Seller u. Mitarb. 2001). Bei der ausschließlichen Behandlung der betroffenen Seite müssen Patient und Familie über das Risiko des Abrutsches auf der Gegenseite aufgeklärt werden. Dazu gehört die eingeschränkte Sportbelastbarkeit. Da diese Periode 3–4 Jahre dauern kann und die Patienten ohnehin adipös sind und zu Sport und Spiel angehalten werden sollten, besteht aus unserer Sicht und nach Angaben aus der Literatur eine Indikation zur Epiphysenfugentransfixation auch der Gegenseite (Hägglund 1996, König u. Mitarb. 1996, Seller u. Mitarb. 2001).

Bei geringem Abrutsch (Grad I) wird einheitlich und mit nur geringem Risiko einer avaskulären Knochennekrose oder Chondrolyse eine Fixation in situ empfohlen. Bei einem Abrutsch von 30–60° (Grad II) müssen Alter, Funktionsminderung und Risiken der Osteotomie abgewogen werden, bevor neben der Transfixation von Epi- und Metaphyse durch eine Korrekturosteotomie das Alignement des proximalen Femurs rekonstruiert wird. Es muss bei der Differenzialtherapie beachtet werden, dass das Risiko einer avaskulären Knochennekrose um so geringer ist, je weiter lateral/distal der Ort der Osteotomie (s. Abb. 9.**3**) gelegt wird (Crawford 1996). Die Durchblutung der Epiphyse ist bei einer subkapitalen Korrekturosteotomie stärker gefährdet, so dass wir für mäßige (residuelle) Deformitäten die intertrochantäre Osteotomie in der von Imhäuser angegebenen Technik favorisieren (Imhäuser 1987, Schai u. Mitarb. 1996). Die subkapitale Osteotomie bleibt Fällen mit starkem Abrutsch oder schwerer residueller Deformität (Grad III) vorbehalten. Die laterale extrakapsuläre Schenkelhalsosteotomie bietet kaum Vorteile gegenüber der intertrochantären Osteotomie, hat aber ein höheres Knochennekroserisiko und spielt heute bei der Behandlung der ECF keine Rolle mehr.

9.5 Komplikationen

Da avaskuläre Osteonekrosen bei dieser Krankheit typisch sind und diese besonders durch eine operative Therapie in ihrer Zahl und Ausprägung verstärkt werden, muss der Behandler einer ECF auch mit dem Management und der Therapie von Komplikationen vertraut sein. Mit einer intertrochantären, valgisierenden, meist auch flektierenden Korrekturosteotomie kann der Sektor der Nekrose dergestalt aus der Belastung des Gelenks herausgedreht werden, dass noch erhaltene Anteile zur Artikulation kommen (s. Abb. 9.8 a–e). Dabei kann es erfreulicherweise zu einer Remodellierung des Hüftkopfes kommen, besonders bei Fällen mit Teilnekrosen der Epiphyse. Bei Totalnekrose der Epiphyse nach ECF ist eine Arthrodese oder ein alloarthroplastischer Gelenkersatz als sog. „Salvage Procedure" mit dem Patienten zu besprechen. Chondrolysen wurden offenbar in den vergangenen Jahrzehnten häufiger beobachtet. Bei den wenigen Chondrolysen, die heutzutage noch auftreten, ist die Ursache meist eine Gelenkperforation durch das Osteosynthesematerial, die durch eine sorgfältige Operationstechnik vermeidbat ist. Jede Fehllage von Implantaten muss sofort korrigiert werden (Abb. 9.11). Beim Auftreten einer Chondrolyse findet sich eine ausgeprägte Bewegungseinschränkung des Gelenks, welche sich innerhalb der nächsten 12 Monate deutlich verbessern kann. Dabei zeigt auch das Gelenk eine „Erholung", nachweisbar durch die Verbesserung des röntgenologisch darstellbaren Gelenkspaltes. Bei vollständiger Zerstörung des Gelenkknorpels vom Hüftkopf, aber auch von der Hüftpfanne ist eine Arthrodese (heute kaum noch zu „verkaufen") oder ein alloarthroplastischer Gelenkersatz erforderlich (Abb. 9.12).

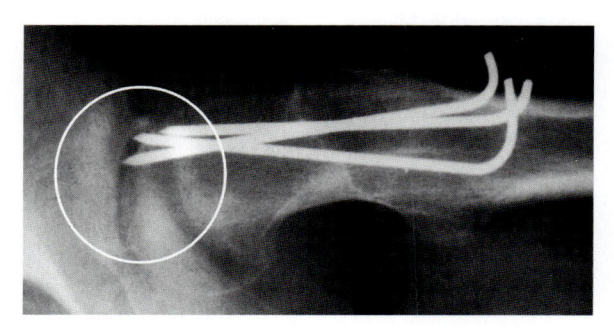

Abb. 9.11 Röntgenologische Darstellung einer übersehenen Kirschner-Draht-Perforation in das Gelenk. Die drohende Chondrolyse macht eine sofortige Revision einer Implantatfehllage erforderlich. Das „Withdraw Manoeuver" sollte bei jeder Art der Fixation durchgeführt werden.

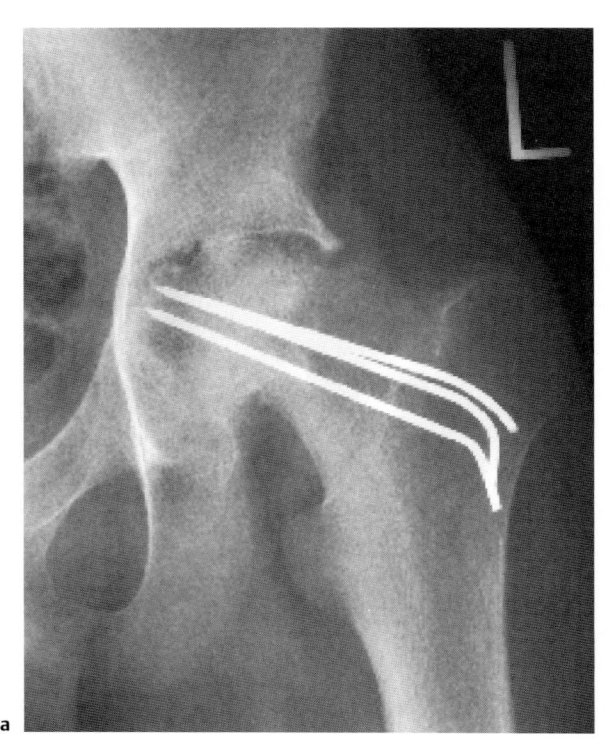

Abb. 9.12 a u. b Chondrolyse bei einem 16 Jahre alten Patienten.
a Röntgenbild des linken Hüftgelenks: Primär korrekte Lage des Osteosynthesematerials. Infolge einer Chondrolyse mit Aufbrauch des hüftkopfseitigen aber auch des pfannenseitigen Gelenkknorpels resultiert eine relative Überlänge der Kirschner-Drähte mit Perforation in das Gelenk, was den Chondrolyseprozess negativ akzentuiert. Im gegebenen Fall war auch nach Metallentfernung über die nächsten 12 Monate keine Funktionsverbesserung zu verzeichnen.
b, c Nach mehrfacher ausführlicher Beratung entschied sich der Patient bei vollständiger Zerstörung des Hüftkopfes (**b**) für eine Totalendoprothese (**c**), welche in zementfreier Technik implantiert wurde.

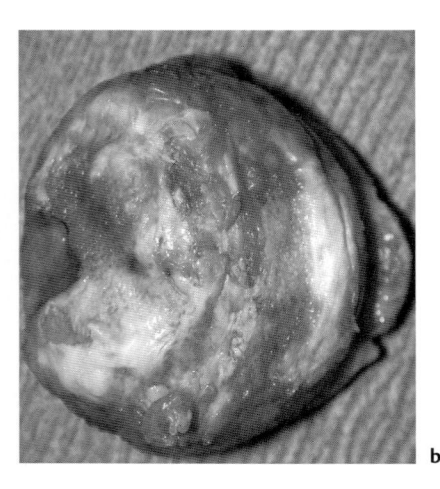

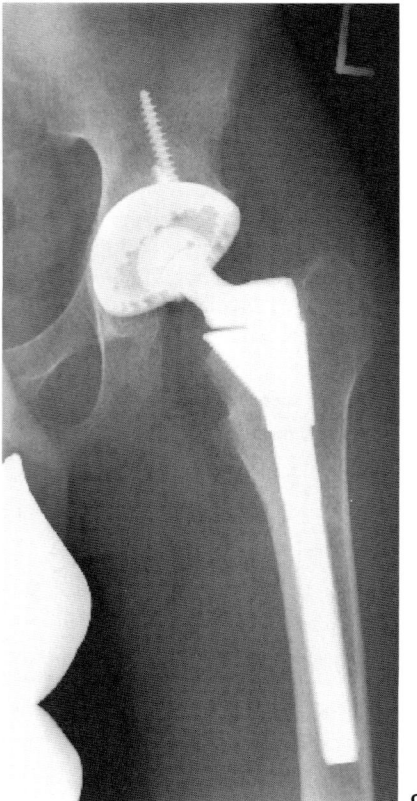

9.6 Ergebnisse

Die Ergebnisse der Fixation in situ bei Patienten mit ECFL und Abrutschwinkeln kleiner als 30° sind in über 80% der Fälle gut. Bei Abrutschwinkeln von mehr als 60° ist mit einer Osteoarthrose bei mehr als 50% der Fälle nach 20–30 Jahren allein durch die Erkrankung zu rechnen (Maussen u. Mitarb. 1990). Jede Osteotomie sollte den späteren Weg für eine Totalendoprothese berücksichtigen. Aufgrund der Risiken, die mit subkapitalen und lateralen Schenkelhalsosteotomien verbunden sind, ist aus unserer Erfahrung eine subkapitale Osteotomie nur bei äußerst schweren ECF-Fällen indiziert. Die Langzeitergebnisse nach intertrochantärer Korrekturosteotomie nach Imhäuser sind zu 83% gut und befriedigend (Schai u. Mitarb. 1996) und nach Angaben der Autoren günstiger als die Ergebnisse einer reinen Fixation in situ bei vergleichbarem Abrutsch. Dagegen fanden Maussen u. Mitarb. (1990) keine Verbesserung der Ergebnisse durch eine intertrochantäre Osteotomie; bei einem Abrutsch > 40° hatten 15/16 Patienten Arthrosezeichen, aber nur 1/10 bei einem Abrutschwinkel < 40° und identischer Therapie.

Die Beratung des Patienten und seiner Familie muss das Schicksal des natürlichen Verlaufes, die Risiken der Behandlung und die Chancen durch die verschiedenen Osteotomien bei der ECF klar aufzeigen (Engelhardt 1988).

Für eine **Berufsberatung** oder eine gutachterliche Stellungnahme zur **Wehrtauglichkeit** sollten die Erkenntnisse über das Krankheitsbild der ECF in entsprechender Weise gewürdigt werden. Bei starken Abrutschwinkeln von 60° und mehr sollte ein körperlich belastender Beruf oder eine längere Marschbelastung mit vollem Marschgepäck vermieden werden. Die Großwüchsigkeit und Fettleibigkeit der Patienten besteht nach unserer Erfahrung zeitlebens fort, so dass in aller Regel ohnehin schon eine persistierende ungünstige biomechanische Belastung des pathologischen Gelenks vorhanden ist. Eine entsprechende **Lebens-/Diätberatung** sollte unbedingt versucht werden, wenn auch der Erfolg dieser ärztlichen Maßnahme oft gering ist.

9.7 Prognose

Bei unbehandelter ECF resultiert eine Außenrotationskontraktur (persistierendes Drehmann-Zeichen), welche in ihrer Ausprägung abhängig vom Ausmaß des Abrutsches ist. Sekundäre Koxarthrosen entwickeln sich spät, meist erst im 5. Lebensjahrzehnt. Bei stärkeren Abrutschgraden kann eine Beugehemmung zu wesentlichen Funktionseinschränkungen führen und sekundäre lumbale Wirbelsäulenbeschwerden verursachen, da die limitierte Hüftflexion beim Sitzen lumbosakral kompensiert werden muss. Der Konflikt zwischen dem knöchernen Schenkelhalsbuckel und dem Azetabulum erklärt nicht nur die typische Bewegungseinschränkung, sondern führt über eine Hebelwirkung mit dem typischen Hüftimpingement zu einer mechanischen Schädigung des Labrum acetabulare, aber auch des Gelenkknorpels in der Pfanne. Diese neuen Erkenntnisse zur Pathobiomechanik müssen bei den Entscheidungen zu den beschriebenen Korrekturosteotomien bedacht werden.

Literatur

Aronson, D.D., D.A. Peterson, D.V. Miller (1992): Slipped capital femoral epiphysis. The case for internal fixation in situ. Clin Orthop 281: 115

Aronson, D.D., W.E. Carlson (1992): Slipped capital femoral epiphysis. A prospective study of fixation with a single screw. J Bone Joint Surg 74-A: 810

Bellemans, J., G. Fabry, G. Molenaers, J. Lammens, P. Moens (1996): Slipped capital femoral epiphysis. A long-term follow-up, with special emphasis on the capacities for remodeling. J Pediatr Orthop 5-B: 151

Bergmann, G., M. Correa da Silva, G. Neff, A. Rohlmann, F. Graichen (1994): Evaluation of ischial weight-bearing orthoses, based on in-vivo hip joint force measurements. Clin Biomech 9: 225

Billing, L. (1954): Roentgen examination of the proximal femur end in children and adolescents. Acta Radiol 110 (suppl): 1

Crawford, A.H. (1996): Role of Osteotomy in the treatment of slipped capital femoral Epiphysis. J Pediatr Orthop 5-B: 102

Davidson, R.S., P.P. Weitzel, R.P. Stanton, P.D. Alburger, J.P. Dortmans, D.S. Drummond (1994): SCFE: A review of 432 cases: its treatment and complications. Presented at the Shrine Surgeons Association Annual Meeting. Philadelphia

Engelhardt, P. (1988): Das Risiko der sekundären Koxarthrose. Thieme, Stuttgart

Hägglund, G. (1996): The contralateral hip in slipped capital femoral epiphysis. J Pediatr Orthop 5-B: 158

Imhäuser, G. (1977): Spätergebnisse der sogenannten Imhäuser-Osteotomie bei der Epiphysenlösung. Z Orthop: 716

Imhäuser, G. (1987): Pubertäre Hüfterkrankungen. In: Witt, A.N., H. Rettig, K.F. Schlegel: Orthopädie in Praxis und Klinik. 2. Aufl., Thieme, Stuttgart

Jerre, R., L. Billing, G. Hansson, J. Karlsson, J. Wallin (1996b): Bilaterality in slipped capital femoral epiphysis: Importance of a reliable radiographic method. J Pediatr Orthop 5-B: 80

Jerre, R., L. Billing, J. Karlsson (1996a): Loss of hip motion in slipped capital femoral epiphysis: A calculation from the slipping angle and the slope. J Pediatr Orthop 5-B: 144

Kelsey, J.L., K.J. Keggi, W.O. Southwick (1979): The incidence and distribution of slipped capital femoral epiphysis in Connecticut and Southwestern United States. J Bone Joint Surg 52-A: 1203

Kesteris, U., H. Wingstrand, L. Forsberg, N. Egund (1996): The effect of arthrocentesis in transient synovitis of the hip in the child: A longitudinal sonographic study. J Pediatr Orthop 16: 24

König, A., R. Krauspe, E. Fella, J. Eulert (1996): Die Entwicklung des koxalen Femurendes nach operativer Therapie der Epiphyseolysis capitis femoris. Orthop Praxis 32: 515

Krauspe, R., J. Eulert (1991): Differentialdiagnose des Hüftschmerzes im Kindes- und Jugendalter. Z Allg Med 67: 1741

Leunig, M., C.R. Fraitzl, R. Ganz (2002): Frühe Schädigung des azetabulären Knorpels bei der Epiphyseolysis capitis femoris. Orthop 31: 894–899

Loder, R.T., B.S. Richards, P.S. Shapiro, L.R. Reznick, D.P. Aronson (1993): Acute SCFE: the importance of physical stability. J Bone Joint Surg 75-A: 1134

Lubicky, J.P. (1996): Chondrolysis and avascular necrosis: complications of slipped capital femoral epiphysis. J Pediatr Orthop 5-B: 162

Maussen, J.P., P.M. Rozing, W.R. Obermann (1990): Intertrochanteric corrective osteotomy in slipped capital femoral epiphysis. A long-term follow-up study of 26 patients. Clin Orthop 259: 100

Morrissy, R.T. (1990): Slipped capital femoral epiphysis. In: Morrissy, R.T., R.B. Winter: Lovell and Winter's pediatric orthopaedics. Lippincott, Philadelphia: 891

Nguyen, D., R.T. Morrissy (1990): Slipped capital femoral epiphysis: rationale for the technique of percutaneous in situ fixation. J Pediatr Orthop 10: 341

Nonweiler, B., M. Hoffer, C. Weinert, S. Rosenfeld (1996): Percutaneous in situ fixation of slipped capital femoral epiphysis using two threaded steinmann pins. J Pediatr Orthop 16: 56

Paré, A. (1840): Fractures of the neck of the femur. Cinq livres de chirurgie and oeuvres compltes. Paris, 1572. Vol. 2, book 13, Paris

Prevot, J. u. Mitarb. (1989): Geburtstraumatische Epiphysenlösung des proximalen Femurs. Z Kinderchir 44: 289

Rao, S.B., A.H. Crawford, R.R. Burger, D.R. Roy (1996): Open bone peg epiphysiodesis for slipped capital femoral epiphysis. J Pediatr Orthop 16: 37

Schai, P.A., G.U. Exner, O. Hänsch (1996): Prevention of secondary coxarthrosis in slipped capital femoral epiphysis: A long-term follow-up study after corrective intertrochanteric Osteotomy. J Pediatr Orthop 5-B: 135

Seller, K., A. Wild, B. Westhoff, P. Raab, R. Krauspe (2002): Unstable slipped capital femoral epiphysis. reduction and internal fixation – a prospective study. J Bone Joint Surg, (submitted)

Seller, K., P. Raab, A. Wild, R. Krauspe (2001): Risk-benefit analysis of prophylactic pinning in slipped capital epiphysis. JPO 10-B: 192–196

Southwick, W.O. (1967): Osteotomy through the lesser trochanter for slipped capital femoral epiphysis. J Bone Joint Surg 49-A: 807

Stanitski, C.L., R. Woo, D.F. Stanitski (1996a): Femoral version in acute slipped capital femoral epiphysis. J Pediatr Orthop 5-B: 74

Stanitski, C.L., R. Woo, D.F. Stanitski (1996b): Acetabular version in slipped capital femoral epiphysis: A prospective study. J Pediatr Orthop 5-B: 77

Stevens, D.B., B.A. Short, J.M. Burch (1996): In situ fixation of the slipped capital femoral epiphysis with a screw. J Pediatr Orthop 5-B: 85

Strong, M., T. Lejman, P. Michno, J. Sulko (1996): Fixation of slipped capital femoral epiphysis with unthreaded 2-mm wires. J Pediatr Orthop: 53

Tachdjian, M.O. (1990): Pediatric orthopedics. 2nd ed. Saunders, Philadelphia

Ward, W.T., J. Stefko, K.B. Wood, C.L. Stanitski (1992): Fixation with a single screw for slipped capital femoral epiphysis. J Bone Joint Surg 74-A: 799

Weiner, D. (1996): Pathogenesis of slipped capital femoral epiphysis: Current concepts. J Pediatr Orthop 5-B: 67

Weiner, D.S., S. Weiner, A. Melby, W.A. Hoyt (1984): A 30-year experience with bone graft epiphysiodesis in the treatment of slipped capital femoral epiphysis. J Pediatr Orthop 4: 145

10 Neuromuskuläre Erkrankungen

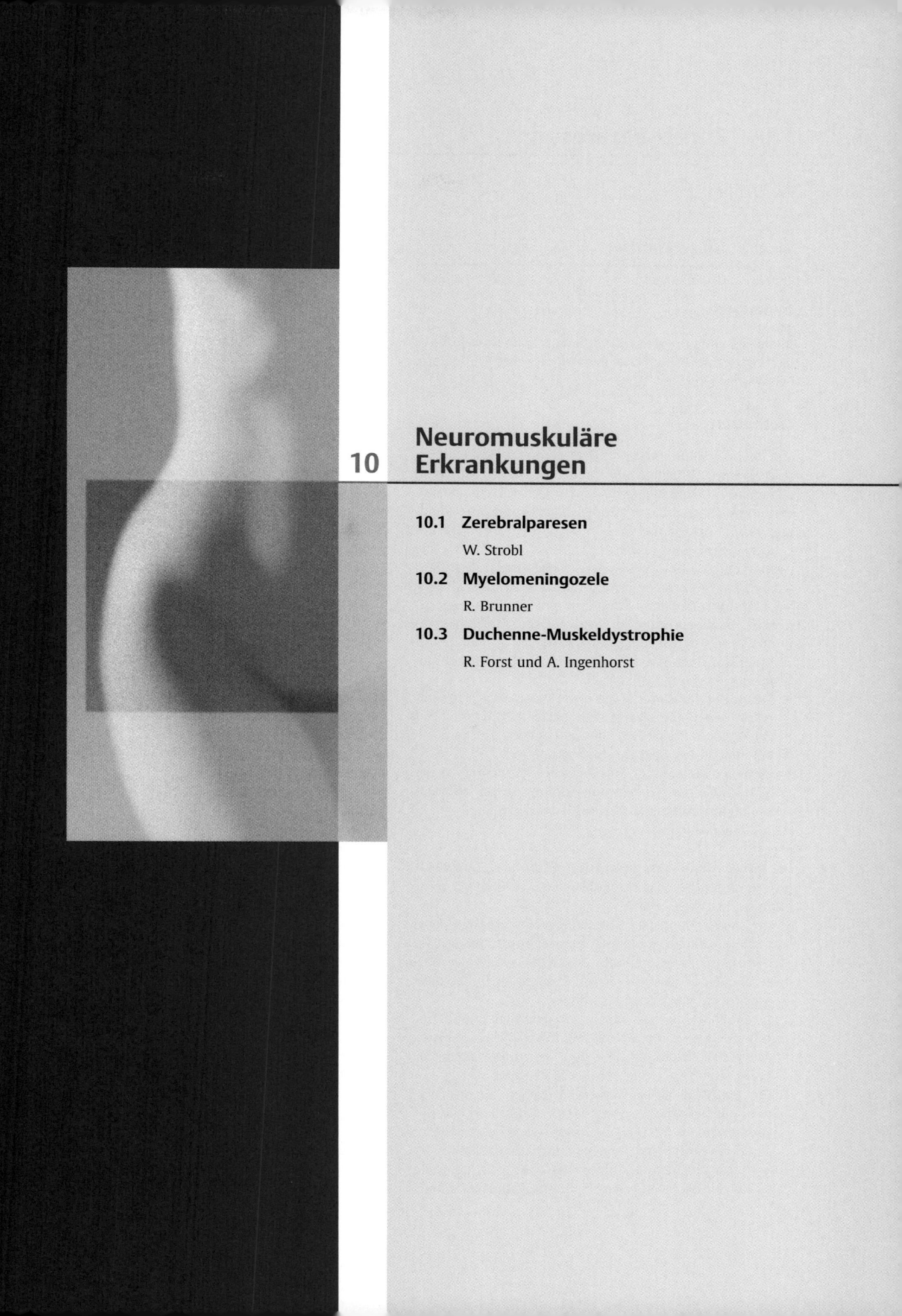

10.1 Zerebralparesen
W. Strobl

10.2 Myelomeningozele
R. Brunner

10.3 Duchenne-Muskeldystrophie
R. Forst und A. Ingenhorst

10.1 Zerebralparesen

W. Strobl

10.1.1 Allgemeines

Synonyme

Infantile Zerebralparese (IZP) und Cerebralparese (CP, aus der englischsprachigen Literatur von dem Begriff „Cerebral Palsy" abgeleitet).

Definition

Der Begriff „Zerebralparese" bildet keine nosologische Entität (Freud 1897, Michaelis u. Michaelis 2001). Er wird allgemein als Sammelbegriff verschiedener Krankheitsbilder aufgefasst und daher häufig in der Pluralform „Zerebralparesen" verwendet.

Der Begriff ist gesundheitspolitisch relevant, da die Gruppe der Zerebralparesen eine große Anzahl an Patienten repräsentiert und aufgrund schwerer Funktionsbeeinträchtigungen bei allen Patienten eine ähnliche medizinische, therapeutische, orthetische und sozialmedizinische Unterstützung notwendig macht.

Nach Krägeloh-Mann (2001) sind Zerebralparesen gekennzeichnet durch:
- Störungen der Motorik, die neurologisch klar charakterisierbar sind als Spastik, Dyskinesie oder Ataxie,
- Fehlen einer Progredienz der neurogenen Ursache,
- Entstehung vor Ende der Neonatalperiode,
- Vorliegen assoziierter Störungen in den Bereichen der Sensibilität und Sinneswahrnehmung sowie im mental-kognitiven Bereich Lernbehinderungen,
- zerebrale Anfälle.

Die **international akzeptierte Definition** der „Zerebalparese" lässt 2 Möglichkeiten unterschiedlich breiter Zuordnung zu (Michaelis 1995):
1. Die Verwendung des Sammelbegriffes „Zerebralparesen" ist berechtigt, wenn – wie in der orthopädischen Chirurgie und Rehabilitation – die funktionelle Verbesserung der Lebensqualität von Patienten mit „Behinderungen" im Vordergrund steht:
Zerebralparesen sind alle neurologischen Erkrankungen, die eine frühe Schädigung des Gehirns auslösen, die nicht progredient sind und die zu Störungen der Haltungskontrolle und der Motorik führen.
2. Die vor allem in der neuropädiatrischen Literatur verwendete Definition, die das klarer umgrenzte Bild der spastischen Formen der Zerebralparesen beschreibt:
Zerebralparesen sind bleibende, nicht progrediente, jedoch im Erscheinungsbild über Jahre sich ändernde Störungen der Wahrnehmung, Haltung und Bewegung, die auf eine pränatale, natale oder neonatale Schädigung des in Entwicklung befindlichen Gehirns zurückzuführen sind, wobei Störungen der kognitiven, psychomentalen und sprachlichen Fähigkeiten sowie Anfallsleiden die sensomotorischen Störungen begleiten können.

Epidemiologie

Die Angabe der Inzidenz der Zerebralparesen ist aufgrund des Intervalls zwischen der Entstehung der Hirnschädigung und der Diagnosesicherung nicht möglich.

Die **Prävalenz** liegt international übereinstimmend bei 2,0–2,5 pro 1.000 Lebendgeborene. Mit sinkendem Geburtsgewicht steigt die Prävalenz der Zerebralparesen um (Krägeloh-Mann 2001):
- 1,0 pro 1.000 Lebendgeborene bei einem Geburtsgewicht von > 2.500 g,
- 10–15 pro 1.000 Lebendgeborene bei einem Geburtsgewicht von 1.500–2.499 g,
- 50–80 pro 1.000 Lebendgeborene bei einem Geburtsgewicht von < 1.500 g.

Eine Veränderung der Prävalenzdaten konnte in den vergangenen Jahrzehnten nicht beobachtet werden. Ein Zusammenhang zwischen der neonatalen Intensivversorgung und dem Spektrum der Krankheitsbilder von Zerebralparesen wurde beobachtet (Korinthenberg 2001, Michaelis u. Michaelis 2001).

Ätiologie

Den Zerebralparesen liegt eine der folgenden Ursachen einer Hirnschädigung zugrunde (Michaelis u. Niemann 1995):
- perinatale Komplikationen mit schweren zentralen Hypoxien,
- pränatale und perinatale Verschlüsse größerer zentraler Arterien und Venen,
- pränatale und perinatale virale und bakterielle Infektionen,
- pränatale mütterliche Erkrankungen mit plazentarer Insuffizienz und fetalen Hypoxien,
- Hirnfehlbildungen (selten).

Das klinische Bild der Zerebralparesen ist geprägt durch die Art und den Schweregrad des motorischen Funktionsdefizits und der assoziierten Störungen. Die Summe der Störungen führt vor allem im Reifungs- und Wachstumsalter zu Abweichungen der physiologischen statomotorischen Entwicklung. Beim Persistieren unbalancierter

Krafteinwirkungen auf die Gelenke entstehen sekundäre strukturelle Deformitäten. Haltungs- und Bewegungsstörungen, Kontrakturen, Schmerzen und innere Organschäden verursachen in der Folge eine beträchtliche Einschränkung der Lebensqualität und Lebenserwartung.

Eine Einteilung der Vielzahl von Formen und Mischformen hat sich nach ätiologischen Gesichtspunkten auf der Ebene von Bewegungsfunktionen bewährt.

Klassifikation

Die international verwendete **Klassifikation nach Hagberg** (1993) nach der vorherrschenden Lokalisation der motorischen Störung und nach dem überwiegenden Lähmungstyp wurde von Michaelis (2001) in der Tübinger phänomenologischen Klassifikation modifiziert:

- **Spastische Hemiparesen**:
  - beinbetont,
  - Beine- und Arme betroffen,
  - armbetont.

  Sie sind phänomenologisch sehr einheitlich, Skoliosen sind sehr selten.
  Häufige Ursachen sind 1. prä- und perinatale Gefäßverschlüsse (A. cerebri media), 2. asymmetrische periventrikuläre Leukomalazien aufgrund einer Durchblutungsstörung, 3. ZNS-Fehlbildungen.

- **Spastische Tetraparesen**:
  - beinbetonte Tetraparesen (Di-Tetra-Paresen, Diparesen, Morbus Little),
  - tribetonte Tetraparesen.

  Häufige Ursachen sind periventrikuläre Matrixblutungen meist bei Frühgeborenen.
  - seitenbetonte Tetraparesen,
  - gekreuzte Tetraparesen,
  - komplette spastische Tetraparesen (Total Body Involvement).

  Häufige **Ursachen** sind pränatale, natale, neonatale virale und bakterielle Infektionen und Asphyxien mit hypoxisch-ischämischen Enzephalopathien meist bei reifen Neugeborenen.

  Differenzialdiagnostische Überlegungen bei spastischen Paresen sind:
  - spinal bedingte spastische Monoparesen,
  - spinal bedingte spastische Paraparesen,
  - neurodegenerative hereditäre spastische Spinalparalysen.

  Auszuschließen sind außerdem progrediente, genetische und tumorbedingte Grunderkrankungen.
  Häufig sind Mischformen von spastischen Paresen mit Dyskinesie oder mit Ataxie. Selten finden sich rein dyskinetisch oder ataktische Formen:

- **Dyskinetische Tetraparesen**: Dystonien, Athetosen, Choreoathetosen, Ballismen, Myoklonien, orale und faziale Automatismen führen in unterschiedlichen Kombinationen zu einem schweren motorischen Funktionsdefizit, das häufig gute sensorische und kognitive Fähigkeiten verdeckt. Muskelimbalancen mit strukturellen Veränderungen sind deutlich seltener als bei spastischen Formen.

- **Ataktische Zerebralparesen**: Im Vordergrund steht eine schwere Beeinträchtigung der Gleichgewichtskontrolle und Tonusregulation der Muskelketten mit deutlich reduziertem Grundtonus.

Differenzialdiagnostisch abzugrenzen sind:
- ZNS-Fehlbildungen (Arnold-Chiari, Dandy-Walker u. a.),
- Hydrozephalien,
- degenerative spinozerebelläre Ataxien.

Von **hypotonen Übergangsphasen**, die in frühen Entwicklungsphasen spastischer Formen auftreten, wird gelegentlich eine eigene Untergruppe von Patienten mit deutlich reduziertem Muskeltonus abgegrenzt. Bei diesen sog. „hypotonen Zerebralparesen" liegt in der Regel eine meist progrediente neurologische Grunderkrankung oder familienrelevante genetische Störung vor, die einer neuropädiatrischen Abklärung bedarf, z.B.:

- mitochondriale und peroxysmale Stoffwechselerkrankungen,
- kongenitale Myopathien,
- kongenitale myotone Dystrophie Curshmann-Steinert,
- Syndrome mit schweren muskulären Hypotonien (Angelman, Prader-Willi u. a.),
- Syndrome bei Chromosomenanomalien,
- spinale Muskelatrophien SMA,
- hereditäre motorisch-sensible Neuropathien HMSN,
- AMC und arthrogryposeähnliche Syndrome.

Eine „**minimale Zerebralparese**" liegt dann vor, wenn die in den einzelnen Untergruppen der spastischen Zerebralparesen beschriebenen Funktionsstörungen und neurologischen Symptome in nur sehr geringer Ausprägung unter erhöhten Anforderungssituationen auftreten.

10.1.2 Pathomorphologie des Hüftgelenks bei Zerebralparesen

Die Voraussetzungen für eine physiologische Entwicklung des Hüftgelenks werden bei zerebralen Bewegungsstörungen auf mehreren Ebenen verändert:
- fehlende selektive Steuerung einzelner Muskeln,
- gestörte sensorische Afferenzen,
- verminderte Muskelkraft,
- gestörte Koordination,
- fehlende Balance zwischen antagonistisch arbeitenden Muskelgruppen,
- verminderte Einwirkung der Schwerkraft.

Änderungen der **Funktion** spiegelt sich in Änderungen der **Form** des Hüftgelenks wider. Diese pathomorphologischen Veränderungen sind für alle Formen der Zerebralparesen typisch.

Der Schweregrad der Veränderungen ist abhängig vom Alter und von der Lokalisation und dem Typ des sensomotorischen Funktionsdefizits.

Natürlicher Entwicklungsverlauf

Die Hüfte eines Kindes mit Zerebralparese ist im Vergleich zur Normalbevölkerung bei der Geburt noch nicht verändert. Die typischen Veränderungen der Hüfte im Sinne einer Coxa valga mit vermehrter Antetorsion des Femurs manifestieren sich erst im Verlauf der Entwicklung. Bei **normaler Entwicklung** der Hüfte verringert sich der Antetorsionswinkel des Femurs von 40° bei der Geburt auf 26° im 4. Lebensjahr und bis auf 14° beim Erwachsenen. Auch der Schenkelhals-Schaft-Winkel (CCD-Winkel) hat bei Säuglingen sein Maximum mit 145° und verringert sich dann kontinuierlich bis auf 125° bei Erwachsenen. Der Pfannendachwinkel verringert sich bei Säuglingen von 25° auf unter 10° bei Erwachsenen. Die treibende Kraft dieser Entwicklung ist das Erlernen der Steh- und Gehfähigkeit bei einer normalen Muskelbalance (Heimkes u. Mitarb. 1992, Cornell 1995).

Bei **selbstständig Gehfähigen** führen die pathomorphologischen Veränderungen in der Regel nicht zu einer Dezentrierung des Hüftgelenks. Schwere Deformitäten sind selten und auf eine ausgeprägte Schwäche der Abduktoren zurückzuführen (Metaxiotis u. Mitarb. 2000).

Bei **Gehunfähigen** entwickelt sich eine unterschiedlich starke progrediente Dezentrierung des Hüftgelenks. Eine Subluxation oder Luxation kann aufgrund von Problemen bei der Gewichtszunahme, der Pflege und von Schmerzen zu einer deutlichen Einschränkung der Lebensqualität führen (Abb. 10.**1**).

Die Entwicklung der neurogenen Hüftluxation erfolgt in 3 Schritten. Ausgehend von einer normalen Hüftsituation bei der Geburt kommt es zuerst zur Entwicklung einer Coxa valga antetorta, danach folgt eine allmähliche Dezentrierung des Hüftkopfes bei unauffälliger Pfanne und schließlich walzt sich die Pfanne immer mehr aus und wird dysplastisch.

Das normale Wachstum der Hüfte ist von der am Trochanter major ansetzenden Muskelkraft der Hüftabduktoren abhängig. Gemeinsam mit dem Körpergewicht (G) ergibt sich daraus die Hüftresultierende (R), die zur Wachstumsstimulierung der Epiphysenplatte des Hüftkopfes führt. Die Wachstumsstimulierung des Trochanter major (R_t) ergibt sich aus der Muskelkraft der Abduktoren (M) und aus der Summe der Kräfte der Traktusspannung und der am Trochanter major ansetzenden Anteile des M. vastus lateralis (M_{fsc}).

Bei der Hüfte des Kindes mit Zerebralparese kommt es aufgrund der verminderten Aktivität der Hüftabduktoren und der fehlenden Gehfähigkeit zu einer Verminderung der Stimulation des Trochanterwachstums. Das führt dazu, dass sich die Zugrichtung der Hüftgelenkabduktoren (M) und dadurch auch die Richtung der Hüftgelenkresultierenden (R) senkrecht stellen (Abb. 10.**2**).

Die Epiphysenplatte des Hüftkopfes, die sich im rechten Winkel zur Belastung ausrichtet, wird waagerecht ausgebildet. Damit beginnt die Entwicklung einer Coxa valga. Bei der senkrecht gestellten Kraft der Hüftgelenkresultierenden (R) verringert sich der gelenkzentrierende horizontale Anteil (R_{zentr}) gegen null, wodurch eine Luxation begünstigt wird.

Die Erhöhung der Femurantetorsion ist auf eine verminderte Aktivität der Glutealmuskulatur zurückzuführen. Sie korreliert häufiger als die Coxa valga mit einer Hüftgelenkinstabilität (Laplaza u. Mitarb. 1993).

Der Pfannendachwinkel ist anfangs normal. Bei der Tendenz zur Entwicklung einer Hüftgelenkluxation ist etwa ab dem 30. Lebensmonat eine Erhöhung des Pfannendachwinkels festzustellen.

Bereits ab dem 18. Lebensmonat findet sich jedoch ein gegenüber der Normalpopulation signifikant höherer Migrationsindex (Scrutton u. Mitarb. 2001).

Vidal u. Mitarb. (1985) berechneten eine progrediente Subluxation von durchschnittlich 5,5 % pro Jahr, bei frei gehfähigen Kindern 4 %, bei nicht gehfähigen 7 – 9 % pro Jahr.

Neurogene Hüftluxation

Bei unbehandelten Kindern ist ab einem Migrationsindex von 50 % mit einer Luxation zu rechnen (Reimers 1980). Nach Heimkes u. Mitarb. (1992) kommt es etwa im 2. – 7. Lebensjahr zu einer Luxation, nach Cornell (1995) hingegen erst im 10. – 12. Lebensjahr.

Bei einer Untersuchung von Samilson u. Mitarb. (1972) entwickelte sich eine Luxation mit durchschnittlich 7 Jahren. Unserer Erfahrung nach liegt der erste Luxationsgipfel etwa im 7. Lebensjahr, ein zweiter Gipfel liegt dann im Alter von 14 – 17 Jahren nach der Pubertät, ausgenommen davon sind nur sehr schwere Formen der spastischen Tetraparesen sowie kombiniert auftretende kongenitale Hüftdysplasieformen, z. B. im Rahmen von Fehlbildungssyndromen, bei denen es schon früher zu einer Luxation kommen kann.

Die Häufigkeit einer Hüftluxation bei Zerebralparesen wird je nach Patientenauswahl zwischen 60 % bei Tetraparesen (Erken u. Bischof 1994) und 4 % bei überwiegend Gehfähigen (Tachdijan u. Minear 1956) angegeben. Bei der Mehrzahl (80 – 90 %) der Patienten mit Luxation handelt es sich um spastische Tetraparesen.

Die Richtung der Luxation ist dem beschriebenen Pathomechanismus entsprechend meist kraniolateral (92 %) (Brunner u. Mitarb. 1997), selten nach dorsal (1 %). Die ebenfalls seltene Hüftluxation nach ventral (7 %) entsteht bei pathologisch überwiegender Muskelaktivität und Kontrakturen der Extensoren, Außenrotatoren und Abduktoren.

Brunner konnte 1997 mittels 3-D-CT-Rekonstruktionen zeigen, dass ein Gleitkanal Hinweis auf die Richtung der

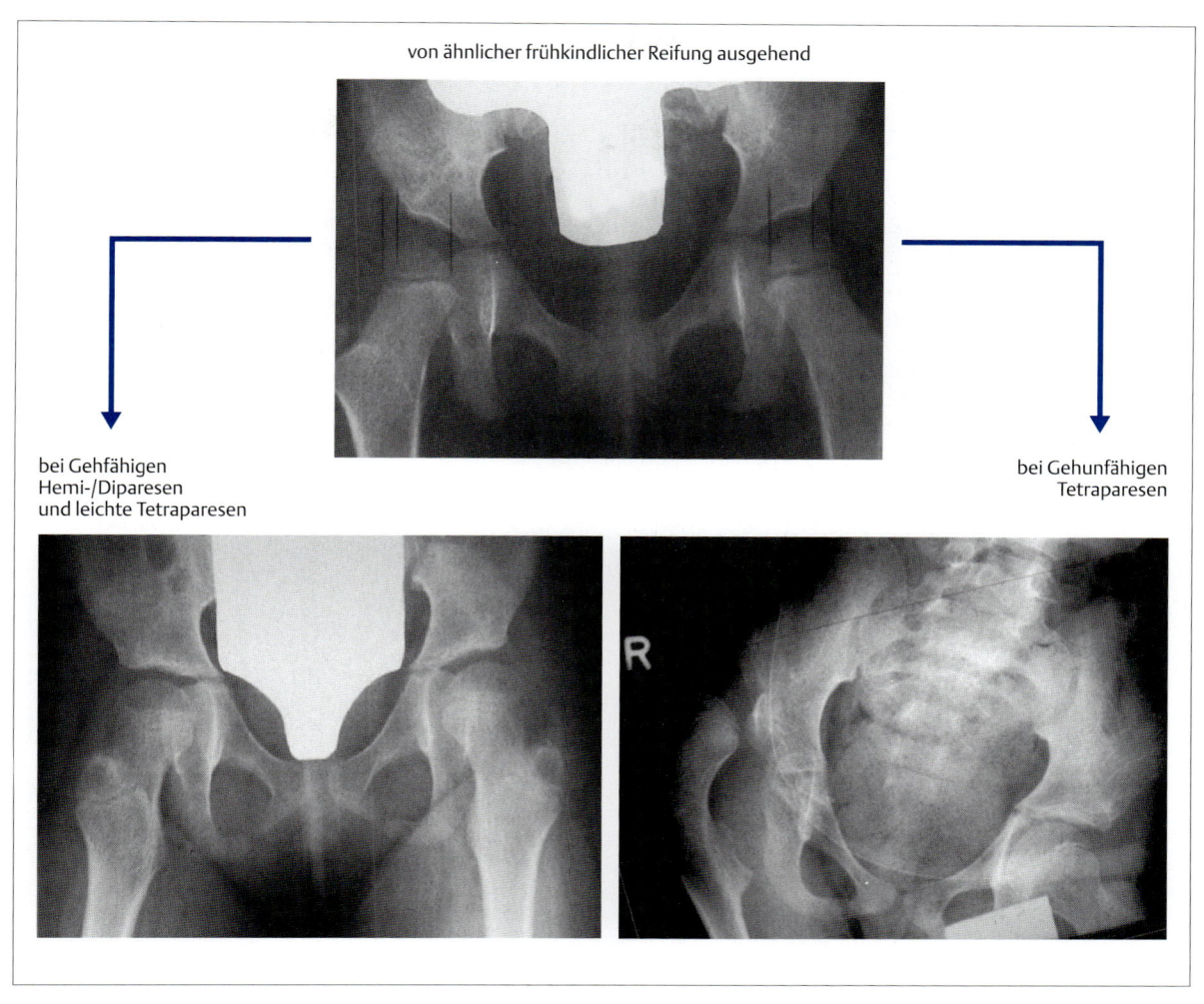

Abb. 10.1 Natürlicher Verlauf der Hüftgelenkentwicklung bei gehfähigen (links) und gehunfähigen (rechts) Patienten mit Zerebralparesen.

von ähnlicher frühkindlicher Reifung ausgehend

bei Gehfähigen Hemi-/Diparesen und leichte Tetraparesen

bei Gehunfähigen Tetraparesen

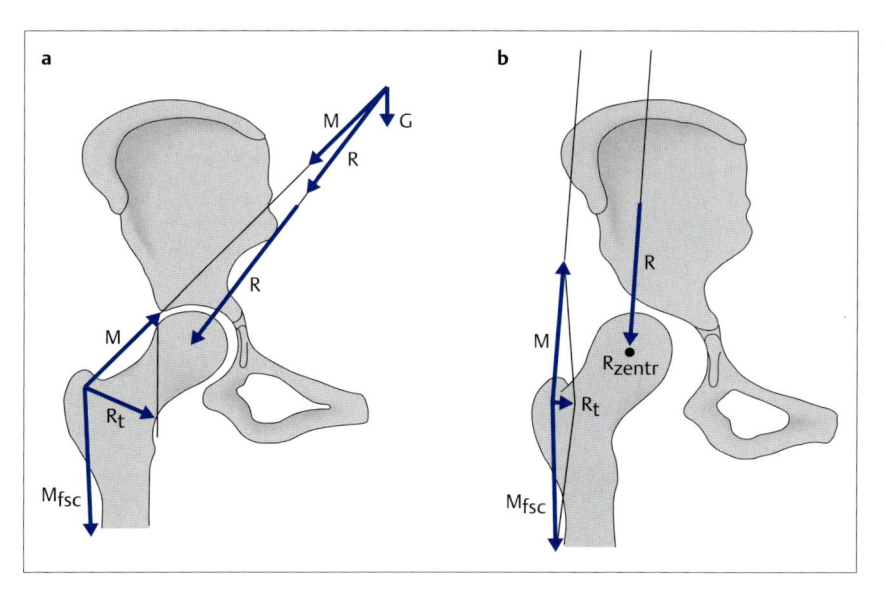

Abb. 10.2 a u. b Vergleich der Kräfteparallelogramme der Hüften mit physiologischer Muskelaktivität (**a**) und bei Zerebralparesen (**b**).

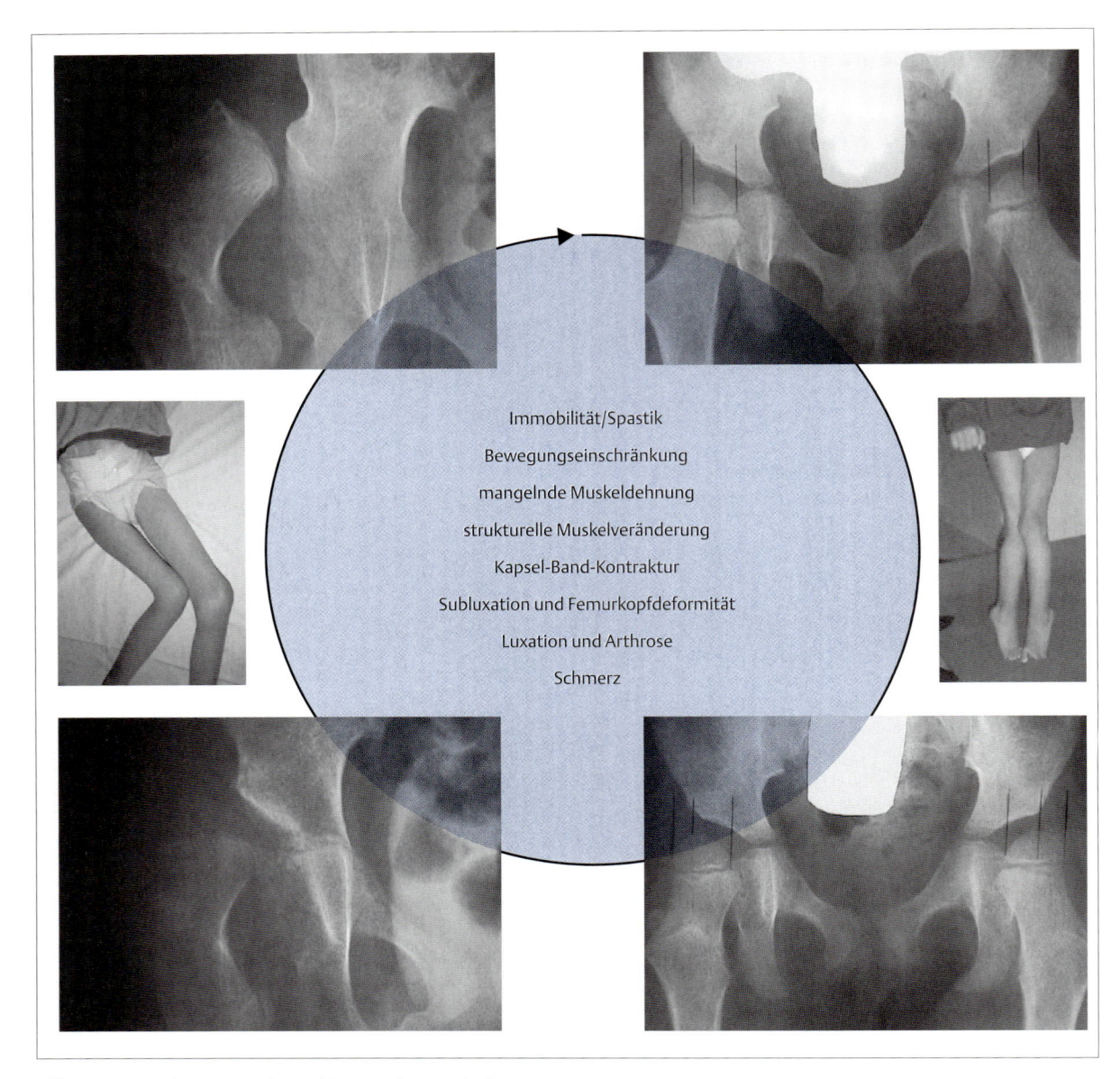

Abb. 10.3 Circulus vitiosus der Hüftluxation bei Zerebralparesen.

Immobilität/Spastik
Bewegungseinschränkung
mangelnde Muskeldehnung
strukturelle Muskelveränderung
Kapsel-Band-Kontraktur
Subluxation und Femurkopfdeformität
Luxation und Arthrose
Schmerz

unidirektionalen Instabilität gibt. Die Femurkopfgröße entspricht dabei auch nach Jahre zurückliegenden Luxationen der Pfannengröße.

Der luxierte Femurkopf verändert allmählich seine Morphologie durch weiteren Abbau des Gelenkknorpels, Entrundung und zunehmende Osteoporose (Abb. 10.3).

Zahlreiche Literaturangaben (Brunner u. Baumann 1994, Knelles u. Mitarb. 1999, Root u. Mitarb. 1986, Carstens u. Mitarb. 1992) und eigene Erfahrungen zeigen, dass bei der Mehrzahl der jugendlichen und erwachsenen Patienten mit Zerebralparese bei einer Hüftluxation Schmerzen auftreten.

Allgemeine Hüftschmerzen bei über 15-jährigen Patienten mit Tetraparese ohne Berücksichtigung einer Dezentrierung konnten Hodgkinson u. Mitarb. (2001) bei 42,7 % der Fälle beobachten, bei drei Viertel wurden tolerable Beschwerden angegeben.

Nach Senst (1998) kann sich vor allem bei gehfähigen Patienten mit einer länger dauernden Subluxationsstellung ein lateraler Femurkopfdefekt entwickeln. Dieser Defekt, der mit konventionellen Röntgenaufnahmen nur schwer zu erfassen ist, lässt sich auf 3-D-Rekonstruktionen des Hüftgelenks nachweisen. Besonders bei diesen Patienten wird auf die Wichtigkeit einer frühzeitigen Operation zur Vermeidung der Entwicklung eines lateralen Femurkopfdefektes hingewiesen.

Mehrere Arbeiten (Frischhut u. Mitarb. 2000, Hodgkinson u. Mitarb. 2002) haben den Zusammenhang zwischen Skoliose, Beckenverwringung und Hüftluxation untersucht. Ein direkter kausaler Mechanismus wurde bisher nicht gefunden. Ein Risikofaktor für die Beckenverwringung ist allerdings ein Achsfehler sowie seine Höhe an der Wirbelsäule und dieser für das Auftreten einer Hüftdezentrierung. Das ist wiederum ein Risikofaktor für die Entwicklung einer Skoliose. Als gemeinsame Ursache liegt eine hochgradige Asymmetrie der Becken-Rumpf-Motorik zugrunde.

10.1.3 Diagnostische Prinzipien bei Zerebralparesen

Die **Frühdiagnostik** ist für den frühen Beginn einer therapeutischen sensomotorischen Entwicklungsförderung entscheidend. Bereits im Fetalalter kann die sonographische Beurteilung der Spontanmotorik Aufschluss über die spätere Entwicklung der Motorik geben (Prechtl u. Einspieler 2001). Im Säuglingsalter werden im Rahmen der Entwicklungsdiagnostik Muskeltonus, Bewegungssymmetrie und Reflexaktivität beurteilt.

Für die diagnostische und therapeutische Entscheidungsfindung bei Zerebralparesen ist die Berücksichtigung des **gesamten motorischen Bewegungssystems** notwendig.

Ziele der Untersuchung sind daher besonders die Bestimmung von:
- Wahrnehmung, Oberflächen- und Tiefensensibilität,
- Körpergleichgewicht und Haltung,
- Quantität und Qualität des Muskeltonus,
- selektiver Steuerung und Kraft der Muskeln,
- Kontrakturen (Grad) und Fehlstellungen,
- Gelenkveränderungen und knöchernen Achsenfehlern.

Voraussetzungen für die Untersuchung sind eine Bodenmatte oder eine große höhenverstellbare Liege, auf welcher der Patient angstfrei untersucht werden kann, eine ausreichend lange Geh- und Laufstrecke sowie Zeit und Ruhe, die bei einem pathologisch erhöhten Muskeltonus mehr Informationen ermöglichen.

Zum Grundhandwerkszeug des neuroorthopädisch tätigen Arztes gehört die „neuroorthopädische Etagendiagnostik". Die Einordnung der primären Störung auf den folgenden aufgeführten Ebenen erlaubt die bessere Beurteilung von Kompensationen und sekundären Störungen sowie Hinweise auf die exakte Diagnose und Prognose der zugrunde liegenden Erkrankung:
- ossär,
- arthrogen,
- muskulär,
- peripher-neurogen,
- spinal,
- pyramidal,
- zerebellär-koordinativ,
- assoziativ-kortikal,
- subkortikal-psychogen.

Der Funktionsstatus des Patienten wird durch die neuroorthopädische Anamnese und Untersuchung erhoben.

Eine einfache und praktikable Einteilung nach dem motorischen Funktionsstatus stellt die **Klassifikation nach Hoffer** (1976) dar:
- frei gehfähig,
- Gehfähigkeit mit Gehhilfe,
- Gehfähigkeit mit Hilfsperson,
- freie Sitzfähigkeit,
- nicht sitzfähig.

Wesentliche Beurteilungsbereiche für die Therapieplanung sind Kommunikation, sensorische Systeme, Propriozeption, Motorik (Gross Motor Function: GMF), Daily living Activity (DLA), Sexualität, Sport und Hilfsmittel im Alltag.

Die Erhebung der psychosozialen Situation des Patienten, seine Motivation, Ziele, Wünsche und Ängste, seine Familie, Freunde, Schule, Therapie- und Arbeitsplatz ermöglicht die Einschätzung der Erwartungshaltung, Compliance und Belastbarkeit in neuen (invasiven) Therapiesituationen.

Diagnostik des Hüftgelenks

Klinische Diagnostik

Die klinische Untersuchung des Hüftgelenks umfasst die Beurteilung der Statomotorik der gesamten Muskelkette des Rumpfes und der unteren Extremitäten:
- Spontanmotorik, Kraft und selektive Steuerung der Muskulatur, Gewichtsübernahme, Einbeinstand, Gangbild mit Länge der Stand- und Schwungphase,
- pathologische Muskelaktivität (Spastik, Dystonie oder Ataxie), Auslöser, Dauer, Unterbrechung und funktionelle Beeinträchtigung,
- Differenzierung einer funktionellen und/oder anatomischen Becken-Rumpf-Asymmetrie: Beinlängendifferenz, Windschlagdeformität, Froschstellung der Beine, Beckenverwringung, Skoliose, Lordose/Kyphose der LWS,
- passive Beweglichkeit (ROM) der Hüft-, Knie- und Sprunggelenke,
- dynamische und strukturelle Verkürzung der Muskulatur durch Muskelfunktionstests; Anwendung des Duncan-Ely-Tests: Bei Verkürzung des M. rectus femoris kommt es in Bauchlage bei passiver Beugung des Kniegelenks zu einer verstärkten Beckenkippung,
- Gelenkkontrakturen: Anwendung des Thomas-Handgriffs bei Hüftbeugekontraktur,

- knöcherne Fehlstellungen: Die typischerweise vermehrte Femurantetorsion kann klinisch nur durch Rotationstests, wie den Trochanter-Palpations-Test annähernd bestimmt werden (Deluca u. Mitarb. 1992). Seine Aussagekraft ist umstritten, da 3-D-CT-Untersuchungen (Davids 2002) zeigen, dass die stärkste Prominenz des Trochanters anterior der Schenkelhalsachse liegt
- Messung der Gesamtbeinachse.

Bildgebende Diagnostik

Beurteilung der Statik mittels Nativröntgen. Für die orientierende Beurteilung der Hüftgelenke ist eine Standard-Becken-Übersichtsaufnahme ausreichend. Besonders während des Wachstums ist zur Beurteilung des Entwicklungsverlaufes der Hüfte der Vergleich mit den Voraufnahmen erforderlich. Bei einem Untersuchungsintervall von 6 Monaten, standardisierter Methodik und Ausbildung bei gleichen Beurteilern bieten die am häufigsten verwendeten Parameter, der Migrationsindex und der Pfannendachindex (AI-Acetabular-Index), gute Aussagekraft für die klinische Praxis (Parrott u. Mitarb. 2002).

Die Klassifikation des Grades der Dezentrierung erfolgt mittels des **Migrationsindex** (MP: Migration Percentage) nach Reimers (1980). Er gibt das Ausmaß des ossifizierten Femurkopfes an, welches vom ossifizierten Azetabulum überdacht wird. Gemessen wird der Prozentsatz des Femurkopfes, der lateral der vertikalen Perkin-Linie im anterior-posterioren Strahlengang zur Darstellung kommt (Abb. 10.**4**). Die Methode hat sich als praktikabel erwiesen, da der Wert des Migrationsindexes durch Beckenkippung und Femurdrehung nur geringfügig beeinflusst wird (Feldkamp 1989). Unterschiedliche Werte durch Ab- und Adduktion in den Hüftgelenken sind jedoch zu beachten.

Für die Bestimmung des reellen **Femurantetorsionswinkels** sind Rippstein-Aufnahmen notwendig. Als praktikabler hat sich die sonographische Messung erwiesen, für die allerdings noch keine einheitlichen Standards bestehen. Sie ist auch wegen der Möglichkeit der Aufnahme in Innenrotation der exakten computertomographischen Darstellung überlegen (Miller u. Mitarb. 1997). Der **CCD-Winkel** ist im a.-p. Strahlengang bei Femurinnenrotation bis auf eine Abweichung von 10° bestimmbar (Kay u. Mitarb. 2000). Die Aussagekraft des **CE-Winkels** hängt von der bei pathologischen Hüftgelenken oft fehlenden Sphärizität des Femurkopfes ab. Die Einteilung der **Luxationsgrade** erfolgt nach Tönnis. Die Größe und Form des **Pfannenerkerdefektes** gibt während der Entwicklung qualitative Hinweise auf die Instabilität und die Prognose des Hüftgelenks. Eine **Luxationsrinne** zeigt die Richtung der Instabilität an (Abb. 10.**5**).

3-D-CT-Rekonstruktionen. Sie bieten durch räumliche Darstellung der Beziehung zwischen Femurkopf und Becken und des Luxationskanals wertvolle Informationen für die exakte Operationsplanung bei komplexen rekonstruktiven Eingriffen (Abb. 10.**6**) (Brunner u. Mitarb. 1997).

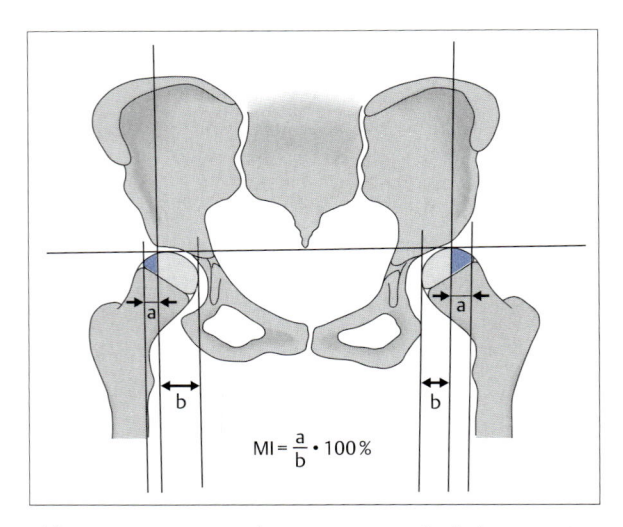

Abb. 10.4 Bestimmung der Dezentrierung durch den Migrationsindex nach Reimers.

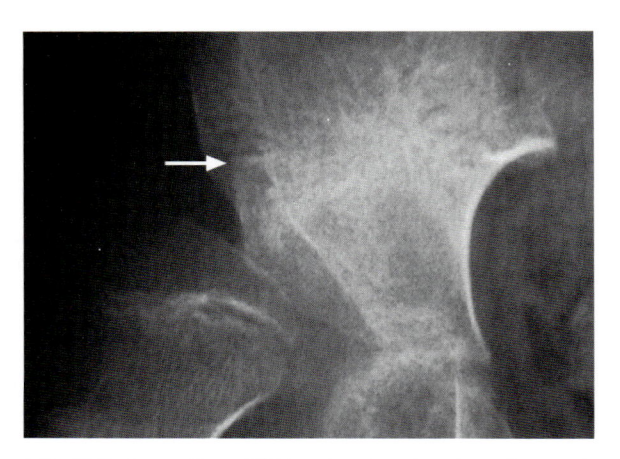

$$MI = \frac{a}{b} \cdot 100\%$$

Abb. 10.5 Progrediente Hüftluxation: Luxationsrinne als Hinweis auf Instabilität.

Beurteilung der Motorik mittels Bewegungsanalyse. Aufgrund einer pathologischen Gelenkmechanik des Hüftgelenks kommt es bei gehfähigen Patienten mit Zerebralparesen zu Kompensationsbewegungen, zu primären und sekundären Veränderungen an anderen Gelenken, zur Beeinflussung der Gesamtmotorik während des Gehens und zu Auswirkungen auf den Energieaufwand.

Die Analyse komplexer Gangstörungen wird **qualitativ** kinematisch mittels zweidimensionaler Videoaufzeichnung in standardisierten Ebenen mit Slow Motion oder mittels 2-D-Verfahren mit Bestimmung der Gelenkwinkel während des Gangzyklus vorgenommen.

Auch die Aufzeichnung von aktiven und passiven Gelenkbewegungen des nicht gehfähigen Patienten ist zur qualitativen Beurteilung der Effizienz therapeutischer Maßnahmen indiziert. Ganganalyse mit Berechnung

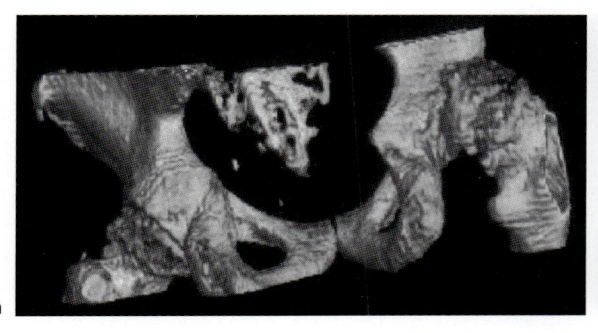

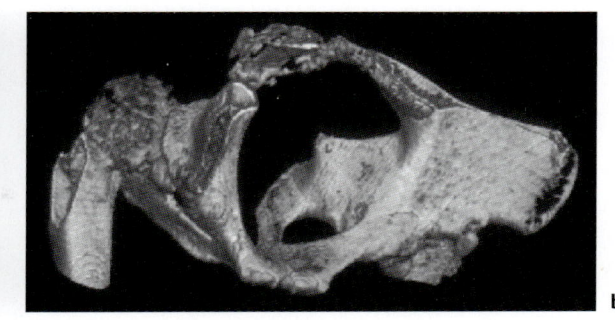

Abb. 10.6 a u. b Progrediente Hüftluxation: 3-D-CT-Rekonstruktion.

quantitativer kinematischer und kinetischer Daten ist mit Hilfe computergesteuerter dreidimensionaler Ganganalysesysteme mit Kraftmessplatten und dynamischer Elektromyographie möglich. So kann eine zahlenmäßige Erfassung und Dokumentation von Funktionsänderungen am Hüftgelenk während der Entwicklung und während eines Behandlungs- oder Rehabilitationsverlaufes vorgenommen werden. Durch den Prozess der Quantifizierung, das heißt der Datenaufnahme, Datenerrechnung und Datendarstellung kommt es jedoch zu einer extremen Reduktion der Gesamtdaten. Für die Beurteilung der Analysedaten und vor allem für die Interpretation des Ergebnisses ist daher das Gesamtbild der Untersuchung mit Anamnese, neuroorthopädischer Untersuchung, bildgebender Diagnostik und Videoanalyse in Verbindung mit den Ganganalyseergebnissen entscheidend.

10.1.4 Behandlungsprinzipien bei Zerebralparesen

Im Mittelpunkt der therapeutischen Überlegungen steht die Verbesserung der Lebensqualität des Patienten mit Zerebralparese und seiner Pflegepersonen. Weitere Therapiestrategien beinhalten die Prophylaxe von Sekundärschäden durch pathologische Bewegungsmuster, Wachstum und Lagerung.

Die zugrunde liegende Schädigung des Zentralnervensystems ist nicht heilbar, eine kausale Therapie der Bewegungsstörung nicht möglich. Die Behandlungsmöglichkeiten der peripheren motorischen Einheit sind beschränkt, aber eine Förderung der sensomotorischen und sozialkognitiven Entwicklung sowie eine Verminderung der pathologischen Muskelaktivität, der Imbalance zwischen Agonisten/Antagonisten, von Kontrakturen und Hebelarmdysfunktionen kann mit Hilfe einer Kombination verschiedener Therapieverfahren erreicht werden und verbessert die Lebensqualität.

Bei Störungen durch Spastik ist eine Minderung des pathologischen Muskeltonus anzustreben, bei Muskelschwäche oder Koordinationsstörungen können orthopädische Hilfsmittel Funktionsausfälle ausgleichen. Bei beginnenden strukturellen Veränderungen stehen die Verbesserung des Muskelgleichgewichtes und die Wiederherstellung physiologischer Hebelverhältnisse der gesamten Muskelkette im Mittelpunkt therapeutischer Überlegungen.

Jeder orthopädisch-chirurgische Behandlungsplan besteht immer in einer Integration von konservativen und chirurgischen Maßnahmen im Rahmen eines **Gesamtbehandlungsprogramms** (Abb. 10.7). Die ganzheitliche Betreuung von Kindern mit Zerebralparese in einem spezialisierten Zentrum, in dem sowohl eine umfassende medizinische Therapie als auch pädagogische und berufliche Förderung möglich ist, wurde bereits um 1930 von Phelps propagiert. Heute haben ambulante Einrichtungen die stationären Zentren ersetzt und ergänzt (z.B. „Münchner Tageskonzept" nach Stotz 1997).

Die Behandlung und Betreuung ist immer Aufgabe eines multiprofessionellen Teams (Abb. 10.8). Vor jedem Therapieschritt soll ein klar definiertes Therapieziel im gemeinsam betreuenden Team, bestehend aus: Patient mit Eltern, Betreuer, Therapeut, Orthopäde, Kinderarzt/Neurologe und bei Bedarf Orthopädietechniker, Orthopädieschuhmacher, Lehrer, Psychologe, Sozialarbeiter festgesetzt werden (Murri 1997, 1982).

Jedes Behandlungsverfahren muss laufend kritisch überprüft werden. Das Ziel der Unabhängigkeit und Selbstverantwortung des Patienten und die Verbesserung der Lebensqualität des Patienten und seiner Betreuer muss stets im Auge behalten werden. Dies gilt umso mehr, da die Notwendigkeit individueller Therapiepläne für Patienten mit Zerebralparesen sowohl die Erstellung allgemeingültiger Richtlinien für die Behandlung als auch das Entwickeln einheitlicher Studiendesigns erschwert. Für viele Behandlungsverfahren fehlt daher der Nachweis therapeutischer Wirksamkeit nach den Kriterien der Evidence Based Medicine.

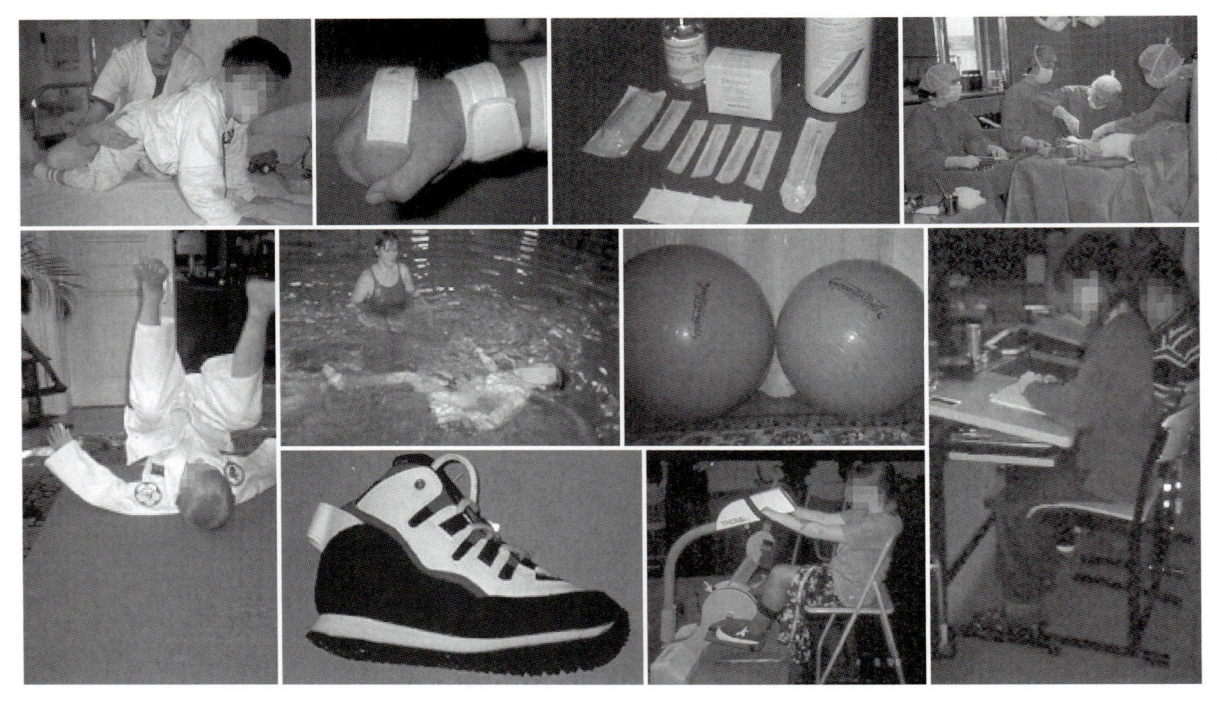

Abb. 10.7 Therapieoptionen bei Zerebralparesen im Rahmen eines Gesamtbehandlungsprogramms.

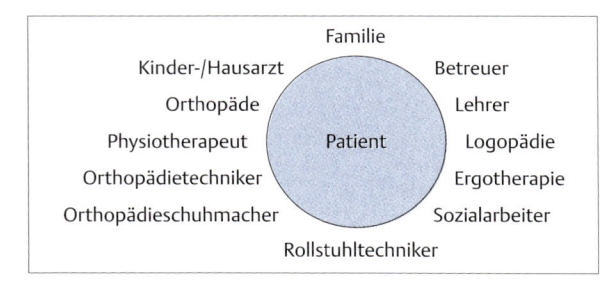

Abb. 10.8 Das Behandlungsteam bei Zerebralparesen.

Konservative Therapie

Bewegungstherapie. Eine Indikation besteht für alle Patienten mit Zerebralparese, die aufgrund einer pathologischen Muskelaktivität, muskulären Schwäche oder Imbalance funktionell beeinträchtigt sind.

Ziele der Bewegungstherapie sind das Erhalten oder Herstellen einer weitgehend physiologischen Beweglichkeit im Hüftgelenk, die Belastung des Hüftgelenks durch aktive oder passive Gewichtsübernahme sowie Erreichen einer (zumindest geführten) Steh- und Gehfähigkeit.

Die Bewegungstherapie auf neurophysiologischer Grundlage kann blockweise, in regelmäßigen Therapiestunden oder im Rahmen von Rehabilitationsaufenthalten erfolgen. Funktionsverbesserungen für den Alltag werden durch Hemmung pathologischer und Anbahnung physiologischer Bewegungsmuster erzielt. Auch das Training von Wahrnehmungsfunktionen und die Motivation der Patienten, ihren Bewegungsmangel teilweise auszugleichen, gehören dazu:

- Dehnen überaktiver und zur Verkürzung neigender zweigelenkiger Muskeln (M. iliopsoas, M. rectus femoris, ischiokrurale Muskulatur, M. gastrocnemius) hilft, die Spastik zu reduzieren und rasche Verkürzungen, z. B. während Wachstums- oder Inaktivitätsphasen, zu verhindern.
- McPhail u. Kramer (1995) konnten beobachten, dass isometrisches Krafttraining einen nachhaltigen Effekt auf die Muskulatur mit verbesserter Gehfähigkeit ausübt.
- Durch das Einüben von Bewegungen können Koordinationsfunktionen verbessert werden.
- Bei Schwerstbehinderten stehen Körperpositionswechsel, Lagerung und das Erhalten einer passiven Gelenkbeweglichkeit im Vordergrund.
- Eine weitere therapeutische Aufgabe besteht in der Förderung des Selbstvertrauens, der Motivation und sozialen Kommunikationsfähigkeit, z. B. Ausdruck durch Bewegung und Körpersprache.

Die Therapie soll so früh wie möglich beginnen, da aufgrund einer gewissen Plastizität des Gehirns Kompensationsmöglichkeiten der gestörten Motorik bestehen. Einen Überblick über verschiedene **neurophysiologische** (z. B. Bobath, Vojta, Fay, Doman, Delacato, Kabat, Rood, Ayres, Affolter) und **pädagogische** (z. B. Petö) **Therapiekonzepte** geben Bleck (1987), Feldkamp (1989) und Stotz (2000).

Ergotherapie. Sie vermittelt den Umgang mit alltäglichen Gegenständen und Hilfsmitteln und schult die feinmotorische Koordination und Wahrnehmung.

Physiotherapie. Diese hilft, Kindern mit Zerebralparesen bereits im Säuglingsalter beim Erfahren neuer Körperpositionen und bei Bewegungsübergängen sowie den Eltern im Umgang („Handling") mit der Motorik ihrer in der Entwicklung retardierten Kinder. Sie bietet im späteren Alter durch Gangschulung und Trainingstherapie (evt. mit Hilfe eines Laufbandes) eine Voraussetzung für den Erfolg von funktionsverbessernden Operationen.

Hippotherapie. die Hippotherapie ermöglicht eine Kräftigung und Koordinationsverbesserung der Rumpfmuskulatur unter Tonusregulierung der Extremitäten.

Unterwassertherapie. Sie reduziert den Einfluss der Schwerkraft und vermindert pathologische Muskelaktivität im Rahmen der Bewegungstherapie.

Physikalische Maßnahmen. Massagen, Bäder, Mobilisationen und **manuelle Therapien** können in Kombination mit einer Bewegungstherapie in einer Kur oder Kombinationstherapie (z.B. nach Lohse-Busch, Kozijavkin, Pfaffenroth) eingesetzt werden. Aufgrund der damit verbundenen Reduktion des erhöhten Muskeltonus können diese Behandlungen zu einer vorübergehenden oder, wenn ein Entwicklungsschritt unmittelbar bevorsteht, auch dauerhaften Verbesserung von Alltagsfunktionen führen.

Sonderpädagogische und psychologische Betreuung. Die sonderpädagogische Betreuung von Schülern mit Zerebralparese ermöglicht die Integration pädagogischer und bewegungstherapeutischer Wege zur Förderung ihrer Gesamtentwicklung. Soziale, psychische, kognitive, sensorische und motorische Fähigkeiten werden in Hinblick auf eine berufliche und/oder soziale Integration gefördert.

Eine unterstützende psychologische Betreuung hilft im Bedarfsfall dem Betroffenen und der Familie im sozialen Bereich, im Umgang mit einer „Behinderung" oder bei der Akzeptanz neuer oder invasiver Behandlungsverfahren.

Orthesen und Behelfe. Diese sind für alle Patienten mit Zerebralparese indiziert, bei denen ein funktionelles Defizit ausgeglichen werden kann. Die Ziele des Einsatzes von Orthesen und Behelfen sind Schmerzfreiheit, Selbstständigkeit, Mobilität, Erreichen einer aktiven oder passiven Gewichtsübernahme, Steh- und Gehfähigkeit, Prophylaxe von Lagerungsschäden und Pflegeerleichterungen. Pountney u. Mitarb. (2002) konnten zeigen, dass in der Prävention einer neurogenen Hüftluxation die symmetrische Lagerung der Hüftgelenke einen wichtigen Stellenwert einnimmt. Symmetrische Beweglichkeit und Lagerung beim Gehen, Stehen, Sitzen und Liegen sollten im Rahmen der für den Alltag erforderlichen orthopädischen Behelfsversorgung grundsätzlich berücksichtigt werden.

Die rechtzeitige **Schuhversorgung** mittels Schuhzurichtungen, Therapieschuhen oder orthopädischen Maßschuhen erleichtert die Stabilisierung des Beines bei Gewichtsübernahme und kann eine Fehlbelastung des Hüftgelenks durch eine pathologische Muskelaktivität vermeiden helfen.

Gehhilfen, z.B. Gehorthesen, Rollatoren und Posteriorwalker erleichtern die Stabilisierung des Körperschwerpunktes während des Einbeinstandes, vermindern die Auswirkungen einer Abduktoreninsuffizienz auf das Hüftgelenk und erleichtern die Gangökonomie. Oft wird dadurch eine selbstständige Gewichtsübernahme und Mobilität ermöglicht.

Stehhilfen, wie Bauchschräglegebretter, Stehorthesen, Stehständer und Stehpulte ermöglichen einerseits das psychologisch für die interpersonelle Kommunikation wichtige aufrechte Stehen, verbessern andererseits wichtige Organ- und Stoffwechselfunktionen und beugen muskulären Imbalancen im Bereich der Hüftgelenke und des Rumpfes vor. Kindern mit Zerebralparese sollte die Unterbrechung der langen Sitzphasen in der Schule ermöglicht werden.

Die passive Stehtherapie ist vor allem bei aktiv nicht steh- und gehfähigen Kindern und Erwachsenen ein wesentlicher Bestandteil jedes Therapieplanes. Nur durch eine zeitweise Vertikalisierung des Körpers ist eine verbesserte Funktion des Stoffwechsels und der Biomechanik des Bewegungsapparates und des Wachstums der unteren Extremitäten und der Wirbelsäule zu erwarten (Abb. 10.**9**).

Aufstehhilfen und **Aufrichtrollstühle** bieten dem Patienten mehr Unabhängigkeit im Alltag und erhöhen die Frequenz passiver Stehphasen deutlich.

Fortbewegungshilfen, wie Buggies, Rollstühle, Elektrorollis, Sportgeräte und Kfz-Adaptierungen erleichtern die Überwindung auch größerer Entfernungen und bieten dadurch Mobilität und Selbstständigkeit in einem größeren sozialen Umfeld.

Sitzhilfen, z.B. textil gefertigte Stützmieder, Rumpfstützorthesen aus Schaumstoff, kippbare und höhenverstellbare Sitzsysteme (Rollstühle, Straßen- und Zimmeruntergestelle) mit anatomisch geformter Sitzfläche und Sitzschalen verbessern die Becken-Rumpf-Stabilität und symmetrische Positionierung der Hüftgelenke in leichter Abduktion und können eine freie Handfunktion oder Kopfkontrolle ermöglichen (Thom 1991, Murri u. Mitarb. 1992, Döderlein 1995, Strobl 2002).

Eine Vielzahl unterschiedlicher Sitzversorgungssysteme ermöglicht heute eine signifikante Verbesserung der Lebensqualität sowohl der betroffenen als auch der betreuenden Personen. Eine Vielzahl von berechtigten Wünschen des Patienten, der Eltern oder Betreuer, Therapeuten, Ärzte, Lehrer, Orthopädietechniker und der Gesellschaft an die optimale individuelle Versorgung sollte bei einem gemeinsamen Termin des Teams zur Sitzversorgung Berücksichtigung finden, um therapeutische oder Alltagsprobleme von vornherein zu vermeiden.

Eine exakte Untersuchung und eine die zugrunde liegende Pathophysiologie berücksichtigende systematische

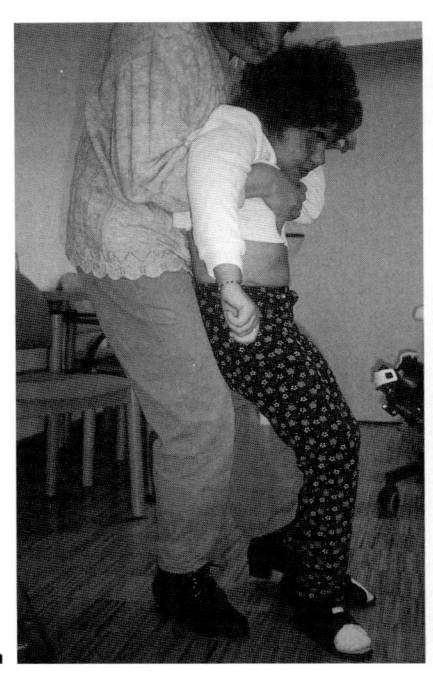

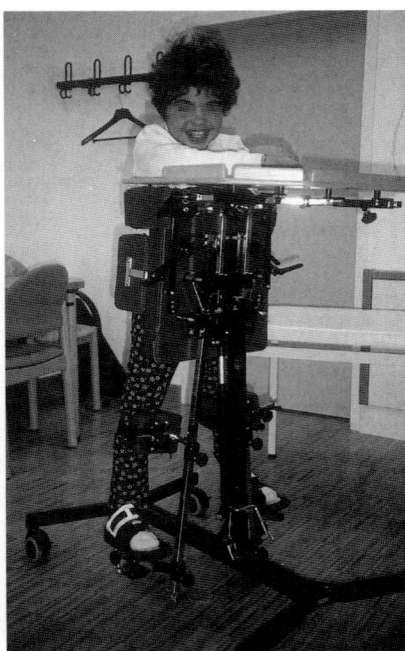

Abb. 10.9 a u. b Individuell verstellbarer Stehständer. Verbesserung der Kopfkontrolle und Sensorik und der Hüftgelenkentwicklung durch symmetrische tonusregulierende Stehtherapie bei einer 8-jährigen, nicht gehfähigen Patientin mit Tetraparese.

Klassifikation erleichtern die Indikationsstellung der orthopädietechnischen Möglichkeiten und helfen, Fehler in der Adaptierung von Sitzhilfen mit der Gefahr der Dezentrierung der Hüftgelenke zu vermeiden (Strobl 2002):
- **Aktives Sitzen**: Die Sitzposition kann durch eine funktionierende willkürliche Rumpf-Becken-Motorik aktiv oder ersatzweise durch aktives Heben des Rumpfes mit ausreichender Muskelkraft der oberen Extremitäten verändert werden.
  - **Freies Sitzen**: Eine aktive Änderung der Sitzposition ist den äußeren Bedingungen adäquat, zwischen aufmerksamer vorderer (readiness position) und hinterer Sitzhaltung (resting posture) sowie Ruhehaltung mit gekipptem Becken (weightshift position) wird aktiv gewechselt. Eine Fehlhaltung ist auch bei längerem Sitzen noch aktiv gut korrigierbar. Im Rahmen von Sitzversorgungsmaßnahmen kann mit einem Standardsessel oder Standardrollstuhl ohne spezifische Adaptierungen eine ausreichende Sitzposition gefunden werden. Sehr weiche textile Sitz- und Rückenflächen sollen in Hinblick auf die Provokation asymmetrischer Sitzhaltungen – Tuber ischiadicum gewohnheitsmäßig auf unterschiedlicher Höhe – überprüft und gegebenenfalls durch eine feste, gepolsterte Sitz-/Rückenfläche ersetzt werden. Eine dorsale Beckenkammstütze wird für längeres Sitzen empfohlen.
  - **Fehlhaltung des Rumpfes**: Die Fehlhaltung ist aktiv selbstständig korrigierbar, es besteht eine gute neuromuskuläre Koordination bei leichter muskulärer Insuffizienz. Längeres Sitzen führt über eine ausgeprägte Fehlhaltung zu einer Beeinträchtigung der sensorischen und/oder oberen Extremitätenfunktionen. Eine Adaptierung der Sitzfläche ist erforderlich, um eine aktive orthograde Einstellung des Beckens zu erleichtern. Günstig ist die zusätzliche Anbringung einer dorsalen Beckenkammstütze. Einer stärkeren Asymmetrie kann mit einer anatomisch geformten Oberschenkelauflage und Anformung des Tuber ossis ischii vorgebeugt werden. Für kurze therapeutische Effekte bewirkt ein Sitzkeil mit positivem Sitzwinkel (Oberschenkel nach ventral abfallend) eine bessere Aufrichtung durch Aktivierung der Rückenstreckmuskulatur.
  - **Fehlform des Rumpfes ohne die Möglichkeit einer aktiven Aufrichtung durch die Rückenstrecker**: Ursächlich besteht entweder eine strukturelle Deformität der Wirbelsäule oder eine hochgradige Fehlhaltung durch eine ausgeprägte Muskelschwäche im Rahmen einer Tetraparese. Eine neuromuskuläre Koordinationsstörung mit asymmetrischem Tonus und pathologischem Reflexmuster der Rumpf-Becken-Muskulatur kann ausgeschlossen werden. Die aktive Sitzfähigkeit ist entweder durch die Aktivität der Becken-Bein-Muskulatur oder durch eine ausreichend kräftige Schultergürtelmuskulatur gewährleistet. Die Adaptierung des Rollstuhls mit einer anatomisch geformten Sitzfläche wird kombiniert mit einer rumpfstabilisierenden Stützkorsettversorgung. Dadurch bleibt die aktive Änderung der Sitzposition bei ausreichender Stabilisierung des Rumpfes erhalten.

- **Passives Sitzen**: Aufgrund einer neuromotorischen Bewegungsstörung besteht keine Fähigkeit zur aktiven Positionierung des Beckens. Kompensationsmöglichkeiten vonseiten der Schultergürtelmuskulatur bestehen aufgrund der Tetraparesesymptomatik oder schweren Muskelschwäche nicht.
    - **Leichte Fehlhaltung durch neuromotorische Dyskoordination der Rumpfmuskulatur mit guter Rückenstrecker-Restfunktion**: Dieses Bild besteht meist bei Zerebralparesen und Enzephalopathien vom Typ einer schweren hypoton-spastischen Diparese, leichteren TBI (Total Body Involvement) oder dystonen Mischformen. Wird bei der Untersuchung des Patienten das Becken stabilisiert, ermöglicht die Restaktivität der Rückenstrecker eine gute Aufrichtung des Rumpfes auch für längere Sitzphasen. Therapeutisch steht aufgrund der mangelnden aktiven Beckenstabilisierung – neben der obligaten, anatomisch geformten Sitzfläche – die Stabilisierung des Beckens in einer aufgerichteten Mittelstellung im Vordergrund. Die Beckenstabilisierung ist mittels einer vor den Sitzbeinen angebrachten Stufe in der adaptierten Sitzfläche, in Kombination mit einer dorsalen Beckenkammabstützung und verschiedener Rückhaltevorrichtungen, die an beiden Spinae iliacae anteriores mit hoch verdichtetem Schaumstoff angreifen, in den meisten Fällen gut erreichbar. Sitzhosen werden aufgrund der die Hüftluxation begünstigenden Kräfte im Allgemeinen ebenso wenig empfohlen wie Rückhaltevorrichtungen über der Tuberositas tibiae.
    - **Schwere Fehlhaltung durch neuromotorische Dyskoordination der Rumpfmuskulatur mit unzureichender Restfunktion der Rückenstrecker**: Dieses Bild besteht meist bei Zerebralparesen und Enzephalopathien vom Typ einer mittel-/schweren hypoton-spastischen TBI. Auffallende strukturelle muskuläre oder Skelettveränderungen sind bei diesem Bild nicht zu finden. Wird bei der Untersuchung des Patienten das Becken stabilisiert, ermöglicht die Restaktivität der Rückenstrecker keine ausreichende Aufrichtung des Rumpfes. Im Rahmen der Sitzversorgung ist es erforderlich, zusätzlich zu der anatomisch geformten Sitzfläche und den beckenstabilisierenden Maßnahmen rumpfstabilisierende Pelotten anzubringen. Seitliche Pelotten bieten Halt in der Frontalebene, unter der Klavikula stützende Brustpelotten sichern bei Bedarf den Oberkörper gegen Rotationsbewegungen, z. B. bei spastisch bedingten Rotationsskoliosen. Zusätzliche Adaptierungen sind Nacken- und/oder Kopfstützen, die nach Möglichkeit die Ohrmuschel aussparen sollten sowie Armauflagen oder Anbringung eines Schutzes gegen Hyperextension im Schultergelenk. Vor allem bei generalisiertem Beugemuster sind steckbare Tische oder Haltegriffe bei Restfunktion der oberen Extremitäten therapeutisch hilfreich. Bei generalisiertem Streckmuster ohne strukturelle muskuläre Verkürzungen kann ein negativer Sitzwinkel von 80° in der Regel eine reflexhemmende komfortable Sitzposition bewirken, nach Eintritt struktureller Muskel-Skelett-Veränderungen ist eine medikamentöse oder chirurgische Vorgangsweise meist notwendig, um eine für den Patienten akzeptable Sitzposition zu erreichen. Alle notwendigen Adaptierungen sind im Rahmen einer aufwendigeren Rollstuhladaptierung oder mittels einer einfachen Leichtbau-Sitzschale möglich. Die Sitzschale bietet den Vorteil der Flexibilität durch Verwendung auch mit einem Zimmeruntergestell oder anderen Transportmitteln. Weiter ist die Möglichkeit der Kippbarkeit auf einem kippbaren Untergestell zur intermittierenden Druckentlastung der aufgerichteten Wirbelsäule ein entscheidender Vorteil in der Pflege des Patienten (Abb. 10.**10**).
    - **Fehlform des Rumpfes mit schwerer fixierter spastisch-rigider Wirbelsäulen-Thorax-Deformität**: Da eine passive Korrektur der asymmetrischen Rumpffehlstellung nicht möglich ist, muss eine breitflächige Verteilung des Druckes des Körpergewichtes auf große, gut durchblutete Hautareale angestrebt werden. Meist verursacht ein Trochanter oder ein Sitzbein Druckstellen, die durch entsprechende Maßnahmen, z. B. spezielle Schaumstoffmaterialien, Hohllegung und gezielte Stufenbildungen oder Pelottierungen entlastet werden müssen. In unserem Zentrum hat sich nach langjährigen Erfahrungen mit aus Gips geformten Sitzschalen seit 1998 ein Vakuumsitzschalensystem bewährt, das auch beim Wachstum und bei anatomischen Verän-

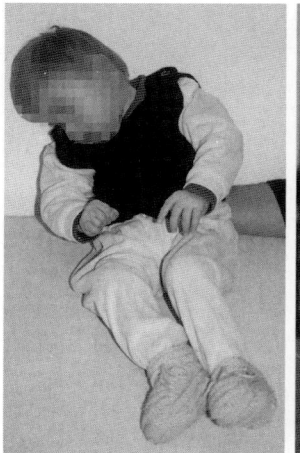

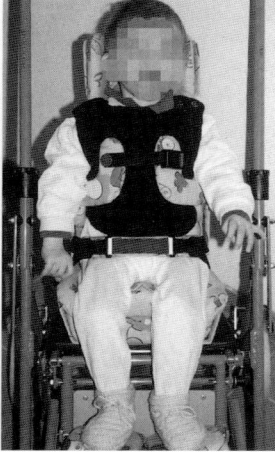

a b

Abb. 10.10 a u. b Leichtbau-Sitzschale. Verbesserung der Motorik der oberen Extremitäten, der Sprachmotorik und der Hüftgelenkentwicklung durch symmetrische tonusmindernde passive Sitzfähigkeit bei einem 6-jährigen gehunfähigen Patienten mit Tetraparese.

derungen innerhalb eines kurzen Zeitraumes, z. B. nach palliativen medikamentösen oder chirurgischen Eingriffen eine rasche und gute Adaptierbarkeit ermöglicht. In dieser Patientengruppe ist es besonders wichtig, strukturelle Veränderungen des Muskel- und Skelettsystems mit Auswirkungen auf benachbarte Regionen richtig zu erkennen und im Rahmen der Versorgung zu berücksichtigen. So soll bei einer fixierten Windschlagdeformität (z. B. Abduktionskontraktur rechts, Adduktionskontraktur links) das Becken als Basis der Wirbelsäule neutral eingestellt werden, um die Wirbelsäule besser versorgen zu können. Die Oberschenkelführung erfolgt entsprechend asymmetrisch. Eine asymmetrische Beinführung ist auch bei fixierten einseitigen Hüftstreckkontrakturen zur Entlastung der skoliosierenden Wirbelsäule anzustreben.

Durch **Lagerungshilfen** wie Schaumstoffkeile und Lagerungsorthesen wird versucht, bei ausreichender Akzeptanz Lagerungsschäden infolge progredienter Rumpf-Becken-Asymmetrien entgegenzuwirken. Eine günstige Beeinflussung von Windschlagfehlhaltungen und Skoliosen konnte beobachtet werden (Murri u. Mitarb. 1992).

In Fällen, in denen trotz ausgedehnter struktureller Veränderungen an Muskulatur und Skelettsystem ein operatives Vorgehen nicht möglich ist und eine sitzende Körperposition nicht mehr erreicht werden kann, ist an die Möglichkeit der Versorgung mittels einer **Ganzkörperlagerungsorthese** zu denken. Dieses in Körperform ausgefräste Schaumstoffbett stellt für schwerstbehinderte Patienten mitunter die einzige Möglichkeit dar, ihr Bett zu verlassen und ins Freie zu gelangen (Strobl 2002).

Spezielle Matratzen und Lagerungsbetten ermöglichen eine gleichmäßige Druckverteilung, verhindern Druckulzera und ermöglichen Schmerzfreiheit und Tonusminderung spastischer Muskelgruppen vor allem im Hüftgelenkbereich.

Eine besondere Form einer funktionellen Lagerungsorthese stellt die Swash-Orthese dar, die beim Sitzen beide Hüftgelenke in Abduktion einstellt und ein Gehen in Neutralstellung der Hüftgelenke ermöglicht.

Kommunikationshilfen wie spezielle Tastaturen, Softwareprogramme und Steuerungssysteme für Haustechnik und Fahrzeuge ermöglichen Selbstständigkeit und Mobilität, verbessern die Ausdrucksmöglichkeiten und können eine intellektuelle Stimulation gewährleisten.

Medikamentöse Therapie. Die schmerzhafte Hüfte des Erwachsenen mit Zerebralparese ist unabhängig vom Vorliegen einer Dezentrierung oder Arthrose Grund für die Gabe von Analgetika, wobei NSAR eine gute Wirkung zeigen. In einer Studie von Hodgkinson u. Mitarb. (2002) war nur bei 13,6 % der Patienten mit Hüftschmerzen eine medikamentöse Schmerztherapie notwendig. Steht eine funktionell störende Spastik im Vordergrund der Beschwerden, kann eine tonusreduzierende medikamentöse Therapie indiziert sein.

Die **orale** Gabe von **Baclofen** ermöglicht eine systemische Reduktion der Spastik durch einen zentral muskelrelaxierenden Wirkmechanismus. Da nur geringe Mengen des Medikamentes das ZNS erreichen, sind hohe orale Dosen erforderlich, bei Erwachsenen bis zur Gabe von 3 × 25 mg. Beim Auftreten von Müdigkeit, der wichtigsten unerwünschten Nebenwirkung, ist eine Verminderung der Dosis erforderlich. Die orale Therapie mit Baclofen wird durch schrittweise Dosissteigerungen begonnen und ebenso abgesetzt.

Die **intrathekale Verabreichung** von **Baclofen** über eine implantierte Pumpe mit Katheter ermöglicht aufgrund der direkten Applikation im Spinalkanal eine deutliche Reduktion der verabreichten Dosis und somit der zentral dämpfenden Wirkung. Die Indikation ist eine starke, therapieresistente, funktionell störende oder schmerzhafte Spastik ohne ursächlich verantwortliche strukturelle muskuläre oder knöcherne Deformitäten, z. B. beidseitige Hüftstreckspastik mit Sitz- und Pflegeproblemen. Das Ziel ist die Reduktion der Spastik, eine verbesserte Sitz- und Transfergehfähigkeit sowie Pflegeerleichterung und die Prophylaxe einer Hüftluxation. Vor der definitiven Implantation ist eine mehrtägige Austestungsphase mittels externer Pumpe unter Überwachung der vitalen Funktionen zur Dokumentation und Evaluierung des Therapieeffektes indiziert.

In den vergangenen zehn Jahren haben mehrere, darunter auch plazebokontrollierte Studien bestätigt, dass **intramuskuläre Injektionen von Botulinustoxin Typ A** neben der bereits bekannten antidystonen Wirkung einen definitiven antispastischen Effekt auslösen können. Die spastisch aktiven Muskelfaserbündel können durch gezielte Injektionen im Bereich der motorischen Endplatten ausgeschaltet und der Muskel selektiv geschwächt werden. Durch Regenerations- und proteolytische Abbauprozesse ist die Wirkung temporär, die Zeit wird mit 8–12 Wochen angegeben.

Die Verabreichung von intramuskulären Botulinustoxininjektionen stellt im Rahmen des Gesamtbehandlungskonzeptes der Zerebralparesen eine wertvolle Ergänzung der etablierten Möglichkeiten dar. Botulinustoxin verstärkt die tonusreduzierende Wirkung bei häufig angewendeten Therapieverfahren, z. B. der passiven Stehtherapie. Oft wird diese erst durch eine Botulinustoxininjektion in die spastische Muskulatur in Kombination mit einer Schuh- oder Orthesenversorgung ermöglicht. Im Rahmen der Physiotherapie können größere Fortschritte der motorischen Entwicklung durch die Reduktion der Spastik beobachtet werden.

Zur Schmerztherapie bei inoperablen neurogenen Hüftluxationen hat sich die wiederholte Injektion in die Adduktoren M. semimembranosus und M. iliopsoas in 4- bis 6-monatigen Intervallen bewährt.

Injektionstechnisch empfehlen Willenborg u. Mitarb. (2002) die sonographisch gezielte, aktiv-EMG-kontrollierte Injektion in den M. iliopsoas. Adduktoren, ischiokrurale Muskulatur und Rectus femoris können palpatorisch aufgesucht und injiziert werden.

In der Prävention einer progredienten Subluxation sind frühe Botulinustoxininjektionen (ab dem 2. Lebensjahr) an die Stelle früher Weichteiloperationen getreten. Mittelfristige Ergebnisse zeigen eine signifikante Verbesserung der Hüftgelenkbeweglichkeit, die auch 6 Monate nach Injektion noch beobachtet werden kann.

Eine Verbesserung der Prognose für die Entwicklung einer Hüftluxation während einer Botulinustoxinbehandlung wurde in bisherigen Studien nicht festgestellt.

Nebenwirkungen sind lokaler Natur im Bereich der Injektionsstelle (Schmerz, Schwellung) und können systemisch als temporäre Schwäche kleiner Muskeln (Sprache, Gesicht, Augen) auftreten. Komplikationen wurden bisher nicht beobachtet. Langzeiterfahrungen fehlen.

Operative Therapie

Operationen zur Reduktion der pathologischen Muskelaktivität im Bereich der Hüftgelenke können nach sorgfältiger Indikationsstellung im Team an allen Etagen der motorischen Einheit vorgenommen werden:
- von neurochirurgischer Seite, wenngleich sehr eingeschränkt, am zentralen und peripheren Nervensystem (z.B. Epilepsiechirurgie, selektive dorsale Rhizotomie),
- von orthopädischer Seite an peripheren Nerven, Muskeln, Faszien und Knochen, wobei prophylaktische, funktionsverbessernde und palliative Indikationen unterschieden werden können.

Weichteiloperationen. Orthopädisch-chirurgische Eingriffe können die Luxation der Hüfte vor dem 7. Lebensjahr verhindern (Bleck 1980). Beim Kleinkind wird mit Beginn der Entwicklung einer Spastik eine frühzeitige Tonusminderung durch die Kombination konservativer und operativer Maßnahmen angestrebt. Wenn diese durch eine Weichteiloperation erzielt werden soll, werden die überaktiven Hüftbeuger (M. iliopsoas, evtl. M. rectus femoris), die Adduktoren (M. adductor gracilis, M. adductor longus) und die ischiokruralen Muskeln (evtl. M. semimembranosus und M. semitendinosus) dosiert verlängert. Dabei muss eine funktionell störende Schwäche der Muskulatur durch zu starke Verlängerung vermieden werden. Der Vierfüßlerstand soll erhalten bleiben und die Stehfähigkeit durch günstigere Hebelarme verbessert werden (Abb. 10.11). Bei alleiniger Operation der Adduktoren wird auf eine hohe Rezidivrate hingewiesen (Turker u. Lee 2000). Ziel ist die Herstellung einer physiologischen muskulären Balance zwischen Agonisten und Antagonisten, um eine Zentrierung des Hüftkopfes in der Pfanne zu ermöglichen. Eine Angleichung der Kräfteverhältnisse am Hüftgelenk an physiologische Werte konnten Miller u. Mitarb. (1997) nachweisen; Iliopsoas- und Adduktorenverlängerungen zeigten günstigere Werte als alleinige Femurosteotomien.

Auch bei frei gehfähigen Kindern mit Zerebralparesen führen kombinierte Mehretagen-Weichteil-Operationen zu einer Verbesserung der biomechanischen Verhältnisse der Hüftgelenke (Abb. 10.12).

Als Richtwerte für eine Indikation können ein Migrationsindex > 25–40% und eine klinische Hüftabduktion < 30° gelten, die in der Literatur nicht einheitlich angegeben werden.

Die **intramuskuläre Verlängerung des M. iliopsoas** ist ein sicheres und effektives Verfahren zur Verbesserung der Hüftfunktion bei gehfähigen Kindern mit Zerebralparese. Die Kraft der Hüftflexoren bleibt erhalten (Novacheck u. Mitarb. 2002). Indikation besteht bei einer exzessiven Beckenkippung nach anterior und einer exzessiven Überaktivität oder strukturellen Verkürzung der Hüftflexoren. Bei einer strukturell fixierten Beckenkippung ist keine ausreichende Verbesserung zu erwarten (Frischhut u. Mitarb. 2000). Der M. iliopsoas wird dabei durch eine Tenotomie der Psoassehne auf der Höhe der Lacuna musculorum intramuskulär verlängert. In sehr schweren Einzelfällen kann als Palliativeingriff in jedem Alter eine komplette Ablösung des Iliopsoas nach Keats und Morgese vorgenommen werden.

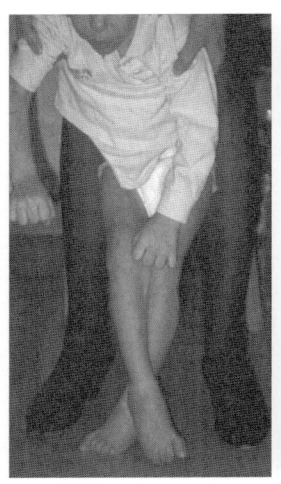

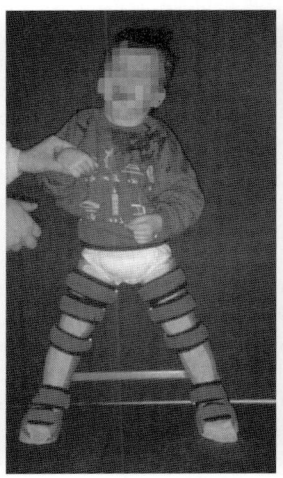

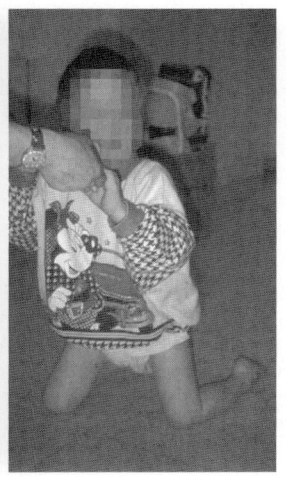

Abb. 10.11 a–c Passive Steh- und aktive Physiotherapie. Verbesserung der Gewichtsübernahme und Reduktion der Muskelimbalancen beider Hüftgelenke durch Weichteiloperation bei spastischer Tetraparese mit progredienter Hüftsubluxation.

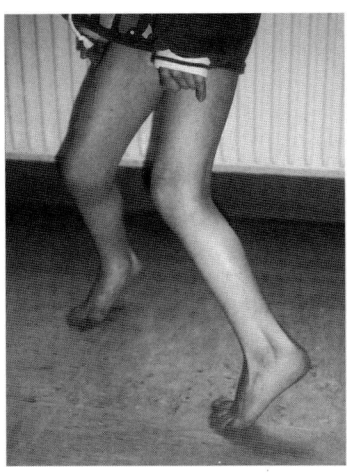

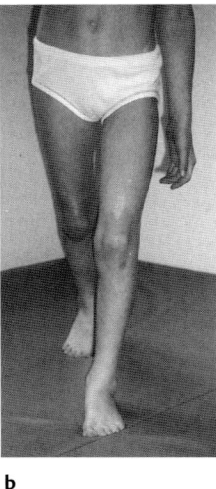

Abb. 10.12 a u. b Funktionsverbessernde Mehretagen-Weichteil-Operation. Verbesserung der Gehfähigkeit und Reduktion der Muskelimbalancen beider Hüftgelenke bei einer gehfähigen Patientin mit spastischer Diparese:
a 5-jährige Patientin, präoperativ.
b Patientin postoperativ im Altern von 11 Jahren.

Zusätzlich kann vor allem bei älteren Kindern und Erwachsenen eine Reduktion der Spastik des Hüftbeugers und Kniestreckers **M. rectus femoris** indiziert sein.

Beim einfachen proximalen Release wird der M. rectus femoris 5 cm distal seines Ursprunges an der Spina iliaca anterior inferior intramuskulär aponeurotisch verlängert.

Beim **distalen Rektustransfer** wird der M. rectus femoris distal von seinem Ansatz an der Patella abgetrennt und hinter die Kniegelenkachse auf den M. add. gracilis oder M. semitendinosus verlagert. Indikation ist der sog. „Stiff-Knee-Gait", der positive Duncan-Ely-Test und die eingeschränkte Schwungphasenmobilität mit EMG-Aktivität des Muskels in der 3-D-Ganganalyse.

Beim **Rectus-Iliopsoas-Verbund** wird eine Verpflanzung der Sehne des M. iliopsoas auf den abgelösten Ursprung des M. rectus femoris, wie sie erstmals von Erlacher 1928 bei Patienten mit Poliomyelitis beschrieben wurde, vorgenommen. Das Erreichen des Zieles der Beseitigung einer Verkürzung der Beuger und einer statomotorischen Verbesserung der Körperaufrichtung bei Gehfähigen wurde von Stotz (1978) beschrieben.

Eine erweiterte Ablösung der gesamten Spinamuskulatur nach Thom (1991) kann palliativ bei schweren Beugerverkürzungen in jeder Altersgruppe indiziert sein.

Die **Adduktorenverlängerung** in ihrem Ursprungsbereich ist ein wesentlicher Bestandteil der Weichteiloperation zur Prävention einer neurogenen Hüftluxation. Wichtig ist, eine Überdosierung zu vermeiden. Bei Gehfähigen muss eine ausreichende Kraft für die Stabilisierung des Beckens durch das Standbein erhalten bleiben. In leichten Fällen und bei gehfähigen Patienten werden daher nur der M. adductor gracilis und der M. adductor longus intramuskulär aponeurotisch verlängert. Bei nicht gehfähigen Patienten und Kindern, bei denen eine selbstständige Gewichtsübernahme nicht zu erwarten ist oder bei bereits luxierten Hüftgelenken, kann eine Tenotomie des M. gracilis und M. adductor longus und auch des M. adductor brevis und M. adductor magnus – oft in Verbindung mit knöchernen Eingriffen – erforderlich sein. Die offene Adduktorentenotomie hat gegenüber der perkutanen Methode bei nur geringem zeitlichem Mehraufwand den Vorteil der besseren Dosierbarkeit und kontrollierten Blutstillung. Eine Verlagerung des Adduktorenursprungs auf das Tuber ossis ischii nach Stephenson und Donovan brachte keinen Vorteil gegenüber den angeführten einfacheren Techniken.

Das Release der ventralen Anteile des **M. tensor fasciae latae** und Verlagerung der **ventralen Mm. glutei** auf die Vorderfläche des proximalen Femurs wird zur Minderung des funktionell bedingten Innenrotationsgangbildes neben der anatomischen Korrektur mittels Derotations-Varisations-Osteotomie (DVO) beschrieben (Brunner u. Mitarb. 2000). Lässt eine Verkürzung von Anteilen des **M. triceps surae** ein Hindernis für die weitere statomotorische Entwicklung erwarten, ist im Rahmen der Mehretagen-Weichteil-Operation auch eine Verlängerung dieses Muskels indiziert um Kompensationsbewegungen im Hüft- und Kniegelenk zu vermeiden.

Für den Erfolg der Weichteiloperation sind außerdem eine wirkungsvolle Schmerzprophylaxe und damit Reduktion pathologischer Bewegungen und eine frühzeitige Mobilisierung entscheidend.

Die **postoperative Schmerztherapie** wird mit einer Periduralanästhesie und einer Schmerzpumpe durchgeführt. Damit soll die Entstehung postoperativer Schmerzen und somit eine Bahnung des Schmerzes verhindert werden. Auch eigene Erfahrungen mit präoperativ vorgenommenen Botulinustoxininjektionen in die spastische Muskulatur zeigen gute Ergebnisse (vergleiche Barwood u. Mitarb. 2000). Zusätzlich werden während der Wundheilungsphase zentral wirksame Muskelrelaxanzien (z. B. Baclofen oral) verabreicht.

Zur **reflexhemmenden Frühmobilisierung** mit Stehtherapie ab dem 2. postoperativen Tag erhält der Patient je nach Funktionsstatus beidseitige Unterschenkelgehgipse oder Oberschenkelstehgipse für 2 Wochen bis zur Fertigstellung der Behelfe. Die weitere Mobilisierung erfolgt mit Schuhen und/oder Orthesen im Rahmen eines intensiven Physiotherapieprogramms.

Ergebnisse kombinierter Weichteiloperationen zeigen eine signifikante Verbesserung des Migrationsindex, wobei der präoperative Wert entscheidend für die Prognose ist. Cornell (1995) berichtet, dass nach Weichteiloperationen bei einem Migrationsindex > 40% Luxationen bei 70% der Patienten auftreten, bei einem Migrationsindex < 40% nur bei 17%. Manolikakis u. Zeiler (1994) und Senst u. Schöttler (1995) berichten neben der Prävention einer Hüftluxation über eine Förderung der statomotori-

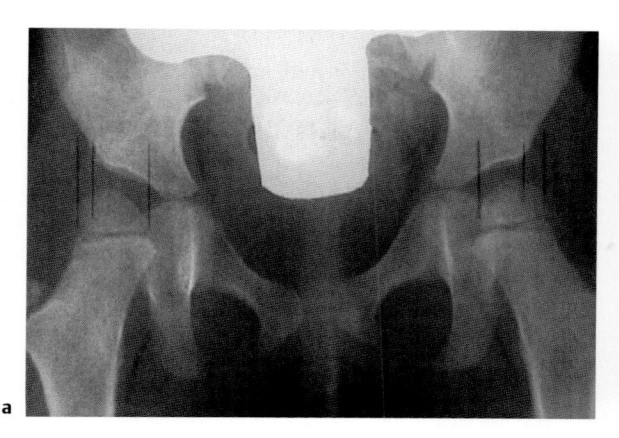

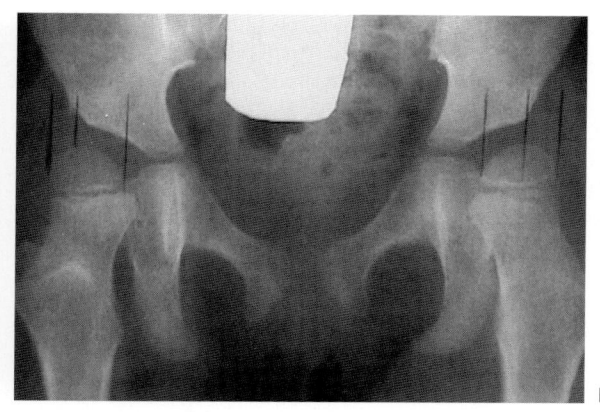

Abb. 10.13 a u. b Patient mit progrediente Hüftsubluxation bei spastischer Tetraparese im Alter von 3 Jahren (**a**) und 4-jährig mit Indikation zur Operation (**b**).

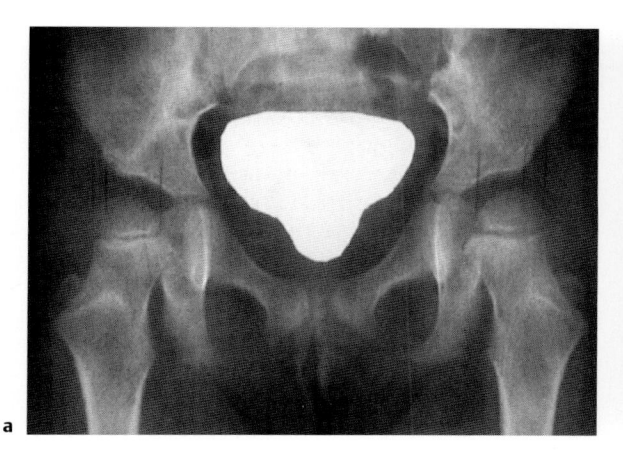

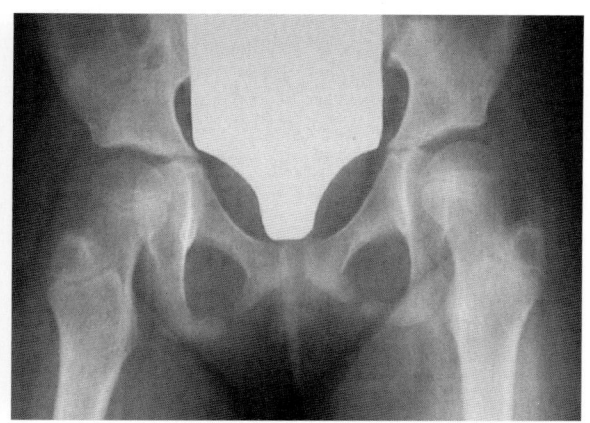

Abb. 10.14 a u. b Weichteiloperation. Verbesserung der Gewichtsübernahme und Reduktion der Muskelimbalancen beider Hüftgelenke bei einem Patienten mit progredienter Hüftsubluxation bei spastischer Tetraparese.
a Patient mit 4,5 Jahren und 3 Monate postoperativ.   **b** Patient mit 9 Jahren.

schen Entwicklung. Auch Frischhut u. Mitarb. (1992) konnten keine Verschlechterung des Funktionsstatus beobachten (Abb. 10.13 u. 10.14).

Bei ungefähr 20% der Patienten kommt es trotz Weichteiloperation zu einer Hüftluxation. Die Zahlenangaben schwanken in der Literatur zwischen 10% (Feldkamp u. Treppenhauer 1985, Frischhut u. Mitarb. 1992) und 20% (Miller u. Mitarb. 1997), wobei die Erfolge umso besser waren, je früher die Kinder operiert wurden und je besser die Steh- und Sitzfähigkeiten der Kinder waren. Wesentlich für die Prognose ist der Migrationsindex. Reine Weichteiloperationen nach dem 5. Lebensjahr führen meist nicht mehr zum Erfolg (Samilson 1972, Gordon u. Mitarb. 1996).

Erfolgt eine Behandlung erst im 6.–7. Lebensjahr, so ist in den meisten Fällen zusätzlich zu einer Weichteiloperation auch eine pfannendachbildende Beckenosteotomie und eine Derotations-Varisations-Osteotomie des proximalen Femurs nötig. Da die Plastizität des Knochens mit seiner Reifung abnimmt, ist eine Regenerierung des knöchernen Defektes der Hüftpfanne bei erst später muskulärer Balance und stark verzögertem Gehbeginn in Hinblick auf eine ausreichende Überdachung nicht mehr möglich.

Kombinierte Knochen-Weichteil-Operationen (Femurosteotomie). Die **Derotations-Varisations-Osteotomie des proximalen Femurs** dient dem Ausgleich einer erhöhten Antetorsion und eines Valgus des Schenkelhalses. In Kombination mit beschriebenen Weichteiloperationen ist eine Angleichung der biomechanischen Verhältnisse an physiologische Werte und funktionell eine verbesserte Stabilität bei Belastung zu erreichen. Besonders gehfähige Patienten profitieren von stabilen Hüftverhältnissen. Eine Indikation besteht bei einer exzessiven Femurantetorsion mit Hüftinnenrotation und entsprechender Gangstörung bei gehfähigen Patienten mit Zerebralparese ab dem Schulalter. Weder die medialen ischiokruralen Muskeln noch die Adduktoren tragen substanziell zum Innenrotationsgangbild bei (Arnold u. Delp 2001). Einen funktionellen Beitrag leisten lediglich der M. tensor fasciae latae und die ventralen Anteile des M. glutei. Ziel ist die Gangbildverbesserung. Die Besserung einer Pfannendysplasie bei progredienter Luxation ist nicht zu erwarten (Mubarak u. Mitarb. 1992).

Bei der intertrochanteren Derotations-Varisations-Osteotomie (DVO) wird ein Ausgleich der exzessiven Antetorsion durch intraoperative Rotation der unteren Extremität nach lateral angestrebt. Auf die Position des Beckens muss geachtet werden, um eine Überkorrektur zu verhindern. Brunner u. Mitarb. (2000) weisen darauf hin, dass eine leichte Restantetorsion notwendig ist, um das Bein ausreichend unter dem Körperschwerpunkt zu stabilisieren. Durch Entnahme eines Knochenkeiles wird der Schenkelhals-Schaft-Winkel (CCD-Winkel) weiter verringert und an den Normalwert (135° bei Kindern) angepasst. Durch die Entnahme eines höheren Knochenkeils ist eine zusätzliche Verkürzung des Femurs zum Beinlängenausgleich oder zur relativen Verlängerung kontrakter Weichteilstrukturen möglich. Die Osteotomie wird abschließend mit einer 90°- oder 100°-Winkelplatte unter Kompression gesichert.

3-D-Ganganalyse-Ergebnisse zeigen 5 Jahre nach einem kombinierten Eingriffen einen anhaltenden gangbildverbessernden Operationseffekt (Ounpuu u. Mitarb. 2002), 11–18 Jahre nach reinen Osteotomien einen häufigen Korrekturverlust, der bei 96% der Kinder unter 4 Jahren auftrat. Bei Patienten mit Hemiparese konnte im Unterschied zu den Patienten mit Diparese die Außenrotation des Beckens korrigiert werden (Saraph u. Mitarb. 2002). Seltene Komplikationen waren Osteonekrosen des Femurkopfes, Frakturen, Pseudarthrosen, Infektionen und Schmerzen.

Die knöcherne Korrektur einer funktionell störenden Femurantetorsion wird auch im distalen Femurbereich durch eine **suprakondyläre Derotationsosteotomie** angegeben.

Bei strukturellen Hüftgelenkkapselkontrakturen und Ausschluss einer vertebragen bestehenden exzessiven Beckenkippung sowie ausreichender Hüftbeugefähigkeit besteht die Möglichkeit einer Funktionsverbesserung der Hüftstreckung durch eine **subtrochantäre Extensionsosteotomie**.

Komplexe Hüftrekonstruktion. Die komplexe Rekonstruktion des Hüftgelenks besteht aus einer Kombination von muskelbalancierenden und gelenkzentrierenden Weichteiloperationen mit einer Femurosteotomie und pfannenbildenden Beckenosteotomie sowie bei vollständiger Luxation eine offene Hüftgelenkreposition. Indikationen sind Instabilität, Gangbildverschlechterung oder Schmerzen bei subluxiertem oder luxiertem Hüftgelenk bei Patienten mit Zerebralparese, meist jedoch mit Tetraparese, ab dem 7. Lebensjahr. Der Migrationsindex liegt in der Regel > 60%. Beim Vorliegen einer Dysplasie der kontralateralen Hüfte ist ein beidseitiger Eingriff häufig notwendig.

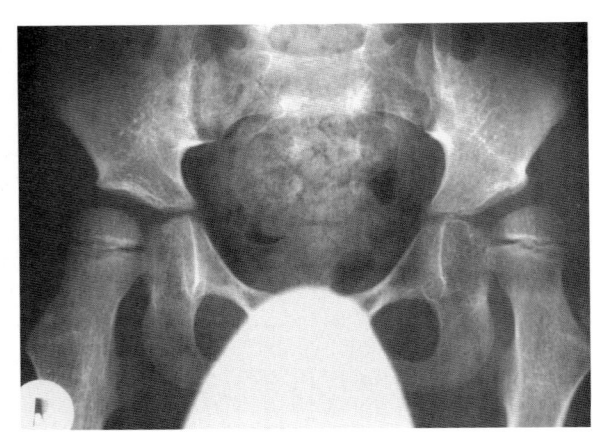

Abb. 10.15 Progrediente Asymmetrie und bewegungsschmerzhafte Hüftluxation links bei einem 5-jährigen tetraparetischen Patienten mit Transfersteh- und -gehfähigkeit.

Bei Patienten mit einem reduzierten Allgemeinzustand und beim Vorliegen schwerer arthrotischer Veränderungen wird von diesem Eingriff abgeraten.

Das Ziel der komplexen Hüftrekonstruktion ist ein schmerzfreies, stabil aktiv oder passiv orthograd belastbares Hüftgelenk, das eine Voraussetzung für die Steh- und Gehfähigkeit und damit eine Prophylaxe gegen frühe arthrotische Veränderungen ist (Abb. 10.15 u. 10.16). Bei schwerstbehinderten Patienten ist das Ziel einerseits die Schmerzverminderung, die symmetrische Sitzfähigkeit zur Förderung ihrer Sensomotorik und Kommunikationsfähigkeit sowie die Möglichkeit zur Transferstehfähigkeit und passiven Stehtherapie mit einer Reduktion des Skolioserisikos.

Wichtig für eine erfolgreiche Operationsplanung ist eine Berücksichtigung des psychosozialen Umfeldes des Patienten (Tab. 10.1). Eine genaue Aufklärung über die zu erwartende psychische und zeitliche Belastung für Patienten und Eltern oder Betreuer durch die postoperativ notwendige intensivere pflegerische Betreuung und die schrittweise und gelegentlich noch schmerzhafte Mobilisierung des Hüftgelenks und Beins ist erforderlich.

Um eine Bewegungsprüfung der Hüftgelenke durchführen zu können, werden in einem ersten Schritt je nach dem präoperativen Funktionsstatus **muskelbalancierende Weichteiloperationen** vorgenommen. Eine bevorzugte Verlagerung des distalen M. iliopsoas auf den ventralen Femur, aber auch eine intramuskuläre Iliopsoasverlängerung oder ein Rektus-Psoas-Verbund werden mit guten Ergebnissen beschrieben. Je nach Funktion des M. rectus wird eine intramuskuläre Verlängerung des proximalen M. rectus femoris oder ein Transfer des distalen M. rectus femoris auf den M. gracilis vorgenommen. Die Kniebeugerverkürzung wird mittels intramuskulärer Verlängerung des M. semimembranosus, Z-förmiger Verlängerung der Sehne des M. semitendinosus und bei Bedarf einer intramuskulären Verlängerung des M. biceps femoris behan-

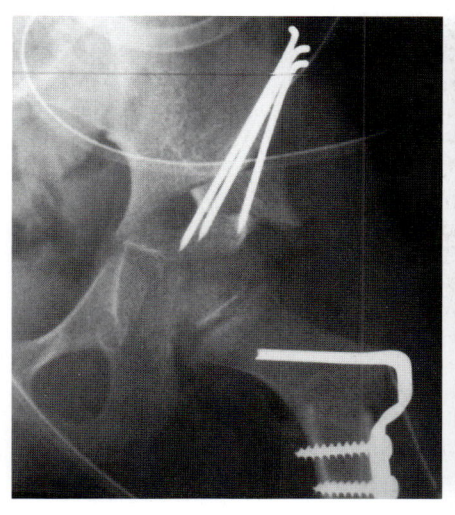

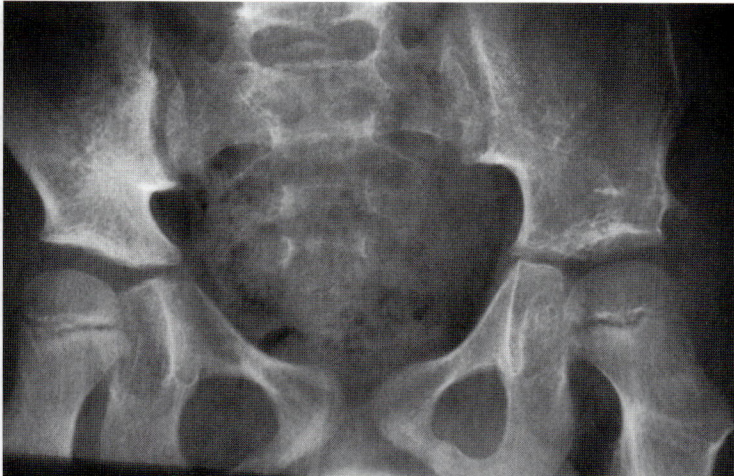

Abb. 10.16 a u. b Tetraparese.
a Komplexe Hüftrekonstruktion (Weichteiloperation, Femurosteotomie und modifizierte Pemberton-Beckenosteotomie) im Alter von 5 Jahren.
b Patient im Alter von 7 Jahren. Schmerzfreie symmetrische Steh- und Gehfähigkeit mit Gehhilfe.

Tab. 10.1   Mögliche Ursachen für den Misserfolg von Operationen bei Zerebralparesen

- Mangelnde Kenntnis der Alltagsfunktionen des Patienten
- Fehlende Kommunikation innerhalb des Behandlungsteams
- Schwere sensorische oder Koordinationsstörung
- Schwieriges familiäres Umfeld (Neugeborene, Elternkonflikt, Schuldgefühle)
- Schwieriges psychosoziales Umfeld (Stress, Compliance)
- Falsche Erwartungen
- Fehlende Motivation zur Funktionsverbesserung
- Mangelnde Kooperation im Rahmen der Therapie
- Keine präoperative Dokumentation und Therapieplanung
- Verfälschte Analyse der Muskelfunktionen
- Falsche Auswahl der operativen Eingriffe
- Keine Erfahrung mit spezieller postoperativer Immobilisierung
- Keine Erfahrung mit postoperativer Therapie von Spastik und Schmerz
- Mangelnde Erfahrung mit postoperativer Bewegungstherapie
- Fehlende postoperative Therapiemöglichkeiten (Finanzierung, Entfernung, Ausbildung)
- Wenig Erfahrung mit spezieller Behelfsversorgung
- Fehlende postoperative Behelfsversorgung (Orthesen, Schuhe, Stehpult)

delt. Es folgt eine offene Verlängerung der Adduktoren, bei Gehfähigen ist auf die Dosierung zu achten.

Beim Vorliegen einer vollständigen Luxation kann erst nach einer offenen Verlängerung der Adduktoren die Einstellbarkeit des Hüftkopfes in die Pfanne klinisch geprüft werden. Bei kompletter Adduktorentenotomie muss bedacht werden, dass es zu einem Verlust des Einbeinstandes und somit zu einem Verlust der funktionellen Gehfähigkeit kommt. Die Transferstehfähigkeit bleibt erhalten. Da die vollständige Hüftluxation vorwiegend nicht gehfähige Patienten betrifft, tritt der Verlust der Gehfähigkeit in den Hintergrund und es überwiegt die gute Einstellbarkeit des Hüftkopfes und die postoperativ bessere statische Belastbarkeit und Lagerungsfähigkeit.

Bei guter Einstellbarkeit des Femurkopfes in der Pfanne wird eine **intertrochantäre Derotations-Varisierungs-Osteotomie des proximalen Femurs** durchgeführt. Eine großzügige Verkürzung des Femurs um 2–3 cm zur Druckentlastung und zusätzlichen relativen Verlängerung der Weichteilstrukturen wird bei nicht gehfähigen Patienten empfohlen.

Als pfannenbildendes Verfahren wird eine **modifizierte Beckenosteotomie nach Pemberton** mit Pfannendachplastik empfohlen. Der Vorteil der Operation nach Pemberton liegt in der Verkleinerung des Pfannenvolumens durch den Drehpunkt in der Y-Fuge. Dadurch kann eine bessere Überdachung erreicht werden (Gordon u. Mitarb. 1996). Durch die progrediente Entwicklung der Hüftluxation und Dysplasie der Hüftpfanne ist die Krümmung der Pfanne zu gering und das Volumen zu groß. Dies kann durch die Pemberton-Osteotomie gut korrigiert werden, im Gegensatz zur Osteotomie nach Salter, bei der die

Krümmung der Hüftpfanne unverändert bleibt, da der Drehpunkt in der Symphyse liegt. Der Zugang erfolgt von anterolateral über die Crista iliaca. Der Knochenkeil aus dem Femur und bei Bedarf kortikale Beckenkammspäne werden für die Augmentation des nach kaudal geklappten Pfannenerkers verwendet.

Bei einer vollständigen Hüftluxation wird zusätzlich zu den bereits beschriebenen knöchernen Operationsverfahren und Weichteiloperationen eine offene Reposition des Hüftgelenks durch die meist vorliegende fixierte Luxationsstellung des Hüftkopfes und die schlauchförmige Elongation der Gelenkkapsel notwendig. Die Reponierbarkeit des Hüftkopfes wird unter Bildwandlerkontrolle überprüft. Lässt sich der Hüftkopf nicht ausreichend einstellen, wird eine offene Reposition mit Ausräumung des Pfannengrundes von Weichteilgewebe durchgeführt. Die elongierte Gelenkkapsel wird verkleinert und ausreichend bewegungsstabil genäht.

Eine wirkungsvolle Schmerzprophylaxe und damit Reduktion pathologischer Bewegungen und eine frühzeitige Mobilisierung sind auch für den Erfolg komplexer Hüftrekonstruktionseingriffe maßgebend.

Die **postoperative Behandlung** aller Patienten mit einem femoralen und/oder azetabulären Eingriff beinhaltet eine **Schmerztherapie** mittels Periduralanästhesie und Schmerzpumpe für 3–4 Tage und eine **tonusreduzierende Therapie** durch Verabreichung zentral wirksamer Muskelrelaxanzien (z.B. Baclofen oral). Präoperativ kann bereits lokal in spastisch überaktive Muskelgruppen Botulinustoxin injiziert werden. Zur postoperativen Versorgung gehört eine Ruhigstellung des Hüftgelenks im Becken-Bein-Gips mit Einschluss beider Beine in mäßiger Abduktion für die Zeit der Wundheilung von etwa 2 Wochen. Ziel der Immobilisierung ist die reflexhemmende, schmerzfreie Lagerung bei guter Pflegemöglichkeit des Patienten. Miller u. Mitarb. (1997) berichten über gute Erfahrungen mit der unmittelbar postoperativen Mobilisierung. Zwei Wochen postoperativ erfolgt nach einer radiologischen Kontrolle die **Frühmobilisierung** des Hüftgelenks in Flexion und Extension in der Gipsschale für weitere 4 Wochen. Danach wird im Rahmen einer intensiven heilgymnastischen Mobilisierung mit Bewegungsübungen und Unterwassertherapie die Belastung zunächst im Sitzen und je nach motorischem Funktionsstatus durch aktives oder passives Stehen schrittweise gesteigert. Vor allem bei gehunfähigen zerebralparetischen Patienten mit Operationen nach einer hohen Hüftluxation ist es postoperativ erforderlich, die Beweglichkeit in Flexion und Extension durch forcierte Krankengymnastik schrittweise zu verbessern. Dies kann bis zu 6 Monate postoperativ dauern. Bei der präoperativen Aufklärung der Eltern ist daher auf diesen Zeitraum hinzuweisen.

Eine konsequente tägliche aktive und/oder passive Stehtherapie wird allen Patienten nach Operationen aufgrund einer neurogenen Hüftdezentrierung empfohlen. Langfristige Verlaufskontrollen sind im Intervall von 6–12 Monaten zu empfehlen.

Outcome-Studien zu komplexen hüftrekonstruktiven Operationen zeigen eine gute Bewertung der radiologischen, funktionellen und auch subjektiven Parameter (Root u. Mitarb. 1995, Brunner u. Baumann 1997, Shea u. Mitarb. 1997, McNerney u. Mitarb. 2000). Zur Minimierung der Zahl der Reluxationen, die in sehr heterogenen Patientengruppen bei 5–15% angegeben wird, wird die Notwendigkeit einer zentrischen Reposition des Femurkopfes in der Pfanne und die Bedeutung gelenkzentrierender Weichteileingriffe betont (Abb. 10.**17**, 10.**18** und 10.**19**).

Häufige Komplikationen sind Frakturen des Femurs und der Tibia und Osteonekrosen der Pfanne und des Femurkopfes, die jedoch keine Auswirkungen auf ein zufrieden stellendes Langzeitergebnis haben (Root u. Mitarb. 1995). Für alle Komplikationen besteht bei nicht Gehfähigen ein deutlich erhöhtes Risiko (Stasikelis u. Mitarb. 1999).

Hüftkopfresektion. Die **Resektion des proximalen Femurs** ist eine einfache und für den Patienten weniger belastende Alternative zur Hüftrekonstruktion bei schmerzhaften Hüftluxationen mit dem Nachteil der fehlenden Stabilität des Hüftgelenks und den damit verbundenen Folgen. Der Vorteil gegenüber der Arthrodese liegt in der besseren Beweglichkeit des Hüftgelenks. Indikation ist die palliative Operation bei schmerzhaften Hüftluxationen bei nicht gehfähigen Jugendlichen und Erwachsenen mit schweren arthrotischen Veränderungen des Femurkopfes. Gute Ergebnisse werden überwiegend nach der Technik von Castle u. Schneider (1978) erzielt, die eine ausgedehnte Resektion des proximalen Femurs bis unterhalb des kleinen Trochanters durchführen, einen Kapsellappen über das Azetabulum legen und Quadrizepsanteile über das resezierte Femurende nähen. Eine alleinige Resektion des Femurkopfes wird wegen Schmerzrezidiven nicht empfohlen. Eine postoperative Strahlen- oder medikamentöse Therapie senkt die Rate an Ossifikationen. Eine intensive postoperative physiotherapeutische Bewegungstherapie ist erforderlich. Eine sorgfältige postoperative Lagerung und Pflege hilft, das häufige Auftreten von Dekubitalulzera zu verhindern. Erwartet werden darf eine sehr gute Beweglichkeit des Hüftgelenks mit einer Verbesserung der Sitzfunktion sowie einer Erleichterung der Pflege. Von einer Verbesserung der Schmerzen wird oft erst nach 6–12 Monaten berichtet, darf jedoch bei allen Patienten erwartet werden (Widmann u. Mitarb. 1999). Die häufigste Komplikation stellt das Auftreten heterotoper Ossifikationen dar, die einen aufwendigen Zweiteingriff erforderlich machen.

Hüfttotalendoprothese. Prinzipiell ist das schmerzhafte Hüftgelenk bei Zerebralparese keine Kontraindikation für die Implantation einer Hüfttotalendoprothese (Root u. Mitarb. 1986). Eine Indikation besteht insbesondere bei der schmerzhaften arthrotischen, auch (sub-)luxierten Hüfte gehfähiger erwachsener Patienten mit Zerebralparese. Probleme sind im Rahmen einer etwas erhöhten Luxations- und Lockerungsfrequenz zu erwarten, darüber hi-

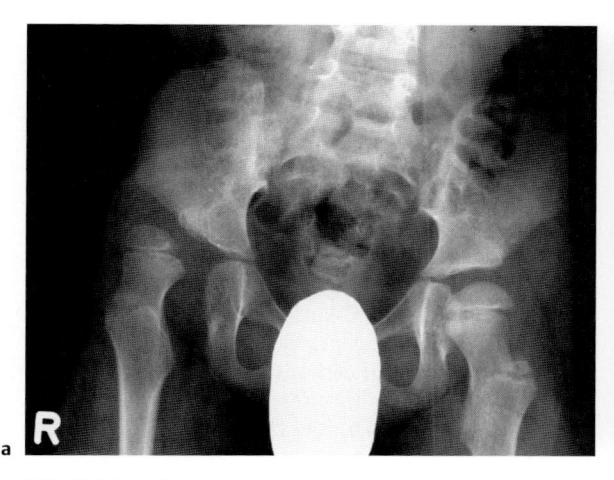

Abb. 10.17 a u. b
a 8-jähriger Knabe mit spastischer Tetraparese und progredienter Hüftluxation.

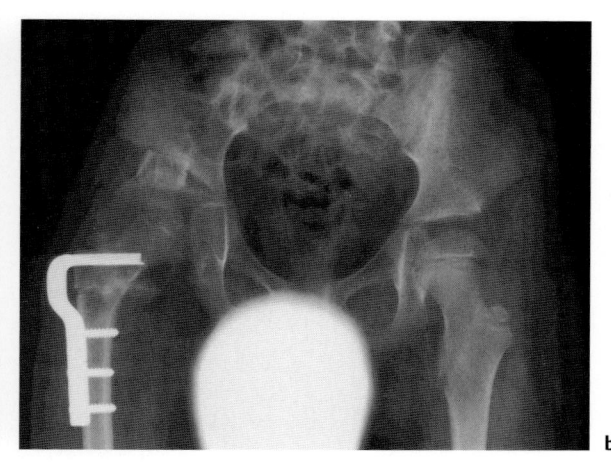

b Verbesserung der Symmetrie und Stehfähigkeit durch eine komplexe Hüftrekonstruktion (Weichteiloperation, offene Reposition, Femurosteotomie mit Verkürzung und modifizierte Pemberton-Beckenosteotomie).

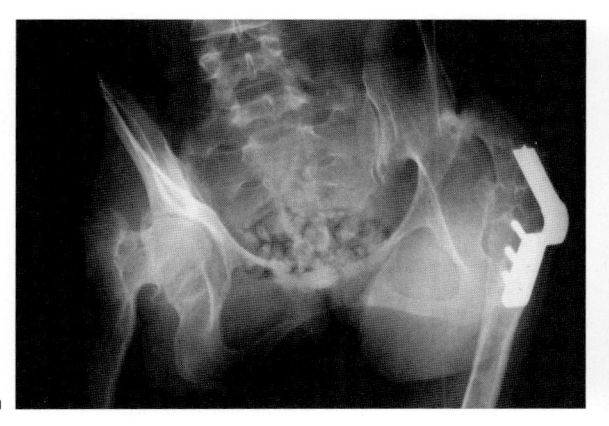

Abb. 10.18 a u. b
a 33-jährige gehunfähige Patientin mit spastischer Tetraparese und ruheschmerzhafter Hüftluxation, Zustand nach erfolgloser alleiniger Femurosteotomie im Alter von 19 Jahren.

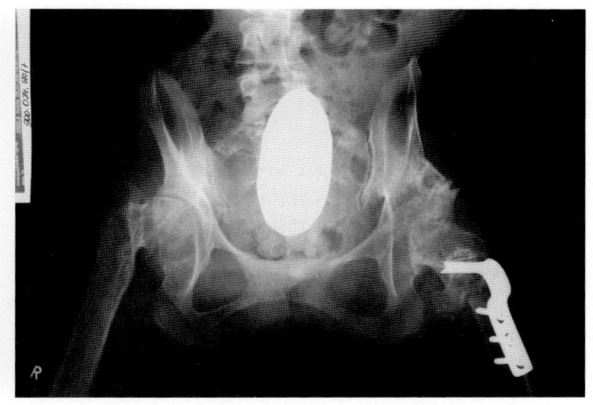

b Schmerzfreie Sitzfähigkeit und verbesserte Symmetrie nach Metallentfernung und komplexer Hüftrekonstruktion.

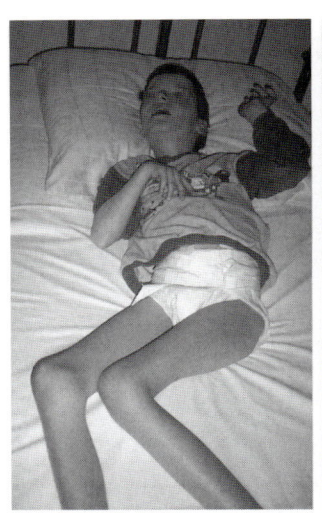

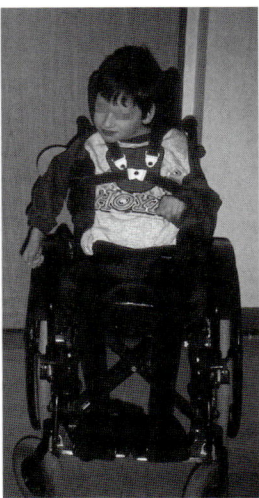

Abb. 10.19 a u. b Komplexe Hüftrekonstruktion (multiple Weichteiloperation, offene Reposition, Femurosteotomie und Verkürzung, modifizierte Pemberton-Beckenosteotomie) bei einem 9-jährigen nicht gehfähigen Patienten mit ruheschmerzhafter Hüftluxation und Verlust des passiven Sitzens und Stehens (**a**). Postoperativ schmerzfreie symmetrische Sitz- und passive Stehfähigkeit (**b**).

nausgehende Komplikationen wurden in Übereinstimmung der Literatur (Skoff u. Keggi 1986, Weber u. Cabanela 1999) und eigener Erfahrungen nicht beobachtet. Schmerzhafte Hüftgelenkluxationen waren postoperativ in 87% der Fälle schmerzfrei, eine verbesserte Beweglichkeit des Gelenks und Alltagsaktivität wurde bei 79% der Patienten festgestellt.

10.1.5 Empfehlungen zur Behandlung des Hüftgelenks bei Patienten mit Zerebralparese

Patienten mit Zerebralparesen haben viele Probleme. Der Facharzt für Orthopädie ist Teil eines multiprofessionellen Teams, in dem interdisziplinäre Zusammenarbeit zum Wohl des Patienten funktionieren muss.

Hüftschmerzen, Früharthrosen des Hüftgelenks, Gangstörungen durch Hüftinstabilität, Sitz- und Pflegeprobleme bei eingeschränkter Hüftbeweglichkeit zählen zu den häufigsten „Behinderungen" sowohl bei jugendlichen als auch erwachsenen Patienten mit Zerebralparesen.

Um die Hüftgelenke langfristig schmerzfrei und belastungsstabil erhalten zu können, ist es notwendig eine anhaltende Balancierung der Muskelkräfte im Bereich der Gelenke zu erreichen und eine Dezentrierung mit allmählicher Luxation der Hüften zu verhindern.

Prognosekriterien für die Entwicklung des Hüftgelenks sind:
- **Schwere der neurologischen Schädigung**: Das frühe Erkennen und Behandeln sensorischer, motorischer und vegetativer Funktionsstörungen hilft Sekundärschäden zu vermeiden und die sensomotorische Entwicklung zu fördern.
- **Aktive und passive Beweglichkeit des Hüftgelenks**: Je besser die passive Beweglichkeit im Hüftgelenk ist, desto besser ist die Prognose. Je besser die aktive willkürlich gesteuerte muskuläre Balance der Hüftmuskulatur ist, desto geringer ist die Luxationsgefahr.
- **Einwirkung der Schwerkraft auf das Hüftgelenk**: Aktives und geführtes passives Gehen, aber auch selbstständig aktives oder passives Stehen mit einem Stehbehelf verbessert unter der Voraussetzung einer ausreichenden Verminderung eines pathologischen Muskeltonus die biomechanischen Verhältnisse intraartikulär, intraossär und an den Epiphysenfugen.
- **Stadium der radiologischen Dezentrierung bei Beginn der Behandlung**: Eine Subluxation, Ausbildung eines Erkerdefizits und einer Luxationsrinne sind Hinweise auf eine Instabilität des Gelenks. Ein wichtiges prognostisches Instrument ist der Migrationsindex. Die Plastizität des Femurkopfes und der Gelenkspfanne sind in früheren Stadien größer und nehmen mit der knöchernen Reifung rasch ab. Es ist daher wichtig, noch während des Kleinkind- und Vorschulalters durch therapeutische gelenkzentrierende Maßnahmen die sekundäre Kopf- und Pfannendeformierung so gering wie möglich zu halten. Sobald es radiologisch zur Luxation gekommen ist, ist die Prognose in Hinblick auf Schmerz und Funktion schlecht.

Bedeutung der konservativen Behandlung

Sie können in vielen, aber nicht in allen Fällen eine Hüftluxation verhindern. Einen wichtigen Stellenwert nimmt die **Bewegungstherapie** ein, die durch eine Förderung der sensomotorischen Entwicklung, Kraft und Koordination und Hemmung pathologischer Bewegungsmuster die muskuläre Balance für das Hüftgelenk verbessern soll. **Orthesen** und **Behelfe** sollen den sensomotorischen Entwicklungsprozess im Alltag unterstützen, indem eine weitgehend orthograde Belastung der Hüftgelenke ohne pathologische Muskelaktivität beim aktiven Gehen wie beim passiven Stehen erreicht wird. Die Schwerkrafteinwirkung durch aktive oder passive Gewichtsübernahme ist für die Entwicklung des Hüftgelenks notwendig. Bei nicht gehfähigen Patienten helfen sie Lagerungs- und Positionierungsschäden zu verhindern. Eine **Botulinustoxininjektion** kann durch die vorübergehende Reduktion von Spastik und Dystonie als adjuvantes Therapieverfahren helfen, bewegungstherapeutische, orthetische, aber auch chirurgische Ziele leichter und zu einem günstigeren Zeitpunkt zu erreichen.

Bedeutung der kontinuierlichen Betreuung

Das Kind mit Zerebralparese soll im Rahmen von **regelmäßigen Verlaufskontrollen** beobachtet werden, um einen günstigen von einem ungünstigen Entwicklungsverlauf des veränderten Hüftgelenks rechtzeitig unterscheiden und adäquate Therapiemaßnahmen einleiten zu können. Die Kontrollfrequenz ist von der Schwere des motorischen Defizits abhängig. Dobson u. Mitarb. (2002) empfehlen eine routinemäßige klinisch-radiologische Beobachtung des Hüftgelenks im Alter von 18 Monaten und bei Kindern mit beidseitiger Zerebralparese anschließend alle 6–12 Monate. Wir empfehlen im Alter bis 8 Jahre jährlich eine ambulante klinisch-radiologische Kontrolluntersuchung, bei Verdacht auf eine progrediente Subluxation alle 6 Monate, nach dem 8. Lebensjahr alle 12 Monate bis zum Wachstumsabschluss.

Bedeutung der operativen Behandlung

Reicht eine konservative Behandlung nicht aus, kann eine orthopädisch-chirurgische Weichteiloperation in vielen, aber nicht in allen Fällen eine Hüftluxation verhindern. Die richtige Kombination verschiedener **Weichteiloperationen** in einer Sitzung auf mehreren Etagen ermöglicht eine annähernd physiologische muskuläre Balance zwischen Agonisten und Antagonisten, um eine Zentrierung des Hüftkopfes in der Pfanne zu erreichen und statomotorische Funktionen wie Aufrichtung, Stehen und Gangbild zu verbessern. Die therapeutisch-orthetische Weiterbehandlung ist für den Erfolg entscheidend. Die Ergebnisse erfahrener Zentren sind gut. Die **intertrochantäre derotierende varisierende Femurosteotomie** korrigiert als Zusatzverfahren zu Weichteiloperationen eine exzessive Femurantetorsion mit Hüftinnenrotation und hilft, bei gehfähigen Patienten mit Zerebralparese ab dem Schulalter eine Gangstörung zu verbessern. Langfristige Ergebnisse sind in Kombination mit Weichteiloperationen gut. Wenn eine Hüfte trotz Weichteiloperation luxiert, kann durch eine kombinierte Knochen-Weichteil-Operation in fast allen Fällen eine schmerzfreie und stabile Hüfte erreicht werden. Die **komplexe Rekonstruktion des Hüftgelenks** mit Mehretagen-Weichteil-Operationen, Femurosteotomie, Beckenosteotomie mit Pfannendachplastik und eventuell offener Reposition ermöglicht gehfähigen Patienten mit Instabilität bei subluxiertem Hüftgelenk eine Gangbildverbesserung durch Gelenkstabilität oder Nichtgehfähigen mit Schmerzen bei luxiertem Hüftgelenk das Erreichen einer schmerzfreien Belastungsstabilität für Transfers. Die peri- und postoperative Pflege und Therapie sind für das Ergebnis entscheidend. Der Gesamtaufwand ist sehr groß, die langfristigen Ergebnisse spezialisierter Zentren sehr gut. Die **Hüftkopfresektion** ist eine palliative Operation bei schmerzhaften Hüftluxationen gehunfähiger Jugendlicher und Erwachsener mit schweren arthrotischen Veränderungen des Femurkopfes, bei der eine stabile Hüfte nicht erreicht wird. Hauptkomplikation sind heterotope Ossifikationen. Die Ergebnisse sind nur bei ausgedehnter Resektion des proximalen Femurs gut. Die Implantation einer **Hüfttotalendoprothese** ist bei gehfähigen Patienten mit Zerebralparese bei schmerzhaften, arthrotischen, auch (sub-)luxierten Hüftgelenken indiziert. Die Komplikationsrate ist bei muskulärer Stabilität nicht wesentlich erhöht.

Schlussbetrachtung

In der einschlägigen Literatur zur Behandlung der Patienten mit Zerebralparesen werden dem Leser die widersprüchlichen Therapierezepte und die extrem divergierenden Prozentsätze an Behandlungsresultaten anfänglich verwirren. Diese Problematik wird eine der Ursachen dafür sein, dass auch heute noch die Ansichten zur Behandlung des Hüftgelenks bei Patienten mit Zerebralparesen sehr divergieren und zwischen einem therapeutischen Nihilismus und einem auf rein mechanistischen Vorstellungen beruhenden generell-operativen Vorgehen liegen.

So können für die Behandlungsstrategie zwar prinzipielle Richtungen angegeben werden (Abb. 10.**20**), die definitive Entscheidung muss aber im Einzelfall individuell getroffen werden.

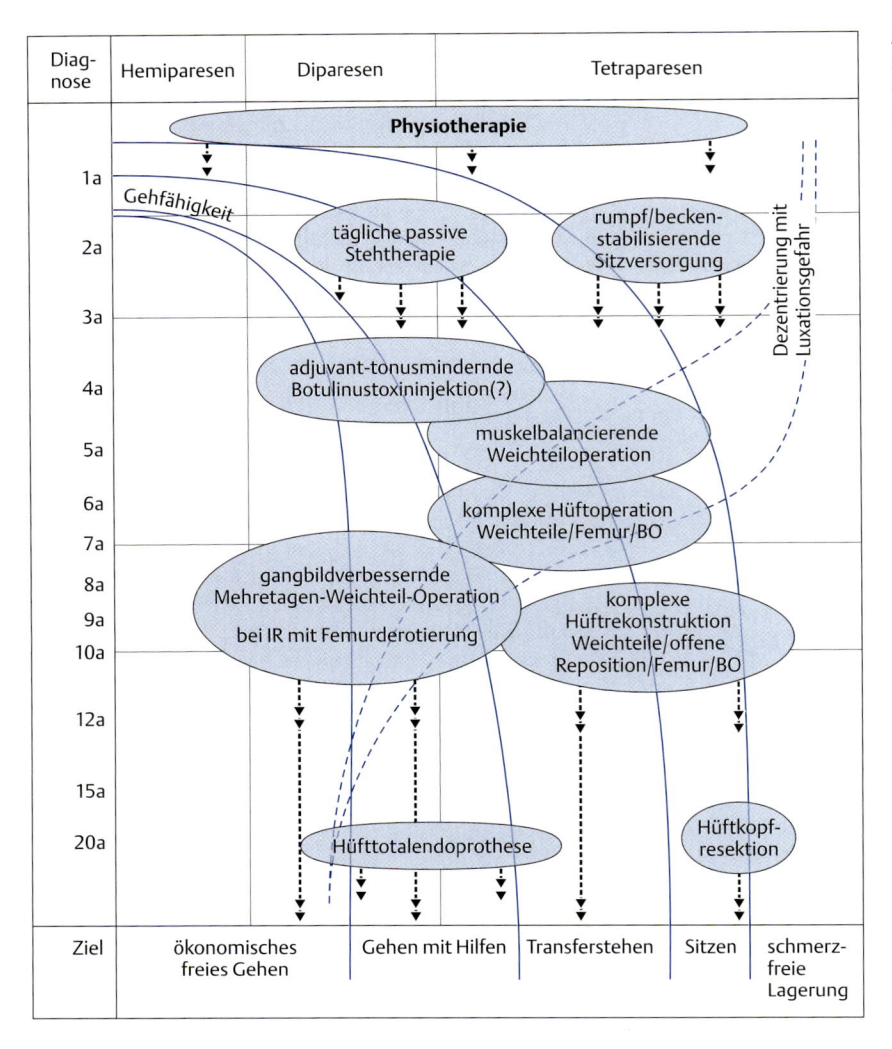

Abb. 10.20 Überblick über die zeitliche Planung der Behandlung des Hüftgelenks bei Zerebralparesen.

Literatur

Arnold, A.S., S.L. Delp (2001): Rotational moment arms of the medial hamstrings and adductors vary with femoral geometry and limb position: implications for the treatment of internally rotated gait. J Biomech 34: 437–447

Barwood, S. u. Mitarb. (2000): Analgesic effects of botulinum toxin A: a randomized, placebo-controlled clinical trial. Dev Med Child Neurol 42: 116–121

Bleck, E.E. (1980): The hip in cerebral palsy. Orthop Clin North Am 11: 79–104

Bleck, E.E. (1987): Orthopaedic management in cerebral palsy. MacKeith Press, London

Brunner, R., C. Picard, Robb (1997): Morphology of the acetabulum in hip dislocations due to cerebral palsy. J Ped Orthop B-6: 207–211

Brunner, R., J.U. Baumann (1994): Clinical benefit of reconstruction of dislocated or subluxated hip joints in patients with spastic cerebral palsy. J Pediatr Orthop A-14: 290–294

Brunner, R., J.U. Baumann (1997): Long term effects of intertrochanteric varus derotation osteotomy on femur and acetabulum in spastic cerebral palsy: an 11- to 18-year old follow-up study. J Ped Orthop A-17: 585–591

Brunner, R., R. Krauspe, J. Romkes (2000): Torsionsfehler an den unteren Extremitäten bei Patienten mit infantiler Zerebralparese. Orthopäde 29: 808–813

Carstens, C., F.U. Niethard, M. Schwinning (1992): Die operative Behandlung der Hüftluxation bei Patienten mit infantiler Zerebralparese. Z Orthop 130: 419–425

Castle, M.E., C. Schneider (1978): Proximal femoral resection arthroplasty. JBJS A-60: 1051–1054

Cornell, M.S. (1995): The hip in cerebral palsy. Dev Med Child Neurol 37: 3–18

Davids, S.R. et al. (2002): Assessment of femoral anteversion in children with cerebral palsy: accuracy of the trochanteric prominence angle test. J Ped Orth 22 (2): 173–8

Deluca, P.A., P.A. Ruwe, J.R. Gage, M.B. Ozonoff (1992): Clinical assessment of femoral anteversion: a comparison with established techniques. Dev Med Child Neurol 34 (Suppl 66): 9

Dobson, F. u. Mitarb. (2002): Hip surveillance in children with cerebral palsy. Impact on the surgical management of spastic hip disease. JBJS B-84 (5): 720–726

Döderlein, L. (1995): Grundlagen der Sitzversorgung bei den schweren Formen der infantilen Zerebralparese. Med Orthop Tech 115: 266–273

Erken, E.H., F.M. Bischof (1994): Iliopsoas transfer in cerebral palsy: the long term outcome. J Ped Orthop A-14: 295–298

Erlacher, Ph.J. (1928): Die Technik des orthopädischen Eingriffes. Springer Verlag Wien

Feldkamp, M. (1989): Krankengymnastische Behandlung der infantilen Zerebralparese. 4. Aufl. Pflaum, München

Feldkamp, M., M. Treppenhauer (1985): Erfolgsaussichten operativer Hüfteingriffe bei schwerbehinderten Kindern mit Cerebralparese. Z Orthop 123: 189–192

Frischhut, B. u. Mitarb. (2000): Pelvic tilt in neuromuscular disorders. J Ped Orthop B-9: 221–228

Frischhut, B., M. Krismer, W. Sterzinger (1992): Die Hüfte bei der infantilen Zerebralparese, natürlicher Entwicklungsverlauf und Behandlungskonzepte. Orthopädie 21: 316–322

Gordon, J.E., A.M. Capelli, W.B. Strecker, E.D. Delgado, P.L. Schoenecker (1996): Pemberton pelvic osteotomy and varus rotational osteotomy in the treatment of acetabular dysplasia in patients who have static encephalopathy. J Bone Joint Surg 78-A: 1863–1871

Hagberg, B. (1993): The origins of cerebral palsy. In: David: Recent advances in paediatrics. Churchill Livingstone, Edinburgh: 67–83

Heimkes, B., S. Stotz, Th. Heid (1992): Pathogenese und Prävention der spastischen Hüftluxation. Z Orthop 130: 413–418

Hodgkinson, I. u. Mitarb. (2001): Hip pain in 234 non-ambulatory adolescents and young adults with cerebral palsy: a cross-sectional multicentre study. Dev Med Child Neurol 43: 806–808

Hodgkinson, I. u. Mitarb. (2002): Pelvic obliquity and scoliosis in non-ambulatory patients with cerebral palsy: a descriptive study of 234 patients over 15 years of age. Rev Chir Orthop Reparatrice Appar Mot 88: 337–341

Hoffer, M.M. (1976): Basic considerations and classifications of cerebral palsy. Am Acad Orth Surg Instr. Course Lect Vol. 25, Mosby St. Louis

Kay, R.M. u. Mitarb. (2000): The effect of femoral rotation on the projected femoral neck shaft angle. J Ped Orthop 20: 736–739

Knapp, D.R., H. Cortes (2002): Untreated hip dislocatuion in cerebral palsy. J Ped Orthop A-22 (5): 668–671

Knelles, D., P. Raab, A. Wild, T. Müller, R. Krauspe (1999): Komplexe Rekonstruktion subluxierter und luxierter Hüftgelenke bei spastisch behinderten Kindern. Z Orthop 137: 409–413

Korinthenberg, R. (2001): Physiotherapie – Darstellung der Evidence. In: Das Kind und die Spastik: 115–133

Krägeloh-Mann, I. (2001): Klassifikation, Epidemiologie, Pathogenese und Klinik. In: Das Kind und die Spastik: 37–48

Laplaza, F.J. u. Mitarb. (1993): Femoral torsion and neck-shaft angles in cerebral palsy. J Ped Orthop 13: 192–199

Manolikakis, G., G. Zeiler (1994): Mittelfristige Ergebnisse weichteilentspannender Eingriffe zur Prophylaxe und Therapie der sekundären paralytischen Hüftluxation beim zerebralparetischen Kind. In: Niethard-Carstens-Döderlein: Die Behandlung der infantilen Zerebralparese. Thieme, Stuttgart

McNerney, N.P. u. Mitarb. (2000): One-stage correction of the dysplastic hip in cerebral palsy with the San Diego acetabuloplasty: results and complications in 104 hips. J Ped Orthop 20: 93–103

McPhail, H.E., J.F. Kramer (1995): Effect of isikinetic strength-training on functional ability and walking efficiency in adolescents with cerebral palsy. Dev Med Child Neurol 37: 763–775

Metaxiotis, D., W. Accles, A. Siebel, L .Döderlein (2000): Hip deformities in walking patients with cererbral palsy. Gait Posture 11: 86–91

Michaelis, R., G. Niemann (1995): Die sogenannten Zerebralparesen. In: Entwicklungsneurologie und Neuropädiatrie: 86–101

Michaelis, U.S., R. Michaelis (2001): Physiotherapie – Voraussetzungen eines Evidence-Based-Vorgehens. In: Das Kind und die Spastik: 101–114

Miller, F., R.C. Dias, K.W. Dabney, G.E. Lipton, M. Triana (1997): Soft-tissue release for spastic hip subluxation in cerebral palsy. J Pediatr Orthop 17: 571–584

Moreau, M., D.S. Drummond, E. Rogale, A. Ashworth, T. Porter (1979): Natural history of the dislocated hip in spastic cerebral palsy. Dev Med Child Neurol 21: 749–753

Mubarak, S.J., F.G. Valencia, D.R. Wenger (1992): One-stage correction of the spastic dislocated hip. Use of pericapsular acetabuloplasty to improve coverage. JBJS A-74: 1347–1357

Murri, A. (1982): Die neuroorthopädische Betreuung des zerebral bewegungsgestörten Patienten bei gleichzeitig vorliegender geistiger Behinderung. Therapeutische Richtlinien. Z Orthop 120. Enke, Stuttgart: 460

Murri, A. (1997): Die Problematik des Hüftgelenks bei Mehrfach- und Schwerstbehinderten. In: Die Hüfte. Enke, Stuttgart: 148–157

Murri, A. u. Mitarb. (1992): Grundprinzipien der angestrebten fachgerechten Sitzversorgung Schwerstbehinderter. Orthop Technik 43: 31

Novacheck, T.F., J.P. Trost, M.H. Schwartz (2002): Intramuscular psoas lengthening improves dynamic hip function in children with cerebral palsy. J Ped Orthop 22 (2): 158–164

Ounpuu, S., P. Deluca, R. Davis, M. Romness (2002): Long-term effects of femoral derotation osteotomies: an evaluation using three-dimensional gait analysis. J Ped Orthop 22 (2): 139–145

Parrott, J. u. Mitarb. (2002): Hip displacement in cerebral palsy: repeatability of radiologic measurement. J Ped Orthop 22 (5): 660–667

Phelps, W.M. (1959): Prevention of aquired dislocation of the hip in cerebral palsy. JBJS 41: 440–447

Pountney, T. u. Mitarb. (2002): Management of hip dislocation with postural management. Child Care Health Dev 28: 179–185

Prechtl, H.F.R. u. Ch. Einspieler (2001): Der Vorhersagewert von „general movements" beim jungen Säugling. In: Das Kind und die Spastik. Huber, Bern: 73–88

Pritchett, J.W. (1983): The untreated hip in severe cerebral palsy. Clin Orthop 173: 169–172

Reimers, J. (1980): The stability of hip in children: a radiological study of results of muscle surgery in cerebral palsy. Acta Orth Scand 184: 1–100

Root, L. J.R. Goss, J. Mendes (1986): The treatment of the painful hip in cerebral palsy by total hip replacement or hip arthrodesis. JBJS A-68: 590–597

Root, L., F.J. Laplaza, S. N. Brourman, D.H. Angel (1995): The severely unstable hip in cerebral palsy. J. Bone Joint Surg 77-A: 703–712

Samilson, L., P. Tsou, G. Aamoth, W.M. (1972): Green dislocation and subluxation of the hip in cerebral palsy. J Bone Joint Surg 54-A: 863–873

Saraph, V., E.B. Zwick, G. Zwick, M. Dreier, G. Steinwender, W. Linhart (2002): Effect of derotation osteotomy of the femur on hip and pelvis rotations in hemiplegic and diplegic children. J Ped Orthop B-11 (2): 159–199

Scrutton, D., G. Baird, N. Smeeton (2001): Hip dysplasia in bilateral cerebral palsy: incidence and natural history in children aged 18 months to 5 years. Dev Med Child Neurol 43: 586–600

Senst, S. (1998): Der laterale Femurkopfdefekt bei Patienten mit infantiler Zerebralparese. Persönliche Mitteilungen

Senst, S., M. Schöttler (1995): Langfristige Ergebnisse bei minimalinvasiver Op-Technik zur Therapie der Hüft(sub)luxation bei Kindern mit ICP. Krankengymnastik 47: 1560–1580

Shea, K.G. u. Mitarb. (1997): Pemberton percapsular osteotomy to treat a dysplastic hip in cerebral palsy. JBJS Am 79: 1342–1351

Sherk, H., P.D. Pasquariello, J. Doherty (1983): Hip dislocation in cerebral palsy: selection for treatment. Dev Med Child Neurol 25: 738–746

Skoff, H.D., K. Keggi (1986): Total hip replacement in the neuromuscularly impaired. Orthop Rev 15: 154–159

Stasikelis, P.J., D.D. Lee, C.M. Sullivan (1999): Complications of osteotomies in severe cerebral palsy. J Ped Orthop 19: 207–210

Stotz, S. (1978): Quantitative elektromyographische Untersuchungen zur Indikation und zur Beurteilung muskelentspannender Operationen bei der infantilen Zerebralparese. Med. Literaturverlag GmbH, Uelzen

Stotz, S. (1997): Das Hüftgelenk bei neurologischen Erkrankungen, Therapie und Prophylaxe von Funktions- und Entwicklungsstörungen bei infantiler Cerebralparese. In: Die Hüfte. Enke, Stuttgart: 139–148

Stotz, S. (2000): Therapie der infantilen Zerebralparese. Pflaum, München

Strobl, W. (2002): Neurogene Wirbeläulendeformitäten: Sitzen und Sitzhilfen – Prinzipien der Anpassung. Der Orthopäde 31: 58–64

Tachdijan, M.O., W.L. Minear (1956): Hip dislocation in cerebral palsy. JBJS A-38: 1358–1364

Thom, H. (1991): Prophylaxe der Hüftluxation bei spastisch gelähmten Kindern durch therapiegerechte Rollstuhlversorgung. Rehabilitation 30: 109–115

Turker, R.J., R. Lee (2000): Adductor tenotomies in children with quadriplegic cerebral palsy: longer term follow-up. J Ped Orthop 20: 370–374

Vidal, J., P. Deguillaume, M. Vidal (1985): The anatomy of the dysplastic hip in cerebral palsy related to prognosis and treatment. Intern Orthop 9: 105–110

Weber, M., M.E. Cabanela (1999): Total hip arthroplasty in patients with cerebral palsy. Orthopaedics 22: 425–427

Widmann, R.F. u. Mitarb. (1999): Resection arthroplasty of the hip for patients with cerebral palsy: an outcome study. J Ped Orthop 16: 805–810

Willenborg, M.J. u. Mitarb. (2002): Technique for iliopsoas ultrasound-guided active electromyography-directed boulinum a toxin injection in cerebral palsy. J Ped Orthop 22 (5): 165–168

10.2 Myelomeningozele

R. Brunner

Synonyme

Spina bifida.

Definition

Myelomeningozelen (MMC) beruhen auf Spaltfehlbildungen von Rückenmark, Hirnhäuten und Wirbeln. Im fehlgebildeten Bereich sind auch die neurologischen Strukturen falsch angelegt, so dass es zu motorischen wie sensiblen Ausfällen des willkürlichen und vegetativen Nervensystems kommt.

Ätiopathogenese

Für den Bewegungsapparat sind die sensorischen – einschließlich der propriozeptiven Funktionen – und die motorischen Ausfälle entscheidend. Während proximal der Läsion die neurologischen Funktionen in der Regel normal sind, folgt nach distal eine Zone mit motorischer Schwäche und Hypästhesie. Weiter distal können diese Funktionen vollständig fehlen. Von motorischer Seite besteht typischerweise eine Schwäche oder vollständige Parese.

Das zusätzliche Auftreten von Spastizität lässt auf eine Komplikation schließen und legt den Verdacht auf ein **Tethered-Cord-Syndrom** nahe.

Diagnostik

Bei MMC ist das Myelon im fehlgebildeten Bereich immer an der Wand des Spinalkanals und der Narbenplatte adhärent. Die Dysfunktion, die als Tethered-Cord-Syndrom bezeichnet wird, entsteht aber erst bei Zug während des Wachstums. Erste Anzeichen sind neurologische Verschlechterungen von Sensibilität und Motorik, die zunächst bei nur langsamer Progredienz inapparent verlaufen können. Um Störungen jedoch rechtzeitig zu erfassen, sind regelmäßige jährliche Kontrollen von Sensibilität und Motorik notwendig. Zur Überwachung der Motorik eignet sich die Erstellung eines Muskelstatus, der auch als Dokument dient und im Vergleich neurologische Veränderungen aufzeigen kann. Wird das Tethered-Cord-Syndrom zu spät entdeckt, besteht die Gefahr, dass sich die Veränderungen nicht mehr erholen. Dadurch können die Funktionen bei einem Patienten dauerhaft beeinträchtigt bleiben.

Für die Hüfte ist die **Höhe** der Fehlbildung und damit **des neurologischen Niveaus** aus zweierlei Hinsicht entscheidend: Sie bestimmt zum einen mit den entsprechenden motorischen Ausfällen die Aktivitäten des Patienten und zum anderen den Grad der muskulären dynamischen Stabilisierung des Hüftgelenks.

10.2.1 Kontrakturen

Das Muskelgleichgewicht kann nicht mehr als wesentlicher Faktor für die Entwicklung von Deformitäten an der Hüfte von Patienten mit Spina bifida angesehen werden (Broughton u. Mitarb. 1993). Andere Faktoren wie Haltung und Schwerkraft sind deshalb von großer Bedeutung.

Normal sind Hüfte und Knie im Stehen voll gestreckt bis leicht überstreckt. Dadurch werden aus der Bodenreaktionskraft externe Extensionsmomente in diesen Gelenken aufgebaut, so dass ein Stehen mit wenig Muskelaktivität möglich wird (Abb. 10.21). Dafür notwendig ist jedoch, dass der M. triceps surae den Unterschenkel über den Hebelarm Fuß im Raum gegenüber dem Schwerpunkt des Körpers entsprechend einstellt. Besonders wenn Kraft fehlt, wie bei Patienten mit MMC, kann eine aufrechte Haltung über dieses biomechanische System trotz allgemein fehlender oder nicht ausreichender Muskelkraft eingenommen werden.

Bei **fehlender Kraft** oder übergroßer Länge des M. triceps surae und seiner Sehne kommt der Unterschenkel aber in Vorlage und damit das Knie in Flexionsstellung. In dieser Position muss die Kniestreckmuskulatur kompensatorisch das Kniegelenk gegenüber der jetzt auftretenden Beugekraft halten, um ein Stehen zu ermöglichen. Entsprechend korreliert bei Patienten mit MMC die Gehfähigkeit mit der Kraft des M. quadriceps (Schopler u. Menelaus 1987). Da das Drehmoment des M. quadriceps extensionsnah geringer wird, besteht häufig eine leichte Beugehaltung im Knie, welche ihrerseits wieder durch eine Hüftbeugestellung kompensiert werden muss, um nicht zu stürzen. Dieselben Mechanismen wirken grundsätzlich während der Standphase beim Gehen. Gehfähige Patienten mit Hackenfüßen entwickeln aufgrund einer Schwäche des M. triceps surae deshalb häufig echte Beugekontrakturen am Knie und – seltener – auch an der Hüfte.

Erstaunlicherweise ist eine **Flexionskontraktur** bei MMC häufiger bei zentrierten Hüftgelenken als bei luxierten anzutreffen. Eine operative Reposition bei luxiertem Hüftgelenk zur Vermeidung oder Behandlung einer Kontraktur ist deshalb nicht angezeigt. Die Flexionskontrakturen entstehen durch mangelnde Extension im Alltag. Häufiges Sitzen ist sicher eine Ursache. Aber auch im Liegen wird die Hüfte nicht vollständig gestreckt. In Bauchlage liegt der konisch nach distal auslaufende Oberschenkel der Unterlage auf, und das Hüftgelenk steht damit immer noch in einer Beugestellung von ca. 10° (Abb. 10.22). Bis zur vollständigen Extension von 10° fehlen also immer noch 20°. In Rückenlage wird erfahrungsgemäß eher das Becken nach ventral gekippt als die Hüfte gestreckt. Im Stehen und Gehen – mit leicht gebeugten Knien – müssen die Hüften kompensatorisch leicht gebeugt werden, um nicht zu fallen. Bei stärkerer Kniebeugestellung neigen sich die Patienten zudem leicht nach vorn, um damit ein externes Streckmoment im Knie aufzubauen und die Belastung im Quadrizeps zu reduzieren.

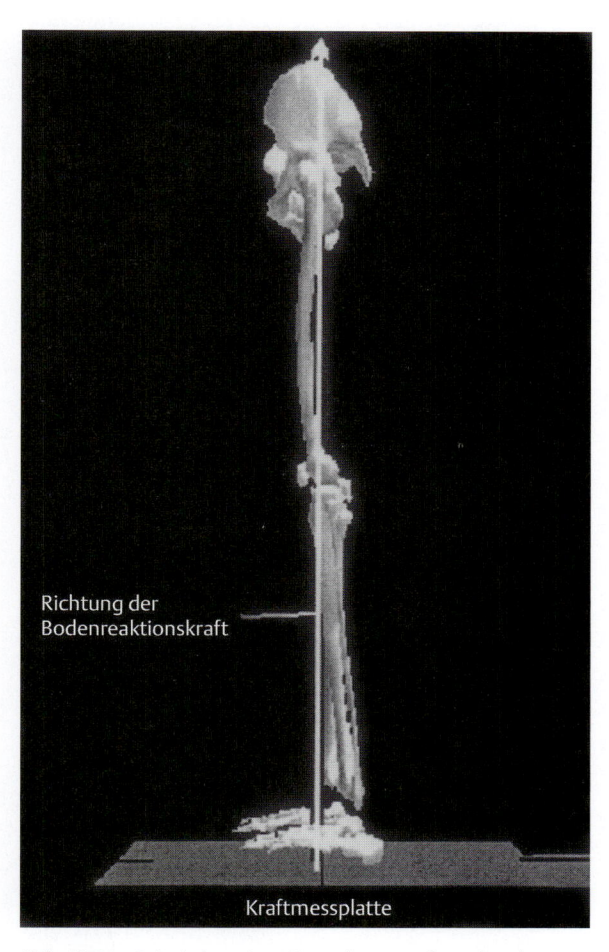

Abb. 10.21 Beinskelett einer Normalperson, das anhand von aufgenommenen Daten im Ganglabor modelliert wurde. Eingezeichnet ist die Lokalisation und Ausrichtung der Bodenreaktionskraft.

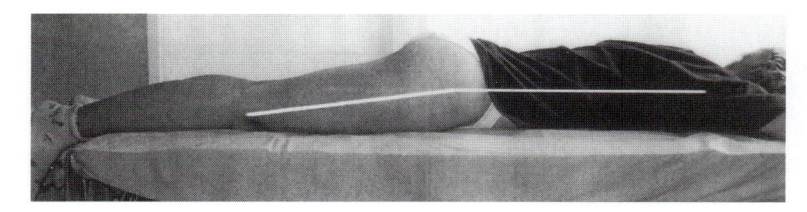

Abb. 10.22 Stellung im Hüftgelenk in Bauchlage: leichte Hüftflexion.

Therapie

Konservative Therapie

Als **prophylaktische Maßnahme** muss jedes Hüftgelenk täglich in die maximale Streckstellung gebracht werden. Stellen sich trotzdem Hüftbeugekontrakturen ein, müssen sie nur dann operativ korrigiert werden, wenn die Streckung auch genutzt werden kann. In diesen Fällen muss die an der Spina ilica anterior superior ansetzende Muskulatur, gegebenenfalls auch der M. iliopsoas verlängert werden. Intramuskuläre Verfahren werden dabei vorgezogen, da der Kraftverlust geringer ist als bei extramuskulären rein sehnigen Verlängerungen oder Release-Operationen (Brunner u. Mitarb. 2000, Brunner 1995).

Kinder mit MMC, die Paresen im Bereich der Hüften haben, liegen sehr häufig in sog. **Froschstellung** (Abb. 10.23). Dadurch werden die innenrotierenden und adduzierenden Weichteile überdehnt, die außenrotierenden und abduzierenden verkürzen sich dagegen. Diese Haltung mit den konsekutiven Deformitäten birgt die Gefahr einer vorderen Hüftluxation. Bei nicht gehfähigen Patienten bedingen diese Kontrakturen sehr breite Rollstühle für die abgespreizten Beine, welche weniger wendig und manövrierfähig sind. Bei gehfähigen Patienten kommt es zu einer dynamischen Instabilität der Beine: Die Patienten mit Teilparesen der Muskulatur müssen in verstärktem Maße indirekte passive Kräfte beim Stehen und Gehen einsetzen, die sie über Bewegungen des Rumpfes aufbauen. Je stärker die muskuläre Schwäche ausgeprägt ist, desto stärker pendeln die Patienten mit ihrem Rumpf (Bartonek u. Mitarb. 2002). Dazu müssen sie ein indirektes Extensionsmoment am Kniegelenk aufbauen können, was eine Verlagerung des Schwerpunktes vor das Kniegelenkzentrum erfordert. Bei in Außenrotation stehenden Beinen wird neben der Vorlage auch eine Verlagerung des Schwerpunktes zur Seite nötig, was zum Bild des **Duchenne-Hinkens** führt.

Aus diesen Gründen muss die Lagerung im Liegen nachts kontrolliert und die Froschstellung vermieden werden. Hierzu eignen sich Maßnahmen wie ein Zusammenbinden der Beine oder ein Zusammennähen der Schlafanzugshosen. Auch Lagerungshilfen wie Liegeschalen oder Lagerungskeile können hilfreich sein. In Rollstühlen kann die Abduktion eingeschränkt werden, soweit der Adduktionsdruck symmetrisch auf beiden Seiten ausgeübt wird (andernfalls rotiert das Becken mit der Gefahr der Entwicklung einer Skoliose).

Operative Therapie

Operativ können die Abduktoren an der Crista iliaca abgelöst werden. Man lässt sie anschließend nach distal gleiten und refixiert sie am neuen Ort (Operation nach Campbell) (Crenshaw 1987). Eine konsequente physiotherapeutische und orthetische Nachbehandlung ist aber Voraussetzung für einen Erfolg. Bei extremen Adduktionsfehlstellungen bleibt auch die valgisierende Femurosteotomie als Alternative.

10.2.2 Dynamische Instabilität

Unter einer dynamischen Instabilität versteht man das Unvermögen, eine Gelenkstellung aktiv kontrolliert halten zu können. Neben Muskelschwäche verstärken Kontrakturen und Gelenkluxationen dieses Phänomen. Bei Patienten mit Spina bifida kommt der Sensibilitätsverlust hinzu, so dass sie ihre Instabilität nur unzureichend wahrnehmen und damit noch schlechter reagieren können. Diese dynamische Instabilität an der Hüfte prädisponiert zur Luxation des Gelenks.

Therapie

Konservative Therapie

Sowohl zur Stabilisierung als auch zur Vermeidung und Behandlung von Kontrakturen und Deformitäten werden deshalb oft **hoch reichende Apparate** (MMC-Orthesen), wie die THKAFO-Orthese (Trunc-Hip-Knee-Ankle-Foot-Orthosis) oder **Gehapparate** (Parawalker, Reziprokator) eingesetzt (Abb. 10.24). Mit diesen Geräten werden auch sonst gehunfähige Patienten zu Schritten befähigt. Im Alltagsgebrauch erweisen sich diese Geräte allerdings meist als hinderlich beim Sitzen im Rollstuhl oder beim Toilettengang. Sie behindern die Selbstständigkeit. Das Gehen in

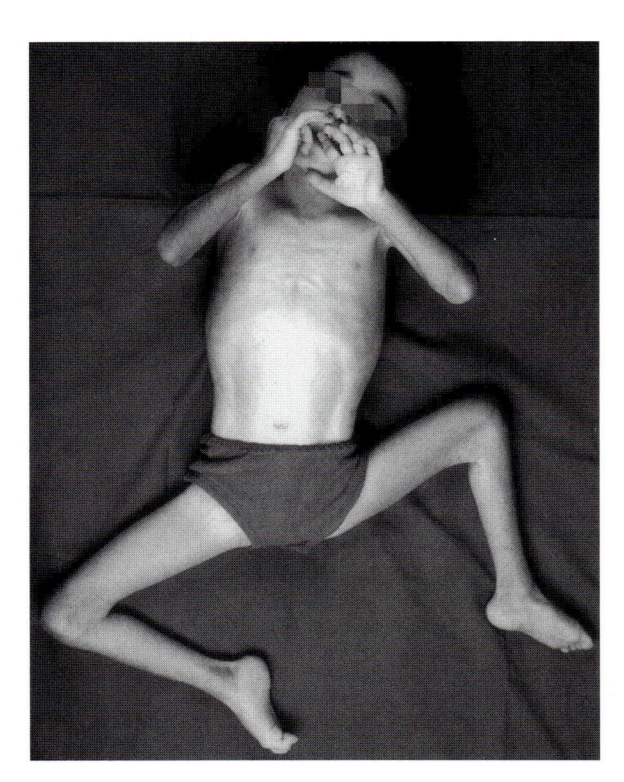

Abb. 10.23 Patient in Froschstellung.

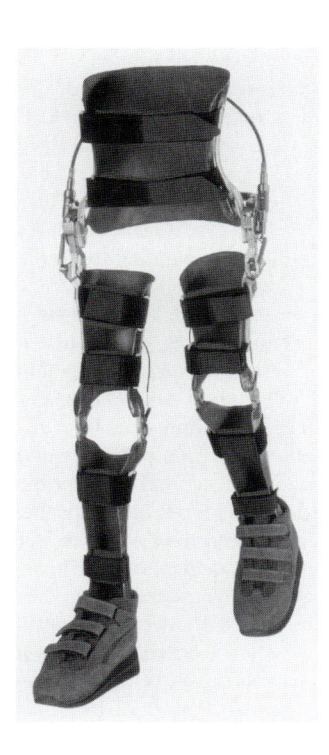

Abb. 10.24 Vorgefertigte MMC-Orthese (Otto Bock HealthCare GmbH).

Zu beachten ist allerdings, dass zum einen der verlagerte Muskel an seinem neuen Ort selten die gewünschte Kraft entfaltet und dass er zum anderen an seinem Entnahmeort fehlt. In neuerer Zeit wird auch die Bedeutung des Muskelungleichgewichtes in Frage gestellt (Broughton u. Mitarb. 1993). Damit bleiben Muskeltransfers im Bereich der Hüfte einzelnen speziellen Patienten vorbehalten. Beispielsweise lässt sich eine ventrale Hüftsubluxation durch Ventralverlagerung des M. iliopsoas stabilisieren. Der Patient büßt aber Hüftbeugekraft ein, was das Treppensteigen erschwert.

10.2.3 Luxation

Biomechanische und klinische Auswirkungen der Hüftluxation. Durch die Dezentrierung des Femurkopfes ist der Kopf nicht mehr durch das Azetabulum stabil mit dem Becken verbunden. Zumindest bis zur Ausbildung einer Neopfanne schwingt der Kopf bei Belastung gegenüber dem Becken. Beim Gehen muss folglich diese dynamische Instabilität muskulär kompensiert werden. Dafür ist sowohl die Propriozeption der Gewebe als auch die aktivierbare muskuläre Kraft entscheidend. Beides ist bei Patienten mit MMC nur eingeschränkt vorhanden. Zur Kompensation ihres Defizits neigen sich die Patienten über das instabile Standbein zur Seite und um sich zu halten generieren sie indirekte Kräfte aus Schwerkraft und Bodenreaktionskraft. Diese Kompensationen führen zu einer größeren Ausladung des Schwerpunktes nach lateral, was mehr Energie zur Fortbewegung erfordert und das Gehen instabiler macht. Schmerzen sind für die Hüftluxation bei Spina bifida nicht typisch. Auch relevante Kontrakturen sind bis auf eine Abduktionshemmung selten.

Luxationshäufigkeit und Läsionshöhe. Die Luxationshäufigkeit korreliert nicht mit der Höhe der neurologischen Affektion. Am häufigsten sind Luxationen und Subluxationen bei Patienten mit Lähmungen auf Höhe L2/L3, bei denen ein Teil der Muskulatur das Hüftgelenk noch stabilisieren kann. Bei höheren und vor allem tieferen neurologischen Niveaus sind Luxationen und Subluxationen zunehmend seltener (Broughton 1993). Als Grund für dieses Phänomen wird das Muskelungleichgewicht angesehen, indem die noch innervierten Adduktoren und Flexoren bei paretischen Abduktoren und Extensoren das Gelenk dezentrieren. Unbeachtet bleibt dabei allerdings, dass die Patienten mit einer Läsion in Höhe L3/L4 noch ohne hohe Hilfsmittel gehfähig sind und im Alltag ihren Beinen Funktionen abverlangen, die sie mit der Restfunktion ihrer Muskulatur nicht mehr stabilisieren können. Zur Kompensation für fehlende Muskelkraft kommen Bänder und Gelenkkapseln zum Einsatz, die langfristig aber ohne dynamische muskuläre Stabilisierung nicht standhalten und ausleiern. Zudem sind Sensibilität und Propriozeption eingeschränkt, so dass die Überforderung nicht wahrgenom-

diesen Apparaten kommt deshalb bei den allermeisten Patienten einer sportlichen Aktivität gleich, die sich meist nach der Adoleszenz mit Eintritt ins Berufsleben legt; die Patienten verlieren die Gehfähigkeit.

Ich ziehe es deshalb vor, wenn irgend möglich, auf hoch reichende Orthesen zu verzichten. Ich akzeptiere ein „unschönes" Gangbild mit tiefer orthetischer Versorgung, bei welcher der Patient gelernt hat, mit seiner dynamischen Instabilität selbst fertig zu werden. Diese Gehfähigkeit kann im Alltag viel besser eingesetzt und genutzt werden und bleibt daher eher erhalten. Eine Luxation oder Subluxation der Hüftgelenke hat auf diese Entscheidung keinen Einfluss. Da ein Gehen an Stöcken die Schultergelenke abnorm belastet, muss rechtzeitig eine **Rollstuhlversorgung** erfolgen. Der Patient kann auf diese Art den Stuhl für längere Strecken verwenden, behält aber langfristig seine Gehfähigkeit.

Operative Therapie
Zur Korrektur des muskulären Ungleichgewichts wurden verschiedene Muskelverlagerungsoperationen vorgeschlagen:
- Verlagerung des M. iliopsoas nach dorsal (Sharrard 1964),
- Verlagerung des M. iliopsoas nach ventral (Mustard 1952),
- Einrollen des M externus abdominis und Einsatz als Abduktor nach McKay (Tosi u. Mitarb. 1996).

men wird und hemmende Schmerzen nicht auftreten. Patienten mit einem höheren Lähmungsniveau sind schlechter gehfähig als Patienten mit tieferen Lähmungsniveaus, die eine bessere Muskelfunktion und Sensorik aufweisen. Damit dürfte auch der Faktor Alltag wesentlich dazu beitragen, dass ausgerechnet die Patienten mit einer Läsion in Höhe L3/L4 zu Hüftluxationen neigen.

„Kongenitale" oder „neurogene" Luxation. Manche Patienten (ungefähr die Hälfte unserer Patienten mit Hüftluxation) weisen schon präpartal oder als Säugling luxierende Hüften auf. Samuelsson u. Eklof (1990) fanden 10% luxierte Hüften bei Kindern mit Spina bifida im Alter von 10 Wochen. Trotzdem müssen diese Luxationen als neurogen, bedingt durch die Spina bifida, eingestuft werden. Sie dürfen nicht als eine sog. kongenitale Hüftdysplasie (DDH) betrachtet werden. Bei anderen Patienten kommt es während des Wachstums zur Luxation, trotz nachgewiesener normaler Hüftgelenke bei Geburt.

Therapie

Das Vorgehen bei Patienten mit Spina bifida bei vorhandener Hüftluxation ist umstritten. Während der radiologische Aspekt des luxierten Gelenks dazu stimuliert, den Normalzustand wieder herzustellen, ist die Luxation klinisch von viel geringerer Bedeutung. Wie bereits beschrieben, besteht eine Instabilität, doch hängt die Gehfähigkeit nicht von der Zentrierung des Hüftgelenks ab (Crandall u. Mitarb. 1989, Heeg u. Mitarb. 1998, Samuelsson u. Skoog 1988). Trotzdem wird die Funktion mit erfolgreich operierten Hüftluxationen als besser beschrieben (Alman u. Mitarb. 1996, Carroll 1987).

Schlussfolgerungen für eine Operationsindikation:
- Für beidseitige und vor allem symmetrische Luxationen besteht keine Notwendigkeit einer Intervention.
- Einseitige und stark asymmetrische Luxationen führen zu einem Beckenschiefstand im Sitzen, Stehen und Gehen, woraus eine Indikation zur operativen Korrektur abgeleitet werden kann (Carstens u. Mitarb. 1995, Heeg u. Mitarb. 1998).

Andere Autoren geben als Voraussetzung für die Indikation zu einem korrektiven Eingriff bei luxierter Hüfte starke Kniestrecker an.

Pathologisch-anatomisch entwickelt sich eine **rinnenförmige Deformität** am Azetabulum, die den Kopf hinausgleiten lässt. Am Femur verstärken sich Antetorsion oder/und Valgus. Das Gelenk selbst weist eine progrediente Dezentrierung auf (Abb. 10.25 a). Während der Kopf zunächst noch in manchen Stellungen reponiert bleibt und immer wieder heraus springt, fixiert sich mit der Zeit die Luxation, und das Azetabulum füllt sich mit Bindegewebe.

Bei **Säuglingen** kann ein **konservativer Versuch** zur Reposition der Hüfte unternommen werden. Da eine koordinierte Muskelaktivität wegen der Grundkrankheit nicht vorhanden ist, müssen dynamische Methoden wie die Pavlik-Bandage als unsicher angesehen werden. Wir ziehen deshalb statische Methoden vor: Nach 10–14 Tagen **Overheadextension** überprüfen wir das Repositionsergebnis und behandeln mit 6–12 Wochen **Becken-Bein-Gips** weiter. Lässt sich die Hüfte konservativ nicht reponieren, verzichten wir auf weitere Maßnahmen bis mindestens zu einem Zeitpunkt, wo auch knöcherne Korrekturen am Becken möglich werden. Eine lang andauernde Abspreizbehandlung birgt zudem das Risiko einer Abduktionskontraktur, da die Patienten ja ohnehin dazu neigen, in Froschstellung zu liegen. Wie bereits beschrieben, erschwert diese Kontraktur die Rehabilitation.

Wird die Entscheidung zur **operativen Korrektur** der Luxation getroffen, müssen **alle** vorhandenen pathologisch-anatomischen **Deformitäten korrigiert** werden.

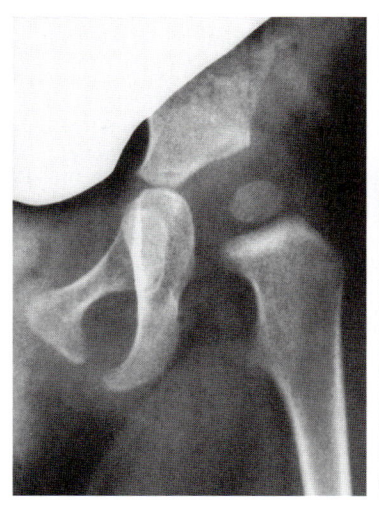

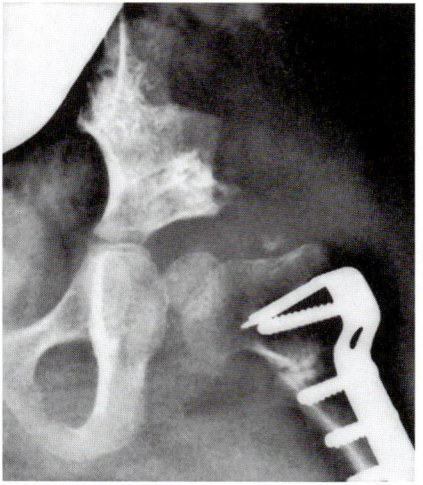

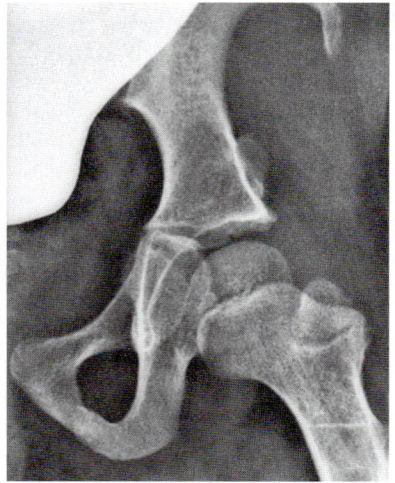

Abb. 10.25 a–c Hüftsubluxation bei Patienten mit MMC im Alter von 3 Jahren (**a**), 3 Monate postoperativ (**b**) und 3 Jahre postoperativ (**c**).

Wir führen über einen vorderen Zugang eine abgeänderte **Beckenosteotomie** nach Pemberton in Kombination mit einer **Derotation-Varisation** und **Verkürzung** am **Femur** sowie einer **offenen Reposition** durch. Die Operationsmethode wurde für Patienten mit Zerebralparese ausführlich beschrieben (Brunner 2000) (Abb. 10.**25b** u. **c**). **Postoperativ** ist eine Lagerungshilfe zur Kontrolle der Beinstellung angezeigt, eine Gipsfixation ist aber nicht notwendig. Sitzen erlauben wir nach ca. 3–4 Wochen, Stehen nach 5–6 und Gehen nach 6–8 Wochen in Abhängigkeit von der Hüftstabilität peroperativ sowie Gewicht, Alter und Mobilität des Patienten.

Ergebnisse

Dieses Vorgehen führte bei unseren Patienten in einem Nachkontrollzeitraum von durchschnittlich 5,8 Jahren in 77 % der Fälle zu stabil retinierten Hüften, wenn die Luxation im späteren Wachstumsalter auftrat. Bestand die Hüftpathologie aber schon als Säugling oder pränatal, wurde trotz wiederholtem operativen Vorgehen nur in 18 % der Fälle eine bleibende Reposition der Hüften erreicht (unveröffentlichte Daten). Der geringe Nutzen einer verbesserten Stabilität beim Gehen rechtfertigt damit den großen Eingriff nur bei Luxationen, die im späteren Lebensalter auftreten. In den übrigen Fällen wird die Luxation besser belassen.

Literatur

Alman, B.A., M. Bhandari, J.G. Wright (1996): Function of dislocated hips in children with lower level spina bifida. J Bone Joint Surg 78-B: 294–298

Bartonek, A., H. Saraste, M. Eriksson, L. Knutson, A.G. Cresswell (2002): Upper body movement during walking in children with lumbo-sacral myelomeningocele. Gait Posture 15: 120–129

Broughton, N.S., M.B. Menelaus, W.G. Cole, D.B. Shurtleff (1993): The natural history of hip deformity in myelomeningocele. J Bone Joint Surg Br 75 (5): 760–763

Brunner, R. (1995): Veränderung der Muskelkraft nach Sehnenverlängerung und Sehnenverlagerung. Orthopäde 24: 246–251

Brunner, R. (2000): Die Rekonstruktion des luxierten Hüftgelenkes bei spastischer infantiler Zerebralparese. Operat Orthop Traumatol 12: 24–39

Brunner, R., R.T. Jaspers, J.J.M. Pel, P.A. Huijing (2000): Acute and long-term effects on muscle force after intramuscular aponeurotic lengthening. Clin Orthop 378: 264–273

Carroll, N.C. (1987): Assessment and management of the lower extremity in myelodysplasia. Orthop Clin North 18-A: 709–724

Carstens, C., J. Rohweder, R. Berghof (1995): Orthetische Versorgung und Gehfähigkeit von Patienten mit Myelomeningozele – eine Analyse der Einflussfaktoren. Z Orthop Ihre Grenzgeb 133: 214–221

Crandall, R.C., R.C. Birkebak, R.B. Winter (1989): The role of hip location and dislocation in the functional status of the myelodysplastic patient. A review of 100 patients. Orthopedics 12: 675–684

Crenshaw, A.H. (1987): Campbell's operative orthopaedics. 7 th ed. Mosby, St. Louis: 2988

Heeg, M., N.S. Broughton, M.B. Menelaus (1998): Bilateral dislocation of the hip in spina bifida: a long-term follow-up study. J Pediatr Orthop 18: 434–436

Menelaus, M.B. (1976): The hip in myelomeningocele. Management directed towards a minimum number of operations and a minimum period of immobilisation. J Bone Joint Surg 58-B: 448–452

Mustard, W.T. (1952): Iliopsoas transfer for weakness of hip abductors: preliminary report. J Bone Joint Surg 34-A: 647

Samuelsson, L., M. Skoog (1988): Ambulation in patients with myelomeningocele: a multivariate statistical analysis. J Pediatr Orthop 8: 569–575

Samuelsson, L., O. Eklof (1990): Hip instability in myelomeningocele. 158 patients followed for 15 years. Acta Orthop Scand 61: 3–6

Schopler, S.A., M.B. Menelaus (1987): Significance of the strength of the quadriceps muscles in children with myelomeningocele. J Pediatr Orthop 7: 507–512

Sharrard, W.J. (1964): Posterior iliopsoas transplantation in the treatment of paralytic dislocaton of the hip. J Bone Joint Surg 46-B: 426

Tosi, L.L., B.D. Buck, S.S. Nason, D.W. McKay (1996): Dislocation of hip in myelomeningocele. The McKay hip stabilization. J Bone Joint Surg 78-A: 664–673

10.3 Duchenne-Muskeldystrophie

R. Forst und A. Ingenhorst

Synonyme

Maligne X-chromosomal-rezessive Muskeldystrophie Duchenne.

Ätiologie

Die Duchenne-Muskeldystrophie (DMD) ist die häufigste hereditäre Myopathie. Sie wird X-chromosomal-rezessiv vererbt, so dass mit wenigen Ausnahmen nur das männliche Geschlecht betroffen ist. Die Inzidenz beträgt 1 : 3.500 männliche Neugeborene. Bei einem Drittel der Fälle sind Vorerkrankungen in der Familie bekannt. Der Gendefekt ist auf dem kurzen Arm des X-Chromosoms (Xp21.2) lokalisiert. Pathogenetisch beruht die DMD auf dem Fehlen bzw. hochgradigen Mangel (< 3 %) des Muskelzellmembranproteins „Dystrophin". Der eigentliche Pathomechanismus des Muskelzelluntergangs mit zunehmender Lipomatose und Fibrose der Muskulatur ist unbekannt (Forst u. Mitarb. 2003).

Der natürliche Verlauf ist nahezu konstant. Anamnestisch wird häufig über einen verspäteten Laufbeginn nach dem 18. Lebensmonat berichtet. Nicht selten wird die **Erkrankung** aufgrund einer „scheinbar symptomlosen Phase" **anfangs übersehen** und erste Symptome, wie z. B. häufiges Fallen, Unfähigkeit zu rennen oder zu hüpfen oder der Zehenspitzengang falsch gedeutet. Die Muskelschwäche wird meist bereits ab einem Alter von 3–4 Jahren deutlich, typischerweise im Beckengürtelbereich und an den Oberschenkeln. Die Wadenmuskulatur kann bereits schon jetzt **Pseudohypertrophien** infolge eines Fett- und Bindegewebeersatzes zeigen (Abb. 10.26).

Die Patienten haben häufig einen Watschelgang mit positivem Trendelenburg-Zeichen und Schwierigkeiten, vom Boden aufzustehen. Dies gelingt ihnen nur über den Vierfüßlerstand und durch ein Hochklettern an sich selbst (Gowers-Zeichen). Ab dem 4.–6. Lebensjahr werden zunehmende Einschränkungen der Überstreckfähigkeit der Hüft-, Knie- und Sprunggelenke sowie eine Adduktionseinschränkung der Hüftgelenke beobachtet. Die Bewegungseinschränkungen führen unbehandelt zu Beugeabduktionskontrakturen in Hüftgelenken, Beugekontrakturen in den Kniegelenken sowie Spitzfußkontrakturen beider Sprunggelenke, so dass die Patienten im Alter von durchschnittlich 9,5 Jahren ihre unabhängige Geh- und Stehfähigkeit verlieren. Zuvor geht die Fähigkeit, vom Boden aufzustehen und Treppen zu steigen, verloren.

Im Rollstuhlstadium entwickelten weit über 90% der Patienten eine rasch progrediente Skoliose mit zunehmender Beckenschiefe, die auch nach Wachstumsabschluss weiter zunimmt und unbehandelt Werte von über 100° nach Cobb erreichen kann. Ferner entwickeln sich zunehmende Kontrakturen der oberen Extremitäten. Wegen der gleichzeitig zunehmenden Schwäche der Atemmuskulatur resultiert eine restriktive Ventilationsstörung mit Symptomen der chronischen Unterbeatmung, die frühzeitig erfragt werden muss, um eine rechtzeitige apparativ-assistierte Beatmung einzuleiten (Abb. 10.27).

Die Mehrzahl der Patienten leidet zudem an einer Kardiomyopathie mit zunächst subjektiv nicht belastenden Herzrhythmusstörungen. In fortgeschrittenem Stadium entwickelt sich meist eine lebensbegrenzende dilatative Kardiomyopathie (Forst 2000). Unbehandelt versterben die meisten Patienten infolge kardialer und/oder pulmonaler Dekompensation noch vor dem Erreichen des 20.–25. Lebensjahres.

Diagnostik

Eine möglichst frühe Diagnose der DMD ist entscheidend, um die betroffenen Familien genetisch beraten zu können und vor allem Zweit- bzw. weitere Erkrankungen in einer Familie zu vermeiden. Bei Jungen, die spät laufen lernen (> 18. Lebensmonat) und solchen mit Verdachtssymptomen („Spätentwickler", „Tollpatsch"), sollte umgehend die Creatinkinase (CK) im Serum bestimmt werden, die bei der DMD bereits ab der 4.–6. Lebenswoche massiv erhöhte Werte aufweist und damit wegweisend für die weitere Diagnostik ist. Zur Sicherung der Diagnose ist sowohl eine Muskelbiopsie mit immunhistochemischer und Western-Blot-Dystrophinanalyse als auch eine molekulargenetische Untersuchung zum Nachweis von Deletionen oder Duplikationen bzw. Punktmutationen im Dystrophin-Gen erforderlich.

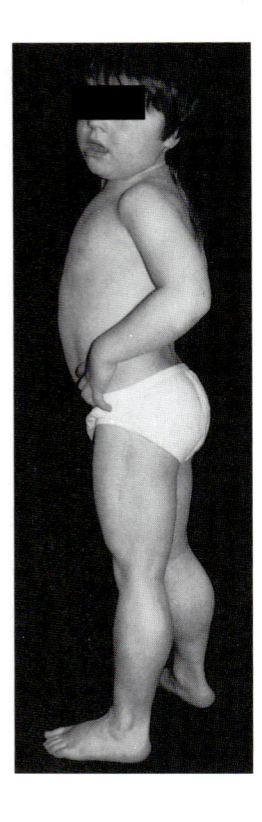

Abb. 10.26 6-jähriger Junge mit Duchenne-Muskeldystrophie. Deutliche Pseudohypertrophien der Waden mit Verlust der Dorsalextension in beiden Sprunggelenken sowie verstärkter Lumballordose infolge von Schwäche der Glutealmuskulatur.

Therapie

Nach heutiger Auffassung sollte die DMD im Sinne eines prophylaxeorientierten Konzeptes wie folgt behandelt werden (Forst 2000): Im symptomatischen Therapiespektrum der DMD spielt die Physiotherapie eine differenzierte Rolle. Aufgrund der besonders raschen Progredienz können durch physiotherapeutische Maßnahmen Kontrakturen nur bedingt verhütet und die Muskelkraft kaum verbessert werden. Meist ab einem Alter von 4–6 Jahren werden kontrakturprophylaktische Operationen an beiden Beinen erforderlich, die nachweislich die Phase der unabhängigen Gehfähigkeit um bis zu 2 Jahre verlängert (Forst 1999, Forst u. Forst 1999). Die Operation hat das Ziel der Wiederherstellung der physiologischen Beweglichkeit der Gelenke beider Beine. Sie umfasst die beidseitige Durchtrennung von M. tensor fasciae latae, M. sartorius und M. rectus femoris ansatznah im Bereich der Spina iliaca anterior, die Aponeurektomie des Tractus iliotibialis einschließlich des Septum intermusculare, die Durchtren-

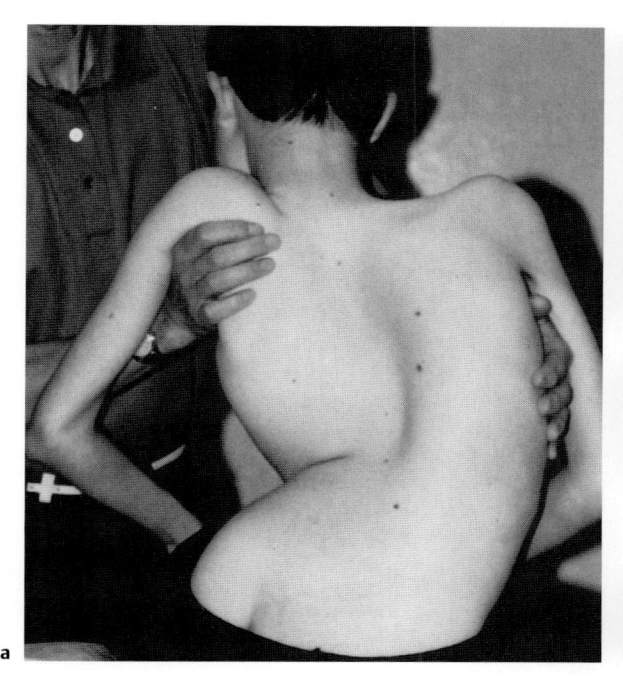

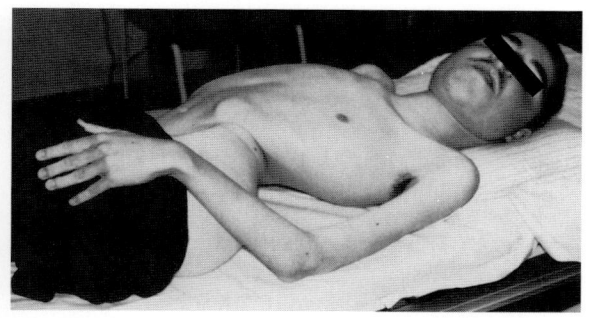

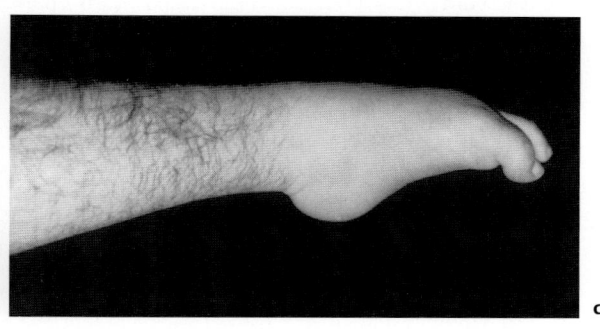

Abb. 10.27 a–c 17-jähriger Patient mit unbehandelter Duchenne-Muskeldystrophie. Ausgeprägte rechtskonvexe Skoliose mit Beckenschiefstand nach rechts, nur mit Hilfe sitzfähig (**a**), überwiegend bettlägerig (**b**), ausgeprägte Spitz-Klump-Füße (**c**) sowie Hüft- und Kniebeugekontrakturen, restriktive Ventilationsstörung (FVC < 20%).

nung der fibrotischen distalen Fasern des M. biceps femoris, eine subkutane Kniebeugesehnentenotomie sowie eine frontale Achillessehnenverlängerung. Beim Überwiegen des M. tibialis posterior, meist in späteren Stadien der Erkrankung, sollte zusätzlich eine Verlagerung der Tibialis-posterior-Sehne durch die Membrana interossea auf den lateralen Fußrücken erfolgen. Diese kontrakturlösende Operation kann ebenfalls zu Beginn des Rollstuhlstadiums empfohlen werden, wenn die Eltern eine frühe Operation abgelehnt oder sich Kontrakturen erst sehr spät entwickelt haben. Das Ziel dieser Operation ist die Durchführung eines Stehtrainings mit möglichst geraden Beinachsen. Postoperativ erfolgt keinerlei Gipsbehandlung. Die Patienten werden ab dem 2. Tag mobilisiert und sind ab dem 8.–10. Tag wieder selbstständig gehfähig.

Wegen des nachgewiesenen positiven Einflusses auf die Muskelkraft, sollte sich postoperativ bis zum Verlust der Gehfähigkeit aus heutiger Sicht eine Steroidmedikation mit Prednison (0,75 mg/kg KG/Tag) oder Deflazacort (0,9 mg/kg KG/Tag) anschließen (Forst 2000).

Nach dem Verlust der Gehfähigkeit werden bei kontrakturfreien bzw. -armen Gelenken Beinorthesen angepasst oder eine Stehhilfe verordnet, die dem dann rollstuhlabhängigen Patienten auch ein Stehen mehrmals am Tag ermöglicht. Es ist belegt, dass durch tägliches Stehen von etwa 2 Stunden – mit Unterbrechungen – die Entwicklung der Skoliose und der Ateminsuffizienz signifikant verzögert wird (Galasko u. Mitarb. 1995). Erst bei manifester, hämodynamisch wirksamer Herzinsuffizienz sollte das Stehtraining beendet werden, um ein Kreislaufversagen durch die plötzlichen Volumenschwankungen bei der Vertikalisierung der Patienten zu vermeiden. Beim Auftreten einer nachgewiesenen progredienten Skoliose (> 25°) besteht die Indikation zur operativen Wirbelsäulenstabilisierung, die ausschließlich auf eine Verbesserung der Sitzposition zielt (Forst u. Mitarb. 1997). Beim Nachweis von Symptomen einer chronischen Unterbeatmung (z. B. Kopfschmerzen, Albträume, Konzentrationsstörungen) erfolgt nach nächtlicher Blutgasanalyse (pCO_2-Anstieg!) zunächst eine abendliche apparativ-assistierte Beatmung, die in späteren Stadien der Erkrankung als Dauerbeatmung fortgesetzt wird. Durch diese Behandlungskaskade lässt sich die Lebensqualität der Patienten entscheidend verbessern und die Lebenserwartung verlängern.

Hüftgelenkproblematik bei der Duchenne-Muskeldystrophie. Beim Duchenne-Muskeldystrophiker beginnt im natürlichen Verlauf mit 5–7 Jahren ein **typischer Haltungsverfall** (Rideau 1987, Forst u. Forst 1999). Die DMD startet im Sinne einer Schwäche der Beckengürtelmuskulatur. Verursacht durch eine zunehmende Insuffizienz der kleinen Glutealmuskeln wird der M. tensor fasciae latae aufgrund seiner physiologisch effektvollen Abduktionsfunktion zunehmend als Hilfsmuskel eingesetzt, wenngleich seine Abduktionskraft nur etwa halb so groß wie diejenige des M. gluteus medius ist. Wegen seines beträchtlich längeren Hebelarmes ist er jedoch ein sehr guter Beckenfixierer, der wegen der Muskelschwäche des M. gluteus medius nun vermehrt Arbeit leisten muss. Regelhaft findet sich daher aufgrund dieser Mehrbeanspruchung bereits in sehr frühem Alter eine **deutliche Verkürzung des M. tensor fasciae latae mit Elastizitätsverlust** (Lipomatose und Fibrose) (Siegel 1992), die häufig übersehen wird. Die Konsequenz ist eine relative Verkürzung zwischen Ursprung und Ansatz mit Adduktionseinschränkung der Hüftgelenke. Drennan (1983) sah in der Verkürzung des Tractus iliotibialis einen funktionellen Vorteil für den Patienten beim Gehen mit vergrößerter Schrittbreite, da dadurch das Bein in der Schwungphase nicht in Adduktion abweichen kann. Eine relevante Gangsicherheit wird jedoch nicht erreicht, eher eine vermehrte Sturzgefahr bewirkt, die sich nach frühzeitiger operativer Behandlung der beginnenden Hüftabduktionskontraktur deutlich reduziert.

Cambridge u. Drennan (1987) beobachteten, dass DMD-Patienten zunächst einen **asymmetrischen Stand** entwickeln, bei dem das Bein, das das Körpergewicht trägt, eine Knie- und Hüftextension aufweist, während das andere Bein leicht vorwärts positioniert in Knie- und Hüftflexion eingestellt ist. Dies führte infolge einer sog. „Infrapelvic obliquity" zur Ausbildung einer funktionellen Skoliose. Andererseits konnten Smith u. Mitarb. (1989) keinen Zusammenhang zwischen der Schwere der Skoliose und einem vorausgegangenen „Release" des Tractus iliotibialis finden, ohne jedoch die Releasetechnik näher zu beschreiben. Deren Wahl entscheidet jedoch über die Effizienz dieser Maßnahme (Rideau u. Mitarb. 1995, Forst 1999).

Die Bedeutung der zusätzlichen **Hüftbeugekontrakturen** zur Verkürzung des Tractus iliotibialis wurde für die Destabilisierung des Ganges und die Asymmetrie des Standes lange Zeit unterschätzt (Rideau u. Mitarb. 1995). Die Hüftbeugeabduktionskontraktur ist meist rechts stärker ausgeprägt als links (Rideau u. Mitarb. 1995). Fürderer u. Mitarb. (2000) beobachteten bei 12 von 15 Patienten mit Duchenne-Muskeldystrophie eine Korrelation von Hüftkontraktur und seitlicher Ausbiegung der Skoliose. Sie fanden bei seitendifferentem Kontrakturausmaß die Skoliosekonvexität ipsilateral der ausgeprägteren Kontraktur, die mehrheitlich eine Hüftbeuge- oder -abduktionskontraktur war (Abb. 10.**28**).

Walton u. Warrick (1954) beobachteten bei 61 Patienten mit unterschiedlichen Muskeldystrophien in 16 % der Fälle eine **Coxa valga**. Chan u. Mitarb. (2001) fanden unter 54 Patienten mit Duchenne-Muskeldystrophie im mittleren Alter von 13,2 Jahren (6,2–17,8 Jahre) bei 35 Patienten (65 %) keine (Sub)Luxationen der Hüftgelenke, bei 15 Patienten (27,8 %) eine einseitige **Hüftsubluxation**, bei 1 Patienten (1,8 %) eine beidseitige Hüftsubluxation (blieb unbehandelt) und bei 3 Patienten (5,6 %) eine einseitige **Hüftluxation** (Abb. 10.29). Die Autoren fanden bezüglich des Migrationsgrades der Hüfte eine signifikante Korrelation zwischen dem Ausmaß der Beckenschiefe und dem Alter sowie dem Skoliosewinkel. Die Entwicklung der

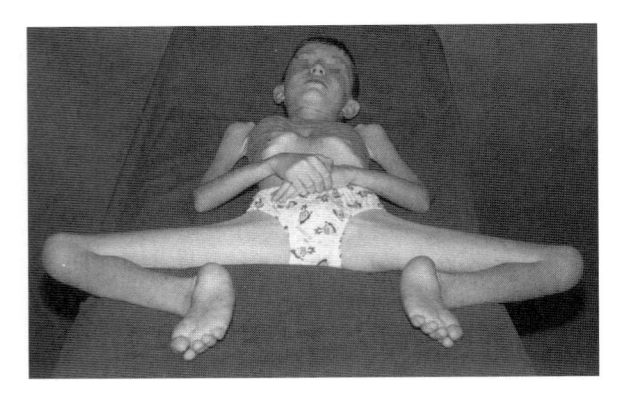

Abb. 10.28 12-jähriger Junge mit unbehandelter Duchenne-Muskeldystrophie. Ausgeprägte Hüftbeugeabduktionskontrakturen, Kniebeugekontrakturen und myopathische Klumpfüße beidseits. Rückenlage nur in „Froschposition" möglich. Außerdem rechtskonvexe Skoliose, Trichterbrust und Beugekontrakturen beider Ellenbogengelenke.

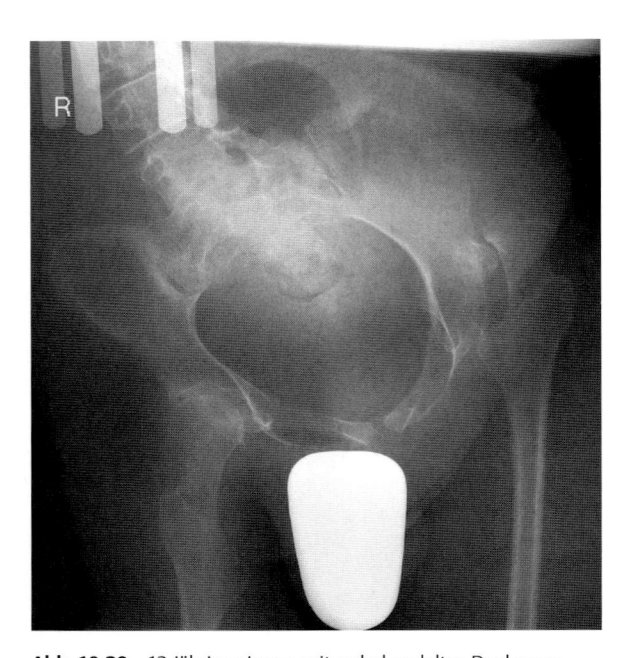

Abb. 10.29 12-jähriger Junge mit unbehandelter Duchenne-Muskeldystrophie. Asymptomatische Hüftluxation links infolge (?) rechtskonvexer Skoliose mit nach rechts abfallendem Beckenschiefstand sowie Coxa valga beidseits mit zentrierter Hüfte rechts.

Hüftgelenkmigration wurde insbesondere bei älteren Patienten beobachtet, die infolge einer progredienten Skoliose eine zunehmende Beckenschiefe entwickelten. Die (sub)luxierte Hüfte fand sich fast immer auf der höher stehenden Beckenseite, so dass die Skoliose als das initiale Ereignis für die Entwicklung der Hüftdislokation anzunehmen ist und nicht umgekehrt.

Auch wenn die Inzidenz einer Hüftgelenkdislokation bei der Duchenne-Muskeldystrophie deutlich niedriger ist als die bei Patienten mit Spina bifida, spinaler Muskelatrophie oder infantiler Zerebralparese, muss bei Patienten im Rollstuhlstadium und insbesondere bei bereits beginnender Skoliose konsequent die Hüftsituation beobachtet werden.

Eine allgemein gültige Aussage zu differenzierten therapeutischen Konsequenzen für das (sub)luxierte Hüftgelenk bei Duchenne-Muskeldystrophie lässt sich aufgrund des zu geringen Datenmaterials nicht treffen. In Übereinstimmung mit unseren eigenen Beobachtungen gab in der Studie von Chan u. Mitarb. (2001) lediglich 1 Patient von insgesamt 54 Patienten mit einer Hüftsubluxation Hüftschmerzen an. Berücksichtigt man allerdings die Tatsache, dass Hüft(sub)luxationen bei der Duchenne-Muskeldystrophie fast ausschließlich bei Patienten mit einem Beckenschiefstand von > 10°, d.h. bei manifester Skoliose auftreten, so muss die Bedeutung einer rechtzeitigen Indikationsstellung zur Wirbelsäulenstabilisierung mit bestmöglicher Korrektur der Beckenschiefe ganz besonders hervorgehoben werden, zumal hierdurch ein zum Zeitpunkt der operativen Wirbelsäulenstabilisierung beginnender Migrationsprozess eines subluxierten Hüftgelenks gut beeinflusst werden kann.

Literatur

Cambridge, W., J.C. Drennan (1987): Scoliosis associated with Duchenne muscular dystrophy. J Pediat Orthop 7 (4): 436–440

Chan, K.G., C.S. B. Galasko, C. Delaney (2001): Hip subluxation and dislocation in Duchenne muscular dystrophy. J Pediatr Orthop Part B 10: 219–225

Drennan, J.C. (1983): Orthopaedic management of neuromuscular disorders. J. B. Lippincott Company, Philadelphia, Toronto

Forst, J. (1999): Bedeutung orthopädisch-operativer Behandlungsmaßnahmen an den unteren Extremitäten für den Verlauf der Duchenne-Muskeldystrophie. Verlag Mainz, Aachen

Forst, J., R. Forst (1999): Lower limb surgery in Duchenne muscular dystrophy. Neuromusc Disord 9: 176–181

Forst, R. (2000): Die orthopädische Behandlung der Duchenne-Muskeldystrophie. Enke, Stuttgart

Forst, R., A. Ingenhorst, W. Mortier (2003): Neuromuskuläre Erkrankungen. In: Wirth, C.J., L. Zichner: Orthopädie in Klinik und Praxis. Thieme, Stuttgart: 223–373

Forst, R., J. Forst, K.D. Heller, K. Hengstler (1997): Besonderheiten in der Behandlung von Skoliosen bei Muskelsystemerkrankungen. Z Orthop 137: 95–105

Fürderer, S., C. Hopf, J. Zöllner, P. Eysel (2000): Skoliose und Hüftbeugekontraktur bei Duchennescher Muskeldystrophie. Z Orthop 138: 131–135

Galasko, C.S. B., J.B. Willamson, C.M. Delaney (1995): Lung function in Duchenne muscular dystrophy. Eur. Spine J 4: 263–267

Rideau, Y., G. Duport, A. Delaubier, C. Guillou, A. Renardel Irani, J.R. Bach (1995): Early treatment to preserve quality of locomotion for children with Duchenne muscular dystrophy. Semin Neurol 15 (1): 9–17

Siegel, I.M. (1992): Compartmental syndrome in Duchenne muscular dystrophy: early evaluation of an epiphenomenon leading to wasting, weakness and contracture. Med Hypotheses 38 (4): 339–345

Smith, A.D., J. Koreska, C.F. Moseley (1989): Progression of scoliosis in Duchenne muscular dystrophy. J Bone Jt Surg 71-A (7): 1066–1074

Walton, J.N., C.K. Warrick (1954): Osseous changes in myopathy. British J Radiol 27: 1–15

11 Die Osteonekrose im Erwachsenenalter

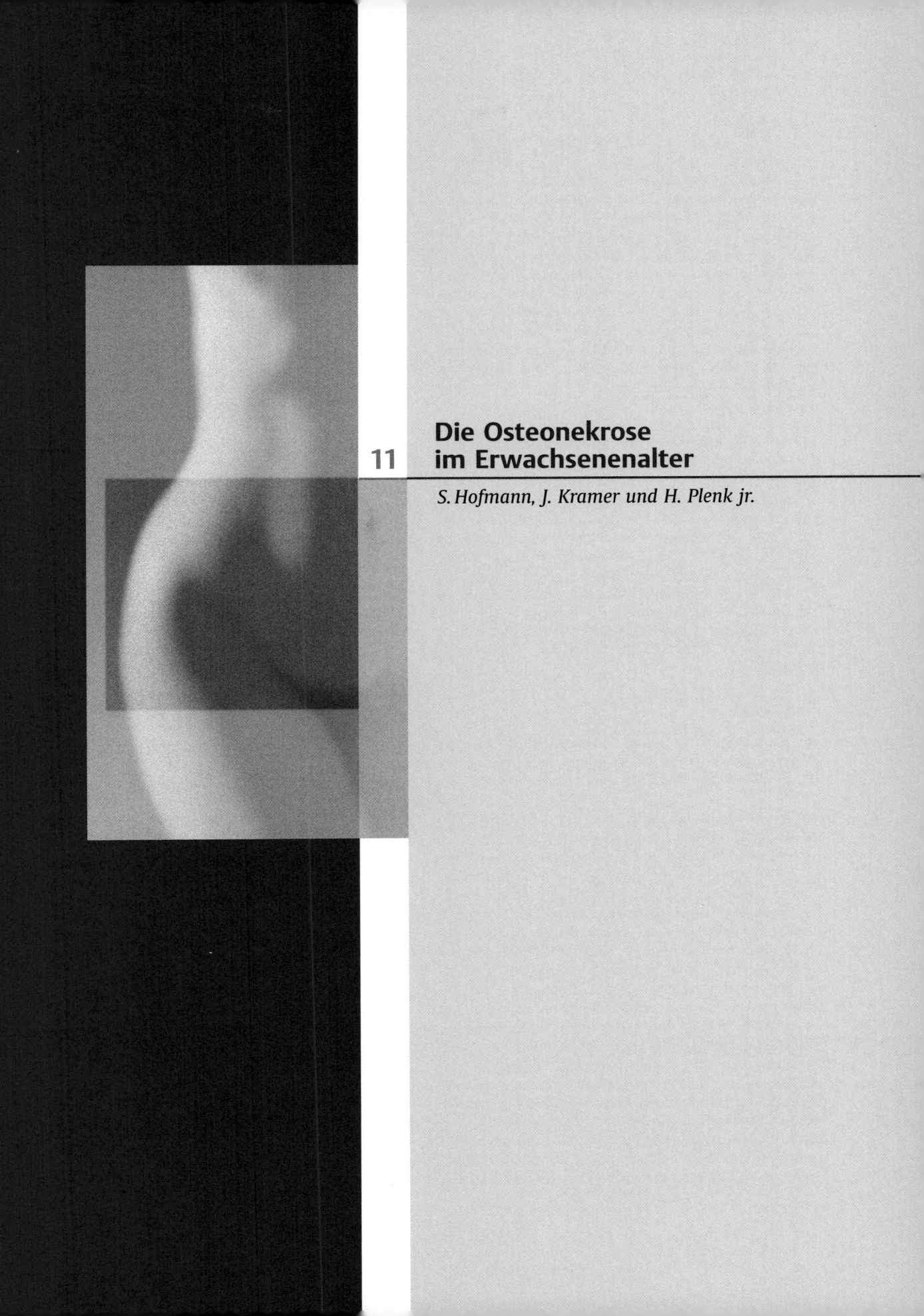

S. Hofmann, J. Kramer und H. Plenk jr.

Definition

Die Osteonekrose (ON) ist eine abakterielle, lokal begrenzte ischämische Nekrose des trabekulären Knochengerüstes und des subchondralen Knochenmarks in den Epiphysen von Gelenkknochen. Die Osteonekrose wird zu den zirkulatorischen Osteopathien gerechnet. Sie betrifft typischerweise nur den konvexen Teil der Gelenkpartner und sollte von den diaphysär liegenden Knocheninfarkten unterschieden werden. Die weitaus häufigste Lokalisation betrifft das Hüftgelenk des Erwachsenen (Kramer u. Mitarb. 2000). Die Osteonekrose des Hüftkopfes manifestiert sich im Kindesalter mit noch suffizientem Reparaturmechanismus als Morbus Perthes (s. Kap. 7) und zeigt einen prognostisch deutlich besseren Verlauf als die ON im Erwachsenenalter (Krauspe u. Raab 1997). Im jugendlichen Alter gibt es eine sehr seltene Manifestation der Osteonekrose als Osteochondrosis dissecans des Hüftgelenks, die ähnlich wie im Knie- und Sprunggelenk verläuft (Wood u. Mitarb. 1995). Die Osteonekrose des Hüftgelenks unterscheidet sich in diesen 3 Lebensabschnitten aufgrund der unterschiedlichen Reparaturmechanismen (Plenk u. Mitarb. 2000) nicht nur durch das Erscheinungsbild und den klinischen Verlauf, sondern auch durch die unterschiedlichen therapeutischen Möglichkeiten (Petje u. Mitarb. 2002). Dieses Kapitel beschäftigt sich mit der klassischen Osteonekrose des Hüftgelenks im Erwachsenenalter, die unter mehreren synonymen Bezeichnungen bekannt ist: avaskuläre, ischämische oder aseptische Femur- oder Hüftkopfnekrose.

Pathogenese

Aus pathogenetischer Sicht muss bei der Entstehung einer Osteonekrose zwischen der posttraumatischen Form und der nichttraumatischen Form unterschieden werden.

Posttraumatische Osteonekrose. Eine Schenkelhalsfraktur, Hüftgelenkluxation oder in sehr seltenen Fällen eine schwere Hüftprellung können zu einer akuten Unterbrechung der Gefäßversorgung mit Ischämie des Hüftkopfes führen. Die Gefäßversorgung des Hüftkopfes beim Erwachsenen erfolgt im Wesentlichen nur über die A. circumflexa femoris medialis, wobei die anteriore superiore subchondrale Belastungszone des Hüftkopfes die kritische Zone der Gefäßversorgung darstellt (Atsumi u. Kuroki 1992). Abhängig von der Schwere der Gefäßschädigung, der Dauer bis zur Reposition und der Qualität der Frakturfixation kommt es jedoch in 60–90 % der Fälle zu einem suffizientem Reparaturmechanismus mit einer Revaskularisierung und einem schleichenden Ersatz („creeping substitution") der Markraum- und Trabekelnekrosen ohne mechanischen Zusammenbruch des Femurkopfes (Catto 1965). Die prognostische Beurteilung der bei der Reparation der posttraumatischen ON entscheidenden Gefäßversorgung kann heute bereits innerhalb der ersten 48 Stunden mit einer dynamischen MRT-Untersuchung erfolgen (Hirata u. Mitarb. 2001). Dieser suffiziente Reparaturmechanismus ist der entscheidende Unterschied zur nichttraumatischen ON (Glimcher u. Kenzora 1979, Plenk u. Mitarb. 2000). Bei insuffizienter Reparatur kommt es jedoch auch bei der posttraumatischen ON zur Demarkation einer fokalen Nekrose an typischer anterolateraler Stelle im Hüftkopf. Ab diesem Zeitpunkt verläuft eine posttraumatische ON nach den gleichen Prinzipien wie bei der nichttraumatische ON. Aus methodischen Gründen wird daher in diesem Beitrag für die Stadieneinteilung, Diagnostik und Therapie nicht mehr weiter zwischen diesen beiden unterschiedlichen Formen der ON unterschieden.

Nichttraumatische Osteonekrose. Im Gegensatz zur posttraumatischen ON war die Pathogenese der nichttraumatischen ON lange unklar und sie wurde daher früher als „idiopathisch" bezeichnet. Nur bei einigen seltenen Grundkrankheiten und bei der kortisoninduzierten ON sind die kausalen pathogenetischen Zusammenhänge schon länger bekannt (Lieberman u. Mitarb. 2002). Heute können jedoch bei etwa 80 % der Osteonekrosefälle Risikofaktoren identifiziert werden, die mit einer erhöhten Osteonekroseinzidenz einhergehen (Tab. 11.1). Diese Risikofaktoren wirken meistens multifaktoriell und führen über verschiedene Mechanismen zu einer lokalen Hyperkoagulabilität und/oder Hypofibrinolyse mit nachfolgender Mikrozirkulationsstörung im subchondralen Knochen (Jones 2000). In jüngster Zeit konnten mehrere isolierte genetische Gerinnungsstörungen identifiziert werden, die mit einem erhöhten Osteonekroserisiko einhergehen (Lieberman u. Mitarb. 2002).

Die Pathogenese der nichttraumatischen Osteonekroseentstehung ist jedoch bis heute noch nicht vollständig geklärt. Die subchondrale Gefäßversorgung des Hüftkopfes als „letzte Wiese" der Versorgung stellt bei den verschiedenen pathophysiologischen Osteonekrosemodellen die gemeinsame Endstrecke eines Infarktgeschens dar („coronary disease of the hip"). Der Femurkopf scheint zu Beginn unabhängig von der Ursache und Lokalisation der vaskulären Insuffizienz aufgrund einer Permeabilitätsstö-

Tab. 11.1 Osteonekroserisikogruppen

1. *Grundkrankheiten*
    - Hüfttrauma
    - Kortisontherapie
    - Sichelzellanämie
    - Sytemischer Lupus erythematodes
    - Caissonkrankheit
    - Morbus Gaucher
    - Koagulopathien
2. *Risikofaktoren*
    - Alkoholabusus
    - Fettstoffwechselstörungen
    - HIV-Infektion
    - Gravidität
    - Ionisierende Bestrahlung

ARCO	Stadium 0	Stadium I	Stadium II	Stadium III	Stadium IV
Befunde der **bildgebenden Verfahren**	alle negativ	RÖ und CT: negativ MRT oder Szintigraphie: unspezifisches Signal oder Speicherung	RÖ und CT: unspezifische subchondrale Veränderung MRT: typisches Nekroseareal Szintigraphie: „Hot Spot" oder spezifischer „Cold in Hot Spot"	RÖ und CT: subchondrale Frakturlinie mit/ohne Kopfabflachung MRT: kein typisches Signal Szintigraphie: evtl. „Hot in Hot Spot"	RÖ, CT und MRT: Gelenksspalt-verschmälerung, sekundäre Arthrose-zeichen, Azetabulumbeteiligung Szintigraphie: „Hot Spot"
Sub-klassifizierung **Lokalisation**	keine	*Lokalisationsangabe (Stadium I bis III)* medial: 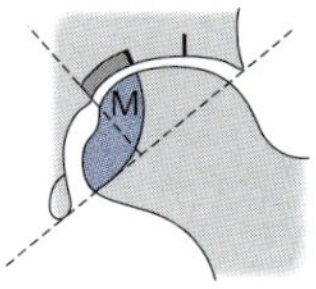 zentral: lateral:	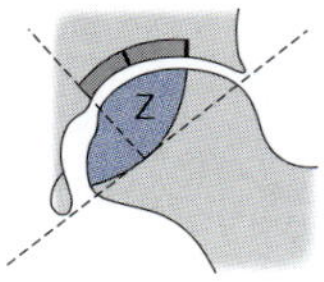	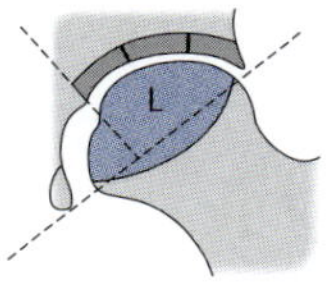	keine
Sub-klassifizierung **Ausdehnung**	keine	*Ausdehnung Nekrose % des Hüftkopfes (Stadium I und II):* minimal A: <15% mäßig B: 15–30% maximal C: >30%		*Ausdehnung subchondrale Fraktur (%) oder Kopfabflachung in mm (Stadium III)* minimal A: <15% Ausdehnung oder 2 mm Abflachung mäßig B: 15–30% Ausdehnung oder 2–4 mm Abflachung maximal C: >30% Ausdehnung oder >4 mm Abflachung	

Abb. 11.1 ARCO-Stadieneinteilung mit Subklassifikationen.

rung und Stauung der Gefäße mit einem Knochenmarködem zu reagieren (Rutishauser u. Mitarb. 1960). Dies führt zu einem erhöhten intraossären Druck, der wiederum die weitere Gefäßversorgung im betroffenen Areal drosselt. Da der Hüftkopf ein geschlossenes Kompartement darstellt, entsteht dabei ein ähnlicher Circulus vitiosus, wie man ihn beim Kompartementsyndrom an den Extremitäten kennt (Arnoldi u. Lemperg 1975). Die Reparaturkapazität des Hüftkopfes stellt im Weiteren den entscheidenden Faktor für den Verlauf und die Prognose der ON dar (Plenk u. Mitarb. 2001). Die Prognose wird aber auch von der Grundkrankheit, den Risikofaktoren und der mechanischen Belastung des Hüftgelenks beeinflusst.

Stadieneinteilung der Osteonekrose

Zum Verständnis der Osteonekrose ist die Kenntnis der in Stadien ablaufenden Pathophysiologie Voraussetzung. Der zeitliche Ablauf in den einzelnen Stadien ist jedoch sehr variabel und kann jeweils Tage bis Jahre dauern. Die vielen unterschiedlichen klinischen Stadieneinteilungen der ON erschweren das Verständnis und die Vergleichbarkeit der verschiedenen therapeutischen Maßnahmen (Ficat 1985, Steinberg u. Mitarb. 1995, Koo 1995a). Eine einheitliche klinisch-diagnostische Stadieneinteilung der ON wurde von der internationalen Association Research Circulation Osseous (ARCO) als neuer Standard vorgeschlagen (Abb. 11.1) (Mont u. Hungerford 1995). Der Krankheitsverlauf der ON kann in 5 pathophysiologische Stadien unterteilt werden, die gleichzeitig den **5 klinischen Stadien der ARCO** entsprechen (Abb. 11.2).

Initialstadium (ARCO 0). Es handelt sich hierbei um ein reversibles Initialstadium mit asymptomatischem oder subklinischem Verlauf. Basierend auf Tierexperimenten (Rutishauser u. Mitarb. 1960) lassen sich pathohistologisch Plasmostase und kleinste Marknekrosen erkennen. Die Ursache ist eine ischämische Attacke und im Falle einer raschen Wiederherstellung von geregelten Durchblutungsverhältnissen wird ein suffizienter Reparaturmechanismus in Gang gesetzt (Plenk u. Mitarb. 2001). Da es sich hierbei nur um minimale Veränderungen auf histologischer Ebene handelt, ist es nur allzu verständlich, dass diese derzeit mit keiner konventionellen radiologisch-bildgebenden Methode erfasst werden können. Im Tierversuch konnten jedoch mit dynamischen Kontrastmittel-MR-Untersuchungen die pathologischen Perfusionsverhältnisse dieses Initialstadiums bereits dargestellt werden (Nadel u. Mitarb. 1992).

Reversibles Frühstadium (ARCO I). Die histologischen Veränderungen dieses Stadiums sind die Folge des Knochenmarködems mit ausgedehnten Markraumnekrosen (Fettzellfragmentation) sowie dem einsetzenden Reparationsprozess mit Einsprossen von fibrovaskulärem Gewebe

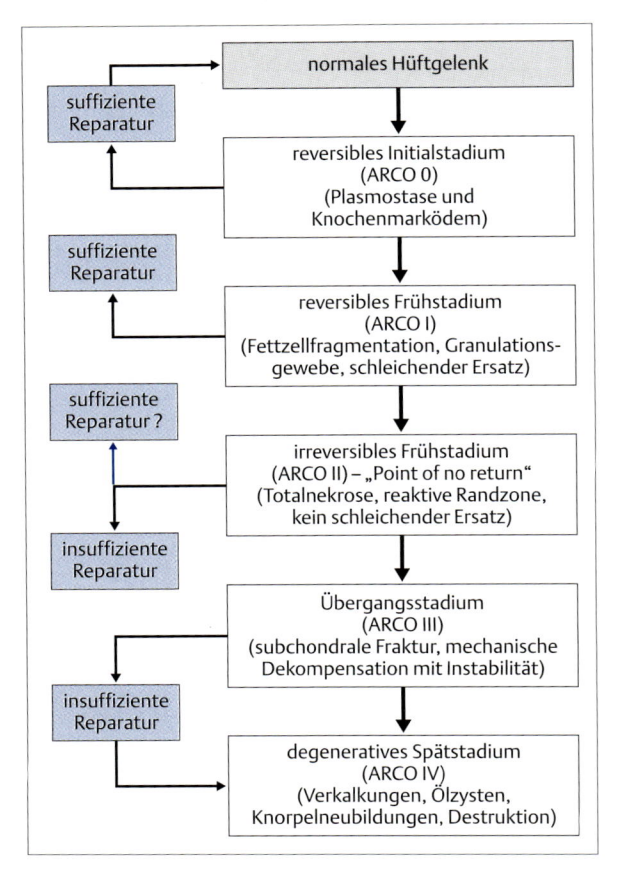

Abb. 11.2 Pathophysiologisches Schema der Osteonekrosestadien.

und schleichendem Ersatz der Nekrosen (Plenk u. Mitarb. 2001). Nativröntgenaufnahmen und CT sind unauffällig, da sie die Veränderungen im Markraum nicht darstellen können. In der Knochenszintigraphie kommt es durch die Revaskularisierung zu einer vermehrten Traceranreicherung im betroffenen Areal (Staudenherz u. Mitarb. 1997). In der MRT ist eine subchondrale nekrotische Läsion mit den typischen Veränderungen eines Knochenmarködems gemischt mit anderen unspezifischen Signalveränderungen des Reparaturprozesses, jedoch noch ohne die Zeichen einer reaktiven Randzone zu finden (Kramer u. Mitarb. 2000).

Eine Sonderform dieser reversiblen Frühstadien stellt das transiente Knochenmarködemsyndrom (KMÖS) dar (Hofmann u. Mitarb. 1993, Peiro u. Mitarb. 1998, Koo u. Jones 1999). Das KMÖS wird jedoch bis heute noch kontrovers als eigenständiges Krankheitsbild (transiente Osteoporose, Algodystrophie oder Transient Marrow Edema) diskutiert (Guerra u. Steinberg 1995, Krause u. Mitarb. 2002, Lieberman u. Mitarb. 2002). Nach unserer Auffassung und der einiger anderer Autoren stellt das KMÖS kein selbstständiges Krankheitsbild, sondern vielmehr eine diffuse aber reversible Ischämie des gesamten Femurkopfes dar (Abb. 11.3 a–d). Die unter diesen Verhältnissen deutlich gesteigerte Reparaturkapazität führt in fast allen Fällen zu einer suffizienten Reparatur des ischämischen Areals (Plenk u. Mitarb. 1997, Koo u. Jones 1999, Hofmann u. Mitarb. 2000 b). Da das KMÖS einen reversiblen Verlauf und nur sehr selten eine Progression zu einer manifesten ON zeigt, sollten diese beiden Erscheinungsformen der ON unbedingt voneinander unterschieden werden.

Irreversibles Frühstadium (ARCO II). Im nativen Röntgenbild sind anfänglich nur unspezifische Veränderungen zu finden, welche erst im späten Stadium II spezifisch werden. In der Computertomographie sind jedoch im betroffenen Femurkopf an typischer Stelle im subchondralen Knochen bereits Areale mit verminderter Strahlentransparenz als Ausdruck vermehrter Knochenneubildung neben Arealen mit Strukturverlust (osteoklastische Resorption und Abnahme des Mineralgehaltes) zu sehen (Plenk u. Mitarb. 2001). Szintigraphisch lässt sich manchmal ein sog. „Cold in Hot Spot" als pathognomonisches Zeichen einer ON erkennen (Staudenherz u. Mitarb. 1997) (Abb. 11.4 a–c). Das MR-tomographische Erscheinungsbild ist charakteristisch und unverkennbar und lässt in über 95 % der Fälle bereits eine definitive Diagnose der ON zu (Kramer u. Mitarb. 2000) (Abb. 11.5 a–c). Im späten Stadium II kommt es innerhalb der Läsion zu den bereits beschriebenen fleckförmigen Veränderungen, die gemeinsam mit einem deutlichen sklerotischen Randsaum auch bereits im Nativröntgenbild eine sichere Diagnose zulassen. Diese bildgebenden Zeichen sind auf entsprechende morphologische Veränderungen zurückzuführen, die den in diesem Stadium bereits insuffizient gewordenen Reparaturmechanismus widerspiegeln (Plenk u. Mitarb. 2000) (Abb. 11.6 a u. b, 11.7 a–c). In nur wenigen Ausnahmen (sehr frühe MRT-Diagnose und Therapie bei Reihenuntersuchungen oder bei kleinem Defekt in günstiger Lage) kann es auch noch im Stadium II zu einer suffizienten Reparatur kommen.

Übergangsstadium (ARCO III). Als Ausdruck des beginnenden mechanischen Versagens des Femurkopfes kommt es zum Auftreten subchondraler Frakturen. Kalotteneinbrüche und Zusammensinterungen führen zur Abflachung und Entrundung des Femurkopfes. Diese mechanische Dekompensation beginnt typischerweise am Rand des osteonekrotischen Defektes und ist eine Folge von Knochenresorptionen infolge des insuffizienten Reparationsprozesses (Glimcher u. Kenzora 1979, Plenk u. Mitarb. 2001). Die subchondrale Fraktur stellt sich im nativen Röntgenbild durch eine zum Teil äußerst schmale subchondrale Aufhellungslinie (crescent sign) dar und ist am besten in der Lauenstein-Aufnahmetechnik zu erkennen. Wenn der Frakturspalt mit Gelenkflüssigkeit gefüllt ist, können diese subchondralen Frakturen auch in der MRT gut dargestellt werden (MRT-Crescent-Sign) (Mitchell u.

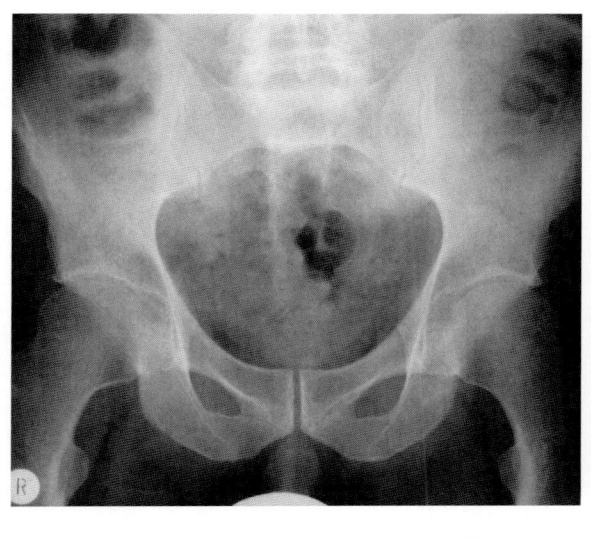

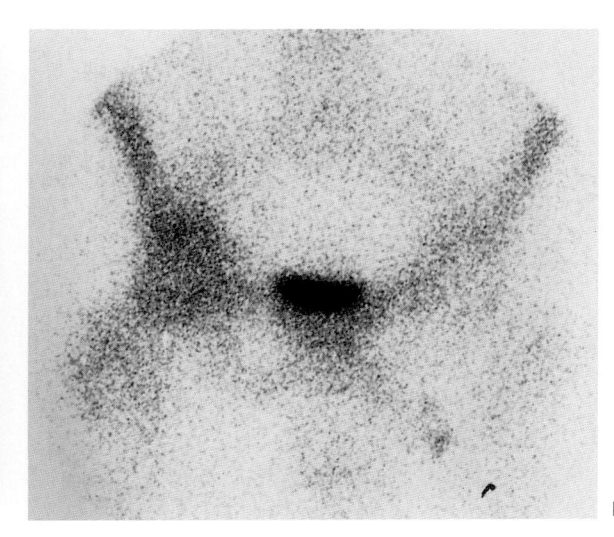

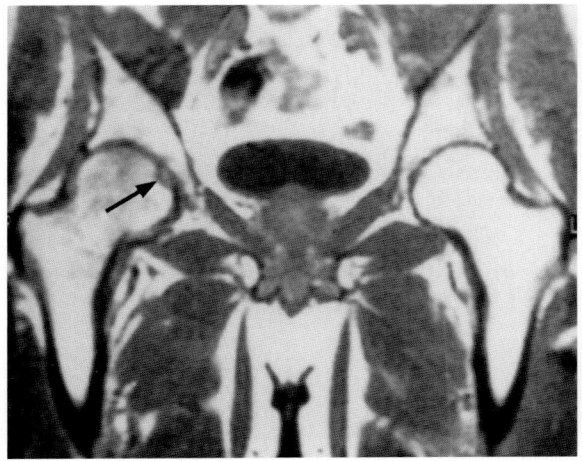

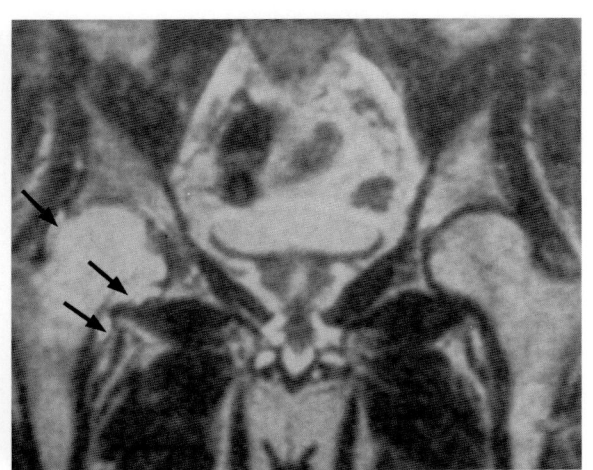

Abb. 11.3 a–d Röntgenbild, Szintigraphie und MRT eines transienten Knochenmarködemsyndroms bei einem 32-jähriger Mann mit Hüftgelenkschmerzen rechts seit 12 Wochen.

a A.-p. Röntgenbild: vermehrte Strahlentransparenz mit verwaschenen trabekulären Strukturen.

b 3-Phasen-Szintigraphie (Knochenphase): deutlich vermehrte Radionuklidspeicherung im rechten Femurkopf bis in die intertrochantäre Region.

c MRT-T_1-W-Bild: fleckförmig verminderte Signalintensität im rechten Femurkopf bis in die intertrochantäre Region (Pfeil: Fovea centralis).

d Das MRT-T_2-W-Bild zeigt eine deutliche Hyperintensität in den hypointensen Arealen des T_1-W-Bildes. Beachte den Gelenkerguss dritten Grades (Pfeile).

Mitarb. 1989). Subchondrale bzw. osteochondrale Frakturen lassen sich jedoch am besten mittels hochauflösendem CT auf axialen Schichten, auch unter Verwendung koronaler bzw. axialer Rekonstruktionen erkennen. Technische Neuerungen, speziell in der MRT-Spulentechnologie, haben die Treffsicherheit der MRT zur Erkennung einer subchondralen Fraktur bereits an die des CT herangerückt (Kramer u. Mitarb. 2000). Szintigraphisch kann in diesem Stadium eventuell ein unspezifischer „Hot in Hot Spot" im Bereich der Fraktur beobachtet werden (Staudenherz u. Mitarb. 1997).

Spätstadium (ARCO IV). Beim Fortschreiten der Erkrankung kommt es zu sekundärarthrotischen Veränderungen, wobei Knorpelschäden am Azetabulum schon früh auftreten können (Steinberg u. Mitarb. 1999 a). In weiterer Folge lassen sich zunehmende destruktive und deformierende Veränderungen in allen Gelenkabschnitten in den verschiedenen bildgebenden Verfahren erkennen. Zu diesem Zeitpunkt reicht meist das Nativröntgen für die Diagnostik vollständig aus. Trotzdem sollte zur Abklärung einer „stillen" kontralateralen Hüfte eine MRT-Untersuchung der Gegenseite erfolgen (Kramer u. Mitarb. 2000) (s. Abb. 11.**5**). Fallweise kann es jedoch auch in diesem Spät-

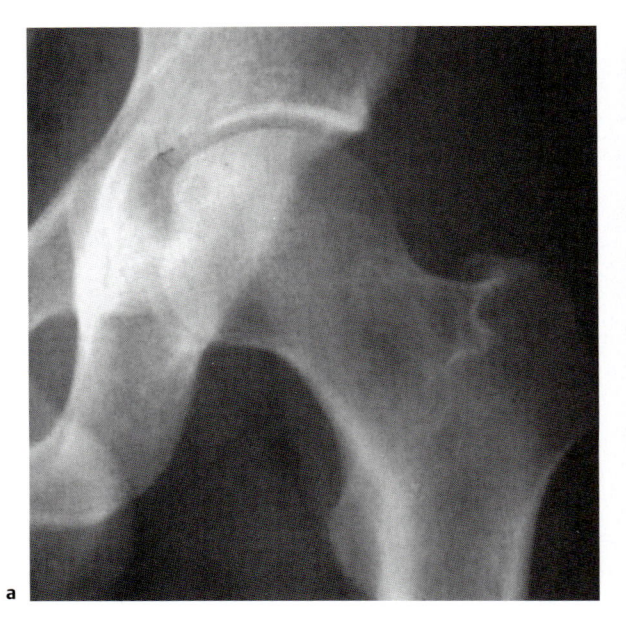

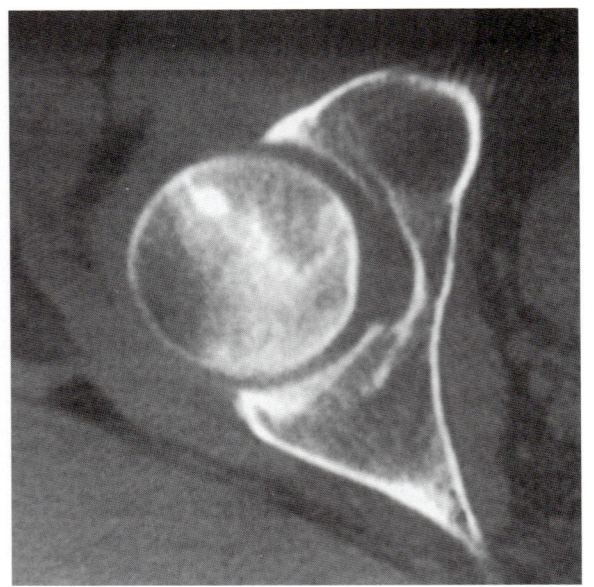

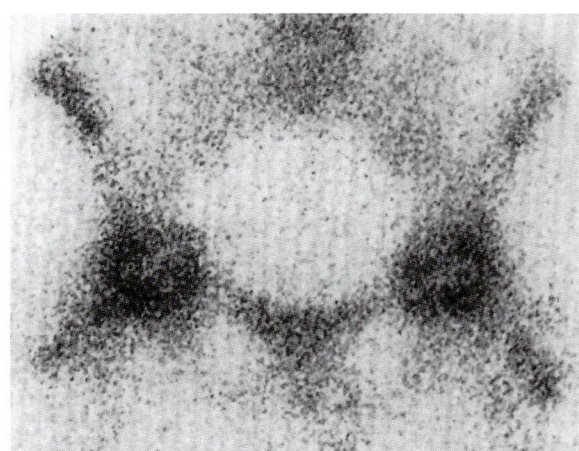

Abb. 11.4a–c Röntgenbild, CT und Szintigraphie einer beidseitigen Osteonekrose: 25-jähriger Patient, beidseitige belastungsabhängige Schmerzen.
a Röntgenbild links: unspezifische Veränderungen, keine Diagnose möglich.
b Axiales CT links: Hüfte mit pathognomonischem Nekroseareal und zarter reaktiver Randzone an typischer Stelle.
c 3-Phasen-Knochenszintigraphie beide Hüften: Cold in Hot Spot beidseitig als pathognomonisches Osteonekrosezeichen.

stadium zu differenzialdiagnostischen Schwierigkeiten zwischen einem ON-Spätstadium und einer rasch destruierenden Koxarthrose, Arthropathie, alter Koxitis oder Tumor kommen. Die Anamnese und der Verlauf in den Röntgenbildern sollten jedoch in fast allen Fällen eine sichere Diagnose zulassen.

Epidemiologie

Männliche Patienten mittleren Alters (25–55 Jahre, Altersgipfel 35 Jahre) sind 4-mal häufiger betroffen und in 30–70 % der Fälle tritt die Erkrankung beidseitig auf. Epidemiologische Studien sind bisher nur aus Japan bekannt (Mont u. Hungerford 1995). Ausgehend von diesen Zahlen können die jährlichen Neuerkrankungen für die deutschsprachigen Länder mit etwa 0,1 % Inzidenz (5000–7000 Patienten) geschätzt werden. Etwa 10 % aller Hüftendoprothesenimplantationen erfolgen wegen einer Osteonekrose oder deren Folgen (Lieberman u. Mitarb. 2002).

Diagnostik

Klinische Diagnostik

Die Hüftgelenkbeschwerden bei einer bestehenden ON sind unterschiedlich stark ausgeprägt und oft unspezifisch. Sie reichen von völliger Beschwerdefreiheit bei der „stillen Hüfte", über leichte Belastungsschmerzen bis zum Dauerschmerz mit Gehunfähigkeit (Mont u. Hungerford 1995). In den meisten Fällen verläuft das reversible Initial- und Frühstadium der ON ohne Auftreten von Symptomen,

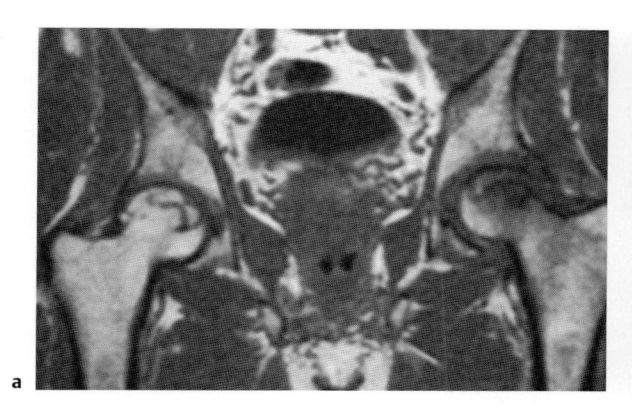

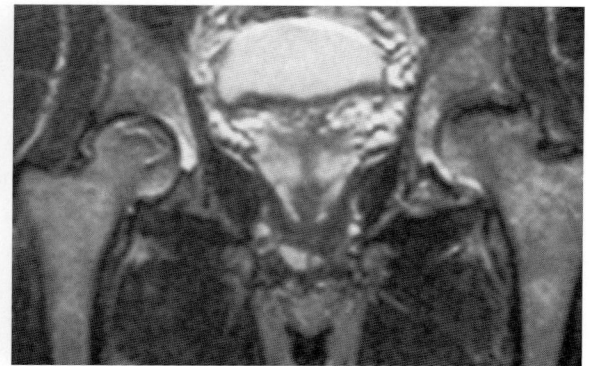

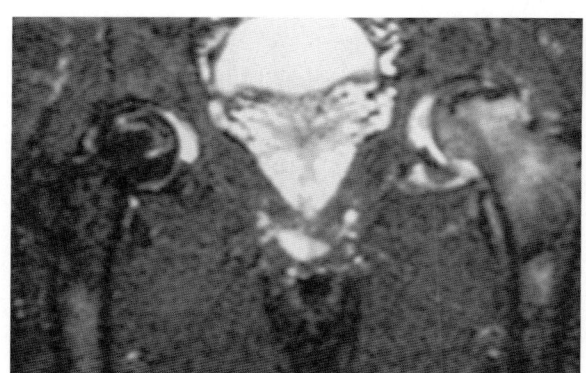

Abb. 11.5 a–c MRT einer beidseitigen Osteonekrose: 36-jähriger Mann mit Hüftschmerzen links seit 9 Monaten, rechts beschwerdefrei (stille Hüfte).
a T_1-W-MRT: rechte Seite ARCO II, Lokalisation zentral, Ausdehnung B; linke Seite ARCO IV, Lokalisation lateral, Ausdehnung scheinbar bis in den Schenkelhals.
b T_2-W-MRT: rechts deutliche reaktive Randzone, Erguss Grad I (normal); links kappenförmige subchondrale Nekrose mit ausgedehntem Begleitödem im Restkopf und Schenkelhals, das Nekroseareal deutlich kleiner als in der T_1-W vermutet, Erguss Grad III.
c Die fettsuprimierte T_2-W-MRT zeigt in beiden Hüftgelenken die in der T_2-W erkennbare Morphologie noch deutlich besser.

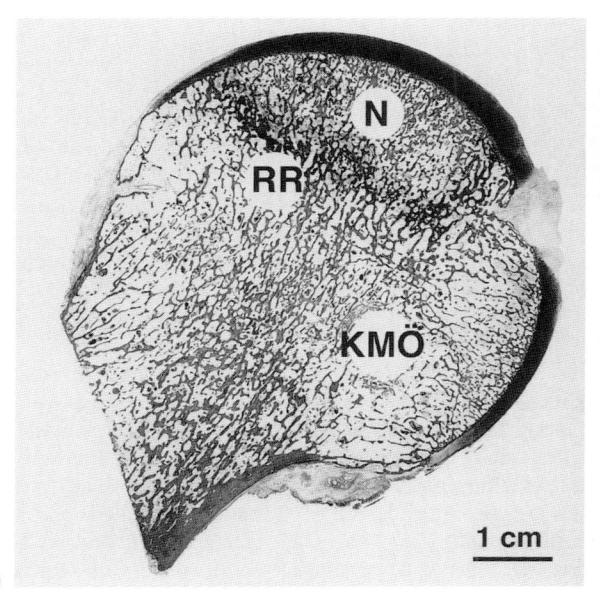

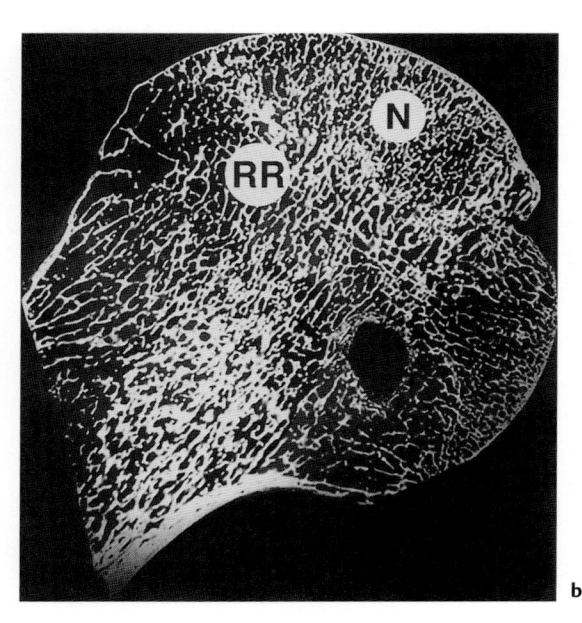

Abb. 11.6 a u. b Ganzer Femurkopf im irreversiblen Frühstadium (ARCO II)
a Unentkalkter Großflächenschnitt, koronale Ebene durch die Fovea centralis (Giemsafärbung).
b Korrespondierende Mikroradiographie: Das Nekroseareal (N) in der Belastungszone mit intakter Knorpelkappe und ohne subchondraler Fraktur ist durch eine zweischichtige reaktive Randzone (RR) vom restlichen Kopf abgegrenzt. Die äußere Schicht dieser RR zeigt eine vermehrte Trabekeldichte, die innere Schicht der RR färbt sich in der Giemsafärbung deutlich an (hypervaskularisiertes Granulationsgewebe). Unterhalb der RR bis zur Metaphyse sind normal strukturierte Trabekel mit diffuser Anfärbung des Knochenmarködems (KMÖ) in der Giemsafärbung.

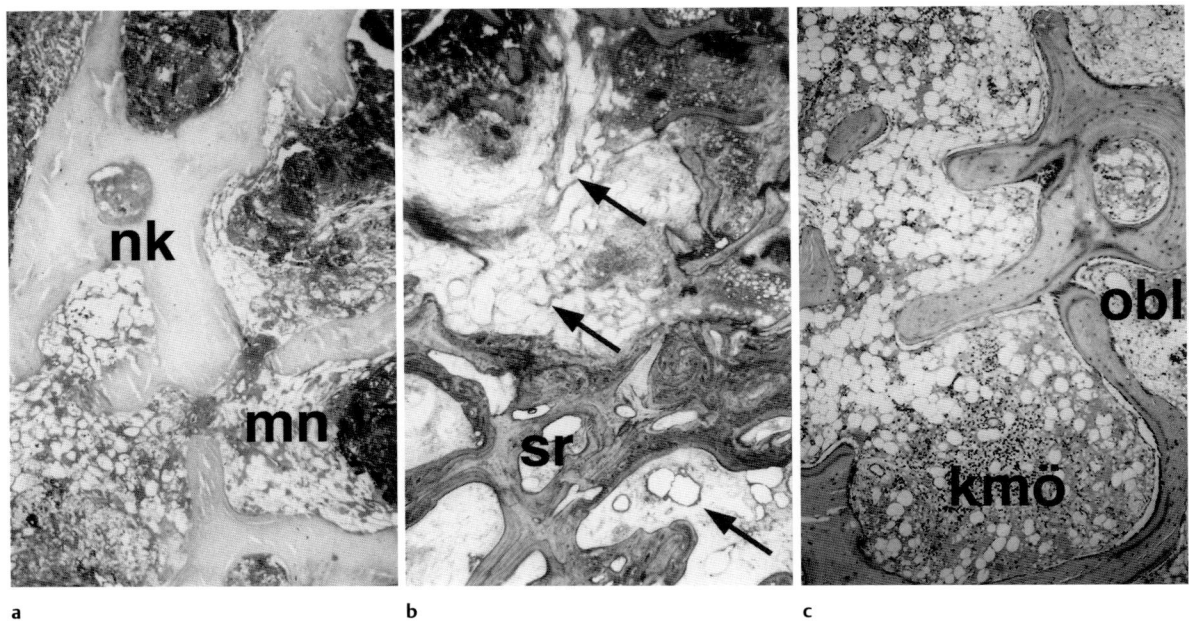

Abb. 11.7 a–c Hartmikrotomschnitte aus dem Präparat von Abb. 11.**6 a** (Giemsafärbung).

a Nekroseareal (Vergr. 150fach): Nekrotische Knochenbälkchen (nk) ohne Osteozyten sind von einer totalen Marknekrose (mn) umgeben.

b Reaktive Randzone (Vergr. 90fach): Massiv verdickte, vitale Knochenbälkchen bilden die sklerotische Randschicht (sr) der reaktiven Randzone nach außen. Granulationsgewebe mit zahlreichen weit gestellten Gefäßen (Pfeile) befindet sich in den Markräumen an der Innenseite der reaktiven Randzone.

c Begleitödem unterhalb der reaktiven Randzone (Vergr. 90fach): normale vitale Trabekel mit aktiven Knochenneubildungen und Osteoblasten (obl), in den Markräumen fleckförmig dunkel gefärbtes Knochenmarködem (KMÖ) und beginnende Markfibrose.

weshalb es auch MR-tomographisch nur selten erfasst werden kann. Lediglich bei MRT-Reihenuntersuchungen von Hochrisikopatienten können diese asymptomatischen Frühformen bei 10–20% der Patienten gefunden werden (Takatori 1991, Oinuma u. Mitarb. 2001). Im Gegensatz dazu kommt es beim Knochenmarködemsyndrom in den allermeisten Fällen durch den erhöhten intraossären Druck im ganzen Femurkopf zu einem akuten klinischen Verlauf mit starken, belastungsabhängigen Schmerzen, die dann auch von charakteristischen MRT-Veränderungen begleitet sind (Hofmann u. Mitarb. 2000b).

Beim Vorliegen einer manifesten Nekrose gibt es nach unseren Beobachtungen 3 Ursachen für den Hüftgelenkschmerz:

- erhöhter intraossärer Druck bei einem diffusen Begleitödem unterhalb des Nekroseareals,
- mechanische Instabilität der Knorpel-Knochen-Kappe als Folge einer subchondralen Fraktur,
- unspezifischer Reizzustand als Folge der Inkongruenz des Femurkopfes und/oder der arthrotischen Sekundärveränderungen.

Alle 3 Veränderungen können mit einem Gelenkerguss kombiniert sein, der selbst wiederum schmerzhaft ist.

Ein mechanisch intaktes nekrotisches Areal ohne die angeführten Zeichen ist im Normalfall nicht schmerzhaft (Hofmann u. Mitarb. 2002) (s. Abb. 11.**5**). Nach dem Gelenkflächeneinbruch kann das klinische Bild über Jahre zwischen akuten Schmerzphasen und schmerzarmen Episoden wechseln. Typisch bei diesem Verlauf ist jedoch die belastungsabhängige Schmerzverstärkung.

Bildgebende Diagnostik

An nichtinvasiven bildgebenden Methoden stehen das Röntgen, die CT, die Szintigraphie und die MRT zur Verfügung. Die superselektive Angiographie (Langer u. Mitarb. 1990, Koo u. Jones 1999) und die funktionelle Knochenuntersuchung (functional exploration of bone: FEB) mit intraossärer Phlebographie, Stresstest und intraossärer Druckmessung (Ficat 1985) sind sehr sensitive, aber invasive Methoden, die heute für die Routinediagnostik keinen Stellenwert mehr besitzen. Bei Verdacht auf ON sind eine sichere Diagnose und die Einteilung in die ARCO-Stadien die Aufgaben einer suffizienten bildgebenden Abklärung. Für die Prognoseabschätzung und die Wahl des Therapieverfahrens ist jedoch neben der Stadieneinteilung die Subklassifizierung nach ARCO mit Erfassung von Lage und Ausdehnung des Nekroseareals von entscheidender Bedeutung (s. Abb. 11.1). Die Lage der Nekrose wird als medial, zentral oder lateral bezeichnet. Eine laterale Lage zeigt eine signifikant schlechtere Prognose als eine mediale oder zentrale Lage. Das Ausmaß der Nekrose wird in den Stadien I und II in Prozent des Femurkopfes angegeben (Subtypen: A < 15%, B = 15–30%, C > 30%). Statt der Flächenausdehnung wird im Stadium III die Länge des Crescentzeichens ermittelt (Subtypen: A < 15%, B = 15–30%, C > 30%). Dabei zeigen jeweils eine Ausdehnung des Nekroseareals oder ein Crescentzeichen der Subtypen C eine signifikant schlechtere Prognose als die Subtypen A und B (Steinberg u. Mitarb. 1999 b). Beim Vorliegen eines Oberflächeneinbruches mit einer Femurkopfabflachung wird dies direkt in Millimetern angegeben (Subtypen: A < 2 mm, B = 2–4 mm, C > 4 mm). Diese Einteilung der Kopfabflachung hat allerdings keine prognostische Bedeutung, dient jedoch der exakten Verlaufskontrolle zur Bestimmung einer Progredienz. Diese Subklassifizierungen können im Stadium 0 mangels entsprechender bildgebender Methoden nicht angewendet werden und erübrigen sich ebenfalls in den allermeisten Fällen im ARCO-Stadium IV, da hier die sekundärarthrotischen Veränderungen die therapeutische Vorgangsweise bestimmen.

Röntgendiagnostik. Die Standardtechnik sollte einen Hüftvergleich im a.-p. und axialen Strahlengang beinhalten. Zusätzliche Informationen können Spezialaufnahmen mit 30 und 60° geneigter Röhre liefern. Die konventionelle Tomographie liefert keine zusätzlichen Details, kann aber bei anderen knöchernen Defekten differenzialdiagnostisch hilfreich sein. In mehreren Arbeiten konnte nachgewiesen werden, dass das Nativröntgen zur Diagnostik und Stadieneinteilung bei der ON in den frühen Stadien I und II ungeeignet ist (Kay u. Mitarb. 1994, Kramer u. Mitarb. 2000) (s. Abb. 11.4). Im Stadium III und IV sind die Röntgenveränderungen fast immer so charakteristisch, dass zusätzliche bildgebende Verfahren für die Diagnostik nicht mehr notwendig sind. Die früher verwendete Größenangabe mit Winkelmaßen in 2 Röntgenebenen zur Prognoseabschätzung (Kerboul 1974) ist erst bei Spätformen möglich und sollte aber auch da durch die exakteren ARCO-Subklassifizierungen ersetzt werden. Trotz des eingeschränkten diagnostischen Wertes stellt das Nativröntgen den ersten bildgebenden Schritt bei der Abklärung der ON dar, da viele andere Ursachen für einen Hüftgelenkschmerz damit von einer ON abgegrenzt werden können.

Computertomographie. Die Standardtechnik sollte eine hochauflösende CT mit 1–2 mm dicken Schichten beinhalten. Zusätzliche multiplanare 2-D-Rekonstruktionen in koronaler, axialer oder sagittaler Ebene sind für die exakte Stadieneinteilung und operative Planung hilfreich. Eine 3-D-Rekonstruktion ist jedoch bei der ON nicht weiter hilfreich, da die Ortsauflösung dabei deutlich schlechter wird (Kramer u. Mitarb. 2000). Die CT erlaubt sehr früh die Erkennung der einsetzenden Reparaturvorgänge bei der ON an der Veränderung des so genannten Asteriskzeichens (Dihlmann 1982). Dieses CT-Zeichen ist jedoch unspezifisch und erst wenn die sklerotische Randzone diesen Defekt im Stadium II umgibt (s. Abb. 11.4), sind die diagnostischen Kriterien einer ON im CT erfüllt (Kramer u. Mitarb. 2000). Der Hauptvorteil der CT im Vergleich zu den anderen bildgebenden Verfahren liegt in der frühen und sicheren Erkennung einer subchondralen Fraktur zu Beginn der mechanischen Instabilität des Hüftgelenks als wichtiges prognostisches Zeichen.

Knochenszintigraphie. Die Standardtechnik sollte eine 3-Phasen-Technik mit ^{99m}Tc-MDP in einer anterioren und posterioren planaren Ebene mit einer Berechnung der Aktivität über beiden Femurköpfen (region of interest) beinhalten. Eine Verbesserung der Ortsauflösung bringt der Einsatz einer computerunterstützten 3-D-Darstellung (SPECT-Technik). Die Darstellung einer vermehrten lokalen Radionuklidspeicherung als Hot Spot ist das häufigste, aber unspezifische szintigraphische Bild bei der ON. Nur das Vorliegen eines Speicherdefektes im Nekroseareal, umgeben von einer erhöhten Aktivität in der reaktiven Randzone (Cold in Hot Spot) repräsentiert die diagnostischen ON-Kriterien in der Szintigraphie (Staudenherz u. Mitarb. 1997) (s. Abb. 11.4). Ein Vorteil der 3-Phasen-Szintigraphie liegt in der hohen Sensitivität für frühe Durchblutungsveränderungen im Femurkopf, die bereits im Initialstadium der ON auftreten können. Der große Nachteil der Szintigraphie ist jedoch die schlechte Spezifität für die definitive Diagnostik. In einer klinischen Studie wurde ein diagnostischer Cold in Hot Spot in nur 13% der Fälle gefunden (Staudenherz u. Mitarb. 1997). Außerdem kann beim Vorliegen einer beidseitigen ON die Szintigraphie auf der weniger betroffenen Seite falsch negativ sein. Die Szintigraphie ist jedoch in jenen seltenen Fällen indiziert, in denen die MRT negativ ist und weiterhin ungeklärte Hüftgelenkschmerzen bei Patienten mit hohem ON-Risiko bestehen. Weiterhin ist die Szintigraphie als Ganzkörper-Screening bei Patienten mit dem Verdacht auf multifokale ON sinnvoll (Kramer u. Mitarb. 2000).

Magnetresonanztomographie. Die Standardtechnik sollte mindestens ein 0,5-Tesla-Gerät mit einer Schichtdicke von 3–5 mm und Körperspule mit koronaler Schnittebene beider Hüftgelenke in Spinechotechnik (T_1- und T_2-gewichtet) beinhalten. Aufgrund des häufigen beidseitigen Vorkommens auch ohne klinische Symptomatik („stille Hüfte") empfehlen wir beim Verdacht auf ON immer mit der Körperspule und Darstellung beider Hüften gleichzeitig zu beginnen (Kramer u. Mitarb. 2000) (s. Abb. 11.5). Das erlaubt bei unklaren Knochenmarkveränderungen den direkten Vergleich mit der Gegenseite. Bei pathologischen Knochenmarkveränderungen sollte diese Minimalvariante durch eine komplette MRT-Abklärung mit zusätzlichen Schnittebenen und Sequenzen ergänzt werden. Dabei kann die betroffene Seite mit der Oberflächenspule, mit T_1-gewichteten SE und T_2-W fettunterdrückten Sequenzen in koronaler und sagittaler Schnittebene erfolgen

(s. Abb. 11.**5**). Die Verwendung von intravenösen Kontrastmitteln kann einen indirekten Hinweis für die Revaskularisierung des Nekroseareals liefern und damit die prognostische Aussagekraft der MRT erhöhen (Sakai u. Mitarb. 1999).

Im Initialstadium (ARCO 0) kann das Nekroseareal jedoch auch in der MRT primär nicht erkannt werden, da das avitale Fettmark der Nekrosezone solange ein normales Fettmarksignal gibt, bis die morphologische Integrität der Fettzellen durch Reparationsvorgänge zerstört ist. Ein ischämisch bedingtes interstitielles Knochenmarködem als unspezifische Signalveränderung in den ARCO Stadien 0 und I kann jedoch bereits Stunden nach der Ischämie auftreten (Nadel u. Mitarb. 1992). Pathognomonisch für die ON in der MRT ist jedoch erst das Erscheinen der reaktiven Randzone (band like pattern) im ARCO Stadium II (s. Abb. 11.**5**), die sich in 80% der Fälle in den T_2-W-Sequenzen als so genanntes Doppellinienzeichen (double line sign) darstellt (Mitchell u. Mitarb. 1989). Diese reaktive Randzone an der Außenseite des Nekroseareals führt zu einer Trabekelverdickung und damit zu einer Abgrenzung durch eine mehr oder weniger ausgeprägte Sklerosezone gegenüber dem vitalen Knochemark. An der Innenseite dieser Sklerosezone hingegen versucht ein gut vaskularisiertes Granulationsgewebe das Nekroseareal zu infiltrieren und reparieren (Plenk u. Mitarb. 2000) (s. Abb. 11.**6**, s. Abb. 11.**7**). Der in vielen Fällen begleitende Gelenkerguss kann mit der MRT in 3 Grade eingeteilt werden (Grad 0: kein Erguss; Grad 1: minimaler Erguss; Grad 2: der Erguss umgibt den Femurhals; Grad 3: die Recessus der Kapsel werden ausgebuchtet), wobei nur der Grad 3 als sicher pathologisch gilt (Mitchell u. Mitarb. 1989) (s. Abb. 11.**5**). Es ist heute keine Frage mehr, dass die MRT das Mittel der Wahl bei der Diagnose der ON darstellt. Die Treffsicherheit liegt bei über 95% und ist damit allen anderen bildgebenden Methoden weit überlegen (Mont u. Hungerford 1995, Kramer u. Mitarb. 2000, Lieberman u. Mitarb. 2002).

Der Hauptvorteil der MRT liegt in der Darstellung von Knochenmarkveränderungen, die schon sehr früh im „präröntgenologischen" Stadium eine sichere ON-Diagnose ermöglichen. Darüber hinaus könnte in Zukunft, bei besserer Kenntnis der histomorphologischen Korrelation zum MRT-Bild, das Signalverhalten wichtige Aufschlüsse über den Reparaturmechanismus geben, der wiederum die Prognose der ON ganz wesentlich beeinflusst. Zurzeit ist jedoch mit der MRT auch nach Kontrastmittelgabe eine sichere Unterscheidung zwischen den von uns beschriebenen 3 Reparaturtypen (suffizient, insuffizient rekonstruktiv und insuffizient destruktiv) nicht möglich (Plenk u. Mitarb. 2001). Derzeit fehlt es auch noch an einer einfachen, praktisch anwendbaren Methode, mit der eine Übertragung der an sich dreidimensionalen MRT-Bildinformation auf die bisher an zweidimensionalen Röntgenbildern vorgenommene ARCO-Stadieneinteilung erfolgen kann (Koo 1995a, Steinberg u. Mitarb. 1995).

Diagnostischer Algorithmus

Das diagnostische Vorgehen unserer Arbeitsgruppe bei Patienten zur Abklärung des Verdachtes auf eine Osteonekrose kann dem diagnostischen Algorithmus entnommen werden (Abb. 11.**8**). Der klinische Verdacht einer Osteonekrose besteht bei Patienten mit intraartikulärem Beschwerdemuster in Kombination mit hohem Osteonekroserisiko (ON der Gegenseite) oder mit Vorliegen einer ON-Grundkrankheit und/oder niedrigem Osteonekroserisiko (ON-Risikofaktoren) (s. Tab. 11.**1**). Bei typischen ON-Veränderungen im Nativröntgen führen wir trotzdem für die Stadieneinteilung, die eventuelle Planung einer Osteotomie, und zur Beurteilung der zweiten Seite eine MRT oder CT durch. Bei negativem oder unspezifischem Röntgenbild können Labortests und/oder Infiltrationen an extraartikulären Strukturen in manchen Fällen eine andere Ursache des Hüftschmerzes erkennen lassen. Bei persistierenden, weiterhin unklaren Hüftgelenkschmerzen mit negativem Röntgenbefund ist jedoch eine MRT immer indiziert, um eine Frühform der Ostenekrose auszuschließen. Wenn diese MRT negativ ist und der Patient ein niedriges Osteonekroserisiko hat, kann weiterhin konservativ behandelt werden. Bei Patienten mit hohem Osteonekrosrisiko sollte bei negativem MRT immer auch eine Szintigraphie erfolgen. Ist hier auch die Szintigraphie negativ, kann weiterhin eine konservative Behandlung erfolgen. Bei positiver Szintigraphie und persistierenden unklaren Schmerzen sollte jedoch nach 3 Monaten eine Kontroll-MRT oder eine funktionelle Knochenuntersuchung (FEB) durchgeführt werden.

Therapie

Der natürliche Verlauf der Osteonekrose ohne Therapie ist bis heute noch nicht ganz geklärt. Mehrere Studien zeigen jedoch die schlechte Prognose beim spontanen Osteonekroseverlauf mit einer 60–80%igen Wahrscheinlichkeit, dass innerhalb von 2–5 Jahren das Gelenk einbricht und schwere sekundärarthrotische Veränderungen entstehen (Mont u. Hungerford 1995, Hofmann u. Mazieres 2000a, Lieberman u. Mitarb. 2002). Alle therapeutischen Konzepte müssen im Verhältnis zu dieser schlechten Prognose gesehen werden. Da jedoch die Therapie der Osteonekrose ein noch nicht gelöstes Problem darstellt, gibt es immer wieder neue Versuche, die therapeutischen Möglichkeiten zu erweitern. Es ist jedoch bis heute noch nicht gelungen bei einer manifesten ON (ab ARCO Stadium II) eine Therapie zu finden, die das Nekroseareal zur Abheilung bringen kann. Bis auf die Behandlung der seltenen reversiblen Frühformen und der Sonderform eines KMÖS sind daher die Therapieansätze nur ein Zeitgewinn bis zum künstlichen Ersatz des Hüftgelenks. Es besteht ein klarer Zusammenhang zwischen dem Stadium der ON, der Subklassifizierung des Nekroseareals sowie dem Zeitpunkt des Therapiebeginns mit dem zu erwartenden Therapieerfolg (Steinberg u. Mitarb. 1999b, Dienst u. Kohn 2000, Mont u.

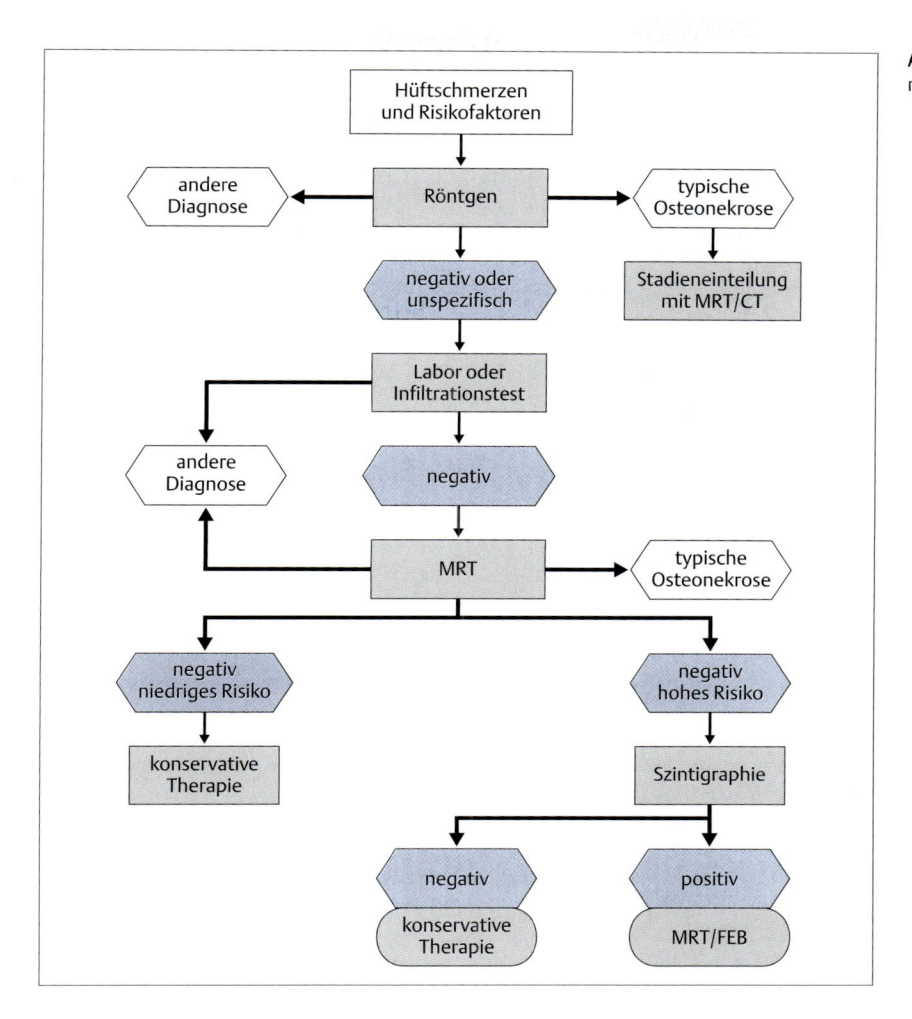

Abb. 11.8 Diagnostischer Algorithmus der Osteonekrose.

Hungerford 2000b, Schneider u. Mitarb. 2000, Lieberman u. Mitarb. 2002). Im Folgenden werden die wichtigsten Therapieansätze kurz besprochen.

Konservative Therapie
Mechanische Entlastung. Verschiedene Methoden zur Entlastung des Hüftgelenks (Entlastung mit Krücken je nach Schmerzempfindung, Teil- oder Vollentlastung) über unterschiedlich lange Zeiträume (1–12 Monate) wurden vorgeschlagen. Zusätzliche symptomatische Maßnahmen zur Schmerzbekämpfung mit Analgetika und zur Behandlung des Reizzustandes mit nichtsteroidalen Antirheumatika wurden verwendet (Hofmann u. Mazieres 2000a). Das gemeinsame Prinzip dabei ist die mechanische Entlastung des nekrotischen Areals, um einerseits die mechanische Dekompensation hinauszuzögern und/ oder den Reparaturmechanismus zu unterstützen. Eine Metaanalyse von 21 Studien mit 819 Patienten und einer durchschnittlichen Nachbeobachtungsperiode von 34 Monaten (Mont u. Hungerford 1995) ergab in nur 22% der Fälle ein zufrieden stellendes klinisches Ergebnis, in nur 26% keine weitere radiologische Progression und in nur 24% war keine HTEP oder andere Operation erforderlich. Bei Analyse dieser Ergebnisse nach den einzelnen ARCO-Stadien bei Therapiebeginn war nur bei 35% der Stadien I, bei 31% der Stadien II und bei 13% der Stadien III keine Operation erforderlich. Nur 3 Studien aus dieser Metaanalyse berichteten über klinische Erfolgsraten um 40%, die damit erklärbar sind, dass entweder die Beobachtungszeit zu kurz oder Patienten mit asymptomatischer ON zu Studienbeginn inkludiert waren (Mont u. Hungerford 1995). Es ist allgemein akzeptiert, dass die konservative Therapie mit Schonung oder Entlastung bei fortgeschrittener ON keinen klinischen Stellenwert mehr hat. Die Ausnahme bilden die seltenen kleinen und medial gelegenen Subtyp-A-Läsionen (ca 5% der Fälle), bei denen eine mechanische Dekompensation auch im Spontanverlauf selten ist (Ohzono u. Mitarb. 1992).

Medikamentöse Therapie. Nur wenig Erfahrung und keine kontrollierten Studien gibt es bis heute über medikamentöse Therapien bei der Osteonekrose. Mit vasoaktiven Mitteln (Hydergin, Naftidrofuryl, Nifidipine) konnte vor allem in der französischen Literatur in Einzelbeobachtungen gezeigt werden, dass sie den intramedullären Druck senken und die subjektiven Schmerzen erleichtern (Arlet 1992). Der Einsatz eines Prostazyklinanalogon (Iloprost) zeigte in neueren Studien eine unmittelbare und deutliche Schmerzerleichterung durch eine beschleunigte Rückbildung des Knochenmarködems in der MRT (Aigner u. Mitarb. 2001). Soweit nach heutigem Wissenstand beurteilt werden kann, kommt es aber bei einer manifesten ON zu keinen positiven Veränderungen im Nekroseareal. Besonders geeignet scheint die Therapie jedoch beim transitorischen KMÖS. Entsprechende Studien für die Hüfte sind erst in nicht gelisteten Journalen erschienen. Unsere bisherigen eigenen Fallbeobachtungen bestätigen jedoch die dort von Aigner berichteten Ergebnisse. Inwieweit die Prostaglandine als adjuvante Therapie bei chirurgischen Interventionen hilfreich sein könnten, wurde in Einzelfällen bis jetzt nur beim Morbus Perthes untersucht (Petje u. Mitarb. 2002). Der Versuch, den spontanen Verlauf der Osteonekrose mit hyperbarer Oxygenation zu beeinflussen, ist bis heute weder in experimentellen noch in klinischen Studien überzeugend gelungen (Levin u. Mitarb. 1999). Bei einem Teil der Patienten mit Osteonekrose besteht generell eine erhöhte Gerinnungsneigung und/oder Hypofibrinolyse. In Einzelbeobachtungen konnte unter Behandlung mit einem anabolen Steroid (Stanozolol) bei diesen Patienten eine Schmerzerleichterung erzielt werden (Glueck u. Mitarb. 1997). Der Einsatz von Wachstumsfaktoren und anderer Zytokine wurde in experimentellen und klinischen Studien untersucht, ohne jedoch damit einen eindeutigen Vorteil bei der Reparatur des Nekroseareals belegen zu können (Mont u. Hungerford 2000a). Solange der Wirkungsmechanismus, die Dosierung und Dauer der Anwendung dieser Medikamente nicht vollständig geklärt ist und entsprechende klinisch kontrollierte Studien durchgeführt sind, müssen diese medikamentösen Therapieformen als experimentell angesehen werden (Hofmann u. Mazieres 2000a). Im Hinblick auf eine Steigerung der Reparaturkapazität soll jedoch auch auf eigene Beobachtungen hingewiesen werden, in denen bei Eliminierung von Risikofaktoren kleine Subtyp-A-Läsionen „spontan" ausheilten und in größeren Nekroseareale definitive Reparationsvorgänge histopathologisch nachweisbar waren (Plenk u. Mitarb. 2000, 2001).

Elektrische Stimulation. Die Magnetfeldtherapie des Knochens hat im Experiment gezeigt, dass es zu einer vermehrten Revaskularisation, einem erhöhten Knochenstoffwechsel und zur Knochenneubildung kommt. Dieses Verfahren wurde zur konservativen Behandlung der ON auch schon klinisch eingesetzt. (Aaron u. Mitarb. 1989). In dieser Studie kam es bei Patienten mit einer ON im Stadium II oder III in 68% der Fälle zu guten oder ausgezeichneten klinischen Ergebnissen, während in nur 39% eine radiologische Verschlechterung bei einer mittleren Beobachtungszeit von 3 Jahren gefunden wurde. Die Industrie hat diese Therapieform aufgegriffen und tragbare Magnetfeldspulen für das Hüftgelenk werden von verschiedenen Anbietern beworben. Die postulierten Vorteile der Magnetfeldtherapie der ON sind jedoch in weiteren, entsprechend kontrollierten Studien bis heute noch nicht nachgewiesen worden. Nach heutigem Wissensstand sollte die Magnetfeldtherapie nicht als alleinige konservative Maßnahme, sondern wenn überhaupt, als zusätzliche Unterstützung zu anderen chirurgischen Therapieformen eingesetzt werden (Mont u. Hungerford 1995, Hofmann u. Mazieres 2000a).

Extrakorporelle Stoßwellentherapie (ESWT). Die Anwendung der ESWT in ausgewählten Fällen bei Pseudarthrosen und Überlastungsschäden am Bewegungsapparat ist eine akzeptierte Behandlungsmethode geworden (Heller 1998). Die Industrie hat sich in den letzten Jahren um die Erweiterung der Indikationen für die ESWT auch bei der ON bemüht. Uns sind lediglich von einer Arbeitsgruppe 2 veröffentlichte Arbeiten einer kurzfristigen, MR-kontrollierten Studie an 22 Patienten im ARCO-Stadium II bis III mit 6 Monaten bzw. einem Jahr Nachbeobachtungszeit bekannt: Bei 14 Patienten (63%) konnte eine deutliche Schmerzreduktion gefunden werden. Die berichteten MRT-Veränderungen mit völliger Nekroserückbildung in 4 Fällen und einer deutlichen Rückbildung des Nekroseareals in 6 Fällen wurden nicht durch entsprechende Abbildungen belegt (Ludwig u. Mitarb. 2001). Diese Beobachtungen stehen im Gegensatz zu allen bisherigen Erkenntnissen bei Verlaufsbeobachtungen manifester Osteonekrosen mit der MRT. Derzeit ist daher der Einsatz der ESWT durch klinisch kontrollierte Studien nicht belegt und sollte als experimenteller Therapieansatz auf wenige Zentren beschränkt bleiben (Hofmann u. Mazieres 2000a).

Operative Therapie
Hüftkopfentlastungsbohrung. Das Konzept der Hüftkopfentlastungsbohrung als Unterbrechung des Kompartmentsyndroms wurde von Arlet und Ficat bereits vor 30 Jahren eingeführt. Ein 8 mm dicker Knochenstanzzylinder wird transtrochantär bis in das subchondrale Nekroseareal aus dem Hüftkopf entnommen (Abb. 11.**9**). Die Entlastungsbohrung sollte den erhöhten intraossären Druck senken, die Blutversorgung verbessern und über eine vermehrte Gefäßneubildung die Reparaturkapazität im Nekroseareal steigern (Ficat 1985). Nach der Entlastungsbohrung muss der Patient 6 Wochen teilentlastend gehen. Das Konzept der Druckentlastung mit unmittelbarer Schmerzerleichterung für den Patienten konnte von zahlreichen Autoren bestätigt werden (Mont u. Hungerford 1995, Steinberg u. Mitarb. 1999b, Schneider u. Mitarb. 2000, Lieberman u. Mitarb. 2002). In jüngster Zeit zeigten jedoch MRT und histomorphologische Arbeiten, dass die Entlastungsbohrung keinen nachweisbaren positiven Ef-

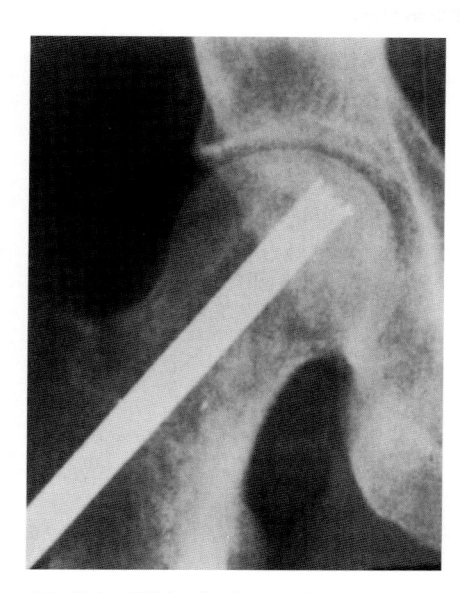

Abb. 11.9 Hüftkopfentlastungsbohrung: Das intraoperative Röntgenbild zeigt die Lage der Hohlstanze zur Entfernung des Knochenzylinders.

fekt auf die Reparaturkapazität und das Nekroseareal hat (Koo 1995b, Schneider u. Mitarb. 2000, Plenk u. Mitarb. 2001). Eine Metaanalyse von 24 Studien mit 1206 Patienten und einer durchschnittlichen Beobachtungszeit von 30 Monaten nach Hüftkopfentlastungsbohrung verzeichnete es als klinischen Erfolg, wenn keine zusätzliche Operation notwendig war. Als radiologischer Erfolg wurde die fehlende Progression vom Prä- in den Postkollapszustand definiert. In dieser Metaanalyse fand sich in 64 % der Fälle ein klinischer und in 63 % ein radiologischer Erfolg. Eine Analyse nach den ARCO-Stadien zeigte bessere Ergebnisse in den frühen Stadien mit klinischen Erfolgen bei 84 % der Fälle im Stadium I, von 65 % im Stadium II und 47 % im Stadium III (Mont u. Hungerford 1995). Diese guten klinischen Ergebnisse stehen dabei nur in scheinbarem Gegensatz zu der fehlenden Reparaturwirkung der Entlastungsbohrung auf das Nekroseareal. Die Hüftkopfentlastungsbohrung kann also in frühen Stadien einer manifesten ON in ausgewählten Fällen eine HTEP im Vergleich zur konservativen Therapie deutlich hinauszögern und dem Patienten für diesen Zeitraum eine Schmerzerleichterung, aber in den meisten Fällen keine Schmerzfreiheit bieten (Mont u. Hungerford 1995, Schneider u. Mitarb. 2000, Steinberg u. Mitarb. 2001). Trotzdem wird die Hüftkopfentlastungsbohrung bis heute als therapeutischer Standard für die ON im Frühstadium kontrovers diskutiert und die berichteten klinischen Erfolge und geringe perioperative Morbidität angezweifelt (Lieberman u. Mitarb. 2002).

Umstellungsosteotomien. Das Konzept der Umstellungsosteomien bei der ON ist die teilweise Herausdrehung des nekrotischen Areales aus der Hauptbelastungszone, die Senkung der gelenkresultierenden Krafteinwirkung auf den Hüftkopf sowie eine Entlastung des erhöhten intraossären Druckes. Zahlreiche Umstellungsosteotomien mit zwei- und dreidimensionaler Korrektur wurden bei der ON verwendet. Am häufigsten zur Anwendung kamen Varisierungs- und kombinierte Flexionsosteotomien (Ito u. Mitarb. 1999, Dienst u. Kohn 2000, Gallinaro u. Mitarb. 2001) und komplexe transtrochantäre Rotationsosteotomien (Sugioka 1992) (Abb. 11.10a–c). Bei den Varus- und Flexionsosteotomien werden die Reoperationsraten nach 5 Jahren mit 20–40 % angegeben (Mont u. Hungerford 1995). Die technisch sehr aufwendige Rotationsosteotomie wird fast ausschließlich in Japan angewendet und zeigt dort nach 10 Jahren eine Reoperationsrate von nur 10–30 % bei Patienten im Stadium II und III (Sugioka 1992). Diese guten Ergebnisse wurden von Autoren außerhalb Japans bisher nicht erreicht (Mont u. Hungerford 1995, Schneider u. Mitarb. 2002, Lieberman u. Mitarb. 2002). Je größer und komplexer die angestrebte Korrektur, desto technisch aufwendiger und komplikationsanfälliger gestaltet sich die Operation. Die Ausgangssituation wird für eine später fast immer notwendige HTEP-Versorgung durch ausgedehnte und komplexe Korrekturen verschlechtert. Die relativ hohe Komplikationsrate, eine lange Entlastungsperiode (6–12 Monate), die geänderte Biomechanik des Hüftgelenks mit Veränderung des Gangbildes und die in den meisten Fällen nicht schmerzfreie Belastung begrenzen die Indikation für eine Umstellungsosteotomie auf kooperative Patienten mit fortgeschrittener ON und eingeschränkten Ansprüchen an das Hüftgelenk (Dienst u. Kohn 2000, Simanek u. Mitarb. 2001). Voraussetzung für eine erfolgreiche Umstellungsosteotomie ist auf jeden Fall eine exakte Planung mit MRT oder CT in 2 Ebenen, um ein Herausdrehen des nekrotischen Defektes aus der Hauptbelastungszone mit der entsprechenden Osteotomie auch zu erreichen.

Nichtvaskularisierte Knochentransplantate. Der teilweise Ersatz des nekrotischen Areals durch kortikale Strukturtransplantate zur mechanischen Unterstützung der Knorpelknochenkappe nach der Hüftkopfentlastungsbohrung wurde bereits 1949 als Phemister-Technik eingeführt (Mont u. Hungerford 1995). Die berichteten Erfolgsraten dieser Technik lagen bei kurzer Beobachtungszeit zwischen 60 und 80 %, während nach durchschnittlich 14 Jahren ein klinisch gutes Ergebnis in nur noch 29 % der Fälle vorlag (Smith u. Mitarb. 1980). Strukturelle Knochentransplantate wurden auch in Kombination mit einer Umstellungsosteotomie durchgeführt und zeigten nach 5 (Scher u. Jakim 1993) bzw. 9 Jahren (Itoman 1989) Erfolgsraten von 80 bzw. 60 %. Der Einsatz von osteochondralen Knochentransplantaten als Ersatz für das nekrotische Areal wurde mit gutem klinischen Erfolg in 74 % der Fälle nach 4 Jahren Beobachtungszeit beschrieben (Meyers u. Mitarb.

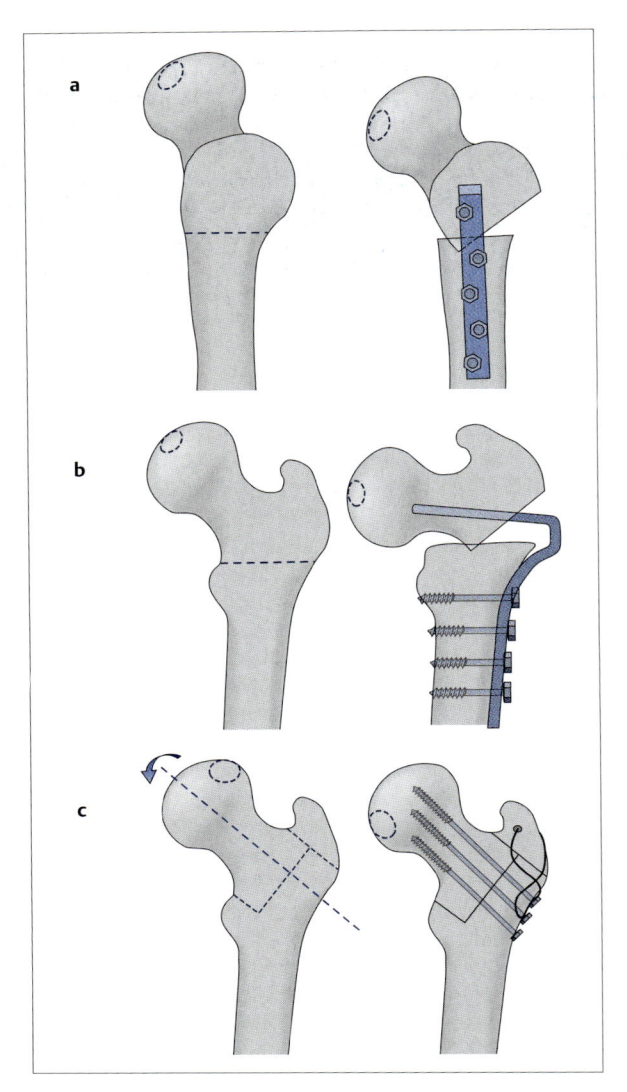

Abb. 11.10 a–c Häufigste Umstellungsosteotomien bei der Osteonekrose.
a Flexionsosteotomie in der No-Wedge-Technik.
b Varisationsosteotomie in der No-Wedge-Technik.
c Rotationsosteotomie mit klassischer Osteosynthesetechnik (nach Dienst u. Kohn 2000).

der Knochenzement in den subchondralen Frakturspalt eingespritzt und dadurch die mechanisch instabile Kopfkalotte für mehrere Jahre stabilisiert werden kann (Hernigou u. Mitarb. 1993). Trotz guter klinischer Erfolgsberichte hat sich keine der angeführten Methoden mit größeren Fallzahlen als Standard etabliert. Die aufwendige Operationstechnik, die höhere Komplikationsrate und eine lange Entlastungsperiode bis zu 12 Monaten rechtfertigen diese Techniken nur in ausgewählten Fällen, bei denen eine einfache Hüftkopfentlastungsbohrung nicht mehr sinnvoll erscheint. Eine weitere Verbesserung der nichtvaskularisierten Knochentransplantate könnte der zusätzliche Einsatz von Wachstumsfaktoren bringen (Mont u. Hungerford 2000 a).

Vaskularisierte Knochentransplantate. Vaskularisierte Knochentransplantate haben bei unterschiedlichen Defektzuständen eine raschere und verbesserte Einheilung im Vergleich zu den nichtvaskularisierten Knochentransplantaten gezeigt. Dieser Effekt soll bei der ON einen verbesserten Reparaturmechanismus zusätzlich zur mechanischen Wirkung der Knochentransplantate erzeugen. Mehrere unterschiedliche Techniken wurden bei der ON bereits angewendet (Mont u. Hungerford 1995). Die am häufigsten eingesetzte Technik ist die gefäßgestielte Fibulatransplantation mit autologer Spongiosaimpaktionstechnik über einen transtrochantären Knochenkanal (Urbaniak u. Mitarb. 1995, Yoo u. Mitarb. 1992). In einer Studie mit größeren Fallzahlen und einer Beobachtungszeit von 5–10 Jahren zeigten sich gute und sehr gute klinische Ergebnisse in 70% (Urbaniak u. Mitarb. 1995) bzw. 90% der Fälle (Yoo u. Mitarb. 1992) bei Patienten im Stadium II und III. Diese Operationen sind technisch aufwendig, zeitintensiv und anspruchsvoll. Der zusätzliche Einsatz eines Mikrochirurgen, die lange Entlastungsperiode (6–12 Monate) und die Komplikationen an der Entnahmestelle haben dazu geführt, dass diese Techniken in nur wenigen Zentren durchgeführt werden. Die ersten histologischen Auswertungen von Hüftköpfen nach fehlgeschlagenen gefäßgestielten Transplantaten zeigten jedoch, dass das Nekroseareal in diesen Fällen auch nicht repariert wurde, sondern vielmehr das Transplantat lediglich im Sinne eines Brückenpfeilers die Knorpel-Knochen-Kappe stützte. Solange MRT-Untersuchungen mit Kontrastmitteln bei Patienten mit erfolgreichem Verlauf nicht eindeutig eine Reparaturwirkung im Nekroseareal zeigen, muss davon ausgegangen werden, dass auch diese gefäßgestielten Transplantate keine zusätzliche Reparaturkapazität bewirken können. Insgesamt scheinen die klinischen Ergebnisse im Vergleich zur Hüftkopfentlastungsbohrung besser zu sein (Lieberman u. Mitarb. 2002). Speziell bei großen Defekten bietet diese Technik eine sinnvolle Alternative zu den schlechten Ergebnissen bei den anderen gelenkerhaltenden Eingriffen.

1983). Spongiöse Knochentransplantate werden mit einer Impaktiertechnik als Fülltransplantat (impaction grafting) nach Entfernung des gesamten nekrotischen Areals entweder vom Schenkelhals (Rosenwasser u. Mitarb. 1994) oder als „Falltürtechnik" von der Knorpelfraktur her (Meyers u. Convery 1991) verwendet. Beide Techniken zeigten in kleinen Patientengruppen mit einer Beobachtungszeit von 3 Jahren bei Meyers u. Convery (1991), bzw. 12 Jahren bei Rosenwasser u. Mitarb. (1994) in über 80% der Fälle sehr gute klinische Resultate. Eine interessante Alternative besteht im Stadium III mit der sog. „Cementoplasty", bei

Tab. 11.2 **Therapeutische Maßnahmen nach ARCO-Stadien**

Therapieformen	Stadium 0	Stadium I	Stadium II	Stadium III	Stadium IV
Konservativ	+	+ (A/B/C)	+ (A)	-	-
Entlastungsbohrung	-	+/- (C)	+ (B)	-	-
Umstellungsosteotomie	-	-	-	+ (A/B)	+/- (A/B)
Knochentransplantat	-	-	+/- (B)	+ (A/B)	+/- (A/B)
Gefäßgestieltes Transplantat	-	-	+ (C)	+ (C)	+/- (A/B)
Gelenksersatz	-	-	-	+/- (B/C)	+ (B/C)

Wertigkeit der Therapie:
+ gute Indikation
+/− eingeschränkte Indikation
− keine Indikation
ARCO-Subtypen (A/B/C): Ausdehnung und/oder Lokalisation (A = medial, B = zentral, C = lateral)

Gelenkersetzende Therapieformen. Im Stadium III und IV ist bei entsprechenden Beschwerden und ungünstigen prognostischen Faktoren (Grundkrankheit, Risikofaktoren, großer Defekt = Subtyp C, rasche Progredienz, wenig Kooperation und hohe Ansprüche an das Hüftgelenk) ein Hüftgelenkersatz indiziert. Trotz der Problematik der hohen Lockerungsrate bei jungen, aktiven Patienten (Fink u. Rüther 2000, Lieberman u. Mitarb. 2002) können die gelenkerhaltenden Therapieformen zum heutigen Zeitpunkt für diese Fälle keine sinnvolle Alternative zum künstlichen Gelenkflächenersatz bieten. Unterschiedlich sind die Ergebnisse und Empfehlungen für die verschiedenen Prothesentypen. Diese reichen von einem Teiloberflächenersatz nur am Femur (Mont u. Mitarb. 2001), Totaloberflächenersatz am Femur und an der Pfanne (McMinn u. Mitarb. 1996), Totalgelenkersatz mit intertrochantärer Prothesenverankerung (Fink u. Rüther 2000), Hemiprothese mit bipolarem Kopf (Cabanella 1990) bis zur konventionellen Totalendoprothesenversorgung (Hartley u. Mitarb. 2001). Prinzipiell sollte bei jungen Patienten, bei denen eventuell mehrere Revisionen im Laufe ihres Lebens erforderlich werden, möglichst wenig Knochen primär entfernt werden. Weiter sollte bei diesen jungen Patienten ein durch gute Daten belegtes Prothesendesign mit optimaler Gleitpaarung verwendet werden. Die Diskussion über zementiert oder zementfrei, Prothesendesign und Art der Gleitflächenpaarung würde den Rahmen dieses Beitrages jedoch bei weitem sprengen. Wegen der deutlichen Einschränkung der Lebensqualität und der hohen Inzidenz zur Beidseitigkeit ist eine Hüftgelenkarthrodese oder eine Hüftkopfresektion bei der Osteonekrose nicht indiziert (Mont u. Hungerford 1995).

Therapieempfehlungen

Aufgrund eigener Erfahrungen von über 200 behandelten Patienten mit Osteonekrose, einer Literaturübersicht und rezenter Therapieempfehlungen der Baltimore-Gruppe (Mont u. Hungerford 2000b) können wir folgende Therapieempfehlung für die einzelnen Stadien der Osteonekrose abgeben (Tab. 11.2). Bei manchen dieser Therapieempfehlungen sind jedoch die Indikationen noch nicht durch ausreichende klinische Studien belegt.

Stadium 0. Bei Patienten mit hohem Osteonekroserisiko, jedoch ohne klinische Beschwerden, ist eine klinische und MRT-Verlaufskontrolle alle 6–12 Monate sinnvoll. Beim Auftreten von intraartikulären Hüftgelenkschmerzen ist eine MRT und/oder Szintigraphie mit SPECT jederzeit indiziert.

Stadium I. Eine Teilentlastung mit zwei Unterarmstützen für 3 Monate und MRT-Kontrolle sind sinnvoll. Sollten weiter Beschwerden bestehen, die manifeste Läsion progredient sein oder eine große Ausdehnung zeigen, ist eine medikamentöse Behandlung mit Iloprost (Infusion von 20 µg täglich über 3–6 Stunden für 5 Tage i. v.) oder eventuell eine Hüftkopfentlastungsbohrung indiziert. Bei Beschwerdefreiheit und/oder keiner Progredienz der Läsion sind eine weitere Schonung und klinische Kontrollen ausreichend. Beim Vorliegen eines schmerzhaften KMÖS empfehlen wir den Patienten primär eine Iloprost-Therapie und erst bei Persistenz des KMÖS eine Hüftkopfentlastungsbohrung mit anschließender Teilentlastung mit zwei Unterarmstützkrücken für 6 Wochen.

Stadium II. Ein kleiner (Subtyp A) und medial gelegener Defekt sollte konservativ behandelt und beobachtet werden. Mittelgroße (Subtyp B) und zentral gelegene Defekte sollten mit einer Hüftkopfentlastungsbohrung und mit einer Teilentlastung für 6 Wochen behandelt werden. Ein nicht vaskularisiertes Knochentransplantat kann als zusätzliche Maßnahme eingesetzt werden. Dies erfordert jedoch eine längere postoperative Teilentlastung von 3 Monaten. Ein großer (Subtyp C) und/oder lateral gelegener Defekt sollte mit einem gefäßgestielten Fibulatransplantat in

Kombination mit einer autologen Impaktionstechnik und einer Teilentlastung von 3–6 Monaten versorgt werden.

Stadium III. Ein kleiner bis mittelgroßer Defekt (Subtypen A und B) sollte mit einer Umstellungsosteotomie und einer Teilentlastung für 3–6 Monate behandelt werden. Die Art der Umstellung richtet sich nach der Lage und Ausdehnung des Defektes. Alternativ kann ein nichtvaskularisiertes Knochentransplantat eingesetzt werden. Bei großen Defekten (Subtyp C) kann ein gefäßgestieltes Fibulatransplantat mit Impaktionstechnik erwogen werden. Beim Vorliegen von prognostisch ungünstigen Begleitfaktoren (mehrere Risikofaktoren, hohe Gelenkbeanspruchung, Alter über 40 Jahre und mangelnde Kooperationsbereitschaft) sollte bei größeren Defekten (Subtypen B oder C) ein gelenkerhaltender Eingriff nicht mehr durchgeführt werden.

Stadium IV. Im frühen Stadium IV mit kleinem bis mittelgroßem Defekt (Subtypen A oder B) ohne wesentliche Gelenkspaltverschmälerung und/oder arthrotischen Veränderungen könnte bei kooperativen Patienten eine Umstellungsosteotomie, ein nichtvaskularisiertes Transplantat in Falltür-Technik oder ein gefäßgestieltes Fibulatransplantat eingesetzt werden. In allen anderen Fällen ist ein gelenkerhaltender Eingriff nicht mehr sinnvoll. Der Einsatz von einem Teiloberflächenersatz ist bei kooperativen Patienten mit nichtarthrotisch veränderter Pfanne und eingeschränkter Anforderung an das Hüftgelenk sinnvoll. Dieser Teilgelenkersatz ist einer Hemiprothese mit bipolarem Kopf vorzuziehen. Ein Totaloberflächenersatz oder eine Totalendoprothese mit intertrochantärer Verankerung am Femur sind eine mögliche Alternative zur konventionellen Totalendoprothese.

Literatur

Aaron, R.K., D. Lennox, G.E. Bunce, T. Ebert (1989): The conservative treatment of osteonecrosis of the femoral head. A comparison of core decompression and pulsing electromagnetic field. Clin Orthop 249: 209–218

Aigner, N., G. Petje, G. Steinböck, W. Schneider, C. Krasny, F. Landsiedl (2001): Treatment of bone marrow oedema of the talus with the prostacyclin analogue iloprost – an MRI controlled investigation of a new method. J Bone Joint Surg Br 83: 855–858

Arlet, J. (1992): Nontraumatic avascular necrosis of the femoral head. Past, present, and future. Clin Orthop 277: 12–21

Arnoldi, C.C., R. Lemperg (1975): Intraosseous hypertension and pain in the knee. J Bone Joint Surg Br 57: 360–365

Atsumi, T., Y. Kuroki (1992): Role of impairment of blood supply of the femoral head in the pathogenesis of idiopathic osteonecrosis. Clin Orthop: 22–30

Cabanella, M.E. (1990): Bipolar versus total hip arthroplasty for avascular necrosis of the femoral head. A comparison. Clin Orthop 261: 59–62

Catto, M. (1965): A histological study of avascular necrosis of the femoral head after transcervical fracture. J Bone Joint Surg 47-B: 749–776

Dienst, M., D. Kohn (2000): Die Osteonekrose des Hüftgelenks im Erwachsenenalter. Bedeutung der verschiedenen Umstellungsosteotomien. Orthopäde 29: 430–441

Dihlmann, W. (1982): CT analysis of the upper end of the femur: The asterisk sign and ischemic bone necrosis of the femoral head. Skeletal Radiol 8: 251–263

Ficat, R.P. (1985): Idiopathic bone necrosis of the femoral head: Early diagnosis and treatment. J Bone Joint Surg Br 67-B: 3–9

Fink, B., W. Rüther (2000): Teil- und Totalgelenkersatz bei Hüftkopfnekrosen. Orthopäde 29: 449–457

Gallinaro, P., A. Masse (2001): Flexion osteotomy in the treatment of avascular necrosis of the hip. Clin Orthop 386: 79–84

Glimcher, M.J., J.E. Kenzora (1979): The biology of osteonecrosis of the human femoral head and its clinical implications. III. Discussion of the etiology and genesis of the pathological sequelae; comments on treatment. Clin Orthop: 273–312

Glueck, C.J., R. Freiberg, T. Tracy, D. Stroop, P. Wang (1997): Thrombophilia and hypofibrinolysis: Pathophysiology of ON. Clin Orthop 334: 43–56

Guerra, J.J., M.E. Steinberg (1995): Distinguishing transient osteoporosis from avascular necrosis of the hip. J Bone Joint Surg Am 77: 616–624

Hartley, W.T., J.P. McAuley, W.J. Culpepper, C.A. Engh jr., C.A. Engh sen. (2001): Osteonecrosis of the femoral head treated with cementless total hip arthroplasty. J Bone Joint Surg Am 83-A: 1590–1591

Heller, K.D., F.U. Niethard (1998): Using extracorporal shockwave therapy in orthopedics – a metaanalysis. Z Orthop 136: 390–401

Hernigou, P., D. Baschier, F. Galdeteros (1993): Avascular necrosis of the femoral head in cicle-cell disease: treatment of collapse by the injection of acrylic cement. J Bone Joint Surg Br 75: 875–880

Hirata, T., T. Konishiike, A. Kawai, T. Sato, H. Inoue (2001): Dynamic magnetic resonance imaging of femoral head perfusion in femoral neck fracture. Clin Orthop 393: 294–301

Hofmann, S., A. Engel, A. Neuhold, K. Leder, J. Kramer, H. Plenk jr. (1993): Bone-marrow oedema syndrome and transient osteoporosis of the hip. An MRI-controlled study of treatment by core decompression. J Bone Joint Surg Br 75: 210–216

Hofmann, S., B. Mazieres (2000a): Osteonekrose: Natürlicher Verlauf und konservative Therapie. Orthopäde 29: 403–410

Hofmann, S., W. Schneider, M. Breitenseher, M. Urban, H. Plenk jr. (2000b): Die „transiente Osteoporose" als reversible Sonderform der Osteonekrose. Orthopäde 29: 411–419

Hofmann, S., J. Kramer, H. Plenk jr. (2002): Die Osteonekrose des Hüftgelenks im Erwachsenenalter. Radiologe 42: 440–450

Ito, H., K. Kaneda, T. Matsuno (1999): Osteonecrosis of the femoral head. Simple varus intertrochanteric osteotomy. J Bone Joint Surg Br 81: 969–974

Itoman, M., M. Yamamoto (1989): Pathogenesis and treatment of idiopathic aseptic necrosis of the femoral head. Clin Immunol 21: 713–725

Jones, J.P. (2000): Epidemiologische Risikofaktoren für die nichttraumatische Osteonekrose. Orthopäde 29: 370–380

Kay, R.M., J.R. Lieberman, F.J. Dorey, L.L. Seeger (1994): Inter- and intraobserver variation in staging patients with proven avascular necrosis of the hip. Clin Orthop: 124–129

Kerboul, M., J. Thomine, M. Postel, R. Merle d'Aubigné (1974): The conservative surgical treatment of idiopathic aseptic necrosis of the femoral head. J Bone Joint Surg 56-B: 291–296

Koo, K.H., J.P. Jones jr. (1999): Borderline necrosis of the femoral head. Clin Orthop 358: 158–165

Koo, K.H., R. Kim (1995a): Quantifying the extent of osteonecrosis of the femoral head. A new method using MRI. J Bone Joint Surg Br 77: 875–880

Koo, K.H., R. Kim, G.H. Ko, H.R. Song, S.T. Jeong, S.H. Cho (1995b): Preventing collapse in early osteonecrosis of the femoral head a randomized clinical trial of core decompression. J Bone Joint Surg Br 77-B: 870–874

Kramer, J., M. Breitenseher, H. Imhof, H. Plenk, M. Urban, S. Hofmann (2000): Bildgebung bei der Hüftkopfnekrose. Orthopäde 29: 380–388

Krause, R., K. Glas, A. Schulz, R. Gradinger (2002): Das transitorische Knochenmarködemsyndrom der Hüfte. Z Orthop 140: 286–296

Krauspe, R., P. Raab (1997): Morbus Perthes. Orthopäde 26: 289–302

Langer, R., A. Scholz, M. Langer, M. Cordes, G. Schwetlick, R. Felix (1990): Der gefässgestielte Beckenspan. Stellenwert der DSA in der pra- und postoperativen Diagnostik. Digitale Bilddiagn 10: 25–29

Levin, D., D. Norman, C. Zinman, L. Rubinstein, E. Sabo, I. Misselevich, D. Reis, J.H. Boss (1999): Treatment of experimental avascular necrosis of the femoral head with hyperbaric oxygen in rats: Histological evaluation of the femoral heads during the early phase of the reparative process. Exp Mol Pathol 67: 99–108

Lieberman, J.R., D.J. Berry, M.A. Mont, R.K. Aaron, J.J. Callaghan, A. Rayadhyaksha, J.R. Urbaniak (2002): Osteonecrosis fo the hip: Management in the twenty-first century. J Bone Joint Surg Am 84-A: 833–853

Ludwig, J., S. Lauber, H.J. Lauber, U. Dreisilker, R. Raedel, H. Hotzinger (2001): High-energy shock wave treatment of femoral head necrosis in adults. Clin Orthop 387: 119–126

McMinn, D., R. Tracy, K. Lin, P. Pynsent (1996): Metal on metal surface replacement of the hip: Experience of the McMinn prosthesis. CORR 329: 89–99

Meyers, M.H., F.R. Convery (1991): Grafting procedures in ON of the hip. Semin Arthroplasty 2: 189–197

Meyers, M.H., R.E. Jones, R.W. Buchholz, D.R. Wenger (1983): Fresh autologenous grafts and osteochondral allografts for the treatment of segmental collapse in osteonecrosis of the hip. Clin Orthop 174: 107–112

Mitchell, D.G., M.E. Steinberg, M.K. Dalinka, V.M. Rao, M. Fallon, H.Y. Kressel (1989): Magnetic resonance imaging of the ischemic hip: Alterations with in the osteonecrotic, viable and reactive zones. Clin Orthop 244: 60–77

Mont, M.A., A.D. Rajadhyaksha, D.S Hungerford (2001): Outcomes of limited femoral resurfacing arthroplasty compared with total hip arthroplasty for osteonecrosis of the femoral head. J Arthroplasty 16 (1): 134–139

Mont, M.A., D.S. Hungerford (1995): Non-traumatic avascular necrosis of the femoral head. J Bone Joint Surg Am 77: 459–474

Mont, M.A., D.S. Hungerford (2000a): Die potentiellen Anwendungen von Zytokinen und Wachstumsfaktoren bei der Behandlung der Osteonekrose. Orthopäde 29: 442–456

Mont, M.A., D.S. Hungerford (2000b): Therapie der Osteonekrose: Grundlagen und Entscheidungshilfen. Orthopäde 29: 457–462

Nadel, S.N., J.F. Debatin, W.J. Richardson, L.W. Hedlund, C. Senft, W.S. Rizk, K.N. Malizos, D.L. Stahl, S. Martinez (1992): Detection of acute avascular necrosis of the femoral head in dogs: dynamic contrast-enhanced MR imaging vs spin-echo and STIR sequences. AJR Am J Roentgenol 159: 1255–1261

Ohzono, K., M. Saito, N. Sugano u. Mitarb. (1992): The fate of nontraumatic avascular necrosis of the femoral head. Clin Orthop 227: 73–78

Oinuma, K., Y. Harada, Y. Nawata, K. Takabayashi, I. Abe, K. Kamikawa, H. Moriya (2001): Osteonecrosis in patients with systemic lupus erythematosus develops very early after starting high dose corticosteroid treatment. Ann Rheum Dis 60: 1145–1148

Peiro, A., M. Salom, J.E. Aroca (1998): Transient osteoporosis and avascular necrosis of the hip in the same patient. Hip International 8: 226–230

Petje, G., C. Radler, N. Aigner, G. Kriegs-Au, R. Ganger, F. Grill (2002): Aseptische Knochennekrosen im Kindesalter. Orthopäde 31: 1027–1038

Plenk, H. jr., M. Gstettner, K. Grossschmidt, M. Breitenseher, M. Urban, S. Hofmann (2001): Magnetic resonance imaging and histology of repair in femoral head osteonecrosis. Clin Orthop 386: 42–53

Plenk, H. jr., S. Hofmann, J. Eschberger, M. Gstettner, J. Kramer, W. Scheider, A. Engel (1997): Histomorphometry and bone morphometry of the bone marrow edema syndrome of the hip. Clin Orthop 334: 124–135

Plenk, H. jr., S. Hofmann, M. Breitenseher, M. Urban (2000): Pathomorphologische Aspekte und Reparaturmechanismen der Femurkopfnekrose. Orthopäde 29: 389–402

Rosenwasser, M.P., J.P. Garino, H.A. Kiernan, C.B. Michelsen (1994): Long term follow up of thorough debridement and cancellous bone grafting of the femoral head for avascular necrosis. Clin Orthop 306: 17–27

Rutishauser, E., A. Rohner, D. Held (1960): Experimentelle Untersuchungen über die Wirkung der Ischämie auf den Knochen und das Mark. Virchows Arch 333: 101–118

Sakai, T., N. Sugano, T. Tsuji, T. Miyazawa, N. Nakamura, K. Haraguchi, T. Ochi, K. Ohzono (1999): Contrastenhanced magnetic resonance imaging in a nontraumatic rabbit osteonecrosis model. J Orthop Res 17: 784–792

Scher, M.A., I. Jakim (1993): Intertrochanteric osteotomy and autogenous bone-grafting for avascular necrosis of the femoral head. J Bone Joint Surg 75-A: 1119–1133

Schneider, W., M. Breitenseher, A. Engel, K. Knahr, H. Plenk, S. Hofmann (2000): Der Stellenwert der Bohrung in der Behandlung der Hüftkopfnekrose. Orthopäde 29: 420–429

Schneider, W., N. Aigner, O. Pinggera, K. Knahr (2002): Intertrochanteric osteotomy for avascular necrosis of the head of the femur. Survival probability of two different methods. J Bone Joint Surg Br 84: 817–824

Simanek, H.G., D.R. Brocai, C. Brill, M. Lukoschek (2001): Comparison of results of core decompression and intertrochanteric osteotomy for nontraumatic osteonecrosis of the femoral head using cox regression and survivorship analysis. J Arthroplasty 16: 790–794

Smith, K.R., M. Bonfiglio, W.J. Montgomery (1980): Non-traumatic necrosis of the femoral head treated with tibial bone grafting. A follow-up note. J Bone Joint Surg 62-A: 845–847

Staudenherz, A., S. Hofmann, M. Breitenseher, W. Schneider, A. Engel, H. Imhof, T. Leitha (1997): Diagnostic patterns for bone marrow oedema syndrome and avascular necrosis of the femoral head in dynamic bone scintigraphy. Nucl Med Commun 18: 1178–1188

Steinberg, M.E., A. Corces, M. Fallon (1999a): Acetabular involvement in osteonecrosis of the femoral head. J Bone Joint Surg Am 82: 291–293

Steinberg, M.E., G.D. Hayken, D.R. Steinberg (1995): A quantitative system for staging avascular necrosis. J Bone Joint Surg Br 77: 34–41

Steinberg, M.E., P.G. Larcom, B. Straford, W.B. Hosick, A. Corces, R.E. Bands, K.E. Hartman (2001): Core decompression with bone grafting for osteonecrosis of the femoral head. Clin Orthop 386: 71–78

Steinberg, M.E., R.E. Bands, S. Parry, E. Hoffman, T. Chan, K.M. Hartman (1999b): Does lesion size affect the outcome in avascular necrosis? Clin Orthop 367: 262–271

Sugioka, Y., T. Hotokebuchi, H. Tsutsui (1992): Transtrochanteric anterior rotational osteotomy for idiopathic and steroid-induced necrosis of the femoral head: Indications and long-term results. Clin Orthop 277: 111–120

Takatori, Y., T. Kokubo, S. Ninomiya, T. Nakamura, I. Okutsu, M. Kamogawa (1991): Transient osteoporosis of the hip. Magnetic resonance imaging. Clin Orthop: 190–194

Urbaniak, J., Ph. Coogan, E. Gunneson, J. Nunley (1995): Treatment of osteonecrosis of the femoral head with free vascularized fibular grafting. JBJS 77-A: 681–694

Wood, J.B., R.A. Klassen, H.A. Peterson (1995): Osteochondritis dissecans of the femoral head in children and adolescents: a report of 17 cases. J Pediatr Orthop 15: 313–316

Yoo, M.C., D.W. Chung, C.S. Hahn (1992): Free vascularized fibula grafting for the treatment of osteonecrosis of the femoral head. Clin Orthop 277: 128–138

12 Koxarthrose

12.1 Ätiologie, Pathogenese und Epidemiologie
K. P. Günther

12.2 Konservative Therapie
G. Fürst

12.3 Medikamentöse Therapie
J. Steinmeyer

12.4 Nichtendoprothetische operative Eingriffe
H. Reichel

12.5 Primäre Hüftendoprothetik
H. Effenberger und M. Imhof

12.6 Revisionsprothetik
R. Elke, E. Morscher, Ch. Schwaller und W. Zimmerli

12.7 Fettembolie in der Hüftendoprothetik
S. Hofmann und M. Salzer

12.8 Rehabilitation nach Hüft-TEP
G. Fürst und R. Graf

12.9 Qualitätsmanagement in der Hüftchirurgie
H. Effenberger und R. Mechtler

12.1 Ätiologie, Pathogenese und Epidemiologie

K. P. Günther

Ätiologie

Den Weg vom Gelenkschaden, der als unmittelbare Folge einer Vorerkrankung zurückbleibt und aufgrund seiner persistierenden Formstörung mehr oder weniger rasch zur Arthrose führt, beschrieb Hackenbroch (1943) in seinem Konzept der „präarthrotischen Deformität". Diese Präarthrosen führen am Hüftgelenk, wo unterschiedlichste Erkrankungen vor allem im Kindes- und Jugendalter bleibende Deformationen verursachen können, häufig zu schweren Abnutzungserscheinungen. Hierzu gehören in erster Linie die Hüftreifungsstörung bzw. Hüftdysplasie, der Morbus Perthes und die Epiphyseolysis capitis femoris (Abb. 12.1 u. 12.2). In größeren Untersuchungsserien werden 30–70 % der Koxarthrosen auf diese Erkrankungen zurückgeführt (Tab. 12.1). Zu dieser initialen Deformierung von Hüftkopf oder Hüftpfanne mit einer daraus entstehenden Gelenkinkongruenz als Arthroseursache zählen auch traumatisch bedingte Veränderungen und die aseptische Femurkopfnekrose im Erwachsenenalter. Bei all diesen Erkrankungen kommt es im Lauf der Zeit aufgrund ungünstiger Krafteinleitung zu einem Missverhältnis zwischen dauerhaft erhöhter Belastung des Gelenkknorpels und seiner physiologischen Belastbarkeit. Bei fortgesetztem Überschreiten der Toleranzschwelle folgt zwangsläufig die sekundäre Knorpeldegradation.

Neben diesen primär mechanischen Einflüssen kann auch eine bereits initiale Knorpelschädigung zur Arthrose führen, wie sie bei entzündlich-destruierenden Gelenkerkrankungen (septische Koxitis, Erkrankungen aus dem rheumatischen Formenkreis) oder systemischen Prozessen (Hämochromatose, Ochronose etc.) zu beobachten ist. In diesen Fällen kommt es entweder zu einem initialen Knorpelverlust oder aber die primär nichtmechanische Schädigungsursache reduziert die physiologische Belastbarkeit des gesunden Knorpels so weit, dass er auch normalen Belastungssituationen nicht mehr dauerhaft standhält.

Die Aufzählung von anamnestisch fassbaren bzw. klinisch-radiologisch diagnostizierbaren Erkrankungen, auf die die Entstehung sog. **sekundärer Koxarthrosen** häufig zurückgeführt wird, darf nicht darüber hinwegtäuschen, dass wir es in der Regel mit einem multifaktoriell bedingten Krankheitsprozess zu tun haben. Selbst beim Vorliegen eines der genannten Risikofaktoren muss es nicht in allen Fällen zu einer Arthrose kommen, und wenn sie doch eintritt, sind Verlaufsgeschwindigkeit und Beschwerdeentwicklung äußerst schwer vorherzusagen. Es muss deshalb angenommen werden, dass die Wirksamkeit lokaler bzw. gelenkspezifischer Risikofaktoren von systemischen Risikofaktoren zusätzlich beeinflusst wird, die im Einzelfall nicht immer auf den ersten Blick erkennbar sind. Bei einer Vielzahl von Patienten bleibt doch letztlich unklar, worauf die Entstehung der Koxarthrose bei Ihnen zurückzuführen ist. In diesen Fällen, wo gelenkspezifische Schädigungsursachen nicht erkennbar sind und wir von so genannten **primären** oder auch **idiopathischen Krankheitsformen** sprechen, spielen möglicherweise systemisch wirkende Risikofaktoren die Hauptrolle: Dazu gehören in erster Linie Alter und Geschlecht, denn mit steigendem Lebensalter nimmt die Häufigkeit von Arthrosen grundsätzlich zu und Frauen scheinen nach der Menopause mehr an degenerativen Gelenkerkrankungen zu leiden als Männer. Im Gegensatz zu einem allgemein bei Arthrosen zu beobachtenden Überwiegen des weiblichen Geschlechts – vermutlich aufgrund hormoneller Veränderungen in der Me-

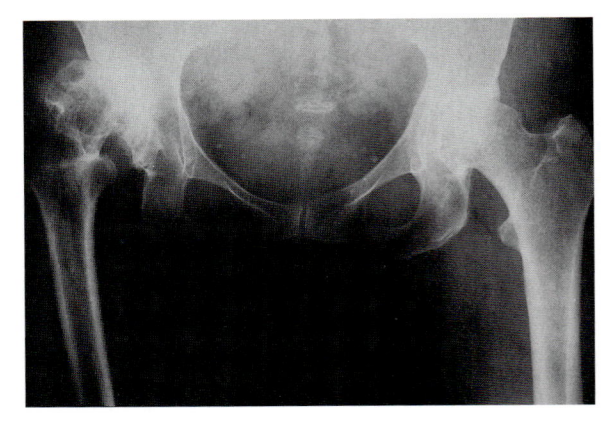

Abb. 12.1 Röntgenbeckenübersichtsaufnahme eines 68-jährigen Patienten mit massiver Dysplasiekoxarthrose rechts und Zustand nach varisierender intertrochantärer Umstellungsosteotomie.

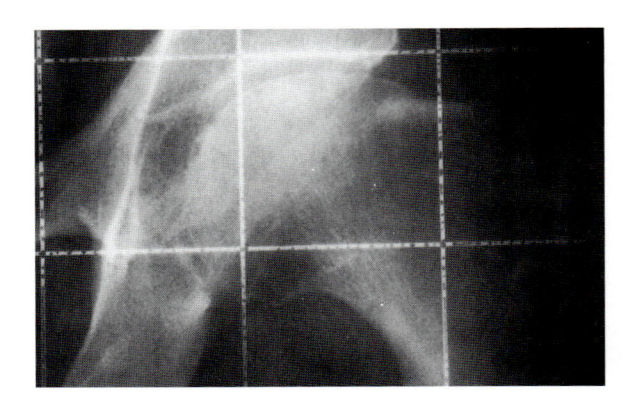

Abb. 12.2 Röntgenaufnahme des linken Hüftgelenks mit deutlich erkennbarer Kopfdeformität nach einer Epiphyseolysis capitis femoris (sog. Tilt Deformity).

Tab. 12.1 Häufige Erkrankungsursachen von Koxarthrosen (Anteil von Patienten mit sog. „Sekundärarthrosen" in ausgewählten Fallserien)

Autoren	Anzahl	Dysplasie	Epiphyseolysis capitis femoris	Morbus Perthes	Koxitis
Francillon (1957)	77	17 %	31 %	8 %	14 %
de Seze (1962)	400	41 %	3 %	1 %	1 %
Morscher (1971)	2251	18 %	20 %	4 %	2 %
Solomon (1976)	327	24 %	20 %	3 %	13 %
Hackenbroch (1979)	654	40 %	20 %	6 %	9 %
Günther (1998)	420	25 %	7 %	1 %	1 %

nopause – sind Männer jedoch im höheren Lebensalter häufiger von einer Koxarthrose betroffen als Frauen. Bislang ist zwar unklar, worin die Ursache für diese Beobachtung liegt, doch könnte eine häufiger bei Männern angegebene und für die Entstehung der Koxarthrose relevante berufliche Exposition (z. B. erhöhtes Krankheitsrisiko bei Landwirten) und Sport (z. B. Fußball) als zusätzlicher Risikofaktor wirken. Auch unterschiedliche Stoffwechselstörungen (Hypercholesterinämie, Hyperurikämie etc.) und andere systemische Risikofaktoren, wie beispielsweise eine genetische Disposition können zur Entstehung von Koxarthrosen beitragen (Günther u. Mitarb. 1999). Erhöhtes Körpergewicht, das bei der Entstehung von Abnutzungsschäden am Kniegelenk eine große Rolle spielt, scheint jedoch bei der Koxarthrose keinen wesentlichen Risikofaktor darzustellen, wie mehrere große bevölkerungsbasierte Studien übereinstimmend belegen.

Neuere epidemiologische Forschungsansätze verlassen zunehmend das tradierte Konzept einer Einteilung der Arthrosen in primäre (idiopathische) und sekundäre Erkrankungsformen, da die diesem Konzept zugrunde liegende Fokussierung auf monokausal wirkende Erkrankungsursachen fragwürdig ist. Es scheint sich vielmehr bei der Entstehung von Koxarthrosen um einen multifaktoriell gesteuerten Prozess zu handeln, der von lokalen, gelenkspezifisch wirksamen Risikofaktoren gleichermaßen beeinflusst ist wie von systemischen Faktoren. Da wir diese bislang nur zum Teil kennen und auch die Details ihres Zusammenwirkens noch weitgehend unklar sind, besteht weiterhin erheblicher Forschungsbedarf.

Für die klinische Tätigkeit folgt daraus, dass wir gerade am Hüftgelenk die Bedeutung einer vordergründigen Pathologie (präarthrotische Deformität) zu relativieren lernen und bei der individuellen Erstellung von Behandlungskonzepten zusätzliche systemische Risikofaktoren zu identifizieren versuchen, die unser Handeln beeinflussen können.

Pathogenese

Im gesunden Gelenkknorpel besteht eine Balance zwischen dem kontinuierlich ablaufenden Abbau und gleichzeitigen Aufbau von Matrixbestandteilen. Bei der Arthrose ist dieser Prozess gestört und die Chondrozyten sind nicht mehr in der Lage, den Gleichgewichtszustand aufrechtzuhalten. Da der Knorpelzellmetabolismus durch eine Vielzahl von Wachstumsfaktoren und Zytokinen gesteuert wird, gibt es unterschiedlichste Theorien zur Pathogenese der Arthrose und bis heute fehlt eine detaillierte Kenntnis der ursächlichen Mechanismen. Vermutlich kommt es – aufgrund welcher Ursache auch immer – zunächst zu einer Schädigung der matrixstabilisierenden kleinen Kollagene bzw. Proteoglykane und erst im weiteren Verlauf zu einem Verlust der größeren Proteine (Aggrekan und Kollagen Typ II). Der initiale Abbau von Proteoglykanen durch unterschiedlichste Matrixmetalloproteasen (MMP) löst in Chondrozyten zunächst eine erhöhte Stoffwechselleistung als Reparationsversuch aus. Dennoch kann der fortdauernde Verlust an Interzellularsubstanz dadurch nicht kompensiert werden und es kommt zum makroskopisch erkennbaren Verlust an Knorpelsubstanz. Dieser äußert sich in einer radiologisch erkennbaren Gelenkspaltverschmälerung, die an verschiedenen Stellen unterschiedlich stark ausgeprägt sein kann (superolaterale, zentrale und inferomediale Wanderungsmuster; Abb. 12.3 a – c). Weitere röntgenologische Arthrosezeichen sind Osteophyten (perifoveal, subfoveal, im Bereich des Pfannenbodens und an den Rändern der knorpeligen Gelenkflächen), Zysten und verstärkte subchondrale Sklerosierung (Diehlmann 1987). Welche Rolle in der Pathogenese der subchondrale Knochen spielt, ist nicht geklärt: Neben der überwiegend vertretenen Auffassung, dass die subchondrale Sklerosierung Folge einer arthrosebedingten Veränderung der viskoelastischen Knorpeleigenschaften ist, hat die erhöhte Knochendichte – zumindest in der Entwicklung vollschichtiger Knorpeldefekte – möglicherweise auch eine kausale Bedeutung.

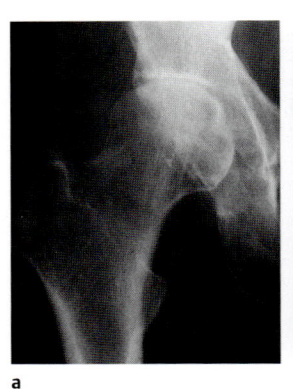

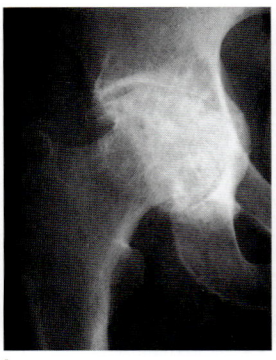

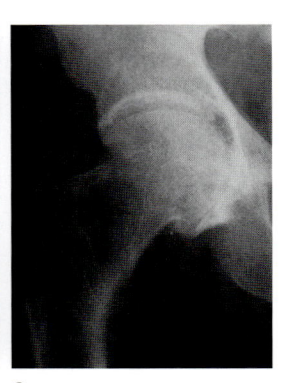

Abb. 12.3 a–c Beispiele unterschiedlich lokalisierter Gelenkspaltverschmälerung bei Koxarthrose: superolateral (**a**), zentral (**b**), inferomedial (**c**).

Progression

Im Gegensatz zur Gonarthrose, wo sich eine Vielzahl von Untersuchungen mit den Faktoren befassen, die den Verlauf von Knorpeldegradation und klinischer Symptomatik beeinflussen, gibt es bei der Koxarthrose nur wenig zuverlässige Daten zur Progression. Hier muss – ebenso wie bei der Ätiologie der Erkrankung – davon ausgegangen werden, dass eine Vielzahl von Faktoren mit unterschiedlicher Bedeutung zusammenwirkt. Somit spielen auch hier einerseits gelenkspezifische mechanische Veränderungen (Ausmaß einer präarthrotischen Deformität) und andererseits unspezifische bzw. allgemein wirkende Risikofaktoren eine Rolle.

Die Vorhersage des individuellen Verlaufes ist jedoch äußerst schwierig: Beim Vorliegen einer Hüftdysplasie beispielsweise wird die Höhe der auf das Gelenk einwirkenden Kräfte sicherlich vom Ausmaß der Überdachung und von der Schenkelhalsform beeinflusst (Pauwels 1973), doch es gibt nur wenige Arbeiten, die einen direkten Rückschluss vom Grad der Deformität auf die Geschwindigkeit der Abnutzungsprozesse erlauben (Murphy u. Mitarb. 1995). Auch die klinische Erfahrung zeigt bei vielen Patienten trotz oft erheblicher Veränderungen in einem kurzen Zeitraum bei unzureichender Überdachung des Gelenks ein Fehlen von Symptomen und eine nur langsame oder gar ausbleibende Arthroseentwicklung selbst bei höhergradigen Dysplasien.

Epidemiologie

Um die sozialmedizinische Bedeutung einer Erkrankung einschätzen zu können, ist die Kenntnis ihrer Verbreitung in der Bevölkerung notwendig. Die **Prävalenz** einer Erkrankung bildet den Anteil an Erkrankten in der Gesamtpopulation zu einem bestimmten Zeitpunkt ab und wird meist anhand einer zufällig ausgewählten Stichprobe in Querschnittuntersuchungen ermittelt. Daten zur **Inzidenz** müssen dagegen in Längsschnittuntersuchungen erhoben werden, da sie die Zahl neu erkrankter Personen in einem definierten Zeitabschnitt erfassen. Obwohl die Ermittlung der Inzidenz in der Regel sehr aufwendig ist, können von ihr wertvolle Angaben zu den Entstehungsmechanismen einer Erkrankung abgeleitet werden. Die Prävalenzschätzung dagegen erlaubt zwar eine Bewertung der Krankheitsbelastung in der Allgemeinbevölkerung, doch ist ihr Nutzen zur Beurteilung von Risikofaktoren eher eingeschränkt.

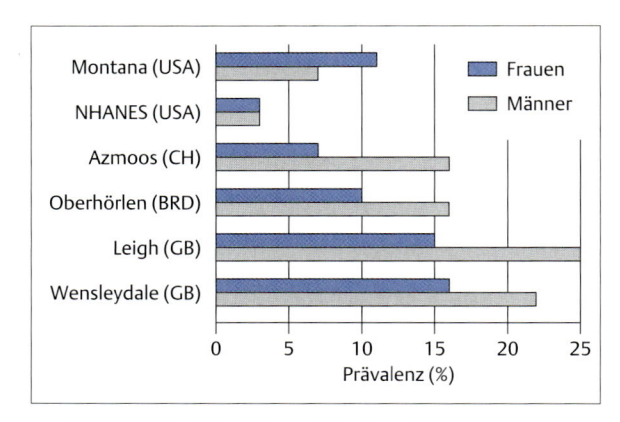

Abb. 12.4 Prävalenz der radiologisch definierten Koxarthrose in ausgewählten Erhebungen (nach Sun u. Mitarb.).

Prävalenz der Koxarthrose. Daten zur Häufigkeit der Koxarthrose in der Bevölkerung stammen aus etwa 20 Studien in unterschiedlichen Ländern (Sun u. Mitarb. 1997) und wurden überwiegend im Rahmen radiologischer sowie einiger klinischer Querschnittuntersuchungen erhoben. Dabei zeigt sich, dass die Prävalenz der radiologisch definierten Koxarthrose (meist Kellgren u. Lawrence Grad 2 und darüber) mit zunehmendem Alter ansteigt und das männliche Geschlecht häufiger betroffen ist. Auch wenn die teilweise erheblichen Unterschiede in Studiendesign, Größe und Altersstruktur der untersuchten Populationen einen direkten Vergleich erschweren, kann man von Prävalenzraten bis 25% ausgehen (Abb. 12.4). Die Prävalenz der Koxarthrose variiert dabei zwischen 0,9 und 25% bei Männern und zwischen 0,6 und 16% bei Frauen. Insgesamt ist in Ländern mit überwiegend kaukasischer Bevölkerung (Europa, Nordamerika) ein deutlich häufigerer Befall zu finden als unter Schwarzafrikanern und Asiaten. Die Prävalenz der klinisch definierten Koxarthrose (gleichzeitiges Vorliegen von Schmerzen und röntgenologischen Arthrosezeichen) schwankt zwischen 4,1 und 5,2% bei Männern sowie 5,4 und 6,0% bei Frauen. Damit bestätigt sich die bekannte Tatsache, dass radiologisch nachweisbare Gelenkschäden nicht immer mit Beschwerden einhergehen müssen und auch am Hüftgelenk die Hälfte bis zwei Drittel der von einer Koxarthrose Betroffenen symptomfrei bleiben kann.

Inzidenz der Koxarthrose. Bisher sind nur wenige Untersuchungen zur Inzidenz der Koxarthrose aufgrund des damit verbundenen Aufwands durchgeführt worden. Die besten Daten stammen aus Erhebungen in Schweden und den USA (Sun u. Mitarb. 1997), wo innerhalb eines Jahres mit bis zu 195 klinisch manifesten Neuerkrankungen pro 100.000 Personen gerechnet werden muss. Auch bei der Inzidenz ist eine altersabhängige Zunahme zu beobachten, über einen bevorzugten Befall des männlichen Geschlechts wird dagegen nicht in allen Erhebungen berichtet. Im Vergleich zur Gonarthrose, bei der die epidemiologische Datenbasis deutlich besser ist, lassen sich jedoch aus den wenigen Inzidenzschätzungen der Koxarthrose kaum ätiologisch relevante Konzepte ableiten.

Versorgungssituation

Während eine grobe Abschätzung der Versorgungssituation und damit der volkswirtschaftlichen Bedeutung von Arthrosen insgesamt mittlerweile möglich ist (Brenner 1998), sind sozialmedizinisch relevante Daten zur Behandlung der Koxarthrose allein für die Bundesrepublik nur teilweise verfügbar. Nach Angaben des statistischen Bundesamtes wurden im Jahr 1999 insgesamt 282.296 Patienten mit der Erstdiagnose Arthrose und einer durchschnittlichen Verweildauer von knapp 17 Tagen in der BRD stationär behandelt. Aus Berechnungen der Kostenträger (L4-Statistik) lässt sich ableiten, dass knapp 45% dieser arthrosebedingten Krankenhausfälle Patienten mit Koxarthrose betreffen und bei etwa drei Viertel dieser Krankenhausaufenthalte ein operativer Eingriff erfolgt. Unterschiedliche Erhebungen legen nahe, dass in der BRD jährlich zwischen 85 und 105 Hüftendoprothesen pro 100.000 Einwohnern wegen einer Koxarthrose implantiert werden (Merx u. Mitarb. 2003). Hüftendoprothesen zählen zu den 10 häufigsten Operationen in Deutschland.

Wie groß die Anzahl gelenkerhaltender operativer Eingriffe ist bzw. welche Versorgung im ambulant-konservativen Bereich bei der Koxarthrose erfolgt, kann für die BRD derzeit nicht angegeben werden.

Literatur

Brenner, G. (1998): Die volkswirtschaftliche Bedeutung der Arthrose. Orthop Inform 1: 15–24

De Seze, S., M. Lequesne, F. Barbannaud (1962): La dysplasie et la subluxation congenitale de la hanche chez l'adulte; la coxarthrose secondaire a ces malformations; etude radiographique. Rev Rhum 29: 293

Diehlmann, W. (1987): Gelenke – Wirbelverbindungen. Thieme, Stuttgart

Francillon, M.R., H.U. Debrunner (1957): Orthopädie der Coxarthrose. Doc Rheum. Geigy, Basel: 13

Günther, K.P., T. Stürmer, C.T. Trepte, T. Naumann, L. Kinzl, W. Puhl (1999): Häufigkeit gelenkspezifischer Risikofaktoren bei Patienten mit fortgeschrittenen Cox- und Gonarthrosen in der Ulmer Osteoarthrose-Studie. Z Orthop 137: 468–473

Günther, K.P., T. Stürmer, S. Sauerland, I. Zeissig, Y. Sun, S. Kessler, H.P. Scharf, H. Brenner, W. Puhl (1998): Prevalence of generalized osteoarthritis in patients with advanced hip and knee osteoarthritis: The Ulm Osteoarthritis Study. Ann Rheum Dis 57: 717–723

Hackenbroch, M. (1943): Die Arthrosis deformans der Hüfte. Grundlagen und Behandlung. Thieme, Leipzig

Hackenbroch, M.H., H. Bruns, W. Widenmayer (1979): Beitrag zur Ätiologie der Coxarthrose. Arch Orthop Trauma Surg 95: 275–283

Merx, H., K. Dreinhöfer, P. Schräder, T. Stürmer, W. Puhl, K.P. Günther, H. Brenner (2003): International variation in hip replacement rates. Ann Rheum Dis 62: 222–226

Morscher, E. (1971): Multizentrische Nachuntersuchung von 2251 intertrochanteren Osteotomien bei Coxarthrose. In: Morscher, E.: Die intertrochantere Osteotomie bei Coxarthrose. Huber, Bern

Murphy, S.B., R. Ganz, M.E. Müller (1995): The prognosis in untreated dysplasia of the hip. J Bone Joint Surg 77-A: 985–989

Pauwels, F. (1973): Atlas zur Biomechanik der gesunden und kranken Hüfte. Prinzipien, Technik und Resultate einer kausalen Therapie. Springer, Berlin

Solomon, L. (1976): Patterns of osteoarthritis of the hip. J Bone Joint Surg 58-B: 176–183

Sun, Y., T. Stürmer, K.P. Günther, H. Brenner (1997): Inzidenz und Prävalenz der Cox- und Gonarthrose in der Allgemeinbevölkerung. Z Orthop 135: 184–192

12.2 Konservative Therapie

G. Fürst

12.2.1 Symptomatik und Verlauf der Koxarthrose

Der multifaktoriellen und variablen Ätiopathogenese der Koxarthrosen entsprechend (s. Kap. 12.1) beobachten wir auch **klinisch sehr unterschiedliche individuelle Verlaufsformen**. Daher sind schematische „Standardrezepte" in der konservativen Therapie nicht angebracht. Vielmehr muss dem jeweils aktuellen klinischen Bild Rechnung getragen werden. D.h. auf der Basis von Pathologie und aktuellem Befund wird das individuelle Therapiekonzept erarbeitet.

Es gibt zahlreiche interessante und didaktisch sinnvolle Versuche, den Verlauf der Koxarthrose in Stadien einzuteilen. Dazu werden meistens radiologische Kriterien herangezogen (Kellgren u. Lawrence 1957, Altman u. Mitarb. 1995). Für therapeutische Überlegungen sind diese von geringem Nutzen, da die klinischen Beschwerdemuster und Funktionsdefizite nur bedingt mit den strukturellen Befunden korrelieren. Therapeutisch relevanter ist eine Orientierung nach typischen klinischen Stadien und Bildern, die einander jedoch teilweise überschneiden können (Tab. 12.2). Wegweisend für den Therapieansatz ist stets der aktuelle Ausprägungsgrad der **Leitsymptome**:

- Schmerz und Schmerzverarbeitung,
- Bewegungseinschränkung,
- Gangbild und Gangleistung,
- Beeinträchtigung der Alltagstätigkeiten.

Zur Verwendung von Hüftscores siehe Kapitel 3.

12.2.2 Differenzierte Diagnostik

Eine **individuelle Schmerz-, Struktur- und Funktionsanalyse** ist die Voraussetzung für die Erstellung eines gezielten Behandlungsplanes (Zimmermann u. Seemann 1990). Dabei soll unbedingt das gesamte Bewegungssystem untersucht werden, besonders die Nachbargelenke einschließlich des Lumbosakral- und Iliosakralbereiches.

Hier sind klassische ärztliche Fähigkeiten und Fertigkeiten gefragt: gezielte Anamneseerhebung, differenzierte klinische Untersuchung, Beobachtung und Analyse des Gangbildes und nicht zuletzt ein offenes Ohr für die **Erwartungen und Bedürfnisse des jeweiligen Patienten** sowie die Besonderheiten seiner persönlichen Lebensweise.

Tab. 12.2 Stadien und typische klinische Bilder bei Koxarthrose

Klinisches Bild	Symptomatik
Initialstadium	• Schwäche, plötzliche Kraftlosigkeit („Hüftmüdigkeit", „Auslassen") • Ermüdungshinken, Überlastungsschmerz nach Stunden • evtl. plötzlich stechender Schmerz bei bestimmten (meist endgradigen) Bewegungen (Impingement) • längere beschwerdefreie Intervalle
Manifeste Arthrose	• Anlaufschmerz nach Ruhestellungen, danach schmerzfreies Intervall und später zunehmender Belastungsschmerz • Schonhinken, beginnende Bewegungseinschränkung (Extension, Innenrotation) • zunehmende Überlastungszeichen der Nachbarstrukturen
Dekompensierte Arthrose	• starker Anlauf- u. Belastungsschmerz, evtl. Ruheschmerz nach Belastungen • fixierter Hinkmechanismus, kurze Schrittlänge, reduzierte Gangleistung • Kapselkontraktur mit erheblichen Bewegungseinschränkungen • evtl. Krepitation
Aktivierte Arthrose	• andauernder Ruheschmerz; jede Bewegung verschlechtert die Beschwerden • Schonhaltung in leichter Flexion-Außenrotation • Kapselschwellung, Erguss, Leistendruckschmerz
Periarthropathia coxae	• schmerzhafte Verspannungen der periartikulären Muskulatur, Insertionstendinosen, Kettentendomyosen (LWS – Becken – Beinmuskulatur) • myofasziale Triggerpunkte mit der Folge weit ausstrahlender Schmerzen • Kälteempfindlichkeit – Besserung durch Wärme • Bursitis trochanterica, andere Bursitiden

Zusatzbefunde

Technisch einwandfreie **Röntgenstandardaufnahmen** in 2 Ebenen sind nach wie vor meist informativ genug, um die strukturell-biomechanisch relevanten Details der Arthrose zu erkennen und ggf. daraus Schlussfolgerungen für Einzelheiten der Bewegungstherapie zu ziehen. Auch nach minimal dysplastischen Veränderungen ist zu suchen! Ist das Standardröntgenbild bei einem symptomatischen Patienten scheinbar normal, muss durch Zusatzuntersuchungen nach nativradiologisch nicht erkennbaren „diskreten" Veränderungen gefahndet werden, z.B durch eine **MR-Arthrographie** (s. Kap. 4.7, 6.4, 6.5 und 6.6). Bei speziellen Fragestellungen sind Sonographie, Laboruntersuchungen oder eine apparative Ganganalyse erforderlich.

12.2.3 Allgemeine Maßnahmen

Aufklärung

Am Anfang steht das Wort: Der Patient soll eine in seiner Umgangssprache gehaltene **verständliche Aufklärung** über die Diagnose, individuelle Prognose, Langzeitperspektiven und Therapiemöglichkeiten erhalten. Es lohnt sich, dafür etwas Zeit zu investieren und frühzeitig krankheitsadäquate Verhaltensweisen und Selbsthilfemöglichkeiten anzusprechen. Auch ein kleiner bebilderter „Ratgeber" baut Ängste ab und hilft dem Patienten bei der **Übernahme von Eigenverantwortung**. Informationen gibt es auch über das Internet.

Gelenkschutz (gelenkschonendes Verhalten)

Dynamische Beanspruchungen mit hohen Druckspitzen wie bei Sprüngen, Stößen und Vibrationen sind zu vermeiden (Beruf oder bestimmte Sportarten). Auch monotone statische Belastungen (langes Stehen, Gehen, Sitzen) sowie schweres Heben und Tragen gelten als ungünstig. Aber Vorsicht, übertriebenes Schon- und Vermeidungsverhalten ist einerseits biologisch ungünstig und kann andererseits zu einer problematischen Schmerzverarbeitung beitragen. Man präge den Patienten am besten den Verhaltensgrundsatz ein: **Viel bewegen – wenig belasten!**

Sportberatung

Regelmäßige Bewegungsübungen, dosierte Funktionsgymnastik und allgemeiner Gesundheitssport fördern die Gelenktrophik und die konditionellen Faktoren Kraft, Ausdauer, Beweglichkeit und Koordination. Besonders zu empfehlen sind – je nach Schwere der Arthrose und Allgemeinzustand – Radfahren, Schwimmen (eher Kraulschwimmen), Gehen, Wandern, moderates Joggen, Schilanglauf (klassischer Stil). Reiten ist nur bei vorbestehender praktischer Erfahrung sinnvoll.

Schuhwerk

Schuhe mit Pufferabsätzen und guter Abrollfunktion werden von den Patienten meist sehr geschätzt. Durch das typische Kapselmuster der Koxarthrose (Flexion – Adduktion – Außenrotation) kommt es häufig zu sekundären Fußdeformitäten: Knick-Senk-Fuß, Hallux valgus und unter Umständen zum Valgusstress am Kniegelenk. Dies soll ggf. bei der Verordnung von Schuhzurichtungen berücksichtigt werden.

Gehhilfen

Bei starken Belastungsschmerzen und/oder deutlich manifesten Hinkmechanismen kann durch 2 **Unterarmstützkrücken** oder einen **Handstock** (auf der Gegenseite der Arthrose zu verwenden) eine wirksame Entlastung und eine Glättung des Gangablaufes erreicht werden.

Orthesen und Hilfsmittel

Aufwändige **Orthesen** zur Entlastung (mit Tuberaufsitz) und rotationshemmende Systeme finden nur selten Verwendung (z. B. bei Inoperabilität).

Zahlreiche **Hilfsmittel** erleichtern einzelne Alltagstätigkeiten (vor allem bei höhergradigen Bewegungseinschränkungen): Sitzerhöhungen, Keilkissen, hohe Toilettenaufsätze, Haltegriffe im Badezimmer/WC, spezielle Stühle und Autositze, Anziehhilfen für Strümpfe und Schuhe u. a. m.

12.2.4 Grundsätze der physikalischen Therapie

Der Ausdruck **„physikalische Therapie"** gilt hier als Überbegriff sowohl für die aktive Bewegungstherapie (Krankengymnastik) als auch die manuellen Methoden und die Vielzahl der passiv-physikalischen Anwendungen (Abb. 12.5) (DGPMR 2002). Von manchen Autoren werden mit dem Terminus „physikalische Therapie" nur die passiv-physikalischen Anwendungen gemeint und diese der aktiven Physiotherapie (Krankengymnastik) gegenübergestellt.

Die physikalische Therapie ist das Kernstück der konservativen Arthrosebehandlung. Es geht nicht alleine darum, symptomatisch zu behandeln. Nur wenn es gelingt,

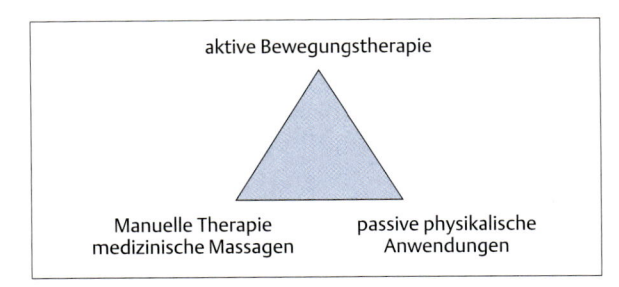

Abb. 12.5 Teilgebiete der physikalischen Therapie.

den Patienten zu einer aktiven, positiven **Krankheitsbewältigung** hinzuführen, können auch bemerkenswerte Verbesserungen erreicht werden. Die physikalische Therapie hat – vor allem dank der aktiven Bewegungstherapie (Krankengymnastik) – auch eine verhaltenstherapeutische Dimension. Aber auch die Manuelle Therapie, die Massagen sowie die verschiedenen passiv-physikalischen Anwendungen sind in der Arthrosebehandlung unverzichtbar.

Das Spektrum an möglichen physikalischen Anwendungen ist allerdings sehr breit. Vorsicht, stereotype „Patentrezepte" zur Arthrosebehandlung führen nur zu einer ressourcenverschwendenden und letztlich ineffizienten Polypragmasie. Der konservativ behandelnde Arzt muss vielmehr für den Einzelfall eine gezielte, nach rationalen Gesichtspunkten konzipierte, **„maßgeschneiderte" Therapie** verordnen und auch – im Sinne einer ärztlichen Qualitätssicherung – deren Durchführung lenken (Senn 1989) (Abb. 12.**6**).

Dies erfordert einen laufenden Informationsaustausch mit dem verantwortlichen Personal, das die Therapie durchführt. Die **längerfristigen Ziele** der physikalischen Behandlung sind:
- Reduktion von Schmerz und Bewegungseinschränkung,
- Verzögerung der biomechanischen Dekompensation bzw. Progredienz der Arthrose,
- aktive Bewältigung des häuslichen, beruflichen und sozialen Lebens trotz Arthrose – Hilfe zur Selbsthilfe.

Der methodische Aufbau der physikalischen Therapie im zeitlichen Ablauf:
- Schmerzreduktion mit physikalischen Therapiemitteln,
- Optimierung der sensomotorischen Bewegungskontrolle (Funktionseinheit: LWS/Becken/Hüftgelenk/Beinachse),
- Verbesserung oder Erhaltung der Gelenkbeweglichkeit,
- Verbesserung von Gangbild und Gangleistung,
- muskuläre Konditionierung = Trainingstherapie.

12.2.5 Physikalische Schmerztherapie

Therapie nach individueller Schmerzanalyse

Der „Arthroseschmerz" ist multifaktoriell. Er lässt sich bei klinischer Analyse meist bestimmten Strukturen bzw. Gewebezuständen zuordnen. Als potenziell nozizeptiv gelten:
- subchondraler Knochen (Ödem),
- synoviales Milieu (Schmerz- u. Entzündungsmediatoren),
- Labrum acetabulare (Einrisse, Ganglien),
- fibröser Kapsel-Band-Apparat (Kontraktur),
- myofasziale Strukturen, Muskelinsertionen,
- Gleitgewebe, Bursen.

Fast immer finden sich – in vielfältigen Variationen und Ausprägungen – auch **schmerzhafte Nachbarstrukturen** der erkrankten Hüfte. Diese „sekundären" Beschwerden entstehen teils aus einer kompensatorischen Mehrbelastung, teils reflektorisch. Ihre gezielte Therapie ist für den Behandlungserfolg oft wesentlich. Typische Beispiele hierfür sind:
- die Sakroiliakalgelenke,
- die unteren Lumbalsegmente,
- der thorakolumbale Übergang,
- Tractus iliotibialis – Kniegelenk – Tibiofibulargelenke,

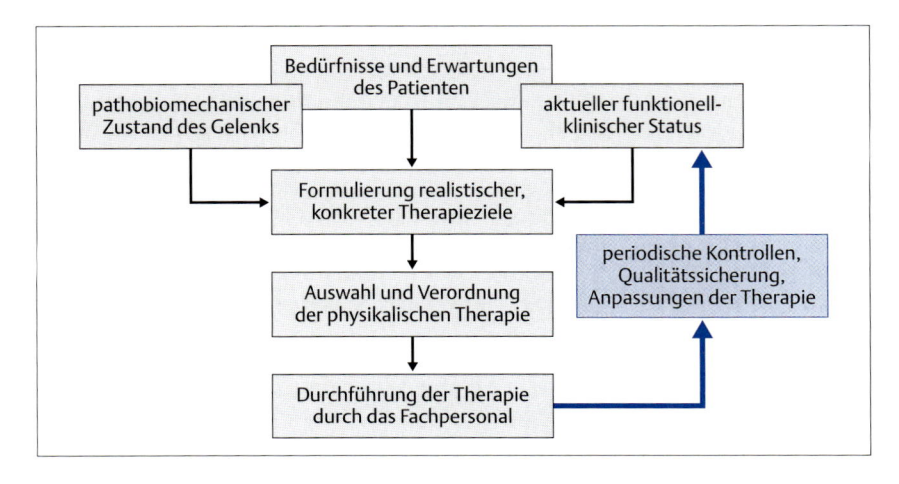

Abb. 12.6 Algorithmus zur ärztlichen Therapieplanung und Qualitätssicherung.

- der Fuß,
- die andere Hüfte.

Die Folgen all dieser Beschwerden sind komplex. Es muss hier betont werden, dass Schmerz nicht „nur" subjektiv unangenehm ist. Er führt zu teils gravierenden Funktionseinschränkungen und – auf reflektorischen Wegen – zur einer Verstärkung der Pathogenese im Sinne eines **Circulus vitiosus**: arthrogene Muskelschwäche, tendomyotische Reaktionen, Hinkmechanismen, Schonhaltungen, zunehmende Bewegungseinschränkung, Inaktivität mit der Folge einer weiteren Verschlechterung der Gelenktrophik usw. Daher ist eine **frühzeitige konsequente Schmerztherapie** „mit allen gebotenen Mitteln" (Medikation, Lokalanästhesie, physikalische Therapie) ein wichtiger Beitrag zur Verzögerung der Progredienz.

Dies gilt besonders für die **Therapie der aktivierten Arthrose**. Hier soll das betroffene Gelenk zuerst entlastet, aber nicht völlig immobilisiert werden (relative Bettruhe, möglichst Lagerung in Nullstellung). Die Gamaschenextension in Richtung der Beinachse ist verlassen, sie erhöht nur den intraartikulären Druck. Dasselbe gilt für isometrische Übungen. Eine **Entlastungspunktion** unter sonographischer Kontrolle erleichtert rasch die Beschwerden. Falls Antirheumatika oral/parenteral nicht ausreichend wirken, können **Glucocorticoidkristallsuspensionen** instilliert werden. Die **physikalische Therapie** umfasst Kryotherapie (kühle Peloide, Kaltluft), geführte Bewegungsübungen, langsames Durchbewegen auf einer Motorschiene und analgetische Elektrotherapie mit segmentaler Elektrodenanlage (LWS bzw. distaler Oberschenkel). Später werden oft kleinamplitudige intermittierende Traktionen in Richtung der Schenkelhalsachse als angenehm empfunden. Wenn der Ruheschmerz abgeklungen ist, erfolgt die **Mobilisation mit Stockstützen** bis zur Wiedererlangung der schmerzfreien Vollbelastung.

Systematik der physikalischen Schmerztherapie

Folgende Wirkprinzipien der physikalischen Schmerztherapie kommen zur Anwendung (Senn 1993):
- Prinzip der selektiven Entlastung (s. allgemeine Maßnahmen),
- Anwendungen mit direktem Struktur-/Funktionsbezug und indirekt analgetischer Wirkung (s. Massagen, Manuelle Therapie und funktionelle Bewegungstherapie),
- rein symptomatisch-analgetische Anwendungen mit neuroreflektorischen Wirkmechanismen.

Durch physikalische Reize in den segmental zugeordneten Dermatomen/Myotomen/Sklerotomen der Hüfte werden reflektorisch **körpereigene Schmerzkontrollmechanismen** aktiviert. Diese Schmerzmodulation erfolgt auf spinaler Ebene (input gate control, Melzack u. Wall 1965, Wall 1978) und in supraspinalen Kerngebieten mittels körpereigener Mediatoren (endorphine mediated analgetic system). Dadurch wird die Weiterleitung der Schmerzafferenzen wirksam gedämpft.

Welche physikalischen Reize bzw. Anwendungen zur Schmerzdämpfung verwendet werden können, zeigt die Tabelle 12.3.

Tab. 12.3 Sensorische Modalitäten und symptomatische physikalische Schmerztherapie

Physiologische Reize	Paraphysiologische Reize
Berührung, Druck, Zug: Massagen, Dehntechniken, Manuelle Therapie, Reflexzonentherapien	**Elektrotherapie**: mit verschieden nieder- und mittelfrequenten Stromformen
Wärme: Wickel, Bäder, Fango, Moor, Paraffin, Bestrahlungen (Infrarotlicht, Mikrowellen, Kurzwellen), Ultraschall	**kurzdauernde Hitzereize (70–80 °C)**: heiße Rolle, heißer Blitzguss, Dampfstrahl
Kälte: Kryotherapie mit Eis, Kryogelpackungen, kaltem Fango/Lehm/Quark, Kaltluft, Kaltgas	**dosierte Schmerzreize auf der Haut/Faszie**: Nadelung, Quaddeln, Galvanisation, Hautreizstoffe
Propriozeption, Bewegung: Manuelle Therapie, passive und aktive Bewegungen	**Schwingungen**: apparative Vibrationsmassagen, Niedrigenergiestoßwellen, Ultraschall

12.2.6 Funktionelle Bewegungstherapie

Charakteristische muskuläre Dysbalancen

Wie bereits dargestellt, ist stets eine präzise ärztliche Verordnung mit definierten Behandlungszielen Ausgangspunkt der Bewegungstherapie. Danach erfolgt eine **detaillierte physiotherapeutische Befundung**. Besonders wichtig ist dabei die Erkennung der für die Koxarthrose typischen **muskulären Dysbalancen**. Nach Brügger (1980) führen Fehlhaltungen und intraartikuläre Pathologien über postulierte „arthrotendomyotische Reflexe" zu muskulären Dysbalancen. Bestimmte Muskeln werden hyperton-tendomyotisch (verspannt und/oder strukturell verkürzt), die Antagonisten hypoton-tendomyotisch (gehemmt/abgeschwächt). Beide Gruppen können sowohl schmerzhaft als auch in ihrer Kraftentfaltung und Leistung beeinträchtigt sein. Das typische Dysbalancemuster an der Hüfte ist:
- **gehemmt/abgeschwächt**: Mm. glutaeus medius, minimus, maximus,
- **verspannt/verkürzt**: M. tensor fasciae latae, M. rectus femoris, M. iliopsoas, die ischiokrurale Muskulatur und die Adduktoren.

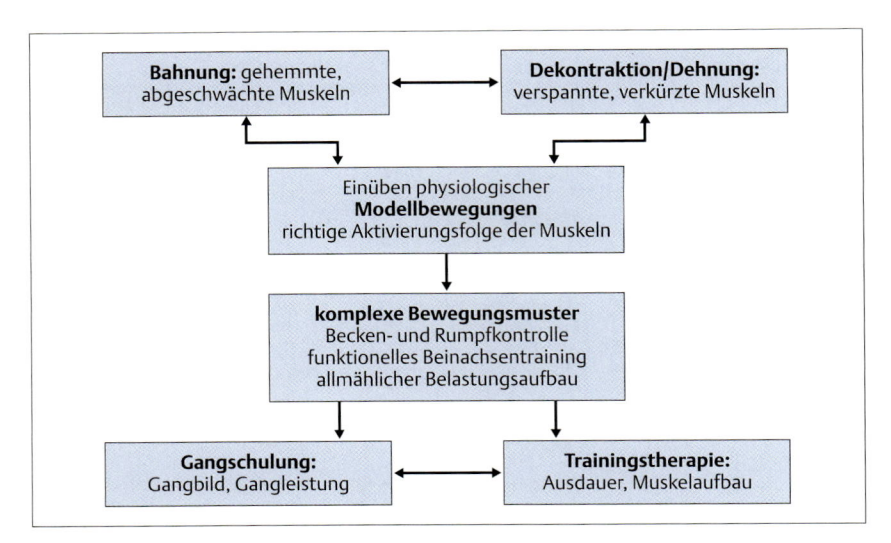

Abb. 12.7 Behandlungsmethodik bei muskulären Dysbalancen.

Diese Dysbalancen setzen sich früher oder später nach proximal und distal fort und führen oft zu sog. „Kettentendomyosen" in der Funktionskette Wirbelsäule – Becken – Bein. Außerdem kommt es zu einer **Störung der intermuskulären Koordination**. Die zeitliche Abfolge der Muskelaktivierung in einer Funktionsbewegung folgt dann einem unphysiologischen Aktivierungsmuster (Janda 1993, Sahrmann 2002), z. B.:

- Bei **Hüftabduktion** werden der M. tensor fasciae latae und der M. quadratus lumborum **vor** dem M. gluteus medius aktiviert.
- Bei **Hüftextension** werden die ischiokrurale Muskulatur und die Rückenstrecker **vor** dem M. gluteus maximus aktiviert.

Dadurch kommt es zu einer **funktionellen Dezentrierung** des Femurkopfes mit einem gestörten Rollgleiten und somit zu einer unphysiologischen Gelenkbelastung. Es gilt als sehr wahrscheinlich, dass solche muskulären Dysbalancen auch im Rahmen der multifaktoriellen Pathogenese eine verstärkende Rolle spielen.

Optimierung der Bewegungskontrolle

Dynamische Stabilisierung der gesamten Beinachse. Ein wesentliches Ziel der Physiotherapie ist die Auflösung der genannten pathologischen motorischen Muster und die „Neuprogrammierung" einer optimalen sensomotorischen Kontrolle (Sahrmann 2002). Die Abbildung 12.7 zeigt die grundsätzliche Vorgangsweise und Therapiemethodik. Dabei werden zunächst die abgeschwächten Muskeln zur Kontraktion gebracht (oder passiv verkürzt) und **gleichzeitig** die verkürzten Muskeln inhibiert/verlängert oder auch gedehnt (Nutzung der kollateralen Hemmung nach Sherrington).

Dynamische Stabilisierung der Hüfte. Sie setzt selbstverständlich eine gute Becken- und Rumpfkontrolle sowie eine Stabilität der ganzen Beinachse (einschließlich der Knie- und Fußgelenke) voraus. Dazu wurden innerhalb zahlreicher krankengymnastischer Konzepte effektive Übungen und Techniken für Therapeuten entwickelt (FBL-Methode nach Klein-Vogelbach, PNF-Methode nach Knott/Kabat, Spiraldynamik nach Larsen, Brügger-Therapie, Motor Control nach Sahrmann u. a. m.) (Abb. 12.8 u. 12.9).

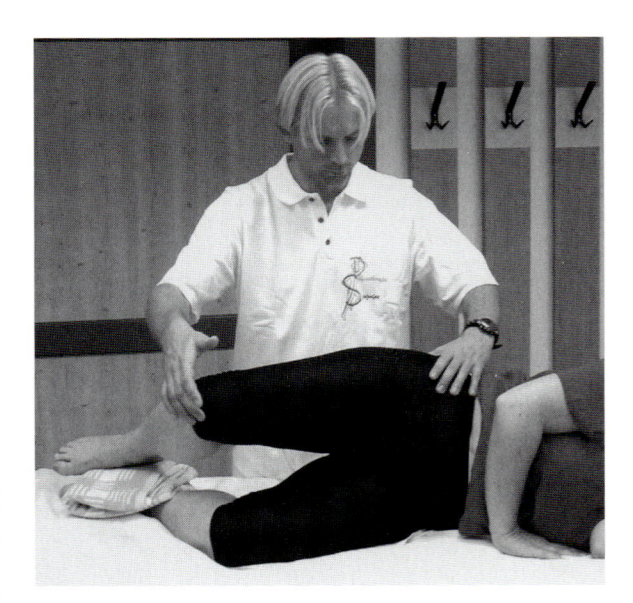

Abb. 12.8 Bewegungsbahnung und -kontrolle: Erarbeitung der kombinierten Hüftaußenrotation/-abduktion. Reflektorische Lösung der verspannten Adduktoren. Geringe Belastung durch abgelegten Fuß. Selektive Aktivierung der pelveotrochantären Muskulatur.

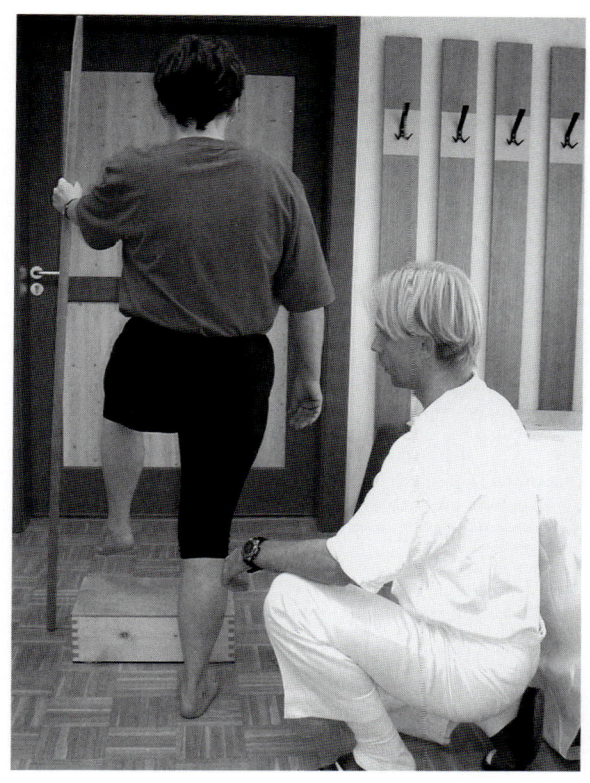

Abb. 12.9 Training der Becken- u. Beinstabilität im Einbeinstand unter alltagsähnlicher Belastung. Der Stock dient der Gleichgewichtskontrolle. Die Beckenabduktion im Standbein-Hüftgelenk ist gut zu sehen.

- Wärmeaustausch u. Thermoregulation, Stoffwechselanregung,
- Bewegungs- u. Spielfreude, positive psychische und gruppendynamische Effekte.

Im Rahmen der **Balneotherapie** (Thermalwässer oder Wannenbäder mit Zusätzen) kommen noch spezifische Wirkungen der Inhaltsstoffe zum Tragen. Beim **Heilschwimmen** ist im Allgemeinen der Kraulbeinschlag günstig für die Hüfte. Voraussetzung für jede Wassergymnastik ist eine ausreichende **kardiopulmonale Belastbarkeit** und Motivation des Patienten.

Verbesserung der Gelenkbeweglichkeit

Mobilisation. Das häufigste Muster der Hüftkontraktur ist eine Stellung in Flexion-Adduktion-Außenrotation. Meist besteht auch ein Hypertonus des ipsilateralen M. quadratus lumborum. Diese Situation geht mit einer funktionellen Beinverkürzung einher. Ziel der Mobilisation ist ein verbessertes intraartikuläres Rollgleiten und ein vergrößertes schmerzfreies Bewegungsausmaß bei allen relevanten Funktionsbewegungen unter Belastung. Vor Beginn der Mobilisation wird klinisch differenziert, aus welchen Komponenten die Bewegungseinschränkung besteht. Dies ist entscheidend für die Auswahl der geeigneten **aktiven und passiven Mobilisationstechniken** und deren Dosierung.

12.2.7 Manuelle Therapie

Mit der Manuellen Therapie sind alle Teilursachen der Bewegungseinschränkung behandelbar (Tab. 12.4). Dabei werden die klassischen manuellen Techniken situationsabhängig in Kombinationen angewendet (nach Kaltenborn, Maitland, Mulligan, Lewit, Jones u.a.):
- Traktion (Lösen – Straffen – Dehnen),
- translatorisches Gleiten,
- passive anguläre Funktionsbewegungen (evtl. unter Zug),
- dosierte Kompression (rhythmisch oder gehalten),
- gehaltene Positionen,
- diverse Weichteiltechniken (sog. neuromuskuläre Techniken).

Je nach Befund werden dazu verschiedene Ausgangsstellungen des Gelenks gewählt: Mittelstellung, aktuelle Schmerzgrenze, Position am Bewegungsende usw. (Abb. 12.10). Eine sehr nützliche Hilfe zur Mobilisationsbehandlung ist das **Schlingengerät** (Abb. 12.11).

Bewegungstherapie im Wasser

Diese Behandlungsweise ist bei den Patienten zu Recht äußerst beliebt und auch sehr effektiv. Die Wassertemperatur soll im Indifferenzbereich von ca. **33–35 °C** liegen. Optimal ist eine Einzeltherapie, bei der der Therapeut mit dem Patienten im Therapiebecken gezielt arbeitet (Weber-Witt 1994). Aber auch kleine Gruppen sind erfolgreich. Geübt wird meist in ganzheitlichen Bewegungsformen mit mobilisierenden und stabilisierenden Elementen. Die Wirkungsweise der Bewegungstherapie im Wasser ist umfassend und komplex. Sie beruht auf essenziellen **physikalischen Einflussfaktoren** (Hydromechanik, Thermodynamik), physiologischen Anpassungsreaktionen und emotional-motivatorischen Anteilen:
- Auftrieb u. Entlastung, Entspannung, Schmerzlinderung, subtile Gleichgewichtsreaktionen, veränderte Sensomotorik,
- hydrostatischer Druck u. Venenkompression, kardiovaskuläre Reaktionen, veränderte Atemform,
- Viskosität, Strömungswiderstand u. stabilisierende Reaktionen,

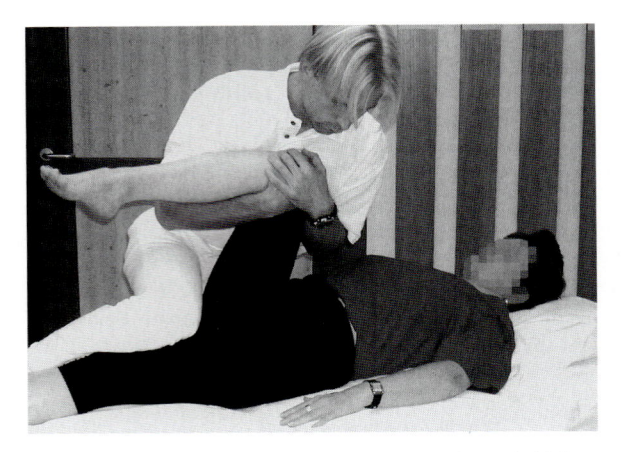

Abb. 12.10 Manuelle Therapie: Mobilisation in Flexion/Adduktion mit dem Ziel der Dehnung der dorsolateralen Strukturen und Förderung des Rollgleitens.

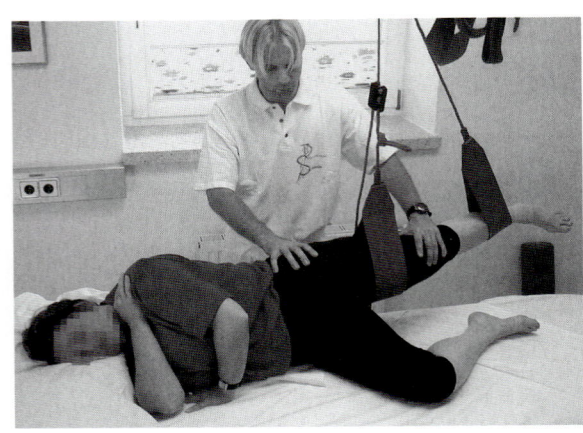

Abb. 12.11 Behandlung im Deckenschlingengerät. Selektive Extension im Hüftgelenk mit aktiver Stabilisation des Beckens durch die Patientin, um eine weiterlaufende Bewegung mit Hyperlordosierung der LWS zu vermeiden.

Tab. 12.4 Komponenten der Bewegungseinschränkung und physikalische Therapiemaßnahmen

Art der Einschränkung	Geeignete Behandlungstechniken
Schmerzreflektorische Bewegungshemmung, Schmerzangst	• physikalische Schmerztherapie • analgetische Traktionen, Gleitmobilisation • passive anguläre Bewegungen unter leichtem Zug • aktive Funktionsbewegungen unter Teilentlastung
Myofasziale Komponente (Verspannungen und/oder Verkürzungen der periartikulären Muskulatur)	• vorbereitendes aktives Aufwärmen • manuelle Lösungstechniken (z. B. Release-Technik) • detonisierende bzw. mobilisierende Massagegriffe • neuroreflektorische Dekontraktion • langsame passive Dehnung, Dehnlagerungen • hubarme Automobilisation
Gestörtes Rollgleiten	• Manuelle Therapie (Traktion oder dosierte Kompression, translatorische oder anguläre passive Bewegungen)
Kontrakter Kapsel-Band-Apparat	• vorbereitende Tiefenwärmebestrahlung (z. B. Kurzwelle, Mikrowelle) • Manuelle Therapie (Kapseltechniken) • lange gehaltene Dehnstellungen • Mikrowellenbestrahlung plus simultane apparative Traktion

12.2.8 Massagen und passive physikalische Anwendungen

Massagen und passive physikalische Anwendungen haben einen wichtigen Stellenwert in der physikalischen Schmerztherapie. Andererseits kann durch diese Behandlungsmethoden der Zustand des Gelenks samt seinem periartikulären Weichteilmantel günstig beeinflusst werden. Dies gilt besonders für die vielen Fälle, in denen myofasziale Befunde das klinische Bild prägen. Die mechanisch-physikalischen Einwirkungen lösen **lokale und allgemeine Therapieeffekte** aus:
- Normalisierung des Muskeltonus der Lenden-, Becken-, Hüft- und Beinmuskulatur,
- Verbesserung der mechanischen Eigenschaften des Bindegewebes (Verformbarkeit, Zugfestigkeit),
- Verbesserung der lokalen Gewebetrophik,
- allgemeine vegetative Reaktionen,
- psychische Faktoren (Erlebnisqualität der Anwendung).

Meist sind die passiven Therapiemaßnahmen unverzichtbar als Vorbereitung bzw. Ergänzung der Bewegungstherapie. Als besonders **bewährte Massagetechniken** sind hervorzuheben:
- einleitende klassische Teilmassage,
- Manipulativmassage nach Terrier (1992),
- Akupunktmassage nach Penzel und Meridianmassage,
- Querfriktionen und Triggerpunkttechniken,
- Unterwasserdruckstrahlmassage.

Zwischen den Massagen und den passiven Anwendungen (Hydro-, Thermo- und Balneotherapie) bestehen komplexe Wechselwirkungen. Jede Therapie zeitigt sowohl Immediateffekte als auch länger nachwirkende physiologische Anpassungsreaktionen (Gutenbrunner u. Hildebrandt 1998). Nach Anwendungen wie Massagen, Wärmepackungen oder Bädern sollte deshalb eine etwa 30-minütige Nachruhe eingehalten werden. Diese unterstützt die vegetative, trophotrop-regenerative Umschaltung des Gesamtorganismus.

Typische und bewährte passive physikalische Anwendungen bei Koxarthrose sind (ohne Anspruch auf Vollständigkeit):
- Wärmepackungen mit Moor, Fango, Paraffin,
- Hochfrequenzdiathermie (zur Tiefenerwärmung),
- Thermal- oder Medizinalbäder,
- Kryotherapie (eher in Akutfällen),
- Elektrotherapie: Interferenzstrom zur Volumenbehandlung, TENS bei Akutschmerz,
- Ultraschall und Vibrationen: Ansatztendinosen, Triggerpunkte,
- apparative Traktion in Richtung der Schenkelhalsachse.

Diese passiven Anwendungen sind in Abhängigkeit von Akuität, Lokalbefund, Konstitution und allgemeiner Belastbarkeit des Patienten zu wählen.

12.2.9 Infiltrationstherapie

Die Neuraltherapie (ÖNR 2002) oder therapeutische Lokalanästhesie (TLA) (Eder u. Tilscher 1996) ist auch an der Hüfte eine sehr effektive ärztliche Behandlungstechnik. Oft dient sie als Sofortmaßnahme vor der physikalischen Therapie. Sehr häufig lassen sich bei sorgfältiger manueller Untersuchung der Lenden-Becken-Hüft-Region zahlreiche sehr **schmerzhafte periartikuläre Strukturen** erfassen:
- myofasziale Triggerpunkte, teils mit weit ausstrahlendem Schmerz,
- Ansatztendinosen (Trochanteren, Schambein, Sitzbein),
- Ligamentosen (z. B. sakroiliakal, sakrotuberal),
- entzündete Bursen.

Die Abbildungen 12.12 a u. b zeigen nur eine kleine Auswahl typischer Schmerzpunkte, speziell myofasziale Triggerpunkte (Travell u. Simons 2000).

Die Infiltration erfolgt palpatorisch gezielt am besten mit einem Gemisch von Xylocain (1 %) (Sofortwirkung, auch auf motorische Nervenfasern) und Bupivacain (0,5 %) (lang anhaltende Anästhesie). Bei Infiltration von entzündlich gereizten Bursen (Bursa trochanterica, Bursa subtendinea m. obtur. interni, Bursa iliopectinea) hat sich ein Corticoidzusatz sehr bewährt (Betamethasonkristallsuspension).

Die **intraartikuläre Infiltration** kann bei der entzündlich aktivierten Koxarthrose oder bei rheumatischer Koxitis indiziert sein, wenn die systemische antiphlogistische Medikation nicht ausreichend wirkt. Dazu verwendet man Gemische aus einem Lokalanästhetikum und Depotcorticoiden (5–10 ml). Der Zugang erfolgt entweder von lateral (oberhalb der Trochanterspitze) oder – direkt – von ventral (s. Abb. 12.12 a).

Außerdem kann der **N. obturaturius**, welcher den größten Teil des Hüftgelenks sensibel versorgt, an seinem Durchtritt durch das Foramen obturatum blockiert werden.

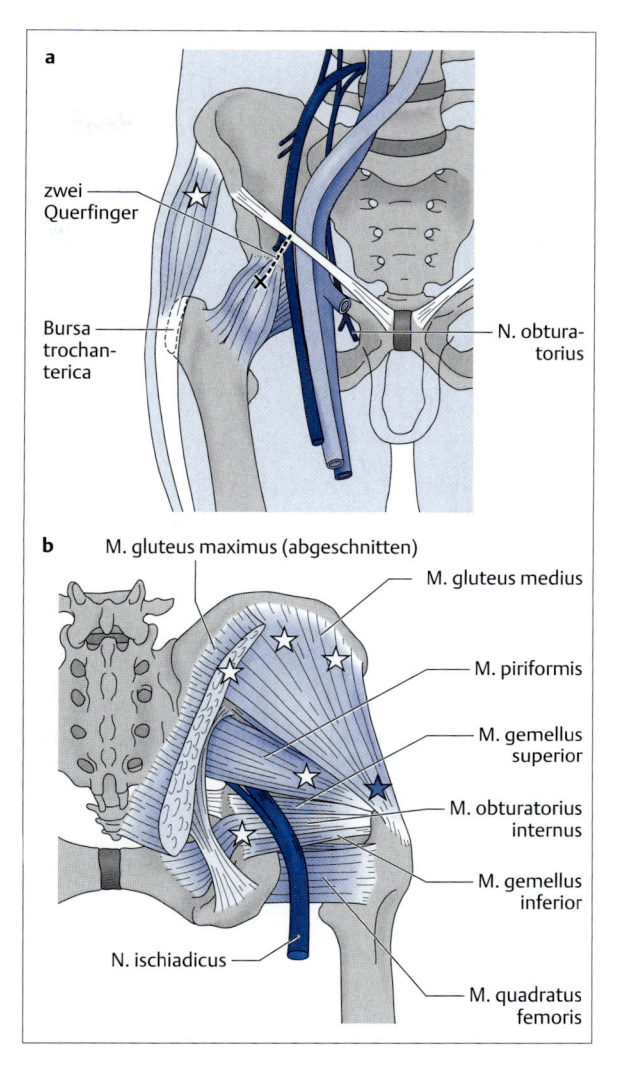

Abb. 12.12 a u. b Infiltrations- und Triggerpunkte.
a Triggerpunkt im M. tensor fasciae latae (Stern). Punktionsort (X) des Hüftgelenks von ventral, 2 Querfinger unterhalb des Leistenbandes und lateral von A. und N. femoralis.
b Häufige myofasziale Triggerpunkte der dorsolateralen Hüftregion.

Literatur

Altman, R., M. Hochberg, W. Murphy, F. Wolfe (1995): Atlas of individual radiographic features in Ostosteoarthritis. Osteoarthritis Cartilage 3 (Supp A): 370

Brügger, A. (1980): Die Erkrankungen des Bewegungsapparates und seines Nervensystems. Fischer, Stuttgart: 24–31, 1069–1074

DGPMR – Deutsche Gesellschaft für Physikalische Medizin (2002): Weißbuch Physikalische Medizin und Rehabilitation. Phys Med Rehab Kur Med 12: 245

Eder, M., H. Tilscher (1996): Infiltrationstherapie – Therapeutische Lokalanästhesie. Hippokrates, Stuttgart

Gutenbrunner, C., G. Hildebrandt (1998): Handbuch der Balneologie und medizinischen Klimatologie. Springer, Berlin

Janda, V. (1993): Muscle strength in relation to muscle length, pain and muscle imbalance. In: Harms-Rindahl, K.: Muscle strength. Churchill Livingston, New York

Kellgren, J., J. Lawrence (1957): Radiological assessment of osteoarthrosis. Ann Rheum Dis 16: 494–502

Klein-Vogelbach, S. (1995): Gangschulung zur Funktionellen Bewegungslehre. 1. Aufl. Springer, Berlin

Larsen, C. (1998): Koxarthrose: Periphere Dämpfung – zentrale Belastung. Krankengymnastik 50. Pflaum, München: 1884–1893

Melzack, R., P.D. Wall (1965): Pain mechanisms: a new theory. Science 150: 971–979

ÖNR – Österr. Med. Ges. für Neuraltherapie-Regulationsforschung (2002): Bewegungsapparat. Facultas, Wien

Sahrmann, S. (2002): Treatment of movement impairment syndromes. Mosby, St. Louis

Senn, E. (1993): Hauptvorlesung über Physikalische Medizin, LMU München und persönliche Mitteilung

Senn, E. (1989): Physikalische Therapie. In: Fehr, K., W. Miehle, M. Schattenkirchner, K. Tillmann: Rheumatologie in Praxis und Klinik. Thieme, Stuttgart

Terrier, J. (1992): Technik der Manipulativmassage. Ebert, Lübeck

Travell, J., D. Simons (2000): Handbuch der Muskel-Triggerpunkte. Bd. 2. Urban u. Fischer, München

Wall, P.D. (1978): The gate control theory of pain mechanisms. A re-examination and re-statement. Brain 101: 1–18

Weber-Witt, H. (1994): Erlebnis Wasser. Therapeutische Übungen und Schwimmen. Springer, Berlin

Zimmermann, M., H. Seemann (1990): Kybernetische Schmerzkonzepte – Eine Standortbestimmung. In: Basler, H.D., C. Franz, B. Kröner-Herwig, H.P. Rehfisch, H. Seemann: Psychologische Schmerztherapie. Springer, Heidelberg: 448–468

12.3 Medikamentöse Therapie

J. Steinmeyer

12.3.1 Indikationsstellung und therapeutische Ziele

Die unterschiedlichen Stadien der Arthrose, wie die klinisch stumme, die aktivierte („entzündete") oder die klinisch-manifeste, dekompensierte Arthrose mit Dauerschmerz erfordern ein unterschiedliches therapeutisches Vorgehen. Die Behandlung orientiert sich somit am aktuellen klinischen Erscheinungsbild, wobei individuell das Alter, die Komorbidität und die Anspruchshaltung in Bezug auf die körperliche Leistungsfähigkeit zu berücksichtigen sind. Schmerzen und Behinderungen gehören zu den häufigsten Anlässen einer analgetischen und/oder antiphlogistischen Therapie. Die langfristige, stadiengerechte und individuelle Behandlung beruht auf 3 Säulen:
- nichtmedikamentöse Maßnahmen (z.B. allgemeine Maßnahmen mit sekundärpräventivem Charakter, physikalische Therapie, orthopädietechnische Maßnahmen),
- medikamentöse Therapie,
- operative Therapie.

Diese Behandlungsformen kommen entweder einzeln oder in Kombination zur Anwendung, wobei die Pharmakotherapie in Kombination mit nichtpharmakologischen Maßnahmen besonders effektiv zu sein scheint (ACR 2000, AkdÄ 2001, Pendleton u. Mitarb. 2000, Steinmeyer 2001).

Die **Ziele** einer **Pharmakotherapie** sind die Reduktion oder Beseitigung von:
- Arthroseschmerzen,
- sekundären Entzündungen,
- Arthroseprogression,
- Verbesserung der Beweglichkeit und Funktion des Gelenks.

12.3.2 Einteilung der derzeit verfügbaren Arzneistoffe

Folgende Wirkstoffgruppen stehen zur medikamentös-symptomatischen Behandlung der Koxarthrose zur Verfügung, wobei am häufigsten Analgetika und NSAR verwendet werden:
- Analgetika (Nichtopioidanalgetika),
- Opioidanalgetika,
- nichtsteroidale Antirheumatika/Antiphlogistika (NSAR),
- Medikamente mit verzögertem Wirkungseintritt: Slow acting Drugs for Osteoarthritis (SADOAs),
- diverse Pharmaka.

Gegenwärtig existieren keine klinischen Studien, in denen nachweislich gezeigt werden konnte, dass einzelne Arzneistoffe beim Menschen morphologisch erkennbare Knorpeldefekte verhindern, die fortschreitende Zerstörung des Gelenkknorpels zumindest verlangsamen und/oder rückgängig machen.

Analgetika

Paracetamol (Benuron u.a.) ist das orale Analgetikum der ersten Wahl und, wenn erfolgreich, der bevorzugte Arzneistoff zur langfristigen analgetischen Therapie der Arthrose (ACR 2000, AkdÄ 2001, Steinmeyer 2001). Paracetamol wird insbesondere zur Behandlung der schmerzhaften „dekompensierten" Arthrose eingesetzt (Abb. 12.13), einer Indikation, bei der auch NSAR gleich wirksam sind (AkdÄ 2001). Jedoch wird Paracetamol den NSAR aufgrund der geringeren Rate an unerwünschten Wirkungen vorgezogen. Auch Patienten, die über viele Jahre NSAR erhalten haben, kommen teilweise gut mit einem Nichtopioidanalgetikum aus (Swift u. Rhodes 1992).

Opioidanalgetika sind in der Regel bei der Arthrose nicht indiziert. In Ausnahmefällen kann jedoch die Applikation eines Opioids z.B. Tramadol (Tramal u.a.) vor allem bei Patienten in Betracht gezogen werden, bei denen infolge des hohen Alters oder interner Kontraindikationen ein operativer Gelenkersatz nicht mehr möglich ist, die Kontraindikationen für die Verabreichung von nichtselektiven und COX-2-spezifischen NSAR haben, eine eingeschränkte Nierenfunktion aufweisen oder für die eine vorangegangene orale Therapie nicht ausreichend war (ACR 2000, Steinmeyer 2001). Die Behandlungsdauer richtet sich nach der klinischen Notwendigkeit, wobei mit der am niedrigsten wirksamen Dosis zu therapieren ist. Jedoch wird diese Form der Therapie von vielen Patienten aufgrund unerwünschter Wirkungen wie z. B. Übelkeit, Erbrechen, Schwindel und Obstipation schlecht vertragen; die Abbruchquote ist hoch (Boissier u.Mitarb. 1992).

Nichtsteroidale Antiphlogistika (NSAR)

NSAR gehören zu den am häufigsten eingesetzten Arzneimitteln, wobei im Jahr 1999 ca. 65% der verordneten NSAR auf Diclofenac entfielen. NSAR sind bei Patienten in Betracht zu ziehen, die auf Paracetamol nicht ausreichend ansprechen (s. Abb. 12.13) (ACR 2000, AkdÄ 2001). Im Falle der aktivierten Arthrose sind NSAR dem Paracetamol vorzuziehen (s. Abb. 12.13), denn die Hemmung der Entzündung ist auch eine Form des Knorpelschutzes (AkdÄ 2001, Steinmeyer 2001). Die Dosierung kann dabei in Abhängigkeit vom Schmerzmaximum vorgenommen werden, wobei eine auf die Schmerzperioden beschränkte Kurzzeittherapie angestrebt wird. Jedoch sollte bei akti-

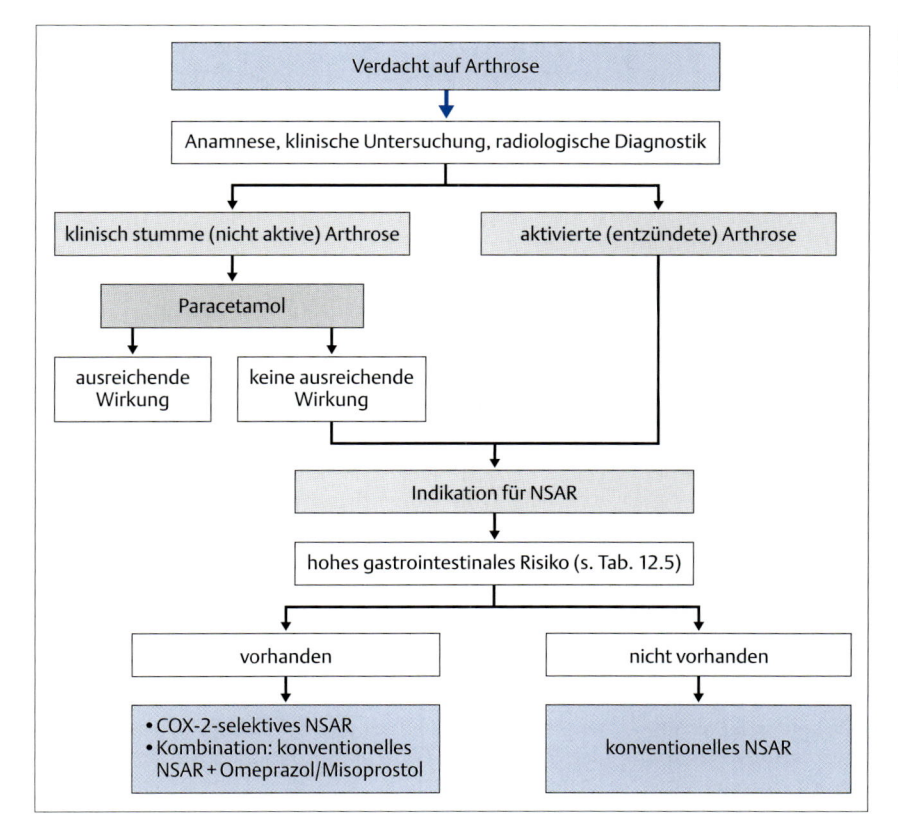

Abb. 12.13 Prinzipielle therapeutische Vorgehensweise (nach AkDÄ 2001).

Tab. 12.5 Risikofaktoren für die Entwicklung einer NSAR-Gastropathie

- Höheres Lebensalter (> 60 Jahre)
- Ulkusanamnese innerhalb der letzten 5 Jahre
- Gleichzeitige Glucocorticoidtherapie
- Komedikation mit Antikoagulanzien
- Hohe Dosierung und lange Dauer der NSAR-Therapie
- Kombination verschiedener NSAR
- NSAR mit hoher gastrointestinaler Toxizität
- Stress
- Alkoholismus

vierter Arthrose die Behandlung mit NSAR über mehrere Tage konsequent durchgeführt werden, um ein Rezidiv der Entzündung zu vermeiden (AkdÄ 2001, Steinmeyer 2001). Das individuelle Ansprechen des einzelnen Patienten auf die verschiedenen NSAR ist unterschiedlich. Gegebenenfalls müssen beim Nichtansprechen auf eine Substanz – die Rate von Non-Respondern liegt bei ca. 15% – verschiedene andere verabreicht werden, um das wirksamste NSAR zu finden.

Eine Kombination von verschiedenen NSAR ist zu vermeiden, da die Erhöhung der Wahrscheinlichkeit von Nebenwirkungen nicht in Relation zum Therapiegewinn steht (Tab. 12.5). Da es sich bei den Arthrosepatienten meistens um Individuen im höheren Lebensalter handelt, sind die mit dem Alter eintretende Funktionsminderung der verschiedenen Organsysteme und die häufig bestehende Multimorbidität zu berücksichtigen. So kann z.B. die Nierenfunktion im Alter bis auf 50% derjenigen eines etwa 30-jährigen Menschen abnehmen; NSAR werden im Wesentlichen über die Niere ausgeschieden und können, insbesondere im höheren Lebensalter, renale Nebenwirkungen entfalten. Die parenterale Gabe von NSAR bringt nachgewiesenermaßen keine Vorteile, da NSAR mit kurzer Eliminationshalbwertszeit (z.B. Diclofenac) bei Verabreichung als magensaftlösliche Tablette die maximale Wirkstoffkonzentration schon nach 30–45 Minuten erreichen (AkdÄ 2001). Bei parenteraler Applikation können potenziell gefährliche Nebenwirkungen (z.B. anaphylaktischer Schock) auftreten. Ferner ist zu beachten, dass bei der Gabe von NSAR, aber auch von Paracetamol, die Gefahr einer Wirkungsverstärkung von gleichzeitig verordneten oralen Antikoagulanzien besteht (AkdÄ 2001).

Gastrointestinale Nebenwirkungen der NSAR. Patienten, die ein nichtselektives NSAR einnehmen, haben ein ca. 4fach höheres Risiko eine schwerwiegende, treffenderweise als NSAR-Gastropathie bezeichnete Erkrankung zu erleiden als Personen, die keine NSAR einnehmen. Das Ausmaß dieser unerwünschten Wirkung variiert beträchtlich: von asymptomatischen, nur endoskopisch nachweisbaren Mukosaschäden, Magenschmerzen, Sodbrennen und Dyspepsie bis zu bedrohlich blutenden Magen- oder Duodenalgeschwüren. 40% aller Patienten mit einem NSAR-induzierten Ulkus haben keine Schmerzen. Unter kontinuierlicher NSAR-Einnahme bekommen 15–20% der Behandelten einen Ulkus und 1–3% müssen bei einer Dauertherapie wegen einer gastrointestinalen Blutung oder Perforation im Krankenhaus behandelt werden. Schätzungen zufolge verursachen die NSAR pro Jahr bundesweit 157.000 Krankenhaustage bzw. Kosten in Höhe von € 64 Mio., wobei ca. 11.000 Patienten behandelt werden (Bolten u. Mitarb. 1999). Es wird angenommen, dass in Deutschland bis zu 2000 Patienten pro Jahr an den Folgen einer NSAR-Therapie verbluten.

Floride Magen-Darm-Ulzera sowie hämorrhagische Diathesen stellen aufgrund dieser z.T. lebensgefährlichen gastrointestinalen Toxizität eine Kontraindikation dar. Patienten, denen ein NSAR verschrieben wird, sollten adäquat über die Symptome einer möglichen gastrointestinalen Komplikation (u.a. Teerstuhl, evtl. Oberbauchschmerzen) informiert werden. Beim Auftreten solcher Symptome versäumen es die Patienten häufig, die Therapie rechtzeitig abzubrechen oder sie suchen zu spät einen Arzt auf (Herxheimer 1998).

Den Ergebnissen verschiedener Studien zufolge nimmt das Potenzial von NSAR gastrointestinale Nebenwirkungen zu verursachen in der folgenden Reihenfolge zu: Rofecoxib = Celecoxib < Ibuprofen < Meloxicam < Diclofenac-Na < Naproxen < Piroxicam < Indometacin < Ketoprofen (Steinmeyer 2000). In Anbetracht der niedrigen Dosen, die diesem Vergleich zugrunde liegen, wirkt Ibuprofen vornehmlich analgetisch. Die Ergebnisse mehrerer Studien belegen außerdem, dass Meloxicam ein weniger gastrotoxisches NSAR ist. Dies ist vor allem bei der niedrigen Dosis von 7,5 mg der Fall. In vielen Fällen werden jedoch höhere Dosen benötigt, wobei mit steigenden Dosierungen dann wieder gehäuft gastrointestinale Komplikationen auftreten können.

Prophylaxe der NSAR-Gastropathie. Wenn die in der Tabelle 12.5 genannten Risikofaktoren für die Entwicklung einer NSAR-Gastropathie vorliegen, muss die Indikation für eine NSAR-Therapie sorgfältig geprüft und eine prophylaktische Medikation in Erwägung gezogen werden. Hervorzuheben ist, dass Patienten, die mit Helicobacter pylori infiziert sind, keine Risikogruppe darstellen, und dass eine Eradikation demnach keine sichere Prophylaxe darstellt.

Zuerst kann versucht werden, die therapeutischen Ziele mit Paracetamol oder mit einer niedrigeren Dosis an NSAR zu erreichen. Der Einsatz von COX-2-selektiven NSAR wie Rofecoxib (Vioxx) oder Celecoxib (Celebrex) stellt bei diesen Risikogruppen eine sichere Option dar (s. Abb. 12.13), wobei dem so behandelten Patienten auch die potenziellen Nebenwirkungen der Prophylaktika (s.u.) erspart werden (Steinmeyer 2000, 2001). Beachtet werden muss jedoch, dass auch bei den beiden modernen COX-2-selektiven NSAR ein Ulkus auftreten kann, jedoch wesentlich seltener (Bombardier u. Mitarb. 2000, Silverstein u. Mitarb. 2000, Steinmeyer 2000). Bei Patienten mit gleichzeitig bestehenden kardiovaskulären Erkrankungen sollte die Indikation zur Gabe von COX-2-selektiven NSAR aufgrund einer möglichen Erhöhung des kardiovaskulären Risikos mit Zurückhaltung gestellt werden (AkdÄ 2001). Patienten, die bereits niedrigdosiert Acetylsalicylsäure zur Thrombozytenaggregationshemmung erhalten, profitieren kaum von COX-2-selektiven NSAR (AkdÄ 2001). Bestimmte Applikationsformen, wie Retardzubereitungen oder im Dünndarm lösliche Tabletten vermindern nur die Häufigkeit von Dyspepsien. Die gastrointestinalen Nebenwirkungen von NSAR können auch nicht vermieden werden, indem sie als Suppositorien, i.m. oder i.v. verabreicht werden, da die Hemmung der Prostaglandinsynthese im Magen überwiegend systemisch erfolgt. Antazida und H_2-Rezeptor-Antagonisten (z.B. Sostril) können zwar subjektive Beschwerden recht gut lindern, senken jedoch die Komplikationsrate nicht. Sie vermindern die dyspeptischen Beschwerden und täuschen dadurch eine gute Verträglichkeit vor. Auf der anderen Seite können gastrointestinale Komplikationen mit dem Protonenpumpenhemmer Omeprazol (Antra u.a.) oftmals verhindert werden (s. Abb. 12.13). Hohe Dosen an Omeprazol sind nicht notwendigerweise effektiver. Bisher ist jedoch Omeprazol für die langfristige Prophylaxe der durch NSAR induzierten Ulzera und gastroduodenalen Erosionen nicht zugelassen. Das Ulkusrisiko im Magen und Duodenum konnte durch die Einführung der Komedikation mit dem Prostaglandin E_1-Analogon Misoprostol (Cytotec u.a.) gemindert werden (s. Abb. 12.13). Allerdings scheint die Applikation von Misoprostol infolge von Diarrhö, abdominellen Schmerzen, Kopfschmerzen, Schwindel und Benommenheit häufig nur schlecht vertragen zu werden; die Abbruchquote ist hoch. Grundsätzlich gilt, dass bei blutenden Ulzera wie bisher das NSAR (auch die COX-2-selektiven Inhibitoren) abgesetzt werden muss. Wie lange dies erforderlich ist, wurde bisher noch nicht systematisch untersucht.

Perkutane Applikation von NSAR. In großer Zahl werden äußerlich anzuwendende NSAR angeboten und häufig unter der Vorstellung eingesetzt, dass die potenziell gefährlichen Nebenwirkungen auf Magen, Nieren und Bronchien durch die lokale Applikation vermindert werden können (Steinmeyer 2001). Allerdings ist in Einzelfällen auch bei lokaler Anwendung der NSAR mit systemischen Nebenwirkungen wie Magen-Darm-Ulkus oder Nierenschäden zu rechnen, da ein großer Prozentsatz des NSAR über den Blutkreislauf systemisch verteilt wird. Derzeit existieren keine publizierten Studien, in denen die Wirksamkeit eines NSAR bei topischer und oraler Applikation miteinander verglichen wird. Ebenso fehlen placebokontrollierte Doppelblindstudien für die Indikation Koxarthrose, wobei eine Wirksamkeit der NSAR aufgrund der langen Diffusionsstrecke von der Körperoberfläche bis zum Hüftgelenk fraglich ist (ACR 2000).

SADOAs

Auf Vorschlag der Osteoarthritis Research Society International (OARSI) werden u. a. D-Glucosaminsulfat, Hyaluronsäure(-derivate) und Ademetionin als Medikamente mit verzögertem Wirkungseintritt: Slow acting Drugs for Osteoarthritis (SADOAs) bezeichnet (Steinmeyer 1999, 2001). Während **D-Glucosaminsulfat** nur zur Therapie einer leichten bis mittelschweren Gonarthrose zugelassen ist (Dona 200 S), können einige **Hyaluronsäurepräparate** auch bei der Koxarthrose eingesetzt werden (Ostenil, Suplasyn u.a.). Jedoch liegen keine Untersuchungen zur Wirksamkeit einer intraartikulären Injektion eines Hyaluronsäurepräparates bei Koxarthrose vor. Der Einsatz von **Ademetionin** (Gumbaral) und **Oxaceprol** (AHP 200) ist umstritten, da die vorliegenden Studien z.T. deutliche Qualitätsmängel aufweisen.

Diverse Pharmaka

Glucocorticoidinjektionen in das Hüftgelenk werden wegen der Gefahr von Hüftkopfnekrosen nicht durchgeführt (AkdÄ 2001, Steinmeyer 2001). Cortisonpräparate sind für die systemische Arthrosebehandlung ungeeignet. **Phytopharmaka** (z.B. Präparate mit Extrakten aus Teufelskralle und Brennnessel) werden zur unterstützenden Behandlung degenerativer Erkrankungen des Bewegungsapparates angeboten (Loew u. Mitarb. 1999), wobei ihr Einsatz den Verbrauch der chemisch definierten Analgetika und NSAR einsparen und somit deren Nebenwirkungen so gering wie möglich halten soll. Es liegen jedoch keine qualifizierten klinischen Studien als Beleg ihrer Wirksamkeit vor (Veit 2002). Die Wirksamkeit von hochdosiertem **Vitamin E** (1200 mg pro Tag) bei rheumatischen Erkrankungen soll auf seinem Effekt als Antioxydans beruhen. In einer 1998 veröffentlichten Stellungnahme der Deutschen Gesellschaft für Rheumatologie zur Anwendung von Vitamin E bei rheumatischen Erkrankungen wird festgestellt, dass die vorliegenden klinischen Studien nicht geeignet sind, die klinische Wirksamkeit zu belegen und die vorgesehene hohe Dosierung sowie eine Langzeitanwendung von Vitamin E ausreichend zu begründen (Kommission Pharmakotherapie der DGR 1998). Bei Arthrose ist der Einsatz von **Präparaten, die Zytokinantagonisten** enthalten (Orthokin, Hox alpha), umstritten, da keine randomisierten und kontrollierten klinischen Studien zu Nutzen und Risiken vorliegen. In-vitro-Untersuchungen und tierexperimentelle Arbeiten über den Einsatz von Orthokin und Hox alpha sind kein Beleg für die erhoffte Wirkung und Unbedenklichkeit beim Menschen (Steinmeyer 2001). Daneben existieren **diverse Präparate**, deren antiarthrotische Wirksamkeit nur postuliert wird und die kein definiertes Wirkprinzip besitzen (z.B. Homöopathika, Gelatine, Murmeltierfett, diverse Mischpräparate mit Organextrakten und -lysaten) (Steinmeyer 2001).

Literatur

American College of Rheumatology (ACR) Subcommittee on Osteoarthritis Guidelines (2000): Recommendations for the medical management of osteoarthritis of the hip and knee. Arthritis Rheum 43 (9): 1905–1915

Arzneimittelkommission der deutschen Ärzteschaft (AkdÄ) (2001): Empfehlungen zur Therapie von degenerativen Gelenkerkrankungen. AVP-Sonderheft, 2. Aufl.

Boissier, C., B. Perpoint, S. Laporte-Simitsidis, P. Mismetti, J. Hocquart, J.L. Gayet, C. Rambaud, P. Queneau, H. Decousus (1992): Acceptability and efficacy of two associations of paracetamol with a central analgesic (dextropropoxyphene or codeine): comparison in osteoarthritis. J Clin Pharmacol 32 (11): 990–995

Bolten, W.W., B. Lang, A.V. Wagner, J.J. Krobot (1999): Konsequenzen und Kosten der NSA-Gastropathie in Deutschland. Akt Rheumatol 24: 127–134

Bombardier, C., L. Laine, A. Reicin, D. Shapiro, R. Burgos-Vargas, B. Davis, R. Day, M.B. Ferraz, C.J. Hawkey, M.C. Hochberg, T.K. Kvien, T.J. Schnitzer; VIGOR Study Group (2000): Comparison of upper gastrointestinal toxicity of rofecoxib and naproxen in patients with rheumatoid arthritis. N Engl J Med 343 (21): 1520–1528

Herxheimer, A. (1998): Many NSAID users who bleed don't know when to stop. Brit Med J 316: 492

Kommission Pharmakotherapie der DGR (1998): Stellungnahme der Kommission Pharmakotherapie der Deutschen Gesellschaft für Rheumatologie zur Anwendung von Vitamin E bei rheumatischen Erkrankungen. Z Rheumatol 57 (3): 189–191

Loew, D., M. Habs, H.-D. Klimm, G. Trunzler (1999): Erkrankungen des Bewegungs- und Stützapparates. In: Loew, D., M. Habs, H.-D. Klimm, G. Trunzler: Phytopharmaka-Report. Rationale Therapie mit pflanzlichen Arzneimitteln. Steinkopff, Darmstadt: 207–222

Pendleton, A., N. Arden, M. Dougados, M. Doherty, B. Bannwarth, J.W.J. Bijlsma, F. Cluzeau, C. Cooper, P.A. Dieppe, K.-P. Günther, H.J. Häuselmann, G. Herrero-Beaumont, P.M. Kaklamanis, B. Leeb, M. Lequesne, S. Lohmander, B. Mazieres, E.-M. Mola, K. Pavelka, U. Serni, B. Swoboda, A.A. Verbruggen, G. Weseloh, I. Zimmermann-Gorska (2000): EULAR recommendations for the management of knee osteoarthritis: report of a task force of the Standing Committee for International Clincal Studies Including Therapeutic Trials (ESCISIT). Ann Rheum Dis 59: 936–944

Silverstein, F.E., G. Faich, J.L. Goldstein, L.S. Simon, T. Pincus, A. Whelton, R. Makuch, G. Eisen, N.M. Agrawal, W.F. Stenson, A.M. Burr, W.W. Zhao, J.D. Kent, J.B. Lefkowith, K.M. Verburg, G.S. Geis (2000): Gastrointestinal toxicity with celecoxib vs nonsteroidal antiinflammatory drugs for osteoarthritis and rheumatoid arthritis; The Class Study: A randomized controlled trial. JAMA 284 (10): 1247–1255

Steinmeyer, J. (1999): Pharmakologische Grundlagen der Arthrosetherapie. Med Welt 50: 341–347

Steinmeyer, J. (2000): Pharmacological basis for the therapy of pain and inflammation with nonsteroidal anti-inflammatory drugs. Arthritis Res 2: 379–385

Steinmeyer, J. (2001): Medikamentöse Therapie der Arthrose. Orthopäde 30: 856–865

Swift, G.L., J. Rhodes (1992): Are non-steroidal anti-inflammatory drugs always necessary. A general practice survey. Br J Clin Pract 46 (2): 92–94

Veit, M. (2002): Stellenwert pflanzlicher Antirheumatika. Pharmazie in unserer Zeit 2: 156–163

12.4 Nichtendoprothetische operative Eingriffe

H. Reichel

Gelenkerhaltende operative Eingriffe haben die Korrektur von Fehlformen oder Fehlstellungen eines oder beider Gelenkpartner zum Ziel. Damit soll die mechanische Beanspruchung im Hüftgelenk gebessert, das Fortschreiten der Arthrose verzögert und eine Schmerzreduktion erreicht werden. Die Beseitigung einer bereits eingetretenen Arthrose ist nur durch die Entfernung des arthrotisch befallenen Gelenks zu erreichen, entweder durch Gelenkresektion oder durch Gelenkversteifung. Die Indikation zu gelenkerhaltenden Eingriffen muss vom biologischen Alter des Patienten, vom Arthrosegrad und vom Ausmaß der Bewegungseinschränkungen abhängig gemacht werden.

12.4.1 Weichteileingriffe, arthroskopisches und offenes Gelenkdébridement

Eine Reihe früher gebräuchlicher Operationen wie die Muskelentspannungsoperation nach Voss oder die primäre Resektionshüfte nach Girdlestone sind heute überholt. Auf die Bedeutung der Synovektomie des Hüftgelenks bei der chronischen Polyarthritis wird im Kapitel 14 hingewiesen. Arthroskopische Eingriffe ermöglichen in der Hand des Spezialisten die Entfernung freier Körper und die Synovialbiopsie. Weiterreichende Indikationen, beispielsweise beim femoroazetabulären Impingement, erfordern ein offenes Vorgehen, das mit einer temporären chirurgischen Hüftluxation (Ganz u. Mitarb. 2001) kombiniert werden muss (s. Kap. 6.6).

12.4.2 Hüftnahe Femurosteotomien

Pauwels (1973) hat die biomechanischen Grundlagen für die Osteotomiebehandlung der Koxarthrose umfassend beschrieben. Hüftnahe Umstellungsosteotomien haben neben der vorhandenen Arthrose insbesondere die vorliegende Deformität zu berücksichtigen. Prinzipiell sind folgende Korrekturen zwischen Schenkelhals und Femurschaft möglich:
- Frontalebene:
  - varisierende oder Adduktionsosteotomien,
  - valgisierende oder Abduktionsosteotomien (als Sonderformen: Unterstellungs- und Angulationsosteotomie).
- Sagittalebene:
  - flektierende oder Beugeosteotomien,
  - extendierende oder Streckosteotomien.
- Transversalebene:
  - Derotations- oder Rotationsosteotomien.

Die **intertrochantäre Derotations-Varisierungs-Osteotomie** war jahrzehntelang der Standardeingriff bei der initialen Koxarthrose des Hüftdysplasiepatienten. Das Ziel der Verbesserung von Zentrierung und Kongruenz wird durch eine präoperative Röntgenaufnahme in Abduktion und Innenrotation überprüft. Durch die Muskelentspannung und die Tiefereinstellung des Kopfes in die allerdings unverändert steile und kurze Hüftpfanne kann bei gleichzeitiger Derotation des Schenkelhalses die Druckkonzentration am lateralen und ventralen Pfannenrand gemindert und so eine Schmerzreduktion erreicht werden, die in Einzelfällen deutlich mehr als ein Jahrzehnt anhielt (Abb. 12.14 a u. b). Die Indikation wurde in der Vergangenheit bei leichten und mittleren Krankheitsgraden der Dysplasiekoxarthrose relativ großzügig gestellt. **Intertrochantäre Valgisierungs-(Extensions-)osteotomien** wurden vor allem zur Vergrößerung der tragenden knorpeligen Fläche genutzt, wenn bei kraniolateralen Koxarthrosen in mittleren und fortgeschrittenen Stadien ein großer medialer Kopfosteophyt (capital drop) in den medialen Pfannenanteilen abgestützt und damit ein Aufklaffen des lateralen Gelenkspaltes erreicht werden konnte (Bombelli 1979). Voraussetzung für die Indikation war, dass sich die Vergrößerung der tragenden Gelenkfläche in der präoperativen Adduktionsaufnahme zeigte.

Langzeitstudien haben gezeigt, dass mehr als 10 Jahre nach intertrochantärer Osteotomie noch mindestens 50% der Patienten weniger Schmerzen hatten als zuvor oder schmerzfrei waren (Schneider 1979, Hackenbroch 1989, Bläsius 1990). Die Komplikationsrate intertrochantärer Osteotomien ist gering. So liegt die Pseudarthrosenrate unter 3%, die Häufigkeit des Knocheninfekts zwischen 0,5–2% und die Thromboembolierate zwischen 3–7%. Nervenschädigungen sind extrem selten (Hackenbroch u. Rütt 1990). Da die intertrochantären Osteotomien kein wesentlicher Risikofaktor für eine spätere endoprothetische Versorgung sind (Soballe u. Mitarb. 1989), wurden sie lange Zeit als Verfahren der temporären Gelenkerhaltung bei jungen Erwachsenen favorisiert. Die Überlebensrate der intertrochantären Osteotomien bei Koxarthrose, mit dem endoprothetischen Ersatz als Endpunkt, lag nach 12 Jahren bei 67% (D'Souza u. Mitarb. 1998).

In den letzten Jahren ist jedoch die Häufigkeit der intertrochanteren Osteotomien drastisch zurückgegangen. Die Gründe sind, dass im Einzelfall das Ergebnis schwer vorhersagbar ist, meist nur eine Schmerzreduktion und keine Schmerzbefreiung erreicht wird, mitunter eine Beinverkürzung und ein Insuffizienzhinken verbleibt und eine umfangreiche Nachbehandlung erforderlich ist. Kosmetisch schlägt vor allem bei schlanken Patienten die Verbreiterung der Hüftsilhouette nach Varisierung negativ zu Buche. Unter dem Eindruck der Leistungsfähigkeit von Pfannenschwenkosteotomien und vor allem der positiven Ergebnisse der primären Endoprothetik auch bei jungen Patienten wird bei der heutigen hohen Anspruchshaltung der Patienten die Indikation zu intertrochantären Osteotomien nur noch äußerst zurückhaltend gestellt.

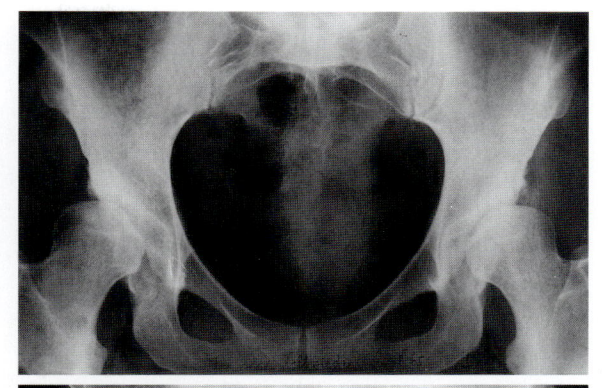

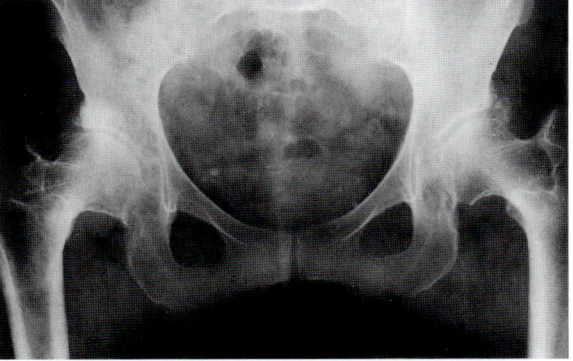

Abb. 12.14 a u. b Langzeitverlauf nach Derotations-Varisierungs-Osteotomie (DVO) bei Dysplasiekoxarthrose.
a 34-jährige Frau mit beidseitiger initialer Dysplasiekoxarthrose, bei der die Indikation zur DVO auf beiden Seiten gestellt wurde.
b Vorstellung der Patientin zur Frage der endoprothetischen Versorgung: rechts 15 und links 17 Jahre nach DVO. Beide Hüftgelenke waren mehr als ein Jahrzehnt beschwerdefrei gewesen.

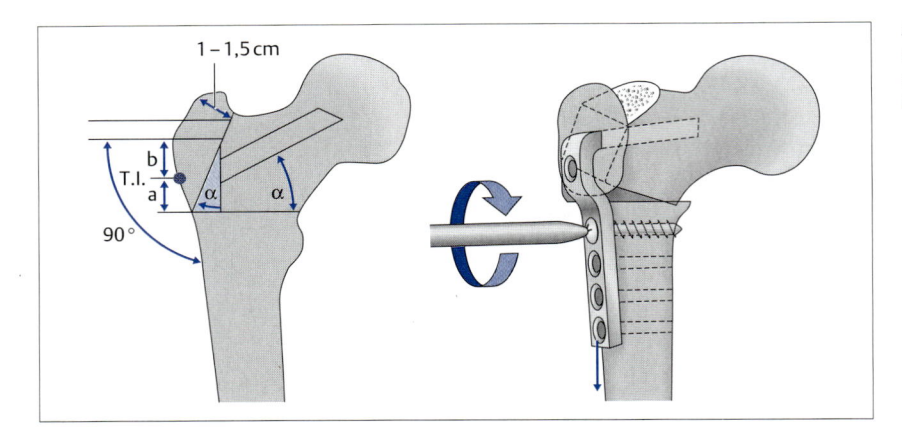

Abb. 12.15 Zeichnerische Planung einer intertrochantären Varisierungsosteotomie mit Trochanterversetzung ohne Keilentnahme.

Ganz (1990) betont, dass für die Indikationsstellung zur intertrochantären Osteotomie eine eingehende klinische Untersuchung (genaue Analyse der Gelenkbeweglichkeit und Muskelfunktion, Prüfung der Rotation in verschiedenen Flexionsstellungen, „Komfortposition der Hüfte") und eine Reihe bildgebender Verfahren (Beckenübersicht, Faux-profil-Aufnahme, Aufnahmen in Korrekturstellung, ggf. CT-Schnitte) unverzichtbar sind. Durch exakte Planung und technische Verbesserungen (Verzicht auf intertrochantere Keilentnahme, zusätzliche Trochanterversetzung, Operation unter Bildverstärker) können Nachteile wie Beinverkürzung und Insuffizienzhinken minimiert werden (Abb. 12.15).

Nur in seltenen Ausnahmefällen werden bei fortgeschrittenen Koxarthrosen, die besondere Probleme für eine endoprothetische Versorgung aufweisen, heute noch **Palliativeingriffe** erwogen, wie die intertrochantäre medialisierende Unterstellungsosteotomie nach McMurray (bei zentriertem Gelenk) oder die subtrochantäre Angulationsosteotomie nach Schanz (bei Subluxations- und Luxationskoxarthrose). In den allermeisten dieser Fälle wird man sich für eine Endoprothese entscheiden.

12.4.3 Azetabuläre Korrekturosteotomien

Bei beginnenden Dysplasie- und Subluxationsarthrosen mit deutlich dysplastischer Pfannenanlage ist eine biomechanisch befriedigende Lösung durch alleinige Femurosteotomie nicht zu erreichen. Durch verschiedene Ein- und Mehrfachosteotomien des Beckens wurde in der Vergangenheit versucht, das Problem der Gelenkinstabilität und unzureichenden Hüftkopfüberdachung zu lösen. Die **Beckenosteotomie nach Chiari** (Chiari 1953) verlagert das Drehzentrum des Hüftgelenks nach medial, verkürzt damit den Lastarm und zieht den kranialen Darmbeinanteil unter Interposition der Gelenkkapsel über den Hüft-

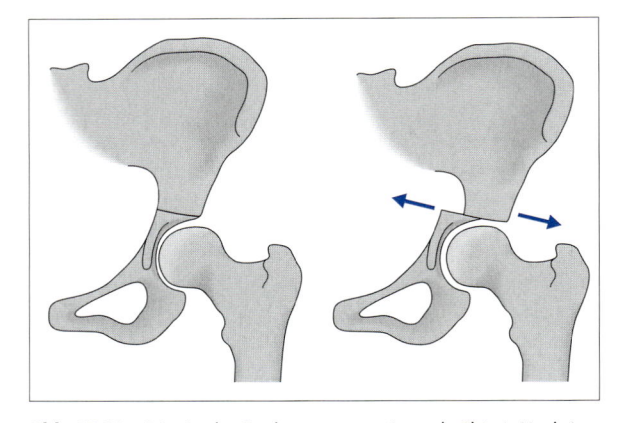

Abb. 12.16 Prinzip der Beckenosteotomie nach Chiari: Nach in medial-kranialer Richtung ansteigender Osteotomie wird das distale Beckenfragment mit dem Hüftgelenk nach medial verlagert und der proximale Darmbeinanteil nach lateral über den Hüftkopf gezogen.

kopf (Abb. 12.16). Durch die Verringerung der Gelenkbelastung wird eine Schmerzreduktion erzielt, weshalb das Verfahren vom Inaugurator (Chiari 1968) zur Behandlung leichter und mittelgradiger Dysplasiekoxarthrosen empfohlen wurde und sich breiter Anwendung erfreute. Aufgrund einer Langzeitanalyse (Lack u. Mitarb. 1991) wurde die obere Altersgrenze bei etwa 45 Jahren gesehen, die durchschnittliche postoperative Schmerzfreiheit betrug 6,5 Jahre, die durchschnittliche postoperative Beschwerdebesserung lag bei 11,6 Jahren.

Die Nachteile der Beckenosteotomie nach Chiari sind darin zu sehen, dass die eigentliche knorpelige Pfanne noch steiler gestellt wird und kein hyaliner Knorpel in den Bereich der gewichttragenden Zone gebracht werden kann. Die Indikation zur Beckenosteotomie nach Chiari wird heute eng gestellt. Nach Tschauner u. Mitarb. (1992) ist die Methode nur bei inkongruenten Dysplasiearthrosen jüngerer Erwachsener indiziert, bei denen eine progrediente Subluxation droht. Hier kann mit der Chiari-Osteotomie eine weitere Subluxation verhindert und eine stabilisierende Pseudopfanne geschaffen werden.

Die biomechanisch beste Möglichkeit zur Optimierung der Hüftkopfüberdachung und damit zur Behandlung beginnender Dysplasiekoxarthrosen bieten **Pfannenschwenkosteotomien**. Mehrere Autoren haben über den Einsatz von pfannenreorientierenden Osteotomien zur Dysplasiearthrosebehandlung bei jüngeren Erwachsenen berichtet (Tschauner u. Mitarb. 1992, Tönnis u. Mitarb. 1995, Siebenrock u. Mitarb. 1999). Bei beginnenden Dysplasiekoxarthrosen mit noch weitgehend erhaltener Knorpelbedeckung, sphärischem Hüftkopf und guter Kongruenz der Gelenkkörper kann damit eine nahezu vollständige Schmerzreduktion erreicht, die Progredienz der Arthrose gestoppt und eine endoprothetische Versorgung für längere Zeit hinausgeschoben werden.

Der Stellenwert der seit mehr als 2 Jahrzehnten durchgeführten **Dreifachbeckenosteotomie nach Tönnis** (Abb. 12.17) bei Behandlung der Dysplasiekoxarthrose ist durch längerfristige Analysen belegt. Im Mittel war der radiologische Arthrosegrad bei 216 Dreifachbeckenosteotomien nach 7,7 Jahren bei drei Viertel unverändert und in 9,1 % der Fälle gebessert (Tönnis u. Mitarb. 1995, Tab. 12.**6**), obwohl immerhin in 26 % der Fälle Sekundärpfannen sowie bereits ausgeprägte Arthrosen und Kopfentrundungen behandelt worden waren. Der größte Anteil schmerzfreier Gelenke wurde bei einem postoperativen LCE- und ACE-Winkel von 30–35°, einem TF-Winkel von –5 bis +5° sowie einem Migrationsindex von 10–15 % gesehen (Tönnis u. Mitarb. 1995). Im Mittel waren 11,3 Jahre nach **Berner periazetabulärer Osteotomie** aus einer Serie von 71 Hüftgelenken noch 58 Gelenke erhalten. Bei 28 dieser Hüftgelenke, die präoperativ bereits degenerative Veränderungen aufwiesen, war der Arthrosegrad zur Nachuntersuchung in 10 Fällen unverändert, in 4 hatte er sich gebessert und in 14 Fällen verschlechtert (Siebenrock u. Mitarb. 1999).

Die Indikation ist vom Alter, vom Ausmaß der Inkongruenz der Gelenkkörper und vom Arthrosegrad abhängig zu machen. Tönnis u. Kalchschmidt (1998) sehen die obere Altersgrenze für ihr Verfahren bei 55 Jahren. Bei geringerer Erfahrung sollte die Altersgrenze wohl eher 10 Jahre niedriger angesetzt werden. Prognostisch wichtig ist das Ausmaß der präoperativen Hüftkopfentrundung. Runde Hüftköpfe waren bei 71 % der Fälle zur Nachuntersuchung schmerzfrei, entrundete Hüftköpfe (Abweichung von mehr als 2 mm nach Mose [1980]) nur noch bei 45 % (Tönnis u. Mitarb. 1995). Das klinische Ergebnis hängt in entscheidendem Maße vom präoperativen Arthrosegrad (Tönnis 1984) ab. Beim Arthrosegrad 1 trat eine zuverlässige, lang anhaltende Schmerzbefreiung in 56 % der Fälle ein, beim Arthrosegrad 2 war noch mehr als ein Drittel der Patienten nach Dreifachbeckenosteotomie lange Zeit schmerzfrei. Beim Grad 3 besteht nur in Ausnahmefällen eine Indikation zur Pfannenreorientierung, beispielsweise bei sehr jungen Patienten, da ungenügende Behandlungsergebnisse bei diesen fortgeschrittenen Arthrosen sprung-

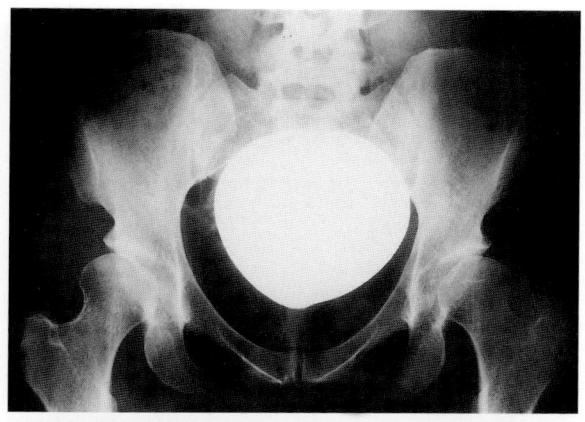

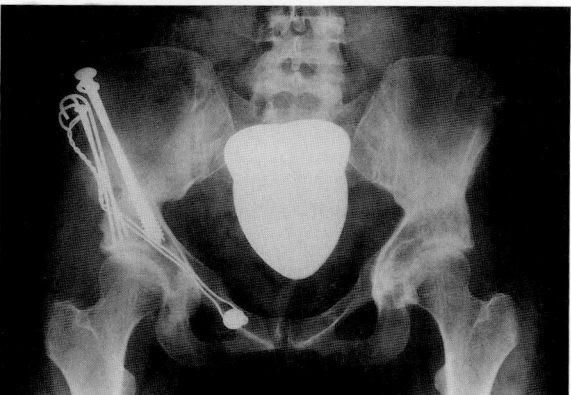

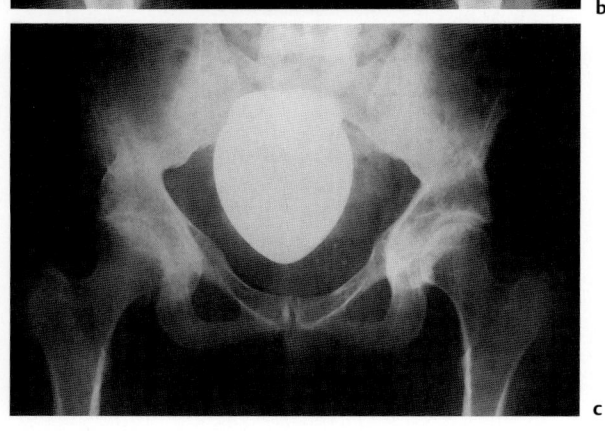

Abb. 12.17 a–c Ergebnis der Dreifachbeckenosteotomie nach Tönnis bei Arthrosegrad I.
a 41-jährige Frau mit beginnender Dysplasiekoxarthrose links. Die schmerzfreie Gehstrecke liegt unter 1 km.
b 2 Jahre nach Dreifachbeckenosteotomie links. Wegen beginnender Belastungsschmerzen erfolgte die Pfannenreorientierung auch rechts.
c Röntgenkontrolle: links 7,2 und rechts 5,6 Jahre postoperativ. Klinisch ist die Patientin beschwerdefrei mit unbegrenzter Gehstrecke.

Tab. 12.6 Ergebnisbewertung, Schmerzentwicklung und Entwicklung des Arthrosegrades nach Dreifachbeckenosteotomie nach Tönnis: 197 Patienten (216 Gelenke), Alter zum Operationszeitpunkt 6–55 Jahre, Nachuntersuchungszeitraum 5–16 Jahre, im Mittel 7,7 Jahre (Tönnis u. Kalchschmidt 1998)

Ergebnisbewertung (Score nach Tschauner u. Mitarb. 1992)	sehr gut	42,7%
	gut	42,2%
	befriedigend	12,3%
	unbefriedigend	2,8%
Entwicklung des Schmerzes	schmerzfrei	58,3%
	gebessert, noch leichter Schmerz	19,0%
	gebessert, noch starker Schmerz	1,4%
	später wieder aufgetretener, mäßiger Schmerz	16,2%
	später wieder aufgetretener, starker Schmerz	5,1%
Entwicklung des Arthrosegrades	gebessert	9,1%
	unverändert	73,2%
	verschlechtert	17,7%

haft zunehmen (Tönnis u. Mitarb. 1995). Auch für die Indikation zur periazetabulären Osteotomie sollte der Arthrosegrad 2 nicht überschritten sein (Weber u. Ganz 2002).

Die Komplikationsrate der technisch anspruchsvollen Pfannenschwenkosteotomien ist von der operativen Erfahrung abhängig. Tönnis u. Mitarb. (1998) hatten bei der Dreifachbeckenosteotomie anfangs in 1–1,5% der Fälle Ischiadikusteilparesen, später sank die Rate auf 0,5%. Häufig sind vorübergehende Hypästhesien des N. cutaneus femoris lateralis. Das Thromboserisiko ist wie bei allen Hüfteingriffen erhöht und erfordert eine Prophylaxe. Pseudarthrosen können durch sichere osteosynthetische Fixation des azetabulären Fragmentes vermieden werden. Postoperative Glutealinsuffizienzen sind nach Abduktorenkräftigung wieder regredient. Die große Korrekturmöglichkeit des frei rotierbaren Pfannenfragmentes birgt die Gefahr einer Überkorrektur und insbesondere des sekundären anterioren femoroazetabulären Impingements in sich (Myers u. Mitarb. 1999).

Femurosteotomien, zusätzlich zur Pfannenreorientierung, sind eher die Ausnahme. Eine gleichzeitige Coxa valga muss nicht operativ korrigiert werden, wenn der Pfanneneingriff zur ausreichenden Überdachung führt. Eine zu geringe Antetorsion des Schenkelhalses sollte hingegen korrigiert werden, ebenfalls eine gleichzeitig vorliegende Coxa vara.

12.4.4 Hüftarthrodese

Die operative Versteifung des Hüftgelenks bewirkt durch Resektion der erkrankten Gelenkflächen eine dauerhafte lokale Schmerzfreiheit und hohe Belastbarkeit. Bei intakten Nachbargelenken (kontralaterales Hüftgelenk, Kniegelenke, Lendenwirbelsäule) kann für viele Jahre eine erstaunliche funktionelle Adaptation erfolgen (Callaghan u. Mitarb. 1985). Nach lange bestehender Hüftarthrodese tritt jedoch eine sekundäre Befundverschlechterung durch Degeneration der Nachbargelenke ein. Laut einer Sammelstatistik von über 1.300 Patienten mit Hüftarthrodese (Witt u. Hackenbroch 1976) war es bei 3–37% der Fälle nachfolgend zu lumbosakralen Schmerzen gekommen, 18% der Patienten hatten Schmerzen und 11–93% Bewegungseinschränkungen im ipsilateralen Kniegelenk. Trotzdem waren damals 80–90% der Patienten mit der durchgeführten Hüftarthrodese zufrieden.

Heute wird eine primäre Hüftgelenkversteifung vom Patienten kaum noch akzeptiert. Gründe hierfür sind die Leistungsfähigkeit des Gelenkersatzes und die mit einer Arthrodese verbundenen Einschränkungen im alltäglichen Leben. Die Hüftarthrodese kann jedoch bei jungen Erwachsenen mit einseitig schmerzhafter, bereits wackelsteifer Hüfte und intakten Nachbargelenken in Erwägung gezogen werden, da diese Patienten oft an den Bewegungsverlust adaptiert sind. Darüber hinaus können unilaterale schwere Sekundärarthrosen, insbesondere postinfektiöse Koxarthrosen, eine Indikation für die Hüftarthrodese bei Adoleszenten und jungen Erwachsenen darstellen (Wagner u. Wagner 1996, Matta u. Mitarb. 1997).

Die klassische Methode ist die AO-Technik vom lateralen Zugang unter Verwendung einer Kreuzplatte (Abb. 12.18). Ganganalytisch hat sich eine Flexion von 20–25° bei neutraler Abduktion/Adduktion und neutraler Rotation als funktionell günstigste Stellung erwiesen (Karol u. Mitarb. 2000). Bei Nutzung eines vorderen Zuganges und ventraler Plattenosteosynthese (Matta u. Mitarb. 1997) wird die Abduktorenmuskulatur durch den Zugangsweg und die Plattenlage nicht kompromittiert, was bei einer späteren Prothesenimplantation von Vorteil ist. Die Arthrodese bietet eine belastungsstabile und risikoarme Lösung für mehrere Jahrzehnte, bei Folgeproblemen der Nachbargelenke kann sie – wenn auch mit höherem Aufwand – später mit einer Endoprothese remobilisiert werden.

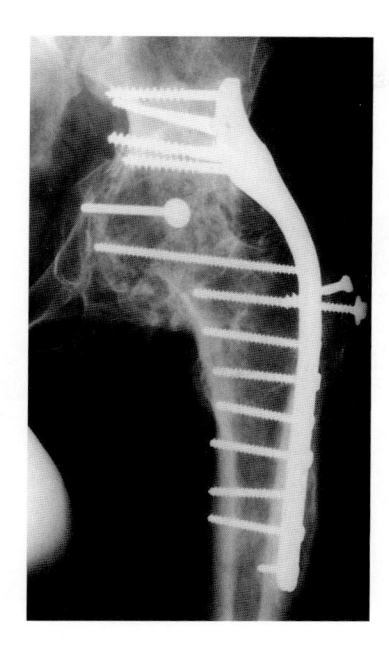

Abb. 12.18 Hüftarthrodese in AO-Technik mit Kreuzplatte bei einem 32-jährigen Mann mit posttraumatischer Koxarthrose links. Nach Gelenkinfektion hatte ein schmerzhaftes, wackelsteifes Gelenk in Abduktionsfehlstellung bestanden.

Literatur

Bläsius, K. (1990): Intertrochantäre Osteotomien zur Behandlung der Koxarthrose. Thieme, Stuttgart

Bombelli, R. (1979): Klassifikation der Coxarthrosen als Grundlage operativer Gelenkerhaltung. Orthopäde 8: 245–263

Callaghan, J.J., R.A. Brand, D.R. Pedersen (1985): Hip arthrodesis: A long-term follow-up. Am J Bone Joint Surg 67: 1328–35

Chiari, K. (1953): Beckenosteotomie als Pfannendachplastik. Wien Med Wschr 103: 707–770

Chiari, K. (1968): Die Beckenosteotomie in der Behandlung der Coxarthrose. Beitr Orthop Traumatol 15: 163–168

D'Souza, S.R., S. Sadiq, A.M.R. New, M.D. Northmore-Ball (1998): Proximal femoral osteotomy as the primary operation for young adults who have osteoarthrosis of the hip. Am J Bone Joint Surg 80: 1428–1438

Ganz, R. (1990): Die Koxarthrose im frühen Erwachsenenalter – Osteotomiebehandlung. In: Springorum, H.W., B.D. Katthagen: Aktuelle Schwerpunkte der Orthopädie. Thieme, Stuttgart: 117–126

Ganz, R., T.J. Gill, E. Gautier, K. Ganz, N. Krügel, U. Berlemann (2001): Surgical dislocation of the hip: A technique with full access to the femoral head and acetabulum without the risk of avascular necrosis. Br J Bone Joint Surg 83: 1119–1124

Hackenbroch, M.H. (1989): Intertrochanteric osteotomy for the treatment of coxarthrosis. Arch Orthop Trauma Surg 108: 125–131

Hackenbroch, M.H., J. Rütt (1990): Ist die intertrochantere Umstellungsosteotomie wirklich obsolet? In: Matzen, K.A.: Das Hüftgelenk des Erwachsenen. Prakt Orthopädie. Bd. 22. Demeter, Gräfelfing: 231–238

Karol, L.A., S.E. Halliday, P. Gourineni (2000): Gait and function after intra-articular arthrodesis of the hip in adolescents. Am J Bone Joint Surg 82: 561–569

Lack, W., R. Windhager, H.P. Kutschera, A. Engel (1991): Chiari pelvic osteotomy for osteoarthritis secondary to hip dysplasia. Indications and long-term results. Br J Bone Joint Surg 73: 229–234

Matta, J.M., K.A. Siebenrock, E. Gautier, D. Mehne, R. Ganz (1997): Hip fusion through an anterior approach with the use of a ventral plate. Clin Orthop 337: 129–139

Mose, K. (1980): Methods of measuring in Legg-Calve-Perthes disease with special regards to the prognosis. Clin Orthop 150: 103–109

Myers, S.R., H. Eijer, R. Ganz (1999): Anterior femoroacetabular impingement after periacetabular osteotomy. Clin Orthop 363: 93–99

Pauwels, F. (1973): Atlas zur Biomechanik der gesunden und kranken Hüfte. Springer, Berlin

Schneider, R. (1979): Die intertrochantere Osteotomie bei Coxarthrose. Springer, Berlin

Siebenrock, K.A., E. Schöll, M. Lottenbach, R. Ganz (1999): Bernese periacetabular osteotomy. Clin Orthop 363: 9–20

Soballe, K., K.L. Boll, S. Kofod, B. Severingen, S.S. Kristensen (1989): Total hip replacement after medial-displacement osteotomy of the proximal part of the femur. Am J Bone Joint Surg 71: 692–697

Tönnis, D. (1984): Die angeborene Hüftdysplasie und Hüftluxation im Kindes- und Erwachsenenalter. Springer, Berlin

Tönnis, D., A. Arning, M. Bloch, A. Heinecke, K. Kalchschmidt (1995): Langzeitergebnisse der Hüftpfannenschwenkung durch dreifache Beckenosteotomie. In: Stücker, R., A. Reichelt: Die kindliche Hüfte: Hüftdysplasie – Morbus Perthes. Sympomed, München: 72–94

Tönnis, D., K. Kalchschmidt (1998): Die Hüftpfannenschwenkung durch dreifache Beckenosteotomie. In: Grifka, J., L. Ludwig: Kindliche Hüftdysplasie. Thieme, Stuttgart: 191–214

Tönnis, D., K. Kalchschmidt, A. Heinecke (1998): Hüftpfannenschwenkung durch Dreifachosteotomie des Beckens nach Tönnis. Orthopäde 27: 733–742

Tschauner, C., W. Klapsch, W. Kohlmaier, R. Graf (1992): Die dreifache Beckenosteotomie nach Tönnis im Rahmen der Spätdysplasie und frühen Sekundärarthrose des Hüftgelenkes. Orthop Praxis 28: 255–263

Wagner, M., H. Wagner (1996): Die Arthrodese des Hüftgelenkes mit der Kreuzplatte: Indikation, Technik, Ergebnisse. Orthopäde 25: 129–139

Weber, M., R. Ganz (2002): Die Berner periazetabuläre Osteotomie. Operat Orthop Traumatol 14: 99–121

Witt, A.N., M.H. Hackenbroch (1976): Arthrodesis of the hip joint. In: Rütt, A.: Coxarthrosis: Surgical and conservative treatment. Thieme, Stuttgart: 67–91

12.5 Primäre Hüftendoprothetik

H. Effenberger und M. Imhof

Die optimale Fixation orthopädischer Implantate im Knochen ist die Voraussetzung für eine dauerhafte Stabilität. Im Laufe der Entwicklung zeigte sich die Verankerung von Implantaten als ein erhebliches Problem. Bei der Lösung stellte sich heraus, dass auf die in der Technik bereits bewährten Verbindungsarten zurückgegriffen werden konnte:
- Kleben (Knochenzement),
- Pressen (Kraft-, Reibschluss, Pressfit),
- Schrauben.

Die Reihenfolge der in der Medizintechnik zur Anwendung kommenden Verbindungsarten hing dabei wesentlich vom Stand der Technik ab.

Zum eigentlichen Durchbruch der Implantation von künstlichen Gelenken verhalf die Verwendung von Knochenzement. Er ermöglicht die Überbrückung von Inhomogenitäten zwischen der Innenform des präparierten Knochens und der tatsächlichen Dimension des Implantates mit formschlüssiger Kraftübertragung.

12.5.1 Hüftpfannen

Zementierte Hüftpfannen

Die Einführung und die frühen Erfolge der Low friction arthroplasty (Charnley 1979) stimulierten die Entwicklung von Prothesen mit unterschiedlichem Design, die Erweiterung der Indikation und die Operationsfrequenz.

Bei der zementierten Pfanne wird der spongiöse Knochen durch Zementverzahnung so ausgesteift, dass ein deformationsstabiles Knochen- und Implantatlager entsteht. Zement verhindert bzw. vermindert dadurch das Eindringen von Abriebpartikeln und Gelenkflüssigkeit in die Kontaktzonen.

Zementiertechnik

Die aktuelle Zementiertechnik beinhaltet die Knorpelentfernung, die Präparation der Sklerose an der Oberfläche, das Anbringen von mehreren Bohrlöchern im Pfannendach bzw. am Pfannenrand, die Spülung und Trocknung des Knochenlagers, eine Hämostase, das Absenken des Blutdruckes, die Vakuummischtechnik und das Einbringen des Knochenzementes unter Druck (Weber 1995, Breusch u. Mitarb. 2000, Morscher u. Wirz 2002, Ochsner 2002). Eine zusätzliche Zementkompression wird durch das Verwenden einer Pfanne mit Randwall erreicht (Lee u. Ring

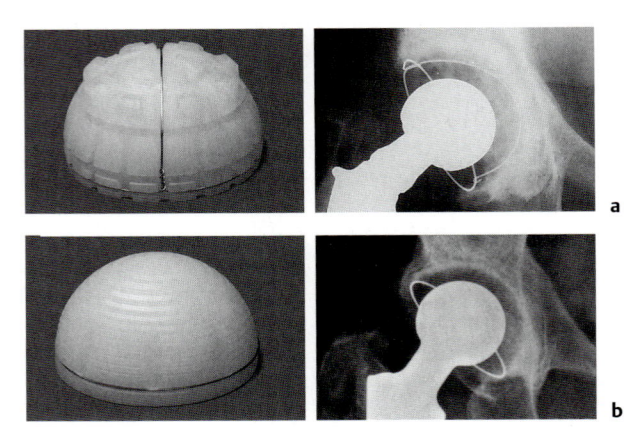

Abb. 12.19 a u. b Polyethylenpfannen: Lubinus (**a**) und Müller (**b**).

1974, Krause u. Mitarb. 1982, Hodgkinson u. Mitarb. 1983, 1993, Shelley u. Wroblewski 1988, Breusch u. Mitarb. 2000, Garellick u. Mitarb. 2000), was obendrein zu einem besseren Ergebnis führt.

Bei Polyethylenpfannen (Abb. 12.19 a u. **b**) sollte die Materialstärke mindestens 6 mm betragen (Bartel u. Mitarb. 1986). Zementierte Metal-backed-Pfannen werden nicht mehr verwendet.

Ergebnisse

Mit zementierten Pfannen werden gute **Langzeitresultate** erzielt (Schulte u. Mitarb. 1993, Neumann u. Mitarb. 1994, Callaghan u. Mitarb. 2000, Klapach u. Mitarb. 2001, Wroblewski u. Mitarb. 2002) (Tab. 12.7). In den Langzeitresultaten mit Charnley-Pfannen zeigen sich aber auch zunehmend Säume und aseptische Lockerungen (Garcia-Cimbrelo u. Mitarb. 1997, Callaghan u. Mitarb. 1998, Smith u. Mitarb. 2000) (s. Tab. 12.7). Besonders die mit der Technik der 1. Generation eingebrachten Implantate ergaben hohe Lockerungsraten, die bereits vermehrt nach 8–10 Jahren auftraten und kontinuierlich zunahmen (Harris 1993, Morscher u. Schmassmann 1983).

Pfannenversager treten vermehrt bei Männern mit starker körperlicher Belastung, bei jungen und aktiven Patienten (Morrey u. Ilstrup 1989, Mulroy u. Harris 1990, Mulroy u. Mitarb. 1995, Sullivan u. Mitarb. 1994) und bei rheumatoider Arthritis (Wessinghage u. Kißlinger 1996) auf. Zudem haben auch Patienten mit über 80 kg Körpergewicht ein deutlich höheres Versagensrisiko (Eftekhar 1987). Nach 20 Jahren werden Saumbildungen in mehr als 50% der Fälle beschrieben (Sochart u. Porter 1997, Smith u. Mitarb. 2000). Aufgrund der mit dem Knochenze-

Tab. 12.7 Zementierte Pfannen

Prothesentyp	Autor	Jahr	Nachuntersuchungen/Operationen	Alter/Jahre	FU (Jahre)	Revisionsrate	ÜLR	Bemerkungen
Charnley	Callaghan	2000	316/330	65		6%		18 Pfannenwechsel 2% Infektion 1% Luxation
			62	56	25	15%		9 aseptische Pfannenwechsel 3 (5%) septische Pfannenwechsel 5 Azetabulumosteolysen
Charnley	Berrey	2002	461/2000	63	25		87%	aseptische Revision
							48%	mechanische Lockerung
					25		77,5%	Reoperationen
							80,9%	Implantatrevisionen
							86,5%	aseptische Lockerung
							68,7%	< 40 Jahre
							100%	> 80 Jahre
Charnley	Wroblewski	1999	320	43	22,8	4,1%		7,5% Gesamt (2,5% Stiel, 0,3% Fraktur 0,3% Luxation 0,3% Infektion)
Charnley	Callaghan	1998	72/93	< 50	20–25	19%	76%	25 Jahre – aseptischer Pfannenwechsel 15% radiologisch locker
Charnley	Jacobsson	1996	70	68	20	5,7%		4 aseptische Pfannenwechsel
							73%	Pfanne und Stiel 3 (4,3%) Infektionen, 1 (1,4%) Luxation
Charnley	Klapach	2001	91/357	69	min. 20	13%	90%	12 Pfannenwechsel
			336/357			5,4%		18 Pfannenwechsel

Fortsetzung →

Tab. 12.7 Fortsetzung

Prothesentyp	Autor	Jahr	Nachunter-suchungen/Operationen	Alter/Jahre	FU (Jahre)	Revisionsrate	ÜLR	Bemerkungen
Charnley	Schulte	1993	94/330	65	min. 20	11%	86%	aseptischer Pfannenwechsel
Charnley	Sochart	1997	226	31,7	19,7	27%	68%	25 Jahre
						37%	58%	Dysplasie
						33%	59%	Arthrose
						17%	79%	Rheumatoide Arthritis
Charnley	Sullivan	1994	58/89	42	18	13%	76%	aseptischer Pfannenwechsel – 20 Jahre 50% locker
Charnley	Neumann	1994	92/241	62	17,6			kein aseptischer Wechsel
Charnley	Wroblewski	2002	951/1434	41	17	11,7%		aseptischer Pfannenwechsel
						1,5%		Infektionen
						0,4%		Luxationen
							93,7%	10 Jahre Pfanne und Stiel
							84,7%	17 Jahre Pfanne und Stiel
							74,3%	20 Jahre Pfanne und Stiel
							55,3%	27 Jahre Pfanne und Stiel
Charnley	Joshi	1993	166/218	32	16		84%	20 Jahre
							99%	Rheumatoide Arthritis
							70%	Ankylosierende Spondylitis
							84%	Arthrose, Dysplasie
Charnley	Older	2002	5089	63	15–20	7,9%	87,2%	20 Jahre
Charnley	Chmell	1997	55/66	20	15,1	35,0%	70%	23 Pfannenwechsel Rheumatoide Arthritis

Fortsetzung →

Tab. 12.7 Fortsetzung

Prothesentyp	Autor	Jahr	Nachunter-suchungen/Operationen	Alter/Jahre	FU (Jahre)	Revisionsrate	ÜLR	Bemerkungen
Charnley	Madey	1997	356	69		5%		17/356 aseptische Pfannenwechsel
								41 (12%) radiologisch locker
			142		15	10%	89%	14/142 aseptische Pfannenwechsel
								22 (15%) aseptische Lockerungen
								3 (2%) Infektionen
								4 (3%) Luxationen
								26 (22%) Lockerungen
Charnley	Ritter	1999	185	62,8	11,7	4,8%		9 Pfannenwechsel sofern Säume in Zone I: 28,1% Pfannenlockerungen
Charnley	Ballard	1994	31/36	< 50	11	24%	83%	10 Jahre
								12% Pfannenwechsel
								12% Pfannenlockerungen
Charnley Ogee	Garellick	2000	206	71	10		100%	4 lockere Pfannen
Charnley	Stauffer	1982	231/300	63,6	10	3%		11,3% radiologische Pfannenlockerungen
Charnley, Ogee u. a.	Espehaug	2002	17 323	72	10			1,4% aseptische Lockerungen
All-poly, Harris	Smith SW	1998	161	61	17	17%		28 Pfannenwechsel
			84			29%		23 Pfannenwechsel
			65			23%		17 (26%) radiologisch locker
							90%	15 Jahre
							79%	17 Jahre
							68%	20 Jahre
Charnley, HD-2 Harris metal-backed	Sanchez-Sotelo	2002	125/256	66	15,4	9,4%	90,8%	24 aseptische Pfannenwechsel
							93,5%	> 50 Jahre
							75,1%	< 50 Jahre

Fortsetzung →

Tab. 12.7 Fortsetzung

Prothesentyp	Autor	Jahr	Nachunter-suchungen/Operationen	Alter/Jahre	FU (Jahre)	Revisionsrate	ÜLR	Bemerkungen
All-poly	Smith SE	2000	47	41	18,2	38%	71%	63% aseptische Lockerung
Metal-backed						29%		Metal backed Pfanne (aseptische Lockerung)
						33%		All-poly Pfanne (aseptische Lockerung) ohne Spongiosaplastik
						29%		51% Lockerung ohne Spongiosaplastik mit Spongiosaplastik
						42%		67% Lockerung mit Spongiosaplastik 51% Acetabulumosteolysen
Metal-backed	Mulroy	1995	21/22	57,4	15	33%		7 aseptische Wechsel 11/14 locker 14 Jahre
All-poly Harris			81/140	57,4	min. 14	10%	88%	8 (10%) aseptische Pfannenwechsel 28/67 (42%) radiologisch locker
All-poly	Creighton	1998	94	62	14,6	5,6%	97%	1 aseptischer Pfannenwechsel 2 Luxationen 3 Infektionen
Metal backed			12 103/106					5 (10%) Osteolysen 7 radiologische Lockerungen, 9 möglich locker Rheumatoide Arthritis von einem Chirurgen durchgeführt
HD-2	Bourne	1998	131/195	67,7	12	1,5%		2 Revisionen
All-poly	Barrack	1992	50	40,9	12	22%		12 (9%) Pfannenlockerungen 11 Pfannenwechsel 11 radiologisch locker
McKee	Jacobsson	1996	107	66	20	11,2%	77%	12 Pfannenwechsel 3 (2,8%) Infektionen 3 (2,8%) Luxationen von einem Chirurgen durchgeführt

Fortsetzung →

12.5 Primäre Hüftendoprothetik

Tab. 12.7 Fortsetzung

Prothesentyp	Autor	Jahr	Nachunter-suchungen/Operationen	Alter/Jahre	FU (Jahre)	Revisionsrate	ÜLR	Bemerkungen
Spectron Metal-backed	Garellick	2000	204	71	10	2%	97,4%	23 lockere Pfannen
Spectron Metal-backed	Chen	1998	86	67,4	10,1	9,2%	93,6% 88,4%	10 Jahre 12 Jahre 31,6% radiologisch locker
St. Georg MK I MK II	Friesecke	2002	891		20 10	18,4%	71% 91,5%	18 Jahre 10 Jahre
Lubinus	Partio	1994	444	64	10,2	11,5%	99,0% 90,0% 88,0% 92,7%	5 Jahre 10 Jahre kleine Pfannen große Pfannen
Müller	Ochsner	2002	115	67,3	min. 10		98,0% 96,0% 90,0%	5 Jahre 10 Jahre 15 Jahre

ment aufgetretenen Probleme mit Lockerung und PMMA-induzierten Osteolysen wurde dafür der Begriff „Cement Disease" geprägt (Jones u. Hungerford 1987). Die beim Zementieren auftretende **Reaktionswärme** ist als Ursache für Lockerungen angesehen worden (Jensen u. Mitarb. 1991), da durch die relativ hohen Temperaturen und die toxische Wirkung in ca. 10% der Fälle Knochennekrosen entstehen (Toksvig-Larsen u. Mitarb. 1991, Stürup u. Mitarb. 1994). Die Änderungen der Temperatur beeinflussten die chemischen und mechanischen Eigenschaften, sodass schlechte klinische Ergebnisse daraus resultierten (Riegels-Nielsen u. Mitarb. 1995, Suominen 1995, Nilsen u. Wiig 1996). Aufgrund der durchgeführten Studien kann angenommen werden, dass die Reaktionswärme nicht die alleinige Ursache für Säume und Pfannenlockerungen ist.

Mit der **Radiostereophotogrammetrie** (**RSA**) konnte gezeigt werden, dass die Pfannenlockerung bereits frühzeitig beginnt (Mjöberg 1986). Die RSA ermöglicht es, kleine Translationen und Rotationen mit großer Genauigkeit zu erkennen (Kärrholm u. Snorrason 1992), bedingt aber hohen zeitlichen und finanziellen Aufwand. Mit **EBRA-Untersuchungen** (**Ein-Bild-Röntgen-Analyse**) (Krismer u. Mitarb. 1995) wurde die Korrelation von frühzeitiger Implantatsmigration und verringerter Überlebensrate nachgewiesen (Krismer u. Mitarb. 1996, Hendrich u. Mitarb. 2002).

Mit Druck zementierte Pfannen zeigen langfristig eine geringere Lockerungsrate (Fowler u. Mitarb. 1988). Dennoch kommt es auch zu Säumen und Revisionen (Mulroy u. Harris 1990, Mulroy u. Mitarb. 1995).

Da die mit moderner Zementiertechnik erreichten Ergebnisse unterschiedlich sind, muss besonders der **Operationstechnik** vermehrt Beachtung geschenkt werden. Die Bedeutung der Operationstechnik kommt speziell darin zum Ausdruck, dass die nur von einem Operateur durchgeführten Hüftarthroplastiken bessere Ergebnisse hatten (DeLee u. Charnley 1976, Schulte u. Mitarb. 1993, Creighton u. Mitarb. 1998). Operationstechniken mit unvollständigem Eindringen von Knochenzement in die Sklerose (Ranawat u. Mitarb. 1995), die weitgehende Entfernung der Sklerose mit vermehrter Pfannenwanderung oder die frühzeitige Darstellung eines Saumes (Ritter u. Mitarb. 1999) korrelieren mit einer deutlichen Erhöhung der Lockerungsrate. Bedingt durch unzureichende Zementpenetration und Eindringen von Flüssigkeiten ins Interface kommt es zu Säumen und Lockerungen. Zudem erhöht der Abrieb die Pfannenwanderung (Schmalzried u. Mitarb. 1992a).

Zementfreie Hüftpfannen

Die unbefriedigenden Ergebnisse mit zementierten Pfannen förderten die Entwicklung zementfreier Pfannen. Um Zementprobleme zu vermeiden und eine biologische Fixation zu erreichen, wurden in den späten 70er Jahren zementfreie Pfannen bei jüngeren und aktiven Patienten bei Erstoperationen eingeführt. Mit der Verwendung des Reintitans und der Titanlegierungen konnte Polymethylmethacrylat aufgegeben werden.

Stabilität

Die wichtigsten Kriterien zur stabilen Fixierung einer zementfreien Hüftpfanne oder Pfannenschale sind:
- Form,
- Verankerungsart,
- Stabilisatoren,
- Material,
- Oberfläche.

Sie finden bei allen aktuellen Hüftpfannen Anwendung, wobei zwischen **Pressfit-** und **Schraubpfannen** unterschieden wird. Auch das Gewinde einer Schraubpfanne stellt eine Stabilisatorenform dar und weist ein Pressfit auf, sodass einzuschlagende Pfannen eigentlich Push-in-Implantate sind.

Form

Die zementfreien Pfannen wurden über 3 Generationen zu den aktuellen Implantaten entwickelt (Effenberger u. Imhof 2002). Die **hemisphärische Implantatform** begründet ihre Existenz in der Tatsache, dass ein Azetabulum annähernd dieser Form entspricht. Das bedeutet wenig Knochenresektion und eine nach dem Auffräsen freie Wahl der Implantationsrichtung. Da zur Stabilisierung eine nicht hemisphärische Form vorteilhafter ist, führte dies zu konischen, parabolen, elliptischen oder asphärischen **Pressfitpfannenformen** (Abb. 12.20a–f). Bei den **Schraubpfannen** (Abb. 12.21a–d) dominierte bisher die konische Form. Sie weisen außen meistens einen Konuswinkel von 30° auf, wobei die streng konische Form durch ihre Geometrie eine höhere Kippstabilität hat (Effenberger u. Mitarb. 2003c). Die Entwicklungsperioden der Pfannen zeigen durch die Polabflachung bzw. die **Modifikationen** der **konischen Form** eine zunehmende Anpassung an die anatomischen Verhältnisse (Effenberger u. Mitarb. 2003b).

Verankerung der Pressfitpfannen

Die stabile Verankerung zementfreier Hüftpfannen im Azetabulum stellt wegen der anatomischen Form entsprechende Anforderungen. Da die primäre Stabilität durch einen Kraft-Reib-Schluss zustande kommt, ist eine große Rauigkeit der Oberfläche (Abb. 12.22a–k) wichtig. Sie verursacht die gewünschten Reibkräfte, wobei diese wiederum in direktem Zusammenhang mit der Überdimensionierung der Schale stehen. Diese beiden Größen bestimmen im Wesentlichen den Reibungskoeffizienten der Oberfläche und dadurch auch die benötigte Einschlagkraft zum Überwinden der Gleitreibung. Durch die **konstruktive äquatoriale Überdimensionierung** (Effenberger u. Imhof 2002, Morscher u. Mitarb. 2002) oder die **Verwendung einer größeren Schale im Vergleich zur Fräsung** entsteht infolge des Kraft- oder Reibschlusses eine äquatoriale Klemmung. Die Überdimensionierung bzw. die **Unterfräsung** nutzt die elastische Fähigkeit des Beckens, um die Pfanne zu halten. Ein exakt hemisphärisches Design mit

12.5 Primäre Hüftendoprothetik | 337

Abb. 12.21 a–d Schraubpfannenformen:
a Konisch (Alloclassic Zweymüller CSF).
b Bikonisch (Bicon Plus).
c Parabol (Hofer-Imhof).
d Hemisphärisch-abgeflacht (Schraubring SC).

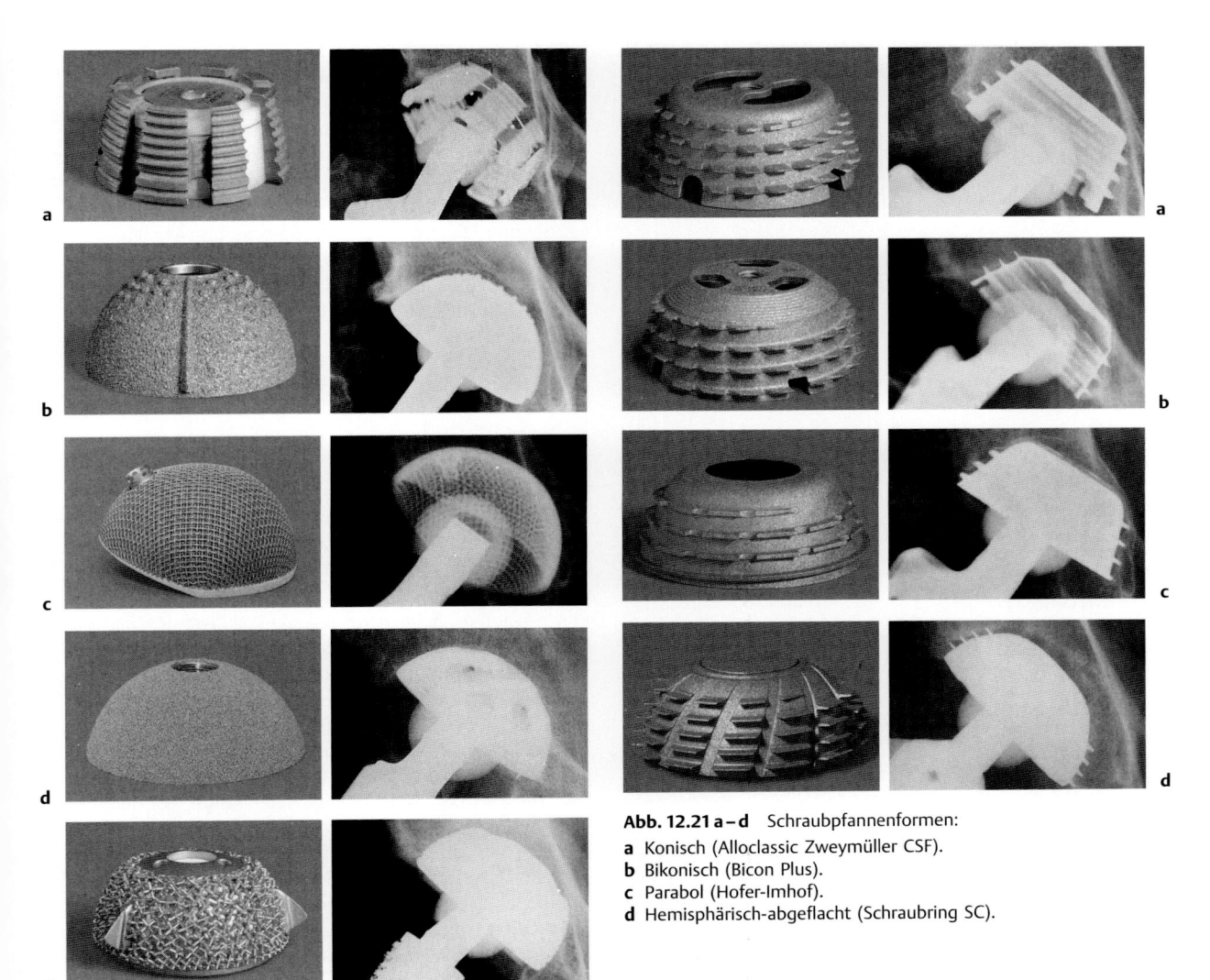

Abb. 12.20 a–e Pressfitpfannenformen:
a Konisch (Balgrist).
b Hemisphärisch (ISB).
c Hemisphärisch-abgeflacht (Morscher Press Fit cup).
d Elliptisch (Duraloc).
e Hemisphärisch, polseitig flach (CL-Metallsockel Kapuziner).

einer Unterfräsung von 1–2 mm hat bereits ausgezeichnete Stabilität und vermeidet Komplikationen, wie unzureichenden Sitz oder eine Fraktur, die bei einem Unterfräsen von 3–4 mm (Adler u. Mitarb. 1992, Curtis u. Mitarb. 1992, Kuhn u. Mitarb. 1999) auftreten können. Unter Belastung wird der Pressfit einer Pfanne dynamisch erhöht, wodurch das Implantat stärker umfasst wird (Morscher u. Mitarb. 2002).

Da die **Kraftübertragung** in der Kompakta des Azetabulums (Jacob u. Mitarb. 1976) stattfindet, eignet sich der äquatoriale Teil der Halbkugel besonders gut zur Verankerung der Schale. Die Untersuchung mit Druckmessfolien zeigt, dass die Hauptübertragung der Kräfte in der Peripherie mit Konzentration der Belastung auf den iliakalen, pubischen und ischialen Pfeilern erfolgt (Widmer u. Mitarb. 2002).

Damit die Implantate polseitig nicht anstehen, bevor sie äquatorial verklemmen, wird die Schalenhöhe durch z. B. unterschiedliche Gestaltung des Radius gegenüber der Frästiefe reduziert, d. h. der Pol ist abgeflacht (Abb. 12.23) (Effenberger u. Imhof 2002).

Bei Pressfitpfannen ist der formschlüssige Kontakt am Rand eine Versiegelung gegen das Eindringen von Abrieb, welcher zu Knochenresorption und Lockerung führt (Morscher u. Mitarb. 1997). Die polseitige Lastübertragung wird durch die Abflachung reduziert, ebenso die Gefahr der Verkippung. Da sich postoperativ ein neues Gleichgewicht von Knochenan- und -abbau in Bezug auf das Implantat einstellt (Schenk 1995), wird die polseitige Knochenatrophie als normal angesehen (Morscher u. Mitarb. 1997). Durch die Osseointegration bei Titannetzen wird die Sekundärstabilität hinsichtlich der Kipp- und Rotationsstabilität wesentlich erhöht (Bereiter u. Mitarb. 1992).

Stabilisatoren

Als zusätzliches Element zur Verbesserung der Stabilität der Schalen werden externe Stabilisatoren verschiedenster Art verwendet. Bei Pressfitpfannen existiert eine Vielzahl von Lösungen, um die durch Druck, Kippung und Zug ausgelösten radialen und axialen Pfannenbewegungen zu kompensieren. Vielfach werden als Stabilisatoren **Zapfen**, **Spikes** oder **Hohlzylinder** (s. Abb. 12.22 f, i) eingesetzt. Ihre Anzahl variiert in den meisten Fällen zwischen 1–3. Sie eignen sich zur Erreichung einer guten Kippstabilität am besten. In der Regel werden sie mittels einer Bohrlehre im Azetabulum vorgebohrt oder bei einer nur geringen Länge direkt eingeschlagen. Eine andere Form von Stabilisatoren sind äquatornahe **Ringe**, die indirekt ebenfalls eine Durchmesserzunahme darstellen. **Finnen** eignen sich ebenso wie Zapfen (Clarke u. Mitarb. 1991) gut zur Unterstützung der Rotationsstabilität (Markel u. Mitarb. 2000). Wird auf einen Pressfit verzichtet und die „**Exakt-fit-Technik**" angewendet, ist die zusätzliche Fixierung mit Nägeln (Marburg) oder Zapfen und Schrauben (RM) erforderlich. Durch diese Technik, bei der die Größe des Fräsers mit dem verwendeten Implantat übereinstimmt, kommt es kaum zu osteoblastischen Umbauten, d. h. biomechanisch wird die Pfanne sofort integriert und

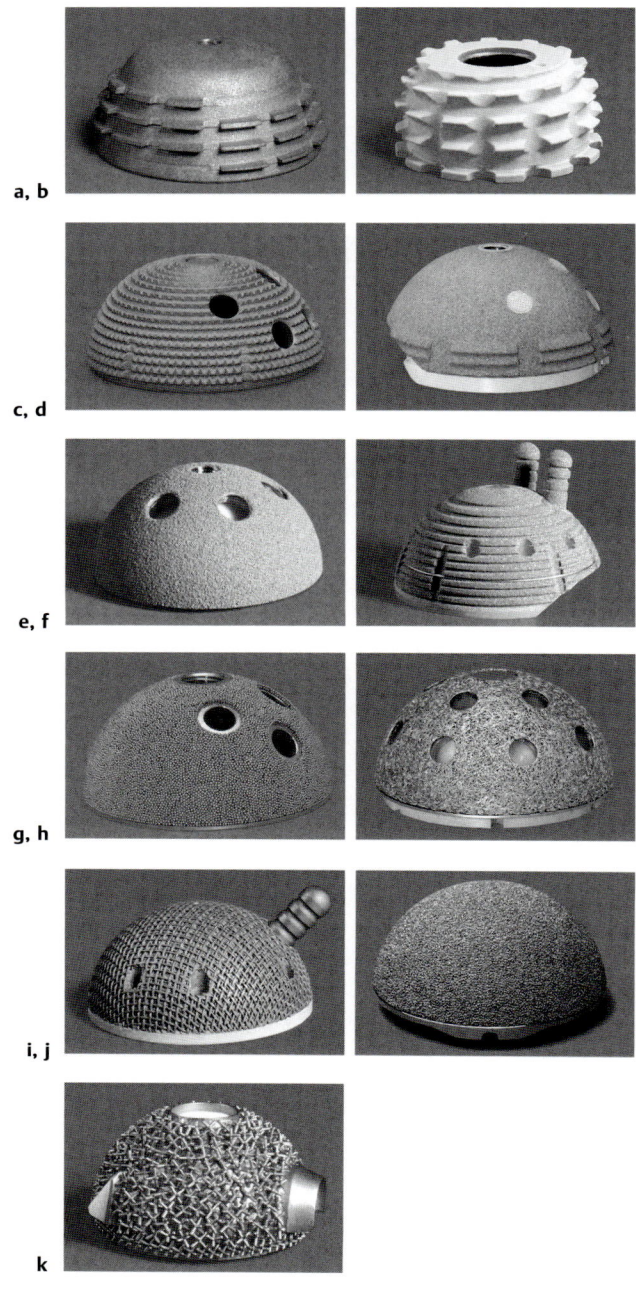

Abb. 12.22 a–k Oberflächen.
a Korundgestrahlt (Variall).
b Korundgestrahlt – HA-beschichtet (Typ V).
c Korundgestrahlt und Makrostruktur (Allofit).
d Korundgestrahlt – HA-beschichtet (T.O.P.).
e Titanplasmaspraybeschichtung (BSC).
f Titanbeschichtung – Warmpressung (RM-Pfanne).
g Aufgesinterte Titankugeln (Reflection).
h Titannetz – unregelmäßig (Triology).
i Titannetz – regelmäßig (Marburg).
j Trabekular-Metal-Titan (TMT).
k Spongiosa-Metal II (CL-Metallsockel mit Radiallager).

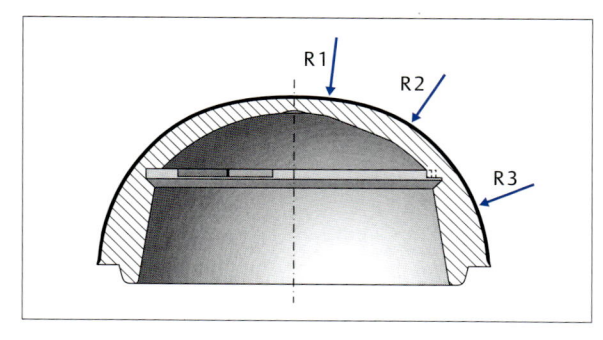

Abb. 12.23 Abgeflachte Pressfitpfannenform durch unterschiedliche Radiengestaltung.

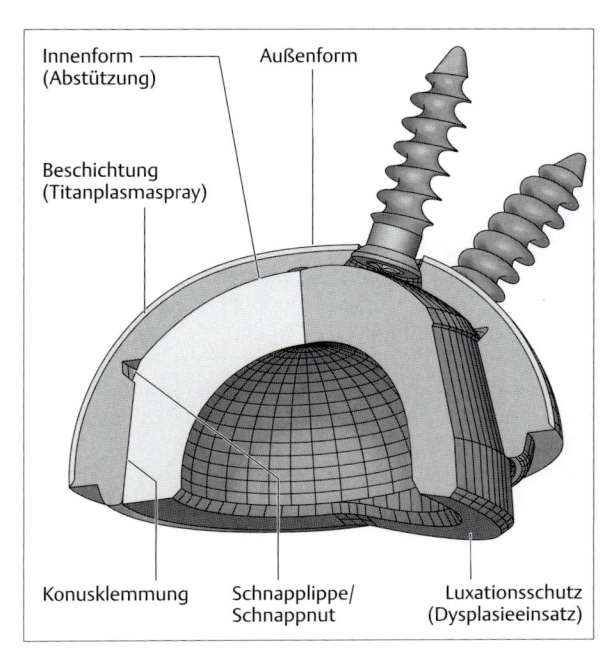

Abb. 12.24 Pressfitpfanne mit optionaler Schraubenfixierung.

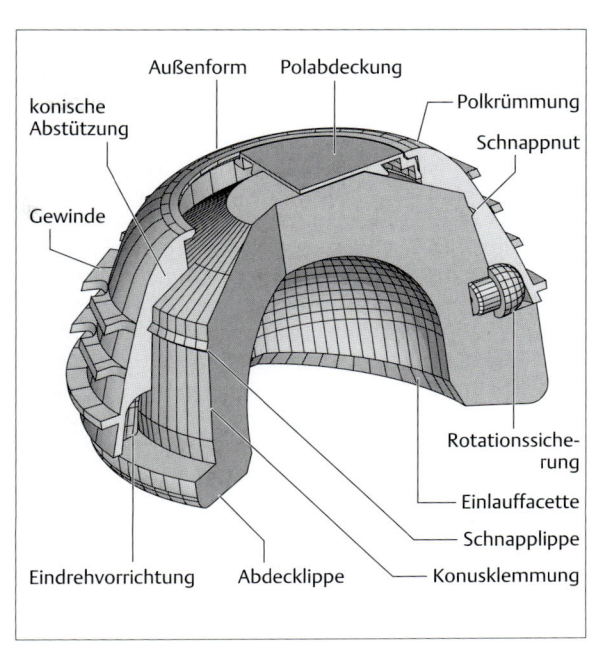

Abb. 12.25 Schraubpfannenkonstruktion.

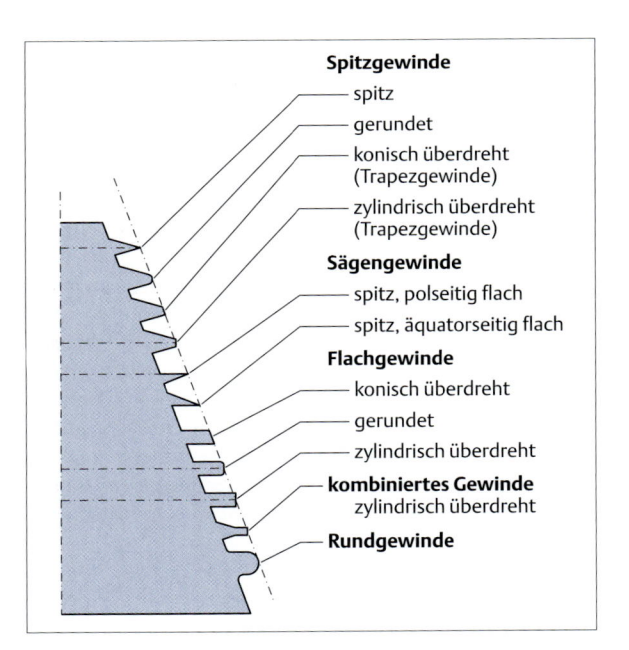

Abb. 12.26 Gewindeformen.

ist direkt postoperativ belastbar (Hinrichs u. Mitarb. 2001 a).

Die äquatoriale Überdimensionierung und die Oberflächenrauigkeit können nur dann wirken, wenn das aufgefräste Azetabulum dem gewünschten Durchmesser entspricht. Oft wird aus Gründen der Knochenbeschaffenheit mit ungleicher Härte oder aus technischen Gründen eine unrunde oder eine zu große Auffräsung erreicht. In diesen Fällen ergibt sich eine ungenügende Vorspannung im äquatorialen Bereich. Die am häufigsten angewendete Technik zur zusätzlichen Fixierung ist das Verwenden von **Schrauben**. Die Voraussetzung dazu sind **Bohrungen** in der Schalenwand (Abb. 12.24). Die meisten Primärpfannen besitzen in der Richtung der Belastungsachse 1–3 Bohrungen, damit die Schrauben nur mit Zug/Druck belastet werden, da diese bei Verkippung der Pfanne durch Instabilität und Impingement und die dadurch auftretenden Scherkräfte oft versagen. Bei Reoperationspfannen werden meistens solche Pfannen mit einer Vielzahl von Bohrungen eingesetzt, da sich die Schraubenrichtung oft nach dem noch vorhandenen Knochenmaterial richten muss. Bei stabilen Verhältnissen werden Schalen auch ohne Bohrungen verwendet.

Verankerung der Schraubpfannen

Schraubpfannen (Abb. 12.25) gewährleisten durch das Verankerungsprinzip eine hohe primäre Stabilität (Effenberger u. Mitarb. 2003 c). Das Eindrehverhalten und damit das Erreichen der geplanten Implantatposition werden entscheidend durch die **Gewindegeometrie** (Abb. 12.26) bestimmt, da das Eindrehverhalten davon abhängig ist. Die verwendeten Gewindeformen sind vielfältig. Die einzelnen Variablen eines Gewindes gestalten es schwierig, die Bedeutung der jeweiligen Faktoren zu differenzieren (Effenberger u. Mitarb. 2001 c).

Material und Oberfläche

Die meisten Pfannen sind aus **Reintitan-Stangen-Material** hergestellt, einige Schalen werden aus der vor allem für den Stiel verwendeten elastischeren Titanlegierung Ti Al$_6$ V$_4$ gefertigt (Semlitsch u. Willert 1995, Semlitsch 1987).

Eine große Oberfläche ist insbesondere für die sekundäre Stabilisierung durch die **Osseointegration** (Branemark u. Mitarb. 1977, Albrektsson u. Mitarb. 1981) mit direktem Zellverbund zur Implantatoberfläche von großer Bedeutung. Die meisten Oberflächen sind korundgestrahlt. Die dadurch erreichte **Oberflächenrauigkeit** (R$_a$) beträgt durchschnittlich 4–6 μm. Eine noch rauere Oberfläche wird durch die Titanplasmaspray-Beschichtung erreicht. Ebenso können Titankugeln, Titannetze oder sonstige Gitterkonstruktionen aufgesintert bzw. gegossen oder mechanisch befestigt werden und weisen Rauigkeiten bis ca. 30 μm auf. Die Porosität reicht von ca. 40–80%. Eine **Plasmaspraybeschichtung** zeigt unter Belastung im Vergleich zu korundgestrahlten und Porous coated Oberflächen die geringsten Mikrobewegungen (Markel u. Mitarb. 2002).

Um die Implantat-Knochen-Verbindung zu stimulieren, werden auf die Schalen zusätzlich **bioaktive Substanzen** aufgebracht (Soballe 1993, Geesink u. Hoefnagels 1995, Soballe u. Overgaard 1996, Overgaard 2000). Die Beschichtung mit **Hydroxylapatit** (**HA**) kann die Fixation mit Verstärkung des Wachstums zur Überbrückung von Spalten sowohl bei stabilen als auch instabilen Situationen verbessern (Soballe 1993). Mit HA beschichtete Pfannen erreichen frühzeitig eine Festigkeit von schraubenfixierten Pfannen (Thanner u. Mitarb. 2000). Die Stabilität der Pfannen wird insgesamt erhöht, die Säume vermindert (Moilanen u. Mitarb. 1996). Das verstärkte Knocheneinwachsverhalten (Bauer u. Mitarb. 1993) bestätigt die Eigenschaften von HA. Der eigentliche Effekt von Hydroxylapatit scheint in der Spaltbildungsheilung und im Versiegeln des Interface mit Verhinderung des Ausbreitens von Abrieb zu sein.

Die im Plasmasprayverfahren aufgebrachte HA-Schicht hat eine Dicke von ca. 200 μm, eine geringere Löslichkeit und eine höhere Kristallinität. Demgegenüber haben elektrochemische Verfahren eine Schichtdicke von ca. 20 μm, eine größere Löslichkeit, eine geringere Kristallinität und eine Resorption innerhalb von wenigen Wochen.

Osseointegration

Die Primärstabilität und der Knochenkontakt sind die Voraussetzungen für die Osseointegration. Dazu dürfen die Relativbewegungen an der Implantat-Knochen-Grenze ein bestimmtes Maß nicht überschreiten. Implantatbewegungen können durch die chirurgische Technik und den Setzeffekt, der von der Knochenqualität abhängt, entstehen. Das Ziel aller Systeme ist eine dichte, formschlüssige und stabile Fixation der Schale im Knochen. Diese bewahrt vor **Mikrobewegungen** und es kommt zum An- bzw. Einwachsen von Knochen. Mikrobewegungen fördern auch den Abrieb an den Kontaktstellen von Knochen und Polyethylen. Relativbewegungen von mehr als 40 μm (Kienapfel u. Mitarb. 1999), 70 μm (Jasty 1997) bzw. 150 μm (Pilliar u. Mitarb. 1986) führen zur Bildung einer Bindegewebezwischenschicht und verhindern die Osseointegration.

Aufgrund von Tierversuchsserien ist davon auszugehen, dass zunehmende Distanzen zwischen poröser Implantatoberfläche und Knochenlager den Verlauf der Defektheilung verzögern (Cameron u. Mitarb. 1976, Bobyn u. Mitarb. 1981) und bei entsprechender Spaltbreite das Einwachsen in den Knochen verhindern. Klinisch-radiologische Verlaufsserien von konischen Schraubpfannen zeigen, dass Spaltbildungen von mehreren Millimetern keinen negativen klinisch-radiologischen Einfluss haben. In der kranialen Zone kommt es zur vollständigen Osseointegration, in der polseitigen Zone können Spalträume bestehen bleiben (Effenberger u. Mitarb. 2003 c).

Das Entstehen von Spalten zwischen Implantat und umgebendem Knochen muss deshalb durch die Implantatgestaltung (Effenberger u. Mitarb. 2000), das Implantationsinstrumentarium und eine präzise Operationstechnik minimiert werden.

Die mikroporöse Oberfläche von unregelmäßig und regelmäßig angeordneten **Titangittern** (s. Abb. 12.**22**) mit einer Porengröße von 200–1000 μm ermöglicht das Einwachsen von Knochengewebe und damit die langfristige Sekundärverankerung. Durch den engen Verbund ist das Auftreten von Zysten bzw. Osteolysen auch nach 10 Jahren nur gering (Hinrichs u. Mitarb. 2001 a).

Die Position, Form und Implantationstechnik einer zusätzlichen Fixierung sowie die Anzahl der Fixierungspunkte haben letztendlich Einfluss auf die Stabilität und Festigkeit (Adler u. Mitarb. 1992, Clarke u. Mitarb. 1991, Kwong u. Mitarb. 1994). Die Implantatsfixation mit **Schrauben** (s. Abb. 12.**24** u. Abb. 12.**27**) wird bei In-vitro-Versuchen kontroversiell diskutiert. Lachiewicz u. Mitarb. (1989), Stiehl u. Mitarb. (1991) und Perona u. Mitarb. (1992) verweisen auf die höhere Primärstabilität der mit Schrauben fixierten Pfannen. Tierexperimentell zeigt sich zudem eine erhöhte Osseointegration im Schraubenbereich (Harris u. Mitarb. 1983). Die zusätzliche Fixierung mit Schrauben führt auch zu einem größeren Widerstand gegen Mikrobewegungen als die alleinige Pfannenkomponente (Litsky u. Pophal 1994). Kwong u. Mitarb. (1994) sowie Won u. Mitarb. (1995) sehen dagegen keinen zusätzlichen Nutzen von Schrauben, wenn die Pressfit-Technik adäquat eingesetzt wird. Kein Unterschied besteht in der initialen Stabilität zementfreier Pfannen mit HA-Beschichtung, ob diese mit oder ohne Schrauben verwendet werden (Thanner u. Mitarb. 2000).

Ohne Schrauben kommt es durch Mikrobewegungen zur Selbstpositionierung der Pfanne. Die Gelenkkraft wird dabei über die Pfanne stabil durch 3 Lasteinleitungspfade in das Darmbein, Sitzbein und Schambein geführt (Witzel 2000). Mit Schrauben kann sich eine Drehachse, z. B. als gedachte Verbindungslinie zweier Schraubenköpfe, bilden, die eine unerwünschte Kippbewegung der Pfanne unter der Einwirkung der Gelenkkraft hervorruft, sofern sich ein wirksamer Hebelarm zur Drehachse einstellt. Schraubenfixierungen sind somit im dynamischen System der Pfannenverankerung zusätzliche Stabilisierungspunk-

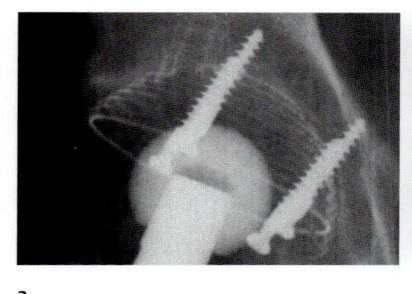

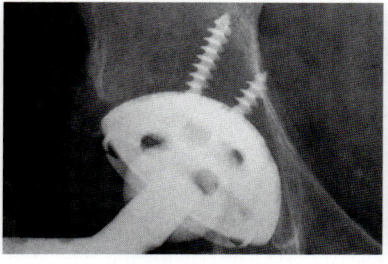

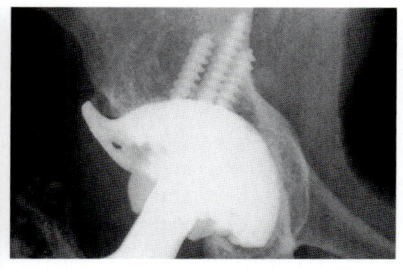

Abb. 12.27 a–c Schraubenfixierte Pressfitpfannen: RM (**a**), Harris-Galante II (**b**) und SL-2 (**c**).

te, um die in ungünstigen Fällen Drehbewegungen eintreten können (Witzel 2002).

Bei inadäquater Primärstabilität und bei schlechter Knochenqualität sind Schrauben indiziert.

Komplikationen

Probleme mit zementfreien Pfannen ergeben sich auch durch:
- Frakturen,
- Gefäß- und Nervenverletzungen,
- einen unzureichenden Fixationsmechanismus mit Lockerung und Dissoziation des Polyethyleneinsatzes,
- Implantat- und Einsatzbruch,
- Abrieb und Osteolyse.

Durch zu große Überdimensionierung der Pfannen kommt es beim Einschlagen neben Spaltbildungen auch zu **Frakturen** (Kim u. Mitarb. 1995), die auch beim Einschrauben der Schale (Delaunay und Kapandji 2003, Wiemayr u. Mitarb. 2003) auftreten können.

Die Schraubenfixation kann durch die anatomische Gegebenheiten (Keating u. Mitarb. 1990, Wasilewski u. Mitarb. 1990) **Gefäß- und Nervenverletzungen** bedingen. Die Gewinde der Schraubpfannen stellen eine ebenso potentielle Gefahr für diese Strukturen dar (Ochsner 2002).

Bohrungen können der Ausbreitungsweg für den **Abrieb** (Maloney u. Mitarb. 1995, Yamaguchi u. Mitarb. 1999) sein. Dieser kann auch durch den direkten Kontakt von Einsatz und Schrauben bedingt sein (Huk u. Mitarb. 1994, Kärrholm u. Snorrason 1992, Morscher 1993, Won u. Mitarb. 1995, Sharkey u. Mitarb. 1999). Die Probleme mit Schrauben und Bohrungen haben zur Entwicklung von Pfannen ohne Bohrungen, Zapfen oder Gewinde geführt (Morscher 1992). **PLLA-**(Poly-L-lactid-acid-)**Stifte** sind kein Ersatz für Schrauben, da sie mehr Säume zeigen und die proximale und mediolaterale Pfannenwanderung verstärken (Thanner u. Mitarb. 2000).

Dem Vorteil der **Modularität von Schale und Einsatz** steht das Problem eines neuen Interface gegenüber, wodurch es zu Relativbewegungen, Abrieb, Kaltfluss und Deformationen kommen kann. Durch einen unzureichenden Verankerungsmechanismus (Dorr u. Mitarb. 1997) entsteht vermehrter Abrieb, der durch Mikrobewegungen und die Oberflächenbearbeitung (Williams u. Mitarb. 1997) bedingt ist. Der Forderung nach glatten Kontaktflächen zur Vermeidung von Abrieb steht die Realität korundgestrahlter Innenflächen zur Stabilitätsverbesserung und Rotationshemmung gegenüber.

Eine **Rotation von Einsätzen**, die Osteolysen auslösen können (Tompkins u. Mitarb. 1997, Kärrholm u. Mitarb. 1994), wurde mit der Radiostereophotogrammetrie nachgewiesen (Kärrholm u. Snorrason 1992, Önsten u. Mitarb. 1998). Durch einen unzureichenden Fixationsmechanismus kann es zur **Trennung von Schale und Einsatz** kommen (Brien u. Mitarb. 1990, Bueche u. Mitarb. 1989, Engh u. Mitarb. 1997, Williams u. Mitarb. 1997). Einsatzluxationen machten Designänderungen notwendig (Ries u. Mitarb. 1992, Repten u. Solgaard 1993, Astion u. Mitarb. 1996). Damit kommt der konischen Inlayfixierung und der Verankerung über Schnapplippen (Abb. 12.**25**), wodurch eine stabile Fixation des Einsatzes erreicht und die Ausbreitung von Polyethylenabrieb unterbunden werden kann, besondere Bedeutung zu.

Abrieb und Osteolysen. Das Aktivitätsniveau ist eine der Hauptursachen für die Abriebentwicklung mit entsprechender Partikelproduktion (Elke 2001). Im periprothetischen Gewebe wird der Abrieb durch Makrophagen phagozytiert, wodurch es zu einer entsprechenden Bindegewebereaktion kommt. Dabei stimulieren die von den Makrophagen abgegebenen Zytokine IL-1 und TNF (Tumor-Nekrose-Faktor) die Osteoklastenbildung (Sobokbar u. Mitarb. 2003) und die Knochenresorption mit der Ausbildung von Osteolysen. Die biologisch aktiven Partikel haben eine Größe von 0,2–8,0 µm (Revell u. Mitarb. 1997, Ingham u. Fischer 2000) und entsprechen den in vitro produzierten Abriebpartikeln (Calonius u. Saikko 2002).

Junge und aktive Patienten produzieren vermehrt Abrieb und erleiden Osteolysen (Maloney u. Mitarb. 1993, Jacobs u. Mitarb. 1994, Woolson u. Murphy 1995, Devane u. Mitarb. 1997). Keinen Zusammenhang finden dagegen Spicer u. Mitarb. (2001). Eigene Untersuchungen (Effenberger u. Mitarb. 2003a) zeigen diesen Zusammenhang nur mit dem Alter. Sofern der Abrieb größer als 0,1 mm/Jahr ist, korrelieren Abrieb und Osteolysen. Ein Abrieb von 0,05 mm/Jahr eliminiert de facto die Osteolysen (Dumbelton u. Mitarb. 2002), die nicht nur bei Polyethylen, sondern auch bei der Metall-Metall- (Beaulé u. Mitarb. 2001) und Keramik-Keramik-Gleitpaarungen (Borssén u. Mitarb. 1991) auftreten.

Osteolysen sind nicht nur von der Partikelentstehung selbst, sondern auch vom Effectiv joint space mit Ausbreitung entlang der Implantat-Knochen-Kontaktzone und im umgebenden Knochen (Schmalzried u. Mitarb. 1992b) abhängig. Die Lokalisation wird sowohl von der Austrittsstelle an der Pfanne als auch durch die zentrale Rarefizierung der Spongiosa bestimmt (Effenberger u. Mitarb. 2003a).

Eine effektive Barriere gegen die Ausbreitung von Abrieb an der Außenfläche wird einerseits durch die Knochentrabekel an den Gewindespitzen (Effenberger u. Mitarb. 2002b, Lintner u. Mitarb. 1994) und andererseits durch die großflächige Osseointegration von Pressfitpfannen erreicht. Dem Pfannentyp kommt daher eine wesentlich größere Rolle zu als den Einflussfaktoren von Seiten des Patienten, ausgenommen bei jungen und aktiven Patienten.

Bei der Analyse von Polyethylenabrieb und Osteolysen werden Drittkörperpartikel häufig gesehen. Die vermehrte Produktion von Abrieb und damit die Auslösung eines Circulus vitiosus werden dafür verantwortlich gemacht (Bloebaum u. Mitarb. 1997). Demgegenüber zeigen kurzfristige Ergebnisse mit HA keinen vermehrten Abrieb (Önsten u. Mitarb. 1996).

Das **Material und die Größe des Kugelkopfes** (Morrey u. Ilstrup 1989, Livermoore u. Mitarb. 1990, Ritter u. Mitarb. 1983, 1990, Ritter 1995, Devane u. Mitarb. 1997, Saikko u. Mitarb. 1998, Weber u. Mitarb. 2000, Havelin u. Mitarb. 2002) sowie die **Pfannenposition** (Devane u. Mitarb. 1997) bestimmen den Abrieb, wobei ein großer Kugelkopf bei Polyethylen durch die größere Gleitfläche vermehrte Partikel produziert und größere Partikel und höhere Gewebekonzentration bedingt (Hirakawa u. Mitarb. 1997). Bei Cross-linked-Polyethyleneinsätzen scheint dies keinen Einfluss zu haben (Burroughs u. Mitarb. 2002). Bei Verwendung von kleineren Kugelköpfen wird weniger Abrieb produziert (Callaghan u. Mitarb. 2002). Zudem kann ein dickeres Polyethyleninlay eingesetzt werden. Bei modularen Pfannen steht der Vorteil der Modularität dem Nachteil eines dünneren Polyethyleneinsatzes gegenüber. Wenn ein 32-mm-Kugelkopf mit dünnem Polyethyleneinsatz verwendet wird, treten häufiger Osteolysen auf (Astion u. Mitarb. 1996, Devane u. Mitarb. 1997).

Da die Verformung bei dünnwandigen Implantaten exponenziell zunimmt (Witzel 1996), besteht bei speziellen Konstruktionen, die ein dynamisches Verhalten des Implantates erzielen wollen, ein erhöhtes Risiko eines **Implantatbruchs** (Echtler u. Mitarb. 1999, Rozkydal u. Mitarb. 2001, Grübl u. Mitarb. 2002, Steinhauser u. Mitarb. 2003). Begünstigend wirkt dabei die fehlende Knochenunterstützung.

Für die **Inklination der Pfanne** werden Winkel von 30–55° und eine Anteversion von 0–30° angegeben (Seki u. Mitarb. 1998, Kummer u. Mitarb. 1999, D'Lima u. Mitarb. 2000, Robinson u. Mitarb. 1997, Bader u. Mitarb. 2002, Jerosch u. Mitarb. 2002). Eine größere Inklination der Pfanne ist zu vermeiden, zumal ein erhöhtes Luxationsrisiko (Kohn u. Mitarb. 1997) besteht und vermehrt Abrieb (Kennedy u. Mitarb. 1998) produziert wird.

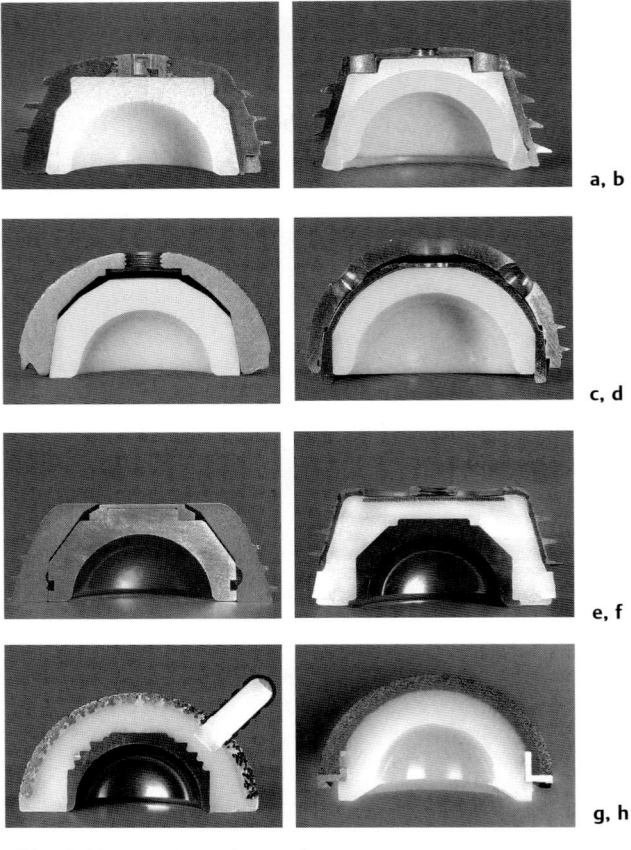

Abb. 12.28 a–g Einsatzkonstruktionen.
a Polyethylen (Variall).
b Sandwich(PE)-Keramik (Biomet-Merck-Schraubpfanne).
c Vollkeramik (Plasmacup SC).
d Sandwich(Metall)-Keramik (Trident Arc2f).
e Vollmetall (Hofer-Imhof).
f Sandwich(PE)-Metall (Alloclassic Zweymüller CSF).
g Monoblock-Metall (Marburg).
h Monoblock-PE (TMT).

Eine optimale Pfannenposition in der Safe Zone kann durch die Pfannennavigation erreicht werden (Lewinnek u. Mitarb. 1978).

Mikrobewegungen zwischen Kopf und Stiel führen zur Titanpartikelproduktion, einem raueren Keramikkopf und exzessivem Abrieb (Saikko u. Mitarb. 1993).

Zwischen **kleinen Pfannen** und einem erhöhten Revisionsrisiko besteht ein Zusammenhang (Effenberger u. Mitarb. 2003a). Die deutlich häufigeren Revisionen der kleinen Pfanne sind durch die größere Verformbarkeit der Konstruktion bei geringerer Wandstärke bedingt, sodass die Indikation für eine kleine Pfanne gering gehalten werden sollte (Hinrichs u. Mitarb. 2001a). Um den Abrieb zu minimieren, wurden Einsätze aus Metall und Keramik mit unterschiedlicher Konstruktion (Abb. 12.**28**) eingeführt.

12.5 Primäre Hüftendoprothetik

Tab. 12.8 Pressfitpfannen

Prothesentyp	Autor	Jahr	Nachunter-suchungen/Operationen	Alter/Jahre	FU (Jahre)	Revisionsrate	ÜLR	Bemerkungen
AML	Engh	1997	174/223	55	11	7%	92%	10 Pfannenwechsel (5%) wegen Polyethylenabriebs 7 Pfannen radiologisch locker, davon 4 (2%) gewechselt
Harris-Galante I	Clohisy	1999	196/237	59	10–13	4%	96%	8 Pfannenwechsel (3 Dissoziationen des Einsatzes, 1 Bruch des Verankerungshakens, 3 bei Stielwechsel, 2 Osteolysen) 8 Einsatzwechsel bei Stielwechsel 9 (5%) Osteolysen, 1 × Spongiosaplastik 8 unvollständige Säume 2 vollständige Säume 1/528 Schraubenbruch 1 Spätinfekt
Harris-Galante I	Inoue	2000	27/30	54,6	11,3			Inklination 38,7° 7,4% Skleroselinien
Harris-Galante I	Hendrich	2002	65	52,3	10,2	8,3%	88%	11 Jahre 5 Wechsel, 2 Lockerungen
Harris-Galante I	Farizon	1998	85		> 10		100% 70%	12 Jahre – nicht gewanderte Implantate 12 Jahre – gewanderte Implantate
Harris-Galante I	Petersen	1999	168/324		9,3	5,2%	95,4% 95%	10 Jahre; 4 Pfannenrevisionen 12 Jahre 17 Pfannenwechsel (5 Infektionen, 5 Luxationen, 3 aseptische Lockerungen, 4 technische Versagen) 1 aseptische Lockerung
Harris-Galante I	Thanner	1999	87	52	9,4	1,1%	99%	10 Jahre 3 Osteolysen (1 Revision) Abriebsrate 1 mm (0,16 mm/Jahr)

Fortsetzung →

Tab. 12.8 Fortsetzung

Prothesentyp	Autor	Jahr	Nachuntersuchungen/Operationen	Alter/Jahre	FU (Jahre)	Revisionsrate	ÜLR	Bemerkungen
Harris-Galante I	Tompkins	1997	173/204	52	8,7	1%	99%	10 Jahre – aseptische Lockerung 2 (1%) Pfannenrevisionen (stabile Implantate) 8 (5%) radiologisch instabil 1 Wanderung 4% Osteolysen
Harris-Galante I	Berger	1996	91/150	67	8,6	–	98,6%	10 Jahre; 1,3% Osteolysen
Harris-Galante I	Böhm	1998	264	56,8	7,9	1,9%	97,7%	11 Jahre 5 Pfannen gewechselt (2 Infektionen, 3 zusammen mit Stiel) 1 Osteolyse
Harris-Galante I	Latimer	1996	136/144	43	7	–		2 (1%) Osteolysen – Wechsel des Einsatzes und Spongiosaplastik
Harris-Galante I	Lachiewicz	1992	100	49	2–5	1%	99%	10 Jahre; 1 stabiles Implantat gewechselt 2 Implantate mit durchgehendem Saum
Harris-Galante I	Martell	1993	121	58	5	0,8%		1 Pfannenwechsel (Luxation)
Harris-Galante I	Incavo	1996	46	58	5,3	–		70% Skleroselinien 1 gebrochener Verankerungshaken
Harris-Galante I/II	Soto	2000	93/131	58	7,2	1%		24% Osteolysen
PCA	Kim	1999	116/131	48,4	11,2	15%		56% Acetabulumosteolysen
PCA	Xenos	1999	77	56	>10a	10%		10 Pfannenwechsel (u. a. Dissoziation Schale und Einsatz) 17 Acetabulumosteolysen
PCA	Thanner	1999	84	51	9,4	10,7%	85%	10 Jahre 4 Acetabulumosteolysen
PCA	Malchau	1997	539	50	6,8			71 Pfannen- und Stielrevisionen
PCA	Heekin	1993	100	58	5–7	2%	92,2%	10 Jahre Pfanne und Stiel
PCA	Owen	1994	241	47	5	11%	94%	5 Jahre Pfannenwechsel und -wanderung
							91%	6 Jahre
							73%	7 Jahre
							57%	8 Jahre

Fortsetzung →

Tab. 12.8 Fortsetzung

Prothesentyp	Autor	Jahr	Nachunter-suchungen/Operationen	Alter/Jahre	FU (Jahre)	Revisionsrate	ÜLR	Bemerkungen
PCA	Astion	1996	199/388	56	4,8	12%		13 Pfannenwechsel Pfannengröße 55 hat sig. mehr Osteolysen
Marburg	Hinrichs	2001	159/279	62	10,3	5,7%	92,8%	13 (4,6%) aseptische, 3 (1,1%) septische Pfannenwechsel
Press-Fit cup	Acklin	2001	71/126	66	9,1	0,8%		1 Infektion 1 durchgehender Saum
Press-Fit cup	Morscher	1997	226/280	71	5	0,36%		1 Pfannenwechsel (RA) 4 (1,4%) Luxationen 6 Skleroselinien 1 (0,35%) radiologische Lockerung
CLS	Rozkydal	2001	2012		2–5	1,1%		25 Pfannenwechsel (2 Implantatsbrüche, 7 Wanderungen, 5 aseptische, 6 septische Wechsel, 5 Luxationen)
Balgrist	Ledergerber	2001	116	61	7,2	1,7%	98%	10 Jahre
Balgrist	Echtler	1999	537/687	58,5	3,6	2,8%	92,1%	8 Jahre 19 Pfannenwechsel (7 Implantatsbrüche, 6 aseptische, 1 septischer Wechsel, 3 Iliopsoasimpingement u.a.)
Plasmacup	Badhe	2002	149/153	70,8	6,8	2,7%		4 Revisionen (HA coated) 3 instabil
Duraloc 100/1200	Kim	2002	140 70/70	39,9	7,8	2%		2 Pfannenwechsel (1 Infektion, 1 Luxation)
Biodynamic	Pipino	2000	44	62,5	13–17	–		
Osteoloc	Spicer	2001	158/199	62,5	7,6	–		2 Einsatzwechsel 2 Acetabulumosteolysen
Omnifit	Hellmann	1999	76	45	10	1,3%		1 asptischer Pfannenwechsel 3 Acetabulumosteolysen
Atoll	Havelin	2002	640 568	57 52	5,7 4,7	9,5% 9,2%		8 Jahre – Metallkopf 8 Jahre – Keramikkopf

Ergebnisse

Die Ergebnisse hemisphärischer **Pressfitpfannen** der 2. Generation sind überzeugend (Tab. 12.**8**). Auch sind Erfolge mit hydroxylapatitbeschichteten Pressfitpfannen (Geesink u. Hoefnagels 1995, Moilanen u. Mitarb. 1996, Capello u. Mitarb. 1998 a, Manley u. Mitarb. 1998) mehrfach belegt (Tab. 12.**8**), wenngleich bei unzureichendem Design und nicht ausreichender Verankerung auch Versagensfälle beschrieben werden (Reikeras u. Gunderson 2002).

Zementfreie **Monoblockpfannen** (Pressfitpfanne, Marburg) haben sich wegen niedriger Revisionsraten langfristig bewährt und zeigen zudem wenig radiologische Lockerungszeichen. Um die Probleme bei modularen Systemen auszuschalten und den Verbund von Knochen und Implantat noch weiter zu verbessern, werden Monoblockpfannen aus Tantal implantiert (Sculco 2002, Christie 2002) (s. Abb. 12.**22j**).

Mit Pressfitpfannen scheinen sich bei **Pfannendachplastiken**, die längerfristig höhere Revisionsraten aufweisen, günstigere Ergebnisse als mit zementierten Pfannen abzuzeichnen (Hendrich u. Mitarb. 2002).

Die Ergebnisse von Engh u. Mitarb. (1990) und Yahiro u. Mitarb. (1995) mit **Schraubpfannen** der 1. Generation prägen noch immer die Vorstellung von diesen Pfannen. Demgegenüber haben Implantate der 2. Generation nach 10 Jahren Überlebensraten von 93–99% (Aigner 1998, Delaunay u. Kapandji 1998, 2003, Bösch 2003, Epinette u. Mitarb. 2003).

Implantate mit gleichem Prothesendesign, aber unterschiedlichem Material und bearbeiteter Oberfläche bzw. mit Abdeckung freiliegender Polyethylenflächen konnten hinsichtlich Lockerung bzw. Revisionsrate entscheidende Verbesserungen erzielen (Lubinus u. Klauser 2003, Thabe u. Schill 2003, Refior u. Pellengahr 2003).

Die Ergebnisse bei den mit **HA beschichteten Schraubpfannen** belegen sowohl die Effektivität der Schraubpfanne als auch die der Beschichtung (Geesink u. Mitarb. 1995, Manley u. Mitarb. 1998, 2003, Thabe u. Schill 2003, Epinette u. Mitarb. 2003, Havelin u. Mitarb. 1995, 2002) (Tab. 12.**9**). Nach 10 Jahren entsprechen diese Ergebnisse denen der zementierten Pfannen, sofern Keramikkugelköpfe dazu verwendet werden (Havelin u. Mitarb. 2002).

Während in **FE-Analysen** bei Schraubpfannen der 1. Generation die hohe Stressbelastung an den Gewindegängen noch als Ursache für das Implantatverhalten angesehen wurde (Huiskes 1987), zeigen hohe lokale Druckspannungen bei Implantaten der 2. Generation die Stimulation der Knochenneubildung mit gerichteten trabekulären Strukturen. Dies geschieht bei konischen Implantaten besonders an der kranialen Polkrümmung. Bei sphärischen Implantaten verteilt sich die Druckbelastung gleichmäßig in der kranialen Schalenhälfte (Effenberger u. Mitarb. 2001 b, Witzel u. Mitarb. 2003).

Die Verwendung von zementfreien Pfannen ist auch bei Patienten mit rheumatoider Arthritis indiziert, wenngleich davon erst mittelfristige Ergebnisse vorliegen (Löhr u. Mitarb. 1999, Effenberger u. Mitarb. 2002).

Insbesondere bei jungen und aktiven Patienten kommt der Implantatwahl besondere Bedeutung zu. Die Ergebnisse von zementierten Pfannen, Pressfit- und Schraubpfannen (s. Tab. 12.**7**, 12.**8** und 12.**9**) werden weiterhin kontrovers diskutiert. Es gibt jedoch keine randomisierten Studien, die die Überlegenheit von zementfreien oder zementierten Pfannen beweisen. Während einzelne Autoren die Meinung vertreten, dass es noch keine Daten gibt, die belegen, dass zementfreie Pfannen besser als zementierte sind (Havelin u. Mitarb. 2002), wird dies in andere Studien bereits nachgewiesen.

Um eine adäquate Zementiertechnik zu erlangen, ist mehr Erfahrung als bei zementfreien Pfannen erforderlich, sodass bei gleichwertigen Ergebnissen die zementfreie Technik letztendlich häufiger angewendet werden wird.

12.5.2 Hüftstiele

Zementierte Hüftstiele

Voraussetzung für die dauerhafte Implantatstabilität ist die Fixation von Implantat, Zement und Knochen mit intaktem Interface. Der Knochen-Zement-Implantatverbund hängt von der Qualität und Form des Materials sowie den Kontaktflächen, die von grundsätzlicher Bedeutung für das Langzeitverhalten sind, ab. Bei den Patienten besteht eine komplexe Wechselbeziehung zwischen Knochen, Zement und Stiel. Die schwächste Verbindung bestimmt dabei das Endergebnis. Für die **Verankerung** ist geometrisch betrachtet eine Stielkrümmung mit konstantem Radius ideal. Die gebogene Form dient besonders dem Auffangen von Rotationskräften, aber auch zur axialen Stabilisation. Dazu eignen sich rechteckige ebenso wie trapezoide Querschnittsformen, die auch zur Stabilisierung von Valgus-/Varus-Bewegungen dienen. Bei der Umsetzung von Lösungen zur Verankerung wurde eine Vielzahl von Stielbögen und Querschnitten entwickelt. Um auftretende Kräfte aufzufangen, werden **Stabilisatoren** an den Implantaten angebracht, z. B. ein proximaler Kragen, um das Einsinken zu verhindern. Dadurch wird zudem eine Verbesserung der Zementkompression erreicht. Ebenso kann der Kragen eine Barriere für Zementpartikel darstellen, damit ausgebrochene Zementpartikel nicht in das Gelenk gelangen. Ob ein Nachsinken dadurch effektiv verhindert werden kann, ist fraglich. Durch die geänderte Krafteinleitung kommt es postoperativ zu einer Kalkarresorption, wodurch der Kragen seine ursprünglich vorgesehene Funktion der Kraftübertragung verliert (Kale u. Mitarb. 2000). Die Frage, ob eine Prothese einen Kragen haben sollte oder nicht, kann auch durch die Ergebnisse von Nationalregistern nicht beantwortet werden (Malchau u. Mitarb. 2002).

12.5 Primäre Hüftendoprothetik

Tab. 12.9 Schraubpfannen 2. Generation

Prothesentyp	Autor	Jahr	Nachuntersuchungen/Operationen	Alter/Jahre	FU (Jahre)	Revisionsrate	ÜLR	Bemerkungen
Zweymüller	Grübl	2002	122/208	61	10	4,35%	93%	7 Pfannenwechsel, 2 PE-Wechsel
Zweymüller	Aigner	1998	50	72,6	10	6,5%	92,6%	4 aseptische Lockerungen und 2 Infekte
Zweymüller	Dominkus	1998	73	53	8,6	1,4%		3 Lockerungen, davon 2 revidiert Rheumatoide Arthritis
Zweymüller	Effenberger	2003	172/220	66	9,2	3,1%	95% / 89,7%	10 Jahre / 13 Jahre / 10 (4,4%) Inlaywechsel
Zweymüller	Delaunay	1997	126	63	7	0,6%	98,7%	1 Pfannenwechsel
Zweymüller	Kutschera	1993	96	67,3	5,3	1%		1 Pfannenwechsel
Zweymüller	Delaunay	1998	167	64	5	1,3%	97%*	5 Pfannenwechsel (2 Infektionen, 1 stabil, 2 Lockerungen) * Worst case, ** aseptische Lockerung
Alloclassic CSF			215				99%**	
Alloclassic CSF	Delaunay	1996	60/72	62	6,6	1,6%	97,1%	6–7 Jahre / 1 Pfannenwechsel / 1 Implantat radiolgisch locker
CLW	Weill	1995	244	–	7–10,5	–		0,5% Lockerung / 3,3% Saum
Endler-metal backed	Köster	1988	64/82	64,7	7,2	–		1,6% Positionsänderungen
Omnifit	Geesink	1995	118	53	6	0,9%	99%	1 Pfannenwechsel wegen Osteolyse
Omnifit	Manley	1998	124	–	7,9	3%		1 aseptische Lockerung, 2 Abrieb
ACSYS	Pandit	1999	41	67,8	6,4	–		
Hofer-Imhof	Effenberger	1997	119/143	66	5,4	0,7%		0,8% Pfannenwanderung
Hofer-Imhof	Blaschke	1999	132	67	8,5	2,4%	95%	5 Pfannenwechsel / 5,7% Pfannenwanderung 3–5 mm / 8,6% Pfannenwanderung > 5 mm
Hofer-Imhof	Ramsauer	2003	59/211	67	13,8	3,8%	96%	8 Pfannenwechsel
ACA	Matzen	2001	176/242	64	5–6	0,8%	98%	2 Revisionen operationstechnisch bedingt, 5 Jahre
Bicon	Korovessis	2001	35	44,5	5,2	–		19 Dysplasien, 16 Hüftluxationen
Bicon	Zweymüller	2003	115/150	65	6,3	–	100%	22/57 (39%) Osteolysen

Als Stabilisatoren werden auch Längsrillen auf dem Stiel angebracht. Sie befinden sich auf den ventralen und dorsalen Seiten und bewirken in erster Linie eine Valgus/Varus-Stabilisation. Um ein Zerschneiden des Zementes zu vermeiden, sollten die Rillen in der Einbringrichtung angebracht und aus Gründen der Zementfestigkeit verrundet eingearbeitet sein.

Die verschiedenen Stielzentrierungssysteme können ebenfalls als Stabilisatoren angesehen werden. Ihre stabilisierende Wirkung entfalten sie durch eine relativ konstante Zementmanteldicke und unterstützen damit das gesamte Zement-Stiel-System.

Tab. 12.10 Generationen der Zementiertechnik

1. Generation	• Handimpaktiertechnik
2. Generation	• distaler Verschluss des Schaftes mit Zapfen • Spülung • Trocknung • retrograde Füllung
3. Generation	• Druckspülung • Zentrierer • Zementkompression • Reduktion der Zementporosität

Zementiertechnik

Durch die Resektionsebene des Schenkelhalses und nicht radiäre Stielformen, die beim Raspeln ein zu großes Schaftlager verursachen, wird ein asymmetrischer Zementmantel, der 2–3 mm nicht unterschreiten soll, erreicht (Barrack u. Mitarb. 1992a, Ebramzadeh u. Mitarb. 1994, Fisher u. Mitarb. 1997, Breusch u. Mitarb. 2001). Bei dünner Ummantelung (Draenert u. Draenert 1992) können Lockerungsprobleme (Massoud u. Mitarb. 1997) und lokale Osteolysen (Schmitz u. Mitarb. 1994) entstehen. Zu beachten ist auch, dass der Zement aufgrund der spongiösen und kortikalen Knochenqualitäten nicht gleichmäßig tief in den umliegenden Knochen einzudringen vermag. Anatomisch adaptierte Stiele haben eine günstige Voraussetzung für einen gleichmäßigen Zementmantel (Breusch u. Mitarb. 1998).

Um eine bessere Zementverzahnung zu erreichen, wurde die Zementtechnik kontinuierlich verbessert. Für ein entsprechend ausgesteiftes Implantatlager ist der Erhalt der Spongiosa notwendig. Fehlt die Spongiosa, wird die Scherbeanspruchung reduziert (Dohmae u. Mitarb. 1988) und es kommt zu vermehrter Lockerung (Beckenbaugh u. Ilstrup 1978). Die Qualität des Interface spielt die entscheidende Rolle hinsichtlich der Haltbarkeit der Zementfixierung am Femur (Mulroy u. Mitarb. 1995, Mulroy u. Harris 1997).

Das ungenügende Eindringen von Zement in die Spongiosa, die Alterung des Zementes sowie die Reaktionstemperatur von Zweikomponentensystemen zeigten sich als Nachteile des Zementes. Ab einer Reaktionstemperatur von 47 °C entsteht bei Zementmanteldicken von 3 mm ein Einfluss durch die **Wärmeentwicklung**. Die Reaktionswärme bedingt, wie bei der Pfanne, Nebenwirkungen mit Knochennekrosen (Oates u. Mitarb. 1995), ohne dass dies einen Einfluss auf die Langzeitergebnisse haben muss. Vitales Knochengewebe wird auch nach vielen Jahren nachgewiesen (Jasty u. Mitarb. 1990, Oates u. Mitarb. 1995).

Ein Vergleich zwischen der Vakuummischtechnik und der herkömmlichen Mischung (Tab. 12.**10**) ergab ein erhöhtes Revisionsrisiko für die ursprünglich angewendeten Techniken. Durch die Porenreduktion bei der Vakuummischtechnik (Schelling u. Mitarb. 2002) kann eine geringere Revisionsrate erreicht werden (Malchau u. Mitarb. 2002).

Material und Oberfläche

Als Material für zementierte Hüftprothesen werden vorwiegend die **CoCrMo-Gusslegierung** (ISO 5832–4) und die **CoCrMo-Schmiedelegierung** (ISO 5832–6) eingesetzt, weniger Titanlegierungen (Semlitsch 1987, Sotereanos u. Mitarb. 1995, Bensmann 1996).

Polierte Implantatoberflächen mit einer Rauigkeit (Ra) von < 0,1 μm werden unter der Vorstellung verwendet, dass der beim Einsinken der Prothese entstehende Abrieb vermieden werden kann. Polierte Prothesen weisen jedoch das größere Nachsinken im Vergleich zu matten, glasperlengestrahlten Oberflächen auf. Der Vergleich zum gleichen Prothesentyp ergibt beim PMMA-beschichteten Modell nach einem Jahr das geringste Nachsinken, das größte beim polierten und kragenlosen Modell. Das verstärkte Nachsinken des Titanstiels wird durch die glatte Oberfläche und das niedrigere Elastizitätsmodul erklärt. Die Frage, ob der Stiel hochglanzpoliert werden soll oder nicht, kann jedoch auch anhand von Registerdaten nicht beantwortet werden. Glasperlengestrahlte Oberflächen erreichen klinisch die gleichen Ergebnisse wie glatte Flächen (Malchau u. Mitarb. 2002). Die glasperlengestrahlten haben sich bei zementierten Standardprothesen weitgehend durchgesetzt.

Ein Precoating (Harris 1993b) soll den Kontakt zum Zement optimieren. Längerfristig zeigt sich dadurch aber ein Versagen bei einzelnen Prothesentypen (Verdonshot u. Mitarb. 1998). Bei Implantaten mit einer rauen Oberfläche kann durch zusätzlichen Abrieb am Interface die Osteoklastenaktivität induziert werden.

Ergebnisse

Durch die Verwendung moderner Zementiertechniken wurden die Ergebnisse kontinuierlich verbessert (Tab. 12.**11**). Zementierte Standardprothesen haben nach 10 Jahren Überlebensraten von 93–98 % (Malchau 2002, Ochsner 2002). Unter Berücksichtigung von Infektion, Luxation etc. reduziert sich die Überlebensrate um 1–2 % (Garellick u. Mitarb. 2000). Der Vergleich von 1. und 2. Generation der Zementiertechnik zeigt auch bei Patienten unter 50 Jahren (Barrack u. Mitarb. 1992a, Ballard u. Mitarb. 1994) deutliche Verbesserungen. Die Ergebnisse bele-

12.5 Primäre Hüftendoprothetik

Tab. 12.11 Zementierte Stiele

Prothesentyp	Autor	Jahr	Nachuntersuchungen/Operationen	Alter/Jahre	FU (Jahre)	Revisionsrate	ÜLR	Bemerkungen
Charnley	Callaghan	2000	327/330	56		3%		9 aseptische Wechsel 14 (4%) Luxationen 8 (2%) Infektionen
Charnley			59/62		25	7%	87%	4 aseptische Wechsel 3 (5%) Infektionen 5 (8%) Osteolysen 3% Infektionen mechanische Lockerung
Charnley	Wroblewski	1999	320	43	22	2,5%		7,5% Gesamt (4,1% Pfanne, 0,3% Femurfraktur, 0,3% Luxationen, 0,3% Infektionen, 0,9% andere)
Charnley	Malchau	2002	20162 (1990–2000)		10		93%	
Charnley			18607 (1979–1989)		21		81,7%	
Charnley	Callaghan	1998	70/93	< 50	23,3	5%	94%	aseptische Stielwechsel, zusätzlich 8% radiologisch locker
Charnley	Jacobsson	1996	70	68	20	11,8%	73%	Pfanne und Stiel 8 Stielwechsel
Charnley	Schulte	1993	94/330	65	20	3%	95%	aseptische Wechsel 4% radiologisch locker
Charnley	Sochart	1997	226	31,7	19,7	16% 10% 12% 27%	81% 89% 85% 74%	25 Jahre Dysplasie Rheumatoide Arthritis Arthrose
Charnley	Klapach	2001	91/353	69	min. 20	5%	98% 87%	2. Generation Zementiertechnik mechanische Lockerung 4,8% radiologische Lockerung

Fortsetzung →

Tab. 12.11 Fortsetzung

Prothesentyp	Autor	Jahr	Nachunter-suchungen/Operationen	Alter/Jahre	FU (Jahre)	Revisionsrate	ÜLR	Bemerkungen
Charnley	Sullivan	1994	58/89	42	18	2%	92%	aseptische Stiellockerung 7 (8%) Stiele locker, davon 2 revidiert
Charnley	Neumann	1994	103/241	62	17,6	8,3%	89,3%	20 Jahre 30% Lockerung
Charnley	Wroblewski	2002	1434	41	17	4,9% 1,7% 1,7% 0,4%	93,7% 84,7% 74,3% 55,3%	Aseptische Stielrevision (22,7% gesamt, 248/1092) Infektionen Femurfrakturen Luxationen 10 Jahre Pfanne und Stiel 15 Jahre 20 Jahre 27 Jahre
Charnley	Joshi	1993	218	32	16		86% 96% 51%	12 Stielwechsel 3 Infektionen 20 Jahre (Frauen 95%, Männer 65%) Rheumatoide Arthritis Arthrose
Charnley	Older	2002	5089	63	15–20	8,4%	87%	4 aseptische Revisionen
Charnley	Madey	1997	142/357 142	62	min. 15	1% 2,1%	98%	3 aseptische Wechsel 2. Generation Zementiertechnik 3% radiologische Lockerungen
Charnley	Ritter	1999	185/247	62,8	11,7	5,4%		10 Stielwechsel dünner Zementmantel korreliert mit höherer Lockerungsrate
Charnley	Stauffer	1982	231/300	63,6	10	6,1%		69 (29,9%) Stiellockerungen, davon 14 Stiele gewechselt

Fortsetzung →

12.5 Primäre Hüftendoprothetik

Tab. 12.11 Fortsetzung

Prothesentyp	Autor	Jahr	Nachunter-suchungen/Operationen	Alter/Jahre	FU (Jahre)	Revisionsrate	ÜLR	Bemerkungen
Charnley	Garrelick	1999	50/206		10	5%		2 Stiele locker
McKee	Jacobsson	1996	107	66	20	11,2%	77%	12 Stielwechsel 20 Jahre Pfanne und Stiel 2. Generation Zementiertechnik
Stanmore	Malchau	2000	235 (1990–2000) 1314 (1979–1989)		9 20		93,5% 79%	
CAD, HD-2	Smith SE	2000	47	41	18	19%	95%	9 Stielwechsel (3 locker, 4 stabil, 1 Infekt, 1 Luxation) 32% Femurosteolysen von einem Chirurgen durchgeführt 2. Generation Zementiertechnik
Monoblock	Smith SW	2001	84/161	61	18	5%		8 aseptische Stielwechsel 2. Generation Zementiertechnik
HD 2	Sanchez-Sotelo	2002	125/256	66	15,4	7% 2% 0,4%	92,2% 72,3%	19 aseptische Wechsel 5 Infektionen 1 Luxation < 50 Jahre 2. Generation Zementiertechnik
CAD, HD-2	Mulroy	1995	102/162	57,4	15	2%		dünner Zementmantel (< 2 mm) und Zementmanteldefekte ergeben vermehrt Lockerungen 2. Generation Zementiertechnik 7% radiologische Lockerungen
CAD, HD-2	Mulroy	1997	47/51	41	15	10,6%		5 Stielwechsel (1 Lockerung, 1 Infektion, 1 Luxation, 2 Osteolysen)

Fortsetzung →

Tab. 12.11 Fortsetzung

Prothesentyp	Autor	Jahr	Nachuntersuchungen/Operationen	Alter/Jahre	FU (Jahre)	Revisionsrate	ÜLR	Bemerkungen
HD-2	Bourne	1998	131/195	68	12	3%		5 Revisionen 3 (2%) Stiellockerungen 2. Generation Zementiertechnik
CAD, HD-2, Harris CDH	Barrack	1992	50	40,9	12	–		1 Stiel radiologisch locker
HD-2 (Precoat)	Berger	1996	91/150	67	8,6	1%	98,4%	2 Stiellockerungen, davon eine revidiert 10 Jahre Stiel
CoCr Geradstiel	Kale	2000	112/132	68	10	3%	96,5% 94,2%	3 (2,3%) aseptische, 1 (0,8%) septische Wechsel mechanische Lockerung oder Revision 32% Calcarresorptionen 5% Osteolysen 2. Generation Zementiertechnik
St. Georg MK I MK II	Friesecke	2002	891		20	13,3%	91,5% 71% 78% 95%	10 Jahre 20 Jahre (6,2% Pfanne, 12,2% Pfanne und Stiel) 18 Jahre
Lubinus SP	Malchau	2002	21999 (1990–2000) 4827 (1979–1989)		10 17		96,4% 89,9%	
Müller GS	Malchau	2002	1346 (1990–2000)		10		97,8%	
Müller GS	Malchau	2002	1736 (1979–1989)		19		80,4%	
Müller GS	Ochsner	2002	401	68,8	5 10 15		100% 98,3% 94%	CrCo

Fortsetzung →

12.5 Primäre Hüftendoprothetik

Tab. 12.11 Fortsetzung

Prothesentyp	Autor	Jahr	Nachunter-suchungen/Operationen	Alter/Jahre	FU (Jahre)	Revisionsrate	ÜLR	Bemerkungen
Müller GS	Ochsner	2002	272	68,8	5		92%	Ti Al$_6$ Nb$_7$
					10		82%	
					15		82%	
Müller GS	Räber	2001	49/112	62	14,8	7,3% 2,7%	92,7%	aseptische Wechsel septische Wechsel 70% Osteolysen 8% radiologische Lockerung CoCrNiMo
Müller GS	Acklin	2001	126/76	66	9,1		98,4% 96,8%	aseptische Lockerung gesamt (2 aseptische Lockerungen, 1 Spätinfekt, 1 Fraktur) Ti Al$_6$ Nb$_7$ 12% Säume 10% Osteolysen
Müller GS SS77 SS77 SL	Maurer	2001	147 239 203	68,7 69,3 69,5	10,2 13,4 5,2	2,7% 13,4% 25,6%		CoCrNi Ti Al$_6$ Nb$_7$ Ti Al$_6$ Nb$_7$
Müller Bogenschaft	Wessinghage	1996	200	54,8	11	–		1% Infektion Rheumatoide Arthritis
Exeter poliert	Malchau	2002	4769		7		98%	
Spectron	Garellick	1999	204		11		100%	1 Stiel locker
Marburg	Hinrichs	2003	220/612 343/812	58,1 62,6	11,4 6	8,1% 8,7%		18/220 Wechsel – glatte Oberfläche 30/343 Wechsel – raue Oberfläche
Osteal	Nizard	1992	87/187	64,8	10		99,2%	Ti Al$_6$ V$_4$

gen, dass mit der Zementiertechnik der 2. Generation besonders für den Stiel bessere Resultate erreicht werden (Mulroy u. Harris 1997). Die Zementiertechnik und nicht der Zement selbst ist der entscheidende Faktor, um die Lockerungsraten zu verringern. Berücksichtigt werden muss, dass hinsichtlich des verwendeten Knochenzementes signifikante Unterschiede bestehen (Espehaug u. Mitarb. 2002). Die Verwendung von hoch- oder normalviskösen Zementen ist mit einer Senkung des Revisionsrisikos verbunden (Malchau u. Mitarb. 2002). Durch die Verbesserung der Zementiertechnik, mit Abdichtung des Markraumes, Spülung des Knochenlagers, Entfernung von Knochendebris, retrograder Füllung, Zementeinbringung unter Druck sowie distaler und proximaler Markraumsperre (2. Generation, s. Tab. 12.**10**), wird eine bessere Füllung der umgebenden Spongiosastruktur und dadurch eine innere Versiegelung des Markraumes erreicht (Maistrelli u. Mitarb. 1995, Majkowski u. Mitarb. 1994). Bei manchen Implantaten ist jedoch nur eine geringe Verbesserung zu sehen. Die Erklärung dafür ist unterschiedlich. Die Charnley-Prothese weist häufig Fehlpositionen mit unzureichender Zementummantelung (Garellick u. Mitarb. 1999) auf. Die mit der Lubinus-SP-Prothese (Abb. 12.**29**) bereits in der 1. Generation erreichten hohen Überlebensraten konnten nicht mehr wesentlich verbessert werden.

Implantate aus **Titan-Legierungen** zeigen z.T. deutlich geringere Überlebensraten (Emerson u. Mitarb. 2002, Ochsner 2002, Maurer u. Mitarb. 2001) als Prothesen aus CoCrMo-Legierungen. Die Titanlegierung hat eine größere Elastizität, die wahrscheinlich zu einer ungünstigen Ermüdungsbelastung des Zementes führt (Maurer u. Mitarb. 2001). Da für zementierte Titanprothesen aber langfristig auch niedrige Revisionsraten (2–2,9%) und Überlebensraten von 95,4–99,2% angegeben werden (Nizard u. Mitarb. 1992, Hinrichs u. Mitarb. 2001b, Eingartner u. Mitarb. 2002), kommt dem Design, der Oberfläche und der Zementiertechnik (Morscher u. Wirz 2002) sicherlich eine wesentliche Rolle zu.

Obwohl die ersten zementierten Hüftstiele zum Teil sehr gute Langzeitresultate aufweisen, zeigte die Zementiertechnik der 1. Generation teilweise unbefriedigende Ergebnisse, die durch Alterung mit Zementzerfall sowie Schlagempfindlichkeit mit Zementmantelbrüchen bedingt waren.

Die Entwicklung der **Lockerung** ist mit Mikrobewegungen, Abrieb und Eindringen von Gelenkflüssigkeit in die Grenzschichten verbunden. Zahlreiche Studien belegen, dass einer Lockerung ein frühzeitiges Wandern vorausgeht (Freeman u. Plante-Bordenneuve 1994, Krismer u. Mitarb. 1999, Kärrholm u. Mitarb. 1994, Walker u. Mitarb. 1995).

Es existiert eine enge Beziehung zwischen den Eigenschaften des Stiels und den **Mikrobewegungen**, die vor allem an der Innenseite des Zementmantels vor sich gehen. Dieser kann sich ebenfalls in Relation zum Knochen bewegen, jedoch weniger häufig. Diese Bewegung ist geringer und kann auch mit RSA-Methoden oftmals nicht erkannt werden. Die beiden Mikrobewegungen können langfristig aber auch in Abhängigkeit von der Belastung

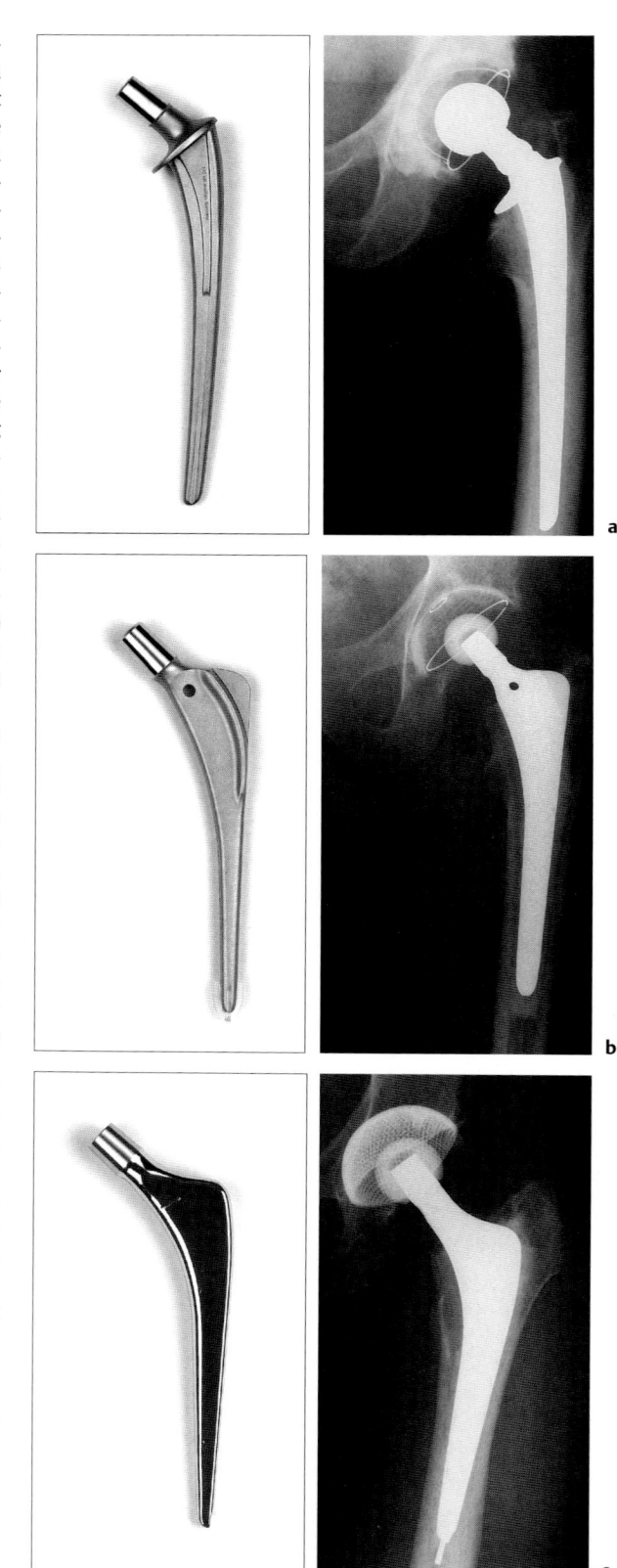

Abb. 12.29 Zementierte Standardstiele SPII (**a**), Bicontact (**b**), MS 30 (**c**).

vor sich gehen. Das Ausmaß der tolerierbaren Mikrobewegungen des Stiels bis zum klinischen Versagen variiert in Abhängigkeit vom Design des Stiels. Mikrobewegungen öffnen Interfaces, erhöhen den Abrieb und können ein indirekter Hinweis von asymmetrischer Belastung des Zementmantels sein, wodurch es zur Fraktur kommt.

Um ein **Debonding** (Verdonschot u. Huiskes 1997) zwischen Zement und Stiel zu vermeiden und einen festen Verbund zum Zement zu erhalten, sind viele Stiele mit einem Kragen ausgestattet, makrostrukturiert, haben eine raue Oberfläche oder ein Precoating. Es gibt aber auch die Meinung, dass ein Debonding des Stiels unvermeidbar ist. Der Stiel sollte daher poliert und kragenlos sein.

Das Nachsinken und die Rotation in Retroversion sind bei weniger erfolgreichen Implantattypen größer. Die Mikrobewegungen des Stiels können die Deformation des Zementmantels oder ein Debonding zum Ausdruck bringen (Tanner u. Mitarb. 1995).

Eine **Partikelproduktion,** bedingt durch Abrieb, geschieht in einem unterschiedlichen Ausmaß, das abhängig ist von der Oberflächenstruktur der Prothese, der Innenseite des Zementmantels, dem Material des Stiels und der Zementzusammensetzung. Die produzierten Partikel können den Abrieb vergrößern, indem sie als Drittkörperpartikel fungieren und eine Synovitis hervorrufen. Makrophagen der Synovialmembran regen die Produktion der Zytokine an und steigern die Aktivität der Osteoklasten. Der **Abrieb** konzentriert sich im Gelenk (Karrholm u. Mitarb. 1994), Metallionen, die durch erhöhte Serumkonzentration nachgewiesen werden, gelangen aber auch in den Körper. Die klinische Relevanz hinsichtlich der Toxität ist noch ungeklärt.

Späte Knochenreaktionen lassen auf eine Änderung der Kräfteverteilung schließen. Ursprünglich stark belastete Zonen sind unterbelastet und bauen sich ab, überbelastete Zonen zeigen dagegen eine Kompaktaverbreiterung. Die dadurch entstehenden Umbauzonen zwischen Knochen und Zement schwächen diesen und können zu Mantelbrüchen oder Zementzerrüttung führen.

Die Positionierung des Stiels mit Zentrierung, Rotation und Valgus-/Varus-Position stellt Anforderungen an die Raumvorstellung. Ebenso wird der zeitliche Aufwand für die Aufbereitung, Einbringung und Aushärtung des Zements als Nachteil empfunden. Diese Umstände führten zur Überlegung die zementfreie Verankerungstechnik weiter zu entwickeln.

Zementfreie Hüftstiele

Bei Verwendung von zementfreien Stielen (Tab. 12.**12**) besteht die Vorstellung, dass das Knochen-Implantat-Interface dauerhafter sei, als dies mit Polymethylmetacrylat zu erreichen ist. Die ausgezeichneten Ergebnisse zementierter Femurprothesen stellen die Anwender von zementfreien Standardimplantaten vor die Frage, ob das auch mit diesen erreicht werden kann.

Um die Nachteile des Knochenzements (Mittelmeier u. Heisel 1986) zu vermeiden und eine biologische Fixierung (Zweymüller u. Mitarb. 1988) zu erreichen, wurden zementfreie Stiele entwickelt.

Die **Anatomie** des proximalen Femurs ist ausgesprochen variabel, sodass kein Femur dem anderen exakt gleicht. Die **Femurosteotomieflächen** zeigen eine große Varianz, konkrete Muster sind nicht zu erkennen (Jerosch u. Mitarb. 1999 a, b). Ein regelrechter **Canal-Flare-Index** (CFI, Noble u. Mitarb. 1988) liegt bei der Mehrzahl vor, dennoch müssen auch abweichende Formen versorgt werden. Die Varianz des unterschiedlichen **Offsets** bewegt sich zwischen 20 und 65 mm (Noble 1988). Zementfreie Stiele werden dieser Anforderung durch eine entsprechende Anzahl von Größen, durch die Kombination modularer Prothesenteile oder durch Individualprothesen gerecht. Die Variabilität des koxalen Femurs bedingt bei konstantem **CCD-Winkel** (Abb. 12.**30**) einer Prothese eine Veränderung des Kopfzentrums gegenüber der Ausgangssituation. Der CCD-Winkel ist als Maß zwischen Schenkelhals- und Diaphysenachse eine individuelle Größe und macht allein keine Aussage. Die Winkelbestimmung bei der Entwicklung von Femurimplantaten hängt deshalb wesentlich von der Gewichtung von Halslänge, Offset (Lateralisation, Jerosch u. Funken 2003) und (Bein-)Verlängerung, Kippstabilität, Krafteinleitung oder Impingement ab (s. Abb. 12.**30**). Da Pfanne und Stiel eine Einheit bilden, muss die Anteversion der Pfanne einbezogen werden.

Stabilität

Als zentrales Problem der zementfreien Fixierung stellte sich die primär stabile Verankerung eines Implantates ohne Zement dar. Für die Primärstabilität sind entscheidend:
- Verankerungsart,
- Stabilisatoren,
- Form,
- Material,
- Oberfläche.

Initial wird die Stabilität durch einen Kraft-Reib-Schluss mit einer Druckvorspannung (Pressfit) erreicht. Dazu werden Techniken wie die der Verkeilung angewendet. Die Druckvorspannung sollte dabei mindestens so lange aufrechterhalten werden, bis die Sekundärstabilität durch knöchernes An- oder Einwachsen an die Implantatoberfläche (Osseointegration) vollzogen ist.

Die Implantationstechnik über einen axialen Zugang ermöglicht das Einbringen von langen und geraden Stielen, die hohe Kippstabilität in alle Richtungen aufweisen. Die Kippstabilität hängt direkt mit den Stiellängen zusammen, wobei lange Stiele sich stabiler als kurze implantieren lassen.

Tab. 12.12 Zementfreie Stiele

Prothesentyp	Autor	Jahr	Nachuntersuchungen/Operationen	Alter/Jahre	FU (Jahre)	Revisionsrate	ÜLR	Bemerkungen
AML	Engh	2002	2854 460		15 15	1,1% 2,8%	> 95% > 95%	Fully coated Proximally porous coated
AML	Della Valle	2002	348	45–65	14,2	–	99,4%	
AML	Engh	1997	174/223	55	11	1,7%	97%	3 Stielwechsel
AML	Soterenos	1995	122/177	53	10,2	4,1%	95,4%	
AML	McAuley	1998	426/507		8,7	2,6%		2,9% Oberschenkelschmerzen 11,7% Osteolysen 25% Stress shielding (ältere Patienten, größerer Stieldurchmesser)
Trilock	Teleken	2002	49/67	50,4	15	14%		7 Stielwechsel bei Pfannenwechsel 2 Stiele locker 2% Oberschenkelschmerzen
Trilock	Sakalkale	1999	71/90	51,8	11,5	9,8%		Stielwechsel (Monoblock) bei Pfannenwechsel 5% radiologisch locker (= 5% mechanische Versagensrate) 1,4% Oberschenkelschmerzen
Trilock	Burt	1998	74	62	10	2%	95%	10 Jahre 1 aseptische Lockerung
Trilock	Pellegrini	1992	57	49	6,5 5–8	1,7%		2 Oberschenkelschmerzen 30% Saum proximal
CLS	Grappiolo Romagnoli	2002	300	58	12,6	7%	95% 90%	10 Jahre 14 Jahre 2 aseptische, 5 septische Wechsel 12 Osteolysen

Fortsetzung →

Tab. 12.12 Fortsetzung

Prothesentyp	Autor	Jahr	Nachuntersuchungen/Operationen	Alter/Jahre	FU (Jahre)	Revisionsrate	ÜLR	Bemerkungen
CLS	Aldinger	2003	262/354	57	12	7%	92% 95%	25 Stielwechsel 13 Jahre – aseptischer Wechsel
CLS	Siebold	2001	227/298	55,2	11,7	4,4%	93,7%	12 Jahre 13 Wechsel, davon 6 (2,3%) aseptisch 33,7% Säume 30,8% Osteolysen
CLS	Schramm	2000	89/107	51	10,3	–		5% Osteolysen
CLS	Schreiner	2001	335	55,3	8,9	2,7%		
PCA	Kim	1999	116/131	48,4	11,2	11,2%	90%	28% Oberschenkelschmerzen 59% Osteolysen
PCA	Xenos	1999	77/100	56	> 10	5%		5 Stielwechsel (3 locker, 2 Osteolysen) 39 Osteolysen am Femur 12% Oberschenkelschmerzen
PCA	Thanner	1999	84	51	9,4	4,8%	96%	10 Jahre
PCA	Heekin	1993	91/100	58	5–7	–	2%	5% Nachsinken 16% Oberschenkelschmerzen
PCA	Malchau	1997	539	51	6	13,2%	92,2% 61%	71 Pfannen- und Stielwechsel 7 Jahre - Pfanne und Stiel Stiel (Revision und Röntgen)
PCA	Owen	1994	241		5	2%		6 Stielrevisionen
Lord	Kubo	2001	103/161	58	12,5	–	97% 96%	10 Jahre 15 Jahre (4% mechanische Lockerung)
Lord	Malchau	1996	107	47	10	1%	98%	3% Osteolysen 16% Nachsinken > 5 mm

Fortsetzung →

Tab. 12.12 Fortsetzung

Prothesentyp	Autor	Jahr	Nachuntersuchungen/Operationen	Alter/Jahre	FU (Jahre)	Revisionsrate	ÜLR	Bemerkungen
Mallory-Head	Mallory	2001	120		12,2	2,5%	97,5%	3 (2,5%) Revisionen 3,4% Oberschenkelschmerzen
Omnifit	Hernandez	2002	52		11		92,3%	7 Revisionen (1 aseptischer Stielwechsel 1 septischer Stielwechsel 2 periprothetische Frakturen 3 Poylethylenabriebe) 22 kortikale Hypertrophien mit Oberschenkelschmerzen verbunden 8 Kalkarosteolysen Korrelation Osteolysen und Abrieb 4,2% Oberschenkelschmerzen
Omnifit	Hellman	1999	69	45	10	2,6%	96%	25 (35,7%) Osteolysen 13 (17,1%) Spongiosaplastiken 3,9% Oberschenkelschmerzen
Omnifit	Capello	1997	153/170	39	6,4	2,6%	97%	Bone remodeling (63% kortikale Hypertrophie, 100% Kompaktaverdichtung) 4 Wechsel (2 Oberschenkelschmerzen, 1 Infektion, 1 traumatisch) 32% Erosive scalloping am Schenkelhals
Harris-Galante	Clohisy	1999	77/88	54	10,7	19%	82%	15 Wechsel 52% Osteolysen
Harris-Galante	Thanner	1999	87	52	9,4	17,2%	86%	15 Stielwechsel
Harris Galante	Kim	1992	82	52	5,2	4,9%		4 Wechsel 67% Kalkarresorption 28% Oberschenkelschmerzen

Fortsetzung →

Tab. 12.12 Fortsetzung

Prothesentyp	Autor	Jahr	Nachuntersuchungen/Operationen	Alter/Jahre	FU (Jahre)	Revisionsrate	ÜLR	Bemerkungen
Harris-Galante	Martell	1993	121/126	49	5	3,3%	97%	11 instabile Stiele, davon 4 Stielwechsel 8% Cortical erosion am Femur
Taperlock	Mc Laughlin	2000	100/108	37	10,2	2%	98%	Wechsel wegen Beinlängendifferenz und Infektion 7% Osteolysen
Taperlock	McLaughlin	1997	114/145	37	10	4,4%	96%	3 Wechsel zusammen mit Pfanne (stabiler Stiel) 1 aseptische Revision, 1 Infektion 6% Osteolysen
Zweymüller SL	Grübl	2002	123/208	61	10	1,4%	99%	3 Stielwechsel (Infektion, Fehlposition, Pfannenwechsel) 3% Oberschenkelschmerzen
Zweymüller SL	Effenberger	2001	134	65	8,3	1,5%	97%	10 Jahre
Zweymüller SL	Delaunay	1996	72		6,7		98,5%	1 Wechsel
Zweymüller SL	Delaunay	2001	118/133	55,7	7,3		100%	10 Jahre aseptische Lockerung 3,4% Nachsinken > 2 mm
Bicontact	Eingartner	2000	221/250	63	8,9	3,1%	97,1%	11 Jahre 7 Stielwechsel (2 Infektionen, 1 Wechsel zusammen mit Pfannenwechsel, 1 aseptische Lockerung, 1 Luxation 2 nachgesunkene Implantate)
Bicontact	Badhe	2002	149	70,8	6,8	–	100%	5,8% Oberschenkelschmerzen

Fortsetzung →

Tab. 12.12 Fortsetzung

Prothesentyp	Autor	Jahr	Nachuntersuchungen/Operationen	Alter/Jahre	FU (Jahre)	Revisionsrate	ÜLR	Bemerkungen
Isoelastischer Stiel	Ali	2002	111	61	8,4			3 aseptische Wechsel 6 radiologische Lockerungen 2 Femurosteolysen 8,1% Oberschenkelschmerzen
Schenker	Effenberger	2001	145	65	7,8	23,4%	63,9%	10 Jahre
APR I	Dorr	1997	100/122	65	6,7	16%		
Mallory head	Mallory	1996	177	51	6,3	6%	94%	5 Jahre 3 Stielwechsel 3,6% Oberschenkelschmerzen
ABG	Tonino	2000	357/398	63,8	5–7	0,75%	98%	
IPS Hip	Kim	2002	50	46,6	6,3	-	100%	7% Osteolsyen 2% Oberschenkelschmerzen
Mayo	Morrey	2000	159/162	50,8	6,2		98,2%	10 Jahre 3 Wechsel wegen Nachsinkens 9 Wechsel wegen Osteolyse 5% Nachsinken < 2 mm, 7% > 2 mm

12.5 Primäre Hüftendoprothetik

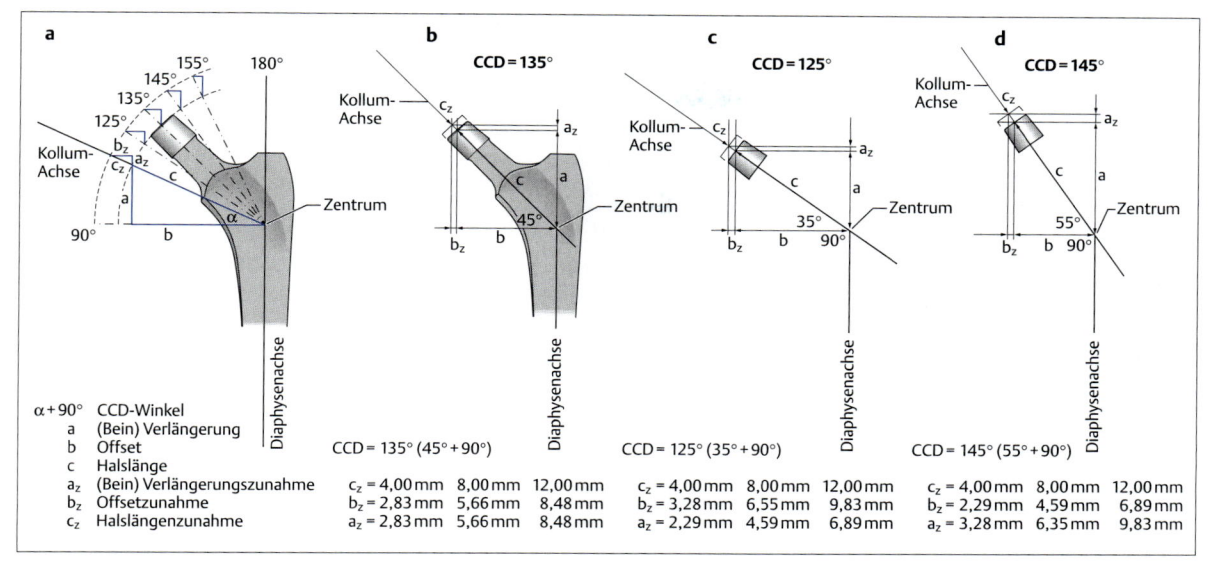

	a	b CCD = 135°	c CCD = 125°	d CCD = 145°
α + 90°	CCD-Winkel	CCD = 135° (45° + 90°)	CCD = 125° (35° + 90°)	CCD = 145° (55° + 90°)
a	(Bein) Verlängerung			
b	Offset			
c	Halslänge			
a_z	(Bein) Verlängerungszunahme	c_z = 4,00 mm 8,00 mm 12,00 mm	c_z = 4,00 mm 8,00 mm 12,00 mm	c_z = 4,00 mm 8,00 mm 12,00 mm
b_z	Offsetzunahme	b_z = 2,83 mm 5,66 mm 8,48 mm	b_z = 3,28 mm 6,55 mm 9,83 mm	b_z = 2,29 mm 4,59 mm 6,89 mm
c_z	Halslängenzunahme	a_z = 2,83 mm 5,66 mm 8,48 mm	a_z = 2,29 mm 4,59 mm 6,89 mm	a_z = 3,28 mm 6,35 mm 9,83 mm

Abb. 12.30 a–d CCD-Winkel.
Bei einem CCD-Winkel von 135°, der aus einem rechten Winkel (90°) zwischen der vertikalen Diaphysenachse und einer Horizontalen durch das Stielzentrum sowie einem Restwinkel (α) zwischen dieser Horizontalen und der Halsachse besteht, sind der Offset (b) und die Verlängerung (a) gleich groß (α = 45°). Wird α kleiner als 45°, verringert sich die Verlängerung und der Offset vergrößert sich. Wird α größer als 45°, sind die Verhältnisse umgekehrt proportional. Wird die Halslänge um c_z vergrößert, so folgen die Offsetzunahme b_z und Beinverlängerung a_z den gleichen Gesetzen. Die 3 Größen Halslänge c, Offset b und die Verlängerung a bilden ein rechtwinkliges Dreieck mit dem Restwinkel α. Da alle Größen variabel sind, ergibt sich eine Vielzahl an Lösungen und Konstruktionen (Abb. 12.**30 a**).
Bei einem CCD-Winkel von 135° (α = 45°) und einer Halsverlängerung von 4 mm ergeben sich eine Offsetzunahme und eine Verlängerung von ca. 2,83 mm (Abb. 12.**30 b**). 4 mm Halsverlängerung entsprechen einem Kugelkopfwechsel von z. B. 32 M auf 32 L.
Bei einem CCD-Winkel von 125° ergeben sich eine Offsetzunahme von 3,28 mm und eine Verlängerung von 2,29 mm (Abb. 12.**30 c**).
Bei einem CCD-Winkel von 145° ist es umgekehrt, d. h. die Offsetzunahme ist 2,29 mm und die Verlängerung 3,28 mm (Abb. 12.**30 d**).

Verankerung

Der Keil- oder Konuswinkel entscheidet über die proximale oder distale **Verankerung**. Eine distale Verankerung bedeutet spitze Keil- oder Konuswinkel eines längeren Verankerungsstiels und deshalb proximal schlanke Implantate. Implantate für eine proximale Krafteinleitung sind metaphysär voluminöser, haben größere Stielwinkel und bergen die Gefahr der distalen Instabilität in sich (Engh u. Hopper 2002).

Die Art der Kraftübertragung vom Knochen auf das Implantat wird im Wesentlichen durch das Design des Implantates bestimmt. Dieses sollte so gestaltet sein, dass die physiologische Krafteinleitung möglichst nachvollzogen wird und von proximal nach distal kontinuierlich abnimmt. Durch die Resektion des Schenkelhalses wird die physiologische Krafteinleitung geändert. Für die Kraftübertragung und Stabilität ist es notwendig, dass sich die Prothese an der Kortikalis großflächig abstützt. Eine Kraftübertragung im proximalen Bereich ist nur dann gewährleistet, wenn der Prothesenstiel distal nicht knöchern eingebaut und fixiert ist. Die unphysiologische Krafteinleitung bei distaler Schaftfixation und Minderbelastung des proximalen Teiles kann zu Knochenumbau mit proximalem Knochenverlust und distaler Kompaktaverdichtung und -verbreiterung (Stress shielding, Remodeling) führen.

Durch das Design im proximalen Bereich der Prothese kann ein großer Hebelarm hinsichtlich der Rotation erreicht werden, der das über den Prothesenkopf eingeleitete Drehmoment kompensiert und als möglichst geringe Flächenlast in die Kortikalis einleitet. Entsprechend der anatomischen Form der Metaphyse wird mit einem rechteckigen oder längsovalen mediolateralen **Prothesenquerschnitt** (Abb. 12.**31**) ein größerer Hebelarm erreicht (Effenberger u. Mitarb. 1997, 2001 a). Bei rechteckig konfigurierten Stielen erfolgt die meta- und diaphysäre Kraftübertragung konstruktions- und dadurch verankerungsabhängig vorwiegend senkrecht an den Kontaktstellen auf die Kortikalis.

Beim Aufstehen aus dem Sitzen und beim Treppensteigen wird auf die Prothese ein hohes Drehmoment übertragen, sodass hinsichtlich der Primärstabilität große Rotations- und axiale Stabilität gegeben sein müssen. Das kann mit rechteckigem Prothesenquerschnitt, zusätzlichen lateralen, ventralen und dorsalen bzw. zirkulären **Stabilisatoren** oder durch oväläre Manschetten erreicht werden (Effenberger u. Mitarb. 1996), bei denen ein höheres Widerstandsmoment gegen eine Rotation um die Femurlängsachse entsteht.

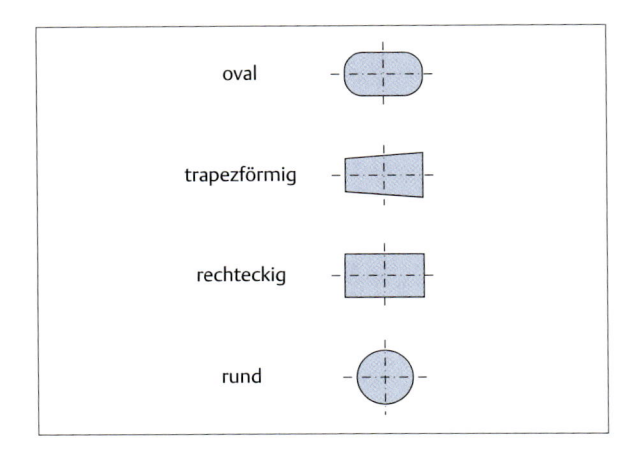

Abb. 12.31 Querschnittsformen.

Für die axiale Verankerung entwickelten sich verschiedene Formen. Keil- oder konusförmige Stiele sind im Gegensatz zu zylindrischen axial stabil. Um die Kräfte besser zu verteilen und die distalen Spannungsspitzen zu vermeiden, werden die Stielenden oft asymmetrisch, gabelförmig oder kreuzgeschlitzt ausgelegt. Da distal verankerte Stiele durch die auftretenden Kräfte proximal gegen den Knochen bewegt werden können, sind oftmals am proximalen Schaftteil Stabilisatoren wie Rippen, Nocken oder modulare Aufsätze angebracht.

Material und Oberflächen

Als Material für den zementfreien Stiel haben sich die beiden **Titanschmiedelegierungen** Ti Al$_6$ V$_4$ (ISO 5832–3) und Ti Al$_6$ Nb$_7$ (ISO 5832–11) durchgesetzt, einige Prothesen werden auch aus Kobalt-Chrom gefertigt (Semlitsch 1987, Sotereanos u. Mitarb. 1995, Bensmann 1996, Thomsen u. Mitarb. 1995).

Da die primäre axiale Stabilität der zementfreien Stiele durch einen Kraft- oder Reibschluss erzeugt wird, ist die Rauigkeit der Stieloberfläche wichtig. Die aufzubringende Einschlagkraft zur Überwindung der Gleitreibung hängt direkt davon ab und ebenso die Haftreibung, die es beim Ausschlagen des Stiels zu überwinden gilt. Es gilt beinahe schon als Standard, dass distal verankerte Stiele mit direktem kortikalem Kontakt eine korundgestrahlte Oberfläche aufweisen. Für den proximalen Stielteil werden auch rauere Beschichtungen, teilweise mit bioaktiver Beschichtung, entsprechend denen der Pressfitpfannen gewählt.

Implantate mit **makrostrukturierter Oberfläche** (Lord) wurden bereits frühzeitig verwendet, die unzureichenden Resultate der dabei verwendeten zementfreien Pfannen haben die Ergebnisse jedoch entscheidend beeinträchtigt (Malchau u. Mitarb. 1996).

Modularität

Zu Beginn der Entwicklung wurden Stiele als Monoblockimplantate hergestellt, was zu einer Vielzahl von Modellen und Größen führte. Durch die modulare Steckverbindung zwischen Kopf und Stiel ist die Verwendung unterschiedlicher Gleitpaarungen und eine variable Halslängeneinstellung und Positionierung möglich.

Alle Schaftimplantate bestehen im Wesentlichen aus einem Verankerungsteil (**Stiel**) und einem Halsteil (**Hals**) (Abb. 12.**32** u. 12.**33**). Der Hals hat, bedingt durch die Festigkeitsanforderungen an die Keramikkugelköpfe, beinahe einen einheitlichen Standard erreicht. Da der Konus 14/16 bei 28-mm-Keramikkugelköpfen eine zu geringe Wandstärke bedingt, hat sich der Steckkonus 12/14 durchgesetzt.

Modulare Stiele und Konen (Abb. 12.**34**) optimieren die Variabilität vorhandener Stiele bei der Implantation. Dabei kann der epi-/metaphysäre Teil hinsichtlich Inklination, Ante- und Retrotorsion sowie Hals- und Schaftlänge an die anatomischen Verhältnisse angepasst werden. Dem Vorteil der Modularität können Probleme der mechanischen Festigkeit und Korrosion gegenüberstehen.

Implantate

Standardprothesen. Die Entwicklung zementfreier Hüftendoprothesen ab Mitte der 80er Jahre ist durch die Modularität, die große Anzahl von Stielgrößen mit kontinuierlicher Größenanpassung, die mikro- und makrostruktu-

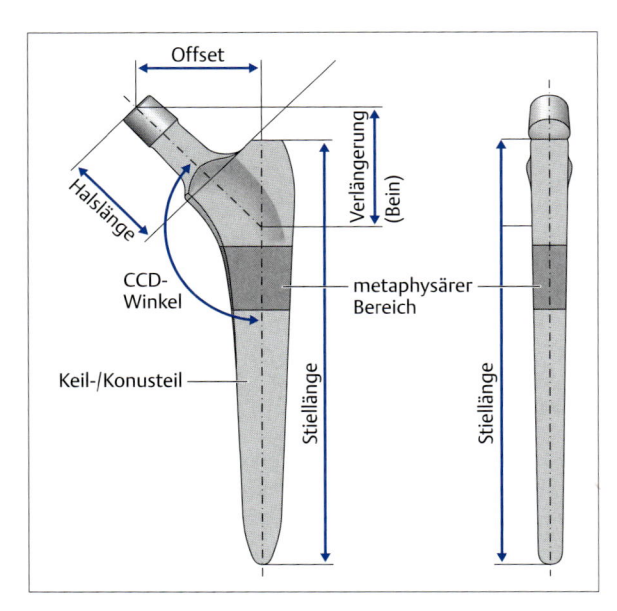

Abb. 12.32 Modularer Standardstiel (2 D).

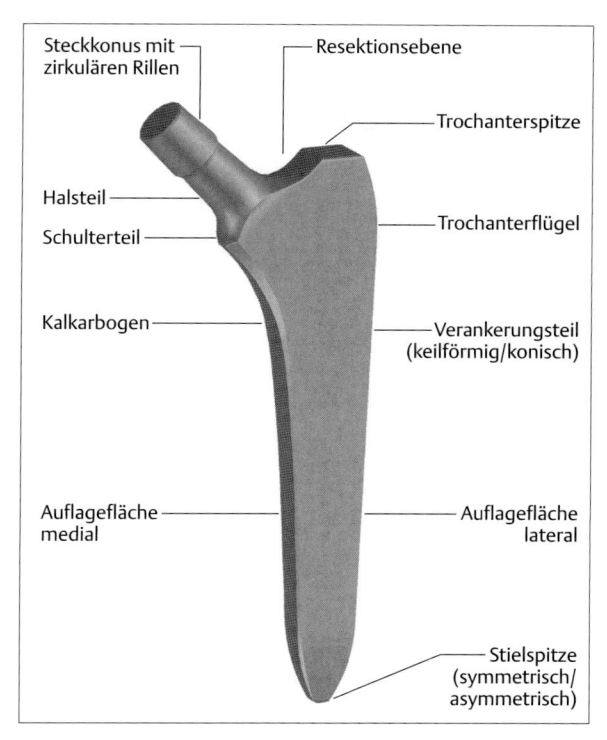

Abb. 12.33 Modularer Standardstiel (3D).

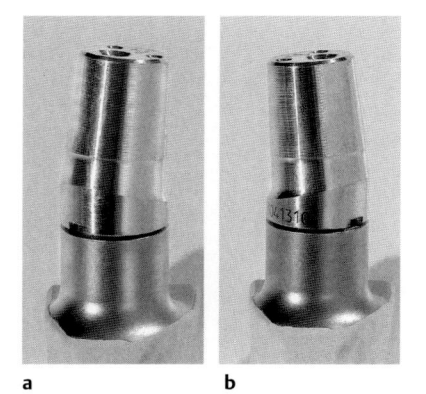

Abb. 12.34a u. b Modularer Schwenkkonus.

rierten Oberflächen sowie das Plasmasprayverfahren gekennzeichnet (2. Generation). Für die Standardprothesen (Effenberger 1996) (Abb. 12.**35a–h**), die sich in Material, Form und Oberfläche längerfristig bewährt haben und zuletzt weitgehend unverändert geblieben sind, liegen **Ergebnisse** (s. Tab. 12.**12**) vor, die die Voraussetzungen haben, die Langzeitergebnisse der zementierten Hüftendoprothetik zumindest zu erreichen. Standardimplantate können aber nicht nur bei regelrechter anatomischer Formgebung, sondern auch nach Umstellungsoperationen und bei dysplastischen Hüften eingesetzt werden (Paavolainen u. Mitarb. 1993).

Anatomische Stiele. Das Ziel anatomischer Stiele ist ein großflächiger Kontakt von Implantat und Stiel. Ausgehend von der Überlegung, eine gleichmäßige, den anatomischen Verhältnissen angepasste, möglichst optimale Krafteinleitung zu schaffen, ergibt sich eine Rechts-links-Variante des Femurprothesenstiels. Wird ein absolut anatomischer Sitz angestrebt, so resultiert eine Custom-made-Endoprothese. Aus Gründen der Implantierbarkeit müssen an die anatomische Form Zugeständnisse gemacht werden. Dies ist deshalb notwendig, weil eine anatomisch ideal nachgeformte individuelle Prothese durch die S-förmigen Krümmungen und Torquierungen des proximalen Femurs nicht implantiert werden kann (Abb. 12.**36a–d**). Versucht man es trotzdem, entstehen beim Raspeln Knochenverluste. Deshalb ist nur eine anatomisch **adaptierte** Form möglich.

Individualprothesen. Um eine den anatomischen Verhältnissen ideale Anpassung zu erreichen, wird bei Individualprothesen (custom made) auf Basis einer CT-Untersuchung eine individuelle Prothese gefertigt, die nach Präparation mit der speziell dafür hergestellten Raspel eingesetzt wird (Starker u. Mitarb. 2000, Aldinger 2002) (Abb. 12.**37a u. b**). Dabei wird auf der Grundlage von 3-D-Daten eine für den Knochen und die Gelenkgeometrie optimale Prothese errechnet und deren exakte konventionelle Implantierbarkeit bereits in der Konstruktion berücksichtigt.

Oberflächenersatzendoprothetik, Druckscheibenprothesen, epi- und metaphysäre Prothesen. Um die natürlichen Knochenstrukturen nur wenig zu zerstören und damit eine weitgehend physiologische postoperative Situation zu erhalten, wurden neue Konzepte entwickelt. Obendrein wird die Schenkelhalsresektion als nicht erforderlich angesehen (Freeman 1986, Pipino u. Mitarb. 2000). Bereits frühzeitig kam die **Oberflächenersatzendoprothetik (Schalen-/Kappenprothese)** (Abb. 12.**38**), die die geringste Resektion erfordert, zur Anwendung (Wagner 1978). Polyethylenbedingte Fremdkörpergranulome und Osteolysen führten zu einem häufigen Versagen. Dieses Konzept wurde mit neuen azetabulären Komponenten weiterentwickelt (McMinn u. Mitarb. 1996). Als Vorteil dieser Verankerung werden die geringe Knochenresektion, der Erhalt des epi- und metaphysären Femurs, die Abstützung und proximale Krafteinleitung über den Schenkelhals und das proximale Femur, die physiologische Krafteinleitung in den Knochen und Vermeidung des Stressshieldings, die Wiederherstellung der normalen Biomechanik mit identer Beinlänge und Propriozeption, ein geringes Luxationsrisiko sowie die sichere Revisionsmöglichkeit im Falle einer Komplikation angesehen (Witzleb u. Mitarb. 2002). Um Revisionen zu vermeiden, ist jedoch

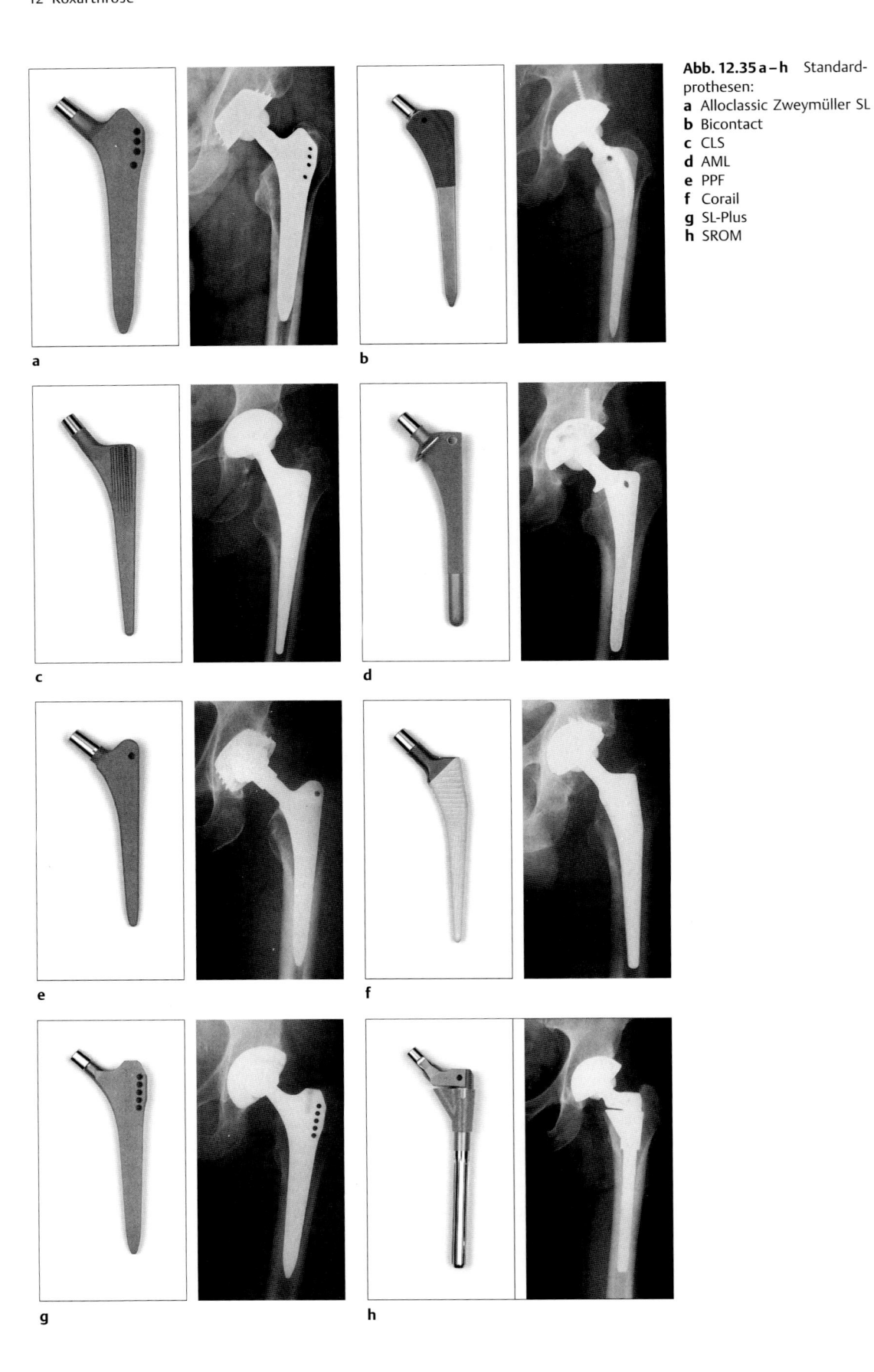

Abb. 12.35 a–h Standardprothesen:
a Alloclassic Zweymüller SL
b Bicontact
c CLS
d AML
e PPF
f Corail
g SL-Plus
h SROM

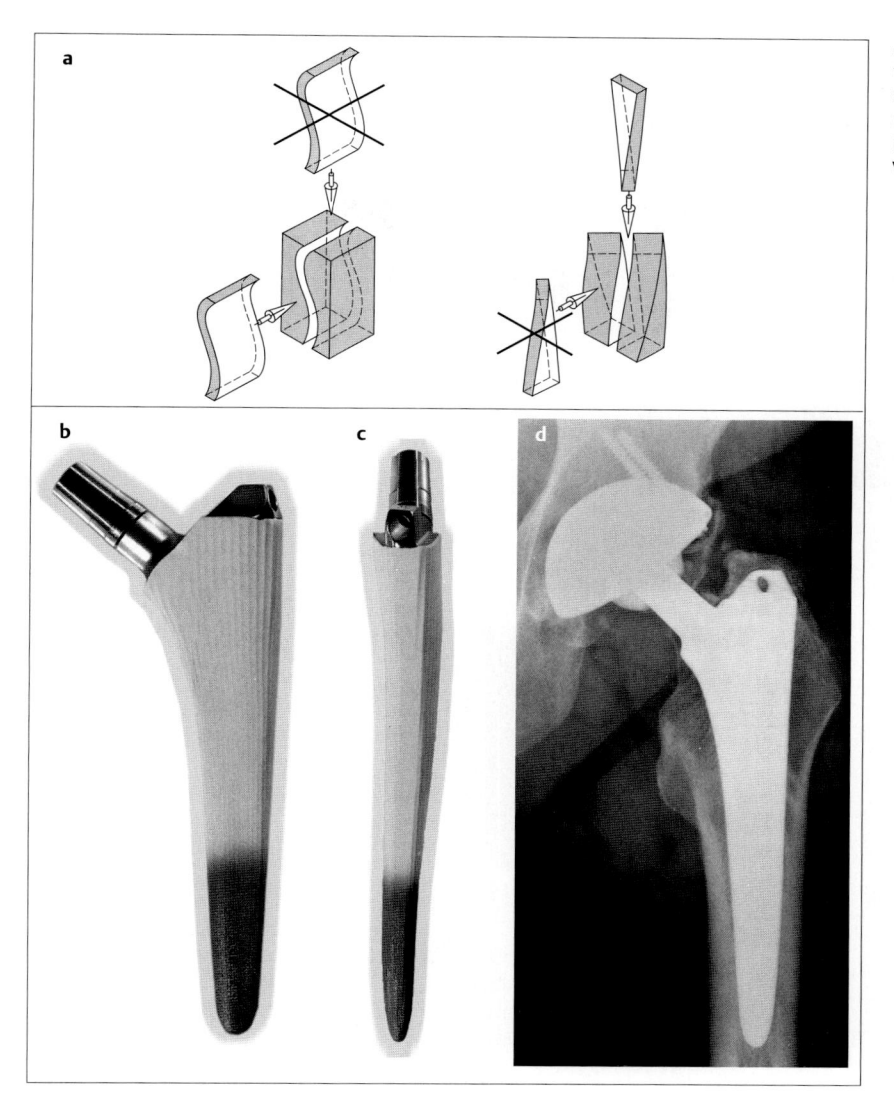

Abb. 12.36 a–d Implantationstechnik anatomisch adaptierter Stiele (**a**). SBG Prothese von vorn (**b**) und von lateral (**c**). Deutliche trabekuläre Neubildungen in Zone II und VII (**d**).

eine gezielte Indikation erforderlich (Morrey u. Mitarb. 2000).

Beim epi-/metaphysären Verankerungskonzept wird der erhaltene Schenkelhals zur dynamischen Fixation genutzt (Tab. 12.13). Dazu wurde die **Druckscheibenprothese** (Huggler u. Jacob 1980, Huggler u. Mitarb. 1993), bei der der intramedulläre Kanal intakt gelassen wird, entwickelt. Dabei soll die Scheibe die Druckkräfte und die Lasche die lateral auftretenden Zugkräfte aufnehmen. Die zu große Druckscheibe mit einem Anstoßen am Schalenrand bei kurzem Schenkelhals und ein zu großer unter der Druckscheibe befindlicher Anteil bei kleinen Femora führten zu Modifikationen (Abb. 12.39) (Jerosch u. Mitarb. 2000) mit Verbesserung der Rotationsstabilität und Kongruenz des Schenkelhalses.

Zielsetzung der **Schenkelhals- und Kurzstielprothesen** ist die Verankerung in der Spongiosa des proximalen Femurs. Diese Prothesen (Abb. 12.**40 a – c**) sind entweder für eine Auflage am Kalkar mit lateraler Abstützung oder für eine Multipunktverankerung mit dem Ziel einer verbesserten ossären Situation bei einem erforderlichen Wechsel konzipiert, sodass keine Revisionsimplantate verwendet werden müssen. Voraussetzung für die Stabilität dieser Prothesen ist die korrekte Position. Die Indikationen für Kurzstielprothesen (Morrey u. Mitarb. 2000) bestehen bei jungen Patienten mit guter Knochenqualität, Dysplasiearthrosen, Hüftkopfnekrosen ohne Schenkelhalsbeteiligung und posttraumatischer Arthrose ohne Schenkelhalsdeformitäten. Grenzindikationen liegen bei übergewichtigen Patienten vor und bei Coxa vara mit Winkeln, die die Implantation noch korrekt möglich machen. Kontraindikation ist schlechte Knochenqualität durch Osteoporose oder Osteodystrophie. Nicht geeignet für eine Versorgung sind das Vorhandensein einer starken Coxa vara

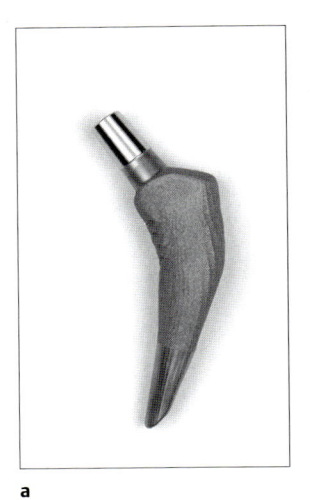

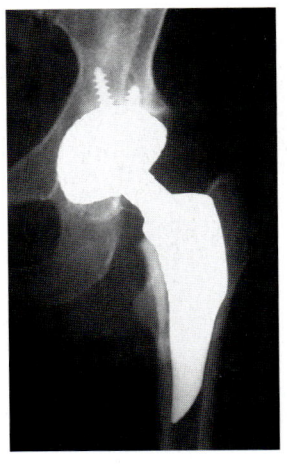

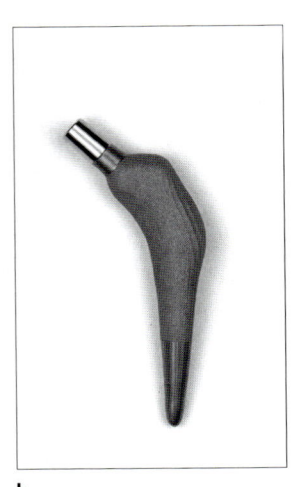

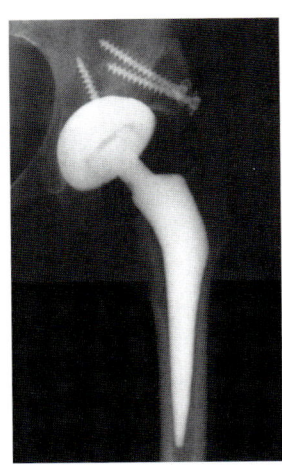

Abb. 12.37 a u. b Individualprothesen: CT3-A (**a**) und CTX-Standard (**b**).

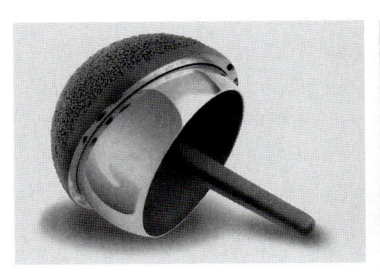

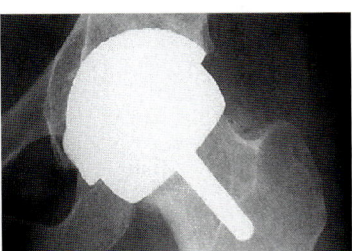

Abb. 12.38 Kappenprothese (McMinn, BHS).

Tab. 12.13 Verankerungskonzepte

Epiphysäre Verankerung	McMinn
Schenkelhalsprothese	Druckscheibenprothese, adaptierte Druckscheibenprothese
Metaphysär	
Standard	Bicontact, CLS
Kurzstiel	CUT 200, CFP, Mayo
Modulare Stiele	S-ROM
Meta-/diaphysär	
Anatomisch	ABG, SBG
Individuell	CT3-A, CTX
Diaphysär	Alloclassic Zweymüller SL, SL Plus

sowie Schenkelhalsdeformitäten nach Umstellung und Trauma (Thomas u. Grundei 1999). Die photodynamische Beurteilung belegt das biomechanische Konzept der dynamischen Fixation mit Anstieg der Krafteinleitung im Kalkarbereich und lateraler Kompensation im inneren Anlagebereich der Femurkortikalis (Koebke u. Mitarb. 2000). Knochendichtemessungen zeigen eine Verdichtung im Kalkarbereich. In den dynamisch beanspruchten Verankerungszonen wird ein starker Knocheneinwuchs beschrieben. Unterhalb der Prothesenspitze verhält sich der Knochen normal. Der Schenkelhalszugang für Kurzstielprothesen kann jedoch zu Komplikationen führen. Bei zu varischer Position können Schaftperforationen auftreten (Hube u. Hein 2002).

Um den operativen Eingriff zu verkleinern, wurden **minimalinvasive Techniken** eingeführt. Die Ziele sind eine Verringerung der operativen Läsion, Verkürzung der Operationsdauer und frühzeitige Mobilisierung. Dennoch sollen die Ergebnisse der bisherigen Standardimplantate erreicht werden. Bei der minimalinvasiven Technik besteht eine der operativen Modifikationen in einem insgesamt kleineren erforderlichen Hautschnitt. Bei der Two-Incision-Technik erfolgen die Hautschnitte parallel über dem Schenkelhals und unmittelbar proximal der Trochanterspitze im Glutealbereich. Die Pfannen- und Schaftpräparation über diese Zugänge erfordern zudem die Verwendung modifizierter Instrumente und eine intraoperative Bildwandlerkontrolle.

Robotersysteme. Bei der Verwendung von Robotersystemen wird eine verbesserte Primärstabilität angestrebt. Die roboterunterstützte Protheseninplantation setzt die Planung des Arztes um und passt den Knochen der vom Arzt ausgewählten Prothese an. Durch die Entwicklung

12.5 Primäre Hüftendoprothetik

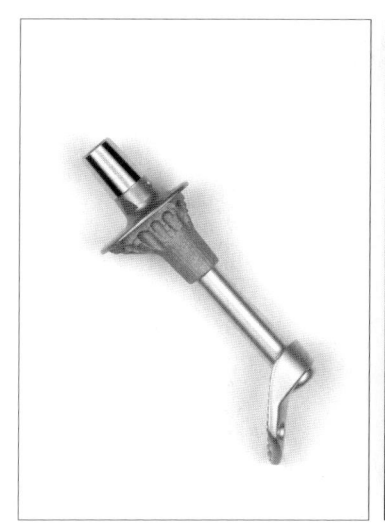

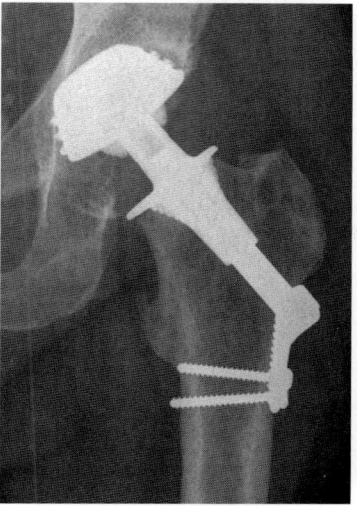

Abb. 12.39 Adaptierte Druckscheibenprothese.

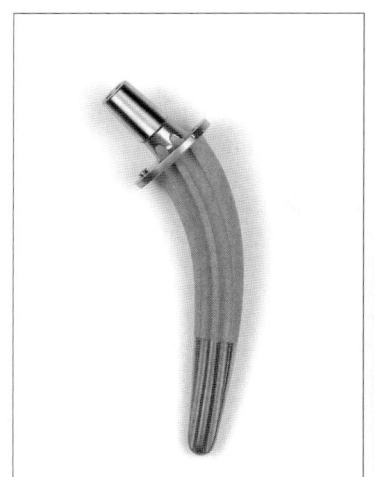

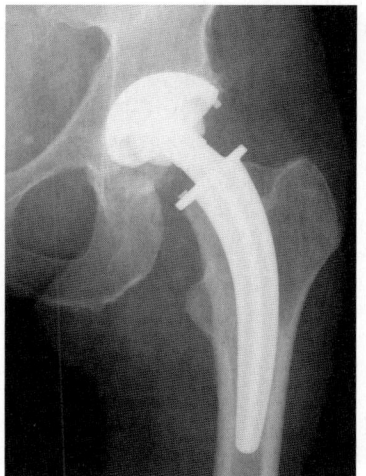

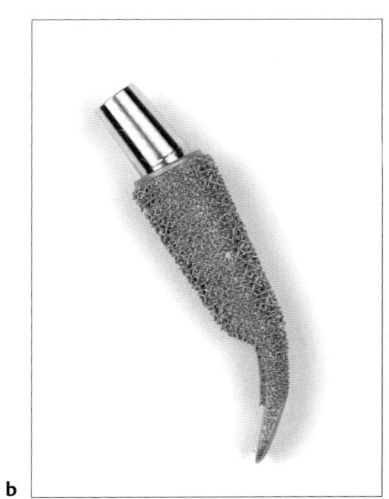

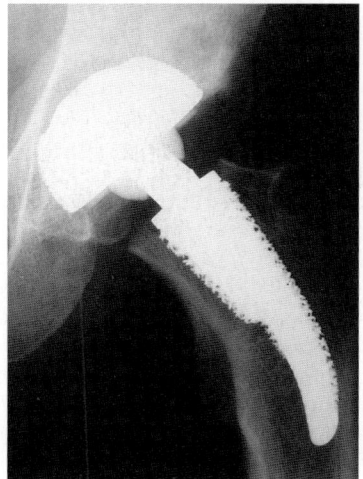

Abb. 12.40 a–b Kurzstielprothesen: C.P.F. (**a**), CUT (**b**) und Mayo (**c**).

Fortsetzung ▶

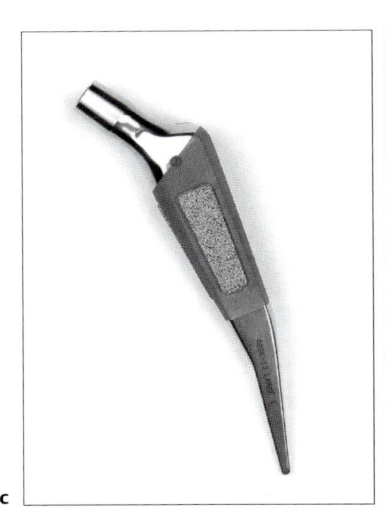

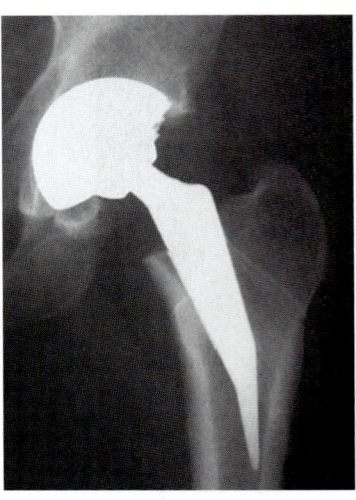

Abb. 12.40c Fortsetzung

von Navigation (Amiot u. Mitarb. 1995), Roboterimplantation (Börner u. Mitarb. 1997) oder Individualprothesen (Aldinger u. Mitarb. 1983) wurde die 3D-Simulation ermöglicht. Nach präoperativer Planung und exakter Fräsung des Markraumes kann das Implantat mit größtmöglicher Stabilität positioniert werden. Der Roboter ermöglicht eine genaue Rekonstruktion der Anatomie und einen besseren Pressfit (Jerosch u. Mitarb. 1999a, b). Einfluss auf die Rotationsstabilität hat dabei die Definition der Fräsbahn (Thomsen u. Mitarb. 2002). Spongiosa, die beim Raspeln und Fräsen anfällt und durch Anlagerung und Kompression als Spongiosaplastik wirkt, entfällt beim Roboter.

Bewegungsumfang

Junge und aktive Patienten fordern eine große Beweglichkeit des Hüftgelenks. Der **Bewegungsumfang** lässt sich durch die Wahl eines größeren Kugelkopfes, eines schlanken (taillierten) Halsdurchmessers, einer Pfanne, die den Kopf weniger als 180° umfasst, und die Modifikation des Einsatzes (Einlauffacette) verbessern.

Große Kugelköpfe (≥ 32 mm) haben ein größeres Range of Motion (ROM) und ein geringeres Impingementrisiko (Scifert u. Mitarb. 1998, Kelly u. Mitarb. 1998). Durch die – im Vergleich mit dem 28-mm-Kugelkopf – tiefere Position in der Pfanne wird die Luxationsgefahr vermindert. Dabei muss berücksichtigt werden, dass dadurch die Dicke des Polyethyleneinsatzes reduziert wird. Für Keramikkugelköpfe sind zur Vermeidung eines Impingement sowie zur Verhinderung des Abplatzens von Teilchen vom Rand die 32-mm-Kugelköpfe gegenüber 28-mm-Kugelköpfen vorteilhafter.

Eine zunehmende Kopf-/Hals-Durchmesserrelation (Chandler u. Mitarb. 1982) verbessert den Bewegungsumfang und vermindert die Gefahr eines Impingement. Die Kopf/Hals-Durchmesserrelation sollte zumindest 2 : 1 (z. B. 28/14) betragen. Die 22-mm-Kugelköpfe bedingen somit einen Konus 10/11. Mit einem großen (≥ 32 mm) Kopf kann bei korrekter Pfannen- und Stielposition ein optimales Bewegungsausmaß erreicht werden.

Die **Halslänge** (s. Abb. 12.32 u. 12.33) ist bezüglich des ROM und dadurch zwangsläufig auch für das Impingement eine wichtige Größe. Damit der Bewegungsumfang voll zum Tragen kommt, muss die Halslänge mindestens so groß sein, dass zwischen Implantat und Knochen (Trochanterspitze), aber auch zwischen den Implantaten (Kragen und Pfannenschale bzw. Einsatz) kein Impingement möglich ist. Eine darüber hinaus reichende Halslänge verbessert aber den Bewegungsumfang nicht.

Bei Implantaten werden die Halslängen meistens kürzer konstruiert als anatomisch korrekt. Die fehlende Länge kann durch die verschiedenen Halslängen der Kugelköpfe korrigiert werden. Bei zu lang konstruierten Halslängen können kurze anatomische Verhältnisse nicht mehr kompensiert werden.

Überlange Kugelköpfe (XL, XXL, XXXL) mit eigenen Halsansätzen und deshalb großen Halsdurchmessern schränken das Bewegungsmaß durch eine schlechte Kopf-/Halsdurchmesserrelation ein.

Komplikationen

Hüftschmerzen nach einer Totalendoprothese sind ein unbefriedigendes Ergebnis. Die häufigste Ursache für **intraartikuläre Schmerzen** einer stabilen Hüfte sind Impingement, Abrieb und Infektion (Knahr u. Mitarb. 2001).

Bei einer unzureichenden Implantatposition muss mit einem **Impingement** gerechnet werden. Dabei kann der Kopf aus der Pfanne gehebelt werden und Subluxationen bzw. Luxationen verursachen, wodurch ein sofortiger (Keramik) oder rezidivierender Materialschaden (Polyethylen, Metall) mit vermehrtem Abrieb entsteht. Insbesondere bei Keramik ist aufgrund der Werkstoffeigenschaften ein Impingement zu vermeiden. Ein Bone-Bone-Impingement

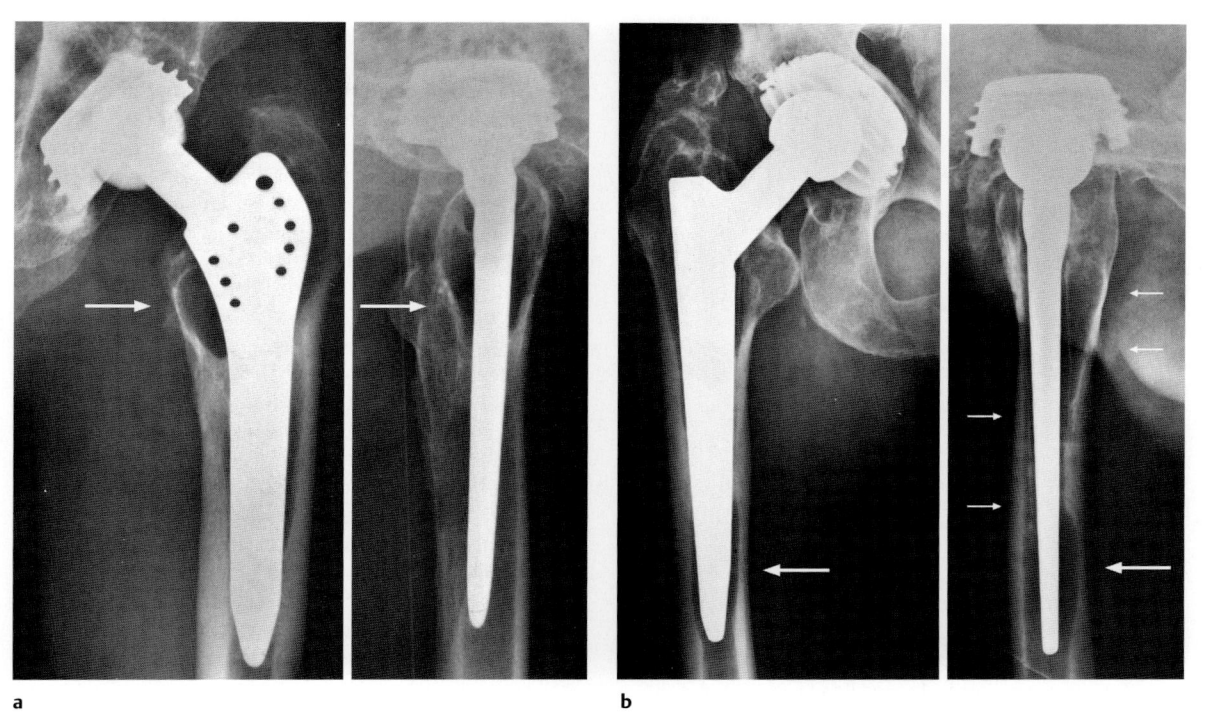

Abb. 12.41 a u. b Osteolysen (große Pfeile) bis zur intertrochantären Region (**a**) und bis zur Stielspitze (**b**). Zarte Skleroselinien (kleine Pfeile) in der 2. Ebene, die in der a.-p. Aufnahme nicht zur Darstellung kommen.

(Bartz u. Mitarb. 2000) wird durch das Anschlagen des Trochanter major am Becken verursacht.

Für die Antetorsion des Stiels werden Winkel von 0–30° und ein CCD-Winkel von 120–130° angegeben (Seki u. Mitarb. 1998, Kummer u. Mitarb. 1999, D'Lima u. Mitarb. 2000, Robinson u. Mitarb. 1997, Bader u. Mitarb. 2002, Jerosch u. Mitarb. 2002). Zur Vermeidung des dorsalen Impingement werden diese Winkel zum Teil konstruktiv berücksichtigt (z.B. Lubinus SP II, s. Abb. 12.**29**) oder können intraoperativ eingestellt werden (z.B. Schwenkhülse, s. Abb. 12.**34**).

Abrieb und Osteolysen sind zum Hauptproblem der zementfreien Endoprothetik geworden. Eine unvollständige zirkuläre Beschichtung bietet keine ausreichende Abdichtung des intramedullären Kanals zum Gelenk. Bei diesen Stielen zeigt sich Polyethylenabrieb bis an die Stielspitze (Abb. 12.**41 b**). Vollständig osseointegrierte Stiele bilden dagegen eine Barriere gegen Abriebpartikel (Abb. 12.**41 a**).

Da für die zementfreie Fixation die Struktur der Implantatoberfläche für das An- bzw. Einwachsen von wesentlicher Bedeutung ist, werden Implantate mit strukturierter Oberfläche verwendet. Dabei muss das Porouscoating in ausreichendem Maße und vor allem an Stellen mit kortikalem Kontakt bei gleichzeitig entsprechender Festigkeit von Material und Knochen vorhanden sein. Hohe Lockerungsraten bei proximal nur partiell beschichteten Porous-coated-Stielen (Clohisy u. Harris 1999 b, Thanner u. Mitarb. 1999) stehen minimalen Lockerungsraten bei vollständigem Porous-coating gegenüber (McAuley u. Mitarb. 1998, Engh u. Hopper jr. 2002).

Oberschenkelschmerzen (Campbell u. Mitarb. 1992, Ali u. Mitarb. 2002, Barrack u. Mitarb. 1992, Kim u. Mitarb. 2002 b) hängen mit der Art bzw. Qualität des zementfrei fixierten Schaftes zusammen und sind oftmals Ausdruck der Instabilität (Campbell u. Mitarb. 1992). Kleine proximale Fiber-mesh-Flächen sind für eine ausreichende Osseointegration und Stabilität zu gering, sodass es zu Schmerzen kommt (Kim u. Mitarb. 1992). Bei Stiellockerungen finden sich vermehrt Oberschenkelschmerzen, die nach Revision der gelockerten Schäfte verschwinden. Diese Schmerzen zeigen sich ebenso bei nur proximal beschichteten Stielen (Heekin u. Mitarb. 1993) sowie bei großen und steifen Stielen (Engh u. Bobyn 1988). Vor allem bei großen Stielen und Durchmessern (Engh u. Bobyn 1988) kommt es zu einem erheblichen Knochenabbau (Heekin u. Mitarb. 1993, Kim u. Kim 1992). Zu einer deutlichen Reduktion der Schaftschmerzen kam es durch Verbesserung der anatomischen Formgebung, größere Beschichtungsflächen und mehr Stielgrößen (Engh u. Mitarb. 1997). Oberschenkelschmerzen treten aber auch bei ausgeprägtem Remodelling vermehrt auf. Die bei der zementfreien Implantation als unerwünschte Knochenreaktion beschriebenen **Kompaktaverbreiterungen** (Abb. 12.**42**) müssen jedoch keineswegs mit der klinischen Symptomatik korrelieren.

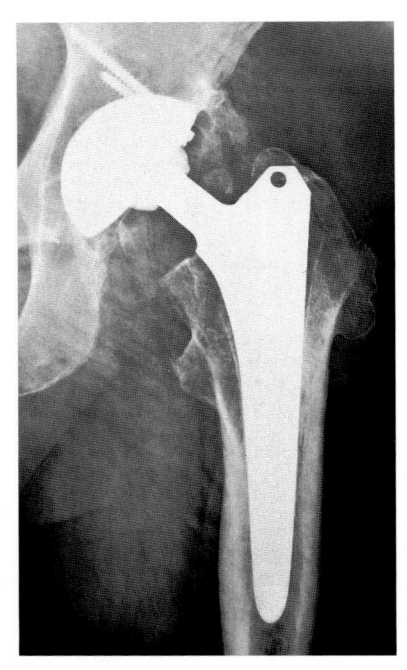

Abb. 12.42 Geringe Kompaktaverbreiterung in Höhe der SBG-Prothesenspitze.

Weitere Ursachen eines Oberschenkelschmerzes sind Muskelhernien (Higgs u. Mitarb. 1995) und Stressfrakturen (Eschenroeder u. Krackow 1988, Gill u. Mitarb. 1999, Lotke u. Mitarb. 1986).

Periartikuläre Ursachen für Hüftschmerzen können Stress- oder osteolytisch bedingte Beckenfrakturen mit Schmerzausstrahlung in den Leisten- und Adduktorenbereich, heterotope Ossifikationen, Zustand nach Trochanterosteotomien, Bursitiden, Muskel- und Sehnenimpingement, Tumoren, Nervenkompressionssymptome, muskuläre Imbalance, Offsetdifferenzen, Impingement der Weichteile, arterielle Verschlüsse im Becken- oder Oberschenkelbereich sein.

Hüftschmerzen, die durch Veränderungen der **LWS** bedingt sind und zu Symptomen im Hüftbereich führen, sind durch eine Spinalstenose L3–L5 mit eingeschränkter Gangleistung und Claudicatio-Symptomatik, degenerative Instabilitäten, vor allem L4/5, Diskusprotusion und -prolaps, asymmetrische Übergangswirbel, Facettensyndrom bei Spondylarthrose L1/2 und L4/5, Wirbelkörperfrakturen, vor allem am thorakolumbalen Übergang, und funktionelle Störungen des thorakolumbalen Überganges mit Schmerzausstrahlung in den Leistenbereich verursacht. Irritationen des Iliosakralgelenks sowie des N. genitofemoralis (L I/L II) und N. ilio-inguinalis (L I/L II) führen zur Schmerzausstrahlung in den Leisten- bzw. Adduktorenbereich. Ebenso können Skrotalpathologien, Endometriosen, Polymyalgia rheumatica, proximale diabetische Neuropathie, Herpes zoster im Hüftbereich und Inguinalhernien, Hüftschmerzen simulieren.

Schmerzfreiheit, Bewegungsumfang und Überlebensraten sind wesentliche Kriterien für den Erfolg zementfreier Endoprothesen. Mehrere zementfreie Standardimplantate mit unterschiedlichem Material und Design sowie verschiedenen Oberflächen und Verankerungstechniken erfüllen diese Forderung bereits langfristig (Delaunay u. Kapandij 2001, Eingartner u. Mitarb. 2001, Siebold u. Mitarb. 2001, Engh u. Hopper 2002, Grappiolo u. Mitarb. 2002, Grübl u. Mitarb. 2002). Die bisher veröffentlichten Ergebnisse aktueller zementfreier Standardschaftimplantate lassen langfristig Resultate erwarten, die der zementierten Hüftendoprothetik zumindest gleichwertig sind.

Viele Prothesen werden eingesetzt, ohne dass es dazu entsprechende Untersuchungen und Ergebnisse gibt. Sorgfältige vorklinische Studien und die stufenweise Einführung sind notwendig, um unerwartete Nebenwirkungen zu erkennen und das Risiko für Patienten zu minimieren. Das Ziel von Neuentwicklungen muss es sein, den Abrieb zu minimieren und die Stabilität der Implantate sowie der Einsätze zu optimieren. Neuentwicklungen müssen mindestens die gleichen Ergebnisse wie die bisher erfolgreich verwendeten Implantate erbringen.

Die Forderung nach Funktionsverbesserung, Schmerzfreiheit und Langzeitstabilität stellt neben den Ansprüchen an das Implantat auch entsprechende Forderungen an die Operationstechnik.

Literatur

Acklin, Y.P., B.J. Berli, W. Frick, R. Elke, E.W. Morscher (2001): Nine-year results of Müller cemented titanium straight stems in total hip replacement. Arch Orthop Trauma Surg 121: 391–398

Adler, E., S.A. Stuchin, F.J. Kummer (1992): Stability of press-fit acetabular cups. J Arthroplasty 7: 295–301

Aigner, C. (1998): 10-Jahresergebnisse mit dem korundgestrahlten Reintitanschraubring nach Zweymüller. Z Orthop 136: 110–114

Albrektsson, T., P.I. Branemark, H.A. Hansson, J. Lindström (1981): Osseointegrated titanium implants. Requirements for ensuring a long-lasting, direct bone-to-implant anchorage in man. Acta Orthop Scand 52: 155–170

Aldinger, G. (2002): Umgang mit femoralen Deformitäten – pro Individualprothese. In: Perka, C., H. Zippel: Trends und Kontroversen in der Endoprothetik des Hüftgelenkes. Einhorn-Presse: 54–59

Aldinger, G., A. Fischer, B. Kurtz (1983): Computer-aides manufacture of individual endoprostheses. Preliminary communication. Arch Orthop Traum Surg 102: 31–35

Alfaro-Adrian, J., H.S. Gill, D.W. Murray (1999): Cement migration after THR. A comparison of Charnley Elite and Exeter femoral stems using RSA. J Bone Joint Surg Br 81: 130–134

Ali, M.S., A. Kumar (2002): Isoelastic femoral component in primary cementless total hip arthroplasty. Int Orthop 26: 243–246

Amiot, L.P., H. Labelle, J.A. DeGuise, M. Sati, P. Brodeur, C.H. Rivard (1995): Computer-assisted pedicle screw fixation. A feasibility study. Spine 20: 1208–1212

Astion, D.J., P. Saluan, B.N. Stuhlberg, C.M.N. Rimanc, S. Li (1996): The porous-coated anatomic total hip prosthesis: failure of the metal-backed acetabular component. J Bone Joint Surg Am 78: 755–766

Bachfischer, K., P.M. Karpf, R. Schwarz (2000): Ungewöhnliche Beobachtung nach Hüft-TEP mit Metall/Metall-Gleitpaarung. Z Orthop 138: 230–234

Bader, R., E. Steinhauser, R. Gradinger, G. Willmann, W. Mittelmeier (2002): Computergestützte Bewegungssimulation mit Keramik-Keramik-Gleitpaarung. Analyse der Einflussparameter Implantat-Design und Position. Z Orthop 140: 310–316

Badhe, N.P., M.S. Orth, R.C. Quinnell, P.W. Howard (2002): The uncemented Bi-Contact total hip arthroplasty. J Arthroplasty 17: 896–901

Baldursson, H., N. Egund, L.I. Hansson, G. Selvik (1979): Instability and wear of total hip prostheses determined with rontgen stereophotogrammetry. Arch Orthop Trauma Surg 95: 257–263

Baleani, M., R. Fognani, A. Toni (2001): Initial stability of a cementless acetabular cup design: Experimental investigation on the effect of adding fins to the rim of the cup. Artificial Organs 25: 664–669

Ballard, W.T., J.J. Callaghan, P.M. Sullivan, R.C. Johnston (1994): The results of improved cementing techniques for total hip arthroplasty in patients less than fifty years old. J Bone Joint Surg Am 76: 959–964

Bands, R., R.R. Pelker, J. Shine, H. Bradburn, R. Margolis, J. Leach (1991): The noncemented porous-coated hip prosthesis. A three-year clinical follow-up study and radiographic analysis. Clin Orthop 269: 209–219

Barrack, R.L., R.D. Mulroy, W.H. Harris (1992a): Improved cementing techniques and femoral component loosening in young patients with hip arthroplasty. J Bone Joint Surg Br 74: 385–389

Barrack, R.L., M. Jasty, C. Bragdon, T. Haire, W.H. Harris (1992b): Thigh pain despite bone ingrowth into uncemented femoral stems. J Bone Joint Surg Br 74: 507–510

Bartel, D.I., V.L. Bicknell, T.M. Wright (1986): The effect of conformity, thickness, and material on stresses in ultra-high molecular weight components for total joint replacement. J Bone Joint Surg Am 68: 1041–1051

Bartz, R.L., P.C. Nobel, N.R. Kadakia, H.S. Tullos (2000): The effect of femoral head size on posterior dislocation of the artificial hip joint. J Bone Joint Surg Am 82: 1300–1307

Bauer, T.W., R.C. Geesink, R. Zimmerman, J.T. McMahon (1991): Hydroxyapatite-coated femoral stems. Histological analysis of components retrieved at autopsy. J Bone Joint Surg Am 73: 1439–1452

Bauer, T.W., B.N. Stulberg, J. Ming, R.T. Geesink (1993): Uncemented acetabular components. Histologic analysis of retrieved hydroxyapatite-coated and porous implants. Arthroplasty 8: 167–177

Beaulé, P.E., P. Campell, J. Mirra, J.C. Hopper, T.P. Schmalzried (2001): Osteolysis in a cementless, second generation metal-on-metal hip replacement. Clin Orthop 386: 159–165

Beckenbaugh, R.D., D.M. Illstrup (1978): Total hip arthroplasty. A review of three hundred and thirty-three cases with long follow-up. J Bone Joint Surg Am 60: 306–313

Bensmann, G. (1996): Welcher Werkstoff ist für welche Endoprothese geeignet? Werkstoffeignungsbewertung am Beispiel von zementierten Hüftendoprothesen. In: Jerosch, J., H. Effenberger, S. Fuchs: Hüftendoprothetik. Biomaterialien, Design, Spätinfektion, Qualitätssicherung und Dokumentation. Thieme, Stuttgart: 2–6

Bereiter, H., M. Bürgi, B.A. Rahn (1992): Das zeitliche Verhalten der Verankerung einer zementfrei implantierten Hüftpfanne im Tierversuch. Orthopäde 21: 63–70

Berger, R.A., L.R. Kull, A.G. Rosenberg, J.O. Galante (1996): Hybrid total hip arthroplasty: 7- to 10-year results. Clin Orthop 333: 134–146

Berger, R.A., J.J. Jacobs, L.R. Qingley, A.G. Rosenberg, J.O. Galante (1997): Primary cementless acetabular reconstruction in patients younger than 50 years old: 7- to 11-year results. Clin Orthop 344: 216–226

Berman, A., A. Avolio, W. DelGallo (1994): Acetabular osteolysis in total hip arthroplasty: Prevention and treatment. Arthroplasty Rounds: 963–965

Berry, D.J., M. Halasy (2002): Uncemented acetabular components for arthritis after acetabular fracture. Clin Orthop 405: 92–100

Blaschke, H, H. Kiss, C. Dohnalek, F. Abdolvahab, H. Effenberger, U. Dorn (1998): Langzeitergebnisse der Hofer-Imhof-Pfanne. In: Dorn, U.: 10 Jahre Hofer-Imhof-Pfanne. Kompendium des Symposiums vom 25.4.1998 in Salzburg. Eigenverlag

Bloebaum, R.D., M. Merrell, K. Gustke, M. Simmons (1991): Retrieval analysis of a hydroxyapatite-coated hip prosthesis. Clin Orthop 267: 97–102

Bloebaum, R.D., J.A. Dupont (1993): Osteolysis from a press-fit hydroxyapatite-coated implant. A case study. J Arthroplasty 8: 195–202

Bloebaum, R.D., L. Zou, K.N. Bachus, K.G. Shea, A.A. Hofmann, H. Dunn (1997): Analysis of particles in acetabular components from patients with osteolysis. Clin Orthop 338: 109–118

Bobyn, J.D., R.M. Pilliar, H.U. Cameron, G.C. Weatherly (1981): Osteogenic phenomena across endosteal bone-implant space with porous surfaced intramedullary implants. Acta Orthop Scand 52: 145–153

Bobyn, J.D., J.J. Jacobs, M. Tanzer, R.M. Urban, R. Aribindi, D.R. Summer, T.M. Turner, C.E. Brooks (1995): The suspectibility of smooth implant surfaces to periimplant fibrosis and migration of polyethylene wear debris. Clin Orthop 311: 21–39

Böhm, P., R. Bösche (1998): Survival analysis of the Harris-Galante I acetabular cup. J Bone Joint Surg Br 80: 396–403

Böhm, G., F. Lintner, A. Auterith, D.K. Lester, K.A. Zweymüller (2001): Morphometric examination of straight, tapered titanium stems: a retrieval study. Clin Orthop 393: 13–24

Borssén, B., J. Kärrholm, F. Snorrason (1991): Osteolysis after ceramic-on-ceramic hip arthroplasty. A case report. Acta Orthop Scand 62: 73–75

Bos, I., G. Willmann (2001): Morphologic characteristics of periprosthetic tissues from hip prostheses with ceramic-ceramic couples. A comparative histologic investigation of 18 revision and 30 autopsy cases. Acta Orthop Scand 72: 335–342

Börner, M., A. Bauer, A. Lahmer (1997): Rechnerunterstützter Robotereinsatz in der Hüftendoprothetik. Orthopäde 26: 251–257

Bösch, P. (2003): Der Biomet-Merck Schraubring. In: Effenberger, H.: Schraubpfannen. Effenberger, Grieskirchen: 273–274

Bösch, P., H. Harms, F. Lintner (1982): Nachweis des Katalysatorbestandteiles Dimethylparatoluidin im Knochenzement, auch nach mehrjähriger Implantation. Arch Toxicol 51: 157–166

Bourne, R.B., C.H. Rorabeck, M. Skutek, S. Mikkelsen, M. Winemaker, D. Robertson (1998): The Harris Design-2 total hip replacement fixed with so-called second-generation cementing techniques. A ten to fifteen-year follow-up. J Bone Joint Surg Am 80: 1775–1780

Branemark, P.I., B.O. Hansson, R. Adell, U. Breine, J. Lindström, O. Hallen, A. Öhonan (1977): Osseointegrated implants in the treatment of the edentulous jaw. Experience from a 10-year period. Scand J Plast Reconstr Surg 16: Suppl 1

Breusch, S.J., Y. Draenert, K. Draenert (1998): Die anatomische Basis des zementierten Prothesenstiels. Eine Vergleichstudie zum geraden anatomischen Design. Z Orthop 136: 554–559

Breusch, S.J., R. Berghof, U. Schneider, G. Weiß, H.G. Simank, M. Lukoschek, V. Ewerbeck (1999): Der Stand der Zementiertechnik bei Hüfttotalendoprothesen in Deutschland. Z Orthop 137: 101–107

Breusch, S.J., P.R. Aldinger, M. Thomsen, V. Ewerbeck, M. Lukoschek (2000a): Verankerungsprinzipien in der Hüftendoprothetik. Teil I: Prothesenstiel. Unfallchirurg 103: 918–931

Breusch, S.J., P.R. Aldinger, M. Thomsen, M. Lukoschek, V. Ewerbeck (2000b): Verankerungsprinzipien in der Hüftendoprothetik. Teil II: Pfannenkomponente. Unfallchirurg 103: 1017–1031

Breusch, S.J., M. Lukoschek, J. Kreutzer, D. Brocai, T.A. Gruen (2001): Dependence of cement mantle thickness on femoral stem design and centralizer. J Arthroplasty 16: 648–657

Brien, W.W., E.A. Salvati, T.M. Wrigth, C.L. Nelson, D.S. Hungerford, D.L. Gilliam (1990): Dissociation of acetabular components after total hip arthroplasty. Report of four cases. J Bone Joint Surg Am 72: 1548–1550

Britton, A.R., D.W. Murray, C.J. Bulstrode, K. McPherson, R.A. Denham (1996): Long-term comparison of Charnley and Stanmore design total hip replacements. J Bone Joint Surg Br 78: 802–808

Brown, T.E., B. Larson, F. Shen, J.T. Moskal (2002): Thigh pain after cementless total hip arthroplasty: evaluation and management. J Am Acad Orthop Surg 10: 385–392

Bueche, M.J., J.E. Herzenberg, B.T. Stubbs (1989): Dissociation of a metal-backed polyethylene acetabular component. A case report. J Arthroplasty 4: 39–41

Bugbee, W.D., W.J. Culpepper II., C.A. Engh Jr., C.A. Engh Sr. (1997): Long-term clinical consequences of stress-shielding after total hip arthroplasty without cement. J Bone Joint Surg Am 79: 1007–1012

Bülow, J.U., G. Scheller, P. Arnold, M. Synatschke, L. Jani (2001): Uncemented total hip replacement. Int Orthop 20: 65–69

Burke, D.W., C.R. Bragdon, D.O. O'Connor, M. Jasty, T. Haire, W.H. Harris (1991): Dynamic measurement of interface mechanics in vivo and the effect of micromotion on bone ingrowth into a porous surface device under controlled loads in vivo. Trans Orthop Res Soc 16: 103

Burroughs, B.R., H.E. Rubash, W.H. Harris (2002): Femoral head sizes larger than 32 mm against highly cross-linked polyethylene. Clin Orthop 405: 150–157

Burt, C.F., K.L. Garvin, E.T. Otterberg, O.M. Jardon (1998): A femoral component inserted without cement in total hip arthroplasty. A study of the Tri-Lock component with an average ten-year duration of follow-up. J Bone Joint Surg Am 80: 952–960

Callaghan, J.J., E.E. Forest, J.P. Olejniczak, D.D. Goetz, R.C. Johnston (1998): Charnley total hip arthroplasty in patients less than fifty years old. A twenty to twenty-five-year follow-up note. J Bone Joint Surg Am 80: 704–714

Callaghan, J.J., J.C. Albright, D.D. Gietz, J.P. Olejniczak, R.C. Johnston (2000): Charnley total hip arthroplasty with cement. Minimum twenty-five-year-follow-up. J Bone Joint Surg Am 82: 487–497

Callaghan, J.J., T.D. Brown, D.R. Pedersen, R.C. Johnston (2002): Choices and comparisons in the use of small head sizes in total hip arthroplasties. Clin Orthop 405: 144–149

Calonius, O., V. Saikko (2002): Analysis of polyethylene particles produced in different wear conditions in vitro. Clin Orthop 399: 219–230

Cameron, H.U., R.M. Pilliar, I. Macnab (1976): The rate of bone ingrowth into porous metal. J Biomed Mater Res 10: 295–302

Cameron, H.U. (1995): Solution options: modular hip stem designs. Orthopedics 18: 824–826

Campbell, A.C.L., C.H. Rorabeck, R.B. Bourne, D. Chess, L. Nott (1992): Thigh pain after cementless arthroplasty: annoyance or ill omen. J Bone Joint Surg Br 74: 63–66

Capello, W.N., J.A. D'Antonio, J.R. Feinbergr, M.T. Manley (1997): Hydroxyapatite-coated total hip femoral components in patients less than fifty years old. Clinical and radiographic results after five to eight years of follow-up. J Bone Joint Surg Am 79: 1023–1029

Capello, W.N., J.A. D'Antonio, J.R. Feinberg, M.T. Manley (1998a): Hydroxyapatite in total hip arthroplasty. Clinical results and critical issues. Clin Orthop 355: 200–211

Capello, W.N., J.A. D'Antonio, M.T. Manley, J.R. Feinberg (1998b): Hydroxyapatite-coated total hip femoral components in patients less than fifty years old. Clincal and radiographic results after five to eight years follow-up. J Bone Joint Surg Am 79: 1023–1029

Chandler, H.P., F.T. Reineck, R.L. Wixson, J.C. McCarthy (1981): Total hip replacement in patients younger than thirty years old. J Bone Joint Surg Am 63: 1426–1434

Chandler, D.R., R. Glousman, D. Hull, P.J. McGuire, I.S. Kim, I.C. Clarke, A. Sarminto (1982): Prosthetic hip range of motion and impingement. The effect of head and neck geometry. Clin Orthop 166: 284–291

Charnley, J. (1979): Low friction arthroplasty of the hip. Theory and practice. Springer, Berlin

Chen, F.S., P.E. Di Cesare, A.A. Kale, J. F. Lee, V.H. Frankel, S.A. Stuchin, J.D. Zimmermann (1998): Results of cemented metal-backed acetabular components: a 10 year-average follow-up study. J Arthroplasty 13: 867–873

Chmell, M.J., R.D. Scott, W.H. Thomas (1997): Total hip arthroplasty with cement for juvenile rheumatoid arthritis. J Bone Joint Surg Am 79: 44–52

Christie, M.J. (2002): Clinical applications of trabecular metal. Am J Orthop 31: 219–220

Christie, M.J., D.K. DeBoer, L.W. Trick, J.C. Brothers, R.E. Jones, G. Vise, T.A. Gruen (1999): Primary total hip arthroplasty with use of the modular S-ROM prosthesis. Four to seven year clincal and radiographic results. J Bone Joint Surg Am 81: 1707–1716

Clarke, H.J., R.H. Jinnah, K.E. Warden, Q.G. Cox, M.J. Curtis (1991): Evaluation of acetabular stability in uncemented prostheses. J Arthroplasty 6: 335–340

Clohisy, J.C., W.H. Harris (1999a): The Harris-Galante porous coated acetabular component with screw fixation. An average ten-year follow-up study. J Bone Joint Surg Am 81: 66–73

Clohisy, J.C., W.H. Harris (1999b): The Harris-Galante uncemented femoral component in primary total hip replacement at 10 years. J Arthroplasty 14: 915–917

Collier, J.P., M.B. Mayor, V.A. Suprenant, H.P. Suprenant, L.A. Dauphinais, R.E. Jensen (1990): The biomechanical problems of polyethylene as a bearing surface. Clin Orthop 261: 107–113

Collier, J.P., M.B. Mayor, R.E. Jensen, V.A. Suprenant, H.P. Suprenant, J.L. McNamar, L. Belec (1992): Mechanisms of failure of modular prostheses. Clin Orthop 285: 129–139

Collier, J.P., V.A. Suprenant, M.B. Mayor, M. Wrona, R.E. Jensen, H.P. Suprenant (1993): Loss of hydroxyapatite coating on retrieved total hip components. J Arthroplasty 8: 389–393

Creighton, M., J.J. Callaghan, J.P. Olejniczak, R.C. Johnston (1998): Total hip arthroplasty with cement in patients who have rheumatoid arthritis. J Bone Joint Surg Am 80: 1439–1446

Curtis, M.J., R.H. Jinnah, V.D. Wilson, D.S. Hungerford (1992): The initial stability of uncemented acetabular components. J Bone Joint Surg Br 74: 372–376

D'Lima, D.D., A.G. Urquhart, K.O. Buehler, R.H. Walker, C.W. Colwell jr. (2000): The effect of the orientation of the acetabular and femoral components on the range of motion of the hip at different head-neck ratios. J Bone Joint Surg Am 82: 315–321

Davies, J.P., W.H. Harris (1993): Strength of cement-metal interfaces in fatique: comparison of smooth, porous and precoated specimens. Clin Mater 12: 121–126

Dearborn, J.T., W.R. Murray (1998): Arthopor 2 acetabular component with screw fixation in primary hip arthroplasty: a 7- to 9-year follow-up study. J Arthroplasty 13: 259–265

DeGroot, K., R. Geesink, C.P. Klein, P. Serekian (1987): Plasma sprayed coatings of hydroxyapatite. J Biomed Mater Res 21: 1375–1381

Delaunay, C.P. (1999): Metasul bearings in primary total hip arthroplasty: French experince and preliminary results. In: Rieker u. Mitarb.: Metasul – A metal-on-metal bearing. Huber, Bern: 181–189

Delaunay, C.P., A.I. Kapandji (1996): Primary total hip arthroplasty with the Karl Zweymuller first-generation cementless prosthesis. A 5- to 9-year retrospective study. J Arthroplasty 11: 643–652

Delaunay, C.P., A.I. Kapandji (1997): Acetabular screw rings and surface treatment. Clin Orthop 340: 130–141

Delaunay, C.P., A.I. Kapandji (1998): Survivorship of rough-surfaced threaded acetabular cups. 382 consecutive primary Zweymüller cups followed 0.2–12 years. Acta Orthop Scand 69: 379–383

Delaunay, C.P., A.I. Kapandji (2001): Survival analysis of cementless grit-blasted titanium total hip arthroplasties. J Bone Joint Surg Br 83: 408–413

Delaunay, C.P., A.I. Kapandji (2003): Einsatz der Zweymüller und Alloclassic-CSF sandgestrahlten Titanschraubpfannen in der primären totalen Hüftendoprothetik. In: Effenberger, H.: Schraubpfannen. Effenberger, Grieskirchen: 205–210

Delaunay, C.P., F. Bonnomet, J. North, D. Jobard, C. Cazeau, J.F. Kempf (2001): Grit-blasted titanium femoral stem in cementless primary total hip arthroplasty: a 5- to 10-year multicenter study. J Arthroplasty 16: 47–54

DeLee, J.G., J. Charnley (1976): Radiological demarcation of cemented sockets in total hip replacement. Clin Orthop 121: 20–32

Della Valle, C.J., W.G. Paprosky (2002): The middle-aged patient with hip arthritis: the case for exensively coated stems. Clin Orthop 405: 101–107

Devane, P.A., R.B. Bourne, C.H. Rorabeck, S. MacDonald, E.J. Robinson (1995): Measurement of polyethylene wear in metal-backed acetabular cups. II. Clincal application. Clin Orthop 319: 317–326

Devane, P.A., J.G. Horne, K. Martin, G. Coldham, B. Krause (1997): Three-dimensional polyethylene wear of a press-fit titanium prosthesis. Factors influencing generation of polyethylene debris. J Arthroplasty 12: 256–266

Dohmae, Y., J.E. Berchtold, R.E. Sherman, R.M. Puno, R.B. Gustilo (1988): Reduction in cement-bone interface shear strength between primary and revsion arthroplasty. Clin Orthop 236: 214–220

Dominkus, M., M. Morscher, G. Beran, A. Wanivenhaus (1998a): Pfannenmigrationsanalyse bei rheumatoider Arthritis verglichen mit zementfreien Pfannenrevisionen. Orthopäde 27: 349–353

Dominkus, M., A.H. Wanivenhaus, M. Morscher, G. Powell, M. Krismer, G. Wölfl (1998b): Different cup migration in rheumatoid arthritis and arthrosis – A radiographic analysis of 127 uncemented acetabular cups. Acta Orthop Scand 69: 455–462

Dominkus, M., P. Funovics, E. Schwameis (1999): Frühzeitige Belastung nach zementfreien Hüfttotalendoprothesen – Eine Pfannenmigrationsanalyse. Z Orthop 137: 442–446

Dorr, L.D., Z. Wan, J. Cohen (1998): Hemispheric titanium porous coated acetabular component without screw fixation. Clin Orthop 351: 158–168

Dorr, L.D., Z. Wan, M. Song, A. Ranawat (1998): Bilateral total hip arthroplasty comparing hydroxyapatite coating to porous-coated fixation. J Arthroplasty 13: 729–736

Dorr, L.D., K. Lewonowski, M. Lucero, M. Harris, Z. Wan (1997): Failure mechanism of anatomic porous replacement I cementless total hip replacement. Clin Orthop 334: 157–167

Draenert, K., Y. Draenert (1992): Die Deformation des Knochens durch verschiedene Implantate. In: Draenert, K., Y. Draenert: Forschung und Fortbildung in der Chirurgie des Bewegungsapparates. 3. Art and Science, München: 13–20

Dumbelton, J.H., M.T. Manley, A.A. Edidin (2002): A literatur review of the association between wear rate and osteolysis in total hip arthroplasty. J Arthroplasty 17: 649–661

Ebramzadeh, E., A. Sarmiento, H.A. McKellop, A. Linas, W. Gogan (1994): The cement mantle in total hip arthroplasty. Analysis of long-term radiographic results. J Bone Joint Surg Am 76: 77–87

Echtler, B., H.A.C. Jacob, M. Houweling, O. Hersche (1999): 8-year survivorship analysis and subjective results of 687 primary Balgrist hip sockets. Acta Orthop Belgica 65: 346–356

Effenberger, H. (1996): Zementfreie Standard-Schaftimplantate. In: Jerosch, J., H. Effenberger, S. Fuchs: Hüftendoprothetik. Biomaterialien, Design, Spätinfektion, Qualitätssicherung und Dokumentation. Thieme, Stuttgart

Effenberger, H., E. Krok, T. Ramsauer, M. Weber, B. Harich (1997a): Threaded cup design yields sucess in primary hip arthroplasty. Orthop Trans 21: 232

Effenberger, H., M. Weber, U. Dorn, H. Hofer (1997b): Röntgenkriterien und radiologische Ergebnisse der Hofer-Imhof (H-I-) Schraubpfanne bei Erstimplantation. Z Orthop 135: 434–443

Effenberger, H., G. Böhm, M. Huber, F. Lintner, H. Hofer (2000): Experimental study of bone-implant contact with a parabolic acetabular component. Arch Orthop Trauma Surg 120: 365–371

Effenberger, H., A. Heiland, T. Ramsauer, W. Plitz, U. Dorn (2001a): A model for assessing the rotational stability of uncemented femoral implants. Arch Orthop Trauma Surg 121: 60–64

Effenberger, H., U. Witzel, F. Lintner, W. Rieger (2001b): Stress analysis of threaded cups. Int Orthopaedics 25: 228–235

Effenberger, H., M. Imhof, U. Witzel (2001c): Gewindedesign von Schraubpfannen. Z Orthop 139: 428–434

Effenberger, H., M. Imhof (2002a): Zementfreie Hüftpfannen – Implantat-Atlas. Effenberger, Grieskirchen

Effenberger, H., T. Ramsauer, S. Lassmann, G. Hilzensauer, U. Dorn (2002b): Successful hip arthroplasty using cementless titanium implants in rheumatoid arthritis. Arch Orthop Trauma Surg 122: 80–87

Effenberger, H., T. Ramsauer, U. Dorn (2003a): Einfluss von Patienten und Material auf das Langzeitergebnis der Zweymüller-Schraubpfannen. In: Effenberger, H.: Schraubpfannen. Effenberger, Grieskirchen: 199–204

Effenberger, H., J. Koebke, J. Hautmann, R. Wike, U. Witzel (2003b): Acetabulumform und arthrotische Veränderungen. In: Effenberger, H.: Schraubpfannen. Effenberger, Grieskirchen

Effenberger, H., M. Schwarz, U. Witzel (2003c): Der Einfluss der Gewindeform auf das Eindrehverhalten von Schraubpfannen. Orthop Praxis 39: 378–385

Effenberger, H., M. Imhof, U. Witzel (2003d): Form, Konstruktion und Modularität von Pressfit-Hüftpfannen. Biomed Tech 48: 252–257

Eftekhar, N.S. (1987): Long-term results of cemented total hip arthroplasty. Clin Orthop 225: 207–217

Eingartner, C., F. Maurer, G. Sauer, E. Winter, K. Weise, S. Weller (2001): Langzeitergebnisse mit dem zementfreien BICONTACT-Schaft. Akt Traumat 31: 149–155

Eingartner, C., A. Ihm, F. Maurer, R. Volkmann, K. Weise, S. Weller (2002): Good term results with a straight femoral shaft prosthesis made of titanium. Unfallchirurg 105: 804–810

Elke, R. (2001): Partikelkrankheit – ist die Tribologie ein Thema in der Revisionchirurgie? Orthopäde 30: 258–265

Emerson jr., R.H., W.C. Head, C.B. Emerson, W. Rosenfeldt, L.L. Higgins (2002): A comparison of cemented and cementless titanium femoral components used for primary total hip arthroplasty: a radiographic and survivorship study. J Arthroplasty 17: 584–591

Engh jr., C.A., W.J. Culpepper, C.A. Engh (1997): Long-term results of use of the anatomic medularry locking prosthesis in total hip arthroplasty. J Bone Joint Surg Am 79: 177–184

Engh, C.A., J.D. Bobyn (1988): The influence of stem size and extent of porous coating on femoral bone resorption after primary cementless hip arthroplasty. Clin Orthop 231: 7–28

Engh, C.A., W.L. Griffin, C.L. Marx (1990): Cementless acetabular components. J Bone Joint Surg Br 72: 53–59

Engh, C.A., R.H. Hopper jr. (2002): The odyssey of porous-coated fixation. J Arthroplasty 17, Suppl 1: 102–107

Epinette, J.A., R. Streicher, M.T. Manley, A.A. Edidin (2003): Langzeitergebnisse mit der HA-beschichteten Trident-Arc2f-Schraubpfanne bei Erstoperationen. In: Effenberger, H.: Schraubpfannen. Effenberger, Grieskirchen

Eschenroeder, H.C., K.A. Krackow (1988): Late onset femoral stress fracture associated with extruded cement following hip arthroplasty. A case report. Clin Orthop 236: 210–213

Espehaug, B., O. Fumes, L.I. Havelin, L.B. Engesaeter, S.E. Vollset (2002): The type of cement and failure of total hip replacements. J Bone Joint Surg Br 84: 832–838

Farizon, F., R. de Lavison, J.J. Azoulai, G. Bousquet (1998): Results with a cementless alumina-coated cup with dual mobility. A twelve-year follow-up study. Int Orthop 22: 219–224

Fisher, D.A. (1999): 5-year review of second generation acetabular cup with dome screws. J Arthroplasty 14: 925–929

Fisher, D.A., A.C. Tsang, N. Paydar, S. Millionis, C.H. Turner (1997): Cement-mantle thickness affects cement strains in total hip replacement. J Biomech 30: 1173–1177

Fowler, J.L., G.A. Gie, A.J. Lee, R.S. Ling (1988): Experience with the Exeter total hip replacement since 1970. Clin North Am 19: 477–489

Freeman, M.A.R. (1986): Why resect the neck? J Bone Joint Surg Br 68: 346–349

Freeman, M.A.R., P. Plante-Bordenneuve (1994): Early migration and late aseptic failure of proximal femoral prostheses. J Bone Joint Surg Br 76: 432–438

Friesecke, C. (2002): Sind neue Designs notwendig? Langzeitergebnisse mit der konventionellen zementierten Verankerungstechnik. In: C. Perka, H. Zippel: Einhorn-Presse, Reinbek: 86–90

Galante, J., W. Rostoker, R. Lueck, R.D. Ray (1971): Sintered fiber metal composites as a basis for attachment of implants to bone. J Bone Joint Surg Am 53: 104–114

Garcia-Cimbrelo, E., V. Diez-Vazquez, R. Madero (1997): Progression of radiolucent lines adjacent to the acetabular component and factors influencing migration after Charnley low-friction total hip arthroplasty. J Bone Joint Surg Am 79: 1373–1380

Garcia-Cimbrelo, E., A.Cruz-Pardos, R. Madero, M. Ortega-Andreu (2003): Total hip arthroplasty with use of the Zweymuller Alloclassic system: a ten to thirteen-year follow-up study. J Bone Joint Surg Am 85: 296–303

Garellick, G., H. Malchau, H. Regner, P. Herberts (1999): The Charnley versus the Spectron hip prosthesis: radiographic evaluation of a randomized, prospective study of 2 different hip implants. J Arthroplasty 14: 414–425

Garellick, G., H. Malchau, P. Herberts (2000): Survival of hip replacements. A comparison of a randomized trial and a registry. Clin Orthop 375: 157–167

Geesink, R.G.T., K. de Groot, C.P. Klein (1987): Chemical implant fixation using hydroxyl-apatite coatings. The developments of a human total hip prosthesis for chemical fixation to bone using hydroxyl-apatite coatings on titanium substrates. Clin Orthop 225: 147–170

Geesink, R.G.T., H.M. Hoefnagels (1995): Six-year results of hydroxyapatite-coated total hip replacement. J Bone Joint Surg Br 77: 534–547

Gill, T.J., J.B. Sledge, R. Orler, R. Ganz (1999): Lateral insufficiency fractures of the femur caused by osteopenia and varus angulation: a complication of total hip arthroplasty. J Arthroplasty 14: 982–987

Glassmann, A.H., C.A. Engh (1995): Cementless revision for femoral failure. Orthopedics 18: 851–853

Grappiolo, G., J.D. Blaha, T.A. Guen, G. Burastero, L. Spotorno (2002): Primary total hip arthroplasty using a grit-blasted, press-fit femoral prosthesis. Long-term results with survivorship analysis. Hip Int 12: 55–72

Grübl, A., C. Chiari, M. Gruber, A. Kaider, F. Gottsauner-Wolff (2002): Cementless total hip arthroplasty with a tapered, rectangular titanium stem and a threaded cup. J Bone Joint Surg Am 84: 425–431

Harris, W.H. (1993a): One step back; two steps forward. J Bone Joint Surg Am 75: 959–960

Harris, W.H. (1993b): The problem is osteolysis. Clin Orthop 311: 46–53

Harris, W.H., R.E. White, J.C. McCarthy, P.S. Walker, E.H. Weinberg (1983): Bony ingrowth fixation of the acetabular component in canine hip joint arthroplasty. Clin Orthop 176: 7–11

Harris, W.H., J.P. Davies (1988): Modern use of modern cement for total hip replacement. Orthop Clin North Am 19: 581–589

Havelin, L.I., B. Espehaug, S.E. Vollset, L.B. Engesaeter (1995): Early aseptic loosening of uncemented femoral components in primary total hip replacement: a review based on the Norwegian arthroplasty register. J Bone Joint Surg Br 77: 11–17

Havelin, L.I., L.B. Engesaeter, B. Espehaug, O. Furnes, S.A. Lie, S.E. Vollset (2000): The Norwegian Arthroplasty Register. 11 years and 73.000 arthroplasties. Acta Orthop Scand 71: 337–353

Havelin, L.I., B. Espehaug, L.B. Engesaeter (2002): The performance of two hydroxyapatite-coated acetabular cups compared with Charnley cups. From the Norwegian Arthroplasty Register. J Bone Joint Surg Am 84: 839–845

Heekin, R.D., J.J. Callaghan, W.J. Hopkins, C.G. Savory, J.S. Xenos (1993): The porous-coated anatomic total hip prosthesis, inserted without cement. Results after five to seven years in a prospective study. J Bone Joint Surg Am 75: 77–91

Hellman, E.J., W.N. Capello, J.R. Feinberg (1999): Omnifit cementless total hip arthroplasty. A 10-year average followup. Clin Orthop 364: 164–167

Hendrich, C., I. Webering, U. Sauer, S. Kirschner, J. Eulert (2002): 10-Jahresergebnisse zementfreier Pfannen mit Pfannendachplastik. In: Perka, C., H. Zippel: Trends und Kontroversen in der Endoprothetik des Hüftgelenkes. Einhorn Presse, Reinbek: 136–143

Herberts, P., H. Malchau (1997): How outcome studies changed total hip arthroplasty practices in Sweden. Clin Orthop 344: 44–60

Herberts, P., H. Malchau (2000): Long-term registration has improved the quality of hip replacement: a review of the Swedish THR Register comparing 160.000 cases. Acta Orthop Scand 81: 111–121

Higgs, J.E., A. Chong, P. Haertsch, R. Sekel, A. Leicester (1995): An unusual cause of thigh pain after total hip arthroplasty. J Arthroplasty 10: 203–204

Hinrichs, F., U. Boudriot, T. Held, P. Griss (2001a): 10-Jahres-Ergebnisse einer Monobloc-Hüftendoprothesenpfanne mit mehrlagiger Reintitangitterschale zur zementfreien Implantation. Z Orthop 139: 212–217

Hinrichs, F., U. Boudriot, P. Griss (2001b): 10-Jahres-Ergebnisse mit einem zementierten feingestrahlten Titan-Aluminium-Vanadium-Hüftendoprothesenschaft. Z Orthop 138: 52–56

Hirakawa, K., T.W. Bauer, Y. Hashimoto, B.N. Stuhlberg, A.H. Wilde, (1997): Effect of femoral head diameter on tissue concentration of wear debis. J Biomed Res 36: 529–535

Hirasawa, Y. (2001): Cementless Lord total hip arthroplasty. Cup loosening after minimum 10 year follow-up of 103 hips. Acta Orthop Scand 72: 585–590

Hodgkinson, J.P., A.P. Maskell, A. Pau, B.M. Wroblewski (1993): Flanged acetabular components in cemented Charnley hip arthroplasty. Ten-year follow-up of 350 patients. J Bone Joint Surg Br 75: 464–467

Hube, R., W. Hein (2002): Die Mayo-Hüfte – eine neue Philosophie zur proximalen Femurverankerung. In: Perka, C., H. Zippel: Einhorn-Presse, Reinbek: 86–90

Huggler, A.H., H.A. Jacob (1980): A new approach towards hip-prosthesis design. Arch Orthop Trauma Surg 97: 141–144

Huggler, A.H., H.A. Jacob, H. Bereiter, M. Haferkorn, C. Ryf, R. Schenk (1993): Long-term results with the uncemented thrust plate prosthesis. Acta Orthop Belg 59, Suppl 1: 215–223

Huiskes, R. (1987): Finite element analysis of acetabular reconstruction. Noncemented threaded cups. Acta Orthop Scand 58: 620–625

Huk, O.L., M. Bansal, F. Betts, C.M. Rimnac, J.R. Lieberman, M.H. Huo, E.A. Salvati (1994): Polyethylene and metal debris generated by non-articulating surfaces of modular acetabular components. J Bone Joint Surg Br 76: 568–574

Hultmark, P., J. Kärrholm, C. Strömberg, P. Herberts, C.H. Möse, H. Malchau (2000): Cemented first-time revisions of the femoral component. Prospective 7 to 13 years' follow-up using second-generation and third-generation technique. J Arthroplasty 15: 551–581

Ilchman, T., H. Franzén, B. Mjöberg, H. Wingstrand (1992): Measurement accuracy in acetabular cup migration. A comparison of four radiologic methods versus roentgen stereophotogrammetric analysis. J Arthroplasty 7: 121–127

Incavo, S.J., S.E. Ames, F.A. DiFazio, J.G. Howe (1996): Cementless hemispheric acetabular components. A 4- to 8-year follow-up report. J Arthroplasty 11: 298–303

Ingham, E., J. Fischer (2000): Biological reactions to wear debris in total joint replacement. Proc Instn Mech Engrs 214: 21–37

Inoue, S., T. Kubo, H. Suehara, S. Yamazob, M. Nakamura, H. Miyaoka, Y. Hirasawa (2000): A 10- to 13-year follow-up study of Harris-Galante type prosthesis in total hip arthroplasty. J Orthop Sci 5: 561–566

Izquierdo-Avino, R.J., P.D. Siney, B.M. Wroblewski (1996): Polyethylene wear in the Charnley offset bore acetabulum cup. A radiological analysis. J Bone Joint Surg Br 78: 82–84

Jacob, H.A.H., A.H. Huggler, C. Dietschi, A. Schreiber (1976): Mechanical function of subchondral bone as experimentally determined on the acetabulum of the human pelvis. J Biomech 9: 625–627

Jacobs, J.J., A. Shanbhag, T.T. Glant, J. Black, J.O. Galante (1994): Wear debris in total joint replacement. J Am Acad Orthop Surg: 212–220

Jacobsson, S.A., K. Djerf, O. Wahlstrom (1996): Twenty-year results of McKee-Farrar versus Charnley prosthesis. Clin Orthop 329: 60–68

Jasty, M., W.J. Maloney, C.R. Bragdon, T. Haire, W.H. Harris (1990): Histomorphological studies of the long-term skeletal responses to well cemented femoral components. J Bone Joint Surg Am 72: 1220–1229

Jasty, M., C.R. Bragdon, D. Burke, D. O'Connor, J. Lowenstein, W.H. Harris (1997): In vivo skeletal responses to porous-surfaced implants subjected to small induced motions. J Bone Joint Surg Am 79: 707–714

Jensen, J.S., A. Sylvest, B. Trap (1991): Genotoxicity of acrylic bone cements. Pharmacol Toxicol 69: 386–389

Jerosch, J., E. Peuker, C. von Hasselbach, A. Lahmer, T. Filler, U. Witzel (1999a): Computer assisted implantation of the femoral stem in THA – an experimental study. Int Orthop 23: 224–226

Jerosch, J., N. Finken, T. Filler, E. Peuker, M. Rahgozar, A. Lahmer, U. Witzel (1999b): Robotics-assisted implantation of femoral components in hip endoprosthetics – an experimental study. Z Orthop 137: 7–12

Jerosch, J., R. Wetzel, G. Aldinger, A. Weipert, S. Hanusek, T.J. Filler, E.T. Peuker (2000): Virtuelle Simulation zur Optimierung des Bewegungsspiels einer Hüftalloarthroplastik am Beispiel der adaptierten Druckscheibenprothese. Orthopäde 29: 605–613

Jerosch, J., A. Weipert, S. Hanusek, M. Schneppenheim (2002): Movement mapping as dynamic preoperative surgical planning in total hip replacement. A precondition to navigation? Arch Orthop Trauma Surg 122: 342–345

Jerosch, J., S. Funken (2003): Veränderung des Offsets nach Implantation von Hüftalloarthroplastiken. Orthop Praxis 39: 226–233

Jones, L.C., D.S. Hungerford (1987): Cement disease. Clin Orthop 225: 192–206

Joshi, A.B., L. Markovic, T. Ichmann (1999): Polyethylene wear and calcar osteolysis. Am J Orthop 28: 45–48

Joshi, A.B., M.L. Porter, I.A. Trail, L.P. Hunt, J.C. Murphey, K. Hardinge (1993): Long-term results of Charnley low-friction arthroplasty in young patients. J Bone Joint Surg Br 75: 616–623

Joshi, R.P., N.S. Eftekahr, D.J. McMahon, O.A. Nercessian (1998): Osteolysis after Charnley primary low-friction arthroplasty. A comparison of two matched paired groups. J Bone Joint Surg Br 80: 585–590

Kale, A.A., C.J. Della Valle, V.H. Frankel, S.-A. Suchin, J.D. Zuckerman, P.E. Di Cesare (2000): Hip arthroplasty with a collared straight cobalt-chrome femoral stem using second-generation cementing technique: a 10-year-average follow-up study. J Arthroplasty 15: 187–193

Kärrholm, J., F. Snorrason (1992): Migration of porous coated acetabular prostheses fixed with screws: roentgen stereophotogrammetric analysis. J Orthop Res 10: 826–835

Kärrholm, J., B. Borssen, G. Löwenhielm, F. Snorrason (1994): Does early micromotion of femoral stem prosthesis matter? 4–7 year stereoradiographic follow-up of 84 cemented prostheses. J Bone Joint Surg Br 76: 912–917

Kärrholm, J., P. Hultmark, L. Carsson, H. Malchau (1999): Subsidence of a non-polished stem in revisions of the hip using impaction grafting. Evaluation with radiostereometrie and dual-energy X-ray absorptiometry. J Bone Joint Surg Br 81: 135–142

Kärrholm, J., C. Anderber, F. Snorrason, J. Thanner, N. Langeland, H. Malchau, P. Herberts (2002): Evaluation of a femoral stem with reduced stiffness. A randomized study with use of radiostereometry and bone densitometry. J Bone Joint Surg Am 84: 1651–1658

Kavanagh, B.F. S. Wallrichs, M. Dewitz, D. Berry, B. Currier, D. Ilstrup, M.B. Coventry (1994): Charnley low friction arthroplasty of the hip. J Arthroplasty 9: 229–234

Kay, J.F., T.S. Golec, R.L. Riley (1987): Hydroxyapatite-coated subperiosteal dental implants: design rationale and clinical experiences. J Prosthet Dent 58: 339–343

Keating, E.M., M.A. Ritter, P.M. Faris (1990): Structures at risk from medially placed acetabular screws. J Bone Joint Surg Am 72: 509–511

Kelly, S. S., P.F. Lachiewicz, J.M. Hickman, S. M. Paterno (1998): Relationship of femoral head and acetabular size to the prevalence of dislocation. Clin Orthop 355: 163–167

Kennedy, J.G., W.B. Rogers, K.E. Soffe, R.J. Sullivan, D.G. Griffen, L.J. Sheehan (1998): Effect of acetabular component orientation on recurrent dislocation, pelvic ostelysis, polyethylene wear, and component migration. J Arthroplasty 13: 520–534

Kienapfel, H., C. Sprey, A. Wilke, P. Griss (1999): Implant fixation by bone ingrowth. J Arthroplasty 14: 355–368

Kim, Y.H. (2002 a): Cementless total hip arthroplasty with a close proximal fit and short distal stem (third-generation) prosthesis. J Arthroplasty 17: 841–850

Kim, Y.H. (2002 b): Bilateral cemented and cementless total hip arthroplasty. J Arthroplasty 17: 434–440

Kim, Y.H., V.E. Kim (1992 a): Results of the Harris-Galante cementless hip prostheses. J Bone Joint Surg Br 74: 83–87

Kim, Y.H., J.H. Oh, Y.G. Koh (1992 b): Salvage of neglected unstable intertrochanteric fracture with cementless porous-coated hemiarthroplasty. Clin Orthop 277: 182–187

Kim, Y.S., J.J. Callaghan, P.B. Ahn, T.D. Brown (1995): Fracture of the acetabulum during insertion of an oversized hemispherical component. J Bone Joint Surg Am 77: 111–117

Kim, Y.H., J.S. Kim, S. H. Cho (1999): Primary total hip arthroplasty with a cementless porous-coated anatomic total hip prosthesis: 10- to 12-year results of prospective and consecutive series. J Arthroplasty 14: 538–548

Kitziger, K.J., J.C. DeLee, J.A. Evans (1990): Disassembly of a modular acetabular component of a total hip-replacement arthroplasty. A case report. J Bone Joint Surg Am 72: 621–623

Klapach, A.S., J.J. Callaghan, D.D. Goetz, J.P. Olejnizak, R.C. Johnston (2001): Charnley total hip arthroplasty with use of improved cementing techniques: a minimum twenty-year follow-up study. J Bone Joint Surg Am 83: 1840–1848

Kobayashi, A., W.J. Donnelly, G. Scott, M.A. Freeman (1997): Early radiological observations may predict the long-term survival of femoral hip prostheses. J Bone Joint Surg Br 79: 583–589

Koebke, J., P. Xepulias, W. Thomas (2000): Schenkelhalsprothese Typ Cut – eine funktionell-morphologische Analyse. Biomed Technik 45: 135–140

Kohn, D., O. Rührmann, C.J. With (1997): Die Verrenkung der Hüfttotalendoprothese unter besonderer Beachtung verschiedener Zugangswege. Z Orthop 135: 40–44

Korovessis, P.G., M. Stamatakis, A. Baikousis, G. Petsinis (2001): Treatment of dysplastic and congaritally dislocated hips with the Zweymueller total hip prosthesis. Orthopedics 24: 465–471

Köster, G., S. Leib, H.G. Willert (1998): Noncemented hip replacement using a conical screw in cup and a straight press-fit stem. A six to eight-year clinical and radiological follow-up study. Hip Int 8: 208–218

Krause, W., W. Krug, J.E. Miller (1982): Strength of the cement-bone interface. Clin Orthop 163: 290–299

Krismer, M., R. Bauer, J. Tschupik, P. Mayrhofer (1995): EBRA: A method to measure migration of acetabular components. J Biomechanics 28: 1225–1236

Krismer, M., B. Stöckl, M. Fischer, R. Bauer, P. Mayrhofer, M. Ogon (1996): Early migration predicts late aseptic failure of hip sockets. J Bone Joint Surg Br 78: 422–426

Krismer, M., R. Biedermann, B. Stöckl, M. Fischer, R. Bauer, C. Haid (1999): The prediction of failure of the stem in THR by measurement of early migration using EBRA-FCA. Einzel-Bild-Roentgen-Analyse-femoral component analysis. J Bone Joint Surg Br 81: 273–280

Kubo, T., S. Inoue, T. Maeda, Y. Arai, K. Hirakawa, Y. Wu, H. Suehara, T. Ogura, Y. Hirasawa (2001): Cementless Lord total hip arthroplasty. Cup loosening after minimum 10 year follow-up of 103 hips. Acta Orthop Scand 72: 585–590

Kuhn, A., G. Scheller, M. Schwarz (1999): Primärstabilität zementfreier Press-fit-Hüftpfannen. In-vitro-Auskippversuche. Biomed Tech 44: 356–359

Kummer, F.J., S. Shah, S. Iyer, P.E. DiCesare (1999): The effect of cup orientation on limiting hip rotation. J Arthroplasty 14: 509–513

Kwong, L.M., D.O. O'Connor, R.C. Sedlacek, R.J. Krushell, W.J. Maloney, W.H. Harris, (1994): A quantitative in vitro assessment of fit and screw fixation on the stability of a cementless hemispherical acetabular component. J Arthroplasty 9: 163–170

Lachiewicz, P.E., P.B. Suh, J.A. Gilbert (1989): In vitro initial fixation of porous-coated acetabular total hip components. A biomechanical comparative study. J Arthroplasty 4: 201–205

Latimer, H.A., P.F. Lachiewicz (1996): Porous-coated acetabular components with screw-fixation. J Bone Joint Surg Am 78: 975–981

Ledergerber, J.D., A. Papandreou (2001): 7-Jahres-Überlebensanalyse von 121 primärimplantierten Balgristpfannen. Orthop Praxis 37: 280–285

Lee, A.J., R.S. Ring (1974): A device to improve the extrusion of bone cement into the bone of the acetabulum in the replacement of the hip joint. Biomed Eng 9: 522–524

Lee, A.J.C., R.S.M. Ling (1981): Improved cementing techniques. Am Acad Orthop Surg Instr Course Lect 30: 407–413

Lewinnek, G.E., J.L. Lewis, R. Tarr, C.L. Compere, J.R. Zimmermann (1978): Dislocations after total hip-replacement arthroplasties. J Bone Joint Surg Am 60: 217–220

Lintner, F., K. Zweymüller, G. Brand (1986): Tissue reaction to titanium endoprostheses. Autopsy studies in four cases. J Arthroplasty 1: 183–195

Lintner, F., G. Böhm, M. Huber (1994): Schraubpfannen – Morphologische, mikroradiographische und morphometrische Untersuchungen zum Einbauverhalten. Med Orthop Tech 114: 233–237

Litsky, A.S., S. G. Pophal (1994): Initial mechanical stability of acetabular prostheses. Orthopedics 17: 53–57

Livermoore, J., D. Ilstrup, B. Morrey (1990): Effect of femoral head site on wear of the polyethylene acetabular component. J Bone Joint Surg Am 72: 518–528

Löhr, J.F., U. Munzinger, C. Tibesku (1999): Uncemented total hip arthroplasty in patients with rheumatoid arthritis. Clin Orthop 366: 31–38

Lombardi jr. A.V., T.H. Mallory, R.A. Fada, J.B. Adams (2002): Stem modularity: rarely necessary in primary total hip arthroplasty. Orthopedics 25: 1385–1387

Lotke, P.A., R.Y. Wong, M.L. Ecker (1986): Stress fracture as a cause of chronic pain following revision total hip arthroplasty. Report of two cases. Clin Orthop 206: 147–150

Lubinus, P., W. Klauser (2003): Konzept und Ergebnisse mit der Typ-K-Schraubpfanne. In: Effenberger, H.: Schraubpfannen. Effenberger, Grieskirchen: 317–321

Lützner, J., P.E. Ochsner (2000): Langzeitergebnisse mit der Original-M.E.-Müller-Geradschaftprothese aus CoNiCrMo-Schmiedelegierung (Protasul-10). Orthop. Praxis 36: 416–421

MacDonald, W., L.V. Carlson, G.J. Charnley, C.M. Jacobsson (1999): Press – fit acetabular cup fixation: principles and testing. Proc Inst Mech Eng 213: 33–39

Madey, S.M., J.J. Callaghan, J.P. Olejniczak, D.D. Goetz, R.C. Johnston (1997): Charnley total hip arthroplasty with use of improved techniques of cementing. The results after a minimum of fifteen years of follow-up. J Bone Joint Surg Am 79: 53–64

Maistrelli, G.L., L. Antonelli, V. Fornasier, N. Mahomed (1995): Cement penetration with pulsed lavage versus syringe lavage in total knee arthroplasty. Clin Orthop 312: 261–265

Majkowski, R.S., G.C. Bannister, A.W. Miles (1994): The effect of bleeding on the cement-bone interface. Clin Orthop 299: 293–297

Malchau, H., P. Herberts, Y.Y. Wang, J. Karrholm, B. Romanus (1996): Long-term clinical and radiological results of the Lord total hip prosthesis. J Bone Joint Surg Br 78: 884–891

Malchau, H., Y.K. Wang, J. Kärrhom, P. Herberts (1997): Scandinavian multicenter porous coated anatomic total hip arthroplasty study. Clincal and radiographic results with 7- to 10-year follow-up evaluation. J Arthroplasty 12: 133–148

Malchau, H., P. Herberts, T. Eisler, G. Garellick, P. Soderman (2002): The Swedish total hip replacement register. J Bone Joint Surg Am 84: 2–20

Mallory, T.H., W.C. Head, A.V. Lombardi jr., R.H. Emerson jr., R.W. Eberle, M.B. Mitchell (1996): Clinical and radiographic outcome of a cementless, titanium, plasma spray-coated total hip arthroplasty femoral component. Justification for continuance of use. J Arthroplasty 11: 653–660

Mallory, T.H., A.V. Lombardi Jr., J.R. Leith, H. Fujita, J.F. Hartman, S.G. Capps, C.A. Kefauver, J.B. Adams, G.C. Vorys (2001): Minimal 10-year results of a tapered cementless femoral component in total hip arthroplasty. J Arthroplasty 16 (Suppl 1) 49–54

Maloney, W.J., P. Peters, C.A. Engh, H. Chandler (1993): Severe osteolysis of the pelvis in association with acetabular replacement without cement. J Bone Joint Surg Am 75A: 1627–1635

Maloney, W., R.L. Smith, P.H.D. Stanford (1995): Periprosthetic osteolysis in total hip arthroplasty: the role of particulate wear debris. J Bone Joint Surg Am 77: 1448–1461

Maloney, W.J., J.O. Galante, M. Anderson, V. Goldberg, W.H. Harris, J. Jacobs, M. Kraay, P. Lachiewicz, H.E. Rubasg, S. Schutzer, S.T. Woolson (1999): Fixation, polyethylene wear, and pelvic osteolysis in primary total hip replacement. Clin Orthop 369: 157–164

Manley, M.T., W.N. Capello, J.A. Antonio, A.A. Edidin, R.G. Geesink (1998): Fixation of acetabular cups without cement in total hip arthroplasty. A comparison of three different surfaces at a minimium duration of follow-up of five years. J Bone Joint Surg Am 80: 1175–1185

Manley, M.T., R.G. Geesink, J.A. D,Antonio, W.N. Capello (2003): Die Omnifit-HA-Schraubpfanne und die Dual-Geometry-Microstructur-Schale im Vergleich. In: Effenberger, H.: Schraubpfannen. Effenberger, Grieskirchen: 267–271

Markel, D.C., N. Hora, M. Grimm (2002): Press-fit stability of uncemented hemispheric acetabular components: a comparison of threee porous coating systems. Int Orthop 26: 72–75

Markolf, K.L., H.C. Amstutz (1983): Compressive deformations of the acetabulum during in vitro loading. Clin Orthop 173: 284–292

Marston, R.A., A.G. Cobb, G. Bentley (1996): Stanmore compared with Charnley total hip replacement. A prospective study of 413 arthroplasties. J Bone Joint Surg Br 78: 178–184

Martell, J.M., R.H. Pierson, J.J. Jacobs, A.G. Rosenberg, M. Manley, J.O. Galante (1993): Primary total hip reconstruction with a titanium fiber-coated prosthesis inserted without cement. J Bone Joint Surg Am 75: 554–571

Massoud, S.N., J.B. Hunter, B.J. Holdsworth, W.A. Wallace, R. Juliusson (1997): Early femoral loosening in one design of cemented hip replacement. J Bone Joint Surg Br 79: 603–608

Matzen, K.A., K. Stockmaier (2001): Die zementfreie ACA Hüfttotalendoprothese – 5 Jahresergebnisse. Z Orthop 139: 420–427

Maurer, T.B., P.E. Ochsener, G. Schwarzer (2001a): Increased loosening of cemented straight stem prostheses made from titanium alloys. An analysis and comparison with prostheses made of cobalt-chromium-nickel alloy. Int Orthop 25: 77–80

Maurer, T.B., P.E. Ochsner, G. Schwarzer, M. Schumacher (2001b): Increased loosening of cemented straight stem prostheses made from titanium alloys. An analysis and comparison with prostheses made of cobalt-chrom-nickel alloy. Int Orthop 25: 77–80

McAuley, J.P., W.J. Culpepper, C.A. Engh (1998): Total hip arthroplasty. Concerns with extensively porous coated femoral components. Clin Orthop 355: 182–188

McGrory, B.J., J.R. Cass, O.D. Crothers, C.W. Colwell jr. (1999): Incomplete seating of an acetabular metal wire retaining ring during total hip arthroplasty. J Arthroplasty 14: 869–871

McKee, G.K. (1966a): Developments in total hip joint replacement. Proc Instn Mech Engrs 181: 85–89

McKee, G.K., J. Watson-Farrar (1966b): Replacement of arthritic hips by the McKee-Farrar prosthesis. J Bone Joint Surg Br 48: 245–259

McLaughlin, J.R., K.R. Lee (1997): Total hip arthroplasty with an uncemented femoral component. Excellent results at ten-year follow-up. J Bone Joint Surg Br 79: 900–907

McLaughlin, J.R., K.R. Lee (2000): Total hip arthroplasty in young patients. 8- to 13-year results using an uncemented stem. Clin Orthop 373: 153–163

McMinn, D., R. Treacy, K. Lin, P. Pynsent (1996): Metal on metal surface replacement of the hip. Experience of the McMinn prothesis. Clin Orthop 329: 89–98

Mittelmeier, H.: Grundlagen und allgemeine Erfahrungen mit dem Keramik-Prothesen-System Autophor/Xenophor. In: H. Mittelmeier, J. Heisel: 10 Jahre Erfahrungen mit Keramik-Hüftendoprothesen. ML, Uelzen: 9–32

Mjöberg, B. (1986): Loosening of the cemented hip prosthesis. The importance of heat injury. Acta Orthop Scand 221: 1–40

Mjöberg, B., G. Selvik, L.I. Hansson, R. Rosenqvist, R. Onnerfalt (1986): Mechanical loosening of total hip prostheses. A radiographic and roentgen stereophotogrammatic study. J Bone Joint Surg Br 68: 770–774

Mockwitz, J., V. Dathe (2002): Ergebnisse nach zementfrei implantierten Femurschaftendoprothesen vom Modell Hofheim nach einer Laufzeit von 10 Jahren. Orthopädische Praxis 38: 260–267

Moilanen, T., G.W. Stocks, M.A. Freeman, G. Scott, W.D. Goodier, S.J. Evans (1996): Hydroxapatite coating of an acetabular prosthesis. Effect on stability. J Bone Joint Surg Br 87: 200–205

Morrey, B.F., D. Ilstrup (1989): Size of the femoral head and acetabular revision in total hip-replacement arthroplasty. J Bone Joint Surg Am 71: 50–55

Morrey, B.F., R.A. Adams, M.A. Kesler (2000): Conservative femoral replacement for total hip arthroplasty. A prospective study. J Bone Joint Surg Br 82: 952–958

Morscher, E. (1987): Erfahrungen, Anforderungen und Entwicklung von zementfreien Hüftendoprothesen. Orthopäde 16: 185–196

Morscher, E.W. (1992): Current status of acetabular fixation in primary total hip arthroplasty. Clin Orthop 274: 172–193

Morscher, E. (1993): Current status of acetabular fixation in primary total hip arthroplasty. Clin Orthop 274: 172–193

Morscher, E., A. Schmassmann (1983): Failures of total hip arthroplasty and probabale incidence of revision surgery in the future. Calculations according to a model based on a ten years' experience in total hip arthroplasty. Arch Orthop Trauma Surg 101: 137–143

Morscher, E.W., D. Wirz (2002): Current state of cement fixation in THR. Acta Orthop Belg 68: 1–12

Morscher, E., B. Berli, W. Jockers, R. Schenk (1997): Rationale of a flexible press fit cup in total hip replacement. 5-year followup in 280 procedures. Clin Orthop 341: 42–50

Morscher, E.W., K.H. Widmer, H. Bereiter, R. Elke, R. Schenk (2002): Cementless socket fixation based on the „press-fit" concept joint arthroplasty. Acta Chir Orthop Traum Cech 69: 8–15

Mulroy, R.D., W.H. Harris (1990): The effect of improved cementing techniques on component loosening in total hip replacement. An 11-year radiographic review. J Bone Joint Surg Br 72: 757–760

Mulroy, W.F., D.M. Estok, W.H. Harris (1995): Total hip arthroplasty with use of so-called second generation cementing techniques. A fifteen year-average follow-up study. J Bone Joint Surg 77: 1845–1852

Mulroy jr., R.D., W.H. Harris (1997): Acetabular and femoral fixation. 15 years after cemented total hip surgery. Clin Orthop 337: 118–128

Muratoglu, O.K., C.R. Bragdon, D.O. O'Connor, M. Jasty, W.H. Harris (2001): A novel method cross-linking ultra-high-molecular-weight polyethylene to improve wear, reduce oxidation, and retain mechanical properties. Recipient of the 1999 HAP Paul Award. J Arthroplasty 16: 149–160

Nayak, N.K., B. Mulliken, C.H. Rorabeck, R.B. Bourne (1996): Osteolysis in cemented versus cementless acetabular components. J Arthroplasty 35: 140

Neumann, L., K.G. Freund, K.H. Sorenson (1994): Long term results of Charnley total hip replacement. Review of 92 patients at 15 to 20 years. J Bone Joint Surg Br 76: 245–251

Nilsen, A.R., M. Wiig (1996): Total hip arthroplasty with Boneloc: loosening in 102/157 cases after 0.5–3 years. Acta Orthop Scand 671: 57–59

Nizard, R.S., L. Sedel, P. Christel, A. Meunier, M. Soundry, J. Witvoet (1992): Ten-year survivorship of cemented ceramic-ceramic total prosthesis. Clin Orthop 282: 53–63

Noble, P.C., J.W. Alexander, L.J. Lindahl, D.T. Yew, W.M. Granberry, H.S. Tullos (1988): The anatomic basis of femoral component design. Clin Orthop 235: 148–310

Oates, K.M., D.I. Barrera, W.N. Tucker, C.C. Chau, W.D. Bugbee, F.R. Convery (1995): In vivo effect of pressurization of Polymethylmethacrylat bone-cement. Biomechanical and histologic analysis. J Arthroplasty 10: 373–381

Ochsner, P.E. (2002): Die Hüfttotalprothese. Springer, Berlin

Older, J. (2002): Charnley low-friction arthroplasty: a worldwide retrospective review at 15 to 20 years. J Arthroplasty 17: 675–680

Önsten, I., U. Bengnér, J. Besjakov (1993): Socket migration after Charnley arthroplasty in rheumatoid arthritis and osteoarthritis. A roentgenstereophotogrammetric study. J Bone Joint Surg 75-B: 677–680

Önsten, I., J. Besjakov, A.S. Carlsson (1994): Improved radiographic survival of the Charnley prosthesis in rheumatoid arthritis and osteoarthritis. Results of new vs. old operative techniques in 402 hips. J Arthroplasty 9: 3–8

Önsten, I., A.S. Carlsson, L. Sanzen, J. Besjakov (1996): Migration and wear of a hydroxyapatite-coated hip prosthesis. A controlled roentgen stereophotogrammetric study. J Bone Joint Surg Br 78: 85–91

Önsten, I., A.S. Carlsson, J. Besjakov (1998): Wear in uncemented porous and cemented polyethylene sockets: a randomized, radiostereometric study. J Bone Joint Surg Br 80: 345–350

Overgaard, S., K. Soballe (2000): Polyethylene wear, osteolysis and acetabular loosening with an HA-coated hip prosthesis. J Bone Joint Surg Br 82: 305–306

Owen, T.D., C.G. Moran, S.R. Smith, I.M. Pinder (1994): Results of uncemented porous-coated anatomic total hip replacement. J Bone Joint Surg Br 76: 258–262

Paavilainen, T., V. Hoikka, P. Paavolainen (1993): Cementless total hip arthroplasty for congenitally dislocated or dysplastic hips. Technique for replacement with a straight femoral component. Clin Orthop 297: 71–81

Paavolainen, P., P. Slätis, M. Hämäläinen, T. Visuri, P. Pulkkinen (1995): Long-term results of total joint arthroplasty. Result of a 15-year follow up on a nationwide registration programme in Finland with 67714 TJAs

Padirek, P., J. Bartonicek, V. Dzupa (2001): Ultima cementless hemispherical threaded cup – five year experience. Acta Chir Orthop Traum Cech 88: 24–30

Partio, E., H. von Bonsdorff, J. Wirta, V. Avikainen (1994): Survival of the Lubinus hip prosthesis. An eight – to 12-year follow-up evaluation of 444 cases. Clin Orthop 303: 140–146

Perka, C., R. Thomas, H. Zippel (2000): Subtrochanteric corrective osteotomy for the endo-prosthetic treatment of high hip dislocation. Treatment and mid-term results with a cementless straight stem. Arch Orthop Trauma Surg 120: 144–148

Perona, P.G., J. Lawrence, W. Paprosky, A.G. Patwardham, M. Sartori (1992): Acetabular micromotion as a measure of initial implant stability in primary hip arthroplasty: An in vitro comparison of different methods of inital acetabular component fixation. J Arthroplasty 7: 537–547

Petersen, M.B., I.H. Poulsen, J. Thomsen, S. Solgaard (1999): The hemispherical Harris-Galante acetabular cup, inserted without cement. The results of an eight to eleven-year follow-up of one hundred and sixty-eight hips. J Bone Joint Surg Am 81: 219–224

Pilliar, R.M., H.U. Cameron, I. Macnab (1975): Porous surfaced layered prosthetic devices. Biomed Eng 10: 126–131

Pilliar, R.M., J.M. Lee, C. Maniatopoulos (1986): Observations on the effect of movement on bone ingrowth into porous surfaced implants. Clin Orthop 208: 108–113

Pilliar, R.M. (1987): Porous-surfaced metallic implants for orthopedic applications. J Biomed Mat Res 21 A-1: 1–33

Pipino, F., L. Molfetta, M. Grandinio (2000): Preservation of the femoral neck in hip arthroplasty: results of a 13- to 17-year follow-up. J Orthopaed Traumatol 1: 31–39

Poss, R., G.W. Brick, R.J. Wright, D.W. Roberts, C.B. Sledge (1988): The effects of modern cementing techniques on the longevity of total hip arthroplasty. Orthop Clin North Am 19: 591–598

Purtill, J.J., R.H. Rothman, W.J. Hozak, P.F. Sharkey (2001): Total hip arthroplasty using two different cementless tapered stems. Clin Orthop 393: 121–127

Räber, D.A., S. Czaja, E.W. Morscher (2001): Fifteen-year results of the Müller CoCrNiMo straight stem. Arch Orthop Trauma Surg 121: 38–42

Rader, C.P., C. Hendrich, S. Löw, M. Walther, J. Eulert (2000): 5- bis 8-Jahres-Ergebnisse nach Hüfttotalendoprothese mit der Müller-Geradschaftprothese (zementierter TiAlNb-Schaft). Unfallchirurg 103: 846–852

Ramsauer, T., U. Dorn (2003): Prinzip und Ergebnisse mit der Hofer-Imhof-Schraubpfanne. In: Effenberger, H.: Schraubpfannen. Effenberger, Grieskirchen: 275-278

Ranawat, C.S., R.G. Deshmukh, L.E. Peters, M. Umlas (1995): Prediction of the long-term durability of all-polyethylen cemented sockets. Clin Orthop 317: 89-105

Refior, J, C. Pellengahr (2003): Hüftendoprothetik mit der zementlosen Schraubpfanne München Typ II. In: Effenberger, H.: Schraubpfannen. Effenberger, Grieskirchen: 295-300

Reikeras, O., R.B. Gunderson (2002): Failure of HA coating on a gritblasted acetabular cup: 155 patients followed for 7-10 years. Acta Orthop Scand 73: 104-108

Repten, J.B., S. Solgaard (1993): Late disassembley of modular acetabular components. A report or two cases. Acta Orthop Scand 64: 193-195

Revell, P.A., N. al-Saffar, A. Kobayashi (1997): Biological reaction to debris in relation to joint prostheses. Proc Inst Mech Eng 211: 187-197

Ricci, W.M., G.H. Westrich, M. Lorei, J.F. Cazzarelli, P.M. Pellicci, T.P. Sculco, P.D. Wilson jr. (2000): Primary total hip replacement with a noncemented acetabular component: minimum 5-year clinical follow-up. J Arthroplasty 15: 146-152

Riegels-Nielsen, P., L. Sorensen, H.M. Andersen, S. Lindequist (1995): Boneloc cemented total hip prostheses. Loosening in 28/43 cases after 3-38 months. Acta Orthop Scand 66: 215-217

Ries, M.D., D.K. Collis, F. Lynch (1992): Separation of the polyethylen liner from acetabular cup metal backing. A report of three cases. Clin Orthop 282: 164-169

Ritter, M.A. (1995): The cemented acetabular component of a total hip replacement. All polyethylene versus metal backing. Clin Orthop 311: 69-75

Ritter, M.A., E.A. Stringer, D.A. Littrell, J.G. Williams (1983): Correlation of prosthetic femoral head size and/or design with longevity of total hip arthroplasty. Clin Orthop 176: 252-257

Ritter, M.A., E.M. Keating, P.M. Faris, G. Brugo (1990): Metal-backed acetabular cups in total hip arthroplasty. J Bone Joint Surg Am 72: 672-677

Ritter, M.A., H. Zhou, C.M. Keating, E.M. Keating, P.M. Faris, J.B. Meding, M.E. Berend (1999): Radiological factors influencing femoral and acetabular failure in cemented Charnley total hip arthroplasties. J Bone Joint Surg Br 81: 982-986

Robinson, R.P., P.T. Simonian, I.M. Gradisar, R.P. Ching (1997): Joint motion and surface contact area related to component position in total hip arthroplasty. J Bone Joint Surg Br 79: 140-146

Romagnoli, S. (2002): Press-fit hip arthroplasty. J Arthroplasty 17: 108-112

Rozkydal, Z., P. Janicek, J. Deduch, F. Hudecek (2001): Complications of the cup of CLS total hip replacement. Acta Chir Orthop Traum Cech 68: 85-92

Russe, W. (1988): Röntgenphotogrammetrie der künstlichen Hüftgelenkspfanne. In: Aktuelle Probleme in Chirurgie und Orthopädie. Huber, Bern

Russotti, G.M., M.B. Coventry, R.N. Stauffer (1988): Cemented total hip arthroplasty with contemporary techniques. A five-year minimum follow-up study. Clin Orthop 235: 141-147

Sabokbar, A., O. Kudo, N.A. Athanasou (2003): Two distinct mechanisms of osteoclast formation and bone resorption in periprosthetic osteolysis. J Orthop Res 21: 73-80

Sanchez-Sotelo, J., D.J. Berry, S. Harmsen (2002): Long-term results of use of a collared matte-finished femoral component fixed with second-generation cementing technique. A fifteen-year-median follow-up study. J Bone Joint Surg Am 84: 1636-1641

Saikko, V.O. (1993): Wear of polyethylene acetabular cups against alumina femoral heads. 5 prostheses compared in a hip simulator for 35 million cycles. Acta Orthop Scand 64: 507-512

Saikko, V.O., P.O. Paavolainen, P. Slatis (1993): Wear of polyethylene acetabular cups. Metallic and ceramic heads compared in a hip simulator. Acta Orthop Scand 64: 391-402

Saikko, V.O., J. Nevalainen, H. Revitzer, P. Ylinen (1998a): Metal release from total hip articulations in vitro: substantial from CoCr/CoCr, negigible from CoCr/PE and alumina/PE. Acta Orthop Scand 69: 449-454

Saikko, V.O., H.G. Pfaff (1998b): Low wear and friction in alumina/alumina total joints. A hip simulator study. Acta Orthop Scand 69: 443-448

Saikko, V.O., O. Calonius, J. Keranen (2002): Wear of conventional and cross-linked ultra-high-molekular-weight polyethylene acetabular cups against polished and roughned CoCr femoral heads in a biaxial hip simulator. J Bioed Mater Res 63: 848-853

Sakalkale, D.P., K. Eng, W.J. Hozak, R.H. Rothman (1999): Minimum 10-year results of a tapered cementless hip replacement. Clin Orthop 362: 138-144

Salvati, E.A., J.R. Lieberman, O.L. Huk, B.G. Evans (1995): Complications of femoral and acetabular modularity. Clin Orthop 319: 85-93

Santori, F.S., S. Ghera, A. Moriconi, G. Montemurro (2001): Results of the anatomic cementless prosthesis with different types of hydroxyapatite coating. Orthopedics 24: 1147-1150

Schelling, K., C. Heisel, S. M. Schnürer, H. Mau, S. J. Breusch (2002): Neue PMMA-Knochenzemente zur Anwendung in Vakuummischtechniken. Orthopäde 31: 556-562

Schenk, R. (1995) Osteointegration von Sulmesh-beschichteten Press-fit-Pfannen. In: Morscher, E.W.: Endoprothetik. Springer, Berlin: 67-80

Schmalzried, T.P., L.M. Kwong, M. Jasty, R.C. Sedlacek, T.C. Haire, D.O. O'Connor, C.R. Bragdon, J.M. Kabo, A.J. Malcolm, W.H. Harris (1992a): The mechanism of loosening of cemented acetabular components in total hip arthroplasty. Analysis of specimens retrieved at autopsy. Clin Orthop 274: 60-78

Schmalzried, T.P., M. Jasty, W.H. Harris (1992b): Periprosthetic bone loss in total hip arthroplasty. Polyethylene wear debris and the concept of effective joint space. J Bone Joint Surg Am 74: 849-863

Schmitz, B., W. Menke, I. Michiels, M. Fritz (1994): 5-10 Jahres-Ergebnisse mit der Müller-Geradschaftprothese. Z Orthop 132: 279-285

Schramm, M., F. Keck, D. Hohmann, R.P. Pitto (2000): Total hip arthroplasty using an uncemented femoral component with taper design: outcome at 10-year follow-up. Arch Orthop Trauma Surg 120: 407-412

Schulte, K.R., J.J. Callaghan, S. S. Kelley, R.C. Johnston (1993): The outcome of Charnley total hip arthroplasty with cement after a minimum twenty-year follow-up. The results of one surgeon. J Bone Joint Surg Am 75: 961-975

Schunck, J., J. Jerosch (2003): Versagen des Keramik-Inlays nach Hüftendoprothesenimplantation. In: Effenberger H: Schraubpfannen. Effenberger, Grieskirchen: 415-419

Scifert, C.F., T.D. Brown, D.R. Pedersen, J.J. Callaghan (1998): A finite element analysis of factors influencing total hip dislocation. Clin Orthop 355: 152-162

Sculco, T.P. (2002): The acetabular component - An elliptical monoblock alternative. J Arthroplasty 17: 118-120

Seki, M., N. Yuasa, K. Ohkuni (1998): Analysis of optimal range of socket orientations in total hip arthroplasty with use of computer-aided design simulation. J Orthop Res 16: 513-517

Semlitsch, M. (1987): Titanium alloys for hip joint replacement. Clin Mater 2: 1–13

Semlitsch, M., H.G. Willert (1995): Erfahrungen mit Implantatwerkstoffen für Hüftendoprothesen. Endoprothetik. Heidelberg, Springer: 21–37

Severt, R., R.D. Wood, A.C. Cracchiolo III, H.C. Amstutz (1991): Long-term follow-up of cemented total hip arthroplasty in rheumatoid arthritis. Clin Orthop 265: 137–145

Sharkey, P.F., W. Hozack, J.J. Callaghan, Y.S. Kim, D.J. Berry, A.D. Hanssen, D.G. LeWallen (1999): Acetabular fracture associated with cementless acetabular component insertion: a report of 13 cases. J Arthroplasty 14: 426–431

Shelly, P., B.M. Wroblewski (1988): Socket design and cement pressurisation in the Charnley low-friction arthroplasty. J Bone Joint Br 70: 358–363

Siebold, R., G. Scheller, U. Schreiner, L. Jani (2001): Langzeitergebnisse mit dem zementfreien CLS-Schaft von Spotorno. Orthopäde 30: 317–322

Smith, S.E., W.H. Harris (1997): Total hip arthroplasty performed with insertion of the femoral component with cement and the acetabular component without cement. Ten to thirteen year results. J Bone Joint Surg Am 79: 1827–1833

Smith, S.E., D.M. Estok, W.H. Harris (1998a): Average 12-year outcome of a chrome-cobalt, beaded, bony ingrowth acetabular component. J Arthroplasty 13: 50–60

Smith, S.W., D.M. Estok, W.H. Harris (1998b): Total hip arthroplasty with use of second-generation cementing techniques. A eighteen-year-average follow-up study. J Bone Joint Surg Am 80: 1632–1640

Smith, S.E., D.M. Estok, W.H. Harris (2000): 20-year experience with cemented primary and conversion total hip arthroplasty using so-called second-generation cementing techniques in patients aged 50 years or younger. J Arthroplasty 15: 263–273

Soballe, K. (1993): Hydroxapatite ceramic coating for bone implant fixation. Mechanical and histological studies in dogs. Acta Orthop Scand 255

Soballe, K., E.S. Hansen, H.B. Rasmussen, P.H. Jorgensen, C. Bunger (1992): Tissue ingrowth into titanium and hydroxyapatite-coated implants during stable and unstable mechanical conditions. J Orthop Res 10: 285–299

Soballe, K., S. Overgaard (1996): The current status of hydroxyapatite coating of prostheses. J Bone Joint Surg Br 78: 689–691

Sochart, D.H., M.L. Porter (1997): The long-term results of Charnley low-friction arthroplasty in young patients who have congenital dislocation, degenerative osteoarthrosis, or rheumatoid arthritis. J Bone Joint Surg Am 79: 1599–1617

Sotereanos, N.G., C.A. Engh, A.H. Glassmann, G.E. Macalino, C.A. Engh jr. (1995): Cementless femoral components should be made from cobalt chrome. Clin Orthop 313: 146–153

Soto, M.O., J.A. Rodriguez, C.S. Ranawat (2000): Clinical and radiographic evaluation of the Harris-Galante cup: incidence of wear and osteolysis at 7 to 9 years follow-up. J Arthroplasty 15: 139–145

Spicer, D.D.M., L.A. Schaper, D.L. Pomeroy, W.E. Badenhausen jr., J.I. Curry, K.E. Suthers, M.W. Smith (2001): Cementless cup fixation in total hip arthroplasty after 5–8 years. Int Orthop 25: 286–289

Sporer, S.M., J.J. Callaghan, J.P. Olejniczak, D.D. Goetz, R.C. Johnston (1999): The effects of surface roughness and polymethylmethacrylate precoating on the radiographic and clinical results of the Iowa hip prosthesis. A study of patients less than fifty years old. J Bone Joint Surg 81: 481–491

Starker, M., P. Thümler, A. Weipert, S. Hanusek (2000): Computergestützte Prothesenauswahl und Implantationskontrolle. Orthopäde 29: 627–635

Stauffer, R.N. (1982): Ten-year follow-up study of total hip replacement: with particular reference to roentgenographic loosening of the components. J Bone Joint Surg Am 64: 983–990

Steinhauser, E., G. Willmann, R. Bader, R. Gradinger (2002): Keramische Einsätze für Hüftgelenkpfannen – vermeidbare, handhabungsbedingte Brüche. Z Orthop 140: 15

Steinhauser, E., W. Mittelmeier (2003): Schadensanalysen von Hüftendoprothesen. In: Effenberger, H.: Schraubpfannen. Effenberger, Grieskirchen: 397–402

Stiehl, J.B., E. MacMillan, D.A. Skrade (1991): Mechanical stability of porous-coated acetabular components in total hip arthroplasty. J Arthroplasty 6: 295–300

Stürup, J., L. Nimb, M. Kramhoft, S.E. Jensen (1994): Effects of polymerization heat and monomers from acrylic cement on canine bone. Acta Orthop Scand 65: 20–23

Sullivan, P.M., J.R. MacKenzie, J.J. Callaghan, R.C. Johnston (1994): Total hip arthroplasty with cement in patients who are less than fifty years old. J Bone Joint Surg Am 76: 863–869

Suominen, S. (1995): Early failure with Boneloc bone cement. 4/8 femoral stems looses with 3 years. Acta Orthop Scand 66: 13

Sutherland, C.J. (1982): A ten year follow-up of one hundred consecutive Müller curved stem total hip-replacement arthroplasties. J Bone Joint Surg Am 64: 970–982

Sweetnam, D.I.S., J. Lavelle, W. Muirhead Allwood, B. Cohen (1995): Poor results of the ribbed hip system for cementless replacement. J Bone Joint Surg Br 77: 366–368

Synchterz, C.J., L.D. Topolski, M. Sacco, C.A. Engh sr. (2001): Effect of femoral stiffness on bone remodelling after uncemented arthroplasty. Clin Orthop 389: 218–227

Takatori, Y., I. Nagai, T. Moro, Y. Kuruta, T. Karita, A. Mabuchi, S. Ninomiya (2002): Ten-year follow-up of a proximal circumferential porous-coated femoral prosthesis: radiographic evaluation and stability. J Orthop Sci 7: 68–73

Taylor, A.H., M. Shannon, S.L. Whitehouse, M.B. Lee, I.D. Learnmouth (2001): Harris-Galante cementless acetabular replacement in avascular necrosis. J Bone Joint Surg Br 83: 177–182

Teloken, M.A., G. Bissett G., W.J. Hozack, P.F. Sharkey, R.H. Rothman (2002): Ten to fifteen-year follow-up after total hip arthroplasty with a tapered cobalt-chromium femoral component (Tri-Lock) inserted without cement. J Bone Joint Surg Am 84: 2140–2144

Thabe, H., U. Wolfram, S. Schill (1993): Mittelfristige Ergebnisse mit der zementfreien „Link"-Endoprothese. Rippschaft-Typ V Schraubring. Z Orthop 131: 568–573

Thabe, H., S. Schill (2003): Schraubpfanne Typ V. In: Effenberger, H.: Schraubpfannen. Effenberger, Grieskirchen: 323–328

Thanner, J., C. Freij-Larsson, J. Karrholm, H. Malchau, B. Wesslen (1995): Evaluation of Boneloc. Chemical and mechanical properties, and a randomized clinical study of 30 total hip arthroplasties. Acta Orthop Scand 66: 207–214

Thanner, J. (1999a): The acetabular component in total hip arthroplasty. Evaluation of different fixation principles. Acta Orthop Scand 286: 1–41

Thanner, J., J. Kärrholm, H. Malchau, P. Herberts (1999b): Poor outcome of the PCA and Harris-Galante hip prostheses. Randomized study of 171 arthroplasties with 9-year follow-up. Acta Orthop Scand 70: 155–162

Thanner, J., J. Kärrholm, P. Herberts, H. Malchau (2000): Hydroxyapatite and tricalcium phosphate-coated cups with and without screw fixation: a randomized study of 64 hips. J Arthroplasty 15: 405–412

Thomas, W., H. Grundei (1999): Die ESKA-Schenkelhalsendoprothese zur inneren Fixation Cut. Orthopädische Praxis 35: 646–652

Thomsen, M., B. v. Strachwitz, H. Mau, H. Cotta (1995): Werkstoffübersicht in der Hüftendoprothetik. Z Orthop 133: 1–6

Thomsen, M.C, S.J. Breusch, P.R. Aldinger, W. Görtz, A. Lahmer, M. Honl, A. Birke, H. Nägerl (2002): Robotically-milled bone cavities. Acta Orthop Scand 73: 379–385

Toksvig-Larsen, S., H. Franzen, L. Ryd (1991): Cement interface temperature in hip arthroplasty. Acta Orthop Scand 62: 102–105

Tompkins, G.S., J.J. Jacobs, L.R. Kull, A.G. Rosenberg, J.O. Galante (1997): Primary total hip arthroplasty with a porous-coated acetabular component. Seven-to-ten-year results. J Bone Joint Surg Am 79: 169–176

Tonino, A.J., A.I. Rahmy (2000): The hydroxyapatite-ABG hip system: 5- to 7-year results from an international multicentre study. The International ABG Study Group. J Arthroplasty 15: 274–282

Urbach, D., K.A. Matzen, W. Gradl (1997): Aktuelle Ergebnisse der prospektiven Verlaufsstudie über das zementfreie Hüftendoprothesensystem ACA unter primärer Vollbelastung. Orthop Praxis 33: 573–576

Valdivia, G.G., M.J. Dubar, D.A. Parker, M.R. Woolfrey, S.J. MacDonald, R.W. McCalden, C.H. Rorabeck, R.B. Bourne (2001): The John Charnley Award: Three-dimensional analysis of the cement mantle in total hip arthroplasty. Clin Orthop 393: 38–51

Verdonshot, N., R. Huiskes (1997): The effects of cement-stem debonding in THA on the long-term failure probability of cement. J Biomech 30: 795–802

Verdonshot, N., E. Tancek, R. Huiskes (1998): Effects of prosthesis surface on the failure process of cemented hip implants after stem-cement debonding. J Biome Mater Res 15 (42): 554–559

Vidal, J.P. and the ARTRO Group (1999): The Corail system in primary THA: results, lessons and comments from series performed by the ARTRO Group (12-year experience). Eur J Orthop Surg Traumatol 9: 87–90

Wagner, H. (1978): Surface replacement arthroplasty of the hip. Clin Orthop 134: 102–130

Wagner, M. (2000): Umgang mit femoralen Deformitäten – Pro Standardprothese und simultane Korrekturosteotomie. In: Perka, C., H. Zippel. Einhorn-Presse, Reinbek: 60–64

Wagner, M., H. Wagner (1996): Preliminary results of uncemented metal on metal stemmed and resurfacing hip replacement arthroplasty. Clin Orthop 329: 78–88

Wagner, M., H. Wagner (2003): Konische Schraubpfanne – Prinzip, Indikation und Ergebnisse. In: Effenberger, H.: Schraubpfannen. Effenberger, Grieskirchen: 221–225

Walker, P., S.F. Mai, A.G. Cobb, G. Bentley, J. Hua (1995): Prediction of clinical outcome of THR from migration measurements on standard radiographs. J Bone Joint Surg Br 77-B: 705

Wasilewski, R.C., L.A. Cooperstein, M.P. Kruger, H.E. Rubash (1990): Acetabular anatomy and the transacetabular fixation of screws in total hip arthroplasty. J Bone Joint Surg Am 72: 501–508

Weber, B.G. (1988): Pressurized cement fixation in total hip arthroplasty. Clin Orthop 232: 87–95

Weber, B.G. (1995): The cemented hip cup: The Weber polyethylene-ceramic and metasul cups and the high-pressure cementing technique. In: Morscher, E.W.: Endoprosthetics. Springer, Berlin: 131–139

Weber, D., L.A. Schaper, D.L. Pomeroy, W.E. Badenhausen jr., J.I. Curry, M.W. Smith, K.E. Suthers (2000): Cementless hemispheric acetabular component in total hip replacement. Int Orthop 24: 130–133

Weill, D. (1995): Das unzementierte CLW-System. In: Morscher, E.W.: Endoprothetik. Springer, Heidelberg: 319–332

Wessinghage, D., E. Kißlinger (1996): Langzeituntersuchungen nach Implantationen von Totalendoprothesen der Hüfte bei entzündlich-rheumatischen Erkrankungen. Akt Rheumatol 21: 242–248

Widmer, K.H., B. Zurfluh, E. Morscher (1997): Kontaktfläche und Druckbelastung im Implantat-Knochen-Interface bei Press-fit Hüftpfannen im Vergleich zum natürlichen Hüftgelenk. Orthopäde 26: 181–189

Widmer, K.H., B. Zurfluh, E. Morscher (2002): Load transfer and fixation mode of press-fit acetabular sockets. J Arthroplasty 17: 926–935

Wiemayr, U., A. Neckritz, A. von Strempel (2003): Radiologische Ergebnisse der Ultima-Pfanne. In: Effenberger, H.: Schraubpfannen. Effenberger, Grieskirchen: 335–340

Willert, H.G., D. Göbel, G.H. Buchhorn (1966): Die Verankerung der Endoprothese: Knochenzement ja oder nein? In: Jerosch, J., H. Effenberger, S. Fuchs: Hüftendoprothetik. Thieme, Stuttgart: 21–22

Williams, W.W., C.J. McCullough (1993): Results of cemented total hip replacement in juvenile chronic arthritis. A radiological review. J Bone Joint Surg Br 75: 872–874

Williams, V.G., L.A. Whiteside, S.E. White, D.S. Carthy (1997): Fixation of ultrahigh-molecular-weight polyethylene liners to metal-backed acetabular cups. J Arthroplasty 12: 25–31

Willmann, G. (1993): Das Prinzip der Konus-Steckverbindung für keramische Kugelköpfe bei Hüftendoprothesen. Mat Wiss Werkstofftech 24: 315–319

Willmann, G. (2000a): Biokeramik in der Orthopädie – Was haben wir aus 25 Jahren gelernt? Med Orth Tech 120: 10–16

Willmann, G. (2000b): Ceramic femoral head retrieval data. Clin Orthop 379: 22–28

Winkler-Gniewek, W. (1989): Die Plasmapore Beschichtung für die zementlose Verankerung von Gelenkendoprothesen. Aesculap Wissenschaftliche Information 22

Witzel, U. (1988): Zur Biomechanik der Hüftendoprothetik unter besonderer Berücksichtigung der Gleitlagerprothese. In: Maaz, B., H. Gierese: Aktueller Stand der zementfreien Hüftendoprothetik. 2. Kaiserswerther Symposium. Thieme, Stuttgart: 21–24

Witzel, U. (1996): Eindrehverhalten von Schraubpfannen. In: Witzel, U.: Mechanische Integration von Schraubpfannen, ein Beitrag zur hüftendoprothetischen Versorgung. Thieme, Stuttgart: 7–14

Witzel, U. (1998): Distribution of stress in a hemispherical RM cup and its bony bed. In: Bergmann, E.G.: Hip-Joint Surgery. The RM cup. Monograph of a coated acetabular implant. Einhorn-Presse, Reinbeck: 29–41

Witzel, U. (2000): Die knöcherne Integration von Schraubpfannen. In: Perka, C., H. Zippel: Pfannenrevisionseingriffe nach HTEP – Standards und Alternativen. Einhorn-Presse, Reimbeck: 11–16

Witzel, U., H. Effenberger, W. Rieger (2003): 3-D-Finite-Spannungsanalyse bei Schraubpfannen. In: Effenberger, H.: Schraubpfannen. Effenberger, Grieskirchen: 77–85

Witzleb, W.C., U. Hanisch, V. Neumeister, R. Bauer, T. Köhler, A. Knecht, M. Keller, C. Paul, K.J. Schulze (2002): Oberflächenersatzendoprothetik des Hüftgelenkes für den jungen, aktiven Patienten – Erfahrungen mit dem Birmingham Hip Reurfacing nach McMinn. In: Perka, C., H. Zippel: Einhorn-Presse, Reinbek: 106–112

Won, C.H., T.C. Hearn, M. Tile (1995): Micromotion of cementless hemispherical acetabular components. Does press-fit need adjunctive screw fixation? J Bone Joint Surg Br 77: 484–489

Woolson, S.T., M.G. Murphy (1995): Wear of polyethylene of Harris-Galante acetabular components inserted without cement. J Bone Joint Surg Am 77: 1311–1314

Wroblewski, B.M., P.A. Fleming, P.D. Siney (1999): Charnley low-frictional torque arthroplasty of the hip. J Bone Joint Surg Br 81: 427–430

Wroblewski, B.M., P.D. Siney, P.A. Fleming (2002): Charnley low-frictional arthroplasty in patients under the age of 51 years. Follow-up to 33 years. J Bone Joint Surg Br 84: 540–543

Xenos, J.S., J.J. Callaghan, R.D. Heekin, W.J. Hopkinson, C.G. Savory, M.S. Moore (1999): The porous-coated anatomic total hip prosthesis, insered without cement. A prospective study with a minimum of ten year follow-up. J Bone Joint Surg Am 81: 74–82

Yahiro, M.A., J.B. Gantenberg, R. Nelson, H.T.C. Lu, N.K. Mishra (1995): Comparison of the results of cemented, porous-ingrowth, and threaded acetabular cup fixation – a meta-analysis of the Orthopaedic literature. J Arthroplasty 10: 339–350

Yamaguchi, M., Y. Hashimoto, T. Akisue, T.W. Bauer (1999): Polyethylene wear vector in vivo: a three-dimensional analysis using retrieved acetabular components and radiographs. J Orthop Res 17: 695–702

Yee, A.J., H.K. Kreder, I. Bookman, J.R. Davey (1999): A randomized trial of hydroxyapatite coated prostheses in total hip arthroplasty. Clin Orthop 366: 120–132

Zicat, B., C.A. Engh, Gokcen (1995): Patterns of osteolysis around total hip components inserted with and without cement. J Bone Joint Surg Am 77: 432–439

Zichner, L., H.G.Willert (1992): Comparison of aluminia-polyethylene and metal-polyethylene in clnical trials. Clin Orthop 282: 86–94

Zichner, L., T. Lindenfeld (1997): In vivo Verschleiß der Gleitpaarung Keramik – Polyethylen gegen Metall – Polyethylen. Orthopäde 26: 12–134

Zweymüller, K., F.K. Lintner, M.F. Semlitsch (1988): Biologic fixation of a press-fit titanium hip joint endoprosthesis. Clin Orthop 235: 195–206

Zweymüller, K., V. Samek (1990): Radiologische Erkenntnisse der Titaniumpfanne. In: Zweymüller, K.: 10 Jahre Zweymüller-Hüftendoprothese. Huber, Bern: 35–46

Zweymüller, K., A. Deckner, W. Kuperschmidt, M. Steindl (1994): Die Weiterentwicklung der konischen Schraubpfanne. Med Orth Tech 114: 223–228

Zweymüller, K., M. Steindl, C. Lhotka (2003): Die Bicon-Pfanne als Primärimplantat. In: Effenberger, H.: Schraubpfannen. Effenberger, Grieskirchen: 301–312

12.6 Revisionsprothetik

R. Elke, E. Morscher, Ch. Schwaller und W. Zimmerli

12.6.1 Befunderhebung und Indikationsstellung

R. Elke

In Europa sind heute etwa 20% aller prothetischen Eingriffe am Hüftgelenk Revisionen (Morscher u. Mitarb. 2000). Das Ziel jeder Revision ist es, die normale Anatomie wieder herzustellen und ein möglichst hohes Maß an Primärstabilität der neuen Implantate zu erreichen. Bei den häufig vorgeschädigten Weichteilen und knöchernen Strukturen geht es darum, die Knochensubstanz so gut wie möglich zu erhalten oder wieder aufzubauen und den Weichteilmantel so gut wie möglich funktionell wirksam zu rekonstruieren. Berücksichtigt werden müssen auch eventuell vorhandene neurologische Folgen von Voreingriffen (Navarro u. Mitarb. 1995).

Die Indikation zur Abklärung einer Implantatproblematik wird auf 2 Arten gestellt:
- Der Patient meldet sich wegen Beschwerden oder Funktionsstörungen und die Abklärung ergibt eine behandlungsbedürftige Pathologie.
- In einer geplanten Nachkontrolle wird eine Revisionsindikation entdeckt.

Befunderhebung

Klinische Befunde:
- Beurteilung der Hautverhältnisse, Beeinträchtigung durch vorbestehende Narben,
- Erhebung des Bewegungsumfanges (aktiv, passiv), Bewertung des Bewegungsumfanges in Verbindung mit dem Röntgenbild,
- Bestimmung der klinischen Gelenkstabilität (eventuell ergänzt durch eine Bildwandleruntersuchung), Differenzierung von Traktusschnappen,
- Schmerzlokalisationen und Manöver, die Schmerzen provozieren, z.B. gluteale Schmerzen als Hinweis für eine Pfannenproblematik oder Rotationsschmerzen als Hinweis für eine Schaftproblematik,
- Beurteilung der muskulären Kraftentwicklung; von besonderem Interesse ist die Funktion der Abduktoren und des M. quadriceps aber auch der Adduktoren (Überkreuzen der Beine) sowie des M. iliopsoas,
- neurologische Befunde, Sensibilitätsstörungen und Innervationsleistung verschiedener motorisch wichtiger Nerven wie des N. gluteus superior (er innerviert die Abduktoren, sein Ausfall führt zum Trendelenburg-Hinken), des N. obturatorius (Hypästhesie der Innenseite der Oberschenkel, Funktionsstörung der Adduktoren), des N. femoralis (Paresen des M. iliopsoas, des M. qua-

driceps und des M. tibialis anterior, Fehlen des Patellarsehnenreflexes und Schwierigkeiten beim Treppensteigen),
- Beurteilung von Begleitpathologien wie:
  - Spinalkanalstenosen,
  - Meralgia paraesthetica,
  - Leistenhernien,
  - Diabetesfolgen oder Folgen neurologischer Erkrankungen,
  - entzündliche Erkrankungen.

Konventionelle Röntgenbilder:
- a.-p. Beckenaufnahme auf die Symphyse zentriert, um genügend Länge des Femurschaftes zur Implantatplanung zu erhalten und wenn möglich mit hängenden Unterschenkeln, um die Femurrotation reproduzierbar darzustellen,
- Faux-Profil-Aufnahme (Lequesne) zur Darstellung des vorderen Pfannenrandes und der Knochenreserven im Pfannengrund,
- a.-p. Hüftaufnahme lange Platte und axial zur Beurteilung des diaphysären Knochens und Darstellung einer zweiten Femurebene.

Sehr hilfreich sind Serien dieser Standardröntgenaufnahmen, die den zeitlichen Verlauf von Veränderungen sichtbar machen.

Die Bildwandleruntersuchung. Die dynamische Beurteilung der Hüftgelenkfunktion unter dem Bildwandler dient vor allem zur Ermittlung des impingementfreien Bewegungsumfanges, möglicher Impingementlokalisationen (Pfannenrand, periartikuläre Ossifikationen usw.), zur Feststellung möglicher Luxationsrichtungen und zur Beurteilung der Gelenkstabilität beim wachen Patienten. Die Bildwandleruntersuchung wird oft kombiniert mit einer Hüftgelenkpunktion eventuell mit Arthrographie.

Hüftgelenkpunktion und Arthrographie. Ist eine Korrelation zwischen Röntgenbefund und klinischen Erhebungen nicht sicher herzustellen, hilft gelegentlich eine Infiltration des Hüftgelenks mit Lokalanästhetika (Crawford u. Mitarb. 1997). Je nach Fragestellung kann diese mit einer Arthrographie kombiniert werden (Salvati u. Mitarb. 1976). Die Arthrographie kann ein Umspülen von Implantaten anzeigen (Ginai u. Mitarb. 1996). Wenn ein Punktat gewonnen werden kann, sind damit ergänzende Untersuchungen möglich (Bakteriologie, Partikelabrieb u.ä.) (Barrack u. Harris 1993, Lachiewicz u. Mitarb. 1996).
  Die wichtigste Information, die dabei gewonnen werden kann, ist, ob der Schmerz aus dem Gelenkraum selber kommt oder extraartikuläre Ursachen daran beteiligt sind, wie z.B. Spinalkanalstenosen, Meralgien, Insertionstendinosen, Bursitiden u.ä.

Szintigraphie. Die Aktivität des umgebenden Knochenmantels kann weiter mittels Szintigraphie untersucht werden (s. Kap. 12.6.4). Die Interpretation der Resultate muss aber vorsichtig erfolgen. Die Szintigraphie kann nur im Rahmen eines Gesamtbildes bewertet werden (Lieberman u. Mitarb. 1993).

Computertomographie. Verschiedene computertomographische Techniken erlauben eine Beurteilung der Implantatumgebung auch in relativer Nähe zu den Metallimplantaten. Besonders hilfreich ist diese Technik bei der Größenbestimmung von Defekten, z.B. zur Ausmessung von Allografts oder bei der Sonderanfertigung von Spezialimplantaten (Robertson u. Mitarb. 1998). Der Stellenwert bei der Lockerungsdiagnostik wird aufmerksam verfolgt (Puri u. Mitarb. 2002).

Indikationsstellung

Nach Abschluss der Befunderhebung stellt sich die Frage nach der Indikationsstellung zur Revision:
- Die Beschwerden des Patienten müssen mit großer Wahrscheinlichkeit durch die Implantatpathologie verursacht und durch den Revisionseingriff behandelbar sein.
- Der Gewinn durch den Revisionseingriff muss in einem adäquaten Verhältnis zum Operationsrisiko und möglichen Operationsfolgen stehen.
- Die technischen Infrastruktur- und fachlichen Voraussetzungen für eine erfolgreiche Revision müssen vor Ort gegeben sein.
- Der Patient muss über die Besonderheiten und Risiken dieser oft großen Eingriffe adäquat aufgeklärt worden sein.

Bei der Wahl des geeigneten Revisionsverfahrens müssen folgende Gesichtspunkte berücksichtigt werden (Elke u. Mitarb. 2001):
- Art der Lockerung (septisch oder aseptisch),
- Zustand des Knochenlagers,
- Biomechanik (Lage des Rotationszentrums, Beinlängen),
- Zustand der Weichteile (Narben, Funktionsfähigkeit der Muskulatur, Innervationsstörungen, Trochanterpathologien, Traktusfunktion usw.),
- Belastbarkeit des Gesamtorganismus des Patienten durch die Operation (Begleiterkrankungen),
- Komplikationsrisiko durch das gewählte Verfahren (Schraubenlagen, Infektrisiko, Haltbarkeit der Konstruktion usw.),
- Funktionsziele, die durch den Eingriff erreicht werden sollen (Ziele, die in ihrer Bandbreite zwischen Sportfähigkeit und Erleichterung der Pflegbarkeit des Patienten liegen können). Eine Aufklärung des Patienten mit realistischen Zielvorgaben hilft Enttäuschungen zu vermeiden.

Die Wertung der Befunde und die Klassifikationen sowie konkrete Behandlungsmöglichkeiten werden in den Kapiteln 12.6.2 – 12.6.4 vorgestellt.

Literatur

Barrack, R.L., W.H. Harris (1993): The value of aspiration of the hip joint before revision total hip arthroplasty. J Bone Joint Surg Am 75 (1): 66 – 76

Crawford, R.W., A.M. Ellis, G.A. Gie, R.S. Ling (1997): Intra-articular local anaesthesia for pain after hip arthroplasty. J Bone Joint Surg Br 79 (5): 796 – 800

Elke, R., A. Wagner, B. Berli, E. Morscher (2001): Acetabular revision. Classification and treatment. Orthopade 30 (5): 266 – 272

Ginai, A.Z., F.C. van Biezen, P.A. Kint, H.Y. Oei, W.C. Hop (1996): Digital subtraction arthrography in preoperative evaluation of painful total hip arthroplasty. Skeletal Radiol 25 (4): 357 – 363

Lachiewicz, P.F., G.D. Rogers, H.C. Thomason (1996): Aspiration of the hip joint before revision total hip arthroplasty. Clinical and laboratory factors influencing attainment of a positive culture. J Bone Joint Surg Am 78 (5): 749 – 754

Lieberman, J.R., M.H. Huo, R. Schneider, E.A. Salvati, S. Rodi (1993): Evaluation of painful hip arthroplasties. Are technetium bone scans necessary? J Bone Joint Surg Br 75 (3): 475 – 478

Morscher, E., R. Elke, B. Berli (2000): Classification and treatment methods of acetabular deficiencies. In: Duparc, J.: Surgical techniques in orthopaedics and traumatology. Elsevier, Paris: 55 – 450

Navarro, R.A., T.P. Schmalzried, H.C. Amstutz, F.J. Dorey (1995): Surgical approach and nerve palsy in total hip arthroplasty. J Arthroplasty 10 (1): 1 – 5

Puri, L., R.L. Wixson, S.H. Stern, J. Kohli, R.W. Hendrix, S.D. Stulberg (2002): Use of helical computed tomography for the assessment of acetabular osteolysis after total hip arthroplasty. J Bone Joint Surg Am 84-A (4): 609 – 614

Robertson, D., C. Sutherland, T. Lopes, J. Yuan (1998): Preoperative description of severe acetabular defects caused by failed total hip replacement. J Comput Assist Tomogr 22 (3): 444 – 449

Salvati, E.A., V.C. Im, P. Aglietti, P.D. Wilson jr. (1976): Radiology of total hip replacements. Clin Orthop (121): 74 – 82.

12.6.2 Die Pfannenrevision

R. Elke und E. Morscher

Die Indikation zur Pfannenrevision

Indikationen für einen Pfannenwechsel sind:
- aseptische Lockerung (Partikelkrankheit, ungenügende Primärfixation, gestörtes Einwachsverhalten, Materialversagen, Oberflächenunverträglichkeit, Verunreinigungen),
- Fehlpositionierung der Pfanne mit Impingement- und Luxationsfolgen,
- Funktionsstörung der Pfanne (z.B. Abnutzung, Insuffizienz der Inlay-Fixation, Implantatbruch),
- septische Komplikationen.

Im Gegensatz zur Schaftlockerung entwickeln sich aseptische Pfannenlockerungen häufig über lange Zeit unbemerkt. Werden gluteale Schmerzen angegeben, zeigt das radiologische Bild meist bereits ausgedehnte Osteolysen an. Wird eine Pfannenlockerung verpasst und erst bei größeren knöchernen Defekten bemerkt, so ist die Rekonstruktion aufwendig, mit mehr Operationsrisiken behaftet und für den Patienten oft mit Funktionseinschränkungen verbunden. Eine verpasste Pfannenlockerung verteuert die Behandlung erheblich. Gezielte radiologische und klinische Kontrollen durch Untersucher, die implantattypische Verlaufsmuster kennen sowie eine adäquate Bildgebung helfen, Problemsituationen rechtzeitig zu erkennen und damit größere funktionelle Verluste zu vermeiden.

Zur Beschreibung der Defekte hat sich die Einteilung in 3 Sektoren nach DeLee u. Charnley (1976) bewährt.

Gelockerte Pfannenimplantate sind an ihren Interface-Grenzen von bindegewebigen Membranen umgeben. Dieses Gewebe ist von Makrophagen und Riesenzellen durchsetzt und enthält verschiedene, für osteolytische Prozesse verantwortliche Stoffe, wie Prostaglandin E_2 und proinflammatorische Zytokine (z.B. IL-1β, TNFα, IL-6, GM-CSF usw.) (D'Antonio 1992, Goldring u. Mitarb. 1983, Granchi u. Mitarb. 1998, Willert 1977). Die Folge dieser Osteolyse sind knöcherne Defekte in der Pfannenumgebung.

Diese zellulären und enzymatischen osteolytischen Prozesse der aseptischen Lockerung sind durch Abriebpartikel induziert. Willert (1977) hat diesen Mechanismus bereits in den 70er Jahren genau beschrieben. Massive osteolytische Höhlenbildungen konnten nicht nur bei zementierten, sondern auch bei nichtzementierten Prothesen beobachtet werden, was besonders bei den unbeschichteten Polyäthylenpfannen vom Typus der RM-, Freeman-, Ring- und Endler-Pfannen der Fall war (Wilson-MacDonald u. Mitarb. 1990).

Nicht verpasst werden dürfen septische Pfannenlockerungen. Besteht ein Infektverdacht im Pfannenbereich, ist eine bakteriologische Untersuchung des Membrangewebes zwischen Pfanne und Knochen wichtig, um das ganze Erregerspektrum zu erfassen (s. Kap. 12.6.4, Infektwechsel).

Das Ziel jeder Pfannenrevision ist es, die normale Anatomie des Hüftgelenks wieder herzustellen und gleichzeitig knöcherne Defekte zu reparieren. Dabei darf aber nicht vergessen werden, dass die zu behandelnden Patienten häufig ältere Menschen sind. Die Belastung durch den operativen Eingriff muss entsprechend an die Belastbarkeit des Organismus angepasst werden. Zum Beispiel kann das Akzeptieren eines High Hip Centers dazu beitragen, die Operationszeit und den Blutverlust gering zu halten und gleichzeitig eine frühe Belastbarkeit ermöglichen. Dieser Aspekt wird bei gängigen Klassifikationen wenig berücksichtigt.

Für die Behandlung von Pfannenlockerungen stehen eine Vielzahl von Implantaten und Rekonstruktionstechniken zur Verfügung mit denen die verschiedenen Defektlokalisationen und Defektgrößen angegangen werden sollen. Um die Erfolge der verschiedenen Techniken objektiv beurteilen und vergleichen zu können, werden Defektklassifikationen (Elke u. Morscher 1997) verwendet.

Wahl des Behandlungsweges und Defektklassifikationen

Steht einmal fest, dass eine Pfanne gewechselt werden muss, sollen Klassifikationen bei der Beschreibung des Defektes sowie der Wahl des Revisionsweges und des Implantates helfen. Um bei der notwendigen Qualitätssicherung vergleichbare Kollektive beurteilen zu können und die eigene Arbeit in einem größeren Kontext zu sehen, empfiehlt es sich, häufig zitierte Klassifikationen für die Dokumentation zu verwenden.

Pfannendefektklassifikation der DGOT. Es werden 7 Typen unterschieden (Bettin u. Katthagen 1997):
- Typ 1: einfache Höhlenbildung mit intakten Pfannenrändern und intaktem Pfannendach,
- Typ 2: unisegmentaler Defekt nach medial im Bereich des Pfannenbodens,
- Typ 3: unisegmentaler Defekt am Pfannendach bzw. am oberen Pfannenrand,
- Typ 4: unisegmentaler Defekt am vorderen oder hinteren Pfannenrand,
- Typ 5: bisegmentaler Defekt als Kombinationen von Pfannenrand, Pfannendach bzw. Pfannenboden,
- Typ 6: trisegmentaler Defekt bei dem zusätzlich zum Typ 5 noch ein vorderer oder hinterer Pfannenranddefekt besteht,
- Typ 7: Diskontinuität mit Instabilität zwischen proximalem und distalem Azetabulum.

Klassifikation azetabulärer Defekte der AAOS. Bei dieser Einteilung (D'Antonio u. Mitarb. 1989) wird die knöcherne Hüftpfanne als Halbschale angesehen (Tab. 12.14). Die Defekte können somit einerseits die tragenden Wandungen der Schale (inklusive der medialen Wand) betreffen (segmentale Defekte) oder aus Defekten der knöchernen Substanz bestehen (kavitäre Defekte). Die äußere knöcherne Begrenzung, auch nach medial, bleibt bei rein kavitären Defekten erhalten.

Kavitäre Defekte werden somit als „contained" angesehen, segmentale nicht. Dies ist ein wesentlicher Punkt bei der Wahl der Rekonstruktionstechnik. Bei reinen kavitären Defekten kann meistens eine zementfreie Pressfitpfanne verwendet werden. Bei segmentalen Defekten sind in der Regel zusätzliche Maßnahmen erforderlich, wie Schrauben, Pfannendachschalen, Spezialpfannen und andere stützende und stabilisierende Maßnahmen, um eine genügende Primärstabilität des Pfannenimplantates zu gewährleisten.

Kombinierte segmentale und kavitäre Defekte verhalten sich bezüglich der Rekonstruktionsoptionen wie segmentale Defekte. Die fehlenden tragenden knöchernen Randstrukturen machen meist das Wiedereinsetzen einer neuen Hüftpfanne durch reinen Press-fit ohne Wiederherstellung einer tragfähigen Pfannenrandstruktur unmöglich.

Eine Diskontinuität des Beckens beschreibt entweder eine Trennung der oberen von den unteren Anteilen des Azetabulums oder zeigt eine Unterbrechung zwischen dem vorderen und dem hinteren Pfeiler („anterior and posterior column defect").

Die Arthrodese ist eigentlich kein Defekt, stellt jedoch besondere Anforderungen an die Planung der Lage des neuen Rotationszentrums. Die Oberflächenstruktur der Pfanne muss ein rasches Einwachsen der Spongiosa ermöglichen (Schafer u. Mitarb. 2000).

Klassifikation azetabulärer Defekte nach Paprosky u. Magnus. Diese sehr weit verbreitete Klassifikation (Paprosky u. Magnus 1994) unterscheidet Defekte ohne wesentliche Implantatwanderung (Typ 1), Defekte mit weniger als 2 cm Implantatwanderung (Typ 2) und Defekte mit mehr als 2 cm Implantatwanderung (Typ 3):
- **Typ 1**: Der azetabuläre Rand ist vollständig erhalten, es bestehen keine ausgedehnteren Osteolysen. Das gelockerte Implantat ist nicht wesentlich gewandert. Das Knochenlager besteht zu mehr als 50% aus genuinem Knochen.
- **Typ 2**: Die azetabuläre Öffnung ist verzogen (ovalär) und verbreitert. Die anteriore und die posteriore Säule sind jedoch intakt und tragfähig. Die Wanderung des gelockerten Implantates beträgt weniger als 2 cm nach kraniomedial bzw. kraniolateral. Osteolysen im Bereich des Ischiums und in der Region der Tränenfigur sind minimal und es steht genügend knöcherne Substanz für die ossäre Integration eines Pfannenimplantates zur Verfügung, wenngleich das spongiöse Knochenbett weniger als 50% ausmacht:
  - Typ 2 A: Defekte mit kraniomedialer Wanderung des Implantates,
  - Typ 2 B: Defekte mit kraniolateraler Wanderung des Implantates,

Tab. 12.14 Die Klassifikation azetabulärer Defekte der AAOS (nach D'Antonio)

Typ	Defekte		Bereich
I	segmentale Defekte	periphere Defekte	superior anterior posterior
		zentrale Defekte	mediale Wand fehlt
II	kavitäre Defekte	periphere Defekte	superior anterior posterior
		zentrale Defekte	mediale Wand intakt
III	kombinierte kavitäre und segmentale Defekte		
IV	Diskontinuitäten		
V	Arthrodesen		

- Typ 2 C: Defekte mit reiner medialer Wanderung des Implantates.
- **Typ 3**: Die Implantatwanderung nach kranial beträgt mehr als 2 cm und die ischialen und medialen Osteolysen sind erheblich. Die Tragfähigkeit des azetabulären Randes und der Pfannenwände sind ungenügend, ebenso die der vorderen bzw. der hinteren Säule:
  - Typ 3 A: Die Köhler-Linie ist intakt, es werden damit ca. 30–60% des Revisionsimplantates von einem tragenden Knochenspan bedeckt sein.
  - Typ 3 B: Die Köhler-Linie ist nicht mehr intakt. Mehr als 60% des Revisionsimplantates müssen von einem knöchernen Fremdspan getragen werden.

Die Klassifikation von Paprosky u. Magnus (1994) gibt Entscheidungshilfen für die Wahl einer Allograftrekonstruktionsform (Tab. 12.15). Demgegenüber besteht die AAOS-Klassifikation aus einer reinen Defektbeschreibung.

Kavitäre und segmentale Azetabulumdefekte (contained – non contained). Seit über 10 Jahren hat sich bei uns im klinischen Alltag zur präoperativen Beurteilung eine gegenüber der AAOS-Klassifikation stark vereinfachte Einteilung bewährt. Sie unterscheidet eigentlich nur zwischen kavitären und segmentalen Azetabulumdefekten (Tab. 12.16) (Morscher u. Mitarb. 2000, Morscher 1995).

Der Grund für die Vereinfachung der Klassifikation ist, dass es auf den Standardröntgenaufnahmen nur sehr selten möglich ist eine exakte Zuordnung der Defekte nach den üblichen vorgeschlagenen Schemata vorzunehmen. Insbesondere die Tragfähigkeit des verbliebenen Knochens ist präoperativ nicht beurteilbar. In jedem Fall muss deshalb der definitive Entscheid bezüglich des operativen Vorgehens und der Implantatwahl intraoperativ gefällt werden.

Einen vergleichbaren Weg gehen Garbuz u. Mitarb. (1996b) mit ihrer Klassifikation (Tab. 12.17). Primär wird die Einteilung anhand der präoperativen Röntgenbilder gemacht, die definitive Einteilung erfolgt intraoperativ. Die Autoren empfehlen Typ-1-Defekte mittels gemahlener Spongiosa aufzubauen, Typ-2-Defekte sollen mit tragenden Allografts rekonstruiert werden.

Auch Moskal u. Mitarb. (1997) beurteilen die Behandlung der azetabulären Defekte nach ähnlichen Kriterien (Tab. 12.18).

Bei der überwiegenden Zahl der Pfannenrevisionen kann zwischen **2 Rekonstruktionsprinzipien** gewählt werden: Entweder der Pfannenrand ist tragfähig genug für die Verwendung einer Pressfitpfanne (kavitärer Defekt) oder die Pfannenrandfunktion muss durch ein Implantat (Pfannendachschale, Allograft, überbrückende Rekonstruktionsimplantate, Netze in Kombination mit „Impaction Grafting" usw.) wiederhergestellt werden (segmentaler Defekt).

Tab. 12.15 Wahl des geeigneten Knochenersatzes nach azetabulärem Defekttyp (nach Paprosky u. Magnus)

Defekt	Wahl des Knochenersatzes	Fixationsmethode
Typ 1	gemahlener Knochen	nicht nötig
Typ 2 A	gemahlener Knochen oder Femurkopf	Femurkopf evtl. mit 6,5 mm Spongiosaschrauben fixieren
Typ 2 B	in Form einer 7 zugeschnittener Femurkopf	Schrauben- und/oder Plattenfixation außerhalb des Azetabulums
Typ 2 C	gemahlener Knochen oder zurechtgeschnittene Knochenplatte (Femurkopf)	nicht nötig
Typ 3 A	in Form einer 7 zugeschnittenes distales Femurende oder proximale Tibia	Schrauben- und/oder Plattenfixation außerhalb des Azetabulums
Typ 3 B	proximales Femur, frontal geschnitten, sodass der Adam-Bogen als tragfähige Brücke eingesetzt wird	Plattenfixation

Tab. 12.16 Umschlossene versus nicht umschlossene Defekte (contained versus non contained) (nach Morscher)

Umschlossene Defekte (contained)	Höhlenbildungen bei erhaltenen und tragfähigen peripheren ossären Begrenzungen
Segmentale, nicht umschlossene Defekte (non contained)	ohne vollständige tragfähige ossäre Begrenzung: • lateral (z.B. bei Dysplasie) • medial (Protrusion) • anterior • posterior

Tab. 12.17 Einteilung nach Garbuz

Typ 1	contained cavitär		Dabei handelt es sich um Defekte, die zur Höhlenbildung innerhalb der Pfannenwandung bzw. zur Protrusion geführt haben, bei denen aber der Pfannenrand intakt geblieben ist.
Typ 2	non contained	2 A	Defekte des Pfannenrandes und der angrenzenden knöchernen Wand.
		2 B	Defekte der tragenden Säulen mit angrenzender Wand, wobei mindestens 50% des Azetabulums betroffen sind.

Tab. 12.18 Quantifizierung der knöchernen Defektgröße (nach Moskal)

Grad 1	vollständiger Kontakt zwischen eigenem Knochen und Implantat: kein Fremdknochen notwendig
Grad 2	unvollständiger Implantat-Knochen-Kontakt bei stabiler Prothese: Fremdknochen kann als Füllmaterial verwendet werden
Grad 3	unvollständiger Implantat-Knochen-Kontakt: Prothese im eigenen Knochenbett nicht stabil, ein struktureller Allograft ist zur Stabilisierung der Prothese erforderlich

Im Einzelnen sind für eine Pfannenrevision folgende Wege möglich:
- zementierte Pfannen mit mehr oder weniger ausgedehntem Zementaufbau,
- zementierte Pfannen mit „Impaction-Bone-grafting"-Technik (Slooff u. Mitarb. 1996), bei der komprimierter allogener Knochen selbst zum Implantat wird und als Matrix zum knöchernen Wiederaufbau des Knochendefektes dient (Mallory u. Mitarb. 2000, Pitto u. Mitarb. 1998, Schreurs u. Mitarb. 2001),
- zementfreie, hemisphärische Implantate, die verankert werden durch:
  - reinen Pressfit,
  - in Kombination mit Schrauben,
  dabei sind gelegentlich Übergrößen von mehr als 60 mm Durchmesser notwendig, sog. **Jumbo Cups** (Dearborn u. Harris 2000, Whaley u. Mitarb. 2001),
- zementfreie Schraubpfannen, Einsatz vor allem bei Revisionen mit guter Knochensubstanz und gutem Containment,
- zementfreie, längsovale Pfannenimplantate, welche z.T. durch verschiedene Einsätze Anpassungen an der Lage des Rotationszentrums erlauben, die Fixation erfolgt hier wiederum mit Press-fit und/oder durch Schrauben (Koster u. Mitarb. 1998),
- zementfreie Implantate, die mit Verlängerungen in noch vorhandener Knochensubstanz stabilisiert werden, wie der „Triflange Cup" (Christie u. Mitarb. 2001) oder die Sockelpfanne („Pedestal Cup") von Schöllner (Schoellner u. Schoellner 2000),
- verschiedene Implantate und Pfannendachschalen zur Überbrückung von Rand- und medialen Wanddefekten und zum Schutz von Knochentransplantaten wie:
  - Implantate, die zwischen der Tränenfigur und den oberen Pfannenanteilen verspannt werden, wie die Hakenschalen nach Kerboul (1987) oder Ganz (Eggli u. Mitarb. 2002, Siebenrock u. Mitarb. 2001), der Haken dient hier vor allem als Orientierungshilfe zur Rekonstruktion des Rotationszentrums,
  - Antiprotrusionsschale nach Burch-Schneider, welche im Ilium mittels Schrauben und im Ischium mit einer Finne fixiert wird (Berry u. Muller 1992, Bohm u. Banzhaf 1999, Gill u. Mitarb. 1998, Rosson u. Schatzker 1992, Starker u. Mitarb. 1998); dieses Prinzip kommt auch bei Defekten des hinteren Pfeilers zur Anwendung,
  - Ringe zur Verstärkung der azetabulären Wand und zum Halten von Knochentransplantaten, wie z.B. gemahlenem Knochen zur Defektfüllung oder die Stützschale von M.E. Müller (Zehntner u. Ganz 1994) u.ä.
- Strukturelle Allografts müssen immer mit entsprechend verankerbaren, stützenden und schützenden Pfannenimplantaten kombiniert werden (Garbuz u. Mitarb. 1996, Paprosky u. Magnus 1994, Paprosky u. Mitarb. 1994),
- Sattelprothesen, die lediglich tragfähige Anteile des Iliums als Widerlager benötigen, sind vereinzelten Spezialfällen vorbehalten (Nieder u. Mitarb. 1990, Renard u. Mitarb. 2000),
- auf Maß gefertigte Implantate finden Anwendung zur Überbrückung von großen Defekten des Beckens einschließlich der Tumorchirurgie.

Große Rekonstruktionen mit Sattelprothesen, überbrückenden und mit auf Maß gefertigten Beckenersatzimplantaten sowie strukturelle Allografts oder Plattenosteosynthesen sind zum Glück in der Revisionschirurgie selten notwendig. Durch für das spezifische Implantat geeignete Kontrollintervalle sollen Folgen, wie Verlust der Gebrauchsqualität, Erhöhung des Operationsrisikos und hohe Folgekosten für therapeutische Maßnahmen sowie soziale Konsequenzen nach Möglichkeit reduziert werden.

Technisches Vorgehen

Die Wiederherstellung eines tragfähigen Pfannenlagers ist neben der möglichst anatomischen Platzierung des Rotationszentrums das Hauptziel der Pfannenrekonstruktion.

Die entscheidende Frage dabei ist: Welcher Teil des periazetabulären Knochens trägt die Pfannenkomponente zuverlässig?

Zwei Optionen stehen zur Verfügung:
- Eine äquatoriale Kraftübertragung über die äquatornahen Anteile des azetabulären knöchernen Ringes (Contained-Defekte). Je nach Implantat genügen dafür tragfähige Anteile des Ringes in den wichtigsten tragenden Regionen der Pfanne: Ilium, Ischium und Pubis (Abb. 12.43 a u. b).
- Eine kraniale und posteriore knöcherne Kraftübertragung mit Schwergewicht im Bereich des Iliums und des Ischiums. Dies ist beispielsweise dann der Fall, wenn das Rotationszentrum kranialisiert und/oder medialisiert wird (Abb. 12.44).

In beiden Situationen muss es gelingen, die Pfanne kippstabil zu verankern, sei es durch technische Einrichtungen an der Pfanne oder durch Aufbau des Knochenlagers. Gleichzeitig muss aber ein Setzungsprozess in diesem

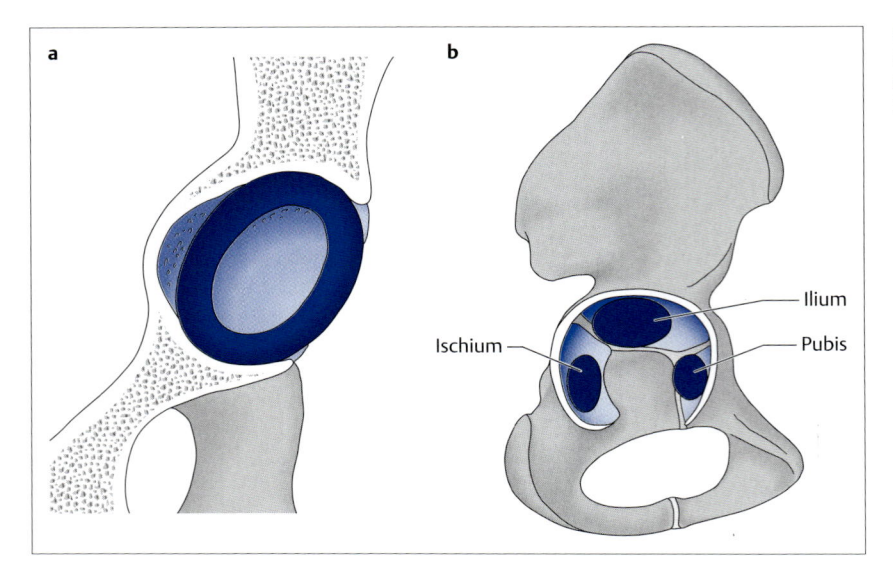

Abb. 12.43 a u. b Äquatoriale (periphere) Hauptbelastung (**a**) und sicherer Sitz im Bereich von Ilium, Ischium und Pubis (**b**).

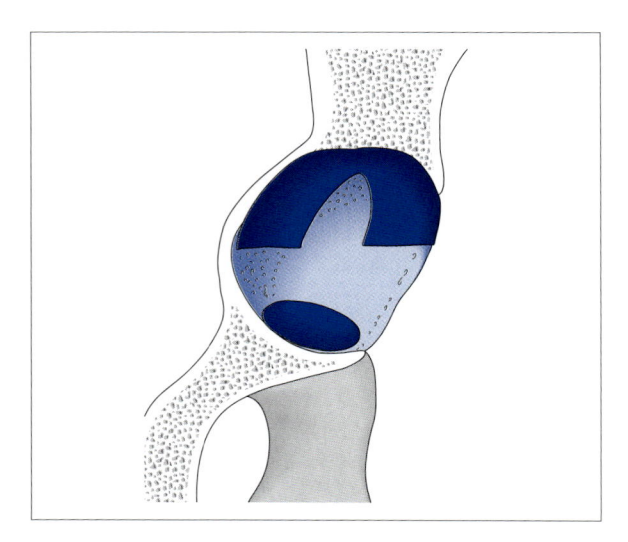

Abb. 12.44 Lasteinleitung vorwiegend im Kuppelbereich aber mit ischialer Abstützung.

und stabilisierende Fixation – können die Antworten auf folgende Fragen dienen:
- Genügt der erhaltene azetabuläre Rand für eine stabile Pfannenfixation durch „Press-fit" (äquatorial oder kuppelförmig)?
- Kann das „Containment" wieder tragfähig hergestellt werden, z. B. durch eine entsprechende Fräsung nach kranial und medial? (Beim High Hip Center soll eine Lateralisation des Rotationszentrums auf jeden Fall vermieden werden.)
- Kann das Rotationszentrum rekonstruiert werden oder das Ausmaß eines High Hip Centers so gering wie möglich gehalten werden (geeignete Wahl der Fräsung und der Pfannengröße)?
- Können 50% der Pfannenauflage auf genuinem Knochen erreicht werden?
- Mit welchen Mitteln kann eine genügende Pfannenüberdachung erreicht werden (genuiner Knochen, struktureller Knochenspan)?
- Bestehen im Bereich der medialen Wandung tragfähige Strukturen oder können solche rekonstruiert werden (Knochenplastik)?
- Ist der hintere Pfeiler intakt? (Ein kompromittierter hinterer Pfeiler schließt eine reine Pressfit-Verankerung aus!)

Resultate der verschiedenen Rekonstruktionsprinzipien

Nicht alle azetabulären Revisionstechniken erreichen befriedigende Langzeitresultate:
- **Rein zementierte Revisionspfannen** (ohne Impaction-Grafting-Technik) führen innerhalb von 4–8 Jahren zu hohen früh- und mittelfristigen Lockerungsraten von 20 bzw. 30% und auch mehr (Ejsted u. Olsen 1987, En-

neugebildeten Pfannenlager möglich sein (damit Allograft oder Spongiosa dauerhaft unter Kompression gehalten werden) ohne, dass es zum Auftreten von Kippmomenten, etwa um Schrauben, Finnen oder Ähnlichem kommt. Ein „Setteling" des Implantates ist bei Revisionseingriffen in porotischer Umgebung, bei aufgefüllten kavitären Defekten und ungleichmäßig verteilter kortikaler Abstützung praktisch unvermeidbar (Azuma u. Mitarb. 1994, Dominkus u. Mitarb. 1998, Fabeck u. Mitarb. 1994, Karrholm u. Snorrason 1992, Kwong u. Mitarb. 1994, Nivbrant u. Mitarb. 1996).

Zur Entscheidung zwischen den beiden Rekonstruktionsprinzipien – Pressfit-Verankerung oder überbrückende gelbrecht u. Mitarb. 1990, Kavanagh u. Mitarb. 1985, Patterson 1987, Pellicci u. Mitarb. 1985). Aufgrund dieser Erfahrungen wird heute allgemein der zementfreien Pfannenrevision der Vorzug gegeben.

- **Pfannendachschalen**: Gemahlene Spongiosa, aber auch kortikospongiöse Späne sind allein nicht tragfähig und sollten daher nur als Füllmaterial von kavitären oder zystischen Defekten verwendet werden (Herzog u. Morscher 1994, Paprosky u. Magnus 1994, Zehntner u. Ganz 1994). Die eigentlich tragende Funktion muss von entsprechenden Implantaten wie Pfannendachschalen o. ä. übernommen werden. Die Schale schützt die eingebrachte Spongiosa aber auch tragende Allografts (Garbuz u. Mitarb. 1996a) vor der direkten Belastung und damit vor der Zusammensinterung mit nachfolgender Resorption und erneuter Implantatlockerung. Mit Pfannendachschalen wie der Hakenschale bei kleineren und dem Burch-Schneider-Ring bei größeren Defekten werden gute mittel- und langfristige Resultate erzielt (Eggli u. Mitarb. 2002, Siebenrock u. Mitarb. 2001, Berry u. Muller 1992, Bohm u. Banzhaf 1999, Gill u. Mitarb. 1998, Rosson u. Schatzker 1992, Starker u. Mitarb. 1998).
- **Die Impaction-Grafting-Technik** von Slooff (Slooff u. Mitarb. 1996) ist eine oft verwendete Alternative. Hier wird frisch gefrorene Knochenbankspongiosa impaktiert und mit einer zementierten Pfanne kombiniert. Der kompaktierte, homologe Knochen wird dabei selbst zum belastbaren Implantat. Im Tierexperiment wurden gute knöcherne Einwachsraten belegt (Schimmel u. Mitarb. 1998) und gute klinische Resultate scheinen dies zu bestätigen (Mallory u. Mitarb. 2000, Pitto u. Mitarb. 1998, Schimmel u. Mitarb. 1998, Schreurs u. Mitarb. 2001, Silverton u. Mitarb. 1996, Silverton u. Mitarb. 1995, Slooff u. Mitarb. 1984). Die Technik ist aber anspruchsvoll und an die Verfügbarkeit von ausreichend frisch gefrorenem und gemahlenem Knochen gebunden.
- **Große strukturelle Allografts** zeigten zwar ermutigende Frühresultate (Garbuz u. Mitarb. 1996a, Harris u. Mitarb. 1977, Jasty u. Harris 1987), mittelfristig wurden aber hohe Versagerraten bis 100 % bei direkter Belastung beschrieben (Kwong u. Mitarb. 1993, Mulroy jr. u. Harris 1990, Paprosky u. Mitarb. 1994, Pollock u. Whiteside 1992, Shinar u. Harris 1997). Die Einwachstiefe in große Allografts beträgt histologisch nur wenige Millimeter (Hooten jr. u. Mitarb. 1996).
Heute ist allgemein als Faustregel akzeptiert, dass mindestens **50 % der tragenden Oberfläche** von autochthonem Beckenknochen gebildet werden sollten, um langfristig das Problem des Allograftversagens zu vermeiden (Enneking u. Mindell 1991, Schimmel u. Mitarb. 1998, Schreurs u. Mitarb. 1998). Tragende Allografts sollten durch Pfannendachimplantate geschützt werden.
- **High Hip Center**: Das Ziel einer Pfannenrekonstruktion ist es, eine möglichst anatomische, stabile, früh belastbare Rekonstruktion des Pfannenlagers zu erhalten. Die Operationszeit sollte gerade bei älteren, multimorbiden Patienten möglichst kurz und der Blutverlust möglichst klein gehalten werden. Es kann daher gelegentlich ratsam sein, zu Gunsten einer kürzeren Operationsdauer und eines geringeren Blutverlustes auf eine ideale Wiederherstellung des Rotationszentrums zu verzichten und ein etwas höher gelegenes Drehzentrum mit solider, früh belastbarer, knöcherner Verankerung der Pfanne zu akzeptieren. Wird das Rotationszentrum um weniger als 2 cm nach kranial verlagert und dabei strikt darauf geachtet, dass keine Lateralisation auftritt sowie gleichzeitig die Beinlänge und der Offset angepasst, können recht gute klinische Resultate erreicht werden (Dearborn u. Harris 1999, Delp u. Mitarb. 1994, Delp u. Maloney 1993, Harris 1998, Kelley 1994, Schutzer u. Harris 1994, Tanzer 1998).
- **Die reine Pressfit-Verankerung**: Da in Revisionssituationen meist kein homogener stabiler Untergrund mehr vorhanden ist, kommt es nach der Pfannenrekonstruktion häufig zu Setzungsprozessen. Bei nicht weiträumig abstützenden Implantaten können Schrauben mit diesem Setzungsprozess interferieren und einen Drehpunkt erzeugen, um den die Pfanne wackeln kann (Azuma u. Mitarb. 1994, Dominkus u. Mitarb. 1998, Fabeck u. Mitarb. 1994, Karrholm u. Snorrason 1992, Kwong u. Mitarb. 1994, Nivbrant u. Mitarb. 1996). Dadurch kann ein solides Einwachsen verhindert werden. Reine Pressfit-Implantate haben hier Vorteile. Mit solchen schraubenlosen Pfannenrekonstruktionen konnten gute klinische Resultate belegt werden. Die Voraussetzung für den Erfolg der Methode ist eine stabile Dreipunktauflage auf solidem, vitalem Knochen mit peripherem Press-fit (Elke u. Mitarb. 2001).

Literatur

Azuma, T., H. Yasuda, K. Okagaki, K. Sakai (1994): Compressed allograft chips for acetabular reconstruction in revision hip arthroplasty. J Bone Joint Surg Br 76 (5): 740–744

Berry, D.J., M.E. Muller (1992): Revision arthroplasty using an antiprotrusio cage for massive acetabular bone deficiency. J Bone Joint Surg Br 74 (5): 711–715

Bettin, D., B.D. Katthagen (1997): The German Society of Orthopedics and Traumatology classification of bone defects in total hip endoprosteses revision operations. Z Orthop Ihre Grenzgeb 135 (4): 281–284

Bohm, P., S. Banzhaf (1999): Acetabular revision with allograft bone. 103 revisions with 3 reconstruction alternatives, followed for 0.3–13 years. Acta Orthop Scand 70(3): 240–249

Christie, M.J., S.A. Barrington, M.F. Brinson, M.E. Ruhling, D.K. DeBoer (2001): Bridging massive acetabular defects with the triflange cup: 2- to 9-year results. Clin Orthop (393): 216–227

D'Antonio, J.A. (1992): Periprosthetic bone loss of the acetabulum. Classification and management. Orthop Clin North Am 23 (2): 279–290

D'Antonio, J.A., W.N. Capello, L.S. Borden, W.L. Bargar, B.F. Bierbaum, W.G. Boettcher, M.E. Steinberg, S.D. Stulberg, J.H. Wedge (1989): Classification and management of acetabular abnormalities in total hip arthroplasty. Clin Orthop (243): 126–137

Dearborn, J., W. Harris (2000): Acetabular revision arthroplasty using so-called jumbo cementless components: an average 7-year follow-up study. J Arthroplasty 15 (1): 8–15

Dearborn, J., W. Harris (1999): High placement of an acetabular component inserted without cement in a revision total hip arthroplasty. Results after a mean of ten years. J Bone Joint Surg Am 81 (4): 469–480

DeLee, J.G., J. Charnley (1976): Radiological demarcation of cemented sockets in total hip replacement. Clin Orthop (121): 20–32

Delp, S.L., A.V. Komattu, R.L. Wixson (1994): Superior displacement of the hip in total joint replacement: effects of prosthetic neck length, neck-stem angle, and anteversion angle on the moment-generating capacity of the muscles. J Orthop Res 12 (6): 860–870

Delp, S.L., W. Maloney (1993): Effects of hip center location on the moment-generating capacity of the muscles. J Biomech 26 (4–5): 485–499

Dominkus, M., M. Morscher, G. Beran, A. Wanivenhaus (1998): Analysis of acetabulum migration in rheumatoid arthritis compared with cementless acetabular revision. Orthopade 27 (6): 349–353

Eggli, S., C. Muller, R. Ganz (2002): Revision surgery in pelvic discontinuity: an analysis of seven patients. Clin Orthop (398): 136–145

Ejsted, R., N.J. Olsen (1987): Revision of failed total hip arthroplasty. J Bone Joint Surg Br 69 (1): 57–60

Elke, R., E. Morscher (1997): Classification and treatment of acetabular defects. Med Orth Tech (117): 126–130

Elke, R., A. Wagner, B. Berli, E. Morscher (2001): Acetabular revision. Classification and treatment. Orthopade 30 (5): 266–272

Engelbrecht, D., F. Weber, M. Sweet, I. Jakim (1990): Long-term results of revision total hip arthroplasty. J Bone Joint Surg Br 72 (1): 41–45

Enneking, W.F., E.R. Mindell (1991): Observations on massive retrieved human allografts. J Bone Joint Surg Am 73 (8): 1123–1142

Fabeck, L., P.Y. Descamps, R. Bourgois, A. Dhem (1994): Contribution to the study of pelvic stress during weight-bearing. Role of the pubic branch and trabecular bone. Rev Chir Orthop Reparatrice Appar Mot 80 (3): 181–187

Garbuz, D., E. Morsi, A.E. Gross (1996a): Revision of the acetabular component of a total hip arthroplasty with a massive structural allograft. Study with a minimum five-year follow-up. J Bone Joint Surg Am 78 (5): 693–697

Garbuz, D., E. Morsi, N. Mohamed, A.E. Gross (1996b): Classification and reconstruction in revision acetabular arthroplasty with bone stock deficiency. Clin Orthop (324): 98–107

Gill, T.J., J.B. Sledge, M.E. Muller (1998): The Burch-Schneider antiprotrusio cage in revision total hip arthroplasty: indications, principles and long-term results. J Bone Joint Surg Br 80 (6): 946–953

Goldring, S.R., A.L. Schiller, M. Roelke, C.M. Rourke, O.N. DA, W.H. Harris (1983): The synovial-like membrane at the bone-cement interface in loose total hip replacements and its proposed role in bone lysis. J Bone Joint Surg Am 65 (5): 575–584

Granchi, D. u. Mitarb. (1998): Bone-resorbing cytokines in serum of patients with aseptic loosening of hip prostheses. J Bone Joint Surg Br 80 (5): 912–917

Harris, W., O. Crothers, I. Oh (1977): Total hip replacement and femoral-head bone-grafting for severe acetabular deficiency in adults. J Bone Joint Surg Am 59 (6): 752–759

Harris, W.H. (1998): Reconstruction at a high hip center in acetabular revision surgery using a cementless acetabular component. Orthopedics 21 (9): 991–992

Herzog, R., E. Morscher (1994): Morselized homologous grafts in revision arthroplasty of the acetabulum. Chir Organi Mov 79 (4): 371–378

Hooten jr., J.P., C.A. Engh, R.D. Heekin, T.N. Vinh (1996): Structural bulk allografts in acetabular reconstruction. Analysis of two grafts retrieved at post-mortem. J Bone Joint Surg Br 78 (2): 270–275

Jasty, M., W.H. Harris (1987): Total hip reconstruction using frozen femoral head allografts in patients with acetabular bone loss. Orthop Clin North Am 18 (2): 291–299

Karrholm, J., F. Snorrason (1992): Migration of porous coated acetabular prostheses fixed with screws: roentgen stereophotogrammetric analysis. J Orthop Res 10 (6): 826–835

Kavanagh, B.F., D.M. Ilstrup, R.H. Fitzgerald jr. (1985): Revision total hip arthroplasty. J Bone Joint Surg Am 67 (4): 517–526

Kelley, S.S. (1994): High hip center in revision arthroplasty. J Arthroplasty 9 (5): 503–510

Kerboul, M. (1987): Revision Surgery for Aseptic Loosening of Total Hip Replacement – Acetabular Reconstruktion. In: M. Postel, M. Kerboul, J. Evrard, J.P. Courpied: Total Hip Replacement. Springer, Berlin: 84–104

Koster, G., H.G. Willert, H.P. Kohler, K. Dopkens (1998): An oblong revision cup for large acetabular defects: design rationale and two- to seven-year follow-up. J Arthroplasty 13 (5): 559–569

Kwong, L.M., O.C. DO, R.C. Sedlacek, R.J. Krushell, W.J. Maloney, W.H. Harris (1994): A quantitative in vitro assessment of fit and screw fixation on the stability of a cementless hemispherical acetabular component. J Arthroplasty 9 (2): 163–170

Kwong, L.M., M. Jasty, W.H. Harris (1993): High failure rate of bulk femoral head allografts in total hip acetabular reconstructions at 10 years. J Arthroplasty 8 (4): 341–346

Mallory, T.H., A.V. Lombardi jr., R.A. Fada, J.B. Adams, C.A. Kefauver, R.W. Eberle (2000): Noncemented acetabular component removal in the presence of osteolysis: the affirmative. Clin Orthop (381): 120–128

Morscher, E., R. Elke, B. Berli (2000): Classification and treatment methods of acetabular deficiencies. In: Duparc, J.: Surgical techniques in orthopaedics and traumatology. Elsevier, Paris: 55–450

Morscher, E.W. (1995): Management of acetabular deficiency. Orthopedics 18 (9): 859–862

Moskal, J., O. Danisa, C. Shaffrey (1997): Isolated revision acetabuloplasty using a porous-coated cementless acetabular component without removal of a well-fixed femoral component. A 3- to 9-year follow-up study. J Arthroplasty 12 (7): 719–727

Mulroy jr., R.D., W.H. Harris (1990): Failure of acetabular autogenous grafts in total hip arthroplasty. Increasing incidence: a follow-up note. J Bone Joint Surg Am 72 (10): 1536–1540

Nieder, E., R.A. Elson, E. Engelbrecht, M.R. Kasselt, A. Keller, K. Steinbrink (1990): The saddle prosthesis for salvage of the destroyed acetabulum. J Bone Joint Surg Br 72 (6): 1014–1022

Nivbrant, B., J. Karrholm, I. Onsten, A. Carlsson, F. Snorrason (1996): Migration of porous press-fit cups in hip revision arthroplasty. A radiostereometric 2-year follow-up study of 60 hips. J Arthroplasty 11 (4): 390–396

Paprosky, W.G., R.E. Magnus (1994): Principles of bone grafting in revision total hip arthroplasty. Acetabular technique. Clin Orthop (298): 147–155

Paprosky, W.G., P.G. Perona, J.M. Lawrence (1994): Acetabular defect classification and surgical reconstruction in revision arthroplasty. A 6-year follow-up evaluation. J Arthroplasty 9 (1): 33–44

Patterson, M. (1987): Ring uncemented hip replacements. The results of revision. J Bone Joint Surg Br 69 (3): 374–380

Pellicci, P.M., P.D. Wilson jr., C.B. Sledge, E.A. Salvati, C.S. Ranawat, R. Poss, J.J. Callaghan (1985): Long-term results of revision total hip replacement. A follow-up report. J Bone Joint Surg Am 67 (4): 513–516

Pitto, R., M.G. Di, D. Hohmann (1998): Impaction grafting and acetabular reinforcement in revision hip replacement. Int Orthop 22 (3): 161–164

Pollock, F.H., L.A. Whiteside (1992): The fate of massive allografts in total hip acetabular revision surgery. J Arthroplasty 7 (3): 271–276

Renard, A.J., R.P. Veth, H.W. Schreuder, M. Pruszczynski, A. Keller, Q. van Hoesel, J.P. Bokkerink (2000): The saddle prosthesis in pelvic primary and secondary musculoskeletal tumors: functional results at several postoperative intervals. Arch Orthop Trauma Surg 120 (3–4): 188–194

Rosson, J., J. Schatzker (1992): The use of reinforcement rings to reconstruct deficient acetabula. J Bone Joint Surg Br 74 (5): 716–720

Schafer, D., W. Dick, E. Morscher (2000): Total hip arthroplasty after arthrodesis of the hip joint. Arch Orthop Trauma Surg 120 (3–4): 176–178

Schimmel, J.W., P. Buma, D. Versleyen, R. Huiskes, T.J. Slooff (1998): Acetabular reconstruction with impacted morselized cancellous allografts in cemented hip arthroplasty: a histological and biomechanical study on the goat. J Arthroplasty 13 (4): 438–448

Schoellner, C., D. Schoellner (2000): Pedestal cup operation in acetabular defects after hip cup loosening. A progress report. Z Orthop Ihre Grenzgeb 138 (3): 215–221

Schreurs, B.W., T.J. Slooff, P. Buma, J.W. Gardeniers, R. Huiskes (1998): Acetabular reconstruction with impacted morsellised cancellous bone graft and cement. A 10- to 15-year follow-up of 60 revision arthroplasties. J Bone Joint Surg Br 80 (3): 391–395

Schreurs, B.W., T.J. Slooff, J.W. Gardeniers, P. Buma (2001): Acetabular reconstruction with bone impaction grafting and a cemented cup: 20 years' experience. Clin Orthop (393): 202–215

Schutzer, S.F., W.H. Harris (1994): High placement of porous-coated acetabular components in complex total hip arthroplasty. J Arthroplasty 9 (4): 359–367

Shinar, A.A., W.H. Harris (1997): Bulk structural autogenous grafts and allografts for reconstruction of the acetabulum in total hip arthroplasty. Sixteen-year-average follow-up. J Bone Joint Surg Am 79 (2): 159–168

Siebenrock, K.A., M. Trochsler, H. Sadri, R. Ganz (2001): Hooked roof cup in revision of difficult loose hip prosthesis cups. Results after a minimum of 10 years. Orthopade 30 (5): 273–279

Silverton, C., A. Rosenberg, M. Sheinkop, L. Kull, J. Galante (1996): Revision of the acetabular component without cement after total hip arthroplasty. A follow-up note regarding results at seven to eleven years. J Bone Joint Surg Am 78 (9): 1366–1370

Silverton, C., A. Rosenberg, M. Sheinkop, L. Kull, J. Galante (1995): Revision total hip arthroplasty using a cementless acetabular component. Technique and results. Clin Orthop (319): 201–208

Slooff, T., R. Huiskes, J. van Horn, A. Lemmens (1984): Bone grafting in total hip replacement for acetabular protrusion. Acta Orthop Scand 55 (6): 593–596

Slooff, T.J., P. Buma, B.W. Schreurs, J.W. Schimmel, R. Huiskes, J. Gardeniers (1996): Acetabular and femoral reconstruction with impacted graft and cement. Clin Orthop (324): 108–115

Starker, M., F. Kandziora, A. Jager, F. Kerschbaumer (1998): Acetabular reconstruction using acetabular reinforcement rings. Orthopade 27 (6): 366–374

Tanzer, M. (1998): Role and results of the high hip center. Orthop Clin North Am 29 (2): 241–247

Whaley, A.L., D.J. Berry, W.S. Harmsen (2001): Extra-large uncemented hemispherical acetabular components for revision total hip arthroplasty. J Bone Joint Surg Am 83-A (9): 1352–1357

Willert, H.G. (1977): Reactions of the articular capsule to wear products of artificial joint prostheses. J Biomed Mater Res 11 (2): 157–164

Wilson-MacDonald, J., E. Morscher, Z. Masar (1990): Cementless uncoated polyethylene acetabular components in total hip replacement. Review of five- to 10-year results. J Bone Joint Surg Br 72 (3): 423–430

Zehntner, M.K., R. Ganz (1994): Midterm results (5.5–10 years) of acetabular allograft reconstruction with the acetabular reinforcement ring during total hip revision. J Arthroplasty 9 (5): 469–479.

12.6.3 Schaftrevision

R. Elke und Ch. Schwaller

Indikationen

Indikationen für eine Schaftrevision sind:
- aseptische Schaftlockerungen im Zusammenhang mit einer Partikelkrankheit bzw. eines Access Diseases (Cohen 1998, Schmalzried u. Mitarb. 1997),
- Knochensubstanzverlust aufgrund von Osteolysen, Granulomen oder Neoplasien, bei denen eine Schaftfraktur droht oder der Verlust von wesentlichen Muskelinsertionen (z. B. im Trochanterbereich),
- periprothetische Frakturen mit dem Ziel durch einen geeigneten Implantatwechsel eine möglichst frühe Belastbarkeit der Hüfte zu erreichen,
- periprothetische Infekte, die nicht ohne Implantatwechsel behandelt werden können (s. Kap. 12.6.4),
- Implantatmalpositionen, die zu rezidivierenden Luxationen führen oder die zu einem Impingement innerhalb des regelmäßig genutzten Bewegungsumfanges führen,
- Gelenkfunktionsstörungen aufgrund geometrischer Probleme, wie z. B. zu geringem Offset, zu steilem CCD-Winkel, Beinlängenprobleme, problematisches Kopf-Hals-Verhältnis (Head-Neck-Ratio) (D'Lima u. Mitarb. 2000).

Die Indikation für eine Revisionsmethode basiert auf folgenden Faktoren:
- Art der Verankerung und das Ausmaß der Lockerung und Ursachen der Lockerung (septisch, aseptisch, Implantatversagen),
- Lokalisation und Ausdehnung der Defekte, Folgen von Voroperationen,
- Gesundheitszustand des Patienten und seinen Ansprüchen an die Gelenkfunktion.

Die Wahl des Behandlungsweges hängt davon ab, welches Behandlungsziel im Vordergrund steht, d. h. entweder die Funktionsverbesserung, wie z. B. die Behandlung von Luxationen, Impingement bzw. geometrisch bedingten Störungen der Funktion (z. B. Hebelarmprobleme) oder in erster Linie der Erhalt von knöchernen Insertionen, der ossäre Wiederaufbau, eine Defektüberbrückung oder Verankerungsprobleme. Außerdem muss berücksichtigt werden, wieviele chirurgische Maßnahmen dem Patienten zugemutet werden können.

Bei Destruktionen im Bereich des proximalen Femurs ist der Erhalt bzw. die Rekonstruktion der Sehnenansätze wichtig. An erster Stelle steht hier der Trochanter major, führt doch der Verlust oder die Beeinträchtigung der Abduktorenfunktion unweigerlich zu einem erhöhten Luxationsrisiko (Dorr u. Mitarb. 1983, Etienne u. Mitarb. 1978, Hedlundh u. Mitarb. 1992, Hedlundh u. Mitarb. 1997) und nicht behandelbarem Hinken. Neben der knöchernen Anatomie muss die Weichteilfunktion beachtet werden (Eftekhar 1976). Vernarbte Abduktoren dienen praktisch nur noch als statische Stabilisatoren. Der Verlust der Funktion des N. gluteus superior, der den ganzen Abduktorenkomplex mit M. gluteus medius und minimus sowie den M. tensor fascia lata innerviert, ist mit einem instabilen Hüftgelenk gleichzusetzen (Jacobs u. Buxton 1989, Lavigne u. Loriot de Rouvray 1994, Long u. Mitarb. 1993, Siebenrock u. Mitarb. 2000), denn 95% der Hüftgelenkstabilität werden von M. gluteus medius und minimus sicher gestellt (Fontes u. Mitarb. 1990).

Neben diesen funktionellen Gesichtspunkten spielen aber auch praktische technische Aspekte eine Rolle. Die solide Verankerung des Revisionsimplantates im teilweise erheblich vorgeschädigten Knochen und das Erreichen eines knöchernen Wiederaufbaues sind wichtige Behandlungsziele.

Wahl des Behandlungsweges und Defektklassifikationen

Klassifikationen sollen helfen, für den individuellen Fall die geeignete chirurgische Taktik sowie einen geeigneten Implantattyp zu finden.

So vielfältig wie die Defektformen, so vielfältig sind auch die vorgeschlagenen Klassifikationen und die Behandlungskonzepte. Die im Folgenden vorgestellten Klassifikationen spiegeln nicht nur die Entwicklung neuerer Operationstechniken und Implantatkonzepte wider, sondern sind auch geprägt von unterschiedlichem Vertrauen in die Selbstheilungstendenz der Knochendefekte des proximalen Femurs und der daraus resultierenden Anwendungsphilosophie von Allografts. Neben dem Risiko der Übertragung von Infekten spielen auch Gesichtspunkte wie Verfügbarkeit und Kosten eine Rolle bei dem Entscheid für einen Revisionsweg mit oder ohne Allograft. Bei der Bevorzugung einzelner Behandlungsstrategien bestehen große regionale Unterschiede.

Am häufigsten zitiert werden die Klassifikationen der AAOS (D'Antonio u. Mitarb. 1993) und von Paprosky (Pak u. Mitarb. 1993). Im deutschsprachigen Raum kommen die Klassifikationen der DGOT (Bettin u. Katthagen 1997) und von Engelbrecht (Engelbrecht u. Siegel 1989) aus der ENDO-Klinik Hamburg zur Anwendung, im frankophonen Raum wird eher die Klassifikation der SO.F:C.O.T.88 (Courpied u. Migaud 2000) gebraucht.

Die AAOS-Klassifikation. Die AAOS-Klassifikation von D'Antonio u. Mitarb. (1993) teilt die Schaftdefekte in 6 Typen ein, die zusätzlich durch die Höhe der Veränderung und den zu wählenden Rekonstruktionsweg charakterisiert werden. Dies ergibt eine große Zahl unterschiedlicher Klassifikationsvarianten, welche einen direkten Vergleich erschweren:

- **I. Segmentale Defekte**: Verlust der femoralen kortikalen Kontinuität und damit der Tragfähigkeit.
- **II. Kavitäre Defekte**: Verlust von spongiösem oder endostalem kortikalen Knochen ohne Verletzung der äußeren Knochenhülle. Auch kortikale Ektasien zählen dazu.
- **III. Kombinierte Defekte**: Alle Kombinationen aus segmentalen und kavitären Defekten, wobei die Defekte sowohl durch Osteolysen entstehen können als auch durch das chirurgische Procedere beim Prothesenwechsel.
- **IV. Fehlstellungen, Deformitäten**: Alle Veränderungen der Schaftgeometrie, sowohl bezüglich der Achslage als auch der Rotationen.
- **V. Stenosen**: Alle absoluten oder relativen Verengungen des Femurkanales, die durch Voreingriffe, Knochenreaktionen, Implantatreste u.ä. bedingt sind.
- **VI. Femorale Diskontinuität**: Alle Formen von Frakturen, Fissuren, Pseudarthrosen und Substanzverlusten, die zur Trennung von proximalem und distalem Teil führen.

Neben der Art der femoralen Veränderung wird auch die Lage beschrieben. Unterschieden werden 3 Höhen:
- **Level I**: oberhalb des Unterrandes des Trochanter minor,
- **Level II**: innerhalb der ersten 10 cm unterhalb des Unterrandes des Trochanter minor,
- **Level III**: alles was distal von Level II ist.

Zur Beschreibung des Rekonstruktionsweges werden zusätzlich 3 Grade des Implantat-Knochen-Kontaktes beschrieben:
- **Grad I**: vollständiger Implantat-Knochen-Kontakt,
- **Grad II**: unvollständiger Implantat-Knochen-Kontakt, die Prothese ist aber stabil im Knochen verankert, ein Knochenersatz wird allenfalls zur Füllung von Zwischenräumen verwendet,
- **Grad III**: unvollständiger Implantat-Knochen-Kontakt, das Implantat allein kann nicht stabil im Knochen verankert werden. Zur Rekonstruktion sind Allografts nötig.

Variante der AAOS-Klassifikation nach Mattingly u. Mitarb. Im Jahre 1991 wurde eine der AAOS-Klassifikation ähnliche Einteilung von Mattingly u. Mitarb. (1991) beschrieben. Die von den Autoren entwickelten Richtlinien zur Implantatwahl und zur Verwendung von Allografts sind in Tabelle 12.19 zusammengefasst.

Tab. 12.19 Variante der AAOS-Klassifikation (nach Mattingly)

Defekt	Art der Schädigung und Schweregrad	Behandlung
I. Kavitäre Defekte: Verlust von spongiösem oder kortikalem Knochen innerhalb des femoralen Kanals ohne Perforation	3 Schweregrade: • leicht • mittel • schwer	**A: metaphysäre Lokalisation**: adäquate Schaftwahl, Allografts werden allenfalls zur Füllung oder zur Wandverstärkung verwendet
		B: diaphysäre Lokalisation: Verwendung von Schäften mit großem Durchmesser und genügender Länge zur Defektüberbrückung; wenn notwendig Wandverstärkung mit intra- oder extramedullären kortikalen Allografts
II. Segmentale Defekte (auch in Kombination mit kavitären Defekten)	**A: leicht**: Knochensubstanzverlust lediglich oberhalb des Oberrandes des Trochanter minor	Standardimplantat mit adäquater proximaler Füllung
	B: mittel: Knochensubstanzverlust bis zur Untergrenze des Trochanter minor	Implantat mit Kalkarersatz und ggf. verlängertem Hals
	C: schwer: Knochenverlust unterhalb des Trochanter minor bis zum Isthmus	Langschaftimplantate entweder mit Kalkarersatz durch Hülsensystem oder kombiniert mit Kalkar ersetzendem Allograft
	D: extrem: Knochenverlust bis unterhalb des Isthmus	Langschaftimplantate in Kombination mit distaler Verriegelung, Segment ersetzenden Hülsen und/oder strukturellem Allograft
III. Kortikale Defekte	jede Form von Perforation, Fraktur und Verlust kortikaler Substanz	adäquate Schaftwahl, Kalkardefekte entweder durch Hülsensysteme ersetzen und/oder mit Allografts, Defekte, wenn mechanisch relevant, ebenfalls mit Allografts stützen
	Defekt < 1/3 Kanaldurchmesser	Schaftimplantat reicht bis mindestens $2\,^1/_2$ Kanaldurchmesser unterhalb des Defektes mit oder ohne Allograft
	Defekt > 1/3 Kanaldurchmesser	Schaftimplantat reicht bis mindestens $2\,^1/_2$ Kanaldurchmesser unterhalb des Defektes In Kombination mit einem äußeren kortikalen Allograft zur Stabilisierung
	Fissur	Cerclage und evtl. kortikaler Allograft
	Fraktur	Schaftimplantat überbrückt mindestens $2\,^1/_2$ Kanaldurchmesser unterhalb des Defektes, Fixation mit Cerclage und evt. kortikalem Allograft
IV. Fehlstellungen	**A: Rotationsfehler**: zuviel Anteversion oder Retroversion	Ausrichtung der proximalen Hülse zur optimalen Defektfüllung, Ausrichtung des Schaftes in der funktionell gewünschten Antetorsion
	B: Achsenfehlstellungen: Der diaphysäre Winkel oder die diaphysäre Krümmung behindern das Einsetzen eines Schaftimplantats	Osteotomie durch den Scheitel der Deformität und Überbrückung um mindestens $2\,^1/_2$ Kanaldurchmesser mit dem Schaftimplantat

Tab. 12.20 Femorale Defektklassifikation und Verwendung von Allograft nach Pak und Paprosky

Typ	Femoraler Defekt	Allograft
1	minimaler metaphysärer und diaphysärer Knochenverlust, Metaphyse und Diaphyse sind intakt	Allograft nicht erforderlich, allenfalls werden intramedulläre Defekte mit spongiösem Knochen gefüllt.
2	ausgedehnte metaphysäre Defekte mit ballonierten oder trichterförmigen Veränderungen, Einteilung der Defekte in 3 Untergruppen	
2 A	Kalkardefekt bis knapp unterhalb der intertrochantären Region: Der Knochendefekt überschreitet die subtrochantäre Region nicht, der Knochen ist einigermaßen tragfähig, die Rotationsstabilität ist aber beeinträchtigt.	Kalkarersatz mit Allograft evtl. mit Unterstützung der proximalen diaphysären Region.
2 B	anterolateraler metaphysärer Knochenverlust, d. h. der anterolaterale Anteil der subtrochantären Region der Metaphyse fehlt, damit fehlt auch die Rotationssicherung des Schaftimplantats durch die metaphysäre Region	Ein längeres Revisionsimplantat ist nötig, deshalb stützender Allograft im Bereich der anterolateralen Metaphyse oder ein Allograft aus Anteilen einer proximalen Tibia. Ein sagittal aufgeschnittener Femurkopf wird über den lateralen metaphysären Defekt zerkliert. Ein kortikaler, stützender Allograft kann zusätzlich nötig sein.
2 C	fehlender Kalkar mit posteromedialem metaphysären Knochenverlust: Die proximale Femurmetaphyse ist nicht mehr tragfähig. Die posteromediale Wandung fehlt oder ist insuffizient. Damit fehlt sowohl die Rotationssicherung des Revisionsimplantates als auch ein Schutz vor dem Einsinken.	Eine Ergänzung zur distalen Implantatfixation ist nötig. Ein Ersatz der medialen Wandung und der Kalkarregion wird gebraucht. Erreicht wird dies durch einen stufenförmig geschnittenen Allograft, der aus einem Teil einer proximalen Tibia stammt. Das Tibiaplateau ersetzt den Kalkar, die Tibiametaphyse dient zur Verstrebung.
3	Dieser Typ ist charakterisiert durch einen ausgedehnten metaphysären und diaphysären Knochenverlust. Die Metaphyse und diaphysäre Anteile, inklusive Isthmus, sind osteolytisch verändert, sklerotisch und nicht mehr selbstständig tragfähig. Der Adam-Bogen („Kalkar") fehlt vollständig.	Lange kortikale stützende Allografts werden über den ganzen Defekt zerkliert. Die Kalkarregion wird gegebenenfalls in gleicher Weise wie bei Typ 2 ersetzt. Als Prothese werden Langschaftimplantate eingesetzt.
3 A	wie bei Typ IIA plus diaphysärer Knochenverlust	wie bei Typ 2 A plus diaphysär stützender Allograft
3 B	wie bei Typ IIB plus diaphysärer Knochenverlust	wie bei Typ 2 B plus diaphysär stützender Allograft
3 C	wie bei Typ IIC plus diaphysärer Knochenverlust	wie bei Typ 2 C plus diaphysär stützender Allograft

Paprosky-Klassifikation. Die Klassifikation von Pak u. Paprosky (1992) ist sehr weit verbreitet. Sie beinhaltet eine Instruktion zur Verwendung von Allografts (Tab. 12.**20**).

Schaftdefektklassifikation der DGOT. Wie im Bereich der Pfanne umfasst die DGOT-Klassifikation (Bettin u. Katthagen 1997) auch am Schaft 7 Typen:
- **Defekttyp 1** (intramedullär): Erhaltene Femurmetaphyse und erhaltener Isthmus. Lediglich intramedullär besteht ein Verlust an normaler Spongiosa.
- **Defekttyp 2** (Trochanterdefekt): Defektlokalisation vor allem intertrochantär, der Trochanter major ist mit betroffen. Die Femurmetaphyse ist ballonartig aufgetrieben. Die Kortikalis im Bereich des Adam-Bogens ist nicht geschädigt.
- **Defekttyp 3** („Kalkardefekt"): Defekt im Bereiche des Adam-Bogens mit progressiver Resorption der Femurkortikalis medial. Die Läsion reicht bis zum Trochanter minor hinab.
- **Defekttyp 4** (medialer Schaft): Der Knochendefekt liegt unterhalb der Trochanter-minor-Ebene am medialen Femur und dehnt sich nach distal aus. Der proximale Knochendefekt entspricht dem Defekttyp 3.
- **Defekttyp 5** (lateraler Schaft): Der relevante Defekt liegt an der lateralen Kortikalis des Femurschaftes. Unterhalb des Trochanter minor dehnt er sich nach distal aus. Dieser Defekt kann durch eine Wanderung des lockeren Implantates in Varusrichtung entstehen oder intraoperativ durch Fensterung, z. B. zur Zemententfernung. Der proximale Knochendefekt entspricht dem Defekttyp 3.
- **Defekttyp 6** (Schaft diaphysär-partiell): Hier besteht eine partielle zirkuläre Zerstörung der Femurkortikalis unterhalb des Trochanter minor. Knochenschalen des proximalen Femurs ohne Anschluss an die distale Femurdiaphyse zählen ebenfalls zu diesem Defekttyp.
- **Defekttyp 7** (Schaft diaphysär-total): Bei diesem Defekttyp besteht ein zirkulärer Defekt, bei dem 2/3 des proximalen Femurs zerstört sind. Es fehlt die Diaphyse.

Klassifikation von Engelbrecht und Siegel. Eine pragmatische Einteilung der knöchernen Defekte in 4 Grade wurde von Engelbrecht und Siegel von der ENDO-Klinik in Hamburg vorgeschlagen (Engelbrecht u. Siegel 1989):
- **Grad 1** (geringer Knochensubstanzverlust): Auf der Schaftseite ist im proximalen Femur eine feine Lysezone als Zeichen einer beginnenden proximalen Lockerung erkennbar. Bei festsitzendem distalen Schaftanteil kann dies zu Ermüdungsbrüchen des Prothesenstiels führen.
- **Grad 2** (mäßiger Knochensubstanzverlust): Die Resorptionszone zirkulär um beide Komponenten ist erkennbar verbreitert. Auf der Schaftseite ist das Knochenrohr sichtbar aufgeweitet. Die Kortikalis ist ausgedünnt.
- **Grad 3** (ausgeprägter Knochensubstanzverlust): Ein ausgeprägter Knochensubstanzverlust am Femur liegt vor, wenn die Markhöhle durch deutliche Verdünnung der Kortikalis erweitert ist. Der Gesamtdurchmesser des Rohres wird größer. Es können ausgedehnte Defekte durch Zerstörung im Trochanter-minor- und -major-Bereich sowie im übrigen Bereich des Femurschaftes nachgewiesen werden.
- **Grad 4** (hochgradiger bis totaler Knochensubstanzverlust): Im Bereich des Femurs zeigt sich der Verlust an Knochensubstanz im Röntgenbild als vollständige Zerstörung des proximalen und mittleren Drittels, meist auch mit erheblicher Schädigung des distalen Femurabschnittes. Man beobachtet eine extreme Verdünnung der Kortikalis und Perforation. Es liegen die Zeichen einer schweren Inaktivitätsosteoporose vor.

Diese Einteilung in 4 Grade führt nicht direkt zu Empfehlungen für mögliche therapeutische Maßnahmen.

SO.F:C.O.T.88-Klassifikation und Modifikation nach Kerboull. Die französische Klassifikation umfasst 2 Varianten: SO.F:C.O.T.88 und SO.F:C.O.T.88 modifiziert nach Kerboull (Courpied u. Migaud 2000).

SO.F:C.O.T.88-Klassifikation:
- **Stadium I**: Die kortikalen Strukturen sind ausgedünnt aber intakt mit mehr oder wenig stark ausgeprägter Osteolyse im Bereich des Schenkelhalses.
- **Stadium II**: Die laterale Kortikalis ist stark ausgedünnt, die mediale Kortikalis ist ebenfalls ausgedünnt aber intakt.
- **Stadium III**: Die laterale Kortikalis ist stark ausgedünnt, die mediale Kortikalis ist teilweise bis unterhalb des Trochanter minor zerstört.
- **Stadium IV**: Das Femur ist nur noch schalenförmig vorhanden oder fehlt vollständig.

SO.F:C.O.T.88-Klassifikation modifiziert nach Kerboull:
- **Typ I** (geringgradige Veränderungen ohne Notwendigkeit einer Rekonstruktion): Zerstörung des Kalkars, Ausdünnung der zervikalen Corticalis anterior und posterior, isolierte Perforation einer Kortikalis durch das Schaftende,
- **Typ II** (mäßige Veränderungen, die eine Rekonstruktion rechtfertigen): Ausdünnung einer oder mehrerer Kortikales durch den Prothesenschaft, aber ohne Kontinuitätsverlust,
- **Typ III** (schwere Veränderungen, die eine ausgedehnte knöcherne Rekonstruktion sowie den Einsatz eines Langschaft-Implantates rechtfertigen): praktisch vollständiges Fehlen des proximalen Femurknochens auf mehreren Zentimetern oder annähernd vollständige Zerstörung,
- **Typ IV**: femorale Achsenabweichungen (Ermüdungsfrakturen, ausgeprägte Ossifikationen), die eine knöcherne Korrektur durch Osteotomie und einen langen Schaft notwendig machen.

Auch bei dieser modifizierten Klassifikation wird nicht auf die Art der zu wählenden Implantatverankerung eingegangen.

Klassifikation nach dem Fixationsprinzip des Femurschaftes nach Elke. Bereits bei der präoperativen Planung sollen die geeigneten Implantate und die entsprechende Operationstechnik evaluiert werden. Mit diesem Ziel wird seit 1998 eine eigene Defektklassifikation verwendet. Die Verankerungsmöglichkeiten des Schaftimplantates werden dabei als Schlüssel für eine erfolgreiche Rekonstruktion des Femurs beim Prothesenwechsel angesehen (Elke 2001).

Zwei zweckmäßige zementfreie Verankerungsprinzipien sind zurzeit verfügbar, die in verschiedenen Varianten angeboten werden:
- **Konische, diaphysäre Verankerung** proximal eines erhaltenen, diaphysären Isthmus. Es existieren unterschiedliche Implantatgeometrien und Oberflächendesigns mit rotationsstabilisierenden Längslamellen oder als rechteckige Kanten oder runden Querschnitten mit grob gestrahlten Titanoberflächen (mit oder ohne Hydroxiappatitbeschichtung) oder als konische, akroporöse Oberflächen. Die Implantate stehen als Monobloc oder in modularer Form zur Verfügung.
- **Kombinierte metaphysäre und diaphysäre Verankerung.** Hier wird die Möglichkeit genutzt, einerseits axiale Belastungen durch großflächigen, metaphysären Kontakt mit einem gut füllenden, modularen Implantatteil einzuleiten und damit ein Absinken der Komponente zu verhindern. Andererseits wird die Rotationsstabilität durch einen zylindrischen distal die Diaphyse füllenden Implantatanteil gewährleistet.

Entsprechend einer Nachkontrolle von Standard- und modularen Revisionsprothesen bei 478 Schaftwechseln (Elke 2001) – darunter 86 Wagner-Revisionsschäfte, die zwischen 1989 und 1995 eingesetzt wurden – können in dieser Klassifikation den Schaftveränderungen 4 grundlegende **Fixationsprinzipien** zugeordnet werden:
- **Typ 1**: Primärimplantate verwendbar,
- **Typ 2**: Standardrevisionsimplantat notwendig, das länger ist, als das Ende der alten Prothesenspitze,

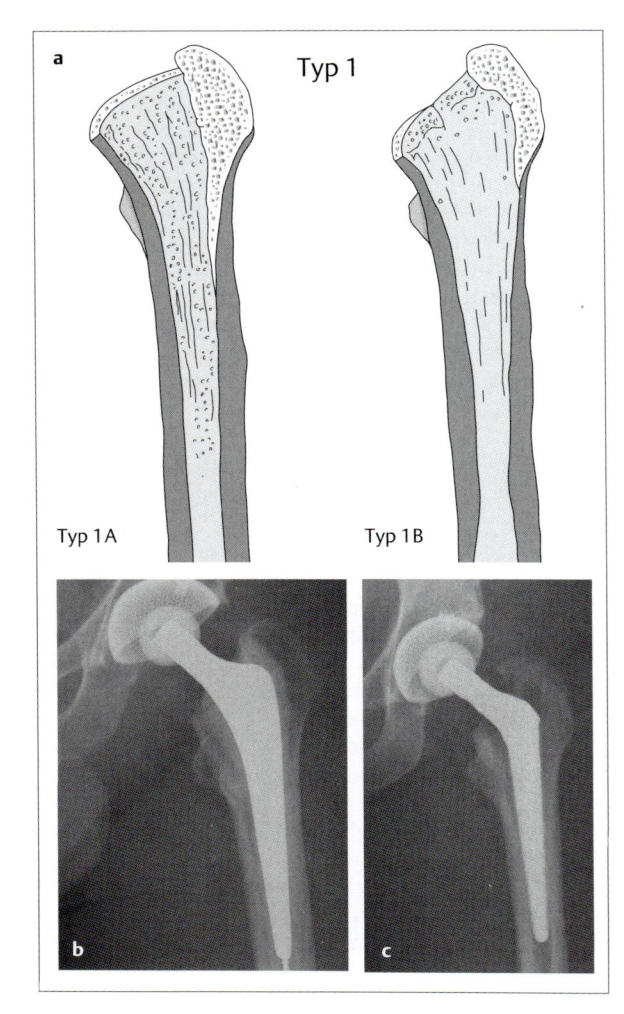

Rauigkeit oder er kann aufgeraut werden um einem zementierten Feurschaft sicheren Halt zu bieten (Abb. 12.45 b). Beim **Typ 1B** ist die Innenseite glattwandig und sklerosiert, sodass Zement nicht zuverlässig mit dem Knochen interdigitieren kann. Dies beeinträchtigt die Zuverlässigkeit einer Zementfixation. Aus diesem Grund wird ein zementfreies (Primär-)Implantat empfohlen (Abb. 12.45 c).

Defekt Typ 2: Die metaphysären Anteile des Femurs sind ausgedünnt, aber wenigstens teilweise belastbar. Die Kortikalis der diaphysären Anteile proximal des Isthmus ist kräftig und tragfähig, sie läuft zum Isthmus hin konisch zu (Abb. 12.46 a). Das Revisionsimplantat muss den Defekt überragen.

Beim **Typ 2A** ist die mediale Kortikalis auf der Höhe des Trochanter minor tragfähig. **Implantawahl**: Es können Standardgeometrien des proximalen Revisionsschaftes verwendet werden.

Beim **Typ 2B** ist die mediale kortikale Kontinuität zwar erhalten, jedoch auch unterhalb des Trochanter minors ausgedünnt. Bei diesem Defekttyp kommen in der Regel zementfreie Implantate zum Einsatz, die den selbstständigen knöchernen Wiederaufbau ermöglichen. Ein Allograft wird in der Regel nicht benötigt **Implantatwahl**: Infrage kommt eine Verlängerung der Kalkarregion durch das Implantat (Calcar Replacing) (Abb. 12.46 b). Alternativ kann eine diaphysäre, konische Verankerung, bei der die Länge ohne proximale Auflage wiederhergestellt werden kann, verwendet werden (Abb. 12.46 c).

Besondere Vorsicht ist bei Achsenabweichungen geboten (Antekurvation, S-förmige Abweichung in der Frontalebene). Wird eine solche nicht erkannt und korrigiert, kann es zu einer Dreipunkteauflage des konischen Implantats mit ungenügender Primärfestigkeit gegen axiale Belastungen kommen. Die Folge kann ein Absinken des Implantates bei Belastungsaufnahme sein. Auf die Verwendung eines Allograts kann beim Typ-2-Defekt verzichtet werden. Die Implantatlänge sollte die Region der alten Implantatspitze um ca. 3–5 cm überragen (3–4 Markraumdurchmesser), um bei Belastungsaufnahme das Auftreten von periprothetischen Frakturen zu vermeiden. Kurze Primärimplantate sind ungeeignet, weil die Kortikalis im Bereich der Spitze des alten Prothesenlagers, anders als beim Typ 1, durch die Lockerungsvorgänge geschwächt ist und damit eine Sollbruchstelle darstellt. Beide Implantatformen – distal koniche und distal zylindrische Form – sind einsetzbar. Die metaphysäre Auflage ist abhängig vom Defekt und dem gewählten Implantattyp.

Defekt Typ 3: Hier ist die Femurform diaphysär typischerweise zylindrisch, ein eigentlicher Isthmus in der Mitte der Diaphyse ist nicht mehr erkennbar (Abb. 12.47 a u. b). Die Kortikalis in der proximalen Femurhälfte ist dünn und spongialisiert. Eine konische Fräsung ist damit nicht mehr möglich. Für eine stabile, rein diaphysär konische Verankerung ist der Knochen zu weich. Bei diesem Typ ist unter Umständen die Tragfähigkeit des gesamten Femurs kompromittiert und eine möglichst gleichmäßige

Abb. 12.45 a – c Tragfähigkeit und Kontur des proximalen Femurs sind erhalten.
a Typ 1A bietet eine raue oder aufraubare Innenfläche, bei der eine Schaftzementierung möglich ist, Typ 1B ist innen glattwandig und muss zementfrei versorgt werden.
b Schaftrevision mit zementiertem Primärimplantat.
c Schaftrevision mit zementfreiem Primärimplantat.

- **Typ 3**: unsichere Verankerungsmöglichkeit in der proximalen Umgebung des Isthmus macht ein „Load shearing" zwischen Meta- und Diaphyse notwendig,
- **Typ 4**: Tragfähigkeit, Primärstabilität und der Erhalt von Insertionen können nur durch den Einsatz eines Allograftes gewährleistet werden.

Defekt Typ 1: Die knöchernen Strukturen des proximalen Femurs sind tragfähig. **Implantawahl**: Die Wahl des Implantatyps kann wie bei einer Primärimplantation erfolgen. Typ A und Typ B unterscheiden sich nur durch den Zustand der inneren Wandung (Abb. 12.45 a). Beim **Typ 1A** ist der spongiöse metaphysäre Knochen von genügender

12.6 Revisionsprothetik

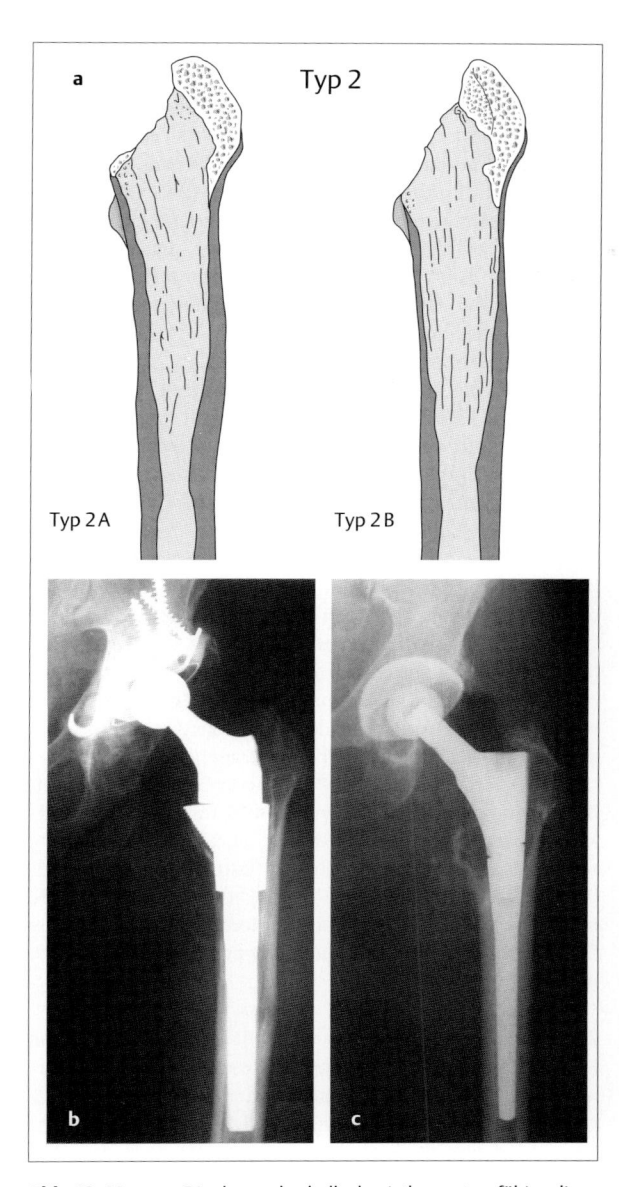

Abb. 12.46 a–c Diaphyse oberhalb des Isthmus tragfähig, diaphysäre Kortikalis kräftig, Metaphyse mit geeignetem Implantat zur Längenrekonstruktion belastbar (**a**). Typ-2B-Rekonstruktion durch metaphysäre Auflage mit Calcar Replacing (**b**). Typ-2B-Rekonstruktion mit konischer, diaphysärer Verankerung (**c**).

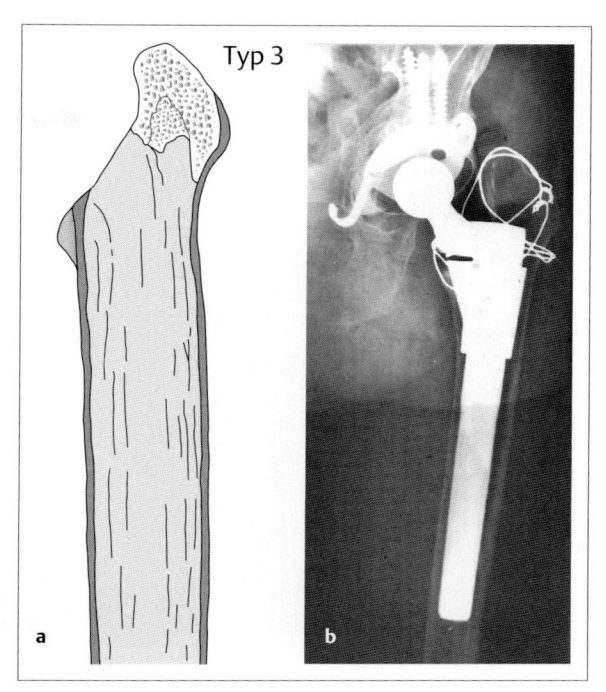

Abb. 12.47 a u. b Diaphyse zylindrisch, Kortikalis dünn, keine konische Verankerung fräsbar aber Femur bei adäquatem Load shearing tragfähig (**a**). Load shearing mit proximal füllendem und distal zylindrisch verankerndem Implantat (**b**).

Verteilung der Kräfte auf die kalkarnahen Strukturen proximal und die Diaphyse distal ist angezeigt. Eine ausschließlich diaphysäre Verankerung wird kaum eine genügend lange Klemmstrecke in solidem Knochen finden, um ein Absinken der Prothese bei Belastungsaufnahme zu verhindern. Die Diaphyse ist aber geeignet Rotationskräfte aufzunehmen, axiale Kräfte können durch eine großflächige, metaphysär gut füllende Implantatauflage eingeleitet werden. **Implantatwahl**: Bei diesem Typ sind distal zylindrische Langschaftimplantate angezeigt, die eine gute Anpassung der proximalen Auflage und Füllung ermöglichen. Auch bei diesem Defekttyp ist es in der Mehrzahl der Fälle bei geschickter Wahl der Lastverteilung möglich ohne zusätzliche Allografts auszukommen.

Defekt Typ 4: Zu diesem Typ werden alle Fälle gerechnet, bei denen keine selbstständig tragfähigen Strukturen im Bereiche des proximalen Femurs zur Verfügung stehen (Abb. 12.48 a u. b). Die Verwendung von Allografts ermöglicht es, die für eine Knochenheilung notwendige Primärstabilität zu erreichen. Auf jeden Fall sollen aber durchblutete, vitale, genuine knöcherne Schalen, vor allem Muskel- und Sehnenansätze tragende, sorgfältig erhalten und mit dem Allograft zusammen fixiert werden. Dadurch werden möglichst viele der noch vorhandenen funktionsfähigen Muskel- und Sehnenansätze erhalten. Auch wenn eine feste knöcherne Verbindung zwischen Allograft und Restknochen mit Muskel- und Sehnenansätzen nicht immer möglich ist, so sind doch auch die bindegewebigen Verbindungen oft so belastbar, dass eine muskuläre Teilfunktion erhalten werden kann. Bleiben auch kleinere knöcherne Fragmente an ihren begleitenden Weichteilen erhalten, so können sie als durchblutete Knochenfragmente maßgeblich beim knöchernen Wiederaufbau des Femurs mithelfen.

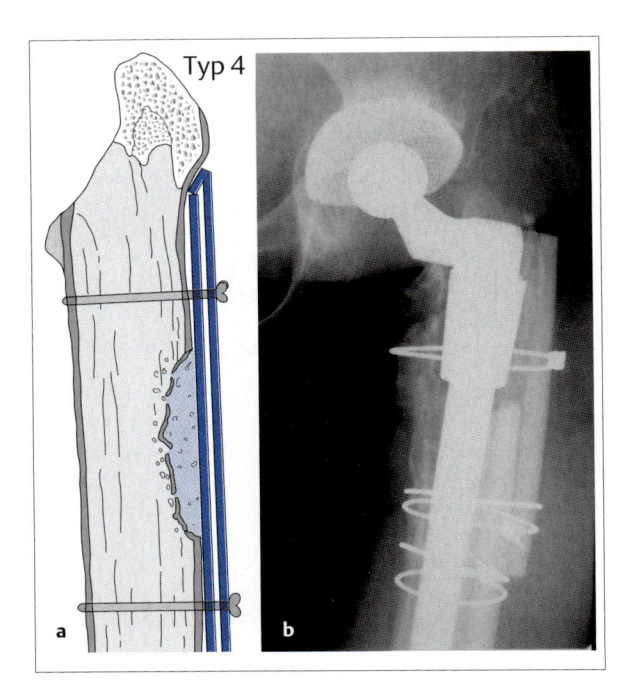

Abb. 12.48 a u. b Die durch einen Defekt geschwächte Region des Femurs wird mit einem Allograft verstärkt (**a**). Allograftüberbrückung einer die Tragfähigkeit beeinträchtigenden Defektzone im Bereich der lateralen Kortikalis unterhalb des Trochanter major (**b**).

Technisches Vorgehen

Der femorale Prothesenwechsel besteht aus 4 Schritten:
1. Darstellung des proximalen Implantatendes: Freilegen des Explantationsweges durch Entfernung störender Bindegewebe, Knochen oder Zementanteile. Dieser Schritt dient vor allem der Prävention von Beschädigungen des proximalen Femurs (Trochanter major) beim Entfernen der Prothese.
2. Entfernung der Femurprothese: Dieser Schritt macht, je nach verwendetem Implantat, den Einsatz verschiedener Zugänge zum Femur nötig. Verschiedene Instrumente und chirurgische Techniken können die Schaft- und Zementextration erleichtern.
3. Wiedereinbau des Schaftimplantates: Hauptziele dieses Schrittes sind das Erreichen einer möglichst hohen Primärstabilität des Implantates und die Schaffung bestmöglicher Vorraussetzungen für einen knöchernen Wiederaufbau der Defektregionen.
4. Wiederherstellung der Abduktorenfunktion (soweit möglich), luxationspräventive Maßnahmen und Weichteilrekonstruktion.

Knöcherne Zugänge zum proximalen Femur und Azetabulum. In den 80er Jahren wurde von Wagner die proximal aufklappende Femurosteotomie eingeführt (Wagner 1987, Wagner u. Wagner 1999). Das proximale Femur wird entlang der Linea aspera mit einem Klingenmeißel längs gespalten, ohne dass die Weichteile wesentlich abgelöst werden. Am distalen Prothesenende erfolgt eine Querosteotomie. Nun kann mit flachen Meißeln und Fragmentspreizern das Prothesenlager eröffnet werden. Die zu entfernende Femurprothese liegt jetzt frei zugänglich.

Für die Rekonstruktion kommen lange, distal der Querosteotomie verankernde Prothesensysteme infrage. Die Adaptation der Femurosteotomie erfolgt entweder durch Cerclagen oder durch Nähte.

Ein weiterer oft eingesetzter Zugang zum proximalen Femur ist die „Extended slide trochanteric osteotomy" (Younger u. Mitarb. 1995). Dabei wird mit einem sagittalen Sägeschnitt ventral der Trochanterspitze bis zur Linea aspera eine durchgehende Längsosteotomie angelegt und distal der Implantatspitze mit einer Querosteotomie komplettiert. Anschließend wird das frei geschnittene, laterale Femurfragment mit dem kompakt daran hängendem Muskel/Sehnenkomplex der Abduktoren und des M. vastus lateralis abgehoben und nach ventral verlagert. Die durchschnittliche Länge der Osteotomie beträgt ca. 12,5 cm. Das Implantat und eventuell vorhandener Zement können nun unter Sicht entfernt werden. Für die Rekonstruktion sind wiederum distal verankernde Prothesensysteme notwendig. Das osteotomierte, Trochanter tragende, Knochenfragment wird in der Regel mit 2 kräftigen Cerclagen refixiert. Beide Methoden ermöglichen durch das proximale Aufklappen gleichzeitig auch einen übersichtlichen Zugang auf das Azetabulum. Aufgrund der Osteotomien ist jedoch der Blutverlust größer. Die „Non Union"-Rate ist relativ niedrig (Chen u. Mitarb. 2000), allerdings kann die Ausheilung bis zur Vollbelastung längere Zeit in Anspruch nehmen.

Zemententfernung. In den letzten Jahren wurden diverse Methoden vorgestellt, um den Zement effizient zu entfernen. Vom gewohnten Gebrauch von Hammer und Meißel, mit oder ohne Fenestrierung, über den Einsatz von „High-Speed"-Bohrern, ballistischen und endoskopisch kontrollierten Systemen bis zur Ultraschallzemententfernung liegt ein breites Angebot von Zemententfernungstechniken vor. Die größte Gefahr besteht in der Beeinträchtigung der knöchernen Tragfähigkeit durch Schaftperforationen oder -frakturierungen während der Zemententfernung. Gefürchtet sind weit distal gelegene, kompakte Zementzapfen. Kommt es zur knöchernen Läsion in diesem Bereich, dann sind zur Rekonstruktion relativ teure Langschaftrevisionssysteme nötig. Konventionelle Zemententfernungstechniken sind oft sehr zeitintensiv. Damit stellen sie für die häufig mit Risiken behafteten älteren Patienten eine Belastung dar. Ausgedehnte Fenestrierungen des proximalen Femurs zur Zemententfernung wie die Wagner-Osteotomie oder die „Extended Trochanteric Osteotomy" können den postoperativen Belastungsaufbau verzögern, was für ältere Patienten ebenfalls ein Handicap darstellt.

Konventionelle Zemententfernung. Die traditionelle Art der Entfernung des Zementmantels besteht in der Anwendung von verschiedenen Meißel- und Zementextraktoren, welche von proximal in das Femur hineingeführt werden. Die Handhabung ist relativ sicher, solange das Zement-Knochen-Interface gut sichtbar ist. Weiter distal müssen die Instrumente aber „blind" eingesetzt werden. Dabei erhöht sich das Risiko einer knöchernen Läsion erheblich. Für das Einsetzen von Zementextraktoren werden Spezialbohrer mit Führungshilfen verwendet, mit denen zentrale Löcher gebohrt werden können.

Endoskopisch kontrollierte, ballistische Zemententfernung. Es handelt sich um ein motor- oder druckluftbetriebenes Meißelsystem. Durch einen ballistischen Effekt kommt es zur Mikrofrakturierung des Zementmantels ohne Hitzebildung. Die Zemententfernung wird endoskopisch kontrolliert (Porsch u. Schmidt 2001).

Ultraschallzemententfernungssysteme. Bereits in den frühen 70er Jahren wurden in der Endoklinik in Hamburg erste Versuche zur Zementeinschmelzung mit Ultraschall in vitro gemacht. Eine entsprechende Umsetzung in handliche Geräte zur Zemententfernung konnten in den letzten Jahren realisiert werden (Brooks u. Mitarb. 1993, Caillouette u. Mitarb. 1991, Fletcher u. Mitarb. 2000, Honnart 1996, Schwaller u. Elke 2001).

Die aktuellen Versionen von Ultraschallzemententfernungsgeräten bestehen aus einem Steuergerät (Generator) und verschiedenen über sterile Kabel verbundenen Handstücken.

Die beiden häufigsten Anwendungstechniken der Ultraschallzemententfernung sind:
- Einbringen einer Sonde in den Femurschaft von proximal, um in den distalen Zementzapfen ein zentrales Loch einzuschmelzen. In den noch weichen Zement wird dann ein Gewinde tragender Extraktor entsprechender Größe eingedreht, um den Zementplug zu entfernen.
- Retrograder Einsatz einer entsprechenden Arbeitsspitze zur Entfernung von kortikalisadhärenten Zementresten.

Da das ganze Handset durch die Resonanz heiß wird, müssen zur Vermeidung von Hitzeschädigungen sämtliche Weichteile mit dicken feuchten Tüchern geschützt werden.

Durch regelmäßige Wasserkühlung der Femurmarkhöhle wird eine Überhitzung der Sonde vermieden.

Die Kontrolle der Sondenspitze erfolgt auf 3 Arten:
- **akustisch**: schriller Ton bei Kontakt mit kortikalem Knochen,
- **optisch**: wiederholter Blick in den Markraum evtl. mit Kaltlicht,
- **taktil**: instrumentelles Austasten der Femurmarkhöhle (z. B. mit Räumhaken o. ä.).

Die Vorteile dieser Zenententfernungsmethode sind kürzere Operationszeiten und weniger Blutverlust (keine Femurosteotomie nötig), weniger Knochenverlust und der Einsatz kürzerer (und damit billigerer) Revisionsimplantate (Fletcher u. Mitarb. 2000).

Die effiziente Anwendung dieser Methode erfordert eine ausführliche Schulung, um Schäden und Komplikationen zu vermeiden.

Implantatwahl und -fixation. Seit dem Erscheinen des Wagner-Schaftes Ende der 80er Jahre wurde deutlich, dass ein zuverlässiger Wiederaufbau des proximalen Femurs in vielen Fällen durch eine geeignete Implantatwahl in Kombination mit einer zweckmäßigen Knochen- und Weichteilpräparation zu erreichen ist (Elke 2001, Grunig u. Mitarb. 1997, Wagner 1987, 1989).

Die großen Vorteile der Wagner-Implantat-Philosophie:
- Eine zuverlässige, stabile Überbrückung auch ausgedehnter proximaler Knochendefekte. Damit wurde in vielen Fällen die Verwendung eines massiven strukturellen proximalen Allografts überflüssig.
- Der erstaunliche knöcherne Wiederaufbau des proximalen Femurs im postoperativen Verlauf, der in manchen Fällen bei einem späteren Wechsel sogar die Reimplantation eines kürzeren Implantates erlaubte.
- Eine Verkürzung der Operationszeit bei schwierigen Verhältnissen durch die Wagner-Osteotomie, die sich sowohl zur Zemententfernung als auch bei der Entfernung zementfreier Implantate bewährt hat (Wagner 1989). Im amerikanischen Sprachgebrauch wird von der „Extended Trochanteric Osteotomy" (Chen u. Mitarb. 2000, McGrory u. Mitarb. 1996, Peters jr. u. Mitarb. 1993, Younger u. Mitarb. 1995) gesprochen.

Trotz der vielfältigen Einsatzmöglichkeiten des Wagner-Schaft-Konzeptes konnten damit aber nicht alle Probleme gelöst werden. Beispielsweise bei zylindrischen Femora mit dünner, spongialisierter Kortikalis und bei Defekten mit aufgeweitetem Isthmus, wo der Schaft bereits wieder weiter wird, bevor eine genügende Klemmstrecke erreicht werden kann, kommt es vermehrt zum Absinken rein konisch verankernder Implantate (Grunig u. Mitarb. 1997).

Die heute verfügbare Vielfalt von Revisionsimplantaten ermöglicht es jedoch, für jeden Defekttyp eine geeignete Schaftprothese zu finden. Bei der Auswahl helfen die beschriebenen Klassifikationen.

Bis zu einer Isthmusweite von ca. 24 mm können Prothesenwechsel bei zylindrischen Femora mit dem „Load-Sharing"-Prinzip mit proximal gut füllenden, in axialer Richtung stabilen Implantaten und distal rotationsstabilen, zylindrisch füllenden Implantaten durchgeführt werden (s. Typ 3 der Klassifikation nach dem Fixationsprinzip [Elke 2001]).

Ein alternatives Revisionskonzept ist hier das **„Impaction-Bone-Grafting"**:

Bei dieser Technik werden frisch gefrorene Spongiosachips in den kavitären Defekt verpresst bis eine tragfähige Struktur entsteht, in die eine meist konische Schaftprothese einzementiert wird (G. A. Gie, u. Mitarb., 1993). Ein vollständiger Zementmantel ist dabei von großer Wichtigkeit (E. L. Masterson, u. Mitarb., 1997). Bei geeigneter Indikationsstellung wurden mit dieser Technik gute, kurz- und mittelfristige Resultate mit knöchernem Wiederaufbau beschrieben (Elting u. Mitarb. 1995, Ling u. Mitarb. 1993, Meding u. Mitarb. 1997, Nelissen u. Mitarb. 1995). Bedingt durch die Impaktion werden gelegentlich hohe Komplikationsraten beschrieben (Leopold u. Mitarb. 1999) und die Erfolge sind nicht überall gleichermaßen reproduzierbar (Ornstein u. Mitarb. 2001). Zudem ist diese Technik an die Verfügbarkeit von genügenden Mengen frisch gefrorenen Knochens gebunden. Der Erfolg bei längerfristigen Nachbeobachtungen muss sicher weiter verfolgt werden.

In gewissen Situationen werden auch **distal verriegelte Prothesentypen** diskutiert (Eingartner u. Mitarb. 1997). Längerfristige Resultate liegen hier aber noch nicht vor.

Literatur

Bettin, D., B.D. Katthagen (1997): The German Society of Orthopedics and Traumatology classification of bone defects in total hip endoprostheses revision operations. Z Orthop Ihre Grenzgeb 135 (4): 281–284

Brooks, A., C. Nelson, C. Stewart, R. Skinner, M. Siems (1993): Effect of an ultrasonic device on temperatures generated in bone and on bone-cement structure. J Arthroplasty 8 (4): 413–418

Caillouette, J.T., R.S. Gorab, R.C. Klapper, S.H. Anzel (1991): Revision arthroplasty facilitated by ultrasonic tool cement removal. Part I: In vitro evaluation. Orthop Rev 20 (4): 353–357

Chen, W.M., J.P. McAuley, C.A. Engh jr., R.H. Hopper jr., C.A. Engh (2000): Extended slide trochanteric osteotomy for revision total hip arthroplasty. J Bone Joint Surg Am 82 (9): 1215–1219

Cohen, J. (1998): The role of access of joint fluid to bone in periarticular osteolysis. A report of four cases. J Bone Joint Surg Am 80 (3): 452–453

Courpied, J.P., H. Migaud (2000): Reprise fémorale dans les arthroplasties itératives aseptiques de la hanche. Rev Chir Orthop Reparatrice Appar Mot 86: 33–90

D'Antonio, J., J.C. McCarthy, W.L. Bargar, L.S. Borden, W.N. Cappelo, D.K. Collis, M.E. Steinberg, J.H. Wedge (1993): Classification of femoral abnormalities in total hip arthroplasty. Clin Orthop (296): 133–139

D'Lima, D., A. Urquhart, K. Buehler, R. Walker, C.J. Colwell (2000): The effect of the orientation of the acetabular and femoral components on the range of motion of the hip at different head-neck ratios. J Bone Joint Surg Am 82 (3): 315–321

Dorr, L.D., A.W. Wolf, R. Chandler, J.P. Conaty (1983): Classification and treatment of dislocations of total hip arthroplasty. Clin Orthop (173): 151–158

Eftekhar, N.S. (1976): Dislocation and instability complicating low friction arthroplasty of the hip joint. Clin Orthop (121): 120–125

Eingartner, C., R. Volkmann, M. Putz, S. Weller (1997): Uncemented revision stem for biological osteosynthesis in periprosthetic femoral fractures. Int Orthop 21 (1): 25–29

Elke, R. (2001): Stem revision. Classification and treatment. Orthopade 30 (5): 280–286

Elting, J.J., W.E. Mikhail, B.A. Zicat, J.C. Hubbell, L.E. Lane, B. House (1995): Preliminary report of impaction grafting for exchange femoral arthroplasty. Clin Orthop (319): 159–167

Engelbrecht, E., A. Siegel (1989): Complications following hip joint prosthesis. Radiologe 29 (10): 508–518

Etienne, A., Z. Cupic, J. Charnley (1978): Postoperative dislocation after Charnley low-friction arthroplasty. Clin Orthop (132): 19–23

Fletcher, M., G.J. Jennings, P.J. Warren (2000): Ultrasonically driven instruments in the transfemoral approach – an aid to preservation of bone stock and reduction of implant length. Arch Orthop Trauma Surg 120 (10): 559–561

Fontes, D., R. Didry, A. Lortat-Jacob, J. Benoit (1990): Dynamic stabilization of a total hip arthroplasty. Apropos of 100 total prostheses of which 52 dislocations. Int Orthop 14 (3): 297–305

Gie, G.A., L. Linder, R.S. Ling, J.P. Simon, T.J. Slooff, A.J. Timperley (1993): Impacted cancellous allografts and cement for revision total hip arthroplasty. J Bone Joint Surg Br 75 (1): 14–21

Grunig, R., E. Morscher, P.E. Ochsner (1997): Three-to 7-year results with the uncemented SL femoral revision prosthesis. Arch Orthop Trauma Surg 116 (4): 187–197

Hedlundh, U., L. Ahnfelt, H. Fredin (1992): Incidence of dislocation after hip arthroplasty. Comparison of different registration methods in 408 cases. Acta Orthop Scand 63 (4): 403–406

Hedlundh, U., L. Sanzen, H. Fredin (1997): The prognosis and treatment of dislocated total hip arthroplasties with a 22 mm head. J Bone Joint Surg Br 79 (3): 374–378

Honnart, F. (1996): Use of ultrasound for the removal of cement in hip prosthesis reoperations. Rev Chir Orthop Reparatrice Appar Mot 82 (2): 171–174

Jacobs, L.G., R.A. Buxton (1989): The course of the superior gluteal nerve in the lateral approach to the hip. J Bone Joint Surg Am 71 (8): 1239–1243

Lavigne, P., T.H. Loriot de Rouvray (1994): The superior gluteal nerve. Anatomical study of its extrapelvic portion and surgical resolution by trans-gluteal approach. Rev Chir Orthop Reparatrice Appar Mot 80 (3): 188–195

Leopold, S.S., R.A. Berger, A.G. Rosenberg, J.J. Jacobs, L.R. Quigley, J.O. Galante (1999): Impaction allografting with cement for revision of the femoral component. A minimum four-year follow-up study with use of a precoated femoral stem. J Bone Joint Surg Am 81 (8): 1080–1092

Ling, R.S., A.J. Timperley, L. Linder (1993): Histology of cancellous impaction grafting in the femur. A case report. J Bone Joint Surg Br 75 (5): 693–696

Long, W.T., L.D. Dorr, B. Healy, J. Perry (1993): Functional recovery of noncemented total hip arthroplasty. Clin Orthop (288): 73–77

Masterson, E.L., B.A. Masri, C.P. Duncan, A. Rosenberg, M. Cabanela, M. Gross (1997): The cement mantle in femoral impaction allografting. A comparison of three systems from four centres. J Bone Joint Surg Br 79 (6): 908–9013

Mattingly, D., J. McCarthy, B.E. Bierbaum, H.P. Chandler, R.H. Turner, H.U. Cameron, T. McTighe (1991): Revising the deficient proximal femur. In: Scientific Exhibition, 59th AAOS Meeting. Anaheim, USA: 1–11

McGrory, B.J., B.S. Bal, W.H. Harris (1996): Trochanteric osteotomy for total hip arthroplasty: Six variations and indications for their use. J Am Acad Orthop Surg 4 (5): 258–267

Meding, J.B., M.A. Ritter, E.M. Keating, P.M. Faris (1997): Impaction bone-grafting before insertion of a femoral stem with cement in revision total hip arthroplasty. A minimum two-year follow-up study. J Bone Joint Surg Am 79 (12): 1834–1841

Nelissen, R.G., T.W. Bauer, L.R. Weidenhielm, D.P. Le Golvan, W.E. Mikhail (1995): Revision hip arthroplasty with the use of cement and impaction grafting. Histological analysis of four cases. J Bone Joint Surg Am 77 (3): 412–422

Ornstein, E., I. Atroshi, H. Franzen, R. Johnsson, P. Sandquist, M. Sundberg (2001): Results of hip revision using the Exeter stem, impacted allograft bone, and cement. Clin Orthop (389): 126–133

Pak, J.H., W.G. Paprosky, W.S. Jablonsky, J.M. Lawrence (1993): Femoral strut allografts in cementless revision total hip arthroplasty. Clin Orthop (295): 172–178

Paprosky, W.G. (1992): The use of femoral strut grafts in cementless revision arthroplasty. In: Older, J.: Bone implant grafting. Springer, Berlin: 91–100

Peters jr., P.C., W.C. Head, R.H. Emerson jr. (1993): An extended trochanteric osteotomy for revision total hip replacement. J Bone Joint Surg Br 75 (1): 158–159

Porsch, M., J. Schmidt (2001): Cement removal with an endoscopically controlled ballistically driven chiselling system. A new device for cement removal and preliminary clinical results. Arch Orthop Trauma Surg 121 (5): 274–277

Schmalzried, T.P., K.H. Akizuki, A.N. Fedenko, J. Mirra (1997): The role of access of joint fluid to bone in periarticular osteolysis. A report of four cases. J Bone Joint Surg Am 79 (3): 447–452

Schwaller, C.A., R. Elke (2001): Revision hip arthroplasty facilitaded by an ultrasonic device. Orthopade 30 (5): 310–316

Siebenrock, K.A., K.M. Rosler, E. Gonzalez, R. Ganz (2000): Intraoperative electromyography of the superior gluteal nerve during lateral approach to the hip for arthroplasty: a prospective study of 12 patients. J Arthroplasty 15 (7): 867–870

Wagner, H. (1987): Revision prosthesis for the hip joint in severe bone loss. Orthopade 16 (4): 295–300

Wagner, H. (1989): A revision prosthesis for the hip joint. Orthopade 18 (5): 438–453

Wagner, M., H. Wagner (1999): Der transfemorale Zugang zur Revision von Hüftendoprothesen. Operat Orthop Traumatol 11 (4): 278–295

Younger, T.I., M.S. Bradford, R.E. Magnus, W.G. Paprosky (1995): Extended proximal femoral osteotomy. A new technique for femoral revision arthroplasty. J Arthroplasty 10 (3): 329–338

12.6.4 Behandlungsstrategien bei septischer Lockerung

R. Elke, W. Zimmerli und E. Morscher

Einleitung

Während die Infektrate bei Primärarthroplastiken anfangs der 60er Jahre, d.h. in den ersten Jahren nach Einführung der Totalprothesenarthroplastik durch John Charnley noch bei knapp 10% lag (Lidwell u. Mitarb. 1987), sollte sie heute bei Primärarthroplastiken 1% nicht mehr überschreiten. Bei Revisionseingriffen liegt sie allerdings etwas höher (Spangehl u. Mitarb. 1998).

Möglich wurden diese drastischen Verbesserungen durch Einführung der **Reinraumtechnik**, („Green House") durch Sir John Charnley (1964). Zusätzlich hat die Einführung der **Antibiotikaprophylaxe** durch Ericson (Ericson u. Mitarb. 1973) die Infektrate weiter reduziert. Eine Kombination beider Maßnahmen bewirkt eine stärkere Senkung der Infekthäufigkeit als die Anwendung nur einer Maßnahme für sich allein (Lidwell u. Mitarb. 1987). Die **Kombination von Reinraumtechnik und Antibiotikaprophylaxe** stellt heute den **Standard** für die endoprothetische Chirurgie dar. Bei Revisionseingriffen wird in der Regel antibiotikahaltiger Zement verwendet, der Nutzen ist jedoch noch nicht in aktuellen, kontrollierten Studien belegt.

Auch die **Prognose** einer infizierten Arthroplastik hat sich in den letzten 30 Jahren massiv verbessert. Während bis in die 70er Jahre ein virulenter Infekt einer Prothese praktisch noch gleichbedeutend war mit einer definitiven Entfernung des Implantates und dem Belassen einer „Girdlestone-Situation", weisen heute Reoperationen mit Wiedereinsetzen von Prothesen eine Erfolgsquote von bis über 90% auf (Tab. 12.21), ein Erfolg, der als Standard erst in den letzten 10 Jahren erreicht werden konnte. Das Risiko für eine Dauerinvalidität mit einem „Girdlestone" bzw. einer Amputation konnte auf unter 0,1% gesenkt werden.

Definition der Infektion. Der Infektstatus wird je nach Autor unterschiedlich definiert (Balderston u. Mitarb. 1987) (Buchholz u. Mitarb. 1981) (Garvin u. Hanssen 1995) (Hunter u. Dandy 1977) (Jupiter u. Mitarb. 1981) (Miley u. Mitarb. 1982) (Salvati u. Mitarb. 1982). Praktisch hat sich eine Einteilung in 3 Gruppen aufgrund der Klinik, des Röntgenbildes und der Laborbefunde sowie des Keimnachweises bewährt (Babst u. Mitarb. 1989):
- **Sicherer Infekt**: Positiver mikrobiologischer oder molekularbiologischer Keimnachweis bei vorhandenen lokalen oder systemischen klinischen Infektzeichen, positiven laborchemischen Infektparametern (CRP und Leukozytose), positiver Infektszintigraphie, Fistelnachweis oder periprothetischen Lysesäumen.
- **Verdacht auf Infekt**: Mehrere der obigen Zeichen sind vorhanden, aber mikrobiologische oder molekularbiologische Keimnachweise fehlen oder sind negativ.
- **Zustand nach Infekt**: In der Vorgeschichte bestand ein gesicherter Infekt. Aktuell sind alle Infektnachweisparameter sowohl klinisch und laborchemisch als auch bildgebend negativ.

Einteilung der Infektion. Ein für die Therapie und die Prognose wichtiger Parameter ist der Zeitpunkt des Auftretens eines Infektes. Drei Typen werden unterschieden (Spangehl u. Mitarb. 1998):
- **Typ I (Frühinfekt)**: Manifestation **innerhalb der ersten 3 Monate** nach der Operation (Zimmerli 2002). Er ist meist die Folge direkter Inokulation während der Operation oder Kontamination eines lokalen Hämatoms.
- **Typ II (verzögerter Infekt)**: Manifestation **zwischen dem 4. und 24. Monat** postoperativ. Diese Infektionen werden meist durch intraoperative Inokulation von wenig virulenten Erregern verursacht.
- **Typ III (Spätinfekt)**: Ein Infekt, der **nach dem 2. postoperativen Jahr** auftritt und bei dem zwischenzeitlich

Tab. 12.21 Erfolgsraten von Reimplantationen in der Literatur von 1977–2000

Autoren	Jahr	Anzahl	Einzeitig	Zweizeitig
Hunter u. Dandy	1977	137	33% (10/30)	
Carlsson u. Mitarb.	1978	77	78%	
Jupiter u. Mitarb.	1981	57	78% (14/18)	
Buchholz u. Mitarb.	1981	583	77%	
Salvati u. Mitarb.	1982	60	91% (n=32)	89% (n=28)
Miley u. Mitarb.	1982	101	86%	
James u. Mitarb.	1982	1063	73% (17% Rezidive)	
Fitzgerald jr. u. Jones	1985	131	keine	88% (n=115)
Wroblewski	1986	102	91%	
Balderston u. Mitarb.	1987	43	83%	
von Foerster u. Mitarb.	1987	869	77%	
McDonald u. Mitarb.	1989	82		13% (11/82)
Berry u. Mitarb.	1991	5	Rekonstruktion mit Allograft:	5/5
Loty u. Mitarb.	1992	90	89% (80/90)	
Garvin u. Mitarb.	1994	40	90% (9/10)	96,7% (29/30)
Colyer u. Capello	1994	37		84% (31/37)
Liebermann u. Mitarb.	1994	17		88% (15/17)
Raut u. Mitarb.	1994	57	86%	
Duncan u. Masri	1995	86		96.5% (83/86)
Tsukayama u. Mitarb.	1996	106	Erfolg der Erstbehandlung: 90% (28/31) intraoperativ positive Bakterien (100% (31/31) nach Reintervention) 71% (25/35) früh postoperative Infekte 3/6 akut hämatogene Infekte	85% (29/34) späte chronische Infekte
Ure u. Mitarb.	1998	20	100%	
Callaghan u. Mitarb.	1999	24	92% (22/24)	
Haddad u. Mitarb.	2000	50		92% (46/50)

Erfolg oder Versager sind in diesen Literaturzitaten vor allem bezüglich des Erfolges der Erstintervention nicht einheitlich definiert.

die Infektparameter negativ waren. Diese Infektionen werden praktisch ausschließlich durch hämatogene Absiedelung hervorgerufen.

Zeitliches Verteilungsmuster: 30% sind frühe, 40% verzögerte und 30% späte Infektionen.

Verdachtsdiagnose

Klinische Parameter, die den **Verdacht** auf einen Infekt aufkommen lassen, sind:
- belastungsabhängige Oberschenkelschmerzen (vor allem bei Patienten, die seit der Operation nie schmerzfrei waren),
- lokale Rötung, Schwellung, Überwärmung,
- progredient schmerzhafte Bewegungseinschränkung.

Laborparameter:
- persistierend erhöhtes C-reaktives Protein (CRP),
- Leukozytose und Linksverschiebung.

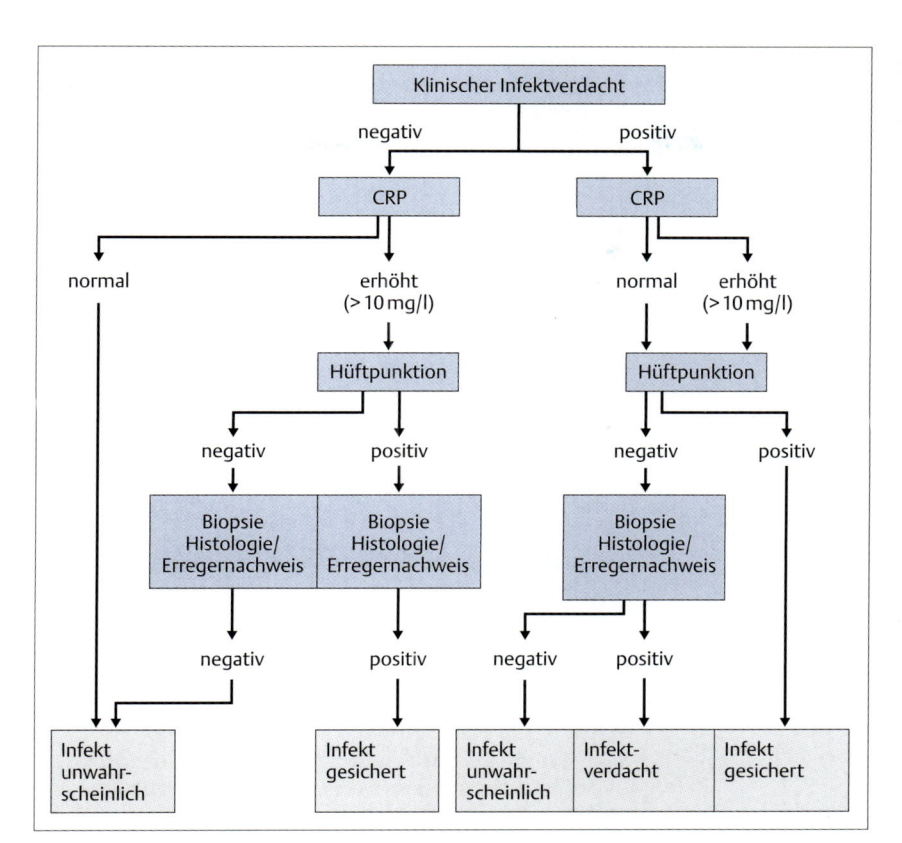

Abb. 12.49 Abklärungsweg bei klinischem Infektverdacht. Abklärungsprotokoll nach Spangehl u. Mitarb. (1998).

Die Höhe des CRP-Anstieges und das Ausmaß der Linksverschiebung können Zeichen für den Schweregrad eines Infektes sein, sie weisen aber vor allem auf eine systemische Wirkung der lokalen Infektion hin. Besonders bei einem verzögerten Infekt ist das Blutbild aber häufig völlig normal und das CRP nur mäßig erhöht (Abb. 12.49).

Röntgen. Das konventionelle Röntgen hilft kaum bei der Klärung eines Infektverdachtes und hinkt den klinischen Befunden hinterher. Die periostale Reaktion als Zeichen der Osteomyelitis ist ein sehr spätes Zeichen. Das Röntgenbild hilft aber bei der Beurteilung der Implantatstabilität. Sichtbare Implantatwanderung oder Doppelkonturen sind wichtige Zeichen der Lockerung.

Erreger. Für die weitere Prognose des Verlaufes und des Therapieerfolges ist die Art des Erregers von großer Bedeutung. Die Erreger sind in ca. 40 % der Fälle präoperativ bereits bekannt, sei es weil eine Fistel besteht oder weil ein Nachweis im Punktat gelingt. Die Isolate aus dem Fistelgang korrelieren allerdings nur ungenügend mit dem Keim in der Tiefe. Intraoperativ gelingt es in ca. ¾ der Fälle einen Erreger nachzuweisen. Bei der Vorbehandlung mit Antibiotika ist die Treffsicherheit tiefer, ansonsten höher.

Die am häufigsten nachgewiesenen Keime in der Literatur sind **koagulasenegative Staphylokokken (CNS)** und **Staphylococcus aureus**.

In einer Untersuchungsserie der Mayo-Klinik mit 1033 Protheseninfektionen wurden folgende Erreger am häufigsten gefunden (Steckelberg u. Osmon 2000):
- koagulasenegative Staphylokokken   25 %
- Staphylococcus aureus   23 %
- polymikrobielle Erreger   14 %
- gramnegative Stäbchen   11 %
- Streptokokken   8 %
- Anaerobier   6 %
- Enterokokken   3 %
- andere oder unbekannte Erreger   10 %

Bezüglich der Planung des therapeutischen Vorgehens spielen die Virulenz der Erreger (Morscher u. Mitarb. 1995) und deren Resistenz eine wichtige Rolle.

Die Virulenz beschreibt vor allem das Ausmaß der lokalen Entzündung und der Beeinträchtigung des Allgemeinzustandes des Patienten:
- niedrige Virulenz:
  - koagulasenegative Staphylokokken (CNS),
  - Anaerobier (z.B. Propionibacterium),
  - Streptococcus viridans,
  - Enterokokken.

- hohe Virulenz:
  - gramnegative Stäbchen,
  - Staphylococcus aureus,
  - betahämolytische Streptokokken.

Die Keimresistenz beschreibt das Ansprechen auf Antibiotika. Keimvirulenz und Keimresistenz dürfen nicht verwechselt werden. Dies wird besonders gut durch Infektionen mit Enterokokken illustriert. Diese Keime sind wenig virulent und machen somit kaum Allgemeinsymptome. Sie sind jedoch resistent auf viele Antibiotika und deshalb schwer eliminierbar.

Als **„schwer behandelbar"** müssen auch alle Infektionen mit rifampicinresistenten Staphylokokken und mit chinolonresistenten gramnegativen Keimen beurteilt werden.

Bei antibiotisch schwierig behandelbaren Keimen wird in der Regel ein zweizeitiges Vorgehen geplant. Nur vereinzelt ist hier ein einzeitiges Vorgehen beschrieben worden (Kordelle u. Mitarb. 2000).

Solche schwer behandelbaren Erreger sind zum Beispiel:
- Enterokokken,
- methicillinresistente (multiresistente) Staphylococcus aureus (MRSA),
- Pseudomonas aeruginosa.

Präoperative Diagnostik

Hüftgelenkpunktion. Hierbei können folgende Informationen gewonnen werden:
- Erregernachweis im Punktat oder dem Biopsiematerial (Synovialbiopsie),
- Nachweis der Komponentenlockerung mittels Arthrographie (umspülte Implantate),
- Lokalisation der Schmerzen durch Zugabe von Lokalanästhetika zur Differenzierung von anderen Schmerzursachen wie z.B. bei Wirbelsäulenerkrankungen, Meralgien usw.

Die Hüftpunktion hat ihren Wert beim positiven Nachweis von Erregern. Ein negatives Punktat schließt einen Infekt nicht aus (Kraemer u. Mitarb. 1993) (Lachiewicz u. Mitarb. 1996) (Mulcahy u. Mitarb. 1996) (Roberts u. Mitarb. 1992). Eine Punktion sollte daher nur bei konkreter Infektvermutung vorgenommen werden.

Szintigraphie. Die Szintigraphie mit ^{99m}Technetium weist eine recht hohe Sensitivität auf, ist aber nicht spezifisch. Während ein negatives ^{99m}Tc-Szintigramm die Infektwahrscheinlichkeit reduziert aber nicht ausschließt (Tehranzadeh u. Mitarb. 1988), ist die Interpretation eines positiven Szintigramms innerhalb des ersten Jahres postoperativ, bei zementfreien Implantaten sogar bis zu 2 Jahren postoperativ, schwierig (Oswald u. Mitarb. 1989). Auf jeden Fall kann nicht zwischen einer aseptischen und einer septischen Lockerung unterschieden werden. Gefunden werden können aber unter Umständen Streuherde bei Verdacht auf eine hämatogene Streuung. Eine eigentliche lokale Infektdiagnose muss aber immer mit Vorsicht gestellt werden, da auch die ^{99m}Tc-Szintigraphie falsch positive Resultate liefern kann. Dies kommt durch das periprothetische blutbildende Mark zustande. Auf der anderen Seite schließt eine negative Szintigraphie einen vorhandenen „Low-Grade-Infekt" nicht aus.

Mit ^{111}**Indium** markierte Leukozyten können Hinweise auf Prozesse mit vermehrter Vaskularität und Leukozytenaufnahme geben. Ihr Wert bei der Infektdiagnostik einer Totalprothese wird aber immer noch kontrovers diskutiert (Glithero u. Mitarb. 1993, Merkel u. Mitarb. 1985, Palestro u. Mitarb. 1990, Scher u. Mitarb. 2000, Teller u. Mitarb. 2000).

Heute wird in der Regel das technisch viel einfachere **Antigranulozytenszintigramm** bevorzugt (Corstens u. van der Meer 1999).

Entzündungsparameter. Die **Blutsenkungsgeschwindigkeit (BSR)** war früher eine verbreitete Methode zur postoperativen Überwachung von Implantaten. Sie ist von mehreren unspezifischen Faktoren (wie z.B. dem Albumin, dem Hämoglobin) abhängig und normalisiert sich nach dem Operationstrauma nur sehr langsam. Damit ist die BSR wenig nützlich für die Infektdiagnostik.

Das **C-reaktive Protein (CRP)** ist heute der **Standard** des Infektmonitorings. Sensitivität und Spezifität bezüglich tiefer Infektionen sind beim CRP besser als bei der BSR oder der Messung der Plasmaviskosität (Shih u. Mitarb. 1987). CRP-Werte über 10 mg/l weisen mit einer Sensitivität von 0,96 und einer Spezifität von 0,92 auf einen Infekt hin (Spangehl u. Mitarb. 1998).

Das CRP steigt am 1. postoperativen Tag stark an, erreicht seinen Spitzenwert am 2. postoperativen Tag und erreicht Normalwerte spätestens nach 3–8 Wochen postoperativ (Choudhry u. Mitarb. 1992, White u. Mitarb. 1998). Ein CRP-Wert, der dauerhaft über 20 mg/l liegt, kann ein Hinweis auf einen Infekt sein (Sanzen u. Carlsson 1989, Shih u. Mitarb. 1987).

Die Rolle des **Procalcitonins**, welches spezifischer zu sein scheint, ist bei Patienten mit Protheseninfekten noch nicht evaluiert (Muller u. Mitarb. 2000).

Intraoperative Diagnostik

Um eine möglichst hohe Treffsicherheit bei der intraoperativen Infektsuche zu erzielen, sollten folgende Punkte beachtet werden:
- Die **Kulturen** sollten von Biopsiematerial angelegt werden und nicht von Abstrichen.
- Eine **Histologie** von Biopsiematerial sollte auf jeden Fall entnommen werden, weil die Anwesenheit von Granulozyten auch dann für einen Infekt spricht, wenn die bakteriologischen Untersuchungen negativ sind. Es sollen mindestens 3 Gewebeproben ohne vorherige Fixation (rascher Transport) in das Labor eingesandt werden.

- Eventuell kann es hilfreich sein, die ausgebauten Implantate in Bouillon zur **Bakteriologie** einzusenden; mögliche Probleme sind aber das Erkennen von Kontaminationen und, so banal dies erscheinen mag, genügend große, sterile Behälter für den Transport zu finden.
- Das intraoperative Untersuchen von **Gefrierschnitten** (Frozen Sections) kann ebenfalls zusätzliche Anhaltspunkte geben (Athanasou u. Mitarb. 1995) (Della Valle u. Mitarb. 1999, Della u. Mitarb. 1999, Lonner u. Mitarb. 1996). Die notwendige Infrastruktur ist aber nicht überall vorhanden und die Operationszeit wird dadurch beträchtlich verlängert. Aus diesen Gründen wird meist eine empirische Therapie bis zum Erhalt der Histologie- und Kulturresultate vorgezogen.
- Molekulare Analysen: Mit der „Polymerase Chain Reaction" (PCR) kann unter Umständen bakterielle DNA oder RNA nachgewiesen werden (Rapley u. Mitarb. 1992) (Tunney u. Mitarb. 1999). Die Sensitivität der eubakteriellen PCR ist leider vorläufig noch ungenügend. Auch die Spezifität ist wegen der Gefahr der Kontamination noch problematisch.

Eine intraoperative Diagnostik sollte **nur bei Verdacht** auf ein Infektgeschehen und nicht routinemäßig bei allen Prothesenwechseln durchgeführt werden, denn bis über 30% aller intraoperativ entnommenen Kulturen sind positiv. Nur ganz vereinzelt entwickeln diese Hüften in der Folge auch wirklich einen klinisch manifesten Infekt (Fitzgerald jr. u. Mitarb. 1977, Padgett u. Mitarb. 1995).

Therapeutische Prinzipien und Behandlungsentscheidungen

Prinzipielle Möglichkeiten der Therapie sind:
- Das Gelenk wird revidiert, infiziertes Material wird débridiert. Die **Prothese** bleibt **in situ,** eine Spül-Saug-Drainage wird gegebenenfalls für kurze Zeit – 2 bis maximal 4 Tage – eingelegt.
- Die Prothese wird **einzeitig gewechselt** (one stage exchange).
- Die Prothese wird in 2 Sitzungen gewechselt, wobei dieser **zweizeitige Wechsel** entweder in einem relativ kurzen Intervall, also in der Regel während des gleichen Spitalaufenthaltes innerhalb von 4 Wochen erfolgt oder in 2 Spitalaufenthalten mit einem Intervall von Monaten oder Jahren.
- **Entfernung** des Kunstgelenks unter Hinterlassung einer sog. **Girdlestone-Hüfte** (resection-arthroplasty).
- Die **Arthrodese** des Restgelenks, was am Hüftgelenk aber im Gegensatz zu anderen Gelenken kaum in Frage kommt.
- Eine Revisionsoperation ist aus zwingenden Gründen nicht möglich, eine Eradikation des Erregers ist somit nicht zu erwarten. Übrig bleibt eine (lebenslängliche) **Suppressionstherapie**, gegebenenfalls mit dem Anlegen bzw. Offenhalten einer permanenten Fistel um Retentionen zu vermeiden.

Die rein konservative Behandlung nur mit antibiotischer Therapie ohne Operation ist heute aufgrund der schlechten Resultate keine Option mehr.

Der reine extraartikuläre Weichteilinfekt existiert wahrscheinlich nur in Ausnahmefällen, z.B. eine durch Infiltration spät postoperativ infizierte Bursitis bei geschlossener Abduktoren-Vastus-lateralis-Schicht).

Fitzgerald jr. (1986) hat noch eine sog. „**Three Stage Reconstruction**" vorgeschlagen, wobei zwischen Entfernung der Prothese und deren Wiedereinsetzung das Implantatbett durch Knochenspäne rekonstruiert wird. Anhänger dieser Methode sind uns heute keine mehr bekannt, da die knöcherne Rekonstruktion in der Regel anlässlich der Reimplantation erfolgt.

Aus den eigenen Resultaten (Herzog u. Morscher 1995, Morscher u. Mitarb. 1990, Morscher u. Mitarb. 1995) und der aktuellen Literatur wurde ein dreiteiliger **Behandlungsalgorithmus** entwickelt (Abb. 12.**50**, 12.**51** u. 12.**52**).

Die **Entscheidungsfindung** der Therapie der infizierten Hüftgelenkarthroplastik besteht aus 2 Schwerpunkten:
- optimale Infektbehandlung,
- bestmögliche Wiederherstellung der Gelenkfunktion.

Die wesentlichen Kriterien sind:
- Allgemeinzustand und Abwehrlage des Patienten,
- klinische und labormäßige Infektzeichen,
- Dauer der Infektion (< 3 Monate/> 3 Monate),
- Keimtyp (antibiotisch gut behandelbar/schwer behandelbar),
- Defektgröße sowie Lokalisation und Qualität des zu erwartenden Implantatlagers (Wahl der Rekonstruktionsform),
- Zustand der umgebenden Knochen- und Weichteilstrukturen.

Der **Allgemeinzustand** des Patienten und damit dessen eigene Möglichkeiten den Infekt zu überwinden sind von größter Wichtigkeit. Von besonderer Bedeutung sind bestimmte begleitende Erkrankungen wie Psoriasis (Menon u. Wroblewski 1983) (Menon u. Mitarb. 1983) und jeder Form von Immunschwäche. Die optimale Behandlung dieser Begleiterkrankungen ist in das Behandlungskonzept einer jeden Infektion einzubeziehen.

Die **klinischen und laborchemischen Zeichen des Infekts**, wie Temperaturerhöhung, erhöhtes CRP, Leukozytose usw. sind nicht nur ein Maß für den Schweregrad der Infektion, sondern vor allem auch Ausdruck der Keimvirulenz. Protheseninfekte durch niedrig virulente Mikroorganismen (wie koagulasenegative Staphylokokken [CNS] oder grampositive Stäbchen) können auftreten, ohne dass sie durch Laborparameter eindeutig fassbar werden. In diesen Fällen müssen weitere Untersuchungen den Verdacht erhöhen oder reduzieren.

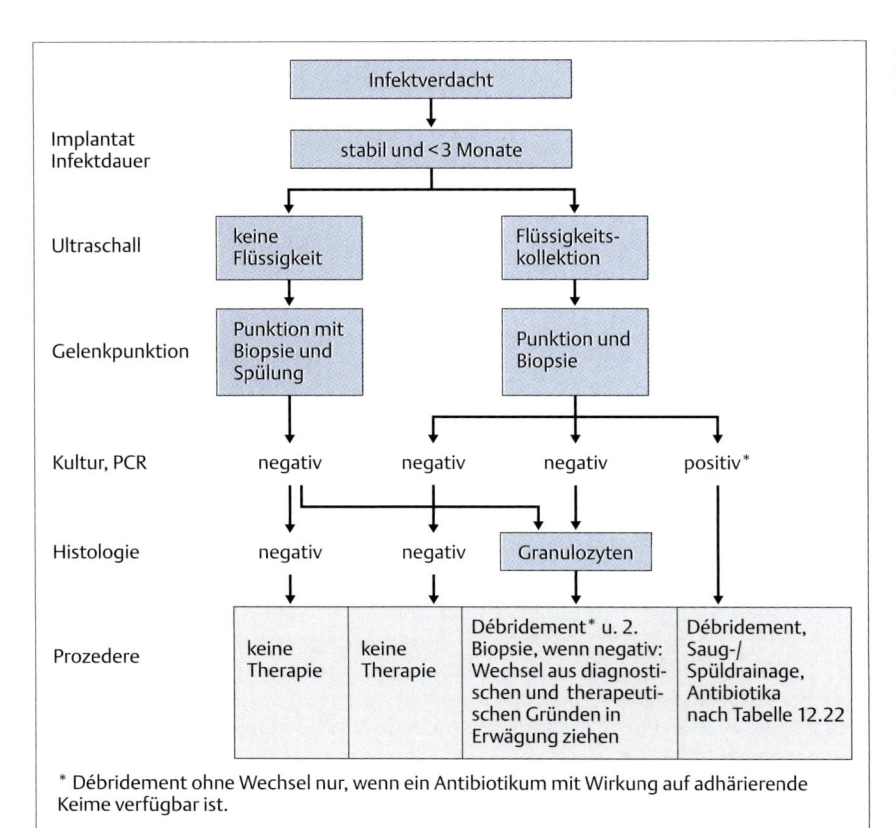

Abb. 12.50 Wahl des Behandlungsweges nach erfolgter Diagnostik bei Infektverdacht.

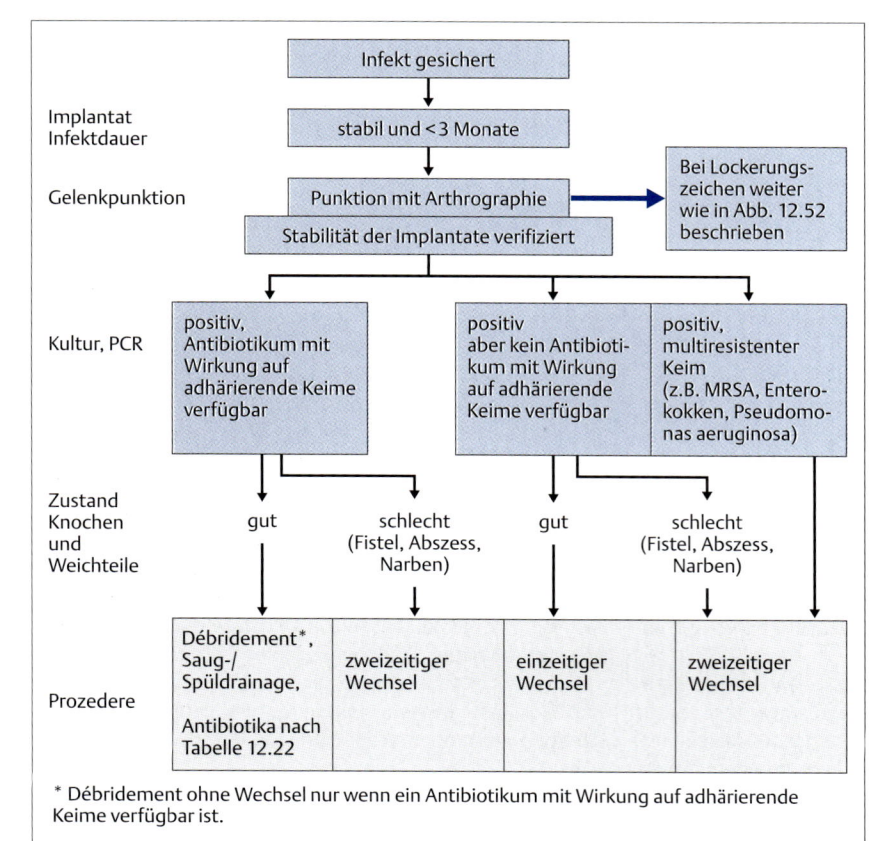

Abb. 12.51 Wahl des Behandlungsweges nach erfolgter Diagnostik bei gesichertem Infekt aber stabilem Implantat und Infektdauer < 3 Monate.

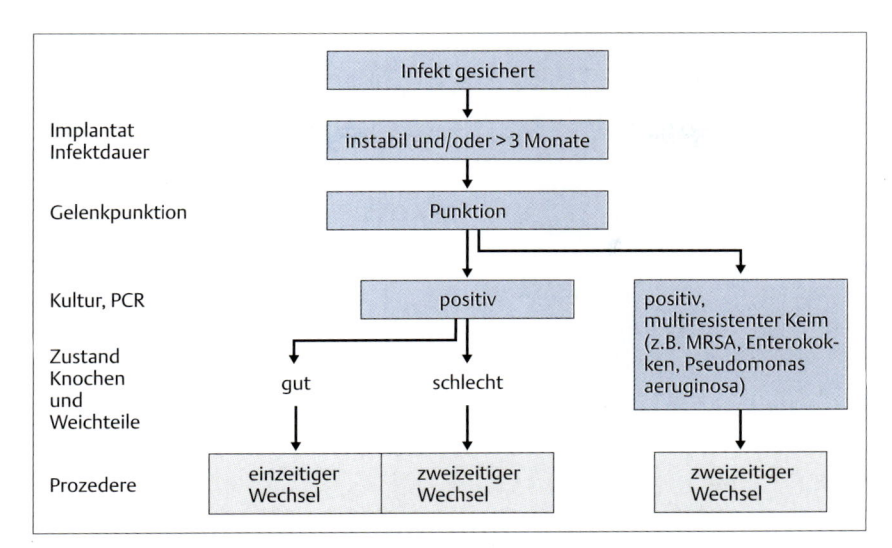

Abb. 12.52 Wahl des Behandlungsweges nach erfolgter Diagnostik bei gesichertem Infekt und instabilem Implantat und/oder Infektdauer > 3 Monate.

Die Mehrzahl der Infektionen eines künstlichen Hüftgelenks kommt durch direkte Kontamination während der Operation oder durch exogene Infektion eines postoperativ entstandenen Hämatoms (z. B. bei beeinträchtigter Wundheilung) zustande. Das trifft besonders auf **Frühinfekte** zu (Charnley 1964). Bei Infektionen, die später als 2 Jahre postoperativ auftreten (**Spätinfekte**) ist eine hämatogene Genese als Entstehungsmechanismus anzunehmen. Nach den Erfahrungen der Mehrzahl der Autoren haben die **Virulenz des Erregers** und das **Ansprechen des Keimes auf Antibiotika** (Resistenz) eine besondere prognostische Bedeutung für das Ergebnis.

Der Zustand der **Verankerung der Endoprothese** spielt für das Vorgehen im Einzelfall die wohl wichtigste Rolle. Der Infekt hat bei einer gelockerten Endoprothese ebensowenig eine Chance auf Heilung wie bei einer instabilen bzw. nicht stabilisierten Pseudarthrose. Die feste mechanische Verankerung des Implantates ist die Voraussetzung für eine Ausheilung des Infekts.

Die Qualität der Weichteile und des Knochenlagers in der Umgebung der Implantate spielen bei der Beurteilung des Behandlungsweges ebenfalls eine wichtige Rolle. Vernarbte, schlecht durchblutete Weichteile und nekrotischer oder stark sklerosierter dünnwandiger Knochen haben schlechte Heilungschancen.

Antibiotikatherapie

Die antibiotische Behandlung sollte immer intravenös beginnen und mindestens 2 Wochen dauern (Zimmerli u. Mitarb. 1998). Stehen Antibiotika zur Verfügung, die geeignet sind und gleichzeitig eine gute Bioverfügbarkeit aufweisen, kann anschließend auf per os umgestellt werden. Die Gesamtdauer der Behandlung wird unterschiedlich angegeben. Die Minimaldauer liegt zwischen 6–12 Wochen (Houshian u. Mitarb. 2000) oder bis 1 Monat nach der Normalisierung der Laborparameter (wie CRP und Leukozyten) und der klinischen Infektzeichen. Wir behandeln in der Regel 3 Monate (Zimmerli u. Mitarb. 1998).

Wenn sich die Infektparameter innerhalb von 3 Monaten nicht normalisieren ist eine Infektpersistenz möglich. Die Infektdiagnostik sollte erneut bis zum Débridement mit Biopsien zur Bakteriologie und Histologie wiederholt werden.

Von besonderer Wichtigkeit ist, dass nach Möglichkeit Antibiotika verwendet werden, welche auch auf **adhärierende Keime** wirken. Im Tiermodell und später auch in der klinischen Anwendung konnte gezeigt werden, dass mit einer **Rifampicin/Chinolonkombination** Staphylokokkeninfekte bei Implantaten saniert werden konnten (Elke u. Mitarb. 1997, Widmer u. Mitarb. 1990b, Widmer u. Mitarb. 1992, Zimmerli u. Mitarb. 1998).

Chinolone als Monotherapie sind wirksam auf adhärierende gramnegative Stäbchen (Widmer u. Mitarb. 1990a, Widmer u. Mitarb. 1991) und sollten deshalb bei der Behandlung von gramnegativen implantatbezogenen Infektionen bevorzugt werden. Grampositive Erreger benötigen demgegenüber in der Regel eine Kombinationsbehandlung mit Rifampicin.

Wenn kein adäquates orales Behandlungsschema zur Verfügung steht, sind gelegentlich **prolongierte intravenöse Therapien** notwendig. Diese können durch implantierbare Kathetersysteme wie z. B. den Port-a-Cath auch ambulant durchgeführt werden.

Falls die Infektion bei Diagnosestellung länger als 3 Monate gedauert hat oder Implantatlockerungen vorhanden sind, dann sollte keine Antibiotikatherapie ohne Prothesenersatz durchgeführt werden.

Die Tabelle **12.22** zeigt Antibiotikatherapie-Empfehlungen, die sich in der Praxis bewährt haben.

Tab. 12.22 Behandlungsmöglichkeiten der häufigsten Infekterreger

Erreger	Antibiotikum	Tagesdosis	Applikationsform
Staphylococcus aureus oder Koagulasenegative Staphylokokken Methicillinsensitive Erreger	Flucloxacillin plus Rifampicin für 2 Wochen	4 × 2 g/d 2 × 450 mg/d	i.v. p.o.
	danach Ciprofloxacin oder Levofloxacin plus Rifampicin	2 × 750 mg/d 2 × 500 mg/d 2 × 450 mg/d	p.o.* p.o.* p.o.*
Methicillinresistente Erreger	Vancomycin plus Rifampicin für 2 Wochen danach Ciprofloxacin oder Levofloxacin ** plus Rifampicin	4 × 500 mg/d 2 × 450 mg/d 2 × 750 mg/d 2 × 500 mg/d 2 × 450 mg/d	i.v. p.o p.o.* p.o.* p.o.*
Streptokokkenspezies	Penicillin G für 4 Wochen danach Amoxicillin	20 Mio. U/d 3 × 750 mg/d	i.v. p.o.*
Anaerobier	Clindamycin für 2–4 Wochen danach Clindamycin	4 × 600 4 × 300 mg/d	i.v. p.o.*
Chinolone-sensitive gramnegative Bakterien (ausgenommen Pseudomonas aeruginosa)	Ciprofloxacin	2 × 750 mg/d	p.o.*
Pseudomonas aeruginosa	Cefepime plus Tobramycin für 2–4 Wochen danach Ciprofloxacin	3 × 2 g/d gem. CrCl 2 × 750 mg/d	i.v. i.v. p.o.*
Mischinfektionen	Imipenem für 2–4 Wochen, dann individuell nach Sensibilitätstestung	3 × 500 mg/d	i.v.

* 3 Monate totale Therapiedauer.
** Bei MRSA sollte Cotrimoxazol oder Fusidinsäure bevorzugt werden.
CrCl = Kreatininclearance

Therapie ohne Implantatwechsel

Ein **akuter Erstinfekt** von weniger als 3 Monaten Dauer kann bei einem Patienten mit **stabilem Implantat** mit Débridement und **Saug-Spül-Drainage** für wenige Tage (in der Regel 2 bis maximal 4 Tage) behandelt werden, falls für den Erreger ein Antibiotikum mit Wirksamkeit auf adhärierende Keime verfügbar ist (Widmer 2001, Widmer u. Mitarb. 1990a, 1990b, 1991, 1992, Zimmerli 2002, Zimmerli u. Mitarb. 1998).

Beim **Spätinfekt** kommt dieses Verfahren nur bei einem sicheren festen Prothesensitz mit günstigen Knochen- und Weichteilverhältnissen und bei kurzer Infektanamnese, also bei der akuten hämatogenen Infektion infrage.

Einzeitiger Prothesenwechsel

Der große Vorteil des einzeitigen Prothesenwechsels liegt darin, dass nur ein einziger Eingriff notwendig ist und ein besseres funktionelles Resultat erreicht wird, als mit einer temporären Resektionsarthroplastik. Das Rezidivrisiko muss angesichts der Reimplantation eines Fremdkörpers in ein infiziertes Gebiet als höher eingeschätzt werden. Entscheidend für den Erfolg ist die richtige Beurteilung und Wahl der Prognostikatoren:

Die Indikation für den **einzeitigen Prothesenwechsel** ist an verschiedene Voraussetzungen gebunden:
- Es liegt ein früher oder später Primärinfekt vor.
- Die Prothese ist gelockert oder nur fraglich fest. Die Weichteile müssen gut vaskularisiert und das Knochenlager qualitativ und quantitativ gut sein.
- Der Patient muss sich in einem guten Allgemeinzustand befinden.
- Es dürfen weder eine Mischinfektion noch eine solche mit multiresistenten Keimen vorliegen. Eine ausgedehnte Osteitis stellt eine Kontraindikation zu einem einzeitigen Prothesenwechsel dar.
- Ein minutiöses Débridement mit Kapsulektomie und Entfernung auch der letzten Zementreste ist für den Erfolg dieses Vorgehens ausschlaggebend (Harris 1986).
- Die Antibiotika müssen resistenzgerecht verabreicht werden. Die langzeitige postoperative Antibiotikatherapie sollte gemäß Tabelle 12.22 gewählt werden und die Compliance des Patienten muss gesichert werden.

Die **Erfolgsquote** des Primäreingriffes des einzeitigen Prothesenwechsels wird in der Literatur mit 75%, in neueren Arbeiten bis über 90% und sogar mit 100% angegeben (Garvin u. Mitarb. 1994, Harris 1986, Loty u. Mitarb. 1992, Tsukayama u. Mitarb. 1996, von Foerster u. Mitarb. 1987, von Foerster u. Mitarb. 1991) (s. Tab. 12.**21**).

Zweizeitiger Implantatwechsel

Der zweizeitige Prothesenwechsel ist in folgenden Situationen empfehlenswert:
- lockere Prothesen mit Infektrezidiv oder mehrfach voroperierter Hüfte,
- Infektion mit multiresistenten Keimen (MRSA, Enterokokken, Pseudomonas aeruginosa) oder Mischflora,
- Infektion mit chinolon-/rifampicinresistenten Staphylokokken oder mit chinolonresistenten gramnegativen Bakterien,
- Vorliegen einer Fistel und erhebliche Mengen von Narbengewebe, Nekrosen oder schlecht vaskularisiertem Knochen,
- sowohl qualitativ als auch quantitativ schlechte Knochenbeschaffenheit,
- zusätzliche Allgemeinerkrankungen, welche die Infektabwehr kompromittieren.

Für das zweizeitige Vorgehen gelten die gleichen chirurgischen Prinzipien wie beim einzeitigen Verfahren, nämlich das radikale Débridement ohne Zurücklassen von Zementresten.

Die Wahl des Antibiotikaschemas (Tab. 12.22) stützt sich auf die intraoperativ gewonnenen Gewebeproben. Sehr hilfreich kann es sein, wenn die entfernte Prothese ebenfalls zur Kultivierung eingesandt wird, um auf der Oberfläche haftende Erreger zu identifizieren.

Die **Reinsertion von Implantaten** findet in der Regel nach mindestens 4–6-wöchiger Antibiotikatherapie statt. Im Einzelnen richtet sich der Zeitpunkt der Reimplantation aber nach dem Abklingen klinischer Symptome, der Normalisierung des CRP und den Resultaten der Kulturen des bei der Erstrevision gewonnenen Materials. Wird dabei ein Erregernachweis erbracht, sollte die antibiotische Therapie für mindestens 3 Monate fortgesetzt werden.

Ein Vergleich von einzeitigem und zweizeitigem Verfahren zeigt ein leicht schlechteres Abschneiden des zweizeitigen Verfahrens. Dies erstaunt nicht, wenn man die Kriterien betrachtet, die für die Zweizeitigkeit gelten (schlechter behandelbares Erregerspektrum, ungünstigere Weichteil- und Knochenverhältnisse u.ä.).

Stellenwert der Resektionsarthroplastik nach Girdlestone

Wir entscheiden uns für die Resektionsarthroplastik nach Girdlestone bei mehrfachen Infektrezidiven und bei multipel voroperierten Patienten. Die Entscheidung wird erleichtert, wenn multiresistente Keime vorliegen, ist aber nicht daran gebunden.

Ein schlechter Allgemeinzustand kann unter Umständen sogar die Indikation zu einer primären Girdlestone-Operation ohne Erfüllung der dafür bereits genannten Bedingungen diktieren. Nach Monaten und Jahren kann evtl. eine erneute Reimplantation erwogen und versucht werden. Eine „Girdlestone-Hüfte" ist aber in jedem Fall eine bezüglich der Funktion unbefriedigende Lösung, auch wenn einzelne Autoren (Muller u. Mitarb. 1989) angeben, dass die Akzeptanz bei den Patienten „besser sei als ihr Ruf".

Behandlungsergebnisse und Prognose

Die Beurteilung des Erfolgs unserer Maßnahmen stützt sich auf das Fehlen der klinischen Infektzeichen, auf die subjektiven Angaben bezüglich der Schmerzen und auf das Röntgenbild. Als Misserfolg oder „Rezidiv" betrachten wir Patienten mit den klinischen und/oder radiologischen Zeichen eines Infekts und solche, bei denen die permanenten Infektzeichen nur durch antibiotische Dauermedikation unterdrückt werden können.

Die aktuelle Diskussion erfolgt anhand der Erfahrungen aus dem eigenen Krankengut. Insgesamt wurden von uns 62 infizierte Hüfttotalprothesen über einen Zeitraum von durchschnittlich 8 Jahren nachkontrolliert (Babst u. Mitarb. 1989, Herzog u. Morscher 1995, Morscher u. Mitarb. 1990, 1995). Dieses Patientengut bildet die Grundlage für die folgenden Beobachtungen und Überlegungen.

Keimnachweis. In knapp 40% der Fälle war der Keim bereits präoperativ bekannt, weil entweder eine Fistel bestanden hat oder durch Punktion des Gelenks. Von den

Tab. 12.23 **Die häufigsten Keime der intraoperativen Kulturen**

Erreger	Anzahl
Staphylococcus epidermidis	20
Staphylococcus aureus	10
Streptokokken (verschiedene Gruppen)	8
Grampositive Stäbchen	1
Anaerobier	2
Mischinfekte	3 (grampositiv und gramnegativ) 1 (Aerobier und Anaerobier)

intraoperativ entnommenen Kulturen waren 74% positiv, in 29% der Frühinfekte und in 71% der Spätinfekte.

Der häufigste Keim in unserem Kollektiv war Staphylococcus epidermidis (s. Tab. 12.**23**). Die nachgewiesenen Keime spiegeln die in der Literatur beschriebene Verteilung wider (Balderston u. Mitarb. 1987, Buchholz u. Mitarb. 1981, Canner u. Mitarb. 1984, Colyer u. Capello 1994, Fitzgerald jr. u. Jones 1985, Fitzgerald jr. u. Mitarb. 1977, Garvin u. Hanssen 1995, Hunter u. Dandy 1977, Nelson u. Mitarb. 1993, Salvati u. Mitarb. 1982, Widmer 2001). Die grampositiven Keime, allen voran **Staphylococcus epidermidis** dominieren dabei, gefolgt von **Staphylococcus aureus** und den **Streptokokken**.

In 74% der Fälle war eine Infektsanierung bereits durch den ersten Eingriff möglich. Der Erfolg war aber abhängig von der Art des Infektes. Alle Infekte konnten letztendlich zur Ausheilung gebracht werden, wenngleich zum Teil mehrere Reeingriffe dafür notwendig waren und die Behandlungsdauer über mehrere Jahre ging.

In welchem Ausmaß die Erfolgsrate des Ersteingriffes von der Art der Erreger abhängig ist, wird in Abbildung 12.**53** graphisch dargestellt.

Wechsel der Hüftprothese. Knochengewebe ist, besonders wenn es nekrotisch ist, speziell infektionsanfällig. Nekrosen können beim Einsetzen einer Prothese durch Aufbohren des Markkanals und Knochenzement erzeugt werden. Es stellt sich deshalb bei Revisionen von infizierten Arthroplastiken die Frage der zementfreien Fixation. Dabei sind die Voraussetzungen zu schaffen, damit das Antibiotikum am Implantat wirksam werden kann. Andererseits kann ein Zement, der ein Antibiotikum enthält, verwendet und direkt an das Implantatbett herangebracht werden.

Ein Vergleich der Ausheilung des Infekts ergab bei zementierten und zementfrei fixierten Schäften ein ähnliches Ergebnis:

- Von 42 zementierten Schäften waren 9 (21%) Rezidive gegenüber 33 Primärheilungen zu verzeichnen. Die Erfolgsrate der Primäreingriffe für die zementierten Prothesenschäfte entsprach damit 79%.
- Bei den 20 zementfrei implantierten Schäften heilten 13 primär. Bei 7 (35%) war ein Rezidiveingriff nötig. Die Erfolgsrate der Primäreingriffe für den zementfreien Schaft beträgt damit 65%.

Obschon bezüglich des Erfolges der Primärintervention ein leichter Vorteil für die zementierten Schäfte zu bestehen scheint, konnten schließlich alle Infekte durch Reinterventionen zur Ausheilung gebracht werden.

Knochenersatzplastiken. Kontrovers wird die Frage nach der Verwendung von autologem oder homologem Spongiosamaterial beim Infekt beantwortet (Buchholz u. Mitarb. 1981). Das an unserer Klinik seit über 15 Jahren gültige Konzept der zementfreien Pfannenfixation erfordert beim Revisionseingriff oft das Unterfüttern des neuen Pfannenlagers mit Spongiosa. Auffällig ist, dass von den 9 homologen Knochenimplantationen alle rezidivfrei einheilten. Dabei muss allerdings vermerkt werden, dass homologe Spongiosa nur in Fällen mit guten Weichteil- und Knochenverhältnissen verwendet wurde. Autologe Spongiosa wurde 14-mal verwendet. In dieser Gruppe traten 4 Infektrezidive auf. Bei 8 gemischt homologen und autologen Transplantaten konnte nur ein einziges Rezidiv beobachtet werden.

Unsere Untersuchungen und auch diejenigen anderer Autoren haben gezeigt, dass homologe Spongiosa zur Rekonstruktion verlorengegangener Knochensubstanz auch beim Infekt durchaus verwendet werden darf. Es sollten dabei aber wenn möglich die für den einzeitigen Prothesenwechsel geltenden Kriterien beachtet werden (wenig virulente Keime, gute Vaskularisation des Knochenlagers usw.) (Berry u. Mitarb. 1991). Betrachtet man das gesamte Kollektiv (n = 62), so wurden 46 infizierte Arthroplastiken (74%) durch den primären Eingriff geheilt. Die verbleibenden 16 Infektrezidive konnten durch total 40 Reinterventionen zur Ausheilung gebracht werden. In 4 Fällen erwies sich dabei die Schaffung einer „Girdlestone-Situation" als notwendig. Vergleichszahlen aus der Literatur sind in der Tabelle 12.**21** dargestellt.

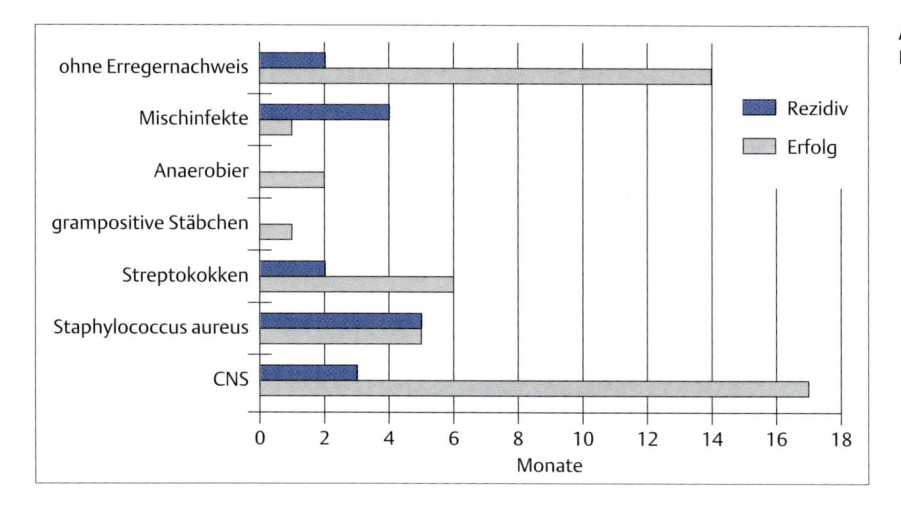

Abb. 12.53 Erfolgsrate der ersten Revision nach Erregern.

Literatur

Athanasou, N.A., R. Pandey, R. de Steiger, D. Crook, P.M. Smith (1995): Diagnosis of infection by frozen section during revision arthroplasty. J Bone Joint Surg Br 77 (1): 28–33

Babst, R., H. Jenny, E. Morscher (1989): Treatment of infected hip joint arthroplasty. Results of treatment of 62 infected total prosthesis arthroplasties. Orthopade 18 (6): 517–526

Balderston, R.A., W.D. Hiller, J.P. Iannotti, G.T. Pickens, R.E. Booth jr., S.J. Gluckman, R.M. Buckley, R.H. Rothman (1987): Treatment of the septic hip with total hip arthroplasty. Clin Orthop (221): 231–237

Berry, D.J., H.P. Chandler, D.T. Reilly (1991): The use of bone allografts in two-stage reconstruction after failure of hip replacements due to infection. J Bone Joint Surg Am 73 (10): 1460–1468

Buchholz, H.W., R.A. Elson, E. Engelbrecht, H. Lodenkamper, J. Rottger, A. Siegel (1981): Management of deep infection of total hip replacement. J Bone Joint Surg Br 63-B (3): 342–353

Callaghan, J.J., R.P. Katz, R.C. Johnston (1999): One-stage revision surgery of the infected hip. A minimum 10-year followup study. Clin Orthop (369): 139–143

Canner, G.C., M.E. Steinberg, R.B. Heppenstall, R. Balderston (1984): The infected hip after total hip arthroplasty. J Bone Joint Surg Am 66 (9): 1393–1399

Carlsson, A.S., G. Josefsson, L. Lindberg (1978): Revision with gentamicin-impregnated cement for deep infections in total hip arthroplasties. J Bone Joint Surg Am 60 (8): 1059–1064

Charnley, J. (1964): A sterile-air operating theatre enclosure. Br J Surg 51: 195–202

Choudhry, R.R., R.P. Rice, P.D. Triffitt, W.M. Harper, P.J. Gregg (1992): Plasma viscosity and C-reactive protein after total hip and knee arthroplasty. J Bone Joint Surg Br 74 (4): 523–524

Colyer, R.A., W.N. Capello (1994): Surgical treatment of the infected hip implant. Two-stage reimplantation with a one-month interval. Clin Orthop (298): 75–79

Corstens, F.H., J.W. van der Meer (1999): Nuclear medicine's role in infection and inflammation. Lancet 354: 765–770

Della Valle, C.J., E. Bogner, P. Desai, J.H. Lonner, E. Adler, J.D. Zuckerman, P.E. Di Cesare (1999): Analysis of frozen sections of intraoperative specimens obtained at the time of reoperation after hip or knee resection arthroplasty for the treatment of infection. J Bone Joint Surg Am 81 (5): 684–689

Della, V.C., E. Bogner, P. Desai, J. Lonner, E. Adler, J. Zuckerman, C.P. Di (1999): Analysis of frozen sections of intraoperative specimens obtained at the time of reoperation after hip or knee resection arthroplasty for the treatment of infection. J Bone Joint Surg Am 81 (5): 684–689

Duncan, C.P., B.A. Masri (1995): The role of antibiotic-loaded cement in the treatment of an infection after a hip replacement. Instr Course Lect 44: 305–313

Elke, R., W. Zimmerli, E. Morscher (1997): Das infizierte Implantat und die septische Lockerung – Aktuelle Behandlungsstrategien. In: Tschauner, C.: Die Hüfte. Enke, Stuttgart: 274–283

Ericson, C., L. Lidgren, L. Lindberg (1973): Cloxacillin in the prophylaxis of postoperative infections of the hip. J Bone Joint Surg Am 55 (4): 808–813, 843

Fitzgerald jr., R.H. (1986): Problems associated with the infected total hip arthroplasty. Clin Rheum Dis 12 (2): 537–554

Fitzgerald jr., R.H., D.R. Jones (1985): Hip implant infection. Treatment with resection arthroplasty and late total hip arthroplasty. Am J Med 78 6-B: 225–228

von Foerster, G., H.W. Buchholz, H. Lodenkamper, U. Lodenkamper (1987): Antibiotics and bone cements – local therapeutic significance. Aktuelle Probl Chir Orthop 31: 227–233

von Foerster, G., D. Kluber, U. Kabler (1991): Mid- to long-term results after treatment of 118 cases of periprosthetic infections after knee joint replacement using one-stage exchange surgery. Orthopade 20 (3): 244–252

Fitzgerald jr., R.H., D.R. Nolan, D.M. Ilstrup, R.E. van Scoy, J.A. Washington, M.B. Coventry (1977): Deep wound sepsis following total hip arthroplasty. J Bone Joint Surg Am 59 (7): 847–855

Garvin, K.L., B.G. Evans, E.A. Salvati, B.D. Brause (1994): Palacos gentamicin for the treatment of deep periprosthetic hip infections. Clin Orthop (298): 97–105

Garvin, K.L., A.D. Hanssen (1995): Current concepts review: Infection after total hip arthroplasty. Past, present, and future. J Bone Joint Surg Am 77 (10): 1572–1575

Garvin, K.L., A.D. Hanssen (1995): Infection after total hip arthroplasty. Past, present, and future. J Bone Joint Surg Am 77 (10): 1576–1588

Glithero, P.R., P. Grigoris, L.K. Harding, S.R. Hesslewood, D.J. McMinn (1993): White cell scans and infected joint replacements. Failure to detect chronic infection. J Bone Joint Surg Br 75 (3): 371–374

Haddad, F.S., S.K. Muirhead-Allwood, A.R. Manktelow, I. Bacarese-Hamilton (2000): Two-stage uncemented revision hip arthroplasty for infection. J Bone Joint Surg Br 82 (5): 689–694

Harris, W.H. (1986): One-staged exchange arthroplasty for septic total hip replacement. Instr Course Lect 35: 226–228

Herzog, R., E. Morscher (1995): Treatment of infected total prosthesis arthroplasty of the hip joint. Orthopade 24 (4): 326–334

Houshian, S., A.S. Zawadski, P. Riegels-Nielsen (2000): Duration of postoperative antibiotic therapy following revision for infected knee and hip arthroplasties. Scand J Infect Dis 32 (6): 685–688

Hunter, G., D. Dandy (1977): The natural history of the patient with an infected total hip replacement. J Bone Joint Surg Br 59 (3): 293–297

James, E.T., G.A. Hunter, H.U. Cameron (1982): Total hip revision arthroplasty: does sepsis influence the results? Clin Orthop (170): 88–94

Jupiter, J.B., A.W. Karchmer, J.D. Lowell, W.H. Harris (1981): Total hip arthroplasty in the treatment of adult hips with current or quiescent sepsis. J Bone Joint Surg Am 63 (2): 194–200

Kordelle, J., L. Frommelt, D. Kluber, K. Seemann (2000): Results of one-stage endoprosthesis revision in periprosthetic infection cause by methicillin-resistant Staphylococcus aureus. Z Orthop Ihre Grenzgeb 138 (3): 240–244

Kraemer, W.J., R. Saplys, J.P. Waddell, J. Morton (1993): Bone scan, gallium scan, and hip aspiration in the diagnosis of infected total hip arthroplasty. J Arthroplasty 8 (6): 611–616

Lachiewicz, P.F., G.D. Rogers, H.C. Thomason (1996): Aspiration of the hip joint before revision total hip arthroplasty. Clinical and laboratory factors influencing attainment of a positive culture. J Bone Joint Surg Am 78 (5): 749–754

Lidwell, O.M., R.A. Elson, E.J. Lowbury, W. Whyte, R. Blowers, S.J. Stanley, D. Lowe (1987): Ultraclean air and antibiotics for prevention of postoperative infection. A multicenter study of 8,052 joint replacement operations. Acta Orthop Scand 58 (1): 4–13

Lieberman, J.R., G.H. Callaway, E.A. Salvati, P.M. Pellicci, B.D. Brause (1994): Treatment of the infected total hip arthroplasty with a two-stage reimplantation protocol. Clin Orthop (301): 205–212

Lonner, J.H., P. Desai, P.E. Dicesare, G. Steiner, J.D. Zuckerman (1996): The reliability of analysis of intraoperative frozen sections for identifying active infection during revision hip or knee arthroplasty. J Bone Joint Surg Am 78 (10): 1553–1558

Loty, B., M. Postel, J. Evrard, P. Matron, J.P. Courpied, M. Kerboull, B. Tomeno (1992): One stage revision of infected total hip replacements with replacement of bone loss by allografts. Study of 90 cases of which 46 used bone allografts. Int Orthop 16 (4): 330–338

McDonald, D.J., R.H. Fitzgerald jr., D.M. Ilstrup (1989): Two-stage reconstruction of a total hip arthroplasty because of infection. J Bone Joint Surg Am 71 (6): 828–834

Menon, T.J., D. Thjellesen, B.M. Wroblewski (1983): Charnley low-friction arthroplasty in diabetic patients. J Bone Joint Surg Br 65 (5): 580–581

Menon, T.J., B.M. Wroblewski (1983): Charnley low-friction arthroplasty in patients with psoriasis. Clin Orthop (176): 127–128

Merkel, K.D., M.L. Brown, M.K. Dewanjee, R.H. Fitzgerald jr. (1985): Comparison of indium-labeled-leukocyte imaging with sequential technetium-gallium scanning in the diagnosis of low-grade musculoskeletal sepsis. A prospective study. J Bone Joint Surg Am 67 (3): 465–476

Miley, G.B., A.D. Scheller jr., R.H. Turner (1982): Medical and surgical treatment of the septic hip with one-stage revision arthroplasty. Clin Orthop (170): 76–82

Morscher, E., R. Babst, H. Jenny (1990): Treatment of infected joint arthroplasty. Int Orthop 14 (2): 161–165

Morscher, E., R. Herzog, R. Babst, W. Zimmerli (1995): Management of infected hip arthroplasty. Orthopaedics Int 3 (4): 343–351

Mulcahy, D.M., G.C. Fenelon, D.P. McInerney (1996): Aspiration arthrography of the hip joint. Its uses and limitations in revision hip surgery. J Arthroplasty 11 (1): 64–68

Muller, B., K.L. Becker, H. Schachinger, P.R. Rickenbacher, P.R. Huber, W. Zimmerli, R. Ritz (2000): Calcitonin precursors are reliable markers of sepsis in a medical intensive care unit. Crit Care Med 28 (4): 977–983

Muller, R.T., K.F. Schlegel, H. Konermann (1989): Long-term results of the Girdlestone hip. Arch Orthop Trauma Surg 108 (6): 359–362

Nelson, C.L., R.P. Evans, J.D. Blaha, J. Calhoun, S.L. Henry, M.J. Patzakis (1993): A comparison of gentamicin-impregnated polymethylmethacrylate bead implantation to conventional parenteral antibiotic therapy in infected total hip and knee arthroplasty. Clin Orthop (295): 96–101

Oswald, S.G., D. van Nostrand, C.G. Savory, J.J. Callaghan (1989): Three-phase bone scan and indium white blood cell scintigraphy following porous coated hip arthroplasty: a prospective study of the prosthetic tip. J Nucl Med 30 (8): 1321–1331

Padgett, D.E., A. Silverman, F. Sachjowicz, R.B. Simpson, A.G. Rosenberg, J.O. Galante (1995): Efficacy of intraoperative cultures obtained during revision total hip arthroplasty. J Arthroplasty 10 (4): 420–426

Palestro, C.J., C.K. Kim, A.J. Swyer, J.D. Capozzi, R.W. Solomon, S.J. Goldsmith (1990): Total-hip arthroplasty: periprosthetic indium-111-labeled leukocyte activity and complementary technetium-99 m-sulfur colloid imaging in suspected infection. J Nucl Med 31 (12): 1950–1955

Rapley, R., B.D. Theophilus, I.S. Bevan, M.R. Walker (1992): Fundamentals of the polymerase chain reaction: a future in clinical diagnostics? Med Lab Sci 49 (2): 119–128

Raut, V.V., P.D. Siney, B.M. Wroblewski (1994): One-stage revision of infected total hip replacements with discharging sinuses. J Bone Joint Surg Br 76 (5): 721–724

Roberts, P., A.J. Walters, D.J. McMinn (1992): Diagnosing infection in hip replacements. The use of fine-needle aspiration and radiometric culture. J Bone Joint Surg Br 74 (2): 265–269

Salvati, E.A., K.M. Chekofsky, B.D. Brause, P.D. Wilson jr. (1982): Reimplantation in infection: a 12-year experience. Clin Orthop (170): 62–75

Sanzen, L., A.S. Carlsson (1989): The diagnostic value of C-reactive protein in infected total hip arthroplasties. J Bone Joint Surg Br 71 (4): 638–641

Scher, D.M., K. Pak, J.H. Lonner, J.E. Finkel, J.D. Zuckerman, C.P.E. Di (2000): The predictive value of indium-111 leukocyte scans in the diagnosis of infected total hip, knee, or resection arthroplasties. J Arthroplasty 15 (3): 295–300

Shih, L.Y., J.J. Wu, D.J. Yang (1987): Erythrocyte sedimentation rate and C-reactive protein values in patients with total hip arthroplasty. Clin Orthop (225): 238–246

Spangehl, M.J., A.S. Younger, B.A. Masri, C.P. Duncan (1998): Diagnosis of infection following total hip arthroplasty. Instr Course Lect 47: 285–295

Steckelberg, J.M., D.R. Osmon (2000): Prosthetic joint infection. In: Bisno, A.L., F.A. Waldvogel: Infections associated with indwelling medical devices. American Society for Microbiology, Washington, DC: 173–209

Tehranzadeh, J., I. Gubernick, D. Blaha (1988): Prospective study of sequential technetium-99 m phosphate and gallium imaging in painful hip prostheses (comparison of diagnostic modalities). Clin Nucl Med 13 (4): 229–236

Teller, R.E., M.J. Christie, W. Martin, E.P. Nance, D.W. Haas (2000): Sequential indium-labeled leukocyte and bone scans to diagnose prosthetic joint infection. Clin Orthop (373): 241–247

Tsukayama, D.T., R. Estrada, R.B. Gustilo (1996): Infection after total hip arthroplasty. A study of the treatment of one hundred and six infections. J Bone Joint Surg Am 78 (4): 512–523

Tunney, M.M., S. Patrick, M.D. Curran, G. Ramage, D. Hanna, J.R. Nixon, S.P. Gorman, R.I. Davis, N. Anderson (1999): Detection of prosthetic hip infection at revision arthroplasty by immunofluorescence microscopy and PCR amplification of the bacterial 16 S rRNA gene. J Clin Microbiol 37 (10): 3281–3290

Ure, K.J., H.C. Amstutz, S. Nasser, T.P. Schmalzried (1998): Direct-exchange arthroplasty for the treatment of infection after total hip replacement. An average ten-year follow-up. J Bone Joint Surg Am 80 (7): 961–968

White, J., M. Kelly, R. Dunsmuir (1998): C-reactive protein level after total hip and total knee replacement. J Bone Joint Surg Br 80 (5): 909–911

Widmer, A.F. (2001): New developments in diagnosis and treatment of infection in orthopedic implants. Clin Infect Dis 33: 94–106

Widmer, A.F., V.E. Colombo, A. Gachter, G. Thiel, W. Zimmerli (1990a): Salmonella infection in total hip replacement: tests to predict the outcome of antimicrobial therapy. Scand J Infect Dis 22 (5): 611–618

Widmer, A.F., R. Frei, Z. Rajacic, W. Zimmerli (1990b): Correlation between in vivo and in vitro efficacy of antimicrobial agents against foreign body infections. J Infect Dis 162 (1): 96–102

Widmer, A.F., A. Gaechter, P.E. Ochsner, W. Zimmerli (1992): Antimicrobial treatment of orthopedic implant-related infections with rifampin combinations. Clin Infect Dis 14 (6): 1251–1253

Widmer, A.F., A. Wiestner, R. Frei, W. Zimmerli (1991): Killing of nongrowing and adherent Escherichia coli determines drug efficacy in device-related infections. Antimicrob Agents Chemother 35 (4): 741–746

Wroblewski, B.M. (1986): One-stage revision of infected cemented total hip arthroplasty. Clin Orthop (211): 103–107

Zimmerli, W., P.E. Ochsner (2003): Management of infection associated with prosthetic joints. Infection: 31(2): 99–108

Zimmerli, W., A.F. Widmer, M. Blatter, R. Frei, P.E. Ochsner (1998): Role of rifampin for treatment of orthopedic implant-related staphylococcal infections: a randomized controlled trial. Foreign-Body Infection (FBI) Study Group. Jama 279 (19): 1537–1541.

12.7 Fettembolie in der Hüftendoprothetik

S. Hofmann und M. Salzer

Definition

Bei der Fettembolie handelt es sich um eine Ausschwemmung von Knochenmarkanteilen aus den langen Röhrenknochen in die Blutstrombahn. Aus historischen Gründen wird jedoch der Begriff „Fettembolie" beibehalten. Nach Frakturen langer Röhrenknochen kommt es immer zu einer Fettembolie, jedoch nur in 1–3 % der Fälle treten klinische Symptome in Form eines Fettemboliesyndroms (FES) auf (Levy 1990). Das FES ist als schwerwiegende Komplikation in der zementierten Hüftendoprothetik (HEP) bereits seit 1970 bekannt (Charnley 1970). Das klassische Vollbild des FES mit der Trias respiratorische Insuffizienz, zerebrale Dekompensation und Petechien (Gurd 1970) wird heute jedoch sowohl in der Traumatologie als auch in der HEP nur noch selten bei schweren Verlaufsformen beobachtet.

Ätiologie

Ursprünglich wurde den Polymeren des Knochenzements die kausale Ursache für das FES in der HEP zugeschrieben (Homsey u. Mitarb. 1972, Peebles u. Mitarb. 1972). In klinischen (Schlag 1974) und tierexperimentellen (Breed 1974) Untersuchungen konnte jedoch sehr bald diese Zementtoxizitätstheorie widerlegt werden. Bereits damals wurde der kausale Zusammenhang zwischen erhöhtem intramedullärem Druck (IMD) und Knochenmarkausschüttung in die Blutstrombahn mit folgender kardiorespiratorischer Dekompensation nachgewiesen. Der In-vivo-Nachweis der Knochenmarkausschüttung in den rechten Vorhof gelang erstmals unter Einsatz der transösophagealen Echokardiographie (TEE) während der Implantation von zementierten HEP (Ulrich u. Mitarb. 1986). In einem Tierexperiment konnten gemischte Knochenmarkembolien (Kern aus Knochenmark und Hülle aus Thrombozytenaggregaten) als das histologische Substrat für die in der TEE sichtbaren Makroembolisationen nachgewiesen werden (Abb. 12.54) (Wenda u. Mitarb. 1990). Durch den Einsatz eines speziellen Fettnachweisverfahrens im Blut (Schlag 1974) gelang der Beweis, dass die in der TEE während HEP-Implantationen sichtbaren Mikroembolisationen (Schneegestöber) den Knochenmarkmikroembolisationen entsprechen (Kratochwill u. Mitarb. 1995). Außerdem konnte auch bei zementfreien HEP-Implantationen der Zusammenhang zwischen IM-Druckspitzen und Knochenmarkausschüttung mit folgender kardiorespiratorischer Dekompensation in vivo nachgewiesen werden (Abb. 12.55) (Hofmann u. Mitarb. 1995 a).

Diese pathophysiologischen Zusammenhänge bei der HEP wurden durch zahlreiche klinische und tierexperimentelle Arbeiten bestätigt (Orsini u. Mitarb. 1987, Patterson u. Mitarb. 1991, Ereth u. Mitarb. 1992, Christie u. Mitarb. 1994, Pitto 1998, Heisel u. Mitarb. 2001).

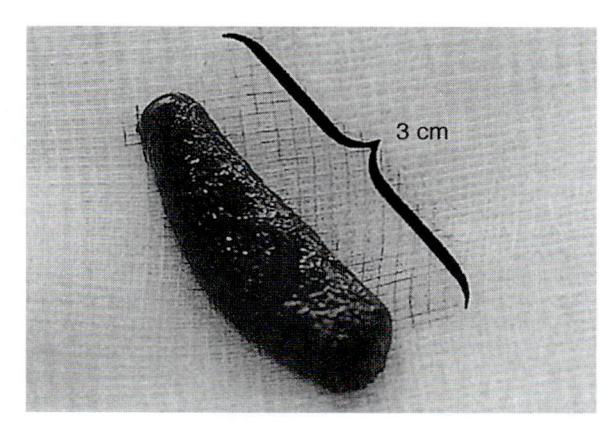

Abb. 12.54 Knochenmarkembolus aus der V. cava inferior während einer intramedullären Druckanwendung von 200–600 mmHg im distalen Femur in einem Tierversuch. Der gemischte Embolus besteht aus zentralem Knochenmark mit Apposition von thrombotischem Material (aus Wenda 1990).

Pathogenese

Der physiologische Basiswert des intramedullären Druckes (IMD) im Femur liegt zwischen 30–50 mmHg. Bei einem IMD zwischen 100 und 150 mmHg konnten bereits Fettembolien nachgewiesen werden (Orsini u. Mitarb. 1987). Der kritische Grenz-IMD, bei dem es zur Knochenmarkausschüttung kommt, ist jedoch bis heute nicht bekannt. Die Entstehung eines FES kann in 3 Schritte unterteilt werden: Knochenmarkausschüttung, Knochenmarkembolie der Lunge und respiratorische Insuffizienz (Hofmann u. Mitarb. 1995 a). Die folgende Beschreibung der Pathophysiologie erfolgt anhand eines pathophysiologischen FES-Modells (Abb. 12.56). Während der zementierten und zementfreien **Endoprothesenimplantation** kommt es bei der Markraumbearbeitung des Femurs zu einem **IMD-Anstieg** bis zu 400 mmHg (Hofmann u. Mitarb. 1999) (Abb. 12.57). Beim Einbringen der verschiedenen Instrumente entsteht durch Abdichtung gegen die Kortikalis ein sog. „Fahrradpumpeneffekt" (Wenda u. Mitarb. 1988). Bei den zementierten HEP können während der Einbringung des Markraumstoppers, des Zements und der Prothese weitere IMD-Spitzen über 1.000 mmHg auftreten (Hofmann u. Salzer 1997) (Abb. 12.58). Als Folge dieser IMD-Spitzen kommt es zu einer **Knochenmarkausschüt-**

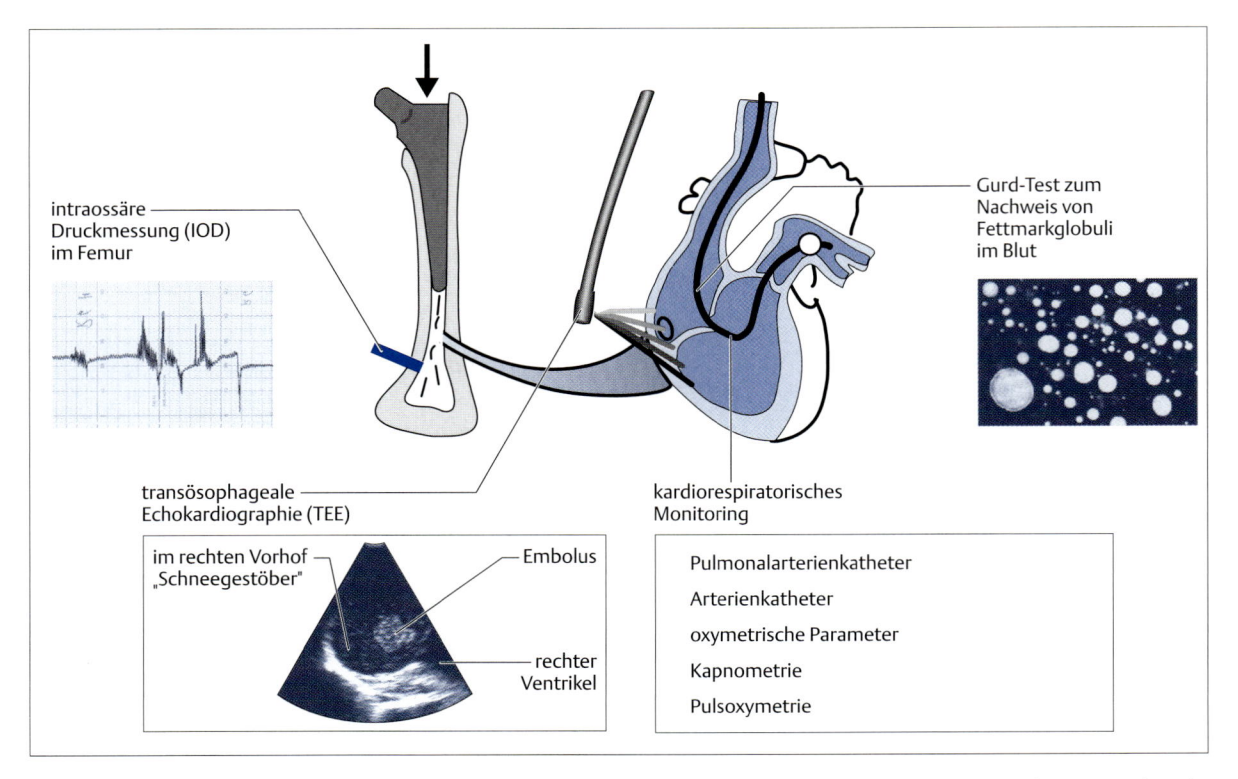

Abb. 12.55 Methode zum Nachweis von intramedullären Druckspitzen, der Knochenmarkembolisation in der Blutstrombahn sowie der kardiorespiratorischen Veränderungen während einer HEP-Implantationen (nach Hofmann).

tung in die Blutstrombahn über die Linea aspera (Pitto 1998) und die distalen suprakondylären Venengeflechte des Femurs (Hofmann u. Mitarb. 1995a). Mit der TEE kann diese Fettembolie im rechten Vorhof als Makroembolus oder Mikroemboli (Schneegestöber) dargestellt werden (s. Abb. 12.55). Außerdem verursacht der erhöhte IMD eine Verstopfung der intrakortikalen Gefäße mit Knochenmarkinhalt und als Folge entstehen in bis zu 70 % der Knochenzirkumferenz avaskuläre **Kortikalisnekrosen** (Stürmer u. Schuchard 1980). Inwieweit diese biomechanische Schwächung der Kortikalis die Primärstabilität der Endoprothesen negativ beeinträchtigt, wurde bis heute noch nicht untersucht.

Die enorme **Gerinnungsaktivierung** durch das intravasale Knochenmark wurde in mehreren klinischen Studien nachgewiesen (Modig u. Mitarb. 1975, Sharrock 1995, Pitto u. Mitarb. 2002). Durch die Positionierung des Beines während der Präparation des Femurs kommt es sowohl beim ventralen als auch dorsalen Zugang zu einer **venösen Stase** in der V. femoralis (Planes u. Mitarb. 1990). Weiterhin wurden nach zementierten HEP-Implantationen **Intimaschäden** an den Venen nachgewiesen (Stewart u. Mitarb. 1983). Diese klassische Virchow-Trias können die Mikroembolisationen in den abführenden Beinvenen zu einer großen, mehrere Zentimeter langen **gemischten Knochenmarkmbolie** anwachsen lassen (s. Abb. 12.54).

Der kausale Zusammenhang zwischen Gerinnungsaktivierung, venöser Stase und Gefäßintimaschäden erklärt auch das erhöhte Risiko für **Beinvenenthrombosen** nach HEP. Es ist deshalb auch verständlich, weshalb diese klinisch relevante Komplikation nach HEP nicht zufrieden stellend mit Medikamenten allein gesenkt werden kann (Pitto u. Mitarb. 2002). Als Spätfolge der Gerinnungsstörung kann es bei massiven Fettembolien nach einer Latenzzeit von Tagen zur **Verbrauchskoagulopathie** und in Kombination mit lokalen Fettembolien in der Haut (Johnson u. Lucas 1996) zum Auftreten von Petechien, vor allem am Stamm kommen.

Die Lunge stellt das pathophysiologische Zielorgan des FES dar. Die **Knochenmarkembolien der Lunge** führen in der **Phase I** zu einer **mechanischen Strombahnverlegung** der Pulmonalarterien. Eine fulminante Gefäßstrombahnverlegung durch mehrere große Knochenmarkemboli kann direkt zum akuten intraoperativen Rechtsherzversagen führen. Etwas zeitversetzt kommt es in der **Phase II** zur mediatorvermittelten **Endothelschädigung** der Pulmonalarterien mit interstitiellem Lungenödem und zum klinischen und radiologischem Bild eines Adult Respiratory Distress Syndromes (ARDS). Die dadurch entstehende **respiratorische Insuffizienz** kann im weiteren postoperativen Verlauf zum **Organversagen der Lunge** und/oder **Rechtsherzversagen** mit Todesfolge führen (Hofmann u.

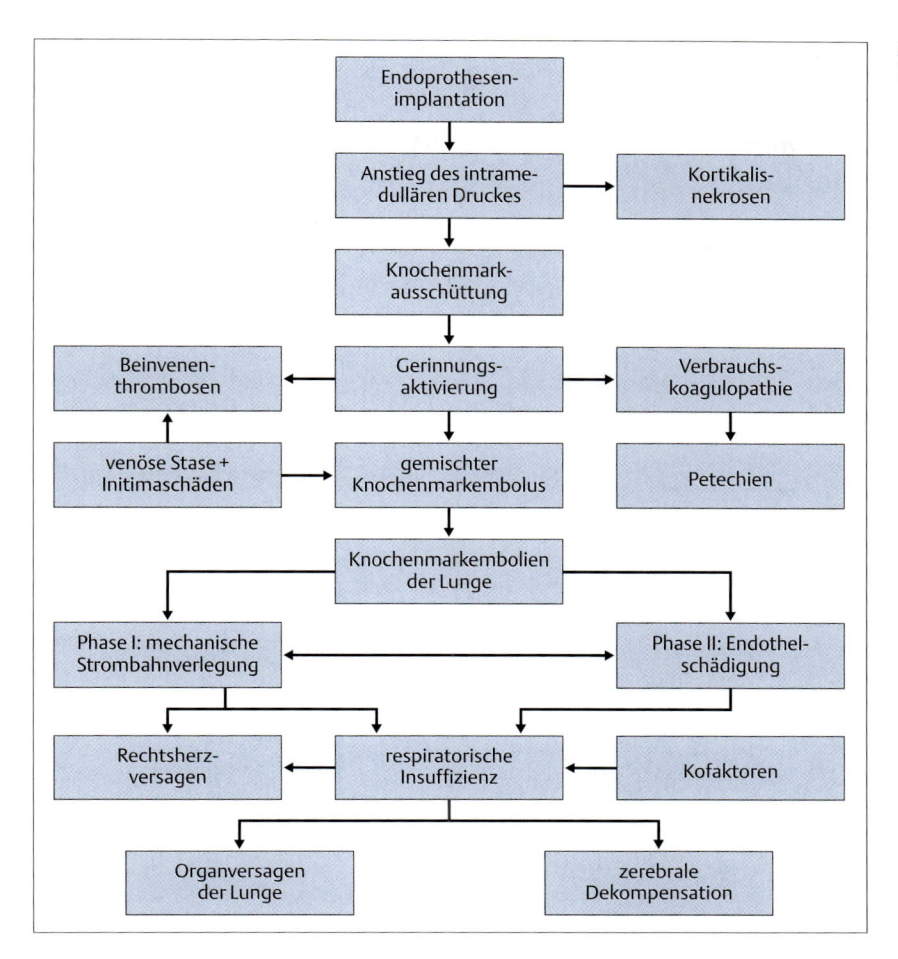

Abb. 12.56 Pathophysiologisches FES-Modell (nach Hofmann).

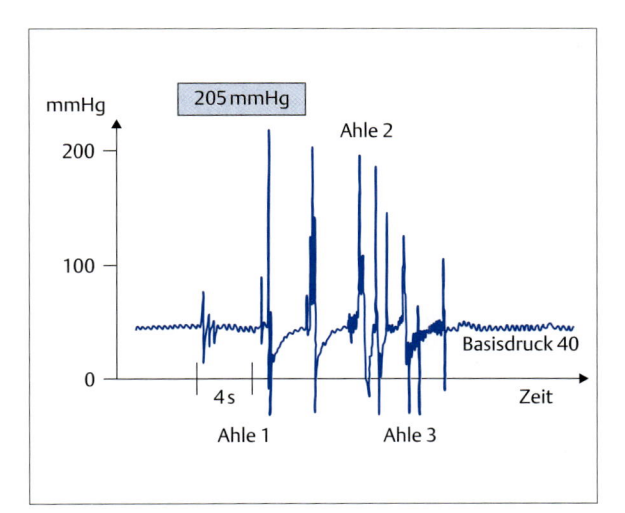

Abb. 12.57 Intramedulläre Druckkurve während der Präparation des Femur mit konischen Markraumahlen der Größe 1–3. Zu beachten sind die pulssynchronen Schwankungen des Basisdrucks und die kurzfristigen intramedullären Druckspitzen bis 205 mmHg mit negativen Druckwerten bis minus 70 mmHg beim Herausziehen der Ahle.

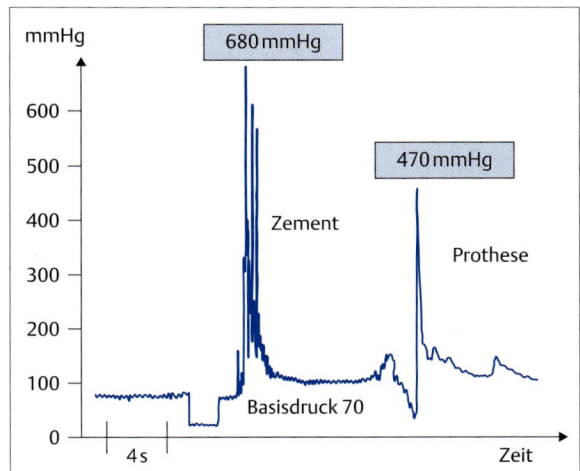

Abb. 12.58 Intramedulläre Druckkurve während der Zement- und Protheseneinbringung mit konventioneller Zementiertechnik (Markraumstopper, retrograde Zementauffüllung mit Zementpistole und lateralem Schnorchel zur Entlüftung).

Mitarb. 1995a). Die **zerebrale Dekompensation** ist eine Folge der Hypoxie in Kombination mit Fettembolien über arteriovenöse Shunts in der Lunge (Levy 1990) oder über paradoxe Fettembolien durch ein offenes Foramen ovale (Ereth u. Mitarb. 1992). Die organische Manifestation der Fettembolie mit respiratorischer Insuffizienz, zerebraler Dekompensation und Petechien entsprechen den 3 FES-Hauptkriterien nach Gurd (Gurd 1970). Entscheidend für die klinische Manifestation des FES sind jedoch neben der Menge und dem zeitlichen Ablauf der Knochenmarkausschüttung die **KO-Faktoren** (Huemer u. Mitarb. 1995).

12.7.1 Klinische Bedeutung der Fettembolie

Bei zementierten HEP sind zahlreiche intraoperative Todesfälle durch FES während der Implantation bekannt worden. Die gesamte perioperative FES-Mortalität wird mit 0,1–10% angegeben und hängt hauptsächlich von den Risikofaktoren des Patienten ab (Patterson u. Mitarb. 1991). Nach zementfreier HEP-Implantation wurden jedoch nur wenige FES-Fälle beschrieben (Hofmann u. Mitarb. 1995b, Gelinos u. Mitarb. 2000, Apostolou u. Mitarb. 2002). Die Anzahl der nicht veröffentlichten und nicht erkannten FES-Todesfälle nach zementierten und zementfreien HEP-Implantationen ist jedoch wahrscheinlich viel höher als diese Einzelbeobachtungen wiedergeben können. Durch die Einführung von verschiedenen modifizierten Operationstechniken (Ulrich 1995, Hofmann u. Mitarb. 1995b, Pitto 1998, Breusch u. Mitarb. 2000) und die Verbesserung des anästhesiologischen Managements (Patterson u. Mitarb. 1991, Huemer u. Mitarb. 1995) sind intraoperative FES-Todesfälle eine Rarität geworden und der Zeitpunkt der klinischen Manifestation hat sich in die ersten postoperativen Tage verschoben. Trotzdem ist das Problem der Fettembolie in der HEP bis heute noch nicht zufriedenstellend gelöst. In einer Autopsiestude konnte gezeigt werden, dass das FES die häufigste perioperative Todesursache in den ersten 3 postoperativen Tagen nach zementierten HEP darstellt. In der Mehrzahl dieser Fälle wurde das FES jedoch nicht erkannt oder diagnostiziert (Maxeiner 1995). Reversible kardiorespiratorische Insuffizienzen und zerebrale Dekompensationen, die in den meisten Fällen jedoch harmlos sind und subklinisch verlaufen, stellen heute die häufigste klinische Manifestation des FES in der HEP dar (Ehret u. Mitarb. 1992, Huemer u. Mitarb. 1995, Hofmann u. Salzer 1997, Heisel u. Mitarb. 2001). Inwieweit die Rechtsherzfunktion durch die vorübergehende pulmonale Hypertension dabei geschädigt wird, kann derzeit nicht beantwortet werden. Bei Risikopatienten kann jedoch auch heute noch eine massive Fettembolie zu tödlichen Komplikationen führen (Patterson u. Mitarb. 1991, Ehret u. Mitarb. 1992, Huemer u. Mitarb. 1995).

12.7.2 Prophylaxe

Es ist sehr wichtig zu erkennen, dass die Fettembolie in der HEP primär nicht ein Problem des Anästhesisten, sondern eine durch den Chirurgen erzeugte Folge des Eingriffs darstellt. Prinzipiell kann man eine chirurgische und anästhesiologische Prophylaxe unterscheiden.

Chirurgische Prophylaxe

Die chirurgische Prophylaxe besteht in der Vermeidung von IMD-Spitzen während der HEP-Implantation. Dieser wichtigste präventive Faktor zur Vermeidung eines FES fällt allein in die Verantwortlichkeit des Orthopäden oder Traumatologen.

Die Präparation des Pfannenlagers und die Implantation von zementfreien Pressfit- und Schraubpfannen erzeugen keine klinisch relevanten Fettembolien oder kardiorespiratorischen Folgen (Hofmann u. Mitarb. 1995b). Während der Implantation von zementierten Pfannen können jedoch IMD-Spitzen bis 350 mmHg auftreten, wobei ein intraoperativer Todesfall während der Zementeinbringung beschrieben wurde (Wenda u. Mitarb. 1993). Bei Hochrisikopatienten könnte daher die zementierte Pfannenimplantation ein mögliches Fettembolierisiko darstellen.

Die konventionelle Präparation des Femurkanals mit Markraumaalen, gefolgt von metaphysären Raspeln verursacht IMD-Spitzen bis zu 480 mmHg. Im Gegensatz dazu kommt es bei Verwendung von Markraumraspeln lediglich zu IMD-Spitzen bis zu 220 mmHg im distalen Femur. Dabei besteht kein wesentlicher Unterschied zwischen der Präparation für zementierte oder nicht zementierte HEP-Implantation. (Wenda u. Mitarb. 1993, Hofmann u. Mitarb. 1999, Heisel u. Mitarb. 2001). Aufgrund dieser hohen IMD-Spitzen während der Femurpräparation wurde eine modifizierte Operationstechnik mit Raspeln zur Vermeidung von IMD-Spitzen vorgeschlagen (Tab. 12.**24**). Diese modifizierte Operationstechnik vermeidet klinisch relevante IMD-Spitzen und Knochenmarkausschüttungen in der TEE während der Präparation des Prothesenlagers (Hofmann u. Salzer 1997).

Tab. 12.24 Modifizierte Operationstechnik zur Vermeidung von IMD-Spitzen während der Femurpräparation

1. Möglichst schonungsvolle Entfernung der metaphysären Spongiosa im Bereich des späteren intertrochantären Prothesensitzes bis zur vollständigen Eröffnung des intramedullären Kanals.
2. Alle Instrumente (Kürette, Raspeln, Ahlen und Prothese) werden langsam und vorsichtig in den intramedullären Kanal eingebracht.
3. Knochenmark, Knochenabraummaterial und Blutkoagula werden durch Spülung und Auskürettieren nach jedem Präparationsschritt oder Manipulation im Femurkanal sorgfältig entfernt um den „Fahrradpumpeneffekt" zu vermeiden.

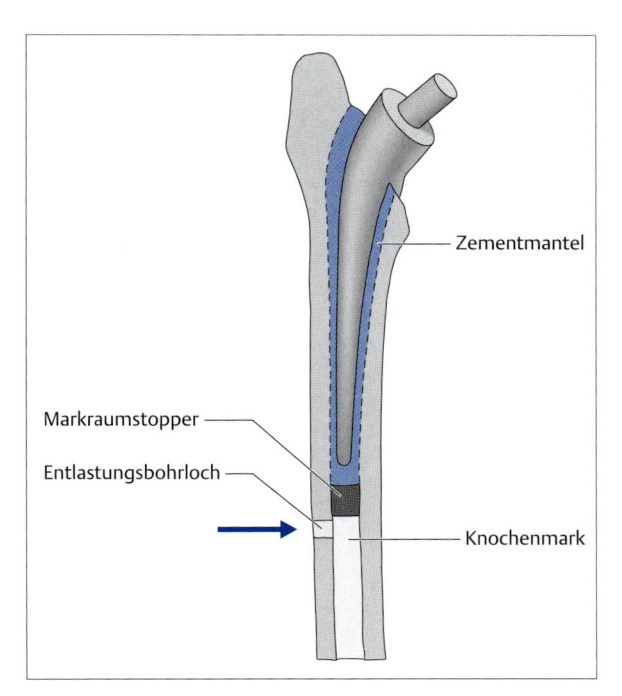

Abb. 12.59 Prinzip des Markraumstoppers mit distaler Entlastungsbohrung zur Vermeidung von intramedullären Druckspitzen im distalen Femur (nach Ulrich).

Der Einsatz einer proximalen Drainagekanülle zur Vermeidung von Blut- und Knochenabraummaterialeinschlüssen im Zement und zur Reduzierung des Fettembolierisikos wurde bereits 1970 vorgeschlagen (Parsons 1970). Diese Methode verhindert jedoch nicht die intramedullären Druckspitzen, da bei der Zementeinbringung trotz Drainagekanüle IMD-Spitzen bis 1.400 mmHg auftreten können (Hofmann u. Salzer 1997).

Zur Vermeidung der hohen IMD-Spitzen während der Zementeinbringung (> 1000 mmHg) wurde später eine distale Entlastungsbohrung (Abb. 12.59) empfohlen (Schlag 1974, Kallos u. Mitarb. 1974). Durch den Einsatz dieser distalen Entlastungsbohrung konnten die intraoperativen Todesfälle durch Fettembolie in der täglichen Praxis deutlich verringert werden. Jedoch auch mit dieser Technik kann aufgrund von auftretenden Verstopfungen der Entlastungskanüle mit Knochenabraummaterial und/oder Zement eine Knochenmarkausschüttung nicht ausreichend sicher verhindert werden (Ulrich u. Mitarb. 1986). Das Risiko für eine Femurfraktur, Austreten von Knochenzement in das umliegende Weichteilgewebe und der zusätzliche Eingriff am distalen Femur haben dazu geführt, dass diese Technik keine weite Verbreitung gefunden hat.

Das ausführliche Spülen und Ausbürsten des Femurs vor der Zementeinbringung zur Vermeidung von Zementeinschlüssen aus Knochenabraummaterial, Blutkoagel und Knochenmark und gleichzeitig zur Reduzierung des Fettembolierisikos wurde bereits 1978 beschrieben (Weber 1988) und konnte in klinischen und tierexperimentellen Studien bestätigt werden (Shermann u. Mitarb. 1983, Breusch u. Mitarb. 2000). Bei der Anwendung bei Patienten konnten wir in Einzelbeobachtungen jedoch zeigen, dass die Druckspülung selbst IMD-Spitzen erzeugt, wenn die gleichzeitige Absaugung des hochviskösen Markrauminhaltes die Saugkanüle verstopft (Hofmann u. Salzer 1997). Außerdem wird die Druckspülung erst vor der Zementeinbringung empfohlen und kann damit die IMD-Spitzen, die während der Femurpräparation auftreten, nicht verhindern. Die Druckspülung als weit verbreitete Methode zur Verbesserung der Zementmantelqualität hat sich dennoch als wichtigste Maßnahme zur Fettembolieprophylaxe durchgesetzt (Breusch u. Mitarb. 2000).

Zur Verbesserung der Zementmantelqualität wurde die Überdrucktechnik eingeführt. Sie stellt heute den Standard bei der Zementierung dar (Barack u. Mitarb. 1992). Durch die Verwendung von distalen Markraumstoppern wird der Femur während der Zement- und Protheseneinbringung in ein proximales und ein distales Kompartiment unterteilt. Die Überdrucktechnik erzeugt IMD-Werte bis zu 2.300 mmHg proximal und 230 mmHg distal des Markraumstoppers (Wenda u. Mitarb. 1993). In einer klinischen Studie kam es jedoch auch distal des Markraumstoppers zu hohen IMD-Spitzen (bis zu 1.400 mmHg) (Hofmann u. Salzer 1997). Die Verwendung von absolut dichten Markraumstoppern ist sowohl für die bessere Zementqualität als auch für die Vermeidung von relevanten Druckspitzen distal des Stoppers entscheidend.

Die Vakuumzementiertechnik als Kombination aus Markraumstopper, distaler oder proximaler Entlastungskanüle und Absaugung während der Zementeinbringung wurde zur weiteren Verbesserung der Zementmantelqualität und zur Reduzierung des Fettembolierisikos eingeführt (Draenert 1989, Pitto 1998). Die Vermeidung von klinisch relevanten Knochenmarkauschüttungen mit der proximalen Entlastungstechnik konnte in einer Studie mit TEE nachgewiesen werden (Pitto 1998). Dieselben Nachteile, wie sie bereits für die Entlastungsbohrung erwähnt wurden, sind wahrscheinlich dafür verantwortlich, dass sich diese Vakuumzementiertechnik bis heute noch nicht wirklich durchgesetzt hat.

Anästhesiologische Prophylaxe

Die anästhesiologische Prophylaxe besteht in der Erkennung von Risikopatienten mit entsprechenden KO-Faktoren (kardiorespiratorische Vorschädigung, Knochenfraktur, besonders Schenkelhals- und Femurfrakturen, Lungenverletzung sowie Trauma mit Hypovolämie und insuffizientem perioperativen Management) (Huemer u. Mitarb. 1995). Weiterhin besteht ein erhöhtes chirurgisches Risiko bei Patienten mit Knochenmetastasen im Operationsgebiet (Pell u. Mitarb. 1993), Verwendung von großvolumigen Revisionsprothesen (Patterson u. Mitarb. 1991) und einzeitigem beidseitigem Gelenkersatz (Heisel u. Mitarb. 2001). Da es für das FES keine kausale Therapie gibt, sind die Risikoerkennung, frühe Diagnostik und konsequente symptomatische Therapie durch den Anästhesisten von großer Bedeutung für die Vermeidung von schweren FES-Komplikationen (Huemer u. Mitarb. 1995, Heisel u. Mitarb. 2001).

Die Früherkennung des FES ist nur durch ein suffizientes perioperatives Monitoring des Patienten möglich. Präoperativ sollte in der HEP routinemäßig die respiratorische Ausgangslage mit dem Pulsoxymeter und falls auffällig mit einer arteriellen Blutgasanalyse abgeklärt werden. Intraoperativ können durch das Pulsoxymeter sowohl beim in Vollnarkose beatmeten Patienten als auch beim in Regionalanästhesie sauerstoffinsufflierten Patienten nur massive pulmonale Veränderungen angezeigt werden. Bei der Operation von Risikopatienten werden in Regionalanästhesie zusätzliche intraoperative Blutgasanalysen sowie der routinemäßige Einsatz der Kapnometrie bei der Vollnarkose empfohlen. Die Kapnometrie misst das vom Patienten abgeatmete Kohlendioxid. Ein plötzlicher Abfall bei unverändertem Herzzeitvolumen und Körpertemperatur ist das sicherste Zeichen einer Obstruktion der arteriellen Lungenstrombahn (Huemer u. Mitarb. 1995). Alle anderen kardiorespiratorischen Parameter sind Bestandteil des routinemäßigen Anästhesiemonitorings während HEP-Implantationen. Der Einsatz der TEE und das invasive hämodynamische Monitoring mit dem Pulmonalarterienkatheter bei Hochrisikopatienten oder bei einzeitiger beidseitiger HEP kann eine weitere Hilfe zur Früherkennung eines FES während der Operation sein (Kratochwill u. Mitarb. 1995).

Postoperativ ist neben der kardiozirkulatorischen und Bewusstseinskontrolle eine kontinuierliche Überwachung der Sauerstoffsättigung mit dem Pulsoxymeter bis 24 Stunden postoperativ zu fordern. Vor dem Absetzen der postoperativen Überwachung nach 24 Stunden sollten die präoperativen respiratorischen Ausgangswerte ohne Sauerstoffinsufflation wieder erreicht werden (Kratochwill u. Mitarb. 1995). Nach Ausschluss anderer Ursachen (z.B. Obstruktion der Atemwege, Atelektasen, Narkosemittelüberhang, Pneumothorax, Volumenmangel usw.) besteht bei postoperativen respiratorischen Verschlechterungen nach HEP-Implantationen immer der Verdacht eines klinisch manifesten FES. Die Diagnostik eines FES kann nur aufgrund des klinischen Bildes erfolgen, da die Laboruntersuchung und das Lungenröntgen nur unspezifische Veränderungen zeigen. Lediglich die Bronchiallavage mit dem Nachweis von Fettglobuli in den Alveolarzellen gilt als sicheres diagnostisches Kriterium eines FES (Johnson u. Lucas 1996).

Literatur

Apostolou, C.D., C.E. Skourtas, S.D. Tsifetakis, P.J. Papagelopoulos (2002): Fat embolism after uncemented total hip arthroplasty. Clin Orthop 398: 153–156

Barack, R.L., R.D. Mulroy, W.H. Harris (1992): Improved cementing techniques and femoral component loosening in young patients with hip arthroplasty. JBJS 74-B: 385–389

Breed, A. (1974): Experimental production of vascular hypotension, and bone marrow and fat embolism with methylmethacrylat cement. Clin Orthop 102: 227–244

Breusch, S.J., U. Schneider, T. Reitzel, M. Volkmann, M. Lukoschek, V. Ewerbeck (2000): Verminderung des Fettembolierisikos in der zementfreien Hüftendoprothetik durch die Verwendung der gepulsten Druckspülung. Orthopäde 29: 578–586

Charnley, J. (1970): Acrylic cement in orthopeaedic surger. E.S. Livingstone, Edinburgh: 72–78

Christie, J., R. Burnett, H.R. Potts, A.C.H. Pell (1994): Echocardiography of transatrial embolism during cemented and uncemented hemiarthroplasty of the hip. J Bone Joint Surg 76-B: 409–412

Draenert, K. (1989): Modern cementing techniques. Acta Orthop Belgica 55: 273–293

Ereth, M., J. Weber, M. Abel, R. Lennon, D. Lewallen, D. Ilstrup, K. Rehder (1992): Cemented versus noncemented total hip arthroplasty – embolism, hemodynamics, and intrapulmonary shunting. Mayo Clin Proc 67: 1066–1074

Gelinos, J.J., R. Cherry, S.J. MacDonald (2000): Fat embolism syndrome after cementless total hip arthroplasty. J Arthroplasty 15: 809–813

Gurd, A. (1970): Fat embolism: An aid to diagnosis. J Bone Joint Surg Br 52: 732–737

Heisel, C., M. Clarius, U. Schneider, S.J. Breusch (2001): Thromboembolische Komplikationen bei der Verwendung von Knochenzement in der Hüftendoprothetik – Pathogenese und Prophylaxe. Z Orthop Ihre Grenzgebiete 139: 221–228

Hofmann, S., G. Huemer, Ch. Kratochwill, J. Koller-Strametz, R. Hopf, G. Schlag, M. Salzer (1995a): Pathophysiologie der Fettembolie in der Orthopädie und Traumatologie. Orthopäde 24: 84–94

Hofmann, S., M. Salzer (1997): Fat embolism in hip arthroplasty. Hip Int 7: 89–100

Hofmann, S., R. Hopf, G. Huemer, Ch. Kratochwill, J. Koller-Strametz, G. Schlag, M. Salzer (1995b): Modifizierte Operationstechnik zur Reduzierung der Knochenmarkausschüttungen in der zementfreien Hüftendoprothetik. Orthopäde 24: 130–138

Hofmann, S., R. Hopf, G. Mayr, G. Schlag, M. Salzer (1999) In vivo femoral intramedullary pressure druing uncemented hip arthroplasty. Clin Orthop 360: 136–146

Homsy, C.A., H.S. Tullos, M.S. Anderson, N.M. Differrante, J.W. King (1972): Some physiological aspects of prosthesis stabiliziation with acrylic polymer. Clin Orthop 83: 317–328

Huemer, G., S. Hofmann, Ch. Kratochwill, J. Koller-Stramezt, R. Hopf, G. Schlag, M. Salzer (1995): Therapeutische Ansätze zur Behandlung des Fettemboliesyndroms. Orthopäde 24: 173–178

Johnson, M.J., G.L. Lucas (1996): Fat embolism syndrome. Review Orthop Internat 19: 41–49

Kallos, T., J.E. Enis, F. Collan, J.H. Davis (1974): Intramedullary pressure and pulmonary embolism of femoral medullary contents in dogs during insertion of bone cement and a prosthesis. J Bone Joint Surg 56-A: 1363–1367

Kratochwill, Ch., G. Huemer, S. Hofmann, J. Koller-Strametz, G. Schlag, M. Salzer (1995): Monitoring der Knochenmarkausschüttung sowie der kardiopulmonalen Veränderungen beim Fettemboliesyndrom. Orthopäde 24: 123–130

Levy, D. (1990): The fat embolism syndrome. Clin Orthop 261: 281–286

Maxeiner, H. (1995): Die Bedeutung der pulmonalen Fettembolie bei intra- und frühpostoperativen Todesfällen nach hüftgelenksnahen Femurfrakturen. Orthopäde 24: 94–104

Modig, J., C. Busch, S. Oleruc, Z. Saldeen, G. Waernbaum (1975): Arterial hypotension and hypoxaemia during total hip replacement: The importance of thromboplastic products, fat embolism and acrylic monomers. Act Anaesth Scand 19: 28–43

Orsini, E.C., R.J. Byrick, J.B. Mullen, J.C. Kay, J.P. Waddell (1987): Cardiopulmonary function and pulmonary microemboli during arthroplasty using cemented or non-cemented components. J Bone Joint Surg 69-A: 822–832

Parson, D.W. (1970) Cardiac arrest and bone cement. Br Med J 3: 710

Patterson, B., J. Healey, C. Cornell, N. Sharrock (1991): Cardiac arrest during hip arthroplasty with a cemented long-stem component. J Bone Joint Surg 73-A: 271–277

Peebles, D.J., R.H. Ellis, S.D.K. Stride, B.R.J. Simpson (1972): Cardiovascular effects of methylmetacrylate cement. British Med J 1: 349–351

Pell, A., J. Christie, J. Keating, G. Sutherland (1993): The detection of fat embolism by transosophaegeal echocardiography during reamed intramedullary nailing: a study of 24 patients with femoral and tibial fractures. J. Bone Joint Surg 75-B: 921–925

Pitto, R.P., H. Hamer, R. Fabiani, M. Radespiel-Troeger, M. Koessler (2002): Prophylaxis against fat und bone-marrow embolism during total hip arthroplasty reduces the incicidence of postoperative deep vein thrombosis. J Bone Joint Surg 84-A: 39–48

Pitto, R.P., M. Koessler, K. Draenert (1998): The John Charnley Award. Prophylaxis of fat and bone marrow embolism in cemented total hip arthroplasty. Clin Orthop 355: 23–34

Planes, A., N. Voichelle, M. Fagola (1990): Total hip replacement and deep vein thrombosis. J Bone Joint Surg Br 72: 9–13

Schlag, G. (1974): Experimentelle und klinische Untersuchungen mit Knochenzementen. Ein Beitrag zur Pathogenese und Prophylaxe der akuten intraoperativen Hypotension bei Hüftalloarthroplastik. Brüder Hollinek, Wien

Sharrock, N.E., G. Go, P.C. Harpel, Ch. Ranawat, Th. Sculco, E. Salvati (1995): Thrombo-genesis during total hip arthroplasty. Clin Orthop 319: 16–27

Sherman, R., R. Byrick, C. Kay, R. Sullivan, J. Waddell (1983): The role of lavage in preventing hemodynamic and blood-gas changes during cemented arthroplasty. J Bone Joint Surg 65-A: 500–506

Stewart, G.J., P. Alburger, E.A. Stone, T.W. Soszka (1983): Total hip replacement induces injury to remote veins in a canine model. J Bone Joint Surg Am 65-A: 97–102

Stürmer, K.M., W. Schuchard (1980): Neue Aspekte der gedeckten Marknagelung und des Aufbohrens der Markhöhle im Tierexperiment. Knochenheilung, Gefäßversorgung und Knochenumbau. Unfallheilkunde 83: 433–445

Ulrich, C. (1995): Stellenwert der Entlastungsbohrung zur Reduzierung der Knochenmarkausschüttung bei zementierten Hüftendoprothesen. Orthopäde 24: 138–144

Ulrich, C., C. Burri, O. Wörsdörfer, H. Heinrich (1986): Intraoperative transesophageal two-dimensional echocardiography in total hip replacement. Arch Orthop Surg 105: 274–278

Weber, G. (1988): Pressurzized cement fixation in total hip arthroplasty. CORR 232: 87–95

Wenda, K., G. Ritter, J. Ahlers, W.D. von Issendorf (1990): Nachweis und Effekte von Knochenmarkeinschwemmungen bei Operationen im Bereich der Femurmarkhöhle. Unfallchirurg 93: 1–6

Wenda, K., G. Ritter, J. Degreif, J. Rudigier (1988): Zur Genese pulmonaler Komplikationen nach Marknagelung. Unfallchirurg 91: 432–435

Wenda, K., M. Runkel, J. Degreif, G. Ritter (1993): Pathogenesis and clinical relevance of bone marrow embolism in medullary nailing. Injury 3: 73–81

12.8 Rehabilitation nach Hüft-TEP

G. Fürst und R. Graf

12.8.1 Rahmenbedingungen für die Rehabilitation

Bisher gibt es in den europäischen Ländern deutlich voneinander abweichende sozialrechtliche Definitionen des Rehabilitationsbegriffes. Daher bestehen auch erhebliche nationale Unterschiede in der Infrastruktur, Organisation und Finanzierung des Rehabilitationswesens. Die folgende Darstellung klammert diese länderspezifischen Unterschiede aus. Die rehabilitationsmedizinischen Gesichtspunkte stehen im Vordergrund.

Im Spannungsfeld zwischen den hohen Erwartungen an die **Ergebnisqualität** (medizinische Outcomes, Lebensqualität) einerseits und dem Druck der **Kostenkontrolle** für Gesundheit und Renten andererseits wird die zunehmende Bedeutung einer angemessenen und **frühzeitig einsetzenden phasengerechten Rehabilitation** mehr und mehr deutlich. Diese soll sich am individuellen Bedarf des Patienten orientieren. Entsprechende Anpassungen des Sozialrechts haben in Deutschland schon stattgefunden (Stier-Jarmer u. Stucki 2002) und die Umsetzung ist schon eingeleitet, z.B. die Integration der Frührehabilitation in das Akutkrankenhaus sowie Modelle zur ambulanten und teilstationären Rehabilitation.

Eine Orientierung über die grundsätzliche Abfolge und Konzeption der **Rehabilitationsphasen** im Kontext mit Hüft-TEP ist in Tabelle 12.**25** zu finden. Hinsichtlich der Therapie- und Rehabilitationsziele bestehen durchaus individuelle, fließende Übergänge zwischen den 3 Phasen (Stucki u. Mitarb. 2002).

Tab. 12.25 Phasenmodell und Hauptziele der Rehabilitation nach Hüft-TEP im Kontext mit dem ICF-Konzept der WHO (International Classification of Functioning, Disability and Health)

Rehabilitations-phase	Frühmobilisation	Frührehabilitation	Weiterführende Rehabilitation
Institution	Akutklinik	in Akutklinik integriert oder in Frührehabilitationseinrichtung	spezialisierte Rehabilitationseinrichtung (stationär oder ambulant)
Zeitspanne	die ersten Tage postoperativ	bis einschließlich 2. Woche (bei Multimorbidität länger)	Beginn meist innerhalb von 3–6 Wochen postoperativ
Therapeutisch-rehabilitative Schwerpunkte	Vitalfunktionen, Heilung Prophylaxe allgemeiner u. lokaler Komplikationen Verhinderung von Immobilisationsschäden Schmerztherapie Teilentlastung der operierten Strukturen Bahnung der Grundfunktionen (speziell: Gang)	Sicherung des Operationsergebnisses Belastungsaufbau (allg. und regional) Verbesserung aller Grundfunktionen Selbständigkeit bei Alltagsaktivitäten (ATL) definitive Planung der Rehabilitation	Rehabilitationsprogramm umfasst alle ICF-Komponenten. Funktionen/Strukturen: Belastungsaufbau bis zur Vollbelastung Wiederherstellung aller Aktivitäten gesellschaftliche Partizipation Kontextfaktoren (Person und Umfeld)
Konzeption bezüglich ICF	Fokussierung auf Körperstrukturen und Funktionen		umfassende Rehabilitation

12.8.2 Postoperative Phase und Frühmobilisation

Unmittelbar nach der Implantation soll der Operateur sofort den Modus für die Frühmobilisation schriftlich verordnen (Standardmobilisation oder Besonderheiten) sowie ggf. im Verlauf individuelle Anpassungen vornehmen. Manchmal lässt sich ein biomechanisch perfektes Operationsergebnis nicht erzielen. Dies gilt für technisch schwierige Implantationen (z.B. Dysplasiehüften, Revisionen, Wechseloperationen, schlechte Weichteilverhältnisse, hochgradige Osteoporose usw.). In diesen Fällen müssen Besonderheiten der Lagerung und Mobilisation mit dem Pflegepersonal, der Physiotherapeutin und dem Patienten besprochen werden. Zu berücksichtigen sind folgende Faktoren:
- Primärstabilität der Implantate, Luxationsgefahr,
- Zustand der Weichteile, Wundheilung und Zirkulation,
- Schmerz und Schmerzverarbeitung,
- Allgemeinzustand, Belastbarkeit und Kooperationsfähigkeit des Patienten,
- Verfügbarkeit von Physiotherapieressourcen.

Im Regelfall gelten heute nicht nur zementierte sondern auch zementlose Hüftimplantate als primär belastungsstabil. Der belastungslimitierende Faktor ist zunächst der periartikuläre Weichteilmantel im Operationsgebiet, abhängig vom operativen Zugangsweg, von der mechanischen Gewebebelastbarkeit, von der Wundheilung und vom Schmerz.

Leitlinien für die Mobilisation nach Hüft-TEP

Die postoperative chirurgische Nachsorgeroutine einschließlich der Schmerztherapie wird hier nicht abgehandelt.

Idealerweise erlernt der Patient schon **präoperativ** den korrekten Gebrauch der Unterarmstützkrücken (3-Punkt-Gang und 2-Punkt-Gang) sowie Atem-Kreislauf-Übungen. Ein perioperatives Übungsprogramm verbessert auch langfristig die postoperativ erreichbare Gangleistung (Wang u. Mitarb. 2002).

Am 1. postoperativen Tag (ca. 2 × 20–30 min Physiotherapie):
- **Kontaktaufnahme** mit dem Patienten, kurzes Abstecken gemeinsamer Ziele hinsichtlich der Frühmobilisation.
- **Lagerung**: Das operierte Bein wird grundsätzlich in einer gepolsterten Schaumstoffschiene gelagert, die das Hüftgelenk vor unkontrollierten Bewegungen schützt (Abb. 12.60). Der Patient soll flach liegen, häufiges Aufstellen des Kopfteiles mit Hüftflexion ist zu vermeiden: Extensionsverlust!
- Zunächst sind die Patienten mit einer rotationshemmenden Hüftbandage versorgt. Diese und die Lagerungsschiene können meist nach einigen Tagen entfernt werden (eventuell besondere Luxationsgefahr beachten).
- **Atem- und Kreislaufgymnastik**, Atemtrainer, Übungen zur Thromboseprophylaxe.
- **Aktive, zunächst „geführte" Bewegungsübungen** im schmerzfreien Bereich, primär in der Sagittalebene.

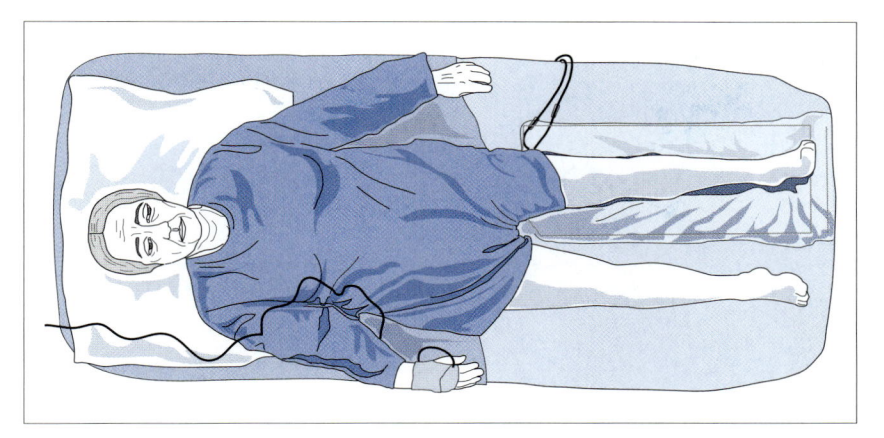

Abb. 12.60 Postoperative Lagerung in der Schaumstoffschiene: Hüfte in Nullrotation, leichte Abduktion.

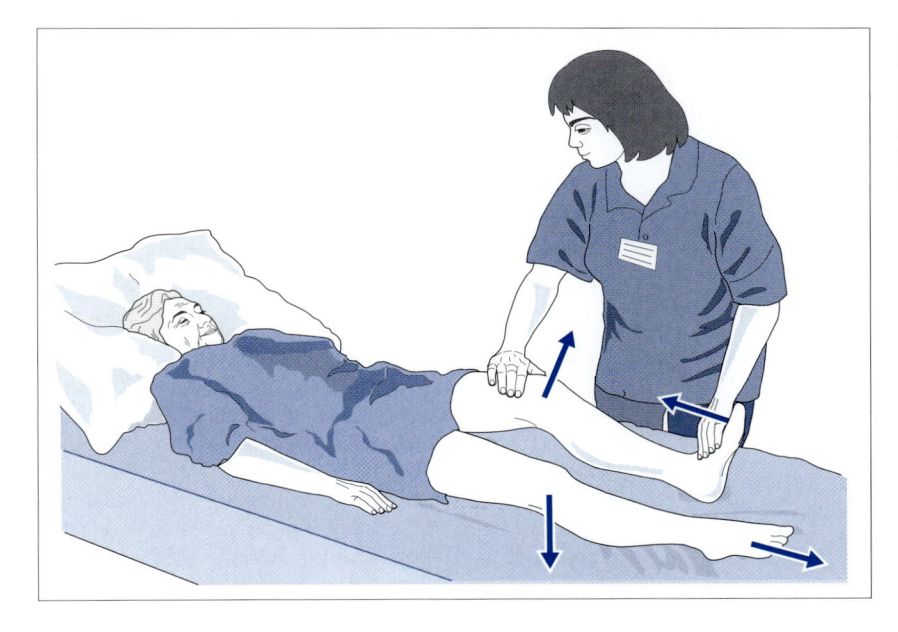

Abb. 12.61 Einfache, gangtypische Koordinationsübung im Liegen: simultane, gegenläufige Bewegung beider Beine. Die Fersen „rollen" dabei auf der Unterlage. Leichter Führungswiderstand durch die Therapeutin.

- Erarbeiten des sicheren Wechsels zur **Seitlage** und zum **Querbettsitzen** mit einem langen Kissen zwischen den Beinen. Damit wird eine luxationsgefährdende Hüftadduktion vermieden. Aufsitzen und **Aufstehen** mit knielangen Kompressionsstrümpfen.
- **Erste Schritte** mit Unterarmstützkrücken (bei Unsicherheit anfangs Gehwagen mit Achselstützkrücken). Mobilisation im Drei-Punkt-Gang mit Teilbelastung (20–30 kg).
- **Langzeitkryotherapie** nach Bedarf: kühl (nicht kalt), d.h. im Bereich von 10–20 °C, großflächig auf die Hüfte und den proximalen Oberschenkel dorsal und lateral kühlen (mehrmals täglich 20–30 min). In besonderen Fällen Knie-Hüft-CPM-Motorschiene (langsame Dauerbewegung zur Förderung von Zirkulation, Beweglichkeit und Sensomotorik).

Ab dem 2. postoperativen Tag (bzw. nach Drainentfernung) werden die Bewegungsübergänge Rückenlage – Seitlage – Sitzen – Stehen – Gehen intensiv geschult, damit der Patient lernt, sich TEP-gerecht zu verhalten. Weiterhin werden methodisch aufbauende Bewegungsfolgen als Vorbereitung zur Gangschulung geübt:
- gangtypische Koordinationsübungen in Rückenlage und im Sitzen, auch bipedal-alternierend (Abb. 12.61). Kokontraktionsübungen für die Arme und Beine in Rückenlage, z.B. symmetrische und diagonale Stemmübungen nach Brunkow (Bold 1989),
- Hüftabduktion: in Rückenlage passiv durch die Therapeutin, aktiv bei abgelegtem Bein durch lateralflektorische Beckenbewegungen (wichtig zur sensomotorischen Bahnung der Abduktoren und Adduktoren, wohltuend für die LWS),

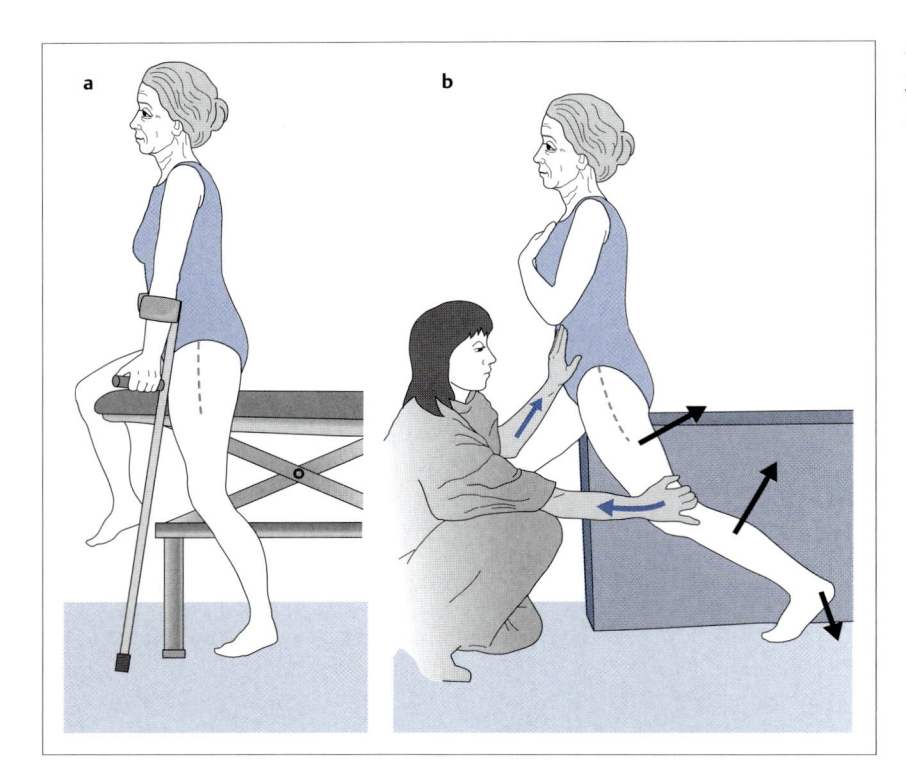

Abb. 12.62 a u. b Halbsitz: Beinachsenstabilisation links (**a**) und Verbesserung der Knie-Hüft-Extension.

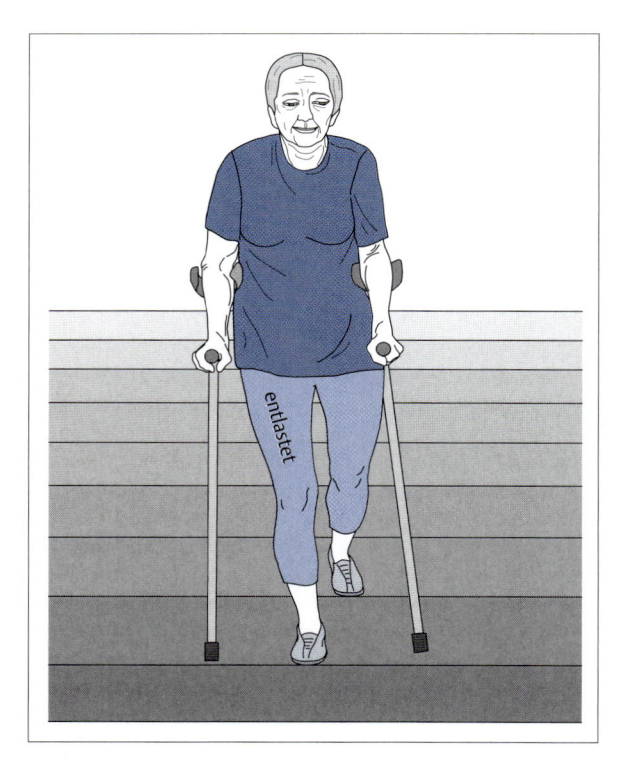

Abb. 12.63 Gangschulung: Sicheres treppab gehen mit Stockstützen.

- erst unbelastete, später teilbelastete Übungen zur aktiven Stabilisation des Beckens und der Beinachse: funktionelles Beinachsentraining nach Klein-Vogelbach (1995) (Abb. 12.**62 a** u. **b**).

Kontraindiziert ist das aktive Anheben des ganzen Beingewichtes (zu hohe Muskelbelastung). Mehrachsige Kombinationsbewegungen wie Flexion mit Rotationen sind wegen der Luxationsgefahr unbedingt zu vermeiden.

Passiv-physikalische Anwendungen werden nach Bedarf bzw. klinischem Bild verordnet: Kryotherapie, manuelle Lymphdrainagen, neuromuskuläre Elektrostimulation (Schwellstom).

Bei der **Gangschulung** werden der sichere 3-Punkt-Gang in der Ebene und das Treppensteigen mit den Stützkrücken erlernt (Abb. 12.**63**).

Bis zur Entlassung soll eine weitgehende Selbstständigkeit bei Alltagsaktivitäten erreicht werden. Dabei ist stets die Sicherheit der TEP zu beachten: beim Lagewechsel, Gehen, Hinsetzen/Aufstehen, An- u. Auskleiden und bei der Körperpflege.

Ein kompaktes **Übungsprogramm** zur Verbesserung von Kraft, spezieller Beweglichkeit und Koordination wird für den Patienten erarbeitet. Dieses bekommt er in Form einer schriftlichen Anleitung mit Bildern ausgehändigt. Außerdem erfolgt eine Schulung im **Gebrauch von Hilfsmitteln** wie hohes Sitzkissen, Toilettsitzerhöhung, Strumpfanzieher usw.

12.8.3 Frührehabilitation

Meist wird die Frührehabilitation in der Akutklinik begonnen (s. Tab. 12.**25**). In dieser Phase sind noch akutmedizinische, kurative und rehabilitative Aspekte etwa gleichrangig. Bei Multimorbidität wird diese Phase gegebenenfalls in sog. Remobilisationsabteilungen absolviert.

Die Maßnahmen der Frühmobilisation werden im Sinne eines kontinuierlichen Aufbaues fortgeführt, damit der Patient bei den Grundfunktionen des Alltags möglichst selbstständig wird und damit auch – im sozialrechtlichen Sinne – die Fähigkeit für die weiterführende Rehabilitation erreicht. Als **Zielkriterien der Rehabilitationsfähigkeit** für die sog. Anschlussheilbehandlung gelten allgemein (BfA Berlin, Bundesversicherungsanstalt für Angestellte 1998):
- selbstständige Fortbewegung auf Stationsebene,
- selbstständiges Essen und Waschen,
- ausreichende Belastbarkeit für aktive rehabilitative Maßnahmen im Umfange von mehreren Stunden täglich,
- ausreichende Motivation sowie kognitive und psychische Verfassung zur aktiven Mitarbeit.

In der Endoprothetik werden häufig Patienten mit komplexen Beeinträchtigungen der **gesundheitlichen Gesamtsituation** behandelt: Multimorbidität, vorbestehende Behinderungen, altersbedingte Störungen. Bei jüngeren TEP-Patienten, die noch im Erwerbsleben stehen, geht es meist um die berufliche Wiedereingliederung und Änderungen des Lebensstils.

Zur **Setzung individueller Rehabilitationsziele** genügt daher keineswegs die Diagnose „Zustand nach Hüft-TEP". Zu Beginn der Rehabilitation bedarf es einer umfassenden **Einschätzung des Rehabilitanden** durch den Rehabilitationsarzt (Zabre 2000). Dazu können standardisierte Hüftscores verwendet werden (s. Kap. 3, Scores). Diese sollen im Sinne einer ganzheitlichen Erfassung durch Fähigkeitsmessungen und multidimensionale Outcomeparameter ergänzt werden (Dubs 2000, Künzi 2001).

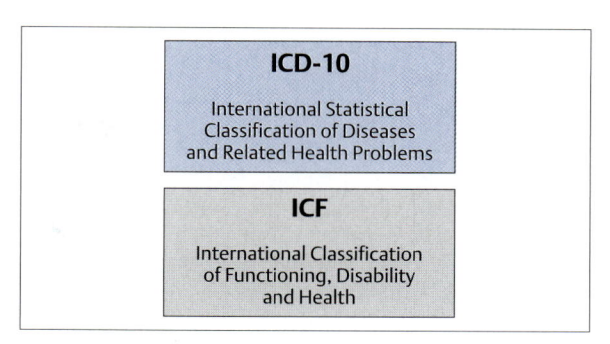

Abb. 12.65 Internationale Hauptklassifikationen der WHO: ICD und ICF.

Konzeptioneller Rahmen für die Rehabilitation: ICF

Die Internationale Klassifikation der Funktionsfähigkeit, Behinderung und Gesundheit (ICF) ist ein von der Weltgesundheitsorganisation (WHO) herausgegebenes übergeordnetes Rahmenkonzept. Es erfasst die **funktionale Gesundheit** auf den Ebenen der Körperfunktionen und -strukturen, der Aktivitäten und der sozialen Partizipation. Auch die relevanten Umgebungsfaktoren der Person werden berücksichtigt (Abb. 12.64). Die ICF stellt somit das komplementäre Gegenstück zur krankheitsorientierten ICD (International Classification of Diseases and Health Related Problems) dar (Abb. 12.**65**). Das ICF-Konzept beruht auf einem biopsychosozialen **Verständnis von Gesundheit und Krankheit** (Engel 1977). Es wurde von der WHO in einem breiten internationalen und transkulturellen Dialog aus dem Vorläufer-Modell ICIDH entwickelt, 2001 freigegeben und von den Mitgliedsstaaten als verbindlich anerkannt (WHO 2001). Die aktuelle Sozialgesetzgebung spiegelt die Intentionen der ICF weitgehend wider.

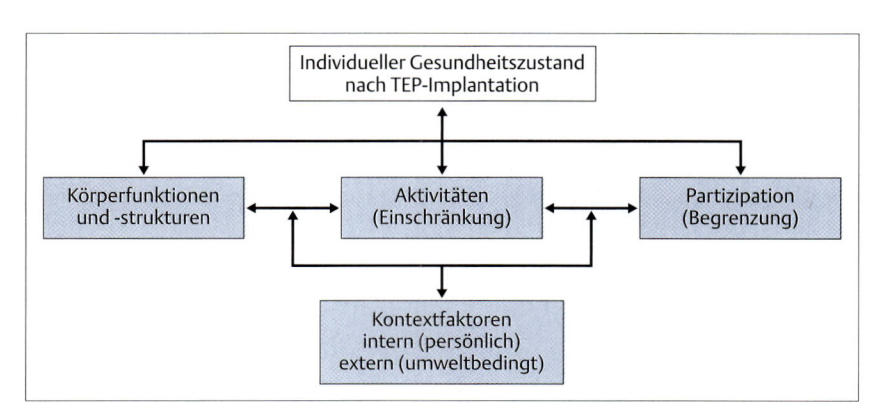

Abb. 12.64 ICF: International Classification of Functioning, Disability and Health.

12.8.4 Weiterführende Rehabilitation

Diese beginnt meist 2–5 Wochen postoperativ **stationär** als sog. Anschlussheilbehandlung in spezialisierten Rehabilitationskliniken. Außerdem haben sich in zunehmendem Maße Modelle der wohnortnahen **ambulanten oder teilstationären Rehabilitation** bewährt. Diese Modelle kommen für relativ mobile, jüngere Patienten in Betracht, sofern in Wohnortnähe eine Einrichtung vorhanden ist, die dazu die entsprechenden personellen und materiellen Strukturqualitäten besitzt. Wenn sichergestellt ist, dass annähernd die gleichen therapeutisch-rehabilitativen Leistungen erbracht werden wie unter stationären Bedingungen, ist die teilstationäre orthopädische Rehabilitation **gleichwertig** hinsichtlich der therapeutischen und rehabilitativen Effizienz (Bentz u. Mitarb. 2001, Bührlen u. Mitarb. 2001, Bürger u. Mitarb. 2001).

Während das Hauptaugenmerk in den vorangegangenen Phasen auf den Ebenen **Körperstrukturen** und **-funktionen** lag, werden nun Maßnahmen zur Wiedereingliederung in die persönliche Lebenswelt, die Gesellschaft und allenfalls den Arbeitsprozess gesetzt. Dies entspricht in der ICF den Ebenen **Aktivitäten** und **Partizipation** im individuellen Lebenskontext (s. Abb. 12.**64**).

Solche Aufgaben erfordern den koordinierten Einsatz eines **multiprofessionellen Rehabilitationsteams** unter der Leitung eines Rehabilitationsarztes: Dieser erbringt medizinisch-ärztliche Leistungen, führt Diagnostik und Assessments durch und verordnet die rehabilitativen Interventionen. Weitere Aufgaben des Arztes als „Case Manager": Teamkoordination, Dokumentation, Qualitätssicherung, abschließende sozialmedizinische Beurteilung, Kooperation mit vor- u. nachbehandelnden Ärzten und Institutionen.

Dem Rehab-Team sollen diverse Fachleute angehören:
- der Rehab-Arzt,
- Physiotherapeuten, Ergotherapeuten, Masseure,
- Pflegekräfte (aktivierende, ganzheitliche Pflege),
- Psychologen, Psychotherapeuten,
- Sozialarbeiter.

Neben medizinisch-therapeutischen Leistungen werden bei Bedarf auch psychosomatische und/oder berufsbezogene Interventionen gesetzt, z. B. bei der Notwendigkeit beruflicher Reintegration oder Neuorientierung (Verband Deutscher Rentenversicherungsträger 2002). Für diese Phase der Rehabilitation sind folgende Maßnahmen typisch:

- **Allgemeines Gesundheitstraining und Schulungen** zum richtigen Verhalten mit der TEP (ärztliche Instruktionen, Ergotherapie, evtl. Endoprothesenschule).
- **Bewegungstherapie/Physiotherapie**:
  - Befunderhebung,
  - Einzel- u. Gruppentherapien zur Steigerung von Mobilität und Kraft mit physiotherapeutischen Methoden,
  - funktionelle Behandlung benachbarter Bewegungsabschnitte,
  - komplexe Bewegungsformen unter alltagsähnlichen Belastungen.
- **Gangschulung und Gehtraining**:
  - Hinführen zur Vollbelastung beim Gehen,
  - Entwöhnung von den Stützkrücken,
  - Feinkorrekturen des Gangbildes,
  - alltagsnahe Fortbewegung auf verschiedenen Bodenmaterialien (Gehparcours),
  - Verbesserung von Ausdauer und Gangleistung auf dem Rehabilitationslaufband.
- **Medizinische Trainingstherapie** zur Verbesserung der allgemeinen und lokalen Ausdauer, Kraft und Beweglichkeit.
- **Bewegungstherapie im Wasser**: mobilisierende, stabilisierende und allgemein roborierende Effekte.
- **Passiv-physikalische Anwendungen** nach Bedarf (ganzes Bewegungssystem).
- **Ergotherapie**:
  - Schulung angemessenen Verhaltens im privaten, öffentlichen und beruflichen Umfeld,
  - Selbsthilfetraining,
  - Üben der Benutzung von Verkehrsmitteln,
  - Hilfsmittelversorgung.

Die **psychologische Diagnostik, Beratung und Behandlung** dienen der Krankheitsverarbeitung, Schmerzbewältigung und Psychoedukation. Mitunter ist eine spezifische, symptom- und/oder persönlichkeitsorientierte **Psychotherapie** entscheidend für den Rehabilitationsfortschritt.

12.8.5 Klinische Gangbeobachtung und Gangschulung

Wegen der großen rehabilitativen Bedeutung der Gangschulung nach Hüft-TEP folgt noch ein kurzer praxisorientierter Exkurs zu diesem Themenkomplex:

Ursachen für Hinkmechanismen nach Hüft-TEP

Meist mischen sich postoperativ neue Ausweichbewegungen mit vorbestehenden, mental fixierten Hinkmechanismen. Die Gründe für Hinkmechanismen sind äußerst vielfältig:

- Schmerzen – Angst – Anspannung,
- Bewegungseinschränkungen in der Funktionskette LWS – Becken – Hüfte – Bein – Fuß,
- muskuläre Schwächen (meist: pelveotrochantäre Muskulatur), komplexe muskuläre Dysbalancen (s. Kap. 12.2),
- Unsicherheit beim Gebrauch der Stockstützen,
- veränderte Biomechanik der Hüfte durch die TEP-Implantation, Beinlängendifferenz.

Die Strategie zur Verbesserung des Gangmusters ist es, zunächst die deutlichsten Fehlbewegungen bewusst zu machen und in isolierten Bewegungskomponenten übend zu verbessern. Hierzu sind sowohl koordinative Detailkorrekturen als auch konditionsverbessernde und passiv-physikalische Maßnahmen erforderlich.

Gangbeobachtung – Ganganalyse

Auch wenn in spezialisierten Rehabilitationseinrichtungen oft Möglichkeiten zu einer apparativen, computergestützten Ganganalyse bestehen, bleibt doch im therapeutischen Alltag die Beherrschung der **klinischen Gangbeobachtung** für Ärzte und Physiotherapeuten unersetzlich. Im angloamerikanischen und europäischen Raum wird häufig nach der Methode der „Observational Gait Analysis" aus dem Zentrum Rancho Los Amigos gearbeitet (Downey 1989). Im deutschsprachigen Raum hat die „Gangschulung zur funktionellen Bewegungslehre – FBL" weite Verbreitung gefunden (Klein-Vogelbach 1995). Klein-Vogelbach hat die beobachtbaren Kriterien des normalen und gestörten Ganges didaktisch gut herausgearbeitet und dargestellt (Tab. 12.**26** u. Abb. 12.**66**).

Diese Kriterien haben den großen Vorteil, dass sie – im Gegensatz zu den üblichen abstrakten Messbefunden und Diagrammen der apparativen Ganganalyse – auch für Patienten beobachtbar, spürbar und verstehbar sind, was deren Eigenkorrektur enorm erleichtert. Zur Unterstützung der Selbstwahrnehmung sind **Standspiegel** und **Videoaufnahmen** hilfreich. Weiterhin finden sich bei Klein-Vogelbach zahlreiche einfache und komplexe Übungsformen in abgestufter Schwierigkeit zur gezielten Erarbeitung der sensomotorischen Grundlagen des Ganges.

Computergestützte Ganganalysen dienen in erster Linie der Klärung von speziellen Fragestellungen, der Do-

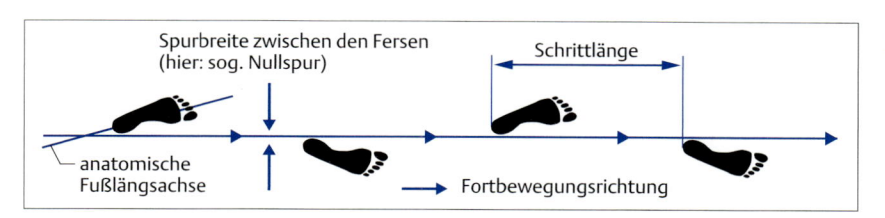

Abb. 12.66 Schrittlänge, Spurbreite und Divergenz der Fußlängsachsen.

Tab. 12.26 Beobachtungskriterien des Ganges vorwärts in der Ebene (modifiziert nach Klein-Vogelbach)

Nr.	Beobachtungskriterien	Bemerkungen zur idealen Norm
1	Stellung der Körperlängsachse (KLA)	annähernd vertikal im Raum
2	Kopfhaltung und Beweglichkeit	Kopf in Längsachse des Körpers eingeordnet, aber vom Gang weitgehend unabhängig frei beweglich
3	Haltung und räumliche Bewegung des Brustkorbes	Aufrecht, in die KLA eingeordnet, annähernd linearer Transport in Richtung Ziel
4	Gangtempo, -rhythmus u. -ökonomie	Norm: 110–120 Schritte/min, harmonisch und flüssig
5	Schrittlänge	ca. 2–3,5 Fußlängen, teils konstitutionell bestimmt, dem Gangtempo angemessen, seitengleich
6	Spurbreite	Nullspur (Abb. 12.**66**)
7	Fuß in der Standbeinphase: Aufsatz, Stellung und Abrollvorgang	Fersenkontakt – Fußaußenrand – Vorfußpronation – Abstoßung über Großzehe. Symmetrische, leichte Divergenz der anatomischen Fußlängsachsen
8	Gehbewegungen des Beckens und der Beine (Standbein-, Spielbeinphase)	Beckenrotation im Standbein-Hüftgelenk (Innenrotation), phasenabhängig geringe Seitneigung. Stabile Beinachsen, charakteristische Gelenkswinkel in der Standbein- und in der Spielbeinphase
9	Stellung und Aktivität des Schultergürtels, Verhalten der Arme	Schultergürtel gegenläufig zur Beckenrotation, reaktives Armpendel, alternierend seitengleich

kumentation von Therapiefortschritten und der Überprüfung von technisch-orthopädischen Versorgungen (z. B. Schuhzurichtungen, Beinlängenausgleich).

Rehabilitationsnachsorge

In Einzelfällen kann eine intensivere Rehabilitationsnachsorge erforderlich sein, damit der Patient die erlernten Kompensationsstrategien und **Verhaltensänderungen im Alltag** stabilisieren kann. Die Therapien werden z. B. auf Gruppenbasis 1- bis 2-mal wöchentlich für 90–120 min in wohnortnahen Nachsorgeeinrichtungen angeboten (BfA 2001).

Nach Ende der Rehabilitation (ca. 5–6 Wochen postoperativ) sind die Patienten meist zu einer **Kontrolle in der operativen Akutklinik** bestellt (radiologische und klinische Kontrolle).

Literatur

Bentz, J., W. Mall, W. Müller-Fahrnow (2001): Behandlungsqualität der Ambulanten orthopädisch-traumatologischen Rehabilitation (AOTR). Tagungsband des 10. Rehabilitationswissenschaftlichen Kolloquiums des VDR. März 2001
BfA – Bundesversicherungsanstalt für Angestellte. AHB Anschlussheilbehandlung – Informationsschrift 1998, 1. Aufl. Internet: http//www.bfa-berlin.de
Bold, R. (1989): Stemmführung nach Brunkow. 5. Aufl. Thieme, Stuttgart
Bührlen, B., N. Gerdes, W. Jäckel (2001): Vergleich von teilstationärer und stationärer Rehabilitation: Leistungen, Effektivität und Beurteilung durch die Rehabilitanden. Tagungsband VDR 2001
Bürger, W., S. Dietsche, M. Morfeld, U. Koch (2001): Ambulant oder stationär – Wer ist erfolgreicher hinsichtlich der Zielsetzung Wiedereingliederung ins Erwerbsleben? Ergebnisse eines bundesweiten Wirksamkeitsvergleichs stationärer und ambulanter Versorgungsformen im Indikationsbereich Orthopädie. Tagungsband VDR 2001
Downey, C. (1989): Observational gait analysis handbook. Professional Staff Association of Rancho Los Amigos Medical Center
Dubs, L. Der Patient als Experte – Einführung in eine evidenz-basierte Orthopädie. Z Orthop Ihre Grenzgeb 2000 138 (4): 289–294
Engel, G. (1977): The need for a new medical model: a challenge for biomedicine. Science 196: 129–136
Klein-Vogelbach, S. (1995): Gangschulung zur Funktionellen Bewegungslehre. 1. Aufl. Springer, Berlin
Künzi, B. (2001): Outcome-Messung (Ergebnisdaten) im Bereich chronischer Krankheiten. Managed Care 5: 22–24
Stier-Jarme, M., G. Stucki (2002): Frührehabilitation im Akutkrankenhaus – gesetzliche Grundlagen. Phys Rehab Kur Med 12: 129–133
Stucki, G., M. Stier-Jarmer, M. Gadomski, B. Berleth, U. Smolenski (2002): Konzepte zur indikationsübergreifenden Frührehabilitation im Akutkrankenhaus. Phys Rehab Kur Med 12: 134–145
VDR, Verband Deutscher Rentenversicherungsträger. Rehabilitation 2002. Internet http://www.vdr.de
Wang, A.W., H.J. Gilbey, T.R. Ackland (2002): Perioperative exercise programs improve early return of ambulatory function after total hip arthroplasty. A randomized, controlled trial. Am J Phys Med Rehabil 81: 801–806
WHO. The ICF – International Classification of Functioning, Disability and Health, 2001. Internet: http://www.who.int/icf/icftemplate.cfm
Zabre, B. (2000): Anschlussheilbehandlung in der Angestelltenversicherung. Entwicklung, Verfahren und Leistung im Jahr 2000. Amtliches Veröffentlichungsblatt. DAngVers 47: 7–8

12.9 Qualitätsmanagement in der Hüftchirurgie

H. Effenberger und R. Mechtler

12.9.1 Einleitung und methodische Grundlagen

Qualitätsmanagement (QM) wird in der DIN EN ISO 9000 als „aufeinander abgestimmte Tätigkeiten zur Leitung und Lenkung einer Organisation bezüglich Qualität" definiert. Darunter sind alle Aktivitäten im Hinblick auf Politik, Lenkung, Ziele und Planung, die die Sicherung und Verbesserung der Qualität garantieren, subsumiert.

Ähnliche oder identische Ansätze zum QM werden von verschiedenen Autoren (Sigle u. Wilhelm 2002) vielfach mit unterschiedlichen Bezeichnungen wie Qualitätssicherung (Quality Assurance), fortlaufende Qualitätsverbesserung (Continuous Quality Improvement), Leistungsverbesserung (Performance Improvement) bzw. TQM (Total Quality Management) belegt. Allen diesen Ansätzen gemeinsam ist ein Konzept, das die Mitarbeiter einschließt, systematisch die Versorgungsabläufe hinterfragt und folgendermaßen zusammengefasst werden kann:

- Das Ziel ist, die Qualität, Effektivität und Sicherheit der Patientenversorgung zu erhalten und zu verbessern sowie die Bedürfnisse sowohl der Patienten als auch Dritter besser zu erfüllen.
- Die Methoden bestehen in systematischen und wiederholten Messungen der Qualität und dem Vergleich mit gesetzten Standards (Tab. 12.**27** u. 12.**28**) sowie der Analyse von gefundenen Defiziten.
- Im Team werden gemeinsam geeignete Maßnahmen zur Beseitigung der Defizite entwickelt.
- Laufend ist zu evaluieren, ob tatsächlich Verbesserungen eingetreten sind bzw. die gesetzten Ziele erreicht wurden.

Tab. 12.27 Klinische Indikatoren und Standards in der Hüftchirurgie

Indikatoren		Standards
Verweildauer		in Tagen
Versorgungsleistung	Wundinfektionen postoperativ	in %
	Thrombose (DVT postoperativ)	in %
	Embolie	in %
	periprothetische Fraktur	in %
	Gefäßverletzung	in %
	Parese	in %
	Instabilität	in %
Status zum Zeitpunkt der Entlassung	Bewegungsumfang	Flexion, Ab-/Adduktion, AR/IR in Graden
	Lokalstatus	bland/nicht bland
	Schmerzzustand	schmerzfrei/schmerzhaft
	Mobilisierung	Stufen steigen: selbstständig möglich/nicht möglich
	Beinlänge	Differenz in Millimetern
	Patientenzufriedenheit	Zufriedenheitsgrad

Tab. 12.28 Organisatorische Indikatoren und Standards in der Hüftchirurgie

Indikatoren	Standards
Wartezeit auf OP/Kontrolle	in Tagen/in Minuten
Untersuchungsräume	verfügbar/nicht verfügbar
Aufklärung	Aufklärungsbogen/formlos
Markierung der Operationsseite	ja/nein
Operationsskizze	vorhanden/nicht vorhanden
Qualifikation des OP-Teams	spezialisiert/nicht spezialisiert
Zeitpunkt der Fertigstellung des Arztbriefes	Zeitpunkt (Tage) in Bezug auf die Entlassung
Prothesenpass	vorhanden/nicht vorhanden
Information über Nachbehandlung	keine/mündlich/schriftlich
Dokumentationssystem	vorhanden/nicht vorhanden

Im Wesentlichen entspricht dies den Forderungen von Deming (1986) sowie Ovretveit (1992) mit ihrem zyklischen PDCA(Plan-Do-Check-Act)-Ansatz (Abb. 12.**67**). Voraussetzung dafür ist die aktive Mitwirkung von Vertretern aller Bereiche und Ebenen, die in die Versorgungsabläufe involviert sind.

Im Folgenden werden Voraussetzungen und Strategien für ein umfassendes Qualitätsmanagement unter Berücksichtigung der Hüftchirurgie dargestellt. Wesentlich erscheint der Hinweis, dass derartige Bemühungen in Teilbereichen nicht isoliert gesehen werden dürfen, sondern integraler Bestandteil des Qualitätssystems eines Krankenhauses, einer Klinik oder Abteilung sind.

12.9.2 Dimensionen der Qualitätssicherung

Donabedian (1980) hat bereits 1966 dieses Konzept auf die Medizin übertragen und innerhalb der zu betrachtenden Systeme und Subsysteme 3 Dimensionen hervorgehoben:
1. **Struktur**: beinhaltet alle Ressourcen (z. B. Operationspersonal, Räumlichkeiten, Geräte),
2. **Prozess**: umfasst alle dynamischen Abläufe (z. B. die Operationsvorbereitungen),
3. **Ergebnis**: entspricht dem erreichten Ziel der Aktivitäten (z. B. komplikationsloser postoperativer Verlauf).

Zu beachten ist allerdings, dass die Strukturqualität das Ergebnis nur bedingt beeinflussen kann, d. h., wenn Prozesse nicht reibungslos und optimal organisiert ablaufen. Umgekehrt können Defizite hinsichtlich der Strukturqualität, weil beispielsweise Rahmenbedingungen nicht verändert werden können, sehr wohl auf der Prozessebene so „kompensiert" werden, dass das erwünschte Ergebnis erreicht werden kann.

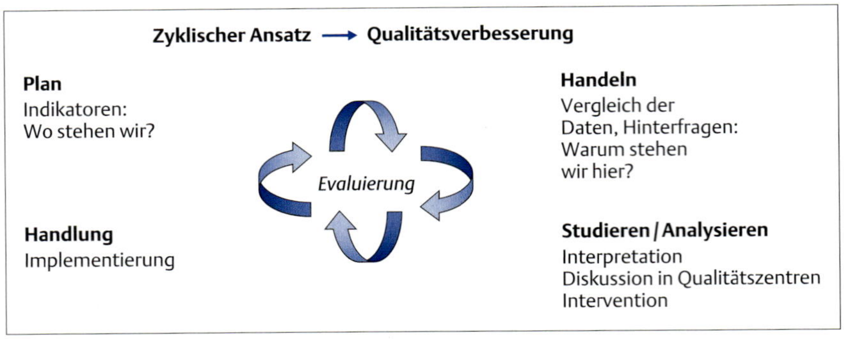

Abb. 12.67 Ansatz zur kontinuierlichen Qualitätsverbesserung.

Zyklischer Ansatz → Qualitätsverbesserung

Plan
Indikatoren:
Wo stehen wir?

Handeln
Vergleich der
Daten, Hinterfragen:
Warum stehen
wir hier?

Evaluierung

Handlung
Implementierung

Studieren / Analysieren
Interpretation
Diskussion in Qualitätszentren
Intervention

Nachfolgend sollen für die Hüftchirurgie beispielhaft wesentliche **Faktoren**, die die **Struktur-, Prozess- und Ergebnisqualität** beeinflussen, aufgelistet werden.

Strukturqualität
- Die Strukturqualität drückt sich in der **Wartezeit auf einen Operationstermin** aus.
- **Informationsabende** und **Kurse** bieten sowohl dem Patienten als auch den Angehörigen umfassende Information zur Operation bzw. über den postoperativen Verlauf.
- Ein **Arzt-** bzw. **Untersuchungszimmer** ist Voraussetzung für das vertrauliche Arztgespräch, wodurch die Intimität der Patienten gewahrt bleibt.
- Die **Qualifikation des Operationsteams** ebenso wie die technische Ausstattung im OP sind Voraussetzungen für einen komplikationslosen Verlauf.
- Sowohl Operationen bei Endoprothesen als auch Umstellungsoperationen erfordern eine entsprechende Planung mit **Operationsskizze**. Rechnerunterstützte Verfahren ermöglichen anhand präoperativ gewonnener Bilddaten eine für den Patienten individuelle **Operationsplanung** (Kerschbaumer u. Starker 1995). Der operative Eingriff oder Teilschritte davon können an einem virtuellen Modell simuliert werden (Jerosch u. Mitarb. 1999).
- Bezüglich der verwendeten Implantate sind modulare **Prothesensysteme**, die einem intraoperativen Regimewechsel gerecht werden, Notwendigkeit. Spezielle Prothesensysteme verlangen eine entsprechende Operationstechnik, um Komplikationen zu vermeiden.
- Ein **Patientenzimmer für den unmittelbar postoperativen Zeitraum** ist die strukturelle Voraussetzung für die überschaubare Patientenüberwachung.
- **Umfang, Zeitpunkt und Voraussetzung von physikalischer Therapie und Pflege** sind entscheidende Faktoren in der prä- und postoperativen Phase.
- Ein **standardisierter Arztbrief** soll garantieren, dass alle wesentlichen Informationen für die weitere Behandlung zur Verfügung stehen. Ein computerunterstützter und standardisierter Arztbrief kann bereits die für die klinikinterne Qualitätssicherung relevanten Daten beinhalten.
- **Leitlinien** sind systematisch entwickelte Richtlinien mit dem Zweck, Ärzte und Patienten über zweckdienliche Maßnahmen der Krankenversorgung unter spezifischen klinischen Umständen zu unterstützen (Krämer u. Mitarb. 1999).
- Ein **Prothesenpass**, den der Patient nach der Operation erhält, ist wesentlicher Informationsträger hinsichtlich der verwendeten Implantate, aber auch für das Verhalten des Patienten bei Problemen.
- Eine **Endoprothesenschule** (Jerosch u. Heisel 1996) informiert den Patienten umfassend über den operativen Eingriff sowie die Rehabilitation.
- Ein **funktionierendes Dokumentationssystem** (Winter 1996) ist notwendig, um zielgerichtet alle medizinisch und pflegerisch erbrachten Leistungen festzuhalten sowie den Krankheitsverlauf entsprechend zu dokumentieren.
- Durch die Festlegung der Organisationsabläufe in einem **Handbuch** (Abteilungsleitfaden) sind die Voraussetzungen für eine funktionsfähige Struktur geschaffen.

Prozessqualität

Die Prozessqualität wird durch alle Interaktionen sowie durch die klinischen und organisatorischen Abläufe definiert. Dazu zählt z. B. die Koordination für termingerechte Abläufe in der perioperativen Phase. Wesentlich beeinflusst wird die Prozessqualität durch die Art der Kommunikation und Zusammenarbeit aller in den Versorgungsprozess involvierten Berufsgruppen; im Besonderen sei hier auf die frühzeitige Mobilisierung des Patienten und damit auf die Zusammenarbeit mit den Physiotherapeuten hingewiesen. Diese sollten entweder in die Visitenabläufe oder in regelmäßige interdisziplinäre Fallbesprechungen einbezogen werden. Nachfolgend sollen einige wesentliche **Faktoren**, die die **Prozessqualität** beeinflussen, beispielhaft aufgezählt werden:

- Ein **patientenspezifisches Aufklärungsgespräch** über die gesetzlichen Vorgaben hinaus sollte zum Standard des Operationsmanagements gehören.
- Viele Organisationsabläufe beginnen auf der Station nach der **Visite**, sodass ein **regelmäßiger Beginn** anzustreben ist.

- Wartezeiten bei den prä- und postoperativen Untersuchungen sowie bis zum Operationszeitpunkt spielen für den Patienten eine bedeutende Rolle und sind oftmals der Grund für die Wahl der Klinik zur Operation. Lange Anreisen und Wartezeiten sowie finanzielle Gründe halten Patienten oftmals davon ab, die erforderlichen Nachuntersuchungen durchführen zu lassen. Im Sinne der Patientenorientierung sowie der weiteren Organisationsabläufe ist eine möglichst kurze Wartezeit anzustreben. Dies erfordert ein hohes Maß an **Organisation und Koordination**.
- Die **Fertigstellung des Arztbriefes am Tage der Entlassung** sollte allgemeiner Standard sein und ist durch die kontinuierliche Erfassung eingehender Befunde (Aufnahme, Konsiliaruntersuchungen, Operation, stationärer Verlauf) zu erreichen. Damit sind die Voraussetzungen für die weitere Behandlungskontinuität gegeben.
- Die **Information für den weiterbehandelnden** Arzt in der Praxis bzw. in der Rehaklinik wird dadurch wesentlich erhöht. Der Patient ist auf eine detaillierte und verständliche **Information** angewiesen, um sich postoperativ entsprechend verhalten zu können. Er fühlt sich dadurch auch sicherer.
- **Bereitstellung von Literatur** und **Zugriff auf Datenbanken** zur Aus- und Fortbildung sowie Unterlagen zur Implantatsidentifikation bei Wechseloperationen.
- **Ausgebaute Implantate** sollten für die medizinisch-wissenschaftliche Bearbeitung (z. B. Abrieb) und für Regressansprüche, z. B. bei frühzeitigem Implantatswechsel, **aufbewahrt** werden.
- Das Vorgehen bei **Schadensfällen** in der Endoprothetik sollte entsprechend der **ISO-Norm** erfolgen.
- Auffälligkeiten bei Neuentwicklungen, Schadensfälle und Implantatsversagen sollten frühzeitig diskutiert und veröffentlicht werden.

Ergebnisqualität

Strukturvoraussetzungen und die Prozessqualität schlagen sich im Ergebnis nieder. Angestrebte Ergebnisse in der Hüftchirurgie werden durch die unterschiedlichen Ziele bzw. den erwarteten Erfolg definiert. So werden die Ziele aus der Sicht des Operateurs vor allem in einem blanden, komplikationslosen Verlauf mit Funktionsverbesserung liegen.

Der Patient verfolgt zudem je nach Gesundheitszustand und Alter Ziele wie Schmerzfreiheit und rasche Mobilität bei gleichzeitiger hoher Lebensqualität, Arbeitsfähigkeit etc.

Um Ergebnisse im Bereich der Orthopädie zu objektivieren und Vergleiche anzustellen, kann mit **standardisierten Kriterien** (Bettin u. Katthagen 1997, D'Antonio u. Mitarb. 1989, Harris 1969, Merle d'Aubigné u. Postel 1954, Paprosky 1990) die Ergebnisqualität beurteilt werden.

Wesentliche Kriterien für die Ergebnisqualität sind postoperative Infektionen, weitere definierte Komplikationen, Mobilität, der Schmerzgrad und die Lebensqualität des Patienten. Die postoperative **Beurteilung nach Score-Kriterien** und **standardisierte Röntgenaufnahmen** vor der Entlassung sind Grundlage für Vergleiche.

Scores finden sich in nahezu allen Publikationen, haben aber nur eine medizinisch-wissenschaftliche Bedeutung, da das Gesamtergebnis wesentlich vom Allgemeinzustand bzw. dem Alter des Patienten beeinflusst wird. Die Verwendung von Scores hat den Vorteil gebracht, dass ein einheitlicher Sprachgebrauch in der Ergebnisbeurteilung vorliegt.

Die Informationen zur Ergebnisqualität sind Voraussetzung, um gezielt Verbesserungen durchführen zu können. Die Beurteilung der **Lebensqualität** (Bullinger 1994, Ware u. Sherbourne 1992) bleibt bei vielen Untersuchungen unberücksichtigt, obwohl diese für den Patienten subjektiv im Vordergrund steht.

Komplikationen bedingen einen unvergleichlich größeren Aufwand als komplikationslose Verläufe. Die Kenntnis der Komplikationsrate ist Voraussetzung für ihre Senkung. Ein wesentliches Ziel der Qualitätssicherung (QS) muss die Reduzierung der Komplikationsrate sein. Die Erhebung der Komplikationen ist während des stationären Aufenthaltes, bzw. der Rehabilitationsphase problemlos. Schwieriger wird es hinsichtlich später auftretender Komplikationen, zumal die Therapie oftmals nicht am selben Krankenhaus erfolgt, in dem der Ersteingriff stattfand, sodass diesbezüglich ein Informationsaustausch erforderlich ist (Effenberger u. Mechtler 1996, Effenberger u. Mitarb. 2001). Unter dem Aspekt der Ergebnisqualität sollten auch die Bemühungen um nationale Prothesenregister gesehen werden. Die in den skandinavischen Ländern verwendeten nationalen Prothesenregister (Malchau u. Mitarb. 1993, Havelin u. Mitarb. 2000) sind wesentlicher Teil der Qualitätssicherung hinsichtlich der erzielten Ergebnisse mit Endoprothesen.

12.9.3 Umsetzungsstrategien

Für die Umsetzung von Qualitätskonzepten in Kliniken ist die interne von der externen Qualitätssicherung zu unterscheiden.

Die **interne Qualitätssicherung** ist die eigentliche klinikrelevante Form der Qualitätssicherung. Man versteht darunter das systematische Hinterfragen der Strukturen und Prozesse und die Beurteilung der eigenen Ergebnisse.

Unter **externer Qualitätssicherung** versteht man primär überbetriebliche, ergebnisbezogene Indikatorenvergleiche mit dem Ziel interner Selbstbewertung der Versorgungsleistung und nicht externe Kontrolle. Als Qualitätsindikatoren können beispielsweise intraoperative Komplikationen wie Frakturen, Gefäß- und Nervenverletzungen oder Infektionen dienen.

Über Tracerdiagnosen (Schega u. Mitarb. 1981, Selbmann u. Schega 1983) hinaus werden ergebnisorientierte Spitalsvergleiche etwa im **Quality Indicator Project**

(Mechtler u. Brock 1999) ermöglicht. In diesem internationalen Projekt werden u.a. auch Indikatoren für die Hüftchirurgie zur Verfügung gestellt. Allerdings befindet sich diese Art der Indikatorenvergleiche erst im Ansatz.

Des Weiteren laufen unter dem Begriff der externen Qualitätssicherung Initiativen zur Akkreditierung durch externe Audits. Hier werden Prozessabläufe dahingehend analysiert und überprüft, inwieweit diese vorher vereinbarten Standards genügen. Das Gleiche gilt für die Zertifizierung, bei der nach festgesetzten Zeitperioden die in Handbüchern festgelegten Standards überprüft und im positiven Fall das Zertifikat erneuert wird.

Dem zyklischen Ansatz folgend (s. Abb. 12.**67**), dessen Ziel die kontinuierliche Qualitätsverbesserung (Continuous Quality Improvement) sein sollte, müssen beide genannten Formen – interne wie externe Qualitätssicherung – kombiniert zum Einsatz kommen.

Für die Hüftchirurgie würde ein Vorgehen im Hinblick auf einen zyklischen Ansatz in der Praxis folgendermaßen aussehen:

1. **Schritt**: Wo stehen wir?
   Für die Planung müssen die Verantwortlichen zunächst wissen, wo sie mit ihrer Versorgungsleistung stehen. Das heißt, es muss eine Beurteilung der Qualität der Versorgungsleistung möglich sein.
2. **Schritt**: Warum stehen wir hier?
   Intern sollten die Werte der Abteilung bzw. Klinik im Vergleich mit anderen Abteilungen hinterfragt werden. Beispielsweise, wenn die postoperative Wundinfektionsrate im Mittelwert oder Percentil höher liegt als die Vergleichsgruppe oder sich ein zunehmender Trend an Wundinfektionen an der eigenen Abteilung zeigt. Dann sollte das Mitarbeiterteam eine Analyse nach bestimmten Faktoren durchführen. Derartige Faktoren können die Patientenstruktur, Operationstechnik, Antibiotikaprophylaxe, perioperativer Prozessablauf etc. sein.
3. **Schritt**: Wo wollen wir hin und wie erreichen wir das?
   Im Team müssen Ziele festgelegt und geeignete Maßnahmen dafür entwickelt werden.
4. **Schritt**: Welche Aktivitäten sind dazu notwendig?
   Hier geht es darum, diese Maßnahmen entsprechend umzusetzen und dauerhaft zu implementieren.
5. **Schritt**: Was wurde erreicht?
   Die laufende Evaluierung, sei es vierteljährlich über externe Spitalsvergleiche oder intern im Zeitverlauf, zeigt auf, ob die getroffenen Interventionen tatsächlich gegriffen haben oder ob weitere Modifikationen notwendig sind.

Die Implementierung einer derartigen Qualitätsstrategie auf der Grundlage von Indikatoren zur Messung von klinischer Versorgungsleistung wird nicht nur langfristig ein effizientes Qualitätsmanagement in einer Klinik unterstützen, sondern auch zu kontinuierlichen Verbesserungen führen.

Zyklische Ansätze bedingen die Anwendung ergebnisorientierter Strategien unter Analyse und Berücksichtigung der dahinterstehenden Prozesse. Ein Aspekt davon ist die klinische Versorgungsleistung, die Patientenzufriedenheit und Lebensqualität sind weitere wichtige Aspekte.

Die Akzeptanz der Qualitätssicherung steigt, wenn daraus unmittelbare Ergebnisse transparent und mit den Beteiligten diskutiert werden. Qualitätssicherung bedeutet Analyse von Prozess- bzw. Versorgungsabläufen und nicht Aufdeckung persönlicher Fehler, sodass die Datenanalyse prozess- und nicht personenorientiert sein soll.

Literatur

Bettin, D., B.D. Katthagen (1997): Die DGOT-Klassifikation von Knochendefekten bei Hüft-Totalendoprothesen-Revisionsoperationen. Z Orthop 135: 281–284

Bullinger, M. (1994): Lebensqualität – ein neues Bewertungskriterium für den Therapieerfolg. In: Pöppl, M. Bullinger, U. Härtel: Kurzlehrbuch der medizinischen Psychologie. VCH Edition Medizin, Weinheim: 369–376

D'Antonio, J.A., W.N. Capello, L.S. Borden, W.L. Bargar, B.F. Bierbaum, W.G. Boetcher, M.E. Steinberg, S. D. Stuhlberg, J. Wedge (1989): Classification and management of acetabular abnormalitis in total hip arthroplasty. Clin Orthop 243: 126–137

Deming, W.E. (1986): Out of the crisis. Massachusetts Institute of Technology, Center for Advanced Engineering Study. Cambridge

Donabedian, A. (1980): Explorations in quality assessment and monitoring. Vol. I: The definition of quality and approaches to its assessments. Ann Arbor: Health Administration Pr

Effenberger, H., R. Mechtler (1996): Qualitätssicherung in der Hüftendoprothetik. In: Jerosch, J., H. Effenberger, S. Fuchs: Hüftendoprothetik – Biomaterialien, Designs, Spätinfektionen. Thieme, Stuttgart

Effenberger, H., R. Mechtler, J. Jerosch, U. Munzinger (2001): Qualitätsmanagement in der Hüft- und Knieendoprothetik. Orthopäde 30: 332–344

Harris, W.H. (1969): Traumatic arthritis of the hip after dislocation and acetabular fractures: treatment by mold arthroplasty – an end-result study using a new method of result evaluation. J Bone Joint Surg Am 51-A: 737–755

Havelin, L.I., L.B. Engesaeter, B. Espehaug, O. Furnes, S.A. Lie, S.E. Vosset (2000): The Norwegian Arthroplasty Register: 11 years and 73.000 arthroplasties. Acta Orthop Scand 71: 337–353

Jerosch, J., J. Heisel (1996): Endoprothesenschule. Rehabilitations- und Betreuungskonzepte für die ärztliche Praxis. Deutscher Ärzte-Verlag, Köln

Jerosch, J., T.J. Filler, E.T. Peuker, M. Rahgozar, C. v Hasselbach, A. Lahmer, U. Witzel (1999): Grundlagen zu Operationsrobotern in der Hüftendoprothetik und mögliche Ansätze zur Qualitätsverbesserung von Operationsplanung und -umsetzung. In: Jerosch, J., K. Nicol, K. Peikenkamp: Rechnergestützte Verfahren in Orthopädie und Unfallchirurgie. Steinkopff, Darmstadt

Johnston, R.C., R.H. Fitzgerald, W.H. Harris, P. Poss, M.E. Müller, C.B. Sledge (1990): Clinical and radiographic evalution of total hip replacement. J Bone Joint Surg Am 72: 161–168

Kerschbaumer, F., M. Starker (1995): Die präoperative Planung von Hüftendoprothesen. In: Kerschbaumer, F.: Die Hüftendoprothese in komplizierten Fällen. Thieme, Stuttgart: 20–30

Krämer, K.L., L. Jani, J. Grifka, H.P. Scharf, R. Schleberger, J. Zacher (1999): Leitlinien in der Orthopädie. Ein erster Schritt. Orthopäde 28: 236–242

Malchau, H., P. Herberts, L. Ahnfeldt (1993): Prognosis of total hip replacement in Sweden. Follow-up of 92 675 operations performed 1978–1990. Acta Orthop Scand 64: 245–251

Mechtler, R., H. Brock (1999): Quality Indicator Project – Neue Maßstäbe im Gesundheitswesen. Manage med Forum für modernes Gesundheitsmenagement 5: 32–35

Merle d'Aubigné, R., M. Postel (1954): Functional results of hip arthroplasty with acrylic prosthesis. J Bone Joint Surg Am 36: 451–475

Ovretveit, J. (1992): Health service quality. Blackwell Scientific Press, Oxford

Paprosky, W.G. (1990): Acetabular defect classification. Clinical application. Orthop Rev Suppl 19

Schega, W., O. Scheibe, D. Tadic (1981): Erfahrungen aus der Qualitätssicherungsstudie 1977. In: Med Inf und Statistik 31, Qualitätssicherung in der Medizin. Springer, Berlin

Selbmann, H.K., W. Schega (1983): Das Modell der Qualitätssicherung chirurgischer Arbeit in Nordrhein-Westfalen. Langenbecks Arch Chir 361: 797–800

Sigle, J., H.-J. Wilhelm (2002): Medizinisches QM. In: Lehmann, T.: Handbuch der Medizinischen Informatik. Hanser, München: 653

Tschauner, C. (1997): Befunddokumentation und Ergebnisbewertung. In: Tschauner, C.: Die Hüfte. Enke, Stuttgart: 34–40

Ware, J.E., C.D. Sherbourne (1992): The MOS 36-item short-form health survey (SF-36). Med Care 30: 473–483

Winter, T. (1996): Dokumentations- und Datenqualität. In: Winter, T.: Diagnose- und Therapieschlüssel in Orthopädie und Traumatologie. Bücherei des Orthopäden 65. Enke, Stuttgart: 7–14

13 Arthropathien
L. Hovy

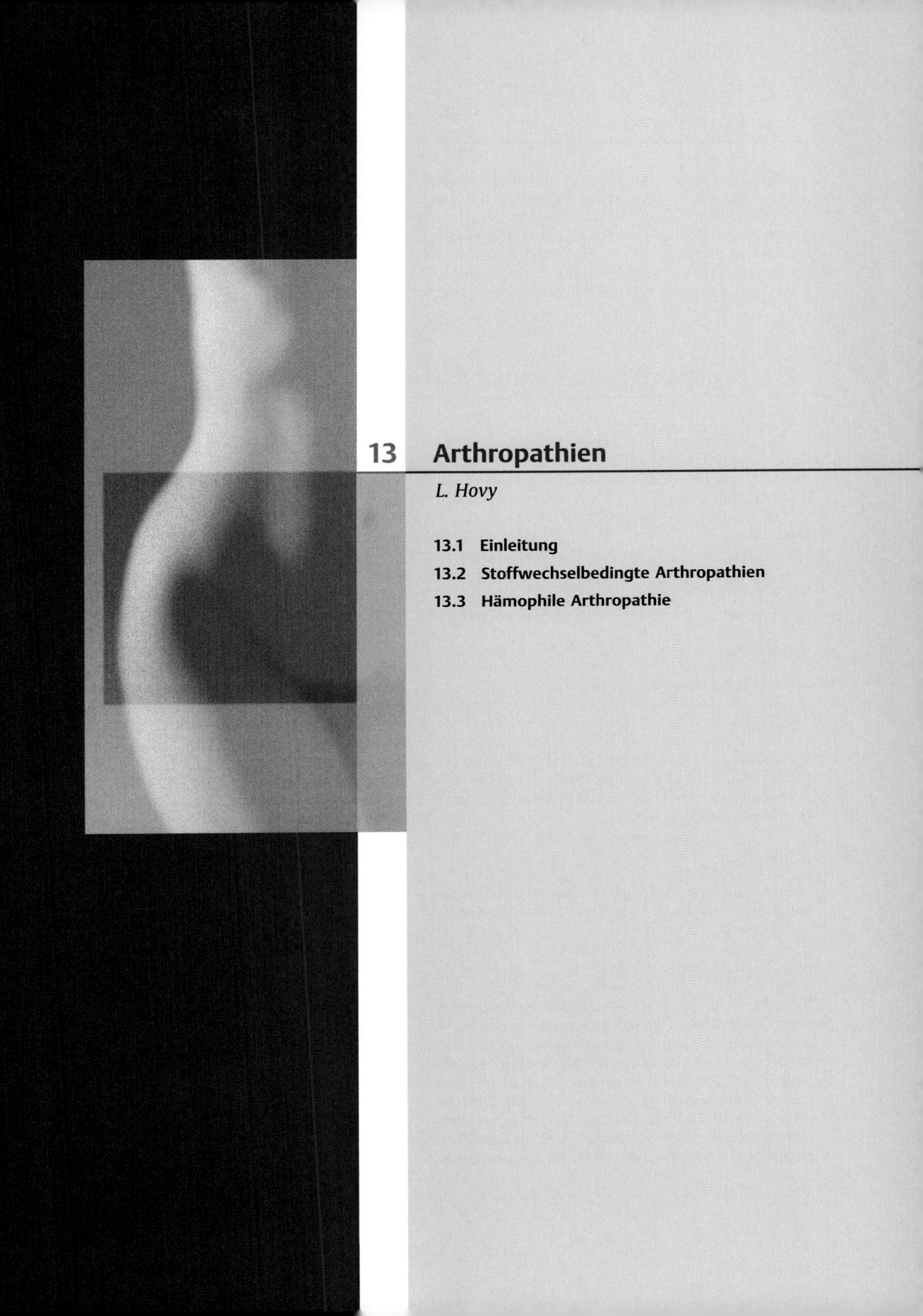

13.1 Einleitung
13.2 Stoffwechselbedingte Arthropathien
13.3 Hämophile Arthropathie

13.1 Einleitung

Der Begriff Arthropathie wird uneinheitlich für eine heterogene Gruppe von Gelenkerkrankungen mit teilweise entzündlichen und nichtentzündlich degenerativen Komponenten verwendet. Arthropathie ist somit eine relativ unscharfe Bezeichnung für verschiedene akute und chronische Gelenkanomalien (Mohr 2000). Diese Gelenkveränderungen sind häufig assoziiert mit Stoffwechselerkrankungen, hämostaseologischen und hämatopoetischen Störungen sowie seltener mit Neuropathien. Im Rahmen dieser Grunderkrankungen werden zumeist multiple Gelenke mit unterschiedlicher Häufigkeit befallen. Es werden hier nur die für das Hüftgelenk relevanten Störungen dargestellt.

13.2 Stoffwechselbedingte Arthropathien

Stoffwechselbedingte Arthropathien treten bei metabolischen und endokrinen Störungen auf. Bei den metabolischen Störungen können die so genannten **Kristallarthropathien** (Arthropathia urica und Chondrokalzinose) als relativ häufig vorkommende Subgruppe zusammengefasst werden.

13.2.1 Arthropathia urica

Synonyme

Gicht, Gichtarthropathie, Arthritis urica.

Definition

Eine Arthropathia urica ist die Kombination einer Hyperurikämie mit einer akut entzündlichen oder später chronisch destruierenden Arthritis urica (Gresser 2001, Schattenkirchner u. Gröbner 2000).

Ätiologie

Die Mehrzahl der **primären (familiären) Hyperurikämien** beruht auf einer Störung der renalen tubulären Harnsäureausscheidung.

Pathogenese

Der Pathomechanismus der akuten und der chronischen Arthropathia urica ist bisher nicht endgültig geklärt. Im akuten Gichtanfall kommt es im Gelenk zur Auskristallisation von Harnsäure mit einer leukozytären Entzündungsreaktion der Synovialis (Dieppe u. Calvert 1983, Terkeltaub u. Ginsberg 1988). Bei der chronischen Gicht findet man Urattophi in den Weichteilen der Gelenkkapsel und im Knochen sowie Urateinlagerungen im Knorpel mit Knorpeldefekten (Mohr 2000). Die Kombination einer Arthritis urica mit einer Chondrokalzinose wurde mehrfach beschrieben (Hamilton 1976).

Epidemiologie

Die Gicht gehört zu den häufigsten Stoffwechselerkrankungen in den westlichen Ländern. Ein Befall des Hüftgelenks wurde erstmals 1963 von Wissinger beschrieben. Das Hüftgelenk ist allerdings mit 5,2 % gegenüber 77,5 % beim Großzehengrundgelenk nur relativ selten von einer chronischen Arthropathia urica betroffen (Dieppe u. Calvert 1983).

Ein akuter Gichtanfall kommt an den Hüftgelenken praktisch nicht vor. Die chronische Arthropathia urica der Hüfte entwickelt sich durch die inzwischen frühe Diagnose und Therapie der Hyperurikämie nur noch ausnahmsweise.

Diagnostik

Klinische Diagnostik

Die klinische Diagnose orientiert sich an dem kombinierten Nachweis einer Gicht mit Gichtanfällen in der Anamnese, einer Hyperurikämie, Tophi an der Ohrmuschel bzw. subkutan sowie einer schmerzhaften Bewegungseinschränkung der Hüfte (Schattenkirchner u. Gröbner 2000).

Bildgebende Diagnostik

Das Röntgenbild weist eine konzentrische Gelenkspaltverschmälerung, subchondrale Sklerosierungen und Zysten im Sinne einer sekundären Arthrose nach. Auch partielle Hüftkopfnekrosen wurden beschrieben (Schultz 1969, Stockman u. Mitarb. 1980). Beweisend ist der Nachweis von intraossären Tophi, ggf. in zusätzlichen Röntgenaufnahmen der Vorfüße und Hände (Barthelemy u. Mitarb. 1984).

Differenzialdiagnose

Chondrokalzinose, primäre Arthrosen, idiopathische Hüftkopfnekrose, seropositive und seronegative Arthritiden.

Therapie

Eine medikamentöse Behandlung der Hyperurikämie erfolgt mit einem Urikostatikum oder Urikosurikum. Unterstützend können nichtsterodiale Antirheumatika in Kombination mit Physiotherapie und physikalischen Maßnahmen angewendet werden.

Nur bei fortschreitender Sekundärarthrose ist ein elektiver Hüftgelenkersatz angezeigt, wobei die Gichtarthropathie durch eine erhöhte Rate an heterotopen Ossifikationen kompliziert ist (Duck u. Mylod 1992).

13.2.2 Chondrokalzinose

Synonyme

Pyrophosphat-Arthropathie, Pseudogicht, Kalziumpyrophosphat-Dihydrat-Kristallablagerungskrankheit.

Definition

Bei der Chondrokalzinose wird kristallines Kalziumpyrophosphat-Dihydrat im hyalinen Gelenkknorpel, Faserknorpel und in der Synovialis abgelagert.

Ätiologie

Die Chondrokalzinose tritt sowohl **sporadisch** (idiopathisch) mit zunehmender Häufung im höheren Lebensalter als auch **hereditär** bei meist autosomal-dominantem Erbgang mit frühem Erkrankungsbeginn und schwererem Verlauf auf (Doherty u. Mitarb. 1991, Reginato u. Mitarb. 1995). Sie ist assoziiert mit Stoffwechselstörungen, wie z.B. Gicht, Hämochromatose, Ochronose oder endokrinen Störungen wie Hyperparathyreoidismus (Hamilton 1976, McCarty 1979). Auch eine Assoziation mit primären und sekundären Arthrosen im höheren Lebensalter ist zu beobachten (Ledingham u. Mitarb. 1992, Schneider 1987).

Pathogenese

Anorganisches Pyrophosphat entsteht als Intermediärprodukt des Stoffwechsels von Nucleosiddiphosphaten und wird durch Pyrophosphatasen (z.B. alkalische Phosphatase) abgebaut. Die Ursache und Entstehung der Ausfällung von CPPD-Kristallen im Knorpel und der Synovialis sind bisher noch unzureichend geklärt (Schneider 2001). Makro- und mikroskopisch erkennt man ausgedehnte weißliche Kalkeinlagerungen im Gelenkknorpel (mit oft weitgehender Knorpelzerstörung) sowie in der Synovialis. In wenigen Fällen wurden massive tumorsimulierende extraartikuläre CPPD-Ablagerungen beschrieben (Sissons u. Mitarb. 1989). Eine Chondrokalzinose im Alter über 70 Jahren führt überdurchschnittlich häufig zu einer sehr rasch progressiv sekundären Arthrose mit Zerstörung der Hüfte (Menkes u. Mitarb. 1985).

Epidemiologie

Die Chondrokalzinose kommt überwiegend als idiopathische sporadische Form bzw. in Assoziation mit Arthrosen vor, wobei Frauen häufiger betroffen sind. Die Inzidenz steigt mit höherem Lebensalter rapide an (ca. 30–60% bei über 90-Jährigen) (Bergstrom u. Mitarb. 1986, Gerster u. Fallet 2000, McCarty 1979). Dabei wird das Hüftgelenk deutlich seltener als das Knie befallen.

Diagnostik

Klinische Diagnostik

Die chronische Arthropathie ist durch die typische Klinik einer Arthrose mit Anlaufschmerz, belastungsabhängigen Schmerzen und zunehmender Bewegungseinschränkung gekennzeichnet. Das Labor zeigt bei der idiopathischen Form keine typischen Befunde. Assoziierte Stoffwechselstörungen (vor allem Gicht) und entzündliche Arthritiden können durch spezifische Analysen nachgewiesen werden. In der selten notwendigen Synovia-Analyse finden sich CPPD-Kristalle, die sich gegenüber den nadelförmigen Uratkristallen im polarisierten Licht deutlich plumper darstellen.

Bildgebende Diagnostik

Das Röntgenbild ist in der Regel typisch mit dem Nachweis einer oft durchgehenden feingranulären Kalzifikation des oberflächlichen Gelenkknorpels mit einem freien Saum zur subchondralen Knochenlamelle hin. Im weiteren Verlauf kommt es zur zunehmenden Gelenkspaltverschmälerung und subchondralen Sklerosierung (Steinbach u. Resnick 2000). Dabei fällt gehäuft eine atrophe Knochenreaktion auf (Ledingham u. Mitarb. 1992). Möglicherweise ist dies die Ursache einer ebenfalls häufig assoziierten rasch destruierenden Arthrose (Menkes u. Mitarb. 1985). Weiterhin finden sich Kalzifikationen in der Gelenkkapsel und paraartikulär. Auf der Beckenübersichtsaufnahme stellt sich eine streifige Verkalkung der Symphyse dar. Zur weiteren Differenzierung sollten zusätzliche Röntgenaufnahmen der Kniegelenke und Hände durchgeführt werden.

Differenzialdiagnose

Gicht, primäre und sekundäre Arthrosen, entzündliche Arthritiden.

Therapie

Eine spezifische Behandlung existiert nicht. Es erfolgt in der Regel eine symptomatische Therapie mit nichtsteroidalen Antirheumatika, ggf. mit systemischer oder intraartikulärer Cortisongabe. Weiterhin sind physikalische und physiotherapeutische Behandlungen indiziert. Eine rasch destruierende Koxarthrose sollte frühzeitig noch vor der Ausbildung ausgedehnter Knochendefekte am Azetabulum endoprothetisch versorgt werden.

13.2.3 Dialysearthropathie

Synonyme

Dialyseassoziierte Arthropathie, Amyloidarthropathie.

Definition

Die Dialysearthropathie ist Teil der komplexen renalen Osteoarthropathie nach mehrjähriger Hämodialyse. Sie wird überwiegend durch die Ablagerung von Amyloid hervorgerufen (Timsit u. Bardin 1994).

Ätiologie

Als Folge einer Hämodialyse von mehr als 18 Monaten kommt es zu einer vermehrten Konzentration von β-2-Mikroglobulin-Amyloid im Körper (Ayers u. Mitarb. 1993). Dabei korreliert die Amyloidmenge direkt mit der Dialysedauer.

Pathogenese

Die erhöhte β-2-Mikroglobulin-Konzentration nach Hämodialyse führt zu Ablagerungen zuerst im Gelenkknorpel und später in der Synovialis, der Gelenkkapsel und im subchondralen Knochen mit ausgedehnten Zysten (Ayers u. Mitarb. 1993). Weitere Bestandteile des Amyloids sind α-2-Makroglobulin und Hyaluronan (Timsit u. Bardin 1994). Zusammen mit Kalziumphosphat und Oxalatsalzen entstehen eine Synovialitis sowie periartikuläre Verkalkungen (Schneider 2001). Parallel findet man eine ausgeprägte Osteopenie u. a. als Folge eines sekundären Hyperparathyreoidismus (Nakai u. Mitarb. 2001). Bei Einbruch der subchondralen Zysten entwickelt sich eine rasch progrediente sekundäre Koxarthrose.

Epidemiologie

Nakai u. Mitarb. (2001) fanden bei einem Dialysezeitraum unter 10 Jahren bei 17% der Patienten Knochenzysten und bei 19% eine Gelenkspaltverschmälerung. Lag die Dialysedauer bei 10 Jahren und darüber wurden bei 48% der Patienten Zysten im Hüftgelenk und bei 15% eine Gelenkspaltverschmälerung nachgewiesen.

Diagnostik

Gelenkbeschwerden hatten 72% der Patienten mit einer mittleren Dauer der Dialyse von 76 Monaten, wobei eine unspezifische Arthralgie überwog (Hardouin u. Mitarb. 1987). Mit fortschreitender sekundärer Gelenkzerstörung entwickelt sich eine schmerzhafte Bewegungseinschränkung.

Amyloidablagerungen lassen sich im MRT sehr viel ausgedehnter als röntgenologisch nachweisen (Otake u. Mitarb. 1998). Auch eine Synovitis bzw. eine Kapselverdickung stellt sich im MRT sowie im Sonogramm dar (Coari u. Mitarb. 1996). In der Beckenübersichtsaufnahme sind die subchondralen Zysten, die konzentrische Gelenkspaltverschmälerung und die stets begleitende Osteopenie evident (Ayers u. Mitarb. 1993, Nakai u. Mitarb. 2001).

Differenzialdiagnose

Hyperparathyreodismus, septische Koxitis (Karakida u. Mitarb. 1997).

Therapie

Eine symptomatische Therapie der Gelenkschmerzen ist mit NSAR und physikalisch-physiotherapeutischen Maßnahmen möglich.

Bei fortgeschrittener Arthropathie bzw. destruierender Arthrose ist ein endoprothetischer Ersatz indiziert, wobei eine hohe Komplikationsrate von 58%, davon ca. 13% tiefe Infektionen, beachtet werden sollte (Sakalkale u. Mitarb. 1999).

13.2.4 Ochronose

Synonyme

Ochronotische Arthropathie, Arthropathia alcaptonurica, Alkaptonurie.

Definition

Die Ochronose ist durch die dunkelbraunen Pigmentablagerungen von polymerisierter Homogentisinsäure im Gelenkknorpel (mit nachfolgender schwerer Arthropathie) und in anderen mesenchymalen Strukturen (Ohrknorpel, Sklera, Sehnen, Bandscheiben, Herzklappen) definiert.

Ätiologie

Die Alkaptonurie beruht auf einem **autosomal-rezessiv** vererbten Mangel an Homogentisinsäure-Dioxigenase, so dass Phenylalanin und Tyrosin nur bis zur Homogentisinsäure abgebaut werden (Rodriguez u. Mitarb. 2000).

Pathogenese

Die vermehrte Homogentisinsäure wird zum Teil über die Niere ausgeschieden (charakteristischer brauner Urin) und gleichzeitig im mesenchymalen Gewebe eingelagert. Es kommt zu einer typisch braunen Pigmentierung, z.B. der Bandscheiben mit nachfolgender Verkalkung sowie Spondylarthrosen, die heftige Rückenbeschwerden auslösen. Gleichzeitig oder isoliert entwickelt sich eine Arthropathie der großen Gelenke, die sich vor allem an der Hüfte als rasch fortschreitende, destruierende Arthrose manifestiert (Corra u. Mitarb. 1995, Lagier u. Mitarb. 1988). Die Arthropathie ist durch die Pigmenteinlagerungen im Gelenkknorpel zwischen verdickten Kollagenfibrillen charakterisiert (Abb. 13.1). Auch in der Synovialis finden sich Pigmenteinlagerungen und phagozytierte Knorpelreste mit Apatit-Kalzifikationen (Lagier 1988).

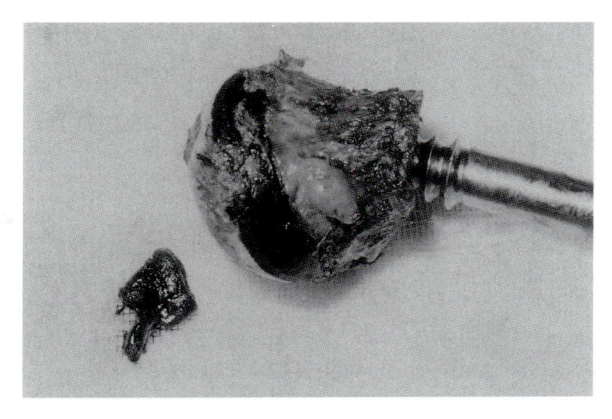

Abb. 13.1 Hüftkopf einer 67-jährigen Patientin mit Destruktion der kranialen Anteile und typischer Pigmenteinlagerung im Restknorpel.

Epidemiologie

Die Ochronose kommt **autosomal-rezessiv** in ca. 1:250.000 – 1.000.000 vor (Corra u. Mitarb. 1995, Rodriguez u. Mitarb. 2000) und wurde sogar in einer ägyptischen Mumie nachgewiesen (Stenn u. Mitarb. 1977).

Diagnostik

Klinische Diagnostik

In der Regel wird die Diagnose frühzeitig aufgrund des auffälligen Urinbefundes gestellt. Im frühen Stadium bestehen keine Beschwerden. Im mittleren Lebensalter entwickeln sich Lumbalgien und eine zunehmende Wirbelsäuleneinsteifung. An der Hüfte und den großen Gelenken entstehen zeitgleich typische Arthroseschmerzen mit bisweilen rasch fortschreitender Bewegungseinschränkung.

Bildgebende Diagnostik

Röntgenologisch stellt sich die Arthropathie der Hüfte mit einer konzentrischen Gelenkspaltverschmälerung teilweise mit Verknöcherung der Sehnenansätze dar (Abb. 13.2). Unter Belastung kann sich eine rasche Protrusion entwickeln. Das MRT weist das Pigment als paramagnetische Substanz nach (Norfray u. Mitarb. 1988). Die korrekte Diagnose gründet sich auf der Kombination des Urinbefundes, der Wirbelsäuleneinsteifung und der Arthropathie zusammen mit den charakteristischen Röntgenbefunden.

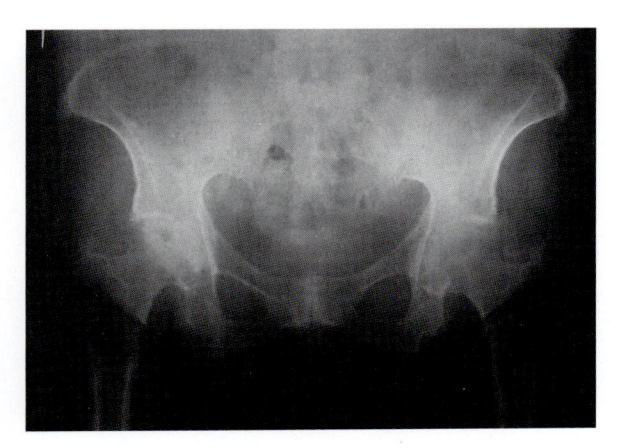

Abb. 13.2 Charakteristische konzentrische Gelenkspaltverschmälerung an beiden Hüften (68 Jahre, weibl.). Verkalkung der Sehnenansätze an beiden Trochanteren und der Symphyse.

Differenzialdiagnose

Morbus Bechterew (Weinberger 1991), ggf. Arthritiden.

Therapie

Eine kausale Therapie der Alkaptonurie besteht nicht. Die Arthropathie spricht gut auf NSAR und physikalisch-physiotherapeutische Maßnahmen an. Im fortgeschrittenen Stadium ist eine Hüfttotalendoprothese indiziert, wobei gute Langzeitergebnisse zu erwarten sind (Carrier u. Harris 1990, Corra u. Mitarb. 1995).

13.2.5 Hämochromatose

Definition

Die Arthropathie bei hereditärer Hämochromatose ist durch eine pathologische Eisenspeicherung aufgrund einer erhöhten intestinalen Eisenabsorption gekennzeichnet (Gottschalk u. Mitarb. 1997).

Ätiopathogenese

Aufgrund einer Genmutation kommt es im Körper zur Eisenüberladung mit direkter Zellschädigung. Am Hüftgelenk findet man Osteonekrosen in ca. 37% und eine Abscherung des Knorpels in Höhe der Tidemark in 42% der Fälle (Axford u. Mitarb. 1991, Montgomery u. Mitarb. 1998). Es kommt weiterhin zu Störungen des Knorpelmetabolismus mit Knorpeldefekten sowie zu immunologischer Dysfunktion. In der Synovialis findet man große Eisendepots in den Makrophagen mit einer relativ geringen Entzündungsreaktion und häufig Kalziumpyrophosphatablagerungen (Axford 1991). Eine begleitende Chondrokalzinose tritt in bis zu 50% aller Fälle vor allem bei später Manifestation der Arthropathie auf (Hamilton u. Mitarb. 1981, Mathews u. Williams 1987).

Epidemiologie

Die jährliche Inzidenz einer Hämochromatose beträgt ca. 2–4 Neuerkrankungen pro 100.000 Einwohner, entsprechend einer Prävalenz von 1 aus 20.000 hospitalisierten Patienten (Genth 2001, McDonnell u. Mitarb. 1998, Tanglao u. Mitarb. 1996). Dabei entwickelt sich eine Arthropathie in etwa der Hälfte aller Fälle (Jensen 1976), wobei die Hüften in ca. 25–30% betroffen werden (Axford u. Mitarb. 1991, Faraawi u. Mitarb. 1993).

Diagnostik

Klinische Diagnostik

Klinisch beginnt die Arthropathie etwa ab dem 40.–60. Lebensjahr meist an den MCP-Gelenken II und III der Hand mit akuter Entzündung, Steifigkeit und bilateraler Gelenkdeformation (Axford 1991, Gottschalk u. Mitarb. 1997, Tanglao u. Mitarb. 1996). Auch an der Hüfte kann zuerst eine hochschmerzhafte Arthritis auftreten (Axford 1991), die häufig das erste Symptom darstellt (Jensen 1976)! Radiologisch korreliert dies mit einer auffälligen subchondralen Kalksalzminderung am Hüftkopf, häufig mit einer begleitenden Chondrokalzinose (Axford 1991, Axford u. Mitarb. 1991).

Bildgebende Diagnostik

Bei klinischem Verdacht auf eine Hämochromatose sollten zusätzliche Röntgenaufnahmen der Hände mit dem charakteristischen Nachweis einer zusätzlichen Arthropathie der MCP-Gelenke II und III angefertigt werden. Eine auffällige Chondrokalzinose und das typische Verteilungsmuster der Arthropathien sollten frühzeitig den Verdacht auf eine Hämochromatose lenken (Jensen 1976, Timsit u. Bardin 1994). Im Labor lassen sich ein erhöhter Serumeisengehalt und eine erhöhte Sättigung des Transferins nachweisen.

Differenzialdiagnose

Chondrokalzinose, rheumatoide Arthritis (Lonardo u. Mitarb. 2001).

Therapie

Eine internistische Behandlung mit Aderlässen verhindert die fortschreitende Leberzirrhose. Der Verlauf der Arthropathie wird damit jedoch nicht beeinflusst. Die Arthropathie reagiert auf NSAR nur unzureichend (Schattenkirchner 2000), so dass lediglich symptomatisch physikalisch-physiotherapeutische Maßnahmen zur Anwendung kommen. Am Hüftgelenk werden mit Totalendoprothesen gute Ergebnisse erzielt (Montgomery u. Mitarb. 1998).

13.2.6 Seltene Arthropathien des Hüftgelenks

Am Hüftgelenk können sich in wenigen Fällen Arthropathien im Zusammenhang mit **endokrinen Störungen** manifestieren, z.B. bei Akromegalie und Hyperparathyreoidismus. Hier steht jedoch die internistische Symptomatik im Vordergrund.

Als Spätfolge eines Diabetes mellitus mit Polyneuropathie können mutilierende Arthropathien vor allem an den unteren Extremitäten auftreten. Am Hüftgelenk sind aus dieser heterogenen Gruppe der so genannten **neuropathischen Arthropathien** (Synonyme: neurogene Arthropathie, Charcot-Gelenke) weiterhin folgende Grunderkrankungen relevant: Tabes dorsalis, Myelomeningozele (Martinet u. Mitarb. 1999), kongenitales Analgesiesyndrom u.a. seltene neurologische Störungen. Die Pathogenese der neurogenen Arthropathie ist letztlich noch nicht geklärt. Bei einer klinisch und radiologisch nachgewiesenen schmerzfreien Gelenkdestruktion muss immer differenzialdiagnostisch eine neurologische Abklärung erfolgen (Martinet u. Mitarb. 1999). Die Behandlung sollte grundsätzlich konservativ und orientiert an der Grunderkrankung sein, da ein endoprothetischer Ersatz oder eine Arthrodese in der Regel fehlschlägt (Baldini u. Mitarb. 1985, Martinet u. Mitarb. 1999, Sprenger u. Foley 1982) und somit kontraindiziert ist.

Literatur

Axford, J.S. (1991): Rheumatic manifestations of haemochromatosis. Baillieres Clin Rheumatol 5 (2): 351–365
Axford, J.S., A. Bomford, P. Revell, I. Watt, R. Williams, E.B. Hamilton (1991): Hip arthropathy in genetic hemochromatosis. Radiographic and histologic features. Arthritis Rheum 34 (3): 357–361
Ayers, D.C., N.A. Athanasou, C.G. Woods, R.B. Duthie (1993): Dialysis arthropathy of the hip. Clin Orthop (290): 216–224
Baldini, N., A. Sudanese, A. Toni (1985): Total prosthetic replacement in tabetic arthropathy of the hip joint. Ital J Orthop Traumatol 11 (2): 193–197
Barthelemy, C.R., D.A. Nakayama, G.F. Carrera, R.W. Lightfoot, R.L. Wortmann (1984): Gouty arthritis: a prospective radiographic evaluation of sixty patients. Skeletal Radiol 11 (1): 1–8
Bergstrom, G., A. Bjelle, L.B. Sorensen, V. Sundh, A. Svanborg (1986): Prevalence of rheumatoid arthritis, osteoarthritis, chondrocalcinosis and gouty arthritis at age 79. J Rheumatol 13 (3): 527–534
Carrier, D.A., C.M. Harris (1990): Bilateral hip and bilateral knee arthroplasties in a patient with ochronotic arthropathy. Orthop Rev 19 (11): 1005–1009

Coari, G., A. Iagnocco, S. Maggi, M. Bracci, A. De Cata, M. Mastantuono, M. Larciprete, S. Persichetti (1996): Sonographic findings in haemodialysis-related chronic arthropathy. Eur Radiol 6 (6): 890–894

Corra, T., M. Zaccala, M. Galante (1995): Ochronotic arthropathy: rapid destructive hip osteoarthritis associated with metabolic disease. Clin Rheumatol 14(4): 474–477

Dieppe, P., P. Calvert (1983): Crystals and joint disease. Chapman Hall, New York

Doherty, M., E. Hamilton, J. Anderson, H. Misra, H. Dixey (1991): Familial chondrocalcinosis due to calciumpyrophosphatdihydrate cystal deposition in English families. Br J Rheumatol 30: 10–15

Duck, H.J., A.G. Mylod (1992): Heterotopic bone in hip arthroplasties. Cemented versus noncemented. Clin Orthop 282: 145–153

Faraawi, R., M. Harth, A. Kertesz, D. Bell (1993): Arthritis in hemochromatosis. J Rheumatol 20 (3): 448–452

Genth, E. (2001): Arthropathie bei Hämochromatose. In: Zeidler, H., J. Zacher, F. Hiepe: Interdisziplinäre klinische Rheumatologie. Springer, Heidelberg: 758–761

Gerster, J.C., G.H. Fallet (2000): Chondrokalzinose. In: Miehle, W., K. Fehr, M. Schattenkirchner, K. Tillmann: Rheumatologie in Praxis und Klinik. Thieme, Stuttgart: 834–843

Gottschalk, R., G. Neek, R. Wigand, B. Vogtherr, J.P. Kaltwasser (1997): Die hämochromatische Arthropathie – eine frühe Manifestation genetischer Hämochromatose. Z Rheumatol 56: 156–162

Gresser, U. (2001): Gicht. In: Zeidler, H., J. Zacher, F. Hiepe: Interdisziplinäre klinische Rheumatologie. Springer, Heidelberg: 698–710

Hamilton, E.B.D. (1976): Diseases associated with CPPD deposition disease. Arthritis Rheum, Suppl 19: 353–357

Hamilton, E.B.D., A.B. Bomford, J.W. Laws, R. Williams (1981): The natural history of arthritis in idiopathic haemochromatosis: Progression of the clinical and radiological features over ten years. Quart J Med 50: 321–329

Hardouin, P., R.M. Flipo, P. Foissac-Gegoux, A. Thevenon, F. Pouyol, B. Duquesnoy, B. Delcambre (1987): Current aspects of osteoarticular pathology in patients undergoing hemodialysis: study of 80 patients. Part 1. Clinical and radiological analysis. J Rheumatol 14 (4): 780–783

Hereditary hemochromatosis masquerading as rheumatoid arthritis. Ann Ital Med Int 16 (1): 46–49

Jensen, P.S. (1976): Hemochromatosis: a disease often silent but not invisible. Am J Roentgenol 126 (2): 343–351

Karakida, O., J. Aoki, Y. Kanno, T. Watanabe, K. Tamura, G.S. Seo, S. Sone (1997): Hemodialysis-related arthropathy. A prospective MR study with SE and GRE sequences. Acta Radiol 38 (1): 158–164

Lagier, R., C.A. Baud, D. Lacotte, T. Cunningham (1988): Rapidly progressive osteoarthrosis of ochronotic origin. A pathologic study. Am J Pathol 90 (1): 95–102

Ledingham, J., S. Dawson, B. Preston, G. Milligan, M. Doherty (1992): Radiographic patterns and associations of osteoarthritis of the hip. Ann Rheum Dis 51 (10): 1111–1116

Lonardo, A., P. Neri, M.T. Mascia, A. Pietrangelo (2001): Ann Ital Med Int 16(1): 46–49

Martinet, P., P. M'Bappe, C. Lebreton, O. Heinzleff, M. Sibony, C. Papeix, T. Judet (1999): Neuropathic arthropathy: a forgotten diagnosis? Two recent cases involving the hip. Rev Rhum Engl Ed 66 (5): 284–287

Mathews, J.L., H.J. Williams (1987): Arthritis in hereditary hemochromatosis. Arthritis Rheum 30: 1137–1141

McCarty, D.J. (1976): Calcium pyrophosphate dihydrate crystal deposition disease – 1975. Arthritis Rheum 19: 275–285

McCarty, D.J. (1979): Calcium pyrophosphate crystal deposition disease; pseudogout; articular chondrocalcinosis. In: McCarty, D.J.: Arthritis and Allied Conditions. 9 th ed. Lea Febiger, Philadelphia: 1267–1299

McDonnell, S.M., D.L. Witte, M.E. Cogswell, R. McIntyre (1998): Strategies to increase detection of hemochromatosis. Ann Intern Med. 129: 987–992

Menkes, C.J., W. Decraemere, M. Postel, M. Forest (1985): Chondrocalcinosis and rapid destruction of the hip. J Rheumatol 12 (1): 130–133

Mohr, W. (2000): Gelenkpathologie. Springer, Heidelberg

Montgomery, K.D., J.R. Williams, T.P. Sculco, E. DiCarlo (1998): Clinical and pathologic findings in hemochromatosis hip arthropathy. Clin Orthop (347): 179–187

Nakai, T., K. Masuhara, N. Kanbara (2001): Hip arthropathy associated with hemodialysis. Radiological and laboratory evaluation of 56 hemodialysis patients. Arch Orthop Trauma Surg 121 (7): 365–367

Norfray, J.F., W.G. Klingler, I.A. Menon, S. Persad, P.A. Berger, M. Ainscough (1988), A paramagnetic agent causing ochronotic arthropathy. Invest Radiol 23 (8): 609–615

Otake, S., Y. Tsuruta, D. Yamana. H. Mizutani, S. Ohba (1998): Amyloid arthropathy of the hip joint: MR demonstration of presumed amyloid lesions in 152 patients with long-term hemodialysis. Eur Radiol 8 (8): 1352–1356

Reginato, A.J., A.M. Reginato, M.P. Fernandez-Dapica, A. Ramachandrula (1995): Les formes famiales de la chondrocalcinose (Maladie des dépots de cristaux de pyrophosphate de calcium dihydraté ou goutte à pyrophosphate de calcium): revue générale. Rev Rheum 62: 397–412

Rodriguez, J.M., D.E. Timm, G.P. Titus, D. Beltran-Valero De Bernabe, O. Criado, H.A. Mueller, S. Rodriguez De Cordoba, M.A. Penalva (2000): Structural and functional analysis of mutations in alkaptonuria. Hum Mol Genet 9 (15): 2341–2350

Sakalkale, D.P., W.J. Hozack, R.H. Rothman (1999): Total hip arthroplasty in patients on long-term renal dialysis. J Arthroplasty 14 (5): 571–575

Schattenkirchner, M. (2000): Arthropathie bei der hereditären (idiopathischen) Hämochromatose. In: Miehle, W., K. Fehr, M. Schattenkirchner, K. Tillmann: Rheumatologie in Praxis und Klinik. Thieme, Stuttgart: 851–856

Schattenkirchner, M., W. Gröbner (2000): Arthropathia urica. In: Miehle, W., K. Fehr, M. Schattenkirchner, K. Tillmann: Rheumatologie in Praxis und Klinik. Thieme, Stuttgart: 817–834

Schneider, P. (1987): Erosive Arthropathie bei artikulärer Chondrokalzinose (Erosive Pyrophosphat-Arthropathie). Akt Rheumatol 12: 204–207

Schneider, P. (2001): Dialyseassoziierte Arthropathie. In: Zeidler, H., J. Zacher, F. Hiepe: Interdisziplinäre klinische Rheumatologie. Springer, Heidelberg: 725–728

Schneider, P. (2001): Sonstige Kristallarthropathien. In: Zeidler, H., J. Zacher, F. Hiepe: Interdisziplinäre klinische Rheumatologie. Springer, Heidelberg: 711–722

Schultiz, K.P. (1969): Zur Frage der Hüfterkrankungen bei der Gicht. Z Orthop 106: 708–716

Sissons, H.A., G.C. Steiner, F. Bonar, M. May, Z.S. Rosenberg, H. Samuels, D. Present (1989): Tumoral calcium pyrophosphate deposition disease. Skelet Radiol 18 (2): 79–87

Sprenger, T.R., C.J. Foley (1982): Hip replacement in a Charcot joint: a case report and historical review. Clin Orthop (165): 191–194

Steinbach, L.S., D. Resnick (2000): Calcium pyrophosphate dihydrate crystal deposition disease: imaging perspectives. Curr Probl Diagn Radiol 29(6): 209–229

Stenn, F.F., J.W. Milgram, S.L. Lee, R.J. Weigand, A. Veis (1977): Biochemical identification of homogentisic acid pigment in an ochronotic egyptian mummy. Science 197 (4303): 566–568

Stockman, A., L.G. Darlington, J.T. Scott (1980): Frequency of chondrocalcinosis of the knees and avascular necrosis of the femoral heads in gout, a controlled study. Adv Exp Med Biol 122-A: 55–58

Tanglao, E.C., M.A. Stern, C.A. Agudelo (1996): Case report: arthropathy as the presenting symptom in hereditary hemochromatosis. Am J Med Sci 312 (6): 306–309

Terkeltaub, R.A., M.H. Ginsberg (1988): The inflammatory reaction to crystals. Rheum Dis N Amer 14: 353–364

Timsit, M.A., T. Bardin (1994): Metabolic arthropathies. Curr Opin Rheumatol 6 (4): 448–453

Weinberger, K.A. (1991): The coexistence of ochronosis and ankylosing spondylitis. J Rheumatol 18/12: 1948–1949

Wissinger, M.A. (1963): Gouty arthritis of the hip joints. J Bone Joint Surg 45-A: 785–788

13.3 Hämophile Arthropathie

Synonyme

Athropathia haemophilica, Blutergelenk.

Definition

Die hämophile Arthropathie entwickelt sich als Folge rezidivierender Gelenkblutungen und ist durch eine progrediente Knorpel-Knochen-Destruktion mit begleitenden Synovitiden gekennzeichnet. Das Endstadium ist eine Ankylose.

Ätiologie

Spontane Gelenkblutungen treten ohne adäquates Trauma gehäuft im Rahmen schwerer angeborener (seltener erworbener) **plasmatischer Gerinnungsstörungen** auf. Klinisch bedeutsam sind die X-chromosomal-rezessiv vererbte **Hämophilie A** und **B** (Faktor-VIII- bzw. IX-Mangel) und das autosomal vererbte schwere **von-Willebrand-Syndrom** mit verschiedenen Subtypen (Defekte des von-Willebrand-F-Proteins) (Ruggeri u. Ware 1992). Ein Faktor-VII-Mangel oder andere sind selten assoziiert (Briet u. Onvlee 1987). Bei einer Restaktivität von Faktor VIII oder IX unter 3% sind spontane Gelenkblutungen zu erwarten, wobei eine schwere (unter 1%) von einer mittelschweren (1–5%) Hämophilie A/B differenziert wird (Scharrer 1999).

Pathogenese

Die initiale Blutung in den Zotten der Synovialmembran bricht sekundär in den Gelenkraum ein (Mohr 1984, 1993). Durch die Blutbestandteile und die Abbauprodukte kommt es zu einer direkten Knorpelschädigung mit Verminderung der Proteoglykansynthese und einer nachfolgenden indirekten Schädigung durch eine milde Synovialitis (Roosendaal u. Mitarb. 1999 a, b, c). Daraus resultiert eine schnell fortschreitende sekundäre Arthrose mit ausgeprägter Kapselfibrose.

Epidemiologie

Die Hämophilie A und B kommt bei ca. 1 von 10.000 männlichen Geburten vor (Arnold u. Hilgartner 1977), wobei in ca. 25% der Fälle eine Spontanmutation vorliegt. Das von-Willebrand-Syndrom ist mit einer Prävalenz von ca. 1% deutlich häufiger (Scharrer 1999). Das Hüftgelenk ist nach dem Knie, Ellenbogen und Sprunggelenk deutlich seltener von einer Arthropathie betroffen.

Diagnostik

Klinische Diagnostik

Die klinische Diagnose ergibt sich eindeutig aus der positiven Anamnese mit rezidivierenden Gelenkblutungen bei schwerer und mittelschwerer hämorrhagischer Diathese und einer zunehmend schmerzhaften Funktionseinschränkung. Eine akute Gelenkeinblutung ist im Ultraschallbild eindeutig zu differenzieren. Dagegen ist eine chronische Synovitis am Hüftgelenk selten.

Bildgebende Diagnostik

Im Röntgenbild findet man bei Kindern eine Coxa valga (Teitelbaum 1977) und seltener perthesähnliche Kopfnekrosen (Paton 1988). Bereits im jungen Erwachsenenalter entwickelt sich eine zunehmende konzentrische Gelenkspaltverschmälerung mit subchondralen Zysten, einer typischen gelenknahen Osteoporose und seltener einer Protrusio acetabuli, verbunden mit einer Beugekontraktur (Abb. 13.**3**). Eine Stadieneinteilung (I–V) erfolgt nach Arnold u. Hilgartner (1977) und radiologisch nach Pettersson (1980).

Therapie

Konservative Therapie

Die konservative Therapie besteht in einer konsequenten Blutungsprophylaxe durch eine frühzeitige Faktorsubstitution 2- bis 3-mal/Woche mit 50 IE/kg Körpergewicht spätestens nach der ersten Gelenkblutung (Kreuz u. Mitarb. 1999). Hiermit lässt sich die Entwicklung einer Arthropathie verhindern oder signifikant verzögern. Bei Muskel-

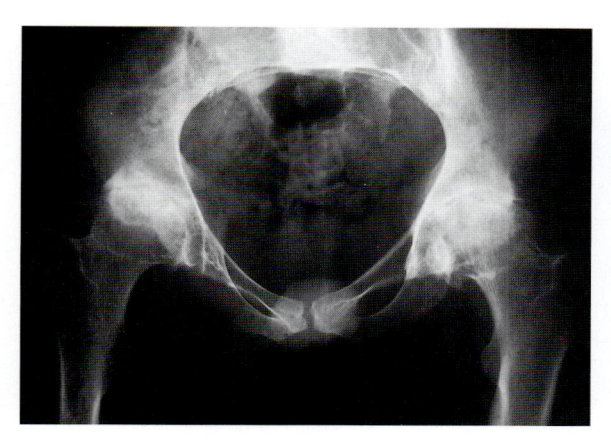

Abb. 13.3 Fortgeschrittene hämophile Arthropathie beidseits mit Coxa valga und Beugeaußenrotationskontraktur (32 Jahre, Hämophilie A < 1 %).

Tab. 13.1 Ergebnisse nach Hüftendoprothese (n = 11) im Score nach Charnley, Nachuntersuchungsintervall: 22–319 (Mittel: 102,2) Monate (Hovy 1999)

		Präoperativ (n = 11)	Nachuntersuchung (n = 11)
Gesamtbeweglichkeit		89°	189,6°
Charnley-Score	**Beweglichkeit** (maximal 6 Punkte)	2,9	4,6
	Funktion (maximal 6 Punkte)	2,0	4,6
	Schmerz (maximal 6 Punkte)	2,0	5,4

atrophie und Bewegungseinschränkungen ist eine regelmäßige Krankengymnastik angezeigt.

Operative Therapie

Bei fortgeschrittenen Arthropathien im Stadium IV und V (Arnold u. Hilgartner 1977) ist oft bereits im jüngeren Erwachsenenalter eine Totalendoprothese indiziert (Heeg u. Mitarb. 1998, Hovy 1999, Kelley u. Mitarb. 1995). Die Operation sollte nur in enger Kooperation mit einem Hämostaseologen erfolgen und erfordert eine konsequente Nachbehandlung der Kontrakturen.

Komplikationen und Ergebnisse

Komplikationen in Form von Spätinfekten sind besonders bei einer begleitenden HIV-Infektion zu beachten (Hovy 1999, Kelley u. Mitarb. 1995). Hämatome treten bei ausreichender Faktorsubstitution nicht überdurchschnittlich häufig auf.

Seit 1972 konnten bei 11 Endoprothesen nach durchschnittlich 8,5 Jahren sehr gute funktionelle und radiologische Langzeitergebnisse erzielt werden (Hovy 1999, Tab. 13.1). Dagegen berichten Luck u. Kasper (1989) und Nelson (1992) über eine hohe Komplikations- und Revisionsrate bis zu 60 %. Auch Kelley u. Mitarb. (1995) publizieren in einer Multicenterstudie eine aseptische Revisionsrate von 23 % am Azetabulum und von 21 % am Schaft, die ausschließlich die zementierten Komponenten betraf.

Literatur

Arnold, W.D., M.W. Hilgartner (1977): Hemophilic arthropathy. Current concepts of pathogenesis and management. J Bone Joint Surg (Am) 59 (3): 287–305

Briet, E., G. Onvlee (1987): Hip surgery in a patient with severe factor VII deficiency. Haemostasis 17 (5): 273–277

Heeg, M., K. Meyer, W.M. Smid, J.R. van Horn, J. van der Meer (1998): Total knee and hip arthroplasty in haemophilic patients. Haemophilia 4: 747–751

Hovy, L. (1999): Gelenkerhaltende Operationen und endoprothetischer Gelenkersatz bei Blutern. Indikation und Langzeitergebnisse. Orthopäde 28: 356–365

Kelley, S. S., P.F. Lachiewicz, M.S. Gilbert, M.E. Bolander, J.J. Jankiewicz (1995): Hip arthroplasty in hemophilic arthropathy. J Bone Joint Surg (Am) 77 (6): 828–834

Kreuz, W., C. Escuriola Ettingshausen, M. Funk, S. Pons, H. Schmidt, B. Kornhuber (1999): Prävention von Gelenkveränderungen bei hämophilen Kindern durch frühzeitige Prophylaxe. Orthopäde 28: 341–346

Luck, J.V. jr., C.K. Kasper (1989): Surgical management of advanced hemophilic arthropathy. An overview of 20 years, experience. Clin Orthop (242): 60–82

Mohr, W. (1984): Gelenkkrankheiten. Thieme, Stuttgart: 235–240

Mohr, W. (1993): Pathogenese der Arthropathie. In: Scharrer, I., W. Schramm: 23. Hämophilie Symposium Hamburg 1992. Springer, Heidelberg: 83–94

Nelson, I.W., S. Sivamurugan, P.D. Latham, J. Matthews, C.J. Bulstrode (1992): Total hip arthroplasty for hemophilic arthropathy. Clin Orthop. (276): 210–213

Paton, R.W., D.J. Evans (1988): Silent avascular necrosis of the femoral head in haemophilia. J Bone Joint Surg (Br) 70 (5): 737–739

Pettersson, H., A. Ahlberg, I.M. Nilson (1980): A radiographic classification of hemophilic osteoarthropathy. Clin Orthop 149: 153–158

Roosendaal, G., A.C. van Rinsum, M.E. Vianen, H.M. van den Berg, F.P. Lafeber, J.W. Bijlsma (1999): Haemophilic arthropathy resembles degenerative rather than inflammatory joint disease. Histopathology 34 (2): 144–153

Roosendaal, G., H.M. van den Berg, F.P.J.G. Lafeber, J. Bijlsma (1999): Pathologie der Synovitis und hämophilen Arthropathie. Orthoäde 28: 323–328

Roosendaal, G., M.E. Vianen, J.J. Marx, H.M. van den Berg, F.P. Lafeber, J.W. Bijlsma (1999): Blood-induced joint damage: a human in vitro study. Arthritis Rheum 42 (5): 1025–1032

Ruggeri, Z.M., J. Ware (1992): The structure and function of von Willebrand factor. Thromb Haemost 67: 594–599

Scharrer, J. (1999): Diagnostik und Behandlung von Gerinnungsstörungen in der operativen Orthopädie. Orthopäde 28: 316–322

Teitelbaum, S. (1977): Radiologic evaluation of the hemophilic hip. Mt Sinai J Med 44: 400–401

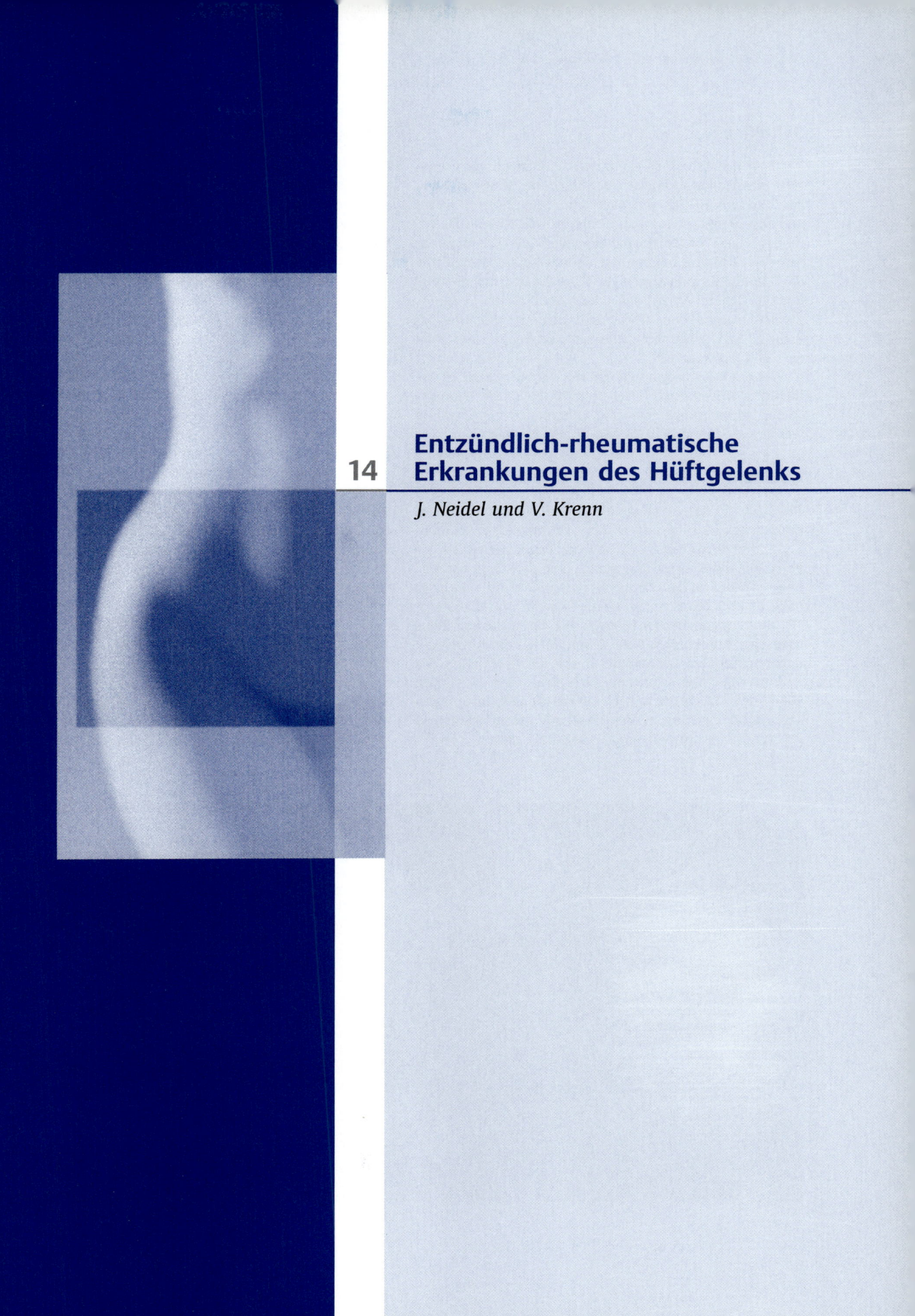

14 Entzündlich-rheumatische Erkrankungen des Hüftgelenks

J. Neidel und V. Krenn

Definition

Der Begriff entzündlich-rheumatische Erkrankungen umfasst eine Reihe ätiologisch verschiedener Krankheitsbilder, die sich an den Gelenken und dem übrigen Stütz- und Bewegungsapparat manifestieren. Wichtig für das orthopädische Fachgebiet sind vor allem die rheumatoide Arthritis (RA), die Gruppe der Spondylarthropathien mit der Spondylitis ankylosans, der Psoriasisarthritis, den enteropathischen Arthritiden und dem Reiter-Syndrom sowie die unter dem Oberbegriff juvenile idiopathische Arthritis (JIA) zusammengefassten Krankheiten des Kindes- und Jugendalters.

Weitere Krankheitsbilder, z. B. die infektassoziierten Arthritiden, kristallassoziierten Arthritiden sowie neoplastische Veränderungen wie die villonoduläre Synovialitis werden in den Kapiteln 13 und 17 abgehandelt.

Ätiologie

Die Ätiologie der wichtigsten entzündlich-rheumatischen Krankheitsbilder, besonders der rheumatoiden Arthritis, der Spondylitis ankylosans und der Psoriasisarthritis, ist nach wie vor nicht genau geklärt. Eine pathologische Immunreaktion – möglicherweise als Antwort auf ein bisher nicht identifiziertes Antigen – als Ursache wird diskutiert. Der Einfluss genetischer Faktoren für die Auslösung rheumatischer Krankheiten wird neben der unterschiedlichen Bevorzugung des Geschlechts durch die Assoziation des HLA-Antigens DR 4 mit der RA (Gregersen u. Mitarb. 1986), des HLA-Antigens B 27 mit den Spondylitis ankylosans (Kahn u. van der Linden 1990) und des HLA-Antigens B 38 und B 39 mit der Psoriasisarthritis belegt.

Pathogenese

Die wichtigsten histopathologischen Manifestationsformen der rheumatoiden Arthritis stellen die Synovialitis, die Tenosynovialitis und das rheumatoide Granulom dar.

Obwohl das rheumatoide Granulom das sicherste histologische Kriterium für eine rheumatoide Arthritis ist, lassen sich die wesentlichen pathogenetischen Vorgänge eher an der Synovialitis bzw. Tenosynovialitis verstehen. Die Synovialmembran stellt ein sehr gut vaskularisiertes Gewebe dar und ist als der primäre Ort aller entzündlichen Gelenkerkrankungen und somit auch der rheumatoiden Arthritis anzusehen.

Die Synovialitis der rheumatoiden Arthritis ist gekennzeichnet durch eine hochgradige Aktivierung ortsständiger fibroblastärer Zellen, sowie eine ausgeprägte entzündliche Infiltration sämtlicher immunkompetenter Zellen (B-Lymphozyten, T-Lymphozyten, dendritische Zellen, Makrophagen, neutrophile Granulozyten, Mastzellen).

Die Gesamtheit der entzündlich infiltrierenden Zellen sowie die Aktivierung der ortsständigen Zellen (Fibroblasten, Endothelzellen, Blutgefäße) äußert sich in 3 charakteristischen Veränderungen der Synovialmembran:
- Verbreiterung der Deckzellschicht,
- Aktivierung des Stromas,
- entzündliche Infiltration.

Diese 3 Veränderungen (Abb. 14.1) sind in einem histopathologischen Synovitis-Score (Krenn u. Mitarb. 2002) zusammengefasst. Anhand dieses Scores lässt sich eine Unterteilung in niedrig-, mittel- und hochgradige Synovialitis treffen, wobei die rheumatoide Arthritis im Allgemeinen eine hochgradige Synovialitis aufweist.

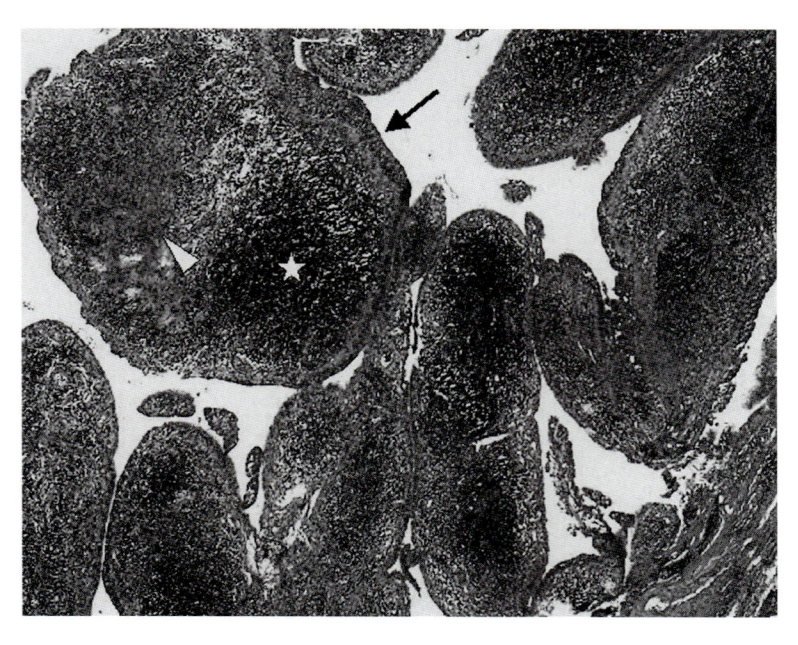

Abb. 14.1 Histopathologischer Schnitt (HE, 50fach) einer Synovialisbiopsie eines RA-Patienten mit den 3 typischen Kriterien einer rheumatoiden Arthritis. Synovialitis-Score: 7 von 9 Punkten. Pfeil: Deckzellschichtverbreiterung (Score 2 von 3 Punkten); Pfeilspitze: Stromaaktivierung (Score 2 von 3 Punkten); Stern: entzündliches Infiltrat (Score 3 von 3 Punkten).

Deckzellschichtaktivierung, Stromaaktivierung und entzündliche Infiltration stellen nicht nur die charakteristischen histologischen Veränderungen sondern auch die pathogenetischen Mechanismen der Gelenkzerstörung dar: Makrophagen (Kinne u. Mitarb. 2000) und Fibroblasten (Pap u. Mitarb. 2000) führen über Freisetzung von matrixdegradierenden Enzymen und angiogenetischen Faktoren (Koch 2000) zur Knochen- und Knorpeldestruktion. Autoreaktive T-Lymphozyten und B-Lymphozyten (Weyand u. Goronzy 1999) führen zu lokalen zellulären und humoralen Reaktionen, welche über Komplementaktivierung, Mastzelldegranulation und direkter Zytotoxizität zur Zerstörung gelenkspezifischer Gewebe führen.

Das destruktive Potential der rheumatoiden Synovitis lässt sich nicht auf eine isolierte Zellpopulation oder ein Gewebekompartiment zurückführen, sondern ist als eine Gesamtleistung der genannten Zellpopulationen und Gewebekompartimente anzusehen.

Makroskopisch kommt es bei der RA am Hüftgelenk zur Ausbildung einer Synovialitis, die sich schwerpunktmäßig in der Fossa acetabuli sowie um den Schenkelhals herum entwickelt. Im weiteren Verlauf zeigen sich knöcherne Erosionen an der Knorpel-Knochen-Grenze des Schenkelhalses, der Fovea capitis und der Fossa acetabuli, von wo das entzündliche Pannusgewebe den Pfannenknorpel unterminieren kann. Nicht selten finden sich auch Zysten im Hüftkopf und im Erkerbereich der Pfanne, welche kirschgroß werden können. Analog zur Baker-Zyste am Kniegelenk kann es bei Koxitiden zu zystischen Aussackungen der Gelenkkapsel kommen. Benachbarte Strukturen wie die Bursa trochanterica können ebenfalls in den Entzündungsprozess involviert sein (Abb. 14.**2**).

Epidemiologie

Die Prävalenz der rheumatoiden Arthritis und der Spondylarthropathien in der erwachsenen Bevölkerung beträgt jeweils rund 1% (Braun u. Mitarb. 1998, Wolfe 1968). Von der RA sind häufiger Frauen (3:1), von den Spondylarthropathien überwiegend Männer betroffen (Spondylitis ankylosans 5:1). Eine Ausnahme bildet die Psoriasisarthritis, bei der das Geschlechtsverhältnis in etwa ausgeglichen ist.

Die Beteiligung des Hüftgelenks liegt im Frühstadium der RA unter 20% und steigt auf über 50% im Spätstadium an. Gleichzeitig nimmt der Schweregrad zu. So fanden Eberhardt u. Mitarb. (1995) nach einer mittleren Krankheitsdauer von 4 Jahren bereits endoprothesenpflichtige Hüftgelenkdestruktionen bei 13% ihrer RA-Patienten. Bei den seronegativen Spondarthritiden wird die Hüftgelenkbeteiligung mit 25–50% der erwachsenen Patienten angegeben, wobei ein bilateraler Befall bei 50–90% der Untersuchten beschrieben wird (Calin u. Elswood 1989, Walker u. Sledge 1991).

Bei Kindern und Jugendlichen mit JIA ist das Hüftgelenk häufiger bei den polyartikulären bzw. der systemischen Form als bei den Oligoarthritiden beteiligt.

Diagnostik

Für die Diagnose der **rheumatoiden Arthritis** werden u.a. die **Kriterien** des American College of Rheumatology (ACR) herangezogen (Arnett u. Mitarb. 1988) (Tab. 14.**1**). Die mit diesen Kriterien in der Hand erfahrener Rheumatologen erreichbare Sensitivität wurde in einer neueren prospektiven Studie an 240 Patienten mit Polyarthritis mit 87%, die Spezifität mit 99% angegeben (Saraux u. Mitarb. 2001).

Die gebräuchlichsten **Kriterien** für die Diagnose der **Spondylarthropathien** sind diejenigen der Europäischen Spondylarthropathie-Studiengruppe von 1990 (Kahn u. van der Linden 1990), die eine Sensitiviät von 77% und eine Spezifität von 89% ergeben (Tab. 14.**2**). Nimmt man das Kriterium einer Sakroileitis hinzu, werden eine Sensitivität von 86% und eine Spezifität von 87% erreicht.

Die kindlichen rheumatischen Arthritiden wurden 1997 in Durban neu klassifiziert (Petty u. Mitarb. 1998) und werden jetzt unter dem Begriff „juvenile idiopathische Arthritis" (JIA) zusammengefasst (Tab. 14.**3**).

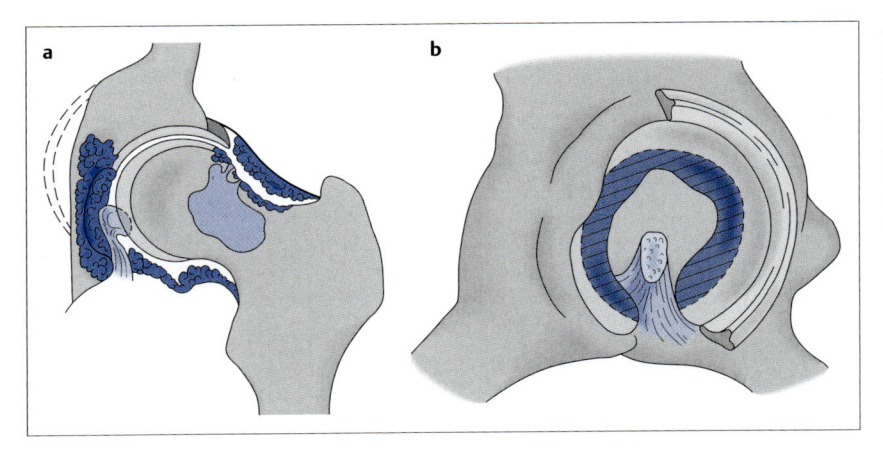

Abb. 14.2 a u. b Pathoanatomie rheumatischer Koxitiden. Die Synovialitis entwickelt sich hauptsächlich in der Fossa acetabuli, der Fovea capitis femoris und um den Schenkelhals herum. Im Bereich der Inzisur kommt es zu einer progredienten Pfannenbodendestruktion, die in eine Protrusion einmünden kann.

Tab. 14.1 Kriterien des American College of Rheumatology für die Diagnose einer rheumatoiden Arthritis (Arnett u. Mitarb. 1988)

Kriterien 1 bis 4 müssen mindestens für die Dauer von 6 Wochen vorliegen, die Diagnose einer rheumatoiden Arthritis wird beim Vorliegen von mindestens 4 der 7 Kriterien gestellt:

1. Morgensteifigkeit von mindestens 1 Stunde Dauer
2. Schwellungen in mindestens 3 verschiedenen Gelenkregionen
3. Schwellungen von Hand- oder Fingergelenken (MCP- bzw. PIP-Gelenke)
4. Symmetrische Gelenkschwellung
5. Rheumaknoten
6. Nachweis des Rheumafaktors im Serum
7. Röntgenologischer Nachweis typischer erosiver Knochenveränderungen

Tab. 14.2 Kriterien der Europäischen Spondylarthropathie-Studiengruppe für die Diagnose einer Spondylarthropathie (Kahn u. van der Linden 1990)

- Entzündliche Schmerzen an der Wirbelsäule
oder
- Asymmetrische Synovialitis mit Betonung der unteren Extremitäten

  und ein oder mehrere der folgenden Kriterien:
- Positive Familienanamnese
- Psoriasis
- Entzündliche Darmerkrankung
- Alternierende tief sitzende Kreuzschmerzen
- Enthesiopathie

Tab. 14.3 Durban-Klassifikation der kindlichen rheumatischen Arthritiden (Petty u. Mitarb. 1998)

1. Systemische Arthritis
2. Oligoarthritis
   - persistierend
   - extended
3. Polyarthritis
   - Rheumafaktor positiv
   - Rheumafaktor negativ
4. Psoriasisarthritis
5. Enthesitisassoziierte Arthritis
6. Sonstige Arthritiden

Klinische Diagnostik

Leitsymptom für eine rheumatische Koxitis sind Schmerzen, typischerweise auch in Ruhe, und Bewegungseinschränkung, wobei zuerst die Innenrotationsfähigkeit betroffen ist. Schwellung und Erguss im Hüftgelenk sind unter dem kräftigen Weichteilmantel kaum tastbar.

Bei progredientem Verlauf kommt es oft zur Ausbildung einer Beuge-Außenrotations-Kontraktur des Hüftgelenks. Im Endstadium der Destruktion ist häufig nur noch eine Beweglichkeit in einer Ebene (Beugung/Streckung) vorhanden. Durch die fortgeschrittene Destruktion von Hüftkopf und Pfannenboden liegt nicht selten auch eine Beinverkürzung vor.

Typische rheumatische Deformitäten an den unteren Extremitäten umfassen bei der juvenilen idiopathischen Arthritis die Coxa valga et antetorta, oft kombiniert mit einem X-Bein und einem Knick-Senk-Fuß.

In manchen Fällen einer lang andauernden aggressiven Koxitis ist die gelenknahe Demineralisation so ausgeprägt, dass Ermüdungsbrüche am Schenkelhals eintreten können. Diese sind auch im Falle inkompletter Frakturen meist durch eine zeitlich gut zuzuordnende deutliche Verschlechterung der Gehfähigkeit gekennzeichnet.

Labordiagnostik

Die **Basisdiagnostik** sollte die folgenden Untersuchungen einschließen:
- **Blut**: Hämoglobin, Hämatokrit, Differenzialblutbild, Blutkörperchensenkungsgeschwindigkeit,
- **Serum**: C-reaktives Protein, Eiweiß, Harnsäure, Rheumafaktor, Eisen, Ferritin.

Fakultativ sind die Analyse der Synovia (Zellzahl, Anteil Leukozyten, Viskosität, Farbe, Trübung, Keimnachweis), der Nachweis von HLA-Merkmalen bzw. antinukleären Antikörpern sowie die immunologische Suche nach bakteriellen Antigenen etwa bei postenteritischen Arthritiden. Der Rheumafaktor ist bei ca. 5% der Normalbevölkerung im Serum und bei ca. 85% der RA-Patienten nachweisbar. Das HLA-Merkmal B 27 kommt in der Normalbevölkerung zu etwa 8% vor, bei Patienten mit Spondylarthropathie zu über 90%. Das bedeutet, dass – bei der geringen Prävalenz von RA bzw. Spondylarthropathie – in der unselektionierten Normalbevölkerung der überwiegende Teil derer, bei denen der Rheumafaktor oder das HLA-Merkmal B 27 nachweisbar ist, nicht an einer rheumatischen Krankheit leidet.

Bildgebende Diagnostik

Sonographie. Die Sonographie des Hüftgelenks erlaubt den raschen Nachweis eines Ergusses bzw. einer Synovialitis. Größere Erosionen und knöcherne Veränderungen, besonders am Hüftkopf, sind ebenfalls darstellbar. Gerade am Hüftgelenk ist die Ultraschalluntersuchung wichtig, da dieses Gelenk kaum palpiert werden kann und rheumatische Koxitiden, besonders im Kindesalter nicht selten klinisch stumm verlaufen.

Die Untersuchung sollte mindestens den vorderen Längsschnitt in der Schenkelhalsachse (in neutraler sowie in Innenrotation) sowie den lateralen Längsschnitt über dem Trochanter major beinhalten.

Gelenkerguss bzw. Synovialitis sind im vorderen Längsschnitt als echofreie bzw. echoarme Distanzvermehrung zwischen Gelenkkapsel und Hüftkopf bzw. Schenkelhals darstellbar. Friedman u. Gruber (2002) ermittelten bei Kindern einen vorderen Kapsel-Schenkelhals-Abstand von 6 mm als Grenze für den Ergussnachweis. Diese Distanz nimmt allerdings bei gesunden Kindern mit dem Alter zu. Mit der Sonographie kann ferner eine Darstellung und Größenbestimmung der Bursa trochanterica und der Bursa iliopectinea erfolgen.

Intraartikuläre Injektion ins Hüftgelenk sollten grundsätzlich unter Ultraschallkontrolle erfolgen, wobei die echogenen Kristalle von Kortikosteroidpräparaten während der Injektion als wolkige Struktur zwischen Gelenkkapsel und Schenkelhals gut sichtbar sind. Wir verwenden dafür einen 7,5-Mhz-Linear-Schallkopf, die Injektionsnadel sollte wegen der Darstellbarkeit einen Außendurchmesser von 1 mm nicht unterschreiten.

Für die Usurendiagnostik mit Ultraschall hat Sattler (2002) folgendes Schema zur Abgrenzung von einer Koxarthrose angegeben:
- Koxarthritis: Defekt unter der Knochenoberfläche = Minusdefekt,
- Koxarthrose: Defekt oberhalb der Knochenoberfläche = Plusdefekt.

Zu beachten ist, dass Usuren mit Scheindefekten schräg getroffener Knochenoberflächen verwechselt werden können. Echte Usuren zeigten eine konstante Oberflächenunterbrechung in 2 Ebenen und eine Reflexion an der Usurbasis. Scheindefekte hätten dagegen nur die ossäre Oberflächenunterbrechung und verschwänden bei orthogradem Anschallwinkel.

Röntgen. Beim klinischen Verdacht auf eine rheumatische Koxitis stellen Standardröntgenaufnahmen in 2 Ebenen neben der Sonographie die Basisuntersuchung dar. Eine Beckenübersichtsaufnahme ermöglicht den Seitenvergleich zwischen beiden Hüftgelenken und erleichtert den Nachweis einer gelenknahen Demineralisation oder einer einseitigen Verminderung der Stärke der Gelenkknorpelschicht. Beim erosiven Verlauf sieht man zu Beginn feine gelenknahe Kortikalisunterbrechungen, die sich später vergrößern und zu subchondralen Pseudozysten entwickeln können, welche im Extremfall infrakturieren. Das Endstadium der rheumatischen Hüftgelenkdestruktion ist gekennzeichnet durch fortgeschrittene Entrundung und Destruktion des Hüftkopfes, fakultativ mit sekundärer Kopfnekrose, vollständigem Verlust des Gelenkknorpels und oftmals einer Pfannenprotrusion mit Ausdünnung des Pfannenbodens, der im Extremfall vom mutilierten Hüftkopf perforiert wird. Ankylosen des Hüftgelenks sind vor allem bei den Spondylarthropathien bekannt, kommen aber auch bei endoprothetisch versorgten Hüftgelenken vor. Im Kindes- und Jugendalter findet man bei der juvenilen idiopathischen Arthritis erosive Knochenveränderungen wegen des noch vorhandenen epiphysären Knorpels erst wesentlich später als bei Erwachsenen. Dafür kann es zu einer unter Umständen ausgeprägten knöchernen Formveränderung kommen. Dies ist im Gefolge einer Koxitis typischer Weise gekennzeichnet durch eine Größenzunahme des Hüftkopfes mit sekundärer Dysplasie

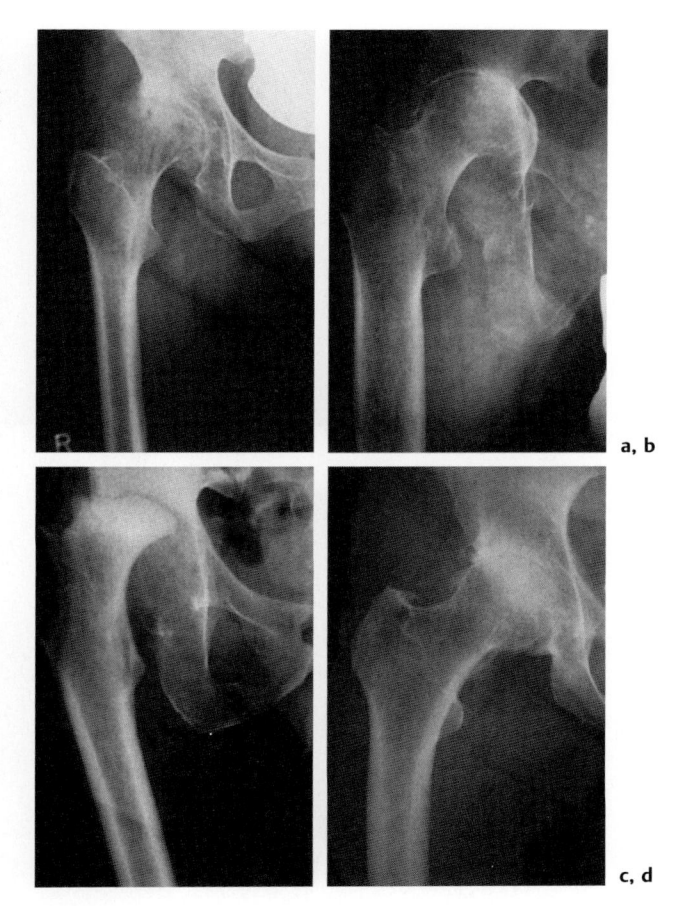

Abb. 14.3 a–d Typen der rheumatischen Hüftdestruktion nach Thabe.
a Die **dysplastische Destruktionsform** ist beim Beginn der Koxitis im Kinder- und Jugendalter zu finden. Durch verstärktes Wachstum des Femurkopfes kommt es zu einer lateralen Subluxation des Kopfes aus der sekundär-dysplastisch gewordenen Pfanne.
b Die **Protrusionsform** ist durch einen meist raschen Verlust von Gelenkknorpel und subchondralen Knochen gekennzeichnet. Nach Ausbildung eines konzentrischen Knorpelverlustes schreitet die Protrusion nach zentral, gelegentlich auch nur nach kranial fort.
c Bei der **destruierenden Form** liegt in der Regel eine Femurkopfnekrose vor, oft auf der Basis einer systemischen Steroidtherapie.
d Als **Degenerationstyp** wird eine Hüftdestruktionsform beschrieben, bei der zurückliegende entzündliche Veränderungen weitgehend zur Ruhe gekommen und in eine postarthritische Koxarthrose eingemündet sind. Die Progredienz der knöchernen Veränderungen ist hier im Gegensatz zum Protrusions- bzw. Destruktionstyp eher gering.

der Pfanne. Die unterschiedliche Geschwindigkeit der endostalen zur periostalen Knochenneubildung bedingt eine Femurform mit verhältnismäßig großem Kopf und Trochantermassiv und einer sich champagnerkelchförmig verengenden dünnen Diaphyse (Abb. 14.3 a – d). Bei Hüften

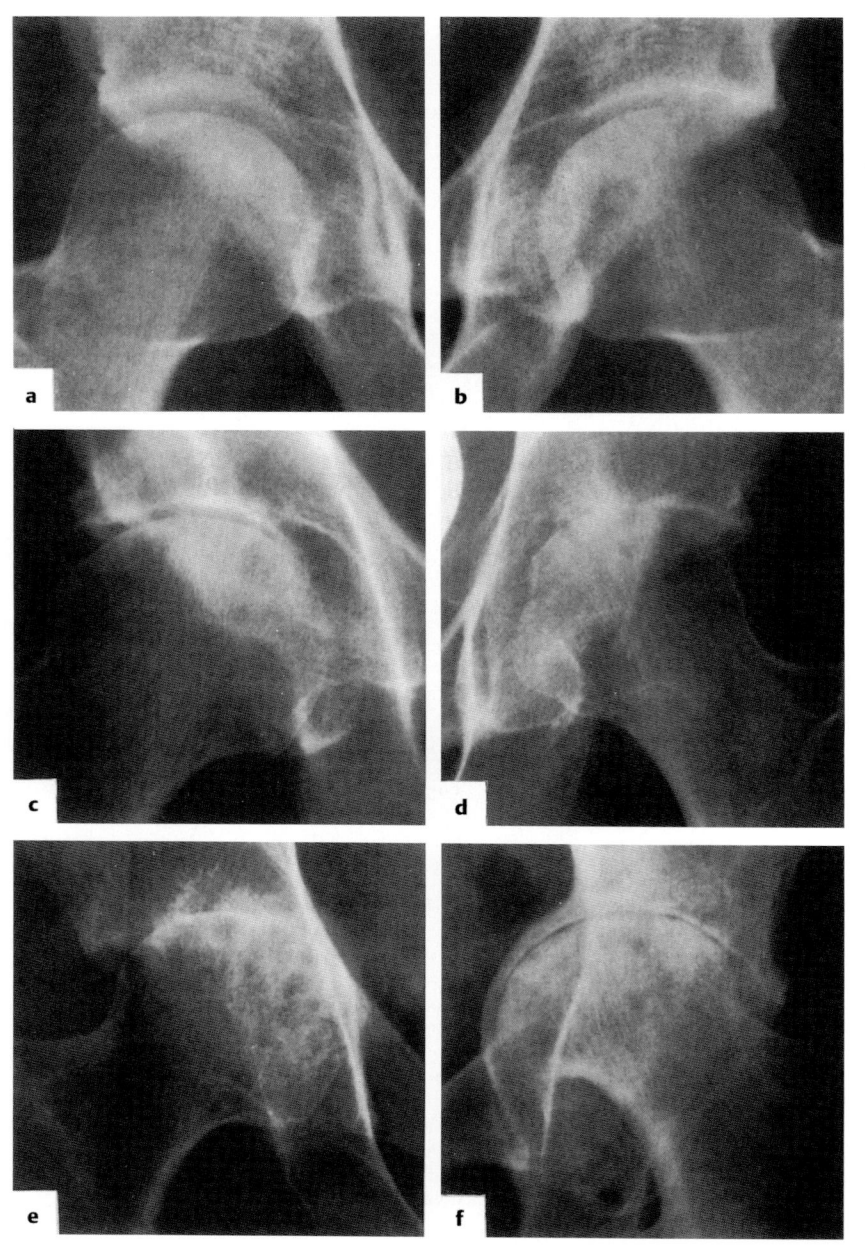

Abb. 14.4 a–f Radiologische Einteilung des Schweregrades rheumatischer Hüftdestruktion nach Larsen, Dale und Eek durch Vergleich mit Standardreferenzfilmen (aus: H. Thabe: Praktische Rheumaorthopädie. Thieme, Stuttgart 1997).
a Grad 0: Normalbefund. Befunde die nicht mit einer Arthritis im Zusammenhang stehen, wie etwa marginale Knochenanbauten, können vorhanden sein.
b Grad I: Leichte Auffälligkeiten. Eine oder mehrere der folgenden Läsionen sind nachweisbar: periartikuläre Weichteilschwellung, periartikuläre Osteoporose, geringe Gelenkspaltverschmälerung.
c Grad II: Definitive Frühveränderungen. Erosionen und Gelenkspaltverschmälerung entsprechend den Standardbildern. Erosionen sind außer in den gewichttragenden Gelenken obligat.
d Grad III: Mittelgradige destruktive Veränderungen. Erosionen und Gelenkspaltverschmälerung entsprechend den Standardbildern. Erosionen sind in allen Gelenken obligat.
e Grad IV: Ausgeprägte destruktive Veränderungen. Erosionen und Gelenkspaltverschmälerung entsprechend den Standardbildern. Knöcherne Deformierungen sind in den gewichttragenden Gelenken vorhanden.
f Grad V: Mutilierende Veränderungen. Die ursprünglichen Gelenkoberflächen sind verschwunden. An den gewichttragenden Gelenken finden sich ausgeprägte Knochendeformierungen.

mit sekundärer Pfannendysplasie kommt es oft zur Ausbildung einer Coxa valga et antetorta.

Die nativ-radiologische Einteilung der rheumatischen Gelenkdestruktionen in Schweregrade erfolgt heute nach dem Schema von Larsen u. Mitarb. (1977), welches auf dem Vergleich mit Standardreferenzfilmen beruht. Die Veränderungen werden in 6 Grade eingeteilt (Abb. 14.**4**)

Das System von Larsen, Dale und Eek wurde von den Erstautoren und späteren Arbeitsgruppen validiert, zum Teil auch modifiziert (Lassere u. Mitarb. 1999, Pincus u. Mitarb. 1997, Rau u. Herborn 1995). Es hat sich zur Primärbeurteilung des Grades der rheumatischen Gelenkdestruktion sehr bewährt, seine Grenzen findet es naturgemäß dort, wo es um den Nachweis einer geringgradigen Befundverschlechterung geht.

Computertomographie. Für die CT der Hüftgelenke in der Arthritisdiagnostik ist der Indikationsbereich eng. Vorteilhaft ist das Verfahren in der Darstellung von genauem Ausmaß und der Lokalisation großer erosiver Knochenveränderungen, speziell größerer zystischer Knochenläsionen. Dem stehen eine nicht unerhebliche Strahlenbelastung der Keimdrüsen und eine der MRT unterlegene Weichteildarstellung (Synovialitis, Pannus) gegenüber.

Eine hochauflösende CT ist nützlich beim Nachweis pulmonaler Veränderungen bei der RA (Murakami u. Mitarb. 1991).

Magnetresonanztomographie. Mit der MRT besteht die Möglichkeit, gleichzeitig Knochen, Gelenkknorpel, Gelenkergüsse und Weichteilstrukturen darzustellen. Dies und der Vorteil der fehlenden Strahlenbelastung haben dazu geführt, dass zumindest in der Kinderrheumatologie am Hüftgelenk oft nach der Ultraschalluntersuchung auf die Standardbeckenübersichtsaufnahme verzichtet und gleich eine MRT angefertigt wird. Nachteilig sind lediglich die weiterhin relativ hohen Kosten. Üblicherweise werden für eine Übersichtsdarstellung T_1-gewichtete Bilder angefertigt, während in der zusätzlichen T_2-Wichtung Flüssigkeitsansammlungen wie Gelenkerguss gut darstellbar sind. T_1- und T_2-gewichtete Spinechosequenzen gestatten die Abgrenzung entzündlich veränderten Synovialgewebes von einem Gelenkerguss. Weitere Aussagen lassen sich durch den intravenösen oder gelegentlich auch intraartikulären Einsatz von Kontrastmitteln treffen (MR-Arthrographie s. Kap. 4.7). Hierfür kommt Gadolinium-DTPA zum Einsatz, eine paramagnetische Substanz, die an einen Chelat-Binder gebunden ist. Die kontrastverstärkte MRT erlaubt eine Volumenschätzung des entzündeten Synovialgewebes (Ostergaard 1994). Hohe Synovialmembranvolumina sind mit histologisch stärker ausgeprägten Synovialitiden vergesellschaftet und scheinen in gewissem Umfang auch eine Prognose für das Ausmaß der zu erwartenden Gelenkdestruktion zuzulassen (Ostergaard u. Mitarb. 1997, Sugimoto u. Mitarb. 1998).

Unmittelbar nach intravenöser Gadoliniumgabe kommt es zu einer homogenen Kontrastverstärkung des Pannusgewebes, welches dadurch besonders gut vom Gelenkerguss differenziert werden kann. Die Fettsättigungstechnik wird als besonders hilfreich für eine klare Unterscheidung zwischen Pannus, Erguss und umgebendem Fettgewebe in kontrastverstärkten T_1- bzw. T_2-gewichteten Sequenzen angegeben (Eich u. Mitarb. 1994).

Die MRT ist am Hüftgelenk gut zur Verlaufskontrolle nach Durchführung einer intraartikulären Therapie geeignet. Eine Hüftkopfnekrose lässt sich im MRT bereits wenige Tage nach ihrer Entstehung nachweisen, während entsprechende nativradiologische Veränderungen meist erst nach 8–10 Wochen sichtbar werden.

Szintigraphie. Das Ganzkörperszintigramm verschafft einen Eindruck von der Entzündungsaktivität sämtlicher Gelenke. Das dadurch ersichtliche Befallsmuster ist bei der Differenzialdiagnose verschiedener Arthritisformen (speziell rheumatoide Arthritis versus Spondarthritiden) von Nutzen. Dem gegenüber sind die an einem einzelnen Gelenk feststellbaren Veränderungen eher unspezifisch.

Die Standarduntersuchung basiert auf der Beobachtung der Verteilung von intravenös injiziertem ^{99m}Technetium-Methylen-Diphosphonat im Skelett mit Hilfe einer Gammakamera in Drei-Phasen-Technik (Aufnahmen: 1 Minute, 2–10 Minuten sowie 2 Stunden post injectionem zur Darstellung von Gefäßsystem, gelenknahen Weichteilen, bzw. Knochen).

Zwar schließt ein negatives Skelettszintigramm floride rheumatische Arthritiden weitgehend aus, ein positiver Gelenkbefund erlaubt umgekehrt kaum eine Differenzialdiagnose, da eine Vielzahl entzündlicher, degenerativer oder traumatischer Veränderungen zu ähnlichen szintigraphischen Veränderungen führen. In der Diagnostik der Femurkopfnekrose ist die Skelettszintigraphie von der MRT abgelöst worden.

Versuche, die Sensitivität der Standardskelettszintigraphie mit ^{99m}Tc-MDP in der Diagnostik rheumatischer Arthritiden weiter zu erhöhen, umfassen die Verwendung von mit ^{99m}Tc-markiertem IgG und anderen Substanzen (de Bois u. Mitarb. 1995, Tumeh 1996), haben sich aber für die Routineanwendung noch nicht durchgesetzt.

Differenzialdiagnose

In der Tabelle 14.4 sind die häufigsten rheumatischen Krankheiten, die typischerweise zu einer signifikanten Destruktion am Hüftgelenk führen können sowie deren wichtigste Differenzialdiagnosen zusammengestellt.

Weitere Differenzialdiagnosen sind unter anderem enteropathische Arthritiden, infektassoziierte Arthritiden, die kristallassoziierte Arthritiden, Kollagenosen, Vaskulitiden, Kollagenosen, Vaskulitiden, genetische Defekte wie Hämophilie oder Ochronose, neurogene Erkrankungen sowie primäre Knochen- und Weichteiltumoren.

Koxitis. Liegt eine isolierte Koxitis vor, ist wegen des dringenden Handlungsbedarfs zuerst eine septische Hüftgelenkentzündung (s. Kap. 8) abzugrenzen. Dazu ist neben dem klinischen und bildgebenden Befund im Zweifelsfall eine Punktion zum Erregernachweis erforderlich. Eine rheumatoide Arthritis beginnt nur selten am Hüftgelenk, sondern häufiger mit symmetrischem Befall der Finger-, Hand-, Zehen- bzw. Kniegelenke. Besteht der Verdacht auf eine Spondarthritis, so muss nach einer Sakroileitis, Urethritis, Enteritis bzw. nach psoriatrischen Hautveränderungen gesucht werden. Koxitiden im Rahmen von infektassoziierten Arthritiden, Kristallarthropathien oder Stoffwechselstörungen sind dagegen selten.

Destruktion des Hüftgelenks. Besteht bereits eine radiologisch sichtbare oder sogar fortgeschrittene Gelenkzerstörung, so ist die Koxarthrose die bei weitem häufigste Ursache im unselektierten Krankengut. Sie lässt sich durch den charakteristischen Röntgenbefund (osteophytäre Randanbauten, Zunahme der gelenknahen Mineralisation) und die unauffällige Entzündungsserologie von entzündlichen Destruktionsformen abgrenzen. Unter den rheumati-

Tab. 14.4 Differenzialdiagnose rheumatischer Hüftkrankheiten

Erkrankung		Typisches Erkrankungsalter	Geschlechtsverhältnis ♂ zu ♀	Befallsmuster des Gelenks	Hüftbefall	Sonstiges
Juvenile idiopathische Arthritis	Oligoarthritis Typ I	3–4 Jahre	1 zu 3	Knie/Sprunggelenk	seltener	ANA pos., Iridozyklitis mit der Gefahr der Erblindung
	Oligoarthritis Typ II	> 10 Jahre	4 zu 1	Knie/Sprunggelenk	< 20 %	HLA-B27 meist pos., Übergang in Spondylarthritis möglich
	Polyarthritis RF negativ	gesamte Kindheit/Jugend	häufiger Mädchen	symmetrischer Befall, kleine und große Gelenke	< 30 %	ausgeprägte Gelenkdestruktion in etwa einem Sechstel der Fälle
	Polyarthritis RF positiv	12–14 Jahre	überwiegend Mädchen	ähnlich der RA des Erwachsenen	häufig	oft destruierender Verlauf mit schlechter Prognose
	Systemische Arthritis	2–4 Jahre	ausgeglichen	symmetrische Polyarthritis, Befall aller peripheren Gelenke möglich	häufig	Fieber, Exanthem, Befall innerer Organe, Prognose ungünstig
Rheumatoide Arthritis		30 bis 50 Jahre	1 zu 3	symmetrisch, anfangs oft MCP- und Handgelenke, später praktisch alle peripheren Gelenke	zu Beginn < 20 %, im Spätstadium > 50 %	RF pos. in 85 % der Fälle
Spondylarthropathien	Spondylitis ankylosans	15–35 Jahre	5 zu 1	ISG, Wirbelsäule, Hüftgelenke	25–50 %, überwiegend bilateral	HLA-B27 pos. in ca. 90 %
	Psoriasisarthritis	25–40 Jahre	ausgeglichen	Transversal- und Strahlbefall der Finger- und Zehengelenke	seltener	Daktylitis. Fehlen der Hauteffloreszenzen in ca. 15 %
Septische Arthritiden		Häufung bei Kleinkindern und alten Menschen	keine Bevorzugung	Knie, OSG, Schulter, Hüfte	Ja	Ursache meist Staphylokokken, seltener Tbc u. a.
Arthrose		> 60 Jahre	Frauen überwiegen leicht	Knie, Hüften, MTP-I, CMC-I, bei Polyarthrose PIP- und DIP-Gelenke	häufig	bei präarthrotischer Deformität früher Krankheitsbeginn möglich
Tumoren	Villonoduläre Synovialitis	20–40 Jahre	ausgeglichen	Kniegelenk in 80 % der Fälle	selten	Gelenkpunktat meist bräunlich mit Blutbeimengungen
	Plasmozytom	> 50 Jahre	ausgeglichen	gesamtes Skelett	Azetabulum, Trochantermassiv	rein osteolytische Läsionen szintigraphisch evtl. stumm
	Metastasen	> 60 Jahre	abhängig vom Primärtumor		Azetabulum, Trochantermassiv	osteolytische und osteoblastische Läsionen möglich Primärtumor meist Karzinom (Mamma, Niere, Prostata, Bronchus)
Osteonekrosen		abhängig von der Ursache		Femurkopf, Humeruskopf, distales Femur, Tibiakopf	häufiger Femurkopfnekrosen, seltener Nekrosen des Azetabulum	Ursachen: Steroid-Dauermedikation z. B. bei RA, SLE, Alkohol, Röntgenbestrahlung, Caisson-Krankheit

ANA Antinukleäre Antikörper RF Rheumafaktor

schen Ursachen einer Hüftgelenkdestruktion dominiert die RA, gefolgt von der Spondylitis ankylosans und der Psoriasisarthritis. Hüftkopfnekrosen als Folge einer Steroid-Dauermedikation sieht man typischerweise bei Patienten mit RA oder Lupus erythematodes sowie in der stetig wachsenden Gruppe organtransplantierter Patienten. An die seltene septische Ursache einer Hüftdestruktion sollte zumindest gedacht werden, hier ist oft die Anamnese (lange zurückliegende, z. B. tuberkulöse Koxitis) richtungweisend.

Die pigmentierte villonoduläre Synovialitis, eine tumoröse Neubildung, kann ähnliche Destruktionen verursachen wie eine rheumatische Koxitis. Sie ist an der Hüfte aber sehr selten und wird eher am Kniegelenk beobachtet. Die Diagnose wird histologisch gestellt. Weitere intra- oder extraartikulär gelegene gut- oder bösartige Tumoren (s. Kap. 17) bleiben als Ursache für eine Hüftgelenkdestruktion die Ausnahme.

Therapie

Die Behandlung der rheumatoiden Arthritis erfolgt interdisziplinär im Team mit Rheumatologen aus den internistischen, orthopädischen bzw. pädiatrischen Fachgebieten, Krankengymnasten, Physiotherapeuten, Ergotherapeuten, Orthopädie-Technikern und Selbsthilfegruppen, wobei diese Aufzählung keinen Anspruch auf Vollständigkeit erhebt.

Ziele der Behandlung von Rheumatikern sind die Linderung oder Verhütung von Schmerzen, die Vorbeugung gegen Funktionsverlust bzw. die Wiederherstellung verloren gegangener Funktion sowie die Verhütung bzw. die Korrektur von Deformitäten. Man kann somit **prophylaktische**, **rekonstruktive** und **symptomatische Therapiemaßnahmen** unterscheiden.

Die konservative Behandlung umfasst neben der gerade bei Krankheitsbeginn besonders wichtigen Beratung der Patienten vor allem die Einleitung und laufende Überwachung der medikamentösen Therapie, besonders der Basistherapie. In regelmäßigen klinischen und radiologischen Kontrollen wird der Verlauf der Krankheit dokumentiert, um eine Verschlechterung rechtzeitig zu bemerken und ggf. die therapeutischen Maßnahmen entsprechend anzupassen.

Medikamentöse Therapie

Nichtsteroidale Antirheumatika (NSAR). Sie wirken schmerzlindernd und abschwellend, beeinflussen einen erosiven Krankheitsverlauf jedoch nicht. NSAR können allein oder kombiniert mit Basistherapeutika gegeben werden. Die bei vielen Patienten mit einer rheumatischen Erkrankung beliebte Kombination mit Kortikosteroiden ist mit einem Anstieg gastrointestinaler Komplikationen vergesellschaftet und sollte möglichst vermieden werden. Neben den klassischen NSAR wie Diclofenac, Indometacin und Ibuprofen wurden in den letzten Jahren die selektiven Cyclooxygenase-2-Hemmer populär, deren Vorteil eine im Vergleich zu den klassischen Präparaten um mehr als 50% niedrigere gastrointestinale Toxizität sein soll (Silverstein u. Mitarb. 2000). Zurzeit noch unklar ist allerdings, ob die selektiven Cox-II-Hemmer ein erhöhtes Risiko tiefer Venenthrombosen nach sich ziehen (Abramson 2001).

Kortikosteroide. Die niedrig dosierte orale Steroidtherapie ist angesichts ihrer bekannten guten kurz- bis mittelfristigen Wirkung bei der Behandlung von Patienten mit RA nach wie vor weit verbreitet. Steroide eignen sich in zeitlich begrenzter höherer Dosierung auch sehr gut zum Abfangen rheumatischer Schübe.

Hauptproblem der oft für längere Zeit erforderlichen Kortikoidgaben sind die Nebenwirkungen. Diese umfassen gastrointestinale Komplikationen, ferner die Steroidosteopenie, eine mitunter erhebliche Ausdünnung der Haut, eine vermehrte Infektanfälligkeit und im Extremfall das Vollbild eines iatrogenen Cushing-Syndroms. Aus diesem Grund muss ab und zu durch eine langsame Reduktion der Steroidgabe geprüft werden, ob die Erhaltungsdosis verringert werden kann. Eine Supplementierung mit Kalzium und Vitamin D zum Schutz der Knochen ist zu erwägen, bei Hochrisiko-Osteoporose-Patienten zusätzlich noch die Gabe von Bisphosphonaten. Weitere steroidassoziierte Probleme umfassen Bluthochdruck, Diabetes und ophtalmologische Störungen.

Basistherapeutika. Unter Basistherapie versteht man eine Dauertherapie mit Medikamenten, die den Verlauf einer rheumatischen Arthritis beeinflussen und insbesondere das Auftreten bzw. Fortschreiten von Knochenerosionen verlangsamen bzw. verhindern sollen. Die Bezeichnung DMARD für Disease modifying antirheumatic Drugs hat sich auch in Deutschland durchgesetzt. Aufgrund der möglichen zum Teil schwerwiegender Nebenwirkungen erfordert die DMARD-Behandlung ein kontinuierliches Therapiemonitoring.

Die Basistherapie kann als Einzel- oder Kombinationstherapie durchgeführt werden. (Boers u. Mitarb. 1997, O'Dell u. Mitarb. 1996). Mittel der ersten Wahl ist nach wie vor der Folat-Antagonist Methotrexat (MTX), gefolgt von Sulfasalazin, welches sich ebenso wie Hydroxychloroquin gut mit Methotrexat kombinieren lässt. Ermutigende klinische Ergebnisse zeigen darüber hinaus jüngere Studien für Leflunomid (Kalden u. Mitarb. 2001). Oral oder parenteral applizierte Goldsalze sind in ihrer Bedeutung demgegenüber in den letzten Jahren zurückgetreten. Für schwere therapierefraktäre Verläufe stehen als Reservemedikamente Immunsupressiva wie Azathioprin, Cyclosporin A und Zyklophosphamid zur Verfügung.

In den letzten Jahren ist mit den sog. Biologika eine neue Klasse von Antirheumatika auf den Markt gekommen. Diese Stoffe bewirken eine Inhibition des Tumornekrosefaktors α, wodurch der Prozess der Gelenkzerstörung unterbrochen werden soll. Klinische Studien haben die Wirksamkeit dieser Stoffe sowohl als Monotherapie als auch in Kombination mit Methotrexat belegt (Bathon u.

Mitarb. 2000, Maini u. Mitarb. 1999). Die Biologika sind im Allgemeinen gut verträglich, Langzeitdaten liegen allerdings noch nicht in größerem Umfang vor. Hauptnachteile sind der hohe Preis und das erhöhte Risiko für Infekte und septische Arthritiden (Keane u. Mitarb. 2001).

Zusammenfassend benötigen Patienten mit einer rheumatoiden Arthritis eine symptomatische Behandlung mit Analgetika und/oder NSAR. Da eine frühe, aggressive Behandlung nicht nur die Krankheitsaktivität schneller mildert sondern auch die Progression von Knochenerosionen verlangsamt (Albers u. Mitarb. 2001), sollte bei einer aktiven RA zusätzlich so früh wie möglich eine Basistherapie einsetzen. Methotrexat und Sulfasalazin eignen sich gut für den Therapiebeginn, während Leflunomid als erste Reserve angesehen wird. Bei einem Versagen der Monotherapie kann eine Kombination von MTX mit Sulfasalazin oder Hydroxychloroquin oder Zyklosporin gegeben werden. Aufgrund der hohen Kosten ist die Anti-TNF-Behandlung derzeit überwiegend auf anderweitig theapierefraktäre Fälle beschränkt.

Intraartikuläre Steroidtherapie. Die intraartikuläre Steroidbehandlung ist ein effektives Verfahren zur Therapie florider Arthritiden bei der RA des Erwachsenen, ganz speziell aber bei Kindern mit juveniler idiopathischer Arthritis. Die Wirksamkeit wurde durch umfangreiche Studien nachgewiesen (Breit u. Mitarb. 2000). Der Vorteil dieser Behandlung liegt in der Möglichkeit, einen hohen intraartikulären Steroid-Wirkspiegel ohne wesentliche systemische Nebenwirkungen zu erreichen. Dem Vorteil steht jedoch die Invasivität des Verfahrens gegenüber. Die meisten Erfahrungen liegen beim langwirksamen Steroid Triamzinolon-Hexazetonid (TH) vor, welches an großen Gelenken in einer Dosierung von 1 mg/kg KG bis maximal 40 mg pro Injektion eingesetzt wird. Am Hüftgelenk empfiehlt sich die Injektion von anterolateral mit Ultraschallkontrolle unter Beachtung aseptischer Kautelen. Bei Kindern mit JIA liegen die Remissionsraten nach einzelnen Injektionen nach 6 Monaten bei etwa 75% und nach 2 Jahren bei knapp 60%. Bei wiederholten Injektionen sind sie höher (Breit u. Mitarb. 2000, Neidel u. Mitarb. 2002, Sparling u. Mitarb. 1990). Die pauciartikuläre Form der JIA spricht auf die intraartikuläre Steroidbehandlung am besten an, während die Ergebnisse bei der systemischen Form am schlechtesten sind (Breit u. Mitarb. 2000). Eine gute initiale Schmerzlinderung und Verbesserung der eingeschränkten Beweglichkeit gehören zu den wesentlichen Effekten, die bei der überwiegenden Anzahl der Patienten eintreten. Bei Erwachsenen sind die klinischen Remissionsraten im hohen Maße vom bereits eingetretenen Grad der Gelenkdestruktion bei Injektion abhängig. Untersuchungen bei Kindern zeigten, dass eine im MRT nachweisbare Remission der Synovialitis nach intraartikulärer Steroidinjektion 2 Jahre nach der Injektion mit einer praktisch fehlenden Progression der radiologischen Gelenkdestruktion vergesellschaftet war, während es bei einem Nichtansprechen der Synovialitis zu einem signifikanten Fortschreiten der erosiven Veränderungen kam (Neidel u. Mitarb. 2002).

Komplikationen an der Hüfte nach intraartikulärer Steroidtherapie sind selten, besonders Infekte scheinen bei einer streng aseptischen Injektionstechnik die absolute Ausnahme zu sein. Subkutane Fettgewebenekrosen kommen nach Steroidinjektionen in das Hüftgelenk kaum vor, wenn doch, sind sie meist Ausdruck einer paraartikulären Injektion. Femurkopfnekrosen treten nach intraartikulärer Steroidbehandlung einer Koxitis bei JIA nicht häufiger auf als ohne diese Therapie, während andererseits eine systemische Langzeitsteroidbehandlung ein statistisch bedeutsames Risiko für das Auftreten von Femurkopfnekrosen darstellt (Neidel u. Mitarb. 2002). Bei Kindern ist 1–2 Tage Bettruhe nach Steroidinjektionen in das Hüftgelenk sinnvoll. Beim Ausbleiben des Therapieerfolges sind 2 Wiederholungen der intraartikulären Therapie am selben Gelenk unseres Erachtens gerechtfertigt, wobei ein zeitlicher Abstand von 3 Wochen zwischen den Injektionen nicht unterschritten werden sollte.

Radiosynoviorthese. Die Radiosynoviorthese (RSO) bezeichnet ein Verfahren, bei dem β-emittierende Radiopharmaka in ein Gelenk injiziert werden, um die synoviale Entzündung zu mindern. Für die Radiosynoviorthesen werden die Gelenke aus praktischen Erwägungen in **große** (Kniegelenk), **mittlere** (Hüftgelenk, Schultergelenk) und **kleine Gelenke** (Fingergelenke) eingeteilt und mit β-Strahlern unterschiedlicher Gewebeeindringtiefe behandelt. Für das Hüftgelenk als mittleres Gelenk wird ^{186}Rhenium verwendet. Dieses Radionuklid hat eine Halbwertzeit von 3,7 Tagen und sendet im Wesentlichen eine β-Strahlung mit einer mittleren Gewebeeindringtiefe von 1,2 mm und einer maximalen Gewebeeindringtiefe von 3,7 mm aus. Die übliche Dosis am Hüftgelenk beträgt 185 MBq, die lokal aufgenommene Strahlendosis liegt in der Größenordnung von 8 Gy. Die RSO ist wegen der Strahlenbelastung bei Kindern und Frauen im gebärfähigen Alter nicht indiziert, bei Männern unter 40 Jahren nur ausnahmsweise. Histologische Untersuchungen nach RSO zeigen eine Sklerose des Synovialgewebes und einen Rückgang der Zottengröße. Über mögliche Knorpelschäden gibt es unterschiedliche Angaben, eine unbehandelte Arthritis führt allerdings ebenfalls zu einer fortschreitenden Knorpelzerstörung (Wang u. Mitarb. 2001). Ein Problem der RSO ist der mögliche Austritt des Radiopharmakons aus dem Gelenk. Dem wird durch Wahl eines Radionuklides mit kurzer Halbwertzeit begegnet, welches in geeigneter Partikelgröße (1–20 μm) appliziert wird. Darüber hinaus sollte eine Ruhigstellung der behandelten Gelenke für 2–3 Tage nach der RSO durchgeführt werden. Bei größeren erosiven Veränderungen besteht ferner die Möglichkeit eines direkten Übertrittes vom Gelenkkavum in den Knochen, weshalb die meisten Behandler eine RSO nur bis zum radiologischen Stadium 1 bzw. 2 nach Larsen durchführen. Mödder (1995) empfiehlt eine Skelettszintigraphie vor der RSO. Die Kontrolle des Gelenks unmittelbar nach der Injektion unter einer Gamma-Kamera ermöglicht den Nachweis der korrekten intraartikulären Verteilung des applizierten Radionuklids. Über die Erfolgsrate der RSO am Hüftgelenk bei der RA sind nur Daten in einem begrenzten Umfang publiziert (Menkes 1979, Onetti u. Mitarb. 1982, Will u. Mitarb. 1992). Die Erfolgsrate wird in diesen unkontrollierten Studien mit 50–84% angegeben. Eine Meta-Analyse (Heuft-Dorenbosch u. Mitarb. 2000) über randomisierte Studien, die sich mit der Yttrium-RSO am Kniegelenk befassen, scheint zwar darauf hinzuweisen, dass die RSO einer intraartikulären Steroidbehandlung nicht überlegen ist, bei nur 2 auswertbaren prospektiven Studien war die Datenlage allerdings offenbar nicht ausreichend.

Alternative Verfahren zur RSO umfassen die intraartikuläre Steroidbehandlung, die in manchen Zentren gleichzeitig mit der RSO verabfolgt wird, ferner die noch von wenigen Behandlern verwendete chemische Synoviorthese mit Osmium. Die photodynamische Synoviorthese (Hendrich u. Siebert 1997) befindet sich dem gegenüber noch im experimentellen Stadium.

Operative Therapie
Rheumatiker mit schwerem Krankheitsverlauf leiden nicht selten an einer Instabilität der oberen Halswirbelsäule sowie einer Destruktion der Kiefergelenke mit eingeschränkter Mundöffnung, weshalb im Fall einer **Intubationsnarkose** die Möglichkeit zur **fiberoptischen Intubation** gegeben sein sollte. Viele Patienten mit Rheuma sind anämisch, meist aber gut an diesen Zustand adaptiert. Studien zeigen, dass eine **Eigenblutspende** und Plasmapherese in Verbindung mit einer normovolämischen Hämodilution während der Operation und der Rücktransfusion des intra- und postoperativ verloren gegangenen Blutes die Übertragung von Fremdblut nach primären Hüft-TEP bei Patienten mit Rheuma in bis zu 99% der Fälle entbehrlich machen kann (Quoß u. Mitarb. 1992). Angesichts einer kritischen Einstellung der Patienten zur Fremdblutgabe wegen der Sorge vor der Übertragung von HI-Viren hat die Eigenblutspende eine hohe Akzeptanz. Sie vermeidet auch die mit wiederholten Fremdblutgaben einhergehende Ausbildung von Antikörpern, welche die Beschaffung geeigneter Fremdkonserven von mal zu mal schwieriger gestalten kann.

Eine Basistherapie mit Methotrexat oder TNF-α-Blockern setzen wir vor der Operation ab, da derzeit eine erhöhte Rate von Wundheilungsstörungen oder Infekten nicht völlig ausgeschlossen werden kann (Bridges u. Mitarb. 1991, Perhala u. Mitarb. 1991). Andere DMARD wie Sulfasalazin, Azathioprin, Goldsalze oder Chloroquin können perioperativ weiter gegeben werden.

Patienten mit Steroid-Dauermedikation erhalten zum Abfangen des Operationsstresses einen kurzen Steroidstoß, der über 5 Tage ausgeschlichen wird.

Synovektomie. Ziel der Synovektomie ist die möglichst komplette Entfernung der entzündeten Gelenkinnenhaut unter der Vorstellung, hiermit den Destruktionsprozess bei rheumatischen Arthritiden zum Sistieren zu bringen. Diese Maßnahme macht daher vor allem dort Sinn, wo die Gelenkstrukturen noch weitgehend erhalten sind (Frühsynovektomie) und die Synovialitis nicht auf systemische oder lokale medikamentöse Behandlung anspricht. In den zurückliegenden Jahren wurde die Rolle der Synovektomie bei der Behandlung rheumatischer Arthritiden kontrovers diskutiert. Während sie in Kontinentaleuropa, besonders im deutschen Sprachraum als effektive Therapie eingeschätzt wurde (Gschwend 1977, Tillmann 1991, 2000), waren Autoren aus dem angloamerikanischen Sprachraum der Methode gegenüber deutlich reservierter eingestellt. Die wenigen randomisierten Studien in der Literatur beziehen sich allesamt nicht auf die Synovektomie des Hüftgelenks sondern überwiegend auf diejenige am Knie. Danach zeigte eine Synovektomie in mehreren Studien überwiegend bessere Resultate als der Verzicht auf eine Operation (Kvien u. Mitarb. 1987, Meijers u. Mitarb. 1983, Multicenterstudie 1975, Nakamura u. Mitarb. 2000). Im Vergleich zur Synoviorthese mit Yttrium bzw. Osmium schnitt die Synovektomie in 2 kleineren Studien ähnlich ab (Gumpel u. Roles 1975, Nissila u. Mitarb. 1978). Die offene Kniesynovektomie zeigte in einer Untersuchung bessere Ergebnisse als die arthroskopische (Ryu u. Mitarb. 1995). Des Weiteren war die arthroskopische Kniesynovektomie mit zeitversetzter Radiosynoviorthese der alleinigen arthroskopischen Synovektomie überlegen (Kerschbaumer u. Mitarb. 1998).

Zusammenfassend wird allgemein nach offener oder arthroskopischer Synovektomie über einen guten Rückgang von Schmerzen und Gelenkschwellung berichtet, während der radiologisch sichtbare Progress einer RA nach Synovektomie unterschiedlich beurteilt wird. In vielen Studien wird auf eine nicht selten zu beobachtende Differenz zwischen klinischem und radiologischem Befund hingewiesen.

Randomisierte Studien zur Synovektomie des Hüftgelenks bei Rheumatikern liegen nicht vor und unkontrollierte Studien kommen zu keinen einheitlichen Schlussfolgerungen. Heimkes u. Stotz (1992) berichteten über 6 offen durchgeführte Spätsynovektomien am Hüftgelenk bei Kindern mit JIA und fanden, dass die durch den offenen Eingriff erreichbare Schmerzverbesserung mit einem rasch progredienten Gelenkzerfall erkauft werde. In der bislang größten publizierten Arbeit berichtete Schraml (2000) über 68 offene Hüftsynovektomien bei Kindern und Jugendlichen mit JIA. Nach einer durchschnittlichen postoperativen Beobachtungszeit von 4 Jahren (2–12 Jahren) wurde eine deutlich verbesserte Beweglichkeit und Gehfähigkeit bei gleichzeitig signifikant vermindertem Schmerz registriert. Gleichzeitig kam es bei knapp einem Drittel zu einer Verbesserung der Gelenkspaltweite, bei einem Sechstel der operierten Hüftgelenke war diese im Vergleich zum Operationszeitpunkt verringert. In 6 Fällen kam es trotz Synovektomie im weiteren Verlauf zur kompletten Destruktion des Hüftgelenks mit der Notwendigkeit einer Endoprothesenimplantation. Bemerkenswerterweise traten Femurkopfnekrosen bei den von einem vorderen Zugang aus freigelegten Hüften in keinem Fall auf.

Wegen des Fehlens kontrollierter prospektiver Studien können derzeit keine verbindlichen Therapierichtlinien für die Indikationsstellung zur Hüftsynovektomie aufgestellt werden. Bei geringeren radiologischen Veränderungen (Larsen Stadium 0–2), einer floriden Koxitis und fehlendem Ansprechen auf Basistherapie und intraartikuläre Steroidbehandlung kann eine Hüftsynovektomie erwogen werden.

Die Hüftsynovektomie kann **arthroskopisch** (s. Kap. 4.8) **oder offen** erfolgen. Wegen der eingeschränkten Erreichbarkeit der Fossa acetabuli bleibt die arthroskopische Hüftsynovektomie naturgemäß subtotal (Dienst u. Kohn 2001). Bei manchen unklaren Monarthritiden des Hüftgelenks kann die Arthroskopie mit Synovialisbiopsie unter Umständen die Diagnose erleichtern. In den ausgesuchten Fällen, in denen eine offene Hüftsynovektomie angezeigt erscheint, bevorzugen wir den anterolateralen Zugang nach Watson-Jones mit vorderer T-förmiger Inzision der Hüftgelenkkapseln. Von hier ist der Bereich um den Schenkelhals gut zugänglich. Abschließend wird der Hüftkopf vorsichtig nach kaudal subluxiert, wodurch die Fossa acetabuli zugänglich wird. Unter Zuhilfenahme eines Shavers lässt sich dieser Bereich nun komplett synovektomieren, scharfkantige knöcherne Veränderungen können geglättet werden.

Schraml (2000) bevorzugt den vorderen Zugang zum Hüftgelenk, wobei allerdings eine unter Umständen großflächige Ablösung von Muskelursprüngen erforderlich wird. Auch von diesem Zugang aus erfolgt die Darstellung des Gelenks über eine vordere T-förmige Kapsulotomie. In schwierigen Fällen kann die chirurgische Hüftluxation nach Ganz zum Einsatz kommen (vgl. Kap. 6.7).

Indikation für rekonstruktive Eingriffe am Hüftgelenk. Sie ergibt sich aus Schmerzen, Funktionsverlusten und gegebenenfalls Deformitäten. Sind bei schwerem Befall rekonstruktive Maßnahmen an mehreren Gelenken erforderlich, so empfiehlt sich unter Abwägung der individuellen Situation das Vorgehen Bein vor Arm wegen des Erhaltes der Gehfähigkeit sowie die Versorgung zentraler Gelenke vor den peripheren Gelenken, da z. B. die Knieendoprothesenversorgung bei gleichseitiger Hüftbeugekontraktur ein hohes Risiko einer verbleibenden Kniebeugekontraktur bedingt. Die operative Versorgung des Hüftgelenks hat deshalb in der Rheumaorthopädie eine besonders hohe Priorität (Maynard u. Mitarb. 1992).

Umstellungsosteotomien am Becken oder proximalen Femur, die nach Gschwend (1977) mit einer Synovektomie des Hüftgelenks kombiniert werden können, sind bei einer rheumatischen Koxitis oder ihren Folgezuständen nur selten indiziert. Korrekturwürdige Formveränderungen der entsprechenden Skelettanteile gehen bei einer rheumatischen Koxitis fast immer mit einer bereits beträchtlichen Gelenkdestruktion einher, die den Erfolg der Osteotomie infrage stellt. Ähnliches gilt für die Indikation zur **Arthrodese** des Hüftgelenks, speziell bei multiplem Gelenkbefall, da nur sehr eingeschränkte Kompensationsmechanismen für die verloren gegangene Beweglichkeit zur Verfügung stehen. Aus diesem Grund wird in einer solchen Situation nahezu immer der Endoprothese der Vorzug gegeben.

Endoprothetik. Die Endoprothetik des Hüftgelenks wird im Kapitel 12 besprochen. Die Besonderheiten der Endoprothetik beim Rheumatiker sind folgende: Patienten mit Rheuma sind bei Implantation einer Hüft-TEP im Mittel 8–10 Jahre jünger als Patienten mit einer Koxarthrose. Bedingt durch die Grunderkrankung und die begrenzte körperliche Aktivität bzw. Steroidmedikation ist das knöcherne Lager für eine Endoprothese weniger tragfähig als bei Patienten mit degenerativen Gelenkleiden. Hautläsionen bei Psoriasisarthritis oder einer Vaskulitis im Rahmen einer RA können ein erhöhtes Infektionsrisiko bedeuten. Die Funktion des Immunsystems vieler Rheumatiker ist durch die Grundkrankheit und ggf. Basistherapie eingeschränkt.

Bei RA mit schwerem Verlauf müssen gelegentlich mehrere Gelenke in kürzerer Zeit ersetzt werden. Sparmann sah hierbei die besten Ergebnisse, wenn zunächst eine Hüfte und das gegenseitige Knie versorgt wurden, während die zeitnahe Versorgung zweier Gelenke an einer unteren Extremität mit einer höheren Komplikationsrate vergesellschaftet war. Sculco (1992) empfiehlt in einem solchen Fall zunächst beide Hüften, anschließend beide Knie zu ersetzen.

Der operative Zugang zum Hüftgelenk kann von anterolateral, transgluteal oder dorsal erfolgen, ein transtrochantärer Zugang ist bei Patienten mit Rheuma mit einer hohen Rate von Trochanterpseudarthrosen belastet (Ranawat u. Mitarb. 1980). Eine Pfannenprotrusion sollte mit Eigenspongiosa aus dem Hüftkopf rekonstruiert werden (Gates u. Mitarb. 1990), bei fortgeschrittenen Fällen kann zur zusätzlichen Stabilisierung ein Stützring eingebracht werden (Abb. 14.**5 a** u. **b**).

Die ARO-Multicenterstudie zeigte, dass in den teilnehmenden Kliniken bei Patienten mit Rheuma Hüftendoprothesen etwa in gleichem Umfang zementfrei, teilzementiert oder zementiert implantiert wurden (Arnold u. Mitarb. 1998). Das zementierte Vorgehen ist aus historischen Gründen am besten dokumentiert und zeigt allgemein gute Resultate. So kann nach der schwedischen Hüftregisterstudie bei Patienten mit Rheuma mit Überlebensraten einer zementierten Hüft-TEP von bis zu 95% zehn Jahre postoperativ gerechnet werden. In dieser großen Studie waren die Ergebnisse der RA-Patienten bemerkenswerter Weise tendenziell günstiger als diejenigen von Patienten mit Koxarthrose, was sich u. a. durch die geringere körperliche Aktivität der Rheumatiker erklären mag. In beiden Gruppen sieht man eine deutliche Tendenz zu längeren Endoprothesenstandzeiten bei höherem Patientenalter (Tab. 14.**5**). Weitere Studien zeigen ähnlich gute mittel- und langfristige Ergebnisse der zementierten Hüftendoprothetik für Patienten mit RA (Creighton u. Mitarb. 1998), JIA (Lehtimaki u. Mitarb. 1997) und Spondylitis ankylosans (Sochart u.

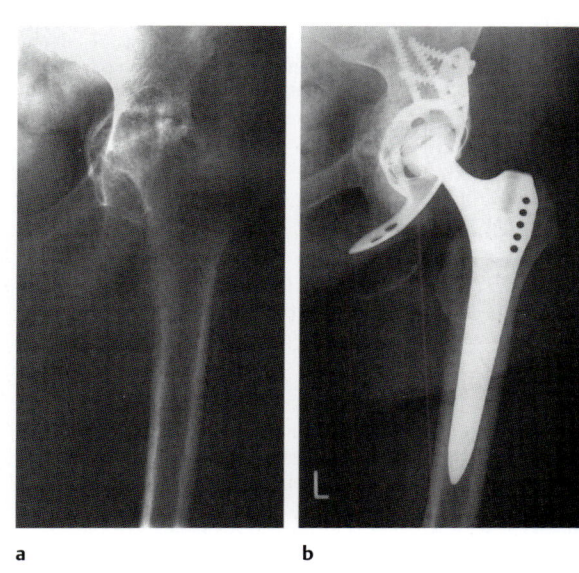

Abb. 14.5 a u. b Primärversorgung einer Hüftdestruktion mit Pfannenprotrusion bei RA (**a**) mit Burch-Schneider-Stützschale (**b**).

Tab. 14.5 **10-Jahres-Überlebensraten von Hüftendoprothesen bei Patienten mit RA bzw. mit Koxarthrose (OA). Die Daten repräsentieren zu etwa 90% zementiert implantierte Endoprothesen, Endpunkt war die Revision einer oder beider Komponenten (Malchau u. Mitarb. 1993)**

Altersgruppierung der Patienten	Rheumatoide Arthritis		Koxarthrose	
	Frauen	Männer	Frauen	Männer
< 54 Jahre	0,83	0,84	0,79	0,78
55–64 Jahre	0,93	0,90	0,88	0,81
65–74 Jahre	0,95	0,93	0,92	0,87

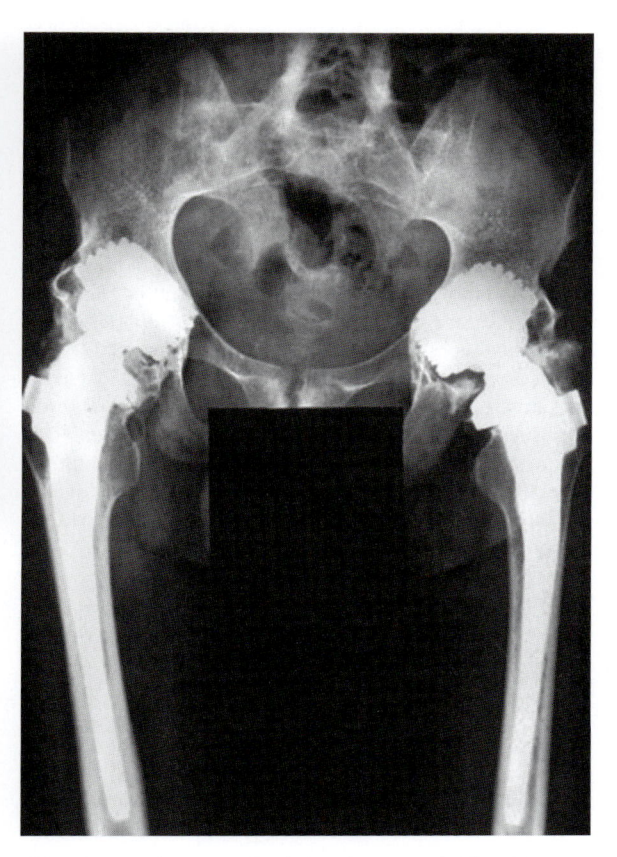

Abb. 14.6 Beidseitige Hüftankylose bei einem beiderseitig endoprothetisch versorgten Patienten mit Spondylitis ankylosans.

Porter 1997). Die zementfreie Hüftendoprothetik kommt in den letzten Jahren speziell bei jüngeren Patienten mit Rheuma vermehrt zum Einsatz. Hier liegen weniger Daten vor, die mittel- bis langfristigen Ergebnisse sind aber zufrieden stellend (Effenberger u. Mitarb. 2002, Jana u. Mitarb. 2001, Schroeder-Boersch u. Mitarb. 1998). Im Vergleich mit Koxarthrotikern zeigen Patienten mit Rheuma nach Hüft-TEP offenbar eine besonders hohe Zufriedenheit mit dem Behandlungsergebnis (Arnold u. Mitarb. 1998).

Die Häufigkeit von Frühinfekten nach Hüft-TEP liegt unabhängig von der Ursache der Hüftdestruktion bei etwa 0,5–1%, während Spätinfekte bei Rheumatikern mit 1–3% häufiger auftreten als bei Patienten mit Arthrose (Ranawat 1998). Eine perioperative Antibiotikaprophylaxe und ggf. die Verwendung von antibiotikabeladenem Knochenzement werden aus diesem Grund empfohlen. Die Rate postoperativer tiefer Venenthrombosen ist bei Patienten mit Rheuma unter einer Standardprophylaxe mit niedermolekularem Heparin nicht höher als bei Arthrotikern.

Die Luxationsrate nach primärer Hüft-TEP wird mit 0,5–3% angegeben (Ranawat 1998). Sie ist unter anderem vom operativen Zugangsweg abhängig und unterscheidet sich bei Rheumatikern nicht grundlegend von Patienten mit Arthrose.

Heterotope Ossifikationen nach Hüft-TEP sind vor allem bei Patienten mit Spondylitis ankylosans ein Problem, wo sie gelegentlich zur Ankylose führen können (Abb. 14.6). Ihre Häufigkeit lässt sich deutlich senken durch eine zweiwöchige Routineprophylaxe mit Indomethacin (75 mg/d) oder Diclofenac (150 mg/d) bzw. bei Hochrisikopatienten durch eine fraktionierte Röntgenbestrahlung (8–10 Gy) (Kjaersgaard-Andersen u. Schmidt 1991).

Frakturen bei der Implantation (Arnold u. Mitarb. 1998) und spätere periprothetische Frakturen treten bei Rheumatikern häufiger als bei Patienten mit Arthrose auf. Femurschaftfrakturen zwischen einer Revisions-Knie-TEP mit Stiel und einer Hüft-TEP können speziell bei kleinwüchsigen JIA-Patienten einen kompletten Femurersatz erforderlich machen.

Hauptursache des Endoprothesenversagens ist bei Rheumatikern wie bei Arthrotikern die aseptische Lockerung, welche für rund 80% aller Revisionseingriffe den Anlass gibt (Malchau u. Mitarb. 1993). Die allgemeine **Revisionsendoprothetik** ist ausführlich im Kap. 12.6 beschrieben. Die Standzeiten revidierter Hüftendoprothesen bei Patienten mit RA liegen deutlich unter denjenigen von Primärimplantationen. Die Lockerungsraten sind an der Pfanne wesentlich höher als am Schaft und die hohe Rate früher Pfannenlockerungen bei zementfreier Revision (Mont u. Mitarb. 2002) spricht dafür, dass ein Teil dieser Implantate wohl von vornherein nicht primärstabil verankert werden konnte (Sparmann 1998). Der Knochenverlust am Becken kann bei Rheumatikern nach mehreren Wechseloperationen groteske Ausmaße annehmen. Das Risiko für eine Beckendiskontinuität im Azetabulumbereich bei Patienten mit gelockerter Hüft-TEP ist für RA-Patienten signifikant höher als bei Patienten mit Arthrose (Berry u. Mitarb. 1999).

Literatur

Abramson, S.B. (2001): Controversies in COX-2-inhibitor therapy: Introduction. Clin Exp Rheumatol 19 (25): 1

Albers, J.M., L. Paimela, P. Kurki, K.B. Eberhardt, P. Emery, M.A. van 't Hof u. Mitarb. (2001): Treatment strategy, disease activity, and outcome in four cohorts of patients with early rheumatoid arthritis. Ann Rheum Dis 60: 453–458

Arnett, F.C., S.M. Edworthy, D.A. Bloch, D.J. McShane, J.F. Fries, N.S. Cooper u. Mitarb. (1988): The American Rheumatism Association 1987 revised criteria for the classification of rheumatoid arthritis. Arthritis Rheum 31: 315–324

Arnold, P., B. Schüle, H. Schroeder-Boersch, L. Jani (1998): Überblick und Ergebnisse der ARO-Multicenterstudie. Orthopäde 27: 324–332

Bathon, J.M., R.W. Martin, R.M. Fleischmann, J.R. Tesser, M.H. Schiff, E.C. Keystone u. Mitarb. (2000): A comparison of etanercept and methotrexate in patients with early rheumatoid arthritis. N Engl J Med 343: 1586–1593

Berry, D.J., D.G. Lewallen, A.D. Hanssen, M.E. Cabanela (1999): Pelvic discontinuity in revision total hip arthroplasty. J Bone Joint Surg Am 81: 1692–1702

Boers, M., A.C. Verhoeven, H.M. Markusse, M.A. van de Laar, R. Westhovens, J.C. van Denderen u. Mitarb. (1997): Randomised comparison of combined step-down prednisolone, methotrexate and sulphasalazine with sulphasalazine alone in early rheumatoid arthritis. Lancet 350: 309–318

Braun, J., M. Bollow, G. Remlinger, U. Eggens, M. Rudwaleit, A. Distler u. Mitarb. (1998): Prevalence of spondylarthropathies in HLA-B27 positive and negative blood donors. Arthritis Rheum 41: 58–67

Breit, W., M. Frosch, U. Meyer, A. Heinecke, G. Ganser (2000): A subgroup-specific evaluation of the efficacy of intraarticular triamcinolone hexacetonide in juvenile chronic arthritis. J Rheumatol 27: 2696–2702

Bridges, S.L. jr., A. Lopez-Mendez, K.H. Han, I.C. Tracy, G.S. Alarcon (1991): Should methotrexate be discontinued before elective orthopedic surgery in patients with rheumatoid arthritis? J Rheumatol 18: 984–988

Calin, A., J. Elswood (1989): The outcome of 138 total hip replacements and 12 revisions in ankylosing spondylitis: high success rate after a mean followup of 7.5 years. J Rheumatol 16: 955–958

Creighton, M.G., J.J. Callaghan, J.P. Olejniczak, R.C. Johnston (1998): Total hip arthroplasty with cement in patients who have rheumatoid arthritis. A minimum ten-year follow-up study. J Bone Joint Surg Am 80: 1439–1446

de Bois, M.H., E.K. Pauwels, F.C. Breedveld (1995): New agents for scintigraphy in rheumatoid arthritis. Eur J Nucl Med 22: 1339–1346

Dienst, M., D. Kohn (2001): Hüftarthroskopie. Minimal invasive Diagnostik und Therapie des erkrankten oder verletzten Hüftgelenkes. Unfallchirurg 104: 2–18

Eberhardt, K., E. Fex, K. Johnsson, P. Geborek (1995): Hip involvement in early rheumatoid arthritis. Ann Rheum Dis 54: 45–48

Effenberger, H., T. Ramsauer, G. Bohm, G. Hilzensauer, U. Dorn, F. Lintner (2002): Successful hip arthroplasty using cementless titanium implants in rheumatoid arthritis. Arch Orthop Trauma Surg 122: 80–87

Eich, G.F., F. Halle, J. Hodler, R. Seger, U.V. Willi (1994): Juvenile chronic arthritis: imaging of the knees and hips before and after intraarticular steroid injection. Pediatr Radiol 24: 558–563

Friedman, S., M.A. Gruber (2002): Ultrasonography of the hip in the evaluation of children with seronegative juvenile rheumatoid arthritis. J Rheumatol 29: 629–632

Gates, H.S., D.E. McCollum, S.C. Poletti, J.A. Nunley (1990): Bone-grafting in total hip arthroplasty for protrusio acetabuli. A follow-up note. J Bone Joint Surg Am 72: 248–251

Gregersen, P.K., M. Shen, Q.L. Song, P. Merryman, S. Degar, T. Seki u. Mitarb. (1986): Molecular diversity of HLA-DR4 haplotypes. Proc Natl Acad Sci USA 83: 2642–2646

Gschwend, N. (1977): Die operative Behandlung der chronischen Polyarthritis. 2. Aufl. Thieme, Stuttgart

Gumpel, J.M., N.C. Roles (1975): A controlled trial of intra-articular radiocolloids versus surgical synovectomy in persistent synovitis. Lancet 1: 488–489

Heimkes, B., S. Stotz (1992): Ergebnisse der Spätsynovektomie der Hüfte bei der juvenilen chronischen Arthritis. Z Rheumatol 51: 132–135

Hendrich, C., W.E. Siebert (1997): Photodynamic therapy for rheumatoid arthritis? Lasers Surg Med 21: 359–364

Heuft-Dorenbosch, L.L., H.C. de Vet, S. van der Linden (2000): Yttrium radiosynoviorthesis in the treatment of knee arthritis in rheumatoid arthritis: a systematic review. Ann Rheum Dis 59: 583–586

Jana, A.K., C.A. Engh jr., P.J. Lewandowski, R.H. Hopper jr., C.A. Engh (2001): Total hip arthroplasty using porous-coated femoral components in patients with rheumatoid arthritis. J Bone Joint Surg Br 83: 686–690

Kahn, M.A., S.M. van der Linden (1990): A wider spectrum of spondylarthropathies. Semin Arthritis Rheum 20: 107

Kalden, J.R., D.L. Scott, J.S. Smolen, M. Schattenkirchner, B. Rozman, B.D. Williams u. Mitarb. (2001): Improved functional ability in patients with rheumatoid arthritis – longterm treatment with leflunomide versus sulfasalazine. European Leflunomide Study Group. J Rheumatol 28: 1983–1991

Keane, J., S. Gershon, R.P. Wise, E. Mirabile-Levens, J. Kasznica, W.D. Schwieterman u. Mitarb. (2001): Tuberculosis associated with infliximab, a tumor necrosis factor alpha-neutralizing agent. N Engl J Med 345: 1098–1104

Kerschbaumer, F., F. Kandziora, J. Herresthal, A. Hertel, G. Hor (1998): Synovektomie und Synoviorthese als Kombinationstherapie bei rheumatoider Arthritis. Orthopäde 27: 188–196

Kinne, R.W., R. Brauer, B. Stuhlmuller, E. Palombo-Kinne, G.R. Burmester (2000): Macrophages in rheumatoid arthritis. Arthritis Res 2: 189–202

Kjaersgaard-Andersen, P., S.A. Schmidt (1991): Total hip arthroplasty. The role of antiinflammatory medications in the prevention of heterotopic ossification. Clin Orthop: 78–86

Koch, A.E. (2000): The role of angiogenesis in rheumatoid arthritis: recent developments. Ann Rheum Dis 59 (1): 65–71

Krenn, V., L. Morawietz, T. Haupl, J. Neidel, I. Petersen, A. Konig (2002): Grading of chronic synovitis – a histopathological grading system for molecular and diagnostic pathology. Pathol Res Pract 198: 317–325

Kvien, T.K., J.A. Pahle, H.M. Hoyeraal, B. Sandstad (1987): Comparison of synovectomy and no synovectomy in patients with juvenile rheumatoid arthritis. A 24-month controlled study. Scand J Rheumatol 16: 81–91

Larsen, A., K. Dale, M. Eek (1977): Radiographic evaluation of rheumatoid arthritis and related conditions by standard reference films. Acta Radiol Diag 18: 481–491

Lassere, M., M. Boers, D. van der Heijde, A. Boonen, J. Edmonds, A. Saudan u. Mitarb. (1999): Smallest detectable difference in radiological progression. J Rheumatol 26: 731–739

Lehtimaki, M.Y., M.U. Lehto, H. Kautiainen, H.A. Savolainen, M.M. Hamalainen (1997): Survivorship of the Charnley total hip arthroplasty in juvenile chronic arthritis. A follow-up of 186 cases for 22 years. J Bone Joint Surg Br 79: 792–795

Maini, R., E.W. St. Clair, F. Breedveld, D. Furst, J. Kalden, M. Weisman u. Mitarb. (1999): Infliximab (chimeric anti-tumour necrosis factor alpha monoclonal antibody) versus placebo in rheumatoid arthritis patients receiving concomitant methotrexate: a randomised phase III trial. ATTRACT Study Group. Lancet 354: 1932–1939

Malchau, H., P. Herberts, L. Ahnfelt (1993): Prognosis of total hip replacement in Sweden. Acta Orthop Scand 64: 497–506

Maynard, M.J., C.S. Ranawat, W.F.J. Flynn (1992): The Hip. In: Sculco, T.P.: Surgical treatment of rheumatoid arthritis. Mosby, St. Louis: 211–236

Meijers, K.A., H.A. Valkenburg, A. Cats (1983): A synovectomy trial and the history of early knee synovitis in rheumatoid arthritis. A multicentre study. Rheumatol Int 3: 161–166

Menkes, C.J. (1979): Radioisotope synoviorthesis in rheumatoid arthritis. Rheumatol Rehabil Suppl: 45–46

Mödder, G. (1995): Nuklearmedizinische Therapie (Radiosynoviorthese) in Rheumatologie und Orthopädie. Nuklearmediziner 18: 5–30

Mont, M.A., B. Domb, A.D. Rajadhyaksha, D.A. Padden, L.C. Jones, D.S. Hungerford (2002): The fate of revised uncemented acetabular components in patients with rheumatoid arthritis. Clin Orthop 400: 140–148

Multicenterstudie (1975): Controlled trial of synovectomy of knee and metacarpophalangeal joints in rheumatoid arthritis. Ann Rheum Dis 35: 437–442

Murakami, D.M., L.W. Bassett, L.L. Seeger (1991): Advances in imaging of rheumatoid arthritis. Clin Orthop 265: 83–95

Nakamura, H., M. Nagashima, S. Ishigami, K. Wauke, S. Yoshino (2000): The anti-rheumatic effect of multiple synovectomy in patients with refractory rheumatoid arthritis. Int Orthop 24: 242–245

Neidel, J., M. Boehnke, R.M. Kuster (2002): The efficacy and safety of intraarticular corticosteroid therapy for coxitis in juvenile rheumatoid arthritis. Arthritis Rheum 46: 1620–1628

Nissila, M., P. Anttila, M. Hamalainen, S. Jalava (1978): Comparison of chemical, radiation and surgical synovectomy for knee joint synovitis. Scand J Rheumatol 7: 225–228

O'Dell, J.R., C.E. Haire, N. Erikson, W. Drymalski, W. Palmer, P.J. Eckhoff u. Mitarb. (1996): Treatment of rheumatoid arthritis with methotrexate alone, sulfasalazine and hydroxychloroquine, or a combination of all three medications. N Engl J Med 334: 1287–1291

Onetti, C.M., E. Gutierrez, E. Hliba, C.R. Aguirre (1982): Synoviorthesis with 32 P-colloidal chromic phosphate in rheumatoid arthritis – clinical, histopathologic and arthrographic changes. J Rheumatol 9: 229–238

Ostergaard, M., P. Gideon, O. Henriksen, I. Lorenzen (1994): Synovial volume – a marker of disease severity in rheumatoid arthritis? Quantification by MRI. Scand J Rheumatol 23: 197–202

Ostergaard, M., M. Stoltenberg, P. Lovgreen-Nielsen, B. Volck, C.H. Jensen, I. Lorenzen (1997): Magnetic resonance imaging-determined synovial membrane and joint effusion volumes in rheumatoid arthritis and osteoarthritis: comparison with the macroscopic and microscopic appearance of the synovium. Arthritis Rheum 40: 1856–1867

Pap, T., U. Muller-Ladner, R.E. Gay, S. Gay (2000): Fibroblast biology. Role of synovial fibroblasts in the pathogenesis of rheumatoid arthritis. Arthritis Res 2: 361–367

Perhala, R.S., W.S. Wilke, J.D. Clough, A.M. Segal (1991): Local infectious complications following large joint replacement in rheumatoid arthritis patients treated with methotrexate versus those not treated with methotrexate. Arthritis Rheum 34: 146–152

Petty, R.E., T.R. Southwood, J. Baum, E. Bhettay, D.N. Glass, P. Manners u. Mitarb. (1998): Revision of the proposed classification criteria for juvenile idiopathic arthritis: Durban, 1997. J Rheumatol 25: 1991–1994

Pincus, T., A. Larsen, R.H. Brooks, J. Kaye, E.P. Nance, L.F. Callahan (1997): Comparison of 3 quantitative measures of hand radiographs in patients with rheumatoid arthritis: Steinbrocker stage, Kaye modified Sharp score, and Larsen score. J Rheumatol 24: 2106–2112

Quoß, A., M. Sobbe, F. Hass, W. Rüther (1992): Autologer Blutersatz in der Rheumaorthopädie. Akt Rheumatol 17: 54–57

Ranawat, C.S. (1998): Surgical management of the rheumatoid hip. Rheum Dis Clin North Am 24: 129–141

Ranawat, C.S., L.D. Dorr, A.E. Inglis (1980): Total hip arthroplasty in protrusio acetabuli of rheumatoid arthritis. J Bone Joint Surg Am 62: 1059–1065

Rau. R., G. Herborn (1995): A modified version of Larsen's scoring method to assess radiologic changes in rheumatoid arthritis. J Rheumatol 22: 1976–1982

Ryu, J., S. Saito, T. Honda, Y. Shimakura, S. Sano (1995): Comparison between the arthroscopic and open synovectomies for rheumatoid knee – a retrospective and random study on the results of the two methods. Ryumachi 35: 880–888

Saraux, A., J.M. Berthelot, G. Chales, C. Le Henaff, J.B. Thorel, S. Hoang u. Mitarb. (2001): Ability of the American College of Rheumatology 1987 criteria to predict rheumatoid arthritis in patients with early arthritis and classification of these patients two years later. Arthritis Rheum 44: 2485–2491

Sattler, H. (2002): Coxarthritis. Orthopäde 31: 293–294

Schraml, A. (2000): Die Synovektomie des Hüftgelenkes bei juveniler chronischer Arthritis. In: Venbrocks, R.: Neuroorthopädie und Rheumaorthopädie des Kindes. Steinkopff, Darmstadt: 123–131

Schroeder-Boersch, H., P. Arnold, B. Schule, L. Jani (1998): Die Radiologischen Ergebnisse der ARO-Multicenterstudie. Orthopäde 27: 333–340

Sculco, T.P. (1992): Bilateral hip and knee replacement. In: Sculco, T.P.: Surgical treatment of rheumatoid arthritis. Mosby, St. Louis: 265–271

Silverstein, F.E., G. Faich, J.L. Goldstein, L.S. Simon, T. Pincus, A. Whelton u. Mitarb. (2000): Gastrointestinal toxicity with celecoxib vs nonsteroidal anti-inflammatory drugs for osteoarthritis and rheumatoid arthritis: the CLASS study: A randomized controlled trial. Celecoxib Long-term arthritis safety study. Jama 284: 1247–1255

Sochart, D.H., M.L. Porter (1997): Long-term results of total hip replacement in young patients who had ankylosing spondylitis. Eighteen to thirty-year results with survivorship analysis. J Bone Joint Surg Am 79: 1181–1189

Sparling, M., P. Malleson, B. Wood, R. Petty (1990): Radiographic followup of joints injected with triamcinolone hexacetonide for the management of childhood arthritis. Arthritis Rheum 33: 821–826

Sparmann, M. (1998): Die Mehrfachwechseloperation der Hüftpfanne bei der rheumatoiden Arthritis. Orthopäde 27: 375–380

Sugimoto, H., A. Takeda, S. Kano (1998): Assessment of disease activity in rheumatoid arthritis using magnetic resonance imaging: quantification of pannus volume in the hands. Br J Rheumatol 37: 854–861

Thabe, H. (1997): Praktische Rheumaorthopädie. Chapman Hall, Weinheim

Tillmann, K (2000): Der Stellenwert der Synovektomie in der operativen Rheumatologie. Z Orthop Ihre Grenzgeb 138: 17–18

Tillmann, K. (1991): Die Synovektomie in der Behandlung entzündlich rheumatischer Krankheiten: Historisch oder aktuell ? Z Orthop Ihre Grenzgeb 129: 129–135

Tumeh, S. S. (1996): Scintigraphy in the evaluation of arthropathy. Radiol Clin North Am 34: 215–231

Walker, L.G., C.B. Sledge (1991): Total hip arthroplasty in ankylosing spondylitis. Clin Orthop 262: 198–204

Wang, S. J., W.Y. Lin, M.N. Chen, J.T. Chen, W.L. Ho, B.T. Hsieh u. Mitarb. (2001): Histologic study of effects of radiation synovectomy with Rhenium-188 microsphere. Nucl Med Biol 28: 727–732

Weyand, C.M., J.J. Goronzy (1999): T-cell responses in rheumatoid arthritis: systemic abnormalities-local disease. Curr Opin Rheumatol 11: 210–217

Will, R., B. Laing, J. Edelman, F. Lovegrove, I. Surveyor (1992): Comparison of two yttrium-90 regimens in inflammatory and osteoarthropathies. Ann Rheum Dis 51: 262–265

Wolfe, A.M. (1968): The epidemiology of rheumatoid arthritis: a review. I. Surveys. Bull Rheum Dis 19: 518–523

15 Trauma des Beckens und Hüftgelenks

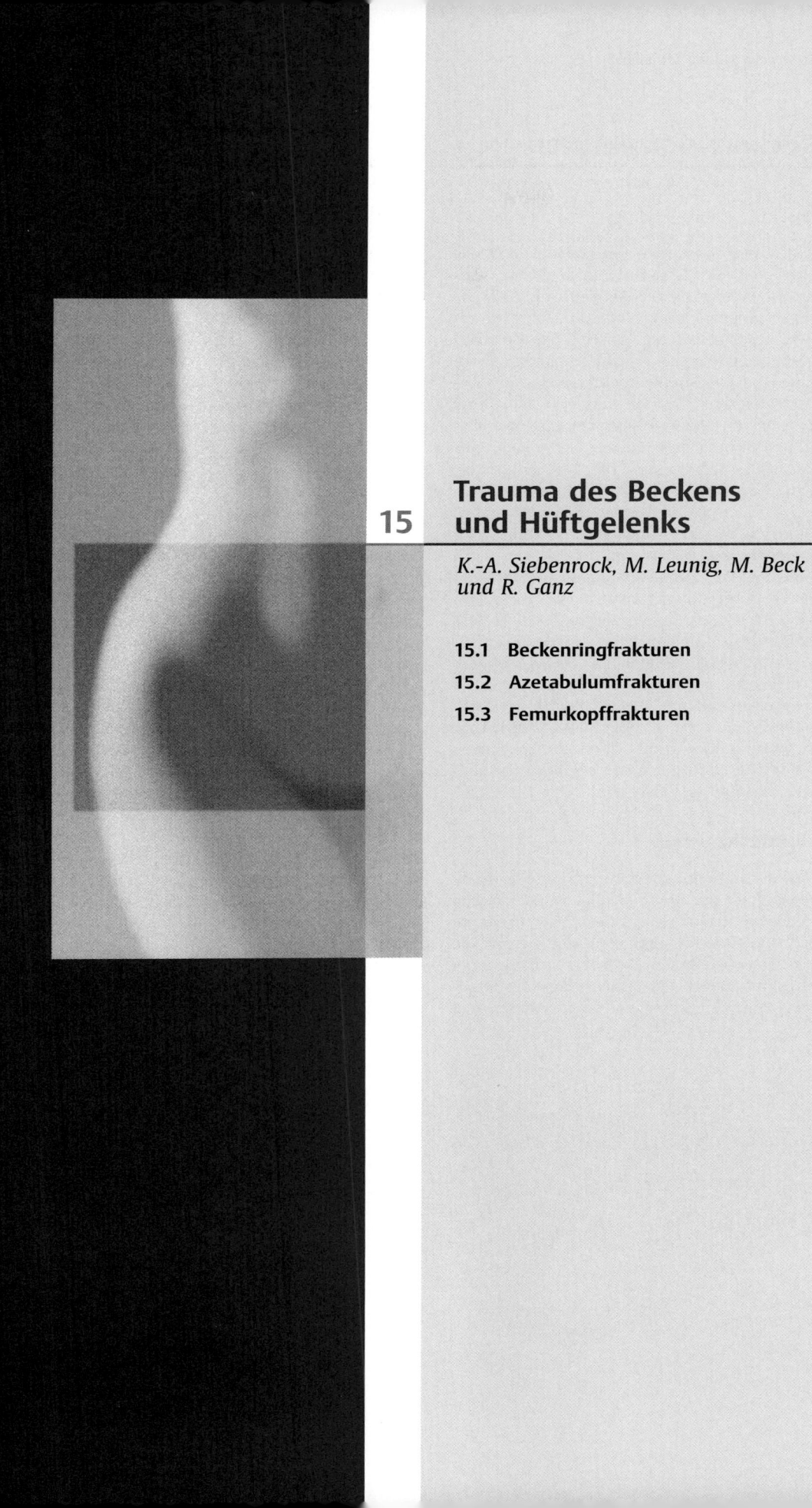

K.-A. Siebenrock, M. Leunig, M. Beck und R. Ganz

15.1 Beckenringfrakturen

15.2 Azetabulumfrakturen

15.3 Femurkopffrakturen

15.1 Beckenringfrakturen

Anatomie

Das Becken stellt eine Ringstruktur dar, welche durch das Os sacrum und die beiden Ossa innominata gebildet werden. Die vordere Verbindung des Beckenringes stellt die Symphyse mit dem überwiegend aus Faserknorpel bestehenden Discus interpubicus und den straffen Haltebändern dar. Dorsal befindet sich zu beiden Seiten ein nahezu unbewegliches und mit Faserknorpel ausgekleidetes Gelenk, das Iliosakralgelenk (ISG). Die Iliosakralgelenke sind durch sehr straffe Verstärkungsbänder, den Ligg. sacroiliaca ventralia und insbesondere dorsalia, verbunden. Eine weitere wesentliche Stabilisierung des Beckenringes erfolgt durch zwei sehr kräftige und breitflächige Bandstrukturen: die Ligg. sacrospinale, welche sich vom lateralen Rand des Sakrums zur Spina ischiadica erstrecken und die Ligg. sacrotuberalia, welche dorsal von den vorigen gelegen einen mehr vertikalen Verlauf aufweisen und das Sakrum mit dem Tuber ischiadicum verbinden. Diese Bänder verstärken den Beckenring und wirken einer Außenrotation oder Vertikalverschiebung der jeweiligen Beckenhälfte entgegen (Abb. 15.1). Die Stabilität des Beckenringes hängt entscheidend von der Intaktheit der dorsalen Gelenk- und Knochenstrukturen (ISG, Sakrum) mit ihren Bandverbindungen ab, welche zusammen mit den Ligg. sacrospinale und sacrotuberale und der Beckenbodenmuskulatur die Kraftübertragung von den unteren Extremitäten auf die Wirbelsäule gewährleisten.

Verletzungsmechanismus

Frakturen des Beckenringes kommen gehäuft bei jungen Erwachsenen im Alter von 20–40 Jahren vor und betreffen in etwa 60% der Fälle das männliche Geschlecht. In diesem Altersbereich sind Beckenringfrakturen überwiegend die Folge von Hochenergietraumen. Sie finden sich meist bei Mehrfachverletzten infolge von Verkehrs- und Motorradunfällen sowie Stürzen aus großer Höhe bei Arbeits- und Freizeitunfällen oder suizidaler Absicht. Bei diesen Frakturen handelt es sich nahezu immer um gleichzeitige Unterbrechungen der Integrität des Beckenringes im vorderen und hinteren Bereich. Davon abzugrenzen sind „einfachere" Avulsionsverletzungen des Beckenringes wie etwa der Abriss der Spina iliaca anterior inferior bei Sportlern. Ein zweiter Häufigkeitsgipfel findet sich im höheren Alter nach dem 60.–70. Lebensjahr. Dort handelt es sich meist um weniger hochenergetische Traumen bei einer typischerweise infolge Osteoporose geschwächten Knochenstruktur.

Klassifikation

Frakturen des Beckenringes wurden in erste Linie nach dem hauptsächlich einwirkenden Kraftvektor (Unfallmechanismus) oder der Art und dem Ausmaß der Dislokation der betroffenen Beckenseite(n) klassifiziert. Dabei werden je nach Ausmaß der Fehlstellung und Verschiebung des ausgebrochenen Beckensegmentes Rückschlüsse auf die Stabilität des Beckenringes gezogen. Avulsionsfrakturen des Beckenrandes und kaum verschobene Beckenringfrakturen gelten in der Regel als stabil. Als äußerst wichtige Faustregel gilt, dass eine komplette Unterbrechung und Verschiebung des Beckens aufgrund seiner Ringstruktur nur möglich ist, wenn das Becken an zwei Stellen, nämlich im vorderen und hinteren Bereich, verletzt ist. Eine Fraktur beider Schambeinäste oder eine Symphysendislokation muss obligat zur Suche einer weiteren Verletzung typischerweise im Bereich des ISG oder des Sakrums führen. Die am meisten verwendete Einteilung von Beckenringverletzungen geht nach einigen Modifikationen auf Pennal u. Mitarb. (1980) und Tile (1984, 1988) zurück. Dabei werden 3 Frakturtypen unterschieden (Tab. 15.1).

Zur weiteren Unterteilung der 3 Typen in Gruppen und Subgruppen gibt es zahlreiche Klassifikationsvorschläge (Isler u. Ganz 1990, Müller u. Mitarb. 1991, Tile 1988).

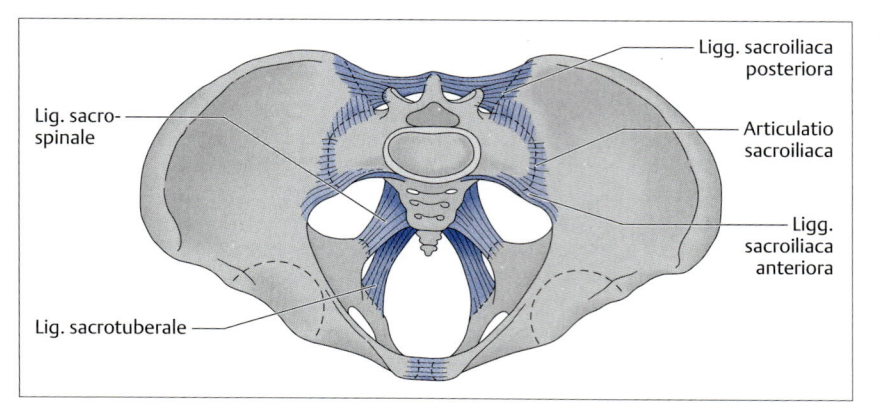

Abb. 15.1 Ansicht des Beckenringes.

15.1 Beckenringfrakturen

Tab. 15.1 Einteilung der Beckenringfrakturen nach Tile

Typ A	**stabil**: erhaltene Kontinuität des Beckenringes oder minimale Dislokation
Typ B	**instabil bezüglich Rotation und Flexion/Extension**: Rotation der betroffenen Beckenhälfte um eine vertikale und transversale Achse; keine translatorische Verschiebung
Typ C	**instabil**: zusätzlich translatorische Verschiebung vertikal und dorsal

Grundsätzlich werden dabei die einwirkende Kraftrichtung und die daraus resultierende Fehlstellung des betroffenen Beckensegmentes, z. B. eine Außenrotationsfehlstellung der Beckenhälfte bei einer Krafteinwirkung in anteroposteriorer Richtung zugrunde gelegt. Bei einer reinen Außenrotation einer Beckenhälfte (Abb. 15.2) wird diese Fehlstellung auch als „Open-Book"-Verletzung bezeichnet. Der grundlegende Unterschied zwischen einer teilstabilen (Typ B) und komplett instabilen (Typ C) Verletzung ist, dass im ersten Fall noch ein Teil der ISG-stabilisierenden Bandstrukturen erhalten bleibt. Erst nach vollständiger Ruptur aller stabilisierenden Bandstrukturen kommt es zu komplexen Fehlstellungen mit einer zusätzlichen translatorischen Verschiebung der Beckenhälfte in kranialer und dorsaler Richtung (Abb. 15.3). Bei der Unterscheidung zwischen Typ-B- und Typ-C-Frakturen existiert eine Grauzone, da auch vollständige Bandzerreißungen bei der Bildgebung nicht immer mit ausgedehnten Translationen einhergehen. „Indirekte" radiologische Zeichen für eine stattgehabte translatorische Verschiebung sind dabei hilfreich. Dazu zählen Avulsionen der kräftigen Ligg. sacrotuberale oder sacrospinale, welche durch einen knöchernen Abriss der Spina ischiadica oder des lateralen Sakrums gekennzeichnet sind (s. Abb. 15.3). Ein weiteres indirektes Zeichen einer translatorischen Instabilität ist eine isolierte Fraktur des gleichseitigen Processus transversus des 5. Lendenwirbelkörpers. Bei größeren Translationen können auch weitere Querfortsätze kranial davon betroffen sein. Frakturen des dorsalen Beckenringes können auch allein das Ilium oder Sakrum betreffen und verlaufen damit lateral bzw. medial des ISG. Nicht selten finden sich dabei auch Frakturausläufer in das ISG. Bei sämtlichen Verletzungen des dorsalen Beckenringes gilt die vertikale Translation als radiologisches Kriterium der Instabilität.

Mit etwa 50% der Fälle finden sich am häufigsten stabile Typ-A-Verletzungen des Beckenringes (Pohlemann u. Mitarb. 1994, Tile 1988). Typ-B-Verletzungen finden sich in 29% und Typ-C-Verletzungen in 21% der Fälle (Pohlemann u. Mitarb. 1994).

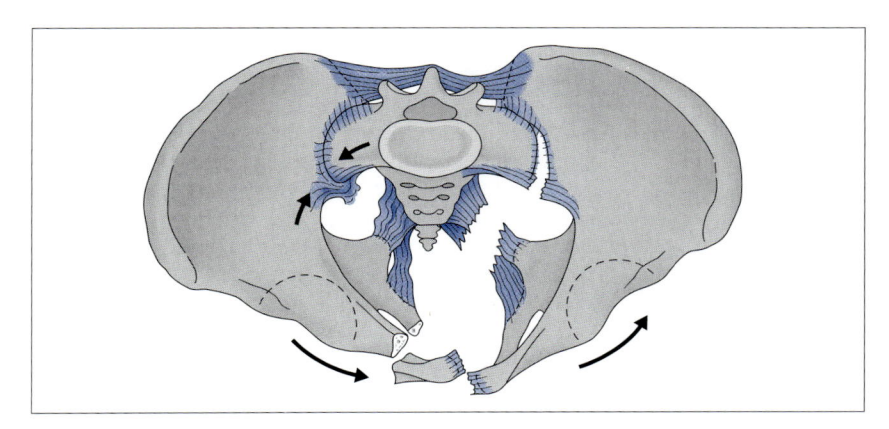

Abb. 15.2 Typ-B-Verletzungen beidseits. Außenrotationsverletzung der linken Beckenhälfte mit Zerreißung der Ligg. sacroiliaca anteriora sowie Ruptur der Ligg. sacrotuberale und sacrospinale. Innenrotationsverletzung der rechten Beckenhälfte mit Fraktur der Schambeinäste sowie Stauchungsverletzung des ventralen Sakrums (kleine Pfeile).

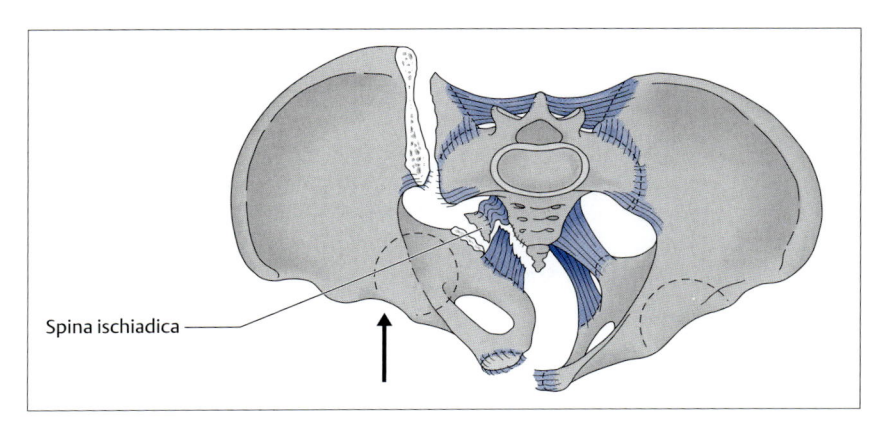

Abb. 15.3 Instabile Verletzung (Typ C) der rechten Beckenhälfte mit kranialer Translation nach Ilium-ISG-Luxationsfraktur. Komplette Ruptur der das ISG stabilisierenden Bänder, knöcherne Avulsionen der Ligg. sacrotuberale und sacrospinale und Symphysenruptur.

Begleitverletzungen

Eine instabile Beckenringfraktur muss immer als eine potentiell lebensbedrohliche Situation betrachtet werden, da ein hohes Risiko einer massiven retroperitonealen Blutung mit raschem hämorrhagischen Schock und Kreislaufversagen besteht. Erschwerend kommt hinzu, dass die zumeist polytraumatisierten Patienten mehrfache weitere lebensgefährliche Blutungsquellen etwa durch Verletzungen im Abdomen, Thorax oder den Extremitäten aufweisen können. Die hauptsächlichen Blutungsquellen im Beckenbereich sind die großen intrapelvinen Arterien und Venen, insbesondere die Iliaka-interna-Gefäße und ihre Abgänge sowie der präsakrale Venenplexus, die rasch zu einer mortalen Hämorraghie führen können (Ben-Menachem u. Mitarb. 1991, Tile 1988). Insgesamt liegt die Mortalität nach Beckenringfrakturen in einem Bereich von 10–19% (Pohlemann u. Mitarb. 1994, Hesp u. Mitarb. 1985, Tile 1988). Bei (teil-)instabilen Beckenringfrakturen steigt die Mortalität beim Vorliegen von offenen Frakturen oder Weichteilzerreißungen im Urogenital- und Enddarmbereich bis auf 30–40% (Hanson u. Mitarb. 1991, Pohlemann u. Mitarb. 1994).

Begleitende neurologische Ausfälle sind meist Folge einer Traktionsverletzung des lumbosakralen Plexus und insbesondere des Truncus lumbosacralis sowie von Traktionen oder Kompressionen sakraler Nervenwurzeln. Die Häufigkeit neurologischer Ausfälle wird meist unterschätzt. Dazu trägt auch bei, dass sie bei der Notfallversorgung Schwerverletzter nicht immer systematisch erfasst oder bei bereits intubierten Patienten präoperativ nicht vollständig abgeklärt werden können. Die Inzidenz neurologischer Ausfälle bei Beckenringfrakturen wird auf 3–13% geschätzt. Sie korreliert klar mit dem Ausmaß der Instabilität und der Verschiebung der betroffenen dorsalen Beckenringstrukturen und steigt bis auf 33–60% bei Typ-B- und insbesondere Typ-C-Frakturen an (Huittinen u. Slatis 1972, Pohlemann u. Mitarb. 1994, Majeed 1992). Besonders prädisponiert sind instabile und deutlich verschobene ISG-Sprengungen sowie Sakrumfrakturen (Denis u. Mitarb. 1988). Die größte Inzidenz neurologischer Ausfälle mit 60% wurde bei Beckenringverletzungen mit einem sehr medial gelegenen Frakturverlauf durch das Sakrum mit Beteiligung des Zentralkanals gefunden (Denis u. Mitarb. 1988).

Verletzungen des Urogenitaltraktes und des Dammbereichs bis hin zu Rektumeinrissen finden sich infolge von Symphysensprengungen oder dislozierten Frakturen der Schambeinäste. Am häufigsten kommt es zu Blasen- und Harnröhrenverletzungen mit einer Inzidenz von ungefähr 10–15% (Fallon u. Mitarb. 1984). Ein- und Abrisse der Harnröhre finden sich gehäuft bei männlichen Patienten typischerweise im supramembranösen Anteil unmittelbar proximal des Durchtritts der Urethra durch den Beckenboden. Harnblasenläsionen finden sich vor allem bei Schambeinastfrakturen. Lazerationen der Vagina, des Skrotums und Penis sowie des Rektums sind häufig vergesellschaftet mit offenen Frakturen mit teilweise ausgedehnten und tiefen Einrissen der Haut und der benachbarten Weichteile. Bis zu 40% der instabilen Beckenringfrakturen weisen weitere intraabdominelle Blutungsquellen aufgrund von Milz- und Lebereinrissen auf. Weniger häufig sind zusätzliche Perforationen des Verdauungstraktes (Failinger u. McGanity 1992).

Diagnostik

Bildgebende Diagnostik

Die Abklärung von Beckenringverletzungen erfordert 3 standardisierte Röntgenprojektionen des Beckens (Abb. 15.4a–c) sowie eine CT-Untersuchung des Beckens (Tab. 15.2).

Die Schrägprojektionen dienen der verbesserten Darstellung der Frakturverläufe im hinteren Beckenringbereich insbesondere bei Sakrumfrakturen sowie der Beurteilung des Ausmaßes der Kranial- und Dorsalverschiebung der betroffenen Beckenhälfte. Das Becken-CT kann weitere detaillierte Aussagen über die Verletzung von Strukturen im Lumbosakralbereich (Beteiligung der Facettengelenke) oder die Verlegung von Neuroforamina oder des Spinalkanals geben und lässt Ort und ungefähres Ausmaß einer intrapelvinen Blutung abschätzen.

Therapie

Akutbehandlung von Beckenringfrakturen. Eine frische Beckenringfraktur ist grundsätzlich als potentielle akut lebensbedrohliche Situation einzustufen. Die Beurteilung der Beckenstabilität gehört zu den Sofortmaßnahmen bereits am Unfallort. Hinweise auf eine Beckenfraktur geben Kontusionsmarken und offene Weichteilverletzungen. Die wichtigste Abklärung ist die klinische Untersuchung der Beckenstabilität, wobei die Beckenkämme mit beiden Händen umfasst und einmalig zunächst gegeneinander komprimiert und dann außenrotiert und vertikal verschoben werden. Ein fehlender Widerstand und eine Verschiebbarkeit der Beckenhälften gegeneinander ist ein klarer Hinweis auf eine instabile Beckenringfraktur.

Üblicherweise kann im Schockraum innerhalb weniger Minuten eine Beckenübersichtsaufnahme angefertigt werden, welche die Vertikalverschiebung der betroffenen Beckenseite bestätigt. Unverzüglich muss dann eine notfallmäßige Stabilisierung des dorsalen Beckens im Schock-

Tab. 15.2 Radiologische Diagnostik bei Beckenringfrakturen

1. A.-p. Beckenübersichtsaufnahme
2. Inlet-Aufnahme: Strahlenquelle um 40° nach kranial gekippt
3. Outlet-Aufnahme: Strahlenquelle um 40° nach kaudal gekippt
4. Computertomographie des Beckens

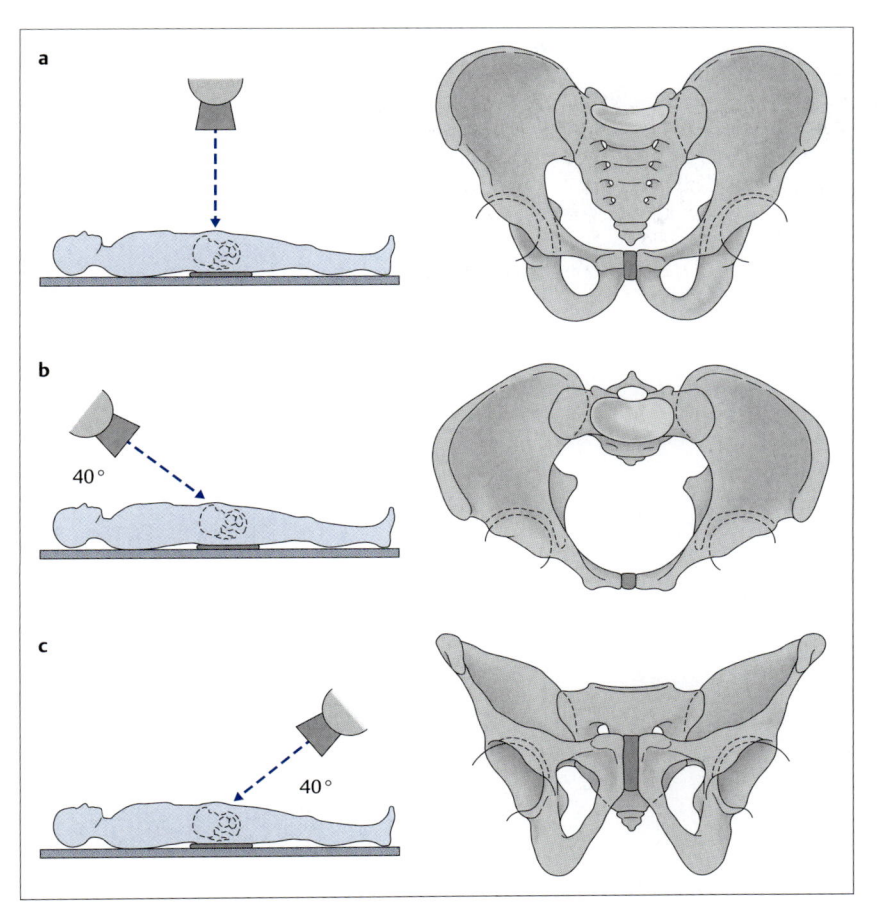

Abb. 15.4a–c Aufnahmen vom Becken.
a A.-p. Aufnahme des Beckens.
b Inlet-Aufnahme mit der Röntgenröhre um 40° nach kranial gekippt.
c Outlet-Aufnahme mit der Röntgenröhre um 40° nach kaudal gekippt.

raum durchgeführt werden, um ein Verbluten des Patienten zu verhindern. Als effektive Maßnahme hat sich das Anlegen einer Beckenzwinge bewährt (Abb. 15.5), deren Dorne über beidseitige Stichinzisionen in der Glutealregion bis zur dorsalen Beckenschaufel eingeführt werden und durch Kompression und Verklemmen des Rahmens unmittelbar zu einer Verkleinerung des Beckenvolumens und einer Stabilisierung des dorsalen Beckens führen (Pohlemann u. Mitarb. 1994, Witschger u. Mitarb. 1992). Bei einer bedrohlichen kreislaufinstabilen Situation sollte die Beckenzwinge notfalls ohne Röntgenbild allein aufgrund des klinischen Befundes angelegt werden. Zur Reposition der dislozierten Beckenseite sollte während dieses Vorganges ein Längszug am Bein der betroffenen Seite durchgeführt werden (Abb. 15.6a u. b). Externe Fixateure sind zur Stabilisierung des dorsalen Beckenringes nicht geeignet. Eine eingehende Untersuchung der Urogenitalregion und eine rektale Untersuchung geben Aufschluss über Begleitverletzungen und Weichteilzereißungen im Dammbereich mit Beteiligung des Enddarms oder des Urogenitalsystems. Erst danach sollte ein Blasenkatheter eingelegt werden, sofern kein Blut oder Weichteilverletzungen auf eine Harnröhrenverletzung hinweisen. Hinweise auf Verletzungen sowie blutiger Urin erfordern ein retrogrades Zystogramm oder ein i.v. Pyelogramm zur Erkennung von Blasenrupturen oder Harnröhrenlazerationen. Beim Vorliegen dieser Verletzungen sollte ein suprapubischer Katheter eingelegt werden. Soweit bei einem schockierten oder intubierten Patienten erhebbar, sollte auch bereits frühzeitig eine gezielte Überprüfung der Funktion der lumbosakralen Nerven(wurzeln) durchgeführt werden. Bei persistierender Kreislaufinstabilität trotz korrekter Reposition durch eine Beckenzwinge werden bei Ausschluss zusätzlicher Blutungsquellen unverzüglich weitere aktive Maßnahmen notwendig. Nach unserer Erfahrung ist die notfallmäßige Angiographie der bevorzugte nächste Schritt mit Darstellung und Embolisierung von dabei entdeckten aktiven Blutungsquellen im Bereich der Beckenarterien (Ben-Menachem u. Mitarb. 1991). Damit kann jedoch nur der arterielle Anteil der Blutungsquellen angegangen werden, während die häufig begleitenden Venenverletzungen nicht beeinflussbar sind. Bei massiv kreislaufinstabilen Patienten oder persistierender Kreislaufinstabilität nach diesen genannten Maßnahmen stellt ansonsten die Notfalllaparatomie mit Austamponieren des Abdomens eine akute Interventionsmaßnahme dar (Pohlemann u. Mitarb. 1994). In extremis kann dabei auch ein temporäres Abklemmen der Bauchaorta notwendig werden.

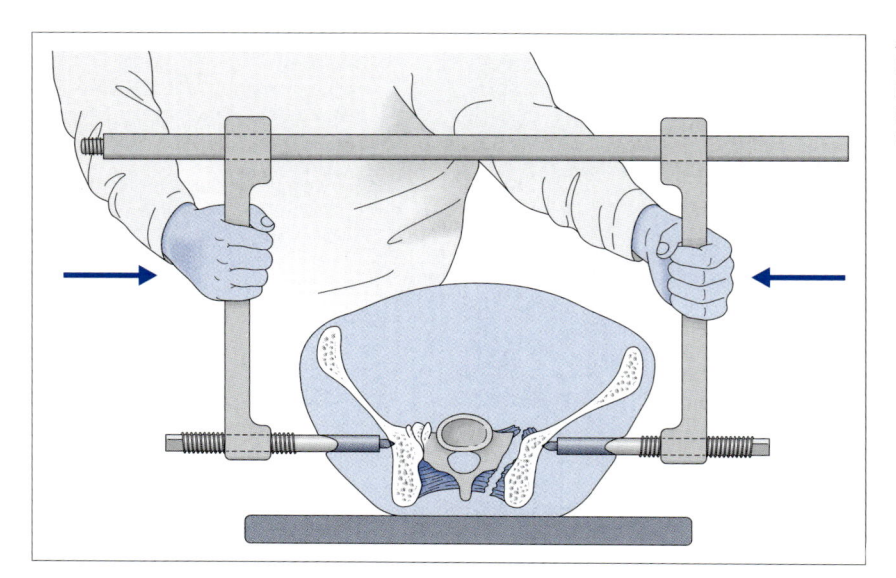

Abb. 15.5 Beckenzwinge mit Einbringen der Dorne dorsal im ISG-Bereich und Kompression des Beckens durch Verspannen des Metallrahmens.

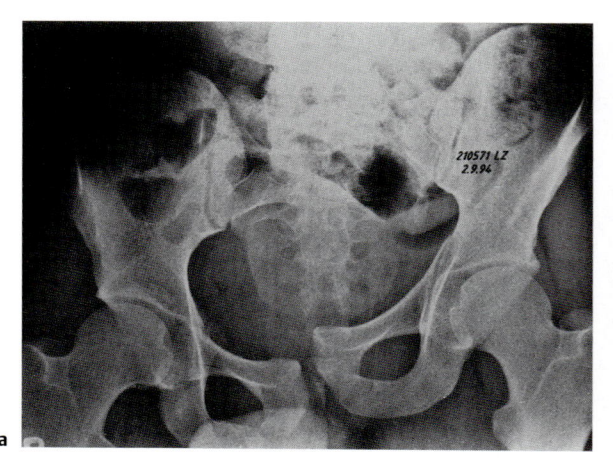

Abb. 15.6 a u. b Instabile Beckenringfraktur Typ C mit Symphysensprengung und vertikaler Translation der linken Beckenhälfte. Das ISG links ist intakt. Die dorsale Frakturkomponente entspricht einer lateral der Foramina verlaufenden Sakrumfraktur (**a**). Notfallmäßiges Anlegen einer Beckenzwinge. Die nahezu anatomische Reposition wurde durch gleichzeitigen manuellen Längszug am linken Bein während des Fixierens der Beckenzwinge erreicht (**b**).

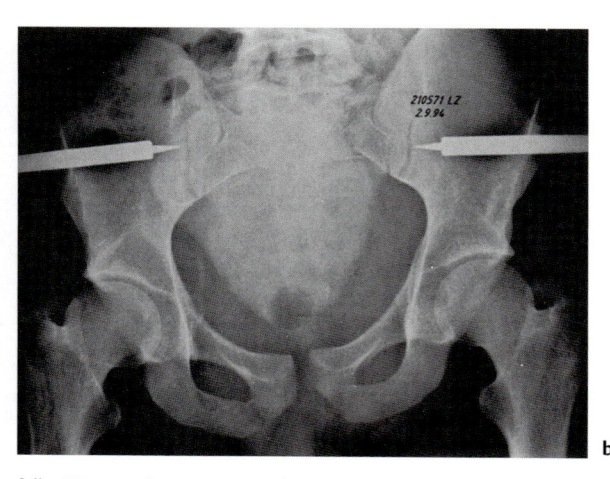

Behandlung von Beckenringfrakturen nach der Schockraumphase. Nach adäquater Stabilisierung des Patienten in der akuten Traumaphase ist die Wiederherstellung der anatomischen und symmetrischen Beckenform das Ziel. Offene Frakturen und Verletzungen im Urogenital- und Darmbereich erfordern eine möglichst frühe chirurgische Intervention. Bis auf die Lazerationen der Blase und Harnröhre bergen Lazerationen des Enddarms und der Vagina eine hohe Kontaminationsgefahr, so dass nach Möglichkeit die definitive Stabilisierung des Beckens erst einige Tage nach umgehender Versorgung dieser Verletzungen durchgeführt werden sollte. Ein Problem können auch großflächige subkutane Avulsionsverletzungen darstellen, welche zur Infektprophylaxe ebenfalls möglichst umgehend debridiert und drainiert werden sollten. Eine gleichzeitige osteosynthetische Versorgung des Beckens in der betroffenen Region sollte früh innerhalb der ersten 12–24 Stunden erwogen werden. Ansonsten empfiehlt sich eine postprimäre definitive Osteosynthese erst nach deutlicher Besserung der lokalen Situation, um das Infektrisiko zu verringern. Chirurgische Revisionen der üblicherweise weniger kontaminierten Blase und Harnröhre sollten hingegen möglichst innerhalb der ersten 12–24 Tage gemeinsam mit einer allenfalls notwendigen Stabilisierung des vorderen Beckenrings durchgeführt werden (Corriere 1991).

Die Mehrzahl der Beckenringfrakturen kann konservativ behandelt werden (Pohlemann u. Mitarb. 1994, Tile 1988). Dazu gehören in erster Linie die Typ-A-Frakturen mit einem

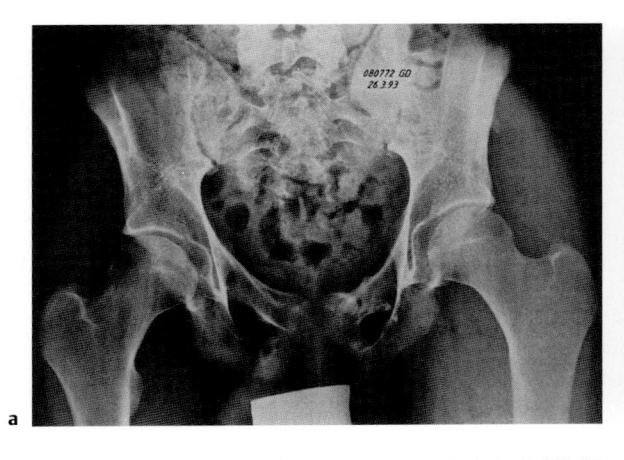

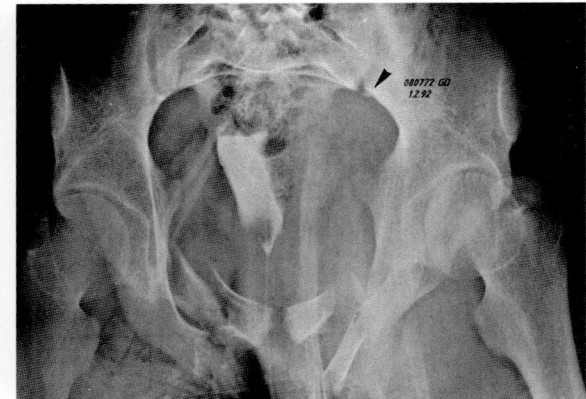

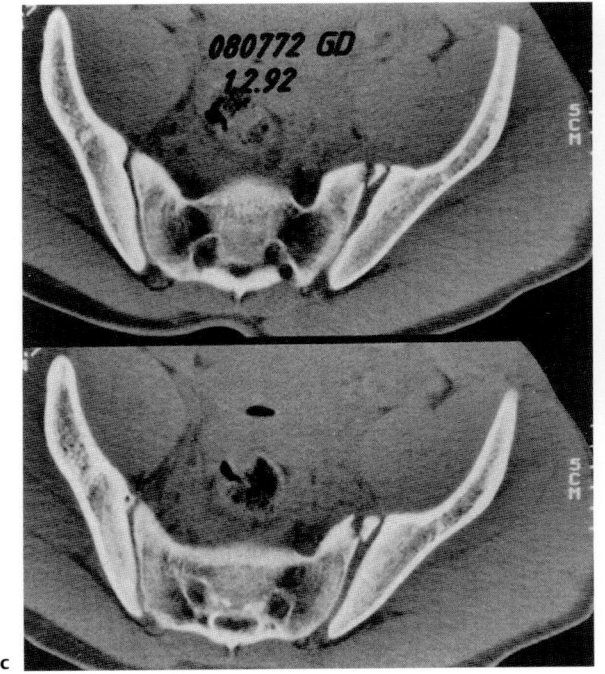

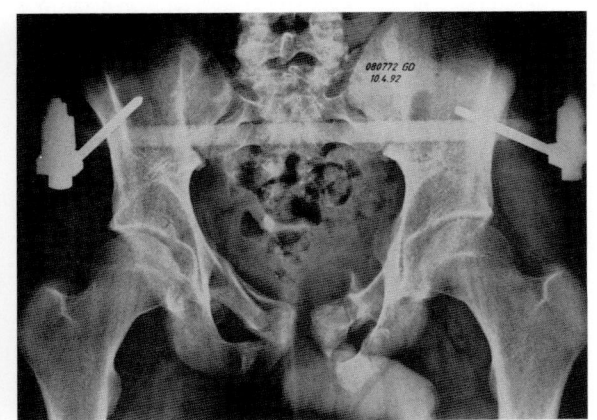

Abb. 15.7 a–d Beckenringfraktur mit Schambeinastfrakturen beidseits ohne erkennbare größere Fehlstellung dorsal (**a**). Die Inlet-Aufnahme zeigt eine Erweiterung des ISG links (Pfeil) ohne dorsale Verschiebung der linken Beckenhälfte (**b**). „Openbook"-Verletzung mit Aufweitung des ISG ventral links bei knöchernem Ausriss des ventralen iliosakralen Bandkomplexes (**c**). Da die dorsalen Bandstrukturen des ISG zumindest teilweise noch intakt sind genügt eine vordere Zuggurtung z. B. mit einem Fixateur externe zur Stabilisierung des Beckenringes (**d**).

stabilen Beckenring und Typ-B-Frakturen mit geringer Fehlstellung. Besonders Typ-B-Frakturen zeigen aufgrund eines Innenrotationsmechanismus der Beckenschaufel relativ stabile Verhältnisse, da es typischerweise zu einem Einstauchen des anterolateralen Sakrums – eine Art Nussknackereffekt – kommt (s. Abb. 15.2). Die konservative Therapie beinhaltet eine limitierte Belastung der betroffenen Beckenhälfte von 5–10 kg für etwa 8 Wochen. Danach erfolgt eine sukzessive Belastungssteigerung nach Maßgabe der Beschwerden bis zur Vollbelastung nach spätestens 4 Wochen.

Teilstabile Beckenringverletzungen mit partiell noch intakten posterioren Bandstrukturen mit einer deutlichen Fehlstellung in Außenrotation oder in Flexion/Extension benötigen in der Regel eine offene Reposition und Stabilisierung. Da ein Teil des posterioren Bandkomplexes intakt bleibt und als Zuggurtung dienen kann, genügt eine Stabilisierung des vorderen Beckenringes (Abb. 15.7 a–d). Hierzu zählen auch Sakrumkompressionsfrakturen ohne translatorische Dislokation. Die ventrale Stabilisierung der Symphyse oder Schambeinastfrakturen erfolgt in der Regel mit einer Plattenosteosynthese, welche nur die Symphyse überbrückt oder gegebenenfalls auf den oberen Schambeinast verlängert wird. Alternativ kann der ventrale Beckenring auch durch einen ventralen Fixateur externe stabilisiert werden, dies insbesondere wenn Weichteilverletzungen im vorderen Beckenbereich oder sonstige Begleitverletzungen eine offene Stabilisierung kompromittieren. Neurologische Ausfälle im Lumbosakralbereich, Kompromittierung der abgehenden Nervenwurzeln oder eine Verlegung des sakralen Spinalkanals können jedoch eine

Indikation für eine operative Dekompression und zusätzliche Stabilisierung des dorsalen Beckenringes darstellen.

Instabile Typ-C-Verletzungen zeigen eine translatorische Dislokation und benötigen nach der temporären notfallmäßigen Stabilisation mit einer Beckenzwinge meist eine definitive kombinierte dorsale und ventrale Stabilisation. In der Regel erfolgt die Reposition und Fixation des dorsalen Beckenringes vor der ventralen Fixation. Eine Ausnahme bildet die Kombination einer Symphysensprengung und einer ISG-Dislokation, bei der die Plattenosteosynthese der Symphyse als erster Schritt durchgeführt werden kann, ohne die Reposition dorsal zu kompromittieren. Der Zugang zum dorsalen Beckenring hängt von der Frakturlokalisation und gegebenenfalls von kompromittierenden Weichteilverletzungen ab. Frakturen des Ilium lateral des ISG können sowohl von ventral wie auch von dorsal angegangen werden. Reine ISG-Dislokationen können ebenfalls von ventral wie von dorsal angegangen werden. Von ventral kann in Rückenlage nach Ablösung der am Beckenkamm ansetzenden Abdominalmuskulatur und des M. iliacus von der Beckeninnenseite das ISG sichtbar und für die Bergung von Fragmenten zugänglich gemacht werden. Die Stabilisierung erfolgt durch eine doppelte Plattenosteosynthese. Von dorsal kann nach Ablösen des Ursprungs des M. gluteus maximus die Gelenkreposition durch Palpieren des ventralen ISG-Spaltes durch das Foramen ischiadicum majus erfasst werden. Die Fixation erfolgt durch eine ISG-überbrückende S1-Schraubenosteosynthese oder falls notwendig durch eine beide ISG überbrückende Plattenosteosynthese (Abb. 15.8 a – c). Frakturen des Sakrums können von dorsal unter zusätzlicher Ablösung der autochthonen Rückenmuskulatur angegangen werden. Die Feinreposition von lateralen und transforaminalen Frakturen kann durch die Zuhilfenahme von kleinen frakturüberbrückenden Platten erleichtert werden. Die eigentliche Stabilisierung ist bei lateral verlaufenden Frakturen durch eine S1-Schraubenosteosynthese möglich. Bei transforaminalen oder weiter zentral verlaufenden Sakrumfrakturen ist wiederum eine beide ISG überbrückende Osteosynthese mit einer Platte oder Kompressionsstange notwendig.

Die offene Reposition und Stabilisierung des Beckenringes ventral erfolgt in der Regel durch eine in der Mittellinie zentrierte Pfannenstielinzision bei Symphysensprengungen oder symphysennahen Frakturen. Bei Schambeinastfrakturen kann eine inguinale Schnitterweiterung notwendig werden. Die Fixation erfolgt mit anmodellierten Rekonstruktionsplatten (s. Abb. 15.8 a – c). Alternativ kann der vordere Beckenring auch über eine einfache Montage eines Fixateur externe mit je einer Schanz-Schraube im Bereich des vorderen Beckenkammes stabilisiert werden.

Wie bei der konservativen Behandlung sollte auch nach einer operativen Stabilisation einer instabilen Beckenhälfte die betroffene Seite zuverlässig mit nur 5 – 10 kg über mindestens 8 Wochen belastet werden, um einen sekundären Repositionsverlust zu vermeiden. Der Übergang zur Vollbelastung erfolgt in der Regel nach etwa 3 Monaten.

Komplikationen

Persistierende Schmerzen im hinteren Beckenringbereich, typischerweise über der betroffenen Seite des verletzten ISG oder Sakrums, stellen das häufigste Problem dar. Sie finden sich in etwa 11 % der Fälle nach Typ-B- und in bis zu 70 % nach Typ-C-Frakturen (McLaren 1990, Pohlemann u. Mitarb. 1994) und können die körperliche Aktivität und Arbeitsfähigkeit beträchtlich limitieren. Sie finden sich besonders bei neurologischen Begleitverletzungen und den in einer Fehlstellung von mehr als 0,5 – 1 cm verheilten instabilen Beckenringfrakturen. Die anatomische Reposition durch einen operativen Eingriff ist deshalb bei dislozierten Beckenringfrakturen der konservativen Therapie vorzuziehen (Henderson 1989, Matta u. Saucedo 1989, Pohlemann u. Mitarb. 1994). Eine Asymmetrie des Beckenringes kann insbesondere nach vertikal instabilen Frakturen zu einer beträchtlichen Beinlängendifferenz und Sitzimbalance führen. Eine räumliche Fehlorientierung des Azetabulums kann je nach Ausprägung zu einer Hüftgelenkproblematik aufgrund einer zu geringen (ähnlich einer Dysplasie) wie auch zu einer zu prominenten Hüftkopfüberdachung (Retroversion) mit Einschränkung der Gelenkbeweglichkeit und Impingementproblematik führen. Vertikal instabile Frakturen und Traumen bergen das Risiko einer Ausbildung von Pseudarthrosen dorsal. Dies ist insbesondere bei ISG-Sprengungen der Fall, da hierbei die Fragmente durch Gelenkflächen getrennt sind. Eine operative Stabilisierung ist auch deshalb klar dem konservativen Vorgehen vorzuziehen (Matta u. Saucedo 1989, Tile 1984). Bei Frauen können Beckenfehlstellungen Ursache eines Geburtshindernisses oder Dyspareunie sein, was ebenfalls eine Indikation für eine operative Wiederherstellung der Beckenringsymmetrie darstellen kann (Tile 1988, Matta u. Saucedo 1989). Weitere schwerwiegende Komplikationen nach Beckenringfrakturen sind persistierende neurologische Ausfälle. Sie betreffen zum einen den Plexus lumbosacralis mit vorwiegend sensomotorischen Ausfällen an den unteren Extremitäten wie auch Ausfälle der sakralen Nervenwurzeln mit persistierenden Entleerungsstörungen von Blase und Mastdarm sowie Impotenz (Pohlemann u. Mitarb. 1994, Tile 1984).

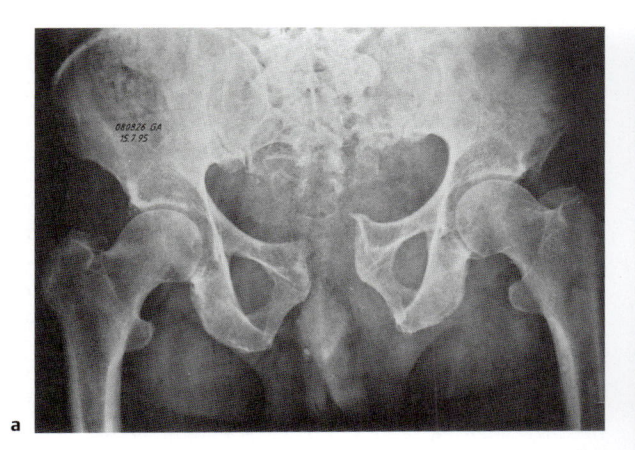

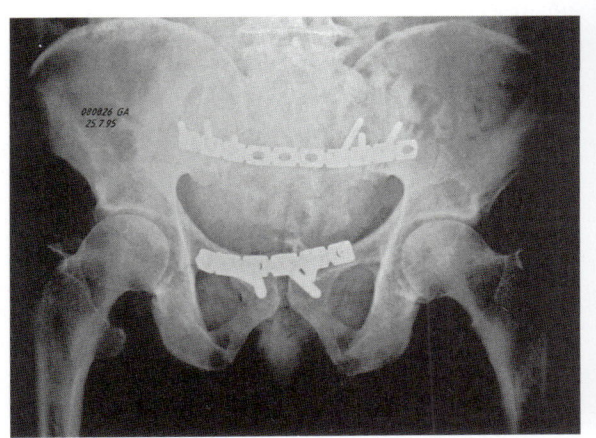

Abb. 15.8 a–c Weite Symphysensprengung und Außenrotationsfehlstellung und vertikaler Translation der linken Beckenschaufel (**a**). Im CT Darstellung der transforaminalen Sakrumfraktur mit Asymmetrie der dorsalen Beckenkämme als Ausdruck der instabilen (Typ C) Fraktur (**b**). Stabilisierung des Beckenringes dorsal durch ISG-überbrückende Plattenosteosynthese und Plattenosteosynthese der Symphyse (**c**).

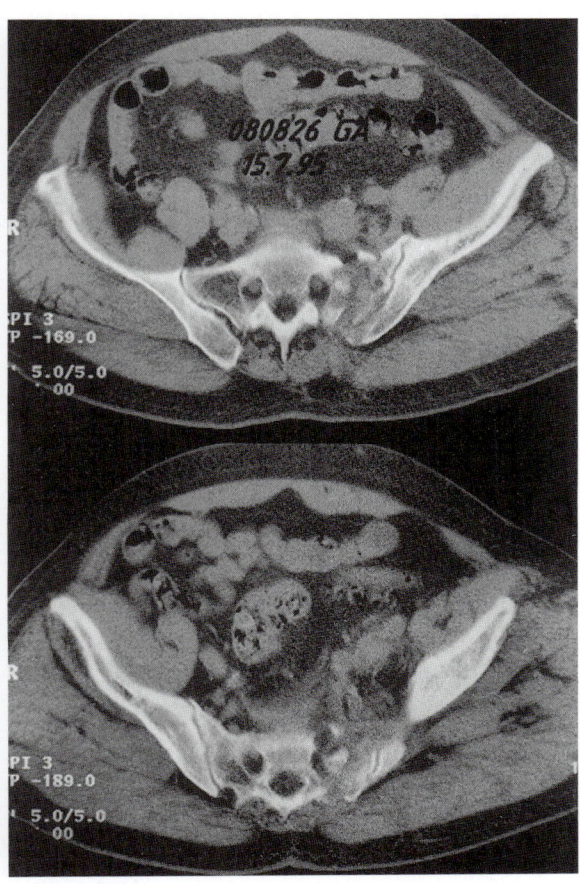

15.2 Azetabulumfrakturen

Anatomie

Die komplexe dreidimensionale Struktur des Beckens erschwert das Erkennen von Frakturlinien und das Verständnis des Verlaufs von Azetabulumfrakturen beträchtlich. Eine genaue anatomische Kenntnis des Os innominatum, gelegentlich auch als Os coxae bezeichnet, ist eine unerlässliche Voraussetzung. Das Os innominatum wird durch eine Verschmelzung von 3 knöchernen Strukturen während des Wachstumsabschlusses gebildet. Diese 3 knöchernen Strukturen bestehen aus dem Os pubis, Os ischium und Os ilium. Die „Nahtstelle" bildet die beim Heranwachsenden noch erkennbare triradiäre Wachstumsfuge innerhalb des Azetabulums. Letournel u. Judet (1993) und Judet u. Mitarb. (1964) sind ausführliche Studien und exakte Beschreibungen zur chirurgischen Anatomie des Beckens und Azetabulums zu verdanken. Sie unterteilten das Os innominatum in einen vorderen und hinteren Pfeiler, welche in Form eines umgekehrten „Y" das Azetabulum zwischen ihren Schenkeln tragen (Abb. 15.9 a u. b). Der vordere Pfeiler erstreckt sich von der Mitte des Beckenkammes bis zur Symphyse und schließt dabei etwa die vordere Hälfte des Azetabulums mit ein (Abb. 15.10 a u. b). Er beinhaltet die kräftige und dichte Knochenstruktur entlang der Linea arcuata, welche sich nach dorsal bis zum Iliosakralgelenk fortsetzt. Die Eminentia iliopubica stellt die kortikale Begrenzung der Azetabulumvorderwand dar. Der hintere Pfeiler erstreckt sich vom Oberrand des Foramen ischiadicum majus bis zum Tuber ischiadicum und einem kleinen Anteil des unteren Schambeinastes.

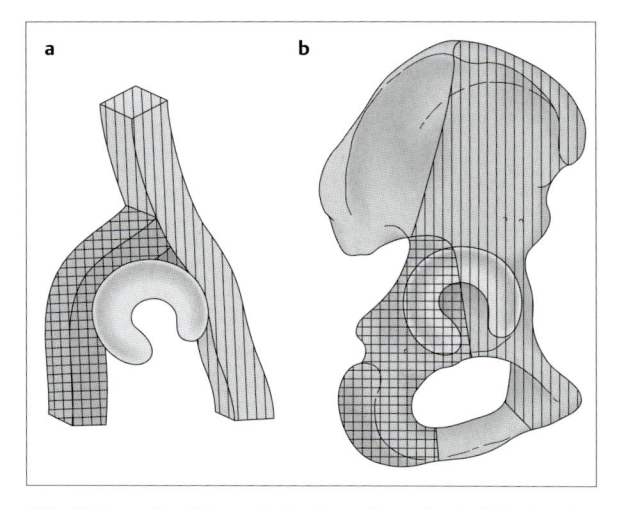

Abb. 15.9 a u. b Schematische Darstellung der 2 Pfeiler (nach Letournel u. Judet) (**a**). Unterteilung der 2 Pfeiler in der lateralen Ansicht der rechten Beckenhälfte: schraffiert = vorderer Pfeiler, kariert = hinterer Pfeiler (**b**).

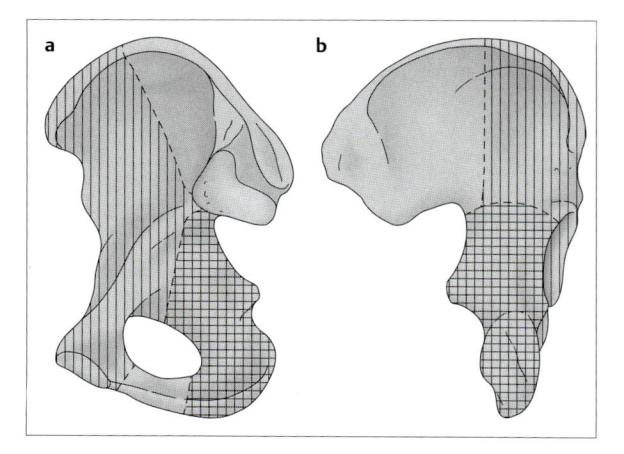

Abb. 15.10 a u. b Rechte Beckenhälfte: Mediale (**a**) und dorsale (**b**) Ansicht: schraffiert = vorderer Pfeiler, kariert = hinterer Pfeiler.

Die mediale Begrenzung des hinteren Pfeilers wird dabei vom Foramen ischiadicum majus und minus und der Spina ischiadica gebildet. Die azetabuläre Hinterwand sowie die dorsal davon gelegene retroazetabuläre Fläche sind Bestandteile des hinteren Pfeilers (s. Abb. 15.9 b, s. Abb. 15.10 b). Die mediale Begrenzung des Azetabulums wird von der quadrilateralen Fläche gebildet, welche vorn und oben von der Linea arcuata begrenzt wird, nach unten mit dem Foramen obturatum abschließt und nach hinten und oben vom Foramen ischiadicum majus und minus begrenzt wird. Der größte Anteil der quadrilateralen Fläche wird dem hinteren Pfeiler zugerechnet, wobei die Trennlinie zum vorderen Pfeiler durch den Canalis obturatorius gebildet wird (Letournel u. Judet 1993) (s. Abb. 15.10 a u. b).

Verletzungsmechanismus

Azetabulumfrakturen sind überwiegend Folgen von Hochenergietraumen. Sie finden sich häufig bei Mehrfachverletzten nach Verkehrsunfällen, insbesondere bei Motorradunfällen sowie nach Stürzen aus großer Höhe (Bergunfall, Suizidversuch) (Letournel u. Judet 1993, Olson u. Matta 1997). Ganz überwiegend sind junge Erwachsene und mit etwa 66 % vor allem das männliche Geschlecht betroffen (Letournel u. Judet 1993, Matta 1996).

Diagnostik

Bildgebende Diagnostik

Die dreidimensionale Struktur des Azetabulums führt zu zahlreichen Überlagerungen auf den konventionellen Röntgenaufnahmen. Letournel und Judet (Letournel u. Judet 1993, Judet u. Mitarb. 1964) führten detaillierte Studien mit konventionellen Röntgenaufnahmen an Beckenmodellen durch, um radiologische Landmarken eindeutig anatomischen Strukturen zuordnen zu können. Die systematische Beurteilung der Intaktheit oder des Unterbruchs dezidierter radiologischer Landmarken auf den verschiedenen Projektionen ist die unabdingbare Voraussetzung für die richtige Interpretation der Frakturverläufe und Zuordnung des Frakturtyps. Grundsätzlich werden 3 konventionelle radiologische Projektionen zur Beurteilung von Azetabulumfrakturen benötigt (Tab. 15.3).

Neben der Übersichtsaufnahme handelt es sich bei den beiden anderen Aufnahmen um Schrägprojektionen, wobei jeweils die frakturierte Beckenseite und die Gegenseite um 45° angehoben und dann ein Röntgenbild im a.-p. Strahlengang durchgeführt wird (Abb. 15.11 a – c). Bei diesen 3 Standardprojektionen sollte immer das gesamte Becken abgebildet werden, um die frakturierte Seite mit der in der Regel unverletzten Gegenseite vergleichen zu können. Es empfiehlt sich zudem in den allermeisten Fällen eine Computertomographie (CT) der betroffenen Region mit transversalen Schnitten mit einer feinen Schichtdicke von 2 mm durchzuführen. Das Computertomogramm liefert vor allem zusätzliche Informationen über freie Gelenkkörper, Anzahl und Größe von Pfannenrandfragmenten, marginal impaktierten Fragmenten sowie osteochondralen Läsionen des Femurkopfes. Eine dreidimensionale CT-Rekonstruktion liefert nur in wenigen Fällen zusätzliche Informationen, kann jedoch für den Ungeübten beim Erlernen des Interpretierens von Azetabulumfrakturen hilfreich sein.

Auf der a.-p. Beckenübersichtsaufnahme muss zunächst der gesamte Beckenring nach Verletzungen durchgesehen werden. Hinsichtlich der Beurteilung einer Azetabulumfraktur müssen 6 grundlegende radiologische Landmarken beurteilt werden (Tab. 15.4, s. Abb. 15.11 a – c).

Die Kontur der Vorderwand lässt sich nur auf sorgfältig erstellten Röntgenaufnahmen mit guter Kontrastierung beurteilen. Auf der a.-p. Beckenaufnahme beginnt sie am lateralen Rand der subchondralen Sklerosezone des Daches und nimmt in kaudaler Richtung einen geschwunge-

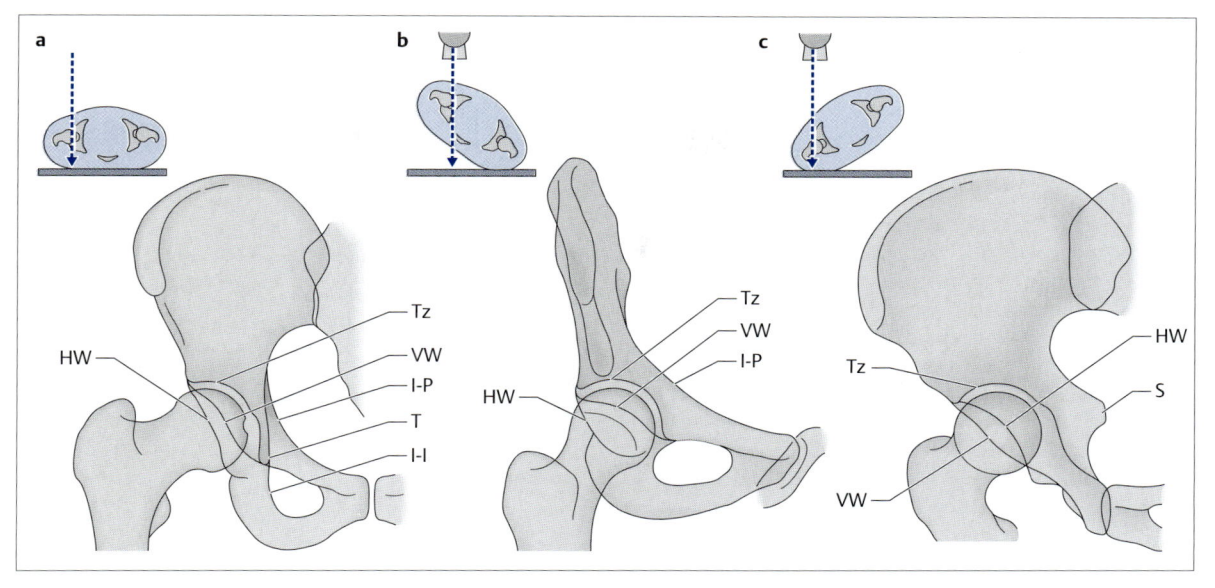

Abb. 15.11 a–c Projektionen der rechten Beckenhälfte.
a A.-p. Projektion des Beckens.
b Foramen-obturatum-Projektion.
c Ala-iliaca-Projektion.
   HW Hinterwand
   VW Vorderwand

I-I Linea ilioischiadica
I-P Linea iliopectinea
T Tränenfigur
Tz Tragzone
S Spina ischiadica

Tab. 15.3	Radiologische Diagnostik bei Azetabulumfrakturen
Konventionelle Röntgenaufnahmen	• a.-p. Beckenübersichtsaufnahme • Foramen-obturatum-Aufnahme • Ala-iliaca-Aufnahme
Computertomogramm	Feinschicht-CT (2 mm) des Beckens Ausnahmsweise: 3D-Rekonstruktion

Tab. 15.4 Radiologische Landmarken bei der Beurteilung von Azetabulumfrakturen

- Kontur der Vorderwand
- Kontur der Hinterwand
- Tragzone (Dach)
- Tränenfigur
- Ilioischiadische Linie
- Iliopektineale Linie

nen und deutlich horizontaleren Verlauf als die Hinterwand. Die Kontur der Hinterwand beginnt ebenfalls am äußersten Rand des Azetabulumdaches, verläuft jedoch in kaudaler Richtung deutlich mehr vertikal und allenfalls leicht konvex. Üblicherweise findet sich die Kontur der Hinterwand lateral der Vorderwandkontur (s. Abb. 15.11 a). Die Tragzone des Azetabulums stellt eine bogenförmige domförmige Linie dar, welche durch die Röntgenstrahlen mit tangentialem Verlauf durch die subchondrale Sklerose im Zenit des Azetabulums gebildet werden. Eine Unterbrechung der subchondralen Sklerosezone zeigt einen Frakturverlauf durch die Tragzone in Richtung Ilium an. Die Tränenfigur stellt sich radiologisch in Form eines „U" dar. Die Basis wird vom Unterrand der Fossa acetabularis gebildet. Der äußere Schenkel wird durch den tangentialen Strahlengang im Bereich der unteren Fossa acetabularis gebildet. Der innere Schenkel entspricht der Begrenzung des Canalis obturatorius und einem eher vorn gelegenen Anteil der quadrilateralen Fläche. Die ilioischiadische Linie ist die wesentliche Landmarke des hinteren Pfeilers und stellt kaudal die laterale Begrenzung des Foramen obturatum dar. Im weiteren Verlauf nach kranial wird sie durch den hinteren Anteil der quadrilateralen Fläche, auf den die Röntgenstrahlen tangential auftreffen, gebildet. Dies ist Bestandteil des hinteren Pfeilers. Im Normalfall überlagern sich die ilioischiadische Linie und der laterale Schenkel der Tränenfigur in der Beckenübersichtsaufnahme. Eine Dissoziation dieser beiden Linien kommt entweder durch eine Rotation des Beckens oder durch eine Frakturierung der quadrilateralen Fläche zustande (Matta u. Mitarb. 1986). Die iliopektineale Linie kennzeichnet den vorderen Pfeiler und verläuft von der Symphyse bis zum iliosakralen Gelenk. In den unteren 3/4 Anteilen der Linie entspricht sie in etwa der Linea arcuata. Im oberen und hinteren Viertel verläuft sie etwa 1–2 cm kaudal der Linea arcuata (Letournel u. Judet 1993).

Bei der Anfertigung der Foramen-obturatum-Aufnahme wird die frakturierte Beckenseite um 45° angehoben. Besonders gut lassen sich mit dieser Projektion (s.

Abb. 15.**11 b**) folgende Strukturen beurteilen: die iliopektineale Linie als Hauptmerkmal des vorderen Pfeilers, das Foramen obturatum, die Kontur der Hinterwand sowie die Beckenschaufel im Querschnitt. Bei sorgfältiger Röntgentechnik mit guter Kontrastgebung kann auch die in dieser Projektion weit medial gelegene Kontur der Vorderwand beurteilt werden.

Bei der Ala-iliaca-Aufnahme wird die Gegenseite um 45° angehoben. Hierbei lässt sich vor allem die dorsomediale Begrenzung des hinteren Pfeilers gut beurteilen, welche durch das Foramen ischiadicum majus und minus sowie der Spina ischiadica gebildet werden (s. Abb. 15.**11 c**). Weiterhin wird die Kontur der Vorderwand randbildend und damit gut beurteilbar. Durch die orthograde Aufsicht auf die Beckenschaufel lassen sich auf dieser Aufnahme kraniale Frakturausläufer bis hin zum Iliosakralgelenk am besten erkennen. In beiden Schrägprojektionen werden durch den tangentialen Strahlengang im Bereich des Azetabulumdaches ebenfalls Anteile der subchondralen Sklerosezone abgebildet. Durch die Rotation des Beckens in verschiedene Richtungen werden bei der Foramen-obturatum-Aufnahme ein dorsal gelegener Abschnitt der azetabulären Tragzone und bei der Ala-iliaca-Aufnahme ein mehr ventral gelegener Anteil abgebildet. Dies hilft bei der genauen Bestimmung des Frakturverlaufs durch das Dach des Azetabulums (Matta u. Merritt 1988).

Die Hauptfrakturlinien im Ilium oder Azetabulum sind bei der konventionellen Bildgebung meist genügend dargestellt. Zum besseren Verständnis und zur Darstellung von Details sollte jedoch zusätzlich bei jeder Fraktur ein Feinschicht-CT (2 mm) angefertigt werden (Harley u. Mitarb. 1982, Letournel u. Judet 1993, Olson u. Matta 1997). Dies ist besonders hilfreich bei mehrfragmentären Frakturen der Vorder- und weitaus häufiger der Hinterwand (Tile 1984). Damit lassen sich das Ausmaß des Defektes und die Erfolgsaussichten eines operativen Eingriffs abschätzen und der am besten geeignete Zugangsweg planen. Insbesondere ist das Erkennen von marginal impaktierten Fragmenten für die Erzielung einer anatomischen Reposition unerlässlich (Abb. 15.**12**). Unter marginal impaktierten Fragmenten versteht man osteochondrale Fragmente, die durch den Femurkopf meist im Rahmen einer traumatischen Luxation in verkippter Stellung in die darunter liegende Spongiosa eingedrückt werden. Das CT lässt zudem freie intraartikuläre Fragmente und osteochondrale Läsionen des Femurkopfes zuverlässiger erkennen.

Mit der 3-D-CT-Rekonstruktion (Burk u. Mitarb. 1985) können die genannten Details üblicherweise nicht besser dargestellt werden. Sie ist deshalb als Routinemethode entbehrlich, bietet jedoch die Möglichkeit durch virtuelle Rotation des Beckens die Frakturlinien auf der Knochenoberfläche aus beliebigen Blickwinkeln zu betrachten. Dies kann bei komplexen Frakturtypen das Verständnis erleichtern (Abb. 15.**13**).

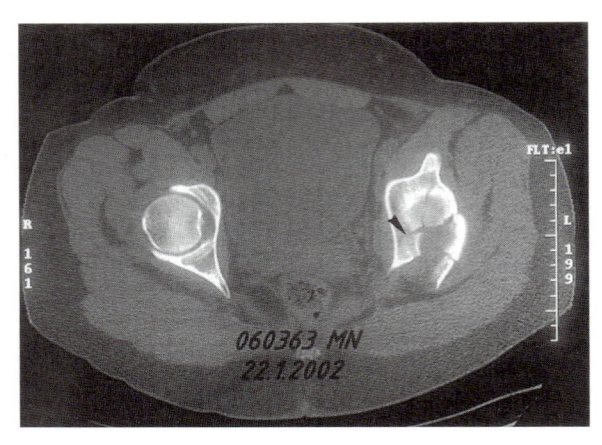

Abb. 15.12 Mehrfragmentäre Hinterwandfraktur mit impaktiertem Fragment (Pfeil).

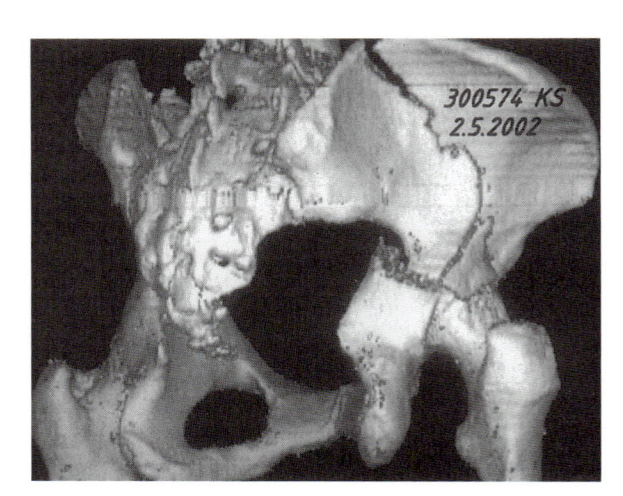

Abb. 15.13 3-D-CT-Rekonstruktion einer vorderen Pfeilerfraktur mit hinterer hemitransverser Komponente und dorsokranialem Ausbruchsfragment des Pfannenrandes.

Klassifikation

Die heute gebräuchlichste Klassifikation wurde von Letournel u. Judet (1993) erarbeitet und vorgeschlagen. Weniger verbreitet ist die Überarbeitung und Anpassung dieser Frakturklassifikation an die Einteilungsprinzipien von der Arbeitsgemeinschaft für Osteosynthesefragen (Müller u. Mitarb. 1991). Die Klassifikation von Letournel u. Judet (1993) basiert nur auf den anatomischen Frakturverläufen und kann somit als rein deskriptiv bezeichnet werden. Die genaue Analyse des Frakturtyps ist jedoch gerade bei Azetabulumfrakturen von äußerster Wichtigkeit um chirurgische Repositionsmanöver zu planen und vor allem um den (die) richtigen Zugangsweg(e) zu wählen. Die Klassifikation unterscheidet 10 Frakturtypen, welche weiterhin in 5 sog. elementare und 5 assoziierte Frakturtypen unterteilt werden (Tab. 15.**5**).

15.2.1 Elementare Frakturen

Hinterwand

Hinterwandfrakturen sind häufig mit einer hinteren Luxation des Femurkopfes verbunden. Typischerweise ereignen sie sich durch eine Krafteinwirkung in sagittaler Richtung bei gleichzeitiger Beugung in der Hüfte, wie zum Beispiel beim sitzenden Fahrer in einem PKW während eines Frontalaufpralls. Je nach der Richtung der Krafteinwirkung kommt es zu einem Ausbruch eines Segmentes der Hinterwand welches vom posteroinferioren Bereich der Hinterwand am Os ischii bis zu einem posterosuperioren Anteil mit Beteiligung des Doms variieren kann (Abb. 15.15a). Bis auf eine Konturunterbrechung der Hinterwand bleiben sämtliche übrigen radiologischen Landmarken intakt. Das Ausmaß des Hinterwanddefektes und die extraartikulären Fragmente stellen sich besonders gut auf der Foramen-obturatum-Aufnahme dar. Gerade bei diesem Frakturtyp ist eine CT-Untersuchung unerlässlich, um die genaue Anzahl der Fragmente, impaktierte und freie intraartikuläre Fragmente zu erkennen. Hinterwandfrakturen sind äußerst variabel. Typischerweise bleibt ein Großteil des hinteren Pfeilers intakt. Eine Sonderform ist der Ausbruch der retroazetabulären Fläche bis nahe an das Foramen ischiadicum majus, welche als ausgedehnte Hinterwandfraktur bezeichnet wird. Hinterwandfrakturen können aus einem einzelnen Fragment bestehen, welches türflügelartig nach kranial und dorsal geöffnet ist. Das „Scharnier" bildet hierbei das üblicherweise noch intakte Labrum an der kranialen Bruchstelle, während kaudal das Labrum zerrissen ist. Häufiger finden sich jedoch mehrere Fragmente, welche noch durch einen Kapsel/Periostverbund zusammengehalten werden oder auch als freie Fragmente vorliegen. Typischerweise stammen freie Fragmente aus dem zentralen knorpeltragenden Bereich nahe der Fossa acetabularis. Besonders während einer Luxation des Femurkopfes nach dorsal kann es zudem zu einem dorsalen Verkippen und „Eindrücken" von knorpelbesetzten Fragmenten in die weiche Spongiosa der retroazetabulären Fläche kommen (marginale Impaktion) (s. Abb. 15.12). Aufgrund ihrer großen Variabilität und möglichen Komplexität sollten Hinterwandfrakturen nicht als „einfache" Frakturen eingestuft werden. Verglichen mit ihrer vermeintlich einfachen Frakturmorphologie und Reponierbarkeit fallen die klinischen Langzeitergebnisse doch deutlich ab (Letournel u. Judet 1993, Rommens u. Mitarb. 2000).

Hinterer Pfeiler

Ein relativ seltener Frakturtyp, bei dem typischerweise der gesamte hintere Pfeiler ausgebrochen ist. Es findet sich ein meist schräger Frakturverlauf vom Foramen ischiadicum majus durch den hinteren Anteil des Azetabulums mit Austritt in das Foramen obturatum und zusätzlicher Frak-

Tab. 15.5 Klassifikation von Azetabulumfrakturen nach Letournel u. Judet

Elementare Frakturtypen	Hinterwand hinterer Pfeiler Vorderwand vorderer Pfeiler transvers
Assoziierte Frakturtypen	hinterer Pfeiler und Hinterwand transvers und Hinterwand T-förmig vorderer Pfeiler und hinten hemitransvers Zweipfeiler

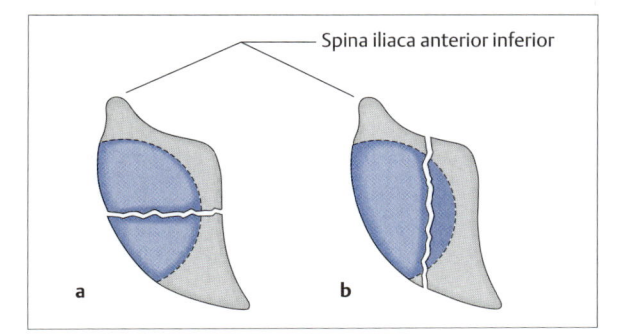

Abb. 15.14 a u. b Horizontaler CT-Schnitt durch das Azetabulumdach rechts.
a Frakturverlauf überwiegend in frontaler Ebene entsprechend einer vorderen Pfeilerfraktur.
b Frakturverlauf überwiegend in sagittaler Ebene entsprechend einer transversen Frakturform.

Die elementaren Frakturtypen stellen mit Ausnahme des transversen Typs Frakturen dar, welche nur einen Pfeiler betreffen (Letournel u. Judet 1993). Dabei kann der entsprechende Pfeiler insgesamt (z.B. hintere Pfeilerfraktur) oder nur teilweise (z.B. Hinterwandfraktur) betroffen sein. Die transverse Fraktur wurde wegen ihres relativ einfachen queren Verlaufs ebenfalls den elementaren Typen zugeordnet. Die 5 assoziierten Frakturtypen setzen sich aus einer Kombination von mindestens 2 elementaren Formen zusammen. Als grundsätzlicher Unterschied gilt, dass der hauptsächliche Frakturverlauf durch das Azetabulum bei Pfeilerfrakturen in der frontalen Ebene liegt, wohingegen sich der Frakturverlauf bei transversen oder T-förmigen Frakturen annähernd in der sagittalen Ebene befindet (Abb. 15.14 a u. b). Letztgenannte Frakturen lassen typischerweise immer einen kranialen Restanteil des Doms intakt. Nach der größten publizierten Serie von Letournel u. Judet (1993) finden sich am häufigsten Hinterwand- und Zweipfeilerfrakturen (23–24%) sowie transverse Frakturen mit Hinterwandbeteiligung (knapp 20%). Am seltensten sind reine Vorderwandfrakturen (2%).

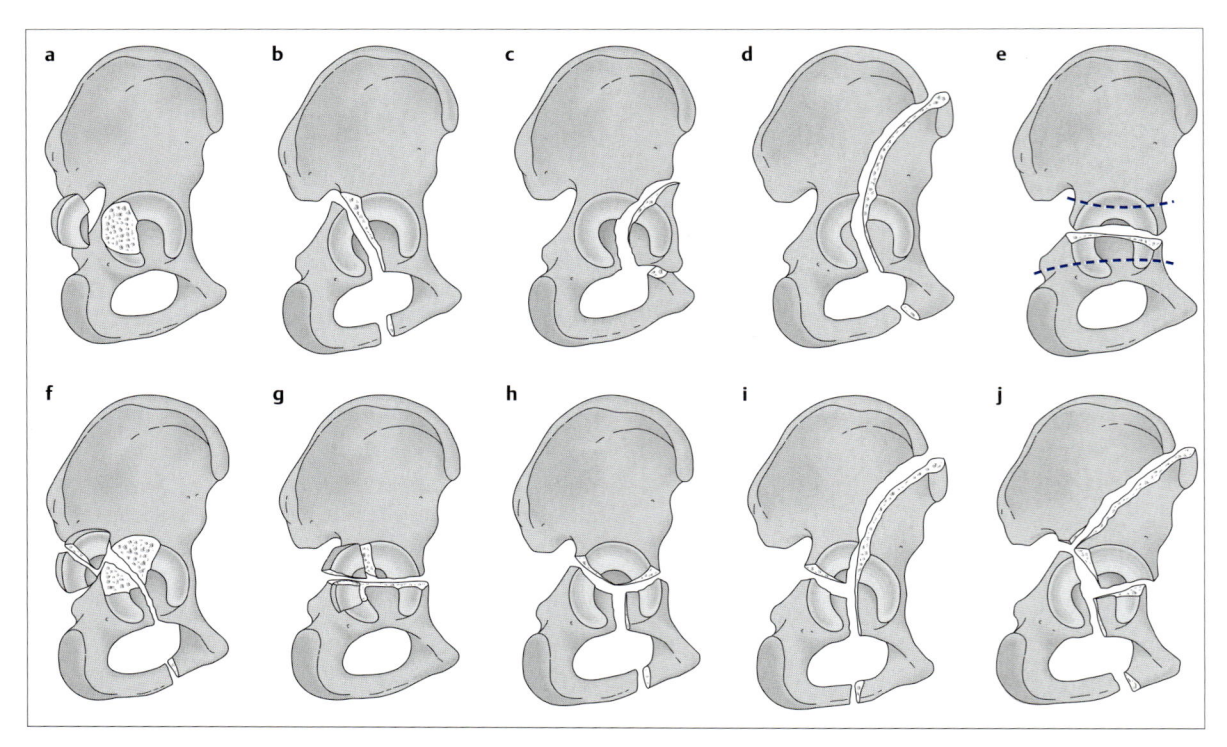

Abb. 15.15 a–j Klassifikation der Azetabulumfrakturen (nach Letournel u. Judet).
Elementare Frakturen: Hinterwand (**a**), hinterer Pfeiler (**b**), Vorderwand (**c**), vorderer Pfeiler (**d**), transverse Fraktur (juxtatektaler Verlauf). Die kranial gestrichelte Linie zeigt transtektale und die kaudal gestrichelte Linie infratektale Verläufe. **Assoziierte Frakturen**: Hinterer Pfeiler und Hinterwand (**f**), transvers und Hinterwand (**g**), T-förmig (**h**), vorderer Pfeiler und hinten hemitransvers (**i**), Zweipfeilerfraktur (**j**).

tur des unteren Schambeinastes (Abb. 15.15 b). Die Linea ilioischiadica ist unterbrochen und von der Tränenfigur dissoziiert. Nur wenn ein großer nach ventral reichender Anteil der quadrilateralen Fläche mit ausgebrochen ist, wird die Tränenfigur gemeinsam mit der Linea ilioischiadica verschoben sein. Die Dislokation des hinteren Pfeilers nach medial und dorsal, dem der Femurkopf meist folgt, kann am besten auf Ala-iliaca-Aufnahmen abgeschätzt werden.

Vorderwand

Der Ausbruch der Vorderwand stellt einen Unterbruch des vorderen Pfeilers in seinem mittleren Drittel dar. Dies wird sichtbar in einem Unterbruch der Linea iliopectinea mit einer Dislokation des Vorderwandfragmentes mit einem mehr oder weniger großen Anteil der quadrilateralen Fläche nach anteromedial (Abb. 15.15 c). Nicht selten kann auch die quadrilaterale Fläche, welche die mediale Begrenzung der Fossa acetabularis darstellt, zusätzlich frakturiert sein. Die Dislokation der Vorderwand und nachfolgender Subluxation des Kopfes ist am besten auf der Foramen-obturatum-Aufnahme erkennbar.

Vorderer Pfeiler

Im Gegensatz zu den Vorderwandfrakturen beginnen vordere Pfeilerfrakturen weiter kaudal und zeigen eine Unterbrechung des Foramen obturatum typischerweise medial der Mitte des unteren Schambeinastes. Ihre kraniale Ausdehnung ist variabel. Tiefe Vorderpfeilerfrakturen erreichen gerade den untersten Anteil der Vorderwand, mittlere Frakturen den Bereich zwischen Spina iliaca anterior superior und inferiorer während hohe Frakturen die Crista iliaca erreichen (Abb. 15.15 d). Die anteromediale Dislokation des vorderen Pfeilers wird auf der Foramen-obturatum-Aufnahme am besten sichtbar.

Transverse Frakturen

Transverse Frakturen unterbrechen das Azetabulum mit einem schrägen Frakturverlauf vorwiegend in der sagittalen Ebene. Beide Pfeiler werden damit unterbrochen, bleiben jedoch kranial wie kaudal der Frakturlinie miteinander verbunden. Je nach Höhe des Frakturverlaufes in Bezug zum Dom des Azetabulums werden eine transtektale (durch den Dom verlaufend), eine juxtatektale (an der Grenze zwischen Fossa acetabularis und Dom verlaufend)

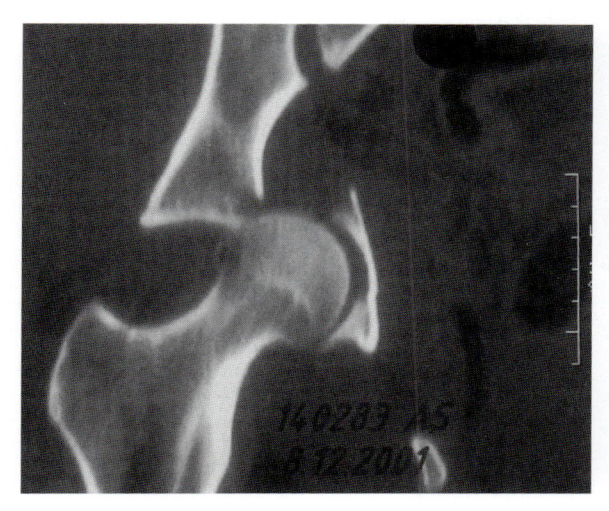

Abb. 15.16 Transverse Fraktur mit Medialisierung und Inkarzeration des Femurkopfes mit oft erheblicher Schädigung der kranialen Kopfregion.

und eine infratektale (durch die Fossa acetabularis verlaufend) Form unterschieden (Abb. 15.**15 e**). Je tiefer die Frakturlinie im Azetabulum verläuft, desto vertikaler ist die Frakturebene ausgerichtet. Auf den konventionellen Röntgenaufnahmen finden sich Unterbrechungen der Landmarken beider Pfeiler, der Linea ilioischiadica und Linea iliopectinea, sowie Unterbrüche der Konturen der Vorder- und Hinterwand. Bei hohen transtektalen Frakturen ist zusätzlich die subchondrale Sklerosezone des Azetabulumdaches unterbrochen. Der Femurkopf subluxiert in der Regel mit dem ischiopubischen Segment nach medial und kann sich kranial im Kopf/Halsübergangsbereich gegen das intakte Iliumsegment verkeilen und erheblich geschädigt werden (Abb. 15.16).

15.2.2 Assoziierte Frakturen

Hinterer Pfeiler und Hinterwand

Dieser Typ stellt eine seltene Frakturkombination aus einer meist mehrfach frakturierten Hinterwand und einer hinteren Pfeilerfraktur dar. Der hintere Pfeiler ist dabei häufig nur wenig disloziert oder unvollständig frakturiert (Abb. 15.**15 f**). Typische radiologische Zeichen sind die Konturunterbrechung der Hinterwand sowie der Linea ilioischiadica mit Dissoziation gegenüber der Tränenfigur.

Transvers mit Hinterwand

Dies stellt eine häufige Kombination einer einfachen transversen Fraktur mit einer unterschiedlich komplexen Hinterwandzertrümmerung dar (Abb. 15.**15 g**). In etwa $2/3$ der Fälle geht diese Fraktur mit einer hinteren Luxation des Femurkopfes einher (Letournel u. Judet 1993). In den restlichen Fällen ist die für transverse Frakturen typische zentrale Subluxation des Kopfes vorhanden. Radiologisch sind alle Zeichen der für die transversen Frakturen typischen Unterbrechung beider Pfeiler kombiniert mit einem Defekt der Hinterwand zu finden. Zur Beurteilung der Komplexität des Hinterwandschadens wird ein CT benötigt.

T-förmige Frakturen

T-förmige Frakturen zeigen neben einer transversen Frakturkomponente eine zusätzliche in das ischiopubische Segment auslaufende vertikale Frakturlinie. Diese vertikale Frakturlinie verläuft typischerweise durch die Fossa acetabularis und separiert den vorderen und hinteren Pfeiler (Abb. 15.**15 h**). Im Unterschied zu den transversen Frakturen ist das Foramen obturatum meist unterbrochen. Gelegentlich kann die vertikale Frakturlinie auch nach dorsal in das Ischium auslaufen ohne das Foramen obturatum zu erreichen.

Vorderer Pfeiler und hemitransvers im hinteren Pfeiler

Kombination aus einer vorderen Pfeilerfraktur oder seltener einer Vorderwandfraktur mit einer transversen Komponente im hinteren Pfeiler (Abb. 15.**15 i**). Meist weist die vordere Pfeilerfraktur gegenüber der transversen Komponente die größere Dislokation auf. Der Femurkopf folgt dabei dem vorderen Pfeiler in eine anteromediale Fehlstellung.

Zweipfeilerfraktur

Diese Bezeichnung wirkt gelegentlich irreführend, da damit nicht schlicht eine Fraktur gemeint ist, welche beide Pfeiler betrifft, was ja z. B. bei transversen und T-förmigen Frakturen ebenso der Fall ist. Die Zweipfeilerfraktur weist einen ähnlichen Frakturverlauf auf wie eine assoziierte vordere Pfeiler- und hintere hemitransverse Fraktur. Der wesentliche Unterschied und das einzig entscheidende Kriterium ist, dass sich die Frakturlinien des vorderen und hinteren Pfeilers im Ilium **kranial** des Azetabulums treffen und dabei das Azetabulum vollständig von dem verbleibenden intakten Ilium abtrennen (Abb. 15.**15 j**). Das Azetabulum ist dabei gänzlich mobil, was bei keinem anderen Frakturtyp der Fall ist. Ein **pathognomisches Zeichen** ist dabei das auf der Foramen-obturatum-Aufnahme sichtbare „Spur"-Zeichen (übersetzt Sporn-Zeichen). Dieser Sporn stellt den unteren frakturierten Rand des noch intakten hinteren Anteils des Iliums dar und erscheint lateral gegenüber den anteromedial verschobenen gelenktragenden Fragmenten (Abb. 15.17).

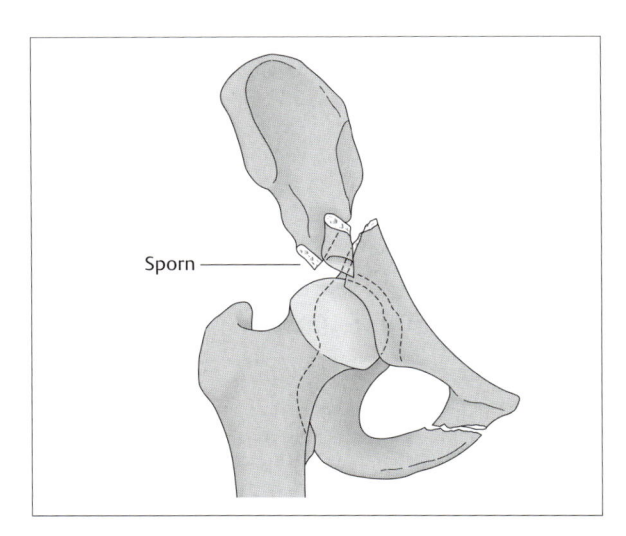

Abb. 15.17 Darstellung des Spornzeichens auf der Foramen-obturatum-Aufnahme als Zeichen einer Zweipfeilerstruktur. Der Sporn stellt den kaudalen noch intakten Anteil des Iliums dar.

Therapie

Initiale Behandlung. Da den Azetabulumfrakturen meist Hochenergietraumen zugrunde liegen, hat zunächst die Suche nach lebensbedrohlichen Verletzungen und deren Akutbehandlung Vorrang. Lebensbedrohliche Blutungen aufgrund von Azetabulumfrakturen sind recht selten, können jedoch z. B. durch eine Verletzung der A. glutealis superior bei einer in das Foramen ischiadicum majus auslaufenden Fraktur des dorsalen Pfeilers auftreten. Eine zumeist dorsale Luxation des Femurkopfes im Rahmen einer Azetabulumfraktur kann bereits auf der Beckenübersichtsaufnahme erkannt werden. Über den Zusammenhang zwischen der Dauer einer Femurkopfluxation und dem Auftreten einer Femurkopfnekrose bestehen in der Literatur widersprüchliche Angaben (Epstein u. Mitarb. 1985, Letournel u. Judet 1993, Marchetti u. Mitarb. 1996, Roeder u. DeLee 1980). Es erscheint jedoch ratsam eine möglichst frühe geschlossene Reposition durchzuführen (innerhalb von 6–12 Stunden), um einer nachhaltigen Kompromittierung der Femurkopfdurchblutung zuvorzukommen. Die Reposition sollte unter allen Umständen unter schonenden Bedingungen am relaxierten Patienten zumeist in Kurznarkose durchgeführt werden, um durch brüske Manöver Schädigungen insbesondere des Gelenkknorpels oder des Schenkelhalses zu vermeiden. Eine anschließende Extensionsbehandlung wird in den seltensten Fällen notwendig und ist eigentlich nur bei sehr ausgedehnten Hinterwanddefekten mit großer Tendenz zur Reluxation indiziert. In diesen Fällen erweist sich eine suprakondyläre Kirschner-Drahtextension am vorteilhaftesten. Grundsätzlich muss eine sorgfältige Untersuchung der Durchblutung und vor allem der Sensomotorik des betroffenen Beines erfolgen, um traumatische Gefäß- und Nervenläsionen zu erfassen. Am häufigsten finden sich Läsionen des N. ischiadicus, welche vor allem nach Femurkopfluxationen zusammen mit Frakturtypen mit deutlicher Dislokation des hinteren Pfeilers auftreten.

Behandlungskonzept. Grundsätzlich muss die Behandlung von Azetabulumfrakturen darauf abzielen, die anatomischen Gelenkverhältnisse wieder herzustellen. Dies ist besonders in der Hauptbelastungszone im Dombereich entscheidend, um mit hoher Wahrscheinlichkeit langfristig ein beschwerdefreies Hüftgelenk zu erhalten (Letournel u. Judet 1993, Olson u. Matta 1993, Matta 1996). Indikationen für ein konservatives Vorgehen bei Azetabulumfrakturen sind selten. Darunter fallen nicht oder nur sehr gering dislozierte Frakturen (< 2 mm) im tragenden Anteil, tiefe infratektale transverse Frakturen, welche nur das knorpeltragende Vorder- und Hinterhorn betreffen sowie tiefe, ebenfalls nur das Vorderhorn betreffende Vorderwandfrakturen. Eine weitere Indikation für ein konservatives Vorgehen ist die gelegentlich bei Zweipfeilerfrakturen beobachtete „sekundäre Kongruenz". Das Hüftgelenk ist dabei zwar in seiner Gesamtheit medialisiert, zeigt jedoch auf allen 3 Röntgenstandardprojektionen eine Kongruenz des Femurkopfes mit dem Azetabulum (Letournel u. Judet 1993). Die konservative Behandlung beinhaltet eine strikte Belastungsrestriktion auf 5–10 kg für etwa 8 Wochen mit anschließender zunehmender Belastungssteigerung nach einer Verlaufsröntgenkontrolle. Passives oder aktives Durchbewegen des Hüftgelenks ist weder notwendig noch sinnvoll. Kontraindikationen für ein gelenkerhaltendes Vorgehen stellen in erster Linie eine vorbestehende symptomatische Arthrose sowie eine ausgeprägte artikuläre Zertrümmerung bei osteoporotischem Knochen, meist bei Patienten im hohen Alter dar. In diesen Fällen muss ein Gelenkersatz entweder primär mit Osteosynthese der Fraktur oder sekundär nach Frakturkonsolidierung erwogen werden. Die Langzeitergebnisse nach primärer oder sekundärer Implantation einer Hüfttotalprothese (HTP) nach Azetabulumfrakturen sind jedoch schlechter als vergleichsweise Ergebnisse bei degenerativen Koxarthrosen (Romness u. Lewallen 1990, Weber u. Mitarb. 1998). Bis auf die genannten Ausnahmen stellt die Implantation einer HTP keinesfalls eine gleichwertige Alternative zum gelenkerhaltenden Vorgehen dar. Zur Wiederherstellung der Gelenkanatomie und damit einem langfristig funktionsfähigen Gelenk ist deshalb in der überwiegenden Mehrheit der Azetabulumfrakturen eine offene Reposition und Osteosynthese unumgänglich. Die korrekte Interpretation des Frakturtyps und des Dislokationsausmaßes sowie die Wahl des adäquaten chirurgischen Zuganges sind die entscheidenden Faktoren für die erfolgreiche Wiederherstellung der Gelenkanatomie. Eine anatomische Reposition lässt sich als eine maximal sichtbare Frakturspaltweite von 1 mm auf allen 3 postoperativen Standardröntgenbildern definieren (Letournel u. Judet 1993, Matta 1996). Zudem muss die Kongruenz zwischen Femurkopf und Azetabulum wiederhergestellt bzw.

erhalten sein. Repositionen mit Frakturspaltweiten von mehr als 1 mm sind unbefriedigend, da sie zu signifikant schlechteren Langzeitergebnissen führen (Matta 1996). Für die Wahl des adäquaten chirurgischen Zuganges ist neben dem Frakturtyp das Alter der Fraktur entscheidend. Als grobe Regel gilt, dass Frakturen innerhalb der ersten 2–3 Wochen wie frische Frakturen behandelt werden können, da sie zumeist die Frakturlinien noch gut erkennen lassen und eine noch recht geringe Kallusbildung aufweisen. Frakturen die mehr als 3 Wochen zurückliegen erfordern hingegen üblicherweise ein aufwendiges Entfernen von Kallus und gegebenenfalls sogar Osteotomien durch die vormaligen Frakturspalten. Hierzu ist dann zumeist die Wahl eines großzügigeren chirurgischen Zugangs notwendig.

Operative Therapie

Grundsätzlich können die **chirurgischen Zugänge** zur Behandlung von Azetabulumfrakturen in 3 Gruppen eingeteilt werden (Tab. 15.**6**).

Jeder chirurgische Zugang erlaubt nur die Darstellung einer begrenzten Region des Beckens und des periazetabulären Bereichs. Somit wird klar, dass nicht alle Azetabulumfrakturen durch einen einzigen Zugang behandelt werden können. Die Wahl des richtigen Zuganges richtet sich in erster Linie nach dem(n) involvierten Pfeiler(n), und dessen (deren) Dislokation. Frakturen des hinteren Pfeilers und der Hinterwand werden typischerweise durch einen Kocher-Langenbeck-Zugang angegangen. Bei Frakturen mit Beteiligung beider Pfeiler, wie etwa bei transversen Frakturen, wird in der Regel der Zugang zu dem Pfeiler mit der größeren Dislokation gewählt. Frakturen die aufgrund ihres Typs (T-förmig) oder aufgrund von zunehmenden Granulations- und Kallusgewebe (> 2–3 Wochen nach dem Unfall) Schwierigkeiten bei der Reposition erwarten lassen, müssen häufig durch einen erweiterten iliofemoralen Zugang oder 2 verschiedene Zugänge angegangen werden.

Zugänge zum vorderen Pfeiler. Der mit am häufigsten angewendete chirurgische Zugang für Azetabulumfrakturen ist der von Judet und Letournel entwickelte und beschriebene **ilioinguinale Zugang** (Judet u. Mitarb. 1964) (Abb. 15.**18a**). Er wird in Rückenlage ausgeführt und erlaubt durch das Eingehen in 3 verschiedene „Fenster" einen direkten Zugang zur gesamten Innenseite der Beckenschaufel, der Eminentia iliopubica bis hin zur Symphyse. Dabei müssen wesentliche anatomische Strukturen separiert und angeschlungen werden. Hierzu zählen der N. femoralis mit dem M. iliopsoas, die A. und V. femoralis sowie der Ductus spermaticus bzw. das Ligamentum rotundum (Abb. 15.**18b**). Der ilioinguinale Zugang eignet sich vor allem zur Reposition von Frakturen des vorderen Pfeilers und der Vorderwand, einigen transversen Frakturen sowie den meisten Zweipfeiler- und Vorderpfeilerfrak-

Tab. 15.6 Chirurgische Zugänge zur Behandlung von Azetabulumfrakturen

Zugang vorwiegend zum **vorderen Pfeiler**	• ilioinguinaler Zugang • iliofemoral oder Smith-Petersen • modifizierter kombinierter Zugang
Zugang vorwiegend zum **hinteren Pfeiler**	• Kocher-Langenbeck • modifizierter Kocher-Langenbeck mit Trochanterflipostteotomie und chirurgischer Luxation des Femurkopfes
Zugang zu **beiden Pfeilern**	• erweiterter iliofemoraler Zugang

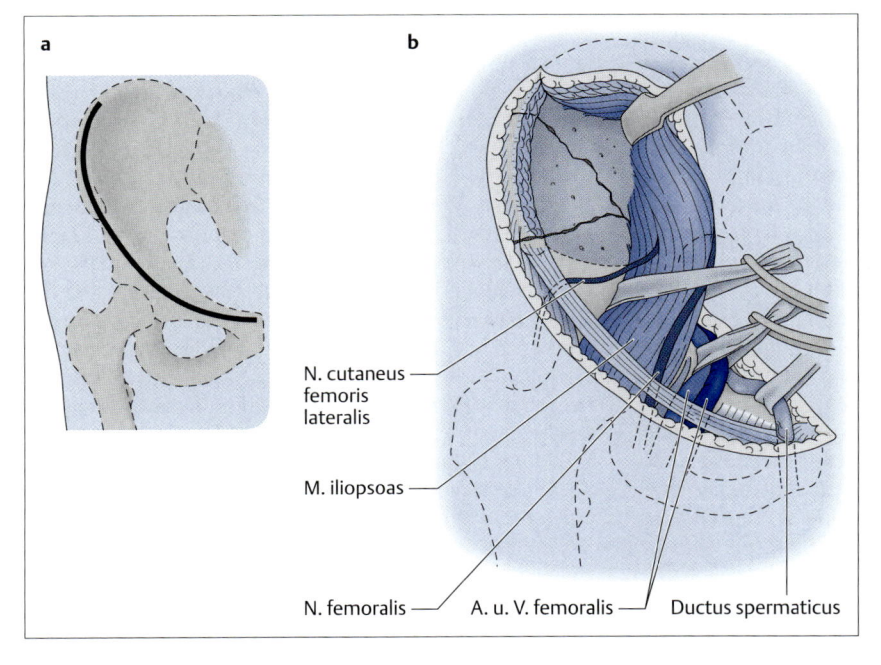

Abb. 15.18a u. b Schnittführung des ilioinguinalen Zuganges (**a**). Darstellung einer Fraktur des vorderen Pfeilers und der Iliuminnenseite durch das 1. Fenster des ilioinguinalen Zuganges (**b**).

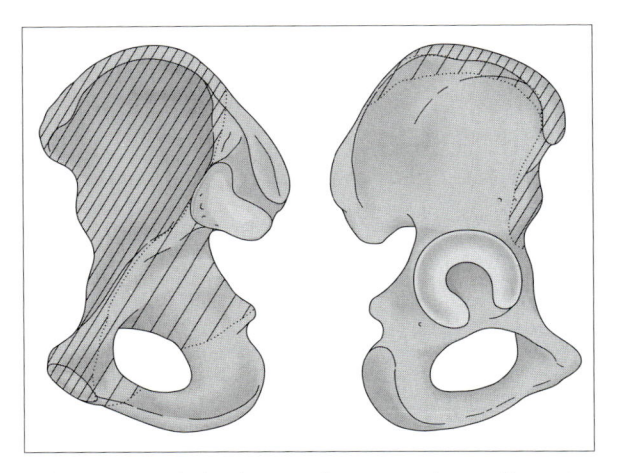

Abb. 15.19 Durch den ilioinguinalen Zugang dargestellte Region (eng schraffiert) sowie palpatorisch erreichbare Areale (weit schraffiert).

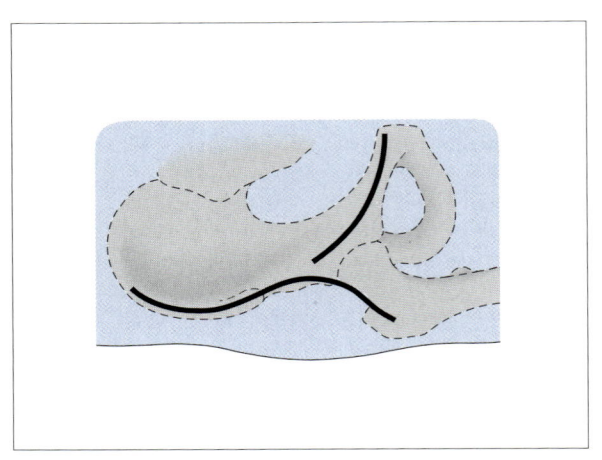

Abb. 15.20 Modifikation und Erweiterung des ilioinguinalen Zuganges durch eine Kombination mit einer Schnittführung nach Smith-Petersen.

turen mit hinterer hemitransverser Komponente (Abb. 15.19). Durch den Zugang in das kleine Becken kann der hintere Pfeiler bei den beiden letztgenannten Frakturen durch geeignete Repositionszangen an den vorderen Pfeiler reponiert werden. Eine Reihe Autoren (Matta u. Merritt 1988, Letournel u. Judet 1993) bevorzugen eine Lagerung auf einem Traktionstisch mit einer suprakondylären Extension als Repositionshilfe. Vorteile einer freien Lagerung mit uneingeschränkter Beweglichkeit des betroffenen Beines sind jedoch größere Mobilität der dislozierten Fragmente und bessere Entspannung insbesondere des M. iliopsoas mit zunehmender Beugung. Eine Traktion kann dabei manuell am Bein oder über Hilfsmittel wie etwa einer Schanz-Schraube im Trochanter major ausgeübt werden.

Der **iliofemorale Zugang** sowie der ähnliche, bereits 1949 von Smith-Petersen beschriebene Zugang werden nur noch selten zur Behandlung von Azetabulumfrakturen eingesetzt. Beide Zugänge erlauben durch die Ablösung des M. sartorius und die vollständige oder partielle Ablösung des M. rectus femoris einen guten Zugang zum oberen Anteil des vorderen Pfeilers bis knapp distal der Eminentia iliopubica und zur ventralen Hüftgelenkkapsel. Sie eignen sich deshalb für einige hohe Frakturen des vorderen Pfeilers oder transverse Frakturen.

Eine für schwierige Frakturen vorteilhafte Erweiterung des ilioinguinalen Zuganges stellt eine Kombination mit dem Smith-Petersen-Zugang dar (Kloen u. Mitarb. 2002). Dabei lassen sich die Vorteile beider Zugänge kombinieren. Die Zugangserweiterung kann primär durch eine modifizierte Schnittführung geplant oder jederzeit während der Operation durch einen ilioinguinalen Zugang erfolgen (Abb. 15.20). Die Erweiterung erfolgt durch eine Osteotomie der Spina iliaca anterior superior mitsamt dem Ursprung des M. sartorius. Der mittlere Anteil des vorderen Pfeilers und die Vorderwand sowie die ventrale Kapsel stellen sich übersichtlich und schonend durch die Ablösung des Ursprungs des M. rectus femoris und M. iliocapsularis (Ward u. Mitarb. 2000) dar. Vorteile sind neben der Schonung des N. cutaneus femoris lateralis die erleichterte Reposition von tiefen Frakturen des vorderen Pfeilers, (zusätzlichen) Trümmerfrakturen der Vorderwand (Abb. 15.21, 15.22 a–e) und die Bergung und Repositionskontrolle von freien oder interkalierten Gelenkfragmenten.

Zugänge zum hinteren Pfeiler. Der Zugang nach Kocher-Langenbeck stellt den klassischen Zugang zum hinteren Pfeiler dar (Letournel u. Judet 1993). Er kann in Bauch- oder Seitenlage angewendet werden. In Bauchlage wird er meist auf einem Traktionstisch mit einer Knochenextension ausgeführt, wohingegen die Seitenlage ein freies Durchbewegen des Hüftgelenks erlaubt. Der Hautschnitt ist über dem Trochanter major zentriert und kranial nach dorsal abgewinkelt (Abb. 15.23). Anschließend werden die kranialen Außenrotatoren, nämlich die Sehnen des M. piriformis und des M. obturator internus sowie die Muskulatur der Mm. gemelli superior und inferior durchtrennt. Dabei ist jedoch zu beachten dass das hauptversorgende Blutgefäß des Femurkopfes – der aufsteigende Ast der A. circumflexa femoris medialis – unmittelbar ventral der Insertion der genannten Außenrotatoren nach kranial zieht (Gautier u. Mitarb. 2000) (Abb. 15.24). Um das Blutgefäß nicht zu verletzen, sollten diese Außenrotatoren mit einem Sicherheitsabstand von etwa 2 cm zum dorsalen Trochantermassiv durchtrennt werden. Im Falle einer zusätzlichen Ablösung des kranialen Anteils des M. quadratus femoris ist das kopfernährende Blutgefäß besonders gefährdet, da es die unmittelbar ventral davon gelegene Sehne des M. obturatorius externus überkreuzt. Mit dem Kocher-Langenbeck-Zugang wird die retroazetabuläre Fläche bis hin zum Foramen ischiadicum majus und minus zugänglich. Die Darstellung reicht kaudal vom Tuber ischiadicum bis kranial zur dorsalen Hälfte der supraazetabulären Region (Abb. 15.25). Durch Palpation mit dem Finger durch das Foramen ischiadicum majus kann die quadrilaterale Fläche bis zur Linea arcuata abgetastet werden.

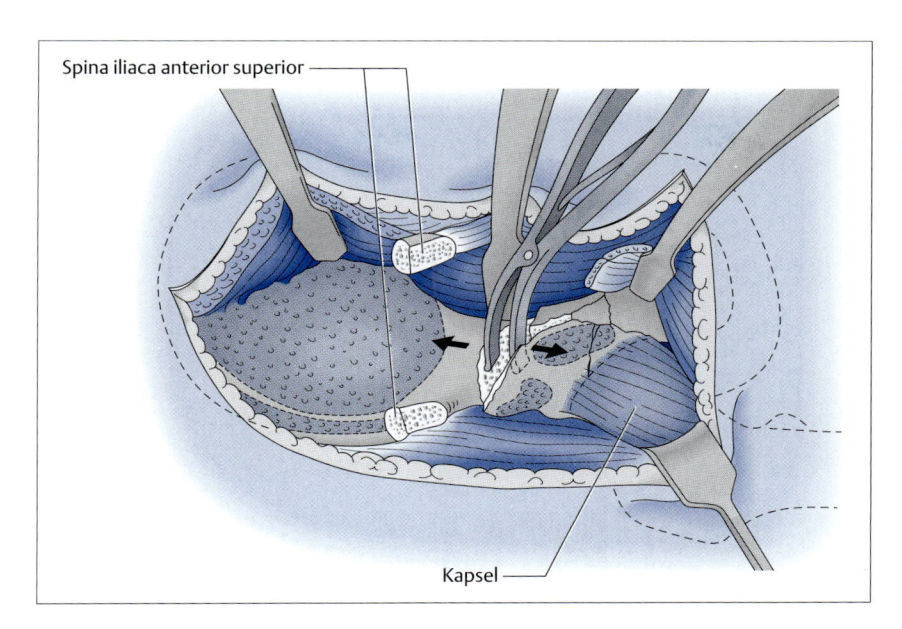

Abb. 15.21 Die erweiterte Eröffnung des 1. Fensters durch den modifizierten ilioinguinalen Zugang erlaubt eine bessere Darstellung und Repositionsmöglichkeiten bei tiefen vorderen Pfeilerfrakturen und im Vorderwandbereich.

Dieser Zugang eignet sich für Frakturen des hinteren Pfeilers und der Hinterwand, einem Großteil der transversen Frakturen und einigen T-förmigen Frakturen mit vorwiegend dorsaler Dislokation. Er kann auch in Kombination mit einem vorderen Zugang bei schwierigen Repositionsmanövern angewendet werden.

Aufgrund detaillierter anatomischer Studien (Gautier u. Mitarb. 2000) zur Blutversorgung des Femurkopfes wurde eine chirurgische Technik entwickelt, welche eine schonende Luxation des Femurkopfes erlaubt (Ganz u. Mitarb. 2001). Dieser Zugang kann allein oder zusätzlich als Erweiterung eines Kocher-Langenbeck-Zuganges zur Reposition selektierter Azetabulumfrakturen genutzt werden. Durch eine digastrische Trochanterosteotomie wird unter schonender Retraktion vor allem des M. gluteus medius die gesamte supraazetabuläre Region bis hin zur Spina iliaca anterior inferior zugänglich. Dies erleichtert die Reposition von Hinterwandfrakturen mit kranialer Extension (Siebenrock u. Mitarb. 1998). Durch eine zusätzliche Kapsulotomie kranial und ventral und nach Durchtrennung des Lig. capitis femoris kann der Femurkopf schonend nach ventral luxiert werden (Abb. 15.26a). Damit können das Azetabulum und der Femurkopf vollständig dargestellt werden. Dies hilft bei mehrfragmentären Frakturen der Hinterwand sowie bei der Bergung und anatomischen Einpassung von freien osteochondralen Fragmenten bei Trümmerfrakturen der Hinterwand (Abb. 15.26b, 15.27a–e). Es erlaubt zusätzlich eine direkte intraoperative Beurteilung der Reposition des vorderen Pfeilers etwa bei transversen oder T-förmigen Frakturen. In begrenztem Umfang sind dabei auch Repositionsmanöver des vorderen Pfeilers möglich. Die Femurkopfluxation erlaubt weiterhin einen sicheren intraoperativen Ausschluss einer intraartikulären Schraubenlage, dies insbesondere auch bei der schwierig zu beurteilenden Lage einer von dorsokranial supraazetabulär eingebrachten langen Schraube in den vorderen Pfeiler. Die vollständige Gelenkeinsicht ermöglicht eine Abschätzung des Ausmaßes der traumatischen Knorpelschädigung (Siebenrock u. Mitarb. 2002). Je nach der Lokalisation des Frakturverlaufs im hinteren Pfeiler oder der Hinterwand können bei der chirurgischen Luxation des Femurkopfes die gesamten Außenrotatoren intakt belassen oder selektiv die Sehne des M. piriformis und die Triceps-coxae-Muskulatur (M. obturatorius internus und Mm. gemellus superior et inferior) durchtrennt werden. Dieser versatile Zugang eignet sich somit vor allem für Frakturen der Hinterwand mit mehreren Fragmenten oder kranialer Extension, assoziierten transversen Frakturen mit Ausbruch der Hinterwand (s. Abb. 15.27a–e) und einigen T-förmigen Frakturen. Er kann ebenfalls kombiniert mit einem vorderen Zugang für komplexe Repositionen oder für ältere Frakturen eingesetzt werden.

Zugänge zu beiden Pfeilern. Von den in der Literatur beschriebenen ausgedehnten Zugängen zu beiden Pfeilern des Azetabulums dürfte der erweiterte iliofemorale Zugang wohl am häufigsten gebraucht werden (Letournel u. Judet 1993, Matta 1996). Dieser Zugang wird in Seitenlage mit einer bogenförmigen Inzision von der Spina iliaca posterior superior entlang des gesamten Beckenkammes und einer kaudalen Verlängerung entlang des Vorderrandes des M. tensor fasciae latae ausgeführt (Abb. 15.28a). Die ausgedehnte muskuläre Dissektion beinhaltet die Ablösung der Ursprünge und des größten Teils der Ansätze der Glutealmuskeln sowie die Durchtrennung der kranialen Außenrotatoren. Dabei wird die gesamte äußere Beckenschaufel sowie die retroazetabuläre Fläche mitsamt dem größten Anteil des Gelenks dargestellt (Abb. 15.28b).

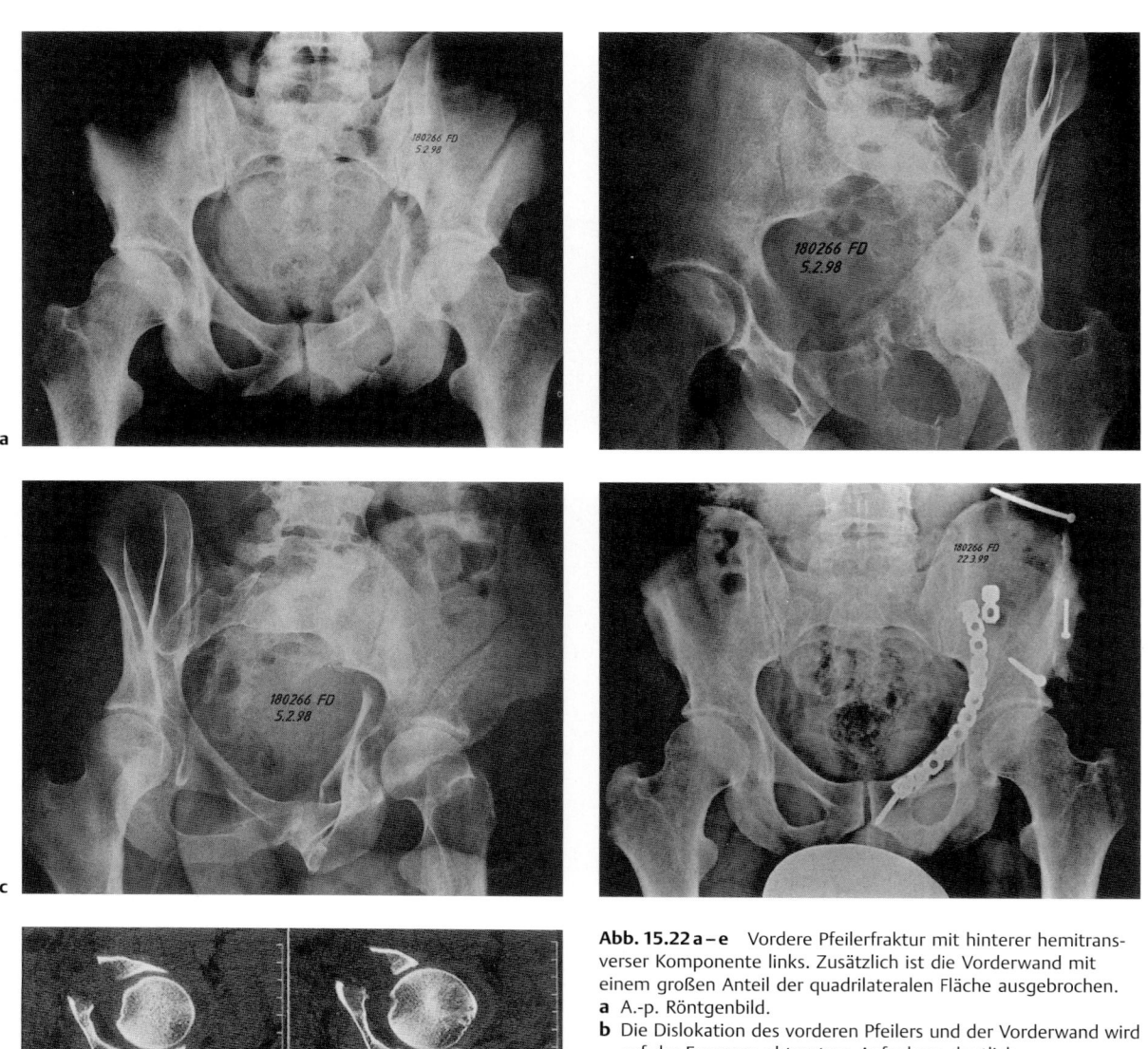

Abb. 15.22 a–e Vordere Pfeilerfraktur mit hinterer hemitransverser Komponente links. Zusätzlich ist die Vorderwand mit einem großen Anteil der quadrilateralen Fläche ausgebrochen.
a A.-p. Röntgenbild.
b Die Dislokation des vorderen Pfeilers und der Vorderwand wird auf der Foramen-obturatum-Aufnahme deutlich.
c Die Ala-iliaca-Aufnahme zeigt die mediale Dislokation der quadrilateralen Fläche.
d Das CT zeigt mehrere Fragmente im kaudalen Anteil der Vorderwand.
e A.-p. Projektion nach Reposition und Fixation der Fraktur durch einen modifizierten ilioinguinalen Zugang.

15.2 Azetabulumfrakturen

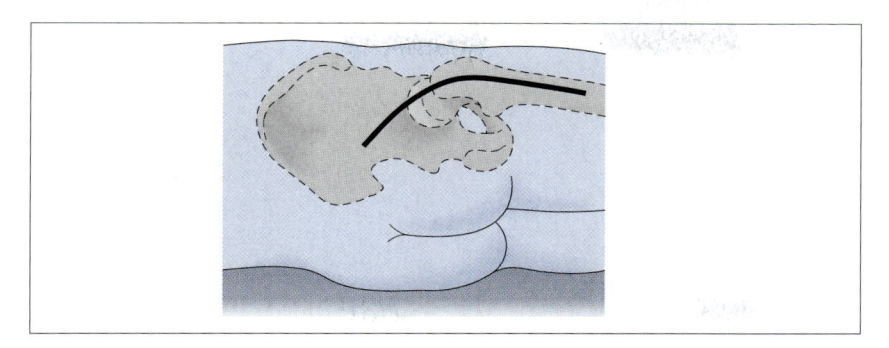

Abb. 15.23 Schnittführung beim Kocher-Langenbeck-Zugang.

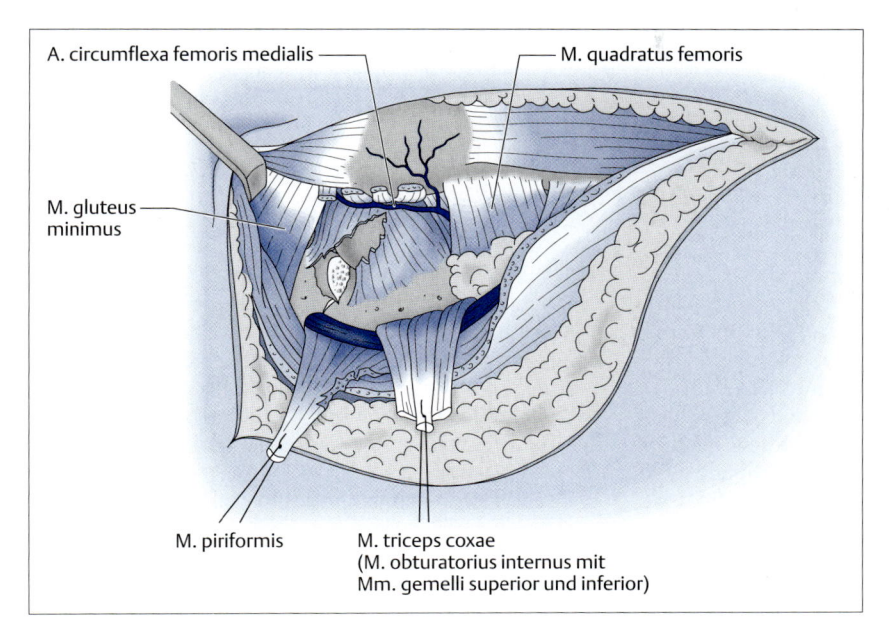

Abb. 15.24 Darstellung der retroazetabulären Region nach Durchtrennung der Sehne des M. piriformis und der Muskeln und Sehnen des Triceps coxae (bestehend aus den Mm. gemelli superior und inferior und M. obturatorius internus). Beachte den Verlauf des aufsteigenden Astes der A. circumflexa femoris medialis unmittelbar ventral der Ansätze dieser Muskeln am Trochanter major. Die Kapsel und die Muskulatur sind häufig durch prominente Hinterwandfragmente lazeriert.

A. circumflexa femoris medialis
M. quadratus femoris
M. gluteus minimus
M. piriformis
M. triceps coxae (M. obturatorius internus mit Mm. gemelli superior und inferior)

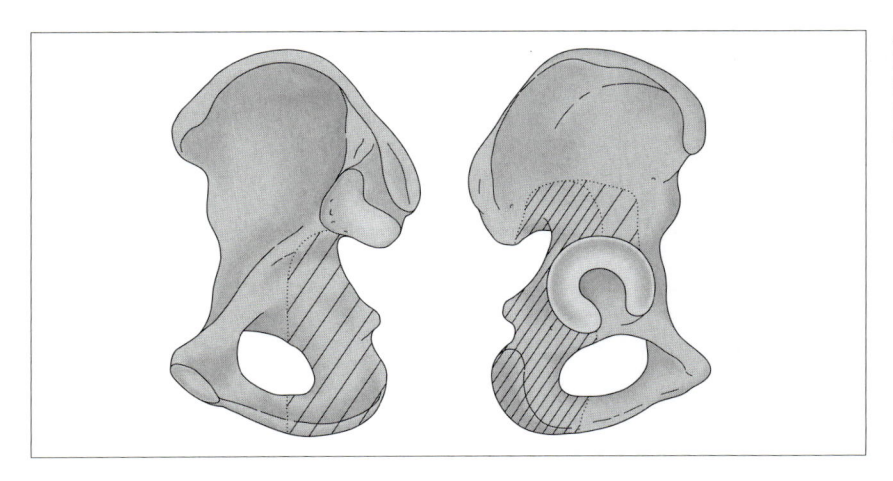

Abb. 15.25 Durch den Kocher-Langenbeck-Zugang dargestellte Region (eng schraffiert) sowie palpatorisch erreichbare Areale (weit schraffiert).

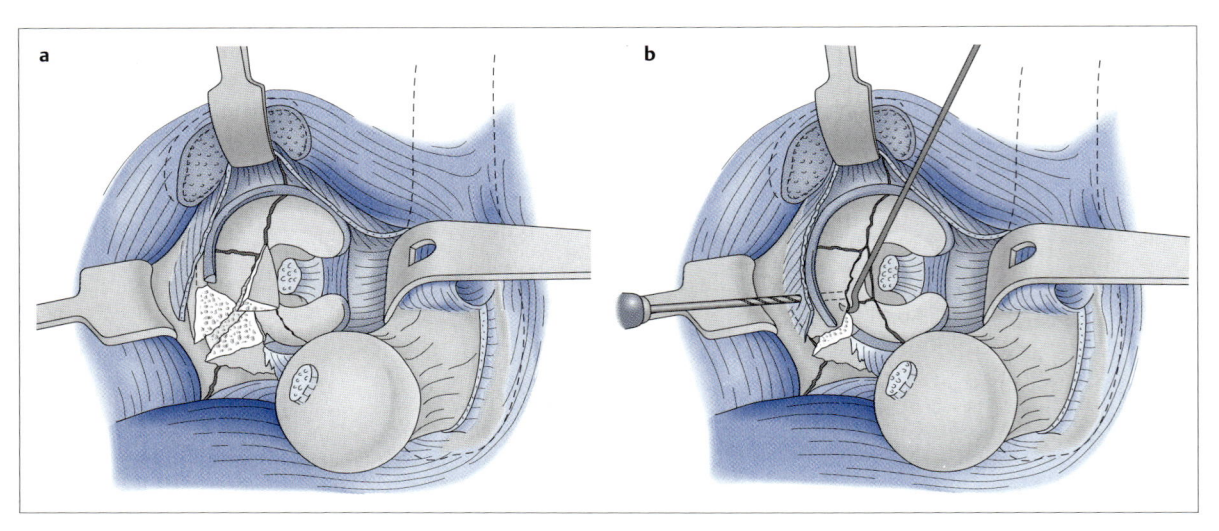

Abb. 15.26 a u. b Nach Luxation des Femurkopfes ist eine vollständige Einsicht in das Azetabulum gewährleistet (**a**). Freie und interkalierte Fragmente können unter direkter Sicht reponiert und fixiert werden (**b**).

Dies erlaubt einen simultanen Zugang zu beiden Pfeilern, wobei der vordere Pfeiler nur bis knapp unterhalb der Eminentia dargestellt werden kann (Abb. 15.29). Dieser Zugang wird vor allem für komplexere Frakturen und für postprimäre Repositionen 2–3 Wochen nach dem Unfall eingesetzt. Bei den typischen Frakturen handelt es sich vor allem um T-förmige oder transverse Frakturen, oft auch kombiniert mit Hinterwandfrakturen und Zweipfeilerfrakturen mit Frakturausläufern bis in das ISG oder den dorsalen Beckenkamm. Alternativ zu diesem ausgedehnten Zugang können 2 separate Zugänge simultan oder sukzessiv angewendet werden, was den Vorteil einer besseren Zugänglichkeit zum unteren Teil des vorderen Pfeilers bietet.

Ergebnisse

Die klinischen Ergebnisse nach Azetabulumfrakturen folgen den allgemeinen Regeln von Gelenkfrakturen und korrelieren mit der Güte der erzielten Gelenkreposition (Letournel u. Judet 1993, Matta 1996). Eine anatomische Reposition wird bislang bei Azetabulumfrakturen als ein intraartikulärer Frakturspalt mit einer maximalen Weite von 1 mm auf allen 3 Röntgenstandardprojektionen mit einer korrekten Zentrierung des Femurkopfes und intakten Gelenkkongruenz definiert (Letournel u. Judet 1993, Matta 1996). Bei Frakturen, die innerhalb der ersten 3 Wochen operiert werden konnten ließ sich gemäß den zwei größten publizierten Serien eine anatomische Reposition in 71–74% der Fälle erzielen (Letournel u. Judet 1993, Matta 1996). Die anatomisch reponierten Frakturen zeigten im weiteren klinischen Verlauf in 81–86% der Fälle ein gutes bis exzellentes Ergebnis. Bei den nicht anatomisch reponierten Frakturen lag diese Rate bei 60–68% mit Ausbildung radiologischer Zeichen einer Koxarthrose in mehr als einem Drittel der Fälle (Letournel u. Judet 1993, Matta 1996). Bei einem Intervall von mehr als 3 Wochen zwischen Unfall und Operation fallen die Ergebnisse deutlich ab.

Die Langzeitresultate lassen auch eine deutliche Abhängigkeit vom Frakturtyp erkennen. Einige elementare Frakturtypen wie transverse Frakturen, vordere Pfeiler und die selteneren hinteren Pfeilerfrakturen zeigen die besten klinischen Ergebnisse. Die Zweipfeilerfrakturen nehmen eine Mittelstellung ein, wohingegen die assoziierten transversen Frakturen mit Hinterwandbeteiligung und die komplexen Hinterwandfrakturen die schlechtesten Ergebnisse zeigen (Letournel u. Judet 1993, Matta 1996, Rommens u. Mitarb. 2000, Saterbak u. Mitarb. 2000). Besonders die ausgedehnten Hinterwandfrakturen mit Beteiligung der retroazetabulären Fläche oder der supraazetabulären Region sowie die mehrfragmentäre Zertrümmerung der Hinterwand mit impaktierten Fragmenten haben eine ungünstige Prognose. Als eine mögliche Ursache werden die Devaskularisierung freier oder nur noch wenig kapselgestielter Fragmente durch das Trauma und den chirurgischen Eingriff diskutiert (Letournel u. Judet 1993). Als weitere wahrscheinliche Ursache muss ein relativ hohes Ausmaß der traumatischen Knorpelschädigung am Azetabulum wie am Femurkopf nach der häufig damit verbundenen dorsalen Hüftluxation erwogen werden. Zudem muss die Beurteilbarkeit anatomischer Repositionsergebnisse von komplexen Hinterwandfrakturen allein auf konventionellen Röntgenaufnahmen bezweifelt werden (Matta 1996). Auf postoperativen CT-Untersuchungen fanden sich bei der überwiegenden Zahl dieser scheinbar anatomisch reponierten Frakturen imperfekte Repositionen (Moed u. Mitarb. 2000). Ein Problem des klassischen Kocher-Langenbeck-Zuganges bei diesen Frakturen stellt die limitierte direkte Gelenkeinsicht dar. Die Zugangserweiterung mit einer schonenden chirurgischen Luxation des Femurkopfes bietet diesbezüglich gerade bei diesen

15.2 Azetabulumfrakturen

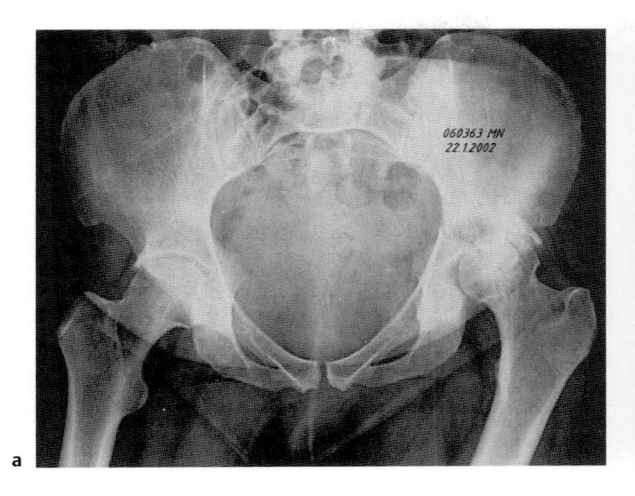

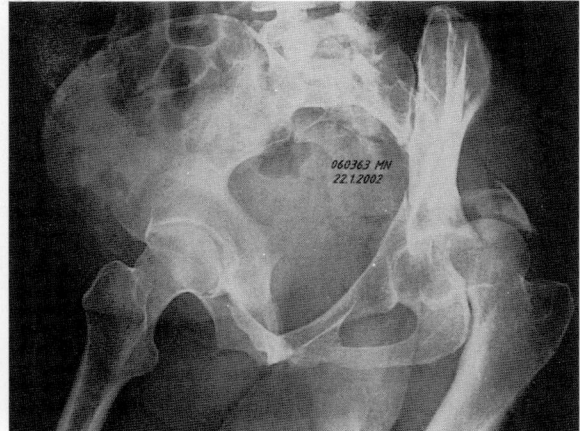

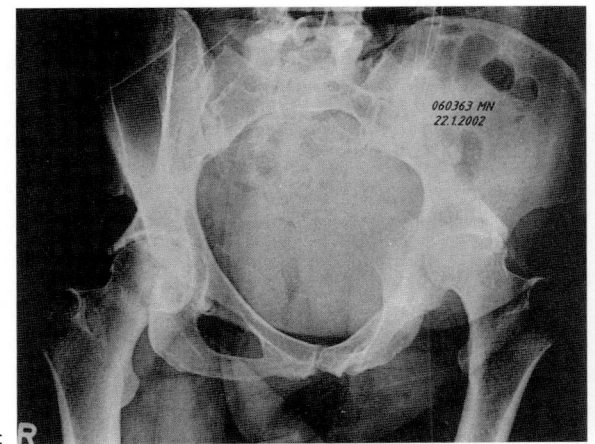

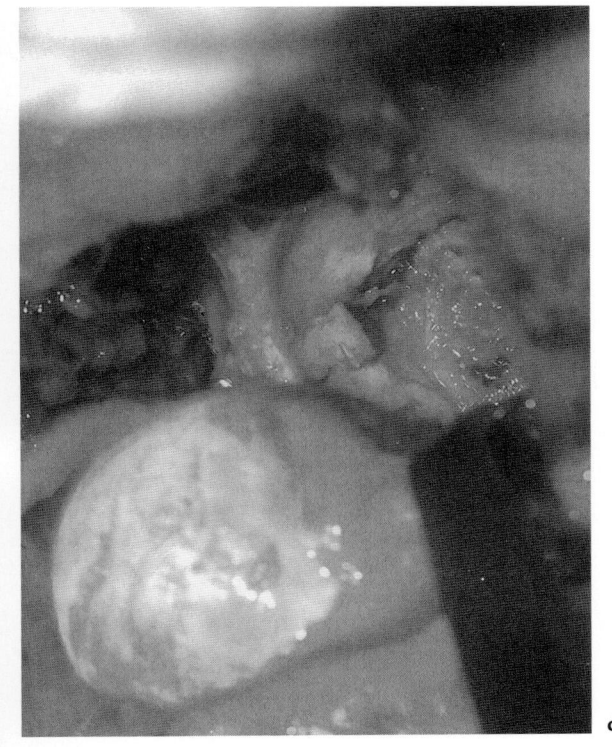

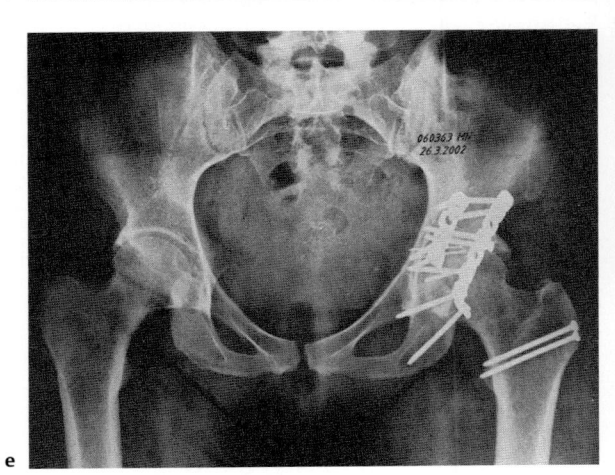

Abb. 15.27 a–e Tranverse Fraktur mit dorsaler Femurkopfluxation und Zertrümmerung der Hinterwand links.
a A.-p. Röntgenaufnahme des Beckens.
b Foramen-obturatum-Aufnahme.
c Ala-iliaca Aufnahme.
d Intraoperative Einsicht in das Gelenk nach erneuter chirurgischer Luxation des Femurkopfs mit Darstellung des Doms und mehrfach fragmentierter Hinterwand.
e Postoperative Beckenübersichtsaufnahme nach Fixation einzelner Gelenkfragmente mit Kirschner-Drähten und einzelnen Schrauben sowie doppelter Plattenosteosynthese dorsal.

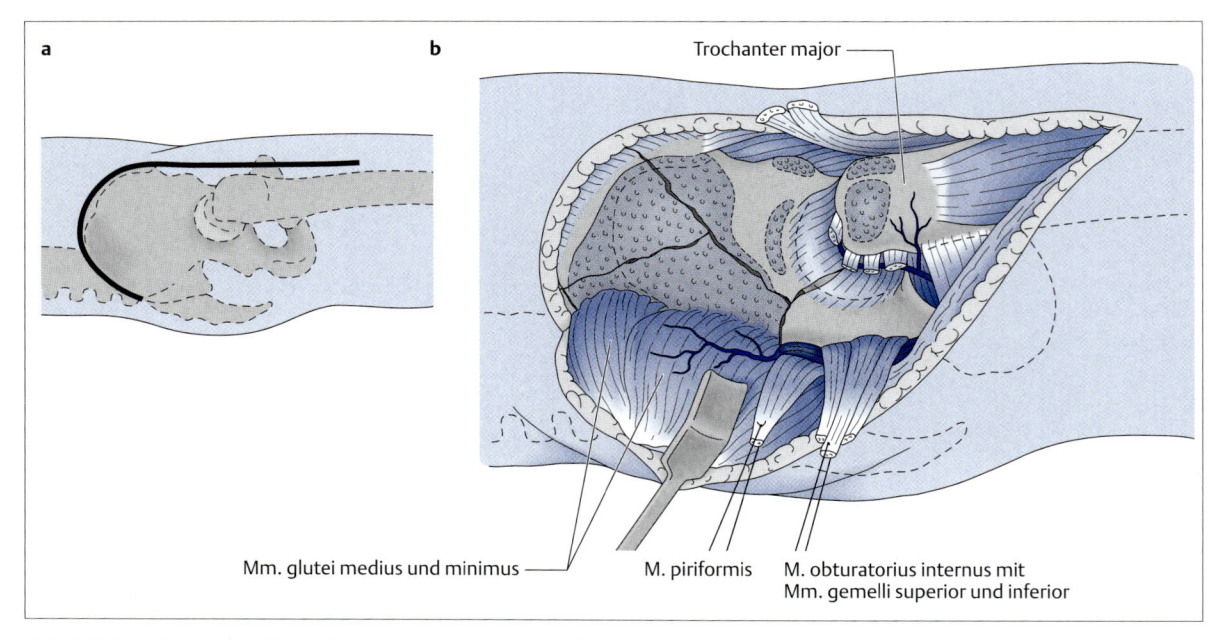

Abb. 15.28a u. b Schnittführung beim erweiterten iliofemoralen Zugang (**a**). Darstellung der Iliumaußenseite sowie der retroazetabulären Region nach Ablösung der Glutealmuskulatur vom Ilium und Durchtrennung der Insertionen der Mm. glutei medius und minimus am Trochanter major (**b**).

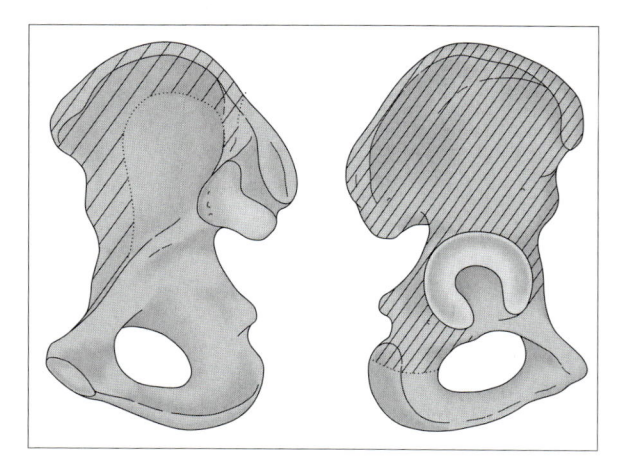

Abb. 15.29 Durch den erweiterten iliofemoralen Zugang dargestellte Region (eng schraffiert) sowie palpatorisch erreichbare Areale (weit schraffiert).

problematischen Frakturtypen (Siebenrock u. Mitarb. 2002) eine Verbesserung mit vollständiger Gelenkeinsicht. Dadurch können nicht nur das Repositionsergebnis von mehrfragmentären Hinterwandfrakturen und des vorderen Pfeilers (bei zusätzlicher transverser Komponente) beurteilt, sondern auch freie gelenktragende Fragmente unter direkter Sicht reponiert und fixiert werden (s. Abb. 15.26b). Grundsätzlich lässt eine kontrollierte anatomische Reposition damit auch eine klinisch verbesserte Prognose erwarten.

Komplikationen

Zur Vermeidung von Thromboembolien und Infektionen werden routinemäßig medikamentöse und physikalische Prophylaxen durchgeführt. Weichteilverletzungen und insbesondere subkutane Ablederungsverletzungen können zu einer initialen operativen Versorgung bzw. Ableitung von Hämatomen zwingen und die Frakturversorgung verzögern.

Nervenverletzungen. Die schwerwiegendste und wahrscheinlich häufigste Nervenverletzung betrifft den N. ischiadicus. Besonders bei Frakturen mit Beteiligung des hinteren Pfeilers oder der Hinterwand und verstärkt bei einer dorsalen Femurkopfluxation besteht die Gefahr einer traumatischen Läsion. Die Inzidenz wird mit etwa 12% angegeben (Letournel u. Judet 1993, Matta 96), unterliegt jedoch einer gewissen Unsicherheit. So gibt es etwa keine aufschlussreiche Prüfung bei intubierten Patienten oder es wird im Rahmen der Akutbehandlung Schwerverletzter präoperativ nur eine grobe und wenig aussagekräftige Überprüfung durchgeführt. Iatrogene Läsionen des N. ischiadicus liegen in einem Bereich von 3–6% und werden praktisch ausschließlich nach Zugängen zum dorsalen Pfeiler, also nach einem Kocher-Langenbeck-Zugang und einem erweiterten iliofemoralen Zugang angetroffen (Baumgaertner u. Mitarb. 1994, Letournel u. Judet 1993, Matta 96, Mayo 1994). Eine entscheidende Entspannung des Nervs und Reduktion von iatrogenen Läsionen kann durch die konsequente Beibehaltung einer Beugung des Kniegelenks während der Operation erreicht werden (Letournel u. Judet 1993). Die intraoperative Messung von somatosensorisch evozierten Potentialen brachte offenbar keine weitere signifikante Reduktion von Nervenläsionen (Baumgaertner u. Mitarb. 1994, Helfet u. Schmeling 1994). Eine Gefährdung des Nervs findet sich vor allem durch eine direkte Verletzung oder bei einer Überdehnung durch Retraktoren, die in das Foramen ischiadicum majus und minus eingebracht werden. Mit Abstand am häufigsten finden sich vollständige oder teilweise Ausfälle des Anteils des N. peroneus. Eine vollständige Erholung der Nervenfunktion ist danach höchstens in etwa $1/4$ der Fälle zu erwarten (Letournel u. Judet 1993, Mayo 1994, Rommens u. Mitarb. 2000).

Eine weitere, wenn auch weniger beachtete potentielle Nervenläsion bei dorsalen Zugängen betrifft den N. gluteus superior, welche eine deutliche Kraftminderung des von ihm versorgten M. gluteus medius und damit ein persistierendes Hinken verursachen kann. Durch seine unmittelbare Nachbarschaft ist der N. gluteus superior besonders in Gefahr, wenn Blutungen aus der A. oder V. glutea superior oder deren Ästen großzügig ligiert, umstochen oder koaguliert werden (Letournel u. Judet 1993). In diesen Fällen sollten allenfalls die Gefäßenden aufgesucht und selektiv mit Clips versehen werden.

Bei einem ilioinguinalen Zugang besteht insbesondere beim Eingehen durch das zweite Fenster ein Risiko von Verletzungen bzw. thrombembolischen Verschlüssen der A. und V. femoralis (medial) wie auch von iatrogenen Läsion des N. femoralis (lateral), welcher durch Dehnung oder Hakendruck kompromittiert werden kann. Die Inzidenz einer iatrogenen Schädigung des N. femoralis liegt jedoch in einem Bereich von ≤1% (Letournel u. Judet 1993, Matta 1996). Weit häufiger findet sich in 12–18% nach vorderen Zugängen eine Dehnungsverletzung des N. cutaneus femoris lateralis, welche zu einer subjektiv oft störenden Dys- oder Anästhesie des anterolateralen Oberschenkels führt.

Heterotope Ossifikationen. Die Inzidenz von heterotopen Ossifikationen (HO) nach Azetabulumfrakturen wird in der Literatur mit einem sehr großen Streubereich angegeben. Klinisch relevante heterotope Ossifikationen wurden von Matta (1996) als solche definiert, welche im Vergleich zur nichtverletzten Hüfte eine Bewegungseinschränkung von insgesamt mindestens 20% verursachen. Klinisch relevante heterotope Ossifikationen nach Osteosynthesen von Azetabulumfrakturen fanden sich in einer Serie von 216 Fällen zu 9% (Matta 1996). Weitere 9% zeigten dabei HO mit geringfügiger Einschränkung der Bewegungsfähigkeit, während in 82% der Fälle entweder keine HO auftraten oder diese nur geringfügig waren und die Hüftbeweglichkeit nicht betrafen (Matta 1996). Dies entspricht ungefähr den Erfahrungen von Letournel u. Judet (1993), welche größere HO mit Brooker-Klassen III und IV in 9% der Fälle beobachteten. Das Auftreten von HO zeigt eine starke Abhängigkeit vom gewählten chirurgischen Zugang. So finden sie sich nur recht selten (2–5%) nach ilioinguinalen Zugängen, häufiger nach Kocher-Langenbeck-Zugängen (8–26%) und am allerhäufigsten nach ausgedehnten Zugängen wie dem erweiterten ilioinguinalen Zugang (20–57%) (Letournel u. Judet 1993, Matta 1996, Mayo 1994, Rommens u. Mitarb. 2000). Die Ablösung der Glutealmuskulatur von der Iliumaußenseite fördert offensichtlich die Bildung von heterotopen Ossifikationen. Zudem scheint das Ausmaß der traumatischen wie iatrogenen muskulären Schädigung insbesondere im Bereich des M. gluteus minimus die Bildung von HO zu fördern. Die Resektion von nekrotischer Gluteus-minimus-Muskulatur verringert die Rate an HO (Rath u. Mitarb. 2002). In gleicher Weise dürfte sich eine sorgfältige Präparation und Ablösung insbesondere dieser Muskulatur günstig auf die Bildung von HO auswirken (Matta u. Siebenrock 1997, Rommens u. Mitarb. 2000). Als Prophylaxe zur Verhinderung von HO werden Indomethacin und/oder lokale niedrig dosierte Bestrahlungen empfohlen (Letournel u. Judet 1993, Moore u. Mitarb. 1998). Obwohl in ihrer Effizienz kontrovers diskutiert, scheint dennoch bei den zumeist jungen Patienten mit Azetabulumfrakturen in den Fällen mit einem erhöhten Risiko eine medikamentöse Prophylaxe angebracht. Zu den Risikofaktoren zählen vor allem ein zusätzliches schweres Schädel/Hirntrauma, eine ausgedehnte Schädigung vor allem im Bereich der Glutealmuskulatur sowie ausgedehnte oder kombinierte Zugänge.

Femurkopfnekrosen. In den beiden größten publizierten Serien über die operative Versorgung von Azetabulumfrakturen finden sich Femurkopfnekroseraten in 3–4% der Fälle (Letournel u. Judet 1993, Matta 1996). Deutlich höhere Raten an Femurkopfnekrosen (Wright u. Mitarb. 1994) können möglicherweise durch eine unpräzise Unterscheidung von Kopfnekrosen und mechanischer Destruktion des Femurkopfes erklärt werden (Letournel u. Judet 1993, Matta 1996). Femurkopfnekrosen finden sich vor allem nach Frakturen der Hinterwand und des hinteren Pfeilers mit gleichzeitiger dorsaler Luxation des Femurkopfes. Da diese Frakturtypen zumeist durch einen Kocher-Langenbeck-Zugang versorgt werden, scheint auch die sehr hohe Korrelation des Kocher-Langenbeck-Zuganges mit dem Auftreten von Femurkopfnekrosen erklärt (Letournel u. Judet 1993). Neben einer traumatischen Kompromittierung des hauptsächlich kopfernährenden Blutgefäßes, des aufsteigenden Astes der A. circumflexa femoris medialis, muss jedoch auch eine iatrogene Schädigung dieses Gefäßes bei einem dorsalen Zugang erwogen werden. Der aufsteigende Ast der A. circumflexa femoris medialis überkreuzt die Sehne des M. obturatorius externus dorsal und verläuft dann unmittelbar ventral des Ansatzes des M. piriformis und M. triceps coxae am Trochanter major nach kranial. Bei einer ansatznahen Durchtrennung der genannten Außenrotatoren besteht grundsätzlich die Gefahr der Verletzung dieses Gefäßes (Gautier u. Mitarb. 2000) (s. Abb. 15.**24**). Deshalb sollte darauf geachtet werden, dass diese Außenrotatoren mit einem Sicherheitsabstand von etwa 2 cm von ihrem Ansatz am Trochanter major durchtrennt werden.

15.3 Femurkopffrakturen

Verletzungsmechanismus

Femurkopffrakturen treten praktisch ausschließlich nur gemeinsam mit einer traumatischen Hüftluxation und dabei fast immer mit einer hinteren Luxation auf. Sie finden sich mit einer Inzidenz von 4–17 % bei allen traumatischen Hüftluxationen (Dreinhöfer u. Mitarb. 1996, Epstein 1961). Der mit Abstand häufigste Unfallmechanismus ist die so genannte Amaturenbrettverletzung von Fahrern oder Beifahrern in einem Personenfahrzeug bei einer Frontalkollision. Dabei kommt es zu einem direkten Anpralltrauma auf das gebeugte Kniegelenk mit Kraftübertragung entlang der Femurachse auf das gebeugte Hüftgelenk. Je nach der Stellung des Hüftgelenks kann es dabei zu einer Luxation des Femurkopfes mit oder ohne Abscherung eines typischerweise kaudal und etwas ventral gelegenen Kopffragmentes kommen. Gelegentlich kann dies von einer zusätzlichen Frakturierung der Hinterwand begleitet sein. Weitaus seltener finden sich vordere Luxationen des Femurkopfes in das Foramen obturatum. Dabei kommt es gehäuft zu einer Identation und subchondralen Einstauchung des Femurkopfes (DeLee u. Mitarb. 1980, Mascard u. Mitarb. 1998).

Klassifikation

Am häufigsten wurde bislang die Einteilung nach Pipkin (1957) verwendet, welche 4 verschiedene Typen einer Femurkopffraktur kombiniert mit einer hinteren Luxation des Hüftgelenks unterscheidet. Im Gegensatz zu den Typ-I-Frakturen verbleibt bei den Typ-II-Frakturen das Lig. capitis femoris noch am inferioren Kopffragment (Tab. 15.7, Abb. 15.30).

Die Typ-III-Frakturen stellen eine Kombination einer gleichzeitigen Kopf- und Schenkelhalsfraktur dar. Dieser Typ gefährdet die Vaskularität des kranialen und tragenden Anteils des Femurkopfes am meisten, da zusätzlich die Endäste des wesentlichen kopfversorgenden Blutgefäßes, der aufsteigende Ast der A. circumflexa femoris medialis, im Bereich des kranialen Schenkelhalses und im Übergang zur Kopfkalotte mit verletzt werden können (Gautier u. Mitarb. 2000). Bei der Modifikation der Klassifikation nach Brumback (Brumback u. Mitarb. 1987) werden zusätzlich auch vordere Hüftluxationen und zentrale Einstauchungen des Kopfes in das kleine Becken mit berücksichtigt.

Therapie

Bei Femurkopffrakturen in Kombination mit einer Schenkelhals- oder Hinterwandfraktur können bereits die „begleitenden" Frakturen über die Notwendigkeit eines operativen Vorgehens mit einer offenen Reposition entscheiden. Dies trifft für die allermeisten Schenkelhalsfrakturen

Tab. 15.7 Einteilung der dorsalen Femurkopfluxationsfrakturen nach Pipkin

Typ	Beschreibung
I	dorsale Hüftluxation mit Fraktur des Femurkopfes unterhalb der Fovea capitis
II	dorsale Hüftluxation mit Fraktur des Femurkopfes mit Einschluss der Fovea capitis
III	Verletzung Typ I oder II mit assoziierter Schenkelhalsfraktur
IV	Verletzung Typ I oder II mit assoziierter Hinterwandfraktur

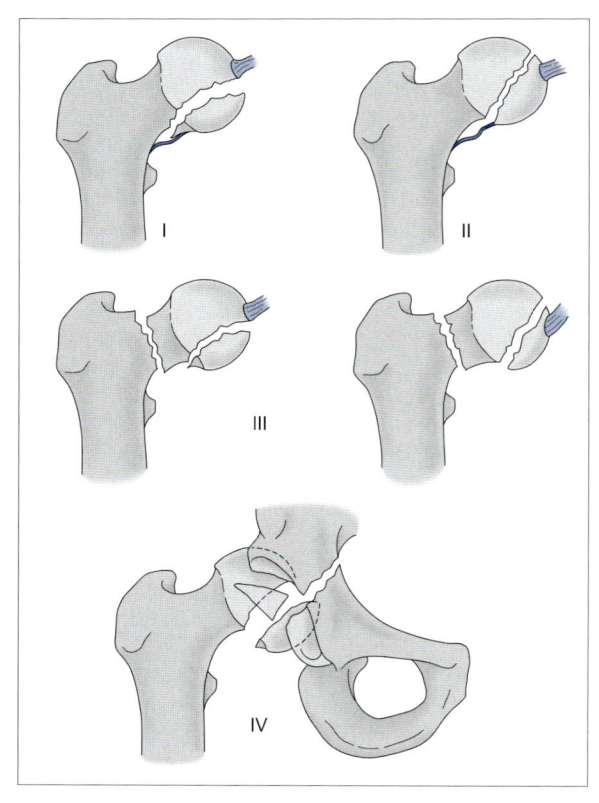

Abb. 15.30 Schematische Darstellung der 4 Typen der dorsalen Femurkopfluxationsfrakturen (nach Pipkin).

(Pipkin Typ III) und die größeren Defekte bei Frakturen der Azetabulumhinterwand (Pipkin Typ IV) zu. Hier sollte eine umgehende offene Reposition und operative Versorgung angestrebt werden, was insbesondere bei den Pipkin-Typ-III-Frakturen entscheidend ist, um die Blutversorgung des Femurkopfes nicht weiter zu kompromittieren.

Bei isolierten oder mit einer schmalen Hinterwandfraktur kombinierten Kopffrakturen sollte so rasch als möglich eine geschlossene Reposition in Narkose angestrebt werden. Trotz uneinheitlicher Angaben in der Literatur über den Zusammenhang zwischen der Dauer einer Femurkopfluxation und der Ausbildung einer Femurkopfnekrose scheint eine Reposition innerhalb von 6–12 Stunden das Risiko einer Kopfnekrose zu senken (Epstein u. Mitarb. 1985, Letournel u. Judet 1993, Marchetti u. Mitarb. 1996, Roeder u. DeLee 1980). Zur Bestätigung der korrekten Reposition des luxierten Femurkopfes müssen anschließend eine Beckenübersichtsaufnahme und eine axiale Aufnahme des entsprechenden Gelenks durchgeführt werden. Diese Aufnahmen dienen neben der erneuten Beurteilung hinsichtlich einer zusätzlichen Frakturierung des Schenkelhalses oder des Azetabulums vor allem der Evaluierung der Qualität der Reposition des Kopffragmentes und der korrekten Zentrierung des Femurkopfes im Azetabulum. Ist bereits auf diesen Aufnahmen eine bleibende Inkongruenz und Verschiebung des Kopffragmentes zu erkennen, sollte eine offene Reposition und Fixation durchgeführt werden (Abb. 15.31a). Erscheint das Kopffragment auf den konventionelle Röntgenaufnahmen korrekt reponiert, sollte jedoch zur Sicherstellung einer anatomischen Reposition zusätzlich noch ein Feinschicht-CT des Hüftgelenks mit Schichtdicken zwischen 1–2 mm angefertigt werden. Erweist sich die Reposition auch im CT als anatomisch (Abb. 15.32), kann eine konservative Behandlung begonnen werden. Diese Kriterien werden jedoch nur auf eine Minderheit der Fälle mit Pipkin-Frakturen zutreffen. Die konservative Therapie wird mit einer strikten Teilbelastung des entsprechenden Beines von 5–10 kg für etwa 8 Wochen durchgeführt. Nach ungefähr 10 Tagen sollte nochmals mit einer radiologischen Kontrolle eine unveränderte Reposition sichergestellt werden. Krankengymnastische Beübungen der Hüfte und aktive Muskelkräftigungen sind kontraproduktiv und zu unterlassen. Führt die geschlossene Reposition des luxierten Hüftkopfes jedoch nicht auch gleichzeitig zur korrekten Reposition des Kopffragmentes, so sollte dieses offen reponiert und refixiert werden (Hougaard u. Thomsen 1988, Mowery u. Gershuni 1986, Schönweiss u. Mitarb. 1999, Stannard u. Mitarb. 2000, Swiontkowski 1998). Die in früheren Jahren empfohlene Entfernung des abgescherten typischerweise inferioren Kopffragmentes (Epstein u. Mitarb. 1985) erscheint bis auf allenfalls ungewöhnlich kleine und nicht mehr refixierbare Fragmente nicht indiziert. Möglicherweise beeinträchtigt die Exzision größerer Fragmente die Stabilität und Führung des Hüftkopfes, was eine Erklärung für die schlechteren Resultate nach Fragmentexzision (Brumback u. Mitarb. 1987, Epstein u. Mitarb. 1985) gegen-über denen nach anatomischer Fragmentreposition darstellen würde (Mowery u. Gershuni 1986, Schönweiss u. Mitarb. 1999, Hougaard u. Thomsen 1988, Swiontkowski 1998). Die Nachbehandlung einer offenen Fragmentreposition und -refixation entspricht dem Schema einer konservativen Therapie.

Operative Therapie
Chirurgische Zugänge. Eine Schwierigkeit in der Behandlung von Femurkopffrakturen stellt sicherlich die limitierte Zugänglichkeit zum anteroinferioren Kopfanteil mit den gebräuchlichsten Zugängen dar. Neben der traumatischen Knorpelschädigung dürfte diese Einschränkung der Darstellbarkeit des Kopffragmentes zu einem Teil der schlechten Ergebnisse beitragen. Epstein u. Mitarb. (1985) favorisierten einen dorsalen Zugang, um eine vermeintliche Restdurchblutung des Femurkopfes über Anastomosen der ventralen Kapsel zu erhalten. Mit dem Kocher-Langenbeck-Zugang ist eine Darstellung und Fixierung des Kopffragmentes jedoch denkbar ungünstig (Kloen u. Mitarb. 2002). Zum anderen konnten jedoch durch anatomische Studien (Gautier u. Mitarb. 2000, Trueta u. Harrison 1953) wesentliche kopfernährenden Gefäße über die ventrale Kapsel weder nachgewiesen noch gehäuft avaskuläre Nekrosen beim Gebrauch eines vorderen Zuganges gefunden werden (Marchetti u. Mitarb. 1996, Swiontkowski u. Mitarb. 1992). Anterolaterale Zugänge (nach Watson-Jones, transgluteal) erlauben ebenfalls nur eine begrenzte Gelenkeinsicht und Darstellung der Reposition (Schönweiss u. Mitarb. 1999). Durch einen direkten vorderen Zugang (distaler Anteil des Smith-Petersen-Zugangs) kann die Zugänglichkeit des unteren Anteils des Hüftgelenks verbessert werden (Stannard u. Mitarb. 2000). Eine vollständige Übersicht und Darstellung der Femurkopffraktur kann jedoch mit der bereits beschriebenen Technik der chirurgischen Femurkopfluxation (Ganz u. Mitarb. 2001) erzielt werden. Unter Schonung des wesentlichen kopfernährenden Blutgefäßes wird nach Durchführung einer Trochanterflipostetomie die Kapsel kranioventral inzidiert und der Kopf nach ventral luxiert (Abb. 15.31b). Die übersichtliche Darstellung des oft noch am inferioren Retinakulum gestielten und gelegentlich noch am Lig. capitis femoris anhängenden Kopffragmentes erlaubt eine zuverlässige Orientierung und anatomische Reposition (Abb. 15.31c). Die Blutversorgung des inferioren Kopffragmentes kann deutlich kompromittiert sein und lässt sich ebenso wie am stabilen tragenden Kopffragment nach Anfrischen der spongiösen Frakturfläche abschätzen. Ein prompter Blutrückfluss nach Anbohren mit einem 2-mm-Bohrer ist ein weiteres Zeichen einer erhaltenen Durchblutung. Eine persistierende Blutversorgung des chirurgisch luxierten Femurkopfes konnte anhand von Messungen mit einem Laserdoppler nachgewiesen werden (Nötzli u. Mitarb. 2002). Dies entspricht den mindestens 2-jährigen Verlaufskontrollen von Femurkopffrakturen, welche mit diesem chirurgischen Zugang versorgt wurden und keine radiologischen Zeichen einer Durchblutungsstörung aufweisen

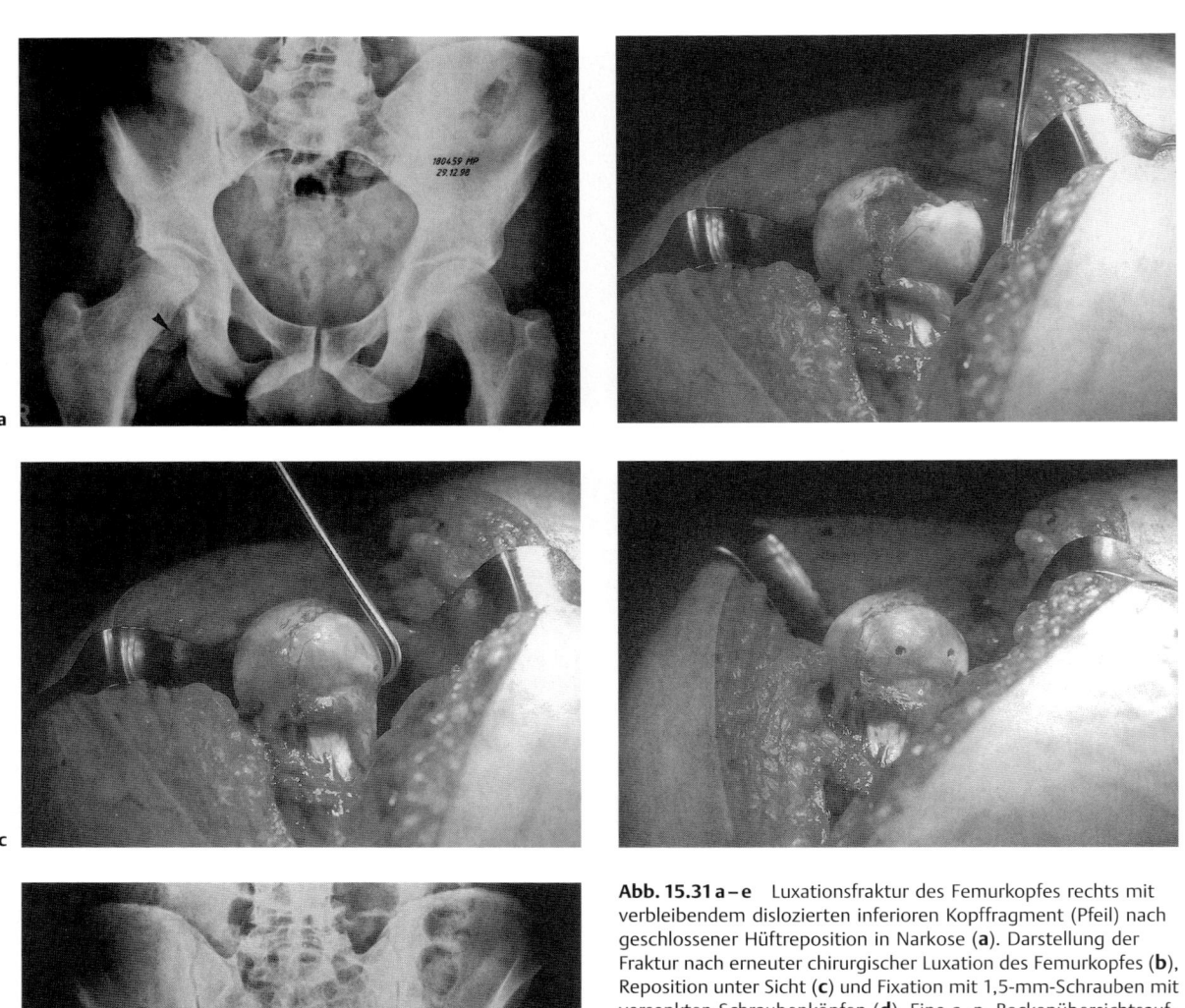

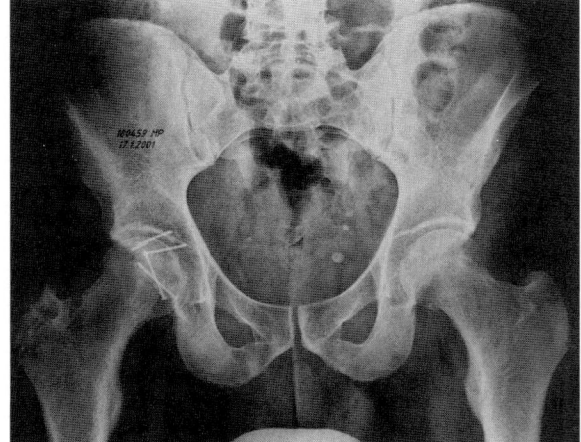

Abb. 15.31 a–e Luxationsfraktur des Femurkopfes rechts mit verbleibendem dislozierten inferioren Kopffragment (Pfeil) nach geschlossener Hüftreposition in Narkose (**a**). Darstellung der Fraktur nach erneuter chirurgischer Luxation des Femurkopfes (**b**), Reposition unter Sicht (**c**) und Fixation mit 1,5-mm-Schrauben mit versenkten Schraubenköpfen (**d**). Eine a.-p. Beckenübersichtsaufnahme 2 Jahre postoperativ zeigt unauffällige Gelenkverhältnisse (**e**). Zusätzlich war bei der gezeigten Operation ein dorsales schalenförmiges Pfannenrandfragment fixiert worden.

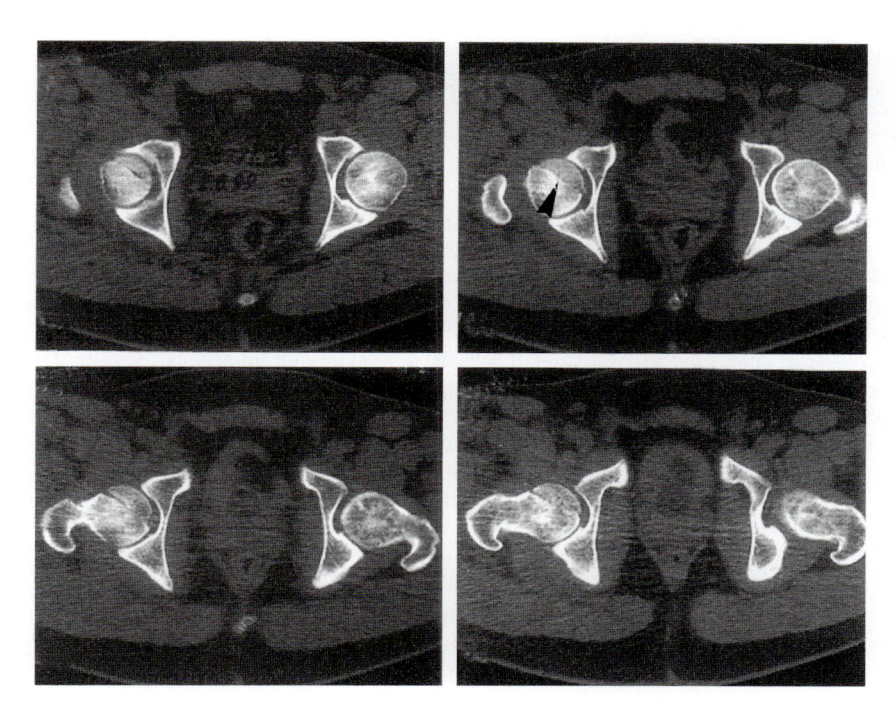

Abb. 15.32 Nahezu anatomisch reponiertes inferiores Kopffragment rechts (Pfeil) im CT. Dies stellt eine Indikation für ein konservatives Vorgehen dar.

(Kloen u. Mitarb. 2002). Ein weiterer Vorteil der verbesserten Gelenkübersicht ist, dass überstehende Schraubenspitzen nach Fixierung des Kopffragmentes zuverlässig ausgeschlossen werden können. Der Zugang eignet sich zudem besonders um zusätzlich Frakturen der Azetabulumhinterwand bei Pipkin-IV-Frakturen zu versorgen.

Ergebnisse

Die Ergebnisse nach Femurkopffrakturen werden in der Literatur sehr uneinheitlich angegeben und kontrovers diskutiert. Grund hierfür sind kleine Studienserien, unterschiedliche Frakureinteilungen und variierende Zugänge und Behandlungsmethoden über lange Beobachtungszeiträume (Stannard u. Mitarb. 2000). Die besten Resultate finden sich nach der in der großen Mehrheit offen anatomisch reponierten Pipkin-Typ-I- und -II-Frakturen mit guten bis exzellenten Resultaten in 60–75% der Fälle (Brumback u. Mitarb. 1987, Dreinhöfer u. Mitarb. 1996, Hougaard u. Thomsen 1988, Kloen u. Mitarb. 2002, Roeder u. DeLee 1980). Eine fehlende anatomische Frakturreposition und mehrere geschlossene Repositionsversuche zur Wiederherstellung der Gelenkkongruenz führen zu einer hohen Rate von schlechten Ergebnissen nach konservativer Behandlung (Butler 1981, Epstein u. Mitarb. 1985). Sie stellen damit eine klare Indikation für die offene Reposition dar. Nur bei kleinen und mehrfach zertrümmerten Kopffragmenten lässt die Exzision vergleichbar gute Ergebnisse wie die Refixation des Kopffragmentes erwarten (Stannard u. Mitarb. 2000).

Die sehr seltenen Pipkin-Typ-III-Frakturen, welche eine Kombination aus einer Femurkopf- und Schenkelhalsfraktur repräsentieren, zeigen die schlechtesten Resultate (Brumback u. Mitarb. 1987, Dreinhöfer u. Mitarb. 1996, Marchetti u. Mitarb. 1996). Hierfür dürften neben der besonderen Gefährdung der terminalen kopfernährenden Gefäßäste im Verlauf des dorsokranialen Schenkelhalses technische Schwierigkeiten bei der schonenden offenen Reposition sowohl des luxierten Hüftkopfes wie der Frakturen selbst eine wichtige Rolle spielen. Grundsätzlich muss hier eine sehr rasche offene Reposition unter Schonung der kopfversorgenden Gefäße angestrebt werden. Der chirurgische Zugang mit einer schonenden Luxation des Femurkopfes (Ganz u. Mitarb. 2001) nach vorhergehender Reposition und Schraubenfixation des Schenkelhalses erlaubt die übersichtlichste Kontrolle und Fixation der Schenkelhals- wie Femurkopffraktur. Eine erhaltene Durchblutung des Femurkopfes im kranialen Anteil kann intraoperativ nach der Gelenkreposition durch Anbohren mit einem 2-mm-Bohrer verifiziert werden und sollte dann grundsätzlich einen gelenkerhaltenden Eingriff mit Osteosynthese favorisieren. Allenfalls bei sehr betagten und wenig mobilen Patienten insbesondere mit vorbestehenden degenerativen Gelenkveränderungen kann auch ein arthroplastischer Ersatz erwogen werden. In gleicher Weise ist bei den Pipkin-IV-Frakturen die Osteosynthese der Femurkopf- und Hinterwandfraktur anzustreben. Mit 31–43% guter bis exzellenter Resultate findet sich auch bei diesen Frakturen eine ähnlich eingeschränkte Prognose wie bei den Pipkin-III-Frakturen (Brumback u. Mitarb. 1987, Kloen u. Mitarb. 2002, Marchetti u. Mitarb. 1996).

Gerade bei diesem Frakturtyp besteht ein Dilemma bei der Wahl des chirurgischen Zuganges. Der ganz überwiegend empfohlene Kocher-Langenbeck-Zugang erlaubt eine Reposition und Osteosynthese der Pfannenrandfraktur, ist jedoch für die Refixation eines durch einen vorderen Zugang wesentlich besser erreichbaren größeren Kopffragmentes ungünstig. Auch für diesen Frakturtyp bietet sich deshalb besonders die chirurgische Technik einer schonenden Gelenkluxation an, da sowohl die Kopf- wie Pfannenrandfraktur übersichtlich dargestellt und die Reposition zuverlässig kontrolliert werden kann. Limitierende Faktoren für einen erfolgreichen gelenkerhaltenden Eingriff sind sicherlich das Ausmaß der Knorpelschädigung im tragenden Kopfanteil sowie insbesondere das Ausmaß der Zertrümmerung und Knorpelschädigung bei mehrfragmentären Frakturen der Hinterwand.

Nervenverletzungen. Traumatische Läsionen des N. ischiadicus werden in 4–23% der Fälle beschrieben (Dreinhöfer u. Mitarb. 1996, Epstein u. Mitarb. 1985, Kloen u. Mitarb. 2002). Am häufigsten wird dabei der Anteil des N. peroneus betroffen. Eine zumindest teilweise Erholungstendenz findet sich vor allem bei Frakturen ohne Beteiligung des Azetabulums relativ häufig in 60–70% der Fälle (Cornwall u. Radomisli 2000, Stewart u. Mitarb. 1975). Die Läsionen des N. ischiadicus finden sich bei allen Frakturtypen nach Pipkin in etwa gleicher Verteilung. Allenfalls wird eine etwas häufigere Tendenz bei Typ-IV-Frakturen mit zusätzlicher Azetabulumfraktur beschrieben (Epstein 1973, Stewart u. Mitarb. 1975).

Heterotope Ossifikationen. Die Inzidenz der heterotopen Ossifikationen in der Literatur ist recht variabel und reicht von 2–54% (Brumback u. Mitarb. 1987, Epstein 1973, Kloen u. Mitarb. 2002). Sie scheinen etwas häufiger nach Pipkin-Typ-IV-Frakturen mit zusätzlicher Frakturierung des Azetabulums aufzutreten. Anteriore Zugänge wie z.B. nach Smith-Petersen (1949) sind mit einer geringeren Inzidenz von Weichteilossifikationen verbunden als anterolaterale Zugänge oder ein posterior Kocher-Langenbeck-Zugang (Kloen u. Mitarb. 2002). Zusätzliche Risikofaktoren für die Ausbildung von heterotopen Ossifikationen sind ein schweres Schädel/Hirntrauma und ein ausgedehntes lokales muskuläres Trauma. In diesen Fällen kann eine Prophylaxe der HO mit Indomethacin über 3 Wochen oder vorzugsweise bei älteren Patienten eine lokale niedrig dosierte Bestrahlung durchgeführt werden.

Femurkopfnekrosen. Die Häufigkeit von avaskulären Femurkopfnekrosen wird in einem Bereich von 0–24% angegeben, wobei in den größeren Serien eine Inzidenz von 15–20% beschrieben wird (Epstein u. Mitarb. 1985, Kloen u. Mitarb. 2002, Stannard u. Mitarb. 2000). Dabei ist jedoch zu beachten, dass besonders in den älteren Serien die Inzidenzen von avaskulären Nekrosen und zunehmender mechanischer Zerstörung des Gelenks vermischt sind, da diese Veränderungen auf konventionellen Röntgenaufnahmen nicht immer klar getrennt werden können. Die Anwendung des MRT erleichtert die Unterscheidung dieser Pathologien (Dreinhöfer u. Mitarb. 1996). Entgegen der früheren Annahme von Epstein u. Mitarb. (1985), dass ein vorderer Zugang eine verbleibende Blutversorgung des Femurkopfes gefährdet, finden sich in einigen Serien gerade gehäuft Femurkopfnekrosen nach einem dorsalen Kocher-Langenbeck-Zugang (Stannard u. Mitarb. 2000, Swiontkowski u. Mitarb. 1992). Eine der möglichen Ursachen hierfür ist eine zugangsbedingte Gefährdung des aufsteigenden Astes der A. circumflexa femoris medialis. Dieses Gefäß kann in seinem Verlauf unmittelbar ventral der Ansätze der Sehne des M. piriformis und des M. triceps coxae nahe am Trochanter major bei der Ablösung noch intakter Außenrotatoren verletzt werden (s. Abb. 15.24). Weiterhin kann bei der Darstellung des posteroinferioren Gelenkanteils die Sehne des M. obturatorius externus durchtrennt und das sie unmittelbar begleitende und dorsal überkreuzende Gefäß mit verletzt werden. Gerade bei den dorsalen Hüftluxationsfrakturen mit oft ausgedehntem Weichteiltrauma im Bereich der kranialen Außenrotatoren ist anzunehmen, dass wichtige Gefäßanastomosen (Gautier u. Mitarb. 2000) bereits traumatisch zerstört sind und eine Läsion des Hauptgefäßes eine besonders hohe Gefahr für die Ausbildung einer Femurkopfnekrose birgt. Bei einem dorsalen Zugang muss deshalb eine besondere Sorgfalt auf die Erhaltung dieses Gefäßes aufgebracht werden. Aus diesen Gründen und der klar verbesserten Darstellbarkeit und Übersicht im Hüftgelenk selbst, bietet die vorgestellte Technik der Trochanterflipsosteotomie mit einer schonenden Luxation des Femurkopfes deutliche Vorteile. Alternativ kann sonst in selektiven Fällen ein anteriorer Zugang durch den distalen Anteil des Smith-Petersen-Zuganges gewählt werden.

Literatur

Baumgaertner, M.R., D. Wegner, J. Booke (1994): Somatosensory evoked potential monitoring during pelvic and acetabular fracture surgery. J Orthop Trauma 8: 127–133

Ben-Menachem, Y., D.M. Coldwell, J.W.R. Young, A.R. Burgess (1991): Hemorrhage associated with pelvic fractures: causes, diagnosis and emergent management. Am J Roentgenol 157: 1005–1014

Brumback, R.J., J.E. Kenzora, L.E. Levitt, A.R. Burgess, A. Poka (1987): Fractures of the femoral head. In: Proceeding of the hip society 1986. Mosby, St. Louis: 181–206

Burk, D.L., D.C. Mears, W.H. Kennedy u. Mitarb. (1985): Three-dimensional computed tomography of acetabular fractures. Radiology 155: 183–185

Butler, J.E. (1981): Pipkin type II fractures of the femoral head. J Bone Joint Surg 63-A: 1292–1296

Cornwall, R., T.E. Radomisli (2000): Nerve injury in traumatic dislocation of the hip. Clin Orthop 377: 84–91

Corriere, J.N. (1991): Trauma to the lower urinary tract. In: Gillenwater, J.Y., J.T. Grayhack, S.S. Howards, J.W. Duckett, C.D. Young: Adult and pediatric urology. Mosby, St. Louis: 499–521

DeLee, J.C., J.A. Evans, J. Thomas (1980): Anterior dislocation of the hip and associated femoral head fractures. J Bone Joint Surg 62-A: 960–964

Denis, F., S. Davies, T. Comfort (1988): Sacral fractures: an important problem. Retrospective analysis of 236 cases. Clin Orthop 227: 67–81

Dreinhöfer, K.E., S. R. Schwarzkopf, N.P. Haas, H. Tscherne (1996): Femurkopfluxationsfrakturen. Langzeitergebnisse der konservativen und operativen Therapie. Unfallchirurg 99: 400–409

Epstein, H.C. (1961): Posterior fracture-dislocations of the hip. J Bone Joint Surg 43-A: 1079–1098

Epstein, H.C. (1973): Traumatic dislcoations of the hip. Clin Orthop 92: 116–142

Epstein, H.C., D.A. Wiss, L. Cozen (1985): Posterior fracture dislocation of the hip with fractures of the femoral head. Clin Orthop 201: 9–17

Failinger, M.S., McGanity (1992): Unstable fractures of the pelvis ring. J Bone Joint Surg 74-A: 781–791

Fallon, B., J.C. Wendt, C.E. Hawtrey (1984): Urological injury and assessment in patients with fractured pelvis. J Urol 131: 712–714

Ganz, R., T.J. Gill, E. Gautier, K. Ganz, N. Krügel, U. Berlemann (2001): Surgical dislocation of the adult hip. A technique with full access to femoral head and acetabulum without the risk of avascular necrosis. J Bone Joint Surg 83-B: 1119–1124

Gautier, E., K. Ganz, N. Krügel, T.J. Gill, R. Ganz (2000): Anatomy of the medial femoral circumflex artery and surgical implications. J Bone Joint Surg 82-B: 679–683

Hanson, P., J. Milne, M. Chapman (1991): Open fractures of the pelvis: review of 43 cases. J Bone Joint Surg 73-B: 325–329

Harley, J., L. Mack, R. Winquist (1982): CT of acetabular fractures. Am J Roentgenol 138: 413–417

Helfet, D.L., G.J. Schmeling (1994): Somatosensory evoked potential monitoring in the surgical treatment of acute, displaced acetabular fractures: results of a prospective study. Clin Orthop 301: 213–220

Henderson, R. (1989): The long-term result of nonoperatively treated major pelvic disruption. J Ortho Trauma 3: 41–47

Hesp, W.L., C. van der Werken, R.W. Keunen, R.J. Goris (1985): Unstable fractures and dislocations of the pelvic ring: results of treatment in relation to the severity of injury. Neth J Surg 37: 148–152

Hougaard, K., P.B. Thomsen (1988): Traumatic posterior fracture-dislocation of the hip with fracture of the femoral head or neck, or both. J Bone Joint Surg 70-A: 233–239

Huittinen, V.M., P. Slatis (1972):Nerve injury in double vertical pelvic fractures. Acta Chir Scand 138: 571–575

Isler, B., R. Ganz (1990): Klassifikation der Beckenringverletzung. Unfallchirurg 93: 289–302

Judet, R., J. Judet, E. Letournel (1964): Fractures of the acetabulum. Classification and surgical approaches for open reduction. J Bone Joint Surg 46-A: 1615–1638

Kloen, P., K.A. Siebenrock, E.L.F.B. Raaymakers, R.K. Marti, R. Ganz (2002): Femoral head fractures revisited. Eur J Trauma 4: 221–233

Kloen, P., K.A. Siebenrock, R. Ganz (2002): Modification of the ilioinguinal approch. J Orthop Trauma 16: 586–593

Letournel, E., R.Judet (1993): Fractures of the acetabulum. 2nd ed. Springer, Berlin

Majeed, S.A. (1992): Neurologic deficit in major pelvic injuries. Clin Orthop 282: 222–228

Marchetti, M.E., G.G. Steinberg, J.M. Coumas (1996): Intermediate term experience of Pipkin fracture dislocations of the hip. J Orthop Trauma 10: 455–461

Mascard, E., T.S. Vinh, R. Ganz (1998): Fractures de la tte fémorale compliquant la luxation traumatique de la hanche. Traitement par ostéotomie intertrochantérienne. Rev Chir Orthop 84: 258–263

Matta, J., D. Mehne, R. Roffi (1986): Fractures of the acetabulum: early results of a prospective study. Clinical Orthop 205: 241–250

Matta, J., P.O. Merritt (1988): Displaced acetabular fractures. Clinical Orthop 230: 83–97

Matta, J.M. (1996): Fractures of the acetabulum:accuracy of reduction and clinical results in patients managed operatively within three weeks after the injury. J Bone Joint Surg 78-A: 1632–1645

Matta, J.M., K.A. Siebenrock (1997): Does indomethacin reduce heterotopic bone formation after operation of acetabular fractures? A prospective randomised study. J Bone Joint Surg 79-B: 959–963

Matta, J.M., T. Saucedo (1989): Internal fixation of pelvic ring fractures. Clin Orthop 242: 83–97

Mayo, K. (1994): Open reduction and internal fixation of fractures of the acetabulum. Clin Orthop 305: 31–37

McLaren, A.C. (1990): Long-term pain and disability in relation to residual deformity after displaced pelvic ring fractures. CJS 33: 6

Moed, R.B., S. E. Willson, J.T. Watson (2000): Open reduction and internal fixation of posterior wall fractures of the acetabulum. Clinical Orthop 377: 57–67

Moore, K.D., K. Goss, J.O. Anglen (1988): Indomethacin versus radiation therapy for prophylaxis against heterotopic ossification in acetabular fractures: a randomised, prospective study. J Bone Joint Surg 80-B: 259–263

Mowery, C., D.H. Gershuni (1986): Fracture dislocation of the femoral head treated by open reduction and internal fixation. J Trauma 20: 1041–1044

Müller, M.E., M. Allgöwer, R. Schneider, H. Willenegger (1991): Manual of internal fixation. 3rd ed. Springer, Berlin

Nötzli, H., K.A. Siebenrock, A. Hempfing, L. Ramseier, R. Ganz (2002): Monitoring of femoral head perfusion during surgical dislocation of the hip by laser doppler flowmetry. J Bone Joint Surg 84-B: 300–304

Olson, S. A., J.M. Matta (1993): The computed tomography subchondral arc: a new method of assessing acetabular articular continuity after fracture (a preliminary report). J Ortho Trauma 7: 402–413

Olson, S. A., J.M. Matta (1997): Surgical treatment of fractures of the acetabulum. Skeletal Trauma. 2nd ed. W.B. Saunders, Philadelphia

Pennal, G.F., M. Tile, J.P. Waddell, H. Garside (1980): Pelvic disruption: assessment and classification. Clin Orthop 151: 12–21

Pipkin, G. (1957): Treatment of grade IV fracture-dislocation of the hip. J Bone Joint Surg 39-A: 1027–1042

Pohlemann, T., U. Bosch, A. Gänsslen, H. Tscherne (1994): The Hannover experience in management of pelvic fractures. Clin Orthop 305: 69–80

Rath, E.M.S., G.V. Russell jr., W.J. Washington, M.L.C. Routt (2002): Gluteus minimus necrotic muscle debridement diminishes heterotopic ossification after acetabular fracture fixation. Injury 33: 751–756

Roeder, L.F., J.C. DeLee (1980): Femoral head fractures associated with posterior hip dislocations. Clin Orthop 147: 121–130

Rommens, P.M., M.V. Giménez, M.H. Hessmann (2000): Is the posterior wall avulsion the simplest acetabular fracture? Eur J Trauma 4: 144–154

Romness, D.W., D.G. Lewallen (1990): Total hip arthroplasty after fracture of the acetabulum: Long term results. J Bone Joint Surg 72-B: 761–764

Saterbak, A.M., J.L. Marsh, J.V. Nepola, E. Brandser, T. Turbett (2000): Clinical failure after posterior wall acetabular fractures: the influence of initial fracture patterns. J Orthop Trauma 14: 230–237

Schönweiss, T., S. Wagner, E. Mayr, A. Rüter (1999): Spätergebnisse nach Hüftkopffrakturen. Unfallchirurg 102: 776–783

Siebenrock, K.A., E. Gautier, A.K.H. Woo, R. Ganz (2002): Surgical dislocation of the femoral head for joint debridement and accurate reduction of fractures of the acetabulum. J Orthop Trauma 16: 543–552

Siebenrock, K.A., E. Gautier, B.H. Ziran, R. Ganz (1998): Trochanteric flip osteotomy for cranial extension and muscle protection in acetabular fracture fixation using a Kocher-Langenbeck approach. J Orthop Trauma 12: 387–391

Smith-Petersen, M.N. (1949): Approach to and exposure of the hip joint for mold arthroplasty. J Bone Joint Surg 31-A: 40–46

Stannard, J.P., H.W. Harris, D.A. Volgas, J.E. Alonso (2000): Functional outcome of patients with femoral head fractures associated with hip dislocations. Clin Orthop 377: 44–56

Stewart, M.J., H.R. McCarroll jr., J.S. Mulhollan (1975): Fracture-dislocation of the hip. Acta Orthop Scan 46: 507–525

Swiontkowski, M.F. (1998):Evaluation of outcomes for musculoskeletal injury: intracapsular hip fractures. In: Browner, B., J. Jupiter: Skeletal trauma. 2nd ed. W.B. Saunders, Philadelphia: 1751–1832

Swiontkowski, M.F., M. Thorpe, J.G. Seiler, S.T. Hansen (1992): Operative management of displaced femoral head fractures: Case matched comparison of anterior versus posterior approaches for Pipkin I and Pipkin II fractures. J Orthop Trauma 6: 437–442

Tile, M. (1984): Fractures of the pelvis and acetabulum. Williams and Wilkins, Baltimore

Tile, M. (1988): Pelvic ring fractures: should they be fixed? J Bone Joint Surg 70-B: 1–12

Trueta, J., M.H.M. Harrison (1953): The normal vascular anatomy of the femoral head in adult men. J Bone Joint Surg 35-B: 442–461

Ward, W.T., I.D. Fleisch, R. Ganz (2000): Anatomy of the iliocapsularis muscle. Relevance to surgery about the hip. Clin Orthop 374: 278–285

Weber, M., D.J. Berry, W.S. Harmsen (1998): Total hip arthroplasty after operative treatment of an acetabular fracture. J Bone Joint Surg 80-A: 1295–1305

Witschger, P., P. Heini, R. Ganz (1992): Beckenzwinge zur Schockbekämpfung bei hinteren Beckenringverletzungen. Orthopäde 21: 393–399

Wright, R., K. Barrett, M.J. Christie, K.D. Johnson (1994): Acetabular fractures: long-term follow-up of open reduction and internal fixation. J Orthop Trauma 8: 397–403

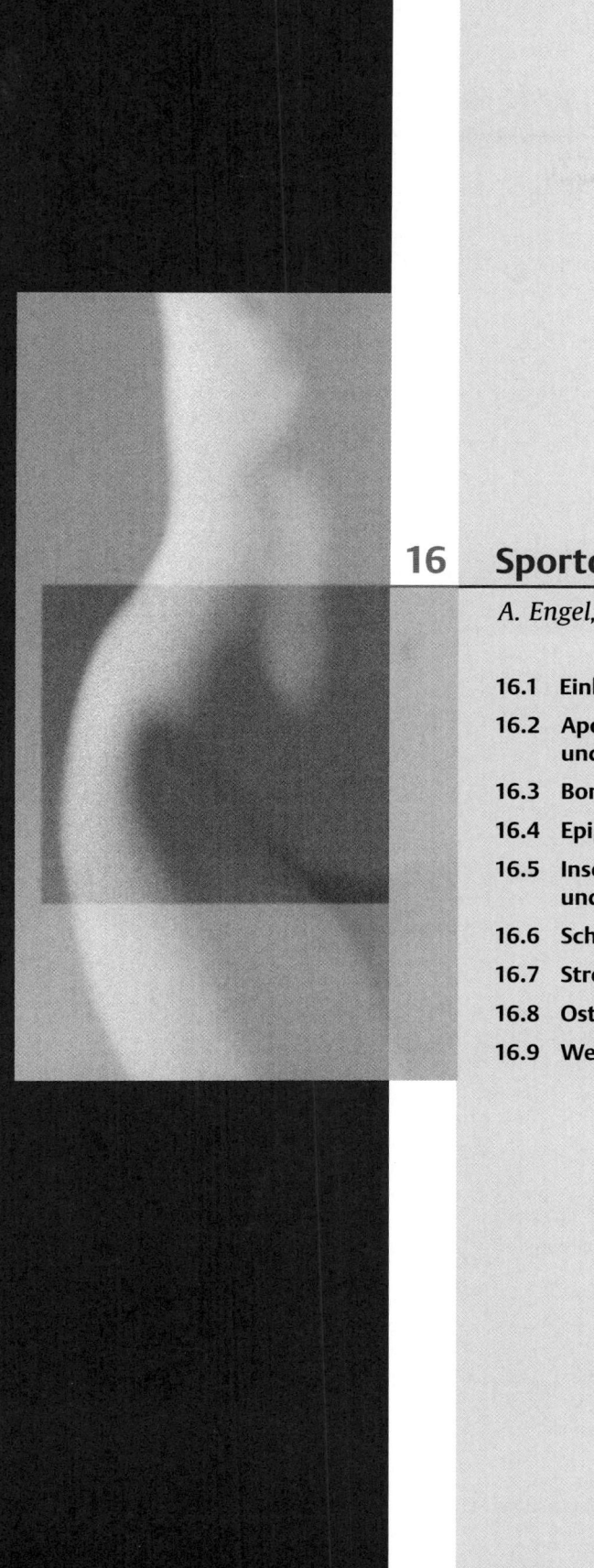

16 Sportorthopädische Probleme

A. Engel, H. Stiegler und K.-H. Kristen

16.1 Einleitung
16.2 Apophysenschädigungen der Hüfte und des Beckens
16.3 Bone Bruises
16.4 Epiphyseolysis capitis femoris
16.5 Insertionstendopathien der Hüfte und des Beckens
16.6 Schnappende Hüfte
16.7 Stressfraktur am Schenkelhals
16.8 Osteitis pubis (Pubalgie)
16.9 Weiche Leiste

16.1 Einleitung

Bei der Lokalisation von Sportverletzungen zeigt sich allgemein die Dominanz der unteren Extremitäten, die fast mehr als die Hälfte aller Verletzungen ausmacht. Die hohe Verletzungsquote der unteren Extremitäten ist dadurch gegeben, dass sich die besondere Exposition der Beine bei dynamischer Belastung mit großen Muskelkräften, größeren Beschleunigungswerten und längeren Hebelarmen bemerkbar macht, wobei auch zusätzlich noch Gewicht und Beschleunigung des Rumpfes toleriert werden müssen. Die Sportarten Skilauf, Fußball, Basketball und Rugby bestätigen diese Erwägung mit ihren überdurchschnittlich hohen Verletzungszahlen.

Verletzungen des Beckens einschließlich der Hüftgelenke sind relativ selten. Steinbrück u. Cotta (1983) geben diese mit etwa 1 % aller Sportverletzungen an.

Pfisterer u. Mitarb. (1985) hingegen fanden in einer 15-Jahresanalyse (1968 – 1983) bei 8261 Sportverletzten, die an der Orthopädischen Klinik München einer genauen statistischen Analyse unterzogen wurden, dass die Beckenverletzungen mit 0,1 % an letzter Stelle aller Verletzungen rangieren.

Der Grund dafür mag in der Anatomie der Hüftgelenke liegen, da sie durch ihre topographische Lage und knöcherne Struktur sowie durch ihren straffen Kapsel-Band-Apparat und die umgebenden Muskeln gut geführt und stabilisiert werden. Für knöcherne Sportverletzungen liegt die Quote daher bei 1 – 3 %. Die Ursache sind überwiegend direkte Gewalteinwirkungen wie Sturz, Anprall, Quetschung, Schlag oder Stoß.

Am ehesten findet man daher lokale Reizzustände und Belastungsfaktoren. Hüftgelenkbeschwerden beruhen am häufigsten auf traumatischen Schädigungen des Gelenkknorpels (Peterson u. Renström 1987), Beschwerden im Leistenbereich haben ihre Ursache dagegen häufiger in entzündlichen Reizungen als Folge von Überanstrengungen und Überlastungen von Muskeln, Sehnen und Sehnenansätzen.

Literatur

Peterson, L., P. Renström (1987): Verletzungen im Sport. Dt. Ärzte Verlag, Köln: 259 – 269
Pfisterer, A., W. Pförringer, B. Rosemeyer (1985): Epidemiologie von Sportverletzungen. Dt. Zeitschrift für Sportmedizin 10: 291 – 294
Steinbrück, K., H. Cotta (1983): Epidemiologie von Sportverletzungen. Dt. Zeitschrift für Sportmedizin 6: 173 – 186

16.2 Apophysenschädigungen der Hüfte und des Beckens

Definition

Apophysen sind sekundäre Ossifikationszentren und stehen über eine Knorpelfuge mit dem zugehörigen Knochen in Verbindung. Zug- und Scherbelastungen durch die kräftige Hüft- und Beckenmuskulatur können zu Ablösungen und Abrissen der Apophysen führen.

Ätiopathogenese

Während der Wachstumsphase in der Pubertät stellt die Apophysenfuge eine Schwachstelle im Bewegungsapparat des jungen Sportlers dar.

In der Wachstumsphase bewirkt das vermehrt ausgeschiedene somatotrope Hormon eine Erhöhung der Säulenknorpelschicht in der Wachstumsfuge. Mit der Auflockerung der Knorpelfuge ist eine Abnahme der Zugfestigkeit der Apophyse verbunden. Gleichzeitig bewirken die vermehrt ausgeschütteten Androgene eine erhebliche Zunahme der Muskelkraft. Die beim jugendlichen Athleten häufig verzögerte und verlängerte STH- und Androgenausschüttung lässt die Apophysen zu Schwachstellen des jungen Leistungssportlers werden.

Apophysenschädigungen im Hüft- und Beckenbereich treten als Ablösungen und Abrisse in Erscheinung. Während die Apophysenabrisse durch ruckartige maximale Muskelanspannung entstehen, treten Apophysenablösungen als Folge repetitiver Mikrotraumen durch chronische Überlastung im Bereich der Knorpelfuge auf. Die Gefahr der Apophysenverletzung ist in den letzten 2 Jahren vor Verschluss der Apophysenfugen am höchsten. Nach dem Verschluss der Knorpelfuge auftretenden Apophysenfrakturen sind extrem selten (Tab. 16.**1**).

Lokalisationen von Apophysenschädigungen im Hüft- und Beckenbereich:
- Spina iliaca anterior superior,
- Spina iliaca anterior inferior,
- Tuber ossis ischii,
- Trochanter major,
- Trochanter minor.

Tab. 16.1 Verschluss der Apophysenfugen bei Jungen und Mädchen im Becken und am Femur (nach Hösli u. v. Laer)

Lokalisation	Alter	
	Jungen	Mädchen
Spina iliaca anterior superior	15–19	14–18
Spina iliaca anterior inferior	15–17	12–16
Tuber ossis ischii	18–22	17–20
Trochanter major	15–17	12–16
Trochanter minor	16–17	14–16

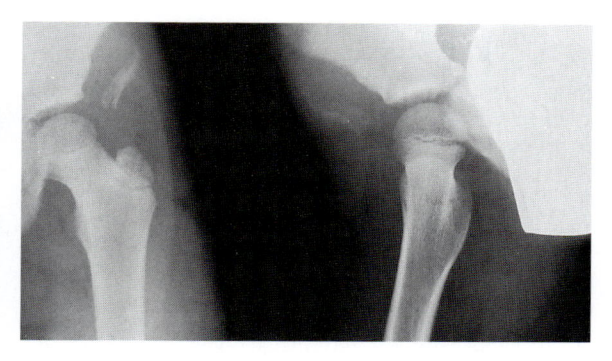

Abb. 16.1 Spina iliaca anterior superior mit Dislokation der Apophysen nach distal bei einer 6-jährigen Turnerin. Abriss beim Bodenturnen.

Epidemiologie

Apophysenschädigungen treten am häufigsten zwischen dem 14. und 16. Lebensjahr auf. Bei den von Krahl u. Steinbrück (1979) ausgewerteten 33 Apophysenverletzungen war zu 94% das männliche Geschlecht betroffen. Besonders betroffen sind Leichtathleten (Sprint- und Sprungdisziplinen) und Turner.

Diagnostik

Klinische Diagnostik

Spina iliaca anterior superior. Hier entspringen der M. sartorius und der M. tensor fasciae latae (Abb. 16.1). Das Verletzungsmuster ist eine plötzliche Hüftflexion (Sprint) oder auch eine Streckung des Rumpfes und des Oberschenkels im Hüftgelenk, wie sie beispielsweise in der Ausholphase beim Speerwurf vorkommt. Typisch ist ein plötzlicher inguinaler Schmerz. Die aktive Beugung im Hüftgelenk ist sehr schmerzhaft. Der Muskelansatz ist druckschmerzhaft. Häufig ist eine Schwellung tastbar.

Spina iliaca anterior inferior. Für den Abriss dieser Apophyse ist die erhebliche Zugkraft des M. rectus femoris verantwortlich (Abb. 16.2). Die Bezeichnung „Sprinterfraktur" weist auf den häufigsten Verletzungsfall hin.
Auch bei der Schussabgabe des Fußballspielers wurde die Verletzung beschrieben. Ein heftiger inguinaler Schmerz nach einem peitschenknallartigen Geräusch verbunden mit einem „Zerreißungsgefühl" wird häufig angegeben. Das Anheben des gestreckten Beines von der Unterlage ist nicht möglich, die aktive Hüftbeugung wird als extrem schmerzhaft empfunden.
Bei der klinischen Untersuchung ist ein Palpationsschmerz und eine Schwellung über der Spina iliaca anterior inferior festzustellen.

Tuber ossis ischii. Am Tuber ossis ischii setzen die Mm. semitendinosus und semimembranosus, das Caput longum des M. biceps, der M. quadratus femoris und medial der M. adductor magnus an.

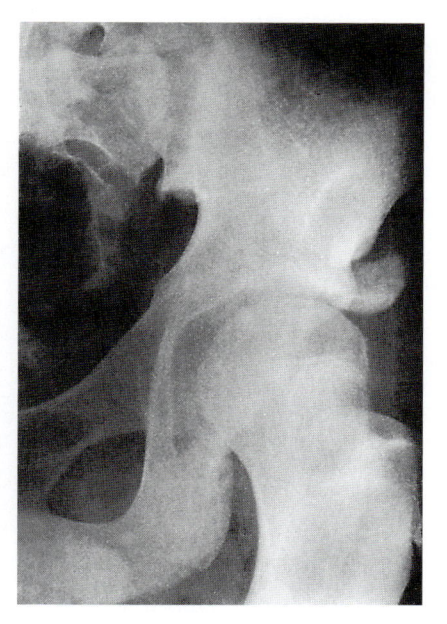

Abb. 16.2 Abriss der Apophyse der Spina iliaca anterior inferior bei einem 16-jährigen Fußballspieler.

Durch die späte Verknöcherung des Apophysenkerns am Tuber ossis ischii (um das 22. Lebensjahr) sind Sportler zwischen dem 18. und 22. Lebensjahr betroffen.
Der Verletzungsmechanismus des Apophysenabrisses ist eine plötzliche Überdehnung der ischiokruralen Muskulatur durch maximale Hüftflexion bei gestrecktem Kniegelenk oder die maximale Anspannung der Hüftextensoren bei gleichzeitiger Kniestreckung. Typischerweise sind Turner/Innen (Längsspagat) und Hürdenläufer/Innen betroffen. Ein Rissgefühl gefolgt von einem heftigen Gesäßschmerz wird angegeben. Klinisch zeigen sich ein ausgeprägter Druckschmerz und eine tastbare Schwellung am Sitzbeinhöcker. Die Hüftbeugung bei gestrecktem Kniegelenk ist schmerzhaft.

Als Restzustände abgelaufener apophysärer Ausrisse sind die als Pseudotumoren bezeichneten Knochenneubildungen von klinischer Relevanz. Sie können zu erheblichen Schwierigkeiten beim Sitzen führen.

Nach Steinbrück u. Krahl (1987) ist der weitere Verlauf der Tuberabrisse von der Art der Knochen-Knorpel-Läsion, der Art des überwiegenden Muskelzuges und vom Ossifikationsstadium des Verletzten abhängig. Steinbrück beschreibt 3 Verlaufsformen (Tab. 16.2).

Trochanter minor. Der apophysäre Ausriss am Trochanter minor kann beim Turnen (Spagat) oder beim Skifahren, wenn bei einem Sturz die Beine maximal abduziert werden, vorkommen (Abb. 16.3). Heftige Schmerzen an der Innenseite des proximalen Oberschenkels werden angegeben.

Trochanter major. Apophysenverletzungen am Trochanter major sind extrem selten.

Bei der Apophysenablösung treten die beim Trochanter minor genannten Symptome in abgeschwächter Form auf.

Tab. 16.2 **Verlaufsformen der apophysären Abrissfrakturen am Sitzbein (nach Steinbrück u. Krahl)**

Typ I	Die Verletzung ereignet sich vor Auftreten des Apophysenkerns. Der Röntgenbefund ist zunächst unauffällig. Nach Wochen treten in der verletzten Apophysenfuge Ossifikationen und Osteolysen auf. Als Endzustand ist im Röntgenbild ein uniformer Pseudotumor mit entsprechender Deformierung des Sitzbeines zu sehen.
Typ II	Die Verletzungen treten nach Ausbildung der Apophyse auf. Im Röntgenbefund ist eine osteoapophysäre Fraktur zu sehen. Nach Monaten bis Jahren kann das dislozierte Fragment unter dem röntgenologischen Bild eines multiformen Pseudotumors Anschluss finden.
Typ III	Die Verschmelzung des knöchernen Fragmentes bleibt aus. Das dislozierte Fragment kann jedoch weiter wachsen und zu einer ausgeprägten Deformität des Sitzbeins führen.

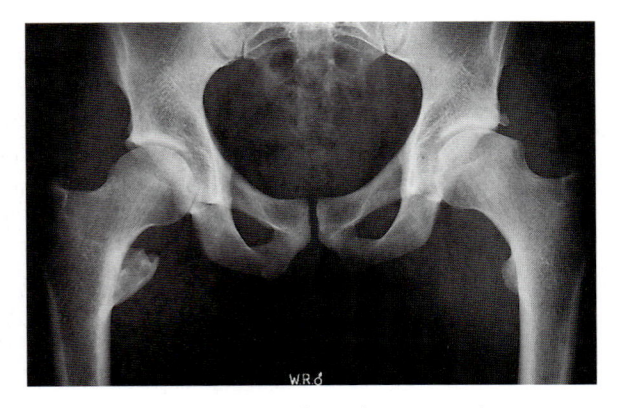

Abb. 16.3 Zustand nach Apophysenabriss am Trochanter minor bei einem 17-jährigen Skifahrer.

Differenzialdiagnostisch ist bei ähnlicher Klinik an Insertionstendinosen und Muskeldehnungsverletzungen zu denken.

Bildgebende Diagnostik

Im Röntgenbild ist die Verlagerung des Apophysenkerns sicheres Zeichen einer Ablösung oder eines Ausrisses. Die a.-p. Aufnahme ist bei Verdacht auf Apophysenschädigung der Spina iliaca anterior superior und inferior aufgrund der Überprojektion nicht sicher beurteilbar. In dieser Fragestellung ist eine Schrägaufnahme mit Drehung des Patienten um etwa 30° zur verletzten Seite notwendig.

Häufig ist zur genauen Beurteilung ein Vergleich mit der Gegenseite hilfreich.

Verletzungen die sich vor dem Auftreten des Apophysenkerns ereignen, ergeben einen unauffälligen Röntgenbefund.

Wegner u. Lazovic (1991) berichten über die Sonographie als hilfreiches bildgebendes Verfahren zur Darstellung einer Apophysenschädigung.

Wegner beschreibt 4 typische Befunde:
- Typ I: eine echoverminderte Zone im Bereich der Apophyse, die sich auf die angrenzenden Weichteile ausdehnt,
- Typ II: eine echoarme Zone zwischen dem Apophysenkern und dem knöchernen Ursprung,
- Typ III: eine verkippte bzw. veränderte Position des Apophysenkerns im Vergleich zur Gegenseite,
- Typ IV: bei der dynamischen Untersuchung eine Beweglichkeit des Apophysenkerns unter Muskelanspannung.

Insbesondere in der Frühdiagnostik und für die Verlaufskontrolle ist die Sonographie, auch im Hinblick auf die fehlende Strahlenbelastung, geeignet.

Eine persistierende Apophyse kann in der bildgebenden Diagnostik eine Apophysenverletzung vortäuschen. Die unauffällige Anamnese und der beidseitige Befund lassen eine Apophysenverletzung jedoch ausschließen.

Therapie

Konservative Therapie

Zumeist ist die konservative Therapie ausreichend. In der Akutphase ist die Kryotherapie hilfreich, später sind lokal oder auch systemisch applizierte nichtsteroidale Antirheumatika sinnvoll.

Bettruhe mit einer Lagerung in Schonhaltung ist bei Apophysenausrissen für 2–3 Wochen angezeigt.

Operative Therapie

Ein operatives Vorgehen bleibt auf sehr wenige Fälle, wie die weit dislozierten Ausrisse am Tuber ossis ischii oder an der Spina iliaca anterior superior beschränkt. Selten sind Pseudotumoren am Tuber ossis ischii Anlass zur operativen Behandlung.

Ergebnisse

Unter den erwähnten Behandlungsprinzipien ist mit der Erlangung einer uneingeschränkten Sportfähigkeit zu rechnen. Bei mangelnder Sportkarenz bzw. zu früh einsetzender Wettkampfbelastung ist eine prolongierte Schmerzsymptomatik zu erwarten.

Als Zeichen einer vorangegangenen Apophysenverletzung können neben den erwähnten Pseudotumoren im Bereich des Tuber ossis ischii Verkalkungen und Spornbildungen im Bereich der Spina iliaca anterior inferior und superior nicht selten als Zufallsbefund gesehen werden.

Literatur

Hösli, P., L. v. Laer (1995): Traumatische Apophysenlösungen im Bereich des Beckens und des koxalen Femurendes. Orthopäde 24: 429–435

Krahl, H., K. Steinbrück (1979): Apophysenverletzungen im Wachstumsalter. Therapiewoche 29: 3091

Salter, R.B., W.R. Harris (1963): Injuries involving the epiphyseal plate. JBJS 45-A: 587

Siebert, W., U. Wegner (1993): Schädigung der Apophysen und Epiphysen. Prakt Orthop 23: 207–217

Steinbrück, K., H. Krahl (1987): Apophysäre Frakturen am Becken beim Jugendlichen. In: Die Epiphysenfugen. Perimed Fachbuch-Verlagsgesellschaft, Erlangen: 182–194

Wegner, U., D. Lazovic (1991): Sonographische Darstellung von Apophysenverletzungen beim jungen Sportler. In: Bernett, P., D. Jeschke: Sport und Medizin, Pro und Contra. Zuckschwerdt, München: 162–164

16.3 Bone Bruises

Definition

Mit der Einführung der MRT in die Diagnostik finden sich in der Literatur zunehmend Hinweise auf bisher unbekannte ossäre Veränderungen im Zusammenhang mit posttraumatischen Gelenkbeschwerden. Mink u. Deutsch beschrieben 1989 erstmalig umschriebene Areale verminderter Signalintensität in T_1-gewichteten MRT-Bildern nach Knietraumen. Diese als Bone Bruises oder Knochenprellung bezeichneten ossären Läsionen sind subchondral im spongiösen Knochen der Epiphyse, häufig bis in die Metaphyse reichend, lokalisiert.

Epidemiologie

In der Literatur werden Bone Bruises vorwiegend am Kniegelenk beschrieben. Der Häufigkeit des Auftretens dieser Knochenprellungen am Hüftgelenk wurde bisher kaum Augenmerk geschenkt.

Ätiopathogenese

Ursächlich für das Entstehen von Bone Bruises sind einmalige Stoßbelastungen, die vom Gelenkknorpel auf subchondralen spongiösen Knochen übertragen werden und diesen an typischen Lokalisationen schädigen.

Diagnostik

Ein Trauma in der Anamnese, Schmerzen bei Belastung bei sonst unauffälligem klinischem Befund gelten als typisch.

Die Diagnose Bone Bruises ist nur mittels der **MRT** zu stellen. Das Röntgenbild ist typischerweise unauffällig. Im T_1-gewichteten Bild stellen sich Bone Bruises als umschriebene Areale verminderter Signalintensität dar. Im T_2-gewichteten Bild ist eine Signalverstärkung zu sehen. Einige Autoren (Lee u. Yao 1989, Vellet u. Mitarb. 1991) bringen das Ausmaß der Signalverstärkung im T_2-gewichteten Bild mit dem Alter der Läsion in Zusammenhang. Die Signalverstärkung im T_2-gewichteten Bild ist wahrscheinlich durch ein umschriebenes Ödem sowie durch Einblutung nach Mikrofrakturen des Trabekelsystems bedingt. Das dürfte auch die Erklärung für die raschere Normalisierung der in T_2-gewichteten Bildern sichtbaren Signalveränderungen sein.

Lee u. Yao 1989 und Vellet u. Mitarb. 1991 zeigten in MRT-Verlaufsstudien, dass Bone Bruises reversible Knochenläsionen darstellen. In der Regel sind die charakteristischen Signalveränderungen nach 6 Wochen verschwunden (Graf u. Mitarb. 1993). Eine Schädigung des Gelenkknorpels im Bereich von Bone Bruises ist, wenn auch im akuten Stadium nicht sichtbar, mit hoher Wahrscheinlichkeit anzunehmen.

Therapie

Die strenge Entlastung des betroffen Hüftgelenks sollte für 6 Wochen erfolgen. Bei unauffälligem Befund in der MRT-Kontrolle kann wieder eine normale Trainings- und Wettkampfbelastung erfolgen.

Ergebnisse

Aufgrund der bisherigen Erkenntnisse ist mit einer vollständigen Rückbildung der Symptomatik zu rechnen.

Die Folgen der Bone Bruises auf den Gelenkknorpel sind jedoch noch völlig unklar.

Literatur

Graf, B.K., D.A. Cook, A.A. De Smet, J.S. Keene (1993): „Bone bruises" on magnetic resonance imaging evaluation of anterior cruciate ligament injuries. Am J Sports Med 21: 220–223

Jerosch, J., W.H.M. Castro, A. Lahm, J. Assheuer (1991): Okkulte ossäre Begleitverletzungen bei Verletzungen des Kniegelenkes. Sportverletzungen – Sportschäden 5: 193–198

Kaplan, P.A., C.W. Walker, R.F. Kilcoyne, D.E. Brown, D. Tusek, R.G. Dussault (1992): Occult fracture patterns of the knee associated with anterior cruciate ligament tears: Assessment with MR imaging. Radiology 183: 835–838

Lee, J.K., L. Yao (1989): Occult intraosseous fracture: magnetic resonance appearance versus age of injury. Am J Sports Med 17: 620–623

McCauley, T.R., M. Moses, J.K. Lynch, J.W. Barton, P. Jokl (1994): MR diagnosis of tears of anterior cruciate ligament of the knee: importance of ancillary findings. AJR 162: 115–119

Mink, J.H., A.L. Deutsch (1989): Occult cartilage and bone injuries of the knee: detection, classification, assessment with MR imaging. Radiology 170: 823–829

Munk, P.L., A.D. Vellet (1993): Lesions of cartilage and bone around the knee. Top Magn Reson Imaging 5 (4): 249–262

Murphy, B.J., R.L. Smith, J.W. Uribe, C.J. Janecki, K.S. Hechtman, R.A. Mangasarian (1992): Bone signal abnormalities in the posterolateral tibia and lateral femoral condyl in complete tears of the anterior cruciate ligament: a specific sign? Radiology 182: 221–224

Nawata, K., R. Teshima, T. Suzuki (1993): Osseous lesions associated with anterior cruciate ligament injuries. Assessment by magnetic resonance imaging at various periods after injuries. Arch Orthop Trauma Surg 113: 1–4

Newberg, A.H., S. M. Wetzner (1994): Bone bruises: their patterns and significance. Semin Ultrasound-CT-MR 15 (5): 396–409

Rosen, M.A., D.W. Jackson, P.E. Berger (1991): Occult osseous lesions documented by magnetic resonance imaging associated with anterior cruciate ligament ruptures. Arthroscopy 7 (1): 45–51

Spindler, K.P., K.P. Schils, J.A. Bergfeld, J.T. Andrish, G.G. Weiker, T.E. Anderson, D.W. Piraino, BJ Richmond, S. V. Medendorp (1993): Prospective study of osseous, articular, and meniscal lesions in recent anterior cruciate ligament tears by magnetic resonance imaging and arthroskopy. Am J Sports Med 21: 551–557

Vellet, A.D., P.H. Marks, P.J. Fowler, T.G. Munro (1991): Occult post-traumatic osteochondral lesions of the knee: prevalence, classification, and short term sequelae evaluated with MR imaging. Radiology 178: 271–276

Yao, L., J.K. Lee (1988): Occult intraosseous fracture: detection with MR imaging. Radiology 167: 749–751

16.4 Epiphyseolysis capitis femoris

Definition

Erkrankung im Präpubertäts- bis frühen Pubertätsalter, bei der sich die Hüftkopfepiphyse in der Wachstumsfuge vom Schenkelhals löst und abgleitet.

Ätiopathogenese

Die im Leistungssport zunehmenden Belastungen jugendlicher Athleten stellen hohe Anforderungen an das wachsende Skelett. In der Wachstumsphase der Pubertät kommt es vor allem beim männlichen Jugendlichen durch die Androgene und das somatotrope Hormon (STH) zu einer Auflockerung der Wachstumsfuge. Die gleichzeitig durch die männlichen Geschlechtshormone hervorgerufene Zunahme der Muskelkraft kann besonders bei jugendlichen Leistungssportlern zur Überlastung der Epiphysenfuge beitragen. Hohe Belastungsintensität bei aufgelockerter Epiphysenfuge kann nun eine über das physiologische Maß hinausgehende Abweichung des Femurkopfes nach dorsokaudal verursachen.

Der schleichend verlaufenden chronischen Epiphysenlösung mit allmählichem Abgleiten (Epiphyseolysis capitis femoris lenta) ist die akute Verlaufsform mit plötzlichem Abrutschen der Hüftkopfepiphyse (Epiphyseolysis capitis femoris acuta) gegenüberzustellen.

Nach Dunn u. Angel (1978) entsteht der akute Abrutsch auf dem Boden einer schon abgeglittenen Epiphyse. Die akute Verlaufsform stellt einen der wenigen Notfälle in der Orthopädie dar.

Epidemiologie

Segesser u. Morscher (1978) fanden bei an ehemaligen Hochleistungssportlern durchgeführten Untersuchungen klinisch nicht manifest gewordene Epiphysenlösungen des Femurkopfes 2,5-mal häufiger als bei Nichtsportlern. Der Nachweis klinisch stumm verlaufener Epiphyseolysen des Femurkopfes bei 57% ehemals sportlich aktiver Koxarthrosepatienten im Gegensatz zu 22% bei Koxarthrosepatienten ohne Sportanamnese lässt auf eine erhöhte Arthrosegefährdung schließen.

Murray u. Duncan (1971) wiesen bei 24% sportlich aktiver Jugendlicher eine Tilt Deformity am Hüftkopf, als radiologisches Zeichen einer abgelaufenen Epiphysenlösung nach. In der Gruppe der Nichtsportler zeigten nur 9% eine Tilt Deformity (Abb. 16.4).

Diagnostik

Im Frühstadium stellen sich uncharakteristische Beschwerden nach körperlichen Belastungen ein. Oft werden zunächst Knieschmerzen angegeben. Schonhinken und

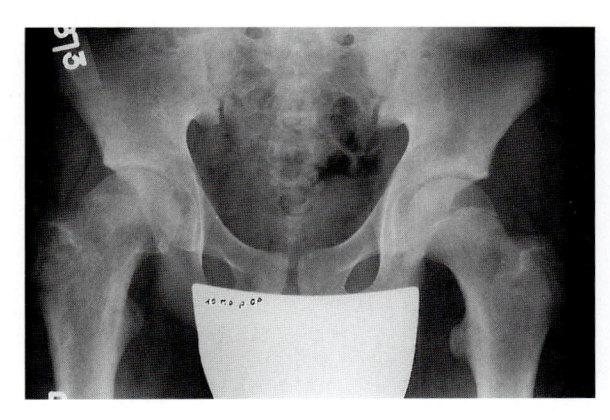

Abb. 16.4 Beschwerdefreier 15-jähriger Fußballspieler mit Tilt Deformity am rechten Hüftgelenk.

uncharakteristische Hüftschmerzen werden häufig angegeben. Als typisches Zeichen bildet sich eine oft vom Patienten selbst nicht bemerkte Außenrotationsfehlstellung aus. In der Beweglichkeitsprüfung findet sich zunächst eine eingeschränkte Innenrotation.

Im Frühstadium ist der Nachweis eines positiven Anti-Drehmann-Zeichens (eine eingeschränkte Beugung in Innenrotation) im Vergleich zur Gegenseite ein Hinweis auf eine dislozierte Epiphyse.

Das positive Drehmann-Zeichen (Zwangsaußenrotation bei Flexion im Hüftgelenk) gilt als sicheres Zeichen der Hüftkopfdislokation. Der akute Abrutsch verursacht massive Schmerzen im Hüftgelenk. Das klinische Bild gleicht dem einer Schenkelhalsfraktur. Das Bein liegt in außenrotierter Stellung und wird schmerzbedingt nicht bewegt.

Die Röntgenaufnahmen sind in 2 Ebenen (a.-p. und axial) in standardisierter Lagerung (orthograde Röntgentechnik nach Imhäuser 1970) vorzunehmen. Die richtige Lagerung am Röntgentisch stellt die Voraussetzung zur genauen Bestimmung des Dislokationsgrades dar.

Zur Bestimmung des Dislokationsgrades werden der Epiphysendiaphysenwinkel – (ED-Winkel) und Epiphysentorsionswinkels (ET-Winkel) gemessen. Anhand einer Tabelle werden diese projizierten Winkel auf reelle Winkel umgerechnet und das Ausmaß der notwendigen Korrektur bestimmt.

Therapie

Die operative Therapie hat die früher durchgeführte konservative Therapie verdrängt.

Bis zu einem Dislokationswinkel von 30° (gemessen in der Beuge-Abduktions-Röntgenaufnahme) wird die innere Fixation mittels Kirschner-Drähten durchgeführt.

Die Gegenseite wird wegen des häufigen beidseitigen Befalls prophylaktisch fixiert.

Die Literaturangaben über die Häufigkeit der Doppelseitigkeit schwanken zwischen 15 und 80%.

Bei mittelgradigen Abscherungen mit Dislokationswinkel zwischen 30 und 60° ist die intertrochantäre dreidimensionale Korrekturosteotomie nach Imhäuser angezeigt. Von der intrakapsulären subkapitalen Korrekturosteotomie bei Dislokationen über 60° wird aufgrund der zusätzlichen Gefährdung der Hüftkopfdurchblutung von einigen Autoren abgeraten.

Bei der akuten Hüftkopfepiphysenlösung mit meist hochgradiger Dislokation ist eine sofortige intraartikuläre Druckentlastung und offene Reposition mit Osteosynthese indiziert.

Ergebnisse

Gefürchtete Frühkomplikation der Epiphyseolyse des Schenkelhalses ist die Zirkulationsstörung mit partieller oder totaler Nekrose des Hüftkopfes. Bei der chronischen Verlaufsform mit geringer Dislokation kommt es i. d. R. zu keiner Schädigung der versorgenden Gefäße. Erhöhte Gefahr besteht nach akutem Abrutsch, subkapitalen Osteotomien und nach Repositionsmanövern.

Als weitere seltene Frühkomplikation ist die Chondrolyse zu nennen. Die Ursache dieser irreversiblen Knorpelschädigung ist ungeklärt. Nach Mankin u. Mitarb. (1975) ist sie die Folge einer Autoimmunantwort auf Gelenkknorpelantigene.

Aufgrund zahlreicher Untersuchungen kann die Deformität des Femurkopfes nach Epiphysenlösung als präarthrotische Deformität gewertet werden.

Nach Literaturangaben geht die Hüftkopflösung bei nicht selektionierten Kollektiven in 13–31% der Fälle in eine Koxarthrose über. Bei Patienten mit Koxarthrose und einer Sportanamnese fanden Segesser u. Morscher (1978) bei 57% radiologische Zeichen einer sicheren oder wahrscheinlichen Epiphyseolysis capitis femoris.

Die exakte Korrektur ist mit Sicherheit das wichtigste Mittel um die Entstehung der Koxarthrose zu verhindern oder hinauszuzögern.

Literatur

Dunn, D.M., J.C. Angel (1978): Replacement of the femoral head by open operation in severe adolescent slipping of the upper femoral epiphysis. J Bone Jt Surg 60-B: 394

Gekeler, J. (1987): Epiphyseolysis capitis femoris adolescentium. In: Pförringer, W., B. Rosemeyer: Die Epiphysenfugen. Perimed, Erlangen

Imhäuser, G. (1970): Zur Behandlung der schweren Dislokationen bei der jugendlichen Hüftkopflösung. Z Orthop 108: 21

Mankin, H.J., C.B. Sledge, S. Rothschild, A. Eisenstein (1975): Chondrolysis of the hip. In: The hip. Mosby, St. Louis: 127

Murray, R.O., C. Duncan (1971): Athletic activity in adolescence as an etiological factor in degenerative hip disease. J Bone Jt Surg 53-B: 406–419

Segesser, B., E. Morscher (1978): Die Coxarthrose bei ehemaligen Hochleistungssportlern. Z Orthop 116: 451

Segesser, B., E. Morscher (1987): Epiphyseolysis und Sport. In: Pförringer, W., B. Rosemeyer: Die Epiphysenfugen. Perimed, Erlangen

16.5 Insertionstendopathien der Hüfte und des Beckens

Definition

Als Insertionstendopathien bezeichnet man ganz allgemein schmerzhafte Zustände im Bereich der Muskelursprünge und Sehnenansätze.

Ätiopathogenese

Die Insertionsstellen der Sehnen sind vor allem beim Sportler hohen Belastungen ausgesetzt. Sportartspezifisch bedingte einseitige Belastungen, falsche Bewegungstechniken, aber auch äußere Störfaktoren (Kälteexposition, harter Bodenbelag, Leistungsdruck) stellen hohe Anforderung an die Sehneninsertionen dar.

Die Aufgabe der Insertionszone liegt einerseits in der Kraftübertragung von der Sehne auf den Knochen, andererseits in der elastischen Abfederung von Belastungsspitzen. Dieser Doppelfunktion wird die Insertionszone durch einen besonderen Aufbau gerecht.

Wie schon von Schneider (1956) beschrieben, weisen die Insertionszonen eine typische Zoneneinteilung auf:
- Sehnengewebe,
- elastische Zone unverkalkten Faserknorpels,
- mineralisierte Knorpelzone,
- Knochen.

Schneider (1956) bezeichnete diese Zonen als:
- hochelastisch (unverkalkte Knorpelschicht),
- halbstarr (verkalkte Knorpelschicht),
- starr (Knochen).

Er wies ihnen die Funktion eines „abgestuften Abwehrsystems gegen die gerade an ihrer Verankerung besonders heftig angreifenden Schubspannungen" zu. Pathogenetisch ist die Differenzierung zwischen einer primären und sekundären Insertionstendopathie wichtig.

Bei der **primären Insertionstendopathie** ist eine meist sportartspezifische Überlastung bestimmter Muskeln oder Muskelgruppen alleinige Ursache der Schädigung.

Die **sekundäre Insertionstendopathie** entwickelt sich als Folge eines ortsfremden Störfaktors wie z.B. einer Muskelverspannung bei Arthrosen oder vertebragenen Erkrankungen. Diese Differenzierung stellt eine wichtige Voraussetzung im Hinblick auf eine erfolgreiche Therapie dar.

Nach der klinischen Symptomatik wird zwischen der akuten und der chronischen Insertionstendopathie unterschieden.

Während bei der **akuten Insertionstendopathie** die klinische Symptomatik im Vordergrund steht, ist für die **chronische Insertionstendopathie** das Auftreten struktureller Veränderungen im Bereich der Insertionszone kennzeichnend. Die aufgrund repetitiver Mikrotraumatisierung auftretenden Degenerationsvorgänge und Reparaturmechanismen führen bei der chronischen Insertionstendopathie zur Aufhebung der typischen zonalen Gliederung und damit zur Funktionsstörung. Kalkeinlagerungen, Verknöcherung und Knochenspornbildungen sind die Folge.

Epidemiologie

Insertionstendopathien zählen zu den häufigsten Sportverletzungen im Beckenbereich. Sportartspezifische Lokalisationen sind in der Literatur beschrieben (Abb. 16.5).

Typische Lokalisationen:
- Adduktorengruppe (Os pubis): Fußball, Eishockey,
- ischiokrurale Muskulatur (Tuber ossis ischii): Hürdenlauf,
- M. rectus femoris (Spina iliaca anterior inferior): Weitsprung,
- M. sartorius (Spina iliaca anterior superior): Leichtathletik (Sprint),
- Außenrotatoren im Hüftgelenk (Linea intertrochanterica): Turnen,
- M. iliopsoas (Trochanter minor): Turnen,
- M. gluteus medius (Trochanter major): Fußball, Schwimmen, Eishockey.

Diagnostik

Die **Anamnese** und die **klinische Untersuchung** stehen im Mittelpunkt der Diagnostik. Nach besonderen Belastungen im Training oder Wettkampf sowie nach anderen Schädigungsfaktoren (Kälte, mangelndes Aufwärmen usw.) wird gefragt. Hierbei ist es wichtig, die sportartspezifische Belastung der entsprechenden Sehneninsertionen zu beachten.

Die Klinik der Insertionstendinosen ist unabhängig von der Lokalisation einförmig: Schmerz am Sehnenansatz, Schmerzprovokation bei passivem Dehnen und aktivem Anspannen gegen Widerstand.

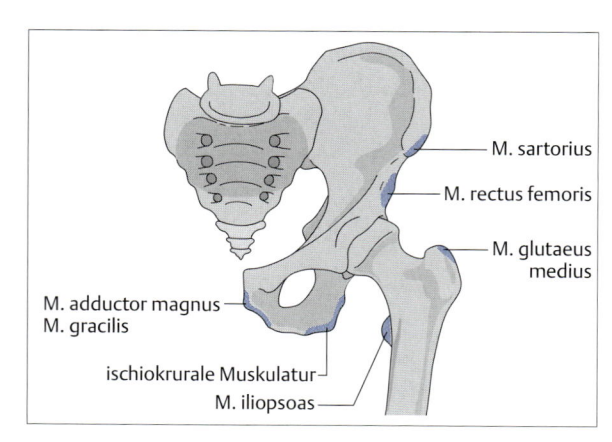

Abb. 16.5 Insertionstendopathien an Hüfte und Becken.

Nach der Untersuchung des schmerzhaften Sehnenansatzes folgt die Suche nach ortsfremden Ursachen des Beschwerdebildes.

Die Infiltration mit Lokalanästhetika am Sehnenansatz kann zur diagnostischen Abklärung beitragen.

Das Grazilissyndrom (auch als „Fußballerleiste" bezeichnet) gehört zu den häufigsten Insertionstendopathien im Sport. Die klinische Untersuchung ergibt einen lokalen Druckschmerz am Ansatzbereich, passiven Dehnungsschmerz sowie eine schmerzhafte Adduktion gegen Widerstand. Im Röntgenbild ist meist eine Auflockerung im Bereich der knöchernen Ansatzzone zu sehen.

Differenzialdiagnostisch muss an die Abrissfraktur des Tuber ossis ischii, eine ebenfalls häufig bei jungen Fußballspielern auftretende Verletzung und an einen Leistenbruch gedacht werden.

Als leicht verfügbare Methode ist die **Sonographie** zur Diagnosestellung und in der Verlaufsbeobachtung einsetzbar.

In der **Röntgenaufnahme** können Auflockerung der Knochenstruktur im Sehnenansatzbereich sowie typische strukturelle Veränderungen bei der chronischen Insertionstendopathie (Knochensporne, Verkalkungs- und Verknöcherungszonen) gesehen werden. Bei der Beurteilung ist der Vergleich mit der Gegenseite hilfreich. Mit Hilfe der **MRT** lassen sich ossäre Reaktionen sowie umschriebene Verdickungen der Sehnen im Ansatzbereich mit Signalanhebungen darstellen.

Therapie

Die Aufgabe des Sportarztes und des Trainers liegt zunächst in der Erkennung und Verhütung extremer Überlastung. Dies umfasst auch die genaue Analyse der Trainings- und Wettkampfbelastungen vor dem Auftreten der Beschwerden:

- In der Akutphase steht die Ruhigstellung, Kryotherapie sowie die Gabe von lokal und allgemein antiphlogistisch wirkenden Therapeutika im Vordergrund.
- Nach Abklingen der akuten Schmerzsituation erfolgen physikalische Behandlungen.
- Bei Schmerzfreiheit kann mit leichtem Training begonnen werden. Dehnungsübungen bei verkürzter Muskulatur verhüten das Auftreten neuerlicher Beschwerden.
- Wettkampfbelastung ist nach 3 Wochen möglich.

Die Behandlungsmaßnahmen der chronische Insertionstendinose umfassen zunächst isometrische Übungen ohne Belastung. In der Folge werden dynamische Übungen, die unter der Schmerzschwelle liegen durchgeführt.

Die Infiltration mit Corticosteroiden kann 1 bis 2-mal vorgenommen werden. Sie darf jedoch nicht in die Sehne erfolgen.

Die operative Therapie ist bei den Insertionstendinosen des Beckenbereiches nur in seltenen therapierefraktären Fällen angezeigt.

Die Entfernung des pathologisch veränderten Sehnenanteils führt zur Beendigung des Reizzustandes. Die Rückkehr zum Wettkampfsport sollte nach operativer Behandlung, schmerzfreie Belastung vorausgesetzt, nicht vor 6 Wochen erfolgen.

Ergebnisse

Die genaue Analyse der ursächlich beteiligten Störfaktoren ist der Schlüssel zur erfolgreichen Behandlung der Insertionstendopathien. Die Kenntnisse über den Entstehungsmechanismus sowie über die individuelle Belastbarkeit des Sportlers sind wesentliche Faktoren für einen langfristigen Behandlungserfolg. Das vollständige Ausheilen der Insertionstendopathien stellt eine Vorraussetzung zur Wiedererlangung einer uneingeschränkten Leistungsfähigkeit dar.

Literatur

Haasters, J. (1991): Insertionstendinosen und Tendopathien im Beckenbereich. In: Wirth, C.J.: Überlastungsschäden im Sport. Prakt Orthop 23. Thieme, Stuttgart: 323 – 328

Putz, R., M. Müller-Gerbl (1995): Anatomie und Pathologie der Sehnen. Orthopäde 24: 180 – 186

Schneider, H. (1956): Zur Struktur der Sehnenansatzzonen. Z Entwicklungsgesch 119: 431 – 456

Teichmüller, H., E. Ahrendt, E. v. Frankenberg (1991): Primäre und sekundäre Insertionstendopathien. In: Wirth, C.J.: Überlastungsschäden im Sport. Prakt Orthop 23. Thieme, Stuttgart: 301 – 307

16.6 Schnappende Hüfte

Synonyme

Coxa saltans, schnellende Hüfte.

Definition

Asymptomatisches, zuweilen jedoch auch schmerzhaftes Schnappen des Tractus iliotibialis über den Trochanter major (äußere schnellende Hüfte) oder der Iliopsoassehne über die Eminentia iliopectinea (innere schnellende Hüfte).

Ätiopathogenese

Ursächlich wird eine Lockerung des Tractus iliotibialis angenommen, seltener sind Formstörungen des Trochanter major oder angeborene oder erworbene Beinlängendifferenzen die Ursache. Das Schnappphänomen kann einseitig oder beidseitig auftreten. Das weibliche Geschlecht ist häufiger befallen.

Diesem Krankheitsbild ist ein Syndrom gegenüberzustellen, das in den wenigen dazu erschienen Arbeiten als „innere" schnappende Hüfte bezeichnet wird. Zuweilen berichten Patienten über ein Schnappen in der Leistengegend das bei gewissen Bewegungen auftritt und von einem dumpfen Schmerz begleitet ist. Die erstmalige Beschreibung des Krankheitsbildes der **inneren schnellenden Hüfte** erfolgte 1951 durch Nunziata u. Blumenfeld. Es ist vorwiegend bei jungen, aktiven Patienten anzutreffen und durch das Schnappen der Iliopsoassehne über die Eminentia iliopectinea oder über die vordere Hüftgelenkkapsel bedingt. Die Ursache dieses Phänomens ist ungeklärt. Nach Taylor u. Clarke (1995) könnte ein Zusammenhang mit der Position des Trochanter minor am Femur oder mit einer vergrößerten Eminentia iliopectinea bestehen. Die enge Lagebeziehung der Sehne zur Bursa iliopectinea lässt vermuten, dass die Schmerzsymptomatik zumindest teilweise durch eine Begleitbursitis bedingt ist.

Beiden Krankheitsbildern, der äußeren wie der inneren schnellende Hüfte, ist gemeinsam, dass sie häufig vom Patienten willkürlich ausgelöst werden können, oft asymptomatisch verlaufen und mit einem mitunter deutlich hörbaren Schnappen einhergehen.

Eine weitere Gemeinsamkeit liegt in der engen Lagebeziehung zu Schleimbeuteln: im Falle des Tractus iliotibialis zur Bursa trochanterica, im Falle der Iliopsoassehne zur Bursa iliopectinea.

Diagnostik

Bei der **äußeren schnellenden Hüfte** berichtet der Patient häufig, dass die „Hüfte herausspringt". Ein deutlich hörbares Schnappgeräusch kann vom Patienten meist bewusst ausgelöst werden. Bei der klinischen Untersuchung ist der schnellende Tractus iliotibialis durch Auflegen der flachen Hand auf den Trochanter major beim Gehen und Aufstehen aus der Hocke tastbar.

Bei der **inneren schnellenden Hüfte** ist das Schnappen vom Patienten durch Streckung im Hüftgelenk aus einer flektierten, abduzierten und außenrotierten Stellung auslösbar. Es kann von einem dumpfen Leistenschmerz begleitet sein.

Die äußere schnellende Hüfte bereitet bei klinischer Untersuchung keine besonderen diagnostischen Schwierigkeiten. Bei der Verdachtsdiagnose innere schnellende Hüfte ist differenzialdiagnostisch vor allem an die Labrumläsion zu denken.

Cardinal u. Mitarb. (1996) konnten das Schnappen des Tractus iliotibialis sonographisch nachweisen.

Vaccaro u. Mitarb. (1995) berichten über die Darstellbarkeit des Schnappphänomens in der Durchleuchtung nach Bursographie der Bursa iliopectinea.

Therapie

Bei dem **Schnappen des Tractus iliotibialis** ist bei Beschwerdefreiheit keinerlei Therapie notwendig. Eine Begleitbursitis wird mit Infiltrationen behandelt. Eine Kräftigung der Hüftmuskulatur wird angeschlossen. Bei Erfolglosigkeit der konservativen Therapie kann die Längsspaltung und Fixation des Tractus iliotibialis am Trochanter major notwendig sein.

Das **Schnappen der Iliopsoassehne** wird zunächst mit nichtsteroidalen Antiphlogistika und Infiltrationen in die Bursa iliopectinea behandelt. Aktivitäten, die zum Schnappphänomen führen, sollen vermieden werden. In therapierefraktären Fällen kann ein Release der Iliopsoassehne am Trochanter minor durchgeführt werden.

Ergebnisse

Die schnellende Hüfte verläuft zumeist asymptomatisch. Die häufig für Schmerzen verantwortliche Begleitbursitis kann zumeist erfolgreich mit konservativer Therapie behandelt werden.

Taylor u. Clarke (1995) berichten über 22 Patienten mit einem Snapping-Psoas-Syndrom. Die konservative Therapie brachte nur bei 8 Patienten eine Besserung des Beschwerdebildes. Bei 14 Patienten wurde ein Release der Iliopsoassehne durchgeführt, 2 Patienten wurden beidseits operiert. Postoperativ waren 10 Patienten schmerzfrei, bei 4 Patienten kam es zu einer Besserung der Schmerzsymptomatik. Das Schnappphänomen war bei 8 Patienten verschwunden, bei 5 Patienten nur zeitweise und bei einem Patienten unverändert vorhanden.

Literatur

Cardinal, E., K.A. Buckwalter, W.N. Capello, N. Duval (1996): US of the snapping iliopsoas tendon. Radiology 198: 521–522

Nunziata, A., I. Blumenfeld (1951): Cadeva a resorte. A proposito de una variedad. Prensa Med Argentina 38: 1997–2001

Schaberg, J.E., M.C. Harper, W.C. Allen (1984): The snapping hip syndrome. Am J Sports Med 12 (5): 361–365

Taylor, G.R., N.M.P. Clarke (1995): Surgical release of the 'snapping iliopsoas tendon'. J Bone Joint Surg (Br) 77-B: 881–883

Vaccaro, J.P., D.D. Sauser, R.K. Beals (1995): Iliopsoas bursa imaging: Efficacy in depicting abnormal iliopsoas tendon motion in patients with internal snapping hip syndrom. Radiology 197: 853–856

16.7 Stressfraktur am Schenkelhals

Definition

Stressfrakturen sind Überlastungsschäden des Knochens, die zur unvollständigen oder vollständigen Kontinuitätsdurchtrennung des Knochens führen können. Aus der Definition ergibt sich, dass für das Frühstadium der Stressfraktur der Begriff Stressreaktion zutreffender ist, da zunächst umschriebene Strukturdefekte ohne Kontinuitätsdurchtrennung des Knochens auftreten (Graff u. Heinold 1987).

Ätiopathogenese

Die genaue Genese der Stressfrakturen ist ungeklärt. Bei der Entstehung spielt zweifellos die mechanische Komponente durch Überlastung eine wichtige Rolle. Das gehäufte Auftreten von Stressfrakturen bei Ausdauerathletinnen, insbesondere bei Marathonläuferinnen lässt jedoch auch auf endogene Faktoren schließen. Einige Autoren sehen das Auftreten von Stressfrakturen bei Ausdauersportlerinnen durch eine Störung im weiblichen Geschlechtshormonhaushalt begünstigt.

Die Differenzierung zwischen einer „Insufficiency Fracture" und einer „Fatigue Fracture" (Pavlow u. Mitarb. 1983) geht auf die ursächlich wirksamen exogenen und endogenen Faktoren ein.

Der verminderten Belastbarkeit des Knochens als Ursache der „Insufficiency Fracture" wird die mechanische Überlastung bei normaler Knochenfestigkeit bei der „Fatigue Fracture" gegenübergestellt. Die Stressfraktur am Schenkelhals ist eine seltene Verletzung und wird häufig erst spät erkannt. Die zunächst uncharakteristische klinische Symptomatik und das im Frühstadium häufig unauffällige Röntgenbild sind für die verzögerte Diagnose verantwortlich.

Johansson u. Mitarb. (1990) berichten über einen durchschnittlichen Zeitraum von 14 Wochen zwischen Symptombeginn und Diagnosestellung. Häufig wird zunächst eine Leistenzerrung oder Insertionstendinose diagnostiziert.

Epidemiologie

Stressfrakturen am Schenkelhals treten vorwiegend bei Ausdauersportlerinnen, insbesondere bei Marathonläuferinnen auf.

Diagnostik

In der Anamnese wird oft ein Leistenschmerz nach sportlicher Belastung angegeben. Auch das kurzfristige „nicht Belasten können" ist ein, wenn auch uncharakteristisches Zeichen. Die Alltagsbelastungen werden zumeist beschwerdefrei toleriert.

Die klinische Untersuchung zeigt häufig nur einen diskreten Druckschmerz in der Leistenregion bei uneingeschränkter Beweglichkeit im Hüftgelenk. Die Beweglichkeitsprüfung kann in den Endlagen schmerzhaft sein, aber auch einen unauffälligen Befund ergeben.

Dieses uncharakteristische klinische Bild sollte beim Leistenschmerz des Sportlers solange an eine Stressfraktur denken lassen, bis diese durch bildgebende Verfahren und engmaschige Verlaufskontrollen ausgeschlossen werden kann.

Das konventionelle Röntgenbild und auch die Tomographie des Schenkelhalses können in der Frühphase einen unauffälligen Befund ergeben. Erst nach Ausbildung reaktiver Vorgänge, wie endostale oder periostale Kallusreaktionen oder Ausbildung einer Frakturlinie ist die Stressfraktur radiologisch nachweisbar (Tab. 16.3).

Mit Hilfe der Skelettszintigraphie lassen sich Stressfrakturen bereits in der Frühphase nachweisen. Eine Aktivitätsanreicherung im betreffenden Knochenabschnitt ist jedoch ein unspezifischer Befund und kann auch bei entzündlichen Prozessen oder Tumoren vorliegen.

Tab. 16.3 Radiologische Stadieneinteilung der Stressfrakturen am Schenkelhals nach Blickenstaff u. Morris (1966)

Typ I	endostale und periostale Kallusreaktion
Typ II	durchgehende Frakturlinie ohne Dislokation
Typ III	vollständiger Bruch mit Dislokation

Als neueres bildgebendes Verfahren bietet sich die MRT zur Abklärung von Stressfrakturen an. Besonders in der Tumorausschlussdiagnostik ist die MRT ein wertvolles Verfahren. In den T_1-gewichteten Aufnahmen stellt sich die Frakturlinie als bandförmige Zone niedriger Signalintensität mit einem umgebenden Ödemsaum in der Spongiosa dar.

Wagenitz u. Mitarb. (1994) berichten über eine differenziertere Aussagefähigkeit durch den Einsatz der Kontrast-MRT. Nach i.v. Gabe von Gadolinium-DTPA bildet sich ein girlandenförmiges, zartes Enhancement parallel zum Frakturspalt in T_1-gewichteten Sequenzen aus. Die benachbarten Spongiosaareale zeigen ein normales Signalverhalten, so dass ein tumoröser oder entzündlicher Prozess ausgeschlossen werden kann.

Therapie

In der Literatur finden sich unterschiedliche Angaben zur Therapie. Die unverschobene Stressfraktur am Schenkelhals (Typ I und Typ II) wird in der Regel konservativ durch strenges Entlasten behandelt. Engmaschige klinische Kontrollen sowie Verlaufsbeobachtungen durch die erwähnten bildgebenden Verfahren bestimmen die weitere therapeutische Vorgangsweise. In der Regel kann nach 6 Wochen eine stufenweise Belastungssteigerung erfolgen.

Bei dislozierten Stressfrakturen (Typ III) ist die operative Stabilisierung indiziert.

Ergebnisse

Die Prognose und der Behandlungserfolg sind vom Zeitpunkt der Diagnosestellung abhängig. Nach einer Stressfraktur am Schenkelhals beendeten alle von Johannson u. Mitarb. (1990) untersuchten Leistungssportler ihre Karriere, während der Großteil der Untersuchten aus der Gruppe der Freizeitsportler ihrem Sport nach Abheilung der Fraktur in unverminderter Intensität nachging.

Die typischen Komplikationen nach Schenkelhalsstressfrakturen sind Pseudoarthrosen, avaskuläre Nekrosen des Femurkopfes und Refrakturen. Sie treten vermehrt nach Typ-III-Frakturen auf. Verspätete Diagnosestellung und damit verspäteter Behandlungsbeginn erhöhen das Risiko der Frakturdislokation und damit der Komplikationsrate.

Literatur

Bindl, G., U. Holz (1989): Der Ermüdungsbruch des Schenkelhalses beim Hobbyläufer Ein Fallbericht. Sportverl-Sportschad 3: 130–132
Blickenstaff, L.D., J.M. Morris (1966): Fatigue fracture of the femoral neck. J Bone Joint Surg 48-A: 1031–1047
Fullerton, L.R., H.A. Snowdy (1988): Femoral neck stress fractures. Am J Sports Med 16: 365–377
Graff, K.H. (1993): Streßfrakturen-Streßreaktionen. In: Wirth, C.J.: Überlastungsschäden im Sport. Prakt Orthop 23. Thieme, Stuttgart: 185–192
Graff, K.H., D. Heinold (1987): Streßreaktionen am knöchernen Skelett des Athleten. Sportverl-Sportschad 1: 30–52
Johansson, C., I. Ekenman, H. Törnkvist, E. Eriksson (1990): Stress fractures of the femoral neck in athletes – The consequences of a delay in diagnosis. Am J Sports Med 18: 524–528
Pavlow, H., J.S. Torg, R.H. Freiberger (1983): Tarsal navicular stress fractures: radiographic evaluation. Radiology 146: 641–645
Schulz, W., H. Stinus, W. Schleicher, T. Hess (1991): Streßreaktionen-Streßfraktur am Schenkelhals beim Ausdauersport. Sportverl-Sportschad 5: 81–84
Wagnitz, A., R. Hoffmann, T. Vogl, N.P. Südkamp (1994): Verbesserte Diagnostik von Streß-Frakturen durch Kontrast-MRT. Sportverl-Sportschad 8: 143–145

16.8 Osteitis pubis (Pubalgie)

Definition

Durch Überlastung und Trauma kommt es bei der Osteitis pubis zu einem Auflockern des Beckenringes im Bereich der Symphyse. Die Erstbeschreibung dieses Krankheitsbildes unter der Bezeichnung Pubalgia stammt von Spinelli (1932). Diese Bezeichnung ist in der romanischen Literatur auch heute noch verbreitet.

Ätiopathogenese

Die Symphyse ist, ähnlich wie eine Bandscheibe, ein elastisches fibrokartilaginäres Gewebe, das den Beckenring zusammenhält und gleichzeitig eine Verschiebung der Schambeine von einigen Millimetern ermöglicht. Bei Überlastung und Instabilität kann es zu einer lokalen Inflammation und zu Reparationsvorgängen mit Einsprossung von Granulationsgewebe, Resorptionszonen im angrenzenden Knochen in Form von Zysten und Osteolysen sowie ossären Stressreaktionen kommen. In einer MRI-Studie bei geburtsbedingten Symphysenlösungen konnten Kurzel u. Mitarb. (1996) Einblutungen in die Symphyse selbst, aber auch subkartilaginär in den angrenzenden Knochen und Risse im Knorpel nachweisen. Inwieweit dieser Mechanismus bei Sportlern eine Rolle spielt, ist nicht nachgewiesen. Ähnliche Mechanismen sind aber in der subchondralen Spongiosa bei Kreuzbandverletzungen im Sinne einer Bone Bruises beschrieben und könnten bei der Osteitis pubis eine Erklärung für die im MRI und Knochenscan deutliche Knochenumbauzone und das Knochenmarködem sein.

Ätiologisch scheinen folgende Faktoren für die Entstehung der Osteitis pubis beim Sportler verantwortlich zu sein:
- einseitige Überlastung und Mikrotraumen bei Belastungen wie Laufen und Schießen,
- Überlastung und Insertionstendinose der Adduktorenmuskulatur am R. inferior ossis pubis,
- Instabilität der Iliosakralgelenke,
- Einschränkung der Hüftbeweglichkeit,
- repetitive hohe Scherkraftbelastung am Beckenring.

Eine gewisse Kausalität mit einem einmaligen vorhergegangenen Trauma kann durchaus bestehen.

Epidemiologie

Sportarten wie Eishockey (Fricker u. Mitarb. 1991, Holt u. Mitarb. 1995), Laufen (Koch u. Jackson 1981), Rugby (Fricker u. Mitarb. 1991, Williams 1978), Tennis (Fricker u. Mitarb. 1991), American Football (Clancy u. Mitarb. 1982, Fricker u. Mitarb. 1991, Holt u. Mitarb. 1995, Williams 1978) und Basketball (Wiltse u. Frantz 1956) sind mit dem Auftreten dieses Krankheitsbildes assoziiert. Die höchste Inzidenz wird in der Sportart Fußball (Cochrane 1971, Ekberg u. Mitarb. 1988, Fricker u. Mitarb. 1991, Harris 1974, Holt u. Mitarb. 1995, Howse 1964, Renström u. Peterson 1980, Williams 1978) beschrieben. Die Inzidenz bei einem Kollektiv von 811 Sportstudenten wird von Holt u. Mitarb. (1995) mit 1,7 % im Verhältnis männlich zu weiblich von 5 : 1 angegeben.

Diagnostik

Klinische Diagnostik

Die typische **Schmerzanamnese** ist durch einen subakut einsetzenden Schmerz im Bereich der Adduktorenmuskulatur charakterisiert. Laufen, Einbeinsprung und vor allem die Schussbewegung beim Fußball verstärken den Schmerz. Außerdem kann eine Schmerzausstrahlung in die Abdominalmuskulatur auftreten, mit Verstärkung beim Sit up und der Dehnung der Bauchmuskulatur (Tennisaufschlag). Eine direkte Schmerzsymptomatik an der Symphyse wird selten angegeben.

Die **klinische Untersuchung** zeigt typischerweise eine massive Druckdolenz über der Symphyse. Bei der Untersuchung der hüftnahen Muskulatur fällt ein Spannungsschmerz sowie eine Druckdolenz der Adduktorenmuskulatur ansatznah und Schmerz bei Adduktion der Beine gegen Widerstand auf. Die Hüftbeweglichkeit ist durch eine Einschränkung der Abduktion bei ansonsten freiem Bewegungsumfang charakterisiert. Obwohl es sich um ein zentrales Geschehen handelt, ist der Adduktionstest typischerweise nur auf einer Seite positiv.

Eine Schmerzausstrahlung in die Hüfte, in die Leiste sowie skrotal lässt sich durch die gute und doppelseitige Innervation der Symphysenfuge erklären. Sowohl die sensible wie auch die sympathische und parasympathische Innervation sind die folgenden Nerven verantwortlich:
- **N. genitofemoralis (L1, L2):** Dementsprechend strahlen die Schmerzen entlang der Dermatome L1, L2 in die Leiste, in den Rücken, über den Trochanter major und in die ventralen proximalen Oberschenkel sowie in die Myotome, die im Niveau L1, L2 die Hüftbeuger und die Hüftabduktoren einschließen, aus.
- **N. pudendus (S2, S3, S4):** Die Dermatome S2, S3 und S4 umfassen die Genitalregion, das Perineum, die Innenseite des Oberschenkels und die Region des Steißbeins. Die Myotome umfassen die Hüftaußenrotatoren und die Glutealmuskulatur. Die durch die Ausstrahlung in viele Bereiche verschleierte Symptomatik führen zu einer verzögerten Diagnostik von durchschnittlich 3 Monaten (Holt u. Mitarb. 1995).

Differenzialdiagnostisch müssen folgende Erkrankungen, die eine ähnliche Symptomatik erzeugen, in die Überlegungen einbezogen werden: inguinale Hernien, Stressfrakturen des Scham- und Sitzbeines, Avulsionsverletzungen (Grazilis-Syndrom), Insertionstendinitis der Adduktorenmuskulatur sowie Ansatzverkalkungen, Osteomyelitis und außerdem Erkrankungen des Urogenitaltraktes wie Prostatitis, Orchitis, Urolithiasis. Ein möglicher Zusammenhang der Osteitis pubis mit einer Grunderkrankung aus dem rheumatischen Formenkreis wie rheumatische Arthritis, Morbus Bechterew und Morbus Reiter sollte ebenfalls bedacht werden.

Bildgebende Diagnostik

Sichtbare Veränderungen im **Röntgenbild** sind erst bei einer länger dauernden Schmerzanamnese zu erwarten. Die normalen Dimensionen des Symphysenspaltes bzw. des fibrokartilaginären Diskus betragen in der Transversalebene 5–6 mm, in der anteroposterioren Ebene 10–15 mm. In der a.-p. Röntgenaufnahme kann eine Sklerosierung und Unruhe der Struktur an der Grenzzone zur Symphyse, eine Erweiterung des Symphysenspaltes (> 10 mm) sowie die Ausbildung von Randosteophyten zu sehen sein.

Im **Technetium-Knochenscan** ist typischerweise eine Anreicherung im Sinne eines erhöhten Knochenumbaues nachzuweisen.

Eine **Magnetresonanzuntersuchung** zeigt eine Signalalteration im Bereich der symphysennahen Knochenstrukturen in den T_2-gewichteten Sequenzen sowie ein Knochenmarködem in den Fat-Supression-Sequenzen. Zur klaren Darstellung der ossären Strukturstörungen kann eine CT mit einer gezielten Schnittführung durch die Symphysenfuge Klarheit bringen (Abb. 16.**6** u. 16.**7 a–c**).

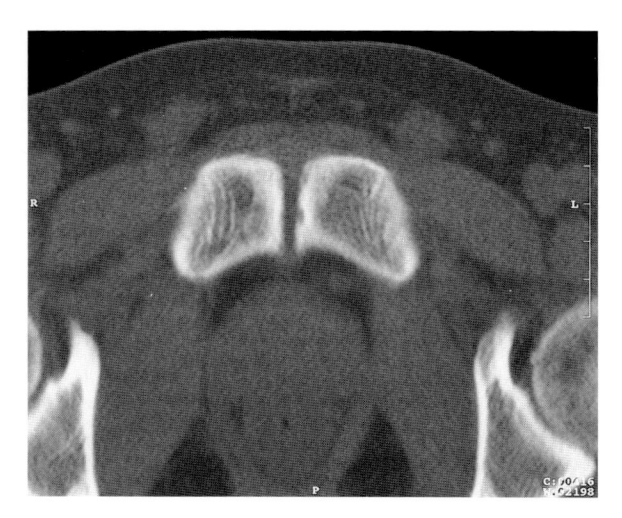

Abb. 16.6 Osteitis pubis. Koronarer CT-Schnitt durch die Symphyse eines 36-jährigen männlichen Fußballspielers mit erkennbaren subchondralen Osteolysen an beiden Seiten der Symphyse.

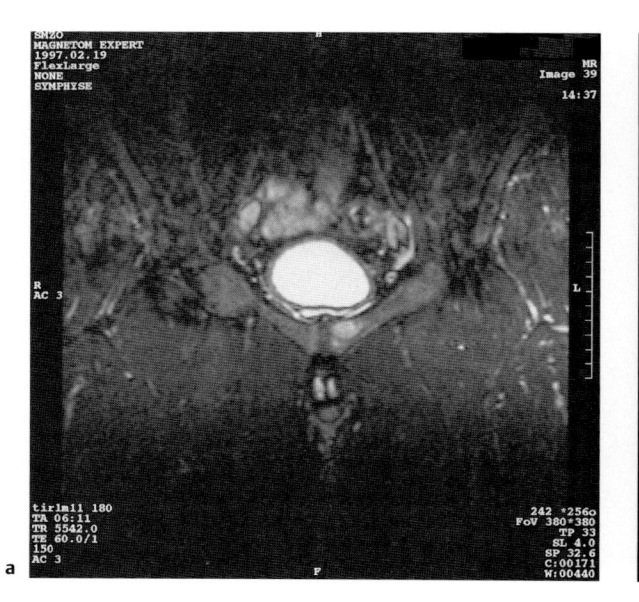

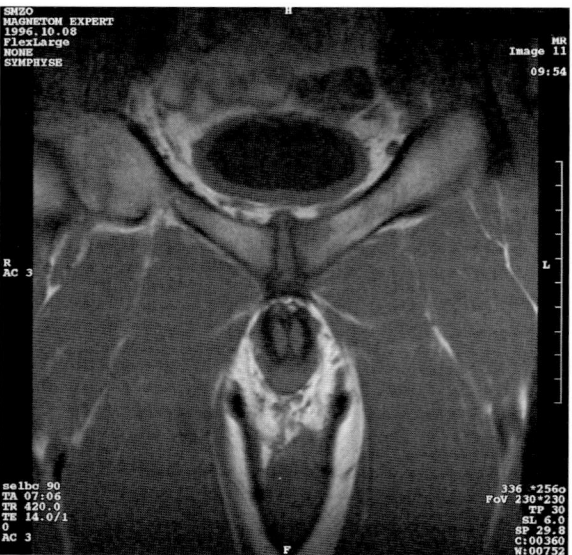

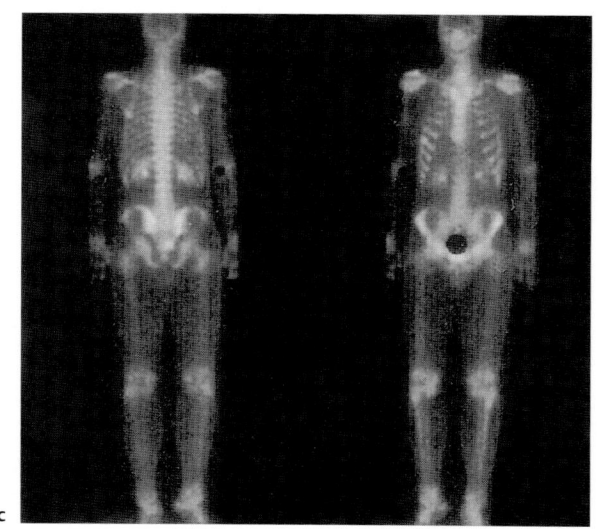

Abb. 16.7 a–c 31-jähriger männlicher Fußballspieler mit Osteitis pubis (Institut für Radiologie und Institut für Nuklearmedizin SMZ Ost des Donauspitals Wien).
a MRT, Fettsuppression, frontaler Schnitt: Signalalteration beidseits der Symphyse.
b MRT, T_2-gewichtet, frontaler Schnitt: Signalalteration beidseits der Symphyse und subchondralen Strukturstörungen.
c SCAN-Traceranreicherung im Symphysenbereich.

Therapie

Konservative Therapie

Das Hauptproblem der Behandlung besteht in der Diagnostik, die oft verzögert erfolgt. An nichtinvasiven, konservativen Behandlungsmethoden sind folgende Therapien angeraten (Tab. 16.**4**):

- **Sportpause**: Insbesondere Vermeidung aller Anstrengungen, die zu einer starken Belastung der Beckengürtels und der Adduktoren führen. Kein Sprint, keine „Stop-and-go"-Sportarten. Die Dauer der Sportpause variiert in der Literatur von 2 Wochen bis zur dauernden Sportunfähigkeit im Bezug auf die belastenden Sportarten (Clancyu. Mitarb. 1982, Fricker u. Mitab. 1991, Harris 1974, Koch u. Jackson 1981, McMurtry u. Avioli 1986, Holt u. Mitarb. 1995).
- **Dehnungsübungen**: Dehnung der Adduktorengruppe (Clancy u. Mitarb. 1982, Fricker u. Mitarb. 1991).
- **Medikamente**: nichtsteroidale Antirheumatika oral (Clancy u. Mitarb. 1982, Fricker u. Mitarb. 1991, Harris 1974).
- **Infiltration**: Injektion eines „Gemisches", bestehend aus: jeweils 1 ml 1%iges Lidocain und 0,25%iges Bupivacain sowie 4 mg Dexamethason. Zur Injektion: Aufsuchen des oberen Randes der Symphyse (Bauchmuskulatur entspannen!) und Einstich in die Symphyse zentral von vorn. Entscheidend ist die korrekte Platzierung der Nadel. Nach erfolgter Infiltration sind langsame korrekte Dehnungsübungen angeraten. Belastende Sportarten sollten frühestens 2 Wochen nach Beschwerdefreiheit wieder ausgeübt werden (Clancy u. Mitarb. 1982, Fricker u. Mitarb. 1991, Holt u. Mitarb. 1995, Koch u. Jackson 1981).

Tab. 16.4 Konservative Therapiemaßnahmen verschiedener Autoren bei Osteitis pubis

Autor	Anzahl der Fälle	Art der Therapie	Therapieerfolg in Monaten (im Sport belastbar)
Holt u. Mitarb. 1995	12	Sportverbot NSAR Stretching Infiltration (n = 12)	2 (0,5 – 6) einmal keine Besserung
Fricker u. Mitarb. 1991	59	Sportverbot NSAR Stretching Infiltration (n = ?)	9,6 (3 – 48)
Clancy u. Mitarb. 1982	11	Sportverbot NSAR Stretching Infiltration (n = 3)	3 – 6
Koch u. Jackson 1981	2	Sportverbot Infiltration (n = 1)	3 – 6

Operative Therapie

Zur Therapie traumatischer Symphysenrupturen (Kothe u. Mitarb. 1994) ab einer Dehiszenz von 10 mm bestehen die Möglichkeiten einer inneren Fixation wobei die Vernähung mit einem langsam resorbierbaren Faden durchaus vergleichbare Ergebnisse zu einer Verplattung und Verschraubung liefert. Bei Sportlern mit Osteitis pubis berichten Grace u. Mitarb. (1989) über die Möglichkeit einer Teilresektion der Symphyse (Wedge Resection). Langzeitergebnisse liegen jedoch nicht vor.

Ergebnisse

Die primäre Therapie, eine frühe Diagnostik vorausgesetzt, stellt die vorübergehende Sportkarenz für einige Wochen, die Einnahme von NSAR sowie die Durchführung von Dehnungsübungen dar. Sofern im Verlauf von 2 Wochen nach Beschwerdebeginn keine Besserung eintritt, sollte eine Infiltration der Symphyse durchgeführt werden. Unter Fortführen der Dehnungsübungen ist eine langsame Belastungssteigerung erlaubt. Bei Fortbestehen der Beschwerden ist eine Wiederholung der Infiltration in 6 – 8 Wochen möglich. Operatives Vorgehen kann derzeit nicht empfohlen werden.

Literatur

Barzilay, B., J. Katz, T. Wiznitzer (1957): Osteitis pubis treated by local infiltration with hydrocortisone acetate. Urol Int 4: 373 – 382

Clancy, W., A. Rosthenthal, J. Keene (1982): Osteitis pubis in athletes. Wiss Med J 81: 26

Cochrane, G. (1971): Osteitis pubis in athletes. Br J Sports Med 5): 233 – 235

Coventry, M., W. Mitchell (1961): Osteitis pubis: Observations based on a study of 45 patients. JAMA 178: 898 – 905

Ekberg, N. Persson, P. Abrahamson (1988): Longstanding groin pain in athletes: A multidisciplinary approach. Sports Med 6: 56 – 61

Fricker, P., J. Taunton, W. Amrnann (1991): Osteitis pubis in athletes: Infection, inflammation, or injury? Sports Med 12: 266 – 279

Gambie, J., S. Simmons, M. Freedman (1989): The symphysis pubis: Anatomic and pathologic considerations. Clin Orthop 203: 261 – 272

Grace, J., F. Sim, T. Shives (1989): Wedge resection of symphysis pubis for the treatment of osteitis pubis. J Bone Joint Surg 71-A: 358 – 364

Gullmo, A. (1989): Herniography. World J Surg 13: 560 – 568

Hanson, P., M. Angevine, J. Juhl (1978) Osteitis pubis in sports activities. Physician Sportsmed 6 (10): 111 – 114

Harris, N.H. (1974): Lesions of the symphysis pubis in athletes. J Bone Joint Surg 56-B: 563 – 564

Holt, M.A. u. Mitarb. (1995): Treatment of Osteitis pubis in athletes. Results of corticosteroid injections. Am J Sports Med 23 (5): 601 – 606

Howse, A. (1964): Osteitis pubis in an olympic road walker. Proc R Soc Med 57: 88 – 90

Koch, R., D. Jackson (1981): Pubic symphysitis in runners. Am J Sports Med 9: 62 – 63

Kothe, S. u. Mitarb. (1994): Experience with surgical treatment of ruptures of the symphysis pubis. Zentralbl Chir 119 (1): 37 – 43

Kurzel, R.B. u. Mitarb. (1996): Magnetic resonance imaging of peripartum rupture of the symphysis pubis. Obstet Gynecol 87 (5): 826–829
McMurtry, C., L. Avioli (1986): Osteitis pubis in an athlete. Calcif Tissue Int 38: 76–77
Renström, P., L. Peterson (1980): Groin injuries in athletes. Br J Sports Med 14: 30–36
Schnute, W. (1961): Osteitis pubis. Clin Orthop 20: 187–192
Spinelli, A. (1932): Nuova malattia sportiva: La pubialgia degli schernitori. Ortopedia E Traumatologia Dell Apparato Motore 4: 111–127
Taylor, D., W. Meyers, J. Moylan (1991): Abdominal musculature abnormalities as a cause of groin pain in athletes: Inguinal hernias and pubalgia. Am J Sports Med 19: 239–242
Vix, V., C. Ryu (1971): The adult symphysis pubis: Normal and abnormal. Am J Roentgenol 112: 517–525
Wiley, J. (1983): Traumatic osteitis pubis: The gracills syndrome. Am J Sports Med 11: 360–363
Williams, J. (1978): Limitation of hip joint movement as a factor in traumatic osteitis pubis. Br J Sports Med 12: 129–133
Wiltse, L., C. Frantz, (1956): Non-suppurative osteitis pubis in the female. J Bone Joint Surg 38 A: 500–516
Zeitoun, F. u. Mitarb. (1995): Pubalgia in sportsmen. Ann Radiol Paris 38 (5): 244–254

16.9 Weiche Leiste

Definition

Im Gegensatz zur klassischen Leistenhernie mit Bruchpforte, -sack und -inhalt ist die weiche Leiste durch einen weiten inneren Leistenring und/oder durch eine schlaffe Hinterwand des Leistenkanals charakterisiert.

Ätiopathogenese

Die Pathogenese der weichen Leiste ist unbekannt. Als mögliche Ursache werden in der Literatur Scherkräfte beschrieben, die senkrecht zu den Faszien und der Muskulatur der Bauchwand wirken und bei schnellem Richtungswechsel auftreten.

Epidemiologie

Eine erhöhte Inzidenz dieses Krankheitsbildes ist bei Fußballspielern, Eishockeyspielern und Leichtathleten bekannt.

Diagnostik

Das Leitsymptom der weichen Leiste ist der Leistenschmerz, der beim Husten, Pressen und beim Durchführen des Valsalva-Manövers an Intensität zunimmt. Im Gegensatz zum klassischen Leistenbruch ist die klinische Diagnose der weichen Leiste schwierig. Selten ist ein Druckschmerz im Bereich des inneren Leistenringes oder der Hinterwand des Leistenkanals auslösbar.

Als mögliche Differenzialdiagnose sind das Ilioinguinalis-Syndrom, die Osteitis pubis und die Femoralishernie zu erwähnen.

Die Ultraschalluntersuchung bietet in der Hand des erfahrenen Untersuchers die Möglichkeit bei gleichzeitiger Durchführung des Valsalva-Manövers eine weiche Leiste darzustellen. Über die hohe Treffsicherheit der Herniographie bei der Darstellung der weichen Leiste wird in der Literatur berichtet.

Therapie

Die Therapie der Wahl bei der weichen Leiste ist die Hernioplastik. Diese kann sowohl konventionell, als anteriore Reparation mit Netzimplantation (nach Lichtenstein) oder als laparoskopische Technik mit Netzimplantation (TAPP-Technik = Trans-Abdominale-Patch-Plastik) durchgeführt werden.

Ergebnisse

Mehrere Autoren berichten über exzellente Ergebnisse der operativen Behandlung. Die Rückkehr zur vollen sportlichen Aktivität ist bei 87–93% der Patienten zu erwarten.

Literatur

Anderson, K., S.M. Strickland, R. Warren (2001): Hip and groin injuries in athletes. Am J Sports Med 29 (4): 521–533
Azurin, D.J., L.S. Go, A. Schuricht, J. McShane, A. Bartolozzi (1997): Endoscopic preperitoneal herniorrhaphy in professional athletes with groin pain. J Laparoendosc Adv Surg Tech A 7 (1): 7–12
Hackney, R.G. (1993): The sports hernia: a cause of chronic groin pain. Br J Sports Med 27 (1): 58–62
Kumar, A., J. Doran, M.E. Batt, J.S. Nguyen-Van-Tam, I.J. Beckingham (2002): Results of inguinal canal repair in athletes with sports hernia. J R Coll Surg Edinb 47 (3): 561–565
Lynch, S.A., P.A. Renstrom (1999): Groin injuries in sport: treatment strategies. Sports Med 28 (2): 137–144
Srinivasan, A., A. Schuricht (2002): Long-term follow-up of laparoscopic preperitoneal hernia repair in professional athletes. Laparoendosc Adv Surg Tech A 12 (2): 101–106

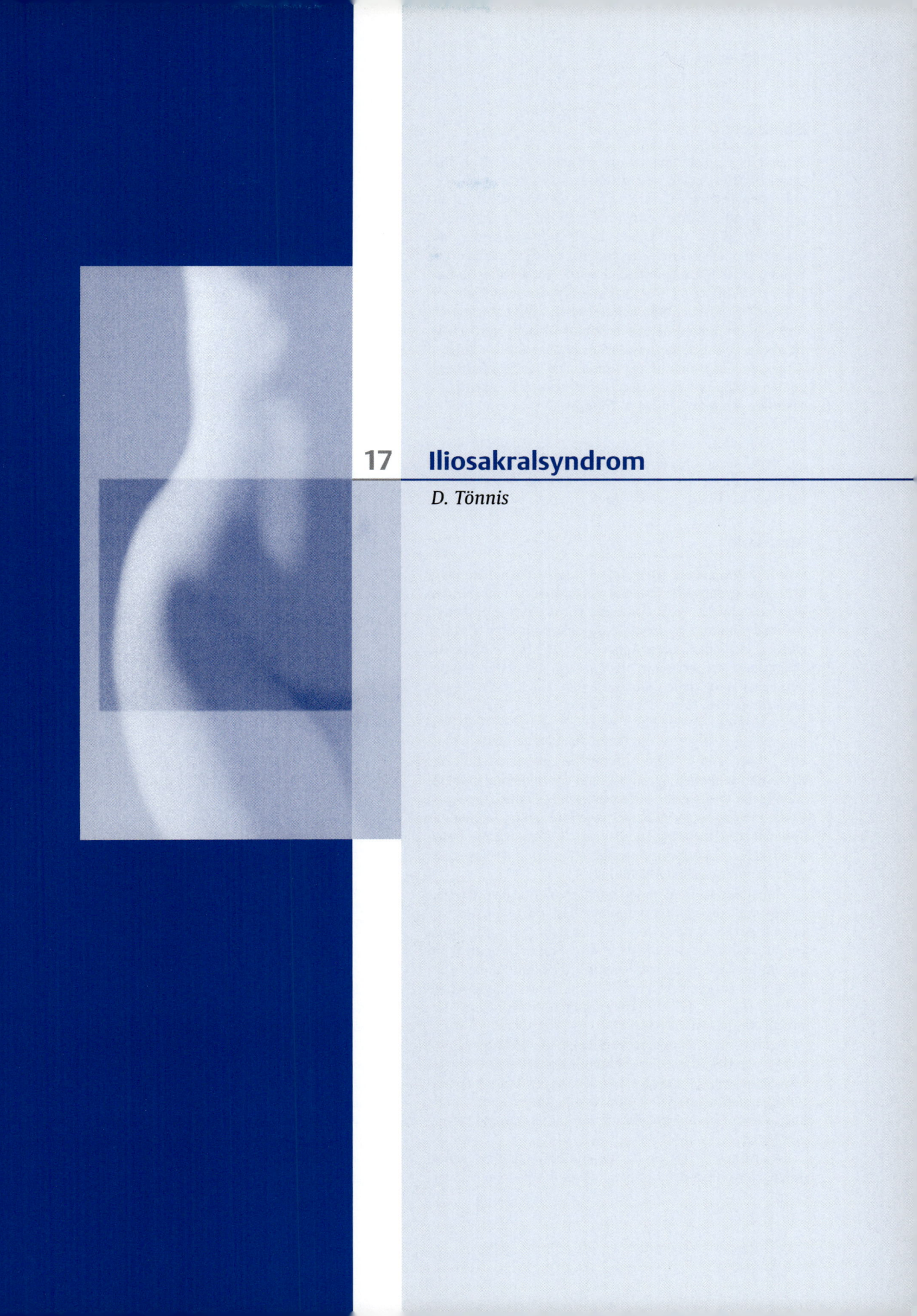

17 Iliosakralsyndrom

D. Tönnis

Einleitung

Es gibt in der Schulmedizin den Ausdruck Zervikal- und Lumbalsyndrom, der Begriff Iliosakralsyndrom wird aber nur selten und im Wesentlichen nur von Manualtherapeuten verwendet. Lange Zeit wurde man bei Nennung dieses Krankheitsbildes von vielen zweifelnd angesehen und manche Kollegen sowie Neurologen und Neurochirurgen kennen seine Einzelheiten auch heute oft noch nicht. Saxl (1931) und Bragard (1933) haben es früher schon sehr zutreffend beschrieben und von dem Ischiasbild abgegrenzt. Als dann der Bandscheibenvorfall als Ursache der Ischialgie entdeckt wurde, geriet das Iliosakralsyndrom wieder in Vergessenheit. Man musste es schon von den Manualtherapeuten lernen und dann durch eindrucksvolle Fälle darauf gestoßen werden (Tönnis u. Mitarb. 1970). Heute gibt es jedoch eine ganze Anzahl von Beschreibungen (Aalam u. Hoffmann 1975, Klawunde u. Zeller 1975, Thalheim 1975, Jauch 1977, Helbling 1978, Winkel 1992, Kissling u. Michel 1997, van der Wurff 2000) sowie viele Grundlagenuntersuchungen, die wir im Folgenden zitieren.

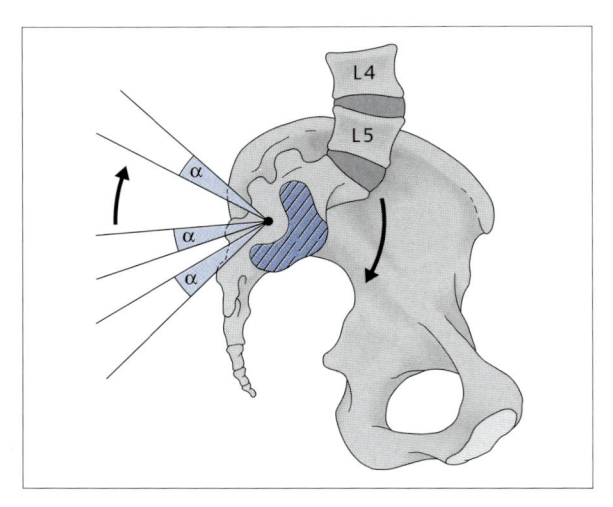

Abb. 17.1 Becken und Flächen des Iliosakralgelenks in Seitenansicht. Der Punkt hinter der Gelenkfläche deutet die Lage des Drehzentrums des Kreuzbeins an, wenn das Becken fixiert ist.

Anatomie

Das Iliosakralgelenk weist eine Knorpelfläche an jeder Seite des Kreuzbeins auf und gegenüber je eine an den Beckenschaufeln. Es hat fast die Form eines Bumerangs, wobei der untere horizontale Schenkel am Oberrand der Incisura ischiadica major liegt (Abb. 17.1). Der vordere Teil steigt dann fast senkrecht an. Von dem hintersten Teil der Beckenschaufel ziehen starke Bänder zur Rückfläche des Kreuzbeins, die es im Stehen halten (Abb. 17.2). Der Gelenkknorpel ist an der Oberfläche faserig, in der Tiefe hyalin und hat Fasern, die die Gelenkflächen verbinden. Rouvire (1948) und frühere Autoren beschrieben schon das Vorhandensein einer Synovialis und Gelenkkapsel. Die Flächen fügen sich konvex und konkav bis zu einem gewissen Grade ineinander (s. Abb. 17.2). Sie müssen im Stehen das Gewicht des Oberkörpers über das Becken auf die Beine übertragen. Schaukelbewegungen laufen um eine quer verlaufende Achse (s. Abb. 17.1).

Von außen kann man den hintersten Rand des „Gelenkbumerangs" dicht unter der Spina iliaca posterior superior unter den Bändern tasten. Unmittelbar unter der Spina verläuft dann der Gelenkspalt horizontal nach ventral am Boden des Spaltes durch den die tragenden Bänder vom hintersten Beckenrand zur seitlichen Kreuzbeinoberfläche ziehen. Hier ist die Druckempfindlichkeit bei dem Iliosakralsyndrom zu suchen.

Neue Untersuchungen von Grob u. Mitarb. (1995) haben ergeben, dass das Iliosakralgelenk an den Sakralnervenwurzeln 1–4 angeschlossen ist. Es besitzt tiefensensible und schmerzleitende Verbindungen zum Großhirn, die im Tierversuch geprüft wurden (Sakamoto u. Mitarb. 2001).

Der frühere Streit, ob das Gelenk beweglich ist, wurde durch verschiedene Untersuchungen geklärt (Pauwels

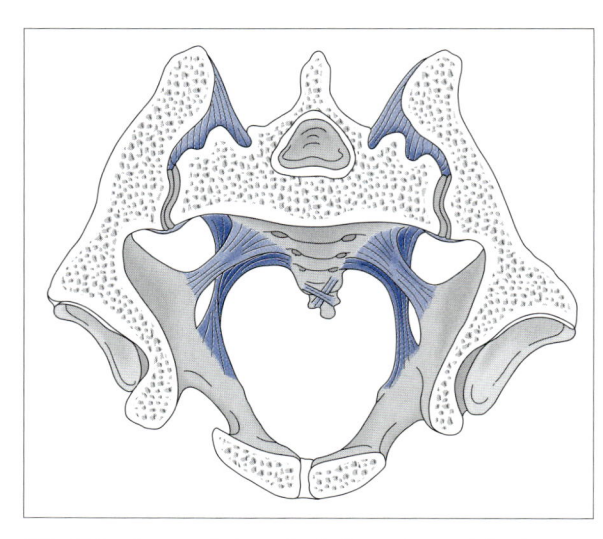

Abb. 17.2 Horizontalschnitt durch das Becken und die Iliosakralgelenke in einer für das Stehen typischen Beckenkippung. Zu erkennen ist, wie das Kreuzbein durch Bänder von kranialdorsal gehalten wird. Die Verzahnung im Becken ist nur gering.

1965, Egund u. Mitarb. 1978, Sturessa 1989, Kissling u. Mitarb. 1990). Es gibt leichte Vor- und Rückkippungen und auch Verlagerungen in andere Richtungen bis zu einem Winkel von 4° (Winkel 1992). Diese Verlagerungen betragen beim Gesunden weniger als 1 cm (Kissling u. Mitarb. 1990). Durch Bänderlockerungen, Altersverschleiß und stärkere Gewalteinwirkungen können die Verlagerungen in Einzelfällen auch weiter gehen. Sturesson u. Mitarb. (2000) haben aber auch gezeigt, dass es für den Einbeinstand einen selbstschließenden Mechanismus im Iliosakralgelenk gibt.

Ätiologie

Der Iliosakralsschmerz unspezifischer Art kann von verschieden Ursachen ausgelöst werden:
- **Gelenkblockierungen**: zufällig oder bei größeren körperlichen Anstrengungen.
  In unserem ersten Krankengut war z.B. auch ein Kollektiv von jungen Bundeswehrsoldaten, die sich Iliosakralblockierungen zugezogen hatten (Tönnis u. Mitarb. 1970).
- **Gelenkblockierungen durch hormonelle Auflockerung der Beckenringbänder vor einer Geburt**: Der Körper bei Schwangeren bildet in den Monaten vor der Entbindung das Hormon Relaxin, das die Bänder der Iliosakralgelenke und der Symphyse lockert und damit den Durchtritt des kindlichen Kopfes erleichtert (Tönnis 1984, 1987). Es kommt dadurch leicht zu Gelenkverschiebungen, Blockierungen und Schmerzen, auch nachts beim Liegen. Sie lassen sich durch Chiropraktik leicht und ohne Kraftaufwand beseitigen. Schwere chronische Lockerungen bei Mehrgebärenden müssen manchmal aber auch operativer Behandlung zugeführt werden (Hagen 1974).
- **Verschiebung der Iliosakralgelenke bei Hüftarthrosen und Hüfteinsteifungen**: Wenn ein Hüftgelenk bei Arthrose einsteift, nimmt es gewissermaßen die Beckenschaufel bei seinen Bewegungen mit und führt dadurch zu Blockierungen in endgradigen Stellungen des Gelenks. Interessant ist, dass bei verschiedenen Untersuchern auch das Iliosakralgelenk der Gegenseite betroffen war (Solonen 1957, Aalam u. Hoffmann 1975). Nach Einsetzen eines künstlichen Hüftgelenks fallen diese Blockierungen weg. Einige Male beobachteten wir aber auch 3–4 Wochen später noch mal einen Iliosakralschmerz, der sich dann durch 1–2 Kortisoninjektionen sofort beseitigen ließ. Hier musste sich wahrscheinlich das Iliosakralgelenk erst wieder an die neuen Verhältnisse anpassen.
- **Verschiebung durch Fehlstatik aller Arten**: zum Beispiel bei Lumbalskoliosen, Anomalien des lumbosakralen Übergangs wie Sakralisierung des 5. Lendenwirbels oder Lumbalisierung des 1. Sakralsegmentes, vor allem wenn halbseitig verschieden ausgeprägt, bei Hüftarthrodesen mit unterschiedlicher An- und Abspreizung des Beines und nach Beinamputationen. Bei allen Arten der Fehlstatik durch Tiefertreten einer Seite und Höhertreten der anderen wird das tiefere Iliosakralgelenk mehr auf Druck belastet, das höhere mehr auf Zugspannung in seinen Bändern. Die Seite des Schmerzes ist dabei nicht immer einheitlich. Der Versuch eines Längenausgleiches durch Schuherhöhung sollte gemacht werden.
- **Bei Altersarthrosen und Überlastung des Gelenks**: Die Schmerzursache muss nicht immer eine Gelenkblockierung sein. Sie ist es sogar häufiger nicht. Bei Altersarthrose des Iliosakralgelenks und auch durch sehr senkrechte Gelenkspalten und weniger „kartenherzförmige" treten Gelenkspaltverschmälerungen und -sklerosierungen auf und die Empfindlichkeit für Arbeiten in gebückter Stellung, langes Sitzen oder Stehen wächst.

Diagnostik

Klinische Diagnostik

Typische Beschwerden sind sakrale Schmerzen nach langem Sitzen, im Auto oder bei langen Veranstaltungen mit Besserung bei Bewegung, während bei Bandscheibenvorfällen der Schmerz bei Belastung auftritt und sich beim Sitzen und Liegen bessert. Iliosakralschmerzen treten aber auch bei älteren Menschen bei langem Stehen auf, wenn schon eine gewisse Arthrose vorhanden ist.

Der Schmerz wird in der Tiefe des Iliosakralgelenks verspürt, kann in das Gesäß, gelegentlich auch bis zum Oberschenkel und an die Unterschenkelaußenseite herabziehen und als leicht brennend empfunden werden. Sensibilitätsstörungen fehlen. Bei starken Blockierungen kann der Schmerz auch äußerst intensiv sein.

Das hervorstechende Merkmal bei der klinische Untersuchung ist ein deutlicher Druckschmerz über dem Iliosakralgelenkspalt dicht unter und medial der Spina iliaca posterior superior manchmal auch am Ansatz des Lig. iliolumbale an der Beckenkammecke dorsal. Das Rückneigen des Körpers oder Rückstrecken des Beines kann im Iliosakralbereich schmerzen, ebenso das Neigen des Körpers zur Seite. Das Abspreizen des im Hüft- und Kniegelenk je 90° gebeugten Beines verstärkt die Schmerzen ebenfalls (Patrick-Zeichen). Beim gestreckten Anheben des Beines im Liegen tritt ein Iliosakralschmerz auf, kein ausstrahlender Ischiasschmerz, der mit weiterem Heben immer stärker wird (Lasgue-Zeichen bei Bandscheibenvorfall). Ein anderes typisches Zeichen ist die variable Beinlänge. Beim Aufsetzen aus der Rückenlage bei gestreckt liegenden Beinen tritt auf der blockierten Seite eine leichte Beinverlängerung auf.

Eine neurologische Untersuchung mit Prüfung der Sensibilität und Motorik gehört selbstverständlich immer zum Ausschluss eines Bandscheibenvorfalls. Iliosakralbeschwerden sind aber ungleich häufiger.

Bildgebende Diagnostik

Ein Röntgenbild des Beckens unter Einschluss des gesamten Kreuzbeins sollte sicherheitshalber bei ersten Beschwerden immer angefertigt werden. Häufig fallen dabei keine Besonderheiten auf. Das schließt Gelenkblockierungen und beginnende Arthrose nicht aus. Manchmal fallen, wie schon erwähnt, sehr senkrecht gestellte Iliosakralfugen auf. Bei Arthrose wird der Gelenkspalt ein wenig enger, sklerosiert oder ankylosiert bei Männern ab 50 Jahren auch häufiger mit marginalen schnabelförmigen Osteophyten (Brooke 1924).

Genauere Knochendiagnostik liefert selbstverständlich ein CT in mehreren Schichten (Dihlmann u. Mitarb. 1979). Ein Szintigramm (Seyss 1973) oder eine MRT (Guglielmi u.

Mitarb. 2000) lassen noch früher als das CT eine verstärkte Aktivität bei Reizzuständen des Iliosakralgelenks erkennen. Sie sind aber selten erforderlich.

Differenzialdiagnose

Differenzialdiagnostisch sind folgende Krankheitsbilder zu berücksichtigen:
- **entzündliche Erkrankungen** (meist beidseitig):
  - Spondylitis ankylosans (Morbus Bechterew), Psoriasisarthropathie, Morbus Reiter,
  - Enteropathien: Colitis ulcerosa, Enterocolitis regionalis (Morbus Crohn), Zöliakie u. a.,
  - chronische Polyarthritis, familiäres Mittelmeerfieber u. a.,
- **infektiöse Erkrankungen** (oft einseitig): Tuberkulose, Bruzellose, Staphylococcus aureus,
- **Osteopathien**: Osteoporose, Osteomalazie, Hyperparathyreoidismus, renale Osteodystrophie, Ostitis deformans Paget,
- **benigne** und **maligne Tumoren**,
- **Knochenspanentnahmen an der hinteren Beckenschaufel**: Diese können die tragenden Bandverankerungen für das Kreuzbein schädigen und ebenfalls Beschwerden verursachen. Knochenspanmaterial sollte deshalb etwas weiter ventral entnommen werden.

Prinzipiell muss immer auch an ein großes Spektrum anderer Krankheiten gedacht werden.

Therapie

Chiropraktik ist induziert und erfolgreich, wenn Gelenkblockierungen plötzlich auftreten und nicht durch dauerhafte Fehler der Statik und Hüftgelenkarthrosen verursacht werden. Bei Iliosakralarthrosen, auch wenn sie im Röntgenbild noch nicht oder nur gering zu sehen sind, bewähren sich Kortisoninjektionen. Wir benutzen sie seit 1970 mit ganz überwiegendem Erfolg und verfügen auch über Erfahrungen am eigenen Körper.

Die 6–8 cm lange Nadel, je nach Weichteilmantel, wird nach Desinfektion dicht unter und medial der Spina iliaca posterior superior zuerst senkrecht auf den hinteren knöchernen Gelenkrand vorgeschoben (Abb. 17.3). Hier wird ein Teil des Kortisons injiziert. Dann wird die Nadel etwa 30° nach außen gerichtet und in den Bänderspalt über dem anterioren Verlauf des Gelenkrandes geschoben. Das gelingt auch nur ein Stück, dann ändert er meist seine Richtung. Auch hier wird der Spritzeninhalt verteilt. Es empfiehlt sich deshalb zu der Dosis von beispielsweise 40 mg Volon A 3–4 cm³ Novocain 1% zu geben, damit man die Dosis etwas mehr verteilen kann.

Zu beachten ist, dass die Nadel wirklich den Knochenkontakt unmittelbar medial und unter der Spina iliaca posterior superior erreicht und dann nach außen gerichtet den Bänderspalt. Wenn das nicht der Fall ist, läuft die Nadel entweder in das Foramen ischiadicum majus und

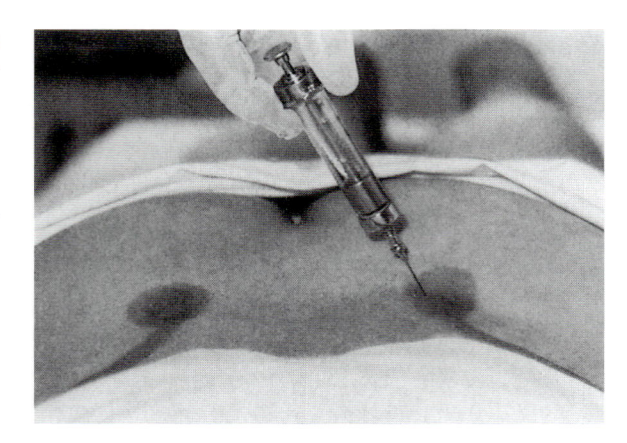

Abb. 17.3 Kortisoninjektion an den Rand des Iliosakralgelenks (siehe Text).

muss mehr kranial platziert werden oder der Gelenkspalt ist so weit und klaffend, dass man keinen Boden findet. Dann sollte die Nadel zurückgezogen werden, um nicht in die Nähe des N. ischiadicus zu kommen.

Zusammenfassung

Das Iliosakralsyndrom ist sehr häufig. Man muss nur die Symptomatik und Diagnostik kennen, die nicht schwierig sind. Röntgenbilder zeigen oft noch keine Veränderungen. Chiropraktik und eine Kortisoninjektion helfen schnell. Selten ist mehr erforderlich. Problematischer wird es nur bei Fehlstatik der Wirbelsäule und des Kreuzbeins und Hüftarthrosen. Hier müssen Zusatzmaßnahmen erfolgen.

Literatur

Aalam, M., P. Hoffmann (1975): Beeinträchtigung der Beckenfugen durch einseitige schwere Hüftgelenksleiden. Arch Orthop Trauma Surg 82: 257–262

Bragard, K. (1933): Kreuzschmerzen durch Lockerung der Kreuzdarmbeingelenke. Alte und neue Verfahren der Untersuchung und Behandlung. Münch Med Wschr 80: 1240

Brooke (1924): The sacroiliac joint. J Anat 58: 298

Coventry, M.B., E.M. Tapper (1972): Pelvic instability. J Bone Joint Surg 51-A: 83–101

Dihlmann, W., G. Müller (1969): Iliosakralveränderungen als Frühsymptom des Hyperparathyreoidismus. Fortschr Geb Roentgenstr Nuclearmed 111: 558–565

Dihlmann, W., K.F. Gurtler, M. Heller (1979): Sakroiliakale Computertomography. Fortschr Geb Roentgenstr Nuclearmed 130: 656–695

Egund, N., T.H. Olson, H. Schmid, G. Selvik (1978): Movements in the sacroiliac joints, demonstrated with roentgen stereophotogrammetry. Acta Radiologica Diagn 19: 833–846

Grob, K.R., W.L. Neuhuber, R.O. Kissling (1995): Die Innervation des Sacroiliacalgelenkes beim Menschen. Z Rheumatol 54: 117–122

Guglielmi, G., A. De Serio, A. Leone, M. Cammisa (2000): Imaging of sacroiliac joints. Rays (Italy) 25: 63–74

Hagen, B. (1997): Pelvic girdle relaxation from an orthopaedic point of view. Acta Orthop Scand 45: 550–563

Helbling, R. (1978): Das Iliosakralgelenk nach Hüftarthrodese. Z Orthop 116: 113–123

Jauch, G. (1977): Iliosakralgelenksblockierung und pos. Patricksches Phänomen bei der Dysplasiehüfte. Beitr Orthop Traumatol 24: 554–557

Kissling, R., B.A. Michel (1997): Das Sakroiliacalgelenk. Grundlagen, Diagnostik und Therapie. Enke, Stuttgart

Kissling, R., C. Brunner, H.A. Jacob (1990): Zur Beweglichkeit der Iliosakralgelenke in vitro. 128: 282–288

Klawunde, G., H.J. Zeller (1975): Elektromyographische Untersuchungen zum Hartspann des M. iliacus (sagittale Blockierungen im lumbo-iliosakralen Bereich). Beitr Orthop Traumatol 22: 418–424

Pauwels, F. (1965): Beitrag zur Klärung der Beanspruchung des Beckens, insbesondere der Beckenfugen. In: Abhandl. zur funkt. Anatomie d. Bewegungsapparates. Springer, Heidelberg

Rouvire, H. (1948): Anatomie humaine descriptive et topographique. Masson, Paris

Sakamoto, N., T. Yamashita, T. Takebayashi, M. Sekine, S. Ishii (2001): An electrophysiologic study of mechanoreceptors in the sacroliac joint and adjacent tissues. Spine 26: 468–471

Saxl, A (1931): Die Arthritis des Sacroiliacalgelenkes. Arch Orthop Trauma Surg 30: 361–376

Seyss, R. (1973): Zur radiologischen Diagnostik der Ileosakralregion. Beitr Orthop 20: 160–164

Solonen, K.A. (1957): The sacroiliac joint in the light of anatomical, roentgenological and clinical studies. Acta Orthop Scand 27

Sturesson, B., A. Uden, A. Vleeming (2000): A radiostereometric analysis of movements of the sacroiliac joints during the standing hip flexion test. Spine 25: 364–368

Thalheim, W.(1975): Die Differentialdiagnose wichtiger Funktionsstörungen im Beckenbereich. Beitr Orthop Traumatol 22: 430–434

Tönnis, D (1972): Pathologie und Therapie der Kreuzdarmbeinfugen. Orthop Praxis 8: 224–226

Tönnis, D. (1977): Das Ilioskralsyndrom – Ursachen, Diagnostik,Therapie. Orthop Praxis 13: 637–643

Tönnis, D. (1984): Die angeborene Hüftdysplasie und Hüftluxation. Springer, Heidelberg: 69

Tönnis, D. (1987): Congenital dysplasia and dislocation of the hip. Springer, Heidelberg: 66

Tönnis, D., K. Hördegen, H.W. Bär (1970): Reizzustände des Iliosakralgelenkes, ihre Symptomatik und Behandlung. Arch Orthop Trauma Surg 68: 358–369

Wilke, H.J., K. Fischer, B. Jeanneret, L. Claes, F. Magerl (1997): In-vivo-Messung der dreidimensionalen Bewegung des Iliosakralgelenks. Z Orthop 135: 550–556

Winkel, D. (1992): Das Sakroiliakalgelenk. Fischer, Stuttgart

van der Wurff, P. (2000): Clinical tests of the sacroiliac joint. Man Ther (Scotland) 5: 89–96

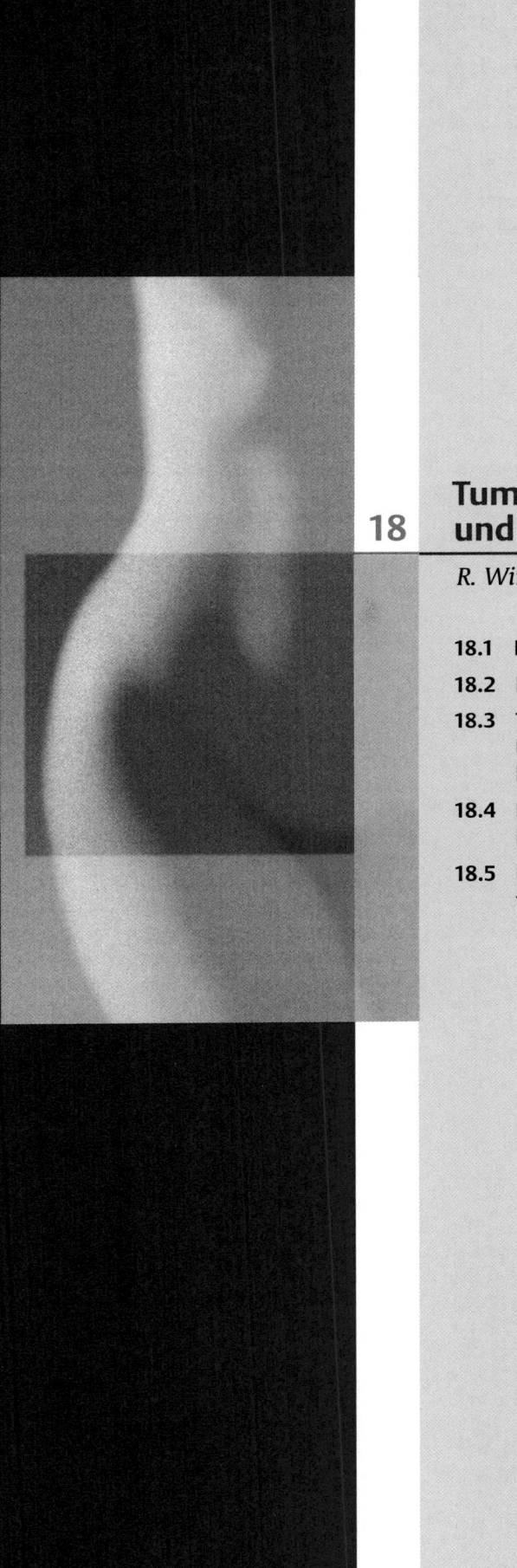

18 Tumoren des Beckens und der Hüfte

R. Windhager

18.1 Einleitung

18.2 Diagnostik

18.3 Therapeutische Prinzipien – Indikationen und Auswahl adäquater Behandlungsmethoden

18.4 Häufige Diagnosen, Behandlungsergebnisse und Prognosen

18.5 Erfahrungen und Empfehlungen für die klinische Praxis

18.1 Einleitung

Tumoren des Beckens und der Hüfte sind eine heterogene Gruppe primär benigner, primär maligner und sekundär maligner Neoplasien sowie tumorsimulierender Veränderungen, die ein differenziertes Vorgehen hinsichtlich der Diagnostik sowie der therapeutischen Maßnahmen erfordern (Campanacci 1990, Kotz u. Mitarb. 1983).

Synonyme

Die Synonyme für einzelne Entitäten haben sich nach Vereinheitlichung der Nomenklatur durch die histogenetisch orientierte WHO-Klassifizierung (Schajowitz 1972, Enzinger u. Weiss 1995) weitgehend reduziert und sollen nur in Einzelfällen bei der Beschreibung der Krankheitsbilder erwähnt werden.

Definition

Definitionsgemäß sind primär benigne und maligne **Tumoren** durch ein **autonomes Wachstum** gekennzeichnet, wobei sich benigne Prozesse durch eine deutlich langsamere Wachstumsgeschwindigkeit sowie die fehlende oder nur in Ausnahmefällen vorhandene Fernmetastasierung von den malignen unterscheiden. Als sekundär maligne Tumoren werden knöcherne Absiedelungen von anderen Primärtumoren bezeichnet, die fast ausnahmslos ein beginnendes oder bereits eingetretenes generalisiertes Stadium darstellen und bei denen die Wachstumsprogredienz von der Grundkrankheit bestimmt wird. **Tumorsimulierende Veränderungen** hingegen sind lokale oder multilokulär auftretende **Gewebedifferenzierungsstörungen**, die einerseits als Hamartome, Dysplasie oder Hyperplasie in Erscheinung treten können.

Ätiologie und Pathogenese

Während die Ätiologie dieser verschiedenen Krankheitsbilder trotz deutlicher Fortschritte auf molekularbiologischer Ebene nahezu unbekannt ist, konnte das Verständnis über die Pathogenese deutlich erweitert werden.

Während primär maligne Knochentumoren mit 10 neu aufgetretenen Fällen pro 1 Million Einwohner und Jahr extrem selten sind und in einer orthopädischen Praxis nur gelegentlich vorkommen, sind primär benigne Tumoren, tumorsimulierende Veränderungen und **sekundär maligne Tumoren** wesentlich häufiger zu finden, wobei letztere im Becken und proximalen Femur nach der Wirbelsäule ihre **zweithäufigste Lokalisation** haben. Über die Inzidenz von benignen Tumoren und tumorsimulierenden Veränderungen gibt es in der Literatur nur wenige verlässliche Daten, da eine exakte Dokumentation dieser Fälle meist nur in Tumorzentren mit einem selektionierten und damit nicht repräsentativen Patientengut stattfindet.

Entscheidend für das diagnostische und therapeutische Management sind die Differenzierung aggressiver von harmlosen Veränderungen sowie eine **Grundkenntnis des biologischen Verhaltens** der häufigsten Tumoren. Während bei Knochenmetastasen das chirurgische Vorgehen keinen Einfluss auf den weiteren Krankheitsverlauf besitzt, ist bei primär malignen Tumoren die chirurgische Therapie ein wesentliches Behandlungselement, welches für das Überleben des Patienten eine entscheidende Rolle spielt. Es ist also von Bedeutung, nicht nur die Diagnose frühzeitig zu stellen, sondern entsprechende Therapiewege einzuleiten, bevor noch durch eine inadäquate Biopsie oder Voroperation eine Extremitätenerhaltung verhindert oder gar durch Verzögerung das Leben des Patienten gefährdet wird.

18.2 Diagnostik

18.2.1 Klinische Diagnostik

Tumoren im Becken- und Hüftbereich manifestieren sich meist durch **uncharakteristische** bohrende, teilweise belastungsabhängige Schmerzen, die gelegentlich in das Kniegelenk ausstrahlen oder manchmal nur im Kniegelenk wahrgenommen werden. Nachtschmerzen finden sich ebenso bei Entzündungen wie Tumoren und sollten als erstes Indiz für eine Erkrankung aus dem entzündlichen oder neoplastischen Formenkreis wahrgenommen und auch ernst genommen werden. Gewichtsverlust, Abgeschlagenheit, Blässe und Fieber lassen sich mit Ausnahme von Patienten mit sekundären Tumoren meist nur im fortgeschrittenen Stadium eines primär malignen Knochen- oder Weichteiltumors erheben.

Bei der **klinischen Untersuchung** findet man im Bereich des Beckens und der Hüfte nur bei großen Tumoren eine tastbare Schwellung, deren Konsistenz derb, prallelastisch oder knochenhart sein kann. Im Falle von Weichteiltumoren sollte die Verschiebbarkeit gegenüber der Unterlage geprüft werden. Die funktionelle Untersuchung zeigt nur bei Gelenkeinbruch oder Kapselinfiltration eine deutliche intraartikuläre Symptomatik und sollte bei pathologischen Frakturen unterlassen werden. Die palpatorische Untersuchung sollte vor allem Druckschmerzpunkte genau erfassen, um eine entsprechende Korrelation mit der bildgebenden Diagnostik zu erzielen. Im Becken- und

Hüftgelenkbereich ist die Palpation der Lymphknotenstationen von entscheidender Bedeutung, ebenso wie die Untersuchung der peripheren Nerven und der Durchblutung.

Die **Labordiagnostik** ist unspezifisch und ergibt keine verlässliche Information; lediglich eine erhöhte alkalische Phosphatase lässt auf einen erhöhten Knochenumbau schließen, ebenso wie eine Gammabande in der Elektrophorese auf ein Plasmozytom hinweist.

18.2.2 Bildgebende Diagnostik

Der Algorithmus der Abklärung beginnt mit einem **Nativröntgen**, welches einen ersten Anhaltspunkt für die Dynamik des Geschehens gibt. Die hieraus gewonnene Information kann **durch zusätzliche Untersuchungen** wie Ultraschall, Computertomographie, Ganzkörper- und/oder Lokalszintigraphie (mit 3-Phasen-Sequenzszintigraphie) sowie Kernspintomographie **abgerundet** werden.

Röntgendiagnostik. Die erste Röntgenaufnahme sollte einen möglichst großen Abschnitt des Os ilium sowie des proximalen Femurs darstellen und muss immer **in zwei Ebenen** durchgeführt werden.

Die radiologische Tumordiagnostik beginnt mit einer detaillierten **systematischen Analyse** der röntgenmorphologischen Knochenveränderungen, um so die Läsion möglichst vollständig zu erfassen.

Neben der Beschreibung der genauen **Lokalisation** sollte die Veränderung der **Kortikalis** sowie **Spongiosa**, die **Tumormatrix** und anschließend die Veränderungen um den Knochen, wie **periostale Reaktionen** oder **Weichteilverkalkungen**, beschrieben werden.

Rein deskriptiv werden **osteolytische** und **osteoplastische** sowie **gemischt osteolytisch-osteoplastische** Läsionen unterschieden:

- **Osteolytische Destruktionen**:
  - **Feinfleckige permeative osteolytische Destruktion**: Dieses Muster findet man bei aggressiven Prozessen (Abb. 18.1 a), welche sich gegenüber dem umgebenden Knochengewebe (Kortikalis, Spongiosa und Markraum) nur unscharf abgrenzen. Die wahre Ausdehnung des Tumors ist im Kernspintomogramm in der Regel größer und sehr häufig findet sich bei diesem Destruktionsmuster eine periostale Begleitreaktion oder ein Weichteiltumor.
  - **Mottenfraßähnliche Knochendestruktion**: Diese Veränderung findet man bei vielen primären, aber auch sekundären Knochentumoren (Abb. 18.2 a)

a   **b**   **c**

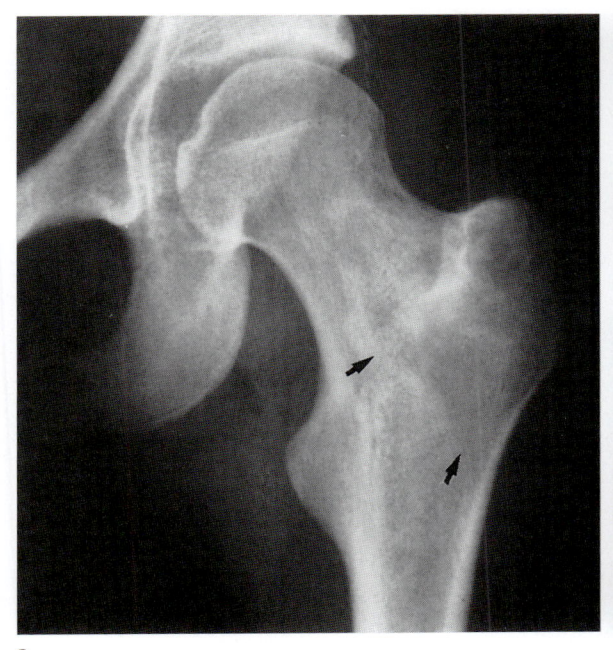

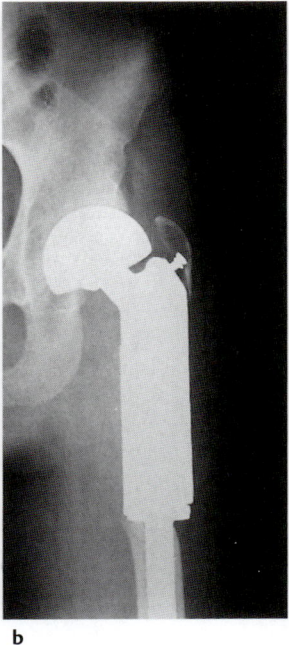

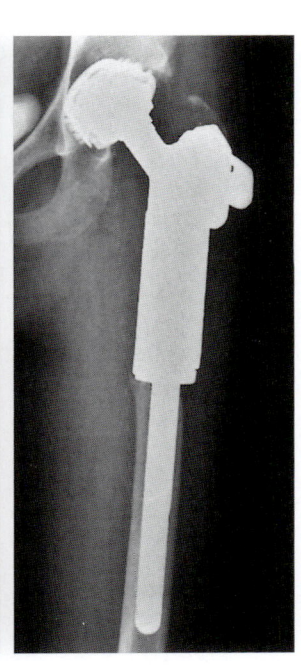

Abb. 18.1 a–c 18-jährige Patientin mit Ewing-Sarkom.
a Feinfleckige permeative osteolytische Destruktion im Schenkelhals- und Trochanterbereich links.
b Nach Tumorresektion Rekonstruktion mit einer modularen Resektionsendoprothese und Hemiarthroplastik (Bizentrikkopf). Die Fixation des Trochanterrestes mit einer Polyäthylenplatte als kleinstmöglicher Eingriff im Rahmen der neoadjuvanten Chemotherapie.
c Wegen zunehmender Hüftbeschwerden wurde 2,5 Jahre postoperativ eine Pfannenimplantation notwendig. Die Hüftabduktion konnte durch Verwendung eines Trochanter-Fixationsbügels deutlich gebessert werden und ermöglicht ein hinkfreies Gehen.

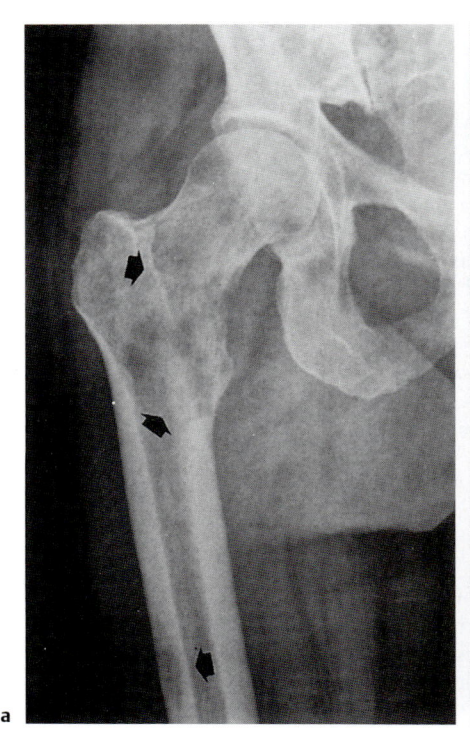

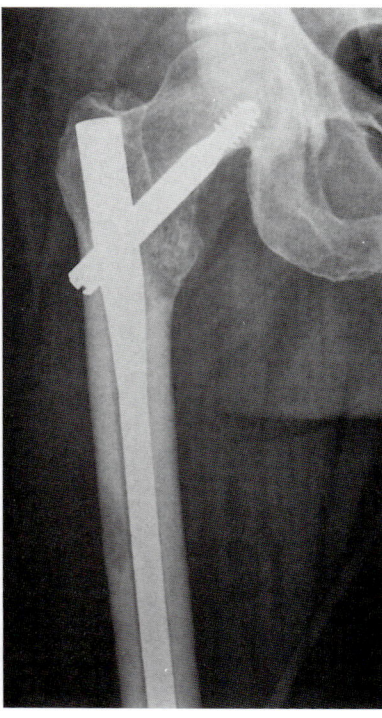

Abb. 18.2 a u. b Mottenfraßähnliche Destruktion im gesamten Schenkelhals sowie auch im Diaphysenbereich bei metastatischer Absiedelung eines Mammakarzinoms (**a**). Aufgrund des multiplen Befalls und der guten Strahlensensibilität dieses Tumors wurde eine intramedulläre Stabilisierung mit einem Gammanagel durchgeführt und eine Radiatio veranlasst (**b**).

und beschreibt kleinere oder größere, vereinzelt stehende oder auch konfluierende Destruktionsherde.
– **Großflächige osteolytische Destruktion**: Diese Veränderung ist charakteristisch für benigne und maligne Tumoren mit relativ langsamer Wachstumsgeschwindigkeit. Die Destruktionsherde besitzen eine relativ scharfe Begrenzung mit glatten oder mehrbuchtigen Rändern sowie gelegentlich einer Sklerosierung (Abb. 18.3 a).

- **Osteoplastische Knochenveränderungen**: Diese finden sich vor allem bei Tumoren, die zur Knochenneubildung neigen, wie dem Osteosarkom, Osteoblastom bzw. Osteoidosteom. Im Gegensatz dazu sind die Knochenneubildungen bei Prostata- und Mammakarzinom (Abb. 18.4 a) reaktiv bedingt; zu differenzieren sind Tumoren, die eine kalzifizierende Matrix bilden, wie das Chondrom oder Chondrosarkom (Abb. 18.5 a).

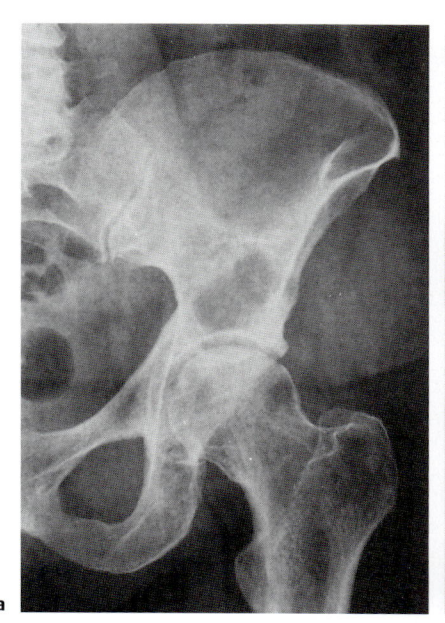

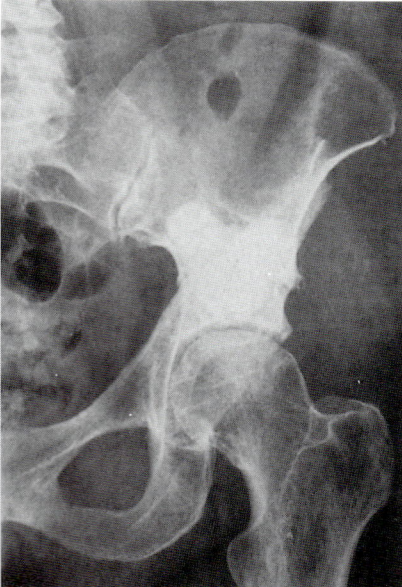

Abb. 18.3 a u. b Großfleckige osteolytische Destruktion im linken Azetabulum bei Mammakarzinommetastase (**a**). Wegen der Gefahr der Infrakturierung wurde nach präoperativer Embolisation eine Tumorkürettage und Auffüllung mit Methylmetacrylat durchgeführt sowie eine postoperative Radiatio angeschlossen (**b**).

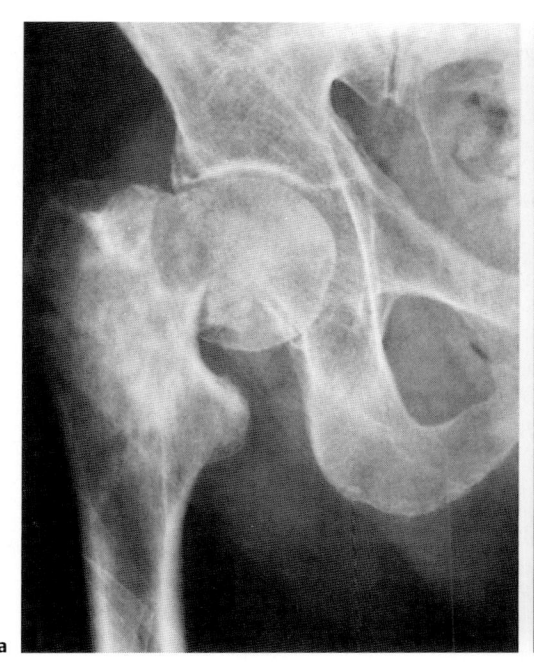

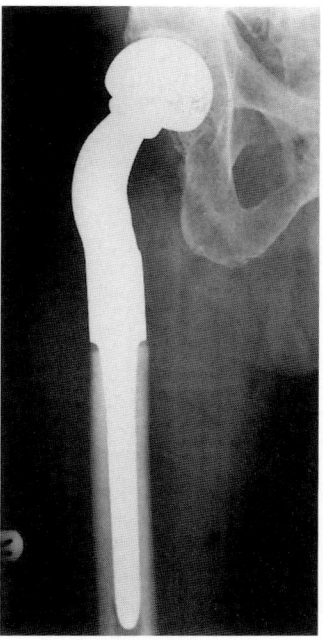

Abb. 18.4 a u. b Osteoplastische Knochenveränderung bei einer Prostatakarzinommetastase im Schenkelhals mit pathologischer Fraktur (**a**). Nach proximaler Femurresektion Rekonstruktion mit einer Krückstockprothese und Hemiarthroplastik (**b**).

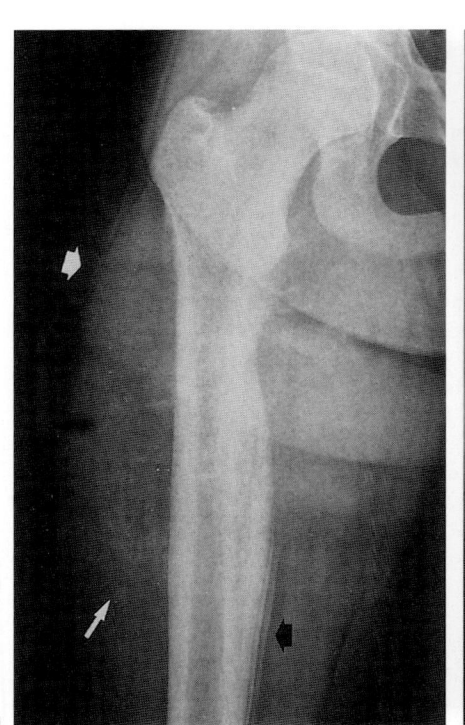

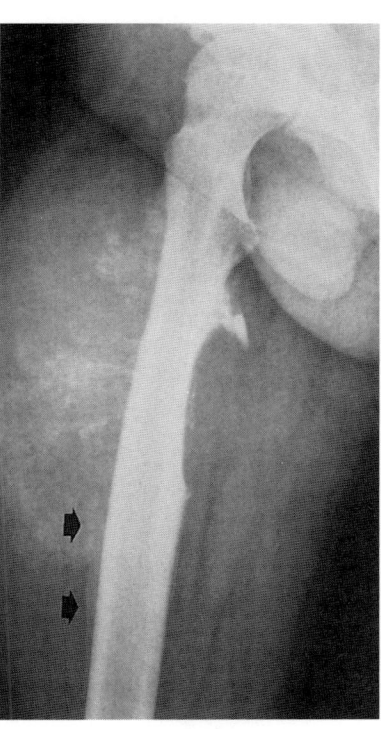

Abb. 18.5 a u. b Osteosarkom des proximalen Femurs.
a Lamelläre Periostreaktion medialseitig (schwarzer Pfeil), gering auch lateralseitig im distalen Bereich der Läsion. Spikuläre Reaktion im Bereich des Weichteiltumors: Hair on End kranial (kurzer weißer Pfeil) und Sunburst pattern distal (langer weißer Pfeil).
b Typischer Periostsporn (Codman-Dreieck) im vorderen distalen Bereich der Läsion.

- **Gemischte Knochenreaktionen**: Die Mehrzahl der primären und sekundären Knochentumoren zeigt eine Kombination aus Knochendestruktion und -neubildung. Die Kombination aus zentraler Osteolyse mit peripherer Sklerose kennzeichnet eine Läsion mit mittelgradig bis geringer Aggressivität.

- **Matrix**: Im Gegensatz zur reaktiven Knochenneubildung im Randbereich einer Läsion können Osteosarkome sowie Osteoblastome und Osteoidosteome Knochen neu bilden. Chondrogene Tumoren hingegen zeigen häufiger Verkalkungen als Verknöcherungen der Tumormatrix. Rein fibröse oder rein chondroide Matrix-

formen, die keine Mineralisationen aufweisen, imponieren radiologisch als osteolytische Knochendestruktion. Einzig und allein die fibröse Dysplasie weist bei stärker verkalkter osteoider Matrix radiologisch eine milchglasartige Trübung auf.
- **Periostale Knochenreaktionen**: Diese vorwiegend bei primär malignen, jedoch auch bei sekundär malignen Knochentumoren vorkommenden Veränderungen stellen unspezifische Reaktionen des Knochens auf verschiedene Erkrankungen dar, welche nicht nur tumoröser Natur sein müssen, sondern auch im Rahmen einer Entzündung oder einer Stoffwechselveränderung vorkommen können.

  Im Wesentlichen unterscheidet man:
  – **Lamelläre Periostreaktion**: Sie findet sich als zwiebelschalenartige Auflagerung um den Kortex bei Entzündungen, primär malignen Tumoren wie dem Ewing-Sarkom oder Osteosarkom (Abb. 18.5a) sowie tumorsimulierenden Veränderungen wie der Langerhans-Zellhistiozytose.
  – **Spikuläre Periostreaktion**: Diese entsteht durch Mineralisation der Sharpey-Fasern nach Abhebung des Periosts durch den expansiv wachsenden Tumor. Reaktionen dieser Art finden sich vor allem beim Osteosarkom und gelegentlich beim Ewing-Sarkom sowie bei tumorsimulierenden Veränderungen wie der aneurysmatischen Knochenzyste. Je nach Ausbildung der Spikulae unterscheidet man zwischen senkrecht zum Kortex stehenden (Hair on end) und sonnenstrahlenartigen von einem Punkt ausgehenden (Sunburst pattern) Spikulae (s. Abb. 18.5a).
  – **Periostsporn (Codman-Dreieck)**: Diese Veränderung entsteht durch Abhebung des Periosts bei rasch wachsenden Tumoren ohne Mineralisation der Sharpey-Fasern (Abb. 18.5b). Die Periostlamellen bestehen aus reaktivem Knochen, können jedoch auch durch Tumor infiltriert sein.
  – **Homogene Periostreaktion**: Diese charakterisiert als homogene Periostverdickung langsam wachsende Prozesse, wie das Low-grade-Osteosarkom, das Osteoidosteom bzw. Osteoblastom oder als unregelmäßig begrenzte scholllige Form, vor allem entzündliche Knochenveränderungen, aber auch periphere Durchblutungsstörungen.

Computertomographie. Die Computertomographie hat trotz Einführung der Magnetresonanztomographie ihre Bedeutung, vor allem in der Beurteilung der Knochenstruktur beibehalten. Im Gegensatz zum Nativröntgen, welches eine Summationsaufnahme darstellt, bietet diese Untersuchung die Möglichkeit, einzelne Knochenabschnitte genau zu analysieren. Dadurch wird nicht nur das genaue Ausmaß der **Knochendestruktion** sichtbar, sondern es können auch **Matrixveränderungen** besser zur Darstellung gebracht werden. Durch die Möglichkeit, transversale CT-Schnitte in koronale oder sagittale Schnitte umzuwandeln, besteht für die Nativtomographie im Rahmen der Diagnostik keine zwingende Indikation mehr.

Magnetresonanztomographie. Dieses Verfahren ermöglicht eine genauere Darstellung der Tumorausdehnung im **Markraum** (Abb. 18.6c) sowie in den **Weichteilen** und bietet durch Analyse des Signalverhaltens auch die Möglichkeit einer gewissen Gewebedifferenzierung. Charakteristischerweise sind tumoröse Veränderungen auf den T_1-**gewichteten** Aufnahmen **hypointens** und auf den T_2-**gewichteten** sowie auf den fettunterdrückten Sequenzen **hyperintens** und zeigen nach Gabe von Gadolinium eine deutliche Kontrastmittelanreicherung. Zentral nekrotische Areale lassen sich gut von hypervaskularisierten Arealen differenzieren, wodurch Biopsien aus repräsentativen hypervaskularisierten Tumoranteilen entnommen werden können.

Eine weitere wichtige Information der Untersuchung ist die **Beziehung** des Tumors **zu Nerven und Gefäßen**. Der Einbruch des Tumors in den Gelenkraum wird kernspintomographisch meist überschätzt und bedarf einer genauen Analyse. Ein Gelenkerguss ist jedenfalls kein sicheres Zeichen eines Einbruches und besitzt nur eine Spezifität von 27% (Schima u. Mitarb. 1994).

Knochenszintigraphie. Die Knochenszintigraphie mit [99]**Technetium** kann einerseits als **3-Phasen-Szintigraphie** durchgeführt werden, wobei die beiden Frühphasen die Anflutung des radioaktiven Materials registrieren, oder als einfache Knochenszintigraphie, bei welcher die Aktivität des Radioisotops 2 Stunden nach Injektion gemessen wird (**Spätphase**) und somit eine quantitative Erfassung der Knochenumbauaktivität erlaubt. Während sich letztere vor allem als **Stagingmethode** zur Erfassung weiterer Knochenherde eignet, ist die 3-Phasen-Szintigraphie als Parameter in der **Verlaufskontrolle** sehr nützlich.

Angiographie. Diese Untersuchung ist durch die Fortschritte der Kernspintomographie in den Hintergrund getreten und ist lediglich in vereinzelten Fällen als präoperative Abklärung bei geplanter Gefäßresektion und -rekonstruktion indiziert.

Ultraschall. Die Ultraschalluntersuchung besitzt im Rahmen des präoperativen Tumorstaging eine untergeordnete Bedeutung. Sie kann lediglich zur Größenbestimmung herangezogen werden, erlaubt jedoch keine exakte Aussage über Lagebeziehungen des Tumors. Als Screeningmethode ist diese Untersuchung nur zum Ausschluss von Weichteilveränderungen indiziert.

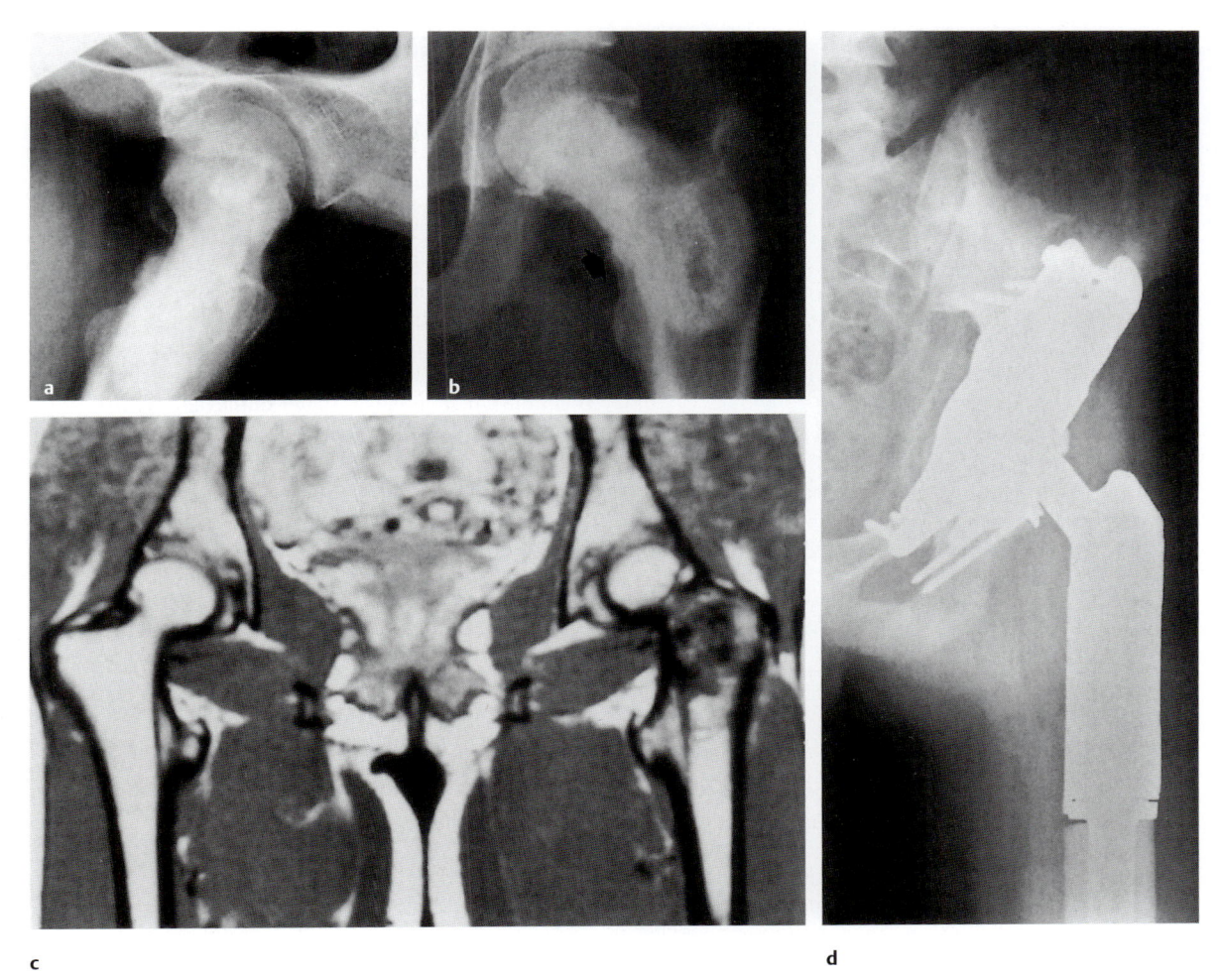

Abb. 18.6 a–d Osteosarkom im Schenkelhalsbereich.
a u. **b** Homogene Periostreaktion im Bereich des Adam-Bogens (Pfeil) und deutlicher Knochenneubildung im gesamten Tumorbereich.
c Kernspintomographie zur genauen Festlegung der Tumorausdehnung im Markraum.
d Aufgrund des Gelenkeinbruches wurde eine extraartikuläre Resektion unter Mitnahme des Azetabulums durchgeführt. Die Defektrekonstruktion erfolgte mit einem proximalen Femurersatz und einer individuell angefertigten, zementfrei implantierten Beckenprothese.

18.3 Therapeutische Prinzipien – Indikationen und Auswahl adäquater Behandlungsmethoden

18.3.1 Biopsie

Trotz genauester präoperativer Abklärung mittels bildgebender Verfahren ist eine histologische Diagnosestellung vor Festlegung des therapeutischen Procedere mit wenigen Ausnahmen unumgänglich. Die Materialgewinnung wird entweder in Form einer offenen Probeexzision oder perkutanen Nadelbiopsie bzw. Aspirationszytologie durchgeführt. Prinzipiell ist zu bedenken, dass der **Biopsietrakt onkologisch** als **kontaminiert** betrachtet werden muss und bei einer **Resektion** mit dem Präparat **en bloc** zu entfernen ist (Enneking 1987). Aus diesem Grund ist es notwendig, die **Biopsie in den Bereich des späteren Operationszugangs** zu legen, um hier nicht zusätzliche Hautresektionen notwendig zu machen. Ebenso kann eine irrtümlich angelegte Probeexzision, welche unter Freilegung von Gefäßen oder Nerven durchgeführt wird, eine spätere

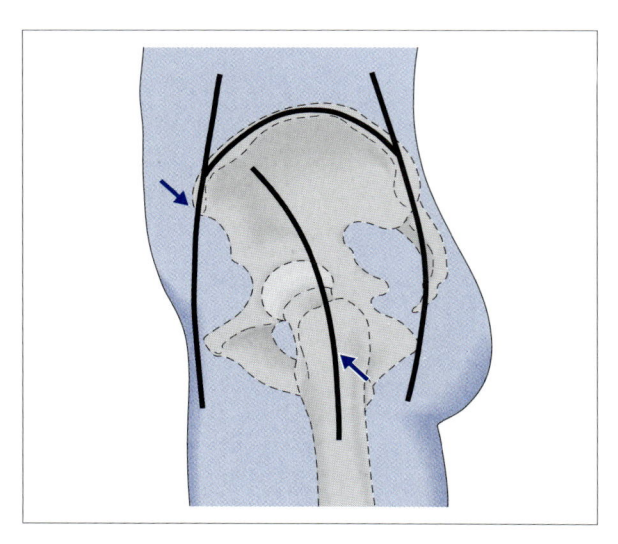

Abb. 18.7 Zugangswege im Hüft- und Beckenbereich. Die Pfeile markieren die Zugangswege für die Biopsie, die fetten Linien kennzeichnen die Zugangswege für die Beckenresektion. Der Zugang im Bereich der Spina iliaca anterior superior eignet sich für Biopsien aus dem Azetabulum, während der Zugang über den Trochanter major für Biopsien des Hüftkopfes bzw. Schenkelhalses gewählt werden sollte.

Mitresektion dieser vitalen Gebilde erforderlich und in manchen Fällen sogar eine extremitätenerhaltende Resektionsbehandlung unmöglich machen. Da aufgrund der bildgebenden Diagnostik häufig nicht sicher zwischen benignen und malignen Veränderungen unterschieden werden kann, sollten die Biopsien immer so angelegt werden, dass im Falle eines malignen Tumors keine für eine **Extremitätenerhaltung** kompromittierende Situation entsteht. Ein Überblick über die häufigsten **Zugangswege** im Hüft- und Beckenbereich ist in Abbildung 18.7 dargestellt.

Offene Biopsie

Unter Berücksichtigung der Zugangswege sollte der Schnitt dort gewählt werden, wo der Tumor am oberflächlichsten zur Haut liegt. Der Biopsietrakt muss auf jeden Fall **durch ein Muskelkompartiment** und nicht zwischen 2 Kompartimenten angelegt werden und möglichst weit von Gefäßen und Nerven entfernt sein. Im optimalen Fall liegt der Schnitt **durch alle Schichten in einer Ebene**; eine Präparation zur Seite ist auf jeden Fall zu vermeiden. Das Tumorgewebe sollte entweder sorgfältig kürettiert oder mit einem Skalpell unter Vermeidung von Gewebequetschungen exzidiert werden. Nach sorgfältiger Blutstillung wird ein **Redon** an die tiefste Stelle platziert und **durch die Wunde** herausgeleitet. Beim Wundverschluss werden die einzelnen Schichten untereinander verbunden, so dass der Biopsietrakt von der Haut bis zum Tumor markiert ist.

Nadelbiopsie

Prinzipiell gelten für den Zugangsweg die gleichen Richtlinien wie bei der offenen Biopsie. **Nadelbiopsien** eigenen sich für Tumoren, die die Kortikalis destruiert haben, während bei intakter Kortikalis und Gewebeentnahme durch den Schenkelhals **Hohlraumfräsen** zur Anwendung kommen sollten. Eine Aspirationszytologie kann nur in spezialisierten Zentren mit entsprechender Expertise von Seiten der Pathologie durchgeführt werden.

Prinzipiell sollte bei Verdacht auf einen primär malignen Knochentumor die Biopsie in einem Zentrum, in welchem die Operation auch später durchgeführt wird, erfolgen.

18.3.2 Tumorstaging

Um bei malignen Tumoren die Therapie individuell abstimmen zu können, ist es notwendig, die Gesamtsituation der Tumorausbreitung zu erfassen. Hierzu wird das Schema nach Enneking (Enneking u. Mitarb. 1980) herangezogen, bei dem „T" die Kompartimentbeziehung des Tumors und „G" den Malignitätsgrad bezeichnet (Tab. 18.1).

Tab. 18.1 Staging nach Enneking

Stadium	Grad (G)	Lokalisation (T)
IA	niedrig maligne (G1)	intrakompartimental (T1)
IB	niedrig maligne (G1)	extrakompartimental (T2)
IIA	hoch maligne (G2)	intrakompartimental (T1)
IIB	hoch maligne (G2)	extrakompartimental (T2)
III	jeder Grad	regionäre oder Fernmetastasen

Tab. 18.2 Tumorstadien nach UICC

Tumorstadium	G	T	N	M
IA	G1	T1	N0	M0
IB	G1	T2	N0	M0
IIA	G2	T1	N0	M0
IIB	G2	T2	N0	M0
IIIA	G3,4	T1	N0	M0
IIIB	G3,4	T2	N0	M0
IVA	jedes G	jedes T	N1	M0
IVB	jedes G	jedes T	jedes N	M1

T Tumorgröße (T1 bedeutet größter Tumordurchmesser < 5 cm, T2 bedeutet größter Tumordurchmesser > 5 cm), N0 keine Metastasen in regionären Lymphknoten, N1 Metastasen in regionären Lymphknoten, M0 keine Fernmetastasen, M1 Fernmetastasen

Bei der Stadieneinteilung der UICC (Spiessl u. Mitarb. 1993) werden zusätzlich Lymphknoten und Fernmetastasen unterschieden (Tab. 18.2).

Da Lymphknotenmetastasen bei primär malignen Knochen- und Weichteiltumoren seltener sind (Campanacci 1990, Kotz u. Mitarb. 1983), wird in der orthopädischen Onkologie die Stadieneinteilung nach Enneking bevorzugt.

18.3.3 Tumorresektion und Amputation

Nach Enneking (Enneking u. Mitarb. 1980) werden intraläsionale, marginale, weite und radikale Resektionen unterschieden, die sowohl für extremitätenerhaltende als auch ablative Eingriffe gelten.

Intraläsionale Resektion

Hierbei handelt es sich entweder um eine Kürettage des Tumors, welche stückweise erfolgt, oder um eine inkomplette Resektion mit Belassen eines Resttumors. Diese Therapie ist für primär maligne Tumoren inadäquat, jedoch für benigne und sekundäre Knochentumoren ausreichend, sofern die Tumorentfernung makroskopisch im Gesunden erfolgt.

Marginale Resektion

Die Tumorentfernung erfolgt knapp außerhalb oder durch die Tumorpseudokapsel, jedoch ohne einen Mantel gesunden Gewebes. Diese Resektionsform ist ebenso für primär maligne Tumoren inadäquat, ist aber für die Mehrzahl der benignen Tumoren ausreichend.

Weite Resektion

Hierbei wird der Tumor mit einem Mantel gesunden Gewebes entfernt (Abb. 18.8 a – c). Die genaue Definition des notwendigen Abstands (in Zentimetern) vom Tumor ist schwer möglich, da unterschiedliche Gewebearten eine unterschiedliche Barriere für Tumorzellen darstellen (Rydholm 1987). So ist die Muskelfaszie eine größere Tumorbarriere als die Muskulatur (Abstand 1 – 3 cm) oder das Fettgewebe (Abstand 1 – 5 cm). Diese Resektionsform wird für primär maligne Tumoren als adäquat betrachtet.

Radikale Resektion

Hier wird der Tumor mit dem gesamten Muskel- oder Knochenkompartiment, von welchem dieser ausgeht, entfernt. Diese Resektionsform ist jedoch nur bei hochmalignen Tumoren mit fehlendem Ansprechen auf eine adjuvante Chemo- oder Strahlentherapie indiziert.

Bei der Definition der Tumorlokalisation wird das Schema nach Enneking u. Dunham (1978) verwendet, bei wel-

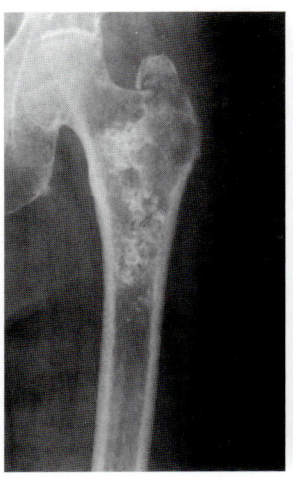

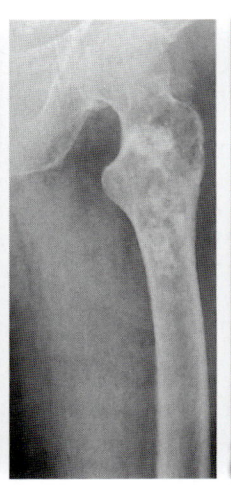

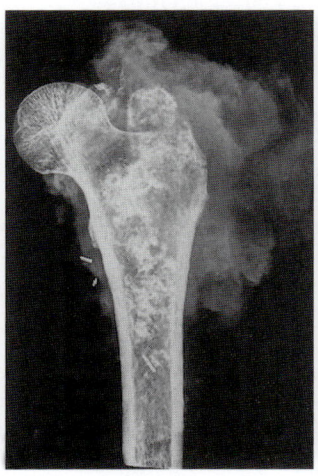

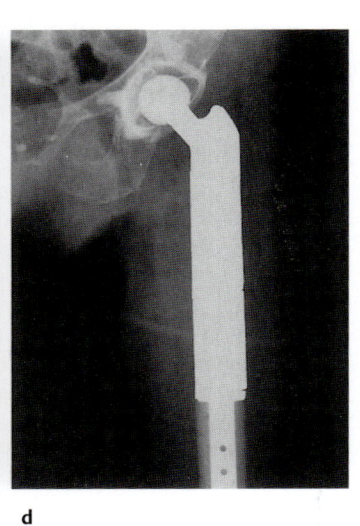

Abb. 18.8 a – c Chondrosarkom des proximalen Femurs.
a Typische zentrale amorphe Verkalkungen und Kortikalisarrosionen sowie pathologische Fraktur.
b Weite Tumorresektion mit einem Sicherheitsabstand von 5 cm im Knochen nach distal und einer ausgedehnten Weichteilmanschette, die den gesamten ehemaligen Biopsietrakt einschließt.
c Rekonstruktion mit einer modularen Resektionsendoprothese und aufgrund des Alters zementiertem Azetabulumersatz.

chem das Becken in 4 Regionen eingeteilt wir. Hierbei steht P1 für das Os ilium, P2 für das Azetabulum, P3 für das Os pubis und Os ischium und P4 für die Massa lateralis des Os sacrums. Eine innere Hemipelvektomie entspricht somit einer Resektion P1–P4.

Die **Indikation für ablative Verfahren** (Hüftenukleation oder externe Hemipelvektomie) und semiablative Verfahren wie der Hüftumkehrplastik (Winkelmann u. Mitarb. 1995) hat sich durch Verbesserung der Bildgebung und Weiterentwicklung rekonstruktiver Maßnahmen auf ca. 10% der operativen Behandlung reduziert. Dies ist in erster Linie dadurch bedingt, dass aufgrund der anatomischen Verhältnisse selbst bei externen Hemipelvektomien keine besseren onkologischen Resektionsgrenzen zu erzielen sind und damit auch keine lokale Tumorkontrolle möglich ist. Insgesamt ist die Überlebensprognose von Patienten mit primär malignen Beckentumoren deutlich schlechter als bei Lokalisation an den Extremitäten (Frassica u. Mitarb. 1993, Shin u. Mitarb. 1994, Windhager u. Mitarb. 1996, Ham u. Mitarb. 1997, Ozaki u. Mitarb. 1997, Kawai u. Mitarb. 1998). Die Indikation zur Amputation reduziert sich somit auf sehr ausgedehnte Tumoren, bei denen eine weite Resektion die Mitnahme neurovaskulärer Strukturen beinhaltet und somit trotz aufwendiger Rekonstruktion des Knochen- und Weichteldefektes eine nicht belastbare Extremität nach sich zieht. Eine weitere Indikation ist gegeben, wenn der Tumor die Massa lateralis des Os sacrum infiltriert und die Osteotomie durch die Mittellinie des Os sacrum bzw. auf der kontralateralen Seite bis zu den Foramina vertebralia reichen muss. In diesen Fällen ist eine Rekonstruktion des Knochendefektes kaum mehr möglich, so dass eine interne Hemipelvektomie ohne Rekonstruktion in einem instabilen und funktionsarmen Bein resultieren würde. Die Grenzen der externen Hemipelvektomie sind allerdings auch gegeben, wenn der Tumor über die Mittellinie des Os sacrum reicht, da selbst nach Laminektomie und Darstellung der Nervenwurzel der Gegenseite eine Schädigung derselben bei Osteotomie auf Höhe der Foramina vertebralia oft schwer zu vermeiden ist und somit der Patient rollstuhlpflichtig würde. Dies muss in Einzelfällen mit dem Patienten in Abhängigkeit von der Prognose entschieden werden.

Sofern die Tumorausdehnung es zulässt, wird unabhängig von der Absetzung ein dorsaler Lappen für den Wundverschluss gebildet. In Ausnahmefällen kann bei vorwiegender Tumorausdehnung nach dorsal und Infiltration der Glutealmuskulatur ein ventraler myokutaner Quadrizepslappen, der an der A. und V. femoralis externa gestielt ist, präpariert und für den Wundverschluss verwendet werden. Die funktionellen Ergebnisse nach Hüftenukleation oder Hemipelvektomie sind für die meisten Patienten zufrieden stellend, wenngleich eine prothetische Versorgung lediglich kosmetischen Charakter mit Stützfunktion hat.

18.3.4 Rekonstruktion des Knochendefektes

Die Auswahl der geeigneten Rekonstruktionsmethode ist nicht nur abhängig von der histologischen Diagnose, sondern viel mehr von der **Prognose**, die erst durch ein exaktes Staging eingegrenzt werden kann. Da auch innerhalb einer Tumorentität sehr unterschiedliche Krankheitsverläufe vorliegen, ist es bei Sekundärblastomen immer ratsam, Kontakt mit dem behandelnden Onkologen bzw. bei Primärtumoren mit einem Tumorzentrum aufzunehmen. In Kenntnis der Prognose und des Lebensalters sollten **biologische Rekonstruktionsverfahren** ausschließlich bei Patienten mit einer guten 5-Jahres-Prognose und vor allem bei jungen Patienten gewählt werden, während **palliative Methoden** bei schlechter Prognose bzw. bei älteren Patienten zu bevorzugen sind. Bei Knochenmetastasen sollte in den meisten Fällen eine palliative Rekonstruktion erfolgen (Salzer u. Zwerina 1972). Ausnahmen hiervon können bei solitären Metastasen von Schilddrüsenkarzinomen gemacht werden.

Defektrekonstruktion

Proximales Femur

Die Rekonstruktion eines Knochendefektes am proximalen Femur durch autologe oder homologe **Knochentransplantation** (Mankin u. Mitarb. 1983) eignet sich besonders bei primär benignen und tumorsimulierenden Knochenveränderungen, wenn zwei Drittel der Kortikaliszirkumferenz erhalten sind. Bei größeren Defekten im Schenkelhals, vor allem im Bereich des Adams-Bogens, empfiehlt es sich, aus Stabilitätsgründen einen kortikospongiösen Knochenspan einzufalzen. In einer palliativen Situation ist eine **Verbundosteosynthese** zu bevorzugen, welche eine Defektauffüllung mit Methylmetacrylat und eine Stabilisierung mittels Osteosynthese beinhaltet (Harrington u. Mitarb. 1972, Poigenfürst u. Mitarb. 1968, Sim u. Mitarb. 1974).

Becken

Bei Defekten im kranialen Bereich des Azetabulums mit erhaltener subchondraler Sklerose genügt es, bei Metastasen als Palliativmaßnahme eine **Methylmetacrylatplombe**, die zusätzlich mit Schrauben fixiert werden kann, einzubringen, um einen Einbruch des Azetabulums zu verhindern (s. Abb. 18.3 b). Größere Knochendefekte im Azetabulum sollten nur dann mit einem **Allograft** rekonstruiert werden, wenn die Prognose gut ist und der Defekt weniger als die Hälfte des Azetabulums erfasst (Enneking u. Mindell 1991). Die Verwendung von großen strukturellen homologen Knochentransplantaten ist vor allem bei

Patienten unter Chemotherapie mit einem deutlich erhöhten Komplikationsrisiko verbunden (Donati u. Mitarb. 1993, Ozaki u. Mitarb. 1996). Die Reimplantation von resezierten Beckenknochen nach Autoklavierung (Harrington 1992) der Bestrahlung erlebt wieder eine Renaissance, stellt jedoch nach Ansicht des Autors wegen der fehlenden Information über die histologischen Resektionsgrenzen und das Ansprechen auf die Chemotherapie sowie des fehlenden Vorteiles bei der Osteointegration kein zeitgemäßes Verfahren dar.

Osteosynthese

Proximales Femur

Eine zusätzliche Stabilisierung mittels Osteosynthese sollte im Hüftgelenkbereich, vor allem am proximalen Femur, bei allen Herdausräumungen und autologer oder homologer Knochentransplantation erfolgen, da allein durch die Fenestration des Knochens eine deutlich erhöhte Bruchgefahr besteht. Eine 95°-Winkelplatte ist für das proximale Femur einer 120°-Winkelplatte vorzuziehen, sofern diese stabil verankert werden kann. Eine intramedulläre Stabilisierung mittels Gammanagel ohne Tumorkürettage sollte nur in einer palliativen Situation und bei sehr strahlenempfindlichen Tumoren, wie dem Plasmozytom oder Mammakarzinom (s. Abb. 18.2b), in Erwägung gezogen werden.

Becken

Bei Methylmetacrylatplomben im Bereich des Os ilium kann gelegentlich eine Verankerung durch Schrauben in das Os pubis respektive Os ischii und Os ilium erforderlich werden, vor allem wenn der Defekt ausgedehnt ist und sowohl die innere als auch äußere Kortikalis destruiert ist. Die Osteosynthese für eine iliofemorale Arthrodese hingegen bedarf eines größeren Aufwandes (O'Connor u. Mitarb. 1989) und ist trotz exakter Durchführung mit einer erhöhten Rate an Pseudarthrosen verbunden, so dass immer öfter eine primäre Pseudarthrose (iliofemorale Adaptation) wegen der kürzeren Rehabilitationszeit, der geringeren Komplikationsrate und der partiell erhaltenen Hüftbeweglichkeit bevorzugt wird (Capanna u. Mitarb. 1991).

Endoprothetische Versorgung

Proximales Femur

Eine einfache endoprothetische Versorgung mit einer **Hüftendoprothese** kommt vorwiegend bei Destruktionen des Hüftkopfes im Rahmen einer metastatischen Absiedelung infrage. Bei Patienten mit Knochenmetastasen ist die **Hemiprothese** mit Bizentrikkopf einer Totalendoprothese vorzuziehen, nicht nur weil dies den kleineren Eingriff darstellt und das Risiko einer Luxation durch Rekonstruktion der Hüftkapsel verringert werden kann, sondern auch weil die langsame Destruktion des Pfannenknorpels bei der begrenzten Lebenserwartung dieser Patientengruppe nicht zum Tragen kommt und eine Pfannenimplantation bei der üblicherweise intraläsionalen Tumorentfernung eine Tumorausbreitung in den benachbarten Knochen begünstigen würde. In den meisten Fällen ist jedoch die Destruktion im Rahmen eines primär oder sekundär malignen Geschehens so ausgedehnt, dass ein Ersatz des proximalen Femurs mit einer **Resektionsendoprothese** erfolgen muss (s. Abb. 18.1b u. c, 18.4b, 18.8c). Hierfür eignen sich vor allem **modulare Systeme**, welche eine intraoperative Adaptation an die jeweilige Resektionslänge erlauben (Kotz u. Mitarb. 1986, Ritschl u. Kotz 1987, Kotz u. Mitarb. 1990). Auch hier sind je nach Prognose und Entität Hemiprothesen einem totalen endoprothetischen Ersatz vorzuziehen.

Becken

Zur Rekonstruktion des Azetabulums kann bei kleinen Destruktionsherden eine **Pfannendachstützschale** verwendet werden. Für ausgedehnte Defekte empfiehlt es sich allerdings, eine **individuelle Beckenprothese** (s. Abb. 18.6d und 18.9a u. b) (Mutschler u. Mitarb. 1987, Gradinger u. Mitarb. 1991, Windhager u. Mitarb. 1996) nach einem aus Computertomographieschnitten rekonstruierten dreidimensionalen Modell herstellen zu lassen. Eine Alternative stellt im Falle eines teilweise erhaltenen Os ilium die **Sattelprothese** (Abb. 18.10a-c) dar, welche als Spacer zwischen Femurprothese und Ilium fungiert und durch ein Rotationsgelenk auch eine geringe Innen- und Außenrotation zulässt. (Nieder u. Mitarb. 1990, Aboulafia u. Mitarb. 1991). Die gleiche Indikationsstellung gilt für die Sockelpfanne (Schoellner u. Schoellner 2000), bei welcher jedoch ein gut erhaltener Muskelmantel vorausgesetzt werden muss. Obwohl endoprothetische Versorgungen im Bereich des Beckens sehr zufrieden stellende funktionelle Ergebnisse gewährleisten, so ist doch bei zunehmendem Nachbeobachtungszeitraum mit einem deutlichen Ansteigen der Komplikationsrate vor allem der Infektionsrate zu rechnen (Uchida u. Mitarb. 1996, Windhager u. Mitarb. 1996, Abudu u. Mitarb. 1997, Schwameis u. Mitarb. 2002).

Weichteilrekonstruktion

Aufgrund der guten Muskeldeckung im Hüftgelenk ist eine Weichteilrekonstruktion nur in seltenen Fällen indiziert. Die abgetrennte Muskulatur kann in den meisten Fällen adaptiert bzw. reinseriert werden. Im Falle einer subtotalen oder totalen Trochanter-major-Resektion kann die ver-

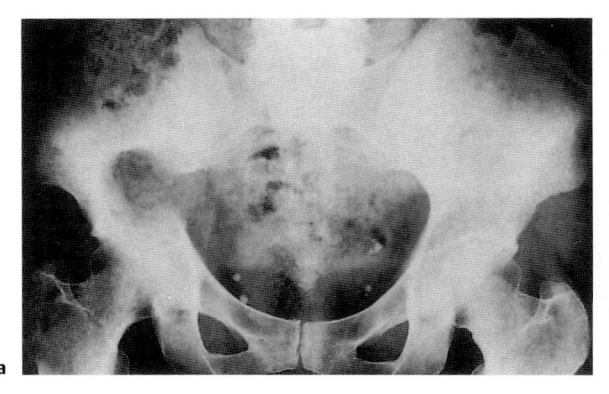

Abb. 18.9 a u. b Patientin mit einem malignen Hämangioperizytom des rechten Os ilium mit Destruktion des Azetabulum (**a**). Anhand eines individuellen aus CT-Schnitten computerunterstützt rekonstruierten 3-D-Modells wird die Resektion des tumortragenden Teiles vorgenommen und eine entsprechende Beckenprothese gefertigt (**b**).

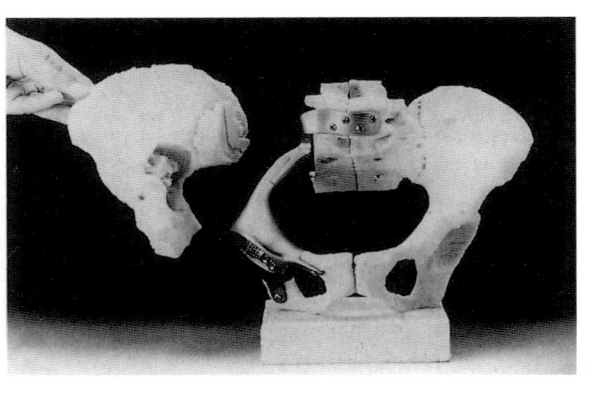

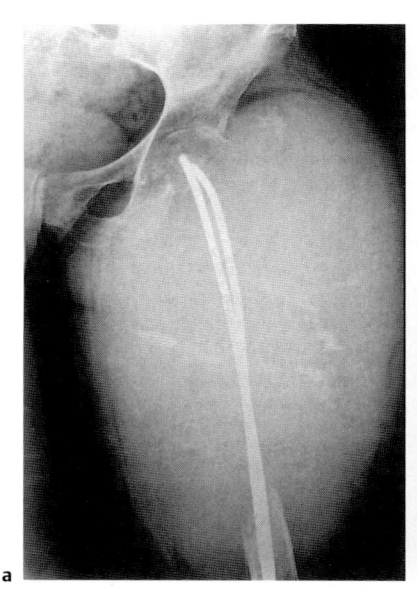

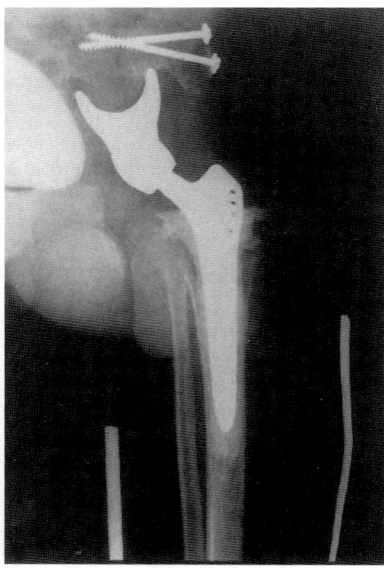

Abb. 18.10 a–c 28-jährige Patientin mit einem mehrmals voroperierten ausgedehnten malignen Hämangioendotheliom des proximalen Femurs und Destruktion des Hüftgelenks (**a**). Zustand nach Umkehrplastik mit kompletter Resektion des Oberschenkels und innerer Hemipelvektomie. Rekonstruktion mit einer Sattelprothese, welche sich an angeschraubte Reste des Os ilium abstützt. Die Femurschaftprothese wurde in der Tibia zementiert verankert (**b**). Die Übersicht zeigt das „neue Hüftgelenk" auf annähernd gleicher Höhe wie das kontralaterale Gelenk (**c**).

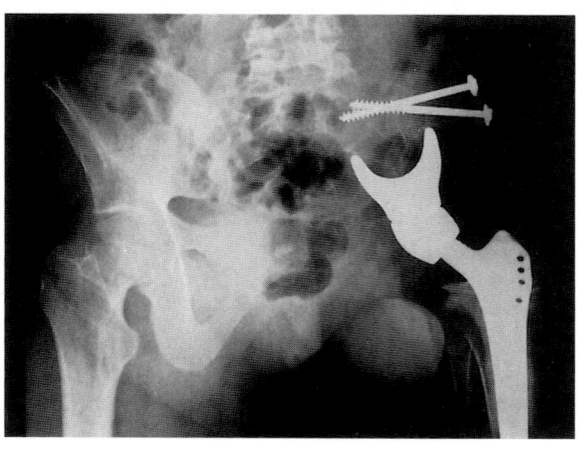

bliebene Knochenschuppe entweder an eine Resektionsprothese verschraubt werden oder es wird die Glutealmuskulatur am Tractus iliotibialis inseriert, wodurch ein hinkfreies Gehen ermöglicht wird. Bei einer Ablösung des M. psoas sollte dieser an der Fascia des M. vastus medialis reinseriert werden. Größere Weichteildefekte treten vor allem bei Resektion von primär malignen Tumoren im Hüftgelenkbereich auf und machen oft eine plastische Deckung erforderlich. Am besten eignet sich hierfür ein distal gefäßgestielter M. rectus abdominis oder ein proximal gefäßgestielter M. gracilis. Sofern die Glutealmuskulatur erhalten werden kann, ist auch ein proximal gestielter Tensor-fascia-latae-Lappen möglich, dem jedoch wegen des Funktionsverlustes der Rectus-abdominis-Lappen vorzuziehen ist. Freie mikrovaskulär gestielte Lappen sind nur bei ausgedehnten Resektionen notwendig.

18.3.5 Adjuvante Therapie

Lokal adjuvante Therapie

Bei einem intraläsionalen Vorgehen sollte nach erfolgter Kürettage des Tumors – makroskopisch im Gesunden und Ausfräsung der Knochenhöhle bis in die reaktive Zone hinein – noch eine lokal adjuvante Therapie angeschlossen werden. Diese kann entweder mit **flüssigem Stickstoff** (Marcove u. Miller 1969, Marcove 1982, Kerschbaumer u. Mitarb. 1984) oder einfacher mit **70%igem Phenol** erfolgen (Lang u. Mitarb. 1991, Lack u. Mitarb. 1994). Letzteres wird unter Schonung der Weichteile mit einem Stieltupfer in die Knochenhöhle eingebracht und nach einer halben Minute Einwirkzeit mit Natriumbikarbonat neutralisiert und unter mehrmaliger Kochsalzspülung abgesaugt. Diese adjuvante Behandlung eignet sich vor allem für lokal aggressiv wachsende Tumoren, wie den Riesenzelltumor, für Knochenmetastasen, aber auch für tumorsimulierende Veränderungen, wie die aneurysmatische Knochenzyste und kann prinzipiell nach allen intraläsional entfernten Tumoren mit Ausnahme der Knorpeltumoren, bei welchen es keine Wirkung zeigt, angewendet werden. Die Kryotherapie besitzt im Vergleich zur Phenolbehandlung den Nachteil der erhöhten Komplikationsrate durch Nervenläsionen und Spätfrakturen. Eine **Radiatio** soll bei allen intraläsional entfernten Metastasen sofort nach abgeschlossener Wundheilung an die Operation erfolgen, um ein Lokalrezidiv zu verhindern. Bei primär benignen oder potentiell malignen Knochentumoren oder der aneurysmatischen Knochenzyste sollte trotz nachgewiesener Strahlensensibilität diese nur in Ausnahmefällen bei Inoperabilität erfolgen.

Systemisch adjuvante Therapie

Primär maligne Knochentumoren, wie das Osteo- oder Ewing-Sarkom, werden standardgemäß mit prä- und postoperativer **Chemotherapie** (neoadjuvante Chemotherapie) behandelt, welche **Teil eines multimodalen Therapiekonzeptes** sind (Link u. Mitarb. 1986, Jürgens u. Mitarb. 1988, Bieling u. Mitarb. 1996). Bei sekundär malignen Knochentumoren erfolgt, wenn möglich, eine systemische Behandlung der Grundkrankheit mittels zytostatischer Chemotherapie oder Hormontherapie, wodurch auch das Lokalrezidivrisiko gemindert wird (Windhager u. Mitarb. 1989). Benigne Tumoren und tumorsimulierende Veränderungen bedürfen keiner systemisch adjuvanten Behandlung.

18.3.6 Indikationen und Auswahl adäquater Behandlungsmethoden

Während ein primär benigner und maligner Knochentumor eine klare Indikation zur Operation darstellt, muss diese bei tumorsimulierenden Veränderungen und Knochenmetastasen mit Zurückhaltung gestellt werden, da der Verlauf der Grundkrankheit durch die Operation nicht beeinflusst werden kann:

Tumorsimulierende Veränderungen

Zur Differenzierung der Indikationsstellung sollte, sofern es sich um einen Zufallsbefund handelt und der Patient beschwerdefrei ist, eine **Knochenszintigraphie** durchgeführt werden. Bei mittelgradiger bis deutlicher Aktivitätssteigerung ist auch hier eine klare Indikation zur Operation gegeben, da diese einen erhöhten Knochenumbau anzeigt und so eine Abklärung des Prozesses indiziert scheint. Eine weitere Indikation stellt die **Frakturgefahr** dar, die allerdings schwer abzuschätzen ist, da sie von der zirkulären Ausdehnung der Läsion und der Lokalisation abhängt. Grob kann gesagt werden, dass eine osteolytische Destruktion, die mehr als 50% der Kortikaliszirkumferenz und eine Länge von mehr als 2 cm besitzt, ein erhöhtes Frakturrisiko mit sich bringt (Beals u. Mitarb. 1971, Fidler 1973). Tumorsimulierende Veränderungen sollen prinzipiell nur **intraläsional kürettiert** und **biologisch rekonstruiert** werden. **Ausnahmen** hierfür sind **lokal aggressiv** wachsende Veränderungen, wie die aneurysmatische Knochenzyste, die bei entbehrlichen Knochen, wie Rippen oder Fibula, bei extremer Destruktion auch reseziert werden können (Bitzan u. Mitarb. 1995).

Benigne Tumoren

Bei dieser Gruppe ist die Knochenszintigraphie in aller Regel positiv, da die Läsionen meist erst beim Auftreten von Symptomen bemerkt werden. Benigne Tumoren werden mit einer sorgfältigen **Kürettage** und, wenn möglich, **lokal adjuvanten** Therapie behandelt. Die Rekonstruktion erfolgt in den meisten Fällen **biologisch**. Es kann jedoch auch eine **Palacos-Plombe** zur Anwendung kommen, vor allem bei gelenknaher Lokalisation, unklarer Histologie, sehr aggressiven Tumoren, bei Patienten, die eine längere Entlastung und Krankheitsphase ablehnen sowie älteren Patienten. Die Methylmetacrylatplombe soll durch die Polymerisationswärme auch einen lokal adjuvanten nekrotisierenden Effekt haben und erleichtert in der nativradiologischen Verlaufskontrolle die Erfassung eines Lokalrezidivs, so dass sich diese vor allem bei stark proliferierenden benignen Tumoren eignet.

Primär maligne Knochentumoren

Bei **Osteo-** und **Ewing-Sarkomen** liegen **standardisierte Protokolle** vor, bei denen die Operation zu einem gewissen Zeitpunkt nach Abschluss der präoperativen Chemotherapie zu erfolgen hat. Bei den meisten anderen primär malignen Knochentumoren werden andere Chemotherapieprotokolle herangezogen und die Patienten entsprechend operiert. Beim **Chondrosarkom** gibt es zurzeit noch keine adjuvante Therapie, so dass die chirurgische Behandlung der einzige und wichtigste Pfeiler der Therapie ist. Unabhängig von der Histologie muss die **Resektion** von primär malignen Knochen- und Weichteiltumoren weit im Gesunden **nach den Kriterien von Enneking** erfolgen. Prinzipiell ist in den meisten Fällen eine **Extremitätenerhaltung** möglich, allerdings kann bei sehr ausgedehnten Tumoren, vor allem dann, wenn der N. ischiadicus und/oder N. femoralis betroffen und eine nur minimale Restfunktion des zu erhaltenden Beines zu erwarten ist, eine **Amputation** indiziert sein. Im Hüftgelenkbereich bedeutet dies in den meisten Fällen eine **Hemipelvektomie**, da eine Hüftexartikulation bei primär malignen Knochen- und Weichteiltumoren weite Resektionsgrenzen nicht mehr garantieren kann. Bei adäquat durchgeführter Tumorresektion (Kropej u. Mitarb. 1991) bestehen onkologisch keine Unterschiede zwischen extremitätenerhaltender oder ablativer Chirurgie (Sluga u. Mitarb. 1996). Eine Sonderform zwischen Resektion und Rekonstruktion ist die **Hüftumkehrplastik**, die bei Tumoren, die sowohl eine ausgedehnte Weichteilresektion als auch eine Mitnahme des femoralen Gefäß-Nerven-Bündels mit sich bringt, indiziert ist (Winkelmann 1986).

Sekundär maligne Knochentumoren

Obwohl diese zahlenmäßig wesentlich häufiger als die vorher genannten sind, wird die Indikation zur Operation nur sehr zurückhaltend und meist nach Ausschöpfung der konservativen Maßnahmen gestellt bzw. dann, wenn eine **pathologische Fraktur** droht oder bereits eingetreten ist (Poigenfürst u. Mitarb. 1968). Der Eingriff selbst stellt eine palliative Maßnahme dar, die das Ziel hat, die Funktion und Lebensqualität unter möglichst geringer perioperativer Belastung wiederherzustellen (Salzer u. Zwerina 1972). Metastasen werden entweder sorgfältig kürettiert oder marginal reseziert. Anschließend erfolgt eine Rekonstruktion entweder durch eine **Verbundosteosynthese** oder **Endoprothese**. Wichtig dabei ist bei einer marginalen Resektion oder im Fall einer Kürettage, dem Patienten durch eine **lokal adjuvante Therapie**, bestehend aus Phenol und postoperativer Radiatio, ein Lokalrezidiv und somit einen Folgeeingriff zu ersparen (Windhager u. Mitarb. 1989, Lack u. Mitarb. 1994).

18.4 Häufige Diagnosen, Behandlungsergebnisse und Prognosen

Von 1975 bis Ende 1995 wurden im **Wiener Knochengeschwulstregister** 3107 Patienten registriert, die entweder bioptisch abgeklärt oder einer operativen Therapie zugeführt wurden (Windhager 1997). Davon lag bei **520 Patienten** die Läsion im proximalen Femur, Ischium, Ilium oder Pubis.

Wie der Tabelle 18.3 zu entnehmen ist, waren die häufigsten Diagnosen Knochenmetastasen sowie primär maligne Knochentumoren. Weniger häufig fanden sich tumorsimulierende Veränderungen und benigne Knochentumoren. Dieses Verhältnis ist sicherlich durch Selektion eines Tumorzentrums bedingt, da tumorsimulierende Veränderungen und benigne Knochentumoren sehr häufig auch von nicht spezialisierten Abteilungen operiert werden.

Im Folgenden seien die wichtigsten Charakteristika der am häufigsten gefundenen Veränderungen im Becken- und Hüftbereich erwähnt.

18.4 Häufige Diagnosen, Behandlungsergebnisse und Prognosen

Tab. 18.3 Häufigkeit sekundärer, primär maligner und benigner Tumoren sowie tumorsimulierender Veränderungen im Bereich des Hüftgelenkes im Wiener Knochengeschwulstregister

Gesamtzahl der Patienten vom 1.1.75 bis 31.12.1995		**3107** Patienten
Femur, Ischium, Ilium, Pubis		520
Metastasen		249
Primär maligne Tumoren		**129**
Potenziell maligne Tumoren		8
Primär benigne Tumoren		**49**
Tumorsimulierende Veränderungen		85

Primär maligne Tumoren (n = 129)		Primär benigne Tumoren (n = 49)		Tumorsimulierende Veränderungen (n = 85)	
Chondrosarkom	37	Osteoidosteom	17	Juvenile Zyste	33
Osteosarkom	33	Osteoblastom	7	Exostose	20
Ewing-Sarkom	29	Chondrom	6	Fibröse Dysplasie	21
PNET	11	BFH	5	Eosinophiles Granulom	3
Sarkom	5	Ganglion intraossär	4	Histiocytosis X	6
Fibrosarkom	3	Chondroblastom	3	Pseudotumor	2
Hämangioperizytom	3	Lipom intraossär	2		
Maligner Tumor	2	Chondromatose	1		
Adamantinom	1	Fibromatose	1		
Chordom	1	Kavernöses Hämangiom	1		
Hämangio-endotheliom	1	Histiozytom	1		
Leiomyosarkom	1	Osteomyelofibrom	1		
MFH	1				
RZT	1				

PNET primitiver neuroektodermaler Tumor
MFH malignes fibröses Histiozytom
RZT Riesenzelltumor
BFH benignes fibröses Histiozytom

18.4.1 Primär maligne Knochentumoren

Chondrosarkom

Der Tumor leitet sich vom Knorpelgewebe ab und besteht aus Zellen, die knorpelige Grundsubstanz produzieren. Das Chondrosarkom ist nach dem Osteosarkom der häufigste primär maligne Knochentumor und findet sich vor allem im Beckengürtel, im oberen Femur, in den Rippen und im Schultergürtel. Das **4.–6. Lebensdezennium** ist das bevorzugte Manifestationsalter.

Das biologische Verhalten wird vom Differenzierungsgrad bestimmt, welcher vom gut **differenzierten** Low-grade-Chondrosarkom mit langsamem Wachstum bis zum hoch malignen **dedifferenzierten** Chondrosarkom mit raschem Wachstum und hoher Metastasierungsneigung reicht. Man unterscheidet weiter **primäre** und **sekundäre Chondrosarkome**, wobei letztere durch maligne Entartung präexistenter gutartiger Prozesse, wie kartilaginäre Exostosen, Enchondrome, Morbus Paget oder fibröse Dysplasie entstanden sein können. In Abhängigkeit von der Lokalisation im betroffenen Knochen unterscheidet man noch **zentrale** oder **periphere Chondrosarkome**.

Die **Behandlung** von Chondrosarkomen ist nach wie vor **rein chirurgisch**, da bisher keine suffiziente adjuvante Behandlung gefunden werden konnte. Umso wichtiger ist es, dass die Tumorresektion weit im Gesunden erfolgt, um ein lokales und folglich systemisches Rezidiv zu verhindern.

Die **Ergebnisse** der chirurgischen Behandlung hängen im Wesentlichen vom **Differenzierungsgrad** ab. Bei hoch differenzierten Grad-1-Chondrosarkomen kommt es in den meisten Fällen bei inadäquater Operation zu Lokalrezidiven, allerdings metastasieren diese Tumoren nur in Ausnahmefällen. Die Lokalrezidive können allerdings durch Bedrohung vitaler Strukturen sekundär zum Tod führen. Eine Entdifferenzierung zu einem Grad-2-Chondrosarkom wird jedoch nicht selten beobachtet. Die 5-Jahresüberlebensrate von Grad-2-Chondrosarkomen beträgt ca. 60 %. Hochmaligne Grad-3-Chondrosarkome haben eine 5-Jahresüberlebensrate von etwa 40 %, während dedifferenzierte Chondrosarkome auch bei adäquater chirurgischer Therapie eine noch weitaus schlechtere Prognose haben.

Radiologisch zeigt sich das Chondrosarkom als osteolytischer Tumor mit einer amorph kalzifizierenden Matrix (s. Abb. 18.8 a). Im Gegensatz zu den Chondromen finden sich häufig Kortikalisdestruktionen und gelegentlich, vor allem bei niedriger Differenzierung, ein extraossärer Weichteiltumor.

Osteosarkom

Der Tumor besteht aus Zellen, die knorpelige, fibrosarkomatöse oder eine undifferenzierte anaplastische Differenzierung haben können und charakteristischerweise **neoplastische Knochensubstanz** bilden. Das Osteosarkom ist der **häufigste** primär maligne Knochentumor, der vorwiegend primär, aber auch sekundär nach Bestrahlung und auch auf dem Boden eines Morbus Paget oder einer fibrösen Dysplasie entstehen kann. Das Häufigkeitsmaximum liegt im **Kindes-** und **Jugendalter**. Ein zweiter, jedoch kleiner Häufigkeitsgipfel findet sich im 4. und 5. Dezennium vor allem für sekundäre Osteosarkome. Die **Hauptlokalisation** ist mit 50 % der Kniegelenkbereich (distales Femur, proximale Tibia und proximale Fibula). Weniger häufig zeigt sich der Tumor am proximalen Humerus, Becken und proximalen Femur.

Die Kenntnis des biologischen Verhaltens, welches vom **Differenzierungsgrad** abhängt, ist für die Therapieplanung von großer Bedeutung. Hochdifferenzierte **Grad-1-Osteosarkome** wachsen langsam und setzen erst spät Fernmetastasen und sind aufgrund der langsamen Wachstumstendenz auch einer Chemotherapie nicht zugänglich, so dass die Hauptbehandlung in der chirurgischen Sanierung liegt. Im Gegensatz dazu sind **Grad-2-** und **Grad-3-Osteosarkome** rasch wachsende Tumoren, die sehr früh metastasieren und ein gutes Ansprechen auf eine Chemotherapie zeigen. Der **Standard der Chemotherapiebehandlung** besteht in der präoperativen (neoadjuvanten) Zytostatikaapplikation, durch welche die Überlebensraten von 20 % aus der Prächemotherapieära auf durchschnittlich 76 % gehoben werden konnten. Die wirksamsten Medikamente sind hoch dosiertes Methotrexat, Adriamycin, Ifosfamid und Cisplatin.

Entscheidend für die Prognose ist das **Ansprechen** auf die Chemotherapie sowie das **Tumorvolumen**. Beide Faktoren stellen unabhängige signifikante Parameter für die Prognose dar (Bieling u. Mitarb. 1996). Trotz weitgehend standardisierter Chemotherapie ist das **Risiko eines Lokalrezidivs** eng mit der operativen Erfahrung verbunden, so dass das Lokalrezidivrisiko bei Extremitätenerhaltung zwischen einem Tumorzentrum und einer Multicenterstudie zwischen 1,5 und 10 % schwankt (Bieling u. Mitarb. 1996, Sluga u. Mitarb. 1996).

Radiologisch imponiert die **Knochenneubildung**, die nicht nur im Knochen, sondern auch in dem teilweise sehr ausgedehnt vorkommenden Weichteilanteil (s. Abb. 18.5 a, s. Abb. 18.6 a) auftritt. Die Knochendestruktion **vorwiegend osteolytisch-osteoplastisch**, allerdings können auch rein osteolytische Formen wie bei teleangiektatischen Osteosarkom vorkommen. Charakteristisch, allerdings nicht pathognomonisch, sind die bereits erwähnten **Periostreaktionen** (s. Abb. 18.5 a, s. Abb. 18.6 a).

Ewing-Sarkom

Die Histogenese dieses hochmalignen undifferenzierten Tumors ist nach wie vor nicht geklärt. Das Häufigkeitsmaximum liegt im Kindes- und Jungendalter. Der Tumor ist nach dem Osteo- und Chondrosarkom der **dritthäufigste primär maligne Knochentumor** und er befällt mit **50 % Becken** und **proximales Femur**, kann allerdings prinzipiell in jedem Knochen auftreten. Das biologische Verhalten dieses Tumors ist gekennzeichnet durch ein rasches Wachstum und eine frühe Metastasierungstendenz. Das Ewing-Sarkom gilt als **strahlen-** und **chemotherapiesensibel**. Allerdings hat die chirurgische Sanierung deutlich zur Besserung der lokalen und damit der systemischen Tumorkontrolle beigetragen, wodurch die **Kombinationstherapie** allgemein als Methode der Wahl betrachtet wird. Die 10-Jahresüberlebensraten werden mit diesem Therapiekonzept mit ca. 60 % angegeben und betragen bei primär pulmonal metastasiertem Ewing-Sarkom noch 40 % (Jürgens u. Mitarb. 1988).

Radiologisch imponiert das permeative oder mottenfraßartige Destruktionsmuster (s. Abb. 18.1 a) mit zwiebelschalenartiger periostaler Reaktion oder größerem extraossären Weichteiltumor. Die Tumormatrix zeigt gelegentlich reaktive Verkalkungen. **Differenzialdiagnostisch** sind auch unter Zuhilfenahme sämtlicher bildgebender Verfahren **Entzündungen** nur schwer abzugrenzen.

18.4.2 Tumorsimulierende Veränderungen

Juvenile oder solitäre Knochenzyste

Hierbei handelt es sich um einen solitären ein- oder mehrkammerigen Hohlraum im Knochen, der von einer Bindegewebemembrane ausgekleidet ist und mit klarer gelblicher Flüssigkeit gefüllt ist.

In der Metaphyse des proximalen Humerus und proximalen Femurs finden sich 75 % der Veränderungen. Das Häufigkeitsmaximum liegt im **1. und 2. Lebensdezennium** sowie beim männlichen Geschlecht. Etwa 20 % der Läsionen werden durch eine **Spontanfraktur** entdeckt, welche in ca. 90 % der Fälle zu einer spontanen Abheilung führen.

Radiologisch finden sich größere osteolytische Destruktionen mit zentraler Begrenzung, geringer Expansionstendenz, welche durch Septen mehr oder minder gekammert sein können.

Die **Therapie** mittels **Herdausräumung** und **Auffüllung** ist mit einer **Rezidivrate von 30 %** behaftet, welche durch kontinuierliche Dekompression mittels Lochschraube deutlich gesenkt werden kann (Tsuchiya et al. 2002). Die **Kortisoninstillation** hat sich vor allem bei einkammerigen und sog. inaktiven (von der Epiphysenfuge entfernten) Läsionen bewährt. Allerdings sind gelegentlich mehrere Infiltrationen notwendig bis radiologische Zeichen der Abheilung zu sehen sind.

Kartilaginäre Exostose

Hierbei handelt es sich um einen knöchernen Auswuchs, der von einer hyalinknorpeligen Kappe überzogen ist. Die Veränderung findet sich bevorzugt in der **Metaphyse** langer Röhrenknochen und ist charakterisiert durch einen kontinuierlichen Übergang der Spongiosa des Markraumes in den knöchernen Auswuchs hinein (Abb. 18.11). Die Exostosen können entweder solitär oder multipel auftreten, wobei letztere, auch als **Exostosenkrankheit** bezeichnet, autosomal dominant vererblich ist (hereditäre deformierende Chondrodysplasie). Die Indikation zur Operation erfolgt lediglich bei rascher Größenzunahme oder mechanischer Irritation mit rezidivierenden Beschwerden. Die Gefahr der **malignen Entartung** ist vor allem im Beckengürtelbereich gegeben und wird bei der Exostosenkrankheit zwischen 5–15 % angegeben, wobei auch hier die tatsächliche Inzidenz unter diesen aus Tumorzentren stammenden Angaben liegen dürfte. Die **chirurgische Behandlung** besteht in der basisnahen Abtragung der Exostose, welche bei sorgfältiger Durchführung in der Regel kein Rezidiv nach sich zieht.

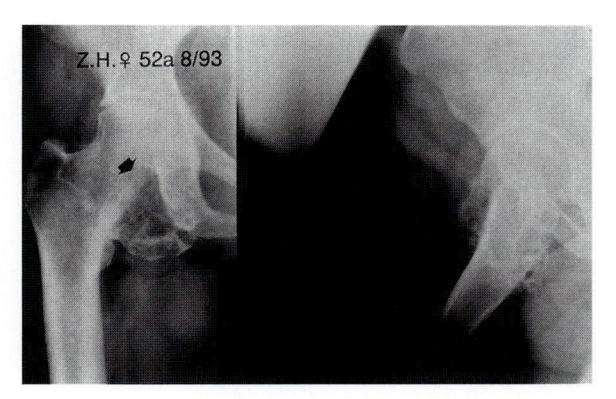

Abb. 18.11 Kartilaginäre Exostose im Bereich des Adam-Bogens. Die spongiöse Struktur geht ohne Kortikalis in die kartilaginäre Exostose über (Pfeil).

Fibröse Dysplasie

Die Veränderung stellt eine Differenzierungsstörung des Knochens ungeklärter Ätiologie dar, welche zu einer Akkumulation von fibrösem Bindegewebe mit Geflechtknochen führt und mono-, oligo- oder polyostotisch auftreten kann.

Aufgrund der herabgesetzten mechanischen Belastbarkeit des Knochens kommt es zu Deformierungen, die im Hüftbereich zur charakteristischen **Hirtenstab-Deformität** führen und eine Spontanfraktur nach sich ziehen können. Das Hauptmanifestationsalter liegt in der 2. Lebensdekade. Charakteristischerweise findet sich **radiologisch** eine milchglasartige Knochenmatrix bei großflächig osteolytischen, teilweise konfluierenden Veränderungen mit reaktiver Sklerosebildung und mehr oder minder ausgeprägter Knochendeformität (Abb. 18.12).

Das biologische Verhalten dieser Veränderung ist sehr unterschiedlich: Ein Teil der Fälle kommt mit Eintritt der Pubertät zum Stillstand, allerdings kann nach Jahren eine neuerliche Wachstumstendenz auftreten. Die Indikation zur Operation, welche in der Ausräumung des Herdes mit Spongiosaplastik oder Spaninterposition besteht, wird bei Progredienz der Veränderung oder zur Beseitigung von Deformitäten, im Besonderen bei Umbauzonen oder Spontanfrakturen, gestellt.

Synoviale Chondromatose

Die Gelenkchondromatose ist eine metaplastische Veränderung der Synovialzellen mit charakteristischer Ausbildung zahlreicher chondromatöser Knoten, die an der Gelenkkapsel gestielt sind. Die Veränderung ist selten und bevorzugt nach dem Kniegelenk an 2. Stelle das Hüftgelenk. Sie tritt am häufigsten beim männlichen Geschlecht auf und hat im 2.–5. Dezennium ihr Maximum. Diese langsam wachsende Läsion macht sich erst spät

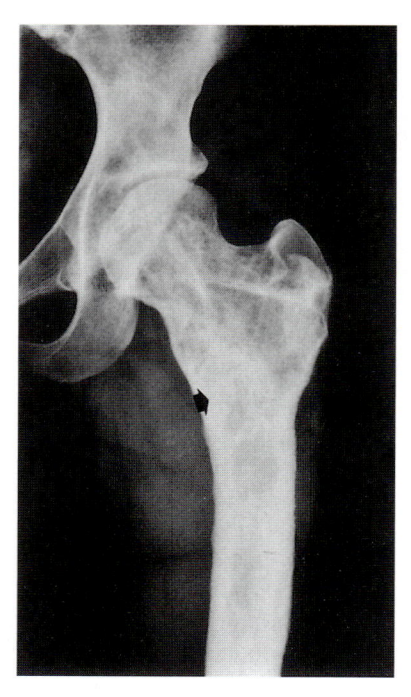

Abb. 18.12 Fibröse Dysplasie mit Befall des gesamten linken Femurs. Trotz Herdausräumung, Auffüllung und Stabilisierung mit einer Platte ist es zu einer zunehmenden Deformierung gekommen. Die noch nicht aufgefüllten Anteile im Bereich des medialen Schenkelhalses zeigen die typische milchglasartige Trübung (Pfeil) dieser tumorsimulierenden Veränderung.

durch Einschränkungen der Gelenkbeweglichkeit oder aber einer Einklemmungssymptomatik bemerkbar. Mit zunehmender Progression kommt es zur Destruktion des Gelenks und sekundärer Arthrose. Die Therapie der Wahl besteht in einer kompletten Synovialektomie des Hüftgelenks.

Radiologisch finden sich multiple stark mineralisierte und meist unterschiedlich große Herde, die eine zentrifugale Zunahme in der Röntgendichte aufweisen. Gelegentlich können die Verkalkungen jedoch auch amorphen Charakter, vor allem bei größeren Kapselchondromen haben. Im fortgeschrittenen Stadium kommt es zu Knochenarrosionen im Gelenkbereich sowie paraartikulär. Die klinische und radiologische Verdachtsdiagnose kann durch zusätzliche CT- oder MR-Untersuchungen bereits ohne Biopsie erhärtet werden.

Pigmentierte villonoduläre Synovitis (PVNS)

Hierbei handelt es sich um eine verstärkte Proliferation der Synovialis ohne bekannte Ätiologie. Die Veränderung kann entweder lokalisiert nodulär oder diffus (villonodulär) auftreten und befällt an zweithäufigster Stelle nach dem Kniegelenk das Hüftgelenk. Die Veränderung tritt häufiger bei Frauen auf und hat das Häufigkeitsmaximum zwischen dem 2. und 5. Dezennium. Die Läsion wächst sehr langsam und führt mit zunehmender Größe zu milden, im Hüftgelenk gelegentlich stärkeren Beschwerden, während die Gelenkbeweglichkeit nur gering beeinträchtigt wird. Die Therapie der Wahl besteht in einer radikalen Synovialektomie unter Luxation des Hüftgelenks sowie einer Synovektomie der Fossa acetabuli.

Charakteristischerweise finden sich radiologisch subchondrale Zysten in beiden Gelenkpartnern ohne sonstige Zeichen der Arthrose wie Osteophyten oder subchondrale Sklerose. Letztere können erst in fortgeschrittenen Stadien im Rahmen einer Sekundärarthrose auftreten. In der Computertomographie findet man eine irreguläre Verdickung der Synovialis mit einer intra-, teilweise extraartikulären Ausdehnung des Weichteiltumors von unregelmäßiger Kontrastmittelanreicherung. Kernspintomographisch findet man vom Gelenk ausgehende lobulierte Veränderungen mit heterogenem Signalverhalten und irregulärer Kontrastmittelaufnahme auf den T_1-gewichteten Bildern.

18.4.3 Primär benigne Tumoren

Osteoidosteom und Osteoblastom

Die histologisch identen Läsionen unterscheiden sich lediglich durch die Größe, wobei ein Osteoidosteom einen Durchmesser bis zu 2 cm hat und von einer mehr oder minder ausgeprägten Sklerose umgeben ist. Histologisch bestehen die Tumoren aus aktiven Osteoblasten, welche Knochensubstanz bilden. Das Häufigkeitsmaximum liegt beim Osteoblastom im 1. und 2. und beim Osteoidosteom im 2. und 3. Lebensdezennium. Die Klinik ist charakterisiert durch **Nachtschmerzen**, welche nach Gabe von **Aspirin** oder **COX-2-Hemmer** häufig eine sofortige Besserung zeigen. Die Diagnose wird durch die uncharakteristischen und gelegentlich in andere Gelenkabschnitte ausstrahlenden Schmerzen verwaschen und oft erst Monate nach Krankheitsbeginn gestellt. Radiologisch ist das Osteoidosteom durch einen **Nidus mit perifokaler Sklerose** charakterisiert (Abb. 18.13 a u. **b**), während das Osteoblastom durch teilweise expansive osteolytische Knochendestruktionen, die von einer neu gebildeten periostalen Knochenschale umgeben sind und in etwa einem Drittel der Fälle eine osteoblastische Knochenmatrix aufweisen, gekennzeichnet ist. Die Therapie besteht in der sorgfältigen **Exkochleation** und **Spongiosaplastik** beziehungsweise der minimal invasiven Radiofrequenzablation beim Osteoblastom, die bei exakt durchgeführter Operation nur selten Rezidive nach sich ziehen.

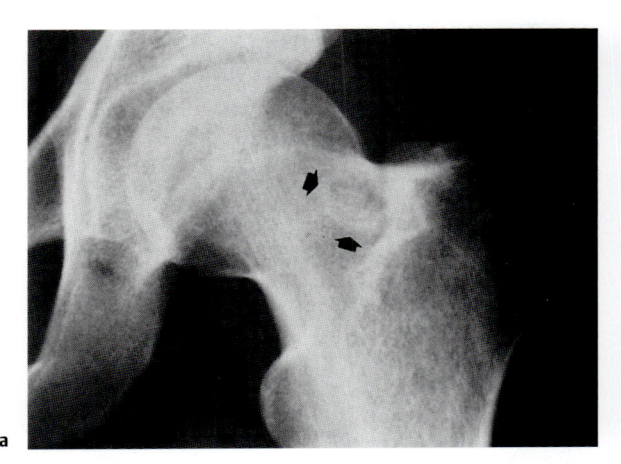

Abb. 18.13 a u. b Osteoidosteom im kranialen Bereich des Schenkelhalses mit perifokaler Sklerose und zentralen osteoplastischen Veränderungen (**a**). Die Computertomographie zeigt die genaue Lokalisation im dorsalen Bereich des Schenkelhalses sowie die perifokale Sklerose. Im Nidus finden sich vereinzelt Verkalkungen (**b**).

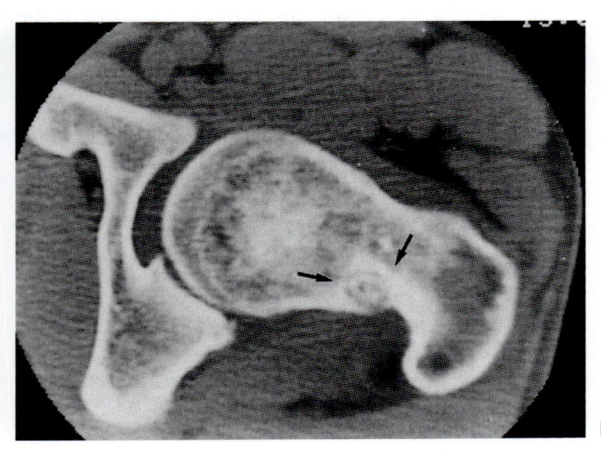

18.5 Erfahrungen und Empfehlungen für die klinische Praxis

Im Folgenden eine Zusammenfassung wichtiger Erfahrungen und Empfehlungen:
- Die **heterogene Gruppe** primär benigner, maligner und sekundärer Tumoren und tumorsimulierender Veränderungen erfordert ein **differenziertes Vorgehen**.
- Die uncharakteristische Symptomatik verzögert häufig die Diagnosestellung.
- Initiale nativradiologische Veränderungen werden häufig nicht erkannt: frühzeitig ergänzende Schichtaufnahme mittels CT oder MRT.
- Bei **Biopsie** genaue Planung des Zugangsweges in dem Bereich des späteren Operationszuganges. Eine Gefäß- und Nervendarstellung ist zu vermeiden.
- **Tumorresektion**: Für die Auswahl des Operationsverfahrens ist eine genaue Kenntnis des biologischen Verhaltens des Tumors notwendig.
- **Rekonstruktion des Knochendefektes**: Verbundosteosynthese als palliative Maßnahme bei sekundären Tumoren bevorzugen. Biologische Verfahren für Patienten mit guter Prognose.
- **Adjuvante Therapie**: Ein lokale adjuvante Therapie ist bei fast allen intraläsionalen Eingriffen notwendig.
- **Chondrosarkom**: Chirurgische Behandlung als einziger Therapiepfeiler, keine systemische oder lokale adjuvante Behandlung wirksam.
- **Osteosarkom**: Überlebensraten unter kombinierter Chemotherapie und adäquater Tumorresektion zwischen 70–80%.
- **Ewing-Sarkom**: Lokale Tumorkontrolle durch Kombination von Strahlentherapie, adäquater Tumorresektion und Polychemotherapie verbessert.
- Juvenile oder solitäre **Knochenzyste**: Hohe Lokalrezidivrate, Spontanfrakturen führen häufig zur Abheilung.
- **Kartilaginäre Exostose**: Operation nur bei rascher Größenzunahme oder bei Beschwerden durch mechanische Irritation.
- **Fibröse Dysplasie**: Operationsindikation bei polyostotischer Form zurückhaltend stellen.
- **Osteoidosteom** und **Osteoblastom**: Die in das Bein ausstrahlende Schmerzen verzögern häufig die Diagnose: charakteristischen Nachtschmerz beachten.

Literatur

Aboulafia, A.J., C.R Faulks, W. Li, R. Buch, J. Mattews, M. Malawer (1991): Reconstruction using the saddle prosthesis following excision of malignant periacetabular tumors. In comlications of limb salvage. KLB Brown, Montreal: 223

Abudu, A., R.J. Grimer, S. R. Cannon, S. R. Carter, R.S. Sneath (1997): Reconstruction of the hemipelvis after the excision of malignant tumours: Complications and functional outcome of prostheses. J Bone Joint Surg 79-B: 773

Beals, R.K., G.D. Lawton, W.E. Snell (1971): Prophylactic internal fixation of the femur in metastatic breast cancer. Cancer 28: 1350

Bieling, P., N. Rehan, P. Winkler, K. Helmke, R. Maas, N. Fuchs, S. Bielack, U. Heise, H. Jürgens, J. Treuner, R. Romanowski, U. Exner, R. Kotz, K. Winkler (1996): Tumor size and prognosis in aggressively treated osteosarcoma: a 6-year experience of European Cooperative trial. J Clin Oncology 14: 848

Bitzan, P., R. Windhager, S. Lang, B. Richling, R. Kotz (1995): Die Rezidivhäufigkeit aneurysmatischer Knochenzysten nach chirurgischer Behandlung und adjuvanter Therapie mit Phenol. Z Orthop 133: 422

Campanacci, M. (1990): Bone and soft tissue tumors. Springer, Wien

Capanna, R. D. Donati, F. Fazioli, A. Martinie, M. Campanacci (1991): Iliofemoral arthrodesis with intercalary allograft. In complications of limb salvage. KLB Brown, 6th International symposium on limb salvage, Montreal: 205

Donati, D., R. Capanna, P. Caldora, A. Martini, D. Campanacci, M. Campnacci (1993): International hemipelvectomy of the acetabular area using different methods of reconstruction. In Proceedings of the 7th International Symposium on Limb Salvage, Singapore: 185

Enneking, W.F. (1987): Limb salvage in musculosceletal oncology. Churchill Livingstone, New York

Enneking, W.F., E.R. Mindell (1991): Observations on massive retrieved allografts. J Bone Joint Surg 73-A: 1123

Enneking, W.F., S.S. Spanier, M.D. Goodman (1980): A system for the surgical staging of musculoskeletal sarcoma. Clin Orthop 153: 106

Enneking, W.F., W.K. Dunham (1978): Resection and reconstruction for primary neoplasms involving the innominate bone. J Bone Joint Surg 60-A: 731

Enzinger, F.M., S.W. Weiss (1995): Soft tissue tumors. 3rd ed. Mosby, St. Louis

Fidler, M. (1973): Prophylactic internal fixation of secondary neoplastic deposits in long bones. Br Med J 1 (849): 341

Fidler, M. (1981): Incidence of fracture through metastases in long bones. Acta Orthop Scand 52: 623

Frassica, F.J., D.A. Frassica, D.J. Pritchard u. Mitarb. (1993): Ewing sarcoma of the pelvis: Clinicopathological features and treatment. J Bone Joint Surg 75-A: 1457

Gradinger, R., H. Reichl, E. Hipp (1991): Pelvic osteosarcoma: Resection, reconstruction, local control and survival statistics. Clin Orthop 270: 149

Ham, S.J., H. Schraffordt Koops, R.P. Veth u. Mitarb. (1997): External and internal hemipelvectomy for sarcomas of the pelvic girdle: Consequences of limb-salvage treatment. Eur J Surg Oncol 23: 540

Harrington, K.D. (1992): The use of hemipelvic allografts or autoclaved graft for reconstruction after wide resections of malignant tumors of the pelvis. J Bone Joint Surg 74-A: 331

Harrington, K.D., J.O. Johnston, R.H. Turner, D.L. Grenn (1972): The use of methylmethacrylate as an adjunct in the internal fixation of malignant neoplastic fractures. J Bont Joint Surg 54-A: 1665

Jürgens, H., U. Exner, H. Gadner, D. Harms, J. Michaelis, R. Sauer, J. Treuner, T. Woute, W. Winkelmann, K. Winkler, U. Göbel (1988): Multidisciplinary treatment of primary Ewing's sarcoma of bone. Cancer 61: 23

Kawai, A., A.G. Huvos, P.A. Meyers, J.H. Healey (1998): Osteosarcoma of the pelvis. Oncologic results of 40 patients. Clin Orthop 348: 196

Kerschbaumer, F., W. Russe, R. Bauer (1984): Grundlagen der Kryochirurgie in der Orthopädie. Orthopäde 13: 133

Kotz, R., M. Salzer-Kuntschik, G. Lechner, M. Immenkamp, H.D. Kogelnik, M. Salzer (1983): Knochentumoren. In: Witt, A.N., H. Rettig, K.F. Schlegel, M. Hackenbroch, W. Hupfauer: Orthopädie in Praxis und Klinik. Band III: Allgemeine Orthopädie, Teil 2: Tumoren und tumorähnliche Erkrankungen. 2. Aufl. Thieme, Stuttgart

Kotz, R., P. Ritschl, D. Kropej, R. Capanna (1990): Cementless modular prostheses: basic concepts and evolution. Chir Organi Mov 75 (Suppl.): 177

Kotz, R., P. Ritschl, J. Trachtenbrodt (1986): A modular femur tibia reconstruction system. Orthopaedics 9: 1639

Kropej, D., C. Schiller, P. Ritschl, M. Salzer-Kuntschik, R. Kotz (1991): The management of IIB osteosarcoma. Clin Orthop 270: 40

Lack, W., S. Lang, G. Brand (1994): Necrotizing effect of phenol on normal tissues and on tumors. Acta Orthop Scand 65: 351

Lang, S., W. Lack, G. Brand, M. Salzer-Kuntschik (1991): Devitalizing effects of various phenol concentrations on bone marrow cells. Acta Orthop Scand 62: 383

Link, M.P., A.M. Goorin, A.W. Miser u. Mitarb. (1986): The effect of adjuvant chemotherapy on relapse-free survival in patients with osteosarcoma of the extremity. N Engl J Med 314: 1600

Mankin, H.J., S. Doppelt, W. Tomford (1983): Clinical experience with allograft implantation: The first ten years. Clin Orthop 174: 69

Marcove, R.C. (1982): A 17-year review of cryosurgery in the treatment of bone tumors. Clin Orthop 163: 231

Marcove, R.C., T.R. Miller (1969): Treatment of primary and metastatic bone tumours by cryosurgery. JAMA 207: 1890

Mutschler, W., C. Burri, H. Kiefer (1987): Functional results after pelvic resection with endoprosthetic replacement. In: Enneking, W.F.: Limb salvage in musculoskeletal oncology. Churchill Livingstone, New York: 156

Nieder, E., R.A. Elson, E. Engelbrecht u. Mitarb. (1990): The saddle prosthesis for salvage of the destroyed acetabulum. J Bone Joint Surg 72-B: 1014

O'Connor, M.I., F. Sim (1989): Salvage of the limbin the treatment of malignant pelvic tumors. J Bone Joint Surg 71-A: 481

Ozaki, T., A. Hillmann, D. Bettin, P. Wuisman, W. Winkelmann (1996): High complication rates with pelvic allografts: Experience of 22 sarcoma resections. Acta Orthop Scand 67: 333

Ozaki, T., A. Hillmann, N. Lindner, S. Blasius, W. Winkelmann (1997): Chondrosarcoma of the pelvis. Clin Orth Related Research 337: 226

Poigenfürst, J., R.C. Marcove, T.R. Miller (1968): Surgical treatment of fractures through metastases in the proximal femur. J Bone Joint Surg 50-B: 743

Ritschl, P., R. Kotz (1987): Implants in bone metastases of the lower limb. Annales Chir Gyn 76: 159

Rydholm, A., B.O. Rööser (1987): Surgical margins for soft-tissue sarcoma. J Bone Joint Surg 69-A: 1074

Salzer, M., H. Zwerina (1972): Operative Möglichkeiten bei Skelettmetastasen. Wr Med Wschr 122: 422

Schajowicz, F, L.V. Ackermann, H.A. Sissons (1972): Histological typing of bone tumors. World Health Organization, Geneve

Schima, W., G. Amann, R. Stiglbauer, R. Windhager, J. Kramer, M. Nicolakis, M.T. Farres, H. Imhof (1994): Preoperative staging of osteosarcoma: efficacy of MR imaging to detect joint involvement. AJR 163: 1171

Schoellner, C., D. Schoellner (2000): Die Sockelpfannenoperation bei acetabulären Defekten nach Hüftpfannenlockerung. Ein Progress Report. Z Orthop 138: 215

Schwameis, E., R. Dorotka, M. Dominkus, P. Krepler, S. Lang, R. Windhager, R. Kotz (2002): Revonstruction of the pelvis after tumor resection in children and adolescents. Clin Orthop 402: 220

Shin, K., B.T. Rougraff, M. Simon (1994): Onkologic outcomes of primary bone sarcomas of the pelvis. Clin Orthop Related Research 304: 207

Sim, F.H., Th.W. Daughtery, J.C. Ivins (1974): The adjunctive use of methylmethacrylate in fixation of pathlogical fractures. J Bone Joint Surg 56-A: 402

Sluga, M., R. Windhager, S. Lang, H. Heinzl, R. Prokesch, S. Bielack, R. Kotz (1999): Local and systemic control after ablative and limb sparing surgery in osteosarcom patients. Clin Orthop 358: 120

Spiessl, B., O.H. Beahrs, P. Hermanek, R.V.P. Hutter, O. Scheibe, L.H. Sobin, G. Wagner (1993): UICC, International Union against Cancer, TNM Atlas. Illustrated giude to the TNM/pTNM classification of malignant tumors. 3. Aufl. Springer, Heidelberg

Tsuchiya, H. u. Mitarb. (2002): Cannulation of simple bone cysts. J Bone Joint Surg 84-B: 245

Uchida, A., A. Myoui, N. Araki, H. Yoshikawa, T. Ueda, Y. Aoki (1996): Prosthetic reconstruction for periacetabular malignant tumors. Clin Orthop Related Research 326: 238

Windhager, R. (1997): Tumoren. In: Tschauner, Ch.: Die Hüfte. Enke, Stuttgart

Windhager, R., J. Karner, H.-P. Kutschera, P. Polterauer, M. Salzer-Kuntschik, R. Kotz (1996): Limb salvage in periacetabular sarcomas. Clin Orthop 331: 265

Windhager, R., P. Ritschl, U. Rokus, W. Kickinger, O. Braun, R. Kotz (1989): Die Rezidivhäufigkeit von intra- und extraläsional operierten Metastasen langer Röhrenknochen. Z Orthop 127: 402

Winkelmann, W., A. Hillmann, N. Lidner, R. Rodl (1995): Long term results after hip rotationsplasty. In: Proceedings of 8th International Symposium on limb salvage, Florence: 64

Winkelmann, W.W. (1986): Hip rotationplasty for malignant tumors of the proximal part of the femur. J Bone Joint Surg 68-A: 362

19 Begutachtung der Becken-Hüft-Region

V. Stein

19.1 Einleitung

19.2 Korrelation von Funktionsstörungen und Körperstatik

19.3 Methodische Varianten der unmittelbaren Befunddarstellung

19.4 Das Hüftgelenk in der sozialmedizinischen Bewertung

19.5 Grundsätze der Begutachtung von Hüftpatienten

19.1 Einleitung

Das Becken hat als Bestandteil der Stütz- und Bewegungsorgane zum einen die Aufgabe einer Stabilisierungsbasis für die Wirbelsäule und ist zum anderen in viele Bewegungsabläufe eingebunden, vor allem durch die unmittelbare Kommunikation zu den Hüftgelenken.

Das Hüftgelenk ist hinsichtlich seiner Mechanik ein Kugelgelenk, das dem Menschen eine ausgiebige Artikulation in allen 3 Freiheitsgraden gestattet. Die Gelenkfunktion erfolgt sowohl als Bewegung des Beines (Spielbein) gegen das Becken als auch als Bewegung des Beckens gegen das Bein (Standbein).

Die Möglichkeit vielfältiger Störungen und Erkrankungen dieses Gelenks sind Veranlassung für entsprechend häufige Untersuchungen in den Gezeiten des menschlichen Lebens.

Bei der Erörterung dieser anatomischen Region ist auch auf das Iliosakralgelenk (s. Kap. 17) hinzuweisen, das anatomisch eine stabilisierte Kapsel-Band-Fuge darstellt, aber trotz häufiger, meist begleitender Störungen in der eigenständigen Begutachtung nur eine nachgeordnete Rolle spielt.

19.2 Korrelation von Funktionsstörungen und Körperstatik

Das Becken hat durch seine Position eine zentrale Stellung im statischen Gesamtgefüge des menschlichen Körpers und ist als „Mittler zwischen beiden Beinen" sehr wesentlich, vor allem die Integration in den Ablauf der Fortbewegung in Bezug auf Gangergonomie und -harmonie, auch wenn der Umfang der Eigenbewegung nur gering ist. So führt das Becken im normalen Ablauf einer Vorwärtsbewegung eine seitenalternierende Mitbewegung durch, die sowohl eine Rotation von 4–6° als auch eine Hebung bzw. Senkung bis zu 5° umfasst (Beckers u. Deckers 1997, Runge 1998).

Die Hüfte als Gelenk ist bei normaler Funktion Ausdruck eines genialen partnerschaftlichen Gleichklanges von Kapsel-Band-Strukturen, gelenkführender Muskulatur und knöcherner Gelenkanteile. Dagegen wird die Hüfte bei gestörter Funktionalität durch Bewegungsdisharmonie, Schmerz, Kontraktur, Inkongruenz und Instabilität geprägt.

Im Rahmen des bekannten Gliederkettenmechanismus kann die Hüfte sowohl primärer Störherd mit kranial und/oder kaudal gerichteter Schadenswirkung sein als auch sekundär zum Schadensopfer einer eingeschränkten benachbarten Bewegungseinheit werden. Handelt es sich bei der Störung der Hüfte um eine Beugekontraktur, kommt es im kranial ausgerichteten Kompensationsbestreben der menschlichen Gliederkette zu einer Ventralkippung des Beckens und zur mitunter ausgeprägten lumbalen Hyperlordose (Hohlrücken). Bei lang anhaltender und insbesondere bei einer bereits im jungen Alter ausgelösten Problematik muss auch mit einer thorakalen Hyperkyphose (Rundrücken) und weiteren fehlstatischen Wirkungen auf Thorax, Schultergürtel und Halswirbelsäule gerechnet werden.

Wird das Bild der klinischen Fehlstatik dagegen durch eine Adduktionsstellung in der betroffenen Hüfte bestimmt, sind in Abhängigkeit vom Schweregrad derselben kompensatorisch mehr skoliotische Tendenzen zu erwarten, ähnlich wie bei einer bleibenden Beinverkürzung (über 3 cm) bzw. einer valgischen oder varischen Beinachsenabweichung.

Sämtliche durch die Hüfte initiierten fehlstatischen Wirkungen belasten kranialwärts auch stets das Sakroiliakalgelenk. Passagere Irritationen, aber auch hartnäckige Blockierungen und ausgeprägte, meist lokale Schmerzzustände gehören nicht selten zum Bild einer unliebsamen Begleitsymptomatik.

Bei einem kaudalwärts gerichteten Wirkmechanismus der Gliederkette hat die Beugekontraktur der Hüfte eine entsprechende Abweichung von der Normstatik im Kniegelenkbereich zur Folge, Sprunggelenk und Fuß können unter dem Aspekt der zeitlichen Komponente mit betroffen sein.

Nennenswerte Dauerschäden können natürlich auch zu sekundären Beeinträchtigungen des anderen Hüftgelenks und sukzessiv der gegenseitigen Beingelenke führen.

19.3 Methodische Varianten der unmittelbaren Befunddarstellung

Jede medizinische Untersuchung des Beckens einschließlich der Hüftgelenke bzw. des Hüftgelenks und eine darauf aufbauende ärztliche Aussage verkörpern bereits eine wertende, gutachterlich ausgerichtete Stellungnahme. Damit eine solche reproduzierbar ist, sollte sie stets auf einer standardisierten Basis durchgeführt werden.

Als Möglichkeiten konkreter Beurteilungen des Gelenkstatus (s. Kap. 3) haben sich in der Praxis die Neutral-0-Durchgangsmethode sowie verschiedene Bewertungs- und bildgebende Verfahren bewährt. Das Hüftgelenk stellt infolge einer Vielzahl von Winkelmessmethoden und spezifischer Messverfahren darüber hinaus ein Mekka der Reproduzierbarkeit dar (Tab. 19.1).

Tab. 19.1 Zusammenstellung praxisrelevanter Methoden zur Beurteilung und Bewertung der menschlichen Hüfte (Krämer u. Maichl [1993], Gerber u. Wicki [1995])

Hüfterkrankung/Bewertung nach	Klinische Beurteilung					Sonographie	Radiologische Kriterien/Bewertungen				
	Schmerz	Gang-/Stand-leistung	Gelenk-palpation	Gelenk-funktion	Muskel-kraft		Stellung/Form/ Kongruenz Kopf/Pfanne	Arthrose-grad	Winkel	Mess-verfahren	Arthro-graphie
I. Hüftscore allgemein											
Janda				(x)							
Larson (IOWA-HIP-Score)	x	x		x	x						
Lequesne	x	x									
Lequesne-Index	x	x		x							
Mathies u. Bach	x			(x)							
Merle d'Aubigné	x	x		x							
Seyfried				x							
Staffelstein-Score	x	x		x	x						
Trendelenburg-Zeichen					x						
II. Hüftdysplasie											
Arbeitskreis Hüftdysplasie			x	x			x		x		
Busse u. Mitarb.									x	x	
Eftekhar			x				x				
Graf						x					
Howorth u. Dunn			x	x			x				x
Lindemann							x				
Severin							x		x		
Severin		x									
Tönnis	x	x		x			x	x			
Tönnis											x
Weiss											x

Fortsetzung ▶

Tab. 19.1 Fortsetzung

Hüfterkrankung/Bewertung nach	Klinische Beurteilung					Sono-graphie	Radiologische Kriterien/Bewertungen				Arthro-graphie
	Schmerz	Gang-/Stand-leistung	Gelenk-palpation	Gelenk-funktion	Muskel-kraft		Stellung/Form/ Kongruenz Kopf/Pfanne	Arthrose-grad	Winkel	Mess-verfahren	
III. Nekrose nach kon-genitaler Hüftluxation											
Kalamchi u. McEwen							x (Kopf)				
Ogata							x (Pfanne)				
IV. Morbus Perthes											
Bauer u. Jünger							x			x	
Busse u. Mitarb.									x	x	
Caterall							x				
Heymann u. Herndon										x	
Rösch u. Stock										x	
Stulberg							x				
V. Osteonekrose des Hüftkopfes											
Ficat u. Arlet	x						x				
Marcus u. Mitarb.				x			x	x			
Stahl u. Mitarb.							x	x			
Steinberg u. Mitarb.							x				
VI. Epiphyseolysis capitis femoris											
Southwick	x	x		x			x	(x)			
Szypryt u. Mitarb.	x	x		x			x	(x)			
VII. Spätresultate nach septischer Koxitis											
Choi							x				

Fortsetzung ▶

Tab. 19.1 Fortsetzung

Hüfterkrankung/Bewertung nach	Klinische Beurteilung					Sonographie	Radiologische Kriterien/Bewertungen				
	Schmerz	Gang-/Standleistung	Gelenk-palpation	Gelenk-funktion	Muskel-kraft		Stellung/Form/Kongruenz Kopf/Pfanne	Arthrose-grad	Winkel	Mess-verfahren	Arthro-graphie
VIII. Koxarthrose											
Busse u. Mitarb.											
Danielson	x	x		x				x			
Harris	x	x		x							
Kellgren								x			
Macys								x			
Mathies u. Bach								x			
Mose								x			
IX. Frakturen im Hüftbereich											
Colonna							x (Hals)				
Garden							x (Hals)				
Judet u. Letourel							x (Pfanne)				
Pauwels							x (Hals)		x		
Pipkin							x (Kopf)				
Schmelzeisen							x (Pfanne)				
Stewart u. Milford							x (Luxation)				
Thompson u. Epstein							x (Luxation)				
X. Spätresultat nach Schenkelhalsfraktur											
Iselin	x	x		x			x (Hals)				
Rennie	x	x		x			x (Pfanne)	x			

Fortsetzung ▶

Tab. 19.1 Fortsetzung

Hüfterkrankung/Bewertung nach	Klinische Beurteilung						Sonographie	Radiologische Kriterien/Bewertungen				
	Schmerz	Gang-/Standleistung	Gelenkpalpation	Gelenkfunktion	Muskelkraft			Stellung/Form/Kongruenz Kopf/Pfanne	Arthrosegrad	Winkel	Messverfahren	Arthrographie
XI. HTEP-Implantation												
Charnley	x	x		x								
Harris	x	x		x								
Japan. Orthop. Association	x	x		x								
Judet u. Judet	x	x		x								
Kavanagh u. Fitzgerald	x	x						x				
Merle d'Aubigné u. Postel	x	x		x								
Shepherd		x		x				x				
Shepherd	x			x								
Wilson u. Mitarb. Pellicci u. Mitarb.	x	x		x	x			x				
XII. Lockerung von Hüftendoprothesen												
De Lee								x (Pfanne)				
Gruen (1)								x (Schaft)				
Gruen (2)								x (Schaft)				

Ergänzt wird diese Palette durch muskuläre Funktionsteste, von denen der Muskelfunktionstest nach Janda (Janda 1986) und die Prüfung des Trendelenburg-Duchenne-Zeichens die größte Praxisrelevanz für die Becken-Hüft-Region aufweisen.

Die Zielstellung, eine komplexere Aussage durch die gleichzeitige Beurteilung mehrerer Kriterien zu erreichen, hat dazu geführt, dass die funktionsorientierte **Bewertung nach Merle d'Aubigné** sehr häufig angewendet wird. Durch die Integration der 3 Säulen **Schmerzsituation**, **Hüftbeweglichkeit** und **Gangqualität** kommt dieser Methode eine besondere Bedeutung zu, so dass qualitativ anspruchsvolle Befund- und Verlaufsvergleiche möglich sind (Tab. 19.2).

Mit dem Anliegen eine umfassende Beurteilungsspezifität zu erreichen, haben sich in der aktuellen Literatur weitere Varianten einer gezielten Bewertung des Hüftgelenks etabliert. Genannt werden sollen an dieser Stelle der Staffelstein-Score (Middeldorf u. Casser 2000), dessen Basiskriterien die Schmerzsituation, die objektive Hüftbeweglichkeit und die Aktivitäten des Lebens (ADL) sind, und der Lequesne-Index in deutscher Version (Ludwig u. Mitarb. 2002), der Schmerzintensität, Gehleistung und Alltagsbewältigung als Grundlage seiner Ergebnisbewertung heranzieht.

Für das Sakroiliakalgelenk stehen in der gutachterlichen Bewertung vergleichende reproduzierbare Standards wie beim Hüftgelenk bzw. bei der Hüftregion nicht zur Verfügung. Die Beurteilung des Gelenks in Bezug auf eine Funktionsstörung lässt sich aber in der klinischen Praxis durch verschiedene etablierte Untersuchungsmethoden wie den Spine-Test, das Vorlaufphänomen, das Mennell-Zeichen, den Iliosakral-Dehntest, den Ilium-Drucktest, den Gaenslen-Test und den Yeoman-Test erreichen. Eine schmerzdifferenzierende Aussage zwischen Hüfte und Sakroiliakalgelenk kann durch den Einsatz des Patrick-Tests, des Laguerre-Tests und des 3-Phasen-Hyperextensionstests erreicht werden, wobei letzterer zusätzlich eine Ausschlussvariante zu einem lumbalen Störherd ermöglicht (Buckup 1995).

Bildgebende Verfahren haben bei traumatischen Ereignissen eine Einsatzindikation am Becken, bei speziellen Fragestellungen, insbesondere bei systemischen Erkrankungen auch im Bereich der Sakroiliakalgelenke bzw. des Sakroiliakalgelenks.

Tab. 19.2 Bewertung der Hüftfunktion nach Merle d'Aubigné (aus: Streck W: Begutachtung des Hüftpatienten in der privaten Unfallversicherung. Prakt Orthop 22: 1990)

	Schmerzen		*Motilität*		*Gang*
0	starke, ständige Schmerzen	0	Ankylose und Fehlstellung	0	unmöglich
1	sehr starke Schmerzen, die den Schlaf behindern	1	klinische Ankylose mit leichter oder ohne Fehlstellung	1	nur mit Stützen
2	starke Schmerzen beim Gehen, die die Berufsausübung behindern	2	Beugung 40 Grad, Abduktion 0 Grad oder leichte Fehlstellung	2	nur mit 2 Stützen
3	starke, aber erträgliche Schmerzen mit beschränkter Berufsausübung	3	Beugung 40–60 Grad	3	weniger als eine Stunde mit Stock, sehr schlecht ohne Stock
4	Schmerzen nur nach dem Gehen verschwinden schnell in Ruhe	4	Beugung 40–80 Grad, kann sich die Schuhe schnüren	4	langdauernd mit einem Stock, beschränkt und ohne Stock hinkend
5	sehr leichte und intermittierende Schmerzen, die eine normale Tätigkeit nicht verhindern	5	Beugung 80–90 Grad, Abduktion bis 25 Grad	5	ohne Stock, aber leicht hinkend
6	vollständige Schmerzlosigkeit	6	Beugung 90 Grad Abduktion 40 Grad	6	normal

Beurteilung der Funktion, die sich aus der Addition der Zahlen der in der Einteilung der angeführten Bewertungen von 0–6 von Schmerzen, Motilität und Gang ergeben:

	Bruchteil der teilweisen Gebrauchsunfähigkeit des Beines
0–8 schlecht	1/1
9–12 mäßig	1/2–2/3
13–16 gut	1/5–2/5
17–18 sehr gut	1/10–1/5

19.4 Das Hüftgelenk in der sozialmedizinischen Bewertung

Die anatomische Position, seine funktionelle Nachbarschaft zur Wirbelsäule und die vielfältige Einbindung in die meisten Bewegungsabläufe weisen unmissverständlich auf die große Bedeutung des Hüftgelenks für den Menschen hin. Hat eine solche Schädigung zu einer definitiven Funktionseinschränkung und/oder zu einer intermittierenden bzw. ständigen Beschwerdesymptomatik im Hüftbereich geführt, treten automatisch Fragen über das verbleibende Restleistungsvermögen im privaten und vor allem im beruflichen Alltag immer mehr in den Vordergrund. Eine korrekte Beurteilung dieses aktuellen Leistungsvermögens ist mitunter sehr schwierig, da neben den objektiv belegbaren Befunden auch subjektive, nicht immer nachvollziehbare Aspekte zu bewerten sind. Solche subjektiven Einschätzungen des Patienten stehen mitunter völlig konträr zum krankheitsspezifischen Verlauf und zur gegebenen medizinischen Situation, eine Abgrenzung individueller sozialer und psychosomatischer Einflüsse ist meist nicht möglich. An dieser Stelle bedarf es in der Person des Arztes einer sensiblen Vorgehensweise, damit sich in derartigen Fällen der Patient nicht als „Rentenjäger" oder Simulant fühlt und hierdurch ein von keiner Seite gewollter Arzttourismus ausgelöst wird (Rohe u. Rompe 1995).

Die sozialmedizinische Beurteilung verfolgt die für den Patienten wichtige Zielstellung, anhand des medizinisch gegebenen Restleistungsvermögens die mögliche berufliche Einsatzfähigkeit im Lehrberuf, in der letzten Tätigkeit, auf dem allgemeinen Arbeitsmarkt bzw. für infrage kommende Verweisungstätigkeiten abzuleiten. Auf der Basis dieses Leistungsvermögens wird der zumutbare Grad der körperlichen Beanspruchung am Arbeitsplatz mit Hilfe der REFA-Klassifikation (Tab. 19.3) festgelegt.

Die folgenden Beispielberufe sind hierbei eine zusätzliche Orientierungshilfe in Abhängigkeit von körperlicher und auch hüftspezifischer Belastung (Tab. 19.4).

Neben der Festlegung des qualitativen Leistungsvermögens bedarf es bei der sozialmedizinischen Beurteilung auch einer quantitativen Vorgabe zur zeitlichen Zumutbarkeit einer täglichen beruflichen Tätigkeit (s. Kap. 19.5.1).

Tab. 19.3 Klassifizierung der körperlichen Beanspruchung an Arbeitsplätzen nach REFA (aus: Bundesversicherungsanstalt für Angestellte: Der ärztliche Reha-Entlassungsbericht. Kobosil & Söhne, Berlin 1997)

Leicht	Grad I	Leichte Arbeiten wie Handhaben leichter Werkstücke und Handwerkszeuge, Bedienen leichtgehender Steuerhebel und Kontroller oder ähnlicher mechanisch wirkender Einrichtungen, auch langdauerndes Stehen oder ständiges Umhergehen.
Mittelschwer	Grad II	Mittelschwere Arbeiten wie Handhaben 1 bis 3 kg schwergehender Steuereinrichtungen, unbelastetes Begehen von Treppen und Leitern, Heben und Tragen von mittelschweren Lasten in der Ebene (von etwa 10 bis 15 kg) oder Hantierungen, die den gleichen Kraftaufwand erfordern. Ferner: leichte Arbeiten entsprechend Grad I mit zusätzlicher Ermüdung durch Haltearbeit mäßigen Grades wie Arbeiten am Schleifstein, mit Bohrwinden und Handbohrmaschinen.
Schwer	Grad III	Schwere Arbeiten wie Tragen von etwa 20 bis 30 kg schweren Lasten in der Ebene oder Steigen unter mittleren Lasten und Handhaben von Werkzeugen (über 3 kg Gewicht), auch von Kraftwerkzeugen mit starker Rückstoßwirkung, Schaufeln, Graben, Hacken Ferner: mittelschwere Arbeiten entsprechend Grad II in angespannter Körperhaltung, z. B. in gebückter, kniender oder liegender Stellung. Höchstmögliche Dauer der Körperbeanspruchung in diesem Schweregrad bei sonst günstigen Arbeitsbedingungen (Umwelteinflüsse) = 7 Stunden.
Schwerst	Grad IV	Schwerste Arbeiten wie Heben und Tragen von Lasten über 50 kg oder Steigen unter schwerer Last, vorwiegender Gebrauch schwerster Hämmer, schwerstes Ziehen und Schieben. Ferner: schwere Arbeiten entsprechend Grad III in angespannter Körperhaltung, z.B. in gebückter, kniender oder liegender Stellung. Höchstmögliche Beanspruchung in diesem Schweregrad bei sonst günstigen Arbeitsbedingungen (Umwelteinflüsse) = 6 Stunden.
Ergänzender Hinweis:		Belastende Körperhaltungen (Haltearbeit, Zwangshaltungen) erschweren die Arbeit um eine Stufe. Belastende Umgebungseinflüsse müssen ebenfalls berücksichtigt werden.

Tab. 19.4 Beispielberufe für den Grad der körperlichen Beanspruchung am Arbeitsplatz

Arbeit mit leichter Belastung

- Botengänger
- Büroberufe
- Garderobenfrau
- Kontrolleur

- Lagerverwalter
- Pförtner
- Platzanweiser
- Telefonist

Arbeit mit schwerer Belastung

- Bergbauhauer
- Betonbauer
- Eisenbieger
- Gerüstbauer
- Hafenarbeiter

- Holzfäller
- Möbelpacker
- Pressluftarbeiter
- Steinbrucharbeiter
- Transportarbeiter

Klassische Sitzberufe

- Angestellte
- Goldschmied
- Graveur
- Kontrolleur (EDV)
- Uhrmacher

Klassische Stehberufe

- Chirurg
- Friseur
- Gipser
- Kellner
- Kfz-Mechaniker

- Maurer
- Schlosser
- Verkäufer
- Zahnarzt

19.5 Grundsätze der Begutachtung von Hüftpatienten

Gegenstand allen ärztlichen Handelns ist das Vorhandensein eines gesundheitlichen Schadens (impairment), der als Folge eines angeborenen Leidens, einer Erkrankung oder einer äußeren Verletzung entstanden ist. Aus gutachterlicher Sicht ist ein Hüftschaden von Bedeutung, wenn durch die ihn auslösende Ursache eine zeitweise oder dauerhafte Funktionseinschränkung (disability) manifest wird. Schnell, manchmal schneller als erwartet, führt diese Störung des Hüftgelenks zur nicht vermeidbaren sozialen Beeinträchtigung (handicap). Im persönlichen Leben können dadurch plötzlich die Unabhängigkeit, der Bewegungsradius, die Freizeitqualität, die soziale Integration und die gewohnte Basis in Gefahr geraten.

Familiäre Auswirkungen treten häufig dann auf, wenn für den Betroffenen eine längerfristige Pflegebedürftigkeit entsteht und eine gleichzeitige wirtschaftliche Überlastung zu gestörten zwischenmenschlichen Beziehungen führt.

Als gesamtgesellschaftliche Folge bedingt ein Hüftschaden einen mitunter klaren Produktivitätsverlust und zieht nicht selten statt der rehabilitativen Eingliederung eine definitive Ausgliederung nach sich, meist ohne oder ohne die Existenz sichernde Besitzstandswahrung. Ein sich aus einem physischen Schaden ergebener Fürsorgeanspruch kann unter solchen Umständen zur Dominanz einer bis dahin nur unterschwellig vorhandenen psychischen Begleitstörung führen.

Sobald ein Hüftschaden mit einer rechtlichen Relevanz eingetreten ist, stellt nur die Begutachtung mit ihrer wertenden und abwägenden Einschätzung das notwendige Bindeglied zwischen Medizin und Recht dar.

Die Begutachtung medizinisch begründeter Schäden ist in der deutschen Gesetzgebung geregelt, die rechtlichen Aspekte sind aber sehr vielschichtig. Die Maßstäbe, Beurteilungsformen und Wertungen weisen in Abhängigkeit von der Begutachtungsart Unterschiede auf.

19.5.1 Begutachtung in der gesetzlichen Rentenversicherung

Die in der Praxis etablierten Begriffe Berufs- und Erwerbsfähigkeit standen bis zum 31.12.2000 als gültige Rechtsbezeichnungen im Mittelpunkt des gutachterlichen Geschehens, sowohl in der gesetzlichen Krankenversicherung (GKV) als auch in der gesetzlichen Rentenversicherung (GRV). Mit Wirkung vom 01.01.2001 besteht eine neue gesetzliche Regelung zur Begutachtung der Minderung des Leistungsvermögens, wobei für beide Versicherungsträger unverändert das Sozialgesetzbuch (SGB) die rechtliche Basis darstellt, konkrete Schnittpunkte sind weiterhin der §51 SGB V und der §10 SGB VI. Die sozialmedizinischen Hauptziele beider Träger sind dabei einerseits der Erhalt der Erwerbsfähigkeit (GKV), auch bei erheblicher Gefährdung derselben, und andererseits die Verhinderung einer Schadensprogredienz bzw. des Eintritts einer teilweisen bzw. sogar vollen Erwerbsminderung (GRV).

Vom Umfang der gesundheitlichen Leistungsminderung wird die zumutbare Erwerbsfähigkeit des Versicherten unter den Bedingungen des allgemeinen Arbeitsmarktes und unter Bezug auf eine 5-Tage-Woche abgeleitet. Für eine angepasste berufliche Tätigkeit sind mit der gesetzlichen Regelung ab 01.01.2001 folgende zeitliche Abstufungen formuliert und in die praktische Begutachtung eingeführt:

- 6 Stunden und mehr,
- 3–6 Stunden,
- unter 3 Stunden.

Ab einer beruflichen Leistungsfähigkeit von mindestens 6 Stunden besteht somit keine Erwerbsminderung auf dem allgemeinen Arbeitsmarkt.

Eine teilweise Erwerbsminderung liegt vor, wenn Versicherte wegen Krankheit oder Behinderung auf nicht absehbare Zeit außerstande sind, unter den üblichen Bedingungen des allgemeinen Arbeitsmarktes mindestens 6 Stunden täglich erwerbstätig zu sein (§ 43 Abs. 1 Satz 2 SGB VI).

Dagegen ist eine volle Erwerbsminderung gegeben, wenn Versicherte wegen Krankheit oder Behinderung auf nicht absehbare Zeit außerstande sind, unter den üblichen Bedingungen des allgemeinen Arbeitsmarktes mindestens 3 Stunden täglich erwerbstätig zu sein (§ 43 Abs. 2 Satz 2 SGB VI).

Als eine rechtliche Sonderregelung ist die teilweise Erwerbsminderung bei Berufsunfähigkeit anzusehen. In § 240 Abs. 2 SGB VI wird diese wie folgt definiert: „Berufsunfähig sind Versicherte, deren Erwerbsfähigkeit wegen Krankheit oder Behinderung im Vergleich zur Erwerbsfähigkeit von körperlich, geistig oder seelisch gesunden Versicherten mit ähnlicher Ausbildung und gleichwertigen Kenntnissen und Fähigkeiten auf weniger als 6 Stunden gesunken ist."

Eine nach § 43 bzw. § 44 Abs. 2 SGB VI i.d.F. bis 31.12.2000 anerkannte Berufs- oder Erwerbsunfähigkeit bleibt von der Neuregelung unberührt.

Bei bestehender Notwendigkeit muss neben medizinischen (§ 15 SGB VI) auch ggf. über berufliche Maßnahmen (§ 16 SGB VI) im Rahmen einer ganzheitlichen Rehabilitation entschieden werden.

19.5.2 Begutachtung in der Unfallversicherung

Im Gegensatz zur gesetzlichen Rentenversicherung besteht in der Unfallversicherung und beim sozialen Entschädigungsrecht der Grundsatz der abstrakten Schadensbewertung. Der Maßstab für den gegebenen Leistungsumfang des Versicherten stellt die Minderung der Erwerbsfähigkeit (MdE) dar. Dabei ist es unerheblich, ob der Versicherte aufgrund des gesundheitlichen Schadens bereits Einbußen in seinem Einkommen hinnehmen musste oder ob eine diesbezügliche Gefährdung unmittelbar zu erwarten ist.

Das deutsche Unfallversicherungswesen differenziert sich in die folgenden praxisüblichen Teilbereiche (Mollowitz 1993).

Gesetzliche Unfallversicherung. Die Zuständigkeit liegt bei den jeweiligen Berufsgenossenschaften sowie beim Bund, den Ländern, den Gemeinden und Ausführungsbehörden. Die Schadensbewertung erfolgt bei allen Versicherungsfällen einheitlich nach MdE-Sätzen und auf der gesetzlichen Grundlage der Reichsversicherungsordnung (RVO). Diese einheitliche Verfahrensweise ist unabhängig davon, ob es sich in der Frage der unmittelbaren Ursache um einen direkten Arbeitsunfall, einen Wegeunfall oder eine Berufserkrankung handelt.

Soziales Entschädigungsrecht (sozEntschR/BVG). Für die Gewährleistung und Umsetzung des sozialen Entschädigungsrechtes sind die Versorgungsämter auf Bundes- und Landesebene zuständig. Die Schadensbewertung erfolgt hier ebenfalls nach festgelegten MdE-Sätzen.

Im Schwerbehindertenbereich ist die „Minderung der Erwerbsfähigkeit (MdE)" durch die Bezeichnung „Grad der Behinderung (GdB)" ersetzt (Hennies 1995), die prozentuale Bewertung ist aber völlig identisch. Nach der gutachterlichen Bestimmung der behinderungsbedingten Funktionseinschränkung werden zur adäquaten Inanspruchnahme von Nachteilsausgleichen ab dem GdB 50 zusätzliche Merkmale festgelegt, von denen folgende für den Hüftbereich von direkter Bedeutung sind:
- **G** (erhebliche Einschränkung des Gehvermögens), Anspruch auf:
  - Vergünstigung im öffentlichen Personennahverkehr oder Kfz-Steuerermäßigung,
  - Freibeträge Lohn- und Einkommenssteuer.
- **aG** (außergewöhnliche Gehbehinderung), Anspruch auf:
  - Parkerleichterungen,
  - Vergünstigung im öffentlichen Personennahverkehr und Kfz-Steuerbefreiung,
  - Freibeträge Lohn- und Einkommenssteuer.
- **H** (dauernde Fremdhilfe im täglichen Leben), Anspruch auf:
  - Freibeträge Lohn- und Einkommenssteuer,
  - Freifahrt im öffentlichen Personennahverkehr,
  - Kfz-Steuerbefreiung,
  - weitere individuelle Vergünstigungen.

Folgende Gesetze stellen bei sozialen Entschädigungsansprüchen die rechtliche Basis dar:
- Bundesversorgungsgesetz (BVG),
- Bundesentschädigungsgesetz (BEG),
- Schwerbehindertengesetz (SchwbG),
- Soldatenversorgungsgesetz (SVG),
- Zivildienstgesetz (ZDG),
- Häftlingshilfegesetz (HHG),
- Opferentschädigungsgesetz (OEG),
- Bundesseuchengesetz (BSeuchG).

Private Unfallversicherung. Die Zuständigkeit liegt in der privaten Unfallversicherung bei den jeweiligen Trägergesellschaften. Die Schadensbezeichnung sieht im Gegensatz zur gesetzlichen Unfallversicherung (MdE) und zum sozialen Entschädigungsrecht (MdE) bzw. Schwerbehindertenrecht (GdB) sog. Invaliditätsgrade vor, die sowohl in Prozentzahlen als auch in Bruchteilen angegeben werden. Die rechtlichen Grundlagen sind in den Allgemeinen Unfallversicherungsbedingungen (AUB 88) fixiert.

Die 3 Bereiche des Unfallversicherungswesens verwenden voneinander differierende Bemessungsrichtlinien als Bewertungsgrundlage. Die hüftspezifischen Beurteilungen sind in der Tabelle 19.5 gegenübergestellt (Rompe u. Erlenkämper 1998).

Tab. 19.5 Begutachtende Bewertung der Becken-Hüft-Region beim Restleistungsvermögen in der Rentenversicherung und bei Leistungsbeeinträchtigungen im Unfallversicherungswesen (Auszüge aus: Rompe, G: Synopse der Bewertung von Leistungsbeeinträchtigungen in verschiedenen Gebieten der Sozialversicherung in Deutschland. Fitzek, J. M.: Vergleichende Synopse der Gliedertaxbewertungen in der privaten Unfallversicherung. In (bd. Auszüge): Rompe, G., Erlenkämper, A.: Begutachtung der Haltungs- und Bewegungsorgane. 3. Aufl. Thieme 1998. – Bundesministerium für Arbeit und Sozialordnung: Anhaltspunkte für die ärztliche Begutachtung. Köllen Druck u. Verlag, Bonn 1996)

	GRV	GUV MdE %	BVG/SchwbG %	SER/SchwbG MdE/GdB %	SchwbG	AUB/PUV
Brüche im Beckenbereich:						
Kreuzbeinbruch	II, III	< 10	0 – 10			
Steißbeinbruch	II, III	< 10	0 – 10			
Darmbeinbruch/-brüche	II	0 – 10				
Schambeinbruch	II, III	0 – 20				
Sitzbeinbruch	II, III	0 – 20				
Schmetterlingsbruch (ohne neurolog. Komplikation)	II, IV	0 – 30				
Bewegungseinschränkungen der Hüfte						
– Streckung/Beugung 0/0/90	VI					1/10
– Streckung/Beugung 0/10/90	VI	10	10 – 20	10		
– Streckung/Beugung 0/30/90	V	20	30 – 50	30		5/20
Totalendoprothese	VIII, IX, XIII, XIV	20	ab 20	20		2 – 4/10
Hüftgelenkresektion	VII, X	50	50 – 80	50	G, aG	7/10
Hüftversteifung	V, IX, X	30	40 – 60	40	G	4/10
Hüftversteifung ungünstige Stellung (Beugung über 30°)						5 – 6/10
Hüftversteifung doppelseitig	IX, XI	100	80 – 100	100	H, G, aG	
Exartikulation im Hüftgelenk		70	80	80	G, aG	70%
Völlige Gebrauchsunfähigkeit des Beines inkl. Hüftgelenk	VIII, IX, XII	80	80	80	G	
Hüftpfannenbruch	I	0 – 40				

Erläuterungen zu Spalte GRV:
I   leichte körperliche Tätigkeiten, überwiegend sitzend
II   keine Beeinträchtigung
III Schwerstarbeit mit Bücken und schwerem Heben, nicht zumutbar
IV   leichte bis mittelschwere Tätigkeiten im Gehen, Stehen und/oder Sitzen
V   leichte bis mittelschwere Tätigkeiten mit zeitweisem Sitzen, ohne Gehstrecken auf Leitern und unebenem Gelände
VI   leichte bis mittelschwere Tätigkeiten ohne Gehstrecken auf Leitern und Gerüsten
VII ausschließlich sitzende Tätigkeit
VIII weit überwiegend sitzende Tätigkeit
IX   Gehstrecke begrenzt
X   leichte körperliche Arbeit, vollschichtig bei selbständiger Arbeitspauseneinteilung
XI   leichte körperliche Tätigkeit halbschichtig im Sitzen
XII Möglichkeit, Bein auf Schemel zu lagern
XIII ohne Gehen auf Leitern, Gerüsten
XIV ohne Gehen auf unebenem Gelände

19.5.3 Begutachtung im Zivilrecht

Bei einer zivilrechtlichen Begutachtung ist der Anspruch des Geschädigten immer direkt gegen den Schädiger gerichtet.

Schadenersatzansprüche bei Personenschäden sind dabei zunächst nur auf die Erstattung notwendiger Heilbehandlungskosten (§ 249 BGB) ausgerichtet (Erlenkämper 1998). Kommt es darüber hinaus jedoch infolge einer dauerhaften Minderung oder Aufhebung der Erwerbsfähigkeit sowie infolge einer Erhöhung bestimmter, durch die Schädigung ausgelöster Bedürfnisse (§ 843 BGB) zu konkreten Vermögensschäden, können sich die Ersatzansprüche dahingehend erweitern.

Die medizinische Begutachtung ist ein wichtiges Glied in der Betreuungskette der Patienten mit zeitweisen oder dauerhaften gesundheitlichen Schäden. Nur durch eine sach- und fachgerechte Begutachtung kann ein umschriebener medizinischer Zustand so aufgearbeitet werden, dass er rechtlich durch Begriffe wie Sachverhalt, Rechtsnormen und Rechtsfolgen erfassbar und beurteilbar wird.

Glossar

aG	außergewöhnliche Gehbehinderung
AUB	Allgemeine Unfallversicherungsbedingungen
BEG	Bundesentschädigungsgesetz
BGB	Bürgerliches Gesetzbuch
BSeuchG	Bundesseuchengesetz
BU	Berufsunfähigkeit
BVG	Bundesversorgungsgesetz
EU	Erwerbsunfähigkeit
G	erhebliche Einschränkung des Gehvermögens
GdB	Grad der Behinderung
GKV	Gesetzliche Krankenversicherung
GRV	Gesetzliche Rentenversicherung
GUV	Gesetzliche Unfallversicherung
H	dauernde Fremdhilfe im täglichen Leben
HHG	Häftlingshilfegesetz
HTEP	Hüfttotalendoprothese
i. d. F.	in der Fassung
Kfz.	Kraftfahrzeug
MdE	Minderung der Erwerbsfähigkeit
OEG	Opferentschädigungsgesetz
PUV	Private Unfallversicherung
REFA	Reichsausschuss für Arbeitsstudien
RVO	Reichsversicherungsordnung
SchwbG	Schwerbehindertengesetz
SGB	Sozialgesetzbuch
SER	Soziales Entschädigungsrecht
SVG	Soldatenversorgungsgesetz
ZDG	Zivildienstgesetz

Literatur

Beckers, D., J. Deckers (1997): Ganganalyse und Gangschulung. Springer, Berlin

Buckup, K. (1995): Klinische Tests an Knochen, Gelenken und Muskeln. Thieme, Stuttgart

Bundesministerium für Arbeit und Sozialordnung: Anhaltspunkte für die ärztliche Gutachtertätigkeit im sozialen Entschädigungsrecht und nach dem Schwerbehindertengesetz. Köllen Druck und Verlag GmbH, Bonn 1996

Bundesministerium für Arbeit und Sozialordnung: Soziale Sicherung. Westermann Druck GmbH, Braunschweig 2002

Bundesversicherungsanstalt für Angestellte – Abt. Grundsatz (2002): Renten an Versicherte wegen verminderter Erwerbsfähigkeit. 26. Aufl. Variograph, Bad Liebenwerda

Bundesversicherungsanstalt für Angestellte – Abt. Rehabilitation (1997): Der ärztliche Reha-Entlassungsbericht. Kobosil & Söhne, Berlin

Bundesversicherungsanstalt für Angestellte (2002): Gesetzliche Rentenversicherung, SGB VI, 8. Aufl. Heenemann, Berlin

Busse, J., W. Gasteiger, D. Tönnis (1972): Eine neue Methode zur röntgenologischen Beurteilung eines Hüftgelenkes – Der Hüftwert. Arch Orthop Unfallchir 72: 1–9

Busse, J., W. Gasteiger, D. Tönnis (1972): Die Bedeutung des Hüftgelenkes für die Diagnose und Prognose deformierter Hüftgelenke. Arch Orthop Unfallchir 72: 245–252

Erlenkämper, A. (1998): Rechtliche Aspekte zur Begutachtung in einzelnen Sachgebieten. In: Rompe, G., A. Erlenkämper: Begutachtung der Haltungs- und Bewegungsorgane. 3. Aufl. Thieme, Stuttgart

Gerber, P., O. Wicki (1995): Stadien und Einteilungen in der Medizin. 2. Aufl. Thieme, Stuttgart

Götze, C. (2001): Die Hüftkopfnekrose nach Unfällen am Hüftgelenk – was ist die Konsequenz? In: Orthopädisches Forschungsinstitut (OFI): Münsteraner Sachverständigengespräche. Steinkopff, Darmstadt

Hennies, G. (1992): Rechtsgrundlagen der Begutachtung im Rahmen der Privatversicherung. 6. Aufl. In: Marx, H.H.: Medizinische Begutachtung. Thieme, Stuttgart

Hennies, G. (1995): Sozialmedizinisch relevante Begriffe. In: Verband der Deutschen Rentenversicherungsträger: Sozialmedizinische Begutachtung in der gesetzlichen Rentenversicherung. Fischer, Stuttgart

Hettmann, A., R. Steffen, J. Krämer (1992): Probleme der ärztlichen Begutachtung aus der Orthopädie. In: Fritze, E., B. May: Die ärztliche Begutachtung. 4. Aufl. Steinkopff, Darmstadt

Heyman, C.H., C.H. Herndon (1959): Legg-Perthes' disease. A method for the measurement of roentgenographic result. J Bone Joint Surg Am Vol Boston 32-A: 767–778

Janda, V. (1986): Muskelfunktionsdiagnostik. 2. Aufl. Volk und Gesundheit, Berlin

Krämer, K.L., F.P. Maichl (1993): Scores, Bewertungselemente und Klassifikationen in Orthopädie und Traumatologie. 1. Auflage. Thieme, Stuttgart

Ludwig, F.J., Ch. Melzer, H. Grimmig, H.H. Daalmann (2002): Kulturelle Adaptation des Lequesne-Index für Hüft- und Kniegelenkserkrankungen im deutschen Sprachraum. Die Rehabilitation 41: 249–257

Middeldorf, S., H.R. Casser (2000): Verlaufs- und Ergebnisevaluation stationärer Rehabilitationsmaßnahmen nach alloplastischem Hüft- und Kniegelenkersatz mit Staffelstein-Score. Orthopädische Praxis 36: 230–238

Mollowitz, G.G. (1993): Der Unfallmann. 11. Auflage. Springer, Berlin

Perret, W. (1980): Was der Arzt von der privaten Unfallversicherung wissen muß. 3. Aufl. Springer, Berlin

Reichenbach, M. (1995): Invalidität in der privaten Unfallversicherung. Deutscher Anwaltsverlag, Bonn

Rohe, K., G. Rompe (1995): Krankheiten des Stütz- und Bewegungssystems. In: Verband Deutscher Rentenversicherungsträger: Sozialmedizinische Begutachtung in der gesetzlichen Rentenversicherung. Fischer, Stuttgart

Rompe, G., A. Erlenkämper (1998): Begutachtung der Haltungs- und Bewegungsorgane. 3. Aufl. Thieme, Stuttgart

Rösch, H., D. Stock (1976): Morbus Perthes – Ergebnisse der konservativen Therapie. Z Orthop Stuttgart 114: 53–60

Runge, M. (1998): Gehstörungen, Stürze, Hüftfrakturen. Steinkopff, Darmstadt

Streck, W. (1990): Begutachtung des Hüftpatienten in der privaten Unfallversicherung. Prakt Orthop 22: 403

Streck, W. (1992): Die Bewertung von Unfallfolgen an den unteren Gliedmaßen. In: Hierholzer, G., E. Ludolph: Das ärztliche Gutachten in der privaten Unfallversicherung. Gutachtenkolloquium. 7. Aufl. Springer, Berlin

Weiss, J.-W. (1964): Die Arthrographie der Luxationshüfte. Hippokrates, Stuttgart

Sachverzeichnis

A

AAOS-Klassifikation
– Schaftdefekt 392 f
Abduktion 11
– Prüfung 46
Abduktionskontraktur 42
Abduktionsschiene 223
Abduktorenkraft, Angriffspunkt 22
Abrieb 341
– zementfreie Endoprothetik 369
Abrissfraktur, apophysäre, am Sitzbein, Verlaufsform 494
Abtasttechnik 59
– optimales Equipment 60
Abwehrtest 161
Abweichungsgrade vom Normalen 33
Acetabular Rim Syndrome 163
Acetabulum 4 f
ACE-Winkel 161
Achondroplasie 97
AC-Winkel 142
– normaler, Grenzwerte 142
Adduktion 11
– Prüfung 46
Adduktionskontraktur, Morbus Perthes 216
Adduktorentenotomie 113
Adduktorenverlängerung 268
Adiposogenitales Syndrom, Phänotyp 236
Adoleszentenalter, Hüftgelenkerkrankung 236
AER s. Apical Ectodermal Ridge
Ala-Aufnahme 64
Allograft 522
– große strukturelle 389
Alpha-Winkel 54
Altersarthrose, Iliosakralschmerz 509
American College of Rheumatology 445
– Kriterien für die Diagnose rheumatoider Arthritis 446
Amputation 526
– Tumor 521 f
Analgetika 321
Analogskala, visuelle 30 f
Anamnese 40
– Synopsis 40
Anatomieerfassung, intraoperative, hybrides System 89 ff
Anschlussheilbehandlung 424
Antetorsion 10, 182 ff
– Diagnostik durch Computertomographie 184
– Einschätzung 47
– klinische Messung 48
– Winkel 185
Antetorsionswinkel, projizierter, Kind 65
Anteversion 11, 182 ff
– Diagnostik durch Computertomographie 184
– Winkel 185
Anti-Drehmann-Zeichen, positives 497
Antigranulozytenszintigramm 404

Antiphlogistika, nichtsteroidale 321 ff
– – gastrointestinale
– – – Nebenwirkungen 322
– – – Prophylaxe 322 f
– – – Risikofaktoren 322
– – Kombination 322
– – perkutane Applikation 323
Antirheumatika, nichtsteroidale 451
Antistaphylolysin 232
Antistreptolysintiter 232
Anwendung, passive physikalische 318 f
Apical Ectodermal Ridge 4
Apophysenablösung 492
Apophysenabriss 492
– Trochanter minor 494
Apophysenfugen, Verschluss, Alter 493
Apophysenkern, Verlagerung, bildgebende Diagnostik 494
Apophysenschädigung
– Alter 493
– Hüfte und Becken 492 ff
– – – konservative Therapie 494
– – – operative Therapie 494
– Lokalisation 492
Appositionsplastik, extraartikuläre 147
Arbeitsplatz, Klassifizierung der körperlichen Beanspruchung 542 f
ARDS s. Knochenmarkembolie, Lunge
Armaturenbrettverletzung 484
Armknospe 4
Arteria
– circumflexa
– – femoris
– – – lateralis 10
– – – medialis 10 f
– femoralis 10
– glutea
– – inferior 11
– – superior 11
– iliaca interna 10
– obturatoria 10
– profunda femoris 10 f
– pudenda interna 11
Arthritis
– hämatogene septische 230
– Hüftgelenk, Szintigraphie 83 f
– Iliosakralgelenk, Szintigraphie 83 f
– juvenile idiopathische 444 f
– – Durban-Klassifikation 446
– rheumatoide 444
– – bildgebende Diagnostik 445 f
– – Diagnosekriterien des American College of Rheumatology 446
– – Differenzialdiagnose 449
– – Ersetzung mehrerer Gelenke 454
– – Labordiagnostik 446
– – medikamentöse Therapie 451
– – operative Therapie 453

– septische, Hüftgelenk s. Coxitis septica
Arthrodese 385
– iliofemorale, Osteosynthese 523
Arthrographie
– Morbus Perthes 218
– Repositionshindernis 139
– Revisionsprothetik 383
Arthrogryposis multiplex congenita 103
Arthropathia urica 434
– – Therapie 435
Arthropathie 434 ff
– hämophile 440
– – Therapie 440 f
– neuropathische 438
– seltene, Hüftgelenk 438
– stoffwechselbedingte 434 ff
Arthroplastik, infizierte, Infektstatus 401 f
Arthrose
– Abhängigkeit von verschiedenen Instabilitätsindices 188
– aktivierte, Therapie 315
– Arzneistoffe 320 ff
– medikamentöse Therapie 320 ff
Arthroseentstehung, nicht dysplastische Hüfte 191
Arthrosegrade nach Tönnis 34
Arthroseschmerz 314
Arthroskopie 78 ff
– Lagerung und Ausrüstung 78 f
Arthroskopieportale zum Hüftgelenk 79
Articulatio coxae 6 ff
Arztbrief
– Fertigstellung 429
– standardisierter 428
Arztseite 30
AT s. Antetorsion
Athrose, nichtendoprothetische operative Eingriffe 324 ff
Atlanta-Schiene 223
Aufrichtrollstuhl 263
Aufstehhilfen 263
Ausdauerathletin, Stressfraktur 501
Außenrotation 11
– Prüfung 46
– – Bauchlage 47
– – Rückenlage 47
AV s. Anteversion
Avulsionsfraktur, Beckenrand 460
Avulsionsverletzung, großflächige subkutane, Infektprophylaxe 464
Azetabuloplastik (s. auch Pfannendachplastik) 147
– frühe 140
– klinische und radiologische Nachuntersuchung 150
– Komplikationen 150 f
– Langzeitergebnisse 149
– optimales Alter 148
– Prinzip der operativen Technik 148 f
Azetabulum
– assoziierte Frakturen 473

– rinnenförmige Deformität 282
– transverse Frakturen 472 f
– vollständige Einsicht 480
Azetabulumdach 471
Azetabulumdefekt
– kavitärer und segmentaler 385
– – – Einteilung nach Garbuz 386
Azetabulumfraktur 467 ff
– Ala-iliaca-Aufnahme 470
– Behandlungskonzept 474 f
– bildgebende Diagnostik 468 ff
– chirurgischer Zugang 475
– Femurkopfnekrose 483
– Foramen-obturatum-Aufnahme 469 f
– hemitransvers im hinteren Pfeiler 473
– heterotope Ossifikation 483
– Hinterwandfraktur 471 ff
– Hüfttotalprothese 474
– iliofemoraler Zugang, erweiterter, Schnittführung 482
– Klassifikation 470, 472
– – nach Letournel und Judet 471
– klinische Ergebnisse 480 f
– Kocher-Langenbeck-Zugang 476
– Langzeitresultate 480
– Nervenverletzungen 482 f
– radiologische
– – Diagnostik 469
– – Landmarken 469
– retroazetabuläre Region 479
– Schnittführung des ilioinguinalen Zugangs 475
– T-förmige Fraktur 473
– Therapie 474 ff
– transverse Fraktur mit dorsaler Femurkopfluxation 481
– – – mit Hinterwand 473
– Verletzungsmechanismus 468
– vordere Pfeilerfraktur 478
– Vorderwand 472
– Zugang zum hinteren Pfeiler 476 f
– Zugänge zu beiden Pfeilern 477 f

B

Baclofen 266, 268
Balneotherapie 317
Band, fibrokartilaginäres 236
Basistherapeutika, rheumatoide Arthritis 451
Becken
– Aufnahmen 463
– Außenrotationsverletzung 461
– Defektrekonstruktion 522
– Diskontinuität 385
– endoprothetische Versorgung 523
– gängige Operationstechniken 163
– Osteosynthese 523
– Trauma 460 ff
Becken-Bein-Gips 282
Beckenbereich, Entzündungsprozesse, Szintigraphie 83

Beckenhälfte
– Projektionen 469
– rechte, instabile Verletzung 461
Becken-Hüft-Region, Begutachtung 535 ff
Beckenosteotomie
– dreifache, nach Tönnis und Kalchschmidt 148, 170 ff
– – – – Arthrosegrad, Ergebnis, Schmerzentwicklung 328
– – – – Dysplasiekoxarthrose 327
– – – – offene Y-Fuge, Nachuntersuchungen 152
– – – – Dezentrierungsgrade von Hüftgelenken 174
– – – – Ergebnisse 172 ff
– – – – Indikation 171
– – – – klinische Ergebnisse 174
– – – – maximale Schmerzfreiheit, Winkel 174
– – – – Operationstechnik 172
– – – – Schmerzgrade 175
– – – – Überkorrektur, Winkel 174
– – – – Überlebenszeitanalysen 175
– modifizierte nach Pemberton 271, 383
– nach Salter 224
– – und IVO, Kombinationseingriff 224
Beckenprothese, individuelle 523
Beckenring 460
– Asymmetrie 466
– Stabilität 460
– Verletzung, Typen 461
Beckenringfraktur 460 ff
– Akutbehandlung 462
– Begleitverletzungen 462
– Behandlung nach der Schockraumphase 464 ff
– Einteilung nach Tile 461
– instabile 464
– Klassifikation 460 f
– Komplikationen 466
– Mortalität 462
– radiologische Diagnostik 462
– mit Schambeinastfraktur 465
– Verletzungsmechanismus 460
Beckenringverletzung, teilstabile 465
Beckenrotation 41
Beckenschiefstand, Ausgleich 41
Beckenstabilität, Training im Einbeinstand 317
Beckenstellung, Bestimmung 40 f
Beckenübersicht
– im Liegen, Röntgendiagnostik 62
– beim Säugling, Röntgendiagnostik 62
– im Stehen, Röntgendiagnostik 61 f
Beckenübersichtsaufnahme, Epiphyseolysis capitis femoris 238
Beckenumstellungsosteotomie, periazetabuläre, Navigationssystem 88
Beckenzwinge 463 f
Befunddarstellung, unmittelbare, methodische Varianten 536 f
Begleitbursitis 500
Begutachtung 535 ff

– Grundsätze 543 ff
– Zivilrecht 546
Beinachse, gesamte, dynamische Stabilisierung 316
Beinachsenabweichung, valgische 536
Beinachsenstabilisation 422
Beinknospe 4
Beinlängendifferenz
– funktionelle 42
– reelle 41 f
– Röntgendiagnostik 61
Beinvenenthrombose, zementierte Hüftendoprothetik 414
Beißzangen-Impingement 197 f
Belastungsrichtungen 25
Berufsunfähigkeit 544
Beta-Wert 56
Beugekontraktur, Morbus Perthes 216
Beurteilung, sozialmedizinische 542
Beurteilungsparameter 35 f
Beweglichkeit
– Definition 31
– Normalwerte 30
Bewegungsbahnung 316
Bewegungseinschränkungen und physikalische Therapiemaßnahmen 318
Bewegungskontrolle 316
Bewegungsprüfung 44
Bewegungsschmerz 237
Bewegungssystem, gesamtes motorisches, Zerebralparese 259
Bewegungstherapie
– funktionelle, Optimierung der Bewegungskontrolle 316 f
– im Wasser 317
Biegemoment 21
Bildgebung, präoperative
– – Navigationssysteme 86
– – prä- und intraoperativer Ablauf 87
Bildwandleruntersuchung, Revisionsprothetik 383
Biologika 451
Biopsie
– offene 520
– Tumor 519 f
– Zugangswege 520
Biphosphonate 107
Blutkörperchensenkungsgeschwindigkeit, Coxitis septica 232
Blutkultur, Coxitis septica 232
Blutviskosität, erhöhte 214
B-Mode-Ultraschallgerät 48
BO s. Beckenosteotomie nach Salter
Bodenmaterial, Kraftspitzen 27
Bone Bruises 495
Botulinustoxininjektion 274 f
– intramuskuläre 266 ff
Burch-Schneider-Stützschale 455
Bursa trochanterica, Sonographie 50

C

Cam-Impingement 196, 203
Canal-Flare-Index 355
Caput femoris 9
Caput-Collum-Diaphysenwinkel, projizierter 238

C-Arm-Fluoroskopie 89 f
Case-Mix 34 f
CCD-Winkel
– Offsetzunahme 361
– Prothese 355
CDH s. Congenital Dislocation of the Hip
Cement Disease 336
Cementoplasty 302
CE-Winkel 260
Champagnerglas-Konfiguration 97
Chemotherapie 525
– Standard, Osteosarkom 528
Chiari-Beckenosteotomie
– Prinzip 326
– protrahierte Hüftreifungsstörung 143
– residuelle Hüftdysplasie 164
Chinolone als Monotherapie 407
Chi-Quadrat-Wert 188
Chiropraktik 510
Chondrodysplasie, metaphysäre, Formen 99
Chondrokalzinose 435
– Therapie 436
Chondrolyse 250, 497
Chondromatose, synoviale 529 f
Chondrosarkom 526 ff
– Behandlung 527 f
– Differenzierungsgrad 528
– proximaler Femur 521
Chromosomenaberrationen 104 f
CoCrMo-Gusslegierung 348
CoCrMo-Schmiedelegierung 348
Codman-Dreieck 518
Cold
– in Hot Spot 294
– Lesions 83
Computertomographie 67 ff
– klinische Anwendung 70
– Osteonekrose 297
– residuelle Hüftdysplasie 161 f
– Revisionsprothetik 383
– rheumatoide Arthritis 448 f
Computertomographie-Bilddaten, präoperative 86
3-D-Computertomographie-technik 67 ff
– Hüftdysplasie 70
Congenital Dislocation of the Hip 55
Containment-Therapie
– konservative 223
– Morbus Perthes 221 f
– operative 223
Continuous- passive-motion-Maschine 244
Coronary disease of the hip 290
Coxa
– magna 233
– – Entstehung 215
– profunda 193, 196
– – nach beidseitiger Varisationsosteotomie 199
– – und impingementbedingte Labrumossifikation 202
– valga
– – Duchenne-Muskeldystrophie 286
– – Zerebralparese 256
– vara 112 f
– – Formen 112
Coxa-vara-Deformität 233
Coxitis
– fugax 219
– – abgelaufene 216

– – Sonographie 219
– septica 229 ff
– – antibiotische Therapie 233
– – bildgebende Diagnostik 230 f
– – chirurgische Therapie 233
– – Differenzialdiagnose 232 f
– – Differenzialdiagnose, älteres Kind 233
– – Kleinkind 230
– – Komplikationen 233 f
– – Labordiagnostik 232
– – Neugeborenes 230
CPM-Maschine s. Continuous-passive-motion-Maschine
CPPD-Kristalle 435
C-reaktives Protein 232
– septische Lockerung 404
CRP s. C-reaktives Protein
CT s. Computertomographie

D

Darmbeinosteotomie 172
Darmbeinschaufeln, asymmetrische 41 f
DD s. Dysplasie, diastrophe
DDH s. Developmental Dislocation of the Hip
Debonding 355
Deckenschlingengerät 318
Defekt, azetabulärer
– – Klassifikation der AAOS 385
– – Klassifikation nach Paprosky 385
– – Wahl des geeigneten Knochenersatzes 386
– umschlossener versus nicht umschlossener 386
Defektgröße, knöcherne, Quantifizierung 387
Defektklassifikation, femorale und Verwendung von Allograft nach Pak und Paprosky 394
Deformität, präarthrotische 191
DEGUM 48
Deltoideum pelvis Henry 13
Derotationsosteotomie, suprakondyläre 270
Derotations-Varisations-Osteotomie 270
– proximaler Femur 269
Derotations-Varisierungs-Osteotomie
– Dysplasiekoxarthrose 325
– intertrochantäre 271, 325
Derotation-Varisation 283
Destruktion
– feinfleckige permeative osteolytische 515
– großflächige osteolytische 516
Destruktionsluxation 230
Developmental
– Dislocation of the Hip 55
– Dysplasia of the Hip 125
Deviation, spannungsinduzierte 122
Diagnostik
– bildgebende 39 ff
– klinische 39 ff
– sonographische 48 ff
– – pathologische Befunde und Indikationen 49
– – ventrale Region 49
Dialysearthropathie 436
Dilations-Hülsen-System 79

Sachverzeichnis

Disease modifying antirheumatic Drugs 451
Distensionsluxation 230
– partielle Schenkelhalsnekrose 234
DMARD s. Disease modifying antirheumatic Drugs
DMD s. Duchenne-Muskeldystrophie
Down-Syndrom 104
DRB s. Referenzbasen, dynamische
Drehmann-Zeichen 45, 237 f
– persistierendes 251
– positives 497
Dreiphasenszintigraphie 84
– regionale, Untersuchungsmethodik 82 f
Druck
– erhöhter intramedullärer 413
– intramedullärer 413
– – Basiswert 413
Druckkurve, intramedulläre 415
– – Protheseneinbringung 415
– – Zementeinbringung 415
Druckscheibenprothesen 363, 365
– adaptierte 367
Druckspitzen, intramedulläre, Markraumstopper 417
Druckspülung 417
Duchenne-Muskeldystrophie 283 ff
– asymmetrischer Stand 286
– Diagnostik 284
– Haltungsverfall 285 f
– Therapie 284 f
Duncan-Ely-Test 259
Dünnschichtsequenz, protonengewichtete sagittale 77
Durban-Klassifikation, juvenile idiopathische Arthritis 446
DVO s. Derotations-Varisations-Osteotomie
Dynamik, inverse 22
Dysbalance
– muskuläre 316
– – Behandlungsmethodik 316
– – Koxarthrose 315 f
– neuromuskuläre 131
Dysplasia epiphysealis
– – capitis femoris 115
– – – Differenzialdiagnose 115
– – hemimelica 115
Dysplasie
– diastrophe 98
– endogene
– – Behandlungsbeginn 131
– – Behandlungserfolge 131
– – und exogene, Differenzierung 130
– fibröse 107 f, 529 f
– multiple epiphysäre 100 f, 218
– – Typ
– – – Fairbank 100
– – – Ribbing 100
– persistierende 128
– spondyloepiphysäre 100, 218
– – Fehldiagnose 100
Dysplasiefaktor 130 f
Dysplasiegrad, Winkelwerte 161
Dysplasiekoxarthrose 156 ff, 308
– 3-D-Planung 91
– azetabuläre Korrekturosteotomie, 326

– intertrochantäre, Derotations-Varisierungs-Osteotomie 325
– radiologische Bildgebung 91
Dysplasierinne 157
Dysplasie-Syndrom, kaudales 105
Dysplasieverlaufsformen, Klassifizierung 130 f

E

EBRA-Untersuchung, frühzeitige Implantationsmigration 336
ECF s. Epiphyseolysis capitis femoris
ECFA s. Epiphyseolysis capitis femoris acuta
ECFL s. Epiphyseolysis capitis femoris lenta
Edwards-Syndrom 105
Eigenblutspende 453
Einbeinstand 317
– Iliosakralgelenk 508
Einklemmtest 160
Eisenspeicher, pathologischer 437
Eis-Stanitzel-Theorie 222
Elternkompliance, mangelnde 138
Endoprothesen 21
Endoprothesenimplantation, IMD-Anstieg 413
Endoprothesenschule 428
Enterokokken 230
Entschädigungsrecht, soziales 544
Entwicklung 120
Entwicklungsgeschichte 4 ff
Entwicklungskurve, Parametrisierung 128
Entzündungssuchszintigraphie 83
Epiphyse, medikamentöse Revaskularisation 222
Epiphysenfugentransfixation, Gegenseite 248
Epiphysennekrose, partielle 243
Epiphysenschädigung, sekundäre 222
Epiphyseolyse 235 ff
– instabile 237
– stabile 237
Epiphyseolysis capitis femoris 235 ff, 496 f
– – Abrutschwinkel 248
– – acuta 240 f, 496
– – – Fixation der Epiphyse 240
– – – Notfalloperation 240
– – – Akut-auf-chronisch Fälle 237
– – akute Formen 237
– – – Nachbehandlungsschema 244
– – – bildgebende Diagnostik 238 f
– – – chronische
– – – – Nachbehandlungsschema 244
– – – – intertrochantäre Umstellungsosteotomie 244
– – – Differenzialdiagnose 239
– – – Folgen 248 ff
– – – Folgezustände 240 ff
– – – Implantatwahl 248 ff
– – – klinische Diagnostik 237

– – – Komplikationen 249
– – – Kopfdeformität 308
– – – Labordiagnostik 238
– – – lenta 237, 241 f, 496
– – – – Abrutschwinkel 242
– – – – Berufsberatung 251
– – – – Ergebnisse der Fixation 251
– – – – Korrekturosteotomie 242
– – – – Nachbehandlung 244
– – – – Operationstechnik 242
– – – – operative Therapie 241
– – – – Osteotomie 241
– – – operative Behandlung 248 ff
– – – persistierende Funktionsstörung mit schwerer residueller Deformität 245 ff
– – – Risiko der Erkrankung 248
– – – Schweregrade 237
– – – Therapie 239 f
– – – Transfixation der Gegenseite 248
Ergebnisqualität 429
Ergotherapie 263
Erguss, Sonographie 49
Erkrankung
– entzündlich-rheumatische 444 ff
– – Differenzialdiagnose 449
– neuromuskuläre 253 ff
Erkrankungen
– angeborene 96 ff
– genetisch bedingte, Klassifikation 96
– lokalisierte 112 ff
– neuromuskulärer Genese 116 ff
Ermüdungsbruch, Schenkelhals 446
Erstportal, ventrolaterales 79
Erwerbsminderung 544
Erwerbsunfähigkeit
Escherichia coli 230
Etagendiagnostik, neuroorthopädische 255
Europäische Spondylarthropathie-Studiengruppe, Kriterien für die Diagnose der Spondylarthropathie 446
Ewing-Sarkom 515, 528
Exakt-fit-Technik 338
Exkochleation 530
Exostose, kartilaginäre 529
Exostosenkrankheit 529
Extended slide trochanteric osteotomy 398
Extension
– Messung in Seitenlage 46
– Prüfung 44 f
– Thomas-Handgriff 45
Extensionsosteotomie, subtrochantäre 270
Extremitätenanlagen 4
Extremitätenknospe, Wachstumsvorgänge 5

F

Facies lunata 5
Fahrrad fahren 27
Fahrradpumpeneffekt 413

Fallstudie, retrospektive 36
Fatigue Fracture 501
Faux-Profil-Aufnahme 63
– protrahierte Hüftreifungsstörung, Kindesalter 143
Federung, elastische 56
Femur
– Antetorsion 182
– – verringerte 183
– proximaler
– – geburtstraumatisch bedingte Epiphysenlösung 237
– – Instabilität, Kinder 114
– proximaler
– – Defektrekonstruktion 522
– – endoprothetische Versorgung 523
– – Osteosynthese 523
– – Spannungen im Querschnitt 21
Femurantetorsionswinkel 260
Femurdefekt, proximaler kongenitaler 113 f
– – – Aitken-Klassifikation 114
– – – Typen 113 f
Femurkopf, funktionelle Dezentrierung 316
Femurkopfepiphyse, fleckige Entkalzifizierung 217
Femurkopffraktur 484 ff
– chirurgische Zugänge 485
– Ergebnisse 487 f
– Femurkopfnekrose 488
– heterotope Ossifikation 488
– isolierte 485
– Luxationsfraktur 486
– Nervenverletzung 488
– operative Therapie 485 ff
– Therapie 484 ff
Femurkopfluxationsfraktur
– Einteilung nach Pipkin 484
– Typen 484
Femurkopfnekrose
– Azetabulumfraktur 483
– Femurkopffraktur 488
– lokale Ausdehnung 220
Femurosteotomie 269
– hüftnahe 325 f
– intertrochantäre
– – derotierende varisierende 275
– – varisierende 223
Femurpräparation, modifizierte Operationstechnik zur Vermeidung von IMD-Spitzen 416
Femurschaftprothese, zementfreie, CT-Basierte Implantation 88
Femurtorsion
– operative Korrektur 188
– verringerte 182
FES s. Fettemboliesyndrom
Fettembolie 413 ff
– anästhesiologische Prophylaxe 417 f
– chirurgische Prophylaxe 416 f
– klinische Bedeutung 416
Fettemboliesyndrom 413
– zementierte HEP 416
Fettemboliesyndrom-Modell, pathophysiologisches 415
Fettweis-Gips 136 f
Fettweis-Hock-Gips 144
Fibulatransplantation, gefäßgestielte, mit autologer Spongiosaimpaktionstechnik 302

Flexion, Prüfung 44f
Flexionskontraktur, Myelomeningozele 279
Flexions-Valgisations-Rotations-Osteotomie 243
Foramen-Obturator-Aufnahme 65
Formdifferenzierungswachstum, exponentielles, Multicenterstudie 129f
Fortbewegungshilfen 263
Fossa acetabuli 8
– – dorsolaterales Portal 79
Fovea capitis femoris 9
Fraktur
– subchondrale 216f
– – Klassifizierung 217
– – T-förmige 473
3-D-Fräsbearbeitungsprozess 88
5-D Fräsbearbeitungsprozess 88
Freihandnavigation, sensorbasierte 86ff
Froschposition 286
Froschstellung 280
Frühmobilisation 420
Frührehabilitation 423
Frühszintigraphie 82
Funktionsstörung und Körperstatik 536
Fußlängsachsen 425

G

Gage-Zeichen 220
Gang, vorwärts in der Ebene, Beobachtungskriterien 425
Ganganalyse 22, 425
– computergestützte 425
Gangbeobachtung 425
– klinische 424ff
Gangqualität, Bewertung nach Merle d'Aubigné 541
Gangschulung 422, 424ff
Ganzkörperlagerungsorthese 266
Ganzkörperskelettszintigraphie 82
Gefäßanomalie, Morbus Perthes 214
Gefrierschnitt 405
Gegenzugstab 78
Gehapparat, Myelomeningozele 280
Gehbehinderung, Ansprüche 544
Gehen 24
– langsames 24
– mit Stockstützen 26
Gehfähiger, selbstständig 256
Gehhilfen
– Koxarthrose 313
– Zerebralparese 263
Gehunfähiger 256
Gehvermögen 31
Gelenk
– dezentriertes 52f
– – Typen 55
– retentionsbedürftiges 136
– zentriertes 52
Gelenkbereich, peripherer
– – Arthroskopie 79ff
– – – diagnostischer Rundgang 79ff
Gelenkbeweglichkeit, Verbesserung 317
Gelenkblockierung, hormonelle Auflockerung der Beckenringbänder 509

Gelenkbumerang 508
Gelenkdébridement, arthroskopisches und offenes 324
Gelenkdruck 20
Gelenkerguss, Diagnostik 219
Gelenkfläche, tragende 20
Gelenkinspektion, direkte 78
Gelenkkapsel, fibröse s. Membrana fibrosa
Gelenkkapseldistension, Sonographie 51
Gelenkkongruenz
– Graduierung 33f
– pathologische 33f
Gelenkkraft, resultierende, computergestützte Analyse 158
Gelenkpfanne 6f
– Ausrichtung 10
Gelenkschutz, Koxarthrose 313
Gelenkspaltverschmälerung 309f
Gelenkteilankylose 234
Genu varum 97
Gerinnungsstörung, plasmatische 440
Gesamtbewertung, klinische 31f
Gesundheit, funktionale 423
Gewebedifferenzierungsstörung 514
Gewindeformen 339
Gewindegeometrie 339
Gibson-Zugang 206
Giving-way-Syndrom 189
Gleichgewicht 18
Glucocorticoidinjektion 323
Glucocorticoidkristallsuspension 315
Gowers-Zeichen 284
Grad der Behinderung 544
Grypose 103

H

HA s. Hüftarthroskopie
Haemophilus influencae 230
Halbsitz 422
Hämangioperizytom, malignes 524
Hämochromatose 437f
Hämodialyse 436
Harris-Galante II 341
Harris-Hip-Score 31ff, 175
Head-at-Risk-Zeichen 217, 220
Head-in-head-Zeichen 216
Hebelarm 18f
Heilschwimmen 317
Hemiparese, spastische 255
Hemipelvektomie, externe 522
Hemipelvis 4
Hemiprothese mit Bizentrikkopf 523
Hemopelvektomie 526
HEP s. Hüftendoprothetik, zementierte
Herniation pit 194
HHS s. Harris-Hip-Score
High Hip Center 389
Hilfsmittel, Koxarthrose 313
Hilton-Regel 12
Hinge-Abduction 98
– Kniest-Syndrom 99
– Morbus Perthes 214f
Hinken
– Differenzialdiagnose 43
– schmerzloses 216

Hinkmechanismen, nach Hüft-TEP, Ursachen 424f
Hinterwand, frakturierte, Azetabulum 473
Hinterwandfraktur, mehrfragmentäre, mit impaktiertem Fragment 470
Hippotherapie 263
Hirtenstab-Deformität 107, 529
hitchhicker thumb 98
HIV-Infektion 441
Hochfeld-MRT-Gerät 76
Hohlraumfräse 520
Hohlzylinder 338
Homogenitinsäure 437f
Hounsfield-Einheiten 67
HTP s. Hüfttotalprothese
Hüftankylose, beidseitige 455
Hüftarthroskopie 78
Hüftathrodese 328
– in AO-Technik 328
Hüftaußenabduktion, Erarbeitung 316
Hüftaußenrotation, Erarbeitung 316
Hüftbein, Verknöcherung 5
Hüftbereich, Entzündungsprozesse, Szintigraphie 83
Hüftbeugeabduktionskontraktur 286
Hüftbeugekontraktur, Thomas-Handgriff 44
Hüftbeweglichkeit 44
– Bewertung nach Merle d'Aubigné 541
– Impingement 192
Hüftchirurgie
– Indikatoren und Standards 427
– Qualitätsmanagement 426ff
Hüftdestruktion, rheumatische
– – radiologische Einteilung, Schweregrad nach Larsen 448
– – Typen 447
Hüftdistraktion mittels externer Fixation 224
Hüftdysplasie (s. auch Dysplasie)
– endogene und exogene Verlaufsform 129
– neurogene 117
– residuelle 156ff
– – Diagnostik 160ff
– – differenzierte gelenkerhaltende operative Therapie, Checkliste 164
– – dreifache Beckenosteotomie nach Tönnis und Kalchschmidt 170ff
– – konservative Therapie 163
– – operative
– – – Differenzialindikation 164f
– – – Therapie 163
– – symptomatische Eingriffe 163f
– – Therapie 162ff
– – schwere, voroperierte 170
– – Sonographie 50
Hüftdysplasierate, Neugeborene 141
Hüftdysplasierezidiv 142f
Hüftdysplasietest nach Kalchschmidt 47
Hüfte
– äußere schnellende 500

– Beurteilung und Bewertung, praxisrelevante Methoden 537ff
– am Dezentrieren 55
– dynamische Stabilisierung 316
– innere schnellende 500
– schnappende 500
– stille 294f
Hüfteinstellung, operative 143
Hüftendoprothese
– 10-Jahres-Überlebensraten, rheumatoide Arthritis 455
– instrumentierte 23
Hüftendoprothetik
– Fettembolie 413ff
– primäre 330ff
– – Hüftpfannen 340ff
– – Standardprothese 362f
– – zementfreie Hüftstiele 355f
– – zementierte Hüftstiele 346ff
– zementfreie, Rheuma 455
– zementierte 414
Hüftentwicklung
– optimale, exponentieller Bereich, Mittelwerte 128
– verzögerte, Therapie, Diagnostik des Dysplasiefaktors 131
– – protrahierte 131
Hüftfunktion, Bewertung nach Merle d'Aubigné 541
Hüftgelenk (s. auch Articulatio coxae) 6
– Anatomie 6ff
– Änderung
– – der Rotation 187f
– – – Mittelwerte 187
– anterior-posteriore Aufnahme 62
– ärztliche Topographie und Zuordnung 13f
– Belastung bei komplexen Aktivitäten 22ff
– dezentriertes 126
– Normalwerte und Abweichgrade nach Operation 174
– Einstellung in die Urpfanne 135
– Erwachsener
– – chirurgische Luxation 206ff
– – – – Komplikationen 209f
– – – – Operationstechnik 206ff
– Gefäßversorgung 12
– Grundlage der Typeneinteilung 53
– Innervation 12
– Inspektion 43f
– kindliches, schmerzhaftes, Sonographie 51
– Magnetresonanztomographie, Schnittführung 72
– Mechanik 11f
– nachreifungsbedürftiges 137
– neurogenes, Bestimmung der Dezentrierung 260
– Neutral-Null-Stellung 11f
– normomorphologisches 156f
– Palpation 43f
– Reizerscheinungen 43
– rekonstruktiver Eingriff, Indikation, rheumatoide Arthritis 454
– Röntgendiagnostik
– – anterior-posteriore Aufnahme 62
– – – liegend 63

– – Antetorsionsaufnahme 65
– – mit Oberschenkel, seitlich im Raster 66
– – schräg im vertikalen Strahlengang 64
– – seitlich gehalten 63, 65
– Schwerkraft 274
– septisches, arthroskopische Lavage 233
– sozialmedizinische Bewertung 542
– Stellung, Arthroskopie 78
– Trauma 460 ff
– Typ D 55
– – – Beta-Wert 54
– – – nachträgliche Verschlechterung 54
– – I 53 f
– – IIa 54
– – IIa-minus 54
– – IIa-plus 54
– – IIb 54
– – IIc 55
– vektorgraphische Schemazeichnung 158 f
– in vivo wirkende Kräfte 23 ff
– voroperiertes, Rotationszentrum 171
– zentriertes, Normalwerte und Abweichungrade nach Operation 174
Hüftgelenkarthroplastik, infizierte, Entscheidungsfindung der Therapie 405
Hüftgelenkbereich
– peripherer, diagnostischer Rundgang 81
– zentraler, diagnostischer Rundgang 80
Hüftgelenkentwicklung, natürlicher Verlauf 257
– – – Zerebralparese 257
Hüftgelenkerkrankung, Adoleszentenalter, häufige Differenzialdiagnosen 239
Hüftgelenkersatz, Bewertungen, Diskrepanz 35
Hüftgelenkluxation
– chirurgische nach Ganz 245
– inoperable neurogene, Schmerztherapie 266
Hüftgelenkproblematik, Duchenne-Muskeldystrophie 285 f
Hüftgelenkpunktion
– Revisionsprothetik 383
– septische Lockerung 404
– Sonographie 51
Hüftgelenkresultierende, gelenkzentrierender Anteil 256
Hüftgelenksonographie, relevante Struktur 51
Hüftimpingementsyndrom 245
Hüftimplantate
– Drehbelastung 27
– Erwärmung 27
Hüftinstabilität 114
Hüftkopf
– Drahtperforation 242
– mineralischer, Ultraschall 231
– Modellierung mit anterolateraler Ausziehung 203
– Osteonekrose 290
Hüftkopfentlastungsbohrung, Osteonekrose 300 f
Hüftkopfkontur, knöcherne Veränderung, Sonographie 49

Hüftkopfnekrose
– juvenile 216
– Steroid-Dauermedikation 451
– Szintigraphie 84
Hüftkopfresektion, Zerebralparese 272
Hüftkrankheiten, rheumatische, Differenzialdiagnose 450
Hüftluxation (s. auch Luxation)
– Duchenne-Muskeldystrophie 286
– Myelomeningozele, Therapie 282 f
– neurogene 256 ff
– progrediente
– – 3-D-CT-Rekonstruktion 261
– – Luxationsrinne 260
– Zerebralparese, Circulus vitiosus 258
Hüftnukleation 522
Hüftosteoporose, transitorische 109
Hüftpfannen
– zementfreie 336 ff
– zementierte 330 ff
– – Pfannenversager 330 ff
– – Prothesentypen 331 ff
– – Reaktionswärme 336
Hüftpfannendach (s. auch Pfannendach) 120
– enchondrale Ossifikation 120
Hüftreifungsstörung 120 ff
– bildgebende Verfahren 51
– protrahierte
– – Diagnostik 142
– – Kindesalter 141 ff
– – – Chiari-Beckenosteotomie 152 f
– – – Dreifachbeckenosteotomie nach Tönnis und Kalchschmidt 152
– – – Faux-profil-Aufnahme 143
– – – Hüftkopfenekroserisiko 147
– – – Salter-Beckenosteotomie 151 f
– – – Schanz-Angulationsosteotomie 153
– – Therapie 143 ff
– – Repositionshindernis 139 f
– – sonographiegesteuerte Therapie 133 ff
– – – Behandlungsphasen 134 ff
– – sonographische Typisierung und Behandlungsmöglichkeiten 135
– – Versagen der konservativen Therapie 138
– – – – Maßnahmen 139
Hüftrekonstruktion, komplexe, Zerebralparese 270
Hüftresultierende 256
Hüftschmerz, zementfreie Endoprothetik 370
Hüftschnupfen 219
Hüftsonogramm, Bildprojektion 59
Hüftstiele
– anatomische 363
– zementfreie 355 f
– – anatomisch adaptierte, Implantationstechnik 365
– – Bewegungsumfang 368
– – Komplikationen 368 ff
– – Kraftübertragung 361 f

– – Material und Oberflächen 362
– – modularer Standardstiel 362 f
– – Modularität 362
– – Prothesentypen, Daten 356 ff
– – Stabilität 355 f
– – Standardprothesen 364
– zementierte 346 ff
– – Abrieb 355
– – Mikrobewegungen 354
– – Prothesentypen, Daten 349 ff
– – Standardstiele 354
– – Wärmeentwicklung 348
– – Zementiertechnik 348
Hüftsubluxation
– Duchenne-Muskeldystrophie 286
– Myelomeningozele 282
Hüftsynovektomie 454
Hüfttotalendoprothese
– Röntgendiagnostik 61
– Zerebralparese 272 f, 275
Hüfttotalprothese 474
Hüfttypen, Alpha- und Beta-Werte 53
Hüftwerte, Normalwerte und Abweichungsgrade 174
Humerus, proximaler 237
Hurler-Syndrom 102
Hydroxylapatit 150, 340
Hyperkyphose, thorakale 536
Hyperlordose, lumbale 536
Hyperurikämie, primäre 434
Hypochrondroplasie 98

I

ICD 423
ICF 423
ICF 423
Identifizierungsfehler, anatomischer 56 f
Iliopsoassehne, Schnappen 500
Iliosakralarthrose 510
Iliosakralgelenk 508
– Arthritis, Szintigraphie 83
– Verschiebung 509
Iliosakralschmerz 509
Iliosakralsyndrom 508 ff
– bildgebende Diagnostik 509 f
– Differenzialdiagnose 510
– klinische Diagnostik 509
Ilomedin 222
IMD s. Druck, intramedullärer
Imhäuser-Aufnahme, Epiphyseolysis capitis femoris 238
Imhäuser-Osteotomie 243
Impaction-Bone-Grafting 399 f
Impaction-Grafting-Technik von Sloof 389
Impingement
– chronisches 194
– femoroazetabuläres 156, 191 ff, 203
– – bildgebende Diagnostik 192 f
– – Ergebnisse 201 f
– – Diskussion 203 f
– – intraoperativ-visuelle Diagnostik 196 f
– – operative Therapie 199 f
– Mischformen 198
– Therapie 198 ff
Impingementsituation, femoroazetabuläre 76

Impingement-Provokations-Test in Flexion-Innenrotation 192 f
Impingement-Test 177
– dorsokaudaler 192
Implantatbruch 341
Implantate
– Lockerung 21
– reibungsbedingte Erwärmung 21
– Verschleiß 21
Implantatform, hemisphärische 336
Implantatgestaltung 340
Implantat-Knochen-Verbindung, Stimulation 340
Implantatplatzierung, Bildschirm 92
Implantatwechsel, zweizeitiger 409
Incisura acetabuli 8
[111]Indium 404
Individualprothesen 363, 366
Individualschablonen 89
Infekterreger, häufigste, Behandlungsmöglichkeiten 408
Infiltration, intraartikuläre 319
Infiltrationspunkte 319
Infiltrationstherapie 319
Inkongruenz, physiologische 157
Innenrotation 11
– Prüfung 46
– – Bauchlage 47
– – Rückenlage 47
Innominate Osteotomy 151
Insertionsendopathie
– Hüfte und Becken, Therapie 498 ff
– primäre 498
– sekundäre 498
Insertionszone, Zoneneinteilung 498
Inspektion 43
Instabilität
– dynamische 280 f
– sonographische 56
Instabilitätsindex nach McKibbin 186
Instrumentenführung, interaktive 92
Insufficiency Fracture 501
Insuffizienz, respiratorische 414
Insuffizienzhinken, beidseitiges 113
International Classification of Functioning, Disability and Health s. ICF
IVF-Konzept 420
IVO s. Femurosteotomie, intertrochantäre varisierende

J

JIA s. Arthritis, juvenile idiopathische
Joggen 24
Jumbo Caps 387

K

Kapnometrie 418
Kappenprothese 366
Kapsel-Band-Apparat, Innervation 12
Kapseltrichter, innerer 9
Kapsulotomie, z-förmige 208

Kartenherzbecken 109
Keimresistenz 404
Kind
– Coxitis septica 232
– Koxitis 230
– proximaler Femur, Instabilität 114
Kirschner-Draht-Perforation, übersehene 249
Klumpfüße 286
Knochensubstanz, neoplastische 528
Knieeinstellung, filmparallele 63
Kniest-Syndrom 99 f
Kniesynovektomie, offene 453
Knochenbuckel, metaphysärer 246
Knochendefekt, Rekonstruktion 522
Knochendestruktion, mottenfraßähnliche 515 f
Knochenersatzmaterial 150
Knochenersatzplastik 410
Knochenfenster 68
Knochen-Kapsel-Distanz-Differenz 219
Knochenkeil, allogener, autoklavierter, kortikospongiöser 149 f
Knochenmarkausschüttung 413 f
Knochenmarkembolie, gemischte 414
Knochenmarkembolus 413
Knochenmarködemsyndrom, transientes 293, 296
Knochenmarkszintigraphie, Osteonekrose 79
Knochenmatrix, Computertomographie 68
Knochenmetabolismus, Störungen 106 ff
3-D-Knochenmodell, statistisches 86
Knochennekrose, avaskuläre 248
Knochenoberfläche, Spannungen 20
Knochenprellung 495
Knochenreaktion
– gemischte 517
– periostale 518
Knochenszintigraphie
– Tumor 518
– tumorsimulierende Veränderungen 525
Knochentransplantat
– nichtvaskularisiertes, Osteonekrose 301 f
– vaskularisiertes, Osteonekrose 302
Knochentransplantation, homologe 522
Knochentumor
– primär maligner 526 ff
– – – nach den Kriterien von Enneking 526
– sekundär maligner 526
Knochenumbau 21
Knochenveränderung, osteoplastische 516
Knochen-Weichteil-Operation, kombinierte 269
Knochenzyste, juvenile 529
Knorpeldefekte, Magnetresonanzarthrographie 74
Knorpelinzisuren 7

Knorpelnekrose, Epiphyseolysis capitis femoris lenta 242
Knowles-Pins 241
Kocher-Langenbeck-Inzision 206
Kocher-Langenbeck-Zugang
– Azetabulumfraktur 476
– Femurkopffraktur 485
– Schnittführung 479
Kollodiaphysenwinkel 10
Kongruenz, sekundäre 474
Kongruenzstufen nach Tönnis 34
Kontaktkraft 18 ff, 22
– Dokumentation 22
– Einfluss von Anatomie und Muskelfunktion 19
– Gehen 24
– Hüftgelenk, Komponenten 23
– Joggen 24
– Krankengymnastik 26
– Richtung 25
– Stolpern 25
– Treppensteigen 25
Koordination, intermuskuläre, Störung 316
Koordinationsübung, einfache gangtypische im Liegen 421
Kopf, Verknöcherung 5
Kopfentrundung 219 f
Kopfnekrose, perthesähnliche 440
Kopfreduktion, Technik 201
Korrektur, azetabuläre und femurale, wechselseitige Beeinflussung 162 f
Korrekturosteotomie, azetabuläre 326 ff
Kortikalisnekrose 414
Kortikosteroide, rheumatoide Arthritis 451
Kosinusdruckverteilung 125
Koxarthrose 308 ff
– Arzneistoffe 320 ff
– Entlastungspunktion 315
– Erkrankungsursachen 309
– funktionelle Bewegungstherapie 315 f
– hüftnahe Femurosteotomie 325 f
– individueller Verlauf 310
– konservative Therapie 312 ff
– medikamentöse Therapie 320 f
– nichtendoprothetische operative Eingriffe 324 ff
– physikalische
– – Schmerztherapie 314 f
– – Systematik 315
– – Therapie 313 f
– Progression 310
– radiologische definierte, Prävalenz 310 f
– Risikofaktoren 308 f
– schmerzhafte Nachbarstrukturen 314
– sekundäre 225, 308
– Skelettszintigraphie 83
– Stadien 312
– typische klinische Bilder 312
– Versorgungssituation 311
Koxitis
– bakterielle 232
– isolierte 449
– Kindesalter, dysplastische Destruktionsform 447
– Kleinkind 230
– Neugeborenes 230
– rheumatische 445

– – Standardröntgenaufnahme 447
– – verspätet behandelte
– – – älteres Kind 234
– – – Säuglingsalter 233
Kraftmessung, instrumentierte Hüftendoprothesen, 22
Krafttraining, isometrisches 262
Krankengymnastik, Kontaktkraft 26
Krankenversicherung, gesetzliche 543
Kugelgelenk, unvollständig überdachtes, Druckverteilung 125
Küretage 526
Kurzstielprothesen 367 f
– Indikation 365
Kyphose, thorakolumbale 97

L

Labriumriss 77
Labrum acetabulare 4 f, 7
– – degenerativ verändertes, koronale Magnetresonanzarthrographie 75
– – Läsion
– – – Klassifikation 73 f
– – – Magnetresonanzarthrographie
– – – – radiäre Sequenzen 76
– – – – Untersuchungstechnik 73 f
– – normales 74
– – Verplumbung 80
Labrumchirurgie, biomechanische Indikation bei Restdysplasie 163
Labrumflächenläsion, Magnetresonanzarthrographie 76
Labrumformen 74
Labrumriss 74, 165
Labrumpathologie, biomechanische Interpretation 162
Labrum-Provokations-Test 160
Labrumsymptomatik, perakute 160
Lagerung, postoperative 421
Lagerungshilfen 266
Lagerungsschale, Sonographie 59
3-D-Lagesensorik 86
Landmarken 53
Langzeitkryotherapie 421
Lasgue-Zeichen, bei Bandscheibenvorfall 509
Läsion, chondrale, 3-D-Volumensequenz 71
Lauenstein-Aufnahme 64
LCE-Winkel 142 f, 161
Leflunomid 451
Leichtbau-Sitzschale 265
Leiste, weiche 506
Leistungsminderung, gesundheitliche, Umfang 543
Leistungssport 496
Leukozytenszintigraphie 83
Leukozytenzahl, Coxitis septica 232
Ligamentum
– capitis femoris 4, 9
– – – Vaskularisation 5
– iliofemorale Bertini 10
– ischiofemorale 10 f
– pubofemorale 10

– transversum
– – acetabuli 8
– – freie Körper 79
Linea intertrochanterica 10 f
Lockerung, septische (s. auch Pfannenlockerung, septische) 401 ff
– – Abklärungsprotokoll 403
– – Antibiotikatherapie 406 f
– – Behandlungsalgorithmus 406 f
– – Behandlungsentscheidungen 405 ff
– – Behandlungsstrategien 401 ff
– – Einteilung der Infektion 401 f
– – einzeitiger Prothesenwechsel 408 f
– – intraoperative Diagnostik 404
– – präoperative Diagnostik 404
– – therapeutische Prinzipien 405 ff
– – Therapie ohne Implantatwechsel 408
– – Verdachtsdiagnose 402 f
– – zweizeitiger Implantatwechsel 409
Lokalanästhesie, therapeutische 319
Lokalisierungssensor 90
Lordose, Aufhebung 44
Lunge, Organversagen 414
Luxation, Myelomeningozele 281 ff
Luxationsprozess 52
Luxationsrinne 260

M

Magnetfeldtherapie, Osteonekrose 300
Magnetresonanzarthrographie 73 ff
– Ebenen 73
– Indikation 73
– Koxarthrose 313
– residuelle Hüftdysplasie 162
– Untersuchungstechnik 73 f, 76
Magnetresonanzarthrographietechnik 75 f
– Kontrastmittel 75
Magnetresonanztomographie 70 f
– klinische Anwendung 72
– Kontrastmittel 71
– Morbus Perthes 218
– Osteonekrose 79 f
– rheumatoide Arthritis 449
– Stressfraktur, Schenkelhals 502
– Tumorausdehnung 518
– Untersuchungstechnik 71
Magnetresonanzuntersuchung, Osteitis pubis 503 f
Mammakarzinommetastase, großfleckige osteolytische Destruktion 516
Manuelle Therapie 317 f
Markraumstopper mit distaler Entlastungsbohrung 417
Massage 318 f
Massagetechniken 318
Matrixmetalloproteasen 309

Maximum intensity Projections 69
McCune-Albright-Syndrom 107
MD-CT s. Mehrschicht-Spiral-Computertomographie
MED s. Dysplasie, multiple epiphysäre
Mehretagen-Weichteil-Operationen 267 f
Mehrschicht-Spiral-Computertomographie 68
– Strahlendosis 69
– Untersuchungstechnik 69
Membrana
– fibrosa 10
– synovialis 11
Merle-d'Aubigné-Score 31
Messinstrumente 35
Messung
– in 45°- oder 90°-Flexion 46
– in Streckstellung 46
Methotrexat 451
Methylmetacrylatplombe 522
MFA s. Musculoskeletal Function Assessment Questionnaire
Migrationsindex
– neurogene Hüftluxation 256
– nach Reimers 260
Mikrobewegungen, Hüftimplantate 21
Mineralisationsstörungen 108 ff
Mittelmeier-Graf-Spreizhose 136 f
MMC s. Myelomeningozele
MMC-Orthese 280 f
Mobilisation 317
– nach Hüft-TEP, Leitlinien 420 ff
Monoblockpfannen, zementfreie 346
Morbus
– Paget 111
– Perthes 214 ff
– – Altersgipfel 216
– – beidseitiger 216
– – Bildgebende Diagnostik 216 f
– – Differenzialdiagnose 218
– – Entstehung einer Coxa magna 219
– – Frühprognose 220
– – Prognose 225
– – radiologische Klassifikation
– – – nach Catterall 217
– – – nach Herring 218
– – – nach Salter und Thompson 218
– – Stadien 214
– – therapeutisches Management 221
– – Therapie 219 ff
– – Verlauf, Überblick 215
Morquio-Syndrom 102
MPR s. Reformation, multiplanare
MPS 102
MPS-IVA-C 102
MR-Arthrographie s. Magnetresonanzarthrographie
MRT s. Magnetresonanztomographie
Mukopolysaccaridosen 102
Musculoskeletal Function Assessment Questionnaire 36
Musculus
– adductor
– – gracilis, Verlängerung 267

– – longus, Verlängerung 267
– gluteus
– – maximus 13
– – medius 13
– – ventrale Verlagerung 268
– – iliopsoas, Verlängerung 267
– – piriformis 11
– – psoas major 13
– – rectus femoris 13
– – – Verlängerung 267
– – sartorius 13
– – semimembranosus, Verlängerung 267
– – semitendinosus, Verlängerung 267
– – tensor fasciae latae 13
– – – – Elastizitätsverlust, Verkürzung 286
– – – – Release der ventralen Anteile 268
– triceps
– – coxae 13
– – surae, Verkürzung 268
Muskel, insuffizienter, Kompensation 19
Muskelatrophie, spinale 116
Muskelkraft 19
Muskeltonusdysbalance 142
Muskelverlagerungsoperation, Myelomeningozele 281
Muskulatur, pelvitrochantäre, Insuffizienz 42
Myelomeningozele 278 ff
– Gehfähigkeit 279
– konservative Therapie 280
– Kontrakturen 279 f
– operative Therapie 280
– Luxationshäufigkeit 281 f
– und Läsionshöhe 281 f

N

Nachreifungsorthese 136 f
Nachtschmerz 514, 530
Nadelbiopsie 520
Nativröntgen
– Einstelltechniken 61 ff
– Morbus Perthes 216
Natural Healing 143
Navigation 85 ff
– individuelle Anatomie, Erfassung 91
Navigationssystem, sensorbasiertes 86 ff
Nekrose, avaskuläre 100
Neolimbus 52
Nervenverletzung, Femurkopffraktur 488
Nervus
– femoralis 12
– genitofemoralis 503
– gluteus superior 12
– ischiadicus 12
– – Azetabulumfraktur 482
– obturatorius 12
– – Blockierung 319
– peroneus, Ausfälle, Azetabulumfraktur 483
– pudendus 503
Neugeborenengelenke, instabile, Typ-IIc 137
Neugeborenenhüfte, optimale Entwicklung 126
Neugeborenenhüftgelenk
– Behandlungsstrategie 131
– Belastung 125

– Biomechanik 124
– Druckverteilung in Kugelgelenken 124 f
– Wachstum 120
– Wachstumskurven 125 f
Neugeborenenpfannendach, Formdifferenzierung 127
Neugeborenenscreening 130
Neugeborenes
– Flexionskontraktur 47
– schwer krankes, Coxitis septica 232
Neuraltherapie 319
Neuropathie, hereditäre sensomotorische 116 f
Neutral-Null-Methode 30
Nidus, mit perifikaler Sklerose 530
Nockenwellen-Impingement 196 f
Normalkomponente 158
Notfalldiagnostik, Szintigraphie 83
NSAR s. Antiphlogistika, nichtsteroidale
Nussknacker-Effekt 465

O

Oberflächenerstendoprothetik 363
Oberflächengestaltungstechnik 70
Oberflächenrauigkeit, Implantate 340
Oberflächenspule 76
Oberschenkelschmerz, zementfreie Endoprothetik 369
Obturator-Aufnahme 64
Ochronose 436
Offset-Optimierung 201
Offsets 355
ON s. Osteonekrose
Open-Book-Verletzung 461, 465
Opioidanalgetika 321
Orthesen 274
– Koxarthrose 313
– Zerebralparese 263
Os
– coxae 5
– ilium 5
– innominatum 467
– ischii 5
– pubis 5
Osseointegration 340
Ossifikation, heterotope
– Azetabulumfraktur 483
– Femurkopffraktur 488
– nach Hüft-TEP 455
Osteitis pubis 502 ff
– bildgebende Diagnostik 503 f
– klinische Diagnostik 503
– konservative
– – Therapie 505
– – Therapiemaßnahmen verschiedener Autoren 505
– – Schmerzanamnese 503
Osteoblastom 530
Osteochondrosis dissecans, Hüftgelenk 290
Osteodystrophia fibrosa deformans Paget 111
Osteogenesis imperfecta 106 f
– Differenzialdiagnose 107
– Klassifikation 106

– – Stammzellentherapie 107
Osteoidosteom 530
Osteoklastendysfunktion 110
Osteolyse, zementfreie Endoprothetik 369
Osteomyelitis 230
– Diagnose, Szintigraphie 83
Osteonekrose
– ARCO-Stadieneinteilung
– – pathophysiologisches Schema 292
– – mit Subklassifikation 291
– beidseitige 294
– bildgebende Diagnostik 296 f
– diagnostischer Algorithmus 298 f
– elektrische Stimulation 300
– Erwachsenenalter 289 ff
– gelenkersetzende Therapieformen 303
– häufigste Umstellungsosteotomien 302
– Hüftgelenkschmerz, Ursachen 296
– klinische Diagnostik 294 ff
– mechanische Entlastung 299
– medikamentöse Therapie 300
– nichttraumatische 290
– operative Therapie 300 f
– posttraumatische 290
– – Gefäßversorgung 290
– therapeutische Maßnahmen nach ARCO-Stadien 303 f
– Therapie 298 ff
Osteonekroserisikogruppen 290
Osteopathie, renale 237
Osteopenie, generalisierte 107
Osteopetrose 110
Osteoporose, juvenile idiopathische 109
Osteosarkom 528
– Differenzierungsgrad 528
– proximaler Femur 517
– Schenkelhalsbereich 519
Osteosynthesematerial, Fehllage 242
Osteoszintimetrie 82
Osteotomie
– intertrochantäre, Epiphyseolysis capitis femoris 245
– periazetabuläre 177 ff
– – Berner Dysplasiekoxarthrose 327
– – Ergebnisse 180
– – Indikation 177 f
– – Komplikationen 179
– – Kontraindikation 178
– – präoperative Abklärung 177
– – Technik 178 f
– nach Salter 271
– subkapitale 245
Outcome Research 34 ff
– – Definition 35
– – klinische Anwendung 36 f
Overheadextension 134, 282

P

Palacos-Plombe 526
Palpation 43
– Kriterien 43
PAO s. Osteotomie, periazetabuläre
Paprosky-Klassifikation 394
Paracetamol 321

Parese, spastische, differenzialdiagnostische Überlegungen 255
Partialnekrose 243
Pätau-Syndrom 105
Patientenseite 30
Patientenurteil 31
Patient-Oriented-Outcome 35
Patrick-Zeichen 509
Pavlik-Bandage 136 ff, 144
Pemberton-Osteotomie 271
Periostreaktion 528
– homogene 518
– lamelläre 518
– spikuläre 518
Periostsporn 518
Pfanne
– Anteversion 182
– dysplastische, vektorgraphische Kräfteverhältnisse 159
– zementfreie, Fraktur 341
Pfannenanteversion
– Abweichgrade zu geringer und zu hoher 186
– Häufigkeit der Abweichgrade 186
– operative Korrektur 188
Pfannendach
– dysplastisches, Nachreifung 147
– exponentielle Formdifferenzierung, Entwicklungskurve 129
– knorpeliges, Schleifspuren 52
– mikrobiomechanische Stabilisierung 120
Pfannendachdysplasie, Persistenz 146
Pfannendachwachstum, Dynamik 120
Pfannendachganglion, intraossäres 160
Pfannendachindex 260
Pfannendachplastik (s. auch Azetabuloplastik) 147
– Down-Syndrom 104
– historische Entwicklung 148
– modifizierte, intraoperativer Bildwandlerbefund 149
– – Dortmunder Technik 148
– Pressfitpfannen 346
– Röntgenverlauf 151
Pfannendachschalen 389
Pfannendachstützschale 523
Pfannendachwachstumsfuge, Histologie und Funktion 120 f
Pfannendachwinkel, Zerebralparese 256
Pfannendefektklassifikation der DGOT 385
Pfannendysplasie, und femurale Wachstumsstörung, Operationsprinzip 165
Pfannenerkerdefekt 260
Pfannenimplantation, navigierte 86
Pfannenlockerung
– septische (s. auch Lockerung, septische) 384, 401 ff
– – Infektstatus 401 f
– – verpasste 384
Pfannenmorphologie, normale, vektorgraphische Kräfteverhältnisse 159
Pfannennavigation, CT-basierte 88
Pfannenosteotomie, sphärische nach Wagner 163

Pfannenrandtrimmung, Technik 200 f
Pfannenrevision 384 ff
– AAOS-Klassifikation 385
– Defektklassifikation 385 ff
– Hauptbelastung 388
– kombinierte segmentale und kavitäre Defekte 385
– Lasteinteilung 388
– Rekonstruktionsprinzipien 386
– – Resultate 388 f
– technisches Vorgehen 387 f
– Wahl des Behandlungsweges 385
– Wege 387
Pfannenschwenkosteotomie
– Dysplasiekoxarthrose 327
– nach Tönnis 163
Pfannenwachstumsfuge, Verlauf 120
Pfeiler 468
– hinterer 473
– – ausgebrochener 471 f
– vorderer 472 f
3-Phasen-Szintigraphie, Tumor 518
Phenol 525
Physiotherapie 263
Phytopharmaka 323
Pigmenteinlagerung 437
Pincer-Impingement 197 f
Planung, präoperative, Navigationssysteme 86
Planungsmodell, einheitliches computergestütztes 86
Planungsumsetzung, roboterunterstützte 88
Plasmaspraybeschichtung 340
Plattenosteosynthese, ISG-überbrückende 467
PLLA-Stifte 341
Polyethylenpfannen 330
Polyneuropathie, peripher sensible, Azetabuloplastik 148
Portal, ventrales 79
Pressfitpfannen 336
– Bohrungen 339
– hemisphärische 346
– Kraftübertragung 337
– Oberflächen 338
– optionale Schraubenfixierung 339
– Prothesentypen 343 ff
– Schrauben 339
– schraubenfixierte 341
– Verankerung 336
Pressfitpfannenformen 337
– abgeflachte 338
Primärspongiosa, harte metaphysäre 232
Problem der schiefen Ebene 159
Prostacyclin-Analoga, vasoaktive 222
Prostatakarzinommetastase 517
Prothese, epi- und metaphysäre 363
Protheseimplantation, roboterunterstützte 366 ff
Protheseninfektion, Erreger 403
Prothesenpass 428
Prothesenquerschnitt 361 f
Prothesenwechsel, zweizeitiger 409
Protrusio acetabuli 107
Prozessqualität 428 f

Prüfung
– in Beugestellung von 90⁰ 46
– in Streckstellung 46
Pseudoachondrodysplasie 98
Pseudodezentrierung 59
Pseudohypertrophie 284
– Waden 284
Psoriasisarthritis 444
Pubalgie s. Osteitis pubis
Pulvinar acetabulare 8
Punkt-zu-Punkt-Referenzierung 86
PVNS s. Synovitis, pigmentierte villonoduläre

Q

QM s. Qualitätsmanagement
QS s. Qualitätssicherung
Qualitätsmanagement
– in der Hüftchirurgie 426 ff
– Umsetzungsstrategien 429 f
Qualitätssicherung
– Algorithmus 314
– Dimensionen 427 f
– externe 429
– interne 429
– Reduzierung der Komplikationsrate 429
Qualitätsverbesserung, kontinuierliche 428
Quality Indicator Project 429 f
Querbettsitz 421

R

RA s. Arthritis, rheumatoide
Rachitis 108
– renale tubuläre 109
– Vitamin-D-resistente 109
Radionuklidangiographie 82
Radiostereophotogrammetrie, Pfannenlockerung 336
Radiosynoviorthese 452
Ramus acetabularis 10
Recessus perilimbicus 7
Rechenmodell von Pauwels 18
Rechtsherzversagen mit Todesfolge 414
Rectus-Iliopsoas-Verbund 268
Redon-Drainage 240
Redovac-Drainage 233
REFA-Klassifikation 542
Referenzbasen, dynamische 86
– – Fixierung 86
Referenzierung, flächenbasierte 86
Referenzschrauben, vorimplantierte, 3-D-Lagesensorik 86
Reformation, multiplanare 69
Registerstudie, nationale 36
Regressions-Syndrom, kaudales 105
Rehabilitation
– ambulante 424
– konzeptioneller Rahmen 423
– nach Hüft-TEP 419 ff
– Phasenmodell und Hauptziele nach Hüft-TEP, ICF-Konzept der WHO 420
– Rahmenbedingungen 419
– teilstationäre 424
– weiterführende 424
Rehabilitationsfähigkeit, Zielkriterien 423

Rehabilitationsnachsorge 426
Rehabilitationsphasen 419 f
Rehabilitationsteam, multiprofessionelles 424
Rehabilitationsziele, individuelle, Setzung 423
Reifung 120
Reimplantation, Erfolgsraten 402 f
Reinraumtechnik und Antibiotikaprophylaxe 401
Reintitan-Stangen-Material 340
3-D-Rekonstruktion 86
Rektustransfer, distaler 268
Rektuszeichen 47
Rentenversicherung, gesetzliche
– – begutachtende Bewertung der Becken-Hüft-Region beim Restleistungsvermögen 545
– Begutachtung 543
Reorientierungstechnik 177
Reponibilität, Objektivierung 144
Reposition, offene 139 f
– – Zeitpunkt 144
– – Operationstechnik 139 f
– – Zeitpunkt 144
– – Zugangswege 144 ff
Repositionshindernis 139
Resektionsarthroplastik, nach Girdlestone, Stellenwert 409
Resektionsendoprothese 523
Residualdysplasie 132
Restdysplasie 156 ff
– kausale Therapie 165
– persistierende, Azetabuloplastik 147
– Vorgehen 140
Restitutio ad integrum 214
Retentionsorthesen 136
Retroversionsstellungen, fehlerhafte 189
Revaskularisierungstherapie, medikamentöse, Morbus Perthes 222
Revisionsoperation 36
Revisionspfannen, rein zementierte 388 f
Revisionsprothetik 382 ff
– Befunderhebung 382 f
– Indikationsstellung 383 f
Revisionsverfahren, geeignetes 383
Rezessus, perilabraler, freie Körper 79
Rheuma, ARO-Multicenterstudie 454
Rheumatiker, Endoprothetik 454
Rifampicin/Chinolonkombination 407
Ring, perichondraler 236
Rippstein 1 62
Rippstein-2-Aufnahme 65 f
RNA s. Radionuklidangiographie
Robotik 85 ff
Rollstuhlversorgung, Myelomeningozele 281
Röntgendiagnostik 61 ff
– Osteonekrose 297
Röntgendokumentation 33 ff
Röntgen-Winkel-Parameter 161
Roser-Nelaton-Linie 13
Rotationsosteotomie, komplexe transtrochantäre 301
RSO s. Radiosynoviorthese
Rückenlage, Prüfung 45
Rumpf
– Fehlform, Zerebralparese 264

– Fehlhaltung, Zerebralparese 264
Rumpfmuskulatur, neuromotorische Dyskoordination 265

S

Säbelscheidentibia 111
SADOAs 323
Sakrumaplasie 105
Salter-Beckenosteotomie
– protrahierte Hüftreifungsstörung 143
– schematische Skizze 151
Salvage-Procedure 243, 249
Sattelprothese 523
Säuglingshüfte
– Sonographie 51 ff
– – Bildprojektion 59 f
– – Dokumentation 60
– – korrekte 57
– – Landmarken 53
– – Schnittebenentechnik 53
– – typische Fehler 56 f
– – unbrauchbare 57
– – Verkippungseffekte 57 f
Schablonennavigation 89
Schadensfall 429
– ISO-Norm 429
Schaftdefekt
– Implantatwahl 396
– Klassifikation
– – von Engelbrecht und Siegel 395
– – nach dem Fixationsprinzip des Femurschaftes nach Elke 395 f
– Typen 396 f
Schaftdefektklassifikation der DGOT 394
Schaftrevision 391 ff
– Behandlungsweg 392
– Defektklassifikation 392
– Implantatfixation 399
– Implantatwahl 399
– Prothesensysteme 398
– technisches Vorgehen 398 f
Schallkopfführungsapparatur 59
Schambeinhorn 6
Schambeinosteotomie 172
Schanz-Angulationsosteotomie, protrahierte Hüftreifungsstörung 143
Schaumstoffschiene 421
Schenkelhals, mottenfraßähnliche Destruktion 516
Schenkelhalsantetorsion
– Abweichgrade zu geringer und zu hoher 186
– Häufigkeit der Abweichgrade 186
Schenkelhals-Bump 245
Schenkelhalsfraktur 237
Schenkelhalsosteophyt, anterolateraler 76
Schenkelhalsosteotomie
– laterale extrakapsuläre 249
– subkapitale 247
Schenkelhalsprothesen, Indikation 365
Schenkelhals-Schaft-Winkel, Zerebralparese 256
Schenkelkopf s. Caput femoris
Scherspannung 122, 124
– maximale 122
Scherung 159

Schlingengerät 317
Schmerz
– Abhängigkeit von verschiedenen Instabilitätsindices 188
– intraartikulärer, Totalendoprothese 368
– Nachuntersuchung 31
– Tumor 514
Schmerzanalyse, individuelle, Koxarthrose 314
Schmerzintensität, aktuelle 30
Schmerzkontrollmechanismen, körpereigener 315
Schmerzsituation, Bewertung nach Merle d'Aubigné 541
Schmerztherapie, physikalische 314 f
– – symptomatische, sensorische Modalitäten 315
Schonhinken 496
Schraubpfannen 336
– Abrieb 341 f
– Einsatzkonstruktionen 342
– Ergebnisse 346
– 2. Generation, Prothesentypen, Daten 347 f
– Hydroxylapatit-Beschichtung 346
– Inklination 342
– Mikrobewegungen 339
– Osteolyse 341 f
– Rotation von Einsätzen 341
– Trennung von Schale und Einsatz 341
– Verankerung 339 f
Schraubpfannenformen 337
Schraubpfannenkonstruktion 339
Schuhmaterial, Kraftspitzen 27
Schuhversorgung, Zerebralparese 263
Schuhwerk, Koxarthrose 313
Schwachmann-Syndrom 237
Schwelldruck 122
SED s. Dysplasie, spondyloepiphysäre
Seitenlage, Prüfung 45
Sekundärarthrose 156
Sekundärblastom 522
Sekundärdysplasie 54
Senkungsabszess, Sonographie 49
SF-36 s. Short-Form 36
Short-Form 36 36
Sickness-Impact-Profile 36
Simulationsversuch 161
Sitzbeinhorn 6
Sitzen
– aktives, Zerebralparese 264
– passives, Zerebralparese 265
Sitzhilfen 263
Sitz-Hock-Gips 136
Skelettdysplasie 96 f
– erworbene 214
– genetische 214
Skelettpunkte, gelenknahe 13
Skelettretardierung, Ausschluss eines Morbus Perthes 219
Skelettszintigraphie
– Ganzkörperstrahlenexposition 82
– regionale 82
– Tracer 82
Smith-Petersen-Zugang, modifizierter 178
Snapping-Psoas-Syndrom 500
SO.F:C.O.T.88-Klassifikation und Modifikation nach Kerboull 395

Sonofix 59
Sonogramm 60
Sonographie 48 ff
– lateraler Longitudinalschnitt 50
– Säuglingshüfte 51 ff
– Transversalschnitt 50
– ventraler Longitudinalschnitt 49
Sonoguide 59
Sonometer 53
Sourcil 157
Spalt, Entstehung zwischen Implantat und Knochen 340
Spannung, Einheit 21
Spätszintigraphie 82
Spikes 338
Spina
– bifida s. Myelomeningozele
– iliaca anterior
– – – inferior 493
– – – superior 493
Spinalkanalstenose 97
Spina-Tuber-Linie 14
Spitz-Klump-Füße 285
Spondylarthropathie
– Diagnosekriterien der Europäischen Spondylarthropathie-Studiengruppe 446
– Kriterien für die Diagnose 445
Spondylitis ankylosans 455
Spongiosa, ungenügendes Eindringen von Zement 348
Spongiosaplastik 530
Spongiosasklerose, hyperostotische 111
Sporn-Zeichen 473 f
Sportberatung, Koxarthrose 313
Sportler, junger 492
Sportorthopädische Probleme 491 ff
Sportverletzung 492
– Insertionsendopathie 498
Spreizhose 137
Sprinterfraktur 493
Stand, ein- und zweibeiniger, Kontaktkraft 23
Staphylococcus aureus 403
Staphylokokken 230
– koagulasenegative 403
Starre, arthrogrypotische 103
Stehen 23
Stehhilfen, Zerebralparese 263
Stehständer, individuell verstellbarer 264
Steinmann-Pins, flexible 241
Steroidtherapie, intraartikuläre 452
Stickstoff, flüssiger 525
Stockstütze 315
Stolpern 26
Stoßwellentherapie, extrakorporelle, Osteonekrose 300
Streptokokken 230
Stressfraktur, Schenkelhals 501 f
Stresstest 53, 56
Strukturqualität 428
Subluxationsarthrose, azetabuläre Korrekturosteotomie, 326 ff
Supercontainment 224
Symphysensprengung und ISG-Dislokation, Stabilisation 466
– weite 467
Syndrome 102 ff
Synovektomie 453 f
Synovialitis 444

– Sonographie 49
Synovitis, pigmentierte villonoduläre 530
Systemerkrankungen 96 ff
Szintigraphie 82 ff
– Morbus Perthes 218
– Revisionsprothetik 383
– rheumatoide Arthritis 449
– septische Lockerung 404

T

T_1-gewichtete Sequenz, Signalintensitäten 71
T_2-gewichtete Sequenz, Signalintensitäten 71
Tangentialkomponente 158
TBI s. Total Body Involvement
^{99m}Technetium 82, 404
– Tumor 518
^{99m}Tc-HMPAO 83
Technetium-Knochenscan, Osteitis pubis 503
Tennisball-Modell 157 f
Tetherd-Cord-Syndrom 278
Tetraparese
– dyskinetische 255
– komplexe Hüftrekonstruktion 271
– spastische 255
– – komplexe Hüftrekonstruktion 273
– – progrediente Hüftsubluxation 269
TF-Winkel 161
Therapie, physikalische, Teilgebiete 314
Therapiefaktor, Neugeborenenhüftgelenke 131
Therapieplanung, ärztliche, Algorithmus 314
THKAFO-Orthese 280
Thomas-Handgriff 44
Thomas-Splint 223, 244
Tibiaaußentorsion 182
Tibiainnentorsion 182
Tilt Deformity 308, 497
Titangitter 340
Titan-Legierung 354
Titanschmiedelegierung 362
Tool 36
Torsionsanomalien, Häufigkeit 185 ff
Total Body Involvement 265
Totalendoprothese, Hüftschmerz 368
Total-Hip-Replacement-Score 36
Totalnekrose, Röntgenbild 217
Tractus iliotibialis, Schnappen 500
Tragfläche 158
Trauma 460 ff
Trendelenburg-Duchenne-Zeichen 42
Trendelenburg-Zeichen 31
– positives 284
Treppensteigen 25 f
Triggerpunkte 319
Tripelbeckenumstellungsosteotomie
– Individualschablonen 89
– Schablonennavigation 90
Tripleosteotomie nach Tönnis und Kalchschmidt 143
Trisomie
– 13 105

Trisomie 18 105
– 21 s. Down-Syndrom
– 8 104
– 9 104
Trochanter
– major
– – apophysärer Ausriss 494
– – Sonographie 50
– minor, apophysärer Ausriss 494
Trochanterfixation, postoperative Lockerung 209
Trochanter-Flip-Osteotomie 245, 247
Trochanterosteotomie 207
– digastrische, Azetabulumfraktur 477
Tschauner-Plateau 125 f
Tuber ossis ischii 493
Tuber-Trochanter-Linie 14
Tübinger Beugebandage nach Bernau 129
Tumor
– Auswahl adäquater Behandlungsmethoden 519 ff
– Becken und Hüfte 514 ff
– Behandlungsergebnisse 526 f
– benigner 526
– Beziehung zu Nerven und Gefäßen 518
– bildgebende Diagnostik 515 ff
– Erfahrungen und Empfehlungen 531
– häufige Diagnosen 526 f
– Indikation und Auswahl adäquater Behandlungsmethoden 525 f
– klinische Diagnostik 514 f
– lokal adjuvante Therapie 525
– primär benigner 530 f
– Prognosen 526 f
– systemisch adjuvante Therapie 525
– therapeutische Prinzipien 519 ff
– und tumorsimulierende Veränderung, Hüftgelenk, Häufigkeit 527
Tumordiagnostik, radiologische 515
Tumormatrix 517
Tumorresektion
– intraläsionale 521
– marginale 521
– radikale 521 f
– weite 521
Tumorstadien, nach UICC 520 f
Tumorstaging 520 f
– nach Enneking 520
Typ-I-Kollagen-Defekt 106

U

Überdimensionierung, konstruktive äquatoriale 336
Überdrucktechnik, IMD-Werte 417

Ulnawachstumsfuge, bipolare proximale, Zoneneinteilung 120
Ultraschall, Morbus Perthes 218
Ultraschallzemententfernungssysteme 399
Umstellungsosteotomie 19
– Osteonekrose 301
– rheumatische Koxitis 454
– valgisierende 108
Unfallversicherung
– begutachtende Bewertung der Becken-Hüft-Region beim Restleistungsvermögen 545
– Begutachtung 544
Unterarmstützkrücken 421
Unterfräsung 336
Untersuchung
– dynamische s. Stresstest
– im Gehen 43
– klinische 40 ff
– im Liegen 43 ff
– im Stehen 40
Untersuchungstechnik, sonographische 48
Unterwassertherapie 263
Usurendiagnostik 447

V

Vakuumzementiertechnik, Fettembolierisiko 417
Valgisierungsosteotomie
– intertrochantäre 325
– – residuelle Hüftdysplasie 164
Valgusosteotomie 234
Varisierungsosteotomie, intertrochantäre, mit Trochanterversetzung 326
VAS s. Analogskala, visuelle
Veränderung, tumorsimulierende 529 f
Verankerung, distale 362
Verankerungskonzepte 366
Verbundosteosynthese 522, 526
Verhalten, gelenkschonendes 313
Verkippungseffekt 57
Verknöcherung 5 f
Virulenz 403 f
Vitamin E 323
Vitamin-D-Mangel-Osteomalazie 109
Vitamin-D-Mangel-Rachitis 108 f
Vojta-Physiotherapie 143 f
3-D-Volumensequenz 71
Volume-Rendering 69

W

Wachstum 120
Wachstumsforschung, klinische Konsequenzen 132
Wachstumsfuge
– biomechanische Neutralebene 122

– Druckverhältnisse 123
– Kompressionsversuch 122
– morphologisch-histologische Veränderung bei Druckbelastung 122
– Spannungsverhältnisse 123
– Stimulationsversuch 122
– weiche 120
Wachstumskurve, Parametrisierung 128
Wadenmuskulatur, Duchenne-Muskeldystrophie 284
Wagner-Schaft-Konzept 399
Wanderungsmuster 309
Watschelgang 284
Watscheln 43
Weichteilgriff, Koxarthrose 324
Weichteilfenster 68
Weichteiloperation
– kombinierte, Ergebnisse 268 f
– muskelbalancierende 270
– Zerebralparese 267
Weichteilrekonstruktion, Tumor 523 f
Weight Bearing Surface 157
α-Wert, Messung 128
WHO, internationale Hauptklassifikation 423
Wiener Knochengeschwulstregister 526
von-Willebrand-Syndrom 440
windswept knees 98
Winkelwert, echter, Ermittlung 65
Wirbelsäulen-Thorax-Deformität, spastisch-rigide 265
Withdraw Manoeuver 249
Withdrawal-Maneuver 242
Wolff-Gesetz 21

Y

Y-Fuge 5
– Verschluss 142

Z

Zapfen 338
Zementeinbringung, intramedulläre Druckspitzen 417
Zemententfernung 398 f
– endoskopisch kontrollierte, ballistische 399
– konventionelle 399
Zementiertechnik
– aktuelle 330
– Generationen 348
– moderne, Operationstechnik 336
Zementmantelqualität, Überdrucktechnik 417
Zerebralparese 254 ff
– ataktische 255
– Behandlungsprinzipien 261 ff
– Behandlungsteam 262
– Bewegungstherapie 262

– Diagnostik des Hüftgelenks 259 f
– diagnostische Prinzipien 259
– Gesamtbehandlungsprogramm 261
– Hüftgelenk
– – 3-D-CT-Rekonstruktionen 260
– – Beurteilung der Motorik 260 f
– – bildgebende Diagnostik 260
– – Empfehlungen zur Behandlung 274 f
– – medikamentöse Therapie 266 f
– – operative Therapie 267
– – Pathomorphologie 255 ff
– – Verlaufskontrolle 275
– – zeitliche Planung der Behandlung 276
– hypotone 255
– international akzeptierte Definition 254
– Kennzeichnung 254
– Klassifikation nach Hagberg 255
– minimale 255
– motorischer Funktionsstatus, Klassifikation nach Hoffer 259
– Operation, Ursache für Misserfolg 271
– physikalische Maßnahmen 263
– postoperative Schmerztherapie 268
– psychologische Betreuung 263
– Schmerztherapie 272
– sonderpädagogische Betreuung 263
– Therapieoptionen 262
Zirkumduktion 11 f
Zivilrecht
– Begutachtung 546
Zufriedenheit, subjektive 30
Zug 159
Zugang
– iliofemoraler, Azetabulumfraktur 476
– ilioinguinaler
– – Azetabulumfraktur 475
– – Modifikation nach Smith-Petersen 476
Zweipfeilerfraktur 473 f
– sekundäre Kongruenz 474
Zweitportal, dorsolaterales 79
Zytokinantagonisten 323